Springer-Lehrbuch

Michael Freissmuth
Stefan Offermanns
Stefan Böhm

Pharmakologie und Toxikologie

Von den molekularen Grundlagen zur Pharmakotherapie

2., aktualisierte und erweiterte Auflage

Mit 480 Abbildungen

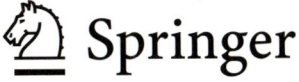 Springer

Univ.-Prof. Dr. med. Stefan Böhm
Medizinische Universität Wien
Institut für Neurophysiologie und Neuropharmakologie
Wien, Österreich

Prof. Dr. med. Michael Freissmuth
Medizinische Universität Wien
Zentrum für Physiologie und Pharmakologie
Wien, Österreich

Prof. Dr. med. Stefan Offermanns
Max-Planck-Institut für Herz- und Lungenforschung
Abteilung Pharmakologie, Bad Nauheim
und
J. W. Goethe Universität, Frankfurt
Deutschland

ISBN 978-3-662-46688-9   978-3-662-46689-6 (eBook)
DOI 10.1007/978-3-662-46689-6

Die Deutsche Nationalbibliothek verzeichnet diese Publikation in der Deutschen Nationalbibliografie; detaillierte biblio-
grafische Daten sind im Internet über http://dnb.d-nb.de abrufbar.

Springer
© Springer-Verlag Berlin, Heidelberg 2012, 2016

Umschlaggestaltung: deblik Berlin
Fotonachweis Umschlag: © serezniy / iStock

Gedruckt auf säurefreiem und chlorfrei gebleichtem Papier

Springer ist Teil von Springer Nature
Die eingetragene Gesellschaft ist Springer-Verlag GmbH Berlin, Heidelberg

Vorwort zur 2. Auflage

Das Schreiben eines neuen Lehrbuchs ist nicht nur eine Herausforderung, sondern auch ein Risiko. Denn es lässt sich nicht leicht vorhersehen, wie gut das Lehrbuchkonzept bei den Lesern ankommt. Umso erfreuter waren wir, dass dieses Lehrbuch in seiner 1. Auflage seine Leserschaft gefunden und der Springer Verlag zeitgerecht eine 2. Auflage initiiert hat.

Dies gibt den Autoren die Gelegenheit, unvermeidbare Fehler und Schwächen der 1. Auflage zu verbessern. Alle Kapitel wurden intensiv überarbeitet und aktualisiert. Dabei bleibt das Werk seinem im Vorwort zur 1. Auflage formulierten Anspruch treu, das Fach von den molekularen Grundlagen bis zur klinischen Anwendung darzustellen und somit ein Lehr- und Nachschlagewerk für Mediziner, Pharmazeuten, aber auch Vertreter anderer Diziplinen zu sein.

Wir bedanken uns sehr herzlich bei allen Studierenden sowie Kolleginnen und Kollegen, die uns Korrektur- und Verbesserungsvorschläge gemacht haben. Allen, die zum Gelingen dieser 2. Auflage beigetragen haben, sind wir ebenfalls sehr dankbar: Insbesondere gilt dies für die Mitarbeiter des Verlags, in erster Linie Frau Rose-Marie Doyon und Frau Christine Ströhla für das große Engagement und ihren Einsatz bei der Planung, Organisation und Herstellung. Herrn Markus Pohlmann danken wir für das mit großer Fachkenntnis und Präzision durchgeführte Lektorat und die Registererstellung.

Michael Freissmuth
Stefan Offermanns
Stefan Böhm
Wien und Bad Nauheim/Frankfurt
im Dezember 2015

Vorwort zur 1. Auflage

Die Pharmakologie hat ihre Ursprünge in der therapeutischen Anwendung von Wirkstoffen. Seit seiner Entstehung hat sich das Fach jedoch über die Pharmakotherapie hinaus zu einer eigenständigen Wissenschaft entwickelt, die den Mechanismen der Pharmakawirkungen auf allen Ebenen nachgeht und darüber hinaus Zielstrukturen und Funktionen für zukünftige Pharmaka zu identifizieren sucht. Das vorliegende Lehrbuch ist darauf angelegt, die volle Breite des Faches von den molekularen Wirkmechanismen bis zur klinischen Anwendung abzubilden. Es richtet sich primär an Studenten der Medizin und Pharmazie, für die die Pharmakologie ein zentrales Unterrichtsfach ist. Es soll jedoch auch als Nachschlagewerk und Lehrbuch für praktizierende Ärzte und Apotheker sowie für Wissenschaftler anderer Disziplinen dienen.

Für den Studenten, der sich erstmalig mit dem Fach Pharmakologie beschäftigt, ist die Stofffülle anfangs häufig überwältigend. Die Autoren haben sich deshalb bemüht, einen Mittelweg zwischen Kurzlehrbuch und umfassendem Nachschlagewerk zu gehen, um den Leser an das Fach heranzuführen und hoffentlich auch zu begeistern. Das vorliegende Lehrbuch gliedert sich in 3 Abschnitte. Zunächst werden die grundlegenden Prinzipien dargestellt, gefolgt von einem 2. Abschnitt, der die wichtigsten Mediator- und Transmittersysteme beschreibt, und dem umfangreichen 3. Teil, in dem die Pharmaka nach Organ- bzw. Indikationsgebieten systematisch besprochen werden. Die jeweils einführenden Unterkapitel beschränken sich auf die wichtigsten für das Verständnis der Pharmakawirkung erforderlichen zellulären, physiologischen und pathophysiologischen Grundlagen.

Über die reine Wissensvermittlung der therapierelevanten Fakten hinaus möchten wir durch die Darstellung molekularer Wirkmechanismen beim Leser ein tiefergehendes Interesse dafür wecken, wie Grundlagenwissenschaften ständig für die Weiterentwicklung und Optimierung der pharmakotherapeutischen Möglichkeiten und ganz neue Therapieansätze sorgen. Statt eines ermüdenden vollständigen Kompendiums sämtlicher verfügbarer Therapieansätze bietet dieses Lehrbuch durch die Konzentration auf die wichtigen und häufigen Erkrankungsbilder sowie durch die aufgelockerte Darstellung mittels Steckbriefen oder Exkursen die Möglichkeit für eine lebendige Beschäftigung mit der Materie – mit Anregungen zur tiefergehenden Betrachtung einzelner Grundlagen sowie einer klaren Einordnung, welche Relevanz die einzelnen Themen für den Alltag des behandelnden Arztes haben. So hoffen wir, dazu beizutragen, dass das Lernen nachhaltig ist, und die Inhalte auch noch nach der Prüfung im Bewusstsein verankert bleiben.

Pharmakotherapie wird zunehmend nicht mehr nur unter rein therapeutischen Gesichtspunkten betrieben, sondern ist auch den ökonomischen Zwängen des Gesundheitssystems unterworfen. Idealerweise heißt dies, dass immer höhere Ansprüche an die Qualität der Arzneimittelbehandlung gestellt werden und der Nachweis ihrer Wirksamkeit erbracht sein muss. Bei der Darstellung der Pharmaka im vorliegenden Lehrbuch haben wir – wo immer möglich – diese Aspekte berücksichtigt und insbesondere evidenzbasierte Bewertungen herangezogen.

Alle Pharmaka, die im klinischen Einsatz sind, besitzen einen internationalen Freinamen (generischer Name), der von der WHO verbindlich festgelegt wird und weltweit Gültigkeit besitzt. Zur Verwirrung führt immer wieder die Tatsache, dass Hersteller von Pharmaka diese unter einem Handelsnamen vertreiben, der häufig nicht dem Internationalen Freinamen entspricht, sondern das Ergebnis von Vermarktungsstrategien ist. Zudem wird häufig das gleiche Pharmakon in verschiedenen Ländern unter verschiedenen Handelsnamen vertrieben. Wird ein Pharmakon spätestens nach Auslaufen des Patentschutzes von mehreren Firmen produziert, so erfolgt der Verkauf ebenfalls unter verschiedenen Handelsnamen. Das vorliegende Lehrbuch benutzt ausschließlich die Internationalen Freinamen. Für den Lernenden hat dies zusätzlich den Vorteil, dass in vielen Fällen insbesondere die Suffixe der Freinamen die Wirkstoffklasse anzeigen (z. B. -pril als Endung für ACE-Hemmer, -vastatin als Endung für Cholesterin-Synthese-Hemmer oder -mab für monoklonale Antikörper).

Die Konzeption und das Verfassen eines neuen Lehrbuches ist sowohl für die Autoren als auch für den Verlag aufwändig. Wir danken allen beteiligten Kolleginnen und Kollegen sowie Mitarbeitern des Springer-Verlages für konstruktive Diskussionen und sehr gute Unterstützung. Wir hoffen, dass Inhalt und Konzept des Buches bei den Lesern auf positive Resonanz stoßen. Wir freuen uns über jegliche Kritik und Anregungen für Verbesserungen.

Michael Freissmuth
Stefan Offermanns
Stefan Böhm
Wien und Bad Nauheim/Frankfurt, im Februar 2012

Die Autoren

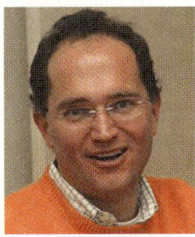

Univ.-Prof. Dr. med. Stefan Böhm
Zentrum für Physiologie und Pharmakologie
Medizinische Universität Wien

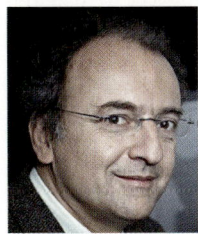

Prof. Dr. med. Michael Freissmuth
Institut für Pharmakologie
Medizinische Universität Wien

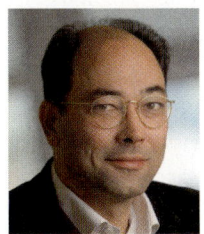

Prof. Dr. med. Stefan Offermanns
Abteilung Pharmakologie
Max-Planck-Institut für Herz- und Lungenforschung
und
J. W. Goethe Universität Frankfurt

Pharmakologie und Toxikologie: Das Layout

Einleitung: Thematischer Einstieg ins Kapitel

Lernziele: Diese Kompetenzen werden im Kapitel vermittelt

Merke: Das Wichtigste auf den Punkt gebracht

Exkurs: Interessantes Hintergrundwissen zum besseren Verständnis

Die glatte Muskulatur spielt eine wichtige Rolle in verschiedenen Organsystemen, insbesondere den Wänden der Blutgefäße. Zum Verständnis der pharmakologischen Beeinflussungsmöglichkeiten wird kurz auf die Physiologie der glatten Gefäßmuskulatur und auf die Mechanismen der Tonusregulation eingegangen. In diesem Kapitel werden die wichtigsten Pharmakagruppen dargestellt, die auf die Gefäßmuskulatur wirken und bei verschiedenen kardiovaskulären Erkrankungen wie arterieller Hypertonie (▶ Kap. 38) sowie zur Prophylaxe der Angina pectoris zum Einsatz kommen.

40.1 Basale Prinzipien der Tonusregulation glatter Muskeln

Lernziele
- **Kontraktionsfördernde Signalwege:**
  - Ca²⁺-abhängige Aktivierung der Myosin-Leichtketten-Kinase (MLCK)
  - Ca²⁺-unabhängige Rho/Rho-Kinase-abhängige Hemmung der Myosinphosphatase
- **Relaxierende Signalwege:**
  - Vermehrte Bildung der zyklischen Nukleotide cAMP und cGMP
- **Rezeptorvermittelte Tonusreaktion**

Die glatte Muskulatur ist wesentlicher Bestandteil der Wand der meisten Hohlorgane. Die Peristaltik des Magen-Darm-Trakts, die Aufrechterhaltung des adäquaten Gefäßtonus und die Wehentätigkeit des Uterus beruhen auf der Aktivität glatter Muskelzellen. Je nach Organsystem unterscheidet sich die Morphologie und Regulation der glatten Muskulatur, aber auch innerhalb eines Organs kommen verschiedene Typen glatter Muskulatur vor.

> **Die basale NO-Freisetzung aus dem Endothel ist ein wichtiger Mechanismus, der einer durch das sympathische Nervensystem vermittelten Vasokonstriktion entgegenwirkt.**

Amylnitrit
Amylnitrit ist eine flüchtige Substanz aus der Gruppe der NO-Donatoren und wurde Mitte des 19. Jahrhunderts vorübergehend zur Behandlung von Angina pectoris eingesetzt. Aufgrund der kurzen Wirkdauer und des schlecht zu steuernden Effekts hielt es sich jedoch nicht sehr lange in der Klinik und wurde bald durch Glyceroltrinitrat abgelöst.
Seit den 1960er Jahren erleben Amylnitrit und verwandte Substanzen (Butyl-, Oktyl-, Isobutylnitrit) eine gewisse Renaissance als Rauschmittel. Die meist illegal gehandelten Substanzen werden umgangssprachlich als »Poppers« bezeichnet. Der Name geht auf das typische Geräusch beim Aufbrechen der mit Amylnitrit gefüllten Glasampullen zurück. Heute wird Amylnitrit meist in verschraubbaren Glasgefäßen mit bunten Aufdrucken in Umlauf gebracht.

Klinische Anwendung
Haupteinsatzgebiet organischer Nitrate ist die koronare Herzkrankheit (KHK).

Die Wirkungen von Molsidomin sind mit denen organischer Nitrate vergleichbar. Es kann als Mittel der 2. Wahl zur Anfallsprophylaxe bei KHK eingesetzt werden. Bei einem **akuten Koronarsyndrom** wird Glyceroltrinitrat als Teil der Basistherapie sublingual oder intravenös verabreicht.

Nitroprussidnatrium

Nitroprussidnatrium (»Natriumnitroprussid«) ist eine instabile Substanz, aus der rasch NO freigesetzt wird. Im Gegensatz zu organischen Nitraten und Molsidomin führt Nitroprussidnatrium zur Dilatation venöser und arterieller Gefäße, inklusive der arteriellen Widerstandsgefäße. Infolgedessen nehmen Vor- und Nachlast des Herzens ab. Der Effekt ist vergleichsweise stark, hält aber aufgrund der kurzen Plasma-HWZ (3–4 min) nur kurz an.

Nitroprussidnatrium wird ausschließlich intravenös gegeben und eignet sich zur gut steuerbaren Senkung des Blutdrucks. Die Anwendung ist beschränkt auf spezielle Indikationen. Die Gabe von Nitroprussidnatrium sollte nur kurzfristig (bis zu 2 Tage) erfolgen. Aus Nitroprussidnatrium werden nach i. v. Gabe Cyanidionen freigesetzt, die zur Hemmung der Atmungskette führen können. Cyanidionen (CN⁻) können durch gleichzeitige Gabe von Natriumthiosulfat entgiftet werden.

Ein Anstieg der freien Ca²⁺-Konzentration kann einerseits durch einen transmembranären Einstrom über Ca²⁺- oder andere Kationenkanäle erfolgen, die z. B. infolge einer Depolarisation geöffnet werden. Zum anderen führt eine Fülle von Mediatoren über die Aktivierung von Gq/G11-gekoppelten Rezeptoren durch Phospholipase-C-vermittelte Inositol-1,4,5-Trisphosphat-(IP₃-)Bildung zur Freisetzung intrazellulär gespeicherten Calciums.

Neben der **Ca²⁺-abhängigen Regulation** des Tonus glatter Muskeln über die Beeinflussung der MLCK-Aktivität existiert ein zweiter, **Ca²⁺-unabhängiger Regulationsmechanismus** unter Vermittlung der Myosinphosphatase. Zentraler Mediator dieses Regulationsweges ist die **kleine GTPase RhoA**. RhoA stimuliert im aktiven Zustand eine **Rho-Kinase (ROCK)**, die in der Lage ist, die Myosinphosphatase zu phosphorylieren und dadurch zu inhibieren.

> **Cave**
> **Die gleichzeitige Gabe von NO-Donatoren und PDE-5-Hemmern kann zu sehr starken Blutdruckabfällen führen. Todesfälle sind beschrieben worden.**

Die Aktivierung von RhoA führt also durch eine Verminderung der Myosinphosphataseaktivität ebenfalls zur vermehrten Phosphorylierung der MLC. Voraussetzung dafür ist, dass die MLCK auch unter basalen Bedingungen eine gewisse Grundaktivität besitzt. Die Aktivität von RhoA wird ihrerseits durch eine Reihe von kontraktionsfördernden Stimuli, die über G-Protein-gekoppelte Rezeptoren wirken, gesteigert. Hierbei sind die Proteine der Familie G12/G13 beteiligt, die nach Aktivierung unter Vermittlung eines Rho-spezifischen Guanin-Nukleotid-Austauschfaktors RhoA aktivieren können.

40

Cave: Vorsicht! Bei falscher Anwendung Gefahr für den Patienten

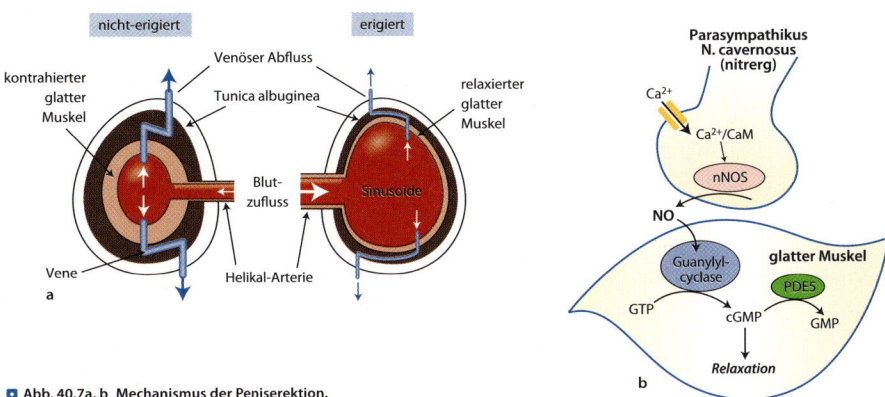

◻ Abb. 40.7a, b Mechanismus der Peniserektion.
a Veränderung des Blutflusses im Penis bei Erektion (siehe Text).
b Mechanismus der NO-vermittelten Relaxation der glatten Muskulatur des Schwellkörpers. CaM = Calmodulin; nNOS = neuronale NO-Synthase;
PDE5 = Phosphodiesterase Typ 5

◻ Tab. 40.4 Kardiovaskuläre Effekte von Ca²⁺-Kanal-Blockern

	Dihydro-pyridine	Phenyl-alkylamine	Benzo-thiazepine
Peripherer arterieller Widerstand	↓	↓	↓
AV-Überleitungs-geschwindigkeit	–/(↑)	↓	(↓)
Inotropie	–/(↑)	(↓)	(↓)
Herzfrequenz	↑	–	–
Blutdruck	↓	↓	↓

In der Angina-pectoris-Anfallsprophylaxe können folgende
Ca²⁺-Kanal-Blocker eingesetzt werden:
- Dihydropyridine:
  - Nifedipin retardiert: 2×20–40 mg/Tag
  - Felodipin retardiert: 1×5–10 mg/Tag
  - Amlodipin: 1×5–10 mg/Tag
- Nicht-Dihydropyridine:
  - Verapamil retardiert: 2×120–240 mg/Tag
  - Diltiazem retardiert: 2×120–180 mg/Tag

Dihydropyridine können ggf. in Kombination mit β-Rezeptoren-Blockern gegeben werden, wenn mit diesen allein keine
ausreichende Verbesserung der Symptomatik erzielt werden
kann.

Bei Kontraindikationen für β-Rezeptoren-Blocker können lang wirkende Nitrate alternativ verabreicht werden.
Ebenso sind lang wirksame Nitrate bei unzureichender Wirkung von β-Rezeptoren-Blockern als Zusatztherapie geeignet.

Fallbeispiel
Ein 54-jähriger Büroangestellter stellt sich bei seinem Hausarzt
vor, da er seit einigen Wochen bei leichten körperlichen Anstrengungen Schmerzen hinter dem Brustbein verspürt. Die Beschwerden seien mit dem Gefühl von Brustenge verbunden.
Wenige Minuten nach einer körperlichen Anstrengung (z. B.
Treppenlaufen) klängen die Schmerzen wieder ab. In Ruhe sind
nie Beschwerden aufgetreten. Der übergewichtige Patient (Größe 174 cm, Gewicht 102 kg) gibt an, täglich 10–15 Zigaretten zu
rauchen und in Maßen Alkohol zu sich zu nehmen.
Bei der körperlichen Untersuchung wird liegend ein Blutdruck
von 167/98 mmHg und eine Herzfrequenz von 74 Schlägen/min
gemessen, ansonsten ist der körperliche Untersuchungsbefund
unauffällig. Im Rahmen der Routinelabordiagnostik zeigt sich
eine leichte Erhöhung der Blutglucosekonzentration
(6,2 mmol/l) und der LDL-Cholesterin-Konzentration
(5,8 mmol/l). Ein Belastungs-EKG erhärtet wenige Tage später
die Diagnose einer stabilen Angina pectoris.

Steckbrief NO-Donatoren
Wirkmechanismus: Auslösung einer Gefäßrelaxation
durch Freisetzung von Stickstoffmonoxid (NO) und Akti-
vierung der cGMP-Bildung durch die Guanylylzyklase in
der glatten Gefäßmuskulatur
Pharmakokinetik:
- **Glyceroltrinitrat:** Hoher First-Pass-Effekt, keine orale
  Gabe möglich, schnelle Wirkung nach sublingualer
  Gabe, Wirkdauer ca. 30 min
- **ISDN, ISMN:** Gute Resorption nach oraler Gabe, ISDN
  wird rasch zu ISMN metabolisiert, Plasma-HWZ: 5 h
- **Molsidomin:** Hepatische Metabolisation zu Linsidomin,
  das spontan unter NO-Bildung zerfällt.

Fallbeispiele:
Typische Fälle zum
besseren Verständnis

Steckbriefe: Die Basics
zu jedem Wirkstoff.
Super zum schnellen
Wiederholen!

Aufzählungen: Lerninhalte
übersichtlich präsentiert

Inhaltsverzeichnis

Allgemeine Grundlagen

Einführung

M. Freissmuth

M. Freissmuth et al., *Pharmakologie und Toxikologie*,
DOI 10.1007/978-3-662-46689-6_1, © Springer-Verlag Berlin Heidelberg 2016

1

In diesem Kapitel werden folgende Grundbegriffe der Pharmakologie erläutert: Pharmakodynamik, -kinetik, Wirkstoff/Pharmakon, Arzneistoff, Arzneimittel, Spezialität, Galenik, Generikum, ATC-Code.

1.1 Pharmakologische Betrachtung von Wirkstoffen

Lernziele
- Pharmakodynamik
- Pharmakokinetik

Pharmakologie ist die wissenschaftliche Disziplin, die sich mit der Beschreibung der Wirkung von Substanzen auf einen Organismus und dem Effekt des Organismus auf die applizierte Substanz beschäftigt. Das Wort Pharmakologie leitet sich vom griechischen »τό φάρμακον« ab. Dieses bezeichnet ein Heils- oder Schadenszauber bzw. sowohl ein Heilmittel als auch ein Gift. »Res omnes venena sunt, dosis sola facit venenum.« (Alle Dinge sind Gift, allein die Dosis macht das Gift.) Diese Erkenntnis von Paracelsus (Theophrastus von Hohenheim) beschreibt das Verhältnis von Pharmakologie und Toxikologie, nämlich dass diese Disziplinen 2 verschiedene Seiten eines Problems betrachten.

Eine wichtige Voraussetzung für therapeutische Anwendung von Wirkstoffen (= Pharmaka) ist die Kenntnis, welche Wirkungen diese im Organismus (Pharmakodynamik) auslösen und wie lange diese im Organismus verweilen (Pharmakokinetik). Die Pharmakologie als wissenschaftliche Disziplin betrachtet den Effekt von Wirkstoffen wertfrei.

Ein **Wirkstoff/Pharmakon** wird zum **Arzneistoff**, wenn er/es therapeutisch und/oder diagnostisch nützlich ist, d. h., wenn er/es in der Lage ist, eine Erkrankung zu lindern, zu bessern, zu heilen oder deren Fortschreiten zu verhindern oder zu ihrer Diagnose beizutragen. In seiner **zubereiteten Form** wird aus einem Arzneistoff ein **Arzneimittel**.

> **Wenn Anwendungen eines Wirkstoffs beim Menschen nur schädlich sind, wird er als Gift klassifiziert. Daher ist die Toxikologie die Schwesterdisziplin der Pharmakologie.**

Das Erlernen der Pharmakologie ist ein mühsamer Prozess, weil für das Verständnis die Kenntnisse vieler Disziplinen notwendig sind, von der Chemie/Biochemie, Molekular- und Zellbiologie bis zur Physiologie, Pathophysiologie, Mikrobiologie und klinischen Medizin. Als wissenschaftliche Disziplin berührt die Pharmakologie in ihrem Forschungsprogramm alle diese Gebiete: Pharmakologie ist regulatorische Biologie vom Molekül bis zum intakten Organismus.

In der medizinisch angewandten Pharmakologie liegt das Schwergewicht der Betrachtung auf der Wirkung von Pharmaka am kranken und am gesunden Organismus. In jedem Fall gibt es zwei grundsätzliche Fragen zu klären, wenn ein Pharmakon verstanden werden soll (◘ Abb. 1.1):
- **Was macht der Organismus mit dem Pharmakon** (Aufnahme, Verteilung, Metabolismus, Ausscheidung)? Die

Beantwortung dieser Frage ist die Domäne der **Pharmakokinetik** (▶ Kap. 2).
- **Was macht das Pharmakon mit dem Organismus** (auf molekularer und zellulärer Ebene bzw. auf dem Niveau des Organs oder des intakten Organismus)? Die Beantwortung dieser Frage ist die Domäne der **Pharmakodynamik** (▶ Kap. 3).

1.2 Wirkstoffe

Lernziele
- Pharmakon
- Arzneistoff
- Arzneimittel
- Originator
- Generikum

Die moderne Arzneimittelentwicklung ist ein streng (gesetzlich) regulierter und daher relativ standardisierter Prozess (▶ Kap. 6). Ein potenziell nützliches Pharmakon kann
- als **Naturstoff identifiziert** (z. B. Salicylsäure aus der Weidenrinde) oder
- **chemisch synthetisiert** (z. B. Paracetamol) werden.

In diesem Stadium tragen Substanzen meist nur **Codenamen** (z. B. STI 571). Wenn die initiale pharmakologische Charakterisierung den Übergang von der explorativen Phase in ein Entwicklungsprogramm rechtfertigen, erhält die Substanz einen **internationalen Freinamen (International Nonproprietary Names: INN)**, der auch als **generischer Name** der Substanz bezeichnet wird. Diese werden auf Vorschlag des Entdeckers/Erfinders von der WHO vergeben. Im vorliegenden Beispiel wird STI 571 zu Imatinib.

Ein Wirkstoff wird in der Regel weiterverarbeitet, z. B. in eine Tablette gepresst, mikronisiert in eine Kapsel gesteckt, mit einem Überzug dragiert etc. Diese galenische Zubereitung des Wirkstoffs mit Hilfsstoffen (▶ Abschn. 1.3) führt zum Fertigarzneimittel, der (Arzneimittel-)Spezialität, die unter einem Handelsnamen vermarktet wird. In den bereits angeführten Beispielen wären das die Handelsnamen Asprin® (enthält Acetylsalicylsäure), Mexalen® (Paracetamol) und Glivec® (Imatinib).

Zunächst unterliegen neue Arzneimittel einem Patentschutz (▶ Kap. 6), das erste geschützte Arzneimittel wird als **Originator** bzw. seine Herstellerfirma als Originalhersteller bezeichnet. Wenn der Patentschutz abgelaufen ist, kann jede andere Herstellerfirma auch das Arzneimittel vermarkten, wenn ihr Produkt die gesetzlichen Auflagen an die Arzneimittelsicherheit erfüllt. Ein solches Arzneimittel wird als **Generikum** bezeichnet.

> **Bei der Verordnung von Arzneimitteln ist es wichtig, nicht nur deren Handelsnamen zu kennen, sondern die Wirkstoffe, die enthalten sind, um unerwünschte Reaktionen (z. B. lebensbedrohliche Allergien) bei den Patienten zu vermeiden.**

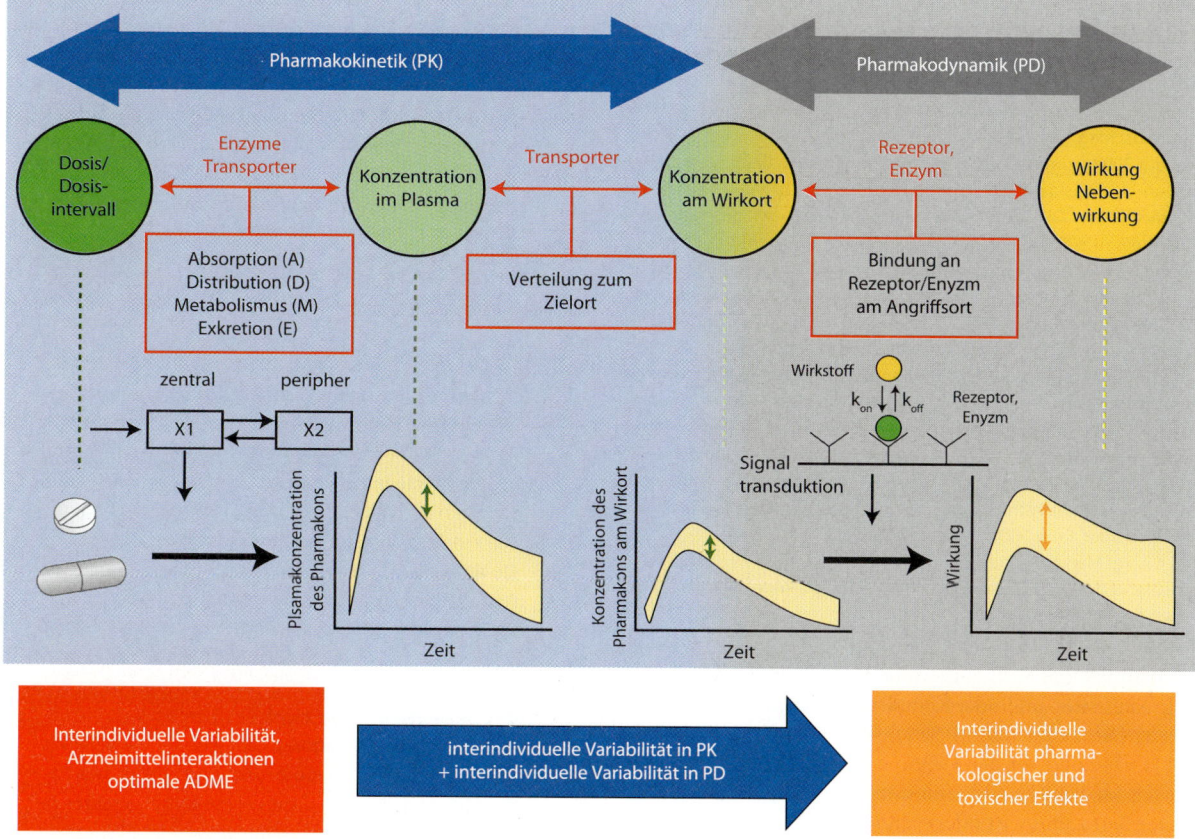

◘ Abb. 1.1 Zusammenwirken von Pharmakokinetik und Pharmakodynamik

1.3 Galenik

Lernziele
— Zubereitungsformen eines Wirkstoffs
— Bedeutung der Galenik

Die Galenik befasst sich mit der optimalen Zubereitungsform eines Wirkstoffs, z. B. als Tablette, Kapsel, Dragee, Injektion, Tropfen, Saft, Suppositorium, Salbe, Creme, Paste, Lotion oder TTS (transdermales therapeutisches System). Sie ist die Domäne der **pharmazeutischen Technologie**.

Die Galenik ist für die pharmakologische Betrachtung vor allem deshalb relevant, weil sie die Geschwindigkeit der Aufnahme von Substanzen beeinflusst.

Drug/Droge
Im angelsächsischen Sprachgebrauch deckt das Wort »drug« auch den Sinnumfang von Pharmakon und von Arzneimittel/Medikament ab. Die deutsche Bezeichnung Droge hat hingegen einen anderen Bedeutungsumfang: Droge bezeichnet umgangssprachlich Wirkstoffe, die zu Sucht und Abhängigkeit führen und wird in diesem Sinn auch im medizinischen Alltag verwendet (z. B. Drogenambulanz). In seiner ursprünglichen Bedeutung ist eine Droge die Zubereitung aus wirkstoffhaltigen getrockneten Pflanzenteilen (z. B. getrocknete Teeblätter).

1.4 Mythen und Glaubenssätze

Lernziele
— Natürliche Wirkstoffe
— Synthetische Substanzen
— Ethische Medizin
— Evidenzbasierte Medizin
— Dogmatische Medizin
— Mythos nebenwirkungsfreie Arzneimittel

Erwerb von Wissen (= Lernen) wird u. a. durch kognitive Dissonanz behindert, weil die neuen Inhalte oft mit dem vorbestehendem Wissen im Widerspruch stehen. Die alten Wissensinhalte müssen aktiv eliminiert (vergessen) werden. Erfahrungsgemäß stehen einige Glaubenssätze dem Erlernen von Pharmakologie im Weg.

In der öffentlichen Meinung sind derzeit Mythen und Glaubenssätze en vogue, denen zufolge natürliche Wirkstoffe grundsätzlich gut, synthetische Substanzen hingegen bedenklich sind. Tatsächlich hält diese Vorstellung einer empirischen Prüfung nicht stand: Die giftigsten Substanzen sind Naturstoffe, chemisch synthetisierte Stoffe hingegen erreichen in den seltensten Fällen die Potenz von Naturstoffen (► Exkurs Vergiftung).

1

Vergiftung von Georgi Markow und Viktor Juschtschenko
Der bulgarische Geheimdienst verwendete 1978 einen Regenschirm, um Georgi Markow Ricin, das Gift aus dem Samen der Ricinusstaude (*Ricinus communis*), subkutan zu injizieren. Die letale Dosis von Ricin liegt bei etwa 0,02 µg/kg Körpergewicht. Markow starb 4 Tage nach dem Anschlag.
Im Jahr 2004 wurde bei Viktor Juschtschenko, dem damaligen Bewerber um das Präsidentenamt der Ukraine, eine Intoxikation mit Dioxin diagnostiziert. Die Symptome traten nach einem geschäftlichen Abendessen auf, sodass das Gift in einer der servierten Speisen enthalten gewesen sein musste. Das als »Dioxin« bezeichnete Gift ist in der Regel ein Gemisch verschiedener Isomere. Bei Juschtschenko fand man allerdings reines 1,3,7,8-Tetrachlordibenzodioxin (TCDD). Die in seinem Körper nachgewiesenen Konzentration war mit 0,11 µg/g Gewebe 50.000-mal höher als die in der Bevölkerung gefundenen Mengen. (Geringe Mengen Dioxin sind als Umweltkontamination ubiquitär vorhanden und werden auch über den Tabakrauch aufgenommen.) Aus den bei Juschtschenko im Blut und Fett gemessenen Konzentrationen und der im Stuhl ausgeschiedenen Menge ließ sich errechnen, dass die gesamte aufgenommene Menge deutlich über 1 mg TCDD (> 10 µg/kg) lag.
Bei Georgi Markow genügten nur wenige Mikrogramm des Giftes Ricin, die 1978 zu seinem Tode in London führten. Viktor Juschtschenko überlebte den Giftanschlag 2004.

Mythen werden auch gern kultiviert, um die Existenz einer sog. Alternativ- und/oder Komplementärmedizin zu rechtfertigen. Die Bezeichnung Schulmedizin wurde bereits im 19. Jahrhundert von den Gegnern der wissenschaftlich orientierten Medizin gewählt, um diese zu diskreditieren. Bei genauer Betrachtung ist offensichtlich, dass es nur zwei Typen von Medizin gibt:

- Die **ethische Medizin** ist darum bemüht, für die Sinnhaftigkeit jeder Behauptung und jeder (diagnostischen und therapeutischen) Maßnahme einen Beweis zu erbringen und überprüft diese ständig am aktuellen Stand. Das ist die Grundhaltung der **evidenzbasierten Medizin (evidence-based medicine: EBM)**
- Die **dogmatische Medizin** findet viele Gründe, weshalb die jeweiligen Behauptungen sich einer Überprüfung entziehen, z. B. »jeder Mensch ist anders«, »jede Krankheit ist anders«, »Energieflüsse im Körper sind keine physikalischen Energieflüsse, sondern bildlich gemeinte Beschreibungen schwer fassbarer Zusammenhänge« oder »das lässt sich nur mit Quantenmechanik erklären«.

Bei näherer Betrachtung stellt sich allerdings heraus, dass es sich bei allen alternativ- und komplementärmedizinischen Ansätzen um medizinisches Marketing nach einem relativ leicht durchschaubaren Muster handelt: Als theoretische Grundlage wird zunächst ein **pseudowissenschaftlicher Aufhänger** mit vielen Fremdwörtern der physikalisch-chemischen Fachsprache vorgestellt. Danach wird mit Standardformulierungen gearbeitet, etwa eine **sanfte Methode** angepriesen, die **physiologisch/natürliche Kräfte** weckt und der **Mitwirkung des Patienten** bedarf, oder behauptet, dass die Methode einen Mangel deckt.
Ein weiterer Mythos ist der vom nebenwirkungsfreien Arzneimittel. Das kann es nicht geben. »Ein Arzneimittel, von

dem behauptet wird, dass es keine Nebenwirkungen hat, steht im dringenden Verdacht, auch keine Wirkung zu entfalten« (Gustav Kuschinsky). Viele Nebenwirkungen sind mit der therapeutisch erwünschten Hauptwirkung untrennbar verbunden. Wenn es z. B. therapeutisch sinnvoll ist, α_{1A}-adrenerge Rezeptoren in der Prostata zu blockieren, lässt sich nicht verhindern, dass diese auch in anderen Organen blockiert werden und somit z. B. der Blutdruck beim Aufstehen sinkt.

 Cave
Bei unsachgemäßer Anwendung können Arzneimittel gefährlich werden.

> **Wichtige Regeln für den Einsatz von Arzneimitteln**
> - **Nie ein Arzneimittel verabreichen, das man nicht kennt.** Vor der Anwendung eines neuen Arzneimittels ausreichende Informationen einholen und die Patienten nach der Verordnung sorgfältig überwachen.
> - **Nie ein Arzneimittel verabreichen, über dessen Qualität man sich nicht sicher sein kann.** (Ethische) Arzneimittel unterliegen einer strengen Qualitätskontrolle, sodass Zwischenfälle mit katastrophalen Konsequenzen in der Regel verhindert werden können. Im alternativmedizinischen Sektor existiert diese Form der Qualitätskontrolle nicht.
> - **Nutzen-Risiko-Abwägung:** Gibt es einen Beweis (mit EBM), dass meine Therapie nützt und hilft es dem Patienten, wenn ich ihm dieses Arzneimittel verabreiche?
> - **Weiterbildung:** Ist die von mir eingesetzte Therapie auf dem aktuellen Stand?

1.5   ATC-Code

Nach der klinischen Prüfung erhalten Arzneimittel eine Zulassung; den Substanzen wird seit 1976 ein **ATC-Code** (Anatomisch-therapeutisch-chemisches Klassifikationssystem vom WHO Collaborating Centre for Drug Statistics Methodology) zugeordnet. Der ATC-Code ist auf **5 Ebenen** organisiert:

- Die **1. Ebene** ist primär anatomisch orientiert und wird mit einem Buchstaben bezeichnet (es gibt 14 Gruppen): z. B. »A« für alimentärer (= Gastrointestinal-)Trakt, »B« für Blut und Blutbildung, »C« für kardiovaskulär etc.
- Die **2. Ebene** bezeichnet die pharmakologischen Hauptgruppen und wird mit zwei Ziffern codiert. Alle Mittel gegen Hyperazidität im oberen Gastrointestinaltrakt sind z. B. in Gruppe A unter 02 subsumiert (A02).
- Die **3. Ebene** definiert die pharmakologische Untergruppe; unter dem Buchstaben »B« z. B. Substanzen die bei Magen-Duodenal-Ulkus und gastroösophagealem Reflux wirksam sind (A02B).
- Die **4. Ebene** wird durch die pharmakologisch/chemisch/therapeutische Klasse definiert; im vorliegenden Beispiel sind das Protonenpumpenhemmer, die mit »C« gekennzeichnet werden (A02BC).

- Die **5. Ebene** definiert die einzelne Substanz (mit zwei Ziffern, da durchaus mehr als 10 Substanzen pro Klasse existieren können). Im konkreten Beispiel wird Omeprazol, dem ersten Vertreter der Protonenpumpenhemmer, die Nummer 01 zugewiesen. Dementsprechend ist der vollständige ATC-Code von Omeprazol A02BC01.

Der Nutzen des ATC-Codes mag nicht unmittelbar verständlich sein. Im Bereich der Pharmakotherapie werden riesige Summen an Geld im öffentlichen Gesundheitssystem und von der privaten Versicherungswirtschaft umgesetzt. Die Erstattungsfähigkeit (ob die Kosten für ein Arzneimittel von der jeweiligen Versicherung getragen werden) orientiert sich an einem Regelwerk, in dem der ATC-Code eine wichtige Rolle spielt. Auch bei internationalen Vergleichen von Verschreibungsgewohnheiten und anderen pharmakoökonomischen Studien ist der ATC-Code ein wichtiges Instrument.

Pharmakokinetik

M. Freissmuth

M. Freissmuth et al., *Pharmakologie und Toxikologie*,
DOI 10.1007/978-3-662-46689-6_2, © Springer-Verlag Berlin Heidelberg 2016

2

Pharmakokinetik beschreibt die Aufnahme (Absorption), Verteilung (Distribution), den Metabolismus und die Ausscheidung (Exkretion), abgekürzt ADME, von Pharmaka. Pharmaka können auch in tiefen Kompartimenten gespeichert werden. Erklärt werden in diesem Kapitel außerdem quantitative Parameter wie Halbwertszeit, Eliminationskonstante, Verteilungsvolumen, Clearance, Sättigungsdosis und Erhaltungsdosis, Kumulationsfaktor, absolute und relative Bioverfügbarkeit.

2.1 Aufnahme, Verteilung und Speicherung, Metabolismus und Ausscheidung von Pharmaka

Lernziele
- Wie werden Pharmaka aufgenommen?
- Welchen Effekt hat die Applikationsart?
- Welche Faktoren beeinflussen die Organverteilung?
- Wie können Pharmaka durch die Enzyme der Biotransformation metabolisiert werden und welche Besonderheiten gibt es dabei (Polymorphismen, Enzyminduktion/-hemmung, Lebensalter und Erkrankung)?
- Über welche Organe erfolgt die Ausscheidung und welche Faktoren sind hier limitierend (Transportvorgänge in Niere und Leber; Abatmung durch die Lunge)?

Es ist offensichtlich, dass man für die sachgemäße Anwendung eines Arzneistoffs wissen sollte, ob ein Arzneistoff in den Körper aufgenommen wird und wie lange er im Organismus verweilt. In der Folge werden die einzelnen Schritte betrachtet und die wesentlichen Faktoren, die die Geschwindigkeit der Aufnahme, der Verteilung und der Verweildauer beeinflussen. Für jedes neu zugelassene Arzneimittel ist EU-weit gesetzlich vorgeschrieben, dass die entsprechende Information vorliegen muss. Daraus lässt sich der Stellenwert der Pharmakokinetik für die Arzneimittelsicherheit ableiten. Aus der Fülle der vorliegenden Daten lassen sich empirische Gesetzmäßigkeiten ableiten, die in der Folge vorgestellt werden.

Bei **intravenöser Injektion** eines Pharmakons gelangt es gleich in das zentrale Kompartiment, das zirkulierende Blut. Bei jeder anderen Applikationsform muss das Pharmakon eine Barriere überwinden, um in den systemischen Kreislauf zu gelangen, z. B.:

- **peroral/enteral, sublingual, bukkal, rektal:** über den Magen-Darm-Trakt
- **inhalatorisch:** über die Lunge/Bronchialschleimhaut
- **transdermal:** über die Haut
- **subkutane und intramuskuläre Injektion:** Injektion ins Unterhaut-/Muskelgewebe
- **Instillation in Körperhöhlen**
- **intrathekal:** Injektion in die Zerebrospinalflüssigkeit

Der entscheidende Schritt ist immer der Übertritt über eine oder mehrere Lipidmembranen.

2.1.1 Membranpermeation von Pharmaka, Diffusion und aktiver Transport

Die Zellmembran besteht aus einer Doppelschicht von Phospholipiden. Alle Pharmaka, die in den Organismus aufgenommen werden, müssen (mehrmals) durch diese Membran gelangen (◘ Abb. 2.1):

- Hydrophile Moleküle können nur dann in die Zelle eindringen, wenn sie sehr klein sind und keine Ladung tragen. Aber selbst unter diesen Bedingungen ist die Permeation sehr langsam (◘ Abb. 2.1, dünner roter Pfeil »A«).
- Moleküle, die größer sind als Harnstoff (relative Molekülmasse etwa 60) und hydrophile Moleküle, die z. B. eine Ladung tragen, können nicht durch die Membran gelangen (dicker roter Pfeil »B«).
- Ist eine Substanz hingegen ausreichend lipophil, kann sie in den hydrophoben Bereich der Membran eindringen und durch diese diffundieren (blauer Pfeil »C«). Eine lipophile Substanz reichert sich in der Membran entsprechend ihrem **Verteilungskoeffizienten** an und diffundiert in der Folge auch in die wässrige Phase auf der anderen Seite der Membran. Im Gleichgewicht werden aber auf beiden Seiten der Membran dieselben Konzentrationen erreicht (unterer Teil der ◘ Abb. 2.1).
  Bei der **Diffusion** stammt die Energie, die den Vorgang treibt, aus der Entropiezunahme. Entscheidend für die **Diffusionsgeschwindigkeit** sind – abgesehen von den Eigenschaften des Moleküls: Fläche, Strecke und Konzentrationsgradient (Fick-Gesetz). Die Diffusion ist umso rascher, je höher der Konzentrationsgradient und je größer die Fläche ist; sie ist umso langsamer je größer die zu überwindende Strecke ist.

Einige hydrophile Pharmaka sind Substrate für Transporter. Diese können als Symporter funktionieren, d. h., sie transportieren das Pharmakon zusammen mit einem Trägermolekül (Carrier, meist ein Natriumion) durch die Membran. Die treibende Kraft stammt aus dem elektrochemischen Gradienten des carriertransportierten Ions (und daher in der Regel aus dem aktiven Na^+-Transport durch die Natrium-Kalium-ATPase).

Die **nichtionische Diffusion** ist der wichtigste Mechanismus, über den Pharmaka in den Organismus gelangen. Hydrophile geladene Pharmaka können nicht durch die Zellmembran gelangen. Daher werden sie nur in sehr geringem Ausmaß resorbiert. Pharmaka können nur in wenigen Einzelfällen die Transportmechanismen für physiologische Substrate nutzen, um so als geladene Moleküle die Zellmembran zu überwinden.

Bei ruhenden, d. h. nichtproliferierenden Zellen, ist die intrazelluläre $[H^+]$-Konzentration (pH 7,1 = 80 nM $[H^+]$) ca. doppelt so hoch wie im Extrazellularraum (pH 7,4 = 40 nM $[H^+]$). Für Pharmaka, deren pKa-Wert zwischen 6,1 und 8,4 liegt, kommt es zu Unterschieden der intra- und extrazellulären Konzentrationen. Nur der nichtionisierte Anteil kann sich frei über die Membran verteilen und steht über die Membran hinweg im Gleichgewicht.

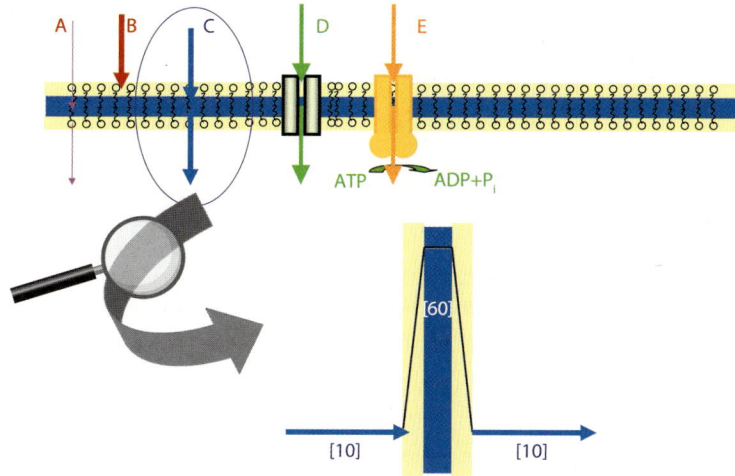

◘ **Abb. 2.1 Permeation von Pharmaka durch biologische Membranen.** Der zentrale hydrophobe Bereich der Doppellipidschicht ist blau markiert, die Phosphatgruppen der Membranphospholipide sind der wässrigen Phase zugewandt (gelb). *A:* Kleine hydrophile (aber ungeladene) Moleküle können durch die Membran diffundieren. *B:* Hydrophile Moleküle, die größer als Harnstoff sind, dringen in keinem nennenswertem Ausmaß in den hydrophoben Bereich ein. *C:* Lipophile Moleküle diffundieren durch die Membran. Sie reichern sich entsprechend ihrem Verteilungskoeffizienten in der Membran an. Im vorliegenden Beispiel wurde ein Öl-Wasser-Verteilungskoeffizient von 6 angenommen, d. h., die Konzentration des Pharmakons ist in der Lipidphase 6-mal höher als in der wässrigen Phase. Im Gleichgewicht werden aber auf beiden Seiten der Membran in der wässrigen Phase idente Konzentrationen erreicht. Manche Pharmaka können durch die Membran transportiert werden, entweder durch einen Symport *(C)* oder durch eine ATP-verbrauchende Pumpe *(E)*

Besonders drastisch ist der Effekt dort, wo die pH-Unterschiede groß sind, z. B. im Magen, wo der Gradient zwischen Magenlumen (bis zu pH 1 möglich) und den Epithelzellen (pH 7,1) 1:1 Mio. beträgt, oder zwischen Tubuluslumen und Tubuluszelle. Entsprechend wird die geladene Form des Pharmakons auf einer Seite angereichert, was als Ionenfallen-Prinzip (»ion-trapping«) bezeichnet wird (◘ Abb. 2.2). Die Größe der Ionenfalle bzw. das Ausmaß der Anreicherung von Säuren oder Basen ergibt sich aus dem Massenwirkungsgesetz bzw. dessen logarithmischer Darstellung der Henderson-Hasselbalch-Gleichung.

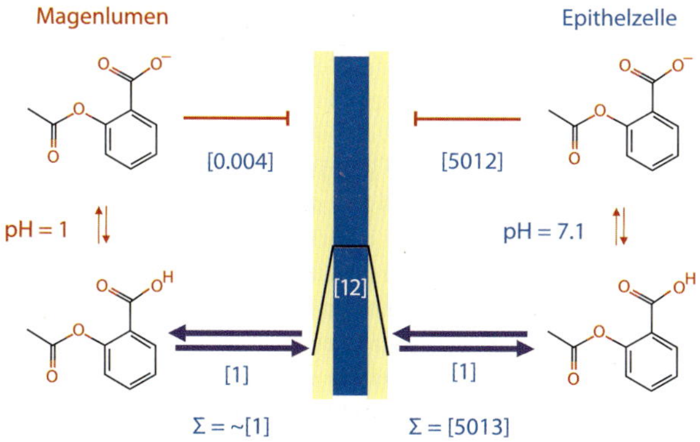

2.1.2 Applikationsformen

Ein Pharmakon kann über den Magen-Darm-Trakt (enteral) oder durch Injektion (parenteral) appliziert werden. Außerdem gibt es verschiedene topische Applikationen und die Zufuhr über die Atemwege.

Enterale Applikation

Die enterale Resorption kann
- sublingual (s. l.) / bukkal,
- peroral oder
- rektal erfolgen.

Bei der **sublingualen Applikation** verweilt das Pharmakon im Mund (unter der Zunge). Die Mundhöhle ist klein (◘ Tab. 2.1) und mit einem schlecht permeablen Plattenepithel ausgekleidet. Daher ist eine sublinguale Applikation nur bei Substanzen sinnvoll, die sehr lipophil sind und in kleinen Mengen zugeführt werden. Typische Beispiele sind Nitroglycerin (0,8 mg in Kaukapseln) und Buprenorphin (0,2–8 mg in Sublingualtabletten).

Der Vorteil der sublingualen Gabe liegt in der Umgehung des enterohepatischen Kreislaufs. Nach oraler Gabe wird bis zu 90% des Nitroglycerins durch die Leber präsystemisch

◘ **Abb. 2.2 Ionenfalle.** Verteilung eines protonierbaren Pharmakons über die Zellmembran bei einer pH-Differenz zwischen beiden Räumen. Acetylsalicylsäure hat einen pKa von 3,4. Bei pH 1 liegt sie primär in der protonierten (d. h. ungeladenen) Form in einem Verhältnis von 1:250 vor. Sie kann sich über die Membran verteilen und steht mit der protonierten Form in der Epithelzelle im Gleichgewicht. Intrazellulär liegt der pH-Wert bei 7,1, sodass Acetylsalicylsäure dissoziiert (H^+ wird abgegeben). Da die deprotonierte (d. h. geladene) Form der Acetylsalicylsäure nicht durch die Membran diffundieren kann, reichert sie sich intrazellulär an (ca. 5000-fach)

2

Tab. 2.1 Ausmaß von resorbierenden Oberflächen (Flächenangaben sind Schätzwerte)	
Organ	**Resorbierende Oberfläche (in m²)**
Mund	0,02
Nasenschleimhaut	0,015
Lunge (Alveolaroberfläche, inspiratorisch)	100
Magen	0,30
Dünndarm	150
Dickdarm	1,00
Rektum	0,06

entfernt. Daher ist bei akuten Angina-pectoris-Beschwerden eine sublinguale Einnahme von Nitroglycerin besser. Wichtig ist dabei allerdings, die Patienten darauf hinzuweisen, dass das Arzneimittel nicht geschluckt werden darf.

Die **orale Applikation** ist die gebräuchlichste Form der Verabreichung. Nach dem Schlucken gelangen die Arzneimittel in den Magen. Dort kann eine Resorption erfolgen. Einige Pharmaka werden aus dem Magen ausreichend resorbiert. Aufgrund seiner Oberfläche ist aber der **Dünndarm** der **wesentliche Resorptionsort** (Tab. 2.1). Das Dünndarmepithel bildet gemeinsam mit der Leber eine Barriere gegen das Eindringen von Fremdstoffen (Xenobiotika) in den Organismus. Pharmaka sind ebenfalls Xenobiotika.

Das Dünndarmepithel ist reich an Transportern, die diese Fremdstoffe aus der Epithelzelle wieder ins Darmlumen zurückpumpen (**Effluxpumpen**). Die meisten dieser Transporter gehören zur Familie der **ABC-Transporter** (ABC: ATP-binding cassette), von denen einige auch lipophile Substanzen transportieren. Dies erklärt den Umstand, dass manche lipophile Pharmaka nur eine erstaunlich niedrige Resorptionsrate haben (▶ Abschn. 2.1.4). Das Dünndarmepithel verfügt außerdem zum Teil über dieselben Enzyme wie die Leber, sodass Fremdstoffe bereits im Dünndarm inaktiviert werden können.

Im **Magen** sind für die Aufnahme von Pharmaka folgende Faktoren zu berücksichtigen:

- Der **Säuregehalt** des Magens kann säurelabile Pharmaka zerstören (z. B. Benzylpenicillin = Pencillin G). Die Lösung besteht darin, entweder ein säureresistentes Analogon zu finden (Phenoxymethylpenicillin = Penicillin V) oder die Galenik zu ändern (z. B. Tabletten mit säureresistentem Überzug zu versehen).
Wenn der Magensaft sauer ist (pH 1–2), wird die Resorption von Pharmaka, deren pKa im Bereich von 2–6 liegt, beschleunigt, weil sie in der protonierten (= nichtgeladenen) Form vorliegen. Diese ist lipophil und kann durch die Zellmembran diffundieren. Umgekehrt werden basische Pharmaka bei saurem Mageninhalt nicht

resorbiert, weil sie in der protonierten (= geladenen) Form vorliegen.
- Der **Füllungszustand** des Magens kann die Resorption beeinflussen. Durch die Einnahme einer Mahlzeit und der damit verbundenen langsameren Magenentleerung wird die Resorption von Pharmaka verzögert. Dieser Umstand kann gezielt genutzt werden für Pharmaka, die bei rascher Resorption eine Resorptionsspitze und dadurch Übelkeit und Brechreiz auslösen. Ein ärztlicher Rat wäre in diesem Fall, das Arzneimittel zu den Mahlzeiten einzunehmen. Damit kann die Resorptionsspitze unterdrückt und die Übelkeit verhindert werden. Pharmaka, die die Magenentleerung verzögern, führen zur Verlangsamung der Resorption. Dazu gehören u. a. alle Pharmaka, die an muskarinischen Acetylcholin-Rezeptoren antagonistisch wirken (Atropin und atropinähnliche Verbindungen; trizyklische Antidepressiva, klassische Neuroleptika/Antipyschotika) und Opioid-Rezeptoragonisten (Morphin, Fentanyl etc.).

Die im Magen, Dünndarm und Kolon resorbierten Pharmaka gelangen über die Pfortader in die Leber, wo sie bereits in einem metabolischen Prozess abgebaut werden, bevor sie in den systemischen Kreislauf gelangen. Dieser Vorgang wird als »**First-Pass-Effekt**« bezeichnet. Durch diese **präsystemische Elimination** wird die orale Bioverfügbarkeit eines Pharmakons herabgesetzt. Ein Beispiel ist Nitroglycerin, das hervorragend resorbiert wird: Seine Bioverfügbarkeit liegt, wenn es geschluckt wird, nur bei etwa 1% der zugeführten Menge.

Eine präsystemische Elimination ist auch bei anderen Applikationsformen möglich. So wird nach subkutaner Applikation von Heparin ein Großteil der zugeführten Menge lokal im Gewebe abgebaut, nur 30% sind biologisch verfügbar.

Der **Dickdarm** ist als Resorptionsort unbedeutend. Allerdings werden Pharmaka, die einem **enterohepatischen Kreislauf** unterliegen, hier wieder rückresorbiert. Die Substanzen gelangen als Konjugate (in der Regel an Glucuronsäure, seltener an Schwefelsäure gekoppelt) über die Galle in den Darm. Da sie eine Ladung tragen, werden sie im Dünndarm nicht resorbiert. Diese Konjugate können im Dickdarm durch bakterielle Glucuronidasen und Sulfatasen gespalten und die freigesetzten Pharmaka wieder resorbiert werden.

Das **Rektum** ist der Applikationsort für **Suppositorien** (Zäpfchen). Diese Applikationsart ist in der Kinderheilkunde beliebt, weil sie die Schwierigkeiten einer oralen Einnahme von oft bitter schmeckenden Arzneimitteln umgeht. Da der venöse Abfluss aus dem Rektum nur zum Teil über den Portalkreislauf erfolgt, entgehen daher die rektal applizierten Pharmaka in variablem Ausmaß der präsystemischen Elimination.

Applikation über die Lunge

Aufgrund der großen Lungenoberfläche, der kurzen Diffusionsstrecke zwischen Alveolarepithel und endothelialem Lumen sowie des raschen Blutflusses erfolgt die **Aufnahme lipophiler Pharmaka** über die Lunge **sehr rasch**. Der Konzentrationsanstieg im Blut und der daraus resultierende Wir-

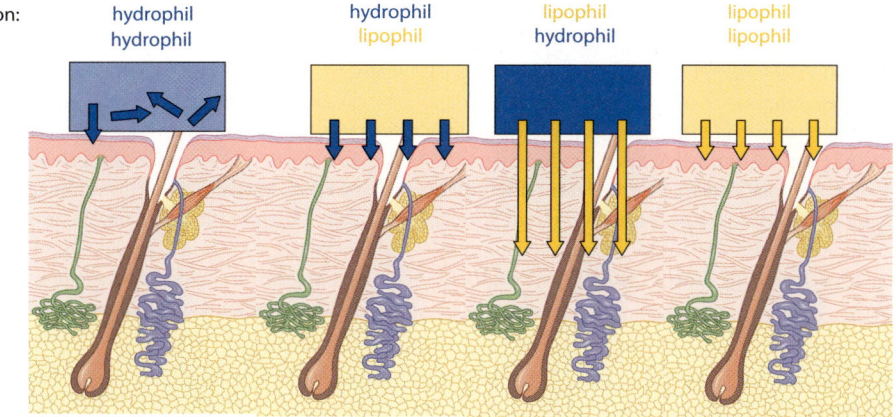

Abb. 2.3 Die Galenik beeinflusst die Eindringtiefe bzw. Verweildauer eines Pharmakons auf der Haut. Wird ein hydrophiles Pharmakon in einer hydrophilen galenischen Zubereitung (Creme, Gel) auf die Haut appliziert, dringt es nicht in die Haut ein, weil es bevorzugt im hydrophilen Milieu der Creme/des Gels diffundiert (*ganz links*). Dasselbe hydrophile Pharmakon wird sich aber aus einer lipophilen Salbe in die obersten Hautschichten verteilen (*Mitte links*). Ein lipophiles Pharmakon wird sich aus einer hydrophilen Creme (oder einem hydrophilen Gel) in die lipophileren oberen Hautschichten verteilen und in die Epidermis eindringen (*Mitte rechts*). Im Korium kann es von den Blutgefäßen abtransportiert und systemisch wirksam werden. Die Dicke der Epidermis schwankt von 0,1–0,7 mm. Daher ist das Ausmaß der Resorption auch abhängig vom Applikationsort. In jedem Fall ist die Diffusionsstrecke lang, sodass die Resorption über die Haut relativ langsam erfolgt

kungseintritt sind kaum langsamer als nach intravenöser Injektion.

> **Gasförmige Substanzen gelangen ungehindert durch die Alveolarmembran. Daher wird die Lunge für die Zufuhr von Narkosegasen genutzt (▶ Kap. 28).**

Für **feste und flüssige Substanzen** gilt, dass sie in **Aerosolform** zugeführt werden müssen. Ziel einer Therapie mit Aerosolen sind die kleinen Bronchien und Bronchioli (z. B. Asthma bronchiale, Therapie der zystischen Fibrose mit Antibiotika). Sind die aerosolisierten Teilchen zu groß (> 10 μm), schlagen sie sich primär in den großen Bronchien nieder. Sind sie sehr klein (< 2 μm), dringen sie bis in die Alveolen vor. Dosieraerosole erzeugen Teilchen mit einer Größenverteilung zwischen 5 und 10 μm.

> **Bei Anwendung von Zerstäubern/Verneblern wird ein Großteil der applizierten Dosis von vielen Patienten nicht eingeatmet, sondern verschluckt.**

Applikation über Haut und Schleimhäute

Die **topische Applikation** von Salben, Gelen und Lotionen (weniger von Pasten) auf die Haut ist in der Kosmetik beliebt. Auch in der Dermatologie ist das Ziel ein örtlicher Effekt (topische Therapie). Die Haut ist erstaunlich tolerant: Die Resorption durch die Haut erfolgt relativ langsam. Die Geschwindigkeit hängt auch vom **Applikationsort** ab, da die Dicke der Epidermis zwischen 0,1 und 0,7 mm schwanken kann.

– Das Stratum corneum, die oberste verhornte Hautschicht, hat einen sehr niedrigen Wassergehalt und ist reich an Ceramid sowie anderen Lipiden. Lipophile niedermolekulare Substanzen permeieren dabei deutlich besser durch die Haut als hydrophile Substanzen.

– Im Korium werden Pharmaka über die dortigen Blutgefäße abtransportiert und systemisch wirksam.

Bei der Auswahl der Galenik ist zu beachten, dass auch die Salbengrundlage einen Effekt auf die Resorption hat (Abb. 2.3).

⊗ Cave

– **Ist die oberste Hautschicht entfernt bzw. durch einen Okklusionsverband (z. B. dichtende Folien, fette Salben oder Pasten) aufgeweicht worden, kann die Resorption dramatisch steigen.**

– **Auch die großflächige Anwendung lipophiler Substanzen kann gefährlich sein, weil systemische Effekte auftreten können (z. B. Applikation von Glucocorticoiden auf die Haut).**

Die Aufnahme von Pharmaka durch die Haut wird bei **transdermalen therapeutischen Systemen (TTS)** genutzt (z. B. Nitroglycerin, Nikotin, Fentanyl). Ein Vorteil ist die Vermeidung der präsystemischen Elimination. Der zweite Vorteil, der sich durch Einführung eines Reservoirs im TTS ergibt, ist die kontinuierliche Freisetzung des Pharmakons. Damit ist es möglich, über 3 Tage und mehr einen nahezu konstanten Spiegel eines Pharmakons zu erzielen. Hochmolekulare Substanzen wie Heparin, Hirudin, Kollagen, Elastin etc. können – trotz Versprechungen in der Werbung – nicht durch die intakte Haut eindringen. Die Resorption durch die Haut kann von toxikologischer Bedeutung sein, akute Vergiftungen durch dermale Resorption sind aber selten.

Die **Nasenschleimhaut** bedeckt eine Fläche von ca. 15 cm^2 und ist sehr gut durchblutet. Daher eignet sie sich trotz der geringen Oberfläche als Applikationsort für die systemische Applikation legaler und illegaler Pharmaka (z. B. Cocain, Nikotin als Schnupftabak). Von therapeutischem Interesse ist auch, dass Peptide über die Nasenschleimhaut resorbiert werden können, z. B. das V_2-Vasopressin-Analogon Desmopressin (DDAVP) oder GnRH-Rezeptor-Agonisten. Allerdings ist die Bioverfügbarkeit sehr variabel. Daher ist z. B. die Zulassung von Desmopressin für die intranasale Behandlung der Enuresis nocturna (Bettnässen) bei Kindern widerrufen worden. Als topischer Applikationsort ist die Nasenschleimhaut auch für schleimhautabschwellende Nasentropfen im Bereich der Selbstmedikation (OTC-Produkte) beliebt. Systemische Effekte (mit Blutdruckanstieg) sind bei Säuglingen und Kleinkindern möglich.

> ⛔ **Cave**
> **Die Applikation von Pharmaka auf Schleimhäute (z. B. Instillation/Spülung der Harnblase, vaginale Applikation) ist immer mit dem Risiko systemischer Effekte behaftet.**

Sinnvoll ist eine lokale Therapie vor allem dann, wenn das Pharmakon lokal eine hohe Potenz hat und nach Resorption rasch eliminiert wird (z. B. Glucocorticoide wie Budesonid, Flunisolid, Beclometason). Umgekehrt ist z. B. eine lokale Therapie mit Antibiotika oft von zweifelhaftem Wert, wenn diese von den Schleimhäuten resorbiert werden und damit die lokale Konzentration unter die minimale Hemmkonzentration (MHK) fällt.

Intravenöse, subkutane und intramuskuläre Injektion

Im weiteren Sinn ist jede Applikation, die *nicht* durch den Gastrointestinaltrakt erfolgt, eine parenterale Applikation. Im (klinischen) Sprachgebrauch wird aber mit **parenteral** meist die Zufuhr durch **intravenöse, intramuskuläre oder subkutane Injektion** gemeint.

Eine **intravenös (i. v.) applizierte Lösung** wird durch die laufende Verdünnung mit zuströmendem Blut **rasch verdünnt**. Daher kann auch eine sehr unphysiologisch zusammengesetzte Lösung toleriert werden. Dies trifft z. B. für die intravenöse Zubereitung mancher Injektionsnarkotika zu, die einen pH-Wert von 10–11 besitzen (z. B. Thiopental). Bei **intraarterieller Injektion** tritt **keine Verdünnung** auf, sodass das Gewebe mit einer Welle von (OH^-)Ionen konfrontiert ist und die Zellen untergehen.

Bei **intravenöser Gabe** zu beachten:
- Rasche Injektionen (= Bolusinjektionen) können gefährlich sein, weil das schnelle Anfluten in gut durchbluteten Organen zu Komplikationen führen kann, z. B. Herzstillstand durch Auslösen eines Bezold-Jarisch-Reflexes.
- Nur Lösungen, die für eine intravenöse Injektion bestimmt sind, dürfen appliziert werden.

> ⛔ **Cave**
> **Lösungen zur i. v. Injektion dürfen keine Präzipitate enthalten, da sonst die kleinen Gefäße der Lunge embolisiert werden. Präzipitate können beim Mischen inkompatibler Lösungen entstehen. Wird eine langsame i. v. Injektion eines Pharmakons empfohlen, ist dies unbedingt einzuhalten.**

Auch bei der **intramuskulären (i. m.)** und **subkutanen (s. c.) Injektion** dürfen nur dafür vorgesehene Lösungen verwendet werden:
- Wässrige Lösungen werden in der Regel nach subkutaner Injektion langsamer resorbiert als nach intramuskulärer Injektion, weil Unterhautfettgewebe weniger durchblutet wird als Muskeln. Die Änderung der Durchblutung kann die Resorption deutlich beschleunigen oder verzögern:
  - Wird z. B. nach einer subkutanen Injektion von Insulin ein heißes Bad genommen, kann das einen hypoglykämischen Zwischenfall auslösen.
  - Umgekehrt soll Morphin bei einem Herzinfarkt (oder einem Lungenödem) nicht subkutan injiziert werden, weil durch die bestehende massive Vasokonstriktion die Resorption verzögert abläuft. Sie setzt erst ein, wenn sich die Kreislaufsituation bereits gebessert hat. Dann braucht der Patient aber das verzögert resorbierte Morphin nicht mehr und wird möglicherweise durch die atemdepressive Wirkung gefährdet.
- Die intramuskuläre Injektion von Pharmaka in einer öligen Lösung erzeugt einen Depoteffekt (z. B. ölige Depotlösungen, Präzipitate schlecht löslicher Salze). Allerdings sind solche Injektionen in der Regel schmerzhaft. Daher finden sich in Zubereitungen für die intramuskuläre Injektion oft lokalanästhetische Zusätze. Gefährlich ist die versehentliche intravenöse Injektion einer solchen Lösung. Daher ist es notwendig, durch Aspiration zu kontrollieren, dass die Injektionsnadel nicht in einem Gefäß steckt.

> ❱ **Intramuskuläre Injektionen bei Patienten, die Heparin, Vitamin-K-Antagonisten oder andere Hemmer der plasmatischen Gerinnung (z. B. Faktor-II-Hemmer: Dabigatran/Faktor-X-Hemmer: Rivaroxaban, Apixaban) einnehmen, sind sehr gefährlich und daher kontraindiziert. Durch den Stichkanal können sich große Mengen Blut (≥ 1 l) in die Muskelloge ergießen.**

2.1.3 Verteilung und Speicherung

Plasmaproteinbindung

Gelangen Pharmaka in den Blutstrom, werden sie an Plasmaproteine gebunden, z. B. Albumin oder α1-Glykoproteine. Da Albumin 6 verschiedene Bindungsstellen hat, kann es eine große Zahl von Pharmaka binden. Die Bindung gehorcht dem Massenwirkungsgesetz, d. h., Pharmaka können um die Bindung konkurrieren. Beim Absinken der freien Konzentration dissoziiert der gebundene Teil von Albumin.

Die Plasmaproteinbindung hat 2 Konsequenzen:
- **Depoteffekt = Verlängerung der Halbwertszeit:** Je höher der plasmaproteingebundene Teil ist, desto länger ist die Halbwertszeit eines Pharmakons, weil die Elimination durch Niere und Leber herabgesetzt ist: Der gebundene Teil wird nicht glomerulär filtriert und steht weder für tubuläre noch für hepatische Transporter bzw. Enzyme der Biotransformation zur Verfügung.

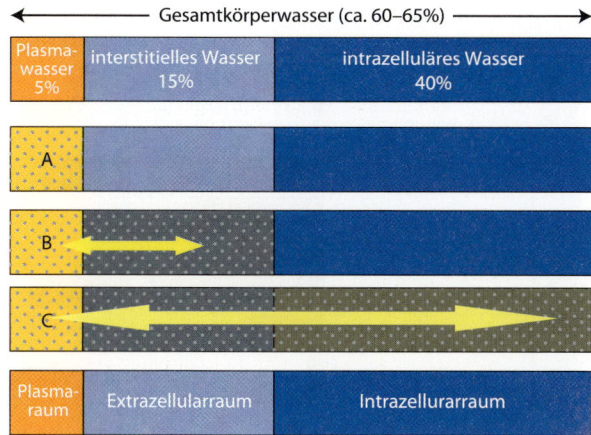

◘ Abb. 2.4 Wasserräume im Organismus. Hydrophile hochmolekulare Pharmaka verbleiben primär im Plasmaraum und haben ein Verteilungsvolumen von ca. 0,05 l/kg KG *(A)*. Hydrophile niedermolekulare Substanzen wie die meisten Penicilline verteilen sich im Extrazellularraum und haben ein Verteilungsvolumen von ca. 0,2 l/kg KG *(B)*. Pharmaka, die auch in die Zelle eindringen, z. B. Isoniazid oder Lithium, haben ein Verteilungsvolumen von ca. 0,6 l/kg KG. Ein Pharmakon, das in die Zellen eindringt, muss sowohl im Plasma als auch im Interstitium sein, es kann nicht nur intrazellulär vorhanden sein *(C)*

- **Freisetzung aus der Proteinbindung:** Ist ein Pharmakon zu mehr als 95% an Plasmaproteine gebunden, kann die Freisetzung aus der Plasmaproteinbindung den freien Teil eventuell so erhöhen, dass es zu einer gefährlichen Wirkungsverstärkung kommt.
  - Die klinisch wichtigste Manifestation dieses Phänomens ist die Verdrängung aus der Plasmaproteinbindung von Vitamin-K-Antagonisten.
  - Eine spezielle Situation liegt in der Neugeborenenperiode vor: Durch die Umstellung von fetalem Hämoglobin auf das α/β-Hämoglobin des extrauterinen Lebens fallen große Mengen an Bilirubin an. Bei Neugeborenen sind daher alle Pharmaka kontraindiziert, die das unkonjugierte Bilirubin aus der Plasmaproteinbindung verdrängen, weil sie das Risiko eines Kernikterus erhöhen, das sind vor allem Sulfonamide, Salicylsäure und einige Antibiotika wie Dicloxacillin, Cefoperazon und Ceftriaxon.

Verteilung der Pharmaka in den Organen

Wie und wohin sich ein Pharmakon im Organismus verteilt, hängt von mehreren Faktoren ab:

Beim **Pharmakon** ist vor allem die **Lipophilie** entscheidend, um durch biologische Membranen zu permeieren (▶ Abschn. 2.1.1). Wenn ein Pharmakon sehr lipophil ist und primär an Plasmaproteine gebunden wird, verteilt es sich nur in niedrigen Konzentrationen im Rest des Organismus. Ebenso verbleibt ein Pharmakon primär intravasal, wenn es zu groß ist, um die Kapillarbarriere zu überwinden und in den interstitiellen Raum zu gelangen. Um aus dem Interstitium bis in den intrazellulären Raum vorzudringen, muss ein Pharma-

kon ausreichend lipophil sein. Nominell kann ein Pharmakon sich daher aufhalten (◘ Abb. 2.4):

- im Intravasalraum (Plasmawasser = ca. 5% des Körpergewichts [KG]),
- im Extrazellularraum (~20% des KG = 0,2 l/kg KG) oder
- im Gesamtkörperwasser (60–65% des KG, 0,6–0,65 l/kg KG).

Tatsächlich beträgt das errechnete Verteilungsvolumen für die meisten Pharmaka > 1 l/kg KG, da sich Pharmaka intrazellulär anreichern, weil sie dort an Proteine gebunden werden. (Weitere Details zur Bestimmung des Verteilungsvolumens ▶ Abschn. 2.2.)

Beim **Organismus** sind es mehrere Faktoren, von denen die Verteilung abhängt:

- Unterschiede in der Organdurchblutung – gut durchblutete Organe werden zuerst erreicht (◘ Abb. 2.5).
- Organe unterscheiden sich in ihrer Kapillarausstattung, insbesondere vom Grad ihrer Fenestrierung. Die interzelluläre Verbindungen der Endothelzellen erlauben in unterschiedlichem Ausmaß die Permeation hydrophiler Pharmaka. Besonders dicht ist das kontinuierliche Endothel im ZNS (Blut-Hirn-Schranke). Daher gelangen viele Metaboliten wie Glucose oder Aminosäuren nur über spezifische Transportsysteme ins Gehirn. Darüber hinaus gibt es 3 Voraussetzungen, damit eine Substanz das Gehirn erreicht:

Das **Pharmakon**

- muss eine Molekülmasse ≤ 400–500 haben;
- darf nicht hydrophil sein, d. h. nur ≤ 8–10 Wasserstoffbrücken mit Wasser eingehen:
  - Der Effekt der H-Brücken-Donatoren lässt sich eindrucksvoll am Unterschied zwischen Morphin, Codein und Heroin zeigen: Heroin ist diacetyliertes Morphin [Diamorphin] und besitzt durch Modifikation der beiden Hydroxygruppen 2 H-Brücken-Donatoren weniger, Codein ist 3-Methoxymorphin, d. h. ein H-Brücken-Donator weniger. Die Konzentrationsverhältnisse zwischen Blutplasma und Gehirn betragen für Morphin 10:1, für Codein 3:1 und für Heroin 1,2:1);
- darf kein Substrat für Effluxpumpen sein: Das Endothel der Blut-Hirn-Schranke sowie das Darmepithel exprimieren **ABC-Transporter** (▶ Abschn. 2.1.1). Diese haben eine überlappende Substratspezifität und isolieren das Gehirn von der Umgebung. Sie können auch permeierende hydrophobe Pharmaka und Xenobiotika sehr effizient aus der Endothelzelle entfernen.

Die **Expression der ABC-Transporter** nimmt im Laufe der Entwicklung zu, **bei Säuglingen** ist sie **deutlich niedriger** als im Erwachsenenalter (◘ Abb. 2.6).

 Cave

Das Obstipans Loperamid (ein μ-Opioid-Rezeptor-Agonist, der als P-Glykoprotein-Substrat nicht ins Gehirn dringt) ist deshalb bei Säuglingen und Kleinkindern für die Behandlung der Diarrhö nicht zugelassen.

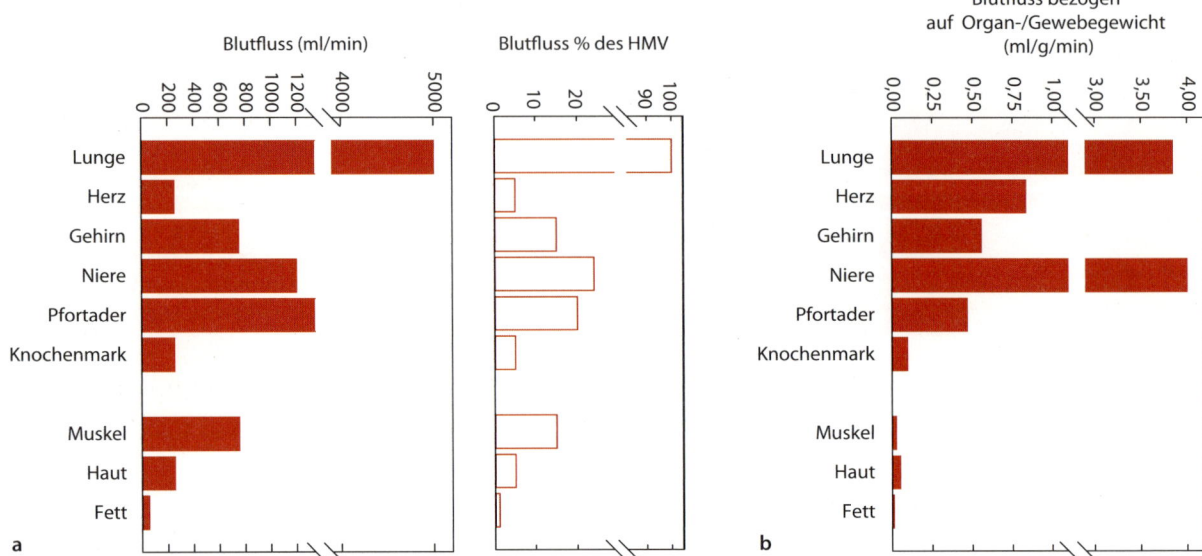

Abb. 2.5a, b Organdurchblutung. a Absolute Zahlen. **b** Blutfluss bezogen auf das Gesamtgewicht. Die Angaben beziehen sich auf einen 70 kg schweren Mann. Die inneren Organe (ohne Lunge) und das Knochenmark haben nur ca. 11% Anteil am Körpergewicht, erhalten aber in Ruhe fast 70% des Herzminutenvolumens (HMV). Muskeln, Haut und Fettgewebe haben zusammen am Körpergewicht einen Anteil von fast 60%, erhalten aber in Ruhe nur 20% des HMV. Die Lunge findet bei dieser Berechnung keine Berücksichtigung, weil sie unter physiologischen Bedingungen von fast 100% des HMV durchströmt wird. Die Durchblutung der Muskulatur kann unter Belastung um mehr als das 10-Fache zunehmen. Der Blutfluss durch Leber, Magen und Darm sind unter »Pfortader«(kreislauf) zusammengefasst

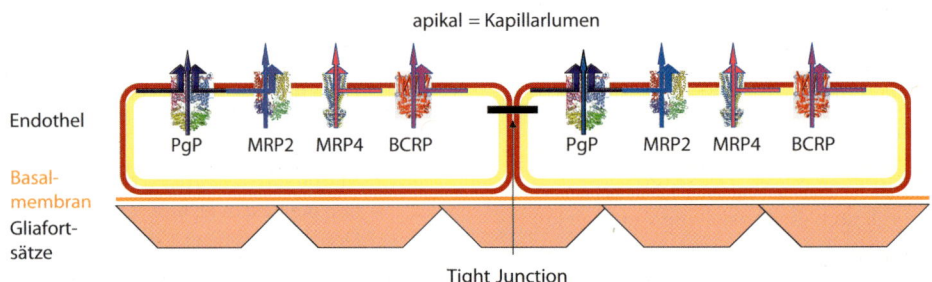

Abb. 2.6 ABC-Transporter am Kapillarendothel des Gehirns verhindern das Eindringen lipophiler Fremdstoffe. P-Glykoprotein/PgP, MRP2, MRP4 und BCRP sind auf der luminalen Membran lokalisiert. Sie entfernen Xenobiotika (auch Pharmaka) durch einen ATP-gesteuerten Transportmechanismus (ATP-bindende Kassette [ABC] liegt intrazellulär). Der Zugang des Substrats zur Bindungsstelle des jeweiligen Transporters erfolgt entweder von der zytosolischen Seite oder durch laterale Diffusion aus der Lipidphase der Membran (blau symbolisiert)

2.1.4 Metabolismus: Enzyme der Biotransformation

Ziel der Biotransformation ist es, diejenigen Xenobiotika (Fremdstoffe) wieder loszuwerden, die mit der Nahrung aufgenommen werden und keinen nutritiven Wert haben, die also nicht Kalorien- oder Stickstoffquelle sind bzw. als Vitamin oder Spurenelement dem Stoffwechsel dienen. Die Enzyme der Biotransformation bilden eine metabolische Barriere, die die Homöostase garantiert. Die enzymatische Überführung der Xenobiotika in eine ausscheidungsfähige Form läuft typischerweise in 2 Phasen ab (Abb. 2.7):

- **Phase I** (Funktionalisierungsphase):
  Es werden funktionelle Gruppen eingeführt oder freigelegt. (Funktionelle Gruppen sind alle diejenigen Gruppen, die nicht C-C- oder C-H-Bindungen sind, also C-OH, COOH, C-SH, C-NH2, C=O etc.) Bei einem Pharmakon kann der resultierende Metabolit inaktiv, aber auch aktiv (»aktiver Metabolit«) sein oder erst das wirksame Prinzip darstellen. (Dann ist die Muttersubstanz ein »Prodrug«.)
- **Phase II** (Konjugationsphase):
  Hier werden Produkte der Phase-I-Reaktionen bzw. Pharmaka, die selbst funktionelle Gruppen tragen, an

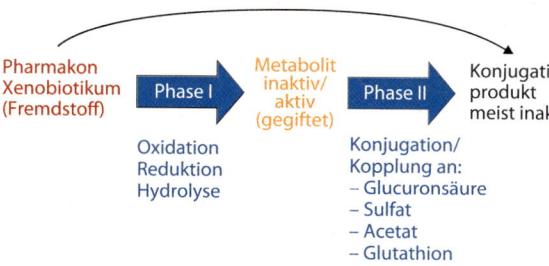

Abb. 2.7 Phasen des Fremdstoff- und Arzneimittelmetabolismus. Einige Pharmaka, die eine funktionelle Gruppe tragen, können direkt in Phase II eintreten

ein endogenes Substrat (z. B. aktivierte Glucuronsäure) gekoppelt. Die resultierenden Konjugate sind meistens pharmakologisch inaktiv.

Überblick über die Enzyme der Biotransformation

Phase-I-Reaktion

— **Oxidation/Reduktion:**
- Cytochrom-P450-abhängige Monooxygenasen (CYP-Enzyme)
- Monoamin- und Diaminoxidasen
- Flavin-abhängige Monooxygenasen (FMO-Enzyme)
- Alkohol-Dehydrogenasen und Aldehyd-Dehydrogenasen
- Xanthinoxidase (Allopurinol, Methylxanthine)

— **Hydrolyse:**
- Esterasen
- Amidhydrolasen
- Epoxid-Hydrolasen (eigentlich Hydratasen)

Phase-II-Reaktion

— **Kopplung an:**
- Glucuronsäure: UDP-Glucuronosyl-Transferasen (UGT-Enzyme)
- Schwefelsäure: Sulfonotransferasen (SULT-Enzyme)
- Essigsäure: N-Acetyl-Transferasen (NAT-Enzyme)
- Glutathion: Glutathion-S-Transferase (GST-Enzyme)
- Methylgruppen: Methyl-Transferasen

Enzyme der Phase-I-Reaktionen

Cytochrom-P450-abhängige Monooxygenasen Die wichtigsten Enzyme der oxidativen Phase-I-Reaktion sind Cytochrom-P450-abhängige Monooxygenasen (CYP-Enzyme). In ihrem Reaktionszyklus führen die Enzyme in der Regel ein Sauerstoffatom in das Substrat ein. Da das Ausgangssubstrat molekularer Sauerstoff (O_2) ist, müssen die Enzyme das zweite Sauerstoffatom verwerten: Es wird zu Wasser reduziert. Weil sie sowohl eine Oxidation als auch eine Reduktion katalysieren, werden sie auch als mischfunktionelle Oxidasen bezeichnet:

$$X\text{(enobiotikum)} + O_2 + NADPH + H^+$$
$$\rightarrow X\text{-}OH + NADP^+ + H_2O$$

Die Enzyme enthalten Häm als sauerstoffbindende prosthetische Gruppen. Daher absorbieren sie im sichtbaren Bereich. Im Rahmen ihres Reaktionszyklus nimmt das Hämeisen, das im Ausgangszustand 3-wertig ist, ein Elektron auf und geht in den zweiwertigen Zustand über. In diesem Zustand binden die CYP-Enzyme auch Kohlenmonoxid (das den Reaktionszyklus unterbricht). Der CYP-CO-Komplex absorbiert bei 450 nm maximal; die sichtbaren Farbe der Enzyme und die Absorption bei 450 nm erklärt den Namen.

Es gibt im menschlichen Genom 57 (funktionelle) Gene für CYP-Enzyme (die in 18 Familien eingeteilt werden). Der überwiegende Teil dieser Enzyme nimmt eine spezialisierte Funktion wahr, meistens bei der Synthese von Cholesterin, Steroidhormonen oder Vitamin D. Eine breite und überlappende Substratspezifität haben 15 Enzyme, die in 3 Familien eingeteilt werden (CYP1, CYP2 und CYP3). Sie dienen dem Fremdstoffmetabolismus.

Nomenklatur der Cytochrom-P450-Enzyme (CYP-Enzyme)

Die erste Zahl bezeichnet die Genfamilie (CYP1, CYP2, CYP3), der darauffolgende Buchstabe die Subfamilie (CYP1A; CYP1B; CYP2A, CYP2B, CYP2C, CYP2D, CYP2E; CYP2F; CYP3A) und die letzte Zahl das Isoenzym:

- CYP1A1, CYP1A2; CYP1B1
- CYP2A6, CYP2B6, CYP2C8, CYP2C9; CYP2C18, CYP2C19, CYP2D6; CYP2E1; CYP2F1
- CYP3A4, CYP3A5; CYP3A7

CYP-Enzyme (und die zugehörige Reduktase: CPR) sind membranständige Enzyme. Sie kommen im endoplasmatischen Retikulum vor. Die relevanten **CYP1-3-Isoformen** werden in vielen Organen exprimiert. Pharmakologisch sind vor allem die Enzyme der Leber wichtig, da die meisten CYP1-3-Isoformen dort am höchsten exprimiert sind und die Leber ein vergleichsweise großes Organ ist. Geschätzte 75% aller derzeit für den Menschen zugelassenen Arzneistoffe werden durch CYP-Enzyme metabolisiert, davon 90% von einer der folgenden 7 Isoformen: CYP1A2, CYP2C9, CYP2C18, CYP2C19, CYP2D6, CYP2E1 und CYP3A4 (Abb. 2.8). CYP3A4 hat mit ca. 40% den größten Anteil. Man beachte aber, dass zahlreiche Pharmaka durch mehr als eine CYP-Isoform metabolisiert werden!

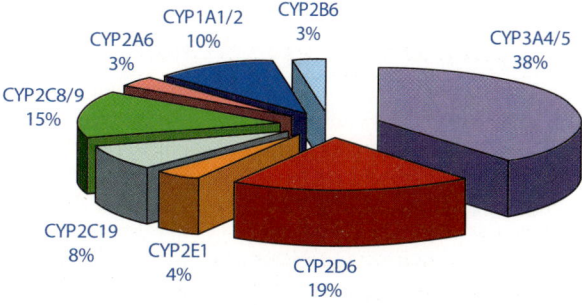

Abb. 2.8 Beteiligung verschiedener CYP-Isoformen am hepatischen Metabolismus zugelassener Arzneistoffe

2

Folgende **Besonderheiten der CYP1-3-Isoformen** sind von praktischer Bedeutung:

- **Interindividuelle Variation und Polymorphismen:** Die Loci für CYP2-Gene sind hochgradig polymorph. Es gibt in der Population Individuen, die manche Enzyme praktisch nicht exprimieren. Unabhängig von den (bekannten) Genpolymorphismen kann die Menge auch in Abhängigkeit vom Lebensalter variieren. Besonders kritisch ist das 1. Lebensjahr.
- **Enzyminduktion:** Die Expressionsmenge kann dem Bedarf angepasst werden. Dafür existieren 3 Transkriptionsfaktoren für Fremdstoffe: aromatischer Kohlenwasserstoff-Rezeptor (AH-Rezeptor), Pregnan-X-Rezeptor (PXR), konstitutiver Androstan-Rezeptor (CAR). Manche Arzneistoffe sind Induktoren, die zu Interaktionen führen.
- **Enzymhemmung:** CYP1-3-Isoformen können durch Fremdstoffe und andere Arzneistoffe gehemmt werden. Enzymhemmung führt ebenfalls zu Interaktionen.
- **Giftung:** Im Rahmen des Metabolismus kann aus einem harmlosen Fremdstoff erst ein aktiver Metabolit (der eigentliche Giftstoff) werden. Dies spielt eine wichtige Rolle bei der Kanzerogenese, aber auch bei Intoxikationen bzw. Arzneimittelnebenwirkungen.

Oxidoreduktasen und Dehydrogenasen Die **Monoaminoxidasen-A und -B** (MAO-A und MAO-B; engl.: »monoamine oxidases«; dtsch. auch: »Monoaminooxidasen«) befinden sich in der äußeren Mitochondrienmembran und **inaktivieren Catecholamine** sowie andere **biogene Amine** (Serotonin, Histamin, Phenylethylamin). MAO-A und -B katalysieren die oxidative Desaminierung der endständigen Aminogruppe, sodass zunächst ein Aldehyd entsteht: $R-CH_2-NH_3 \rightarrow R-CH_2-HC=O$. Der Aldehyd kann zum Alkohol reduziert bzw. durch Aldehyd-Dehydrogenasen zur Säure oxidiert werden. Biogene Amine kommen nicht nur endogen vor, sondern sind auch in der Nahrung in relativ großer Menge vorhanden. In Nahrungsmitteln, die einer »Reifung«, Gärung oder Fäulnis unterliegen entstehen aus den Aminosäuren Amine. Tyramin kommt z. B. in hohen Konzentrationen in Käsen, Rotwein (Chianti), eingelegten Heringen und Sauerkraut. vor. Da der Kühlschrank eine relativ neue Erfindung ist und unsere Vorfahren in der Evolution mit verfaulter Nahrung konfrontiert waren, hat es sich bewährt, dass unsere Leber große Mengen an Monoaminoxidasen exprimiert. Ähnliches gilt für die Dioxygenase, die primär Histamin abbaut (Histaminase; MAO-B kann auch Methyl-Histamin verwerten).

Sekundäre und tertiäre Amine (trizyklische Antidepressiva wie Imipramin, Phenothiazine wie Chlorpromazin) können auch über **Flavin-(FAD-)haltige Monooxygenase** metabolisiert werden, von denen 5 Isoformen existieren (FMO1–5). Als Cofaktor verwenden FMO-Enzyme NADPH + H$^+$. Im Gegensatz zu Monooxygenasen brauchen FMO-Isoformen kein zweites Enzym, um den Elektronentransfer von NADPH auf das Substrat zu erzielen: FAD wird durch NADPH + H$^+$ zu FADH$_2$ reduziert, dieses reagiert mit O$_2$ zu Flavin-Hydroperoxid (FAD-OOH). Ein Sauerstoffatom kann mit einem Nucleophil (neben Stickstoffatomen auch Schwefel-, Selen- und Phosphoratome) zum entsprechenden Oxid reagieren; das zweite Sauerstoffatom wird als Wasser freigesetzt.

Alkohole werden durch **Alkohol-Dehydrogenasen** zu Aldehyden und diese durch Aldehyd-Dehydrogenasen zu Carbonsäuren weiteroxidiert: Das humane Genom enthält 7 **Alkohol-Dehydrogenase-Isoformen**, die in die Klassen I–V/VI fallen. Sie sind Zn^{2+}-enthaltende dimerische NAD-abhängige Enzyme. Die Klasse I mit den Isoformen (Gen/Protein) ADH1A/ADH1α, ADH1B/ADH1β und ADH1C/ADH1γ kommt reichlich in der Leber vor und ist für den Metabolismus von Ethanol quantitativ entscheidend.

Die **Aldehyd-Dehydrogenasen** katalysieren den nächsten Schritt, die Umwandlung des Aldehyds in eine Carbonsäure. Weil Aldehyde (z. B. Acetaldehyd: $CH_3-H_2C=O$) in wässriger Lösung als Acetale [für Acetaldehyd: $CH_3-H_2C-(OH)_2$] vorliegen, ist auch diese Oxidationsreaktion eine NAD-abhängige Dehydrogenierung:

$$CH_3-H_2C(OH)_2 + NAD \rightarrow CH_3(HO)C=O + NAD + H^+$$

Das humane Genom enthält 19 Gene, die Aldehyd-Dehydrogenasen (ALDH) codieren. Sie werden in 3 Klassen unterteilt, die sich durch ihre gewebespezifische Expression, subzelluläre Lokalisation und Substratspezifität unterscheiden. Für den Metabolismus von Acetaldehyd ist die mitochondriale ALDH2 entscheidend. In Ostasien zeigen ca. 50% der Bevölkerung einen Polymorphismus dieses Genlocus. Dieser führt dazu, dass nach dem Konsum von Ethanol Acetaldehyd nur sehr langsam metabolisiert wird. In der Folge kommt es daher zur Vasodilatation in der Flushregion (mit Gesichtsrötung und Kopfschmerz), auch Tachykardie, Übelkeit und Erbrechen können auftreten. Der ALDH-Genpolymorphismus schützt vor Alkoholismus, prädisponiert aber zu kardiovaskulären Erkrankungen.

Esterasen, Amidhydrolasen, Epoxidhydrolasen Amide und Ester werden hydrolytisch gespalten. Große Mengen an **Esterasen** und **Amidhydrolasen** sind in der Leber vorhanden. Zum Teil sind es idente hepatische Enzyme, die beide Reaktionen katalysieren können. Esterasen kommen ubiquitär in allen Geweben vor. Daher gilt die vereinfachte Regel: Ester haben meistens eine relativ kurze Halbwertszeit. Esterasen finden sich auch im Plasma, z. B. die **Pseudocholinesterase**, die in der Leber synthetisiert und ins Blut sezerniert wird. Die auch als Butyrylcholinesterase bezeichnete Pseudocholinesterase kann zahlreiche Ester spalten, u. a. Cocain, das depolarisierende Muskelrelaxans Suxamethonium oder das nichtdepolarisierende Muskelrelaxans Mivacurium. Es existieren zahlreiche (> 9) genetische Varianten der Pseudocholinesterase, die diese Muskelrelaxanzien nicht spalten können. Bei Homozygoten bzw. kombinierten Heterozygoten (Frequenz etwa 1:2000) ist die Dauer der Muskellähmung und damit der Atemlähmung verlängert (»verlängerte Apnoedauer«). Weil Suxamethonium und Mivacurium positiv geladen sind, können sie nicht von intrazellulären Esterasen gespalten werden.

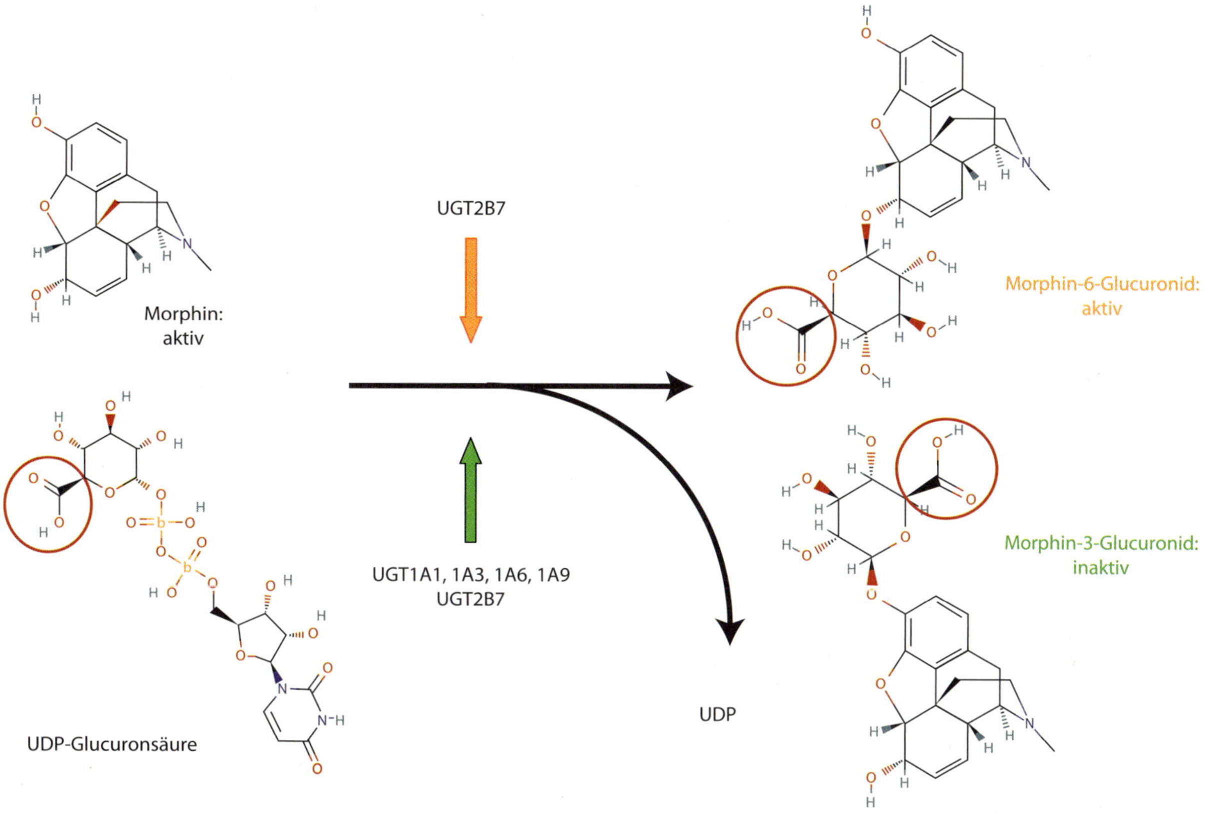

◘ Abb. 2.9 Glucuronidierung von Morphin. Morphin hat 2 Hydroxygruppen (an den Positionen 3 und 6). Gelangt es in die Leber, kann es daher gleich in die Phase II des Arzneimittelmetabolismus eintreten. Daraus resultiert die niedrige orale Bioverfügbarkeit (20–30%). Die Glucuronidierung an der Stelle 3 wird von mehreren Isoformen der UDP-Glucuronosyltransferasen (UGT) katalysiert. Nur UGT2B7 kann auch Morphin-6-Glucuronid bilden. Dieser Metabolit ist aktiv und kann bei eingeschränkter Nierenfunktion kumulieren. Die Säuregruppe der Glucuronsäure ist mit einem roten Kreis markiert

Bei der Biotransformation von ungesättigten aliphatischen und aromatischen Kohlenwasserstoffen können durch CYP-Isoformen Epoxide erzeugt werden. Diese werden durch Epoxidhydrolasen (die eigentlich Hydratasen sind, weil sie die Anlagerung von Wasser – Hydratisierung – katalysieren) in vicinale Diole umgewandelt.

Enzyme der Phase-II-Reaktionen

UDP-Glucuronosyl-Transferasen (UGT-Enzyme) Die Konjugation an aktivierte Glucuronsäure führt zu Bildung von Glucuroniden. In der Phase II des Fremdstoffmetabolismus ist die **Kopplung an Glucuronsäure durch UDP-Glucuronosyl-Transferasen** die wichtigste Reaktion. Beim Menschen existieren 2 Genfamilien, UGT1 und UGT2. Die Glucuronsäure liegt in aktivierter Form als UDP-Glucuronsäure vor. Die Kopplung erfolgt am glykosidischen C1 der Glucuronsäure, die chemisch aktiviert ist und daher auf OH-, COOH-, NH2- und SH-Gruppen übertragen werden kann. In jedem Fall bleibt die Säuregruppe der Glucuronsäure erhalten. Dies ermöglicht dem resultierenden Konjugat, von einem organischen Säuretransporter erkannt und damit biliär oder renal ausgeschieden zu werden.

Ebenso wie die CYP-Isoformen haben die UGT-Isoformen überlappende Substratspezifitäten. Allerdings gibt es auch sehr spezifische Reaktionen. Ein Beispiel ist die Konjugation von Morphin, wo die Hydroxygruppen an den Positionen 3 und 6 nicht gleich verwertet werden können (◘ Abb. 2.9). Morphin-6-Glucuronid ist auch eine Ausnahme von der Regel, dass Konjugate inaktiv sind.

Ebenso wie bei CYP-Isoformen gibt es auch bei UGT-Isoformen zahlreiche Polymorphismen. Bei ca. 5% der europäischen Bevölkerung liegt eine heterozygote Einschränkung der UGT1A1 (UGT1A1*28) vor. Betroffene entwickeln leicht eine Hyperbilirubinämie (Meulengracht-Gilbert-Syndrom). Beim klassischen Gilbert-Syndrom liegt eine Mutation im Promotor von UGT1A1 vor. Meist sind zusätzlich andere UGT-Isoformen ebenfalls in ihrer Aktivität eingeschränkt. Das Vorliegen des UGT1A1*28-Polymorphismus erhöht die Toxizität des Zytostatikums Irinotecan (◘ Abb. 2.10).

Sulfotransferasen (SULT-Enzyme) Die Kopplung mit aktivierter Schwefelsäure führt zu Bildung von Sulfonaten. Sulfotransferasen katalysieren den Transfer einer Sulfonatgruppe (SO_3^-) – oft vereinfacht auch als Sulfatgruppe bezeichnet –

2

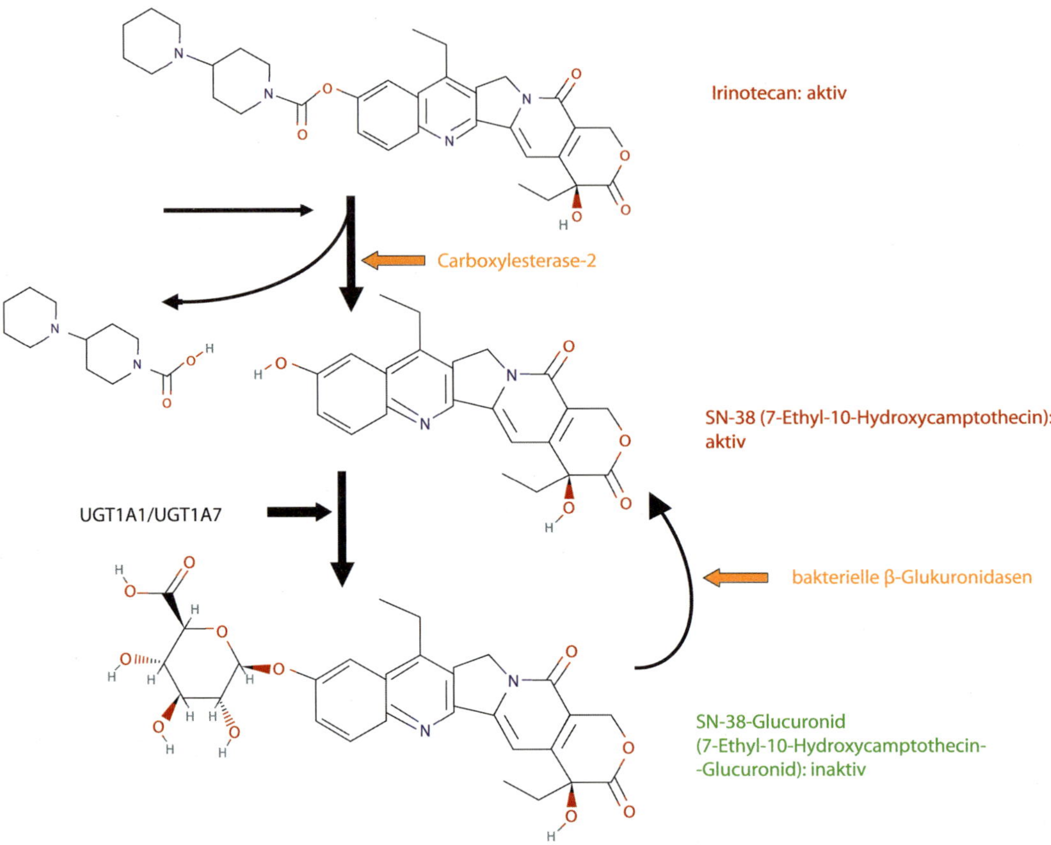

Irinotecan: aktiv

Carboxylesterase-2

SN-38 (7-Ethyl-10-Hydroxycamptothecin): aktiv

UGT1A1/UGT1A7

bakterielle β-Glukuronidasen

SN-38-Glucuronid (7-Ethyl-10-Hydroxycamptothecin--Glucuronid): inaktiv

◘ **Abb. 2.10 Glucuronidierung von Irinotecan.** Beim Gilbert-Syndrom ist sie eingeschränkt. Der zytotoxische Topoisomerasehemmer Irinotecan wird durch die Carboxyesterase-2 rasch zum aktiven Metaboliten SN-38 umgewandelt. Beim Meulengracht-Gilbert-Syndrom (Mutation UGT1A1*28) ist die Inaktivierung herabgesetzt und daher die Toxizität erhöht. SN-38-Glucoronid kann im Dickdarm durch bakterielle Glucoronidasen gespalten werden, es entsteht wieder der aktive Metabolit SN-38. Dieser ist für die Dickdarmepithelien toxisch, sodass Durchfall resultiert

von der aktivierten Schwefelsäure 3'-Phosphoadenosin-5'-Phosphosulfonat (PAPS) auf eine Hydroxy- oder Aminogruppe. Die Übertragung auf eine Hydroxygruppe führt in der Regel zu deren Inaktivierung: Sulfotransferasen bevorzugen phenolische Hydroxygruppen, zahlreiche endogene aromatische Verbindungen werden sulfatiert, u. a. Östradiol, Cholesterin (in der Haut), Thyroxin (T4), Trijodthyronin (T3), Dopamin, aber auch Dehydroepiandrosteron. Exogene Substrate sind z. B. Paracetamol (◘ Abb. 2.11), Ethinylöstradiol, Benzol, Kresol etc. Die Koppelung mit Sulfonsäure führt nicht immer zur Inaktivierung: Bei Minoxidil, einem Vasodilatator, der auch als Haarwuchsmittel wirkt, ist das Minoxidil-Sulfonat/-Sulfat das aktive Prinzip sowohl als Vasodilatator als auch bei der Wirkung als Haarwuchsmittel.

Eine Reihe von Xenobiotika wird durch Übertragung einer Sulfonsäuregruppe zu hochreaktiven elektrophilen Mutagenen gegiftet, z. B. Sulfatierung von N-Hydroxy-Arylaminen (◘ Abb. 2.12). Dieses Beispiel unterstreicht wieder die Zweischneidigkeit der Biotransformation im Sinne von Entgiftung oder Giftung.

Das humane Genom enthält Gene für mindestens 13 zytosolische Sulfotransferasen (SULT) die beim Menschen an Phase II der Biotransformation beteiligt sind. Es sind mehrere

Polymorphismen bekannt, deren Bedeutung nicht gesichert ist (▶ Kap. 6).

N-Acetyl-Transferasen (NAT-Enzyme) Die Kopplung mit aktivierter Essigsäure führt zu Bildung von Säureamiden. Verantwortlich sind 2 zytosolische Enzyme: die N-Acetyl-Trans-

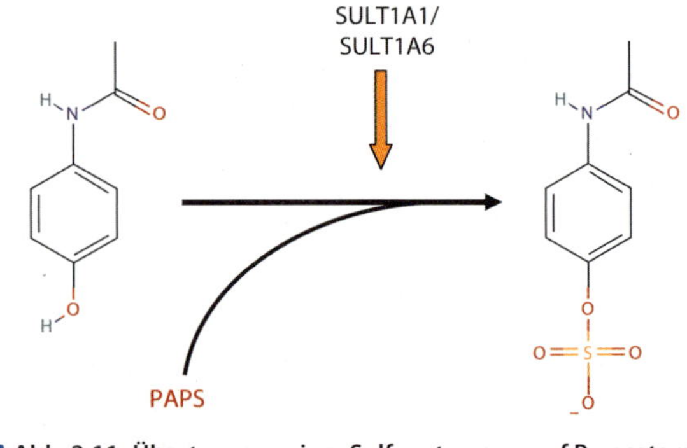

SULT1A1/SULT1A6

PAPS

◘ **Abb. 2.11 Übertragung einer Sulfonatgruppe auf Paracetamol durch die Sulfotransferase SULT1A1.** Sie führt zur Bildung eines Anions. Dieses Sulfonat kann die Membran nicht permeieren, wodurch die Ausscheidung erleichtert ist

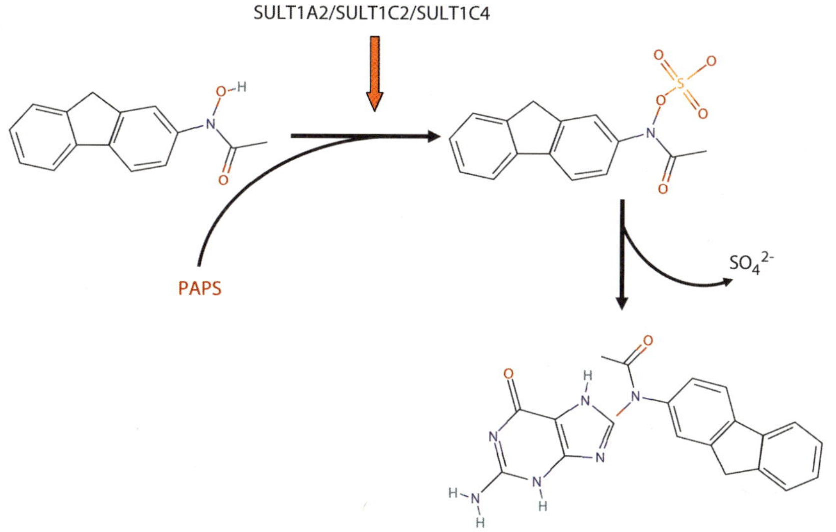

SULT1A2/SULT1C2/SULT1C4

PAPS

SO_4^{2-}

Abb. 2.12 Die Übertragung einer Sulfonatgruppe auf N-Hydroxy-2-Acetylaminofluoren führt zur Giftung zu einem reaktiven Metaboliten. Die Sulfotransferasen SULT1A2, SULT1C2 oder SULT1C4 übertragen die Sulfonatgruppe von der aktivierten Schwefelsäure PAPS. Wird aus der reaktiven Verbindung Sulfat abgespalten, verbleibt ein elektrophiles Kation, das mit den Basen der DNA reagieren kann. Gezeigt ist die Inkorporation am C8 von Guanin

ferasen NAT1 und NAT2. Sie übertragen Essigsäure von ihrer aktivierten Form Acetyl-CoA auf Aminogruppen (meist an aromatischen Ringen substituiert). Bei der Acetylierung sind 3 Faktoren wichtig:

- Bei der Acetylierung entstehen Säureamide. Diese sind schlechter wasserlöslich als primäre Amine. Das ist bei der Therapie mit antibakteriell wirksamen Sulfonamiden von Bedeutung, da diese selbst zum Teil nicht sehr gut löslich sind und im Tubuluslumen konzentriert werden. Die Löslichkeit ihrer acetylierten Metaboliten ist noch niedriger (**Abb. 2.13**). Und sie neigen dazu, in der Niere auszufallen. Daher müssen Patienten angewiesen werden, während der Therapie mit Sulfonamiden mindestens 2 Liter Wasser pro Tag zu trinken.
- Es gibt mehr als 25 verschiedene Polymorphismen der NAT-Gene. Am häufigsten sind die Polymorphismen im Gen für NAT2 (**Abb. 2.14a**). In der europäischen Bevölkerung sind ca. die Hälfte schnelle und die andere Hälfte langsame Acetylierer (**Abb. 2.14b**). Die Variabilität kann dazu führen, dass bei einem Teil der Behandelten die Dosis zu niedrig ist, während die anderen bereits ausgeprägte unerwünschte Wirkungen zeigen.
- Aromatische Aminoverbindungen (und Hydrazidverbindungen) führen leicht zu Allergien. Sie können durch CYP-Isoformen in Hydroxylamine umgewandelt werden, die leicht in Proteine inkorporiert werden und als Haptene fungieren. Antibakterielle Sulfonamide lösen bei langsamen Acetylierern leichter Allergien aus. Das gilt auch für andere NAT1/2-Substrate wie Procainamid (Antiarrhythmikum, das u. a. deshalb in den meisten Ländern nicht mehr verwendet wird) und Hydralazin (Antihypertensivum, das nur noch als Reservemittel gilt). Procainamid und Hydralazin

können zu einem arzneimittelinduzierten Lupus erythematodes führen.

Glutathion-S-Transferase (GST-Enzyme) Die Kopplung durch die Glutathion-S-Transferase an Glutathion (GSH) eliminiert reaktive Metaboliten. Das Tripeptid Glutathion besteht aus Glutamat-Cystein-Glycin (GSH). Es dient als intrazellulärer Redoxpuffer, steht im Gleichgewicht mit seiner oxidierten Cystin-Form GSSG und liegt in hoher Konzentration (10 mM) vor. Auch Glutathion-Transferasen (GST) kommen in den meisten Zellen in großen Mengen vor (bis zu 10% des löslichen Proteins). Die hohe GSH-Konzentration und die

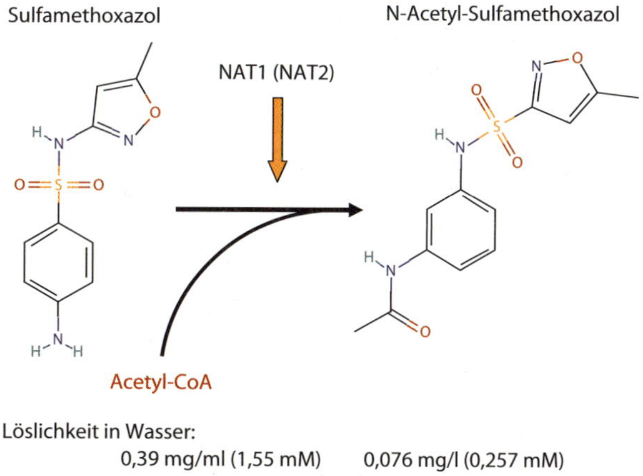

Sulfamethoxazol

N-Acetyl-Sulfamethoxazol

NAT1 (NAT2)

Acetyl-CoA

Löslichkeit in Wasser:

0,39 mg/ml (1,55 mM)   0,076 mg/l (0,257 mM)

Abb. 2.13 Acetylierung von Sulfamethoxazol erzeugt ein Säureamid, dessen Löslichkeit niedriger ist. Sulfamethoxazol wird bevorzugt durch N-Acetyltransferase-1 (NAT1) zu N-Acetyl-Sulfamethoxazol umgesetzt

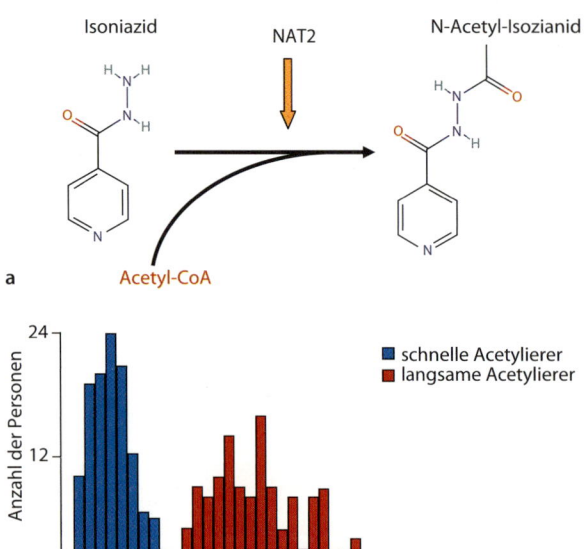

a

b

■ **Abb. 2.14a, b Die Acetylierung von Isoniazid (INH) durch N-Ace-tyltransferase 2 (NAT2) unterliegt einem Polymorphismus.**
a Isoniazid wird durch NAT2 zu N-Acetyl-Isoniazid umgesetzt.
b In der Bevölkerung sind jeweils ca. die Hälfte rasche und langsame Acetylierer. Die Plasmakonzentrationen von Isoniazid wurden bei 267 Personen 6 h nach oraler Einnahme gemessen. Die 2-gipflige Verteilung resultiert aus dem NAT2-Polymorphismus. Genotypisch existieren mindestens 4 »langsame« NAT2-Varianten. Die meisten phänotypisch »schnellen« Acetylierer sind genotypisch heterozygot (langsam/schnell), nur 10% sind genotypisch homozygot (schnell/schnell) (nach Weinshilboum R, Wang L (2004) Pharmacogenomics: Bench to bedside. Nat Rev Drug Disc 3: 739–748; doi:10.1038/nrd1497)

große GST-Menge schützen Proteine und DNA effizient vor elektrophilen Angriffen reaktiver Metaboliten.

Paracetamol-Intoxikation

Die Vergiftung mit Paracetamol ist ein klinisch relevantes Beispiel für die Bedeutung von Glutathion (und Glutathion-S-Transferasen). Paracetamol wirkt analgetisch und antipyretisch. Es ist rezeptfrei und deshalb leicht erhältlich. Akzidentelle und suizidale Vergiftungen sind daher häufig (eine der häufigsten Ursache für akutes Leberversagen). Für Erwachsene beträgt die therapeutische Dosis 0,5–1 g (3×/d) Paracetamol. Mit massiver Lebertoxizität und einem potenziell letalen Verlauf muss man bei einmaliger Einnahme von ≥ 10 g rechnen. Paracetamol trägt eine freie OH-Gruppe und wird daher durch Sulfatierung und Glucuronidierung eliminiert. Werden hohen Dosen eingenommen, wird Paracetamol auch in steigender Menge von CYP2E1 zum toxischen Metaboliten N-Acetyl-p-Benzochinonimin umgesetzt. Dieser wird durch Glutathion abgefangen. Verarmt die Leber an Glutathion, wird N-Acetyl-p-Benzochinonimin kovalent in Proteine inkorporiert (■ Abb. 2.15). Es kommt zum akuten Leberversagen. Aufgrund dieses Mechanismus ist auch nachvollziehbar, weshalb zunächst ein symptomarmes Intervall zwischen Einnahme und den klinischen Symptomen des Leberversagens besteht. (Die Latenz hängt von der Dosis ab und beträgt zwischen 12 und 36 h.) Denn der toxische Metabolit muss erst gebildet werden. Glutathion muss in der

Folge depletiert werden. Erst dann kommt es zur Leberzellnekrose mit akuten Oberbauchschmerzen (Kapselschmerz durch Leberschwellung), Ikterus und Bewusstseinseintrübung bis zum hepatischen Koma. Mit einer weiteren Latenz von ca. 1 Tag setzen diffuse Hautblutungen ein, weil die Synthese der Gerinnungsfaktoren sistiert (▶ Kap. 27).

Deshalb sollten Patienten bereits bei Verdacht auf eine Paracetamolvergiftung stationär aufgenommen werden und sind ihre Laborparameter für Leber- und Nierenfunktion im Blut (Bilirubin, Transaminasen, Prothombinzeit; Kreatinin) zu bestimmen, um einen Ausgangswert für die Verlaufsbeobachtung zu haben. Durch Bestimmung der Paracetamolkonzentration im Blutplasma kann das Ausmaß der Vergiftung abgeschätzt und die Diagnose gesichert werden. Lebensrettend ist die frühzeitige Gabe von N-Acetylcystein, das die Glutathionspeicher wieder auffüllt: Die Anfangsdosis ist 10 g p. o., gefolgt von 5 g alle 4 Stunden über 48–72 Stunden (je nach Befundkonstellation und eingenommener Dosis). Bei Administration von Aktivkohle ist auf deren zeitlich versetzte Einnahme zu achten.

Methyl-Transferasen Die Methylierung durch Methyl-Transferasen spielt quantitativ eine untergeordnete Rolle, schützt aber vor biogenen Aminen und 6-Mercaptopurin. Alle Methyl-Transferasen verwenden S-Adenosylhomocystein als Methyldonor. Aus pharmakologischer Sicht sind 2 Enzyme relevant, die Catechol-O-Methyltransferase und die Thiopurin-Methyltransferase:

━ Die **Catechol-O-Methyltransferase** (**COMT**) inaktiviert (auch mit der Nahrung zugeführtes) (Nor)Adrenalin, Dopamin und die Catechol-Metaboliten von Ecstasy (Methylenedioxymethamphetamine: MDMA), Eve (Methylenedioxyethylamphetamine: MDEA) und Eden (N-Methyl-Benzodioxolyl-Butanamine: MBDB).
━ Die **Thiopurin-Methyltransferase** (**TPMT**) inaktiviert Thiopurin-6-Mercaptopurin und dessen Prodrug Azathioprin (▶ Abschn. 5.6.1).

Besonderheiten der Biotransformation

In der klinischen Situation muss bei der Auswahl eines Arzneimittels nicht nur seine Metabolisierung betrachtet werden, sondern auch folgende Faktoren, die zur Änderung des Metabolismus führen:

━ genetische Polymorphismen
━ Neugeborenenperiode
━ kompetitive und irreversible Hemmung der CYP-Enzyme
━ Enzyminduktion

Genpolymorphismen Auf das Bestehen genetischer Polymorphismen wurde bei den einzelnen Enzymgruppen bereits hingewiesen. In einigen Fällen gibt es sowohl eine geringere oder fehlende Enzymaktivität (langsame Metabolisierer) als auch eine genetische Variation, die durch Genduplikation zu einer erhöhten Enzymaktivität (schnelle und ultraschnelle Metabolisierer) führt, z. B. CYP2C19 und CYP2D6 (▶ Abschn. 5.6.1).

Neugeborenenperiode Während der **Fetalperiode** ist das Kind durch die mütterlichen Barrieren (Darm, Leber, erhöhte olfaktorische und gustatorische Empfindlichkeit, die zu Schwangerschaftserbrechen führen) und die Plazentaschranke vor Xenobiotika geschützt. Daher werden viele Enzyme

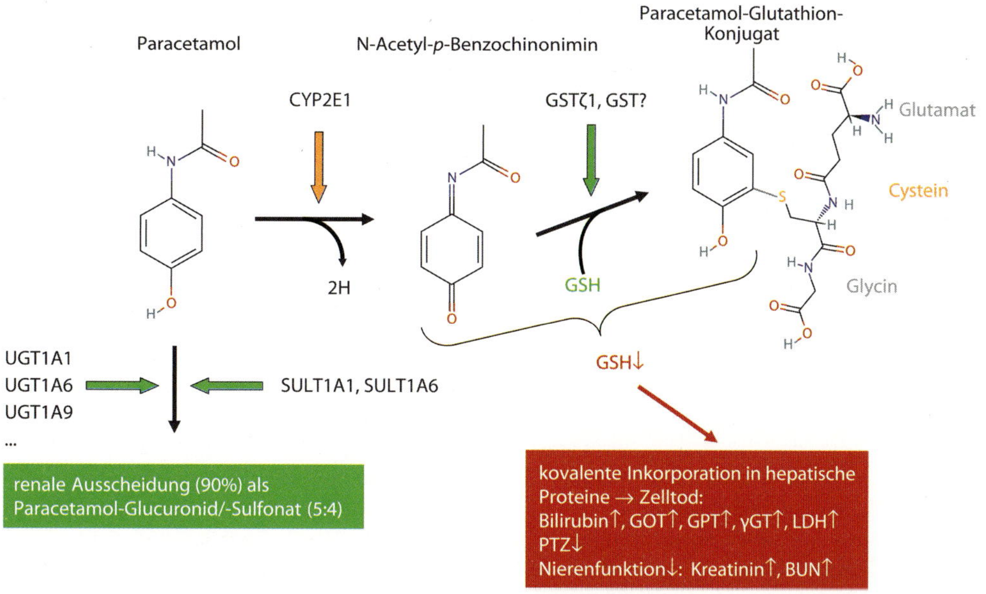

Abb. 2.15 CYP1E1 giftet Paracetamol zu N-Acetyl-para-Benzochinonimin, das nach Gluthationverarmung Leberversagen auslöst. Paracetamol wird durch eine Reihe von UDP-Glucuronosyl-Transferasen (UGT) oder durch Sulfonyltransferasen (SULT1A1 und SULT1A6) konjugiert, sodass 90% als Glucuronid oder Sulfonat im Harn erscheint. Ein kleiner Teil (ca. 5%) wird überwiegend durch CYP2E1 zum reaktiven Semichinon, dem N-Acetyl-p-Benzochinonimin, umgesetzt, das durch Glutathion inaktiviert werden kann. Fällt GSH in den Leberzellen ab, wird der reaktive Metabolit kovalent in Proteine inkorporiert, sodass nach 13–26 Stunden Latenz ein Leberversagen einsetzen kann. Der Mechanismus, der später (bei 2–7% der Betroffenen) noch zum Nierenversagen führen kann, ist nicht geklärt

der Biotransformation während der Fetalperiode nicht exprimiert. Allerdings müssen z. B. die hohen mütterlichen Steroidhormonspiegel metabolisiert werden, sodass manche Enzyme benötigt werden.

Nach der **Geburt** erscheinen zunächst sehr rasch CYP2E1 und CYP2D6, danach folgen innerhalb der 1. Lebenswoche CYP3A4 und die CYP2C9- und CYP2C19-Isoformen. CYP1A2, das Theophyllin und Coffein oxidativ demethyliert, erscheint erst nach ca. 1–3 Monaten. Coffein und Theophyllin werden für die Therapie der Schlafapnoe und zur Prophylaxe des plötzlichen Kindestodes verwendet. Bei Neu- und Frühgeborenen ist die Halbwertszeit von Coffein und Theophyllin sehr lang (Coffein bis zu 50 h; Theophyllin 20–36 h – allerdings wird Theophyllin auch zu Coffein metabolisiert). Nach ca. 4 Monaten nähert sich die Halbwertszeit dem Wert von Erwachsenen, weil CYP1A2 exprimiert wird (3–7 h), und kann diesen nach 6 Monaten sogar übertreffen (~3 h).

UGT1A1 und UGT1A6 sind in den **ersten Lebensmonaten** nur in **geringen Mengen** vorhanden. Daher wird Paracetamol (ein UGT1A6-Substrat) langsamer glucuronidiert, aber bevorzugt sulfatiert, weil z. B. die Expression von SULT1A1 bereits in der Fetalperiode derjenigen von Erwachsenen entspricht und die Expression von SULT1E1 deutlich höher liegt. Tatsächlich sind kleine Kinder nicht empfindlicher für eine Paracetamol-Intoxikation, sondern eher resistenter als Erwachsene.

Innerhalb der ersten **6–12 Lebensmonate** erreichen die meisten Enzyme der Biotransformation eine **metabolische Kapazität**, die derjenigen **von Erwachsenen entspricht** oder diese übertrifft. Eindrucksvoll ist das für UGT2B7 belegt, dessen Aktivität nach dem 1. Lebensjahr doppelt so hoch ist wie bei Erwachsenen. Daher hat Morphin bei Kleinkindern eine kürzere Halbwertszeit. Die für eine effektive Analgesie notwendige Morphintagesdosis ist also bei Kindern deutlich höher.

Enzymhemmung Auch wenn die Leber große **Kapazitäten für den Fremdstoffmetabolismus** hat, ist diese begrenzt:
- **Substanzen können um den Abbau konkurrieren:** Das ist vor allem dann relevant, wenn Substanzen in relativ hohen Dosen administriert werden, z. B. Makrolidantibiotika wie Erythromycin und Clarithromycin, die CYP3A4 hemmen, oder der ältere H_2-Antagonist Cimetidin.
- **Manche Inhibitoren binden an die Enzyme und inaktivieren diese irreversibel:** Das bekannte Beispiel sind die im **Grapefruitsaft** enthaltenen Furanocoumarine (Paradisin A, Bergamottin etc.). Sie hemmen vor allem CYP3A4 und können daher die Halbwertszeit von Pharmaka verlängern, die über CYP3A4 eliminiert werden. Dies kann sogar therapeutisch genutzt werden. Im Rahmen der Therapie der erworbenen Immunschwächekrankheit AIDS (acquired immunodeficiency syndrome) werden Inhibitoren der HIV-Protease eingesetzt (HIV = humanes Immunodefizienzvirus). Diese Inhibitoren (Darunavir, Lopinavir, Indinavir, Saquinavir, Nelfinavir) unterliegen einem ausgeprägten First-Pass-Metabolismus. Die präsystemische Elimination kann reduziert und damit die Bioverfügbarkeit gesteigert werden,

2

indem den Patienten empfohlen wird, Grapefruitsaft zu trinken. Diese Vorgangsweise wurde in den USA gewählt. In Europa werden die Substanzen mit Ritonavir kombiniert, das selbst ein HIV-Protease-Inhibitor ist, aber in der Kombination primär als CYP3A4-Inhibitor eingesetzt wird (»booster«).

- **Nichtkompetitive und gemischt-kompetitive Hemmung:** Das Azol-Antimykotikum Voriconazol inhibiert z. B. CYP3A4 auf gemischt-kompetitive Weise, CYP2B6, CYP2C9 und CYP2C19 dagegen auf kompetitive Weise. Diese mechanistische Unterscheidung ist von geringer klinischer Bedeutung. Wichtiger ist der Umstand, dass ein Anstieg der Konzentrationen bzw. eine Verlängerung der Halbwertszeiten zahlreicher anderer Pharmaka zu erwarten ist.

Beispiele für typische Inhibitoren einzelner CYP-Isoformen sind ◘ Abb. 2.8 zu entnehmen. Zu beachten ist:

- Manche chemisch nahe verwandte Substanzen hemmen unterschiedliche CYP-Isoformen:
  - Itraconazol (und Ketoconazol) hemmt präferenziell und sehr potent CYP3A4
  - Fluconazol ist auch ein CYP2C9-Inhibitor, Voriconazol hemmt äquipotent CYP3A4, CYP2C9 und CYP2C19
  - Erythromycin und Clarithromycin hemmen CYP3A4, andere Makrolide (Azithromcyin, Roxythromycin) hingegen nicht
- Viele Pharmaka können sowohl als CYP-Inhibitoren (durch Konkurrenz um den Abbau) als auch als CYP-Induktoren klinisch relevant werden (Antiepileptika wie Carbamazepin, Phenobarbital und Phenytoin; der Inhaltsstoff des Johanniskrauts Hypericin)
- Je geringer die orale Bioverfügbarkeit oder je höher die präsystemische Elimination eines Pharmakons ist, desto gefährlicher ist auch eine Enzymhemmung. Bei Statinen lässt sich das eindrucksvoll vorrechnen: Liegt die präsystemische Elimination von Simvastatin bei ca. 95%, wird eine vollständige Hemmung von CYP3A4 die orale Bioverfügbarkeit um den Faktor 20 steigern. Eine vollständige Hemmung ist nicht zu erwarten. Es genügt aber schon eine relativ geringe Hemmung, um den systemisch verfügbaren Anteil auf mehr als das 4-Fache zu steigern. Muss Simvastatin gemeinsam mit einem CYP3A4-Hemmer kombiniert werden (z. B. Clarithromyin oder Itraconazol), dann sollte die Dosis als Richtwert auf ein Viertel gesenkt werden!

> **Die Hemmung von CYP3A4 ist vor allem bei einer Therapie mit Immunsuppressiva (Ciclosporin und Tacrolimus) und mit Hydroxymethylglutaryl-(HMG-)CoA-Reduktase-Hemmern (Cholesterinsenkern) wie Simvastatin, Lovastatin, Atorvastatin und Rosuvastatin relevant. Kombiniert man diese Pharmaka mit einem CYP3A4-Inhibitor, sind gefährliche Nebenwirkungen möglich: bei Immunsuppressiva z. B. Nephrotoxizität und bei Statinen z. B. Rhabdomyolyse.**

Enzyminduktion Im Organismus wird die Produktion von Enzymen dem Bedarf angepasst. Im Laufe der Evolution entwickelte sich ein Mechanismus, bei dem Rezeptoren Fremdstoffe erkennen und die notwendige Menge an Enzymen regulieren: Beim Menschen spielen 3 Rezeptoren eine wesentliche Rolle:

- AH-Rezeptor (Rezeptor für aromatische Kohlenwasserstoffe = »aromatic hydrocarbon receptor«)
- CAR, der konstitutive Androstan-Rezeptor
- PXR (Pregnan-X-Rezeptor)

Ursprünglich wurden phänomenologisch 2 Typen der Enzyminduktion unterschieden: der **Methylcholanthren-Typ** (Typ der anabolen Steroide) und der **Phenobarbital-Typ**. Der Unterschied liegt im Enzymmuster und in der zeitlichen Kinetik:

- Beim Methylcholanthren-Typ werden Enzyme induziert, die (heute) der CYP1-Gruppe zugeordnet werden. Das Maximum der Induktion wird rascher erreicht, nämlich nach 24–48 Stunden.
- Beim Phenobarbital-Typ werden Enzyme der CYP2- und CYP3-Familie induziert und das Maximum wird etwas langsamer erreicht, d. h. nach 3 Tagen bei sättigenden Konzentrationen an Induktoren.

Mechanistisch liegt dem Methylcholanthren-Typ eine Aktivierung des AH-Rezeptors zugrunde (◘ Abb. 2.16). Der prototypische Agonist des AH-Rezeptors ist 1,3,7,8-Tetrachlordibenzodioxin (»Dioxin«). Viele aromatische Kohlenwasserstoffe, polychlorierte Biphenyle, Dibenzofurane etc. binden ebenfalls an diesen Rezeptor und induzieren in unterschiedlichem Ausmaß die Bildung von CYP1A1, CYP1A2, und CYP1B1.

Dem phänomenologisch definierten Phenobarbital-Typ liegt die Enzyminduktion durch die Aktivierung von 2 Rezeptoren zugrunde: **CAR** und **PXR** (◘ Abb. 2.17). Der dimerische Partner für CAR und PXR ist der Rezeptor für 9-cis-Retinsäure (RXR-α), der gemeinsam mit PXR und CAR die Synthese von CYP2- und CYP3-Familienmitgliedern steuert. Überraschenderweise bindet Phenobarbital, die eponymische Modellsubstanz, nicht direkt an CAR, sondern stimuliert dessen Translokation in den Zellkern, indem es den EGF-Rezeptor in der Leber blockiert und damit die Dephosphorylierung von CAR indirekt fördert. Es gibt aber eine lange Liste von Substanzen, die direkt mit CAR interagiert. Für die Praxis ist die Unterscheidung, welches Pharmakon über welchen der beiden Rezeptoren die Enzyme induziert, von geringer Relevanz, denn:

- Zahlreiche Pharmaka aktivieren sowohl PXR als auch CAR.
- Das Spektrum an Enzymen, die durch PXR und CAR induziert werden, ist überlappend.
- Die Spezifität von CAR und PXR zeigt starke Speziesabhängigkeit, sodass sich Daten aus präklinischen Experimenten (an Säugetierzellen) nur bedingt auf den Menschen extrapolieren lassen. Rifampicin ist z. B. ein sehr starker Aktivator des humanen PXR, aber nur ein sehr

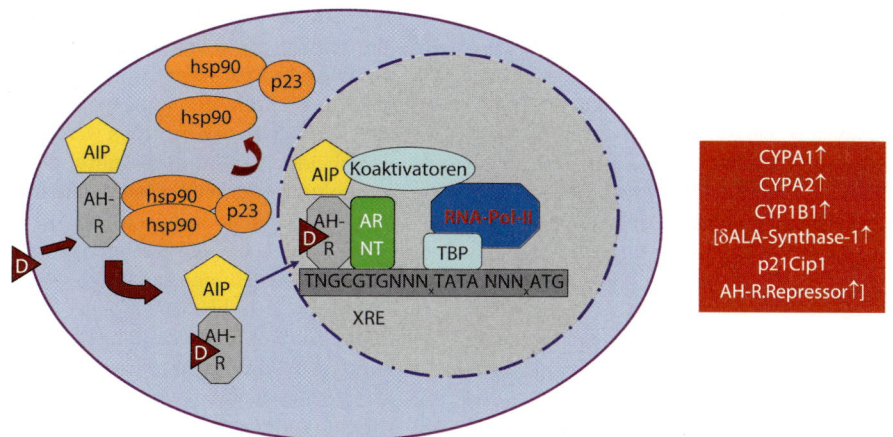

Abb. 2.16 Enzyminduktion durch Aktivierung des AH-Rezeptors (»aromatic hydrocarbon receptor«). Aromatische Kohlenwasserstoffe wie der prototypische Ligand 1,3,7,7-Tetrachlordibenzodioxin (D = Dioxin) sind lipophil und gelangen in die Zelle. Im Zytosol binden sie an den AH-Rezeptor (AH-R), der in einem inaktivem Komplex mit einigen Proteinen (HSP90; p23; AIP = AH-Rezeptor-interagierendes Protein) vorliegt. Nach Bindung von Dioxin zerfällt der Komplex, AH-R wird durch die nukleäre Importmaschinerie erkannt und gemeinsam mit AIP (oder einem verwandten Protein) durch die Kernpore transloziert. Im Kern bindet er gemeinsam mit ARNT (AH-R-nukleärer Translokator) an das charakteristische Sequenzelement XRE (Xenobiotika-responsives Element) im Promotor zahlreicher Gene, u. a. von CYP1A1 und CYP1A2. Co-Aktivatoren werden rekrutiert: Diese stabilisieren die Assemblierung der RNA-Polymerase II an der TATA-Box (über TBP = TATA-box-binding protein) und ermöglichen die prozessive Synthese der entsprechenden mRNAs. Gleichzeitig muss auch die Hämsynthese gesteigert werden, weil sonst die prosthetische Gruppe von CYP1A1 und CYP1A2 fehlen würde und die Proteine inaktiv wären. Daher wird auch das Schlüsselenzym der Hämsynthese, die 5-Aminolävulinsäure-Synthase (δ-ALA-Synthase-1), vermehrt gebildet

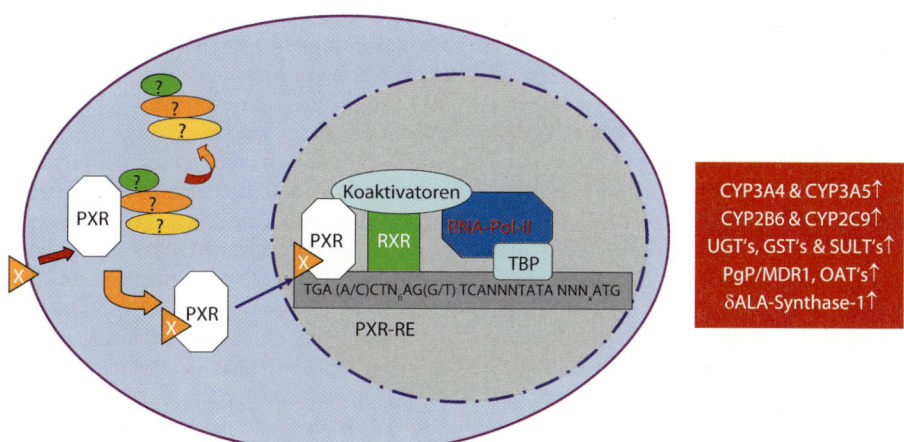

Abb. 2.17 Enzyminduktion durch Aktivierung des Pregnan-X-Rezeptors (PXR, Rezeptor für Xenobiotika). Lipophile Fremdstoffe gelangen in Darmepithelzellen und Hepatozyten. Sie binden dort an PXR und induzieren dessen Translokation in den Zellkern. Dort assoziiert PXR mit seinem dimerischen Partner, dem 9-cis-Retinsäure-Rezeptor-α (RXR-α), der bereits an der DNA gebunden vorliegt. Über das PXR-responsive Element wird die Synthese vieler mRNA-Spezies induziert, insbesondere für Phase-I-Enzyme (CYP), Phase-II-Enzyme (UGT) und Sulfonyltransferasen (SULT) sowie für Transporter/Pumpen, die die Ausscheidung von Xenobiotika erleichtern oder deren Aufnahme verhindern (PgP/MDR1 = P-Glykoprotein/Multidrug Resistance Gene 1; OAT = organische Anionentransporter). Die Induktion der 5-Aminolävulinsäure-Synthase-1 (δ-ALA-Synthase-1) ist notwendig, um ausreichend Häm als prosthetische Gruppe zur Verfügung zu stellen

schwacher Agonist am PXR der Maus. Als Regel kann gelten, dass beim Menschen PXR eine besonders ausgeprägte Induktion von CYP3A4 und CYP3A5 (und CYP3A7) auslöst, daneben werden aber auch CYP2C8 und CYP2C9 induziert. Bei Aktivierung von CAR überwiegt der Anstieg von CYP2B6, gefolgt von CYP2C8, CYP2C9, CYP3A4, CYP1A1 und CYP1A2. Neben diesen Enzymen der Phase I induzieren beide Fremdstoffrezeptoren auch zahlreiche Enzyme der Phase II und Transporter.

Typische starke PXR-Aktivatoren sind Rifampicin, Hypericin (Inhaltsstoff des Johanniskrauts *Hypericum perforatum*), Carbamazepin, Phenytoin und Phenobarbital. Die letzten drei aktivieren die Enzyminduktion auch über CAR. Es gibt viele Substanzen, die als schwache Induktoren wirken. Ihr Effekt ist klinisch meist von untergeordneter Bedeutung.

Bei der Verabreichung eines Pharmakons, das als starker Enzyminduktor wirkt, muss man mit Arzneimittelinteraktionen rechnen. Klinisch relevant sind vor allem Pharmaka, die über PXR und CAR wirken. Als orientierende Faustregeln gelten:

- Die Halbwertszeit des 2. Pharmakons wird durch den Induktor etwa um die Hälfte verkürzt.
- Das Maximum der Enzyminduktion stellt sich nach 3–7 Tagen ein (je nachdem ob eine sättigende oder intermediäre Dosis des Induktors gewählt wurde). Der Abfall des 2. Pharmakons kann durch Dosiserhöhung ausgeglichen werden.
- Der Patient muss auf die Zusammenhänge hingewiesen werden. Bei Absetzen des Induktors und weiterer Einnahme des 2. Pharmakons besteht die Gefahr der Überdosierung, weil die Enzyminduktion reversibel ist: Innerhalb von 3–5 Tagen kehrt die Enzymmenge auf das Ausgangsniveau zurück.
- Enzyminduktoren sind bei bestehender hepatischer Porphyrie gefährlich, weil sie die Bildung der 5-Aminolävulinsäure-Synthase-1 induzieren. δ-ALA-Synthase-1 katalysiert den (geschwindigkeitsbestimmenden) 1. Schritt der Hämsynthese. Liegt in der weiteren Folge ein Enzymdefekt vor, kommt es zum Anstieg von Porphyrinen mit entsprechender klinischer Symptomatik (akute Bauchschmerzen, zerebrale Krampfanfälle, Verwirrtheit, Halluzinationen, Angstzuständen).

2.1.5 Ausscheidung

Ausscheidungsorgane für die überwiegende Anzahl der Pharmaka sind **Niere** und **Leber**. Pharmaka können außerdem

- in **Schweiß**, **Speichel** und **Tränenflüssigkeit** erscheinen: Diese Ausscheidungen spielen aber nur für den **forensischen Nachweis** eine Rolle und für das Verständnis **unerwünschter Wirkungen** (z. B. erscheint Rifampicin im Schweiß und färbt diesen rötlich oder Iod erscheint im Speichel und erzeugt einen metallischen Geschmack);

- in die **Muttermilch** übergehen: Da der pH-Wert der Muttermilch etwas saurer als der des Blutes ist, können sich basische Pharmaka (z. B. Nikotin) in der Muttermilch anreichern;
- über den **Darm** ausgeschieden werden: Diese Form der Ausscheidung ist nur für **Vergiftungen** relevant. (Im Magenlumen reichern sich basische Pharmaka, z. B. Morphin, an; über die Dickdarmmukosa wird Quecksilber ausgeschieden und erzeugt eine Entzündung, die Colitis mucomembranacea). Weil sich Pharmaka über die Darmschleimhaut auch wieder ins Darmlumen verteilen, kann ihre Ausscheidung beschleunigt werden, wenn Aktivkohle im Rahmen der (primären und sekundären Detoxifikation) zugeführt wird;
- über die **Lunge** abgeatmet werden (Inhalationsnarkotika, ▶ Kap. 28; Intoxikationen mit Stickgasen, ▶ Kap. 63).

Renale Ausscheidung (Clearance)

Die meisten Pharmaka sind niedermolekular und sollten bei der Menge an Blut, die durch die Niere fließt (1,2 l/min), rasch eliminiert werden. Die glomeruläre Schlitzmembran lässt aufgrund ihrer Porengröße (5 nm) und ihrer negativen Ladung Proteine, die so groß wie Albumin oder größer sind, nicht in den Primärharn. Daher kann nur der nichtgebundene freie Teil eines Pharmakons glomerulär filtriert werden. Das Tubulusepithel ist mit zahlreichen Transportern ausgestattet, die physiologisch wichtige niedermolekulare Substanzen rückresorbieren (z. B. Salze, Zucker, Aminosäuren) und mit solchen, die Abbauprodukte des Stoffwechsels und Fremdstoffe ausscheiden. Betrachtet man das Schicksal eines Pharmakons in der Niere, sind daher prinzipiell 3 Möglichkeiten vorstellbar (◘ Abb. 2.18):

- **Die renale Clearance entspricht der glomerulären Filtrationsrate (GFR):** Der einfachste Fall ist, ein Pharmakon anzunehmen, das nicht an Plasmaproteine gebunden ist und nur durch glomeruläre Filtration eliminiert wird. Ein solches Pharmakon sollte eine renale Clearance haben, die der GFR entspricht. Ein Beispiel ist das Aminoglykosid Gentamicin. Dieses ist so hydrophil, das es nicht über die Membran des Tubulusepithel rückdiffundieren kann. Daher hat es eine Clearance von 100 ml/min (◘ Abb. 2.18a).
- **Die renale Clearance ist kleiner als die GFR:** Viele Pharmaka können tubulär rückresorbiert werden, weil sie im Verlauf des Nephrons über die Membran des Tubulusepithels durch nichtionische Diffusion wieder in das Blut gelangen (◘ Abb. 2.18b).
- **Die renale Clearance ist größer als die GFR:** Das Tubulusepithel ist reich an Transportern. Diese können Pharmaka mit einer erstaunlichen Kapazität auf der basolateralen Seite aus der extrazellulären Flüssigkeit, die im Gleichgewicht mit dem Blutplasma steht, extrahieren und auf der luminalen Seite in den Primärharn abgeben. Die Leistung des Tubulusepithels kann so effizient sein, dass das venöse Blut, das die Niere verlässt, praktisch vollkommen vom Pharmakon befreit ist. Ein Beispiel dafür ist Benzylpenicillin (Penicillin G), dessen Clearance dem renalen Plasmafluss entspricht

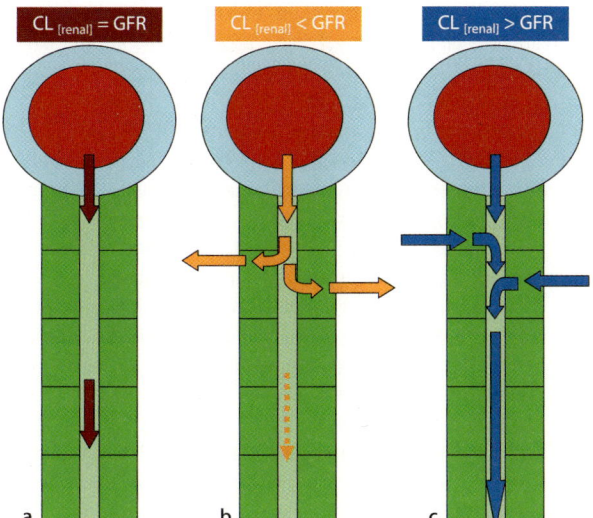

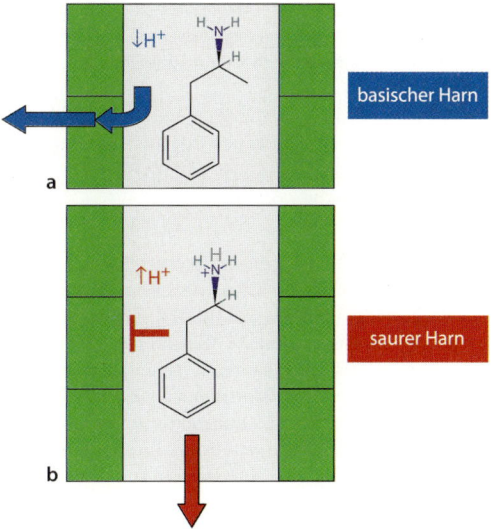

■ **Abb. 2.18a–c 3 Möglichkeiten bei der renalen Ausscheidung von Pharmaka. a** Ein Pharmakon kann ausschließlich glomerulär filtriert werden, dann entspricht die Clearance (CL) **seines freien, nicht an Plasmaproteine gebundenen Anteils** der glomerulären Filtrationsrate (GFR). **b** Wird ein Pharmakon glomerulär filtriert und anschließend tubulär reabsorbiert, dann ist seine Clearance kleiner als die GFR. **c** Wird ein Pharmakon zusätzlich zu seiner glomerulären Filtration tubulär sezerniert, ist die renale Clearance dieses Pharmakons größer als die GFR (sie kann Werte bis zum renalen Plasmafluss annehmen, d. h. 650 ml/min, wenn das Pharmakon effizient sezerniert und nicht reabsorbiert wird)

■ **Abb. 2.19a, b pH-Abhängigkeit der Rückdiffusion.** Der pH-Wert des Harns bestimmt bei Basen und Säuren den Anteil, der ionisiert vorliegt, gezeigt am Beispiel von Amphetamin, einer schwachen Base mit einem pKa-Wert von ca. 7,4. **a** Basischer Harn: Liegen wenig H^+-Ionen vor (pH = 8), wird Amphetamin kein Proton aufnehmen und in nichtionisierter Form vorliegen. In dieser Form kann Amphetamin über die apikale Membran des Tubulusepithels und in der Folge basolateral ins Blut zurückdiffundieren. Seine renale Clearance nimmt ab und die Halbwertszeit verlängert sich. **b** Saurer Harn: Ist die H^+-Konzentration hoch und der Harn sauer (pH-Wert niedrig), nimmt Amphetamin ein Proton auf und liegt nun als quaternäres Ammoniumion vor. In dieser Form kann es nicht durch die Membran diffundieren. Seine renale Clearance wird zunehmen, und seine Halbwertszeit verkürzt sich

(650 ml/min bei normaler Nierenfunktion), weil es sowohl glomerulär frei filtriert als auch tubulär sezerniert wird. Weil Penicillin hydrophil ist, gibt es keine nennenswerte tubuläre Rückdiffusion. Dies gilt auch für die meisten anderen Penicilline und Betalactam-Antibiotika. Eine instruktive Ausnahme sind die sog. Staphylokokken-Penicilline (Isoxazoylpenicilline) Flucloxacillin und Dicloxacillin: Diese sind in hohem Ausmaß an Plasmaproteine gebunden (90%). Daher wird nur ein kleiner Teil filtriert und tubulär sezerniert, sodass die Clearance bei 100–150 ml/min liegt (■ Abb. 2.18c).

Aus dieser Betrachtung ist offensichtlich, dass 2 Faktoren die renale Ausscheidung eines Pharmakons beschränken: eine hohe Proteinbindung und eine große tubuläre Rückdiffusion. Die tubuläre Rückdiffusion hängt vom pH im Tubuluslumen ab: Der pH-Wert des Harns kann zwischen 5 und 8 schwanken. Bei saurem pH wird die Ausscheidung basischer Pharmaka begünstigt, weil diese im Tubuluslumen ein H^+ aufnehmen und in diesem geladenen Zustand nicht rückdiffundieren können (■ Abb. 2.19). Eine Ansäuerung des Harns lässt sich durch Administration von Ammoniumchlorid erreichen. Umgekehrt wird die Ionisierung einer Säure begünstigt, wenn der pH im Harn alkalischer wird (■ Abb. 2.19). Daher führt eine Alkalisierung des Harns (durch Zufuhr von $NaHCO_3$) zur beschleunigten Ausscheidung von Säuren.

Transporter
Es gibt 2 große Familien von Transportern:

– **SLC-Transporter** (»solute carrier«) sind sekundär aktiv, weil sie die Energie aus dem bestehenden Gradienten eines Substrats oder eines co-transportierten Ions beziehen. Sie fungieren daher als Antiporter, Co-Transporter/Symporter oder äquilibrierende Transporter, die die Diffusion hydrophiler Substrate ermöglichen (»facilitated diffusion« = erleichterte Diffusion). Auch wenn H^+ das co- oder antitransportierte Ion ist, lässt sich die den Transport treibende Energie praktisch immer auf den Na^+-Gradienten zurückführen, der von der Na^+/K^+-ATPase errichtet wird. Für die Exkretion von Pharmaka sind in der SLC-Familie vor allem 2 Gruppen relevant:
  – SLC21 = SLC0
  – SLC22
– **ABC-Transporter** (Transporter mit ATP-Binding Cassette). Diese werden in Familien A–G (mit insgesamt 49 Mitgliedern) eingeteilt. Sie beziehen die Energie für den Transportvorgang aus der ATP-Hydrolyse. Für den Transport von Pharmaka und Xenobiotika sind vor allem relevant:
  – MDR1(Multidrug Resistance Gene-1)/P-Glykoprotein (ABCB1), das kationische und lipophile Substrate transportiert
  – MRP1 (Multidrug Resistance-Associated Protein 1; ABCC1), MRP2 (ABCC2), MRP3 (ABCC3), die präferenziell amphiphile Substrate mit negativer Nettoladung verwerten (MRP1 und MRP2 auch als Glutathionkonjugate, MRP3 präferenziell als Glucuronide)

– MRP4 (ABCC4) und MRP5 (ABCC5), die Nucleotidanaloga (inklusive entsprechender zytotoxischer Substanzen wie 6-Mercaptopurin, Methotrexat und antivirale Nucleotide) transportieren
– MRP6 (ABCC6), das Glutathionkonjugate, aber auch planare Moleküle wie z. B. Etoposid und Doxorubicin erkennt
– BCRP (Breast Cancer Resistance Protein; ABCG2) mit breiter Substratspezifität für zytotoxische Substanzen, Sulfate und Glucuronide

ABC- und SLC-Transporter kooperieren in vielen Fällen, um einerseits eine Barrierefunktion zu ermöglichen, wie z. B. im Dünndarm und im Endothel der Blut-Hirn-Schranke, wo ABC-Transporter das Eindringen von Xenobiotika verhindern und SLC-Transporter (mit enger Spezifität wie Transporter für Zucker, Aminosäuren und Spurenelementen/Vitaminen) die Aufnahme von Nährstoffen ermöglichen. In den Ausscheidungsorganen sind die SLC-Transporter (mit breiter Spezifität wie OAT, OATP, OCT und OATP) und ABC-Transporter hintereinandergeschaltet, um einen vektoriellen Transport von Xenobiotika bzw. deren Metaboliten zu garantieren.

Tubuläre Transportvorgänge

Das Tubulusepithel ist reich an Transportern, die Fremdstoffe und endogene Metaboliten eliminieren können. Andernfalls wäre es nicht möglich, Clearance-Raten zu erreichen, die dem renalen Plasmafluss entsprechen (650 ml/min). Der vektorielle Transport ist in der Regel so organisiert, dass auf der basolateralen und luminalen Membran unterschiedliche Transporter exprimiert werden (◘ Abb. 2.20): Ein organisches Kation tritt auf der basolateratalen Seite über OCT1 (SLC22A1), OCT2 (SLC22A2) oder OCT3 (SLC22A3) ein. Treibende Kraft ist einerseits der elektrochemische Gradient (Konzentrationsgradient und nach innen gerichtetes negatives Transmembranpotenzial). Apikal stehen organischen Kationen mindestens 3 Transporterfamilien zur Verfügung:

– ABC-Transporter MDR1 (P-Glykoprotein): Er pumpt amphiphile Substrate (organische Kationen, die auch einen lipophilen Molekülteil haben) unter ATP-Verbrauch ins Tubuluslumen.
– MATE1 (Multidrug and Toxin Extrusion 1: SLC47A1) und vor allem der nierenspezifische MATE2-K (SLC47A2) – »K« für »kidney«: Diese Transporter können eine große Zahl von Substraten verwerten. Die Energie für den Transport stammt aus dem Antiport eines Protons (das die Zelle basolateral über einen Na^+/H^+-Austauscher verlässt; der diesen treibende Natriumgradient wird durch die basolateral residierende Na^+/K^+-ATPase aufrechterhalten; beide sind in ◘ Abb. 2.20 nicht eingezeichnet).

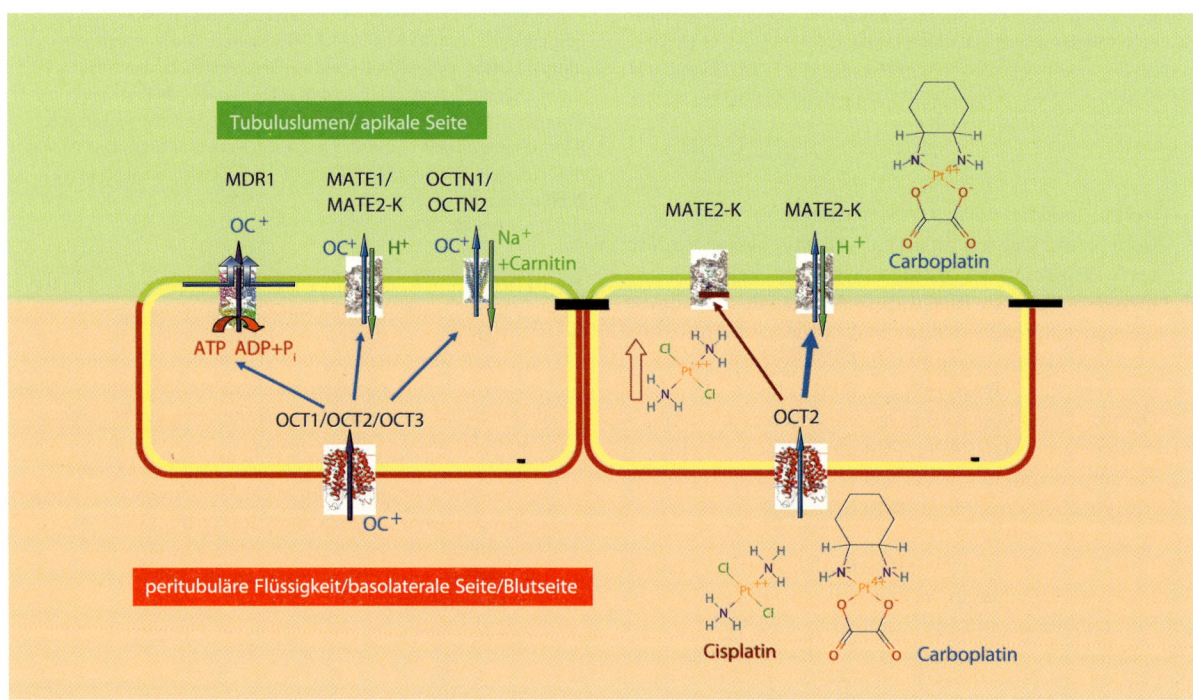

◘ **Abb. 2.20 Vektorieller Transport und tubuläre Sekretion organischer Kationen.** Dargestellt sind 2 Tubuluszellen. Organische Kationen (OC^+, *linke Zelle*) treten auf der basolateralen Seite über organische Kationentransporter (OCT1/2/3) ein. Treibende Kraft ist der Konzentrationsgradient und das Transmembranpotenzial (innen negativ). Auf der luminalen Seite können diese kationischen Fremdstoffe die Zelle über MDR1 (P-Glykoprotein) verlassen, wenn sie auch einen lipophilen Molekülanteil haben. Die Energie stammt aus der ATP-Hydrolyse. Quantitativ bedeutsam ist die Ausscheidung über MATE1 und MATE2-K. Die Energie stammt aus dem Antiport eines Protons. Einige Fremdstoffe werden auch im Antiport zu Na^+ und Carnitin durch OCTN1 ins Tubuluslumen transportiert. *Rechts* ist die unterschiedliche Behandlung zweier zytotoxischer Platinkomplexe durch das vektorielle Transportsystem gezeigt. Carboplatin ist sowohl Substrat für OCT2 als auch für MATE2-K. Cisplatin ist ein gutes Substrat für OCT2, wird aber nur schlecht durch MATE2-K oder andere Transporter aus der Zelle gepumpt. Daher ist Cisplatin wesentlich nephrotoxischer als Carboplatin

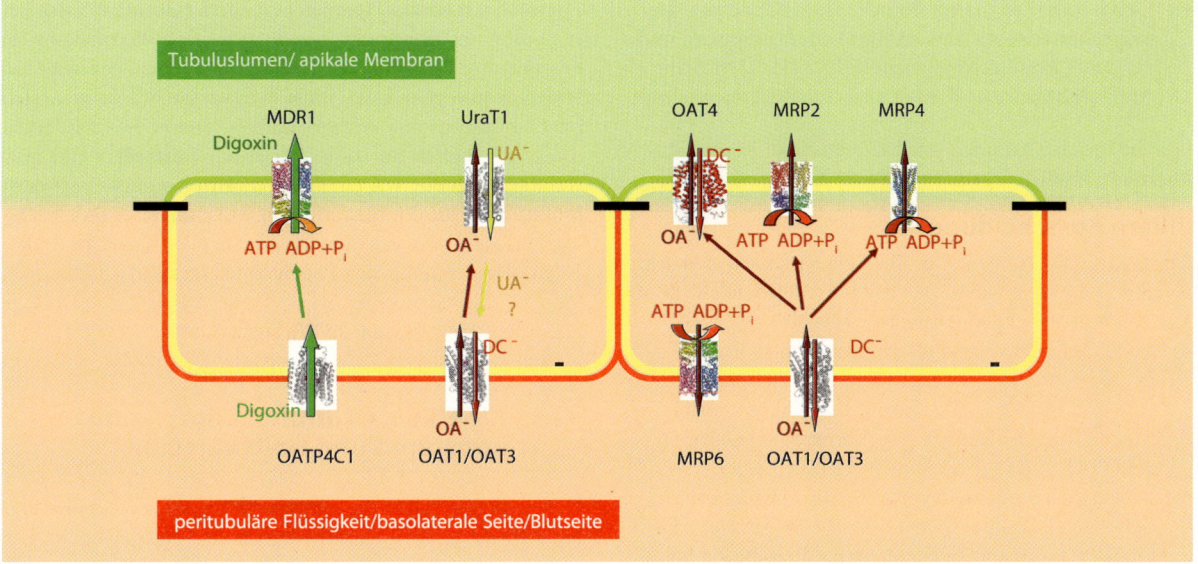

◘ **Abb. 2.21 Vektorieller Transport organischer Anionen durch das renale Tubulusepithel.** Dargestellt sind 2 Tubuluszellen. Organische Anionen (OA⁻, *linke Zelle*) treten auf der basolateralen Seite über organische Anionentransporter (OAT1/OAT3) ein. Treibende Kraft ist der Antiport von Dicarbonsäure (DC⁻). Auf der luminalen Seite können die anionischen Fremdstoffe die Zelle über MRP2 und MRP4 verlassen, wenn sie einen lipophilen Molekülanteil haben. Die Energie stammt aus der ATP-Hydrolyse. Alternativ können anionische Fremdstoffe luminal im Antiport mit Dicarbonsäuren über OAT4 (*rechte Zelle*) oder im Antiport mit Harnsäure (Urat = UA⁻ [»uric acid«], *linke Zelle*) ins Tubuluslumen transportiert werden. Wie Urat die Zelle basolateral verlässt, ist derzeit nicht bekannt. Manche organische Säuren werden durch MRP6 konserviert, weil sie auf die basolaterale Seite gepumpt werden. *Links* ist noch gezeigt, dass das vektorielle Transportsystem auch ungeladene Verbindungen wie Digoxin eliminieren kann: basolateral durch OATP4C1, luminal wird es durch MDR1 (P-Glykoprotein) ins Lumen gepumpt

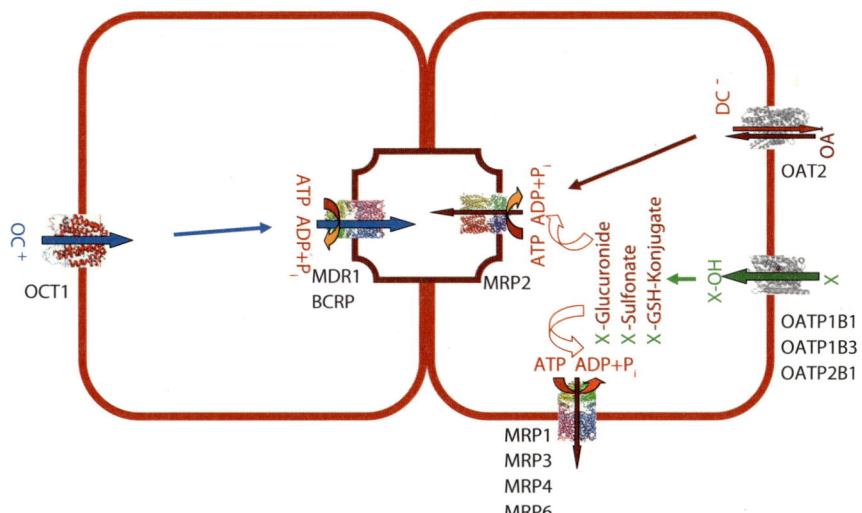

◘ **Abb. 2.22 Transport von Fremdstoffen in der Leber.** Dargestellt sind 2 Hepatozyten und das dazwischen liegende Canaliculum. Organische Anionen (OA⁻, *linke Zelle*) treten auf der sinusoidalen Seite über organische Anionentransporter (präferenziell OAT2, der in der Leber maximal exprimiert ist) ein. Auf der kanalikulären Seite können die anionischen Fremdstoffe über MRP2 die Galle verlassen. Alternativ können Fremdstoffe (X) sinusoidal in die Hepatozyten eintreten und über Phase-I- und Phase-II-Reaktionen metabolisiert werden. Die entstehenden Konjugate können über MRP2 in die Galle gelangen oder die Hepatozyten über MRP1/2/3 auf der sinusoidalen Seite verlassen und in der Folge renal eliminiert werden. Organische Kationen (OC⁺) werden über OCT1 aufgenommen und über MDR1 oder BCRP (Breast Cancer Resistance Protein) in die Galle gepumpt. (Die sinusoidalen und kanalikulären Transporter für Gallensäuren sind nicht dargestellt.)

2

— Eine weitere Alternative sind OCTN1 (SLC22A4), der möglicherweise auch als Proton-Antiport fungiert, und der Na$^+$-Carnitin-Symporter OCTN2 (SLC22A5), der als Antiport organische Kationen ins Tubuluslumen pumpt.

Für organische Anionen ist der vektorielle Transport von Pharmaka ähnlich organisiert (◘ Abb. 2.21).

Biliäre Ausscheidung

Der vektorielle Transport in der Leber ist nach demselben Prinzip organisiert wie in den Tubulusepithelzellen (◘ Abb. 2.22). Es gibt aber 2 Unterschiede:

— In den Hepatozyten werden andere Transporter als in der Niere in hoher Menge exprimiert. Viele Substrate gelangen z. B. über OAT-Isoformen durch die sinusoidale Membran in die Hepatozyten, bevorzugte Isoformen sind OAT2 (SLC22A7) und OCT1 (SLC22A1).

— Leberzellen produzieren große Mengen Glucuronide, Sulfonate und Glutathion-Konjugate (▶ Abschn. 2.1.4). Diese verlassen die Zellen nicht nur über die kanalikuläre Membran (über MRP2), sondern auch über die sinusoidale Membran (durch MRP1/3/4/6). Sie werden in der Folge renal eliminiert. Glucuronide, Sulfonate und Glutathion-Konjugate bzw. deren Abbauprodukte (sog. Mercatursäuren) sind organische Anionen. Sie werden glomerulär filtriert und tubulär sezerniert (◘ Abb. 2.20 und ◘ Abb. 2.21).

Man beachte:

— Zahlreiche Transporter werden sowohl in Leber als auch in Niere exprimiert.

— Die Substratspezifität der einzelnen Transporter überlappt in vielen Fällen.

Viele Pharmaka oder ihre Metaboliten werden deshalb sowohl renal als auch biliär ausgeschieden.

> — **Die Blockade oder die Konkurrenz um Transporter kann die Halbwertszeit verlängern oder die Bioverfügbarkeit erhöhen.**
> — **Die hohe Konzentration an Transportern in Leber und Niere (proximalem Tubulus) macht diese Organe vulnerabel für die toxischen Effekte von Pharmaka und Giftstoffen.**

2.2   Pharmakokinetische Parameter

Lernziele

— Kinetik 1. Ordnung: Halbwertszeit und Eliminationskonstante

— Nichtlineare Kinetik und Kinetik 0. Ordnung

— Verteilungsvolumen und Clearance

— Kompartimente

— Erhaltungsdosis, Sättigungsdosis

— Zeitintervall bis zur Einstellung des Gleichgewichts; Kumulation

— Absolute und relative Bioverfügbarkeit

Pharmakokinetische Parameter erlauben eine quantitative Betrachtung des Konzentrationsverlaufs eines Pharmakons im Organismus. Um Aussagen darüber zu machen, wie lange ein Pharmakon wirken kann, muss man wissen, wie lange es sich im Organismus am Wirkort aufhält. Dieser ist meist nicht direkt zugänglich oder die Bestimmung erfordert eine aufwändige Methode wie eine PET (Positronenemissionstomografie) oder die Einführung von Mikrodialysesonden. Der Wirkort steht aber mit dem Plasma im Gleichgewicht. Daher ist die Bestimmung der Plasmakonzentration (Blutspiegel, Plasma- oder Serumspiegel) ein Parameter, der eine Aussage über die Konzentration am Wirkort erlaubt.

2.2.1   Kinetik 1. Ordnung: Eliminationskonstante und Halbwertszeit

Der einfachste Fall ist die intravenöse Injektion eines Pharmakons. Da die gesamte Dosis in den Organismus gelangt ist, gilt:

Konzentration c = applizierte Dosis D geteilt durch Volumen V

$$c = D/V$$

Wird jedoch ein Pharmakon intravenös spritzt und danach seine Konzentration in Abhängigkeit von der Zeit gemessen, stellt man fest, dass die Konzentration laufend fällt (◘ Abb. 2.23). Das ist darauf zurückzuführen, dass Eliminationsvorgänge (hepatischer Metabolismus, biliäre und renale Exkretion) einsetzen und das Pharmakon aus dem Organismus entfernen.

Für die überwiegende Zahl der Pharmaka gilt: Die Konzentrationsänderung zum Zeitpunkt t hängt von der aktuellen Konzentration c_t ab. Entsprechend erfolgt der Konzentrationsabfall exponentiell. Denn in gleichen Zeitintervallen werden gleiche Anteile eliminiert. Wenn eine **Halbwertszeit** vergangen ist, ist die Konzentration auf die Hälfte gefallen (◘ Abb. 2.23 *links*, rote, blaue und grüne Pfeile).

Weshalb erfolgt der Konzentrationsabfall in der Regel exponentiell? Pharmaka werden so dosiert, dass ihre Konzentration im Organismus (meist im Bereich zwischen 10 nM bis 10 μM) weit unterhalb der **Michaelis-Menten-Konstante** K_M der metabolisierenden Enzyme (meist im Bereich von 10 μM bis 1 mM) liegt. Liegt die Konzentration eines Substrats (hier des Pharmakons) weit unter der K_M, hängt die Umsatzgeschwindigkeit linear von der Konzentration ab (◘ Abb. 2.23 *links*). Fällt die Konzentration auf die Hälfte, nimmt auch die Geschwindigkeit der enzymatischen Veränderung oder des Transports auf die Hälfte ab.

Zusammenhang zwischen Eliminationskonstante und Halbwertszeit In der Exponentialfunktion

$$c_t = c_0 \cdot e^{-k_e \cdot t}$$

ist c_0 die Ausgangskonzentration zum Zeitpunkt t = 0 und der Parameter k_e (Dimension h^{-1}) die Eliminationskonstante, die

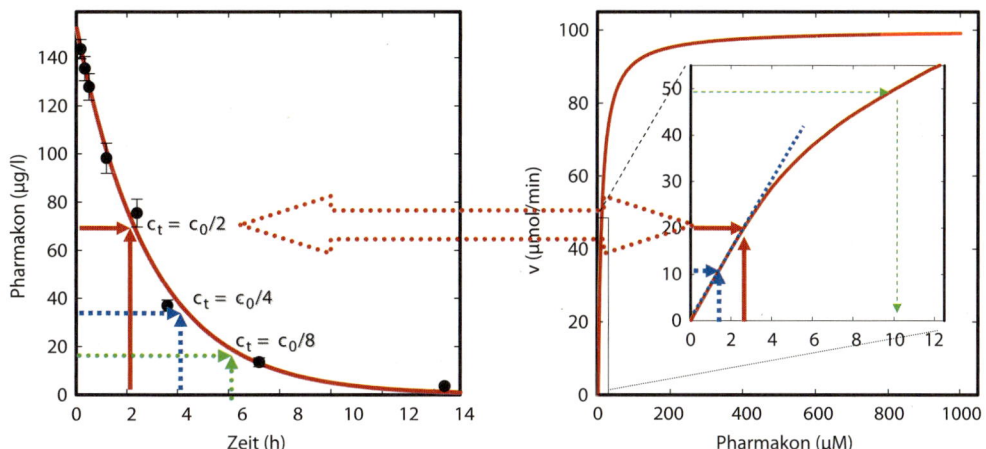

Abb. 2.23 Elimination 1. Ordnung. Nach intravenöser Applikation eines Pharmakons ist eine Eliminationskinetik 1. Ordnung zu erwarten, weil die Konzentration des Pharmakons in der Regel weit unterhalb des K_M-Werts des Eliminationsprozesses liegt. Das Diagramm *links* zeigt den Abfall der Plasmakonzentration eines Pharmakons. Die Messpunkte fallen auf eine Linie, die einem exponentiellen Abfall entspricht: Nach der 1. Halbwertszeit (rote Pfeile) ist die Ausgangskonzentration auf die Hälfte gesunken, nach 2 Halbwertszeiten (blaue Pfeile) auf ein Viertel, nach 3 Halbwertszeiten wieder um die Hälfte, d. h. auf ein Achtel der Ausgangskonzentration. *Rechts:* Konzentrationsabhängigkeit der Geschwindigkeit des Umsatzes eines Pharmakons (z. B. durch ein metabolisierendes Enzym oder einen Transporter). Die hyperbole Sättigungskurve gehorcht einer Michaelis-Menten-Kinetik. Pharmaka werden in der Regel so dosiert, dass ihre Konzentration weit unterhalb des K_M-Wertes des Eliminationsprozesses liegt, im Beispiel beträgt K_M 10 µM (grüner Pfeil im Einschaltbild). Unterhalb des K_M-Wertes steigt die Enzymgeschwindigkeit linear mit der Substratkonzentration, dann gilt: Fällt die Konzentration des Pharmakons auf die Hälfte, sinkt die Umsatzgeschwindigkeit auf die Hälfte (rote und blaue Pfeile); c_t = Serumkonzentration zum Zeitpunkt t; c_0 = Serumkonzentration bei t = 0

den Abfall der Konzentration beschreibt. Der Zusammenhang zwischen Halbwertszeit und Eliminationskonstante lässt sich wie folgt ableiten. Angenommen, es gilt:

$$t = t_{1/2}$$

dann berechnet sich c_t, die Konzentration zum Zeitpunkt t, als:

$$c_t = \frac{c_0}{2} = c_0 \cdot e^{-k_e \cdot t_{1/2}} \ \rightarrow \ \frac{1}{2} = e^{-k_e \cdot t_{1/2}}$$

Durch Logarithmieren erhält man:

$$-\ln 2 = -k_e \cdot t_{1/2}$$

$$t_{1/2} = 0,7 / k_e \ \rightarrow k_e = 0,7 / t_{1/2}$$

Weil in der Gleichung der Exponentialfunktion ein Parameter als Exponent vorkommt, wird diese Kinetik auch als **Kinetik 1. Ordnung** bezeichnet.

2.2.2 Kinetik 0. Ordnung und nichtlineare Kinetik

In manchen Fällen weicht die Elimination von der Kinetik 1. Ordnung ab, d. h., es gibt Sonderfälle, in denen der Abfall

der Konzentration eines Pharmakons oder Fremdstoffs nicht streng exponentiell verläuft.

Kinetik 0. Ordnung

Werden Pharmaka und Fremdstoffe in großer Menge zugeführt, sind die Enzyme der Biotransformation (oder die Transporter) gesättigt. Typisches Beispiel ist Ethanol, dessen konsumierte Dosis häufig (deutlich) mehr als 12 g (in 1/8 l Wein enthalten) beträgt. Eine Plasma-Ethanolkonzentration von 0,5‰ entspricht 10 mM. Bei dieser Menge sind die Alkoholdehydrogenasen gesättigt. Der enzymatische Umsatz ist von der aktuellen Konzentration unabhängig, sodass der Konzentrationsabfall linear verläuft (Kinetik 0. Ordnung, da kein Parameter als Hochzahl vorhanden ist, ◘ Abb. 2.24).

Bereich der nichtlinearen Kinetik

Liegt die Konzentration des Pharmakons weit unterhalb der Michaelis-Menten-Konstanten K_M des metabolisierenden Enzyms bzw. des ausscheidenden Transporters, dann führt eine Verdoppelung der Dosis zu einer doppelt so hohen maximalen Plasmakonzentration c_{max} bzw. zur Verdoppelung der **Fläche unter der Zeit-Konzentrations-Kurve (»area under curve«, AUC)**. Diese ist ein Maß für die Verweildauer der Gesamtmenge des Pharmakons im Organismus. Das ist auf den linearen Anstieg der Umsatzgeschwindigkeit zurückzuführen (◘ Abb. 2.23 *rechts*).

2

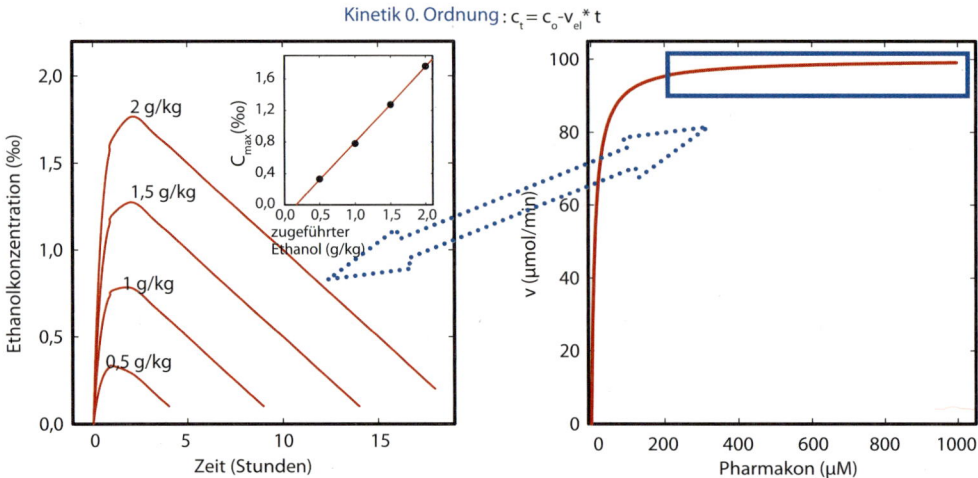

Kinetik 0. Ordnung: $c_t = c_0 - v_{el}^* \cdot t$

Abb. 2.24 Kinetik 0. Ordnung bei Enzymsättigung. Sind die Enzyme mit dem Pharmakon/Fremdstoff gesättigt (blau umrahmter Bereich der Sättigungshyperbel *rechts*), resultiert daraus ein linearer Abfall der Plasmakonzentration. *Links* ist das am Beispiel für Ethanol für einen Dosisbereich zwischen 0,5 und 2 g/kg KG gezeigt. Nach Abschluss der Resorption (die einer Kinetik 1. Ordnung folgt) fällt die Konzentration linear ab. Im Beispiel wurde eine Eliminationsgeschwindigkeit von 0,1‰/h angenommen. Aufgrund der präsystemischen Elimination verläuft die Regressionsrate nicht durch den Ursprung, sondern schneidet die X-Achse im positiven Bereich

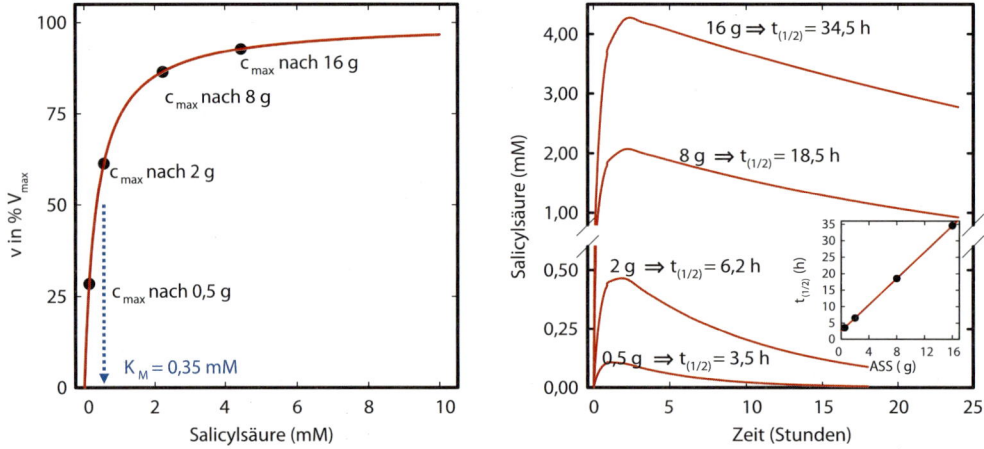

Abb. 2.25 Dosisabhängige Änderung der Halbwertszeit bei zunehmender Enzymsättigung durch Acetylsalicylsäure. Der K_M-Wert der hepatischen Glucuronosyl-Transferasen für Salicylsäure liegt beim Menschen bei 0,35 mM (*links*, blauer Pfeil). Bei therapeutischen Dosen, d. h. Einnahme von 0,5 g Acetylsalicylsäure (ASS) liegt der maximale Plasmaspiegel c_{max} der im systemischen Kreislauf zirkulierenden Salicylsäure (Blutspiegelkurve *rechts*) deutlich unterhalb des K_M-Wertes. Bei 2 g liegt c_{max} bereits über diesem und nähert sich bei 16 g der Sättigung. Durch die die zunehmende Sättigung der Enzyme steigt die Halbwertszeit mit zunehmender Dosis an (*rechts*). Sie steigt annähernd proportional zur zugeführten Menge (*Einschaltbild*). Die AUC wächst mit steigender Dosis nicht linear, sondern nimmt überproportional zu (nichtlineare Kinetik)

Sind die metabolisierenden Enzyme gesättigt, besteht ebenfalls ein linearer Zusammenhang zwischen zugeführter Menge und c_{max} (■ Abb. 2.24, Einschaltbild *links*). Zwischen Kinetik 0. Ordnung und Kinetik 1. Ordnung liegt ein Bereich, in dem die Plasmakonzentration bzw. die AUC nicht linear mit der zugeführten Dosis wächst. Es wird auch eine **dosisabhängige Verlängerung der Halbwertszeit** beobachtet.

Diese ist in ■ Abb. 2.25 anhand der Situation bei Einnahme therapeutischer bzw. toxischer Dosen von Acetylsali-

cylsäure gezeigt. Die Ursache ist die zunehmende Sättigung der metabolisierenden Enzyme. Die Halbwertszeit von Salicylsäure (die aus der Acetylsalicylsäure durch Esterasespaltung entsteht) nimmt bei toxischen Dosen von ca. 3,5 auf bis zu über 30 Stunden zu. Die Elimination kann bei sehr hohen toxischen Dosen in eine Kinetik 0. Ordnung übergehen. Aus ■ Abb. 2.25 (rechts) ist auch ersichtlich, dass die AUC nicht linear mit der eingenommenen Dosis wächst. Dieser Umstand wird durch den Begriff **nichtlineare Kinetik** beschrieben.

Kinetik 1. Ordnung: $c_t = c_0 \cdot e^{-k_e \cdot t}$ $\Rightarrow$ logarithmiert: $\ln c_t = \ln c_0 - k_e \cdot t$

$c = D/V \Rightarrow V_D = D/c_0$

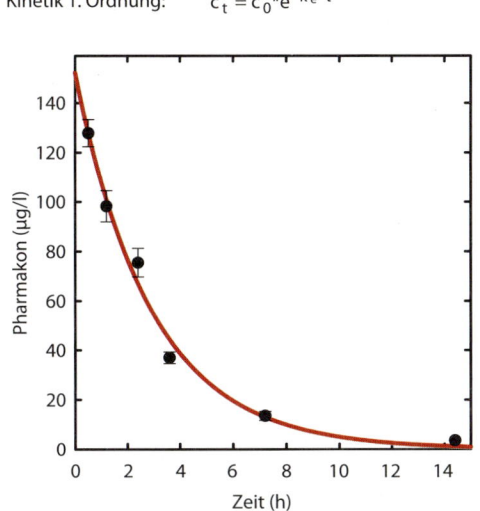

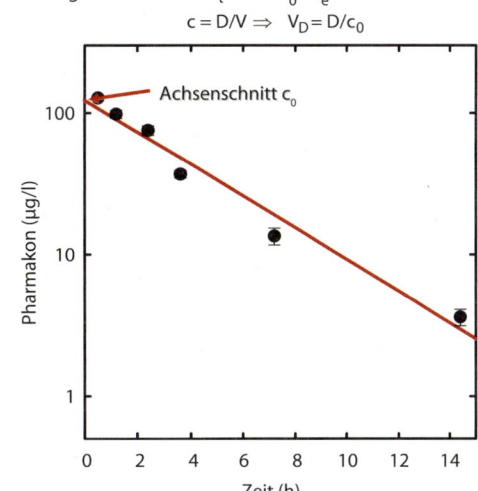

Abb. 2.26 **Übertragung einer Eliminationskinektik 1. Ordnung aus einem linearen (*links*) in einen halblogarithmischen Maßstab** (*rechts*). Das Logarithmieren der Gleichung für einen exponentiellen Abfall der Plasmakonzentration ergibt eine Geradengleichung mit dem (negativen) Anstieg k_e und dem Schnittpunkt c_0 mit der y-Achse. Mit einer Regressionsgeraden lässt sich daher aus den Messpunkten auf jene Konzentration c_0 extrapolieren, die zum Zeitpunkt t = 0 geherrscht hätte. Aus der so errechneten Konzentration c_0 und der applizierten Dosis lässt sich das Verteilungsvolumen V_D bestimmen

Eine nichtlineare Kinetik bzw. Dosisabhängigkeit der Halbwertszeit wird bei einigen Pharmaka im therapeutischen Bereich beobachtet, insbesondere beim Antiepileptikum Phenytoin (durch zunehmende Sättigung der Enzyme) und bei Heparin (weil initial die Bindungsstellen am Endothel gesättigt werden müssen).

Der zytotoxische Antimetabolit 5-Fluoruracil unterliegt bei oraler Gabe einer sättigbaren präsystemischen Elimination:

- In niedrigen Dosen wird der überwiegende Teil von 5-Fluoruracil (durch die Dihydropyrimidin-Dehydrogenase) in der Leber inaktiviert, sodass nur ein geringer Teil systemisch bioverfügbar ist.
- Bei höherer Dosis kommt es zur Enzymsättigung und der systemisch bioverfügbare Anteil wächst überproportional stark.

Es ist offensichtlich, dass 5-Fluoruracil sich daher nicht für eine orale Therapie eignet: Aufgrund der großen interindividuellen Variabilität ist der Punkt, ab dem die Sättigung der präsystemischen Elimination einsetzt, schwer abzuschätzen.

> — **Bei Gabe von Pharmaka, die einer nichtlinearen Kinetik unterliegen oder deren Halbwertszeit dosisabhängig ist, sind die Patienten sorgfältig zu überwachen (Kontrolle des Plasmaspiegels, Überwachung des Effekts).**
> — **Die große interindividuelle Variabilität, bei der die lineare in die nichtlineare Kinetik übergeht, führt dazu, dass die wirksame Dosis im Einzelfall nicht vorausgesagt werden kann.**

2.2.3 Verteilungsvolumen und Clearance

Logarithmiert man die Gleichung einer Eliminationskinetik 1. Ordnung $(c_t = c_0 \cdot e^{-k_e \cdot t})$, ergibt sich eine Gerade (**Abb. 2.26**):

$$\ln c_t = \ln c_0 - k_e \cdot t \rightarrow \text{nach der Form } y = -k \cdot x + d$$

y-Achse (Konzentration c) ist logarithmisch

x-Achse (Zeit t) ist linear

Man spricht von einer halblogarithmischen Darstellung. Darin wird der exponentielle Abfall der Konzentration des Pharmakons (**Abb. 2.26** *links*) zu einem linearen Abfall (**Abb. 2.26** *rechts*). Der Schnittpunkt mit der y-Achse (»Achsenschnitt«) entspricht der Konzentration c_0 zum Zeitpunkt t = 0. Es ist daher möglich, aus dem Kurvenverlauf auf diejenige Konzentration zurückzurechnen, die anfangs geherrscht hätte, d. h. die Elimination rechnerisch auszuschalten. Wenn man c_0 auf diese Weise errechnet hat, kann man bei Kenntnis der applizierten Dosis D das **Verteilungsvolumen V_D** berechnen: Wenn gilt:

Konzentration = Dosis/Volumen oder $c = D / V$

errechnet sich das Verteilungsvolumen als Quotient aus Dosis und Konzentration c_0 zum Zeitpunkt t = 0:

$$V_D = D / c_0$$

Aus dieser Beziehung ergibt sich die **1. Definition des Verteilungsvolumens:**

2

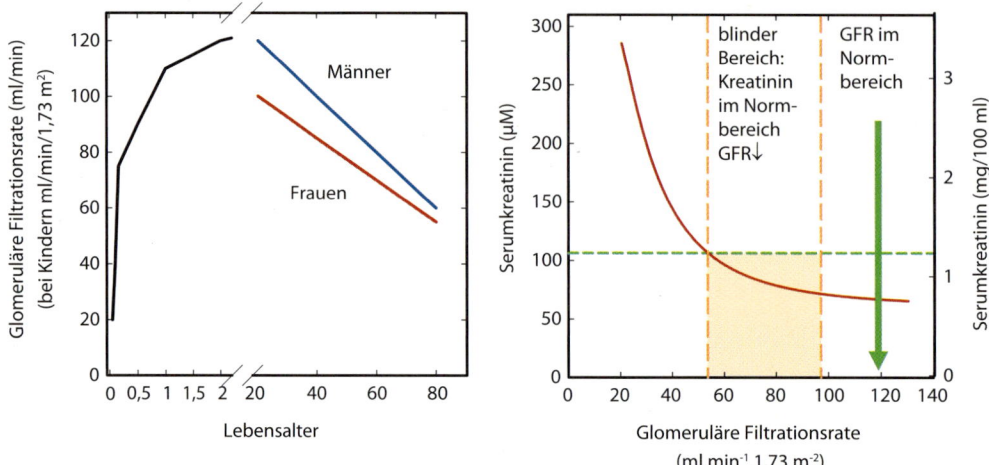

> **Abb. 2.27 Einfluss des Lebensalters auf die Nierenfunktion und »Kreatinin-blinder« Bereich.** *Links:* Bei Neugeborenen liegt die glomeruläre Filtrationsrate (GFR) nur bei ca. 20% des Erwachsenenwertes. Die GFR ist proportional zur Nierengröße, die ihrerseits proportional zur Körpergröße ist. Um die Werte von Säuglingen und Kleinkindern mit denen von Erwachsenen vergleichen zu können, wurde die GFR auf die Körperoberfläche eines Erwachsenen (1,73 m²) hochgerechnet. Sie erreicht innerhalb des 1. Lebensjahres Werte wie bei jugendlichen Erwachsenen (120 ml/1,73 m²). Bei Männern und Frauen sinkt die GFR im Laufe des Lebens kontinuierlich. Dieser Abfall manifestiert sich aber nicht sofort in einem diagnostisch verwertbaren Anstieg der Serumkreatinin-Konzentration. *Rechts:* Erst wenn die GFR auf etwa die Hälfte des Normwertes gefallen ist, steigt die Serumkreatinin-Konzentration über den oberen Rand des Normbereichs (grüne unterbrochene Linie). Der Bereich, in dem sie nicht ausreichend sensitiv ist (schraffierte orange Fläche), wird als Kreatinin-blinder Bereich bezeichnet

Das Verteilungsvolumen ist das (fiktive) Volumen, das ein Pharmakon einnehmen müsste, wenn es im Körper überall die gleiche Konzentration wie im Plasma hätte.

Die **2. Definition des Verteilungsvolumens** ergibt sich aus dem Clearance-Konzept:

Das Verteilungsvolumen V_D ist der Proportionalitätsfaktor zwischen der Eliminationskonstante k_e eines Pharmakons und seiner **Clearance CL**:

$$CL = k_e \cdot V_D$$

Die Clearance beschreibt das pro Zeiteinheit gereinigte Volumen. Um diese Gleichung zu erfassen, muss man sich fragen:

- Welches Volumen muss von einem Pharmakon gereinigt werden? ($\to$ das Verteilungsvolumen V_D)
- Mit welcher Geschwindigkeit wird dieses Volumen gereinigt? ($\to$ mit k_e)

Die **totale** oder **Gesamt-Clearance** CL_{tot} setzt sich aus der renalen und extrarenalen Clearance zusammen:

$$CL_{tot} = \text{renale CL} + \text{extrarenale CL}$$

Natürlich lässt sich auch eine hepatische bzw. biliäre Clearance und eine pulmonale Clearance (bei Inhalationsnarkotika) darstellen. Weshalb wird daher der **renalen Clearance** eine derartige Bedeutung beigemessen? Dies geschieht aus folgenden Gründen:

- Eine eingeschränkte Nierenfunktion kommt häufig vor und ist zudem symptomlos.

- Die glomeruläre Filtrationsrate (GFR) ist zunächst in den ersten Lebenstagen sehr gering, erreicht nach 6–12 Monaten die Werte des jugendlichen Erwachsenen und sinkt in der Folge laufend mit dem Alter (□ Abb. 2.27 *links*). Praktisch bedeutet das: Bei Patienten über 65 Jahren wird eine eingeschränkte Nierenfunktion angenommen, bis das Gegenteil bewiesen ist.

- Die Serumkreatinin-Konzentration kann irreführend sein: Die GFR muss in der Regel um ca. 50% unter den Normwert sinken, bevor ein Anstieg des Serumkreatinins nachweisbar ist. Wird eine Substanz primär renal ausgeschieden, ist eine (unbemerkte) Einschränkung der Nierenfunktion (um 50%) gefährlich.

- Es gibt zahlreiche Patienten mit chronischer Niereninsuffizienz, deren eigene Nierenfunktion so gering ist, dass sie auf eine Hämodialyse angewiesen sind. Bei diesen funktionell anephrischen Patienten ist die Pharmakokinetik vieler Substanzen gut untersucht und der **Anteil der extrarenalen Elimination** bestimmt. Dieser Wert wird als **Q_0** bezeichnet und kann Werte zwischen 0 (keine extrarenale Elimination) und 1 (vollständige extrarenale Elimination) annehmen: Das Aminoglykosid Gentamicin und das herzwirksame Glykosid Digitoxin sind Beispiele für die Extrempositionen:
  - Gentamicin wird mit einem Q_0-Wert von 0,02 praktisch in nennenswertem Ausmaß rein renal eliminiert. Seine Halbwertszeit wächst daher von 2 Stunden (bei intakter Nierenfunktion) auf ≥ 48 Stunden (Intervall bei Dialysepatienten).
  - Digitoxin hat einen Q_0-Wert von 1. Seine Halbwertszeit ist bei Dialysepatienten unverändert.

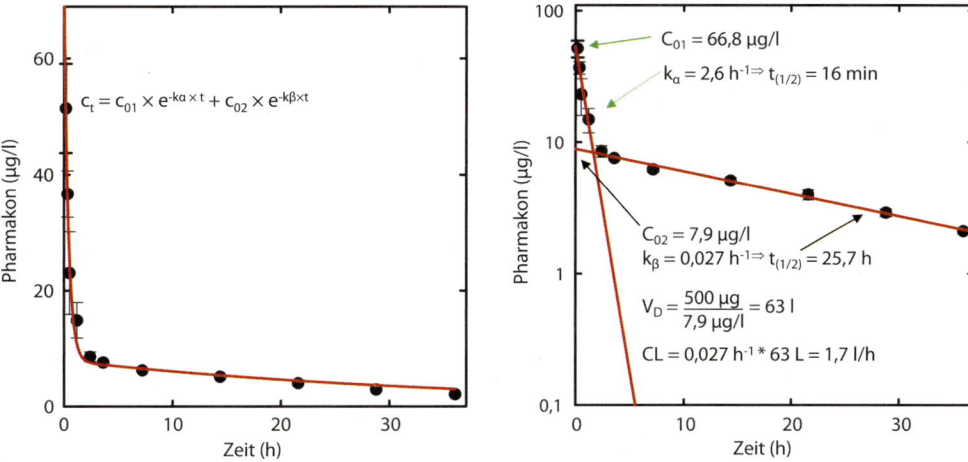

Abb. 2.28 Biexponentieller Abfall der Konzentration nach intravenöser Injektion eines Pharmakons. 0,5 mg eines Pharmakons wurden intravenös injiziert und die Konzentration im Plasma zu den angegebenen Zeiten gemessen. Bei linearem Maßstab (*links*) ist ein initialer sehr rascher Abfall ersichtlich, dem ein langsamerer Abfall folgt. Nach logarithmischer Transformation (*rechts*) ist offensichtlich, dass die Punkte auf 2 Geraden zu liegen kommen: Die 1. Gerade entspricht der Verteilungskinetik (α-Phase), die 2. der dominanten Phase der Elimination (β-Phase). Aus c_{02} und k_β lassen sich Halbwertszeit der Elimination, Verteilungsvolumen V_D und Clearance CL errechnen

2.2.4 Verteilungskinetik, Kompartimentmodelle und kontextsensitive Halbwertszeit

In der bisherigen Betrachtung wurde davon ausgegangen, dass nach intravenöser Gabe die Konzentration des Pharmakons monoexponentiell abfällt. Tatsächlich beobachtet man in der weit überwiegenden Zahl der Fälle einen biexponentiellen Abfall: Die Plasmakonzentration fällt initial sehr rasch ab (■ Abb. 2.28 *links*). Das ist darauf zurückzuführen, dass das Pharmakon aus dem Blut ins Gewebe strömt. Bei logarithmischer Darstellung (■ Abb. 2.28 *rechts*) fallen die Messpunkte auf 2 Geraden: Die 1. Gerade entspricht der Verteilung (α-Phase), die 2. Gerade dem Abfall der Pharmakonzentration durch Elimination (β-Phase).

Misst man zu sehr späten Zeitpunkten, lassen sich möglicherweise noch weitere exponentielle Prozesse nachweisen (wenn das Pharmakon aus langsam austauschenden Geweben zurückströmt). Diese späten Phasen sind für die Bestimmung des Dosierungsintervalls irrelevant und betreffen in der Regel nur einen kleinen Anteil der insgesamt eliminierten Pharmakonmenge. Daher wird die β-Phase auch als die dominante Phase der Elimination bezeichnet.

Mehrkompartimentenmodell und kontextsensitive Halbwertszeit

In diesem Modell postuliert man mindestens 2 Kompartimente:

- **Plasma:** zentrales Kompartiment
- **Gewebe:** peripheres Kompartiment

Tatsächlich ist diese Darstellung eine Vereinfachung, weil das periphere Kompartiment nicht homogen ist. Gewebe mit hohem Blutfluss nehmen das Pharmakon als Erste auf, also

Gehirn, Herz, Lunge, Niere, Leber und Gastrointestinaltrakt (■ Abb. 2.5). Muskel und Fettgewebe werden erst später erreicht, haben aber eine größere Kapazität. Das ist vor allem wichtig, um zu verstehen, weshalb sehr viele im Zentralnervensystem (ZNS) wirkende Pharmaka kürzer wirken, als ihre Halbwertszeit erwarten ließe.

Das Pharmakon strömt mit dem Blut ins Gehirn, erreicht dort zunächst hohe Spiegel und löst seinen Effekt aus. In der Folge steigt die Konzentration des Pharmakons in der Muskulatur und die Konzentration im Plasma sinkt weiter ab, sodass die Muskeln das Pharmakon aus dem Gehirn »saugen«. Die Konzentration im Gehirn fällt dadurch unter den wirksamen Spiegel und die Wirkung lässt nach. Diese Umverteilung ist besonders ausgeprägt bei intravenös angewandten Narkotika (▶ Kap. 28), trifft aber auch für viele andere Pharmaka (Benzodiazepine, Opioide, Neuroleptika) zu.

Der Effekt lässt bei wiederholter Verabreichung nach, weil Muskeln und Fettgewebe noch Pharmakon aus vorangegangenen Injektionen enthalten und der »Sog« daher geringer ist. Ignoriert man die beiden Phasen aus ■ Abb. 2.28, beträgt die Zeit, bis zu der die Plasmakonzentration auf die der Ausgangskonzentration fällt, 19 Minuten. Wenn im Abstand von einer halben Stunde jeweils eine weitere Injektion erfolgt, nimmt diese apparente (globale) Halbwertszeit mit jeder Injektion zu, weil das Gewebe jetzt Pharmakon enthält und der Konzentrationsgradient ins Gewebe flacher wird. (Das Gewebe saugt das Pharmakon nicht mehr wie ein trockener Schwamm auf.) Diese Abhängigkeit der apparenten Halbwertszeit von der vorangegangenen Administration wird als **kontextsensitive Halbwertszeit** bezeichnet.

Tiefe Kompartimente Das Mehrkompartimentenmodell und die Betrachtung tiefer Kompartimente sind für die überwiegende Anzahl der therapeutischen Anwendungen von

2

Arzneistoffen von sehr untergeordneter Bedeutung. Allerdings ist die Betrachtung tiefer Kompartimente, in denen sich Pharmaka und Giftstoffe anreichern und die diese nur langsam austauschen, für das Verständnis von **Vergiftungen** wichtig:

- Blei reichert sich im Knochen an; in dieser Form ist es unschädlich und hat eine Halbwertszeit > 15 Jahren. Toxische Effekte können aber dann auftreten, wenn der Knochenumsatz erhöht wird: Blei wird in dieser Situation aus dem Knochen freigesetzt.
- Lipophile Umweltgifte können sich im Fettgewebe anreichern und dort lange persistieren: Dioxin hat z. B. eine Halbwertszeit von 7–10 Jahren.
- Die Endolymphe (des Innenohrs) ist für Aminoglykosid-Antibiotika ein tiefes Kompartiment, in das sie mit Verzögerung eindringen: Wenn sie aber darin akkumulieren, können sie zum irreversiblen Hörverlust führen.

2.2.5 Kombination von Invasion und Evasion bei intravenöser Infusion

Bisher gingen wir von einer intravenösen Injektion aus, sodass der Beitrag der Invasion zur Pharmakokinetik vernachlässigt werden konnte. Wird eine Substanz dagegen intravenös infundiert, läuft die Invasion als eine Kinetik 0. Ordnung: Pro Zeiteinheit wird dieselbe Menge zugeführt. Die Plasmakonzentration steigt aber nicht linear, weil mit steigender Konzentration auch die Geschwindigkeit des enzymatischen Metabolismus oder des transportervermittelten Umsatzes zunimmt (◘ Abb. 2.23 *rechts*).

Gleichgewichtseinstellung Nach einem Zeitintervall wird daher ein Gleichgewicht (»steady state«) zwischen der Geschwindigkeit der Zufuhr (**Invasion**) und der Ausscheidung (**Evasion**) erreicht (◘ Abb. 2.29). Nach der 1. Halbwertszeit (der Elimination) sind 50% der **Gleichgewichtskonzentration** c_{ss} erreicht, nach 2 Halbwertszeiten 75%, nach 3 Halbwertszeiten 87,5% und nach 4 Halbwertszeiten 93,75% von c_{ss}. In der klinischen Praxis ist kaum ein Unterschied zwischen einer Gleichgewichtskonzentration c_{ss} von ca. 94 und 100% feststellbar. Daher gilt die Regel:

❯ **Bis zur Gleichgewichtseinstellung werden etwa 4 Halbwertszeiten benötigt.**

Erhaltungsdosis Wenn die Gleichgewichtskonzentration c_{ss} erreicht ist, sind die pro Zeiteinheit zugeführte Dosis (D/t) und die eliminierte Menge (errechnet sich aus dem Produkt aus Gleichgewichtsspiegel und Clearance CL) gleich groß. Daher kann aus dieser Betrachtung die Erhaltungsdosis D_E (Dosis/min bei Infusion, Dosis/Tag bei oraler Dauertherapie) wie folgt abgeleitet werden:

$$D_E = c_{ss} \cdot CL$$

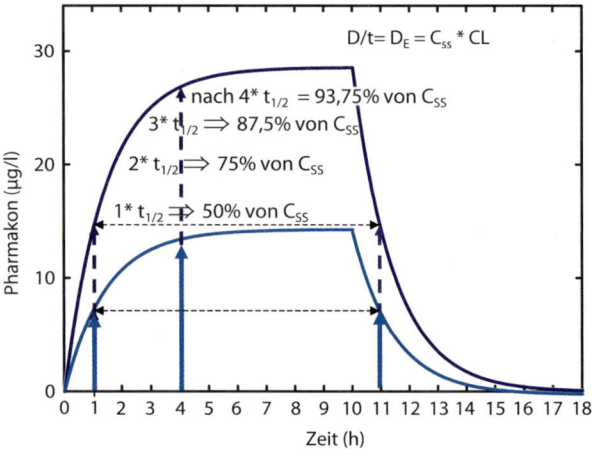

◘ **Abb. 2.29 Anstieg der Plasmakonzentration nach intravenöser Infusion.** Zusammenspiel einer Invasion 0. Ordnung und einer Evasion 1. Ordnung. Gezeigt sind 2 Konzentrationsverläufe nach Infusion mit 2 unterschiedlichen Infusionsgeschwindigkeiten (mittelblau: 10 mg/h; dunkelblau: 20 mg/h). Das Gleichgewicht (»steady state«, ss) wird in beiden Fällen nach 4–5 Halbwertszeiten erreicht. Im vorliegenden Beispiel beträgt die Halbwertszeit 1 h. Die 1. und die 4. Halbwertszeit sind mit Pfeilen markiert. Die Infusionsgeschwindigkeit bestimmt daher nicht das Zeitintervall bis zum Eintreten des Gleichgewichts, sondern die Höhe der Gleichgewichtskonzentration c_{ss}. Im Gleichgewicht halten sich zugeführte und entfernte Menge die Waage. Die zugeführte Menge entspricht der Erhaltungsdosis (jener Dosis pro Zeit, die notwendig ist, um das Gleichgewicht zu erhalten). Wird die Infusion gestoppt, fällt die Plasmakonzentration wieder exponentiell ab, nach einer Halbwertszeit (1 h) ist die Konzentration nur noch halb so hoch wie im Gleichgewicht und daher genauso hoch wie nach 1 Halbwertszeit nach Infusionsbeginn (durch Pfeile markiert)

Sättigungsdosis Wenn mit der Erhaltungsdosis begonnen wird, dauert die Gleichgewichtseinstellung lange, nämlich 4 Halbwertszeiten. Daher kann es bei einer intravenösen Therapie oft notwendig sein, zunächst einen Bolus zu spritzen, um rasch den Zielspiegel (css) zu erreichen bzw. bei einer oralen Dauertherapie mehrere Tabletten am ersten oder an den ersten 2–3 Tagen zu verabreichen. Diese Sättigungsdosis Ds (»loading dose«, »priming dose«) errechnet sich aus dem Produkt von Zielkonzentration und zu füllendem Verteilungsvolumen:

$$D_S = c_{ss} \cdot V_D$$

2.2.6 Kombination von Invasion und Evasion 1. Ordnung

Bateman-Funktion

Laufen gleichzeitig eine Invasion 1. Ordnung und eine Evasion 1. Ordnung ab, ergibt sich eine Summenkurve aus 2 Exponentialfunktionen. Die mathematische Gleichung dieser Kurve wurde ursprünglich entwickelt, um das Erscheinen einer radioaktiven Tochtersubstanz zu beschreiben, die selbst wieder verschwindet, weil sie einem radioaktiven Zerfall unterliegt. Diese Kinetik wird – außer bei der intravenösen Injektion und Infusion – bei jeder Applikation (i. m., s. c., sublingual, peroral, rektal, transdermal, pulmonal) beobachtet (Abb. 2.30).

Der Kurvenverlauf hängt vom **Verhältnis der Absorptionskonstante k_a zur Eliminationskonstante k_e** ab: Je größer k_a, desto rascher wird die maximale Konzentration c_{max} erreicht bzw. desto kleiner ist das Intervall t_{max} bis zu diesem Zeitpunkt.

- Die **Eliminationskonstante** ist durch die Eigenschaften des Pharmakons und die metabolische Leistung des Organismus definiert. Sie entzieht sich daher im Regelfall einer Beeinflussung durch den behandelnden Arzt.
- Die **Absorptionskonstante** kann hingegen durch Änderung der Galenik beeinflusst werden:
  - Ein oral als Lösung (Saft) zugeführtes Pharmakon wird meist sehr rasch resorbiert (Abb. 2.30, rote Kurve). Die Resorption ist auch aus unretardierten Tabletten sehr rasch, sodass sie in den meisten Fällen innerhalb der 1. Stunde abgeschlossen ist.
  - Durch verschiedene Manipulationen der Galenik lässt sich die **Resorption** deutlich **verzögern**. Resorptionsspitzen, die oft mit unerwünschten Wirkungen einhergehen, können dadurch vermieden werden.
  - Zusätzlich kann durch eine **Retardierung** das Zeitintervall, in dem der wirksame therapeutische Spiegel aufrechterhalten bleibt, verlängert werden (Abb. 2.30). Eine Retardierung lässt sich nicht nur bei peroraler Gabe erzielen, sondern auch bei intramuskulärer, subkutaner und transdermaler Applikation (► Abschn. 2.1.2).

Bei vielen Arzneistoffen kann auch eine **Mahlzeit** die **Resorption beeinflussen**. Wenn dies der Fall ist, wird in der überwiegenden Zahl der Fälle eine Verzögerung der Resorption beobachtet (t_{max} wird später erreicht, c_{max} ist dann geringer; Abb. 2.30, rote und blaue Kurve). In manchen Fällen (bei sehr lipophilen Pharmaka) kann Nahrung die Resorption allerdings begünstigen.

Zur **klinisch relevanten Charakterisierung des Kurvenverlaufs** nach Gabe eines Pharmakons (p. o., i. m., s. c., transdermal, sublingual, rektaler, intranasal, pulmonal) müssen folgende Fragen beantwortet werden:

- Wie viel Zeit vergeht bis t_{max} erreicht wird (Zeitintervall bis zur maximalen Konzentration c_{max})?
- Wie hoch ist diese maximale Konzentration c_{max}?
- Wie lange bleibt die Konzentration über der minimal therapeutisch wirksamen Konzentration erhalten?
- Bei peroraler Therapie: Hat die Einnahme einer Mahlzeit einen Effekt auf t_{max} und daher auf c_{max}?

Kumulation

Bei wiederholter Verabreichung besteht die Möglichkeit, dass das Pharmakon nach seiner Resorption im Organismus noch auf große Mengen aus der vorangegangenen Dosierung trifft.

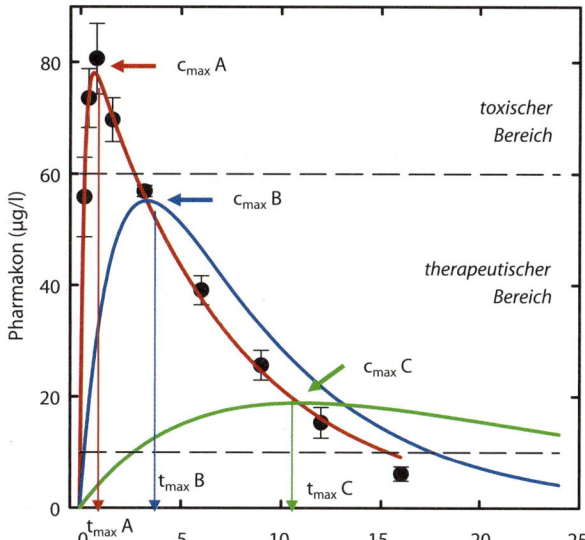

 Abb. 2.30 Bateman-Funktion. Variationen der Invasion wirken sich auf c_{max} und t_{max} aus. Für die rote Kurve *A* wurde ein Pharmakon als Saft verabreicht. Die Absorptionskonstante k_a ist 5,5 h^{-1}, d. h., die Halbwertszeit der Resorption beträgt 7 min. Die Eliminationskonstante k_e ist 0,14 h^{-1}, das entspricht einer Halbwertszeit der Elimination von 5 h. Für die blaue Kurve *B* wurde bei unveränderter Eliminationskonstanten k_e eine Absorptionskonstante k_a von 0,55 h^{-1} (Halbwertszeit der Resorption = 77 min) angenommen. Der Effekt ist ein deutlich späteres Erreichen der Maximalkonzentration c_{max}. Der Zeitpunkt t_{max}, zu dem c_{max} erreicht wird, ist um mehr als 3 h verschoben. Wird die Resorption um einen weiteren Faktor 10 verzögert (grüne Kurve *C*), wird c_{max} bei konstanter k_e von 0,14 h^{-1} erst nach t_{max} = 11 h erreicht. Der therapeutische Bereich ist durch die unterbrochenen Linien definiert. Die Retardierung bei *C* vermeidet die potenziell toxische Resorptionsspitze und sichert den therapeutischen Spiegel über 24 h. Allerdings ist in den ersten 3 h nach Einnahme keine ausreichende Wirkung zu erwarten

Findet dieser Vorgang wiederholt statt, kumuliert das Pharmakon im Organismus. In Abb. 2.31 ist die Kumulation am Beispiel des herzwirksamen Glykosids Digoxin gezeigt, das mit einer Halbwertszeit von 2 Tagen eliminiert wird. Wird jeden Tag dieselbe Menge (Erhaltungsdosis, hier 0,3 mg/d) zugeführt, kommt es zu einer Summation der Bateman-Kurven, bis der Kumulationsgrenzwert erreicht wird.

Die Maximal- oder **Spitzenspiegel** c_{max} und die **Talspiegel (Trogspiegel,** »trough levels«) fluktuieren dann um die Gleichgewichtskonzentration c_{ss}, die bei intravenöser Dauerinfusion der äquivalenten Menge zu beobachten wäre (Abb. 2.31 *grüne Kurve*). In Abb. 2.31 ist auch zu sehen, dass eine Aufteilung der Dosis von Digoxin (0,15 mg alle 12 Stunden: *blaue Kurve*) zum gleichen mittleren Gleichgewichtsspiegel führt wie die einmal tägliche Gabe (*orange Kurve*). Nur die **Fluktuationen** der Spitzen- und Talspiegel sind **kleiner**. Das ist nur dann von Bedeutung, wenn Resorptionsspitzen zu unerwünschten Wirkungen (z. B. zu Übelkeit und Brechreiz) führen.

2

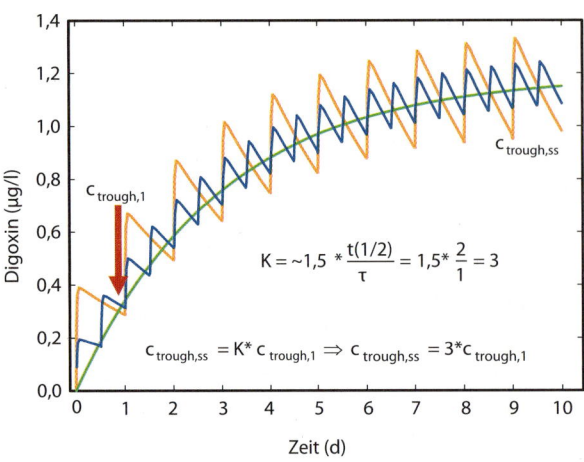

◻ **Abb. 2.31 Kumulation am Beispiel des herzwirksamen Glyko-sids Digoxin.** *Orange Kurve:* Konzentrationsverlauf bei Dosis 0,3 mg/d (übliche Erhaltungsdosis) und Eliminationshalbwertszeit 2 Tage. Am 1. Tag wird nach Resorption eine Maximalkonzentration ($c_{max,1}$) er-reicht, diese fällt innerhalb des 1. Tages auf den Talspiegel ($c_{trough,1}$). Am 2. Tag wird wieder 0,3 mg Digoxin zugeführt, das auf vom Vortag vorhandenes Digoxin trifft. Weil die Konzentration steigt, wird inner-halb des 2. Tages mehr Digoxin eliminiert. Am 3. Tag ist eine noch höhere Restmenge an Digoxin vorhanden usw. Nach 8 Tagen (4 Halb-wertzeiten) wir annähernd ein Gleichgewicht erreicht. Das Ausmaß der Kumulation, d. h. der relative Anstieg der Konzentration im Steady State im Vergleich zum Wert nach der 1. Dosis, lässt sich an-hand des Kumulationsfaktors K schätzen. *Blaue Kurve:* Konzentrations-verlauf nach Gabe von 0,15 mg 2-mal pro Tag. Die Kurve strebt dem gleichen Kumulationsgrenzwert zu wie die rote. *Grüne Kurve:* Wird Digoxin in der äquivalenten Dosis intravenös infundiert (mit 0,2 mg/24 h; denn die orale Bioverfügbarkeit von Digoxin beträgt nur 67%), muss man nur zwei Drittel der peroralen Dosis verabreichen), wird derselbe Steady-State-Spiegel erreicht

> ⟩ **In der Regel ist bei Substanzen mit Halbwertszeiten über 24 Stunden die einmal tägliche Gabe vorzuziehen. Sie vereinfacht die Einnahme und verhindert Einnah-mefehler und Verwechslungen.**

Das Ausmaß der Kumulation kann aus dem Verhältnis von Halbwertszeit $t_{1/2}$ und Dosierungsintervall τ (gr. »tau«) ge-schätzt werden; der **Kumulationsfaktor** K errechnet sich als:

$$K = 1{,}5 \cdot t_{1/2} \,/\, \tau$$

Kumulation ist per se kein Anlass zur Sorge. Gefährlich ist die Kumulation, wenn sie unbemerkt bleibt, z. B. weil die Halb-wertszeit eines Arzneistoffs bei Patienten mit eingeschränkter Nierenfunktion oder durch Hemmung des Abbaus (Arznei-mittelinteraktion) verlängert worden ist. Denn dann steigt der Plasmaspiegel zeitlich verzögert (um die jetzt 4-mal verlänger-te Halbwertszeit) exzessiv an!

Überwachung der Plasmaspiegel Viele Pharmaka haben eine geringe therapeutische Breite und eine große individuel-le Variabilität der Halbwertszeit der Elimination. Bei ihnen

kann die Bestimmung der Plasmaspiegel sinnvoll sein, z. B. bei Antiepileptika, herzwirksamen Glykosiden, Antiarrhyth-mika, Aminoglykosid-Antibiotika, Coffein und Theophyllin beim Neugeborenen. Zur Überprüfung der Plasmaspiegel von Pharmaka werden die Trog- oder Talspiegel gemessen, also die Plasma-Konzentrationen vor neuerlicher Einnahme des Arz-neimittels. Es ist leichter, anhand der Trogspiegel Aussagen zu machen, als die Spitzenspiegel zu verfolgt, weil hier auch die individuelle Variation der Absorptionskonstante k_a auftritt.

2.2.7 Absolute und relative Bioverfügbar-keit

Absolute Bioverfügbarkeit

Wird ein Pharmakon intravenös injiziert, gelangt die gesamte Menge in den systemischen Kreislauf. Bei jeder anderen Form der Verabreichung ist es nicht sicher, dass die gesamte Menge den systemischen Kreislauf erreicht. Die **systemisch verfüg-bare Menge** M an Pharmakon lässt sich mithilfe der als **AUC** abgekürzte **Fläche unter der Zeit-Konzentrations-Kurve** be-stimmen (▶ Abschn. 2.2.2). Der AUC-Wert ist umso größer, je größer M ist; er ist umso kleiner, je größer die Clearance CL ist:

$$\mathrm{AUC} = M\,/\,CL \quad \text{oder} \quad CL = M\,/\,\mathrm{AUC}$$

Im Falle einer intravenös verabreichten Dosis D gilt: M = D . Bei allen anderen Formen der Applikation ist das nicht so eindeutig, weil eventuell nicht die gesamte Menge resorbiert wird oder weil ein Pharmakon abgebaut werden kann, bevor es den systemischen Kreislauf erreicht (präsystemische Elimi-nation, First-Pass-Effekt). Eine präsystemische Elimination wird auch bei intramuskulärer oder subkutaner Applikation beobachtet, weil Pharmaka (z. B. Heparin, Antikörper) lokal u. a. durch Makrophagen abgebaut werden, bevor sie in den systemischen Kreislauf gelangen. Aus dieser Überlegung folgt:

$$\mathrm{AUC_{i.v.}} = D\,/\,CL$$

Ansonsten gilt:

$$\mathrm{AUC_{(p.o.,\,s.c.,\,i.m.)}} = M\,/\,CL$$

Das Verhältnis M / D verhält sich wie

$$\mathrm{AUC_{(p.o.,\,s.c.,\,i.m.)}}\,/\,\mathrm{AUC_{i.v.}}$$

Durch Vergleich der jeweiligen AUC-Flächen kann die tat-sächlich bioverfügbare Menge (bei Verabreichung p. o., s. c. oder i. m.) und das **Verhältnis M/D** bestimmt werden (◻ Abb. 2.32). Dieses Verhältnis wird als **absolute Bioverfügbarkeit F** bezeichnet:

$$F = \mathrm{AUC_{oral}}\,/\,\mathrm{AUC_{i.v.}} \quad \text{(nimmt Werte zwischen 0 und 1 an)}$$

oder bei prozentueller Darstellung:

$$F\,(\text{in \%}) = \mathrm{AUC_{oral}}\,/\,\mathrm{AUC_{i.v.}} \cdot 100$$
$$\text{(nimmt Werte von 0–100\% an)}$$

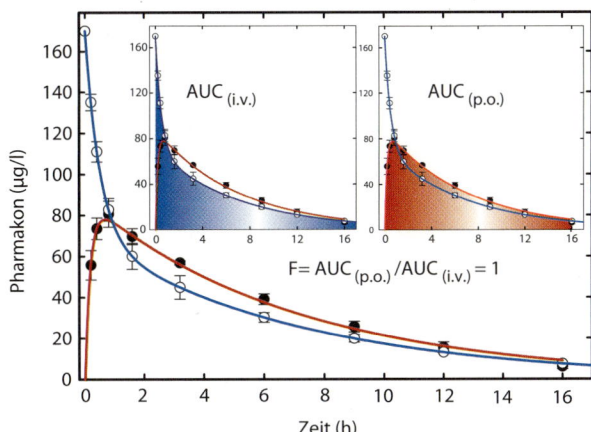

Abb. 2.32 Absolute Bioverfügbarkeit – Bestimmung durch Vergleich der AUC nach intravenöser und nach oraler Gabe. Die *rote Kurve* mit den vollen Symbolen entspricht dem Konzentrationsverlauf eines Pharmakons nach oraler Gabe. Dasselbe Pharmakon wurde auch intravenös injiziert und der Konzentrationsverlauf wurde bestimmt (offene Symbole, *blaue Kurve*). Der Vergleich der AUC zeigt, dass die absolute Bioverfügbarkeit F für dieses Pharmakon annähernd bei 1,0 liegt

Ebenso gilt:

$$F = AUC_{s.c.} / AUC_{i.v.}$$

$$F = AUC_{i.m.} / AUC_{i.v.}$$

Die Fläche unter der Kurve ist ein Schätzmaß für den Grad der Exposition des Organismus gegenüber einem Pharmakon. Mathematisch entspricht die AUC dem Integral der Bateman-Funktion. Experimentell wird sie bestimmt, indem man die Trapeze zwischen den Messpunkten addiert. Die Fläche zwischen Nullpunkt und 1. Messwert ist naturgemäß ein Dreieck. Die AUC lässt sich für den Messbereich (d. h. zwischen $t = 0$ und dem letzten Zeitpunkt der Messung) berechnen. Gefordert wird aber auch eine so gute Datenqualität, dass die Extrapolation bis zum Achsenschnittpunkt mit der x-Achse ($t = \infty$) möglich ist.

Relative Bioverfügbarkeit

Wenn der Patentschutz für ein Originalprodukt (Originator) abgelaufen ist, kann das Arzneimittel auch als Generikum auf den Markt gebracht werden. Dazu muss zunächst einmal der Nachweis erbracht werden, dass die pharmazeutisch-chemische Qualität stimmt. Es ist nachvollziehbar, dass bei intravenöser Injektion eines (in identischer Dosierung und Lösung wie der Originator verabreichten) Generikums keine weitere pharmakologische Prüfung notwendig ist.

Die Situation ist anders, wenn das Pharmakon in eine Tablette gepresst (bzw. in eine Kapsel gesteckt) wurde, die möglicherweise durch weitere pharmazeutisch-technologische Maßnahmen modifiziert wurde. In diesem Fall muss gezeigt werden, dass das Generikum mit dem Originator vergleichbar ist.

Eine **Bioäquivalenz** ist auf 2 Arten nachweisbar:
- Nachweis der therapeutischen Äquivalenz in pharmakodynamischen Studien.
- Bestimmung der relativen Bioverfügbarkeit in pharmakokinetischen Studien.

In der Regel sind die pharmakokinetischen Studien ausreichend. Der Nachweis der **relativen Bioverfügbarkeit** gelingt, wenn nach Verabreichung des Generikums ein Konzentrationsverlauf des Pharmakons im Plasma beobachtet wird, der sich statistisch nicht signifikant von demjenigen nach Einnahme des Originators unterscheidet.

Dazu müssen c_{max}- und AUC-Wert des Generikums sowie der zugehörige 90%ige Vertrauensbereich (Konfidenzintervall: CI) innerhalb von 80–125% (= 4/5 bis 6/5) des c_{max} und AUC-Wertes des Originators liegen. Die AUC-Werte müssen dazu zwischen den Zeitpunkten $t = 0$ und $t = \infty$ bestimmt werden. Mathematisch ausgedrückt:

$$0,8 \leq \frac{c_{max,\,Generikum}}{c_{max,\,Originator}} \pm 90\% CI \leq 1,25$$

$$0,8 \leq \frac{AUC_{t0-\infty,\,Generikum}}{AUC_{t0-\infty,\,Originator}} \pm 90\% CI \leq 1,25$$

Wenn die absolute Bioverfügbarkeit über den therapeutischen Dosisbereich nicht linear ist, muss für jede Dosis außerhalb des linearen Bereichs die Bioäquivalenz nachgewiesen werden.

Bei Substanzen, die zur Kumulation neigen und/oder sehr langsam freigesetzt werden (= retardierte Galenik, »extended release«), muss zusätzlich zur Vergleichbarkeit der Trogspiegel ($c_{ss,min} = c_{ss,trough}$) und der Spitzenspiegel ($c_{ss,max}$) die Bioäquivalenz im Gleichgewicht nachgewiesen werden (■ Abb. 2.31).

Ist der Konzentrationsverlauf des Pharmakons im Plasma bei Originator und Generikum vergleichbar, erscheint es plausibel zu behaupten, dass alle positiven und negativen Erfahrungen, die mit dem Originator gemacht worden sind, auch auf das Generikum zutreffen. Der Wirkstoff kann sich auf seinem Weg vom zentralen Kompartiment, dem Plasma, an seinen Wirkort in einem peripheren Kompartiment »nicht an den Hersteller erinnern«.

Generika werden oft als unsicher dargestellt. Das typische Argument legt nahe, dass sich die c_{max}- und AUC-Mittelwerte des Generikums zwischen 80 und 125% der entsprechenden Mittelwerte des Originators bewegen dürfen. (Die Unterschiede im Konzentrationsverlauf dürfen also bis zu einem Fünftel betragen.) Das ist Unsinn, weil sich der 90%-Vertrauensbereich gar nicht innerhalb der 80- bis 125%-Grenzen unterbringen lässt, wenn der Mittelwert schon am Rand, d. h. bei 80 oder 125%, liegt!

Von ärztlicher Seite wird auch immer wieder behauptet, dass Generika nicht so gut wirken. Das überrascht und legt einen Bias nahe. Tatsächlich sind für viele Generika auch randomisierte kontrollierte Doppelblindstudien zur klinischen Wirkung durchgeführt worden. In der weit überwiegenden

2

Zahl der Fälle (z. B. 34 von 37 Studien bei kardiovaskulären Therapien) wurde kein Unterschied zwischen Generikum und Originator gefunden.

Einige wenige Substanzklassen haben eine geringe therapeutische Breite und sind mit einer großen interindividuellen Variabilität der Pharmakokinetik behaftet, die sog. **NTI-Drugs** (»**narrow therapeutic index drugs**«). Dazu gehören Antiepileptika und Immunsuppressiva.

Bei NTI-Drugs wird von »bioequivalent but not switchable« gesprochen: Kleine Unterschiede in der Bioverfügbarkeit können bei einzelnen Individuen deletäre Konsequenzen haben (Wiederkehren der epileptischen Anfälle, Transplantatabstoßung). Eine Umstellung der Patienten erscheint daher nicht empfehlenswert. Doch hielt im Fall der antiepileptischen Therapie dieses Konzept einer genaueren Überprüfung nicht stand: Zwar schnitten generische Antiepileptika in offenen (»Beobachtungs-«)Studien schlechter ab als die Originatoren, doch in randomisierten kontrollierten (d. h. verblindeten) Studien war dies nicht zu beobachten. Auch dies legt einen Bias nahe.

Für NTI-Drugs wurde der 90%-Vertrauensbereich bei Bioäquivalenzstudien eingeengt: Er muss innerhalb von 90–111,1% (= 9/10 bis 11/10) des Referenzwertes für c_{max} und AUC liegen.

Weiterführende Literatur

Daood M, Tsai C, Ahdab-Barmada M, Watchko JF (2008) ABC transporter (P-gp/ABCB1, MRP1/ABCC1, BCRP/ABCG2) expression in the developing human CNS. Neuropediatrics 39: 211–218

Hines RN (2008) The ontogeny of drug metabolism and implications for adverse drug events. Pharmacol. & Ther 118: 250–267

Kesselheim AS, Stedman MR, Bubrick EJ, Gagne JJ, Misono AS, Lee JL, Brookhart MA, Avorn J, Shrank WH (2010) Seizure outcomes following the use of generic versus brand-name antiepileptic drugs: a systematic review and meta-analysis. Drugs 70: 605–621

Kesselheim AS, Misono AS, Lee JL, Stedman MR, Brookhart MA, Choudhry NK, Shrank WH (2008) Clinical equivalence of generic and brand-name drugs used in cardiovascular disease: a systematic review and meta-analysis. JAMA 300: 2514–2526

Kitamura S, Maeda K, Sugiyama Y (2008) Recent progresses in the experimental methods and evaluation strategies of transporter functions for the prediction of the pharmacokinetics in humans. Naunyn Schmiedebergs Arch Pharmacol 377: 617–628

Klaassen CD, Aleksunes, LM (2010) Xenobiotic, bile acid, and cholesterol transporters: function and regulation. Pharmacol Rev 62: 1–96

Kobayashi K, Hashimoto M, Honkakoski P, Negishi M (2015) Regulation of gene expression by CAR: an update. Arch Toxicol 89: 1045–1055

Kusuhara H, Sugiyama Y. (2009) In vitro-in vivo extrapolation of transporter-mediated clearance in the liver and kidney. Drug Metab Pharmacokinet 24: 37–52

Strassburg CP, Lankisch TO, Manns MP, Ehmer U (2008) Family 1 uridine-5′-diphosphate glucuronosyltransferases (UGT1A): from Gilbert's syndrome to genetic organization and variability. Arch Toxicol 82: 415–433

Wang M, Roberts DL, Paschke R, Shea TM, Masters BS, Kim JJ (1997) Three-dimensional structure of NADPH-cytochrome P450 reductase: prototype for FMN- and FAD-containing enzymes. Proc Natl Acad Sci USA 94: 8411–8416

Zhou SF, Liu JP, Chowbay B (2009) Polymorphism of human cytochrome P450 enzymes and its clinical impact. Drug Metab Rev 41: 89–295

Pharmakodynamik

M. Freissmuth

M. Freissmuth et al., *Pharmakologie und Toxikologie*,
DOI 10.1007/978-3-662-46689-6_3, © Springer-Verlag Berlin Heidelberg 2016

Die Pharmakodynamik untersucht, wie erwünschte und unerwünschte Wirkungen zustande kommen. Darüber hinaus quantifiziert sie die Dosisabhängigkeit der Wirkungen und den Abstand zwischen erwünschten und unerwünschten Wirkungen. In diesem Kapitel werden die Prinzipien erläutert, die den Dosis-Wirkungs-Kurven zugrunde liegen, und ein Überblick über Angriffspunkte von Arzneistoffen wird gegeben.

3.1 Dosis-Wirkungs-Beziehung

Lernziele

- Dosis-Wirkungs-Kurven
- Therapeutische Breite und therapeutischer Index
- Arten von Antagonismus
- kompetitiver, nichtkompetitiver und gemischt-kompetitiver Antagonismus
- chemischer und funktioneller Antagonismus
- Rezeptorreserve

In der chemischen Synthese gilt die Regel: »Corpora non agunt nisi soluta.« (Substanzen werden nicht umgesetzt, wenn sie nicht gelöst sind.) Für die Pharmakologie gilt die Umformulierung dieses Satzes durch Paul Ehrlich: »Corpora non agunt nisi fixata.« (Substanzen wirken nicht, wenn sie nicht gebunden werden.) In der 1. Hälfte des 20. Jahrhunderts wurde der Begriff des **Rezeptors** als Angriffspunkt für ein Pharmakon (oder für einen endogenen Liganden wie ein Hormon, einen Neurotransmitter, ein Autkoid/Gewebehormon) eingeführt. Der Rezeptor war nur ein hypothetisches Konstrukt: Dieses wurde gebraucht, um zu verstehen, warum

- manche Pharmaka einen großen Effekt erzielen (volle Agonisten),
- andere nur einen kleinen Effekt (partielle Agonisten) oder keinen Effekt haben, aber die Wirkung des Agonisten aufheben (Antagonisten), und
- manche Substanzen einen Teil der Effekte der endogenen Agonisten nachahmen (selektive Agonisten) bzw. hemmen konnten (selektive Antagonisten).

Fast alle Voraussagen, die sich aus diesem Konzept ergeben haben, sind mittlerweile experimentell überprüft und verifiziert worden. Die molekulare Klonierung einzelner Gene und die Sequenzierung vieler Genome hat die Existenz zahlreicher Rezeptorsubtypen bestätigt. Für einige Rezeptoren liegen Kristallstrukturen vor, die erlauben, die Konformation von aktiviertem und inaktivem Rezeptor auf atomarem Niveau zu betrachten. Auch in diesem Fall wurde der experimentelle Beweis für viele theoretische Postulate erbracht.

3.1.1 Dosis-Wirkungs-Kurve

Der hyperbolische Kurvenverlauf der Dosis-Wirkungs-Kurve resultiert aus dem Massenwirkungsgesetz, der sigmoidale Kurvenverlauf ergibt sich aus der halblogarithmischen Darstellung. Für die rationale Anwendung eines Arzneimittels ist es notwendig, den Dosisbereich zu kennen, in dem es seine Wirkungen auslöst.

Zum Verständnis der Vorgänge ist es am einfachsten, sich zunächst einen hypothetischen Rezeptor vorzustellen und zu überlegen, was passiert, wenn ein Pharmakon an ihn bindet: Mit steigender Konzentration wird ein immer größerer Teil der Rezeptoren besetzt werden, bis schließlich alle besetzt sind (◘ Abb. 3.1). Eine weitere Steigerung der Konzentration des Pharmakons führt dann zu keiner weiteren Zunahme der Rezeptorbesetzung. Daraus resultiert der hyperbolische Kurvenverlauf.

Dieselben Überlegungen gelten für **Agonisten**. Die Dosis oder Konzentration des Agonisten muss einen gewissen Schwellenwert erreichen, damit Rezeptoren besetzt und die Zellen stimuliert werden (z. B. glatte Muskelzellen zur Kontraktion). Mit steigender Dosis/Konzentration nimmt der Effekt zu; er kann aber nicht unendlich groß werden, sodass auch hier ein Wirkungsmaximum E_{max} erreicht wird.

Wird die Dosis-Wirkungs-Kurve aus einem linearen in ein »halblogarithmisches« Diagramm (x-Achse = Abszisse = logarithmisch skaliert) übertragen, verändert sich der hyperbolische Kurvenverlauf in einen sigmoidalen. Hauptvorteil dieser Darstellung: Der niedrigere Konzentrationsbereich ist gedehnt und besser überblickbar (◘ Abb. 3.2).

In der pharmakologischen Analyse werden zahllose Agonisten und Antagonisten verglichen. Der untersuchte Konzentrationsbereich erstreckt sich über viele Zehnerpotenzen. Bei linearer Darstellung ist es unmöglich, mehr als 2 Zehnerpotenzen zu überblicken. Weiterer Vorteil der sigmoidalen Darstellung: Die Dosis oder Konzentration, bei der 50% der Wirkung erreicht wird, die sog. ED_{50} oder EC_{50}, entspricht dem Wendepunkt der Kurve. Daher ist der ED_{50}- oder EC_{50}-Wert bei halblogarithmischer Skalierung (etwas) leichter abzulesen als bei linearer.

3.1.2 Analog- und Alternativverfahren

Dosis-Wirkungs-Kurven bzw. Konzentrations-Wirkungs-Kurven lassen sich auf 2 Arten gewinnen:

- Eine Zelle, ein isoliertes Organ oder ein Individuum wird mit steigenden Konzentrationen/Dosen des Pharmakons stimuliert und die Wirkung gemessen. Dieser Ansatz kann anhand des β-adrenergen Agonisten Isoprenalin illustriert werden. Messbar ist der Anstieg des intrazellulären cAMP-Spiegels nach Stimulation einer Zellsuspension mit einem Agonisten, die gesteigerte Kontraktion eines isolierten Papillarmuskels aus dem Herzen oder der Anstieg der Herzfrequenz bei einem Probanden. In jeder dieser Versuchsanordnungen kann mit steigender Dosis eine kontinuierlich wachsende Größe gemessen werden. Daher wird dieser Ansatz als **Analogverfahren** bezeichnet. Es ergeben sich Dosis-Wirkungs-Kurven wie in ◘ Abb. 3.2.
- Ein Kollektiv von Probanden/Versuchstieren wird auf seine Empfindlichkeit gegenüber einem Pharmakon

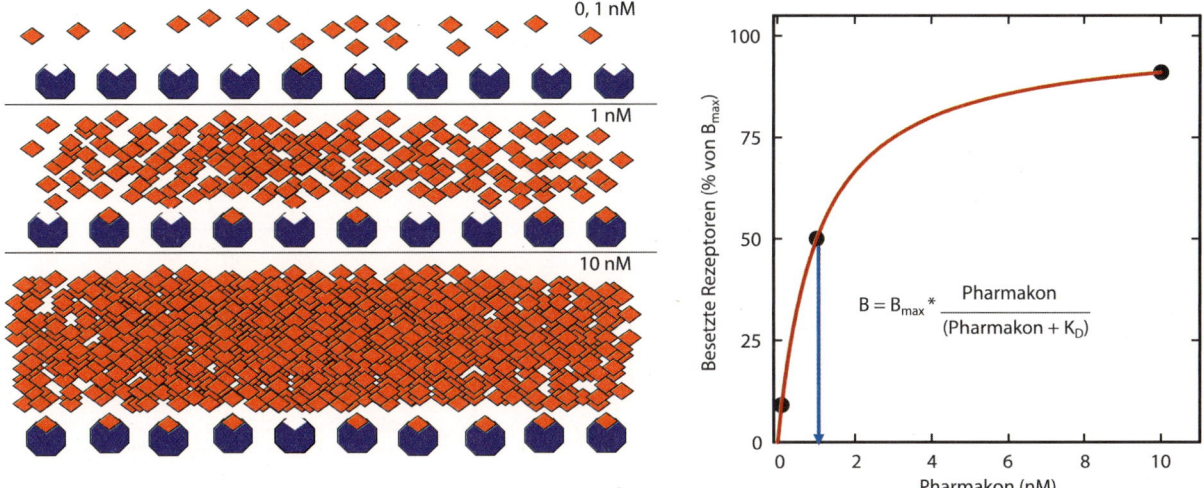

Abb. 3.1 Besetzung eines Rezeptors mit steigenden Konzentrationen eines Pharmakons. Der Rezeptor mit seiner Bindungsstelle ist blau dargestellt. Die Konzentration des Pharmakons (rote Raute) steigt von oben nach unten von 1 nM auf 10 und 100 nM an. Die Konzentration der Besetzung nimmt von 1/10 (10%) auf 5/10 (50%) und 9/10 (90%) zu. Diese Werte ergeben in Diagramm (*rechts*) einen hyperbolischen Kurvenverlauf. B_{max} = Maximum der besetzten Rezeptoren; X = Pharmakonkonzentration; K_D = Dissoziationskonstante

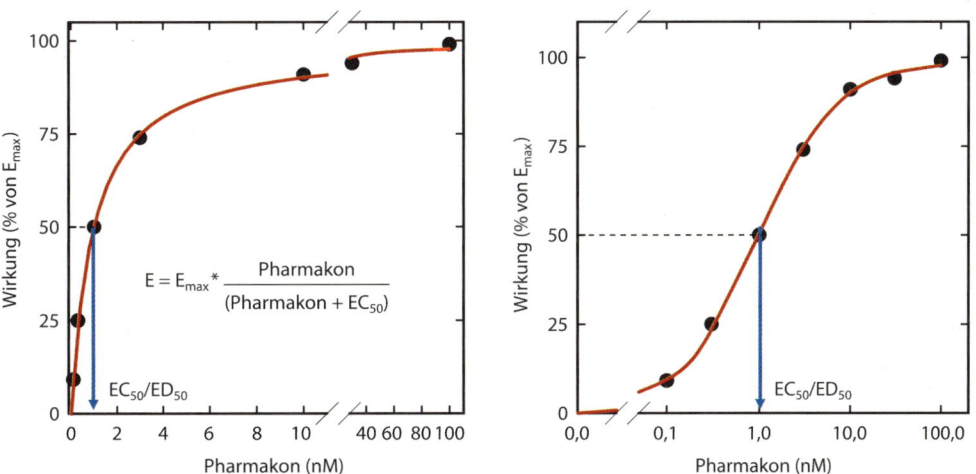

Abb. 3.2 Dosis-Wirkungs-Kurven in linearer (*links*) und logarithmischer Darstellung (*rechts*). Eine hyperbolische Dosis-Wirkungs-Beziehung nimmt bei Übertragung aus einem linearen Diagramm (*links*) in eine Grafik, bei der die x-Achse logarithmisch aufgetragen ist, einen sigmoidalen Verlauf an (*rechts*). Die logarithmische Darstellung dehnt den niedrigen Konzentrationsbereich, der *links* komprimiert ist. Das erleichtert das Ablesen der EC_{50} oder ED_{50}, also der Konzentration oder Dosis, bei der die Hälfte der Wirkung erzielt wird. Der hohe Konzentrationsbereich wird dagegen komprimiert

untersucht. Eine Antwort wird definiert, die als Wirkung gewertet wird. Zieht man wieder den β-adrenergen Agonisten Isoprenalin für ein Gedankenexperiment heran, kann als vordefinierte Antwort ein Anstieg der Herzfrequenz um 50 Schläge pro Minute festgelegt und die Zahl der Individuen pro Gruppe bestimmt werden. Weil nur die Alternative »Reaktion« versus »keine Reaktion« (bzw. bei klinischen Studien »definierter Endpunkt erreicht« versus »nicht erreicht«) geprüft wird, wird dieser Ansatz als **Alternativverfahren, Alles-oder-Nichts-Ver-**

fahren oder **Dosis-Wirkungs-Kurve im Kollektiv** bezeichnet. Ein solches Beispiel zeigt ◘ Abb. 3.3: Der gewünschte Effekt tritt bei den Individuen bei unterschiedlichen Dosen auf. Daher misst man mit diesem Ansatz die **Verteilung der individuellen Empfindlichkeit.** Trägt man die Häufigkeitsverteilung kumulativ auf, erhält man wieder eine Dosis-Wirkungs-Kurve, bei der **ED_{50} dem Medianwert entspricht** (also derjenigen Dosis, bei der 50% der getesteten Individuen den erwünschten Effekt zeigen).

3

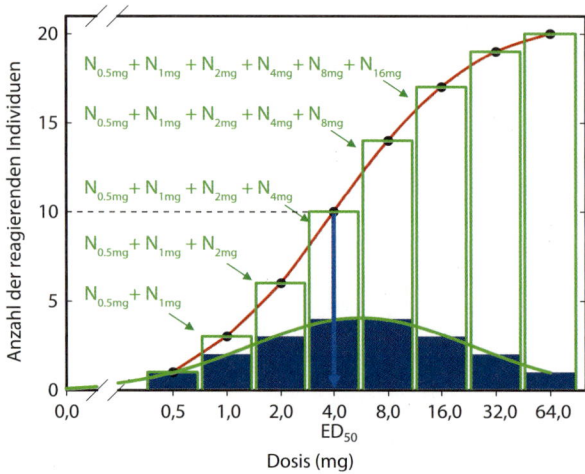

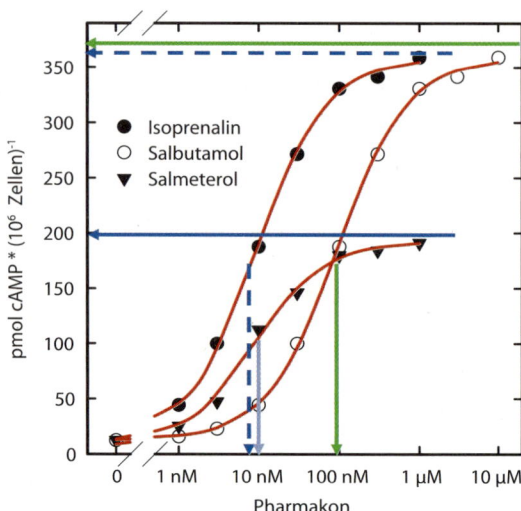

☑ **Abb. 3.3 Bestimmung einer Dosis-Wirkungs-Beziehung in einem Kollektiv nach dem Alternativ- oder Alles-oder-Nichts-Verfahren.** Ein Kollektiv von 20 Individuen wurde mit steigender Dosen eines Pharmakons behandelt. Diejenige Dosis wurde ermittelt, bei der der vordefinierte Effekt auftrat. Die Häufigkeitsverteilung der individuellen Empfindlichkeit (*blaue Säulen* und *hellgrüne Kurve*) und die kumulative Häufigkeitsverteilung (*grüne Säulen* und *rote Kurve*) sind in dem Diagramm aufgetragen: Bei 10 Individuen trat bei einer Dosis ≤ 4 mg der vordefinierte Effekt auf. Der Medianwert (ED_{50}) ist hellblau markiert und liegt bei 4 mg; 10 Individuen benötigten höhere Dosen. Bei einer Dosis von 64 mg waren bei allen 20 Individuen die gewünschten Wirkungen aufgetreten, d. h., die Responder-Rate betrug 100%

☑ **Abb. 3.4 Vergleich dreier Agonisten, die sich in ihrer Potenz und intrinsischen Aktivität unterscheiden.** Zellen, die β_2-adrenerge Rezeptoren exprimieren, wurden mit Isoprenalin, Salbutamol und Salmeterol stimuliert und die gebildete Menge von zyklischen 3′,5′-Adenosinmonophosphat (cAMP) gemessen. Die EC_{50} von Isoprenalin zeigt der *unterbrochene, dunkelblaue Pfeil* zur x-Achse an. Isoprenalin ist potenter als Salbutamol. Beide erreichen aber dasselbe Wirkungsmaximum (*waagrechte Pfeile* zur y-Achse), daher sind sie volle Agonisten. Die EC_{50} von Salmeterol (*hellblauer Pfeil* zur x-Achse) entspricht annähernd der EC_{50} von Isoprenalin. Salmeterol ist potenter als Salbutamol (beachte: zur Schätzung der EC_{50} muss das jeweilige Wirkungsmaximum herangezogen werden), aber es erreicht nicht das gleiche Wirkungsmaximum. Salmeterol hat daher eine geringere intrinsische Aktivität und ist ein partieller Agonist

Es gibt zahlreiche Wirkungen, die sich nur mit diesem Alles-oder-Nichts-Verfahren quantifizieren lassen, z. B.:

- Prüfung eines Schlafmittels (entweder die Maus schläft oder sie schläft nicht)
- Prüfung eines Antiepileptikums (epileptischer Anfall vorhanden oder unterdrückt)
- Erreichen eines Narkosestadiums
- Bestimmung toxischer Effekte oder der LD_{50} (letale Dosis, die 50% der Versuchstiere tötet; diese wird heute im Rahmen der Arzneimittelprüfung nicht mehr bestimmt)

In klinische Studien der Phase II und III wird die Dosis-Wirkungs-Beziehung in der Regel mit einem solchen Ansatz bestimmt, weil festgestellt werden soll, bei welcher Dosis welcher Anteil die Patienten den klinisch relevanten Endpunkt erreicht hat.

Potenz und Affinität

Die EC_{50} oder ED_{50} enthält auch die Information, wo die Dosis-Wirkungs-Kurve liegt. Je kleiner die ED_{50} oder EC_{50} ist, desto geringere Konzentrationen oder Dosen reichen aus, um einen Effekt auszulösen (☑ Abb. 3.4). Die **Potenz** (ED_{50} oder EC_{50}) ist daher ein Maß für die dosisbezogene Wirkstärke des Pharmakons. Ein potentes Pharmakon muss eine **hohe Affinität zu seinem Rezeptor oder Angriffspunkt** haben. Dieser Schluss gilt unabhängig davon, ob die Dosis-Wirkungs-Kurve im Analog oder Alternativverfahren bestimmt worden ist.

In vitro kann ein Pharmakon eine hohe Affinität zu seinem Angriffspunkt haben, bei Applikation **in vivo** aber eine niedrige Potenz zeigen. Diese Diskrepanz lässt sich darauf zurückführen, dass das Pharmakon in großem Ausmaß präsystemisch eliminiert wird oder seinen Wirkort schlecht erreicht.

Wirkungsmaximum und intrinsische Aktivität

Werden Dosis-Wirkungs-Kurven für mehrere Substanzen im Analogverfahren gewonnen, kann auch verglichen werden, ob sie dasselbe **Wirkungsmaximum** erreichen. Im oben erwähnten Gedankenexperiment könnte die Kontraktionskraft eines isolierten Papillarmuskels nach Stimulation mit verschiedenen Agonisten gemessen werden. Alternativ können Zellen, die β_2-adrenerge Rezeptoren exprimieren, mit verschiedenen Agonisten stimuliert werden; die resultierende cAMP-Akkumulation kann gemessen werden: Ein solches Experiment mit 3 Pharmaka zeigt ☑ Abb. 3.4.

In solchen Versuchsanordnungen kann beobachtet werden, dass einige Substanzen annähernd dasselbe Wirkungsmaximum erreichen. Diese Pharmaka werden als **volle Agonisten** klassifiziert.

❯ **Der endogene Agonist (hier Adrenalin oder Noradrenalin) ist praktisch immer ein voller Agonist.**

Mit anderen Pharmaka kann nur eine deutlich niedrigere maximale Wirkung erreicht werden. Diese werden als **partielle Agonisten** klassifiziert, wenn sie über den gleichen Rezeptor/Angriffspunkt den Effekt auslösen wie die vollen Agonisten. Der Nachweis, dass partielle Agonisten über denselben Rezeptor wirken, ist relativ leicht zu erbringen:

❯ **In Gegenwart des vollen Agonisten sind partielle Agonisten Antagonisten.**

Das **Ausmaß des Agonismus** wird mit der **intrinsischen Aktivität** angegeben. Diese nimmt Werte zwischen 0 und 1 an:
- **Volle Agonisten** haben die intrinsische Aktivität 1.
- **Reine Antagonisten** haben die intrinsische Aktivität 0.
- Bei **partiellen Agonisten** ist die intrinsische Aktivität > 0 und < 1.

Mechanistisch lässt sich das Phänomen der unterschiedlichen intrinsischen Aktivität folgendermaßen deuten: Ein Rezeptor ist ein molekularer Schalter, der dazu dient, Signale weiterzuleiten. Er kann in inaktiver Konformation vorliegen, in der kein Signal weitergeleitet wird, oder in der aktiven Konformation, d. h., der Schalter ist in der Stellung »ein«. Rezeptoren können spontan zwischen beiden Zuständen wechseln (◘ Abb. 3.5). Unter basalen Bedingungen ist aber der Anteil der Rezeptoren in der aktiven Konformation sehr gering (◘ Abb. 3.5).
- **Volle Agonisten** mit hoher intrinsischer Aktivität verschieben das Gleichgewicht so, dass (praktisch) alle Rezeptoren die aktive Konformation annehmen (◘ Abb. 3.5 unterste Zeile).
- In Gegenwart **partieller Agonisten** akkumuliert nur ein Teil der Rezeptoren im aktiven Zustand.
- Ein **echter (= neutraler) Antagonist** mit intrinsischer Aktivität 0 (◘ Abb. 3.5 *rechts*) verändert das Gleichgewicht im Vergleich zum Ausgangszustand nicht.
- Es gibt aber **Antagonisten**, die das Gleichgewicht so verschieben, dass praktisch alle Rezeptoren im inaktiven Zustand vorliegen, die sog. **inversen Agonisten** (Antagonisten mit inverser oder reverser intrinsischer Aktivität) (◘ Abb. 3.5 *rechts*).

In diesem Zusammenhang sind 2 Aspekte wichtig:
Erstens sind die meisten Antagonisten inverse Agonisten/Antagonisten mit inverser intrinsischer Aktivität. Ob der Unterschied zwischen neutralem Antagonismus (intrinsische Aktivität = 0) oder inversem Agonismus (intrinsische Aktivität zwischen –1 und 0) klinisch bedeutsam ist, ist bei den meisten Rezeptoren derzeit unklar.
- Flumazenil, ein neutraler Antagonist an $GABA_A$-Rezeptoren (▶ Kap. 29), ist besser als ein inverser Agonist. Es hebt die Wirkung von Benzodiazepin-Agonisten auf: Das ist bei (den häufig vorkommenden) Intoxikationen sehr hilfreich (▶ Kap. 29).
- Es gibt auch inverse Agonisten an $GABA_A$-Rezeptoren; diese wären klinisch nicht sinnvoll: Sie würden nicht nur die Sedation durch Benzodiazepin-Agonisten aufheben, sondern per se Angstzustände auslösen. Daher werden inverse Agonisten an $GABA_A$-Rezeptoren nicht klinisch eingesetzt.

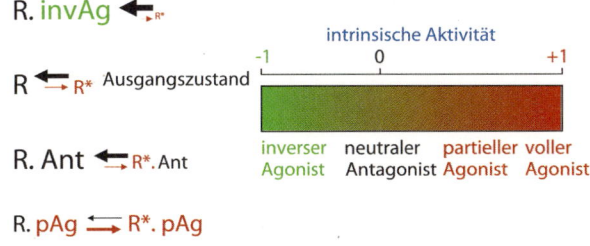

◘ **Abb. 3.5 Intrinsische Aktivität von Pharmaka.** Diese lässt sich auf eine Verschiebung im Gleichgewicht zwischen aktiven und inaktiven Rezeptoren zurückführen. Im Ausgangszustand liegen die meisten Rezeptoren in der inaktiven Konformation R vor, ein kleiner Anteil kann aber auch spontan die aktive Konformation R* annehmen. Neutrale Antagonisten (Ant) binden an beide Konformationen und beeinflussen das Gleichgewicht nicht, sie blockieren aber den Zugang von (endo- und exogenen) Agonisten. Partielle Agonisten (pAg) verschieben das Gleichgewicht in Richtung der aktiven Konformation R*. Volle Agonisten (vAg) verschieben das Gleichgewicht so weit in Richtung R*, dass der Anteil der inaktiven Konformation R vernachlässigbar klein ist. »Inverse« Agonisten/Antagonisten (invAg) sind solche Antagonisten, die das Gleichgewicht in Richtung der inaktiven Konformation R verschieben. R* wird verschwindend gering. Aus dieser Betrachtung ist offensichtlich, dass intrinsische Aktivität ein Kontinuum ist: Echte »neutrale« Antagonisten sind extrem selten, meistens lässt sich ein geringer partieller Agonismus oder ein inverser Agonismus nachweisen

Zweitens vereinfacht ◘ Abb. 3.5 die Verhältnisse, weil es nicht berücksichtigt, dass R* oft mit nachgeschalteten Proteinen interagiert. Das Gleichgewicht zwischen R* und R wird daher auch von der Konzentration dieser Proteine beeinflusst. Dieser Umstand kann das Ausmaß des partiellen Agonismus oder Antagonismus eines Pharmakons beeinflussen.

Eindrucksvolles Beispiel sind die partiellen Agonisten an Östrogenrezeptoren Tamoxifen, Raloxifen, Toremifen etc. (SERM: selective estrogen receptor modulators). Diese Substanzen können je nach Gewebe als Agonisten oder Antagonisten wirken. Mechanistisch ist dieser Umstand darauf zurückzuführen, dass diese nukleären Rezeptoren an Estradiol-responsive Elemente (ERE) im Promotor regulierter Gene binden. Ob die Genexpression eher aktiviert oder reprimiert wird, hängt davon ab, ob das jeweilige Gewebe mehr repressive oder aktivierende Co-Faktoren enthält:
- Daher können Raloxifen und Tamoxifen z. B. im Knochen als Agonisten wirken (d. h. wie endogenes Estradiol vor Osteoporose schützen), weil dort mehr Co-Aktivatoren der Transkription exprimiert werden.
- In der Brustdrüse wirken alle SERM dagegen als Antagonisten, weil dort die Co-Repressoren überwiegen.
- Im Uterus wirkt z. B. Tamoxifen (bzw. sein aktiver Metabolit Endoxifen; ◘ Abb. 2.16) auch als Agonist, Raloxifen hingegen als Antagonist.

3

Responder-Rate

Wird eine Dosis-Wirkungs-Kurve in einem Kollektiv im Alternativverfahren bestimmt, erhält man nicht das Wirkungsmaximum, sondern die maximale Anzahl der reagierenden Individuen (Abb. 3.3). Diese Responder-Rate ist bei klinischer Anwendung von Arzneimitteln eine wichtige Information: In vielen Fällen zeigen – auch bei korrekter Diagnose – nicht 100% der behandelten Personen einen therapeutischen Effekt. Es gibt viele Gründe, weshalb ein Patient nicht die erwünschte Wirkung zeigt. Manche Ursachen der individuellen Variabilität sind bekannt (▶ Kap. 5), in vielen Fällen jedoch nicht.

Steilheit der Dosis-Wirkungs-Kurve

Wenn das Massenwirkungsgesetz gilt, sollten alle Dosis-Wirkungs-Kurven dieselbe Steilheit haben: Die Gleichung für eine Hyperbel

$$y = \text{Maximum} \cdot \frac{x}{x + \text{Konstante}}$$

sagt voraus, dass eine Zehnerpotenz unterhalb des EC_{50}-Wertes oder der K_D (= Konstante in der Gleichung) etwa 10% (exakt 9,09) der Wirkung erzielt oder 10% der Rezeptoren besetzt werden. Eine Zehnerpotenz über dem EC_{50}-Wert oder der K_D werden etwa 90% (exakt 90,9) der Wirkung erzielt oder 90% der Rezeptoren besetzt. Das Massenwirkungsgesetz ist ein universell geltendes Naturgesetz. Weshalb werden aber **Dosis-Wirkungs-Kurven mit unterschiedlicher Steilheit** beobachtet? Um diese Frage zu beantworten, müssen zunächst Dosis-Wirkungs-Kurven im Analogverfahren getrennt von denen im Alternativverfahren betrachtet werden:

Es gibt 3 Gründe, weshalb Dosis-Wirkungs-Kurven im **Analogverfahren** in ihrer Steilheit variieren können:

- Die gemessene Wirkung ergibt sich aus der Besetzung mehrerer Rezeptoren, die das Pharmakon mit unterschiedlicher Affinität binden: Morphin stimuliert zunächst μ-Opioidrezeptoren, in hohen Konzentrationen auch κ- und δ-Rezeptoren, sodass eine flache Dosis-Wirkungs-Kurve resultieren kann, wenn alle 3 Rezeptoren im untersuchten Gewebe exprimiert werden und zur untersuchten Wirkung beitragen.
- Das Pharmakon bindet an einen Rezeptor aus mehreren Untereinheiten – typische Beispiele sind ligandengesteuerte Ionenkanäle (z. B. nikotinische Acetylcholin-Rezeptoren, 5-HT$_3$-Rezeptoren, GABA$_A$-Rezeptoren). Wenn jede Untereinheit eine Bindungsstelle trägt, können diese kooperativ binden: Nach Besetzung der 1. Untereinheit nimmt die Affinität der anderen Untereinheiten sprunghaft zu. Daraus resultieren sehr steile Dosis-Wirkungs-Kurven.
- Die untersuchte Wirkung ist auf eine Zustandsänderung von Zellen zurückzuführen (z. B. Zelltod, Differenzierung, Wachstum): Werden z. B. Zellen durch eine zytotoxische Substanz in den programmierten Zelltod (Apoptose) getrieben, können sie durch zelleigene homöostatische Mechanismen über einen gewissen Kon-

zentrationsbereich die Apoptosemechanismen in Schach halten. Wenn aber ein kritischer Punkt (»point of no return«, »restriction point« im Zellzyklus) überwunden ist, kommt es zum Übergang in den neuen Zustand (hier Zelltod). Aus solchem Verhalten ergeben sich ebenfalls sehr steile Dosis-Wirkungs-Kurven.

Im **Alternativverfahren** wird die Verteilung der individuellen Empfindlichkeit gemessen (▶ Abschn. 3.1.2). Hier ist die Steilheit der Kurve ein Maß für die Variabilität der Stichprobe. Biologische Empfindlichkeiten sind meistens nicht normalverteilt (häufig ist eine lognormale Verteilung; nach Logarithmieren erhält man annähernd eine Normalverteilung, Abb. 3.3): Typischerweise reagieren die meisten Individuen innerhalb eines geringen Dosisbereichs, einige Vertreter der Population (Ausreißer) sind aber erstaunlich resistent. Aus dieser Verteilung resultieren sehr steile Dosis-Wirkungs-Kurven.

3.1.3 Therapeutische Breite

Pharmaka haben erwünschte und unerwünschte (toxische) Wirkungen.

> ❯ **Der Dosisabstand zwischen therapeutischer und toxischer Dosis wird als therapeutische Breite bezeichnet.**

Die Bestimmung der therapeutischen Breite setzt immer Dosis-Wirkungs-Kurven in einem Kollektiv voraus. Wenn die Dosis-Wirkungs-Kurven annähernd parallel verlaufen, gibt der Quotient aus TD_{50}/ED_{50} die therapeutische Breite an (ED_{50} = Dosis, bei der 50% der Individuen reagieren; TD_{50} = Dosis, bei der 50% der Individuen mit einer toxischen Wirkung reagieren). Ist die Steilheit der Dosis-Wirkungs-Kurven für erwünschte und toxische Wirkung unterschiedlich, dann ist es sinnvoller, das Verhältnis von TD_5/ED_{95} als »therapeutischen Index« anzugeben (Abb. 3.6).

Die therapeutische Breite hängt auch davon ab, welche der Wirkungen eines Pharmakons betrachtet wird. Das lässt sich am Beispiel der Acetylsalicylsäure (ASS) illustrieren:

ASS hemmt in niedrigen Dosen die Aggregation der Blutplättchen. Die ED_{50} für diese Wirkung liegt bei ca. 30 mg/d. Wird ASS in hohen Dosen eingenommen, treten als toxische Wirkungen zunächst Ohrensausen und Hyperventilation auf. Die TD_{50} für diesen Effekt liegt bei ca. 8 g/d (bei Einnahme in 3–4 Einzeldosen).

- Wird ASS daher zur Hemmung der Thrombozytenaggregation eingenommen wird, berechnet sich die therapeutische Breite zu: TD_{50}/ED_{50} = 270.
- Wird es zur Fiebersenkung bei grippalem Effekt eingenommen, liegt die ED_{50} bei 1 g/d. Die therapeutische Breite beträgt ~8.
- Zur Hemmung von Entzündungen (antiphlogistische Wirkung) wurde früher ASS hochdosiert verabreicht. Die ED_{50} liegt bei 6 g/d. Die therapeutische Breite ist sehr gering (~1,3). Aufgrund seiner Nebenwirkungen (Ohrensausen und Magenblutungen) wird ASS deshalb nicht mehr als Antiphlogistikum verwendet.

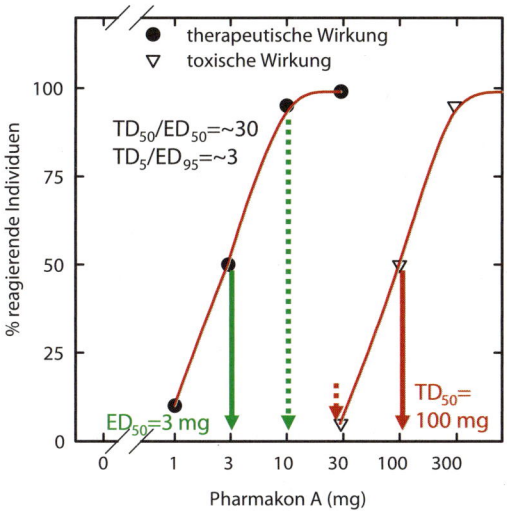

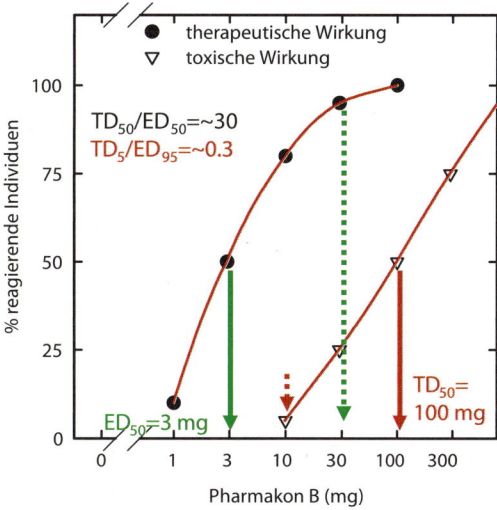

☐ Abb. 3.6 Zur Beurteilung der therapeutischen Breite ist der Kurvenverlauf zu berücksichtigen. *Links:* Die Dosis-Wirkungs-Kurven für die erwünschte therapeutische Wirkung und die unerwünschte toxische Wirkung verlaufen annähernd parallel. Aus dem Verhältnis von ED_{50} und TD_{50} (den Dosen, die bei 50% der Patienten die erwünschte bzw. unerwünschte Wirkung erzielen) errechnet sich eine therapeutische Breite von ~30. Klinisch geht es aber nicht darum, 50% der Patienten ausreichend zu therapieren, sondern die überwiegende Mehrzahl. Daher ist es interessant, das Verhältnis von ED_{95} (Dosis, bei der 95% die erwünschte Wirkung zeigen, durch den unterbrochenen grünen Pfeil markiert) zu TD_5 (Dosis, bei der 5% eine unerwünschte Wirkung zeigen; unterbrochener roter Pfeil) zu betrachten: Auch nach diesen Kriterien ist Pharmakon A ein sehr sicheres Arzneimittel (*links*). Im Gegensatz dazu verlaufen die Dosis-Wirkungs-Kurven von Pharmakon B nicht parallel (*rechts*). Das Verhältnis von TD_{50} zu ED_{50} ist ebenfalls ~30. Das vermittelt ein falsches Gefühl der Sicherheit: Denn bei einer Dosis, die der ED_{95} entspricht (unterbrochener grüner Pfeil) haben bereits 25% der Patienten unerwünschte Wirkungen! Wie das Verhältnis TD_5/ED_{95} zeigt, ist Pharmakon B wesentlich gefährlicher als Pharmakon A

3.1.4 Typen von Antagonismus

Agonisten lösen Wirkungen aus. Antagonisten heben diese durch Agonisten vermittelten Effekte wieder auf (☐ Abb. 3.7). Die Analyse von Dosis-Wirkungs-Kurven eines Agonisten in Gegenwart von Antagonisten erlaubt eine Klassifikation des Antagonismus. Darüber hinaus lassen sich Hypothesen über den zugrunde liegenden Mechanismus formulieren. Diese Hypothesen können durch zusätzliche Untersuchungen überprüft werden. Mit diesem Ansatz sind erstaunliche Einblicke in die physiologischen Regulationsmechanismen gewonnen worden.

Kompetitiver Antagonismus

Konzeptionell der einfachste Fall ist, dass ein Agonist und der Antagonist um dieselbe Bindungsstelle am Rezeptor konkurrieren. Das Ausmaß der Hemmung hängt vom Verhältnis der Agonisten- und Antagonistenkonzentration ab. Wird die Konzentration des Agonisten ausreichend erhöht, kann er den Antagonisten immer aus der Bindungstasche verdrängen und das Wirkungsmaximum erreichen. Daher werden in Gegenwart des kompetitiven Antagonisten die Konzentrations- oder Dosis-Wirkungs-Kurven parallel nach rechts verschoben. Die Maximalwirkung E_{max} bleibt gleich; die Werte für EC_{50} oder ED_{50} wandern nach rechts (☐ Abb. 3.8).

Das Ausmaß dieser Rechtsverschiebung ist durch das Verhältnis der Antagonisten-Konzentration zu seiner Dissoziationskonstante gegeben:

$$\frac{[Ag']}{[Ag]} = 1 + \frac{[Ant]}{K_{D,Ant}}$$

Dabei ist $K_{D,Ant}$ die Dissoziationskonstante des Antagonisten (Ant) und $[Ag']/[Ag]$ ist der Faktor, um den die Konzentration des Agonisten erhöht werden muss, damit in Gegenwart der Antagonisten-Konzentration $[Ant]$ die gleiche Wirkung hervorgerufen wird wie in Abwesenheit des Antagonisten.

Ist der Antagonist in einer Konzentration vorhanden, die seiner Dissoziationskonstante $K_{D,Ant}$ entspricht, verschiebt sich die Dosis-Wirkungs-Kurve um den Faktor 2 nach rechts. Das bedeutet für die Pharmakotherapie: Das Ausmaß der

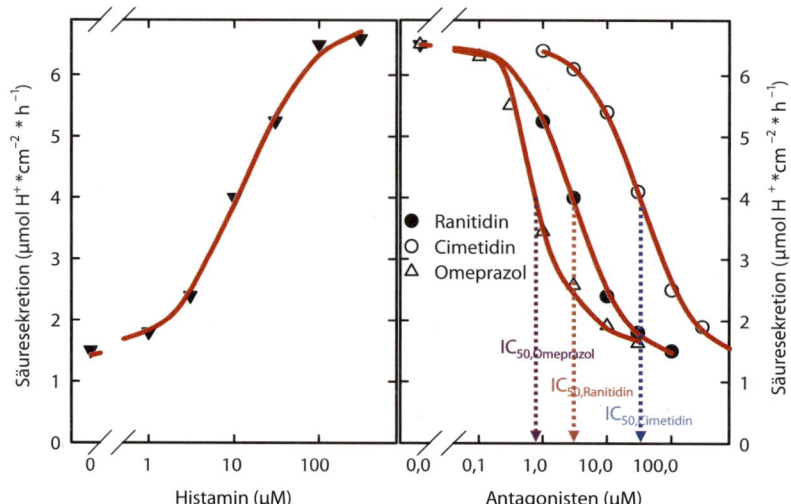

■ **Abb. 3.7 Antagonismus der histamininduzierten Säureakkumulation.** *Links:* Histamininduzierter Anstieg der Säuresekretion eines isolierten, perfundierten Meerschweinchenmagen. *Rechts:* Der Perfusionslösung wurde 300 µM Histamin und steigende Konzentrationen von Omeprazol, Ranitidin und Cimetidin zugesetzt und die Säuresekretion gemessen. Aus diesem Versuchsansatz lässt sich zweierlei schließen: 1. Omeprazol, Cimetidin und Ranitidin antagonisieren den Effekt von Histamin. 2. Omeprazol ist potenter als Ranitidin, das seinerseits potenter als Cimetidin ist. Über den Mechanismus der Hemmung (kompetitiv, nichtkompetitiv) und die Affinität des Antagonisten zu einem Rezeptor lässt sich keine Aussage treffen. Die Abbildung entstand durch Verwendung von Daten aus P. Holton & J. Spencer (1976) J. Physiol. 255: 465–479

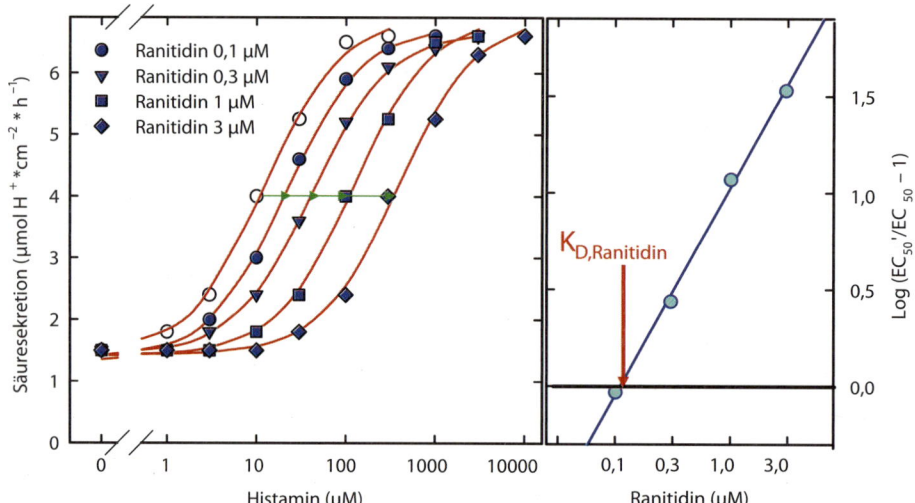

■ **Abb. 3.8 Kompetitiver Antagonismus der Histamin-induzierten Säureakkumulation durch Ranitidin.** *Links:* Histamininduzierter Anstieg der Säuresekretion eines isolierten perfundierten Meerschweinchenmagens in Abwesenheit (offene Symbole) und in Gegenwart steigender Konzentrationen des Antagonisten Ranitidin. Mit steigender Ranitidin-Konzentration wird die Dosis-Wirkungskurve parallel nach rechts verschoben (grüne Pfeile). Das Ausmaß der Rechtsverschiebung lässt sich bestimmen, in dem man z. B. das Verhältnis von EC_{50}' (= EC_{50} in Gegenwart des Antagonisten Ranitidin) zu EC_{50} bestimmt. *Rechts* ist dieses Verhältnis auf der y-Achse gegen den Logarithmus der Antagonistenkonzentration eingezeichnet. In diesem »Schild-Plot« (nach Heinz O. Schild) kommen die Punkte auf einer Gerade zu liegen, die die x-Achse bei jener Antagonisten-Konzentration schneidet, die die Dosis-Wirkungs-Kurve um den Faktor 2 nach rechts verschiebt: Das ist die Dissoziationskonstante K_D des Antagonisten

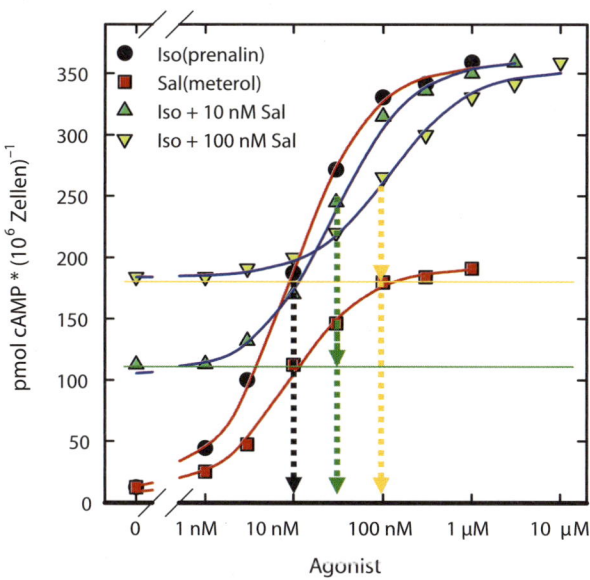

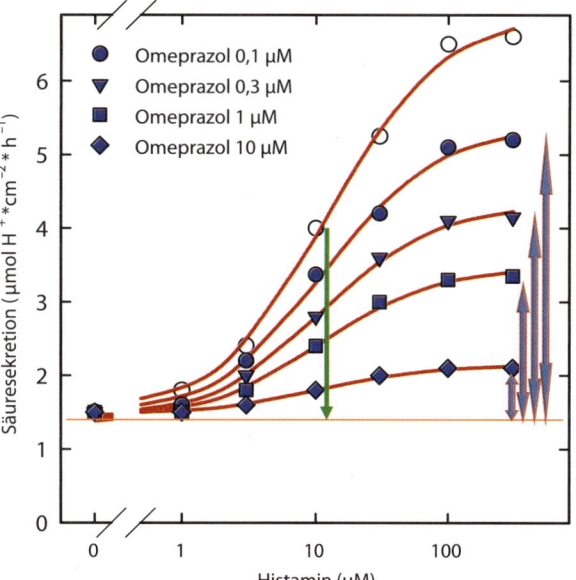

◘ **Abb. 3.9** In Gegenwart eines vollen Agonisten wirkt ein partieller Agonist als Antagonist. Wie in ◘ Abb. 3.4 wurden Zellen, die β_2-adrenerge Rezeptoren exprimieren, mit Isoprenalin (schwarze Kreise) und Salmeterol (rote Quadrate) stimuliert und die gebildete Menge von zyklischem 3′,5′-Adenosinmonophosphat (cAMP) gemessen. Außerdem wurden Zellen mit 10 nM (grüne Dreiecke) oder 100 nM Salmeterol (gelbe Dreiecke) und mit steigenden Konzentrationen von Isoprenalin inkubiert. Der partielle Agonist Salmeterol verschiebt den EC_{50}-Wert von Isoprenalin (unterbrochener, schwarzer Pfeil zur x-Achse) um den Faktor ~2 (bei 10 nM Salmeterol, grüner Pfeil) und ~11 (bei 100 nM Salmeterol, gelber Pfeil). Für die Schätzung der jeweiligen EC_{50}-Werte von Isoprenalin muss der Eigeneffekt von Salmeterol abgezogen werden (horizontale gelbe und grüne Linien)

◘ **Abb. 3.10** Nichtkompetitiver Antagonismus der histamininduzierten Säureakkumulation durch den Protomnenpumpenhemmer Omeprazol. Wie in ◘ Abb. 3.7 und ◘ Abb. 3.8 ist der histamininduzierte Anstieg der Säuresekretion durch einen isolierten, perfundierten Meerschweinchenmagen gezeigt. Die Sekretion wurde in Abwesenheit (offene Symbole) und in Gegenwart steigender Konzentrationen des Antagonisten Omeprazol gemessen. Mit zunehmender Konzentration wird die maximale Wirkung von Histamin (E_{max} der Konzentrations-Wirkungs-Kurven) geringer (blaue Doppelpfeile). Die EC_{50}-Werte (~12 μM) bleiben konstant (grüner Pfeil). Die basale Sekretion ist durch eine horizontale Linie markiert

Hemmung schwankt mit dem Verhältnis der Konzentrationen von Antagonisten zu (endogenen) Agonisten.

❯ **Die meisten Rezeptorenblocker sind kompetitive Antagonisten.**

Ein Sonderfall sind **partielle Agonisten:** Diese wirken in Gegenwart einer hohen Konzentration des vollen (endogenen) Agonisten als Antagonisten (◘ Abb. 3.9). Dieser Umstand kann nützlich sein, wenn eine gewisse Wirkung erwünscht ist, der Effekt eines vollen Agonisten aber verhindert werden soll. Typisches Beispiel ist die **Substitutionstherapie im Rahmen der Suchterkrankung:**

— Opiatabhängige können mit dem partiellen Agonisten Buprenorphin behandelt werden. Buprenorphin verhindert aufgrund seiner Eigenwirkung die Entzugssymptome. Wird Morphin oder Heroin zugeführt, wird der zusätzliche belohnende Effekt antagonisiert, weil Buprenorphin den Rezeptor bereits besetzt hat. (Buprenorphin hat eine sehr hohe Affinität, sodass es nur sehr langsam dissoziiert und kaum verdrängt werden kann.)

— Ähnlich ist die Situation mit Vareniclin, einem partiellen Agonisten an nikotinischen Acetylcholinrezeptoren mit

α4- und β2-Untereinheiten. Vareniclin besetzt im Gehirn diese Rezeptoren und wirkt dem Entzug entgegen, der zum Craving (dem unbedingten Wunsch, Nikotin einzunehmen) führt. Wenn man dennoch raucht, ist der belohnende Effekt des mit der Zigarette zugeführten Nikotins gering, weil Vareniclin die α4-/β2-Rezeptoren besetzt.

Nichtkompetitiver Antagonismus

Beim nichtkompetitiven Antagonismus kann der Agonist in Gegenwart des Antagonisten nicht mehr das Wirkungsmaximum E_{max} auslösen, d. h., E_{max} nimmt ab, aber der EC_{50}-Wert bleibt gleich (◘ Abb. 3.10).

Ein nichtkompetitiver Antagonismus kann mechanistisch auf 2 Wegen erreicht werden:

— Ein Rezeptor-Antagonist bindet irreversibel an den Rezeptor. Damit nimmt das Wirkungsmaximum ab. Die Rezeptoren, die noch intakt sind, können nach wie vor den Agonisten binden, daher bleibt der EC_{50}-Wert gleich.

— Der Antagonist hemmt ein Protein, das dem Rezeptor in der Signalkaskade nachgeschaltet ist (und entweder das Signal überträgt oder der Effektor ist). Ein Beispiel ist die Signalübertragung des H_2-Histamin-Rezeptors in der

Belegzelle der Magenschleimhaut: H_2-Rezeptoren stimulieren durch das G-Protein Gs die Adenylylzyklase. Dadurch steigt cAMP intrazellulär an, die Proteinkinase A in der Zelle wird aktiviert, die Protonenpumpe in die kanalikuläre Membran inseriert und H^+ ins Magenlumen gepumpt (▶ Kap. 45). Wird ein Protonenpumpenhemmer wie Omeprazol zugesetzt, kommt es zur nichtkompetitiven Hemmung (◘ Abb. 3.10). Wird die Protonenpumpe gehemmt, kann eine Erhöhung der Histaminkonzentration die Blockade nicht beseitigen.

Gemischt-kompetitiver Antagonismus

Ein reiner nichtkompetitiver Antagonismus ist selten. Oft wird ein gemischt-kompetitiver Antagonismus beobachtet. Das Wirkungsmaximum E_{max} nimmt in Gegenwart des Antagonisten ab und der EC_{50}-Wert wird größer.

Mechanistisch lässt sich ein gemischt-kompetitiver Antagonismus wie folgt deuten:

- Bindet ein reversibler Antagonist sehr hochaffin (mit sehr kleinem K_D-Wert), wird seine Dissoziationsrate k_{off} sehr langsam ($K_D = k_{off}/k_{on}$). In dieser Situation wird der fest gebundene Antagonist auch bei Erhöhung der Agonistenkonzentration nicht verdrängt. Sehr hochaffin bindende Antagonisten zeigen daher oft einen gemischt-kompetitiven Antagonismus, obwohl sie an dieselbe Stelle binden wie der Agonist.
  - Bei niedrigen Konzentrationen ist ihre Hemmung noch kompetitiv, weil sie bei diesen nicht so schnell binden wie der im Überschuss vorhandene Agonist.
  - Bei hohen Konzentrationen ist die Hinreaktion (Assoziationsrate) des Antagonisten nicht mehr limitierend, sondern die Rückreaktion (k_{off}).
- Für die Auslösung einer biologischen Antwort ist es oft ausreichend, wenn nur ein kleiner Teil der verfügbaren Moleküle aktiviert wird (z. B. Rezeptorreserve). Wenn eine solche Reserve besteht, kann ein gemischt-kompetitiver Antagonismus beobachtet werden. Das lässt sich anhand eines Beispiels erläutern, das davon ausgeht, dass in der Belegzelle des Magens für die Säuresekretion sowohl eine Rezeptorreserve als auch eine Protonenpumpenreserve besteht. Nicht alle H_2-Rezeptoren müssen aktiviert und nicht alle Protonenpumpen inseriert werden, um die maximale Säuresekretion zu induzieren:
  - In diesem Fall sollten niedrige Konzentrationen von Omeprazol zunächst die Konzentrations-Wirkungs-Kurve von Histamin nach rechts verschieben. Denn Histamin kann durch Mobilisierung der Reserve die durch Omeprazol ausgeschalteten Pumpen wettmachen. Es muss dafür aber mehr Rezeptoren besetzen, d. h., es muss in höherer Konzentration eingesetzt werden – die EC_{50} von Histamin nimmt zu (»wandert nach rechts«).
  - Wird die Omeprazol-Konzentration weiter gesteigert, dann werden so viele Pumpen gehemmt, dass die Reserve aufgebraucht ist; E_{max} nimmt ab, eine gemischt-kompetitive Hemmung resultiert.

Chemischer und funktioneller Antagonismus

Wenn ein Pharmakon mit einem anderen Wirkstoff einen Komplex bildet, wird es inaktiviert, d. h., es steht nicht mehr für die Bindung an seinem Angriffspunkt zur Verfügung. Schwermetalle können z. B. durch Chelatbildner inaktiviert werden (z. B. Blei durch DMPS, ▶ Kap. 69) oder Digitalisglykoside durch Antikörper (bei Intoxikationen) gebunden werden (▶ Kap. 36). Die Wirkung von Heparin kann durch Protamin, das mit Heparin einen Komplex bildet, aufgehoben werden (▶ Kap. 41). **Chemischer Antagonismus** reduziert die freie Konzentration und führt deshalb zu Dosis-Wirkungs-Kurven, die denen des kompetitiven Antagonismus entsprechen.

Die Stimulation von β_1-adrenergen Rezeptoren im Herzen führt zu einer Steigerung der Herzfrequenz (positiv chronotrope Wirkung). Die Stimulation von M_2-muskarinischen Acetylcholinrezeptoren im Herzen führt dagegen zum Abfall der Herzfrequenz. Agonisten an den jeweiligen Rezeptoren sind wechselseitig antagonistisch. Diese Form des Antagonismus wird auch als **funktioneller Antagonismus** bezeichnet.

Wird ein funktioneller Antagonismus in Dosis-Wirkungs-Kurven analysiert, manifestiert er sich meist als nichtkompetitiver oder gemischt-kompetitiver Antagonismus. Er erfasst meist nicht nur einen, sondern viele Stimuli – alle positiv chronotropen Stimuli werden durch Stimulierung von M_2-muskarinischen Rezeptoren unterdrückt.

3.1.5 Rezeptorreserve

Zur Erzielung einer Maximalwirkung ist es in vielen Fällen nicht notwendig, alle Rezeptoren zu besetzen. Es ist mittler-

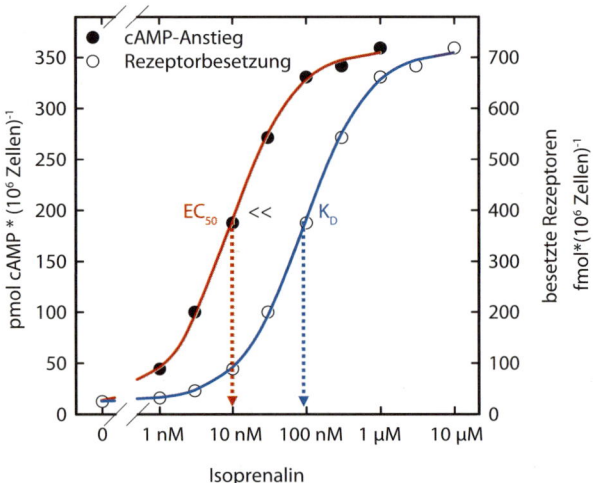

◘ **Abb. 3.11 Rezeptorreserve.** Zellen, die β-adrenerge Rezeptoren exprimieren, wurden mit Isoprenalin stimuliert und anschließend wurde die gebildete cAMP-Menge gemessen. In einem parallelen Ansatz wurde die Rezeptorbesetzung gemessen. Die EC_{50} von Isoprenalin (unterbrochener roter Pfeil) ist viel kleiner als sein K_D-Wert (unterbrochener blauer Pfeil). Nur 10% der Rezeptoren müssen besetzt werden, um 50% der cAMP-Antwort auszulösen

weile möglich, die Rezeptorbesetzung nicht nur in vitro zu messen, sondern auch in vivo (durch PET) sichtbar zu machen. Mit diesen Untersuchungen lässt sich zeigen, dass für viele Agonisten gilt: Der EC_{50}-Wert ist viel niedriger als der K_D-Wert (Abb. 3.11). Die Ursache: intrazellulär wird eine Signalkaskade von hintereinandergeschalteten Proteinen und zweiten Botenstoffen (Second Messengern) aktiviert, die zu einer gewaltigen Signalverstärkung führt.

Die Rezeptorreserve ist physiologisch als **homöostatischer Mechanismus** bedeutsam:

> **Die Empfindlichkeit für endogene Agonisten lässt sich durch Änderung der Rezeptorenzahl variieren.**

Pharmakologisch/-therapeutische Konsequenzen:

- Die intrinsische Aktivität von partiellen Agonisten kann bei unterschiedlicher Rezeptorendichte variieren: Bei hoher Rezeptordichte ist ein partieller Agonist stärker wirksam.
- Die Rezeptorenzahl kann nach chronischer Behandlung mit Rezeptorantagonisten (Rezeptorblockern) zunehmen (»up-regulation«): Wird das Pharmakon plötzlich abgesetzt, kommt es zu einer deutlichen Zunahme der Empfindlichkeit für endogene Agonisten. Beispiele:
  - Rebound-Hyperazidität nach Absetzen von H_2-Histaminrezeptor-Antagonisten,
  - β-Blocker-Entzugssyndrom nach plötzlichem Absetzen einer Dauertherapie mit β-adrenergen Antagonisten.

3.2 Angriffspunkte von Arzneimitteln

Lernziele

Angriffspunkte
- Bindung an Proteine: Rezeptoren, Ionenkanäle, Transporter, Pumpen und Enzyme
- Bindung an Nukleinsäuren: Modifikation von DNA/RNA
- Physikalisch-chemische Effekte: strukturunspezifische Wirkungen (osmotische Effekte, pH-Neutralisation)
- Abwehr von Erregern

Wichtige Rezeptoren für die Pharmakotherapie
- Intrazelluläre (nukleäre) Rezeptoren
- Membranständige Rezeptoren

Pharmaka können unterschiedlich klassifiziert werden, oft erfolgt die Einteilung nach chemischen Eigenschaften oder der chemischen Grundstruktur, z. B. Phenothiazine, Benzodiazepine oder Betalactame. Im Allgemeinen werden Pharmaka deskriptiv nach ihrer Wirkung klassifiziert (ATC-Code, ► Abschn. 1.5):

- Analgetika: unterdrücken die Schmerzwahrnehmung
- Antipyretika: senken die (erhöhte) Körpertemperatur
- Antiphlogistika: unterdrücken die Entzündung
- Antiemetika: unterdrücken das Erbrechen
- Ulkusmittel: zur Abheilung eines Magengeschwürs
- Antibiotika: hemmen das Bakterienwachstum

- Zytostatika: hemmen das Zellwachstum
- Antihypertensiva: senken den Blutdruck

Nachteil dieser Betrachtung: Eine solche Klassifikation erklärt nicht, wie die Wirkung zustande kommt. Die meisten Wirkungen (und viele unerwünschten Wirkungen) lassen sich jedoch aus der Kenntnis des Wirkmechanismus (molekular und zellulär bzw. auf dem Niveau des Gesamtorganismus) logisch ableiten.

3.2.1 Bindung an Proteine

Die **molekularen Angriffspunkte** von Pharmaka sind in der überwiegenden Zahl **Proteine**. Das humane Genom codiert (unter Berücksichtigung von Spleißvarianten) wahrscheinlich etwa 50.000 Proteine. Von diesen werden derzeit weniger als 1% als Angriffspunkte für Arzneimittel genutzt:

- **Rezeptoren** (ca. 100), z. B.:
  - ca. 70 G-Protein-gekoppelte Rezeptoren
  - ca. 20 Rezeptoren mit einer Transmembrandomäne (Rezeptor-Tyrosinkinasen, Rezeptoren mit assoziierter Tyrosinkinase, Rezeptor-Serin-/Threoninkinasen), Adhäsionsmoleküle (Integrine) und co-stimulatorische Moleküle der Immunantwort
  - ca. 15 nukleäre Rezeptoren
- **spannungsabhängige Ionenkanäle** (etwa 15 werden genutzt), z. B. Natrium-, Calcium- und Kaliumkanäle
- **Transporter und Pumpen,** z. B.:
  - Neurotransmittertransporter für Serotonin, Noradrenalin, Dopamin, γ-Aminobuttersäure (GABA)
  - renaler Na^+/K^+-Co-Transporter und $Na^+/K^+/2 Cl^-$-Co-Transporter
  - Cholesterintransporter
  - Harnsäuretransporter
  - Na^+/K^+- und H^+/K^+-Pumpe
- **Enzyme** (ca. 50), z. B.:
  - Angiotensin-Converting-Enzyme, Cyclooxygenasen, Dihydrofolatreduktase, IMP-Deyhdrogenase, Phosphodiesterasen, Renin, Thymidylatsynthase, Topoisomerasen, Tubulin, Xanthinoxidase, Proteinkinasen
- **sezernierte Botenstoffe wie Zytokine und Gewebehormone** (8):
  - Interleukine IL-1, IL-2, IL-6, IL-12, IL-17, IL-23
  - TNF (Tumornekrosefaktor)
  - VEGF (vascular endothelial growth factor)

Rezeptoren können aktiviert (Agonisten) oder gehemmt (Antagonisten) werden. Bei allen anderen pharmakologischen Angriffspunkten (Ionenkanälen, Transportern, Pumpen, Enzymen) ist **Hemmung** der **Regelfall**. Ausnahmen:

- Amphetamin und seine Derivate, die die Transporter für Dopamin, Noradrenalin und Serotonin stimulieren (► Kap. 32), sowie
- Nitroglycerin und andere NO-Donoren, die die lösliche Guanylylzyklase aktivieren können (► Kap. 40).

3

Für die Bindung an Proteine bedarf es einer **hohen Strukturspezifität**. Das Pharmakon muss in eine **Bindungstasche** passen. Geringe Modifikationen können die Affinität dramatisch beeinflussen. So bindet etwa Imipramin mit einer Affinität von ca. 3 nM an den Serotonintransporter; die Einführung einer einzigen Methylgruppe bei Trimipramin reduziert die Affinität zum Serotonintransporter ~1000-fach.

Pharmaka haben oft ein asymmetrisches C-Atom (oder mehrere). Daher existieren chirale Isomere (**Enantiomere**). Diese verhalten sich zueinander wie die rechte und die linke Hand (chiral von gr. »χειρ« für Hand). Oft wird beobachtet, dass nur eines der beiden Enantiomere (entweder die rechts- oder die linksdrehende Form) hochaffin bindet. Enantioselektivität ist leicht nachvollziehbar, wenn man sich vorstellt, dass ein Pharmakon in die Bindungstasche passen kann wie eine Hand in einen Handschuh: Die linke Hand passt schlecht in den rechten Handschuh.

Die Analyse der Struktur-Wirkungs-Beziehung (d. h. der Beziehung zwischen chemischer Struktur und Bindung an den pharmakologischen Angriffspunkt) ermöglicht es, Modellvorstellungen über die Natur der Bindungstasche zu generieren.

3.2.2 Bindung an Nukleinsäuren

Einige Pharmaka, die zytotoxischen Substanzen (**Zytostatika**), interagieren direkt mit der DNA.

Antisense-Nukleotide binden und inaktivieren RNA.

3.2.3 Physikalisch-chemische Effekte

Manche Pharmaka binden weder an Proteine noch an Nukleinsäuren. Sie wirken durch ihre physikalisch-chemischen Eigenschaften, z. B.:

- Aktivkohle adsorbiert aufgrund seiner großen Oberfläche (fast alle) organischen Moleküle.
- Antazida neutralisieren H^+.
- Chelatbildner bilden mit Metallen Komplexe.
- Cholestyramin und andere Anionenaustauscher binden Gallensäuren (und andere Pharmaka).
- Osmotische Laxanzien (Natriumsulfat und Lactulose) und Diuretika (Mannit) binden Wasser.

Eine osmotisch induzierte Verflüssigung des Stuhls oder die Pufferung der Säure im Magen bedarf keiner besonderen Strukturspezifität, d. h. chirale Effekte sind nicht zu erwarten.

3.2.4 Abwehr von Erregern

Pharmaka, die gegen Viren, Bakterien, Pilze, Protozoen und Würmer gerichtet sind, binden an Angriffspunkten des Erregers. Im Idealfall sollen diese Pharmaka keinen Angriffspunkt im humanen Organismus haben. Die meisten dieser Pharmaka sind Hemmer von bakteriellen, viralen oder parasitären Enzymen. In einigen Fällen binden sie an bakterielle, virale oder parasitäre Ionenkanäle oder Transporter.

3.2.5 Pharmakotherapeutisch relevante Rezeptoren

Intrazelluläre Rezeptoren

Intrazelluläre (nukleäre) Rezeptoren sind in der Regel **Transkriptionsfaktoren**, d. h., der Endpunkt ihres Signals ist die Änderung der Gentranskription. Es wird mehr oder weniger mRNA eines oder mehrerer Zielgene gebildet. Nukleäre Rezeptoren haben folgende Wirkung:

- Sie wirken als **Transkriptionsverstärker**, indem sie an eine Promotorsequenz binden (ein »responsives Element« in der DNA) und die Assemblierung der mRNA-Polymerase (Polymerase II) ermöglichen.
- Sie können aber auch die **Transkription** nach Bindung eines Agonisten **hemmen** (»promotor squelching«, Einstampfen des Promotors).
- Einige können Effekte auslösen, ohne mit der DNA direkt in Kontakt zu kommen, d. h. sie binden an andere Transkriptionsfaktoren und unterdrücken oder steigern deren Wirkung (z. B. Glucocorticoide, ▶ Kap. 49).

Intrazelluläre Rezeptoren können als Homo- oder Heterodimere an die DNA binden:

- Typische **homodimere Rezeptoren** sind die Rezeptoren für Steroidhormone (Gluco- , Mineralocorticoide, Androgene, Östrogene, Gestagene).
- Typische **heterodimere Rezeptoren** sind die Rezeptoren für Vitamin D3, Schilddrüsenhormone (T3 und T4), Rezeptoren für Xenobiotika (PXR, CAR, AH-Rezeptor), PPAR-α und PPAR-γ (Peroxisomen-Proliferator-Aktivator-Rezeptor-α und -γ, ▶ Kap. 51 und ▶ Kap. 54).

Intrazelluläre Rezeptoren binden (fast immer) **lipophile Liganden**: Es gibt 3 Arten der Signalübertragung:

- Der Rezeptor liegt als **Homodimer im Zytosol** vor. Nach Bindung des Liganden gelangt er in den Kern. Denn die Bindung des Liganden legt die nukleäre Lokalisationssequenz frei und ermöglicht so den Import des Rezeptors über die Kernpore. Dieser Mechanismus ist typisch für den Glucocorticoidrezeptor (▶ Kap. 49).
- Der Rezeptor liegt **permanent nukleär** vor. Die Regulation (Aktivierung oder Hemmung) der Transkription erfolgt nach Ligandenbindung. Typisches Beispiel sind Schilddrüsenhormonrezeptoren (▶ Kap. 51).
- Bei manchen heterodimeren Rezeptoren kann ein Partner im Zellkern sitzen und der andere zytosolische Partner nach Bindung eines Agonisten in den Zellkern gelangen. Dies trifft u. a. für PPAR-α und -γ zu sowie für Xenobiotika-Rezeptoren.

Membranständige Rezeptoren mit 1 Transmembransegment

Dazu gehören **Rezeptor-Tyrosinkinasen, Rezeptoren mit assoziierten Tyrosinkinasen, Rezeptor-Serin-/Threoninkinasen** und **Rezeptor-Guanylylzyklasen**. Diese Rezeptoren sitzen an der Zelloberfläche. Ihr extrazellulärer Teil bildet eine Ligandenbindungsdomäne, an der die physiologischen Agonisten binden. In der Regel bilden diese Rezeptoren Dimere. Intrazellulär kann der Rezeptor eine Domäne mit Tyrosinkinaseaktivität (z. B. EGF-Rezeptor) oder Serin-/Threonin-Kinaseaktivität tragen (z. B. TGFβ-Rezeptoren) oder mit einer löslichen (Non-Rezeptor-)Tyrosinkinase assoziiert sein, z. B. mit einer Januskinase.

Membranständige Rezeptoren mit 2–4 Transmembransegmenten

Die synaptische Signalübertragung im Gehirn erfordert eine gewisse Geschwindigkeit. Für die rasche Neurotransmission eignen sich Ionenkanäle, die von Neurotransmittern geöffnet werden, d. h. **ligandengesteuerte Ionenkanäle (ionotrope Rezeptoren)**. Diese existieren mit 3 Bauplänen (Abb. 9.3):

– **P2X-Rezeptoren:** Diese 7 Rezeptoren $P2X_{1-7}$ werden durch den Co-Transmitter ATP aktiviert. Sie bilden Homo- und Heterodimere. Jedes Monomer hat 2 Transmembrandomänen mit intrazellulärem N- und C-Terminus. ATP bindet an die extrazelluläre Domäne zwischen den beiden Transmembrandomänen.

– **Glutamatrezeptoren:** Diese werden nach prototypischen Agonisten eingeteilt in AMPA-Rezeptoren (AMPA bezieht sich auf den selektiven Agonisten α-amino-3-hydroxy-5-methyl-4-isoxazolepropionic acid), Kainat- und NMDA-Rezeptoren (N-Methyl-D-Aspartat):

  – **AMPA-Rezeptoren** existieren in den Varianten GluR1 bis GluR4 (die unterschiedlich gespleißt werden und deren RNA noch verändert werden kann). Sie sind (Hetero-)Tetramere (Dimere von Dimeren); daher existieren viele Rezeptorvarianten. Jede monomere Einheit hat 3 transmembran verlaufende Helices. Das Segment zwischen der 1. und 2. Transmembranhelix ist in der Membran zurückgefaltet (p-Schleife, »p loop«). Im Tetramer liegen 4 solche Segmente vor, welche in der Membran die Ionenpore bilden. Die Glutamatbindungstasche wird durch den extrazellulär liegenden N-Terminus und das extrazelluläre Segment zwischen 2. und 3. Transmembranhelix gebildet.

  – Analog gebaut sind die **Kainatrezeptoren** (GluR5 bis GluR7, KA1 und KA2) und **NMDA-Rezeptoren** (8 NR1- und 4 NR2-Spleißvarianten [$NR2_{A-D}$]). NMDA-Rezeptoren sind ebenfalls spannungsabhängig: Eine Membrandepolarisation ist notwendig, um die Mg^{2+}-Blockade der Pore zu beseitigen. NMDA-Rezeptoren haben eine Glycinbindungsstelle: Glycin (oder D-Serin wirken als Co-Liganden).

– **Pentamere Rezeptoren** mit 4 Transmembransegmenten pro Monomer:
  – **nikotinische Acetylcholin-Rezeptoren** (nAChR: α1–7; α9,10; β1–4; γ, δ, ε),
  – **GABA$_A$-Rezeptoren** (19 Untereinheiten: α1–6; β1–3, γ1–3; δ, ε, π, θ; ρ1–3),
  – **Serotonin-(5-HT$_3$-)Rezeptoren** (5 Untereinheiten A–E),
  – **Glycinrezeptoren** (α1–4; β).

In der Regel bestehen pentamere Rezeptoren aus 2 α- und 3 anderen Untereinheiten. Es gibt auch homomere Rezeptoren, die nur aus α-Untereinheiten bestehen. Jede Untereinheit besteht aus 4 Transmembransegmenten; das 2. Segment jeder Untereinheit trägt im Pentamer zur Ionenpore bei. Der extrazellulär liegende N-Terminus trägt zur Bindungsstelle für den Agonisten bei – jeweils eine Bindungsstelle sitzt in der Kontaktfläche benachbarter Untereinheiten. Im N-Terminus ist eine charakteristische Disulfidbrücke zwischen zwei Cysteinresten vorhanden. Daher werden diese Rezeptoren auch als Cys-Loop-Rezeptoren bezeichnet.

Weil ionotrope Rezeptoren aus verschiedenen Untereinheiten aufgebaut sind, ist die Zahl der theoretisch möglichen Rezeptorkombinationen sehr groß. Nicht jede Kombination existiert aber tatsächlich. Die exakte Zahl der natürlich vorkommenden **Rezeptorvarianten** ist unbekannt. Es ist nur in einigen Fällen klar, welche Kombination von Untereinheiten den Angriffspunkt eines Pharmakons oder einer Pharmakonklasse darstellt.

Ionotrope Rezeptoren zeichnen sich dadurch aus, dass sie **viele verschiedene Angriffspunkte** für Pharmaka bieten: direkte Kompetition an der Agonistenbindungsstelle, Blockade der Ionenpore und Bindung an modulierende Kontaktstellen zwischen den Untereinheiten.

Ionotrope Rezeptoren sind **Angriffspunkte evolutionär perfektionierter Gifte:**

– *Nicotiana tabacum* (Tabakpflanze) erzeugt Nikotin, um Fraßfeinde (Insekten) durch dauernde Öffnung ihrer nikotinischen Acetylcholinrezeptoren zu vergiften.

– *Strychnos nux-vomica* (Brechnussbaum) und *Strychnos ignatii* (Ignatiusbohnenbaum) synthetisieren aus dem gleichen Grund Strychnin: Dieses blockiert Glycinrezeptoren im Rückenmark und löst Streckkrämpfe aus (▶ Kap. 12 und ▶ Kap. 71).

Membranständige Rezeptoren mit 7 Transmembransegmenten

Dazu zählen die **G-Protein-gekoppelte Rezeptoren**. Das humane Genom codiert mehr als 800 derartige Rezeptoren. Sie alle haben den gleichen Bauplan: Im zentralen Bereich enthalten sie einen hydrophoben Kern aus 7 Transmembran-α-Helices. G-Protein-gekoppelte Rezeptoren sind sehr versatil, sie können **verschiedenste Liganden binden:**

– **Ionen** (CaSR = Ca^{2+}-Sensor-Rezeptor)
– kleine **Amine** und deren Derivate (Adrenalin/Noradrenalin, Dopamin, Histamin, Serotonin, Acetylcholin)
– **Aminosäuren** (Glutamat, γ-Aminobuttersäure [GABA]),

- **Säuren des Intermediärmetabolismus** (Hydroxybutyrat, Succinat, Gallensäuren)
- **Nukleoside** und **Nukleotide** (Adenosin, ADP, ATP, UDP, UTP),
- **Lipidmetaboliten** (Prostaglandine, Leukotriene, Sphingosin, Lysophosphatidsäure)
- **Peptide** (Cholecystokinin/Gastrin, Glukagon, GLIP [Glucagon-like Insulinotropic Peptide], Secretin; Corticoliberin, Gonadoliberin, Thyreoliberin, Enkephaline/Endorphine/Dynorphine, Melanocortin, Corticotropin, Angiotensin, Endothelin)
- **Proteine** (FSH, LH, TSH).

Die Rezeptortypen unterscheiden sich vor allem bezüglich ihres N-Terminus und der Lage der Bindungsstelle des physiologischen Agonisten:

- Bei der größten Gruppe von Rezeptoren (die dem retinalen Lichtrezeptor Rhodopsin ähnelt) ist der N-Terminus klein, die Agonisten-Bindungsstelle liegt im hydrophoben Kern.
- Bei Peptidrezeptoren, die der Familie der Sekretin-Rezeptor-ähnlichen zugerechnet werden, befindet sich die Bindungsstelle im Bereich der extrazellulären Schleifen.
- Bei den Rezeptoren für Thrombin und andere Proteasen wird der N-Terminus durch Thrombin gespalten; der neu entstandene N-Terminus ist der Agonist, er taucht in die Bindungstasche ein und aktiviert den Rezeptor.
- Die Proteohormone FSH, LH und TSH haben einen sehr großen N-Terminus, der als zusätzliche Bindungsstelle fungiert.
- Bei den Rezeptoren für Ca^{2+}, Glutamat und GABA enthält der N-Terminus die primäre Bindungsstelle. Nach Besetzung durch Liganden aktiviert diese Domäne den hydrophoben Kern. Die G-Protein-gekoppelten Rezeptoren für Glutamat und GABA müssen von den ionotropen Rezeptoren unterschieden werden.

Darüber hinaus gibt es ein Klasse G-Protein-gekoppelter Rezeptoren, bei denen der sehr lange N-Terminus Domänen enthält, wie sie bei Adhäsionsmolekülen vorkommen. Diese Rezeptoren werden von Stammzellen (z. B. des sich ständig regenerierenden gastrointestinalen Epithels) exprimiert.

Nicht alle G Protein-gekoppelten Rezeptoren reagieren auf endogene Agonisten: **Rezeptoren für Geruchs- und Geschmacksstoffe** erkennen **exogene** Substanzen. Es gibt erstaunlich viele Rezeptoren (> 30) für die Geschmacksrichtung bitter. Aus evolutionärer Sicht sind sie sinnvoll, weil sie uns auf der Zunge vor potenziell giftigen Naturstoffen warnen bzw. im oberen Gastrointestinaltrakt Erbrechen induzieren. Daher ist es nicht verwunderlich, dass viele Arzneistoffe bitter schmecken bzw. Übelkeit und Erbrechen auslösen.

Weil G-Protein-gekoppelte Rezeptoren (meist) langsamer schalten als ligandengesteuerte Ionenkanäle, werden sie auch als **metabotrope Rezeptoren** (▶ Abschn. 9.4.2) bezeichnet.

Typische **G-Protein-kontrollierte Signalwege** sind:

- **Gα$_s$ (4 Formen) + Gα$_{olf}$:** Stimulation der (9 Isoformen der membranständigen) Adenylylzyklase (cAMP↑);

Gα$_{olf}$, die olfaktorische Isoform von Gα$_s$, kommt nicht nur im Riechepithel vor, sondern auch im Striatum.

- **Gα$_i$ (3 Formen) + Gα$_o$ (2 Formen):** Hemmung der Adenylylzyklase (cAMP↓). Gα$_o$ ist in großer Menge in Nervenzellen vorhanden und dient als Quelle für Gβγ, das K^+- und Ca^{2+}-Kanäle reguliert.
- **Gα$_{q,11,14,15}$:** Stimulieren Phospholipase-β$_{1-5}$-Isoformen (Inositoltrisphosphat IP3↑ → Ca^{2+}-Freisetzung aus dem endoplasmatischen Retikulum).
- **Gα$_{12/13}$:** Aktivieren das kleine G-Protein RHO (»RAS homologue«), regulieren das Aktinzytoskelett.
- **Gβγ-Komplexe (5β, 13γ):** Stimulieren PI3-(Phosphoinositid-3-)Kinase-γ (Anstieg in der Membran von PIP$_2$ [Phosphatidylinositol-3,4-bisphosphat] und PIP$_3$ [Phosphatidylinositol-3,4,5-trisphosphat]) sowie manche Isoformen der Phospholipase Cβ, aktivieren oder hemmen Adenylylzyklase-Isoformen, aktivieren K^+-Kanäle und hemmen neuronale Ca^{2+}-Kanäle.

Toleranz, Gewöhnung, Abhängigkeit

M. Freissmuth

M. Freissmuth et al., *Pharmakologie und Toxikologie,*
DOI 10.1007/978-3-662-46689-6_4, © Springer-Verlag Berlin Heidelberg 2016

4

Nach wiederholter Gabe eines Arzneimittels kann die erzielte Wirkung abnehmen. Dies ist Ausdruck der biologischen Adaptation und findet auf verschiedenen Ebenen statt: auf molekularer Ebene in Form einer Abnahme von Rezeptoranzahl und -empfindlichkeit, auf zellulärer Ebene in der langfristigen Änderung nachgeschalteter Signalkaskaden, auf systemischer Ebene in der Aktivierung gegenregulatorischer Mechanismen. Abgesehen von dieser pharmakodynamischen Gewöhnung gibt es auch eine pharmakokinetische Toleranz, d. h., ein Arzneimittel wird rascher eliminiert, weil Enzyme induziert werden. Toleranz kann zur Abhängigkeit führen: Die Dosis muss gesteigert werden, um denselben Effekt zu erzielen; bei Absetzen kann ein Entzugssyndrom auftreten.

4.1   Begriffsklärungen

Lernziele
- Toleranz (Kreuztoleranz, Tachyphylaxie)
- Abhängigkeit
- Mechanismen der Adaptation
- Sensitisierung

Organismen sind umso erfolgreicher, je besser sie sich an wechselnde Umweltbedingungen anpassen können. Adaptation ist daher ein ubiquitäres biologisches Phänomen, das sich in verschiedensten Formen manifestiert. Die homöostatischen Regelkreise des Organismus sind darauf programmiert, den Status quo zu erhalten. Pharmaka (und Erkrankungen) interferieren mit diesem.

Die Adaptationsvorgänge streben danach, den ursprünglichen Zustand wieder herbeizuführen. Wenn Adaptation einsetzt, darf erwartet werden, dass die Wirkung eines Pharmakons im Laufe der Zeit nachlassen kann. Es ist daher ein regulatorisches Erfordernis – und im Rahmen der Arzneimittelzulassung gesetzlich vorgeschrieben, dass Informationen zur Gewöhnung nach wiederholter Applikation eines Arzneimittels im Rahmen des Prüfprogramms generiert werden (▶ Kap. 6).

Toleranz bedeutet, dass ein Individuum gegen ein Pharmakon unempfindlich ist. Die Dosis-Wirkungs-Kurve für das Pharmakon liegt bei diesem Individuum rechts vom Erwartungswert und/oder die maximal erzielbare Wirkung ist niedriger. Es gibt **angeborene** und **erworbene Toleranz**. Mechanismen, die der angeborenen Toleranz zugrunde liegen können, werden in ▶ Kap. 5 beschrieben.

Gewöhnung ist Ausdruck einer **erworbenen Toleranz:** Nach lang anhaltender oder wiederholter Exposition nimmt die Empfindlichkeit eines Organismus für ein Pharmakon ab. Sie kann auf **pharmakodynamische** oder **pharmakokinetische Mechanismen** zurückzuführen sein. Gewöhnung kann aber auch Ausdruck einer **Verhaltensadaptation** sein: Es handelt sich um ein erlerntes Verhalten, bei dem Patienten mit manchen Wirkungen von Pharmaka umzugehen lernen. Typisches Beispiel ist der Umgang des »geeichten Trinkers« mit den Wirkungen des Alkohols. Bei wiederholtem Alkoholkonsum lernt man mit der eingeschränkten motorischen Koordination besser umzugehen und hat sich auch im Hinblick auf die Enthemmung besser im Griff.

Kreuztoleranz beschreibt das Phänomen, dass mit der wiederholten Administration eines Pharmakons nicht nur die Empfindlichkeit für dieses Pharmakon abnimmt, sondern auch für andere pharmakologisch verwandte Substanzen. Sie kann partiell oder komplett, symmetrisch oder asymmetrisch sein (▶ Kap. 32).

Eine sehr rasch einsetzende Toleranz wird als **Tachyphylaxie** (gr. »ταχυς« = schnell; gr. »φυλαξ« = Wächter) bezeichnet und beschreibt meist den raschen Wirkungsverlust bei wiederholter Administration von Amphetamin und verwandten Substanzen.

Toleranz spielt bei der Entwicklung von **Abhängigkeit** (Arzneimittel, Drogen) eine Rolle und ist bei der Entwicklung einer **Suchterkrankung** eine – allerdings nicht für jede Form obligate – Voraussetzung (▶ Kap. 32).

Es gibt aber auch den umgekehrten Vorgang: Bestimmte Effekte eines Pharmakons nehmen nach wiederholter Applikation zu. Dieser Vorgang wird als **Sensitisierung** bezeichnet. Diese ist entscheidend für das Verständnis der Genese von Suchterkrankungen. Sensitisierung und Toleranz schließen einander nicht aus: Sensitisierung für eine Wirkung (insbesondere der subjektiven Belohnung) kann gleichzeitig mit einer Toleranz für andere Effekte bestehen.

Sensitisierung spielt nicht nur bei der Auslösung von Suchtverhalten eine Rolle, sie kann auch Ausdruck einer **konditionierten Verhaltensadaptation** sein. Pharmaka, die Erbrechen auslösen, sog. Emetika, sind besonders gute konditionierende Stimuli. Viele zytotoxische Substanzen, die im Rahmen der Chemotherapie von Tumoren verwendet werden, sind sehr stark emetogen. Dieses Erbrechen ist eine so unangenehme Erfahrung, dass bei wiederholter Applikation Sensitisierung und Konditionierung auftreten können. Patienten erbrechen schon bei Applikation geringer Dosen. Oder es reicht der Geruch der Station, der Anblick eines weißen Mantels etc. aus, um Übelkeit und Brechreiz auszulösen.

Die molekularen Mechanismen, die einer Sensitisierung zugrunde liegen, sind in vielen Fällen unbekannt. Bei chronischer Blockade von Rezeptoren kommt es zu einer **Zunahme der Rezeptorenzahl**. Diese wird einerseits darauf zurückgeführt, dass die agonisteninduzierte Rezeptorinternalisierung das Gleichgewicht zwischen Insertion neuer Rezeptoren und Internalisierung verschiebt. Andererseits lässt sich zeigen, dass Rezeptorantagonisten die Faltung der Rezeptoren im endoplasmatischen Retikulum fördern. (Sie wirken als pharmakologische Faltungshelfer = Pharmako-Chaperone.) Dadurch gelangen mehr Rezeptoren an die Zelloberfläche.

Toleranz begünstigt das Auftreten einer **Abhängigkeit**. Beim Absetzen des Pharmakons kann ein **Entzugssyndrom** auftreten. Dessen Symptome sind in der Regel Ausdruck einer überschießenden Gegenreaktion: Es kommt zu Symptomen, die wie ein »negatives Abbild« der Pharmakonwirkungen imponieren. Opiate erzeugen z. B. eine Obstipation, im Opiatentzug treten daher Durchfälle auf.

Abhängigkeit begünstigt den **Missbrauch** von Pharmaka. Missbrauch ist nicht auf psychotrope Substanzen beschränkt.

Der missbräuchliche Konsum von **psychotropen Substanzen** wird gesondert betrachtet, weil nach deren wiederholter Einnahme sich ein intensiver Wunsch entwickeln kann, das Pharmakon weiterhin einzunehmen (psychische Abhängigkeit). Dies begünstigt die Entwicklung einer Suchterkrankung (▶ Kap. 32).

Abhängigkeit und Substanzmissbrauch entwickeln sich auch bei Pharmaka, deren Angriffspunkt nur peripher (d. h. nicht im ZNS) liegen. Typische Beispiele sind der chronische Konsum von Analgetika, Laxanzien oder Vasokonstriktoren zur Abschwellung der Nasenschleimhaut.

4.2 Pharmakokinetische Toleranz

Pharmakokinetische Toleranz ist auf eine Enzyminduktion oder die Induktion von ABC-Transportern zurückzuführen (▶ Kap. 2). Sie erreicht in der Regel innerhalb der 1. Woche nach Beginn der regelmäßigen Einnahme ihre maximale Ausprägung. Ein später einsetzender Wirkungsverlust ist Ausdruck einer pharmakodynamischen Toleranz.

4.3 Pharmakodynamische Toleranz

Lernziele
- Mechanismen der Rezeptordesensibilisierung
- homöostatische Regelkreise als Grundlage der Gewöhnung
- Gegenregulationsmechanismen

4.3.1 Desensibilisierung von Rezeptoren und deren Signalwegen

Wenn ein Rezeptor stimuliert wird, kann die Antwort einer Zelle nur auf solche Agonisten abnehmen, die über diesen Rezeptor wirken (**homologe Desensibilisierung**), oder aber auf alle Rezeptoren, die dieselbe Signalkaskade verwenden (**heterologe Desensibilisierung**).

G-Protein-gekoppelte Rezeptoren

Besonders gut untersucht sind die Veränderungen, die mit der Desensibilisierung von G-Protein-gekoppelten Rezeptoren einhergehen. Das Modellsystem ist der β_2-adrenerge Rezeptor. Nach Besetzung mit dem Agonisten rekrutiert der Rezeptor das stimulatorische G-Protein (Gs), über das die Adenylylzyklase stimuliert werden kann (▶ Kap. 3). Parallel dazu setzen aber bereits die Vorgänge der Desensibilisierung ein, die sich in folgende Schritte zerlegen lassen:
- **Rezeptorphosphorylierung:** Der Rezeptor wird durch 2 Familien von Kinasen an seinen intrazellulär gelegenen Segmenten phosphoryliert: die katalytische Untereinheit der cAMP-abhängigen Proteinkinase A (PKA) und die G-Protein-gekoppelten Rezeptor-Kinasen (GRK2–6; GRK1 = Rhodopsinkinase kommt nur in der Retina vor). Die G-Protein-gekoppelten Rezeptor-Kinasen erkennen nur die agonistenbesetzte Form des Rezeptors;

sie können daher nur homologe Desensibilisierung vermitteln. Proteinkinase A kann auch andere (inaktive) G-Protein-gekoppelte Rezeptoren phosphorylieren und daher auch heterologe Desensibilisierung vermitteln.
- **Arrestinbindung:** Phosphorylierte Rezeptoren binden Arrestin-2 oder Arrestin-3 (= β-Arrestin-1 und -2). Ist Arrestin an den Rezeptor gebunden, kann kein G-Protein mehr aktiviert werden.
- **Rezeptorinternalisierung, Reinsertion in die Plasmamembran oder Degradation:** Arrestin bindet Adapterproteine, die Clathrin rekrutieren. Durch Clathrin wird die eine Membraninvagination (»coated pit«) ermöglicht, die als »frühes« Endosom (»early endosome«) abgeschnürt werden kann. Endosomen enthalten eine H^+-Pumpe, die den intravesikulären pH drastisch senkt. Dadurch dissoziiert der Agonist vom Rezeptor. Wenn der Agonist nicht mehr am Rezeptor gebunden ist, nimmt auch die Affinität von Arrestin für den Rezeptor ab. Damit wird der phosphorylierte Rezeptor freigegeben. Die Phosphatreste können vom Rezeptor durch Phosphatasen entfernt werden. Der Rezeptor kann über ein rezirkulierendes Endosom (»recycling endosome«) wieder an die Zellmembran zurückkehren. Alternativ wird der Rezeptor über ein spätes Endosom (»late endosome, multivesicular body«) dem lysosomalen Abbau zugeführt. Dies führt zur Abnahme der Rezeptorenzahl. Die Entscheidung, ob ein Rezeptor wieder an die Membran zurückkehrt oder in ein spätes Endosom gelenkt wird, hängt u. a. auch davon ab, ob der Rezeptor ubiquitiniert worden ist. Ubiquitinierung (Abhängen des aus 76 Aminosäuren bestehenden Peptids Ubiquitin) begünstigt den Abbau. Damit nimmt im Gleichgewicht die Rezeptorenzahl an der Zelloberfläche ab (Down-Regulation).
- **Regulation der Translation und Down-Regulation der Rezeptoren:** Bei lang dauernder Rezeptorstimulation kann auch die Stabilität der mRNA reguliert werden. Im 3'-untranslatierten Bereich der mRNA sind Sequenzen, an die Proteine binden, die die Stabilität der RNA regulieren. Bei lang dauernder Agonistenstimulation kann der Abbau der mRNA beschleunigt werden, sodass auch die im Steady State die Rezeptorendichte an der Zelloberfläche abnimmt.

Rezeptor-Tyrosinkinasen und Rezeptoren mit assoziierter Tyrosinkinaseaktivität

Rezeptor-Tyrosinkinasen werden ebenfalls über eine clathrinabhängige Internalisierung internalisiert. Das Ausmaß der Rezirkulation/Degradation variiert je nach Rezeptortyp sehr stark. Ein instruktives Beispiel liefern die Mitglieder der ErbB-Rezeptorfamilie. Der EGF-Rezeptor ErbB1 unterliegt einer ausgeprägten Internalisierung mit nachfolgender lysosomaler Degradation. In einem ErbB1/ErbB2-Oligomer fördert die Anwesenheit von ErbB2 das Rezirkulieren (Recycling) des Komplexes. Entsprechend verstärkt die Anwesenheit von ErbB2 Wachstumssignale, die von ErbB1 ausgelöst werden.

Im Signalweg von Zytokinrezeptoren (▶ Kap. 22) führt die Simulation des Signalwegs zur Induktion eines negativen Re-

4

gulators SOCS1–7 (Suppressors of Cytokine Signalling). Diese Regulatoren binden an den tyrosinphosphorylierten Rezeptor und verhindern die weitere Aktivierung von STAT-Molekülen. Damit ergibt sich eine negative Rückkopplung, die das Signal begrenzt.

Nukleäre Rezeptoren

Auch bei nukleären Rezeptoren lassen sich negative Rückkopplungen nachweisen, die die biologische Antwort begrenzen. Ein Beispiel ist die Induktion einer trunkierten Variante des AH-Rezeptors, der an den Co-Faktor ARNT bindet und damit die Wirkung des AH-Rezeptors begrenzt. Darüber hinaus werden agonistenbesetzte nukleäre Rezeptoren (in unterschiedlichem Ausmaß) ubiquitiniert und durch proteasomalen Abbau eliminiert.

Ionotrope Rezeptoren und ligandengesteuerte Ionenkanäle

Ligandengesteuerte Rezeptoren zeigen ebenfalls eine unterschiedlich ausgeprägte kurzfristige Desensibilisierung. Nach der Agonistenbesetzung öffnet sich zunächst die Ionenpore. Bei weiterer Anwesenheit von Agonisten kann die Pore kollabieren. Der Agonist bleibt hochaffin gebunden, aber der Rezeptor löst keinen biologischen Effekt aus.

Dieses Phänomen liegt dem Phase-II-Block bei depolarisierenden Muskelrelaxanzien zugrunde. Es erklärt, weshalb eine Überdosierung von Acetylcholinesterasehemmern im Rahmen der Therapie der Myasthenia gravis zur Verschlechterung der Symptomatik führen kann (»cholinerge Krise«). Die Desensibilisierung von nikotinischen Acetylcholinrezeptoren spielt auch bei der Entstehung der Nikotinsucht eine Rolle, weil die chronische Besetzung der nikotinischen Acetylcholinrezeptoren im Gehirn von den Neuronen wie eine Rezeptorblockade interpretiert wird und Adaptationsvorgänge wie bei der Rezeptorblockade auslöst (z. B. Zunahme der Rezeptorexpression).

Desensibilisierung lässt sich auch bei anderen ionotropen Rezeptoren, insbesondere GABA$_A$-Rezeptoren, nachweisen. Die Desensibilisierung der Rezeptoren reicht jedoch nicht aus, um das Suchtpotenzial zu erklären! Entscheidend ist hier, dass langfristige neuronale Adaptationsvorgänge einsetzen, wie z. B. die Zunahme der Expression exzitatorischer (z. B. glutamaterger GluR1-)Rezeptoren (▶ Kap. 32).

4.3.2 Aktivierung zellulärer Gegenregulationsmechanismen

Signalwege in der Zelle sind so verschaltet, dass sie eine zelluläre Homöostase garantieren. Werden z. B. chronisch Proteinkinasen aktiviert, findet auch eine Induktion von Proteinphosphatasen statt.

Besonders gut dokumentiert ist die zelluläre Adaptation auf chronische Stimulation von Neuronen durch Morphin: Durch chronische Aktivierung von G$_i$, dem G-Protein, das die Inhibition der Adenylylzyklase vermittelt, kommt es zur gegenregulatorischen Sensitisierung der cAMP-Akkumulation.

Wird der μ-Rezeptor-Agonist entfernt, kommt es zu einem überschießenden cAMP-Anstieg, d. h., die Zelle erfährt das Äquivalent eines Entzugssyndroms.

4.3.3 Aktivierung von Gegenregulationsmechanismen auf dem Niveau des Gesamtorganismus

Gewöhnung und damit Wirkungsverlust von Pharmaka setzt nicht immer eine Änderung der Rezeptoren bzw. der nachgeschalteten Signalwege voraus. Toleranz kann auch durch Aktivierung homöostatischer systemischer Regelkreise induziert werden. So führen Vasodilatatoren wie Hydralazin und Minoxidil akut zu einem ausgeprägten Blutdruckabfall. Durch die einsetzenden Kreislaufreflexe (Barorezeptorreflex; Aktivierung des Renin-Angiotensin-Aldosteron-Systems; verstärkte tubuläre Wasser- und Elektrolytretention durch Abnahme des renalen Perfusionsdrucks) geht die Blutdrucksenkung verloren.

4.3.4 Toleranz durch Substratdepletion

Bei manchen Substanzen ist eine Komponente der Toleranz durch ihren Wirkungsmechanismus bzw. durch den Mechanismus ihrer Bioaktivierung vorgegeben, wie folgende Beispiele zeigen:

- Hemmer der Carboanhydrase wirken diuretisch, weil sie die Rückresorption von Bicarbonat (HCO_3^-) im proximalen Tubulus hemmen. Im Harn erscheinen zunächst große Mengen Na^+ und HCO_3^-; innerhalb weniger Tage sinkt aber die Plasmakonzentration von HCO_3^-. Damit nimmt die diuretische Wirkung ab.
- Amphetamin, Tyramin und andere »Weckamine« erzeugen ihre pharmakologischen Wirkungen, indem sie in die synaptischen Vesikel monoaminerger Neuronen gelangen und aus diesen Vesikeln das jeweils vorhandene Noradrenalin, Serotonin und Dopamin freisetzen. Da die Vesikel damit entleert sind, nimmt die Wirkung bei wiederholter Gabe sehr rasch ab (Tachyphylaxie).

Klinische Bedeutung von Gewöhnung/erworbene Toleranz

- Nach längerer Verabreichung eines Arzneimittels kann es zum Wirkungsverlust kommen.
- Beim plötzlichen Absetzen eines Arzneimittels kann ein Entzugssyndrom auftreten.
- Patienten können sich auch an unerwünschte Wirkungen adaptieren. Die Kenntnis des zeitlichen Verlaufs dieser Gewöhnung ermöglicht den Patienten, die initial einsetzenden unerwünschten Wirkungen leichter zu ertragen. Damit kann die Compliance erhöht werden.

Weiterführende Literatur

Allison C, Pratt JA. (2003) Neuroadaptive processes in GABAergic and glutamatergic systems in benzodiazepine dependence. Pharmacol Ther 98: 171–195

Christie MJ (2008) Cellular neuroadaptations to chronic opioids: tolerance, withdrawal and addiction. Br J Pharmacol 154: 384–396

Picciotto MR, Addy NA, Mineur YS, Brunzell DH (2008) It is not »either/or«: activation and desensitization of nicotinic acetylcholine receptors both contribute to behaviors related to nicotine addiction and mood. Prog Neurobiol 84: 329–342

Sorkin A, Goh LK (2009) Endocytosis and intracellular trafficking of ErbBs. Exp Cell Res 315: 683–696

Interindividuelle Unterschiede

M. Freissmuth

M. Freissmuth et al., *Pharmakologie und Toxikologie*,
DOI 10.1007/978-3-662-46689-6_5, © Springer-Verlag Berlin Heidelberg 2016

5

Die individuelle Empfindlichkeit für Pharmaka kann sehr stark variieren. Ursachen für die Variabilität liegen in Lebensalter (pharmakokinetische Unterschiede bei Säuglingen und Greisen), Geschlecht, vorbestehenden Grunderkrankungen, Co-Medikation (die zu Arzneimittelinteraktionen führen), Umwelteinflüssen (Ernährung, Darmflora) und genetischen Unterschiede. Polymorphismen beeinflussen sowohl Pharmakokinetik (Unterschiede in Enzymen und Transportern, die an Metabolismus und Exkretion von Pharmaka beteiligt sind) als auch Pharmakodynamik (Unterschiede in den Angriffspunkten von Arzneistoffen und in modifizierenden Genen).

Dosis-Wirkungs-Kurven von Patienten können in Bezug auf die individuelle Empfindlichkeit stark variieren. Dies betrifft sowohl die erwünschten Wirkungen, bei denen es Therapieversagen (Non-Responder) gibt als auch die unerwünschten, die sich bei therapeutischen Dosen in der Regel nur bei einem kleinen Teil der Behandelten einstellen.

Oft wird auch bei sehr gut kontrollierten klinischen Studien beobachtet, dass nur ein kleiner Teil der Behandelten profitiert. So wirkt Gabapentin (ein auch bei neuropathischem Schmerz indiziertes Antiepileptikum) nur bei 25–30% der Patienten mit neuropathischen Schmerzen als Folge einer diabetischen Neuropathie. In diesem Fall errechnet sich daher eine »NNT« von 3–4 (»**number needed to treat**«, Anzahl der Personen, die behandelt werden müssen, um bei einer Person einen therapeutischen Erfolg zu erzielen). Drei oder vier Personen einer Therapie auszusetzen, die nur bei einer Person tatsächlich wirkt, ist medizinisch suboptimal und ökonomisch fragwürdig. Daher wäre es interessant zu wissen, weshalb Personen unterschiedlich auf Arzneimittel ansprechen.

Wie Untersuchungen an ein- und zweieiigen Zwillingen in den 1960er Jahren gezeigt haben, war die Halbwertszeit von Pharmaka bei eineiigen Zwillingen in ca. 75% praktisch identisch. Bei zweieiigen Zwillingen war die Variabilität wesentlich größer. Diese Untersuchungen belegten eindeutig einen genetischen Einfluss. Für die klinische Medizin ist aber auch interessant, warum auch eineiige Zwillinge pharmakokinetische Unterschiede aufweisen. Das spricht für zusätzliche Umwelteinflüsse.

> **Ursachen der individuellen Variabilität in der Empfindlichkeit für Pharmaka**
> - Lebensalter
> - Geschlecht
> - Co-Medikation
> - Bestehende Grunderkrankung
> - Umwelteinflüsse
> - Genetische Unterschiede (Polymorphismen)

5.1   Lebensalter

Während des Lebens ändert sich die Pharmakokinetik und zum Teil auch die Pharmakodynamik. Das erzeugt Variabilität der Extreme.

5.1.1   Änderungen während der Neugeborenenphase, des 1. Lebensjahres und der Kindheit

In der Fetalperiode ist der Bedarf an **Enzymen der Biotransformation** geringer als nach der Geburt, weil der Großteil des Fremdstoffmetabolismus von der Mutter übernommen wird. Vor der Geburt enthält die Leber daher nur einige Enzyme, z. B. die für die Fetalperiode spezifische Form der Cytochrom-P450-abhängigen Monooxygenase CYP3A7, die Sulfotransferase SULT1E und die Glutathion-S-Tranferase GSTπ.

Postnatal erscheinen im 1. Lebensjahr sukzessive alle Enzyme der Biotransformation (▶ Abschn. 2.1). In der Regel ist die metabolische Leistung ab dem 1. Lebensjahr höher als im Erwachsenenalter. Das lässt sich zum Teil auf den mit der Körperoberfläche korrelierenden erhöhten Grundumsatz zurückführen. Kinder haben im Verhältnis zu ihrem Körpergewicht eine größere Körperoberfläche als Erwachsene. Es ist nachvollziehbar, dass in dieser Periode eine hohe interindividuelle Variabilität in der Pharmakokinetik besteht, da Kinder unterschiedlich rasch wachsen und sich entwickeln.

5.1.2   Änderungen während des höheren Lebensalters

Im höheren Lebensalter nimmt die Muskelmasse ab und die Masse an Fettgewebe in unterschiedlichem Maße zu. Damit nimmt auch das Gesamtkörperwasser ab. Das **Verteilungsvolumen** einiger Pharmaka kann sich dadurch ändern. Wichtiger ist allerdings der Umstand, dass viele Pharmaka nicht oder kaum ins Fettgewebe eindringen.

Die **Verschiebung des Verhältnisses von Muskelgewebe zu Fettgewebe** kann zur Überdosierung führen, wenn nach Körpergewicht dosiert wird. Typisches Beispiel ist Digitoxin, dessen Verteilungsvolumen VD 0,54 l/kg KG beträgt. Bei älteren Personen, insbesondere Frauen, deren Muskelmasse geringer ist, besteht die Neigung zur Überdosierung. Ähnlich ist die Situation für Digoxin (VD 3–4 l/kg KG), weil es ebenfalls nicht im Fettgewebe akkumuliert. Umgekehrt nimmt das Verteilungsvolumen für sehr lipophile Substanzen wie Amiodaron im Alter zu.

Im höheren Lebensalter nimmt die Nierenfunktion ab. Diese Abnahme verläuft meist symptomlos, d. h. viele, aber nicht alle älteren Patienten haben eine **eingeschränkte Nierenfunktion**. Im Alter nimmt auch der hepatische Blutfluss von 1,4–1,7 auf 0,8–1,2 l/min ab. Allerdings gibt es wenig Hinweise, dass die Enzymausstattung in der Leber mit dem Alter abnimmt. Der Nettoeffekt dieser Veränderungen besteht darin, dass die **Bioverfügbarkeit** für viele Arzneimittel **steigen** kann. Denn der First-Pass-Effekt geht zurück und die Halbwertszeit von Pharmaka liegt im Mittel 1,3-fach höher als bei jugendlichen Erwachsenen.

> ❯ **Im höheren Lebensalter ist die Variabilität pharmakokinetischer Kenngrößen wesentlich größer als bei jugendlichen Erwachsenen.**

Beispiele für **Änderungen der Pharmakodynamik** im Alter:

- Ältere Menschen sind wesentlich empfindlicher für durch Antipsychotika (Neuroleptika) ausgelöste extrapyramidal-motorische Störungen (► Kap. 30), weil der Dopaminspiegel im Nucleus caudatus und im Putamen im Laufe des Lebens kontinuierlich fällt. Die Blockade von Dopaminrezeptoren durch Antipsychotika (aber auch durch das als Antiemetikum eingesetzte Metoclopramid) ist im Alter stärker ausgeprägt.
- Die sedierende und ataktische Wirkung von Benzodiazepinen (► Kap. 29) kann bei älteren Menschen auch stärker ausgeprägt sein. Die Herabsetzung der motorischen Koordination kann gefährlich sein, weil alte Menschen leicht stürzen und sich typische Knochenbrüche zuziehen (Fraktur des Oberschenkelhalses). Zusätzlich können nach Gabe von Benzodiazepinen bei älteren Menschen eher paradoxe Erregungszustände (Unruhe, Agitation, Aggressivität) auftreten. Wird die Vigilanz herabgesetzt, können manche Personen sich nicht mehr orientieren, sind verwirrt und reagieren auf diesen Orientierungsverlust mit Unruhe und Angst, was sich bis zum aggressiven Verhalten steigern kann.
- Bei älteren Menschen führen Gyrasehemmer (Ciprofloxacin, Moxifloxacin; ► Kap. 57) gehäuft zu Halluzinationen (≤ 15% der über 60-Jährigen). Die erhöhte Vulnerabilität älterer Personen ist eventuell darauf zurückzuführen, dass mit steigendem Alter die Expression von P-Glykoprotein (ABCB1) im Endothel der Blut-Hirn-Schranke zurückgeht. So erreichen die Gyrasehemmer im Gehirn leichter toxische Konzentrationen.

Weil der Alterungsprozess unterschiedlich rasch verläuft, nimmt die individuelle Variabilität im Alter zu.

❯ **Bei alten Menschen gilt für die Pharmakotherapie – außer bei antiinfektiöser oder zytotoxischer Chemotherapie – die Faustregel: Niedrig dosiert beginnen, langsam steigern (»start low, go slow«).**

5.2 Geschlechtsspezifische Unterschiede

❯ **Frauen haben (~1,5-mal) häufiger Arzneimittelnebenwirkungen als Männer.**

Dies ist u. a., aber wohl nicht ausschließlich darauf zurückzuführen, dass **Standarddosen** von Arzneimitteln im Mittel **für Frauen eher zu hoch dosiert** sind. Das lässt sich aus folgenden Überlegungen ableiten:

- Das Körpergewicht von Frauen ist kleiner als von Männern.
- Frauen haben relativ weniger Muskelmasse bzw. mehr Fettgewebe als Männer, sodass ihr Verteilungsvolumen unterschiedlich ist.
- Die renale Clearance von Pharmaka ist entsprechend der geringeren Körperoberfläche bei Frauen ebenfalls kleiner.

❯ **Standarddosen von Arzneimitteln berücksichtigen diese geschlechtsspezifischen Unterschiede nicht und sind deshalb im Mittel für Frauen eher zu hoch dosiert.**

Bei Frauen treten häufiger Hautausschläge als Ausdruck einer Arzneimittelallergie auf. Die immunologischen Ursachen sind nicht klar. Die Dauer des Aktionspotenzials im Herzen ist bei Frauen länger als bei Männern. Frauen haben daher ein längeres QT-Intervall; daher haben sie auch ein höheres (etwa doppeltes) Risiko, Torsades-de-pointes-Arrhythmien nach Einnahme von Arzneimitteln (H_1-Antihistaminika, Antipsychotika, Erythromycin und andere Makrolide) zu entwickeln.

Es lassen sich geschlechtsspezifische Unterschiede der hepatischen Enzyme der Biotransformation nachweisen: Frauen haben eine geringere Aktivität an CYP1A2, CYP2E1 und UDP-Glucuronosyl-Transferasen (UGT), eine höhere Aktivität von CYP3A4, CYP2A6, und CYP2B6 und vergleichbare Aktivität von CPY2C9 und CYP2D6. Die Unterschiede sind in vielen Fällen subtil; ihre klinische Bedeutung ist derzeit unklar.

5.3 Co-Medikation

Eine Co-Medikation kann die individuelle Empfindlichkeit durch pharmakokinetische und pharmakodynamische Interaktionen ändern. Die meisten Patienten erhalten mehrere Arzneimittel. Bei älteren Leuten kann die Liste mehr als 10 Pharmaka umfassen. In dieser Situation sind Wechselwirkungen zwischen Arzneimitteln nicht überraschend.

Interaktionen können eine **pharmakokinetische** Grundlage haben, nämlich Enzyminduktion, -hemmung und Konkurrenz um einen hepatischen oder renalen Transporter (► Abschn. 2.1.4 und ► Abschn. 2.1.5). Ebenso sind bei der Anwendung vieler Arzneimittel **pharmakodynamische** Interaktionen zu erwarten, die sich als synergistische (überadditive) Wirkungsverstärkung oder als Antagonismus (Wirkungsabschwächung) manifestieren können.

Instruktives Beispiel für einen überadditiven Synergismus ist die gleichzeitige Anwendung niedrig dosierter Acetylsalicylsäure (zur Hemmung der Plättchenaggregation) und eines Antidepressivums aus der Gruppe der selektiven Serotonin-Rückaufnahme-Inhibitoren (SSRI). SSRI hemmen auch die Aufnahme von Serotonin in die Plättchengranulae, in der Regel tritt aber kein nachweisbarer Effekt auf die Plättchenaggregation auf. Ist jedoch die Thromboxanproduktion durch Acetylsalicylsäure in den Plättchen irreversibel gehemmt und enthalten die Plättchengranulae durch SSRI-Behandlung kein Serotonin, kommt es zur überadditiven Hemmung der Plättchenaggregation, die bei manchen Personen zu Blutungskomplikationen führen kann.

Retrospektiv betrachtet ist diese Interaktion logisch, dennoch ist sie erst relativ spät, d. h. viele Jahre nach Einführung der SSRI, beschrieben worden. Dieses Beispiel zeigt, dass nicht alle Interaktionen a priori absehbar sind. Es ist auch nachvollziehbar, dass Co-Medikation die Variabilität in der individuellen Empfindlichkeit erhöht.

5.4   Bestehende Erkrankungen ändern die Empfindlichkeit für Pharmaka

Nieren- und fortgeschrittene **Lebererkrankungen** beeinflussen aus naheliegenden Gründen die pharmakokinetischen Eigenschaften von Arzneimitteln. **Ödeme** renaler, hepatischer und kardialer Ursache verändern die Verteilungsräume im Organismus und verändern damit ebenfalls die Pharmakokinetik. Eine **Herzinsuffizienz** verändert den Blutfluss durch Leber und Niere und damit die Elimination der Pharmaka. Charakteristisch an Erkrankungen ist, dass sie in ihrem Schweregrad fluktuieren. Damit ergibt sich eine weitere Quelle der Variabilität.

> **Erkrankungen erhöhen die Gefahr von Nebenwirkungen.**

So ist ein Magenulkus in der Anamnese ein Risikofaktor für eine gastrointestinale Blutung nach Einnahme eines nichtsteroidalen Antirheumatikums (NSAR). Ein bestehendes Asthma wird durch β-Rezeptorantagonisten verschlechtert. Daher stellen diese Erkrankungen **Kontraindikationen** dar.

5.5   Umwelteinflüsse (Ernährung, Darmflora)

Auch bei eineiigen Zwillingen ist die Pharmakokinetik von Testsubstanzen nicht identisch. Ebenso kann die Halbwertszeit eines Pharmakons in einem Individuum von Tag zu Tag schwanken. Das hängt damit zusammen, dass Nahrung und bakterielle Darmflora den Arzneimittelmetabolismus beeinflussen können, z. B. Furanocoumarine im Grapefruitsaft (▶ Abschn. 2.1.4).

Furanocoumarine wie Bergamottin sind auch in anderen Zitrusfrüchten enthalten und werden außerdem zur Aromatisierung von Getränken verwendet. Ein Beispiel ist der Earl-Grey-Tee, dem Bergamottöl zugesetzt wird. Die polyzyklischen Aromaten im Tabakrauch induzieren Enzyme der CYP1-Familie über den AH-Rezeptor (▶ Abschn. 2.1.4). Es ist daher nachvollziehbar, dass die für den Arzneimittelmetabolismus verfügbaren Enzyme durch Umweltfaktoren reguliert werden und variabel sind.

Die Variabilität resultiert auch aus der unterschiedlichen Zusammensetzung der **Darmflora**. Die Zahl der bei Menschen vorkommenden Darmbakterienspezies wird auf > 500–1000 geschätzt. Die quantitative Zusammensetzung ist aber individuell sehr variabel. Sie hängt u. a. von der Ernährung ab. Darmbakterien generieren Metaboliten, die von der Leber entfernt werden müssen. Diese bakteriellen Produkte konkurrieren mit Arzneimitteln um den Metabolismus.

Dies wurde exemplarisch mit Parakresol (para-Methylbenzol) und Paracetamol nachgewiesen: Parakresol wird von der Darmflora produziert und von hepatischen Sulfotransferasen der Leber sulfatiert. Je höher die zirkulierende Konzentration an Kresolsulfat ist, desto geringer ist der Anteil von Paracetamol, der als Sulfonat ausgeschieden wird.

5.6   Genetische Unterschiede (Polymorphismen)

Lernziele
- Was ist ein Polymorphismus?
- Typen von Polymorphismen
- Pharmakotherapeutisch relevante Polymorphismen

5.6.1   Variabilität von Arzneimittelwirkungen durch Genpolymorphismen

> - **Genetische Polymorphismen tragen entscheidend zur Variabilität bei.**
> - **Ist eine Allelfrequenz bei ≥ 1% der Bevölkerung nachweisbar, liegt ein Polymorphismus vor.**

Es gibt **kosmopolitische Polymorphismen**, die überall auf dem Globus vorkommen, und Polymorphismen, die spezifisch für bestimmte **ethnische Gruppen** sind. Polymorphismen können ein einzelnes Nukleotid betreffen (**SNP: single nucleotide polymorphisms**) oder auf Sequenzinsertion/-deletion zurückzuführen sein (indels).

Weil der überwiegende Teil des Genoms (~95%) keine Proteinsequenzen codiert, betreffen die meisten Polymorphismen sog. nicht-codierende (»non-coding«) Sequenzen. Polymorphismen innerhalb der **codierenden** Sequenz ändern nicht zwangsläufig die Aminosäuresequenz des Proteins: **Synonyme Polymorphismen** führen zu einem Codon, das die gleiche Aminosäure codiert. Aus dieser Betrachtung ist offensichtlich, dass (»non-synonymous«) Polymorphismen, die die Proteinsequenz tatsächlich ändern, selten sind.

Dennoch können auch nichtcodierende Polymorphismen die Menge des jeweiligen Proteins stark beeinflussen:
- auf unterschiedliche Weise über die Translation der mRNA,
- innerhalb des Promotors über die mRNA-Syntheserate,
- in der Nähe intronischer Spleißstellen über die Geschwindigkeit des Spleißens oder
- am 3'-Ende über die mRNA-Stabilität.

Allele, die zu Erkrankungen führen, können dominant oder rezessiv vererbt werden. Bei rezessivem Erbgang von Erkrankungen unterscheiden sich Heterozygote klinisch nicht relevant von den Personen mit 2 »gesunden« Allelen (Homozygoten). Für die Enzyme der Biotransformation wird aber häufig eine **Co-Dominanz von Allelen** beobachtet, weil beide Allele zum Arzneimittelmetabolismus beitragen. Der bei Heterozygoten beobachtete Phänotyp liegt daher zwischen dem von Homozygoten mit dem aktiven Allel und denjenigen mit dem inaktiven Allel (Abb. 5.1). Bei echten Polymorphismen sind die einzelnen Allele nicht mit evolutionären Vor- oder Nachteilen assoziiert. Daher sollte die Allelfrequenz im sog. **Hardy-Weinberg-Äquilibrium** stehen. Das lässt sich beispielhaft anhand der Thiopurin-Methyltransferase demonstrieren (Abb. 5.1, ▶ Exkurs).

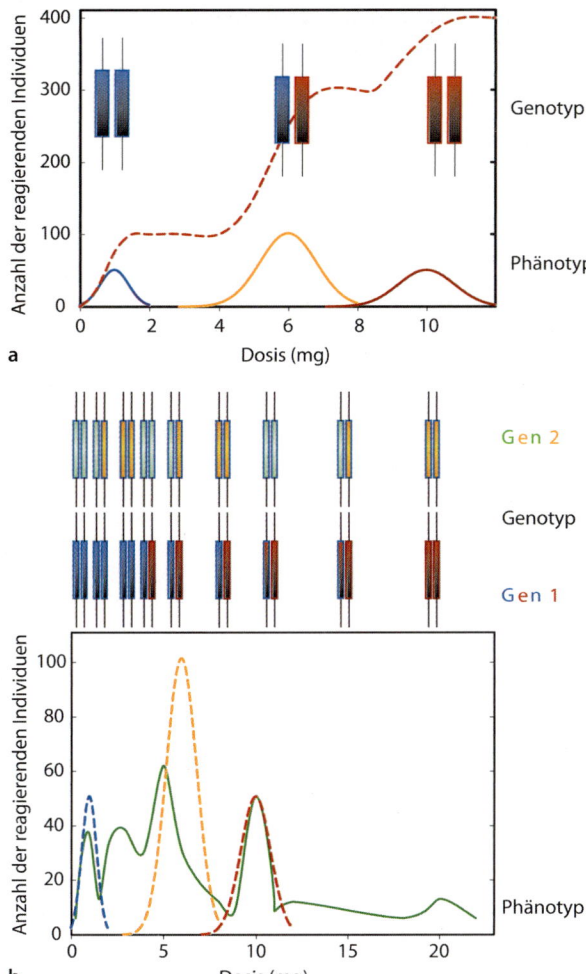

a

b

⬛ Abb. 5.1a, b Verteilung der Empfindlichkeit bei einem monogenetischen pharmakogenetischen Merkmal codiert von Gen 1 (a) und bei einer Kombination dieses Merkmals mit einer 2. Variation in einem pharmakogenetisch relevanten Gen 2 (b).

a Annahme: In der Population existieren 2 Allele für ein Enzym der Biotransformation zu gleichen Anteilen: Eines (*dunkelblau*) codiert eine langsame Variante mit nur 10% Aktivität der 2., schnellen Variante (*dunkelrot*). Unter 400 Individuen haben daher im Hardy-Weinberg-Äquilibrium 100 Homozygote ausschließlich langsame Allele, sie brauchen daher im Mittel nur 10% der Dosis (*blaue Kurve*) der homozygoten schnellen Metabolisierer (*dunkelrote Kurve*). 200 Heterozygote haben je ein langsames und ein schnelles Allel. Sie brauchen im Mittel eine Dosis zwischen der Dosis für die Homozygoten. Solche Verhältnisse sieht man nur in den seltensten Fällen. Ganz überwiegend beeinflussen weitere modifizierende Gene die individuelle Empfindlichkeit. Die *rote unterbrochene Kurve* zeigt die kumulative Häufigkeitsverteilung und entspricht der Dosis-Wirkungs-Kurve im Gesamtkollektiv.
b Hier wurde ein 2. Gen angenommen, dessen allelische Varianten die Empfindlichkeit verdoppeln (*grün*) oder halbieren (*orange*). Beide Allele sollen in der Population wieder zu gleichen Teilen vorkommen. Die *grüne Kurve* zeigt die Verteilung der Empfindlichkeit, die aus dem Zusammenwirken beider Gene resultiert. Die *unterbrochenen Linien* entsprechen der Verteilung aus **a** und wären auf die alleinige Auswirkung von Gen 1 zurückzuführen

Polymorphismus im Gen der Thiopurin-Methyltransferase (Hardy-Weinberg-Äquilibrium)

Das Thiopurin 6-Mercaptopurin und dessen Prodrug Azathioprin werden durch die Thiopurin-Methyltransferase (TPMT) inaktiviert. Der Polymorphismus im TPMT-Gen ist ein Beispiel, wie Untersuchungen pharmakogenetischer Unterschiede sich in eine verbesserte Therapie umsetzen lassen. Bei TPMT existiert ein Polymorphismus (18 Varianten); 10% der europäischen Bevölkerung haben niedrige Enzymaktivitäten, bei ~1:300 fehlt die Enzymaktivität. Offensichtlich liegt ein perfektes Hardy-Weinberg-Äquilibrium vor:
Summe der Allele p (»Schnell« = »Wildtyp«) und q (»Langsam«):
$p + q = 1$.
Verteilung der Allele: $p^2 + 2pq + q^2 = 1 \rightarrow 0,9 + 0,1 + 0,003$
Daraus ergibt Allelfrequenzen des »Wildtyps« von 94,8% und aller »langsamen« Allele von 5,7%. Es handelt sich also um einen klassischen Polymorphismus, weil in Abwesenheit von 6-Mercaptopurin (oder Azathioprin) offensichtlich kein Nachteil aus dem Mangel des Enzyms erwächst, sodass die langsamen Allele in der Population persistieren können.
Unter der Therapie mit zytotoxischen Standarddosen von 6-Mercaptopurin werden Patienten mit niedriger oder fehlender Enzymaktivität eine massive (oft tödlich verlaufende) Myelosuppression entwickeln. Daher wird dieser Polymorphismus bestimmt: Die 6-Mercaptopurin-Dosis für Heterozygote ist die Hälfte der Standarddosis, die für homozygot TMPT-Defiziente sogar nur 5%!

5.6.2 Pharmakotherapeutisch relevante Polymorphismen

Pharmakotherapeutisch relevante Polymorphismen betreffen:

- **Enzyme der Biotransformation bzw. Transporter der Fremdstoffexkretion:** Es resultieren variable Plasmaspiegel (mit Variabilität in der Wirkdauer, Neigung zur Über-/Unterdosierung etc.; ⬛ Tab. 5.1). Zahlreiche Polymorphismen von Genen für Enzyme, Transporter oder Angriffspunkte sind bekannt. Meist ist die Konsequenz des Polymorphismus unklar. Man kennt z. B. 40 Haplotypen von CYP3A4; bis auf wenige Ausnahmen ist nicht klar, ob und für welche Substrate diese Variationen relevant sind. Ähnlich sind die Verhältnisse bei P-Glykoprotein (MDR1/ABCB1).

- **Pharmakologische Angriffspunkte:** Für zahlreiche Rezeptoren (z. B. nichtsynonyme Varianten der codierenden Sequenzen von β_1- und β_2-adrenergen und D_2-Dopamin-Rezeptoren), Transporter (z. B. Serotonintransporter) und (z. B. »indel« des Gens für ACE) sind Haplotypen identifiziert. In nur wenigen Fällen ist aber tatsächlich gesichert, dass dies einen pharmakotherapeutisch relevanten Unterschied ausmacht. Selbst bei nachweisbaren Unterschieden ist der Effekt relativ gering. Dies ist wahrscheinlich darauf zurückführen, dass noch zahlreiche zusätzliche modifizierende Polymorphismen die Verteilung der Empfindlichkeit in der Population bestimmen.

5

◘ **Tab. 5.1** Beispiele pharmakotherapeutisch relevanter Polymorphismen von Enzymen der Biotransformation und Transportern der Fremdstoffexkretion

Gene/Genprodukte	Pharmaka (in Klammern: in Mitteleuropa therapeutisch nicht verwendete)	Auswirkung
ALDH2 (mitochondriale Aldehyd-Dehydrogenase 2) (langsame Metabolisierer: bei Ostasiaten 50%; bei Europäer sehr selten)	Nitroglycerin, (Acetaldehyd)	Alkoholintoleranz durch Acetaldehyd-Akkumulation; herabgesetzte Bioaktivierung von Nitroglycerin
CYP2C9 (langsame Metabolisierer: Europa ~2%)	Phenytoin (Warfarin, Tolbutamid, Glipizid)	lange Halbwertszeit bzw. erhöhte Phenytoin-Toxizität bei langsamen Metabolisierern
CYP2C19 (langsame Metabolisierer: Europa und Afrika 3–6%; Ostasien 13–23%)	Clopidogrel, Lansoprazol, Omeprazol, Rabeprazol Proguanil (Mephenytoin)	bei langsam Metabolisierern: – geringere Bildung des aktiven Metaboliten von Clopidogrel und 3-fach erhöhtes Risiko von Stent-Thrombose – erhöhte therapeutische Responserate/Eradikation von *Helicobacter pylori* – geringere Bildung des aktiven Metaboliten Cycloguanil, aber unklar, ob geringere Erfolgsrate bei Malariatherapie
CYP2D6 (ultraschnelle Metabolisierer: Europa 2%, Subsahara-Afrika 5–23%; langsame Metabolisierer: Europa 15%, Ostasien 40%)	Codein, Metoprolol, Nortriptyline, Risperidon, Tamoxifen (Spartein, Debrisoquin)	bei langsam Metabolisierern: – geringere Konversion von Codein zu Morphin – geringere Bildung von Endoxifen aus Tamoxifen (geringeres progressionsfreies Überleben) – höhere Rate unerwünschter Wirkungen bei Risperidon
DPYD (Dihydropyrimidin-Dehydrogenase) (homozygote Defizienz in Europa geschätzt < 0,1–0,03%)	5-Fluoruracil, Capecitabin, Tegafur	erhöhte Toxizität von 5-Fluoruracil und Derivaten
NAT2 (N-Acetyltransferase-2) (Europa 50% Langsamacetylierer und 50% Schnellacetylierer)	Isoniazid, Sulfonamide (Hydralazin)	erhöhte Neurotoxizität von Isoniazid, erhöhtes Risiko von Exanthemen bei Sulfonamiden (und bei Hydralazin von arzneimittelinduziertem Lupus erythematodes)
PChE (Pseudocholinesterase) = **BChE** (Butyrylcholinesterase) (Frequenz der häufigsten langsamen Allele in Europa: A-Variante: 0,02 K-Variante: 0,12–0,27)	Suxamethonium, Mivacurium	Apnoedauer verlängert auf: – ~15–30 min bei Heterozygoten mit einer Variante – 35–45 min bei kombinierten Heterozygoten – ~90–180 min bei Homozygoten
TPMT (Thiopurin-S-Methyltransferase) **(Heterozygot 10%, homozygot defizient 0,3% in Europa)**	6-Mercaptopurin, Azathioprin (6-Thioguanin)	erhöhte Toxizität von 6-Mercaptopurin
UGT1A (UDP-Glucuronosyl-Transferase-1A) Häufigste Variante: *UGT1A1*28* $(TA)_6 \rightarrow (TA)_7$ (Allelfrequenz: Europa 0,26–0,31; Subsahara-Afrika 0,42–0,56; Ostasien 0,09–0,16)	Irinotecan	erhöhte Irinotecan-Toxizität (Manifestation des Gilbert-Meulengracht-Syndroms bei 5% der Bevölkerung, abhängig von zusätzlichen Änderungen der Expression anderer UGT1-Isoformen)
OATP1B1/SLC01B1 (organische Anionen transportierendes Polypeptid) (Allelfrequenz in Europa 0,12–0,2 für erniedrigte und 0,37–0,46 für erhöhte Transportaktivität)	Statine, Repaglinid	geringere/höhere hepatische Aufnahme in der Leber: geringere Aufnahme von Statinen in der Leber → geringere Cholesterinsenkung; nichtcodierender (intronischer) SNP assoziiert mit erhöhter Rhabdomyolyserate

Aktueller Stand der pharmakogenetischen Variationen und klinisch relevante Empfehlungen siehe Datenbank unter: http://www.pharmgkb.org

5.6.3 Modifizierende Gene

Modifizierende Gene (»modifier genes«) können die pharmakologische Antwort beeinflussen oder Individuen für unerwünschte Wirkungen empfänglich machen.

Glucose-6-Phosphat-Dehydrogenase (G6PD[H])

Bereits in der Antike war bekannt: Manche Menschen vertragen Fava-Bohnen nicht. G6PD liefert Reduktionsäquivalente (NADPH + H⁺) und ist das erste (und geschwindigkeitsbestimmende) Enzym des Pentosephosphatzyklus. Dieser liefert ebenfalls NADPH + H⁺. In Erythrozyten ist dies der einzige Mechanismus, über den oxidiertes Glutathion (GSSG) wieder reduziert werden kann (zu GSH). Daher sind Personen mit G6PDH-Defizienz gefährdet, eine **Methämoglobinämie** zu bekommen, wenn sie Oxidanzien ausgesetzt werden.

Das G6PD-Gen ist auf dem X-Chromosom lokalisiert. Dennoch können auch Frauen von einer Hämolyse betroffen sein, da im Mittel die Hälfte der Erythrozyten die defiziente Enzymvariante exprimiert. Es gibt mehr als 140 beschriebene Polymorphismen und 7 häufige Varianten, die zu unterschiedlich starken Einschränkungen der Enzymaktivität führen. Diese sind nicht nur im Mittelmeerraum häufig, sondern in allen Gebieten, in denen die Malaria verbreitet war, weil die G6PD-Defizienz einen gewissen **Schutz vor Malariainfektionen** bietet. Von der G6PD-Defizienz sind weltweit ca. 400 Mio. Menschen betroffen.

Potenzielle **Methämoglobinbildner** sind für diese Personen gefährlich. Dazu gehören vor allem Sulfonamide (Sulfamethoxazol, Sulfametrol, Sulfadoxin etc.), die Malariamittel Primaquin, Chloroquin und das Lepramittel Dapson. Für zahlreiche weitere Pharmaka werden Warnungen ausgegeben (inklusive Acetylsalicylsäure, Paracetamol, die Gyrasehemmer Ciprofoxacin, Ofloxacin, Moxifloxacin; das Tuberkulosemittel Isoniazid), ohne dass diese sich durch eindeutige Evidenz belegen lassen.

Faktor V

Varianten von Faktor V sind weit verbreitet; die in Europa häufigste Form ist der nichtsynonyme Polymorphismus in der codierenden Sequenz. Die Substitution 1691G>A, die zur Mutation von Arg⁵⁰⁶ zu Glutamin führt, macht diesen Faktor resistent gegen die Spaltung durch Abbau durch aktiviertes Protein C (▶ Kap. 41).

Die Allelfrequenz beträgt in Europa 0,8–2,7%, in manchen (europäischen) Populationen deutlich höher (bis 15%, z. B. Schweden). Auch heterozygote Frauen haben ein deutlich erhöhtes **Thromboserisiko**, wenn sie östrogenhaltige orale Kontrazeptiva nehmen: Das Risiko ist gegenüber Frauen mit dem G-Allel, die ein solches Kontrazeptivum nehmen, 5- bis 8-fach höher (bzw. 15- bis 25-fach höher gegenüber Frauen ohne Kontrazeption).

Kaliumkanal KCNH2

Der Kaliumkanal KCNH2 (humanes Ether-a-go-go Related Gene: hERG) trägt den repolarisierenden Kaliumeinstrom im Herzen (verzögerter Gleichrichter/»delayed recitifier«; ▶ Kap. 39). Es sind mehr als 100 Mutationen bekannt, die mit einem angeborenen verlängerten QT-Intervall (»congenital long QT-syndrome«) einhergehen; bei mindestens 4 Varianten liegen Hinweise dafür vor, dass sie zu einem **arzneimittelinduzierten verlängerten QT-Intervall** prädisponieren (geschätzte Allelfrequenz in Europa 4%). Eine Verlängerung des QT-Intervalls prädisponiert zu lebensgefährlichen **Torsades-de-pointes-Arrhythmien**.

Die Liste von Substanzen, die zu einer QT-Verlängerung führen können, ist sehr lang: Antiarrhythmika wie Amiodaron, Chinidin, Disopyramid; Dofetilid, Ibutilid, Sotalol; Antibiotika bzw. antibakterielle Chemotherapeutika wie das Makrolid Erythromycin und das Ketolid Telithromycin, Gyrasehemmer wie Moxifoxacin; Antidepressiva wie Fluoxetin; H1-Histaminrezeptor-Antagonisten Astemizol, Terfenadin, Hydroxyzin; 5-HT₄-Agonist Cisaprid; Neuroleptika/Antipsychotika wie Haloperidol, Pimozid, Risperidon, Sertindol, Ziprasidon etc.

α-Untereinheit des spannungsabhängigen Natriumkanals des Herzens

Seltener sind Mutationen im Gen der α-Untereinheit des spannungsabhängigen Natriumkanals des Herzens (SCN5A-Gen der α5-Untereinheit NaV1,5), die ebenfalls zu einem **Long-QT-Syndrom** führen (**Brugada-Syndrom**). Auch bei diesen Formen kann das Arrhythmierisiko nicht nur durch Antiarrhythmika mit natriumkanalblockierender Wirkung (Amiodaron, Chinidin, Flecainid, Propafenon, Lidocain, Mexiletin) erhöht werden, sondern auch durch andere Substanzen mit natriumkanalblockierender Wirkung (trizyklische Antidepressiva, niederpotente typische Neuroleptika/Antipsychotika).

HLA-Varianten

Einige allelischen Varianten der HLA-A- oder HLA-B-Kette (Human Leukocyte Antigen; antigenpräsentierender Teil des MHC-Komplex I) erhöhen die Suszeptibilität für Autoimmunerkrankungen. Sie ändern auch die Wahrscheinlichkeit von Überempfindlichkeitsreaktionen nach Einnahme von Pharmaka. Zwei prominente Beispiele sind gut untersucht:

- HLA-B*15:02 erhöht das Risiko für seltene, potenziell lebensbedrohliche Hautreaktionen (Stevens-Johnson-Syndrom und toxische Epidermonekrolyse) unter Carbamazepin 100- bis 300-fach; dieses Allel kommt primär bei Han-Chinesen und in südasiatischen Populationen (Indien, Thailand, Malaysien) vor und ist bei europäisch-stämmigen Patienten sehr selten. HLA-B*15:02 ist in Europa daher primär in Anbetracht der Migration von Interesse. Etwa 5% der Patienten entwickeln unter Carbamazepin makulopapulöse Exantheme und andere Überempfindlichkeitsreaktionen (▶ Abschn. 33.3). In Europa sind Patienten mit HLA-A*3101 überrepräsentiert. Die Anwesenheit von HLA-A*3101 erhöht die Wahrscheinlichkeit für Überempfindlichkeitsreaktionen unter Carbamezpin 10- bis 14-fach. Man beachte, dass dennoch > 60% der Patienten mit HLA-A*3101 unter

Carbamazepin keine Überempfindlichkeitsreaktionen entwickeln.

▬ Unter dem nichtnucleosidischen HIV-Reverse-Transkriptase-Hemmer Abacavir (► Abschn. 58.6.2) treten innerhalb von 4 Wochen zum Teil lebensbedrohliche Überempfindlichkeitsreaktionen auf. Die Anwesenheit von HLA-B*57:01 erhöht die Wahrscheinlichkeit für klinisch-relevante Manifestationen dieser Überempfindlichkeit 23-fach. Die Allelfrequenz beträgt in der europäischen Population ca. 5%. Daher ist eine Bestimmung vor Einleitung einer Therapie mit Abacavir bei HIV sinnvoll und vorgeschrieben.

Weiterführende Literatur

Amstutz U, Shear NH, Rieder MJ, Hwang S, Fung V, Nakamura H, Connolly MB, Ito S, Carleton BC; CPNDS clinical recommendation group (2014)Recommendations for HLA-B*15:02 and HLA-A*31:01 genetic testing to reduce the risk of carbamazepine-induced hypersensitivity reactions. Epilepsia 55: 496–506

Aymanns C, Keller F, Maus S, Hartmann B, Czock D (2010) Review on pharmacokinetics and pharmacodynamics and the aging kidney. Clin J Am Soc Nephrol 5: 314–327

Beretta M, Gorren AC, Wenzl MV, Weis R, Russwurm M, Koesling D, Schmidt K, Mayer B (2010) Characterization of the East Asian variant of aldehyde dehydrogenase-2: bioactivation of nitroglycerin and effects of Alda-1. J Biol Chem 285: 943–952

Clayton TA, Baker D, Lindon JC, Everett JR, Nicholson JK (2009) Pharmacometabonomic identification of a significant host-microbiome metabolic interaction affecting human drug metabolism. Proc Natl Acad Sci USA 106: 14728–14733

Leineweber K, Heusch G (2009) β_1- and β_2-adrenoceptor polymorphisms and cardiovascular diseases. Br J Pharmacol 158: 61–69

Mega JL, Close SL, Wiviott SD, Shen L, Hockett RD, Brandt JT, Walker JR, Antman EM, Macias W, Braunwald E, Sabatine MS (2009) Cytochrome P-450 polymorphisms and response to clopidogrel. New Eng J Med. 360: 354–362

Paez JG, Jänne PA, Lee JC, Tracy S, Greulich H, Gabriel S, Herman P, Kaye FJ, Lindeman N, Boggon TJ, Naoki K, Sasaki H, Fujii Y, Eck MJ, Sellers WR, Johnson BE, Meyerson M (2004) EGFR mutations in lung cancer: correlation with clinical response to gefitinib therapy. Science 304: 1497–1500

SEARCH Collaborative Group, Link E, Parish S, Armitage J, Bowman L, Heath S, Matsuda F, Gut I, Lathrop M, Collins R (2008) SLCO1B1 variants and statin-induced myopathy – a genomewide study. N Engl J Med 359: 789–799

Schwartz JB (2007) The current state of knowledge on age, sex, and their interactions on clinical pharmacology. Clin Pharmacol Ther 82: 87–96

Tangamornsuksan W, Lohitnavy O, Kongkaew C, Chaiyakunapruk N, Reisfeld B, Scholfield NC, Lohitnavy M (2015) Association of HLA-B*5701 genotypes and abacavir-induced hypersensitivity reaction: a systematic review and meta-analysis. J Pharm Pharm Sci 18: 68–76

Arzneimittelentwicklung und -zulassung – Arzneimittel in der Schwangerschaft

M. Freissmuth

M. Freissmuth et al., *Pharmakologie und Toxikologie*,
DOI 10.1007/978-3-662-46689-6_6, © Springer-Verlag Berlin Heidelberg 2016

6

Der Zulassung eines Arzneimittels für die Anwendung am Menschen geht ein umfangreiches Entwicklungsprogramm voraus. Gesetzlich festgelegt ist ein Prüfprogramm, das alle wesentlichen Informationen sammelt, bevor das Arzneimittel an Patienten angewandt werden darf. Die pharmazeutische Qualität des Arzneimittels muss gesichert und der Nachweis erbracht sein, dass das Arzneimittel bei bestimmungsgemäßer Anwendung wirksam ist. Darüber hinaus muss das Arzneimittel so verträglich und sicher sein, dass seine Anwendung gerechtfertigt ist. Diese Daten werden im Rahmen der präklinischen und klinischen Phasen des Prüfprogramms erhoben und Behörden vorgelegt, die die Zulassung erteilen. Das Prüfprogramm ist historisch betrachtet auch als Reaktion auf die katastrophalen Folgen von Thalidomid (Contergan®) in den Industrieländern gesetzlich codifiziert worden (Arzneimittelgesetze im deutschen Sprachraum). Daher wird im Rahmen dieses Kapitels auch auf die Besonderheit der Schwangerschaft und Stillperiode eingegangen.

Die pharmazeutische Industrie ist ein beliebtes Feindbild. In einer repräsentativen Umfrage in Österreich im Jahr 2010 beklagte die große Mehrzahl der Befragten u. a. die mangelnde Transparenz bei der Arzneimittelzulassung. Dieser Befund spricht eher für ein Informationsdefizit. Es gibt kaum ein Segment des Wirtschaftslebens, das einer so strengen Regulation unterliegt wie das Arzneimittelwesen. Seit Ende der 1970er Jahre gelten in den meisten europäischen Staaten Gesetze (in Deutschland und Österreich das jeweilige Arzneimittelgesetz [AMG], in der Schweiz das Heilmittelgesetz), die die Arzneimittelzulassung so regeln, dass alle wesentlichen Informationen für die sichere Anwendung von Arzneimitteln vor Erteilung der Zulassung vorliegen müssen. Die entsprechenden Regelungen werden laufend adaptiert, um dem Stand der Wissenschaft gerecht zu werden.

Die gesetzlichen Regelungen sind in Europa, Japan und Nordamerika weitgehend harmonisiert, z. B. ähneln die Regelungen in den USA weitgehend denen in Europa. Das ist nicht überraschend. Denn die jeweiligen Gesetze müssen dafür sorgen, dass die relevanten Informationen definiert werden. Diese Definitionen sind durch die pharmakologische Betrachtung bzw. die therapeutische Situation vorgegeben, weil sie die Frage beantworten müssen: Was muss ich wissen, bevor ich ein Arzneimittel am Menschen anwenden kann?

Was muss von einem Arzneimittel vor seiner Zulassung bekannt sein?

Die folgenden Angaben stehen im **Zulassungsantrag** in der **SmPC** (summary of product characteristics). Diese ist die Grundlage für die **Fachinformation** (für Ärzte und Apotheker) und wird vereinfacht in der **Gebrauchsinformation** (Packungsbeilage) wiedergegeben. Die Texte müssen von der zuständigen Europäische Arzneimittelbehörde (European Medicines Agency, EMA) und der ihr übergeordneten Europäischen Kommission oder der entsprechenden nationalen Behörde genehmigt werden:

- in Deutschland vom Bundesinstitut für Arzneimittel und Medizinprodukte (BfArM),
- in der Schweiz vom Schweizerischen Heilmittelinstitut Swissmedic und
- in Österreich von der (bundeseigenen) Österreichischen Agentur für Gesundheit und Ernährungssicherheit (AGES, Geschäftsbereich PharmMed).

Pharmakodynamik: Wie wirkt das Arzneimittel?

- Wirkungsmechanismus auf molekularem und zellulärem Niveau sowie auf dem Niveau des intakten Organismus
- Nachweis der Wirksamkeit mit einem klinisch validen Endpunkt
- Welche Hauptwirkungen werden erzielt und wie kommen diese zustande?
- Welche anderen (meist unerwünschten) Wirkungen (Nebenwirkungen) werden ausgelöst?
- Wie ist die Dosisabhängigkeit der Effekte, d. h., wie muss das Arzneimittel dosiert werden?
- Gibt es dosisabhängige unerwünschte Wirkungen? Wie gravierend und häufig sind diese?
- Gibt es dosisunabhängige (allergische) Nebenwirkungen?

Pharmakokinetik: Wie lange verbleibt das Arzneimittel im Organismus?

- Aufnahme, Verteilung, Abbau und Ausscheidung (ADME = absorption, distribution, metabolism, excretion)

Bei wem wirkt das Arzneimittel? Wirkt es bei allen Bevölkerungsgruppen?
Gibt es Interaktionen (Wechselwirkungen) mit anderen Arzneimitteln (auf pharmakokinetischer und/oder -dynamischer Basis)?
Ändert sich die Wirkung bei wiederholter Gabe (Gewöhnung, Toleranz)?

Schwangerschaft und Stillperiode

- Kann das Arzneimittel in Schwangerschaft und Stillperiode angewendet werden?

6.1 Phasen der Arzneimittelentwicklung

Lernziele
- Phasen des Entwicklungsprogramms für einen Wirkstoff
- Prüfungsschwerpunke in den einzelnen Phasen der Arzneimittelentwicklung
- Bedeutung der Surrogatparameter
- Klinisch valider Endpunkt
- Bedeutung der randomisierten placebokontrollierten Doppelblindstudie
- Zustimmung der Überprüfung des neuen Wirkstoff am Menschen durch eine unabhängige Ethikkommission

In der Folge wird die Arzneimittelentwicklung (■ Abb. 6.1) so dargestellt, wie sie für ein neues, innovatives Pharmakon durchgeführt werden könnte. Ein solches Pharmakon durchläuft diese Entwicklung in der Regel nicht in einem einzelnen Unternehmen. Die hochriskante Innovation ist oft in kleinen Firmen (»Biotech Start-ups«) ausgelagert. Große Unternehmen kaufen dieses Produkt und die damit verbundenen Rechte, wenn ein Erfolg absehbar ist.

Es gibt Unternehmen, die nur auf die klinische Entwicklung von Substanzen spezialisiert sind. Wenn z. B. eine bereits bekannte Substanz für eine neue Indikation entwickelt wird, ist es nicht notwendig, die präklinische Entwicklung zu wiederholen; ebenso kann die Phase I der klinischen Prüfung entbehrlich sein.

Das Arzneimittelrecht muss zwei Rechtsgüter abwägen:
- Der Prozess muss so gestaltet sein, dass sichere Arzneimittel verfügbar sind, d. h. eine ausreichende Menge an Daten vorhanden sind, sodass eine Beurteilung des Nutzen-Risiko-Verhältnisses zuverlässig möglich ist.
- Die Zulassung darf nicht unnötig verzögert werden, weil dadurch den Patienten eine wirksame Therapie vorenthalten wird.

Harmonisierung der gesetzlichen Regelungen in den Industriestaaten
Die Harmonisierung wird durch die ICH (International Conference on Harmonisation of Technical Requirements for Registration of Pharmaceuticals for Human Use) erreicht, in der die regulatorischen Behörden der USA (Federal Drug Administration), Europas (EMA, European Medicines Agency) und Japans (MHLW, Ministry of Health, Labour and Welfare) die Richtlinien (Guidelines) erarbeiten, wie pharmazeutische Qualität, Wirksamkeit und Unbedenklichkeit von Arzneimitteln bewertet werden. Dazu gehören u. a. Richtlinien für Good Clinical Practice (GCP), für klinische Studien mit Arzneimitteln und Richtlinien für Good Manufacturing Practice (GMP). Die Richtlinien für Good Laboratory Practice (GLP), nach denen die Daten zur Sicherheitspharmakologie und zur Toxikologie eines Wirkstoffkandidaten erhoben werden, halten sich an die Vorgaben der OECD (Organisation für Entwicklung und Zusammenarbeit). Details werden ebenfalls durch die ICH harmonisiert. Die Richtlinien werden in der Europäischen Union vom CHMP (Committee for Medicinal Products for Human Use) der EMA übernommen und verlautbart. Sie sind bindend. Will ein pharmazeutisches Unternehmen in seinem Entwicklungsprogramm davon abweichen, bedarf es einer besonderen Begründung.

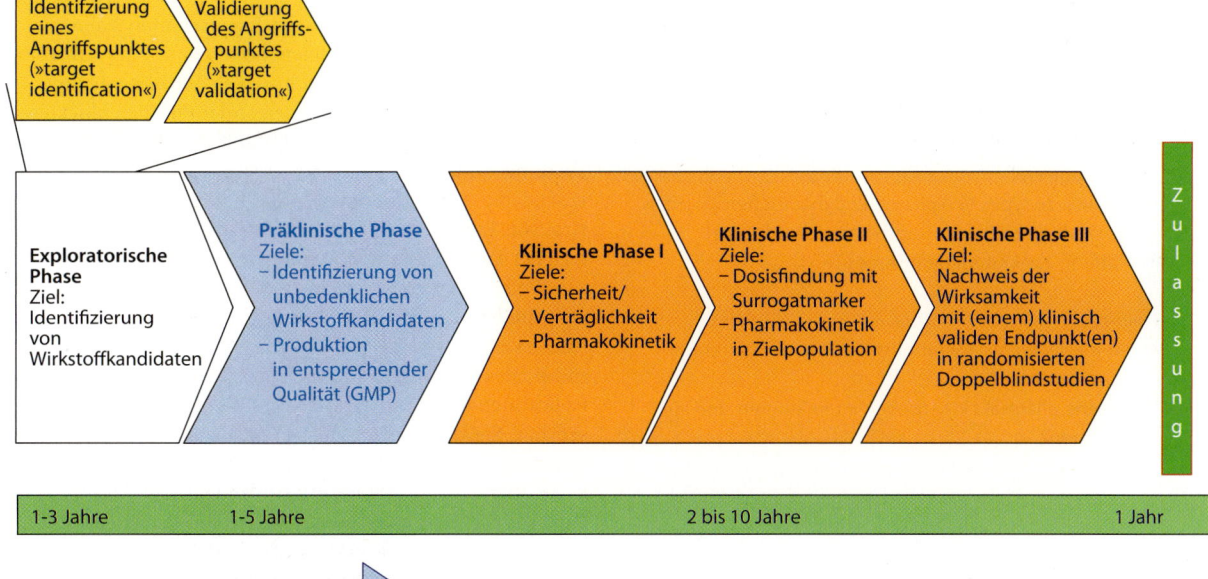

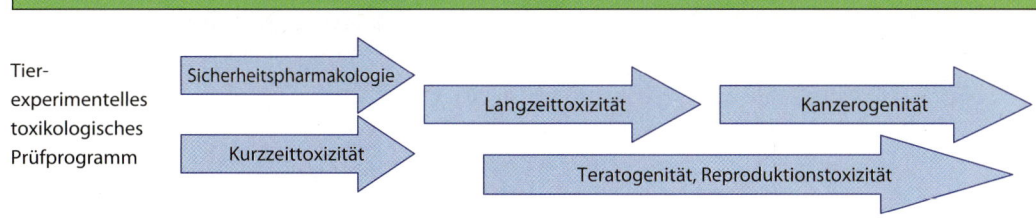

■ Abb. 6.1 Phasen der Entwicklung eines Arzneimittels

6.1.1 Exploratorische Phase: Suche nach neuen Wirkstoffkandidaten

Exploratorische Phase

Identifizierung und Validierung des Angriffspunkts (»target identification/validation«)
Fragen:
- Ist dieser Angriffspunkt für die menschliche Erkrankung relevant?
- Ist eine Blockade dieses Angriffspunkts sinnvoll/gefährlich?

Aufbau eines Screeningtests zur Identifizierung von Wirkstoffkandidaten
Frage: Gibt es einen Ansatz, der es erlaubt, mit einem Minimum an Aufwand ein Maximum an Substanzen rasch und verlässlich auf Aktivität zu prüfen?

Synthese/Herstellung von Wirkstoffkandidaten
Identifizierung einer Leitsubstanz im Screeningtest/Synthese weiterer Kandidaten
Fragen:
- Welche Substanz bindet mit hoher Affinität?
- Welche Strukturmerkmale sind Voraussetzung für diese Bindung?

Validierung der Ergebnisse des Screeningtests in vitro (Zellen) und in vivo (Tiermodelle, die der humanen Erkrankung entsprechen)
Frage: Lassen sich die Ergebnisse aus dem Screening so rekapitulieren, dass auch eine Aktivität in vivo zu erwarten ist?

Profilierung dieser Substanzen in vitro, z. B.
- Affinität zu Enzymen der Biotransformation oder zu Transportern
- Affinität zu typischen pharmakodynamischen Angriffspunkten (Rezeptoren, Transporter, Ionenkanäle)
- Prüfung auf Mutagenität (Ames-Test)

Fragen:
- Welcher Weg des Metabolismus bzw. der Exkretion ist zu erwarten?
- Welche pharmakokinetischen Interaktionen sind zu erwarten?
- Welche zusätzlichen (unerwünschten) pharmakodynamischen Wirkungen (»Off-Target-Effekte«) sind zu erwarten?
- Welche Wirkstoffe stehen als Reserve zur Verfügung, wenn beim ersten Kandidaten Schwierigkeiten absehbar sind (Metabolismus, Interaktionspotenzial etc.)?

Zunächst muss ein **neuer Angriffspunkt definiert**, d. h. identifiziert und validiert werden (◘ Abb. 6.1). In einem Gedankenexperiment sei dies z. B. eine Rezeptor-Tyrosinkinase.

Aus der veröffentlichten biomedizinischen Grundlagenforschung kann bekannt sein, dass diese Rezeptor-Tyrosinkinase bei bestimmten Tumoren überexprimiert wird und zum Wachstum beiträgt. Ein Hemmstoff wäre daher möglicherweise erfolgreich. Wenn die Rezeptor-Tyrosinkinase in vielen lebenswichtigen Organen exprimiert wird, können gravierende unerwünschte Wirkungen erwartet werden. Daher ist es sinnvoll, zunächst zu prüfen, ob z. B. eine erwachsene Maus ohne diesen Rezeptor auskommt. Das lässt sich mit gentechnischen Methoden erreichen. Die zweite Frage, die im Vorfeld geklärt werden kann, lautet: Ist die auserkorene Rezeptor-Tyrosinkinase wirklich so wichtig für das Tumorwachstum, wie vermutet wurde? Dazu wäre es sinnvoll, eine **Modellerkrankung** bei einer Maus (oder einer Ratte) zu erzeugen, die der menschlichen Situation entspricht. Auch hier kann mit gentechnischen Methoden geprüft werden, ob die Hypothese einer Überprüfung in vivo standhält.

Wenn der Angriffspunkt definiert ist, kann ein **zellulärer Versuchsansatz** entwickelt werden, der es erlaubt, mit einem hohen Probendurchsatz viele Substanzen auf Aktivität zu prüfen (»high throughput screening«). Eine bestehende Bibliothek von (mehreren 100.000) Substanzen kann automatisiert in dieses **Screening** eingebracht werden; ggf. werden auch neue Substanzen synthetisiert.

Die in diesem Screening gefundenen Substanzen werden in der Folge zunächst in weiteren zellulären Versuchsansätzen in vitro und dann im validen **Tiermodell in vivo** untersucht. Substanzen können in vivo u. a. dadurch scheitern, dass sie ungünstige pharmakokinetische Eigenschaften haben (z. B. rasch hydrolisiert werden, einem hohen First-Pass-Effekt unterliegen etc.) oder sehr toxisch wirken, weil sie wichtige Rezeptoren, Ionenkanäle, Transporter oder Pumpen blockieren. Mittlerweile gibt es zahlreiche Zelllinien und andere **In-vitro-Systeme**, anhand derer geprüft werden kann, ob die Substanz zusätzliche Angriffspunkte blockiert oder wie gut sie als Substrat von Enzymen der Biotransformation und von Transportern der Fremdstoffexkretion behandelt wird.

Weil nicht damit gerechnet werden kann, dass eine einzige zufällig identifizierte Substanz alle Kriterien optimal erfüllt, ist es sinnvoll, auch nach **Reservekandidaten** (»back-up candidate compounds«) zu suchen. Die exploratorische Phase ist beendet, wenn ein Wirkstoff sich als guter Kandidat erwiesen hat. Sie unterliegt keinen gesetzlichen Regelungen. Das mit einer Fehlentwicklung verbundene wirtschaftliche Risiko ist als Regulativ ausreichend. Werden Daten aus der Profilierung für die Zulassung notwendig, so müssen sie nach GLP-Richtlinien erhoben worden sein (Good Laboratory Practice: ein formalisiertes Verfahren, das eine externe Zertifizierung der Einrichtung voraussetzt).

6.1.2 Präklinische Entwicklung: Suche nach einem sicheren und verträglichen Wirkstoff, der auch am Menschen geprüft werden darf

Präklinische Phase

Sicherheit und Unbedenklichkeit des Wirkstoffs
Fragen:

- Ist dieser Wirkstoff in den Dosen, die im relevanten Tiermodell eine Wirkung erzeugen, auch für die wesentlichen Organfunktionen (Herz, Lunge, Leber, Niere, Knochenmark etc.) unbedenklich?
- Wie groß ist der Abstand zwischen der Dosis, die zur Erzielung einer therapeutischen Wirkung/Konzentration gebraucht wird, und der Dosis, die bei einmaliger, wiederholter und chronischer Anwendung toxische Wirkung(en) erzeugt?

Pharmakokinetik/Toxikokinetik

Fragen:

- Wie ist der Konzentrationsverlauf im Plasma bei ein- und mehrmaliger Gabe (bei therapeutischen und toxischen Dosen)?
- Gibt es Organe, in denen sich der Wirkstoff anreichert?
- Wie sieht das Metabolitenmuster aus und wie werden die Substanz und deren Metaboliten ausgeschieden?

Reproduktionstoxizität
Frage: Tritt eine spezifische Toxizität auf, wenn männliche bzw. weibliche Ratten/Mäuse über mehrere Generationen mit dem Wirkstoff in Dosen behandelt werden, die der therapeutischen und der gerade toxischen entspricht (Reduktion der Fertilität, Embryotoxizität, Fetotoxizität)?

Mutagenität/Genotoxizität/Kanzerogenität
Fragen:

- Gibt es Hinweise auf Mutagenität/Genotoxizität in typischen Screening-Modellen?
- Treten bei Langzeitbehandlung gehäuft Karzinome auf?

Pharmazeutische Qualität/Galenik/Formulierung
Fragen:

- Enthält der Wirkstoff bei Produktion in größerem Maßstab (»up-scaling«) Verunreinigungen?
- Welche Hilfsstoffe sollen zugesetzt werden und wie soll die Galenik für die klinische Prüfung aussehen?

Ist die Entscheidung für einen Wirkstoff gefallen, muss geprüft werden, ob der Wirkstoff auch sicher und unbedenklich ist. Dafür müssen einerseits Daten zur **Sicherheitspharmakologie** vorgelegt werden, d. h., es muss geprüft werden, ob der Wirkstoff in Dosen, die therapeutische Effekte erzielen sollen, die wesentlichen Organfunktionen (Herz, Lunge, Niere, Le-

ber, Blutbildung, endokrine Kontrolle; Gehirn) beeinflusst und die entsprechenden Laborparameter (EKG, Blutdruck, Blutgase, Kreatinin, Ionen, Bilirubin, Transaminasen, Blutbild, Blutzucker etc.) bzw. Verhalten oder Bewusstseinslage verändert.

Andererseits müssen die Dosen bis in den toxischen Bereich erhöht werden und die Effekte bei einmaliger (akute Toxizität) und wiederholter Gabe (subakute Toxizität) bzw. bei chronischer Zufuhr (chronische Toxizität) geprüft werden. Bei der **Prüfung der Toxizität** müssen eindeutig toxische Dosen erreicht werden, eine Bestimmung der LD50 ist aber nicht notwendig. Hingegen muss die Toxizität an mindestens 2 Spezies geprüft werden, von denen eine kein Nagetier sein darf. Bei Biologika (▶ Kap. 8) muss eine Prüfung an Primaten (Affenspezies) erfolgen.

Im Rahmen der sicherheitspharmakologischen/toxikologischen Prüfung muss auch die Pharmakokinetik bzw. die Toxikokinetik der Substanz bestimmt werden. Besonders interessant ist hier das **Metabolitenmuster**, weil dieses mit dem Metabolitenmuster verglichen werden kann, das sich bei humaner Applikation ergibt. Dies ist vor allem für die Planung einer Kanzerogenitätsstudie wichtig. Aus nachvollziehbaren Gründen ist am ehesten diejenige Spezies geeignet, bei der der Wirkstoffmetabolismus dem humanen Metabolismus entspricht. Die Daten müssen nach GLP-Kriterien erhoben worden sein. Im Laufe der präklinischen Entwicklung muss auch die Entscheidung für die Formulierung fallen und die pharmazeutische Qualität gewährleistet werden (nach GMP-Richtlinien).

Erst bei Vorliegen

- der Daten aus der Sicherheitspharmakologie,
- der Daten der Toxizität bei einmaliger und wiederholter Verabreichung,
- entsprechender pharmakokinetischer Daten,
- ausreichender Hinweise auf die Wirksamkeit bei der vorgesehenen Indikation und
- des Wirkstoffs in der entsprechenden pharmazeutischen Qualität und Formulierung

kann eine erste Anwendung am Menschen erwogen werden. In den **USA** müssen die Daten in einem formellen Verfahren der FDA (Food and Drug Administration) vorgelegt werden, damit eine Zulassung des Wirkstoffs als IND (»investigational new drug«) erfolgt. In **Europa** gibt es kein formalisiertes zentrales Verfahren, aber eine VHP (»voluntary harmonization procedure«), die in den verschiedenen Ländern die Meldung der klinischen Prüfungen harmonisiert.

Unabhängig von der Entscheidung der regulatorischen Behörde ist für **jede einzelne klinische Prüfung** ein **zustimmendes Votum** einer unabhängigen **Ethikkommission** notwendig. Dafür begutachtet in den einzelnen Ländern jeweils eine Leitethikkommission den Antrag bei einer multizentrischen Studie für dieses Land. Für die erstmalige Anwendung am Menschen ist das Vorliegen der Daten zur Reproduktionstoxizität und die Langzeitstudien zur Kanzerogenität nicht notwendig. Diese müssen erst vorliegen, wenn die Phase III abgeschlossen ist (◼ Abb. 6.1).

Dieser kurze Überblick zeigt, dass **Tierversuche** für die Arzneimittelentwicklung unverzichtbar sind. Eine sicherheitspharmakologische oder toxikologische Prüfung lässt sich nicht in einer Zellkultur durchführen – diese hat keinen Blutdruck, kein Bewusstsein, keine hormonellen Regelkreise, kein Immunsystem etc. Aus ethischen Gründen darf ein Arzneimittel nicht erstmals am Menschen angewandt werden, wenn es nicht vorher an **mehreren Versuchstierarten** geprüft worden ist. Diese Einsicht mag unbequem oder politisch unkorrekt sein, sie ist aber eine Grundlage der Pharmakotherapie beim Menschen.

6.1.3 Phase I: Erstmalige Anwendung am Menschen

> **Phase I: Erstmalige Anwendung an gesunden freiwilligen Probanden**
>
> **Anzahl der Probanden**
> Insgesamt ca. 50–100; zunächst nur männlich.
>
> **Verträglichkeit**
> Fragen:
> — Wie verändern sich die wichtigen Organfunktionen/Laborparameter (Blutdruck, Herz, Leber, Niere, Lunge, Blutbild, Bewusstsein, Verhalten etc.) nach Gabe des Wirkstoffs?
> — Welche unerwünschten Wirkungen treten bei einmaliger Administration dieses Wirkstoffs auf?
>
> **Pharmakokinetik**
> ADME (»absorption, distribution, metabolism, excretion«; ▶ Kap. 2).
> Fragen:
> — ADME: Wie ist der Konzentrationsverlauf im Plasma bei ein- und mehrmaliger Gabe?
> — Ändert sich die Resorption bei Nahrungsaufnahme?
> — Wie sieht das Metabolitenmuster aus und wie werden die Substanz und deren Metaboliten ausgeschieden?

Wird ein Wirkstoff **erstmals am Menschen** (»first in man«, »first in human« [FIH]) angewandt, geschieht dies zuerst an freiwilligen Probanden, die zunächst nur eine sehr niedrige Dosis erhalten sollen, damit sie möglichst keinem Risiko ausgesetzt werden. Die **Dosis errechnet sich aus**:
- derjenigen Dosis, bei der bei empfindlichsten Spezies keine unerwünschte Wirkung beobachtet wurde (NO-AEL: »no observed adverse event level«);
- der AUC (»area under curve«, ▶ Abschn. 2.2.2) für die Plasmakonzentration bei dieser Dosis,
- der geschätzten Clearance beim Menschen (aus In-vitro-Daten zu Metabolismus, Verhältnis Masse bzw. Körperoberfläche Tier/Mensch);
- dem Vergleich dieser Daten mit bekannten Humanäquivalenzdosen (HED, »human equivalent dose«) und

deren Berücksichtigung (z. B. Verhältnis Human-/Mausdosis = 1:12);
- einem Sicherheitsfaktor; in der Regel mindestens Faktor 10, d. h., die 1. Humandosis liegt mindestens um Faktor 10 unter derjenigen Dosis, die beim empfindlichsten Versuchstier noch keinen unerwünschten Effekt auslöste.

Für **Biologicals** (▶ Kap. 8), vor allem monoklonale Antikörper, sind die Sicherheitsanforderungen noch höher: Aus der bekannten Affinität zum humanen Zielprotein und der erwarteten Pharmakokinetik soll die Besetzung des Zielproteins (»receptor occupancy«) bei unterschiedlichen Dosen errechnet und der MABEL (Minimal Anticipated Biological Effect Dose Level) geschätzt werden. In der Praxis läuft diese Vorgangsweise darauf hinaus, dass die 1. Dosis eines monoklonalen Antikörpers mindestens 1/100 unter derjenigen liegt, bei der biologische Effekte zu erwarten sind.

Wenn diese 1. Dosis verträglich war, erfolgt die **Dosiseskalation**, z. B. durch sequenzielle Verdoppelung oder Verdreifachung der Dosis, bis der Dosisbereich erreicht wird, der dem wahrscheinlichen therapeutischen Bereich entspricht. Vorgangsweise und Kriterien werden vorher im **Prüfplan** festgelegt. Änderungen des Prüfplans müssen der Ethikkommission zur Genehmigung vorgelegt werden. (Das trifft für sämtliche Phasen der klinischen Prüfung zu.)

Die Fragen der Phase I können in der Regel nicht in einer einzigen Studie beantwortet werden. Die Freiwilligkeit muss in jedem Fall gewährleistet sein; Studien an Abhängigen (z. B. Lehrer-Schüler-Verhältnis, Rekruten) sind ethisch bedenklich. Bei zytotoxischen Therapien und Gentherapie ist eine Anwendung an gesunden Probanden ethisch nicht zu rechtfertigen. Daher werden diese Studien an Kranken durchgeführt und als Phase-I/II-Studien bezeichnet.

Phase-I-Prüfungen werden von klinischen Pharmakologen durchgeführt.

6.1.4 Phase II: Erster therapeutischer Versuch

> **Phase II: Therapeutischer Versuch an Patienten**
> **Anzahl der Probanden**
> Insgesamt ca. 100–300.
>
> **Dosis-Wirkungs-Kurve**
> Frage: In welchem Dosisbereich tritt die therapeutische Wirkung auf, die eine klinische Wirksamkeit voraussagt?
>
> **Pharmakokinetik in der Zielpopulation**
> Fragen:
> — Wie unterscheidet sich der Konzentrationsverlauf im Plasma bzw. das Metabolitenmuster bei ein- und mehrmaliger Gabe bei den Erkrankten?
> — Wie ändert sich die Pharmakokinetik bei Vorliegen einer Nieren- oder Lebererkrankung?

Wenn die Phase I abgeschlossen ist, sollten ein Überblick über die Verträglichkeit sowie Information darüber vorliegen, welche Effekte bei Dosissteigerung auftreten. Dies ermöglicht in der Zusammenschau aller Befunde, denjenigen Dosisbereich abzuschätzen, der eine therapeutische Wirkung auslösen kann. Dieser wird in einer kleinen Population von Patienten geprüft.

Die **therapeutische Wirksamkeit** kann in der Phase II an einem **Surrogatparameter** erhoben werden. Die Applikationsdauer hängt von der vorgesehenen Indikation ab und kann daher von wenigen Tagen bis zu einigen Monaten reichen, d. h. bis zu dem Intervall, das notwendig ist, um eine therapeutische Wirkung zu beobachten. Ebenso werden Daten zur Verträglichkeit gesammelt.

> ❯ Ein Surrogatparameter ist mit der Wirkung verbunden und sagt eine klinische Wirksamkeit voraus, er beweist jedoch nicht die therapeutische Wirksamkeit.

Zum Beweis der therapeutischen Wirksamkeit ist ein klinisch valider Endpunkt erforderlich.

Beispiele für die therapeutische Wirksamkeit von Surrogatparametern
Für **Protonenpumpenhemmer** ist der Surrogatparameter der Anstieg des pH im Magen, der mit einer kleinen Sonde telemetrisch gemessen werden kann. Der klinisch valide Endpunkt ist die endoskopisch verifizierte Abheilung des Ulkus.
Bei einem **Lipidsenker** ist der Surrogatparameter die Senkung des LDL-Cholesterins oder der Triglyceride. Der klinisch valide Endpunkt ist die Verhinderung von Ereignissen, die sich aus einer Atherosklerose entwickeln, z. B. einer koronaren Herzkrankheit mit Angina-pectoris-Anfällen und Myokardinfarkten oder Schlaganfällen oder einer peripheren arteriellen Verschlusskrankheit.
Bei **zytotoxischer Chemotherapie** sind typische Surrogatmarker die Abnahme des Tumorvolumens oder der Konzentrationsabfall von Tumormarkern im Serum. Der klinisch valide Endpunkt ist die Verlängerung der Lebenszeit (im Jargon »Gesamtüberleben«: »overall survival«) bzw. in ausgewählten Fällen auch das progressionsfreie Überleben. Diese Unterscheidung ist deshalb wichtig, weil nicht immer eine Besserung des Surrogatparameters zu einem klinisch relevanten Ergebnis führen muss.
Fluorid erhöht z. B. die **Knochendichte**, einen Surrogatparameter für die Behandlung der Osteoporose. Allerdings senkt Fluorid nicht die Rate an osteoporotischen Knochenfrakturen (Wirbelkörper, Oberschenkelhals), weil der zusätzlich gebildete Knochen mechanisch minderwertig ist. Das therapeutische Ziel ist aber nicht die Besserung eines Laborbefundes, sondern die Besserung/Heilung der Erkrankung.

Der Schwerpunkt von Phase-II-Studien ist ein erster Nachweis medizinischer Wirksamkeit und damit eine Bestätigung des Therapiekonzepts. Phase-II-Studien werden entsprechend an Patienten durchgeführt. Die Behandlungsdauer beschränkt sich üblicherweise auf wenige Tage bis einige Monate (je nach vorgesehener Indikation). Behandelt werden höchstens wenige hundert Patienten. Neben der Wirksamkeit wird auch hier die Verträglichkeit sorgfältig beobachtet.

Das vordringliche Ziel ist es, am Ende der Phase IIb diejenige Dosis zu kennen, die in der Phase III in einem großen therapeutischen Versuch die therapeutische Wirksamkeit mit einem klinischen validen Endpunkt belegen soll. Studien zur Wirksamkeit werden grundsätzlich verblindet durchgeführt: Patienten werden randomisiert einer Placebo- oder Behandlungsgruppe zugeteilt. Weder behandelnder Arzt noch Behandelter weiß, was verabreicht wurde.

6.1.5 Phase III: Nachweis der therapeutischen Wirksamkeit mit klinisch validem Endpunkt

Phase III: Nachweise der therapeutischen Wirksamkeit
Fragen:
— Wird der Verlauf einer Erkrankung im Hinblick auf einen validen klinischen Endpunkt günstig beeinflusst?
— Wie häufig sind unerwünschte Wirkungen und wie schwer sind diese?

Wenn am Ende der Phase IIb die Daten vorliegen, die Hinweise für die Wirksamkeit und zugehörige Dosis-Wirkungs-Beziehung erkennen lassen, können große Studien der Phase III geplant werden, die die Wirksamkeit nachweisen sollen (**konfirmatorische Studien**). Dabei sind die nachfolgend genannten Punkte zu beachten:

- Fallzahlberechnung – statistische Mächtigkeit (»power«)
- Ein- und Ausschlusskriterien
- Valider Endpunkt
- Umfassende Aufklärung
- Randomisierung und Verblindung
- Placebo versus aktive Kontrolle
- Registrierung/Datenqualität
- Meldung unerwünschter Ereignisse
- Placebo versus Nocebo

Fallzahlberechnung – statistische Mächtigkeit (»power«)
Die Kunst der Studienplanung liegt darin, dass man vorher die Fallzahl berechnen muss, die notwendig ist, um mit einer gewissen statistischen Wahrscheinlichkeit ($> 80\%$) einen statistischen Unterschied (Irrtumswahrscheinlichkeit $p < 0,05$) auch tatsächlich zu beobachten. Ist eine Studie in ihrer zahlenmäßigen Mächtigkeit zu klein angelegt (»underpowered«), setzt man Patienten sinnlos einem Risiko aus, weil ein Erkentnisgewinn nicht zu erwarten ist. Ist die Studie zu groß angelegt, setzt man ebenfalls Personen unnötig einem potenziellen Risiko aus. Das ist deshalb nicht trivial, weil man auch schätzen muss, wie viele Patienten aus der Studie ausscheiden (Drop-out-Rate). Es lässt sich leicht vorrechnen, dass viele Studien, die irgendwelche Effekte behaupten, hoffnungslos »underpowered« sind, vor allem im sog. alternativmedizinischen Bereich. Gute Phase-III-Studien umfassen mehrere hundert (bei kleinen Indikationsgebieten) bis mehrere tausend Patienten. Es ist offensichtlich, dass die Studie daher multizentrisch angelegt sein muss, weil diese Fallzahlen an

6

einem einzigen Standort nicht zu erreichen sind. Die Studiendauer kann mehrere Jahre betragen.

Ein- und Ausschlusskriterien Im Rahmen der Studienplanung muss festgelegt werden, welche Patienten für die Behandlung infrage kommen und welche nicht. Die Einschlusskriterien sind auch wichtig, weil sie definieren, wer im Falle einer Zulassung in weiterer Folge für die zugelassene Therapie infrage kommt.

Valider Endpunkt In Phase III müssen klinisch relevante valide Endpunkte als primäre Zielgröße vorab definiert werden. Surrogatparameter sind mit wenigen Ausnahmen nicht erlaubt. (Blutdrucksenkung wäre ein Beispiel, bei dem bei der Zulassung auf Endpunktdaten verzichtet werden kann, weil dank der vielen Studien klar ist, dass jede Blutdrucksenkung die kardiovaskuläre Mortalität bei der Hypertonie senkt.)

Umfassende Aufklärung Eine Studienteilnahme ist freiwillig und setzt eine umfassende Aufklärung voraus, die schriftlich bestätigt werden muss. Das Informationsmaterial für Patienten muss der Ethikkommission zur Genehmigung vorgelegt werden. Patienten müssen jederzeit das Recht haben, ihre Studienteilnahme zu widerrufen.

Randomisierung und Verblindung Klinische Studien der Phase III werden generell als randomisierte, placebokontrollierte Doppelblindstudien durchgeführt. Weder behandelnder Arzt noch der Patient weiß, wer das Prüfpräparat bekommen hat oder das Placebo. Ob die Verblindung tatsächlich funktioniert hat, lässt sich u. a. prüfen, indem man die Patienten am Ende befragt, ob sie das Verum (Prüfpräparat) oder das Placebo erhalten haben. Das ist vor allem dann wichtig, wenn der Endpunkt eine starke subjektive Färbung hat (Lebensqualität).

Placebo versus aktive Kontrolle Bei manchen Erkrankungen kann es gerechtfertigt sein, auf die Standardtherapie zu verzichten. Bei vielen Erkrankungen, die einen gefährlichen Verlauf nehmen können, ist es ethisch nicht zu rechtfertigen, Patienten die Standardtherapie vorzuenthalten. In diesem Fall erhalten alle Patienten die Standardtherapie, eine Gruppe zusätzlich das Placebo und die andere Gruppe die unterschiedlichen Dosen des Verums. Es ist auch möglich, gegen die Standardtherapie zu testen (z. B. einen neuen Lipidsenker gegen einen bereits zugelassenen). Hier kann auf Gleichwertigkeit (»non-inferiority«) oder Überlegenheit (»superiority«) geprüft werden.

Registrierung/Datenqualität Alle klinischen Studien müssen in internationalen Registern angemeldet sein. In Europa steht z. B. das EudraCT-Register (European Union Drug Regulating Authorities Clinical Trials) zur Verfügung. Das gilt in jedem Fall für Phase-III-Studien. Die Registrierung soll verhindern, dass nur jene Studien vorgelegt und veröffentlicht werden, die das positive Ergebnis erbracht haben (»publication bias«). Die Daten müssen gesichert und die Studienorte

»monitiert« (durch einen Monitor überwacht) werden, um Protokollfehler zu detektieren. Im Idealfall werden die Daten elektronisch deponiert, sodass sie auch nachträglich nicht manipuliert werden. Die Originaldaten müssen verfügbar sein und 10 Jahre aufbewahrt werden, damit sie von der Behörde überprüft werden können.

Meldung unerwünschter Ereignisse Jedes medizinisch relevante Ereignis muss gemeldet werden. Auch wenn sich ein Studienteilnehmer mit einem Messer beim Gemüseschälen verletzte und deswegen eine medizinische Behandlung benötigt hat, muss dies gemeldet werden. Vorstellbar ist in diesem Fall, dass trotz fehlenden offensichtlichen Kausalzusammenhangs ein solcher dennoch vorliegt, weil die Prüfsubstanz zu einer Koordinationsstörung führt. Der Prüfarzt ist aufgefordert zu bewerten, ob das Ereignis mit der Behandlung in einem kausalen Zusammenhang steht oder nicht (wahrscheinlich, möglich, unwahrscheinlich). Unabhängig davon überprüft ein unabhängiges Gremium (DSMB: Data Safety Monitoring Board bzw. DMC: Data Monitoring Committee) regelmäßig, ob die Studie aufgrund der Meldung der unerwünschten Ereignisse fortgesetzt werden darf oder nicht. Vorstellbar ist, dass die Therapie die Patienten aufgrund einer Häufung von Ereignissen gefährdet; es gibt auch den umgekehrten Fall, dass die Studie abgebrochen werden muss, weil die neue Therapie derartig überlegen ist, dass man sie aus ethischen Gründen keinem Patienten vorenthalten darf.

Placebo versus Nocebo Am Ende der Studie kann nicht nur geprüft werden, ob das therapeutische Ziel erreicht worden ist. Die Auswertung der Nebenwirkungsmeldung zeigt auch, welche unerwünschten Wirkungen tatsächlich auf das Prüfpräparat zurückzuführen sind. Unter Placebo werden häufig ebenfalls unerwünschte Wirkungen (Übelkeit, Kopfschmerz, Bauchweh) beobachtet. Das überrascht nicht, wenn man in Betracht zieht, dass im Rahmen einer Arzneimitteltherapie unabhängig vom Arzneimittel Befindlichkeitsstörungen auftreten können, die von den Patienten mit der Einnahme des Arzneimittels in Zusammenhang gebracht werden, auch wenn ein solcher nicht besteht.

Je nach Indikationsgebiet müssen für die behördliche Zulassung eines Arzneimittels mindestens 2 oder 3 voneinander unabhängige kontrollierte klinische Studien der Phase III (»pivotal phase III trials«) durchgeführt werden. Jede dieser Studien muss einen statistisch signifikanten Effekt des Arzneimittels nachweisen. Für kleine Indikationsgebiete (Orphan Drugs, ▶ Abschn. 6.1.8) reicht eine einzige Phase-III-Studie. In begründeten Ausnahmen werden auch Daten aus offenen Studien akzeptiert (▶ Abschn. 6.1.8). Nach Abschluss der Phase III werden die Daten der Behörde zur Prüfung vorgelegt. In der Evidenzhierarchie der evidenzbasierten Medizin sollte die Therapie den Evidenzgrad I oder II erreicht haben (◼ Abb. 6.2).

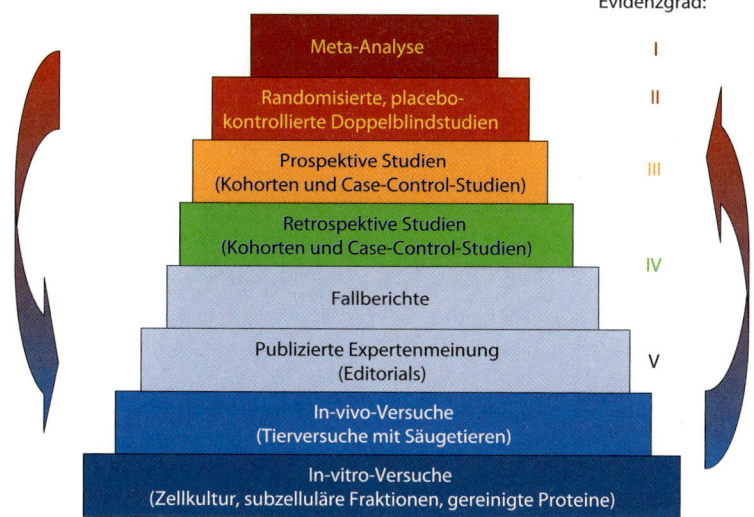

Evidenzgrad:

Meta-Analyse — I

Randomisierte, placebo-kontrollierte Doppelblindstudien — II

Prospektive Studien (Kohorten und Case-Control-Studien) — III

Retrospektive Studien (Kohorten und Case-Control-Studien) — IV

Fallberichte

Publizierte Expertenmeinung (Editorials) — V

In-vivo-Versuche (Tierversuche mit Säugetieren)

In-vitro-Versuche (Zellkultur, subzelluläre Fraktionen, gereinigte Proteine)

■ **Abb. 6.2 Evidenzpyramide in der evidenzbasierten Medizin.** Eine Hypothese, z. B. Therapie »A« hilft gegen diese Erkrankung, muss in einer prospektiven, randomisierten und verblindeten Studie mit ausreichender Fallzahl (Evidenzgrad II) bewiesen werden. Liegen mehrere solcher Studien vor, ist der Evidenzgrad I erreicht, d. h., die Ergebnisse einer Metaanalyse lassen sich verifizieren und die Effektgröße lässt sich quantifizieren

Evidenzgrade und klinische Studien

Die höchste Evidenz liegt vor, wenn mehrere randomisierte, placebo-kontrollierte Doppelblindstudien einen therapeutischen Effekt zeigen. Dieser lässt sich dann mit einer Metaanalyse vergleichend quantifizieren. In manchen Fällen lässt sich die Verblindung nicht aufrechterhalten. In jedem Fall ist es offensichtlich, dass prospektive Studien einer retrospektiven Analyse überlegen sind. Auch aus prospektiven Studien kann z. B. retrospektiv durch Subgruppenanalyse eine Untergruppe von Patienten identifiziert werden, die von der geprüften Therapie/Intervention einen Nutzen hatte. Eine solche retrospektive Analyse ist aber nicht beweisend, sondern generiert nur eine Hypothese, die wieder in einer prospektiven Studie verifiziert werden muss, um einen Beweis zu liefern.

Das Instrumentarium der klinischen Studien und die Bewertung der Evidenz sind so gut entwickelt, dass auch vollkommen andere wissenschaftliche Disziplinen (z. B. Volkswirtschaftslehre) sich dieses Instrumentariums bedienen. Die bisher vorherrschenden Debatten, die auf ideologisch gefärbten Interpretationen retrospektiv erhobener Daten beruhen, sind in vielen Fällen prospektiv angelegten Interventionsstudien gewichen. Dies ermöglicht – wie in der Medizin – die empirische Überprüfung ökonomischer Modellvorstellungen und einen tatsächlichen wissenschaftlichen Fortschritt.

Für Außenstehende mag es nicht akzeptabel sein, dass klinische Studien an Menschen erfolgen. Es sei aber daran erinnert, dass vor der Anwendung der evidenzbasierten Medizin viele Therapien auf theoretischen Modellen und Annahmen beruhten, die sich in vielen Fällen nicht verifizieren ließen. Berühmt sind die beiden folgenden Beispiele.

CAST-Studie (cardiac arrhythmia suppression trial)

Die Arbeitshypothese war die Annahme, dass Patienten nach Herzinfarkt ein relativ hohes Risiko haben, an einer kardialen Arrhythmie plötzlich zu versterben. Klasse-IC-Antiarrhythmika (z. B. Encainid und Flecainid) löschen sehr effektiv kreisende Erregungen aus und sollten daher die dem Kammerflimmern zugrunde liegende kreisende Erregung verhindern. Daher sollten diese Klasse-IC-Antiarrhythmika nach eingetretenem Herzinfarkt das Leben verlängern. Tatsächlich haben diese Substanzen aber in der CAST-Studie das Leben der Patienten im Vergleich zu Placebo verkürzt.

Women's Health Initiative (WHI)

Hier lautete die Arbeitshypothese, dass die Gabe von Östrogenen (in Kombination mit einem Gestagen) Frauen nach der Menopause vor einem Herzinfarkt schützt. Diesem günstigen Endpunkt sollte als möglicher ungünstiger Endpunkt ein erhöhtes Brustkrebsrisiko entgegenstehen. Ziel war es, das Verhältnis von Nutzen und Risiko (eingesparte Herzinfarkte gegen verursachte zusätzliche Mammakarzinome) abzuschätzen.

Die Studie musste abgebrochen werden, weil sich aus der Evaluation der verblindeten Daten eine exzessive Brustkrebsinzidenz (höher als in dem Kollektiv erwartet) ergab. Bei der Auswertung zeigte sich, dass die postmenopausale Substitution mit Östrogenen plus Gestagenen das Risiko erhöhte, einen Myokardinfarkt, einen Schlaganfall und eine tiefe Beinvenenthrombose zu erleiden. Knochenfrakturen und Dickdarmkrebs gingen zurück; das Ausmaß des Nutzens steht aber in keinem Verhältnis zum Schaden (= den zusätzlichen Erkrankungen/Todesfällen).

Daher ist seit dieser Studie und die mehr als 40-jährige gängige Praxis (»Erfahrungsmedizin«) eingedämmt, Frauen postmenopausal eine langfristige Hormonersatztherapie (HRT: Hormonal Replacement Therapy) anzubieten. Die Inzidenz an Mammakarzinom ist bereits rückläufig. Beeindruckend ist hier, dass sich die Hypothese eines kardiovaskulären Schutzeffekts der Östrogene nicht verifizieren ließ. Dieser Schutzeffekt hatte bis 2002 als medizinische Rechtfertigung für die Hormonersatztherapie gedient. Es ist auch nachvollziehbar, dass der Verjüngungseffekt (Anti-Aging-Effekt) der Hormonersatztherapie kein medizinisch relevantes Argument darstellt. (Alter ist keine Krankheit.)

6.1.6 Zulassung: Arzneimittelmarkt und Erstattungsfähigkeit

In Europa erfolgt die **Zulassung** entweder in einem **zentralen Verfahren** bei der **European Medicines Agency (EMA)** in **London** oder in einem dezentralen Verfahren bei den nationalen Behörden. Für Biologika (▶ Kap. 8), Orphan Drugs und zahlreiche Therapien (Krebs, virale und immunologische Erkrankungen, Diabetes mellitus) ist ein zentrales Verfahren vorgeschrieben, ebenso für alle innovative Arzneimittel (»first in class«).

Bei zentralen Verfahren werden vom CHMP (Committee for Medicinal Products for Human Use) 2 Experten aus den Mitgliedsstaaten (Rapporteur und Co-Rapporteur) ausgewählt, die die Unterlagen prüfen. Innerhalb eines Jahres fällt in der Regel eine Entscheidung, die als Empfehlung an die Europäische Kommission weitergeleitet wird, die die Zulassung für 5 Jahre befristet erteilt. Für die Verlängerung der Zulassung ist eine neuerliche Überprüfung notwendig; in diese fließen Informationen aus Phase IV (»postmarketing surveillance«) ein (▶ Abschn. 6.1.7).

Bei den **dezentralen Verfahren** (MRP: Mutual Recognition Procedure; DCP: Decentralised Procedure) wird die Zulassung durch Antragstellung bei **nationalen Behörden** eingereicht. Dabei wählt das antragstellende Unternehmen einige Behörden von Mitgliedsstaaten als Leitbehörden aus (»reference member states«) und die anderen Staaten (»concerned member states«) folgen den Empfehlungen. Eine rein nationale Zulassung ist ebenfalls nach wie vor möglich, in der Regel ist sie aufgrund der hohen Kosten der Arzneimittelentwicklung auf Generika beschränkt.

Für **Phytotherapie** und alle sog. **alternativmedizinischen Therapeutika** gelten diese gesetzlichen Regelungen, die auf der Evidenzhierarchie der evidenzbasierten Medizin beruhen, nicht. Die Zulassung für diese unterliegt aus politischen Gründen **gesetzlichen Regelungen**, die im Wesentlichen nur die **Unbedenklichkeit ihrer Anwendung** fordern.

Wird die Zulassung erteilt, so geschieht dies für eine die durch die Studien überprüfte Indikation. Diese **zugelassene Indikation** orientiert sich auch an den Ein- und Ausschlusskriterien der klinischen Studien. Eine großzügige Ausweitung der Behandlungskriterien kann gefährlich sein. Für den Aldosteronantagonisten Spironolacton wurde ein günstiger Effekt bei der Therapie der Herzinsuffizienz nachgewiesen (RALES: Randomized Aldactone Evaluation Study). Bei der Ausweitung der Anwendung von Spironolacton wurde in der Folge eine deutliche Zunahme lebensgefährlicher Hyperkaliämien beobachtet. Die Ausschlusskriterien von RALES sahen vor, dass Personen mit einem Serumkreatinin > 2,5 mg/100 ml kein Spironolacton erhalten durften. Dieses Ausschlusskriterium wurde in der Praxis nicht konsequent beachtet. Die Folgen waren fatal.

Wird eine Therapie **außerhalb der zugelassenen Indikation** – dazu gehören auch die Kontraindikationen –, durchgeführt, dann ist dieser **Off-Label-Use** nicht a priori verboten. Allerdings muss der behandelnde Arzt die Haftung übernehmen, weil Hersteller bzw. Zulassungsbehörde nicht dafür haftbar gemacht werden können. Ebenso stellt sich die Frage nach der Kostenübernahme: In den meisten europäischen Ländern sind die Patienten durch die gesetzlichen Krankenkassen versichert. Daher werden die Behandlungskosten von den Krankenkassen getragen; diese müssen diejenigen Arzneimittelkosten erstatten, deren Nutzen eindeutig gesichert ist. Die Rechtsprechung geht davon aus, dass für Therapien, die nicht gesichert sind, eine Kostenübernahme nur dann zwingend ist, wenn bei einer schwerwiegenden Erkrankung keine andere Therapie verfügbar ist und Daten vorliegen, die einen Therapieversuch rechtfertigen.

Diese Betrachtung macht deutlich, dass die evidenzbasierte Medizin und die Evidenzhierarchie (◼ Abb. 6.2) auch wirtschaftliche und gesellschaftspolitische Konsequenzen hat. Die Regel »Jeder Marktteilnehmer, der für seine Leistung Geld will, muss den Nachweis erbringen, dass sein Therapeutikum auch tatsächlich wirksam ist« ist die einfachste und fairste Lösung. Aus nachvollziehbaren, aber nicht unbedingt lauteren Gründen werden alle vorstellbaren Manöver gemacht, um diese Regel zu unterlaufen und Geld auch für unwirksame Therapien zu verlangen.

6.1.7 Phase IV: Pharmakovigilanz (»postmarketing surveillance«)

Wird ein Arzneimittel zugelassen, ist es je nach Indikationsgebiet bis zum Zeitpunkt der Zulassung an mehreren hundert bis über 10.000 Patienten angewendet worden. Das genügt zur Beurteilung

- **sehr häufiger** (> 10% der Behandelten betroffen)
- **häufiger** (1–10%) und
- **gelegentlicher unerwünschter Wirkungen** (0,1–1%).

Seltene (0,01–0,1%) und **sehr seltene** (< 1/10.000 oder 0,1‰) unerwünschte Wirkungen können bis dahin statistisch nicht erfasst werden.

Die Zulassung kann daher unter der Auflage erfolgen, dass der Zulassungsinhaber ein **Meldesystem zur Erfassung unerwünschter Wirkungen** (UAW) einrichten muss. Dies geschieht heute am besten mit elektronischen Registern, in die alle behandelten Patienten eingebracht werden. Aus diesen Registern können nicht nur seltene unerwünschte Wirkungen rasch erfasst, sondern auch andere therapierelevante Parameter erhoben werden. Aus den Registern für Patienten mit rheumatoider Arthritis und anderen Kollagenosen konnte z. B. die Inzidenz schwerwiegender Infektionen, die unter der Therapie mit TNFα-Antagonisten auftreten, ermittelt werden. Wie sich zeigte, tritt die überwiegende Zahl der Infektionen innerhalb der ersten 6 Wochen auf. Daher können Patienten effektiver geschützt werden, indem sie innerhalb der ersten 6 Wochen engmaschig kontrolliert werden.

Im Rahmen der Pharmakovigilanz hat jeder Arzt eine gravierende unerwünschte Wirkung zu melden, gleichgültig ob der Kausalzusammenhang gesichert, wahrscheinlich, möglich oder unwahrscheinlich ist. **Schwerwiegende unerwünschte Wirkungen** sind solche, die zur Krankenhausaufnahme, zu bleibenden Behinderungen, angeborenen Fehlbildungen oder zum Tod führen.

Ein Arzt betreut im Laufe seiner Tätigkeit selten mehr als 1000 Patienten, die er mit ein und demselben Mittel behandelt. Er kann deshalb unmöglich beurteilen, ob bei seltenen Ereignissen ein Kausalzusammenhang besteht. Erst die zentrale Zusammenführung die Daten durch ein Meldesystem erlaubt eine Beurteilung der Situation.

6.1.8 Besondere Situationen: »Compassionate Use«, Orphan Drugs

Seltene Erkrankungen wurden bis vor kurzem therapeutisch wenig beachtet. Seit die Gesetzgebung durch Zuerkennung eines »Orphan Drug Status« (Marktexklusivität für 10 Jahre nach Zulassung) einen wirtschaftlichen Anreiz gesetzt hat, ist der Anteil solcher Arzneimittel sprunghaft gestiegen. Das Entwicklungsprogramm unterscheidet sich von dem großer Indikationsgebiete, weil oft nur wenige Patienten verfügbar sind, um klinische Studien durchzuführen. Daher kann in Abstimmung mit der Behörde auch das Studiendesign modifiziert werden (z. B. offene Studie statt doppelblinde). Für Orphan Drugs reicht eine einzige Phase-III-Studie. Die Zulassung als Orphan Drug erfolgt in Europa in einem zentralen Verfahren durch das COMP (Committee on Orphan Medicinal Products) der EMA.

Die Arzneimittelentwicklung dauert im Mittel 14 Jahre (◘ Abb. 6.1). Bei schweren Erkrankungen (die zum Tod oder zu einer dauerhaften Behinderung führen), kann der Prozess der Arzneimittelzulassung den Betroffenen eine möglicherweise wirksame Therapie vorenthalten. Daher wurden Regelungen zum »**Compassionate Use**« (Anwendung aus Mitgefühl) als weitere gesetzliche Maßnahme institutionalisiert, die den Zugang zur Therapie erleichtern sollen. Ist für eine lebensbedrohliche Erkrankung oder eine Erkrankung, die zu schwerer Behinderung führt, keine Therapie verfügbar, kann ein Arzneimittel angewandt werden, das noch nicht zugelassen ist, weil z. B. Phase-II-Daten berechtigten Anlass zur Hoffnung geben, dass es mit einem validen Endpunkt wirksam sein wird.

Für Compassionate Use existiert eine **EU-Richtlinie**, die die Grundlage der Programme in den einzelnen Mitgliedsländern darstellt, die sich in technischen und administrativen Details unterscheiden. Die Schweizer Regelungen bewegen sich innerhalb der Bandbreite der anderen europäischen Nationalstaaten.

> **Compassionate Use unterscheidet sich vom Off-Label-Use u. a. dadurch, dass beim Off-Label-Use das Arzneimittel grundsätzlich zugelassen ist, aber in einer anderen Indikation.**

6.2 Anwendung von Arzneimitteln in der Schwangerschaft und Stillperiode

Lernziele
Besonderheiten der Arzneimittelanwendung
- während der Schwangerschaft in den Phasen der Embryonalentwicklung
- bei Erkrankungen der Schwangeren
- während der Stillzeit

Die gesetzlichen Regelungen, die die Arzneimittelentwicklung und -zulassung steuern, sind maßgeblich durch den Effekt von Arzneimitteln in der Schwangerschaft beeinflusst worden. Die durch Thalidomid induzierte Amelie/Phokomelie wurde bereits erwähnt. Der Umstand, dass der Wirkstoff (bei Ratten oder Mäusen) im Rahmen der Reproduktionstoxizität (◘ Abb. 6.1) auch über 2 Generationen administriert wird, ist u. a. darauf zurückzuführen, dass Töchter von Müttern, die während der Schwangerschaft mit Diethylstilbestrol behandelt worden waren, im jugendlichen Erwachsenenalter (etwa 16–25 Jahre) Plattenepithelkarzinome in der Scheide bekamen (transplazentare Karzinogenese).

6.2.1 Arzneimittel in der Schwangerschaft

Die Schwangerschaft ist eine kritische Periode für die Anwendung von Arzneimitteln. Ruft ein Arzneimittel eine Fehlbildung hervor, wird dies als **teratogene Wirkung** bezeichnet.

Der kindliche Kreislauf ist vom mütterlichen durch die **Plazentaschranke** getrennt. Die Plazenta ist für lipophile Moleküle permeabel, aber auch für hydrophile Moleküle bis zu einer Molekülmasse von 800. Pharmaka können nur maternal eliminiert werden.

> - **Höchstwahrscheinlich wird der Embryo bzw. Fetus bei der Therapie Schwangerer mit Pharmaka, von wenigen Ausnahmen (z. B. Insulin, Heparin) abgesehen, mitbehandelt.**
> - **Das Risiko für Schädigungen durch die Einnahme von Arzneimitteln hängt wesentlich vom Zeitpunkt der Exposition ab (◘ Abb. 6.3).**

Phasen der Embryonalentwicklung:
- **Befruchtung bis dreiblättrige Keimscheibe – Blastopathien:** In der 1. und 2. Schwangerschaftswochen (SSW) erfolgt die Furchungsteilung der befruchteten Zygote, die Einnistung und die Ausbildung der dreiblättrigen Keimscheibe. Arzneimittel, die in dieser Zeit einen toxischen Effekt auslösen, führen in der Regel zum Abort. Geringgradige Schädigungen können zu Blastopathien führen, z. B. zu unvollständiger Teilung von (»siamesischen«) Zwillingen. Symmetrische Doppelfehlbildungen sind die Folge. Ein Kausalzusammenhang zwischen Blastopathien und Arzneimittelexposition ist nicht bekannt.
- **Organogenese – Embryopathien:** Nach der 2. Woche beginnt die Organogenese. Diese Phase ist für die meis-

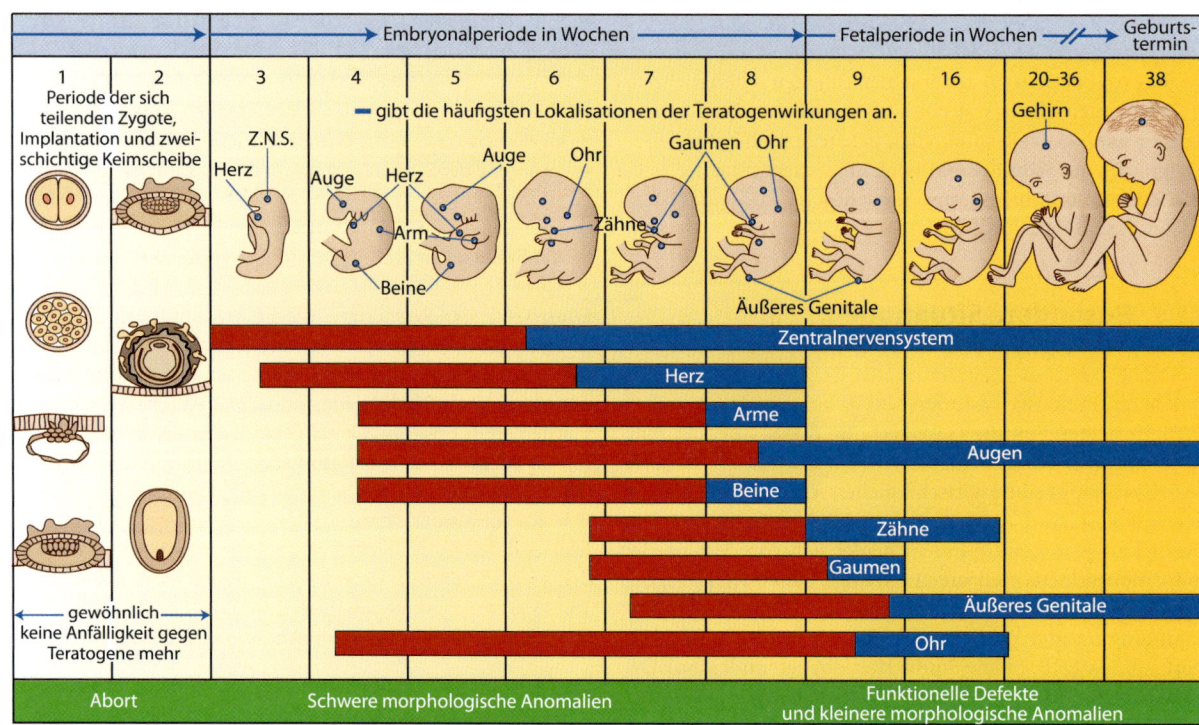

Abb. 6.3 Phasen der Embryonalentwicklung und ihre Empfindlichkeit für Noxen (chemische, infektiöse, aktinische etc.). *Rote* Balken markieren die Phase der höchsten Empfindlichkeit für Fehlbildungen, *blaue* Balken zeigen die Phase an, in der weiterhin eine Empfindlichkeit vorhanden ist

ten Organe bis zur 8. SSW im Wesentlichen abgeschlossen. Sie ist die gefährlichste Periode, in der eine unsachgemäße Anwendung das Risiko arzneimittelinduzierter Fehlbildungen erhöht. Abgesehen von Inguinalhernien und Fuß-/Beinfehlstellungen (Klumpfüße, Hüftgelenksdysplasie) sind Kiefer-Lippen-Gaumen-Spalten, Fehlbildungen des Herzens und Spaltbildungen der Wirbelsäule (Spina bifida, Meningozele) häufige Fehlbildungen, die in dieser Entwicklungsphase entstehen können. Teratogen wirken alle mutagenen Verbindungen, Antimetaboliten der DNA-Synthese und Folsäureantagonisten.

– **Fetalperiode – Fetopathien:** Nach der 8. Woche nimmt die Gefährdung des Fetus ab, weil die wesentlichen Vorgänge der Differenzierung abgeschlossen sind (abgesehen von ZNS, Auge, Innenohr, Genitalien und Zähnen). Es gibt aber Pharmaka, die gerade in der Fetalperiode gefährlich sind. Dazu 2 Beispiele:

 – **Acetylsalicylsäure** und andere **nichtsteroidale Analgetika** dürfen ab der 30. SSW nicht eingenommen werden, weil sie zu vorzeitigem Verschluss des Ductus arteriosus Botalli führen.

 – **Tetrazykline** sind vor allem ab der 16. SSW gefährlich, wenn die Mineralisation der Zähne beginnt. Sie werden in den Zahnschmelz inkooperiert und erzeugen eine frühzeitig einsetzende Karies.

Fehlbildungen treten allerdings auch ohne erkennbare Exposition auf (z. B. Kiefer-Lippen-Gaumen-Spalten bei 3 von

1000 Geburten). Ein eventueller teratogener Effekt eines Arzneimittels (oder eines anderen Fremdstoffs) muss statistisch aus diesem Hintergrund herausgelöst werden. Dies bedarf großer Fallzahlen und einer guten Dokumentation. In vielen Fällen kann die Frage aufgrund der Datenlage nicht entschieden werden.

> **Die wahrscheinlich häufigsten Teratogene sind Ethanol und Tabakrauch.**

Einfache Regeln für die Praxis zur Arzneimittelanwendung während der Schwangerschaft

– **Neu eingeführte Substanzen:** Sie sollten vermieden werden. Ist es dennoch zur irrtümlichen Exposition während einer noch nicht bekannten Schwangerschaft gekommen, sind die Daten aus der Prüfung zur Reproduktionstoxizität zur Orientierung sehr wertvoll, um das teratogene Risiko abzuschätzen.

– **Schwangerschaftsabbruch wegen Arzneimittelanwendung:** Dieser ist in den seltensten Fällen gerechtfertigt. Die Eltern sollten auf die mittlerweile hervorragende Bildgebung verwiesen und beruhigt werden. Die einmalige oder gelegentliche niedrig dosierte Einnahme eines Arzneimittels erhöht zwar möglicherweise das statistische Risiko, daraus muss sich im Einzelfall aber keine Fehlbildung ergeben.

- **Gefährliche Substanzen:** Von den derzeit verfügbaren Arzneimitteln ist die Retinsäure (Vitamin-A-Säurederivate) am gefährlichsten (bis zu 35% der in utero exponierten Kinder haben schwere Fehlbildungen, 25% Intelligenzdefekte).
- **Substitution von Folsäure, Eisen und Calcium:** Sie ist während der Schwangerschaft zu empfehlen.

Pharmakotherapie von Erkrankungen in der Schwangerschaft

Für häufig während der Schwangerschaft auftretende oder bestehende Erkrankungen enthält ◘ Tab. 6.1 eine Liste von geeigneten Arzneimitteln bzw. -gruppen.

6.2.2 Arzneimittel in der Stillperiode

Arzneimittel können über die Muttermilch in das Kind gelangen. Eine Anreicherung von lipophilen Pharmaka wird durch den Fettgehalt der Milch und von schwachen Basen durch den etwas niedrigeren pH-Wert der Milch begünstigt (▶ Abschn. 2.1.1). Für die jeweilige Therapie muss berücksichtigt werden, wie hoch der Anteil des Pharmakons ist, der in die Muttermilch gelangt. Das hängt auch von der Dosis und dem Dosierungsintervall ab.

Die gelegentliche Einnahme von Acetylsalicylsäure ist z. B. harmlos. Aus der Konzentration in der Milch lässt sich errechnen, dass der Säugling nach mütterlicher Einnahme von 500 mg Acetylsalicylsäure (8 mg/l Spitzenkonzentration von Salicylsäure in der Milch) mit einer Milchmahlzeit von 200 ml

◘ Tab. 6.1 Pharmakotherapie von Erkrankungen in der Schwangerschaft

Erkrankung/Beschwerden	Pharmaka/Pharmakogruppen
Kopfschmerzen	Paracetamol **Cave:** Keine NSAR nach der 30. SSW!
Migräneprophylaxe	Metoprolol, Propranolol, Flunarizin, Amitryptilin
Migräneattacke	Sumatriptan (am besten dokumentiert), andere Triptane
Fieber	Paracetamol
Arterielle Hypertonie	Urapidil, α-Methyl-DOPA β_1-selektive adrenerge Rezeptorantagonisten: Metoprolol (Atenolol eher nicht) (Clonidin, Nifedipin als Reserve) **Cave:** Keine Einnahme oder nur Ultima Ratio von ACE-Hemmern und Angiotensin-II-Rezeptorhemmern (Gefahr des kindlichen Nierenversagens)
Gastritis, Ulcus ventriculi/duodeni; Refluxösophagitis	Sucralfat, Antacida (Magnesium- und Aluminiumhydroxid), Ranitidin, Omeprazol
Diabetes mellitus	Insulin, Metformin
Hypothyreose	Thyroxin
Venöse Thrombose(prophylaxe)	unfraktioniertes Heparin, niedermolekulare Heparine (Enoxaparin) Reservemittel bei heparininduzierter Thrombopenie Typ II (HITII): Hirudin **Cave:** Keine Einnahme von Phenprocoumon, Acenocoumarol, Warfarin (wirken embryo- und fetotoxisch)
Asthma bronchiale	inhalatorische β_2-Agonisten, inhalatorisch Budesonid (besser untersucht als andere Glucocorticoide)
Bakterielle Infektionserkrankungen	Penicilline: – Phenoxymethylpenicillin, Amoxicillin – Cephalosporine (Cefalexin, Cefuroxim) – alle Betalactame bei schweren Infektionen – Makrolide: Erythromycin, Clarithromycin, Spiramycin (Toxoplasmose im 1. Trimenon!) bei Anaerobiern: – Clindamycin – Metronidazol bei Tuberkulose: – Isoniazid, Rifampicin, Etambutol – nur als Reservemittel: Ciprofloxacin Reservemittel: – Sulfonamide – Trimethoprim **Cave:** Keine Einnahme von: – hochdosiertem Trimethoprim (Folsäureantagonist) – Tetrazyklinen (Zahnschäden) – Aminoglykosiden (Taubheit, Nierenschäden)

nur 2 mg erhält. Das ist eine banale Dosis. Wird Acetylsalicyl-säure in antiphlogistischer Dosierung über längere Zeit ein-genommen (Tagesdosis 4–6 g), können hingegen sogar poten-ziell toxische Spiegel im Kind erzielt werden.

Bei den Erkrankungen, die typischerweise in der Still-periode auftreten können, ist – abgesehen von einer Mastitis – Abstillen meistens nicht notwendig. Der Nutzen des Stillens überwiegt in der Regel das Risiko, das mit der Anwendung des Arzneimittels einhergeht.

Weiterführende Literatur

Juurlink DN, Mamdani MM, Lee DS, Kopp A, Austin PC, Laupacis A, Redelmeier DA (2004) Rates of hyperkalemia after publication of the Randomized Aldactone Evaluation Study. N Engl J Med 351: 543–551

Writing Group for the Women's Health Initiative Investigators (2002) Risks and Benefits of Estrogen Plus Progestin in Healthy Post-menopausal Women. Principal Results From the Women's Health Initiative Randomized Controlled Trial. JAMA 288: 321–333

Manson JE et al. (2013) Menopausal hormone therapy and health outcomes during the intervention and extended poststopping phases of the Women's Health Initiative randomized trials. JAMA 310: 1353–1368

Gentherapie und nukleinsäurebasierte Therapie

M. Freissmuth

M. Freissmuth et al., *Pharmakologie und Toxikologie*,
DOI 10.1007/978-3-662-46689-6_7, © Springer-Verlag Berlin Heidelberg 2016

Gentherapie ist bei monogenetischen Erkrankungen konzeptionell einfach: Ein mutiertes Gen, das zu Mukoviszidose, Sichelzellanämie, Adenosindesaminase-Mangel (mit schwerem kombiniertem Immundefekt) oder Muskeldystrophie etc. führt, wird durch ein funktionelles Gen ersetzt. Tatsächlich ist es aber nicht trivial, das Genom des Menschen für eine sichere und effektive somatische Gentherapie zu manipulieren. Die ersten Gentherapieversuche am Menschen wurden bereits 1990 initiiert; 25 Jahre später ist die somatische Gentherapie nach wie vor überwiegend im experimentellen Stadium: Seit Ende 2014 gibt es eine zugelassene Gentherapie (Alipogentiparvovec). Die Keimbahntherapie ist in den meisten Ländern explizit verboten und nach heutigem Kenntnisstand noch nicht durchführbar. Kleinere Fragmente von Nukleinsäuren eignen sich aber für die Regulation der mRNA-Expression oder für die Bindung und Neutralisation von Proteinen.

Der genetische Code ist seit mehr als einem halben Jahrhundert bekannt. Zahlreiche Erkrankungen beruhen auf der Mutation eines Gens. Im Labor ist der Transfer von DNA in Zellen eine Routinemethode. Es ist auch möglich, ganze Organismen genetisch zu manipulieren (transgene Pflanzen, transgene Tiere: Gen-Knockout- und Gen-Knockin-Mäuse). Es wäre demnach möglich, die derzeit bekannten etwa 1000 monogenetischen Erkrankungen mit Gentherapie zu behandeln. Allerdings ist die Manipulation eines Genoms bei Betrachtung der Sicherheit und Unbedenklichkeit nicht vertretbar.

Lernziele
- Begriffe und Konzepte:
  - Gentherapie
  - Antisensebasierte Therapie
  - Somatische Gentherapie
  - Keimbahntherapie
  - Stammzelltherapie
  - Therapeutisches Klonen
- Vektoren (Genfähren)
- Andere nukleinsäurebasierte Therapien
- Aptamere

7.1 Begriffsklärung

In der öffentlichen Diskussion werden die Eingriffsmöglichkeiten, die die Grundlage für neue Therapieansätze darstellen, oft verwechselt. Dies ist u. a. darauf zurückzuführen, dass in allen Fällen der Begriff »Klonieren« fällt. Doch wodurch unterscheiden sich Stammzell- und Gentherapie und was ist das Klonieren ganzer Organismen (Klonschaf Dolly)? Das lässt sich am leichtesten verstehen, indem man den Informationsfluss betrachtet. Gene enthalten Information, die kontrolliert (abgerufen oder abgeschaltet) werden muss (Tab. 7.1).

Die **somatische Gentherapie** (d. h. die Manipulation des Genoms in Körperzellen) ist gesellschaftlich so weit akzeptiert, dass sie unter Wahrung entsprechender Kautelen auch durchgeführt werden darf. Die **Keimbahntherapie** hätte das Ziel, ein defektes Allel durch das nichtmutierte Gen zu ersetzen, und könnte Personen mit einer gravierenden genetischen Erkrankung auch die Chance auf gesunde Nachkommen eröffnen. Allerdings setzt das voraus, dass Gentherapie so gezielt erfolgen kann, dass das einzubringende Gen mit hoher Sicherheit an der korrekten Stelle im Genom und an keiner anderen Stelle inseriert wird. Derzeit ist dies nur bei Mäusen (und Fliegen etc.) möglich, aber selbst dort geht die Technik mit einer begrenzten Erfolgsrate einher. Mit anderen Worten: Es müssen viele Nachkommen geschaffen werden, um den gewünschten Genotyp zu erhalten. Das ist bei Tieren ethisch vertretbar, aber nicht beim Menschen.

Gentherapie lässt sich auf 2 Arten durchführen:
- **Der Vektor wird in vivo appliziert:** Er soll die Zellpopulation erreichen, in der der Gendefekt korrigiert werden soll. Selektivität kann zum einen erreicht werden, indem das eingeführte Gen unter die Kontrolle eines Promotors gestellt wird, der nur im Zielgewebe aktiv ist; zum anderen, indem man ein Plasmid an ein Molekül koppelt bzw. ein Protein in die Hülle eines Virus einbaut, das nur an die Rezeptoren der Zielzellen bindet.
- **Patientenzellen werden entnommen und das Gen wird ex vivo in sie eingeführt:** Dieser Ansatz hat einige beeindruckende Ergebnisse gebracht. In einigen Fällen konnten z. B. gravierende Immundefekte korrigiert werden. Allerdings ist dieser Therapieansatz aber bisher im Wesentlichen auf hämatopoetische Zellen beschränkt. Er ist umso erfolgreicher, je langlebiger die Zellen sind, in denen der Gendefekt repariert wurde. Daraus ergibt sich ein Naheverhältnis dieser Form der Gentherapie zur Stammzelltherapie.

Kind mit Wunschgenen
Frivole Anwendungen, z. B. ein nach Wunsch genetisch ausgestattetes Kind (musikalisch, intelligent, groß und gut aussehend) sind in absehbarer Zeit nicht zu befürchten, weil es für Begabungen und Wesensmerkmale keine einzelnen Gene gibt. Das Zusammenspiel der Gene ist komplex: Ein Gen, das sich in einem genetischen Kontext als vorteilhaft auswirkt, z. B. für musikalische Begabung, ist in einem anderen Kontext nicht günstig. Der empirische Beleg dafür ist die Regression zum Durchschnitt (»regression to the mean«), die sich in der Bevölkerung über mehrere Generation beobachten lässt. Gäbe es ein »Gen für Musikalität«, müssten in der Generation der Enkel und Urenkel eines hervorragenden Komponisten wie Johann Sebastian Bach auch hervorragende Komponisten zu finden sein. Dass dies nicht der Fall ist, beweist die Bedeutung der Kooperation von Genen.

7.2 Vektoren für den Gentransfer bei der somatischen Gentherapie

Für die Gentherapie braucht man einen Vektor (Genfähre), um das Gen in eine Zelle einzuschleusen. Dieser muss bestimmte Anforderungen erfüllen. Keiner der verfügbaren Vektoren erfüllt alle Voraussetzungen. Für das Verständnis ist es nützlich, von den einfachsten Vektoren, den Plasmiden, auszugehen und deren Nachteile zu betrachten. Virale Vektoren (Adenoviren, adenovirusassoziierte Viren; Herpes-simplex-Virus, Vaccinia-Virus etc.) beseitigen einen Teil der Unzulänglichkeiten von Plasmiden; sie weisen aber auch Mängel

◘ Tab. 7.1 Informationsfluss bei Ansätzen zur Manipulation des Genoms

Manipulation	Informationsfluss	Anwendung am Menschen
Klonen eines Organismus (Einbringen des Nukleus einer somatischen Zelle in eine Eizelle)	**Einbringen eines kompletten Genoms:** Das Zytosol der Eizelle instruiert (reprogrammiert) den eingeführten Kern. Alle stillgelegten Gene werden reaktivierbar, sodass der Kern dem einer totipotenten Zelle entspricht. Es entsteht ein neuer mit dem Spender genetisch identischer Organismus	verboten
Stammzelltherapie	**Einbringen eines kompletten Genoms:** Das umgebende Gewebe instruiert die eingebrachten Stammzellen, die zum Zielgewebe differenzieren	bei Knochenmarktransplantation Routine; alle anderen Anwendungen sind experimenteller Natur bzw. in frühen Phasen der klinischen Entwicklung
Somatische Gentherapie	neue Information (genkodierende DNA oder RNA) wird – mehr oder minder gezielt – in den Zellkern einiger Körperzellen des Organismus eingebracht	in klinischen Studien möglich
Keimbahntherapie	neue Information (genkodierende DNA oder RNA) wird in den Zellkern der befruchteten Eizelle (Zygote) bzw. im Blastulastadium zur Korrektur eines erblichen Gendefekts eingebracht; das neue Gen gelangt auch in Zellen, aus denen Eizellen und Spermatozoen hervorgehen (= Keimbahn, »germline«)	verboten
Antisense-Oligonukleotide (▶ Abschn. 7.3)	Werden in Zellen eingeschleust, um Informationstransfer (mRNA) aus dem Zellkern zu blockieren oder das mRNA-Spleißen zu modifizieren: – binden an mRNA oder an Spleißakzeptorstellen der prä-mRNA – aktivieren RNase H zum mRNA-Abbau oder stoppen Translation am Ribosom – induzieren Exon-Skipping	– zugelassene Therapie der Zytomegalievirus-Retinitis durch Fomivirsen, vom Hersteller vom Markt genommen – andere Therapien in verschiedenen klinischen Phasen der Entwicklung
siRNA (small interfering RNA) (▶ Abschn. 7.3)	Werden in Zellen eingeschleust, um durch RNA-Interferenz den Informationstransfer (mRNA) aus dem Zellkern zu blockieren: siRNA wird in den RISC (RNA-Induced Silencing Complex) geladen, dieser baut mRNA ab	in verschiedenen klinischen Phasen der Entwicklung, z. B.: – Phase II gegen RSV [Respiratory Syncytial Virus], mit antiviralem Aktivitätsnachweis – Phase-III-Studie mit Bevaserinib, siRNA gegen VEGF, bei feuchter Makuladegeneration klinische Wirksamkeit nicht nachweisbar

auf, die durch retro- und lentivirale Vektoren wieder eliminiert werden. Allerdings sind die Vorteile der jeweiligen viralen Vektoren mit neuen Risiken verbunden.

Anforderungen an eine ideale Genfähre (»gene delivery system«; Vektor)

Die ideale Genfähre sollte:
- auch große DNA-(RNA-)Abschnitte aufnehmen
- leicht und in konzentrierter Form herstellbar sein
- auf spezifische Zellen gerichtet werden können
- nicht inaktiviert werden, d. h. eine Langzeitwirkung haben
- keine Toxizität aufweisen (cave: Rekombination; Insertion!)
- keine Immunantwort auslösen (Antigenität sezernierter Proteine, viraler Vektoren und transduzierter Zellen)

7.2.1 Plasmide

Plasmide sind zirkuläre DNA-Doppelstränge, die in Bakterien autonom, d. h. unabhängig vom bakteriellen Chromosomenäquivalent, vermehrt werden können, wenn sie entsprechende Sequenzelemente enthalten (◘ Abb. 7.1).

In Zellkulturen gelingt es relativ leicht, Plasmide in Zellen einzuschleusen (**Transfektion** der Zellen), z. B. indem man die Plasmid-DNA mit Calciumphosphat präzipitiert. Die entstehenden Mikropräzipitate werden von den Zellen aufgenommen und die DNA gelangt (über im Wesentlichen unbekannte Mechanismen) in den Zellkern. Ist das zu exprimierende Gen im Plasmid mit einem starken (oder auch gewebespezifischen) Promotor assoziiert, kann von der Plasmid-DNA mRNA synthetisiert werden.

Im überwiegenden Teil der Zellen wird das Plasmid mit der Zeit eliminiert. Daher erfolgt die Expression des eingeschleusten Gens nur vorübergehend (**transiente Expres-**

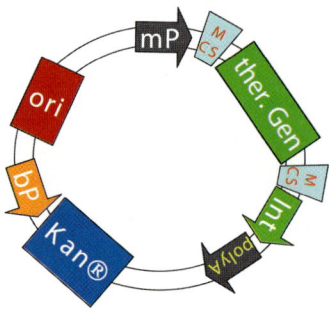

◼ Abb. 7.1 Expressionsplasmid als Vektor für die Gentherapie. Das Plasmid muss in Bakterien (*E. coli*) vermehrt werden. Daher bedarf es eines Replikationsursprungs (*ori*), wo die bakterielle DNA-Polymerase mit der DNA-Verdoppelung beginnen kann. Damit das Plasmid im Bakterium stark vermehrt werden kann, bedarf es eines Selektionsmarkers. Hier wurde das Gen für Kanamycin-Resistenz (*Kan*®) unter die Kontrolle eines bakteriellen Promotors (*bP*) gebracht. In Gegenwart von Kanamycin akkumuliert das bakteriell replizierte Plasmid in den Bakterienzellen. Das therapeutische Gen (*ther. Gen*), das im menschlichen Organismus exprimiert werden soll, wird in eine Stelle inseriert, die viele Restriktionsschnittstellen enthält und so das Klonieren vereinfacht (*MCS:* »Multi-Cloning Site«). Meist wird nicht das Gen, sondern die zugehörige cDNA (aus der mRNA hergestellte komplementäre DNA) eingefügt, weil das Gen mit seinen vielen Introns für ein Plasmid zu groß wäre. In Säugerzellen wird jedoch mRNA besser prozessiert, wenn dabei Introns herausgespleißt werden. Daher enthält das Plasmid ein kleines Intron (*Int*) aus einem beliebigen humanen Gen. Die mRNA von Eukaryonten ist polyadenyliert, daher muss ein Polyadenylierungssignal (*polyA*) in das Transkript inkorporiert werden. Damit die mRNA-Polymerase in einer menschlichen Zelle dieses assemblierte Gen tatsächlich transkribiert, muss es unter die Kontrolle eines Promotors gestellt werden, der in der Säugerzelle aktiv ist (*mP:* mammalian Promotor). Dies kann ein starker viraler Promotor sein, z. B. der CMV-Promotor des Zytomegalievirus, oder ein gewebespezifischer Promotor wie der Promotor für die Albumin-Expression in Leberzellen

sion). Bei einem sehr geringen Anteil der Zellen wird das Plasmid im Rahmen der Zellteilung in die chromosomale DNA integriert. Enthält das Plasmid zudem ein Resistenzgen (gegen ein Antibiotikum, das auch Säugerzellen tötet), kann der Anteil der Zellen, bei denen das Plasmid chromosomal integriert ist, durch Selektion gesteigert werden (**stabile Transfektion**).

Eine solche Selektion ist in vivo nicht möglich, ebenso die Bildung von DNA-Calciumphosphat-Präzipitaten. DNA kann aber – in Liposomen verpackt, mit verschiedenen Liganden konjugiert oder an Goldpartikel adsorbiert – ballistisch in Zellen eingebracht (»geschossen«) werden. Allerdings ist die Effizienz dieser Transfektion sehr gering.

Plasmide als Vektoren in der Gentherapie
Einschleusung:

- in Liposomen (»Lipoplexe«) verpackt oder in Komplexen mit Polyethylenimin oder Polylysin (»Polyplexe« und modifizierten Varianten)
- mit spezifischen Liganden, z. B. mit Transferrin konjugiert
- an Goldkügelchen adsorbiert und ballistisch mit »Genkanone« in oberflächliches Gewebe geschossen

Vorteile: Billig, keine nennenswerte Toxizität; Kapazität bis zu > 10 Kilobasen (kb)
Nachteile: Transiente Expression (wiederholte Gabe notwendig), geringe Effizienz (DNA rasch intrazellulär abgebaut); in der Praxis beschränkt auf zugängliche Gewebe

Beispiele:

- Mukoviszidose, Phase-IIIb-Studie zur Expression eines funktionell aktiven CFTR (Cystic Fibrosis Transmembrane Conductance Regulator = Chloridkanal), Nachweis der Wirkung (Proof of Principle = Expression von CFTR) und der Wirksamkeit (gering, statistisch signifikant höheres FEV1 = forciertes exspiratorisches Volumen nach 1 s) im Vergleich zur Placebo-Kontrolle.
- TAMARIS-Phase-III-Studie: i. m. Injektion eines Plasmids, das FGF-1 (Fibroblast Growth Factor-1) codiert, sollte bei fortgeschrittener peripherer arterieller Verschlusskrankheit (PAVK) Amputation bzw. frühzeitiges Versterben verhindern; kein Hinweis auf Wirksamkeit im Vergleich zur Placebo-Kontrolle.
- Phase-III-Studie mit intratumoral injiziertem Plasmid, das HLA-B7 und β2-Mikroglobulin codiert (Velimogene Aliplasmid), um Immunantwort bei malignem Melanom zu provozieren. Trotz erfolgreicher Phase II war die Responderrate in Phase III statistisch signifikant geringer als im Kontrollarm (Therapie mit Dacabazin oder Temozolomid); auch das Gesamtüberleben war (numerisch) kürzer.

7.2.2 Virale Vektoren

Viren haben sich in der Evolution darauf spezialisiert, DNA (oder RNA) zunächst in Zellen und in der weiteren Folge in den Zellkern einzuschleusen, um sich dort vervielfältigen zu lassen. Dazu werden die viralen Proteine hergestellt und wird die virale DNA (oder RNA bei RNA-Viren) vermehrt. Im Prinzip kann jedes Virus verwendet werden; eingesetzt wurden Adenoviren, adenoassoziiertes Virus, Herpes-Viren, Vaccinia-Virus, RSV (Respiratory Syncytial Virus), Retroviren/Lentiviren etc. Die meisten gentherapeutischen Versuche sind mit Adenoviren unternommen werden. Daher wird das Problem exemplarisch an ihnen erläutert.

Adenoviren und Viren für die transiente Expression

Das Adenovirus bindet auf der Zelloberfläche zunächst an den Coxsackievirus-Adenovirus-Rezeptor und dann an einen Co-Rezeptor, bestehend aus Varianten der weit verbreiteten Integrine (αvβ3 und αvβ5). Diese zweite Interaktion ermöglicht die Virusaufnahme durch **rezeptorvermittelte Endozytose**. In der Zelle wird das **Endosom** angesäuert. Die viralen Oberflächenproteine ändern ihre Konformation und steuern die rechtzeitige Freisetzung des Virus aus dem endosomalen Kompartiment, bevor dieses mit Lysosomen fusionieren kann. Nach Bindung an die Kernpore zerfällt das Kapsid des

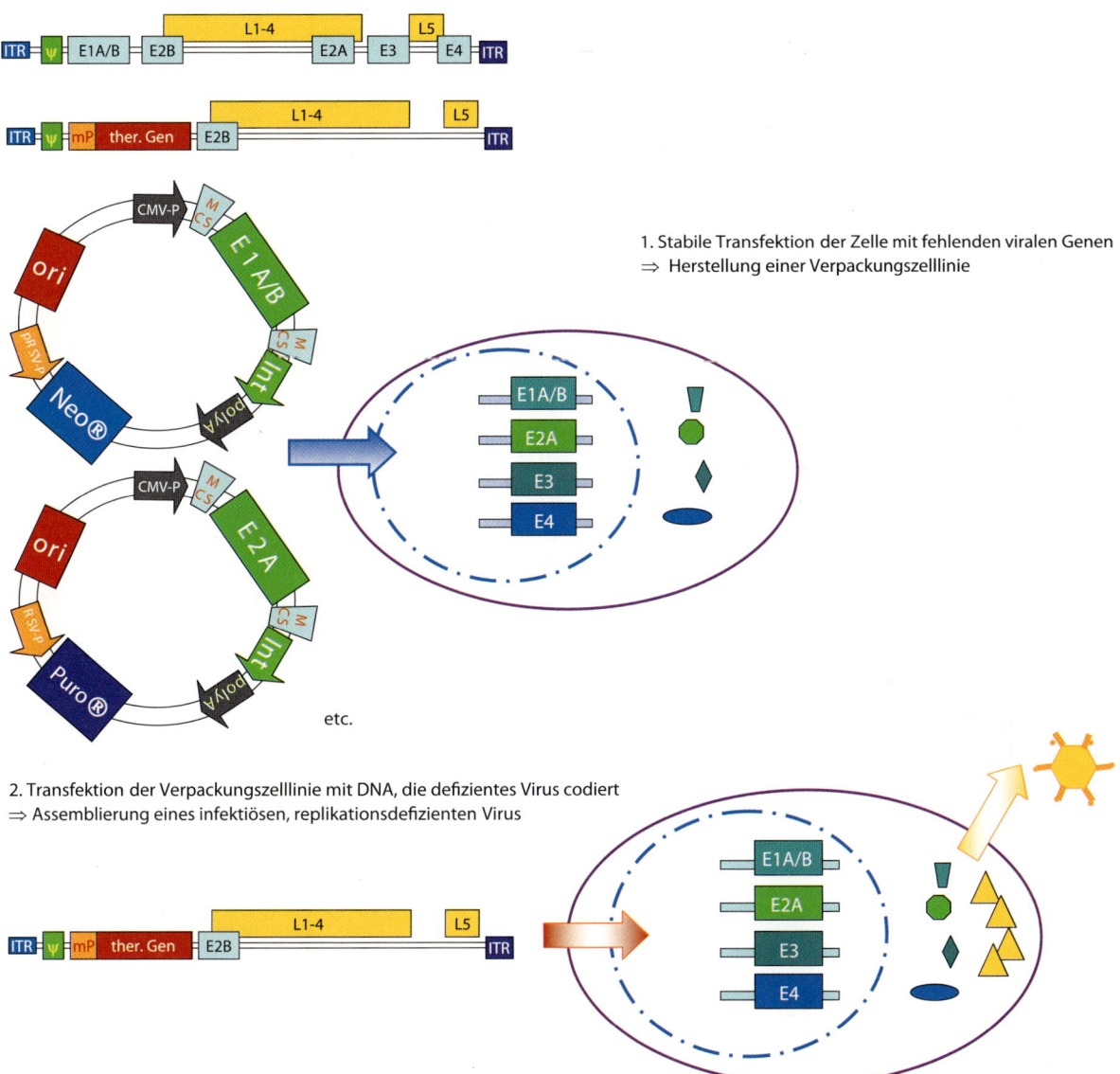

1. Stabile Transfektion der Zelle mit fehlenden viralen Genen
⇒ Herstellung einer Verpackungszelllinie

2. Transfektion der Verpackungszelllinie mit DNA, die defizientes Virus codiert
⇒ Assemblierung eines infektiösen, replikationsdefizienten Virus

▫ Abb. 7.2 Adenovirus als Vektor für die Gentherapie. Das Wildtyp-Adenovirus hat an seinen Enden repetitive Sequenzen (*ITR:* Inverted Terminal Repeats). Die für Aufnahme und Verpackung der viralen DNA ins Kapsid notwendige Sequenz ist Ψ (»packing signal«). Frühe Gene (*E:* early) (E1–E4) steuern die Replikation, indem sie z. B. das Retinoblastom-Protein und p53 inaktivieren (E1A und E1B). E1A und E1B sind für die Replikation essenziell. Eliminiert man E3 und E4, entsteht Platz für große Inserte, z. B. für das therapeutische Gen (*ther. Gen*) mit seinen Promotor (*mP*). Zudem eliminiert man so potenziell immunogene Proteine. L1–L5 (*L:* late) kodieren die spät transkribierten Kapsidproteine. Für Virusproduktion muss die Verpackungszelle die eliminierten Proteine liefern. In diese »packaging cell« führt man die entsprechenden Gene zunächst durch stabile Transfektion mit Plasmiden ein. Die stabil transfizierte Zelle exprimiert nun die viralen Proteine und kann so als Verpackungszelllinie (»packaging cell line«) dienen. Im 2. Schritt wird die virale DNA wieder durch Transfektion in die Verpackungszelle eingebracht. Die Virus-DNA wird vermehrt, die Kapsidproteine werden synthetisiert, weil die regulatorischen Proteine schon in der Zelle vorhanden sind. Virusproteine und virale DNA werden in ein funktionelles, aber replikationsdefizientes Virus assembliert, das sich aus dem Zellkulturüberstand reinigen lässt

Virus und ermöglicht damit den **Import der viralen DNA in den Zellkern**.

Viren haben sich also gut an die zellulären Bedingungen angepasst und bringen ihre Erbinformation viel effizienter in die Zelle und den Zellkern, als dies mit einem Plasmid erfolgen kann. Statt der Gene für virale Proteine kann auf diesem Weg das jeweilige therapeutische Gen eingebracht werden.

Viren sind infektiös, sie würden sich nach Injektion unkontrolliert im Organismus vermehren und sich möglicherweise in der Bevölkerung ausbreiten. Dieses Problem lässt sich durch Entfernung der Gene aus der DNA lösen, die für die Replikation essenziell sind. Ein solches **replikationsdefizientes Virus** muss in einer Verpackungszelllinie (»packaging cell line«) hergestellt werden (◘ Abb. 7.2). Das Virus braucht ein Minimum an Proteinen, um die Replikation seines Genoms – und die Expression des eingeführten therapeutischen Gens – zu koordinieren. Es ist deshalb nicht möglich, sämtliche viralen Proteine zu eliminieren. Folglich werden gegen das Virus bzw. gegen virusexprimierende Zellen Antikörper gebildet. Diese limitieren die Therapie. Der 18-jährige Jesse Gelsinger z. B., der sich einer Gentherapie mit Adenoviren unterzog, verstarb 4 Tage nach Injektion aufgrund einer massiven Immunreaktion an Multiorganversagen.

Adenoviren als Vektoren in der Gentherapie

Replikationsdefizienz: Ergebnis der Eliminierung von Genen im Bereich der E1-, (E2-,) E3- und E4-Region, ohne die das Virus nicht vermehrungsfähig ist. Die Virusproduktion erfordert daher eine Verpackungszelllinie.
Vorteile: Produktion von Virus in großer Menge und konzentriert möglich; Adenovirus infiziert viele Zellen (auch teilungsinaktive); hohe Expression.
Nachteile: Immunantwort (virale Proteine auf Zelloberfläche; neutralisierende Antikörper); transiente Expression (keine genomische Integration; neutralisierende Antikörper); Kapazität alter Systeme < 7,5 kb, neuere bis 30 kb.

Beispiele:
- **Phase-II/III-Studien** zur Sensitisierung von Tumoren (Karzinome im Kopf-Hals-Bereich, hepatozelluläre Karzinome) durch ein p53-exprimierendes Adenovirus für zytostatische Chemotherapie und/oder Strahlentherapie (Studienprogramm eingestellt).
- **Phase-III-Studie** zur Nachbehandlung von Patienten nach operativer Entfernung eines Glioblastoma multiforme mit einem Adenovirus, in dessen DNA ein Gen für die Herpes-simplex-Thymidinkinase integriert wurde (Sitimagenceradenovec). Nach erfolgreichem Gentransfer sollten proliferierende Zellen durch Ganciclovir-Behandlung (▶ Abschn. 58.2.4) eliminiert und Neuronen geschont werden. Bescheidene Unterschiede zur Standardtherapie (mit Temozolomid) nur in einer (nachträglichen) Subgruppenanalyse. Daher bisher keine Zulassung durch die EMA.

Adenoassoziiertes Virus

Als Alternative zu adenoviralen Vektoren werden Vektoren entwickelt, die sich vom adenoassoziierten Virus ableiten: Adenoassoziiertes Virus (AAV) gehört zur Familie der Parvoviren, ist nicht humanpathogen und löst nur eine milde (subklinische) Immunantwort aus. Es existieren mehr als 10 Serotypen, die sich durch Hüllproteinvarianten (*cap*-Produkte: VP1, VP2 und VP3, ◘ Abb. 7.3) unterscheiden und einen variablen Zelltropismus verursachen.

Nach Bindung an Rezeptoren (für AAV2: Heparansulfat als Rezeptor; FGF-Rezeptor-1 und $a_V\beta_5$-Integrin als Co-Rezeptor) gelangt das Virus durch clathrinvermittelte Endozytose in die Zelle. Die weiteren Schritte entsprechen denjenigen von Adenoviren. Allerdings ist das adenoassoziierte Virus von Natur aus replikationsdefizient, weil seine mRNA ohne die Hilfe anderer viraler Proteine nicht synthetisiert werden kann. Es kann aber nach Komplementierung seiner Einzelstrang-DNA stabil genomisch integriert werden: Zwei Proteine des adenoassoziierten Virus (REP78 und -68, ◘ Abb. 7.3) erkennen eine spezifische Sequenz (AAVS1: Adeno-Associated Virus Integration Site-1) auf dem langen Arm des menschlichen Chromosoms 19 und ermöglichen seine gerichtete Integration. Das führt zu einer latenten Infektion.

Für seinen lytischen Vermehrungszyklus braucht das adenoassoziierte Virus die Anwesenheit eines weiteren Virus wie Adenovirus (daher der Name) oder Herpes-simplex-Virus. Dieses unterstützende 2. Virus stellt Proteine zur Verfügung, die die effiziente Transkription vom p5-Promotor etc. ermöglichen. Bei lytischer Infektion persistiert das Virus als Episom im Zellkern.

Für die Aufnahme der viralen DNA in das Kapsid des assemblierenden Virions genügen die **ITR-Sequenzen** (Inverted Terminal Repeats), d. h., alle codierenden viralen Sequenzen können entfernt werden, wenn eine entsprechende Verpackungszelllinie mit den adenoviralen Proteinen vorhanden ist. **Vorteile** des adenoassoziierten Virus sind die geringe Immunantwort und seine fehlende Pathogenität, die komplette Entfernung viraler Proteine, seine lange Persistenz in teilungsinaktiven Zellen und die mögliche Änderung seines Zelltropismus durch Variation des Kapsids.

Ihnen stehen einige **Nachteile** gegenüber: Das Virus ist klein (Parvovirusgenom = 4,8 kb) und kann daher nur kleine DNA-Segmente (< 4 kb) aufnehmen. Viele Menschen besitzen neutralisierende Antikörper gegen die verschiedenen Serotypen des Virus, am häufigsten gegen Serotyp 2). Die Produktion in humanen Zellen ist relativ ineffizient. Diese Problem ist durch Produktion in Insektenzellen gelöst.

Mit **Alipogentiparvovec** ist 2014 die erste Gentherapie für die Behandlung Erwachsener mit nachgewiesener (genetisch bedingter) **Lipoproteinlipase-Defizienz** zugelassen worden. Betroffene entwickeln trotz fettarmer Diät schwere oder multiple akute Pankreatitiden, die potenziell lebensbedrohlich sind. Sie haben exzessiv hohe Triglyceridspiegel und eine Hyperchylomikronämie. Die Erkrankung ist sehr selten (1:1 Mio.; außer bei Frankokanadiern: 1:5000 durch Gründereffekt).

Alipogentiparvovec codiert LPL-Ser447X; dieser natürlich vorkommenden Variante fehlen die letzten 2 Amino-

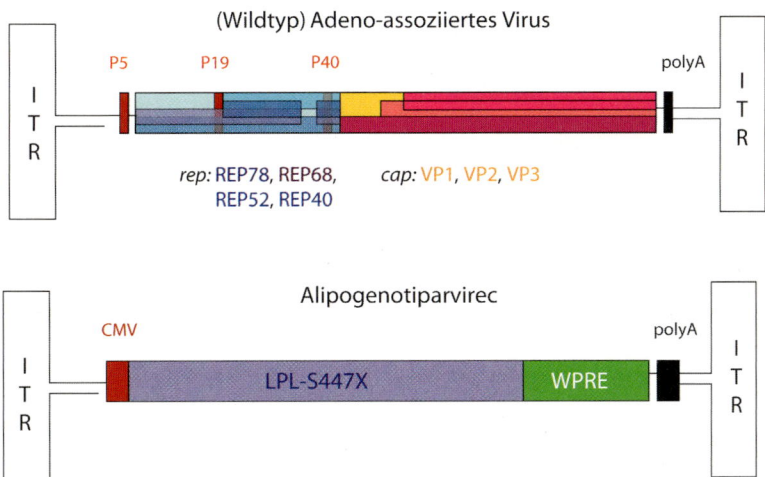

◘ Abb. 7.3 Adenoassoziiertes Virus (AAV, oben) und zugelassener Vektor Alipogentiparvovec für die Gentherapie der Lipoprotein-lipase-Defizienz (*unten*).
Oben: Adenoassoziierte Viren bestehen aus Einzelstrang-DNA mit GC-reichen Inverted Terminal Repeats (*ITR*) an den Enden: Diese ergeben eine Sekundärstruktur, die das Einfädeln der DNA ins Kapsid ermöglicht. Das Virusgenom enthält 3 Promotoren (*P5, P19, P40*). Diese steuern die Transkription der mRNAs für die Replikationsproteine *REP* und das Kapsidprotein *CAP:* Die Varianten *REP68* und *REP40* entstehen durch alternatives Spleißen, die Virusproteine *VP2* und *VP3* durch Verwendung unterschiedlicher Initiationscodons. Solange die ITR-Sequenzen erhalten bleiben, lässt sich das gesamte AAV-Genom eliminieren.
Unten: Bei Alipogentiparvovec steuert ein Promotor des Zytomegalievirus (CMV) die Expression der (natürlich vorkommenden) Lipoprotein-lipase-Varianten LPL-S447X. Dahinter ist das Woodchuck Hepatitis Virus Posttranscriptional Regulatory Element (*WPRE*) eingebaut. Nach Transkription nimmt diese Sequenz in der mRNA eine Struktur an, die die Translation in Protein verstärkt. Dahinter folgt das Polyadenylierungssignal *polyA*. Die Herstellung der Verpackungszelllinie erfolgt nach dem gleichen Prinzip wie bei Adenoviren (◘ Abb. 7.2). Alipogentiparvovec wird aus technischen Gründen in einer Insektenzelllinie (mittels Baculovirus-Technologie) hergestellt. Es enthält die ITR und Rest-DNA vom AAV2-Serotyp. Das Kapsid (*VP1–3*) stammt hingegen vom AAV1-Serotyp mit dem gewünschten Skelettmuskeltropismus.

säuren des C-Terminus (Serin und Glycin) des C-Terminus. Patienten erhalten multiple (bis zu 60) i. m. Injektionen in die Beine (Gesamtdosis: 10^{12} Genkopien pro kg KG; 1,5× 10^{12} Genkopien in 0,5 ml pro Injektionsstelle. Um Immunreaktionen vorzubeugen, erhalten sie zuvor i. v. Prednisolon 1 mg/kg KG sowie begleitend über 12 Wochen Immunsuppressiva (Tagesdosis: 3 mg/kg KG Ciclosporin A + Mycophenolat-Mofetil 2 g). Die Therapiekosten betragen > 1 Mio. Euro.

Adenoassoziierte Viren als Vektoren in der Gentherapie
Replikationsdefizienz: Durch Entfernung von Genen der *rep*- und *cap*-Region (◘ Abb. 7.3). Die Produktion erfordert eine Verpackungszelllinie.
Vorteile: In großer Menge und konzentriert durch Verwendung von Insektenzellen als Verpackungszelllinie herstellbar; infiziert viele Zellen (auch teilungsinaktive); Zelltropismus durch Variation der Serotypen z. T. steuerbar, episomale Persistenz.
Nachteile: Geringe Kapazität (< 4,3 kb) bei alten Systemen, bei neueren verdoppelt; präexistente Antikörper – Bedeutung unklar.
Beispiel: Alipogentiparvovec (zugelasse für LPL-Defizienz).

Retro- und Lentiviren

Retroviren und Lentiviren sind **RNA-Viren**, die ihr RNA-Genom mit einer **reversen Transkriptase** in DNA umschreiben und diese dann dank einer Integrase in die genomische DNA der Wirtszelle einschleusen. Retroviren können nur effizient in den Zellkern gelangen, wenn sich die infizierten Zellen häufig teilen.

Lentiviren, z. B. die Immundefizienzviren HIV, SIV und FIV (human, »simian« [Affen-] und »felin« [Katzen-]), können auch teilungsinaktive Zellen befallen und sind daher Retroviren überlegen.

Retro- und Lentiviren werden replikationsdefizient, wenn man alle **essenziellen Gene entfernt** (◘ Abb. 7.4):
- **gag:** Gen für gruppenspezifische Antigene (Strukturproteine der Matrix und des Kapsids des Viruspartikels)
- **pol:** Gen für Proteine, die für die Vermehrung zuständig sind (z. B. bei HIV: Protease, reverse Transkriptase; RNAse; Integrase)
- **env:** Gen für Hüllproteine (z. B. bei HIV: gp120/gp41)

Für die Herstellung der retro- und lentiviralen Vektoren bedarf es daher einer Verpackungszelle (◘ Abb. 7.2).

Retroviren tragen an ihren Enden »Long Terminal Repeats«. Diese **LTR-Sequenzen** enthalten Bindungsstellen für viele Transkriptionsfaktoren und wirken daher als starke Promoto-

7

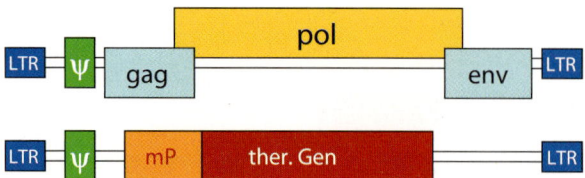

Abb. 7.4 Retrovirus als Vektor für die Gentherapie. Retroviren haben an ihren Enden repetitive Sequenzen (*LTR:* Long Terminal Repeats), die reich an Promotorelementen sind, sodass die von den LTR eingerahmten Gene *gag* (gruppenspezifische Antigene = Strukturproteine des Virus), *pol* (Polymerase = reverse Transkriptase und Integrase) und *env* (Hüllproteine, »envelope«) effizient transkribiert werden können. Die RNA wird an der Ψ-Sequenz (»packing signal«) erkannt, ins Virus aufgenommen und verpackt. In retro- oder lentiviralen Vektoren können praktisch alle Sequenzen durch das therapeutische Gen ersetzt werden, solange die Ψ-Sequenz erhalten bleibt und die Verpackungszelllinie alle fehlenden Elemente liefert. Die Herstellung der Verpackungszelllinie erfolgt nach dem gleichen Prinzip wie bei Adenoviren (◘ Abb. 7.2). Das therapeutische Gen kann unter die Kontrolle eines Promotors (*mP*) gestellt oder über die Promotorelemente der LTR gesteuert werden

ren für die Gene hinter ihnen. Das ist ein nachvollziehbarer Vorteil für das Virus: Egal in welche Zelle es gelangt, das Virus wird einen Transkriptionsfaktor finden, der die Transkription der mRNA nach genomischer Integration der Virus-DNA unterstützt. Im Laufe der Evolution haben sich diejenigen Retroviren durchgesetzt, die durch »Genpiraterie« möglichst viele Promotorelemente in ihre LTR inkorporiert haben, weil ihre Nachkommen sich damit in einer größeren Zahl von Zellen vermehren konnten.

Die **Insertion** des Retrovirus erfolgt zufällig: Kommt ein LTR vor einem Gen zu liegen, dass das deregulierte Wachstum einer Zelle fördern kann, wird dieses Gen in der Zelle überexprimiert. Diese **Insertionsmutagenese** kann daher die maligne Entartung begünstigen:

- Mittlerweile sind 5 Buben mit der X-chromosomalen Form des SCID (Severe Combined Immunodeficiency) an T-Zell-Leukämie erkrankt. (4 Kinder wurden durch Chemotherapie geheilt, eines starb.) Die Insertion führte entweder zur deregulierten Expression von Cyclin D2 oder LMO2 (Lim-domain only-2, ein Transkriptionsfaktor, der auch als Onkogen fungieren kann).
- Von 10 Kindern mit Wiskott-Aldrich-Syndrom, die eine Gentherapie erhielten, sind 7 an Leukämie erkrankt (4 T-Zell-Leukämien, 2 T-Zell-Leukämien mit akuter myeloischer Leukämie [AML], 1 AML; alle mit deregulierter LMO2-Expression).

Autosomales SCID schützt offenbar vor dem Auswachsen maligner Klone, bisher sind keine Leukämien beobachtet worden.

Retrovirale Vektoren werden derzeit weiterentwickelt (Deletion von Segmenten in »untranslated regions« [UTR], Einfügung von Stoppcodons etc.), um die Effekte der Insertionsmutagenese abzuschwächen und die Sicherheit zu erhöhen.

Im evolutionären Wettlauf zwischen Parasiten (hier Retroviren) und Wirt haben auch die (menschlichen) Wirtszellen gelernt, sich gegen den retroviralen Angriff zu wehren. Das lässt sich eindrucksvoll bei der Betrachtung des menschlichen Genoms nachvollziehen: Etwa 8% des menschlichen Genoms sind retroviralen Ursprungs!

Fast alle diese **humanen endogenen Retroviren** sind stillgelegt worden. Eine Ausnahme ist Syncytin, das env-Protein eines humanen Retrovirus, das als fusigenes Protein in der Plazenta exprimiert wird, wenn die Trophoblastenzellen zum Syncytiotrophoblasten fusionieren. Fast alle anderen Proteine werden nicht exprimiert. Weil die überwiegende Zahl der zahlreichen möglichen retroviralen Proteine in unserem Genom stillgelegt worden ist, verwundert es nicht, dass dieses »gene silencing« auch mit den retroviralen Sequenzen in den gentherapeutischen Vektoren passiert. Mechanistisch liegt diesem Vorgang u. a. eine DNA-Methylierung zugrunde.

Retroviren als Vektoren in der Gentherapie
Vorteile:
- geringe Immunantwort
- theoretisch stabile Expression nach genomischer Integration

Nachteile:
- nur in teilungsaktiven Zellen stabile genomische Integration; geringe Effizienz (nicht bei Lentiviren)
- Sicherheitsrisiko durch zufällige Integration ins Genom (Tumorentstehung durch Insertionsmutagenese)
- Kapazität < 8 kb
- tatsächlich häufige (reproduzierbar beobachtete) Stilllegung der Gene = »gene silencing«

Beispiele:
Heilung von Kindern mit schwerem kombiniertem Immundefekt (SCID):
- autosomales SCID: Defekt im Adenosindesaminase-(ADA-)Gen; 31 von 42 gentherapierten Kindern (von 2000 bis 2015) geheilt (keine Leukämien)
- X-chromosomal rezessives SCID: Defekt des Zytokinrezeptors γ$_{c(ommon chain)}$ (gemeinsame Untereinheit der Rezeptoren der Interleukine IL-2, IL-4, IL-7, IL-9, IL-15 und IL-21); 29 gentherapierte Kinder von 2000 bis 2015 (5 T-Zell-Leukämien)

7.3 Antisense-Oligonukleotide und RNA-Interferenz (siRNA)

Antisense-Oligonukleotide und RNA-Interferenz nehmen eine Zwischenstellung zwischen »echter« Gentherapie und klassischer Pharmakotherapie ein: Im Gegensatz zu gentherapeutischen Ansätzen wird kein neues Gen eingeführt, sondern die Umsetzung der Information blockiert: Das codierte Protein kann nicht mehr synthetisiert werden, weil die mRNA zerstört oder die Translation am Ribosom blockiert wird (◘ Tab. 7.1).

Als weiterer Wirkungsmechanismus kann ein Oligonukleotid das Spleißen der Prä-mRNA ändern, indem es an eine Spleißakzeptorstelle bindet. Damit wird das dahinter liegende Exon übersprungen (**Exon-Skipping**): Bei der Duchenne-Muskeldystrophie wird die therapeutische Nutzung dieses Effekts geprüft:

— **Eteplirsen** ist ein Morpholino-Antisense-Oligomer: statt Ribose ist ein Morpholinoring inkorporiert worden, wodurch die Stabilität erhöht wird.

— **Drisapersen** ist ein 2'-O-Methyl-Phosphorthioat-Antisense-Oligonukleotid: Ein O-Atom am Phosphatrest ist durch Schwefel ersetzt worden, wodurch die Stabilität erhöht wird.

Dystrophin – das Produkt des bei der Duchenne-Erkrankung mutierten Gens – schützt das Sarkolemm des Skelettmuskels. Mutationen führen zum Abbruch des Leserahmens. Dystrophin ist sehr groß (79 Exons) und hat repetitive zentrale Sequenzen, die zum Teil funktionell entbehrlich sind. Eteplirsen und Drisapersen induzieren Exon-Skipping des Exons 51. Dadurch entsteht zwar ein partiell defizientes Dystrophin, das aber besser funktioniert als ein trunkiertes Dystrophin. Bis zu 16% der Patienten sollten aufgrund der Lage ihrer Mutationen davon profitieren können.

Dass verschiedene Antisense-Oligonukleotide in vivo wirken, haben klinische Studien belegt: **Fomivirsen** ist ein 21-mer Antisense-Phosphorthioat-Oligonukleotid. Es besteht aus 21 Basen und den zugehörigen 2'-Desoxyribosen, die nicht durch Phosphatreste verbunden werden, sondern durch Phosphorthioatrest (Phosphatreste, bei denen ein O-Atom durch Schwefel ersetzt ist). Damit wird es gegen den Abbau durch Nukleasen stabil. Fomivirsen ist gegen die mRNA gerichtet, die von einem frühen Gen (»immediate early gene«) des humanen Zytomegalievirus (CMV) transkribiert wird. Es wird in den Glaskörper injiziert, von wo es mit der Halbwertszeit ~55 h entfernt wird.

Oligonukleotide sind groß (relative Molekülmasse von Fomivirsen ~6700), hydrophil und negativ geladen. Die zelluläre Aufnahme erfolgt durch Endozytose. Aus dem endozytotischen Vesikel muss das Antisense-Oligonukleotid in den Zellkern gelangen, um RNase H zu aktivieren, bzw. ins Zytosol, um die ribosomale Translation zu arretieren. Die zugrunde liegenden Mechanismen sind aber nicht bekannt. Fomivirsen wurde vom Hersteller vom Markt genommen. Für Eteplirsen liegen Daten aus Phase-II-Studien vor.

7.4   Aptamere

Proteine (Transkriptionsfaktoren, Histone etc.) binden an DNA und RNA. Oligonukleotide aus DNA und RNA sind erstaunlich flexibel; sie können auch andere Raumstrukturen ausbilden als die bekannte Doppelhelix. Diese verschiedenen Konformationen vervielfältigen die Bindungsmöglichkeiten an Proteinen. Weil durch Kombination verschiedener Basen (u. a. auch durch Einsatz von Enantiomeren) eine sehr große Zahl von Konformationen möglich ist, können viele Proteinliganden erzeugt werden.

Diese Eigenschaft wird bei der Suche nach Aptameren (Wortschöpfung aus lat. »aptus« = geeignet und Oligomer) genutzt: Aus einer Zufallsbibliothek aus vielen tausend Oligonukleotiden können hochaffin bindende Moleküle isoliert und durch systematische Substitution noch affiner und selektiver gemacht werden. Die so erhaltenen Aptamere können piko- bis nanomolare Affinität für ihre Zielstruktur haben. Ihre Halbwertszeit kann durch Modifikation mit Polyethylenglykol (PEG, Pegylierung) verlängert werden. Durch die deutliche Zunahme der Molekülmasse wird die sonst rasche Elimination durch glomeruläre Filtration verzögert. Die sonst im Minutenbereich liegende Halbwertszeit wird auf mehrere Stunden verlängert.

Pegaptanib (»pegylated aptamer inhibitor«) ist ein 27-mer, dessen Ribosen an den 2'-Positionen entweder mit Fluor oder mit O-Methylgruppen substituiert sind. Pegaptanib bindet an VEGF-A (Vascular Endothelial Growth Factor-A, »VEGF-165«; ► Kap. 23).

Im Rahmen der **feuchten Form der altersabhängigen Makuladegeneration** kommt es im Auge zur Neubildung von Gefäßen, die aus der Lamina choroidocapillaris der Aderhaut in Richtig Makula vorwachsen. VEGF ist ursächlich an diesem Gefäßwachstum und an der Steigerung der Gefäßpermeabilität beteiligt. Die intravitreale Injektion von Pegaptanib verhindert die weitere Verschlechterung des Visus. Mit Pegaptanib ist der Nachweis gelungen, dass Aptamere einen therapeutischen Stellenwert haben und mit monoklonalen Antikörpern konkurrieren können.

Pegpleranib (ein pegyliertes 29-mer) ist gegen den Blutplättchenwachstumsfaktor PDGF (► Kap. 23) gerichtet; es soll das Wachstum und Überleben der Perizyten verhindern, die die neu gebildeten Gefäße stabilisieren, und damit additiv zur Anti-VEGF-Therapie bei feuchter Makuladegeneration wirken. Eine entsprechende Phase-III-Studie soll 2016 abgeschlossen sein.

Weiterführende Literatur

Cicalese MP, Aiuti A (2015) Clinical applications of gene therapy for primary immunodeficiencies. Hum Gene Ther 26: 210–219

Juliano R, Bauman J, Kang H, Ming X (2009) Biological barriers to therapy with antisense and siRNA oligonucleotides. Mol Pharm 6: 686–695

Mendell JR, Rodino-Klapac LR, Sahenk Z, Roush K, Bird L, Lowes LP, Alfano L, Gomez AM, Lewis S, Kota J, Malik V, Shontz K, Walker CM, Flanigan KM, Corridore M, Kean JR, Allen HD, Shilling C, Melia KR, Sazani P, Saoud JB, Kaye EM; Eteplirsen Study Group (2013) Eteplirsen for the treatment of Duchenne muscular dystrophy. Ann Neurol 74: 637–647

Ng EW, Shima DT, Calias P, Cunningham ET Jr, Guyer DR, Adamis AP (2006) Pegaptanib, a targeted anti-VEGF aptamer for ocular vascular disease. Nat Rev Drug Discov 5: 123–132

Westphal M, Ylä-Herttuala S, Martin J, Warnke P, Menei P, Eckland D, Kinley J, Kay R, Ram Z; ASPECT Study Group (2013) Adenovirus-mediated gene therapy with sitimagene ceradenovec followed by intravenous ganciclovir for patients with operable high-grade glioma (ASPECT): a randomised, open-label, phase 3 trial. Lancet Oncol14: 823–833

Yang ZX, Wang D, Wang G, Zhang QH, Liu JM, Peng P, Liu XH (2010) Clinical study of recombinant adenovirus-p53 combined with fractionated stereotactic radiotherapy for hepatocellular carcinoma. J Cancer Res Clin Oncol 136: 625–630

Yoo GH, Moon J, Leblanc M, Lonardo F, Urba S, Kim H, Hanna E, Tsue T, Valentino J, Ensley J, Wolf G (2009) A phase 2 trial of surgery with perioperative INGN 201 (Ad5CMV-p53) gene therapy followed by chemoradiotherapy for advanced, resectable squamous cell carcinoma of the oral cavity, oropharynx, hypopharynx, and larynx: report of the Southwest Oncology Group. Arch Otolaryngol Head Neck Surg 135: 869–874

7

Biologika

M. Freissmuth

M. Freissmuth et al., *Pharmakologie und Toxikologie*,
DOI 10.1007/978-3-662-46689-6_8, © Springer-Verlag Berlin Heidelberg 2016

Als Biologika (Biologicals) werden Produkte bezeichnet, die nicht chemisch hergestellt worden sind, sondern von einem biologischen Organismus stammen. Vorwiegend sind das Polypeptide wie Antikörper, Zytokine und Hormone. Biologika sind schon lange im Einsatz – z. B. werden Impfstoffe schon seit mehr als 200 Jahren angewendet. Sie stellen daher kein neues Prinzip dar. Neu ist allerdings ihre Herstellung mit gentechnologischen Methoden.

Lernziele
– Definition und Vorteile von Biologika
– Potenzielle Gefahrenquellen bei Biologika
– Chimäre, humanisierte und humane Antikörper

8.1   Definition und Bedeutung

> **Biologika sind in lebenden Organismen hergestellte hochmolekulare Wirkstoffe. Sie umfassen Impfstoffe (Toxine/Toxoide), Blutprodukte, Zytokine und Proteohormone, monoklonale Antikörper und Fusionsproteine.**

Virale Impfstoffe werden seit mehr als 200 Jahren verwendet: Edward Jenner hat das Pockenvirus (Vaccinia-Virus) erstmals 1796 als Impfung gegen die Pocken (Variola vera) eingesetzt. Die **Serumtherapie** existiert seit mehr als 100 Jahren. Emil von Behring stellte Antiseren gegen Diphtherietoxin her und setzte sie 1893 erstmals ein (Nobelpreis 1901). Menschliche Blutprodukte (z. B. Albumin, Faktor VIII) und Insulin werden seit mehr als 60 Jahren verwendet.

Biologicals sind heute das am raschesten wachsende Segment der Pharmakotherapie. Durch das Herstellungsverfahren und die anders gelagerte Toxizität ergeben sich allerdings neue Erfordernisse an die Sicherheit, die separat betrachtet werden sollen.

8.2   Unterschiede zwischen herkömmlichen niedermolekularen Pharmaka und Biologika

8.2.1   Herstellungsverfahren

Die **klassischen niedermolekularen Pharmaka** werden entweder durch **chemische Synthese** gewonnen oder **aus Pflanzen** (z. B. Morphin, Cocain, Digitalisglykoside, Colchicin, Vincristin) oder **Pilzen** (z. B. Antibiotika) extrahiert. Diese Substanzen sind durch ihre chemische Struktur eindeutig definiert. Salicylsäure lässt sich z. B. über verschiedene Synthesewege chemisch herstellen, aber auch aus Weidenrinde gewinnen. In jedem Fall handelt es sich um das idente Molekül.

Biologika sind im heutigen Sprachgebrauch im engeren Sinn alle diejenigen Pharmaka (und Impfstoffe), die mit gentechnologischen Methoden (»rekombinant«) hergestellt werden, insbesondere:

– **Polypetidhormone** und **Zytokine** (z. B. Wachstumshormon/STH, Erythropoetin, Filgrastim)
– **Enzyme** und **Faktoren**, die bei angeborenem Mangel substituiert werden können (z. B. Glucocerebrosidase beim Morbus Gaucher, Faktor VIII bei Hämophilie)
– **monoklonale Antikörper** bzw. **Fusionsproteine** (z. B. Etanercept = Bindungsdomäne des humanen Tumornekrosefaktor-α-Rezeptors-2 [TNFα-R2] mit einem Fc-Fragment eines humanen Imunglobulin G1 [IgG1]).

Für die Herstellung von Biologicals in Organismen wird cDNA (komplementäre DNA) des jeweiligen Polypeptids in den jeweiligen Organismus eingebracht. Dieser wandelt die DNA in eine mRNA um (Transkription), die vom Ribosom als Matrize für die Proteinsynthese dient (Translation) (◘ Abb. 8.1).

Im Prinzip kann jeder Organismus dafür verwendet werden. Derzeit sind Arzneimittel zugelassen, die gewonnen werden aus:

– dem **Bakterium** *Escherichia coli:* Filgrastim (rekombinantes G-CSF), Interferon-α und -β, Interleukin-2, Teriparatid (rekombinantes Parathormon 1–34), rekombinantes Parathormon 1–84, Reteplase (modifizierte Variante von t-PA), Tasonermin (rekombinanter TNF-α), Wachstumshormon (STH)
– der **Hefe** *Saccharomyces cerevisiae:* Glucagon, Hirudinderivate (Lepirudin, Desirudin), Insulin(derivate), Rasburicase (rekombinante Urat-Oxidase), Wachstumshormon, Ocriplasmin (trunkiertes Plasmin)
– **Säugerzellen**, überwiegend **CHO-Zellen** (»Chinese Hamster Ovary Cells«, Fibroblasten-ähnliche Zelllinie): Alteplase (rekombinantes t-PA) und Tenecteplase; Erythropoetin und Derivate; Enzyme für Speicherkrankheiten (Agalsidase = rekombinante humane α-Galactosidase; Alglucosidase-α = saure α-Glucosidase; Elosulfase-α = N-Acetylgalactosamin-6-Sulfatase; Galsulfase = N-Acetylgalactosamin-4-Sulfatase; Idursulfase = Iduronat-2-sulfatase; Imiglucerase = β-Glucocerebrosidase; Laronidase = α-L-Iduronidase; Velaglucerase-α = α-Glucocerebrosidase); Gerinnungsfaktoren (Faktor VII, VIII, IX); Gonadotropine, Interferone; Thyreotropin [TSH], Wachstumshormone; alle monoklonalen Antikörper.
– **Milch transgener Kaninchen:** Conestat-α = C1-Esterase-Inhibitor

8.2.2   Unterschiede im Metabolismus

Der Metabolismus eines Biologicals entspricht demjenigen, der für ein endogenes Protein zu erwarten ist. Es sind keine unvorhersehbaren Toxizitäten zu erwarten, die aus pharmakokinetischen Interaktionen, Enzyminduktion, Enzymhemmung etc. resultieren.

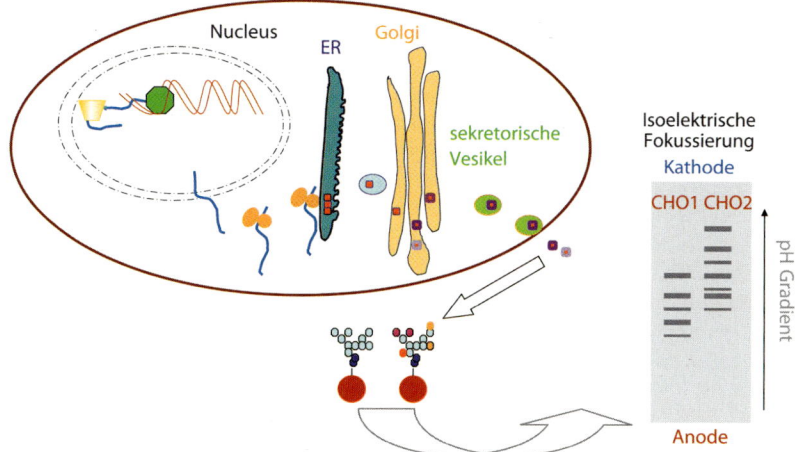

Abb. 8.1 Rekombinante Expression eines sezernierten Proteins in einer Säugerzelle.

Oben: cDNA (komplementäre DNA), die ein Biological codiert, wird mittels Plasmid in die Zelle eingeschleust und unter Selektionsdruck in die nukleäre DNA integriert. Die RNA-Polymerase (Polymerase II: *grün*) transkribiert die mRNA von der Doppelstrang-DNA (*rot*). In die cDNA ist meist ein artifizielles Intron eingefügt, das durch das Spliceosom (*gelb*) entfernt wird. Die reife mRNA (*blau*) wird über die Kernporen ins Zytosol exportiert. Dort rekrutiert sie Ribosomen, die durch das Signalpeptid an die Membranen des endoplasmatischen Retikulums (ER) angedockt werden. Das neu synthetisierte Protein wird durch das Translokon ins Lumen des ER eingeschleust, gefaltet (*rot*) und glykosiliert (»core glycosylation«). Durch ER-Exit-Sites verlässt das Protein in Vesikeln das ER in Richtung Golgi-Apparat. In den Golgi-Zisternen wird das Protein sequenziell glykosiliert. Aus dem Trans-Golgi-Netzwerk wird das glykosilierte Protein in sekretorische Vesikel gepackt und zur Zelloberfläche geschickt. Die Vesikel fusionieren mit der Zellmembran, das Protein erscheint im Zellkulturüberstand, aus dem es geerntet wird.

Ganz unten sind 2 Proteine dargestellt: *Dunkle Kreise* symbolisieren N-Acetylglucosamin, *blaue* Mannose. Das linke Protein ist daher mannosereich modifiziert. *Orange, rote und violette Kreise* symbolisieren Sialinsäure, Fucose und Galactose. Das rechte Protein ist daher komplex glykosiliert.

Rechts: Präparationen glykosilierter Proteine sind fast nie homogen: Auf ein Gel aufgetragen wandern sie unterschiedlich weit im pH-Gradienten (isoelektrische Fokussierung). Banden sind nachweisbar, weil sich die divers glykosilierten Spezies in ihrem isoelektrischen Punkt (IEP) unterscheiden. Hier wurden 2 CHO-Zellklone mit unterschiedlichem Bandmuster verglichen. Mit der gleichen Methode lässt sich endogenes Erythropoetin von rekombinantem unterscheiden

8.2.3 Toxizität: überschießende pharmakologische Antwort und Immunogenität

Bei Biologika resultiert die Toxizität in der Regel aus einer überschießenden Wirkung. Dies ist vor allem dann gefährlich, wenn die Dosis-Wirkungs-Beziehung beim Menschen noch nicht bekannt ist.

Ein instruktives Beispiel ist die klinische Prüfung des monoklonalen Antikörpers TGN1412. Dieser ist gegen CD28 gerichtet, ein akzessorisches Molekül in der immunologischen Synapse. CD28 residiert in der T-Zell-Membran und interagiert mit CD86- oder CD80-Molekülen der Antigenpräsentierenden Zellen. Die Stimulation von CD28 führt zur verstärkten Immunantwort.

Im März 2006 erhielten Probanden bei der Phase-I-Prüfung sehr niedrige TGN1412-Dosen (0,1 mg/kg, 1/500 der bei Versuchstieren als unbedenklich eingestuften Dosis). Bei 6 Probanden kam es zur generalisierten entzündlichen Antwort mit Kopf- und Gliederschmerzen, Fieber, Durchfall, Steigerung der Kapillarpermeabilität (»capillary leak syndrome«) und nachfolgend zu Multiorganversagen. Hervorgerufen war dies durch massive Freisetzung von Zytokinen aus stimulierten T-Zellen (»cytokine storm«). Vermutlich war der Antikörper aufgrund subtiler Unterschiede zu den CD28-Sequenzen beim Menschen viel stärker agonistisch wirksam als bei den Versuchstieren.

Das Beispiel erklärt, weshalb das präklinische Prüfprogramm bei Biologicals anders gestaltet sein muss als bei Pharmaka mit niedriger Molekülmasse. Bei monoklonalen Antikörpern und Zytokinen sind z. B. Versuche an Affen vorgeschrieben.

Auch wenn die Aminosäurensequenz von Biologicals zum Teil mit der des endogenen Proteins identisch sind, kann es zur Antikörperbildung kommen. 2 Faktoren begünstigen die Immunantwort:

- Die **posttranslationalen Modifikationen** des rekombinanten und des endogenen Proteins variieren: Proteine können co- und postranslational modifiziert (glykosiliert, acetyliert, methyliert, phosphoryliert, sulfatiert etc.) werden. Besonders wichtig ist die **Glykosilierung**, weil diese je nach Zelltyp und Spezies sehr unterschiedlich sein kann. Die Glykosilierung an Asparaginresten (»N-linked glycosylation«) läuft in 2 Schritten: Das Grundgerüst wird im ER angehängt (»core glycosylation«). Im Golgi-Apparat werden 2 Arten verzweigter Oligosaccharide angehängt, komplexe und mannosereiche. In jedem Fall ist das sezernierte Produkt ein Gemisch unterschiedlicher Proteine (■ Abb. 8.1). Die

Glykosilierung kann daher auch die Immunogenität beeinflussen. Das trifft möglicherweise auch auf andere Modifikationen zu, diese sind aber weniger gut untersucht.

- **Proteine neigen zur Aggregation und Denaturierung.** Auch dies fördert die Antikörperbildung. Das trifft auch für Proteine zu, die von E. coli in nichtglykosilierter Form produziert werden oder natürlicherweise nicht glykosiliert sind. Aggregate treten primär bei subkutaner Gabe auf, weil die niedermolekularen stabilisierenden Zusätze durch Diffusion rasch das subkutane Depot verlassen. Die deutlich größeren Proteine bleiben in hoher Konzentration zurück, fallen aus und lösen eine Immunantwort aus, die sich meist in einem Wirkungsverlust äußert (neutralisierende Antikörper). Instruktives Beispiel ist die **reine erythrozytäre Aplasie** (»pure red cell aplasia«): Bei subkutaner Erythropoetin-Applikation kam es zur Bildung von Erythropoetin-Antikörpern, weil das subkutane Erythropoetin mit dem Detergens Polysorbat 80 reformuliert worden war. Dieses löste aus dem Gummiverschluss der Injektionsflasche Substanzen, die mit Erthyropoetin interagierten und als Adjuvans wirkten. Ähnlich wirkten Wolframionen, die beim Einschmelzen der Stahlnadeln in die Fertigspritze freigesetzt wurden. Die Antikörper gegen rekombinantes Erythropoetin neutralisierten nicht nur das exogen zugeführte, sondern auch das endogene Erythropoetin. Daraus resultierte die Aplasie der roten Blutkörperchen (► Kap. 42).

8.2.4 Generika versus Biosimilars

Niedermolekulare Substanzen sind identisch – gleichgültig wer sie synthetisiert hat. Nach Ablauf des Patentschutzes kann jedes andere pharmazeutische Unternehmen das idente Pharmakon als **Generikum** auf den Markt bringen, wenn sein Produkt die Kriterien der Bioäquivalenz erfüllt (► Abschn. 2.2).

Bei Biologika ist dies nicht so einfach: Wie oben erwähnt, werden viele Proteine co- und posttranslational modifiziert; diese Modifikationen – vor allem die Glykosilierung – führen dazu, dass in Eukaryonten (Hefen oder Säugerzellen) hergestellte Proteine ein heterogenes Gemisch darstellen (◘ Abb. 8.1). Daher entstehen bei Verwendung der identen cDNA (d. h. bei identer Aminosäuresequenz) nicht unbedingt idente Proteine.

> **Bei posttranslationell modifizierten Biologicals gibt es keine Generika, nur Biosimilars.**

Die **Glykosilierung** beeinflusst nicht nur die Immunogenität, sondern auch die Halbwertszeit und in manchen Fällen die biologische Aktivität: Nichtglykosilierte Formen von FSH und LH binden zwar nach wie vor an die Rezeptoren, lösen aber nur geringe biologische Effekte aus – sie sind daher partielle Agonisten bzw. Antagonisten.

> **Bei Generika muss die pharmakokinetische Äquivalenz zwischen Generikum und Originator nachgewiesen werden. Im Unterschied dazu ist für die Zulassung eines Biosimilars der Nachweis therapeutischer Äquivalenz notwendig.**

Die EMA (► Kap. 6) übernahm hierbei eine Vorreiterrolle: Seit 2006 gibt es einschlägige Richtlinien, die ein umfangreiches **Prüfprogramm für Biosimilars** festlegen. Das Prüfprogramm wird für jede Substanzklasse detailliert festgelegt. Bisher existieren Richtlinien für G-CSF, Wachstumshormon, Insulin, Erythropoetin, Interferone, niedermolekulare Heparine und monoklonale Antikörper. Als erste Biosimilars sind zugelassen worden: 2006 Wachstumshormon, 2007 Erythropoetin, 2008 G-CSF/Filgrastim. 2013 wurde der erste biosimilare monoklonale Antikörper (Infliximab) zugelassen (siehe unten).

Die Prüfung auf Biosimilarität ist sehr aufwendig. Es kann vorkommen, dass ein Nachfolgeprodukt bei der pharmakodynamischen Äquivalenzprüfung z. B. etwas potenter ist als der Originator. Dann erfüllt es nicht die sehr eng festgelegten Kriterien der Äquivalenz Biosimilarität. Das Prüfprogramm ist aber so ausgedehnt, dass dieses Biological ebenfalls eine Zulassung beantragen kann, wenn die Sicherheitskriterien erfüllt sind. Ein solches Biological ist ein »**Me-too-Biological**« (z. B. Erythropoetin-θ). Ein »**Biobetter**« ist ein Biological, das einen signifikanten klinischen Vorteil bringt.

Ob ein solcher wirklich vorliegt, ist oft nicht klar; jedenfalls kann man hochglykosylierte Versionen von Erythropoetin (Darbapoetin, ► Abschn. 42.3) und pegylierten Versionen von Interferonen (► Abschn. 58.4) und Filgrastim (rekombinantes G-CSF, ► Abschn. 42.4) nicht absprechen, dass sie Vorteile bieten. Mittlerweile existiert die Technologie zur gezielten Pegylierung (z. B. Lipegfilgrastim); diese Versionen werden auch als »**Biologicals der 2. Generation**« bezeichnet.

In asiatischen und lateinamerikanischen Ländern sind Biologicals auf dem Markt, die die strengen Kriterien der Biosimilarität nicht erfüllen. Diese sollten folgerichtig als »**Non-Innovator Biologicals**« bezeichnet werden.

> **Ziel des Vergleichs (»comparability exercise«) zwischen Originator-Biological und Biosimilar ist nicht der Nachweis der Wirksamkeit, sondern der Vergleichbarkeit.**

Hätte man einen Unterschied in der Wirkung (Effektgröße, Responderrate) sehen können, wenn dieser bestünde?

Von der Wirksamkeit des Biosimilars kann ausgegangen werden, wenn

- es vergleichbar chemisch zusammengesetzt ist wie das Originator-Biological,
- mit vergleichbarer Affinität an seine Zielstruktur(en) bindet und
- pharmakokinetisch mit dem Originator-Biological vergleichbar ist.

Bei der **Prüfung auf Biosimilarität** gibt es **3 Ebenen**, auf denen der Nachweis der Vergleichbarkeit geführt werden muss:

- **chemisch-pharmazeutische Qualität:** extensive Chakterisierung des Proteins und seiner Modifikationen

- **präklinische Charakterisierung:** Das Schwergewicht liegt auf empfindlichen In-vitro-Methoden, mit denen sich die Affinität zu den Zielstrukturen bestimmen und vergleichende Konzentrations-Wirkungs-Kurven gewinnen lassen.
- **klinische Charakterisierung** mit pharmakokinetischer und therapeutischer Äquivalenz für jede vorgesehene Applikationsform (i. v., s. c.).

Rekombinantes G-CSF, Wachstumshormon, Interferon und Insulin sind **nichtglykosiliert.** Daher wird ihre Tertiärstruktur ausschließlich von der Aminosäuresequenz spezifiziert. Im Prinzip kann man hier von identen Produkten sprechen, wenn sichergestellt bzw. ausgeschlossen ist:

- identische Aminosäurezusammensetzung, z. B. keine Oxidation von Methionin zu Methionin-Sulfoxid während Herstellung, Reinigung und Lagerung,
- Fehlfaltung und Aggregatbildung – entsprechend keine Immunogenität.

Die analytischen Methoden sind inzwischen so empfindlich, dass sich dies heute mit ausreichender Sicherheit bestimmen lässt. Eigentlich sind diese nichtglykosilierten Substanzen also Generika. Dem Fortschritt der Analytik ist gesetzlich noch nicht Rechnung getragen worden. Daher werden diese Substanzen nach wie vor als Biosimilars behandelt.

Bei rekombinanten **Erythropoetinen** ist die Heterogenität aufgrund unterschiedlicher Glykosilierung eine andere Herausforderung. Die Auflagen sind entsprechend streng (z. B. Nachweis der therapeutischen Äquivalenz erfordert 2 unabhängige randomisierte kontrollierte Doppelblindstudien im Cross-over-Design mit je 300 oder mehr Patienten; Daten zur Immunogenität nach 12 Monaten). Es gibt mittlerweile viele Erythropoetin-Biosimilars; deren Sicherheit und Austauschbarkeit ist auch durch ihre langjährige Anwendung belegt.

Prüfung biosimilarer monoklonaler Antikörper

Monoklonale Antikörper sind aufgrund ihrer Molekülgröße (ca. 5-mal größer als Erythropoetin) eine besondere Herausforderung. Abgesehen von der extensiven Charakterisierung ihrer **Aminosäuresequenz** und **Glykosylierung,** muss vergleichend in vitro geprüft werden, ob sich die **Affinität** eines biosimilaren Antikörpers

- **zum Zielantigen** (inkl. Fab-Fragment, da sensitiver)
- **zu Fc-Rezeptoren** (FcγRI, FcγRII, FcγRIII; FcRn) und **Komplement** (C1q)
  statistisch von der des Originators unterscheidet.

Analoges gilt für **funktionelle Tests** (ADCC, Antibody-Dependent Cellular Cytoxicity; CDC, Complement-Dependent Cytotoxicity etc.)

In der klinischen Prüfung ist die **pharmakinetische Äquivalenz** (Generika, ▸ Abschn. 2.2) nachzuweisen. Danach muss mit einer ausreichenden Fallzahl die **therapeutische Äquivalenz** an der sensitivsten Patientenpopulation bewiesen werden (weil man dort am ehesten einen möglichen Unterschied ent-

deckt). Daten zur **Immunogenität** (≥ 12 Monate) müssen gesammelt werden etc.

Bisher gibt es allen Unkenrufen zum Trotz keine Hinweise, dass die Biosimilars unwirksam sind oder eine Gefährdung darstellen, die über diejenige durch den Originator hinausgeht.

> **Mit heutigem Kenntnisstand sind Biosimilars in ihrer zugelassenen Indikation wirksam und sicher.**

Bei Originatoren besteht eine beachtliche **Variabilität in den Chargen.** Deren Nachweis ist erst durch den technologischen Fortschritt in der Analytik möglich geworden, der für die Entwicklung von Biosimilars notwendig war.

8.3 Monoklonale Antikörper

Das immunologische Repertoire erlaubt es, Antikörper mit fast beliebiger Selektivität zu erzeugen. Emil von Behring hat mit der Erzeugung spezifischer **Antiseren** dieses Prinzip bereits Ende des 19. Jahrhunderts genutzt. Allerdings löst die Gabe des Serums einer anderen Spezies eine starke Immunantwort aus, die bei wiederholter Applikation zur **Serumkrankheit** führt.

Ein Durchbruch wurde durch die Entwicklung monoklonaler Antikörper durch Cesar Milstein und Georg Köhler in den 1970er Jahren erzielt. Allerdings führte diese Technologie nur zur Gewinnung **muriner Antikörper** (◪ Abb. 8.2 *oben*). Diese werden mit dem Suffix »-omab« bezeichnet. Doch lassen sich monoklonale Antikörper heute auch aus anderen Spezies herstellen, z. B. aus Ratte (-amab), Hamster (-emab), Affen (-imab) etc.

Murine monoklonale Antikörper und solche anderer Spezies sind **immunogen** und haben darüber hinaus im menschlichen Organismus eine **kurze Halbwertszeit.** Sie können auch nicht unbedingt alle Effektorfunktionen rekrutieren (Komplementaktivierung, Bindung an Fcγ-Rezeptoren). Die CH2-Domäne (Constant Homology Domain 2) ist entscheidend für die Interaktion mit Fcγ-Rezeptoren, die Komplementaktivierung und die Bindung an den **neonatalen Fc-Rezeptor (FcRn)**

FcRn wurde ursprünglich in der Plazenta identifiziert, wo er den Transfer mütterlicher IgG über den Trophoblasten in den Fetus bewirkt. Postnatal sorgt FcRn für die kontinuierliche Endozytose und Rezirkulation der Antikörper und verlängert damit die Halbwertszeit der Antikörper.

Murine Antikörper binden nicht an humane FcRn, dadurch haben sie eine kurze Halbwertszeit und werden rasch abgebaut. Seit Anfang der 1990er Jahre steht die Technologie zur Verfügung, um aus murinen solche Antikörper herzustellen, bei denen große Teil der murinen Aminosäuresequenz durch humane Sequenzen ersetzt wird. Diese Antikörper können in großen Mengen aus Zellkulturen (Fermentern mit mehreren 100 bis 1000 l) gewonnen werden (◪ Abb. 8.2 *unten*):

- **Chimäre Antikörper (-ximab):** Aus dem Hybridom kann die mRNA isoliert und die antikörpercodierende cDNA

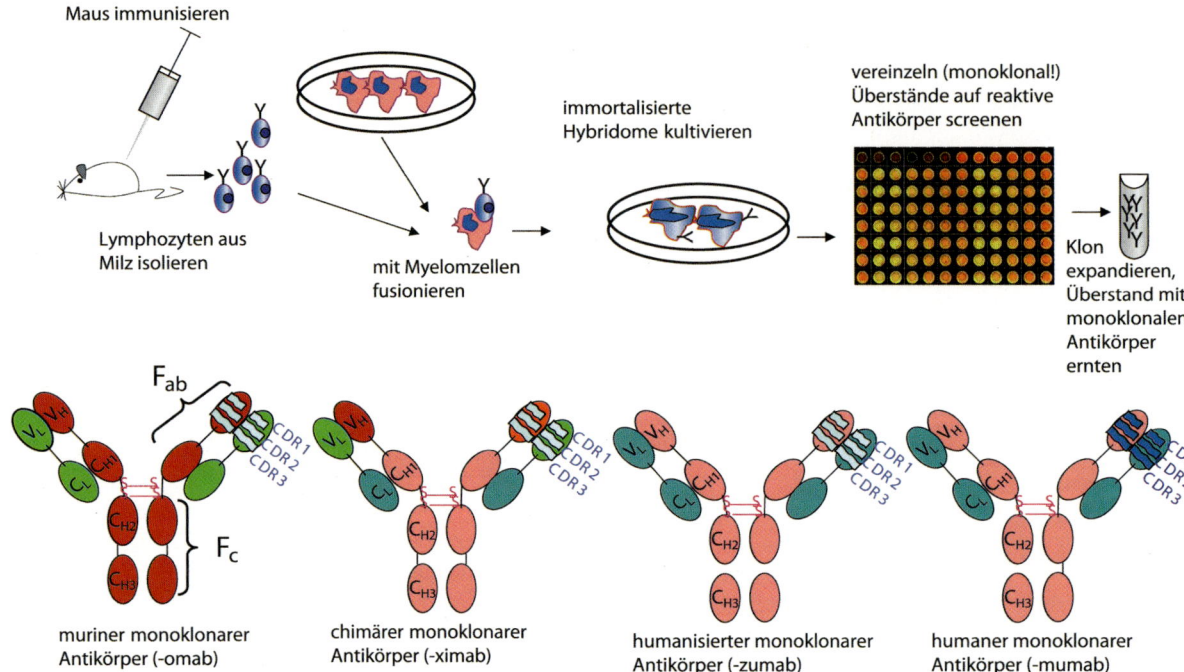

Abb. 8.2 Vom monoklonalen murinen Antikörper zum chimären bzw. humanisierten Antikörper.
Oben: Um murine Antikörper herzustellen, muss zunächst eine Maus mit Antigen immunisiert werden. Wenn eine Immunantwort zu erwarten ist, werden Immunzellen aus der Milz isoliert. Da diese Milzzellen in Zellkultur rasch sterben, werden sie mit Tumorzellen fusioniert. Die resultierenden sog. Hydridome sind wie die Tumorzellen immortalisiert. Sie können nach Expansion in Zellkultur verdünnt und als Einzelzellen in Platten mit 96 Vertiefungen ausgesät werden. Die heranwachsenden Zellen stammen von einer einzigen Zelle ab, d. h. sie sind monoklonalen Ursprungs. Im Überstand erscheinen Antikörper. Diese werden mittels ELISA auf ihre Affinität zum Immunogen geprüft. Nach Identifikation geeigneter Antikörper werden die produzierenden Zellen expandiert, sodass sich große Antikörpermengen gewinnen lassen. Der jetzt verfügbare **murine Antikörper** (*unten links*) hat jedoch ungünstige pharmakokinetische Eigenschaften. Diese lassen sich verbessern (längere Halbwertszeiten und Reduktion der Immunantwort), indem man alle konstanten Anteile (C_{H1-3} der schweren und C_L der leichten Kette) durch humane Sequenzen ersetzt. Das Ergebnis ist ein **chimärer Antikörper** (*unten Mitte links*). Innerhalb der variablen Domänen (V_H und V_L) liegen die 3 Regionen *CDR1–3*, die gemeinsam die Bindung des Epitops ermöglichen. Die Immunogenität wird weiter gesenkt, wenn auch innerhalb der variablen Domäne alle murinen Sequenzen – mit Ausnahme von CDR1–3 – durch humane Sequenzen ersetzt werden. So entsteht ein **humanisierter Antikörper** (*unten Mitte rechts*). **Humane Antikörper** (*unten rechts*) lassen sich durch Inkorporation des immunologischen Repertoires an variable Ketten in Bakteriophagen herstellen. F_{ab} = antigen-bindendes Fragment ; F_c = konstantes (kristallisierbares) Fragment

cloniert werden. Ist die cDNA verfügbar, kann die Sequenz für die konstanten Domänen der schweren und leichten Kette durch humane Sequenzen (in der Regel IgG1) ersetzt werden (Abb. 8.2 *unten*). Chimäre Antikörper sind weniger immunogen als murine, haben eine längere Halbwerstzeit und rekrutieren alle Effektorfunktionen.

- **Humanisierte Antikörper (-zumab):** Liegt die cDNA des murinen monoklonalen Antikörpers vor, lassen sich in den variablen Domänen die Epitopbindungsstellen identifizieren, die sog. CDR1–3 (Complementarity Determining Regions 1–3). Sie bilden 3 Schleifen an der Oberfläche der variablen Domäne. Die gesamte murine Sequenz kann gegen die humane Sequenz ausgetauscht werden, wenn die CDR1–3 erhalten bleiben (Abb. 8.2 unten). Der resultierende humanisierte Antikörper ist weniger immunogen als ein chimärer Antikörper.

- **Humane Antikörper (-mumab):** Das rearrangierte immunologische Repertoire lässt sich aus humanen Lymphozyten gewinnen und die Sequenz der variablen Domänen an die Sequenz eines **Bakteriophagen-Oberflächenproteins** fusionieren. Der Bakteriophage exprimiert in der Folge an seiner Oberfläche die Epitopbindungsstellen (»phage display«). Sind eine hochaffin bindende variable leichte und schwere Domäne gefunden, können sie mit den konstanten Domänen der leichten und schweren Kette fusioniert und kann ein humaner Antikörper assembliert werden. Alternativ lassen humane Antikörper sich aus **transgenen Mäusen** gewinnen, die nur ein humanes Komplement an leichten und schweren Ketten exprimieren. Nach wiederholter Injektion solcher humaner Antikörper können gegen sie gerichtete Antikörper auftreten.

Tab. 8.1 Zur Therapie humaner Erkrankungen zugelassene monoklonale Antikörper und verwandte Moleküle

Name	Zielmolekül	Zugelassene Indikation(en)*
»immunmodulatorisch« (-li-/-kin-)		
Adalimumab	TNFα (Tumornekrosefaktor)	rheumatoide Arthritis, Psoriasisarthritis, Morbus Bechterew, Morbus Crohn
Infliximab	TNFα	rheumatoide Arthritis, Psoriasisarthritis, Morbus Bechterew, Morbus Crohn, Colitis ulcerosa
Etanercept (Fusionsprotein, Bindungs-domäne des TNF-Rezeptor 2 IgG1-Fc)	TNFα	rheumatoide Arthritis, Psoriasisarthritis, Morbus Bechterew
Golimumab	TNFα	rheumatoide Arthritis, Psoriasisarthritis, Morbus Bechterew, Morbus Crohn
Certolizumab pegol (pegyliertes Fab-Fragment)	TNFα	rheumatoide Arthritis, Psoriasisarthritis, Morbus Bechterew
Muromonab-CD3 (OKT3) (muriner Antikörper!)	CD3	Transplantatabstoßung
Natalizumab (IgG4)	α4-Integrin (CD49d)	multiple Sklerose
Vedolizumab	α4β7-Integrin	Morbus Crohn, Colitis ulcerosa
Efalizumab (Zulassung ruhend)	CD11a (Teil des Adhäsionsmoleküls LFA-1: Leukocyte Function Antigen-1)	Psoriasis
Basiliximab	CD25 (α-Kette des Interleukin-2-(IL-2-) Rezeptors)	Transplantatabstoßung
Daclizumab	CD25	Transplantatabstoßung
Abatacept (extrazelluläre Domäne von CD152 = CTLA4 [Cytotoxic T-Lymphocyte Antigen-4] fusioniert an IgG1-Fc)	CD80 und CD86	rheumatoide Arthritis (bei anti-TNF-Versagen), juvenile Arthritis (ab 6 Jahren)
Belatacept (extrazelluläre Domäne von CD152 = CTLA4 fusioniert an IgG1-Fc)	CD80 und CD86	Transplantatabstoßung
Ipilimumab	CD152 = CTLA4	malignes Melanom
Canakinumab	Interleukin IL-1β	periodische Cryoporin-assoziierte Syndrome
Rilonacept (Liganden-bindende Domäne des IL-1-Rezeptors an IgG1-Fc fusioniert)	IL-1	periodische Cryoporin-assoziierte Syndrome
Anakinra (kein Antikörper; IL-1-Rezeptor-Antagonist)	IL-1	rheumatoide Arthritis (periodische Cryo-porin-assoziierte Syndrome)
Tocilizumab	IL6-Rezeptor	rheumatoide Arthritis, juvenile Arthritis (ab 2 Jahren)
Ixekinumab (IgG4)	IL17	Psoriasis (US-Zulassung, in EU erwartet)
Secukinumab	IL-17A	Psoriasis
Brodalumab (IgG2)	IL-17-Rezeptor-A	Psoriasis (US-Zulassung beantragt)
Ustekinumab	(IL-12/)IL-23	Psoriasis
Belimumab	B-Lymphocyte Stimulator Protein (BLyS = BAFF = TNFSF13B)	systemischer Lupus erythematodes
Nivolumab	PD-1 (Programmed Cell Death-1)	malignes Melanom, nichtkleinzelliges Lungenkarzinom (NSCLC) (US-Zulassung)
Pembrolizumab	PD-1	malignes Melanom
Omalizumab	IgE	(schweres) Asthma bronchiale
Eculizumab	C5 (Komplementfaktor)	paroxysmale nächtliche Hämoglobinurämie

◘ Tabelle 8.1 (Fortsetzung)

Name	Zielmolekül	Zugelassene Indikation(en)*
»zirkulatorisch« (-ci-)		
Abciximab (Fab-Fragment**)	Glykoprotein IIb/IIIa	Verhinderung der Plättchenaggregation, Restenose nach Stentimplantation
Bevacizumab	VEGF (Vascular Endothelial Growth Factor)	metastasierter Darmkrebs, Brustkrebs, nicht-kleinzelliges Bronchialkarzinom; feuchte, altersbedingte Makuladegeneration (Off-Label-Use statt Ranibizumab)
Ranibizumab	VEGF	feuchte, altersbedingte Makuladegeneration (zugelassene Indikation)
Ramucirumab	VEGF-Rezeptor-2 (VEGFR2)	Adenokarzinom des Magens (2nd line)
Aflibercept (extrazelluläre Bindungsdomäne von VEGF-R2 an IgG1-Fc fusioniert)	VEGF	feuchte Makuladegeneration; metastasiertes Kolonkarzinom
Alirocumab	PCSK9 (Proprotein Convertase Subtilisin/Kexin Type 9 = LDL-Rezeptor-Regulator)	Familiäre heterozygote Hypercholesterinämie (EU-Zulassung 2016 erwartet)
Evolocumab (IgG2)	PCSK9 (LDL-Rezeptor-Regulator)	Familiäre heterozygote Hypercholesterinämie (EU-Zulassung 2015 erwartet)
»onkologisch« (-tu-)		
Alemtuzumab	CD52	chronisch-lymphatische Leukämie (CLL, 2nd line) – Marktrücknahme; schubförmig verlaufende multiple Sklerose
Cetuximab	ErbB1 = EGF-Rezeptor	Kolonkarzinom, Plattenepithelkarzinome im Kopf-Hals-Bereich
Panitumumab	ErbB1	Kolonkarzinom (in Europa stark eingeschränkte Zulassung)
Trastuzumab Trastuzumab-Emtansin	ErbB2	Mammakarzinom
Pertuzumab	ErbB2	Mammakarzinom
Rituximab	CD20	B-Zell-Lymphom, chronisch-lymphatische Leukämie (CLL); rheumatoide Arthritis
Ofatumumab	CD20	CLL (2nd line)
Obinutuzumab	CD20	CLL (2nd line)
Brentuximab-Vedotin	CD30	ALCL = anaplastic large cell lymphoma, Hodgkin-Lymphom (2nd line)
Siltuximab	IL-6	Castleman-Krankheit (gutartige lymphoproliferative Erkrankung)
»osteologisch« -o(s)-		
Denosumab	RANKL (rezeptoraktivierter NF-κB-Ligand)	Osteoporose
»viral« -vi-		
Pavilizumab	RSV (Respiratory Syncytial Virus)	bei Frühgeborenen zur Prophylaxe der RSV-Pneumonie

* Wo nicht anders ausgewiesen, sind die zugelassenen Indikationen die in der EU geltenden (Stand 2015). Diese können sich ändern. IgG1 ist der bevorzugte Subtyp. Daher wurden nur von IgG1 abweichende Subtypen angegeben. Bei IgG4 wird ein Austausch der Fab-Arme beobachtet, dessen klinische Bedeutung nicht klar ist
** Abciximab muss ein Fab-Fragment sein, weil es sonst zu einer komplementvermittelten Thrombopenie käme

Einen Überblick über die derzeit verfügbaren monoklonalen Antikörper gibt ▣ Tab. 8.1. Die **Nomenklatur** ist einigermaßen systematisiert. Die Endungen -ximab, -zumab, -mumab beschreiben die Art des Antikörpers, die 1–2 Buchstaben davor seinen therapeutischen Bereich:

-l(i)-	immunologischer Antikörper (Adalimumab, Certolizumab, Golimumab, Infliximab, Natalizumab, Tocilizumab)
-c(i)-	Antikörper gegen zirkulatorisches Molekül bzw. zirkulatorische Erkrankung (Abciximab, Bevacizumab)
-ki(n)-	Antikörper gegen ein Interleukin (alternativ zu -li-); Ustenkinumab
os-	Antikörper für Knochenerkrankungen (Denosumab)
-tu-	onkologisch relevante Antikörper (Alemtuzumab, Cetuximab, Trastuzumab, Rituximab)
-vi-	antiviraler Antikörper (Pavilizumab)
-fu(n)-	antifungaler Antikörper (Efungumab gegen *Candida albicans*; Zulassung verweigert)
-ba(c)-	antibakterieller Antikörper (z. B. Tefibazumab, erst in Phase II; Raxibacumab gegen Anthrax In USA zugelassen)
(-anibi-)	anti-Angiogenese (Ranibizumab); diese Nomenklatur soll bei neuer Namensgebung nicht mehr verwendet werden

Diese Logik wird naturgemäß nicht immer durchgehalten: Situximab ist gegen IL-6 gerichtet. Der Zusatz Pegol zeigt an, dass der Antikörper pegyliert ist.

Weiterführende Literatur

Andersen JT, Daba MB, Berntzen G, Michaelsen TE, Sandlie I (2010) Cross-species Binding Analyses of Mouse and Human Neonatal Fc Receptor Show Dramatic Differences in Immunoglobulin G and Albumin Binding. J Biol Chem 285: 4826–4836

Brekke OH, Sandlie I (2003) Therapeutic antibodies for human diseases at the dawn of the twenty-first century. Nat Rev Drug Discov 2: 52–62

Kálmán-Szekeres Z, Olajos M, Ganzler K (2012) Analytical aspects of biosimilarity issues of protein drugs. J Pharm Biomed Anal 69: 185–195

Roopenian DC and Akilesh S (2007) FcRn: the neonatal Fc receptor comes of age. Nature Rev Immunol 7: 715–725

Mediatoren und Transmitter

Neurotransmission und Neuromodulation

S. Böhm

M. Freissmuth et al., *Pharmakologie und Toxikologie*,
DOI 10.1007/978-3-662-46689-6_9, © Springer-Verlag Berlin Heidelberg 2016

In diesem Kapitel werden die Besonderheiten des zentralen und peripheren Nervensystems (ZNS und PNS) bezüglich der Wirkmechanismen von Arzneimitteln besprochen. In diesem Sinne beschäftigt sich dieser Abschnitt mit der Synthese und Degradation, der präsynaptischen vesikulären Speicherung sowie der Freisetzung und Wiederverwertung von Transmittern. Außerdem werden die schnelle postsynaptische Antwort im Rahmen der Neurotransmission und die langsame postsynaptische Antwort im Rahmen der Neuromodulation dargelegt.

9.1   Angriffspunkte für Pharmaka im Nervensystem

Lernziele
Charakteristische Angriffspunkte für Pharmaka im Nervensystem
- Ionenpumpen und Ionenkanäle
- Neurotransmitterrezeptoren
- Second Messenger
- Enzyme
- Neurotransmittertransporter

Nervenzellen oder **Neuronen** sind die kleinsten Funktionseinheiten des Nervensystems. Sie müssen über große Distanzen sehr präzise und schnell miteinander mittels 2 unterschiedlicher Arten von Signalen kommunizieren: elektrische und chemische. Für die schnelle **Weiterleitung** innerhalb einer Nervenzelle werden **elektrische Signale** und für die Weiterleitung zwischen zwei oder mehreren Nervenzellen bzw. zwischen Nervenzellen und Zielzellen **chemische Signale** benutzt. Die **Kommunikation zwischen Nervenzellen** findet an spezialisierten Kontaktstellen, den **Synapsen,** statt. Eine besondere Leistung der Nervenzellen besteht darin, elektrische Signale mit Verzögerungen im Mikro- bis Millisekundenbereich in chemische Signale umwandeln zu können, und auch den gegenläufigen Vorgang mit derselben Geschwindigkeit zu gewährleisten. Daraus ergeben sich die wesentlichsten **Angriffspunkte für Neuropharmaka**: die zellulären Makromoleküle, die elektrische Aktivität wahrnehmen, weiterleiten, generieren oder beenden, und diejenigen, die chemische Signale wahrnehmen, weiterleiten, generieren, oder beenden:
- Ionenpumpen (z. B. Na^+/K^+-ATPase)
- Ionenkanäle
- spannungsabhängige Ionenkanäle (z. B. Na^+-Kanäle)
- ligandengesteuerte Ionenkanäle (z. B. nikotinische Acetylcholinrezeptoren)
- Neurotransmitterrezeptoren
- ionotrope Rezeptoren (= transmittergesteuerte Ionenkanäle)
- metabotrope Rezeptoren (G-Protein-gekoppelte Rezeptoren und membranständige Kinasen)
- Second Messenger (sekundäre Botenstoffe)
- Enzyme
- Neurotransmitter synthetisierende Enzyme
- Neurotransmitter degradierende Enzyme
- Neurotransmittertransporter

Die Funktion des Nervensystems wird aber nicht nur durch Nervenzellen getragen, sondern auch durch **Gliazellen.** Daher sind auch Gliazellen **Angriffspunkte** für pharmakotherapeutische Strategien, insbesondere bei entzündlichen und degenerativen Erkrankungen des Nervensystems, aber auch bei chronischen Schmerzzuständen.

9.2   Elektrische und chemische Transmission

Lernziele
Unterschiede zwischen elektrischer und chemischer Transmission
- Geschwindigkeit
- Signalgröße
- Signalrichtung
- Plastizität

Die **Übertragung elektrischer Aktivität** von einer Zelle auf eine andere kann in mehreren Geweben beobachtet werden, z. B. der Herzmuskulatur. Auch im Nervensystem gibt es direkte elektrische Übertragung. Der Vorteil ist das Fehlen jeglicher Verzögerung, ein Nachteil ist, dass das elektrische Signal von der nachgeschalteten Zelle mehr oder weniger unverändert aufgenommen wird, es wird weder größer noch kleiner, es kann seine Richtung (Depolarisation/Hyperpolarisation) nicht verändern, und die Übertragung bleibt, solange der elektrische Kontakt besteht, gleich.

Bei der **chemischen synaptischen Übertragung** gibt es zwar den Nachteil einer gewissen zeitlichen Verzögerung, aber auch den Vorteil, dass sich sowohl die Richtung des übertragenen Signals (z. B. von erregend nach hemmend) als auch dessen Stärke ändern kann. Außerdem können chemische Synapsen über die Zeit die Stärke der Signalübertragung ändern (synaptische Plastizität).

Im Kontaktbereich **elektrischer Synapsen** liegen zwischen prä- und postsynaptischer Membran nur wenige Nanometer; der Kontakt wird durch **Gap Junctions** hergestellt. In **chemischen Synapsen** findet sich zwischen prä- und postsynaptischer Membran ein synaptischer Spalt mit 20–40 nm Abstand. Im Bereich der **präsynaptischen Verdickung** befindet sich die **aktive Zone**, wo zahlreiche Vesikel der Plasmamembran angelagert sind. Gegenüber liegt die **postsynaptische Verdichtung**, und die beiden Membranen sind über **interagierende Membranproteine** physisch miteinander verbunden. Im **ZNS** kommen **mehrere Arten** solcher **Synapsen** vor:
- axosomatische
- axodendritische
- axoaxonale

Diese Synapsen haben eine präsynaptische Nervenendigung, die aber mit unterschiedlichen postsynaptischen Strukturen in Kontakt tritt: ein dendritischer Schaft (Schaftsynapse) oder Dorn (Dornensynapse), ein neuronaler Zellkörper (also ein Soma), oder ein anderes Axon. Durch solch unterschiedliche

Synapsen werden unterschiedliche Bereiche und Funktionen des postsynaptischen Neurons beeinflusst.

Im **peripheren Nervensystem** (PNS) finden sich auch derart **klassische Synapsen** (z. B. an der motorischen Endplatte), es gibt aber auch **Neurotransmission** über weniger enge Verbindungen, wie in sympathisch innervierten Organen.

Das Prinzip der **chemischen synaptischen Übertragung** erfordert einen **Transmitter,** ein präsynaptisch freigesetztes Molekül, das postsynaptisch einen Effekt hervorruft.

> **Charakteristika eines Neurotransmitters**
> Ein Neurotransmitter:
> - wird im präsynaptischen Neuron synthetisiert und vesikulär gespeichert,
> - wird aus dem präsynaptischen Neuron aktivitätsabhängig freigesetzt,
> - verursacht im postsynaptischen Neuron dieselbe Antwort wie die Stimulation des präsynaptischen Neurons,
> - wird durch Degradation oder zelluläre Aufnahme aus dem synaptischen Spalt entfernt.

Signalübertragung im Nervensystem ist aber nicht nur schnelle (elektrische oder chemische) Neurotransmission, sondern umfasst auch andere Mechanismen. Ein kurzes Beispiel dazu: In Nervenzellen kann aus dem Second Messenger Diacylglycerin **2-Arachidonoylglycerin** gebildet werden, das gemeinsam mit **Anandamid** als **Endocannabinoid** bezeichnet wird. Diese Arachidonsäurederivate sind Agonisten an Cannabinoidrezeptoren (CB_1 und CB_2). Die Bildung von 2-Arachidonoylglycerin findet im perisynaptischen Bereich postsynaptischer Neurone statt, und zwar aktivitätsabhängig, da die Synthese u. a. durch die Aktivierung von metabotropen Glutamatrezeptoren stimuliert wird.

Endocannabinoide werden nicht vesikulär gespeichert, sondern diffundieren sofort retrograd in Richtung Präsynapse. Die Aktivierung der präsynaptischen CB_1-Rezeptoren bewirkt eine Reduktion der Transmitterfreisetzung. Dieser neuronale Signalweg involviert also einen Botenstoff, der nicht vesikulär gespeichert ist, und läuft von post- nach präsynaptisch ab, also retrograd.

9.3 Funktionen der Präsynapse

Lernziele

Funktionen einer Präsynapse
- Synthese des Transmitters
- Vesikuläre Speicherung des Transmitters
- Aktivitätsabhängige Exozytose der Vesikel und deren Regulation
- Endozytose der Vesikel
- Aufnahme des Transmitters oder von Vorstufen
- Degradation des Transmitters

Präsynapsen sind die Strukturen einer Nervenzelle, wo **Transmitter vesikulär gespeichert** und aktivitätsabhängig abgegeben werden. Solche Präsynapsen liegen am Ende eines Axons oder die Axone sind durch Auftreibungen (Varikositäten) unterbrochen, in denen ebenso Vesikel zu finden sind. Wo auch immer die Präsynapsen liegen, sie können vom Soma der Nervenzellen sehr weit entfernt sein. (Präsynapsen in der Skelettmuskulatur der Fußsohle haben z. B. die zugehörigen Nervenzellkörper im Rückenmark.) Daher müssen die Funktionen der Präsynapsen vom Rest der Nervenzelle weitgehend unabhängig ablaufen, mit einer Ausnahme, der elektrischen Verbindung über das Axon.

9.3.1 Synthese und vesikuläre Speicherung des Transmitters

Unter den Neurotransmittern unterscheidet man 2 Grundtypen: **klassische Neurotransmitter** und **Neuropeptide.** Eine wesentliche Unterscheidung liegt im **Ort der Synthese** begründet:
- Klassische Neurotransmitter werden in der **Präsynapse** gebildet.
- Die Bildung der Peptide erfolgt im Rahmen der Proteinsynthese **im Zellkörper** als größere Peptide. Diese **Präpropeptide** werden dann unter Abspaltung unterschiedlich großer Reste schrittweise in kürzere Peptide zerlegt. So wie andere Proteine werden peptidische Neurotransmitter vesikulär transportiert, und zwar durch das gesamte Axon, bis die Peptidvesikel in der Präsynapse angelangt sind.

Die Enzyme zur Synthese klassischer Transmitter sind in der Präsynapse vorhanden, meist extra-, aber auch intravesikulär, und sie sind Angriffspunkte für Pharmaka. Während es etwa 90 Gene gibt, die Präpropeptide kodieren, und aus jedem Präpropeptid mehrere aktive Peptide entstehen können, gibt es nur eine begrenzte Anzahl nichtpeptidischer Neurotransmitter (◻ Tab. 9.1).

Die **Speichervesikel** klassischer Transmitter sind nur etwa halb so groß wie die von Peptiden. Ob peptidische oder nichtpeptidische Transmitter, deren Speicherung in Vesikeln erfüllt mehrere Zwecke. Durch die Abtrennung vom Zytosol mittels Lipidmembran sind die hydrophilen Moleküle vor abbauenden Enzymen geschützt. Dadurch können sehr große Mengen gespeichert und bei Bedarf abgegeben werden. Die Abgabe kann infolge hocheffizienter Kopplung der Exozytose mit an der Präsynapse ankommenden Aktionspotenzialen in weniger als einer Millisekunde erfolgen (▶ Abschn. 9.3.2).

Für die Speicherung klassischer Transmitter besitzen die Vesikel Transportproteine, die für einen oder mehrere Transmitter spezifisch sind. Solche **vesikulären Transporter** können durch Pharmaka blockiert werden, wie z. B. vesikuläre Monoamintransporter (VMAT) für Dopamin, Noradrenalin, Adrenalin, und Serotonin durch Reserpin. Sie benötigen für die Aufnahme der Transmitter in das Vesikellumen einen elektrochemischen Gradienten, der durch ein saures Milieu

◻ Tab. 9.1 Nichtpeptidische Neurotransmitter und ihre Synthese

Transmitter	Gruppe	Spezifische Enzyme
ATP	Nukleotid, Purin	keine
Acetylcholin	Amin	Cholinacetyltransferase
Adrenalin	biogenes Amin, Catecholamin	Tyrosinhydroxylase, aromatische Aminosäuredecarboxylase, Dopamin-β-hydroxylase, Phenylethanolamin-N-methyltransferase
Dopamin	biogenes Amin, Catecholamin	Tyrosinhydroxylase, aromatische Aminosäuredecarboxylase, Dopamin-β-hydroxylase
gamma-Aminobuttersäure	Aminosäure	Glutamatdecarboxylase
Glutamat	Aminosäure	keine
Glycin	Aminosäure	keine
Histamin	biogenes Amin	Histidindecarboxylase
Noradrenalin	biogenes Amin, Catecholamin	Tyrosinhydroxylase, aromatische Aminosäuredecarboxylase, Dopamin-β-hydroxylase
Serotonin	biogenes Amin	Tryptophanhydroxylase, aromatische Aminosäuredecarboxylase

(pH 5,5) im Vesikelinhalt entsteht. Diese hohe Protonenkonzentration wird durch eine Protonenpumpe in der Vesikelmembran gewährleistet. Über die protonengetriebene Aufnahme kann in den Vesikeln eine bis zu 100.000-fach höhere Transmitterkonzentration erzielt werden als im umgebenden Plasma.

Durch das Verpacken innerhalb der Lipidmembranen der Vesikel werden die Transmitter nicht kontinuierlich, sondern nur zu gewissen Zeitpunkten (wenn Vesikel- und Zellmembran fusionieren) und immer in vordefinierten Mengen freigesetzt. Die kleinste Menge freigesetzten Transmitters entspricht also dem **Vesikelinhalt** und wird als **Quantum** bezeichnet. Die Gesamtmenge des zu einem gewissen Zeitpunkt freigesetzten Transmitters muss daher immer dem Vielfachen eines Quantums entsprechen.

In der Präsynapse sind die Speichervesikel in verschiedenen »Pools« zusammengefasst:

— Der **sofort freisetzbare Pool** umfasst ca. 1–2% der Vesikel, die an der aktiven Zone der Präsynapse angedockt sind und beim Eintreffen von Aktionspotenzialen zuerst freigesetzt werden.
— Er wird aus dem **Recycling-Pool** mit Vesikeln aufgefüllt. Dieser enthält 10–20% der Vesikel, die bei intensiverer neuronaler Aktivität freigesetzt werden. Der Recycling-Pool wird durch Endozytose aufgefüllt.
— Daneben gibt es den **Reserve-Pool**, dessen Vesikel mittels bestimmter Proteine (Synapsine) zusammengehalten und am Zytoskelett verankert werden. Vesikel dieses Pools können durch Ca^{2+}-abhängige Phosphorylierung der Synapsine über Calmodulin-Kinase mobilisiert werden, um Vesikel des Recycling-Pools zu ersetzen.

9.3.2 Aktivitätsabhängige Exozytose und Endozytose der Vesikel und deren Regulation

Präsynapsen werden unabhängig von ihrer morphologischen Struktur durch ankommende **Aktionspotenziale** depolarisiert. Durch die Spannungsänderung werden präsynaptische **spannungsabhängige Ca^{2+}-Kanäle** aktiviert. Es kommt zu einer Erhöhung der Calciumkonzentration in der Präsynapse von < 100 nM auf nahezu millimolare Werte (10.000-facher Anstieg).

Ca^{2+}-Ionen beschleunigen die Rate der Vesikelfusion um bis zu 100.000-fach. Hierbei zeigt sich hohe Kooperativität, denn 4–5 Ca^{2+}-Ionen werden pro Vesikel benötigt, um die Exozytose in Gang zu setzen. Die Depolarisation selbst trägt zur Vesikelexozytose nicht bei. Es ist allein das Ca^{2+}, das in Nervenzellen elektrische Aktivität zum chemischen Signal werden lässt. Besonders wichtig ist hierbei, dass die Kopplung zwischen Erregung und Exozytose (»excitation-secretion coupling«) sehr schnell abläuft, im Bereich von 1 Millisekunde (1 ms) oder weniger. Eine Blockade der Ca^{2+}-Kanäle verhindert die Transmitterfreisetzung und synaptische Transmission.

Die **Vesikelexozytose** wird durch mehrere Proteine gewährleistet, die in der Vesikel- oder der Plasmamembran verankert sind oder sich daran anlagern können. GTP-bindende Proteine aus der Familie der Rab-Proteine sind für das Andocken der Vesikel an der aktiven Zone verantwortlich; diese interagieren hierbei mit Rabphilin und RIM (Rab-Interacting Molecules). Die Gruppe der **SNARE-Proteine** umfasst

— **Synaptobrevin** in der Vesikelmembran,
— **Syntaxin-1** in der Plasmamembran sowie
— **SNAP-25**, das mit den beiden letzteren Komplexe bilden kann.

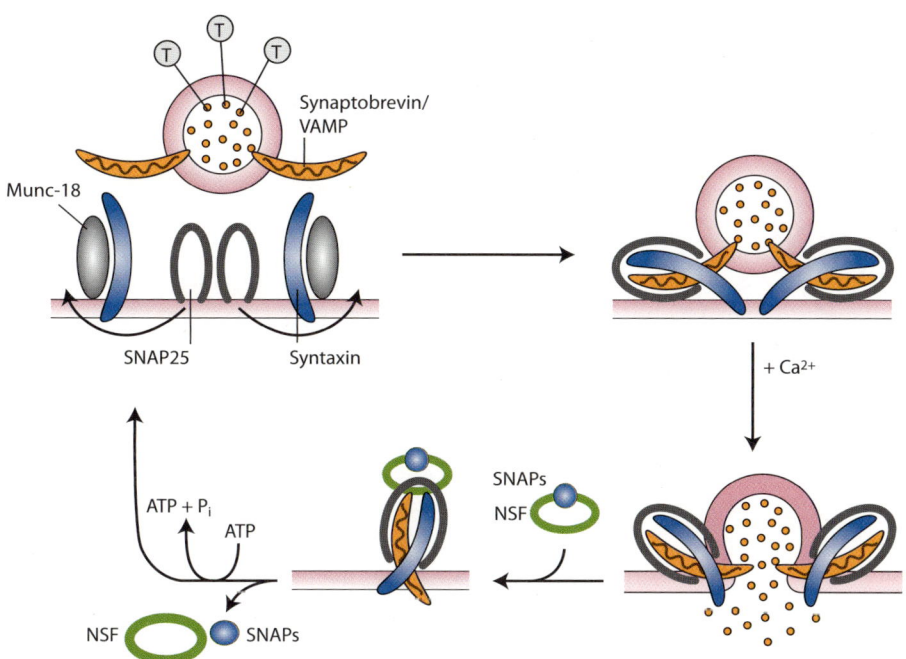

Abb. 9.1 SNARE-Proteine und Exozytose. Zu den SNARE-Proteinen zählen das Vesikelprotein Synaptobrevin/VAMP (Vesicle-Associated Membrane Protein), das Plasmamembranprotein Syntaxin-1 sowie SNAP25 (SyNaptosomal-Associated Protein of 25 kDa). Ein Komplex dieser 3 Proteine kann SNAP (Synaptosomal Attachment Proteins) und NSF (N-Ehtylmaleimid sensitive Fusionsproteine) binden. In diesem Sinne steht SNARE für »Synaptosomal-Attachment Protein Receptors«. An Syntaxin bindet Munc-18. Dieses Protein ist für die Exozytose auch unabdingbar. Wird der SNARE Komplex aus Synaptobrevin, Syntaxin-1 und SNAP-25 gebildet, dann ist Munc-18 nicht mehr gebunden. Durch Anstieg des Ca2+ und Binden an Complexine sowie Synaptotagmin kommt es zur Fusion von Vesikel- und Plasmamembran. Danach liegt der SNARE-Komplex in nur einer Membran. Daran können sich dann SNAP und NSF anlagern. Unter ATP-Hydrolyse dissoziiert der SNARE-Komplex und die Komponenten sind für eine neuerliche Exozytose wieder verfügbar. T, Transmitter

An dieser Komplexbildung sind auch Munc-18-Proteine beteiligt. Durch Bildung des SNARE-Komplexes werden Vesikel- und Plasmamembran in engen Kontakt gebracht, um die Fusion vorzubereiten. Complexine und Synaptotagmine binden dann das einströmende Ca^{2+} und tragen so zur endgültigen Fusion von Vesikel- und Plasmamembran bei.

Nach der Fusion ist der SNARE-Komplex in nur einer Membran verankert und es lagern sich sequenziell zytosolische Proteine an: **SNAP** (Synaptosomal Attachment Proteins) und **NSF** (N-Ethylmaleimid-sensitive Fusionsproteine). Unter Verbrauch von ATP führt dies zur Dissoziation des SNARE-Komplexes, sodass die daran beteiligten SNARE-Proteine für eine neuerliche Komplexbildung verfügbar sind (**Abb. 9.1**).

Die Bedeutung der SNARE-Proteine wird auch daran erkennbar, dass sie durch clostridiale Neurotoxine (z. B. Tetanustoxin, ▶ Abschn. 73.4) gespalten werden. Diese Toxine führen zur deutlichen Einschränkung der Transmitterfreisetzung an betroffenen Synapsen.

Die **Transmitterfreisetzung** läuft nicht immer mit demselben Verhältnis von Aktionspotenzial und Transmitterabgabe ab, sondern wird durch zahlreiche Faktoren reguliert. Ein solcher Faktor ist die Anwesenheit eines Transmitters in der Umgebung der Präsynapse, der darauf befindliche **präsynaptische Rezeptoren** aktivieren kann. Präsynaptische

Rezeptoren können sowohl ionotrop als auch metabotrop sein; ihre Aktivierung kann zur Hemmung oder Steigerung der Freisetzung führen:

- Werden sie durch den Transmitter aktiviert, der aus eben dieser Präsynapse freigesetzt wird, so handelt es sich um **Autorezeptoren** und die daraus entstehende Veränderung wird als positive bzw. negative Autoregulation bezeichnet.
- Stammt der Transmitter aus einer anderen Nervenendigung, so werden die aktivierten präsynaptischen Rezeptoren als **Heterorezeptoren** bezeichnet.

Die Transmitterfreisetzung wird aber auch durch vorangegangene Ereignisse beeinflusst:

- So führt eine hochfrequente (d. h. tetanische) Reizung zur Verstärkung der kurz danach erfolgenden Transmitterfreisetzung. Diese **posttetanische Potenzierung** wird damit erklärt, dass das nach tetanischer Reizung in der Präsynapse akkumulierte Ca^{2+} zu dem durch das Aktionspotenzial eingeströmten Ca^{2+} hinzukommt und dadurch die Freisetzung verstärkt. Diese posttetanische Potenzierung kann über Minuten anhalten; sie ist eine Form synaptischer Plastizität.
- Eine andere, über viele Stunden andauernde Form ist die **Langzeitpotenzierung** (LTP: Long-Term Potentiation).

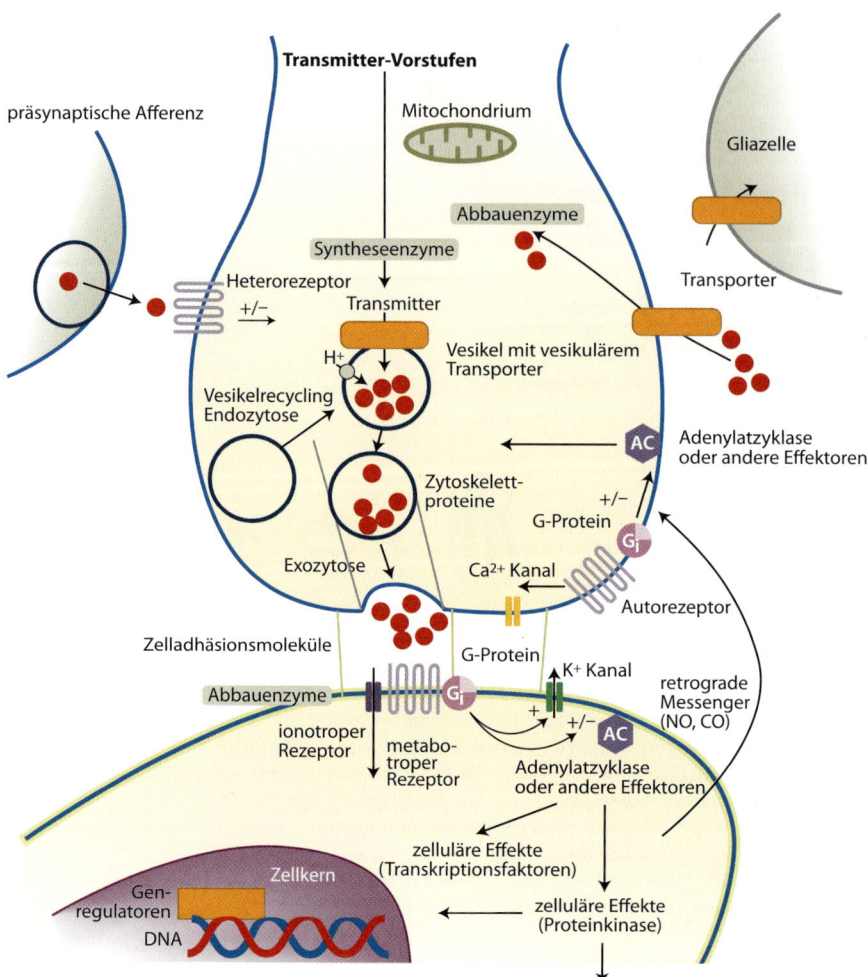

□ **Abb. 9.2 Wesentliche Schritte der synaptischen Transmission.** Transmittersynthese, vesikuläre Speicherung, Ca²⁺-abhängige Exozytose, Aktivierung prä- und postsynaptischer Rezeptoren, schnelle und langsame postsynaptische Antworten, Wiederaufnahme des Transmitters in die Nervenendigung bzw. Metabolisierung über abbauende Enzyme, Aufnahme in Gliazellen und nachfolgender Abbau, Endozytose und neuerliche vesikuläre Speicherung. Alle Schritte sind in Abhängigkeit von der Natur des Transmitters auch Angriffspunkte für Wirkstoffe und/oder Toxine

Um diese hervorzurufen, muss an einer Synapse die postsynaptische Zelle genau zu dem Zeitpunkt depolarisiert sein, zu dem aus der präsynaptischen Zelle Transmitter freigesetzt wird.

Die **Freisetzung des Vesikelinhalts** kann auf 2 Wegen erfolgen:
- Die gesamte Vesikelmembran wird in die Plasmamembran eingebaut und dadurch gelangt der Inhalt nach extrazellulär (**komplette Exozytose**).
- Vesikel- und Plasmamembran verschmelzen nur transient und der Vesikelinhalt gelangt durch die so kurzfristig entstehende Pore in den synaptischen Spalt (»**kiss and run**«).

In beiden Fällen resultieren postsynaptische Antworten. Bedeutsam ist der Unterschied aber für das weitere Schicksal der Vesikel. Der Recycling-Pool der Vesikel muss durch **Endo-**

zytose aufrecht erhalten werden. Es gibt eine schnell und eine langsam ablaufende präsynaptische Endozytose:
- Die schnellere Variante beruht vermutlich auf der Wiederverwertung der nicht voll fusionierten Vesikel (»kiss and run«),
- der langsamere Prozess benötigt **Clathrin**. Durch Anlagerung von Clathrin an die zytosolische Seite der Zellmembran entstehen zunächst clathrinbedeckte Grübchen (»clathrin coated pits«), die durch die GTP-abhängige Wirkung von Dynamin von der Plasmamembran abgeschnürt werden, sodass sich clathrinummantelte Vesikel (»clathrin-coated vesicles«) bilden. Nach Entfernung des Clathrinmantels sind die Vesikel wieder für die Exozytose verfügbar, müssen aber noch mit Transmitter gefüllt werden.

□ **Abb. 9.2** stellt die wesentlichen Schritte der synaptischen Transmission übersichtlich dar.

◘ Tab. 9.2 Nichtpeptidische Neurotransmitter und ihre Inaktivierung		
Transmitter	**Inaktivierungsmechanismus**	**Involvierte Proteine**
ATP	Degradation	Ektonukleotidasen
Acetylcholin	Degradation	Acetylcholinesterasen
Adrenalin	Wiederaufnahme	(Nor)Adrenalintransporter
Dopamin	Wiederaufnahme	Dopamintransporter
γ-Aminobuttersäure (GABA)	Wiederaufnahme	GABA-Transporter
Glutamat	Wiederaufnahme	Glutamattransporter
Glycin	Wiederaufnahme	Glycintransporter
Histamin	Wiederaufnahme	Transporter unbekannt
Noradrenalin	Wiederaufnahme	Noradrenalintransporter
Serotonin	Wiederaufnahme	Serotonintransporter

9.3.3 Wiederaufnahme und Degradation des Transmitters

Der Transmitter im synaptischen Spalt aktiviert postsynaptische Rezeptoren, sodass eine postsynaptische Antwort entsteht. Diese sollte natürlich nur kurzfristig andauern, da es andernfalls entweder zu einem dauerhaften Signal im postsynaptischen Neuron oder zu einer Desensitivierung der involvierten Rezeptoren käme. Daher muss der Transmitter schnell aus der Synapse entfernt werden.

Dies geschieht meistens durch **Neurotransmittertransporter** (◘ Tab. 9.2). Diese arbeiten in Abhängigkeit von Ionen, die mit dem Transmitter in Zellen hinein oder gegen den Transmitter aus Zellen heraus transportiert werden. Die Monoamintransporter z. B. benötigen elektrochemische Na$^+$-, K$^+$- und Cl$^-$-Gradienten für ihre Funktion. Werden Neurotransmittertransporter blockiert, so entstehen im synaptischen Spalt über längere Zeit höhere Konzentrationen der Transmitter und die synaptische Transmission kann verstärkt werden.

Der Transport durch plasmalemmale Transporter ist kein Einbahnverkehr, Transmitter können über die Transporter die Präsynapse auch verlassen. Dies ist dann eine nichtvesikuläre, nichtexozytotische, **transportervermittelte Transmitterfreisetzung**. Diese ist von elektrischer Aktivität unabhängig. Darüber hinaus transportieren Neurotransmittertransporter nicht nur den eigentlich zugehörigen Transmitter, sondern auch strukturell verwandte Moleküle und die Aufnahme eines solchen Moleküls kann mit der Freisetzung des eigentlichen Transmitters verbunden sein (◘ Tab. 9.2).

Ausgenommen von der Wiederaufnahme sind ATP und Acetylcholin. Diese werden in der Synapse durch **spezifische Enzyme** schnell metabolisiert. Die entstehenden Metaboliten, Adenosin bzw. Cholin, sind an den entsprechenden Neurotransmitterrezeptoren nicht aktiv und können wieder aufgenommen werden. Für Adenosin gibt es eine eigene Gruppe von Rezeptoren, die anstelle von oder zusätzlich zu den eigentlichen Nukleotidrezeptoren Wirkungen vermitteln können (▶ Kap. 17). Eine Blockade der degradierenden Enzyme führt ebenfalls zu höheren Konzentrationen der entsprechenden Transmitter über längere Zeit und zur Verstärkung der Neurotransmission.

Durch die Transportproteine gelangen die Neurotransmitter ins Zytosol der Präsynapse. Von dort werden sie über **vesikuläre Transportproteine** ins Innere der Vesikel befördert. Es werden also sowohl die meisten Transmitter als auch die Vesikel wieder verwertet. Blockade der vesikulären Transporter verhindert die vesikuläre Speicherung, sodass im Rahmen der aktivitätsabhängigen Vesikelexozytose kein oder viel weniger Transmitter in den synaptischen Spalt gelangt. Eine Blockade der vesikulären Transporter hat also den gegenteiligen Effekt einer Blockade der plasmalemmalen Transporter.

Transmitter, die nach plasmalemmalem Transport im Zytosol der Präsynapse vorliegen, werden entweder vesikulär gespeichert oder durch **präsynaptisch lokalisierte Enzyme** degradiert. Durch Blockade dieser Enzyme wird die zytosolische Transmitterkonzentration erhöht und die Wahrscheinlichkeit vesikulärer Speicherung gesteigert. Gleichzeitig steigt aber auch die Chance der transportervermittelten Freisetzung.

9.4 Funktionen der Postsynapse

Lernziele
Wichtigste Komponenten der Funktion der Postsynapse
– Ionotrope Rezeptoren
– Metabotrope Rezeptoren
– Intrazelluläre Signalkaskaden

Die wesentlichste Aufgabe der Postsynapse ist, möglichst schnell Transmitter zu erkennen und dessen Anwesenheit in ein elektrisches Signal umzusetzen. Hierfür bedarf es sehr schnell arbeitender Rezeptoren, die das Andocken des Trans-

mitters sofort in ein elektrisches Signal umwandeln. In ihnen sind Bindungsstellen für die Liganden und Ionenkanäle in einem Proteinkomplex lokalisiert. Diese Rezeptoren werden daher mit 2 Synonymen bezeichnet:
- **ionotrope Rezeptoren**
- **ligenden-** oder **transmittergesteuerte Ionenkanäle**

Die Geschwindigkeit der Aktivierung dieser Rezeptoren ist von der Transmitterkonzentration abhängig und läuft im Millisekundenbereich ab. Zur vollen Aktivierung dieser ionotropen Rezeptoren sind Transmitterkonzentrationen im submillimolaren Bereich erforderlich. Da solch hohe Konzentrationen nur im synaptische Spalt und nur kurzfristig vorliegen, werden ionotrope Rezeptoren meist nur im Bereich der Synapse und nur kurzzeitig aktiviert. Die Dauer der Aktivierung dieser ionotropen Rezeptoren wird auch dadurch begrenzt, dass sie sehr schnell (im Millisekunden- bis Sekundenbereich) desensitivieren.

9.4.1   Ionotrope Rezeptoren

Aus der Sicht des Transmitters sind ionotrope Rezeptoren in erster Linie Bindungsstellen, also Rezeptoren. Von der Seite der postsynaptischen Membran und ihrer Erregbarkeit sind es eher Ionenkanäle, und zwar solche, die durch endogene Transmitter (oder exogene Liganden), aber nicht durch die Spannung der Membran aktiviert werden.

Die Familie ionotroper Rezeptoren umfasst Bindungsstellen für **Acetylcholin** (nikotinische Acetylcholin-Rezeptoren), **GABA** (GABA$_A$-Rezeptoren), **Glycin, Serotonin** (5-HT$_3$-Rezeptoren), **Glutamat** (ionotrope Glutamatrezeptoren) und **ATP** (P2X-Rezeptoren). Gemeinsam ist ihnen ein Aufbau aus mehreren Untereinheiten, von denen jede ein eigenes Transmembranprotein ist (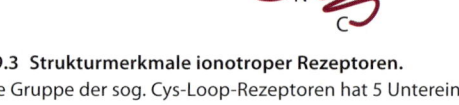 Abb. 9.3). Funktionell kann man diese ionotropen Rezeptoren nach ihrer Ionenselektivität klassifizieren:
- GABA$_A$- und Glycin-Rezeptoren zeigen Anionenselektivität mit abnehmender Permeabilität in der Reihenfolge I$^-$ > Br$^-$ > Cl$^-$ > HCO$_3$$^-$.
- Alle anderen sind Kationenkanäle, die nur wenig zwischen monovalenten Kationen unterscheiden. Viele dieser Kationenkanäle sind auch für Ca^{2+} permeabel, was angesichts der Rolle dieses Ions von besonderer Bedeutung ist.

Werden ionotrope Rezeptoren durch Liganden geöffnet, so kommt es zu einem Ionenstrom, der das Membranpotenzial in Richtung des Gleichgewichtspotenzials für die jeweils fließenden Ionen bringt. Für einen relativ unselektiven Kationenkanal liegt dieses Gleichgewichtspotenzial bei ca. 0 mV. Für einen Anionenkanal, durch den unter physiologischen Bedingungen hauptsächlich Cl$^-$-Ionen strömen, liegt es je nach intrazellulärer Cl$^-$-Konzentration (4–40 mM) etwa zwischen –30 und –90 mV. Das Öffnen eines transmittergesteuerten Kationenkanals führt also zur Depolarisation auf ca. 0 mV, während das Öffnen eines transmittergesteuerten Anionenkanals je

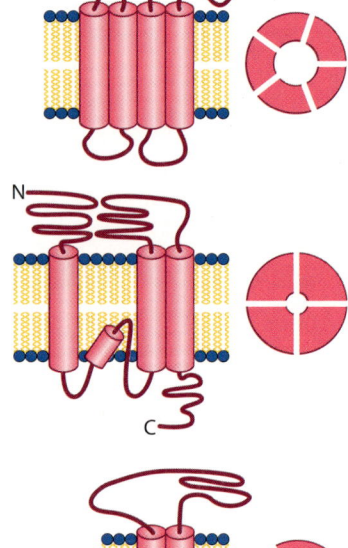

Cys-Loop Rezeptoren

Ionotrope Glutamatrezeptoren

P2X Rezeptoren

☐ **Abb. 9.3   Strukturmerkmale ionotroper Rezeptoren.**
Oben: Die Gruppe der sog. Cys-Loop-Rezeptoren hat 5 Untereinheiten pro Rezeptor und jede Untereinheit hat 4 Transmembransegmente. Namensgebend ist die N-terminal befindliche Schleife, die durch eine Disulfidbrückenbildung zwischen 2 Cysteinresten entsteht. In diese Gruppe gehören GABA$_A$-, Glycin-, nikotinische Acetylcholin- und 5-HT$_3$-Rezeptoren.
Mitte: Ionotrope Glutamatrezeptoren bestehen aus 4 Untereinheiten pro Rezeptor, jede Untereinheit hat 3 Transmembransegmente und eine in die Membran eintauchende Schleife.
Unten: P2X-Rezeptoren sind aus 3 Untereinheiten pro Rezeptor aufgebaut, wobei jede Untereinheit nur 2 Transmembransegmente aufweist

nach aktuellem Membranpotenzial sowie intrazellulärer Cl$^-$-Konzentration entweder zu einer Depolarisation oder einer Hyperpolarisation führen kann.

Über Kationenkanäle kommt es folglich zur postsynaptischen Erregung, während es über Anionenkanäle sowohl zur Hemmung als auch zur Erregung der Postsynapse kommen kann. Die postsynaptische Antwort entsteht innerhalb etwa einer Millisekunde nach Einlangen des präsynaptischen Aktionspotenzials. Diese Art der neuronalen Signalübertragung wird als **schnelle synaptische Transmission** bezeichnet, die entsprechende Antwort als schnelles postsynaptisches Potenzial (☐ Abb. 9.2).

9.4.2 Metabotrope Rezeptoren

Klassische Neurotransmitter aktivieren nicht nur transmittergesteuerte Ionenkanäle, sondern auch Rezeptoren, die **intrazelluläre sekundäre Botenstoffe** zur Umsetzung in ein postsynaptisches Signal verwenden. Durch Einbinden einer intrazellulären Signalkaskade entstehen die **postsynaptischen Antworten mit Verzögerungen** im Sekundenbereich.

> **Eine derart verzögerte Signalübertragung ist mit dem Begriff (schnelle) Neurotransmission nicht vereinbar und wird daher als Neuromodulation bezeichnet, eine vergleichsweise langsame Veränderung der neuronalen Erregbarkeit.**

Im Unterschied zu ionotropen werden metabotrope Rezeptoren durch submikro- bis mikromolare Transmitterkonzentrationen aktiviert. Daher hält diese postsynaptische Antwort nach der Freisetzung des Transmitters länger an und es können nicht nur synaptisch lokalisierte, sondern auch extrasynaptische Rezeptoren aktiviert werden.

Die metabotropen Rezeptoren für Neurotransmitter sind alle **G-Protein-gekoppelte Rezeptoren** (▶ Kap. 3). Das für das Nervensystem Typische der Signalwege dieser Rezeptoren ist die Tatsache, dass die Signalkaskaden oft auch in elektrischen Antworten enden. Dies geschieht meist durch die Beeinflussung spannungsaktivierter Ionenkanäle entweder durch heterotrimere G-Proteine direkt oder indirekt durch weitere Signalkaskaden, wie z. B. Proteinkinasen und Phosphorylierung der Ionenkanäle.

9.5 Erregungsleitung und Neuromodulation

Lernziele

Wichtige Komponenten in der Erregungsleitung und Neuromodulation
- Spannungsabhängige Na$^+$-Kanäle
- Spannungsabhängige K$^+$-Kanäle
- Spannungsabhängige Ca^{2+}-Kanäle
- G-Protein-gekoppelte Rezeptoren

Durch **Neurotransmission** entstehen mit nur geringer (ms) Verzögerung **schnelle postsynaptische Potenziale**:
- Sind diese **depolarisierend** und wird die Schwelle für Aktionspotenziale überschritten, kommt es zur Weiterleitung des Reizes.
- Sind sie **hyperpolarisierend,** so erfolgt keine Reizweiterleitung und ein gleichzeitig eintreffendes depolarisierendes Potenzial wird mit geringerer Wahrscheinlichkeit ein neues Aktionspotenzial auslösen können.

Die membranpotenzialabhängige Erregungsleitung bedarf **spannungssensitiver Ionenkanäle**. Diese bilden eine Familie von Membranproteinen mit etwa 150 Vertretern, die gemeinsam eine beträchtliche Gruppe von Angriffspunkten für Pharmaka darstellen. Im Vergleich zu transmittergesteuerten

Ionenkanälen sind die spannungsabhängigen viel selektiver für einzelne Ionen und werden daher auch entsprechend ihrer **Ionenselektivität** bezeichnet.

Alle spannungsabhängigen Ionenkanäle bauen auf einer **gemeinsamen Proteingrundstruktur** auf, die für die Porenbildung in den Ionenkanälen von Bedeutung ist: 2 Transmembranhelices, die durch eine extrazelluläre Schleife verbunden sind, die mit einem Teil in die Membran eintaucht, der P-Loop (»pore loop«: Porenschleife) genannt wird (◘ Abb. 9.4).

- Für Aktionspotenziale wesentlich sind **spannungsabhängige Na$^+$-Kanäle.** Das sind große Proteine mit 4 homologen Domänen, in jeder Domäne sind 6 Transmembransegment, und die transmembranären Segmente 5 und 6 in jeder Domäne, sowie die dazwischen liegende Schleife bilden gemeinsam die Pore (◘ Abb. 9.4). Von diesen Na$^+$-Kanälen kennt man 9 Typen, die alle zu einer Familie gehören und mit Na$_V$1.1 bis Na$_V$1.9 bezeichnet werden.
- Analog gebaut sind **spannungsabhängige Ca^{2+}-Kanäle** mit 3 Unterfamilien, Ca$_V$1.x, Ca$_V$2.x, und Ca$_V$3.x.
- Wesentlich heterogener als Na$^+$- und Ca^{2+}-Kanäle sind **K$^+$-Kanäle**. Diese haben typischerweise 4 separate Untereinheiten, die gemeinsam einen Kanal bilden, wobei eine Untereinheit in ihrer Struktur einer der 4 Domänen in Na$^+$- und Ca^{2+}-Kanälen vergleichbar ist.
    - Bei den **spannungsabhängigen** K$^+$-Kanälen werden 12 verschiedene Familien (K$_V$1.x bis K$_V$12.x) solcher Untereinheiten unterschieden. Da diese auch in Heterotetrameren angeordnet sein können, bieten sich unzählige Möglichkeiten.
    - Daneben gibt es auch **Ca^{2+}-sensitive** K$^+$-Kanäle, die in 5 Gruppen unterteilt werden (K$_{Ca}$1.x bis K$_{Ca}$5.x). Diese werden primär durch Anstiege in der intrazellulären Ca^{2+}-Konzentration aktiviert.
    - Zuletzt seien noch **einwärtsgleichrichtende** K$^+$-Kanäle (K$_{ir}$1.x bis K$_{ir}$7.x) erwähnt. Diese K$^+$-Kanaluntereinheiten besitzen die bereits erwähnte zentrale Struktur der Ionenkanäle mit 2 Transmembranhelices und einem »P-loop«; 4 solcher Untereinheiten bilden einen funktionellen Kanal.

Einige der hier erwähnten Kanäle sind einerseits für das Ruhemembranpotenzial sowie für Aktionspotenziale in Neuronen wesentlich und andererseits **Angriffspunkte für Arzneimittel** (◘ Tab. 9.3). Neben diesen porenbildenden Kanalproteinen gibt es akzessorische Proteine, die mit den vorherigen Komplexe bilden. Diese können Membranproteine oder intra- bzw. extrazelluläre Proteine sein. Sie beeinflussen den Einbau der porenbildenden Proteine in die Membran oder deren biophysikalische und pharmakologische Eigenschaften.

In Nervenzellen endet die Aktivierung metabotroper Rezeptoren über intrazelluläre Signalkaskaden oft in Effekten, die die elektrische Signalweiterleitung betreffen. Die Effekte sind viel langsamer als solche einer schnellen Neurotransmission und führen typischerweise zu einer Modulation der Erregbarkeit der betroffenen Nervenzelle. Diese Art der Signalübertragung im Nervensystem wird oft nicht als Neurotrans-

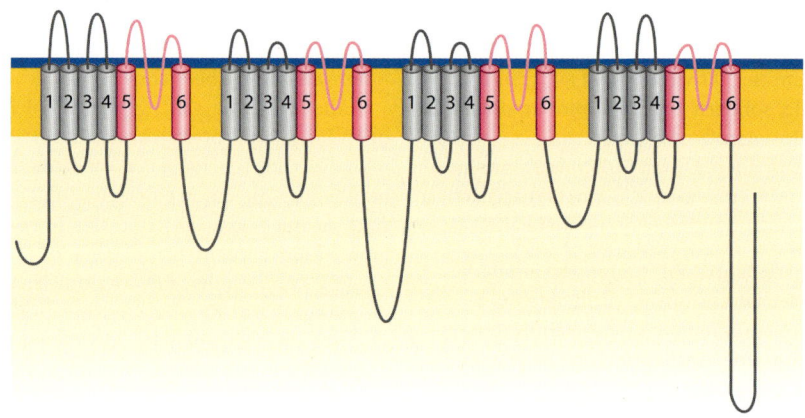

Abb. 9.4 Porenbildung in den Ionenkanälen. Spannungsabhängige Na$^+$-Kanäle besitzen 4 homologe Domänen mit je 6 Transmembransegmenten. Die *rot* markierten Transmembransegmente 5 und 6 (und je eine dazwischenliegende Schleife, die in die Membran eintaucht = P-Loop) aller Domänen tragen gemeinsam zur Bildung der Pore bei

Tab. 9.3 Beispiele spannungsabhängiger Ionenkanäle als Angriffspunkte für Pharmaka und Toxine

Familie	Typen	Gewebe	Funktion	Wirkstoffe
Na$^+$-Kanäle	Na$_V$1.1 bis Na$_V$1.3 Na$_V$1.6 und Na$_V$1.7	ZNS, PNS	Aktionspotenziale	Tetrodotoxin, Lokalanästhetika
	Na$_V$1.4 und Na$_V$1.5	Muskulatur	Aktionspotenziale	Tetrodotoxin, Lokalanästhetika
	Na$_V$1.8 bis Na$_V$1.9	PNS	Aktionspotenziale	Lokalanästhetika
Ca^{2+}-Kanäle	Ca$_V$1.1 bis Ca$_V$1.4 (L-Typ)	glatte, Herz- und Skelettmuskulatur, endokrine Drüsen, Neurone	Kontraktion, Hormonfreisetzung, Genexpression	Benzothiazepine, Dihydropyridine, Phenylalkylamine
	Ca$_V$2.1 bis Ca$_V$2.3 (P/Q-, N-, und R-Typ)	ZNS, PNS	Neurotransmitter-Freisetzung	Ziconotid, ω-Agatoxin IVA
	Ca$_V$3.1 bis Ca$_V$3.3 (T-Typ)	ZNS, PNS, glatte Muskulatur	Rhythmik	Ethosuximid, Zonisamid
K$^+$-Kanäle	K$_V$1.3	T-Lymphozyten	Immunantwort	Charybdotoxin, Margatoxin
	K$_V$7.1 bis K$_V$7.5	ZNS, PNS, Innenohr, Herz	Ruhepotenzial, Kontrolle der Erregbarkeit	Flupirtin, Retigabin
	K$_{ir}$6.1 und K$_{ir}$6.2	Pankreas, Herz, Gefäße, ZNS	Insulinsekretion, Kontraktion, Erregbarkeit	Sulfonylharnstoffe, Nicorandil
	K$_{Ca}$3.1	Lymphozyten, Epithel, Endothel	Immunantwort	Charybdotoxin

mission, sondern als **Neuromodulation** bezeichnet. Gemeinsamer zugrunde liegender Mechanismus ist eine über heterotrimere G-Proteine vermittelte Änderung der Funktion spannungsabhängiger Ionenkanäle. Hierfür gibt es unzählige unterschiedliche Beispiele, von denen hier nur wenige wichtige erwähnt seien.

Die Aktivierung G-Protein-gekoppelter Rezeptoren kann über 2 Wege spannungsabhängige Ca^{2+}-Kanäle hemmen, sodass es zum reduzierten Ca^{2+}-Einstrom kommt: Der 1. Weg involviert eine direkte Interaktion von aktivierten βγ-Untereinheiten mit Ca^{2+}-Kanälen der Gruppe CaV2.x, der 2. Weg eine Phospholipase-C-vermittelte Reduktion von Phosphatidylinositol-4,5-bisphosphat in der Membran, das für das Öffnen der Kanäle benötigt wird. Tritt dieser Effekt in der Präsynapse auf, so resultiert daraus eine Reduktion der Transmitterfreisetzung, die sog. präsynaptische Inhibition.

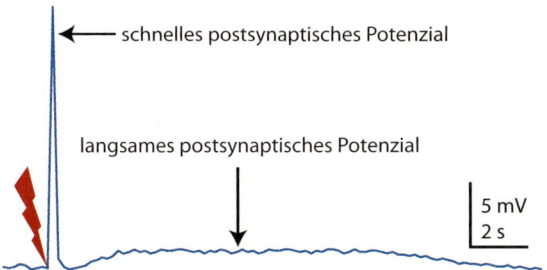

Abb. 9.5 Änderung des Membranpotenzials des Neurons eines sympathischen Ganglions nach Reizung des präganglionären Nervenstrangs (*roter Blitz:* Zeitpunkt der Reizung). Sofort nach Reizung schnelle Depolarisation von rund 20 mV; viel langsamere und wesentlich geringere 2. Depolarisationsphase. Involvierter Transmitter ist Acetylcholin. Das schnelle postsynaptische Potenzial kommt durch Aktivierung nikotinischer Acetylcholinrezeptoren zustande, das langsame wird durch die Aktivierung M1-muskarinischer Acetylcholinrezeptoren vermittelt und beruht auf der Hemmung von K_V7-Kanälen

Aktivierte βγ-Untereinheiten heterotrimerer G-Proteine können auch K^+-Kanäle der Gruppe $K_{ir}3.x$ regulieren, indem sie das Öffnen derselben erleichtern. Durch den erfolgenden K^+-Strom wird das Membranpotenzial im Bereich des K^+-Äquilibriums fixiert. K^+-Kanäle der Gruppe $K_{ir}6.x$ hingegen werden durch ATP gehemmt, woraus eine Depolarisation resultiert. In insulinsezernierenden Zellen führt dies zu Insulinfreisetzung und die $K_{ir}6.x$-Kanäle sind auch Angriffspunkte für orale Antidiabetika aus der Gruppe der Sulfonylharnstoffe (▶ Kap. 54). Die Aktivierung G-Protein-gekoppelter Rezeptoren kann aber in Nervenzellen auch zum Schließen spannungsabhängiger K^+-Kanäle führen, z. B. von Mitgliedern der Familie $K_V7.x$. Daraus resultiert dann eine langsame Depolarisation (▶ Abb. 9.5).

Weiterführende Literatur

Barrera NP, Edwardson JM. (2008) The subunit arrangement and assembly of ionotropic receptors. Trends Neurosci 31(11): 569–576

Chaudhry FA, Edwards RH, Fonnum F (2008) Vesicular neurotransmitter transporters as targets for endogenous and exogenous toxic substances. Annu Rev Pharmacol Toxicol 48: 277–301

Collingridge GL, Olsen RW, Peters J, Spedding M (2009) A nomenclature for ligand-gated ion channels. Neuropharmacology 56(1): 2–5

Isberg V, de Graaf C, Bortolato A, Cherezov V, Katritch V, Marshall FH, Mordalski S, Pin JP, Stevens RC, Vriend G, Gloriam DE (2015) Generic GPCR residue numbers – aligning topology maps while minding the gaps. Trends Pharmacol Sci 36(1): 22–31

Kononenko NL, Haucke V (2015) Molecular mechanisms of presynaptic membrane retrieval and synaptic vesicle reformation. Neuron 85: 484–496

Rudnick G, Krämer R, Blakely RD, Murphy DL, Verrey F (2014) The SLC6 transporters: perspectives on structure, functions, regulation, and models for transporter dysfunction. Pflugers Arch 466(1): 25–42

Südhof TC (2013) Neurotransmitter release: the last millisecond in the life of a synaptic vesicle. Neuron 80(3): 675–690

Adrenerge und noradrenerge Systeme

S. Böhm

M. Freissmuth et al., *Pharmakologie und Toxikologie*,
DOI 10.1007/978-3-662-46689-6_10, © Springer-Verlag Berlin Heidelberg 2016

Dieses Kapitel gibt einen kurzen Überblick über die Verteilung adrenerger und noradrenerger Zellen und ihre wichtigsten Funktionen. Als Angriffspunkte für Arzneimittel oder Gifte dienen synthetisierende und abbauende Enzyme, Transportproteine in der Plasma- bzw. Vesikelmembran sowie prä- und postsynaptische Rezeptoren für Adrenalin und Noradrenalin.

Lernziele
Adrenerge und noradrenerge Zellen
- Verteilung
- Funktionen
  - präsynaptisch
  - postsynaptisch

10.1   Verteilung und Funktion

Adrenalin kommt hauptsächlich im Nebennierenmark, aber auch im ZNS in Neuronen im ventralen Hirnstamm vor.

Noradrenalin ist zwar auch im Nebennierenmark vorhanden, wurde aber besonders als dominierender Transmitter im **sympathischen Nervensystem** identifiziert. Gemeinsam mit Neuropeptid Y und ATP ist es für die Erregungsübertragung postganglionärer sympathischer Neuronen auf die meisten sympathisch innervierten Effektororgane verantwortlich (▶ Kap. 27).

Noradrenalin ist aber auch **Neurotransmitter im ZNS,** wobei die Nervenzellkörper überwiegend im Locus coeruleus, aber auch in anderen Kernen von Medulla oblongata und Pons zu finden sind (◨ Abb. 10.1). Die Axone ziehen einerseits in Richtung des zerebralen und zerebellären Cortex, Hypothalamus sowie des limbischen Systems, andererseits hinab ins Rückenmark. Über diese Projektionen **kontrolliert** Noradrenalin **Stimmungslage, Lernprozesse, Schlaf-Wach-Zustand, Antrieb und Aufmerksamkeit, Appetit** und **Schmerzempfinden.**

10.2   Präsynaptische Mechanismen

> **Adrenalin und Noradrenalin werden mit Dopamin gemeinsam als Catecholamine bezeichnet.**

Catecholamine werden in einer **Synthesekette** gebildet, die auf unterschiedlichen Stufen enden und dadurch zu unterschiedlichen Transmittern führen kann. In diesem Sinne sind Dopamin und Noradrenalin (= »N Ohne Rest Adrenalin«) nicht nur Neurotransmitter, sondern auch Vorstufen zu Adrenalin.

Ausgangsmolekül ist die Aminosäure **Tyrosin,** die von Neuronen aufgenommen oder aus **Phenylalanin** gebildet wird (◨ Abb. 10.2). Der 1. Schritt ist die Hydroxylierung zu Dihydroxyphenylalanin (DOPA) und ist für die Synthese limitierend. Verantwortliches Enzym ist eine Tyrosinhydroxylase. Dihydroxyphenylalanin wird durch eine aromatische L-Aminosäure-Decarboxylase (auch als DOPA-Decarboxylase bekannt) zu **Dopamin** decarboxyliert, sodass aus einer Aminosäure ein decarboxyliertes Amin entsteht.

> **Die Catecholamine (wie auch Serotonin und Histamin) gehören zu den sog. biogenen Aminen.**

Dopamin ist in dopaminergen Neuronen die Endstufe und wird durch vesikuläre Monoamintransporter (VMAT, ◨ Abb. 10.3) in Vesikel gepumpt. In noradrenergen und adrenergen Zellen hingegen wird vesikuläres Dopamin durch die Dopamin-β-Hydroxylase in **Noradrenalin** umgewandelt. Dieses ist in noradrenergen Nervenzellen das Endprodukt, während in adrenergen Neuronen und in den Zellen des Nebennierenmarks durch die Phenylethanolamin-N-Methyltransferase aus Noradrenalin **Adrenalin** gebildet wird (◨ Abb. 10.2).

In diese beschriebenen enzymatischen Reaktionen kann man mit Wirkstoffen eingreifen:
- **α-Methyltyrosin** hemmt die Tyrosinhydroxylase und reduziert so die Catecholaminsynthese.
- α-Methyl-DOPA wird durch die DOPA-Decarboxylase verstoffwechselt und das resultiert in der Synthese des falschen Transmitters α-Methyl-Noradrenalin. Dieser wird anstelle von Noradrenalin vesikulär gespeichert und freigesetzt, hat aber im Unterschied zu Noradrenalin stärkere Wirkung an inhibitorischen präsynaptischen α2-Adrenozeptoren.

Vesikulär gespeichertes Adrenalin und Noradrenalin werden durch Ca^{2+}-abhängige Exozytose freigesetzt und können danach ihre Wirkungen an entsprechenden Rezeptoren entfalten (◨ Tab. 10.1). Die Transmitterfreisetzung aus **noradrenergen Nervenendigungen** unterliegt auch der engen Kontrolle über präsynaptische Rezeptoren:
- Einerseits vermitteln **präsynaptische α_2-Rezeptoren** negative Rückkopplung im Sinne einer Autoinhibition,

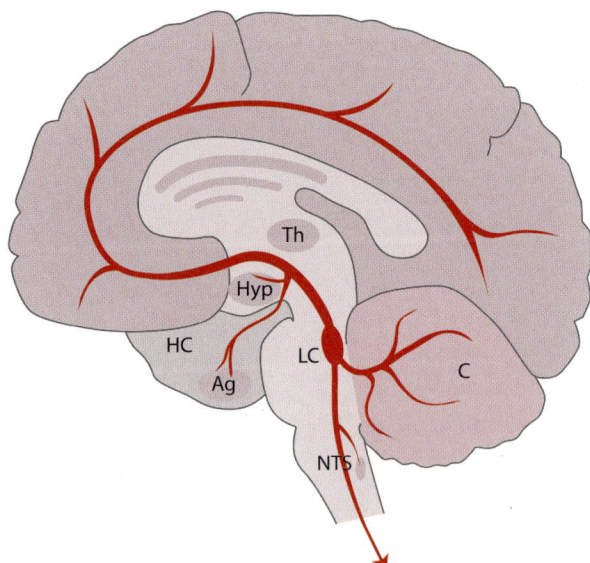

◨ **Abb. 10.1 Noradrenerge Systeme im ZNS.** Die größten noradrenergen Kerngebiete und deren Projektionen sind *rot* dargestellt. Ag = Amygdala; C = Cerebellum; HC = Hippocampus; Hyp = Hypothalamus, LC = Locus coeruleus; NTS = Nucleus tractus solitarii

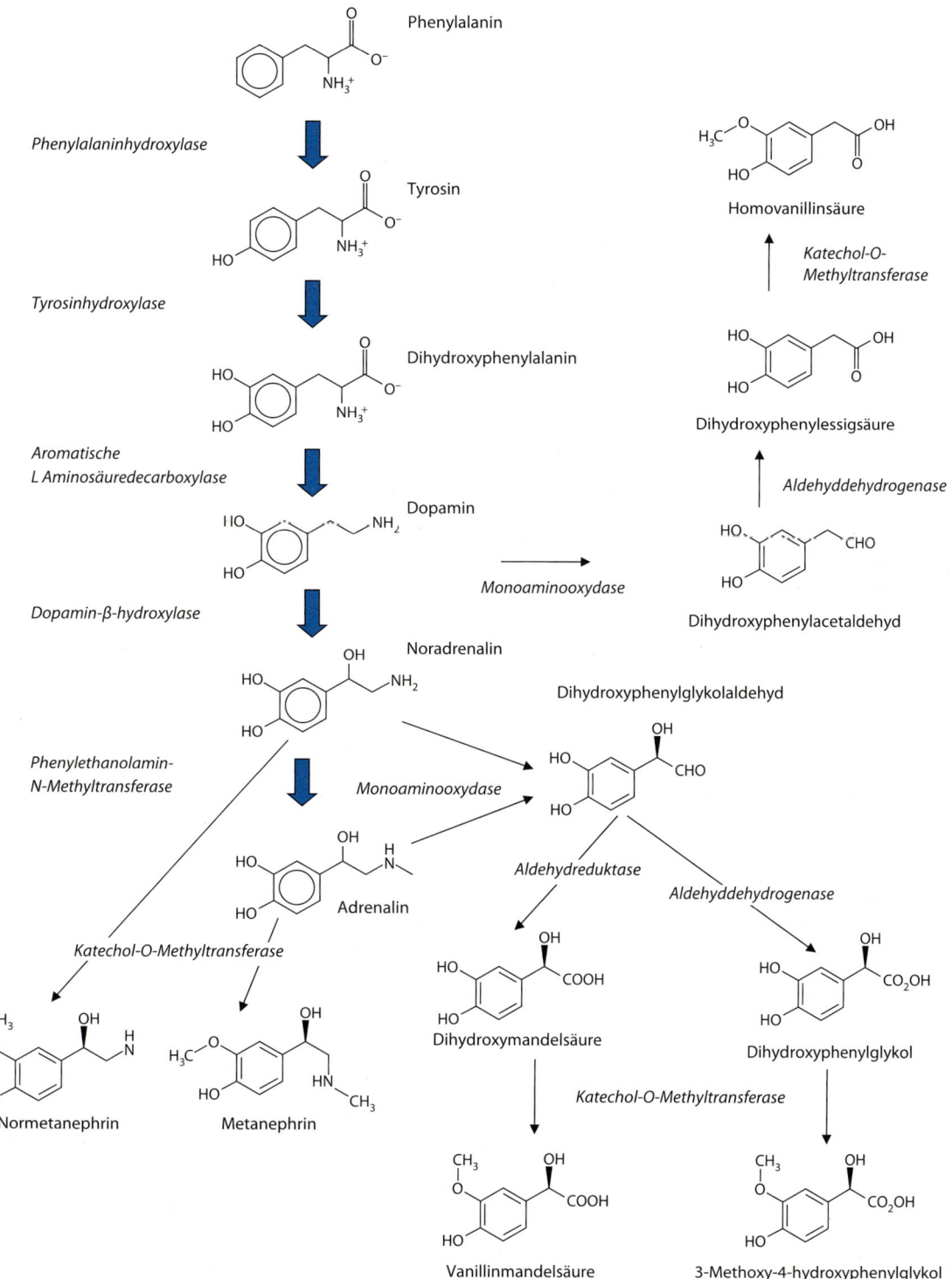

Abb. 10.2 Synthese und Metabolismus der Catecholamine. Strukturformeln der Intermediärprodukte der Synthese und des Metabolismus der Catecholamine sowie involvierte Enzyme

was bedeutet, dass freigesetztes Noradrenalin seine eigene weitere Freisetzung reduziert.

- Andererseits verursacht die Aktivierung **präsynaptischer β₂-Rezeptoren** eine Steigerung der Noradrenalinfreisetzung. Da Adrenalin an β_2-Rezeptoren stärker wirkt als Noradrenalin, ist dies aber keine positive Rückkopplung, sondern eine präsynaptische Modulation der Freisetzung durch einen Neurotransmitter, der aus einer anderen Nervenzelle (oder dem Nebennierenmark) stammt.

Agonisten an α_2-Rezeptoren, wie z. B. Clonidin, reduzieren daher die Noradrenalinfreisetzung und verringern dadurch den Einfluss des Sympathikus auf seine Zielorgane, haben also einen antisympathotonen Effekt. **Antagonisten an α_2-Re-**

zeptoren bewirken hingegen eine Steigerung der Noradrenalinfreisetzung. Beispiele hierfür sind Yohimbin oder das Antidepressivum Mirtazapin. **Agonisten an β_2-Rezeptoren** (Isoprenalin) können die Noradrenalinfreisetzung erhöhen, während entsprechende **Antagonisten** (Propranolol) den gegenteiligen Effekt haben (⬛ Abb. 10.3).

Die Wirkung extrazellulären Noradrenalins wird überwiegend durch **Wiederaufnahme in die Präsynapse** über den plasmalemmalen Noradrenalintransporter (NAT) beendet. Adrenalin wird auch über den Noradrenalintransporter aufgenommen, es wird aber die Existenz eines eigenen Adrenalintransporters vermutet.

Im Zytosol der Präsynapse angelangt, werden Adrenalin und Noradrenalin entweder über den vesikulären Monoamin-

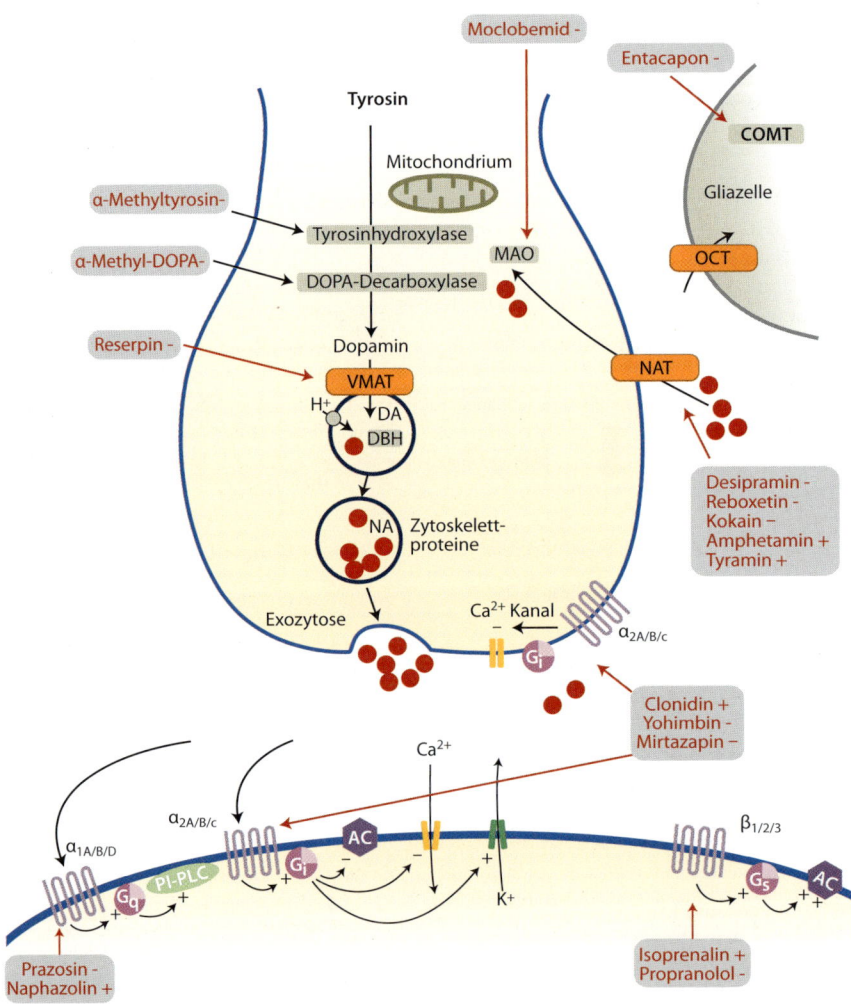

⬛ **Abb. 10.3 Noradrenerge Synapse.** Synthese, vesikuläre Speicherung, Freisetzung sowie Wirkung an prä- und postsynaptischen Rezeptoren, Wiederaufnahme und Metabolismus von Noradrenalin und an den einzelnen Schritten ansetzenden Wirkstoffe

NAT	= Noradrenalintransporter	MAO	= Monoaminoxidase
VMAT	= vesikulärer Monoamintransporter	DBH	= Dopamin-β-hydroxylase
OCT	= organischer Kationentransporter	NA	= Noradrenalin
–	= Hemmung	PLC	= Phospholipase C
+	= Aktivierung	AC	= Adenylylzyklase
COMT	= Catechol-O-Methyltransferase		

Rezeptor	Transmitter	Agonist	Antagonist	Gewebe	Funktion
$\alpha_{1(A/B/D)}$	Adrenalin ~ NA	Naphazolin	Prazosin, Phentolamin	glatte Muskulatur, Herz	Kontraktion
$\alpha_{2(A/B/C)}$	Adrenalin ~ NA	Clonidin	Yohimbin, Phentolamin	Blutplättchen, Pankreas, ZNS und PNS	Aggregation, Hemmung der Insulin- bzw. Neurotransmitter-Freisetzung, Dämpfung neuronaler Aktivität
β_1	NA ~ Adrenalin	Isoprenalin	Metoprolol, Propranolol	Herz, Niere	Frequenz- und Kontraktilitätszunahme, Reninfreisetzung
β_2	Adrenalin > NA	Fenoterol, Isoprenalin	Propranolol	glatte Muskulatur, Leber und Skelettmuskulatur, Neurone	Relaxation, Glykogenolyse, Steigerung der NA-Freisetzung
β_3	NA = Adrenalin	Isoprenalin		Fettgewebe	Lipolyse

◻ **Tab. 10.1** Einteilung, Transmitter- und Ligandenselektivität, Gewebeverteilung sowie Funktionen der Adrenozeptoren

NA = Noradrenalin

transporter (VMAT) in Vesikel verlagert oder an den Mitochondrien über Monoaminoxidasen verstoffwechselt. Die Aktivierung des Noradrenalintransporters kann aber auch zu nichtvesikulärer Freisetzung der Catecholamine führen. Aus dem extrazellulären Bereich werden Catecholamine nicht nur durch spezifische Neurotransmittertransporter entfernt, sondern auch durch organische Kationentransporter in Gliazellen. Nach extraneuronaler Aufnahme werden Noradrenalin und Adrenalin durch **Catechol-O-Methyltransferase** (COMT) metabolisiert (◻ Abb. 10.2).

Wiederaufnahme und Metabolismus von Adrenalin/Noradrenalin sind ebenfalls **pharmakologische Angriffspunkte**:

- Die **plasmalemmalen Transporter** werden durch Cocain und verschiedene Antidepressiva (z. B. Desipramin, Reboxetin) blockiert, sodass im Extrazellularraum mehr Transmitter verfügbar bleibt. Darüber hinaus werden Tyramin und Amphetamine über diese Transporter in die Präsynapse transportiert, was zu nichtvesikulärer Freisetzung von Adrenalin/Noradrenalin über diese Transportproteine führt und dadurch zur erhöhten Verfügbarkeit der Monoamine an postsynaptischen Rezeptoren.

- Der **Metabolismus** von Adrenalin/Noradrenalin kann durch **Hemmung der involvierten Enzyme** beeinflusst werden: Es gibt Hemmstoffe der Monoaminoxidasen (z. B. Moclobemid) und der Catechol-O-Methyltransferasen (z. B. Entacapon). Es gibt 2 Typen von Monoaminoxidasen (MAO): Typ A und B. Noradrenalin und Adrenalin werden bevorzugt vom Typ A metabolisiert. Moclobemid hemmt selektiv den Typ A. Die Hemmung der Monoaminoxidasen erhöht wiederum die Verfügbarkeit von Adrenalin/Noradrenalin.

10.3 Postsynaptische Mechanismen

Nach präsynaptischer Freisetzung greifen Adrenalin und Noradrenalin an einer gemeinsamen Familie postsynaptischer Rezeptoren an. Diese gehören alle in den Bereich der **G-Protein-gekoppelten Rezeptoren** und werden in **3 Gruppen** unterteilt: **α_1-, α_2- und β-Rezeptoren** (◻ Tab. 10.1). Innerhalb dieser Gruppen sind wiederum jeweils 3 Rezeptoren bekannt. Die Vertreter der 3 Gruppen unterscheiden sich bezüglich ihrer Signaltransduktionsmechanismen:

- Die 3 α_1-Rezeptoren (A/B/D) koppeln an G-Proteine der Familie Gq,
- die 3 α_2-Rezeptoren (A/B/C) an Proteine der Familie Gi und
- die 3 β-Rezeptoren an Gs.

α_1-, α_2- und β-Rezeptoren kommen hauptsächlich in sympathisch innervierten Zielorganen vor und vermitteln daher die Wirkungen einer **Sympathikusaktivierung**, wie z. B. Vasokonstriktion/Vasorelaxation, Herzfrequenzanstieg, Glykogenolyse (▶ Kap. 27).

Weiterführende Literatur

Hieble JP (2007) Subclassification and nomenclature of alpha- and beta-adrenoceptors. Curr Top Med Chem 7(2): 129–134
Philipp M, Hein L (2004) Adrenergic receptor knockout mice: distinct functions of 9 receptor subtypes. Pharmacol Ther 101(1): 65–74

Cholinerge Systeme

S. Böhm

M. Freissmuth et al., *Pharmakologie und Toxikologie*,
DOI 10.1007/978-3-662-46689-6_11, © Springer-Verlag Berlin Heidelberg 2016

Dieses Kapitel gibt einen kurzen Überblick über die Verteilung cholinerger Zellen und über deren wichtigste Funktionen. Als Angriffspunkte für Arzneimittel oder Gifte dienen synthetisierende und degradierende Enzyme sowie prä- und postsynaptische Rezeptoren für Acetylcholin.

Lernziele

Cholinerge Zellen

— Verteilung und Funktion
  - präsynaptisch
  - postsynapisch

11.1   Verteilung und Funktion

Acetylcholin findet sich in weiten Teilen des ZNS und des efferenten PNS:

— Im **PNS** verwenden einerseits die Motoneurone zur Steuerung der Skelettmuskulatur Acetylcholin, andererseits alle präganglionären Neurone im autonomen Nervensystem. Die Nervenzellkörper dieser beiden Gruppen von Neuronen liegen im Rückenmark. Hinzu kommen die postganglionären Neurone des Parasympathikus, viele Nervenzellen im enteralen Nervensystem sowie postganglionäre sympathische Neurone, die Schweißdrüsen versorgen.

— Im **ZNS** (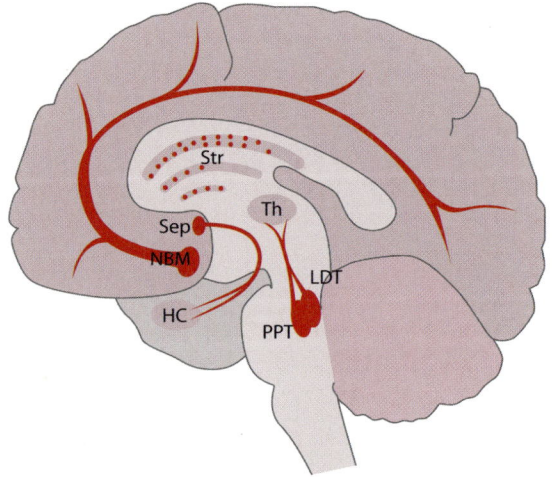 Abb. 11.1) finden sich cholinerge Kerngebiete im Hirnstamm (Nucleus tegmentalis pedunculopontinus und Nucleus tegmentalis laterodorsalis), die insbesondere den Thalamus, aber auch Hypothalamus oder Basalganglien innervieren und am **Schlaf-Wach-Rhythmus** beteiligt sind bzw. zur **Regulation von Antrieb und Vigilanz** beitragen. Außerdem kommen cholinerge Neurone im basalen Vorderhirn (mediales Septum, diagonales Band von Broca, Nucleus basalis Meynert) vor, deren Axone in den Hippocampus, die Amygdala und den gesamten Cortex ziehen. Diese cholinergen Verbindungen sind an **Lernprozessen** und am **Gedächtnis** beteiligt. Ihre eingeschränkte Funktion ist für die Entstehung der Demenz im Rahmen des Morbus Alzheimer mitverantwortlich. Im Striatum sind zahlreiche cholinerge Interneurone zu finden. Diese bilden gemeinsam mit den dortigen dopaminergen Axonendigungen eine funktionelle Einheit, deren Dysbalance zu extrapyramidalmotorischen Symptomen führen kann, wie z. B. Akinese und Rigor als Zeichen eines Morbus Parkinson.

Acetylcholin wurde aber nicht nur in Nervenzellen entdeckt, sondern auch in Epithelien, Endothelien und Immunzellen. In diesen nichtneuronalen Geweben dürfte Acetylcholin antiinflammatorische Wirkungen ausüben.

11.2   Präsynaptische Mechanismen

Acetylcholin wird sowohl neuronal als auch extraneuronal in einem enzymatischen Schritt **aus Cholin** und **Acetyl-Coenzym A** (Acetyl-CoA = aktivierte Essigsäure) unter Einwirkung

der Cholinacetyltransferase **synthetisiert** (Abb. 11.2). Acetyl-CoA stammt überwiegend aus dem Glucose- und Zitratstoffwechsel.

Cholin wird nicht in den Nervenzellen gebildet, sondern von der Blutbahn bereitgestellt und liegt im Extrazellularraum vor. Über einen plasmalemmalen Transporter gelangt Cholin ins Zytoplasma. Von dort wird es über den vesikulären Acetylcholintransporter (VAChT, Abb. 11.3) in die Vesikel gepumpt. Für Acetylcholin selbst gibt es kein plasmalemmales Transportprotein.

Vesikulär gespeichertes Acetylcholin wird durch Ca^{2+}-abhängige Exozytose freigesetzt und kann danach seine Wirkungen an den entsprechenden Rezeptoren entfalten (Tab. 11.1). Auch die Transmitterfreisetzung aus cholinergen Nervenendigungen unterliegt der Kontrolle **präsynaptischer Rezeptoren**:

— Eine schnelle positive Rückkopplung vermitteln präsynaptische **nikotinische Acetylcholinrezeptoren**,

— während **muskarinische Acetylcholinrezeptoren** (meist vom Typ M_2 und M_4) eine langsamere negative Rückkopplung (Autoinhibition) bewirken.

— Daneben gibt es auch noch **präsynaptische Heterorezeptoren**, deren Aktivierung entweder zur Reduktion oder zur Steigerung der Acetylcholinfreisetzung führt:
  - Ein Beispiel für inhibitorische präsynaptische Heterorezeptoren sind α_2-Rezeptoren, die eine Reduktion der Acetylcholinfreisetzung vermitteln können. Über diesen Mechanismus kann der α_2-Agonist Clonidin über die Hemmung der neuronal cholinergen Stimulation von Speicheldrüsen Mundtrockenheit auslösen.
  - Ein Beispiel für stimulatorische präsynaptische Heterorezeptoren sind $5\text{-}HT_4$-Rezeptoren, deren Aktivierung durch z. B. Metoclopramid zu verstärkter Acetylcholinfreisetzung führt, was die Darmperistaltik steigert.

Abb. 11.1 Cholinerge Systeme im ZNS. Die cholinergen Kerngebiete und Projektionen bzw. Interneurone (im Striatum) sind rot dargestellt. HC = Hippocampus; LDT = laterodorsales Tectum; NBM = Nucleus basalis Meynert, PPT = pedunculopontines Tectum; Sep = Septum; Str = Striatum; Th = Thalamus

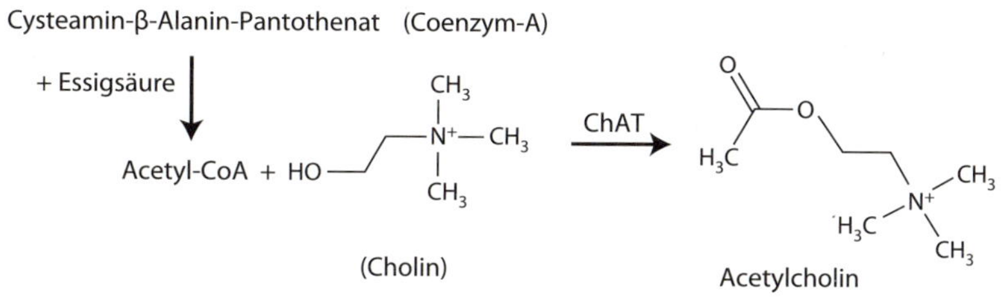

Abb. 11.2 Synthese von Acetylcholin. ChAT = Cholinacetyltransferase

11.3 Postsynaptische Mechanismen

Nach präsynaptischer Freisetzung entfaltet Acetylcholin seine Wirkung über sowohl ionotrope als auch metabotrope Rezeptoren. In Anlehnung an die für diese beiden Gruppen typischen Agonisten werden die **ionotropen Rezeptoren** als **nikotinische** und die **metabotropen Rezeptoren** als **muskarinische Acetylcholinrezeptoren** bezeichnet (Tab. 11.1):

- Ein nikotinischer Rezeptor wird aus 5 Untereinheiten gebildet, wobei wenigstens 17 solcher Untereinheiten existieren (▶ Kap. 10). Diese werden mit den griechischen Buchstaben α–ε bezeichnet, wobei es 10 verschiedene α- und 4 verschiedene β-Untereinheiten gibt. Je nach Gewebelokalisation können die pentameren nikotinischen Rezeptoren unterschiedlich zusammengesetzt sein (Tab. 11.1):
  - In der Muskulatur finden sich α_1-, β_1-, γ-, δ- und ε-Untereinheiten, die nur zu heteromeren Rezeptoren zusammengesetzt sind.
  - Im ZNS und im PNS finden sich α_2- α_9-Untereinheiten und β_2- β_4-Untereinheiten. Gewisse α-Unterein-

heiten können homomere Rezeptoren bilden (aus 5 identen Untereinheiten aufgebaut), sonst enthalten die neuronalen nikotinischen Acetylcholinrezeptoren α- und β-Untereinheiten.

Zwischen muskulären und neuronalen nikotinischen Acetylcholinrezeptoren können einige Antagonisten unterscheiden. Als Beispiele seien die Muskelrelaxanzien Atracurium und Vecuronium sowie das Schlangengift α-Bungarotoxin erwähnt, die äußerst selektiv für den muskulären Typ sind. Ganglienblockierende Substanzen hingegen, z. B. Mecamylamin, blockieren besser die neuronalen Typen (Tab. 11.1).

Die 5 **metabotropen Muskarinrezeptoren** sind alle G-Protein-gekoppelte Rezeptoren, wobei man bezüglich der Signaltransduktionsmechanismen 2 Gruppen unterscheidet:

- Die Muskarinrezeptoren mit ungeraden Nummern (M_1, M_3, M_5) koppeln an Proteine der Familie Gq und signalisieren somit primär über Phospholipase C.
- Die gerade nummerierten Muskarinrezeptoren (M_2, M_4) leiten die Signale über Proteine der Familie Gi weiter.

Tab. 11.1 Einteilung, Ligandenselektivität, Gewebeverteilung und Funktionen der Acetylcholinrezeptoren

Rezeptor	Subtypen	Agonisten	Antagonisten	Gewebe	Funktion
Nikotinisch	$\alpha_1\beta_1\gamma\delta$, $\alpha_1\beta_1\delta\varepsilon$	Nikotin, Suxamethonium	Atracurium, α-Bungarotoxin	Skelettmuskulatur	neuromuskuläre Übertragung
	$\alpha_3\beta_4$, $\alpha_3\alpha_5\beta_4$, $\alpha_3\beta_2\beta_4$, α_7	Nikotin	Mecamylamin	autonome Ganglien	ganglionäre Transmission
	$\alpha_4\beta_2$, $\alpha_4\alpha_5\beta_2$, α_7, α_8, α_9	Nikotin, Vareniclin	Mecamylamin	ZNS	prä- und postsynaptische Modulation
Muskarinisch	M_1	Muskarin, Pilocarpin	Pirenzepin, Atropin	ZNS und PNS	neuronale Erregung, Gedächtnis, ganglionäre Übertragung
	M_2	Muskarin, Pilocarpin	Atropin, Scopolamin	Herz, ZNS	Frequenz- und Kontraktilitätsabnahme, Lernen, Gedächtnis
	M_3	Muskarin, Pilocarpin	Darifenacin, Solifenacin	Magen-Darm-Trakt, Luft-, Harnwege, ZNS	Kontraktion
	M_4	Muskarin, Pilocarpin	Atropin, Scopolamin	ZNS	Analgesie, extrapyramidale Motorik
	M_5	Muskarin, Pilocarpin	Atropin, Scopolamin	ZNS	Lernen, Gedächtnis

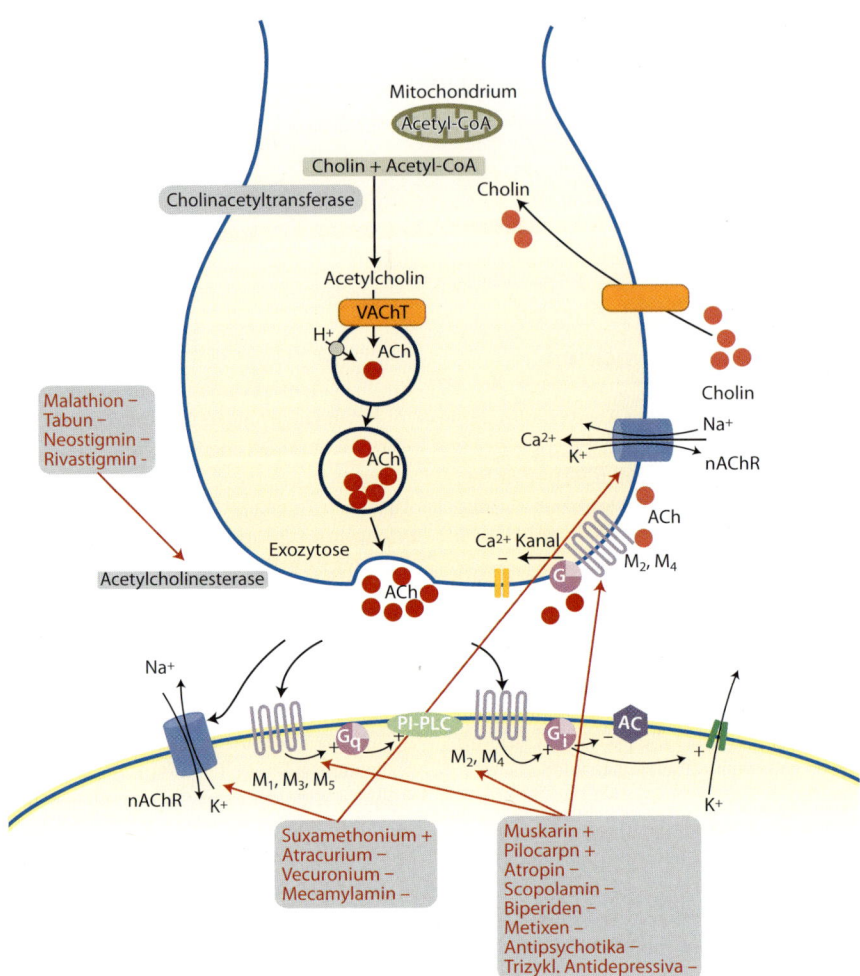

⬛ Abb. 11.3 Cholinerge Synapse. Synthese, vesikuläre Speicherung, Freisetzung, Wirkung an prä- und postsynaptischen Rezeptoren und Metabolismus von Acetylcholin sowie die an den einzelnen Schritten ansetzenden Wirkstoffe

In zentralen und peripheren Neuronen werden K$^+$-Kanäle der Familie K$_V$7 (⬛ Tabelle 9.3) über **Phospholipase-C-Aktivierung** und der resultierenden Abnahme von Phosphatidylinositol-4,5-bisphosphat geschlossen, was zur gesteigerten Erregbarkeit und langsamen Depolarisation führt (⬛ Abb. 11.3). In glatten Muskelzellen kann es u. a. durch den resultierenden Ca^{2+}-Anstieg zur Kontraktion kommen.

Über βγ-Untereinheiten von **Gi-Proteinen** werden K+-Kanäle der Familie Kir3 (⬛ Tabelle 9.3) geöffnet und dies bedingt eine Hyperpolarisation. An diesen muskarinischen Rezeptoren sind neben Muskarin auch Pilocarpin und Arecolin Agonisten, die auch therapeutisch (z. B. Glaukomtherapie) verwendet werden. Antagonisten sind neben Atropin und Scopolamin auch deren Abkömmlinge Ipratropium und Butylscopolamin sowie Biperiden und Metixen. Erstere werden in der Asthmatherapie bzw. bei Spasmen im Gastrointestinalbereich eingesetzt, letztere u. a. in der symptomatischen Therapie des Morbus Parkinson.

Acetylcholin muss nach der Freisetzung möglichst schnell wieder aus der Synapse entfernt werden. Da es aber keinen plasmalemmalen Transportmechanismus gibt, muss Acetylcholin höchst effizient abgebaut werden. Die hierfür verfügbaren Enzyme sind sog. **Cholinesterasen**. Man unterscheidet zwischen **Butyrylcholinesterase** (Pseudocholinesterase) und **Acetylcholinesterasen**. Erstere ist vorwiegend in der Peripherie zu finden, letztere werden hauptsächlich im Nervensystem exprimiert. In den Synapsen sind Acetylcholinesterasen typischerweise an prä- und postsynaptische Membranen gebunden.

Substanzen, die Cholinesterasen blockieren, sind seit mehr als einem Jahrhundert bekannt. Vertreter dieser chemisch heterogenen Gruppe werden u. a. als Insektizide (Malathion, Parathion), Kampfgifte (Tabun, VX = O-Ethyl-S-2-diisopropylaminoethylmethylphosphonothiolat) oder auch Medikamente (Neostigmin, Rivastigmin) eingesetzt.

Weiterführende Literatur

Bentley P, Driver J, Dolan RJ (2011) Cholinergic modulation of cognition: insights from human pharmacological functional neuroimaging. Prog Neurobiol 94(4): 360–388

Millar NS, Gotti C (2009) Diversity of vertebrate nicotinic acetylcholine receptors. Neuropharmacology 56(1): 237–246

Wess J, Eglen RM, Gautam D (2007) Muscarinic acetylcholine receptors: mutant mice provide new insights for drug development. Nat Rev Drug Discov 6(9): 721–733

Zimmerman G, Soreq H (2006) Termination and beyond: acetylcholinesterase as a modulator of synaptic transmission. Cell Tissue Res 326(2): 655–669

GABAerge und glycinerge Systeme

S. Böhm

M. Freissmuth et al., *Pharmakologie und Toxikologie*,
DOI 10.1007/978-3-662-46689-6_12, © Springer-Verlag Berlin Heidelberg 2016

Dieses Kapitel gibt einen kurzen Überblick über die Verteilung GABAerger und glycinerger Nervenzellen und über deren wichtigste Funktionen. Als Angriffspunkte für Arzneimittel oder Gifte dienen degradierende Enzyme, Transportproteine in der Plasma- bzw. Vesikelmembran sowie prä- und postsynaptische Rezeptoren für γ-Aminobuttersäure bzw. Glycin.

Lernziele

GABAerge und glycinerge Nervenzellen

— Verteilung und Funktion
  – präsynaptisch
  – postsynapisch

12.1   Verteilung und Funktion

Die wichtigsten inhibitorischen Neurotransmitter im ZNS sind γ-Aminobuttersäure (GABA) und Glycin. **GABA** ist auf das **Gehirn** konzentriert. **Glycin** ist vorwiegend im **Rückenmark** verbreitet.

Glycin ist die einfachste Aminosäure im Proteinstoffwechsel und somit ubiquitär zu finden, während GABA eine neuronenspezifische Aminosäure ist. Die Dichte von Neuronen, die mit Glycin arbeiten, ist im Rückenmark am größten und nimmt aufsteigend über das Stammhirn zum Cortex drastisch ab.

> **Die größte Bedeutung von Glycin liegt darin, im Rückenmark die exzitatorischen Verschaltungen zu kontrollieren und dadurch den geregelten Ablauf der Motorik zu garantieren.**

GABAerge Nervenzellen sind überwiegend **Interneurone**, die in größter Dichte im gesamten Cortex, im Hippocampus, in der Amygdala, im Kleinhirn, und im Thalamus vorkommen, in geringerer Dichte aber auch z. B. im Rückenmark. Es gibt auch einige GABAerge Projektionsneurone, und zwar insbesondere im retikulären Thalamuskern, im Striatum, in der Pars reticulata der Substantia nigra und im Globus palli-

dus. Diese zuletzt genannten GABAergen Projektionsneurone sind von besonderer Bedeutung für die Koordination der extrapyramidalen Motorik.

> **GABAerge Interneurone sind infolge ihrer weiten Verbreitung an nahezu allen Leistungen des Gehirns beteiligt.**

So bewirken Substanzen, die im GABAergen System angreifen, Sedation, Narkose, Anxiolyse, antiepileptische Effekte, Muskelrelaxation, oder Gedächtnisveränderungen.

12.2   Präsynaptische Mechanismen

GABA wird durch Decarboxylierung aus Glutamat, dem wichtigsten erregenden Transmitter, gebildet. Der erforderliche enzymatische Schritt wird durch **Glutamatdecarboxylasen** katalysiert. Da also nur diese Enzyme darüber entscheiden, ob Nervenzellen primär erregend (glutamaterg) oder hemmend (GABAerg) sind, werden diese ausschließlich in GABAergen Neuronen exprimiert und können zur Identifizierung derselben verwendet werden.

Sowohl für GABA (GABA-Transporter) als auch für Glycin (Glycintransporter) finden sich in der präsynaptischen Membran Transportproteine, die die beiden Aminosäuren ins Zytosol schaffen. Solche Transportmoleküle gibt es aber auch in Gliazellen, wohin die Transmitter aufgenommen werden können. Der **GABA-Transporter** kann z. B. durch das **Antiepileptikum Tiagabin blockiert werden**. Glycin und GABA werden beide vom Zytosol durch den vesikulären GABA-Transporter im Austausch gegen Protonen in Vesikel befördert. Dieser Transporter wird daher auch als **vesikulärer inhibitorischer Aminosäuretransporter (VIAAT)** bezeichnet.

Vesikulär gespeichertes Glycin und GABA werden durch Ca^{2+}-abhängige Exozytose freigesetzt und können danach ihre Wirkungen an den entsprechenden Rezeptoren entfalten (◘ Tab. 12.1).

◘ Tab. 12.1 Einteilung und Charakteristika der GABA- und Glycinrezeptoren: Ligandenselektivität, Gewebeverteilung und Funktionen

Rezeptor	Subtypen	Transmitter/ Agonisten	Antagonisten/ Modulatoren	Gewebe	Funktion
Glycinrezeptor	$\alpha_n\beta_n$	Glycin	Strychnin, Picrotoxin	Rückenmark	Kontrolle der Motorik
GABA$_A$-Rezeptor	$\alpha_1\beta_2\gamma_2$ $\alpha_2\beta_3\gamma_2$, $\alpha_3\beta_n\gamma_2$	GABA, Muscimol	Bicucullin, Picrotoxin, Benzodiazepine, Barbiturate	ZNS, synaptisch	Anxiolyse, Sedation, antikonvulsive Wirkung, Amnesie
	$\alpha_4\beta_n\gamma$, $\alpha_4\beta_n\delta$, $\alpha_4\beta_n\delta$, $\alpha_6\beta_n\delta$	GABA, Muscimol, Gaboxadol	Bicucullin, Picrotoxin, Barbiturate, Steroide	ZNS, extrasynaptisch	Gedächtnis
	ρ_1 bis ρ_3	GABA	Picrotoxin	Retina, ZNS	Dämpfung
GABA$_B$-Rezeptor	GABA$_B$1a GABA$_B$1b GABA$_B$2	GABA, Baclofen	Saclofen	ZNS	Dämpfung

12

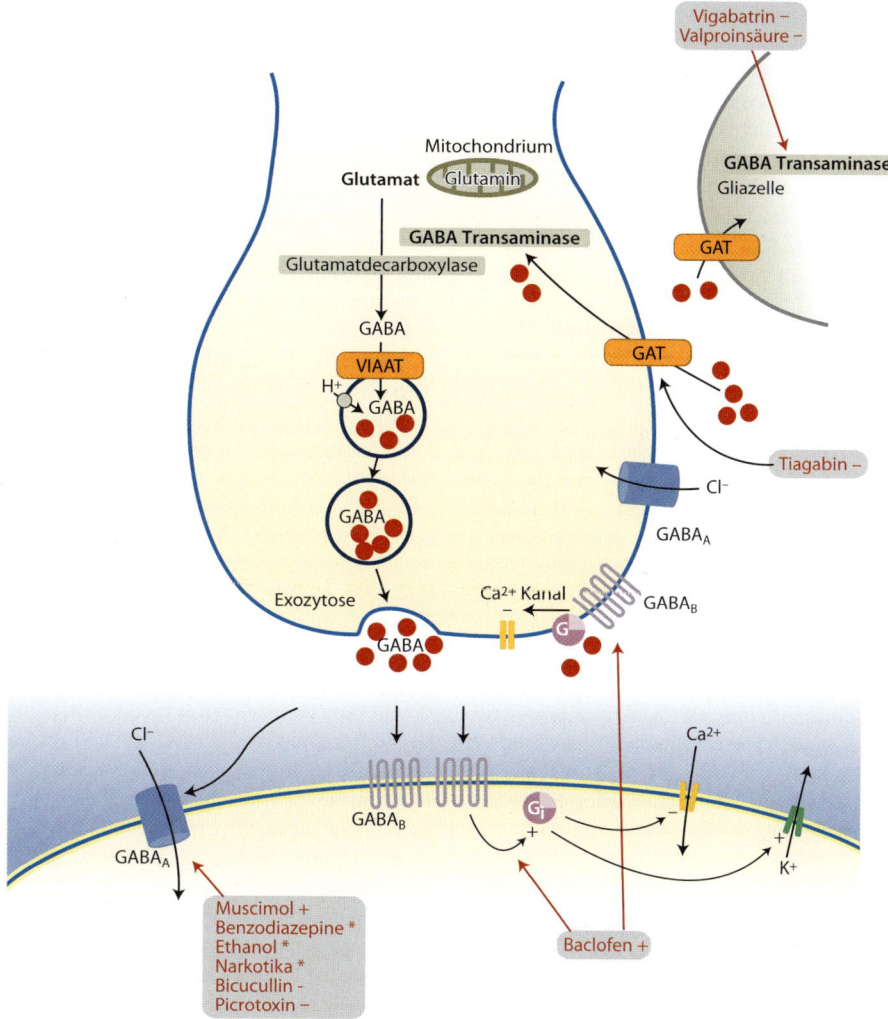

Abb. 12.1 GABAerge Synapse. Synthese, vesikuläre Speicherung, Freisetzung sowie Wirkung an prä- und postsynaptischen Rezeptoren und Metabolismus von GABA und die an den einzelnen Schritten ansetzenden Wirkstoffe. GAT = GABA-Transporter; VIAAT = vesikulärer inhibitorischer Aminosäuretransporter; + = Aktivierung; − = Hemmung; * = allosterische Modulation

Wirkung von Tetanustoxin

Tetanustoxin kann durch die Spaltung des Vesikelproteins Synaptobrevin **Exozytose verhindern.** Gelangt das bakterielle Toxin, z. B. nach einer Verletzung, in Motoneurone, so wird es retrograd in das Rückenmark transportiert und verlässt dort die Motoneurone wieder, um primär von glycinergen, aber auch von GABAergen Interneuronen aufgenommen zu werden. Daraus resultiert ein überwiegendes Fehlen der Glycinfreisetzung im Rückenmark, was symptomatisch einer Blockade der postsynaptischen Rezeptoren mit Strychnin vergleichbar ist. Der entstehende Rückenmarkkrampf wird auch als tetanischer Krampf bezeichnet. Kennzeichnend hierfür sind durch äußere Reize ausgelöste simultane Kontraktionen agonistischer und antagonistischer Skelettmuskulatur. Das Bewusstsein ist hiervon nicht betroffen, es kommt aber zum Tod durch periphere Atemlähmung.

Die **Freisetzung** der beiden Aminosäuretransmitter unterliegt der Kontrolle durch **präsynaptische Rezeptoren**: Von besonderer Bedeutung sind präsynaptische **GABA_B-Rezepto**-

ren. Diese gehören in die Gruppe der G-Protein-gekoppelten Rezeptoren, die überwiegend mit Proteinen der Familie Gi verbunden sind. Deren Aktivierung führt zu verminderter GABA-Freisetzung.

Postsynaptisch aktiviert GABA aber nicht nur GABA_B-, sondern auch GABA_A-Rezeptoren. Werden nun präsynaptische GABA_B-Rezeptoren beispielsweise durch Baclofen stark aktiviert, so kann die synaptische GABA-Konzentration so weit abnehmen, dass GABA an den postsynaptischen GABA_A-Rezeptoren fehlt und nur die GABA_B-Rezeptoren durch Baclofen aktiviert werden. Dies stellt dann allerdings einen Verlust inhibitorischer Neurotransmission dar, was eine für GABA-Rezeptor-Agonisten eher unerwartete Erregungssteigerung auslösen und sich u. a. in Krampfanfällen äußern kann.

Neben den metabotropen GABA_B-Rezeptoren gibt es **präsynaptisch** auch ionotrope Glycin- bzw. GABA_A-Rezeptoren, deren Aktivierung sowohl zur Hemmung als auch zur Steigerung der Transmitterfreisetzung führen kann (⬛ Abb. 12.1).

GABA und Glycin werden nach der Exozytose wieder aufgenommen, bevorzugt in Nervenendigungen, aber auch in Gliazellen. In letzteren folgt der Aufnahme von GABA sein Abbau. Das involvierte Enzym ist die **GABA-Transaminase,** die GABA zu Succinatsemialdehyd umwandelt. Dieses Enzym wird durch die Antiepileptika Vigabatrin und Valproinsäure gehemmt, sodass der GABAerge Tonus zunimmt.

12.3   Postsynaptische Mechanismen

Nach präsynaptischer Freisetzung greifen Glycin und GABA an jeweils einer Familie von postsynaptischen Rezeptoren an. Für Glycin sind lediglich ionotrope Glycinrezeptoren bekannt, für GABA gibt es ionotrope $GABA_A$- und metabotrope $GABA_B$-Rezeptoren. Die ionotropen Glycin- und $GABA_A$-Rezeptoren sind analog zum Acetylcholinrezeptor aufgebaut, besitzen pro Rezeptor 5 Untereinheiten und jede Untereinheit hat 4 Transmembrandomänen (▶ Kap. 10).

Glycin- und $GABA_A$-Rezeptoren werden innerhalb der Pore durch das **Krampfgift Picrotoxin blockiert,** was einem nichtkompetitiven Antagonismus gegenüber den Transmittern entspricht. **Strychnin** ist ein relativ selektiver, kompetitiver Antagonist an Glycinrezeptoren, **Bicucullin** ein ebensolcher an $GABA_A$-Rezeptoren. All diese **Antagonisten** sind Krampfgifte, wobei Strychnin tetanische Krämpfe auslöst, Bicucullin eher epileptiforme.

Strychnin
Strychnin ist ein Indolalkaloid aus dem Samen der Brechnuss (*Strychnos nux-vomica*). Es bindet mit nanomolarer Affinität an die Glycinbindungsstelle der Glycinrezeptoren und bewirkt dort einen kompetitiven Antagonismus. Durch diese Blockade verursacht Strychnin einen Rückenmarkkrampf mit folgender dosisabhängiger Symptomabfolge:

1. Reflexverstärkung: Monosynaptische Reflexe sind leichter auslösbar.
2. Reflexausbreitung: Monosynaptische Reflexe betreffen nicht nur die Muskulatur des Gelenks, an dem sie ausgelöst wurden, sondern auch die benachbarter Gelenke.
3. Reflexumkehr: Im Rahmen monosynaptischer Reflexe wird nicht nur die agonistische, sondern auch die antagonistische Muskulatur kontrahiert.
4. Tetanischer Krampf: Durch äußere Reize ausgelöste Kontraktion der gesamten Skelettmuskulatur mit Opisthotonushaltung; das Bewusstsein ist hiervon nicht betroffen.

Für Erwachsene kann die Ingestion von 50–300 mg Strychnin tödlich verlaufen, wobei das Alkaloid aber als Mordgift wegen des stark bitteren Geschmacks eher schlecht geeignet ist. Obwohl das Gehirn und somit das Atemzentrum von Strychnin kaum betroffen ist, kommt es zum Tod durch Sauerstoffmangel, da die Kontraktionen zu Krämpfen in der Atem- und Larynxmuskulatur führen. Die Therapie der Vergiftung umfasst zunächst die Verabreichung von Benzodiazepinen und bei Voranschreiten der Symptomatik die Verabreichung von Muskelrelaxanzien unter gleichzeitiger künstlicher Beatmung.

Für **Glycinrezeptoren** gibt es 4 verschiedene α-Untereinheiten (α1 bis α4) und eine β-Untereinheit; die α-Untereinheiten können entweder Homooligomere bilden oder aber mit β-Untereinheiten gemeinsam Rezeptoren bilden.

Für **$GABA_A$-Rezeptoren** gibt es 19 Rezeptoruntereinheiten, die anhand folgender griechischer Buchstaben unterteilt werden: $α_1$ bis $α_6$, $β_1$ bis $β_3$, $γ_1$ bis $γ_3$, δ, ε, Θ, Π, $ρ_1$ bis $ρ_3$. Mit dieser großen Zahl von Untereinheiten lassen sich theoretisch unzählige Rezeptoren mit jeweils 5 dieser Untereinheiten zusammenstellen. Tatsächlich wird aber vermutet, dass nur eine wesentlich geringere Anzahl von Kombinationen im Gehirn existiert.

Häufigste Untereinheiten im Gehirn sind $α_1$, $β_3$, und $γ_2$. Typischerweise werden 2α, 2β, und 1γ pro Rezeptor gefunden, häufige Kombinationen sind $α_1β_2γ_2$, $α_2β_3β_2$, und $α_3βnγ_2$. Diesen Rezeptoren ist gemeinsam, dass sie Benzodiazepine binden und durch diese allosterisch moduliert werden können (▶ Kap. 29). Ihnen ist außerdem gemeinsam, dass sie überwiegend innerhalb inhibitorischer Synapsen gelagert sind.

Es gibt auch Rezeptorkombinationen, die z. B. $α_4$- und $α_5$-, bzw. δ-Untereinheiten enthalten. Diese liegen primär extrasynaptisch. Während **synaptisch** lokalisierte Rezeptoren nur beim Eintreffen eines Aktionspotenzials in der zugehörigen präsynaptischen Nervenendigung durch ausreichende GABA-Konzentrationen aktiviert werden, haben **extrasynaptische** Rezeptoren höhere Affinitäten für GABA und werden durch die ständig im Extrazellularraum vorliegende GABA-Konzentration tonisch aktiviert. Vorwiegend über diese extrasynaptischen Rezeptoren sollen z. B. Ethanol, verschiedene Narkotika (▶ Kap. 29) und Neurosteroide ihre Wirkungen entfalten.

Hervorzuheben wären noch die **$ρ_1$- bis $ρ_3$-Untereinheiten,** die **homo- und heteromere Rezeptoren** bilden können. Solche Rezeptoren werden im Unterschied zu den anderen $GABA_A$-Rezeptoren von Bicucullin nicht blockiert. Aus diesem Grund werden sie manchmal auch als **$GABA_C$-Rezeptoren** bezeichnet. An allen $GABA_A$-Rezeptoren ist das Gift der Fliegen- und Pantherpilze **Muscimol** ein Agonist, dessen Einnahme Symptome verursachen kann, die einer Ethanolintoxikation ähnlich sind.

Für GABA gibt es aber nicht nur die beschriebenen ionotropen Rezeptoren, sondern auch als **$GABA_B$-Rezeptoren** bezeichnete metabotrope Rezeptoren. Das Besondere an ihnen: Diese G-Protein-gekoppelten Rezeptoren müssen Dimere bilden, um Funktionen erfüllen zu können. $GABA_B$-Rezeptoren koppeln an Proteine der Familie Gi und vermitteln so eine Aktivierung von $K_{ir}3$-Kaliumkanälen mit nachfolgender Hyperpolarisation der Zelle bzw. eine Hemmung von Ca_V2-Calciumkanälen mit resultierender Reduktion der Transmitterfreisetzung (▶ Abschn. 12.2). Der selektive Agonist **Baclofen** wird als zentral wirksames Muskelrelaxans eingesetzt.

12

Weiterführende Literatur

Brickley SG, Mody I (2012) Extrasynaptic GABA(A) receptors: their function in the CNS and implications for disease. Neuron 73: 23–34

Dutertre S, Becker CM, Betz H (2012) Inhibitory glycine receptors: an update. J Biol Chem 287(48): 40216–40223

Farrant M, Nusser Z (2005) Variations on an inhibitory theme: phasic and tonic activation of GABA(A) receptors. Nat Rev Neurosci 6: 215–229

Olsen RW, Sieghart W (2009) GABA A receptors: subtypes provide diversity of function and pharmacology. Neuropharmacology 56: 141–148

Glutamaterges System

S. Böhm

M. Freissmuth et al., *Pharmakologie und Toxikologie*,
DOI 10.1007/978-3-662-46689-6_13, © Springer-Verlag Berlin Heidelberg 2016

Dieses Kapitel gibt einen kurzen Überblick über die Verteilung glutamaterger Nervenzellen und deren wichtigste Funktionen. Als Angriffspunkte für Arzneimittel oder Gifte stehen insbesondere postsynaptische Rezeptoren für Glutamat, vor allem NMDA-Rezeptoren, zur Verfügung.

Lernziele
Glutamerge Nervenzellen
- Verteilung und Funktion
- Präsynaptische Mechanismen
- Postsynapische Mechanismen

13.1   Verteilung und Funktion

Glutaminsäure (Glutamat) ist der wichtigste exzitatorische Neurotransmitter im ZNS. Neben Glutamat ist auch zumindest eine andere Aminosäure, Aspartat, an der erregenden Neurotransmission im Gehirn beteiligt. Beide werden als **exzitatorische Aminosäuretransmitter** bezeichnet (■ Abb. 13.1). Da über Aspartat als Transmitter im Vergleich zu Glutamat verschwindend wenig bekannt ist, wird hier nur das Letztere behandelt.

Im Unterschied zu GABA und Glycin übt Glutamat seine Funktionen **im gesamten ZNS** aus. Glutamaterge Nervenzellen finden sich sowohl in lokalen Schaltkreisen als auch in Projektionsbahnen weit über das Gehirn verteilt. Eine detaillierte Aufzählung würde den Rahmen dieses Kapitels sprengen.

Durch seine weite Verbreitung ist Glutamat (ähnlich GABA) an nahezu allen Leistungen des Gehirns beteiligt. Dazu zählen mit besonderer Berücksichtigung pharmakotherapeutischer Strategien, die auf Glutamat ausgerichtet sind, die **Motorik** (in Verschaltungen zwischen prämotorischem Cortex und Basalganglien), **Lern und Gedächtnisleistungen** (u. a. im Hippocampus) und **Sinneswahrnehmungen** (u. a. in Verschaltungen zwischen präfrontalem Cortex und Mesencephalon).

In diesem Sinne besitzen Substanzen, die im glutamatergen System angreifen, u. a. narkotische, psychotomimetische und extrapyramidal motorische Wirkungen. Daneben findet sich Glutamat auch im **PNS** in primär afferenten Neuronen und ist daher auch an der Schmerzempfindung beteiligt. Daher sind gewisse antiglutamaterge Substanzen gut analgetisch wirksam.

Neben der spezifischen Funktion als Neurotransmitter wirken die exzitatorischen Aminosäuren auch als **Exzitotoxine**. Dem liegt zugrunde, dass durch die längere Präsenz

höherer Glutamatkonzentrationen im Extrazellularraum ionotrope Glutamatrezeptoren länger aktiviert werden, was zu einem unbeherrschbaren Anstieg der intrazellulären Ca^{2+}-Konzentration und somit zum Zelltod führt. Zu solchem pathologischen Ansteigen der Glutamatkonzentration kommt es durch unphysiologisch gesteigerte neuronale Aktivität (z. B. im Bereich epileptischer Herde) oder durch Zelltod glutamaterger Neurone (z. B. infolge von Ischämien). Somit führen solche Ereignisse über Glutamat zur Ausbreitung der Neurodegeneration.

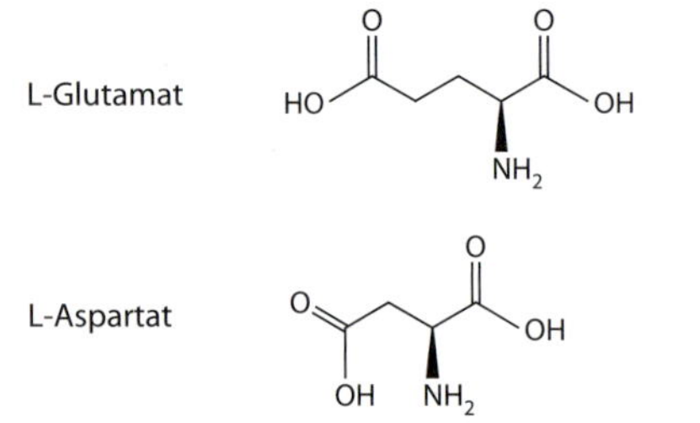

13.2   Präsynaptische Mechanismen

Glutamat kann auf mehreren Wegen synthetisiert werden:
- durch Transaminierung aus 2-Oxoglutarat (= α-Ketoglutarat), ein Intermediärprodukt des Zitratzyklus, und
- aus Glutamin, das in Gliazellen synthetisiert wird und nach Aufnahme in die Nervenendigung über die Glutaminase zu Glutamat umgesetzt wird.

Das Glutamin in den Gliazellen wird durch Glutaminsynthetase aus Glutamat gewonnen, das aus dem Extrazellularraum aufgenommen wird. Es besteht also zwischen Glutamin und Glutaminsäure ein Kreislauf, der sowohl Neurone als auch Glia einbezieht (■ Abb. 13.2).

Glutamat wird in Gliazellen aufgenommen. Es gibt aber auch Transportproteine für Glutamat in der präsynaptischen Membran. All diese plasmalemmalen Transporter werden als

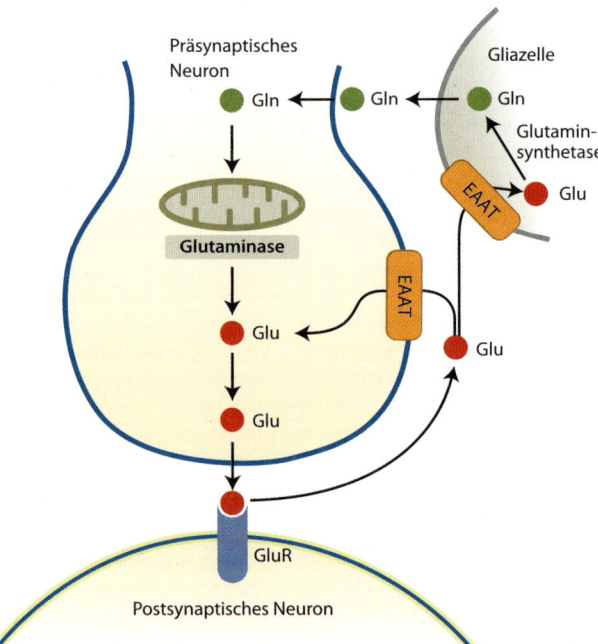

■ **Abb. 13.2 Glutamin-Glutamat-Zyklus.** Gln = Glutamin; Glu = Glutamat; GluR = Glutamatrezeptoren; EAAT = exzitatorische Aminosäure-Transporter

■ **Abb. 13.1 Strukturformeln von Glutamat und Aspartat**

L-Glutamat

L-Aspartat

13

◻ Tab. 13.1 Einteilung, Ligandenselektivität, Signalwege und Funktionen der Glutamatrezeptoren

Familie	Rezeptor	Subtypen/Untereinheiten	Agonisten	Antagonisten	Signalweg
Ionotrop	AMPA	GluR1 bis GluR4	Glutamat, AMPA	DNQX	Na^+-, K^+-, Ca^{2+}-Strom
	Kainat	GluR5 bis GluR7, KA-1, KA-2	Glutamat, Kainat	CNQX	Na^+-, K^+-, Ca^{2+}-Strom
	NMDA	NR1, NR2A bis NR2D, NR3A, NR3B	Glutamat, NMDA	Ketamin, Memantin, Phencyclidin	Ca^{2+}-, Na^+-, K^+-Strom
Metabotrop	Gruppe I	mGluR1, mGluR5	Glutamat		Gq
	Gruppe II	mGluR2, mGluR3	Glutamat		Gq
	Gruppe III	mGluR4, mGluR6 mGluR7, mGluR8	Glutamat		Gi

CNQX = 6-cyano-7-nitroquinoxalin-2,3-dion
DNQX = 6,7-Dinitroquinoxalin-2,3-dion)

exzitatorische Aminosäuretransporter bezeichnet (EAAT), von denen 5 Vertreter bekannt sind. EAAT-1 und -2 finden sich in Gliazellen, EAAT-3 und -4 in Nervenendigungen, EAAT-5 in der Retina.

Einige ZNS-Erkrankungen werden mit exzitatorischen Aminosäuretransportern in Zusammenhang gebracht. Bedeutende Beispiele sind amyotrophe Lateralsklerose, Morbus Alzheimer, Morbus Huntington, aber auch Epilepsien. Das in die Axonendigung transportierte Glutamat wird über vesikuläre Glutamattransporter (VGLUT) in synaptische Vesikel gespeichert.

Vesikulär gespeichertes Glutamat wird durch Ca^{2+}-abhängige Exozytose freigesetzt, um an den geeigneten Rezeptoren seine Wirkungen zu entfalten (◻ Tab. 13.1). Die Glutamatfreisetzung wird wiederum über **präsynaptische Rezeptoren** reguliert und es gibt präsynaptisch sowohl ionotrope als auch metabotrope Glutamatrezeptoren. Vertreter beider Familien können sowohl eine Hemmung als auch eine Steigerung der Glutamatfreisetzung vermitteln und nicht nur zu kurzfristigen, sondern auch zu länger andauernden Veränderungen der Transmitterfreisetzung führen (◻ Abb. 13.3).

13.3 Postsynaptische Mechanismen

Nach der Freisetzung greift Glutamat an sowohl ionotropen als auch metabotropen Rezeptoren an. Die ionotropen Glutamatrezeptoren sind im Unterschied zu Acetylcholinrezeptoren aus nur 4 Untereinheiten aufgebaut und jede Untereinheit hat 3 Transmembrandomänen sowie eine in die Membran eintauchende Schleife (▶ Kap. 9). Es gibt 18 Rezeptoruntereinheiten für ionotrope Glutamatrezeptoren, die in gewissen Kombinationen 3 Rezeptortypen bilden können:

- N-Methyl-D-Aspartat- oder **NMDA-Rezeptoren**
- α-Amino-3-hydroxy-5-methyl-4-isoxazolpropioinsäure- oder **AMPA-Rezeptoren**
- Kainsäure- oder **Kainatrezeptoren**

Die letzten 2 Typen werden s **Nicht-NMDA-Rezeptoren** zusammengefasst. Schon diese Namensgebung weist darauf hin, dass der NMDA-Rezeptor eine besondere Stellung einnimmt. Eine Besonderheit ist die Tatsache, dass dieser Rezeptor als Koinzidenzdetektor funktioniert: Zur Aktivierung benötigt er nicht nur extrazelluläres Glutamat, sondern auch Glycin! Er kann daher auch als eine Art »Glycinrezeptor« aufgefasst werden, darf aber nie mit dem eigentlichen inhibitorischen Glycinrezeptor (▶ Kap. 12) verwechselt werden. Die Besonderheit der Koinzidenzdetektion verhilft dem NMDA-Rezeptor zu besonderer Bedeutung, da er dadurch an Lernprozessen, Wahrnehmung, Bewusstsein und Schmerzempfindung beteiligt ist.

Neben dem besonderen Erfordernis zweier endogener Agonisten benötigt der NMDA-Rezeptor aber auch noch eine simultane Depolarisation der postsynaptischen Membran, um funktionieren zu können. Seine Pore ist nämlich bei Potenzialen negativer als –50 mV von Mg^{2+}-Ionen verlegt und diese geben den Kanal erst im depolarisierten Zustand frei.

Synaptische Plastizität
Synaptische Plastizität bezeichnet aktivitätsabhängige Veränderungen der Effizienz synaptischer Transmission. Hierbei kann man zwischen Kurz- und Langzeitveränderungen unterscheiden:

- Zu den kurzzeitigen Phänomenen gehört u. a. die Steigerung der synaptischen Transmission oder **Fazilitation durch gepaarte Pulse** (»paired-pulse facilitation«). Kommen 2 Aktionspotenziale mit einem Intervall von ca. 20–500 ms an einer Synapse an, so wird die zweite postsynaptische Antwort größer sein als die erste. Bei kürzeren Intervallen bis zu ca. 20 ms ist typischerweise das Gegenteil zu beobachten.
- Auch unter den länger dauernden Veränderung finden sich Steigerung und Hemmung:
  - Hochfrequente Stimulation (z. B. 100 Hz für 1 s) an hippokampalen Synapsen führt zur Zunahme der postsynaptischen Potenziale, die über Stunden und Tage anhalten kann. Dieses Phänomen wird als **Langzeitpotenzierung** (LTP) bezeichnet.
  - Eine weniger hochfrequente Stimulation für ein paar Minuten führt zum entgegengesetzten Effekt, der **Langzeitdepression** (LTD).

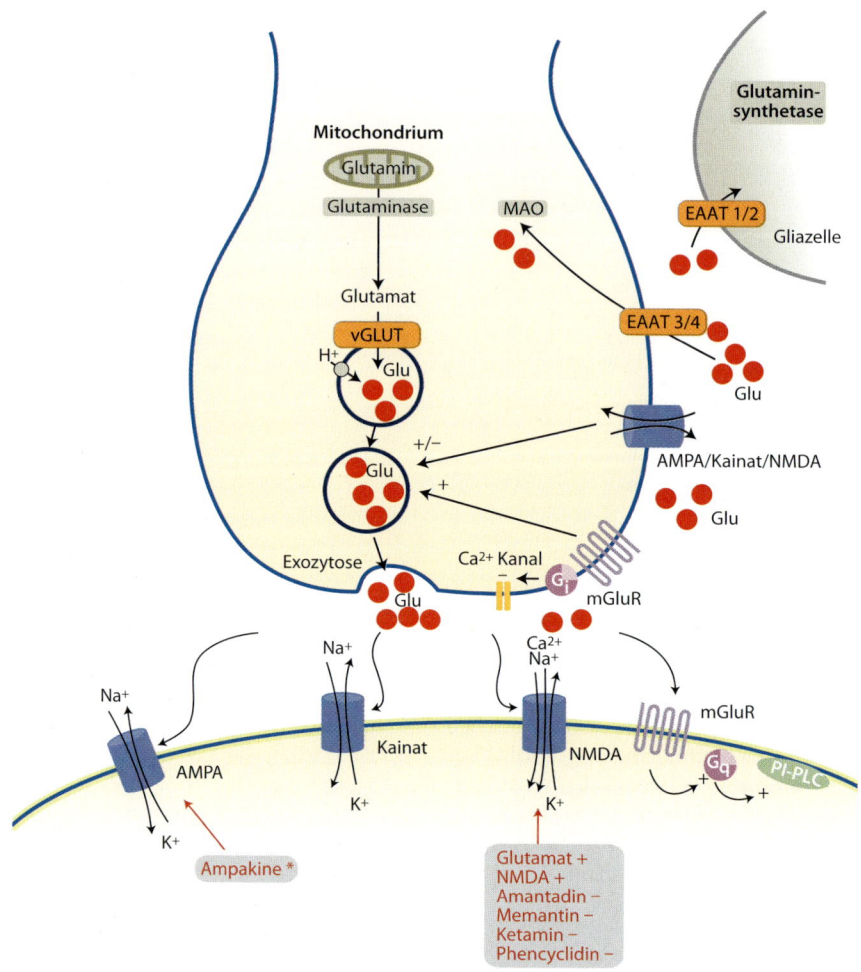

Abb. 13.3 Glutamat – Synthese, vesikuläre Speicherung, Freisetzung, Wirkung an prä- und postsynaptischen Rezeptoren und Metabolismus sowie jeweils ansetzende Wirkstoffe. Glu = Glutamat; EAAT = exzitatorische Aminosäure-Transporter; vGLUT, vesikulärer Glutamattransporter; mGluR, metabotroper Glutamatrezeptor; + = Aktivierung; – = Hemmung; * = allosterische Modulation

– Beide Effekte werden durch Antagonisten an NMDA-Rezeptoren verhindert. Der durch NMDA-Rezeptoren vermittelte Anstieg der intrazellulären Ca2+-Konzentration ist essenziell. Im Rahmen der LTP ist der Ca2+-Anstieg stark ausgeprägt und führt zur Aktivierung von Proteinkinasen, im Falle der LTD ist er geringer und aktiviert Phosphatasen. Zahlreiche tierexperimentelle Daten weisen darauf hin, dass LTP von größter Bedeutung für verschiedene Lernprozesse ist, die u. a. durch NMDA-Rezeptorantagonisten aufgehoben werden können.

Des Weiteren zeichnet sich der **NMDA-Rezeptor** durch eine sehr hohe **Ca^{2+}-Permeabilität** aus, sodass infolge seiner Aktivierung die intrazellulären Ca^{2+}-Konzentrationen stark ansteigen können. Wie schon erwähnt, kann das ein Auslöser für neuronalen Zelltod sein. Letztendlich ist der NMDA-Rezeptor von herausragender Bedeutung, weil dort zahlreiche Wirkstoffe angreifen. Hierzu gehören Memantin und Amantadin, die in der Therapie des Morbus Alzheimer bzw. Morbus Parkinson Einsatz finden, Ketamin, ein i. v. Kurznarkotikum mit

stark analgetischer Wirkung, sowie Phencyclidin, ein Halluzinogen mit Suchtpotenzial. Aufgrund der erwähnten Eigenschaften sind NMDA-Rezeptoren nicht diejenigen Glutamatrezeptoren, die den Hauptteil schneller erregender Neurotransmission im ZNS vermitteln.

Das sind vielmehr die **AMPA-Rezeptoren**, die oft gemeinsam mit NMDA-Rezeptoren in Synapsen lokalisiert sind. Da glutamaterge Neurotransmission an kognitiven Leistungen beteiligt ist, wurden allosterische Verstärker an AMPA-Rezeptoren auf kognitive Effekte untersucht. Diese Klasse von Substanzen nennt sich **Ampakine**, ihr therapeutischer Nutzen kann aber noch nicht endgültig bewertet werden.

Kainatrezeptoren tragen ebenfalls zur schnellen erregenden Neurotransmission bei, aber in geringerem Ausmaß als AMPA-Rezeptoren. Sie können mit den anderen ionotropen Rezeptoren postsynaptisch kolokalisiert sein. Interessant erscheint, dass Kainatrezeptoren Effekte auch über intrazelluläre Signalkaskaden vermitteln können, und zwar unter Einbeziehung heterotrimerer G-Proteine.

Neben ionotropen gibt es auch **metabotrope Glutamat-rezeptoren** (mGluR), die alle eine Struktur mit 7 Transmembrandomänen aufweisen und ihre Signale über heterotrimere G-Proteine weiterleiten. Die 8 bekannten mGluR können in 3 Gruppen unterteilt werden, die mit römischen Ziffern bezeichnet sind (I–III). Vertreter der Gruppen I und II koppeln an Proteine der Klasse Gq, Mitglieder der Klasse III an Proteine der Klasse Gi.

Weiterführende Literatur

Citri A, Malenka RC (2008) Synaptic plasticity: multiple forms, functions, and mechanisms. Neuropsychopharmacology 33(1): 18–41

Kanai Y, Hediger MA (2004) The glutamate/neutral amino acid transporter family SLC1: molecular, physiological and pharmacological aspects. Pflugers Arch 447(5): 469–479

Kew JN, Kemp JA (2005) Ionotropic and metabotropic glutamate receptor structure and pharmacology. Psychopharmacology (Berl) 179(1): 4–29

Pinheiro PS, Mulle C (2008) Presynaptic glutamate receptors: physiological functions and mechanisms of action. Nat Rev Neurosci 9(6): 423–436

Seroton(in)erge Systeme

S. Böhm

M. Freissmuth et al., *Pharmakologie und Toxikologie*,
DOI 10.1007/978-3-662-46689-6_14, © Springer-Verlag Berlin Heidelberg 2016

Dieses Kapitel gibt einen kurzen Überblick über die Verteilung serotonerger Zellen und über deren wichtigste Funktionen. Als Angriffspunkte für Arzneimittel oder Gifte dienen Vorstufen in der Synthesekette, synthetisierende und degradierende Enzyme, Transportmechanismen, sowie prä- und postsynaptische Rezeptoren für Serotonin.

Lernziele

Serotonerge Zellen

- Verteilung und Funktion
- Präsynaptische Mechanismen
- Postsynapische Mechanismen

14.1   Verteilung und Funktion

Die größte Menge an Serotonin befindet sich außerhalb des Nervensystems, im Blut in den Thrombozyten und ca. 90% im Gastrointestinaltrakt in den enterochromaffinen Zellen. Im Bereich des Gastrointestinaltrakts gibt es auch vereinzelt serotonerge Nervenzellen.

Serotonin findet sich aber auch in weiten Teilen des **ZNS** (◘ Abb. 14.1), wobei die Nervenzellkörper in Pons und oberer Medulla nahe der Mittellinie liegen, Bereiche die als Raphekerne bezeichnet werden. Aus dem rostralen Teil projizieren diese Neuronen durch das mediale Vorderhirnbündel in weite Teile von Cortex, limbisches System, Basalganglien und Hypothalamus. Aus dem eher kaudalen Bereich ziehen die Projektionen in Richtung Cerebellum, Medulla und Rückenmark. Diese Verteilung ist der von Noradrenalin ähnlich und daher ist Serotonin auch in ähnlichen Funktionen involviert: Schlaf-Wach-Zyklus, Stimmung, Affekt, Wahrnehmung, Nahrungsaufnahme und Schmerzempfindung.

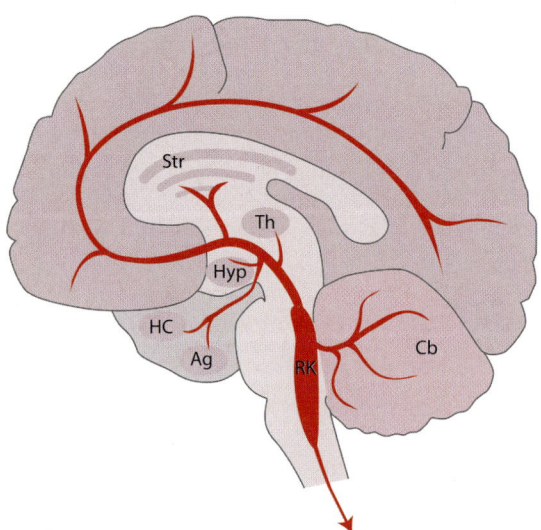

◘ **Abb. 14.1 Serotonerge Systeme im ZNS.** Die serotonergen Kerngebiete und Projektionen sind in Rot dargestellt. Ag = Amygdala; Cb = Cerebellum; HC = Hippocampus; Hyp = Hypothalamus; Str = Striatum; Th = Thalamus; RK = Raphekerne

14.2   Präsynaptische Mechanismen

Serotonin gehört wie die Catecholamine zu den biogenen Aminen und wird aus der Aminosäure **Tryptophan** synthetisiert, die auf dem Blutweg bereitgestellt wird. Die Tryptophanspiegel im Blut variieren in Abhängigkeit von der Nahrung stark und mit diesen Schwankungen ändert sich auch das Ausmaß der Serotoninsynthese.

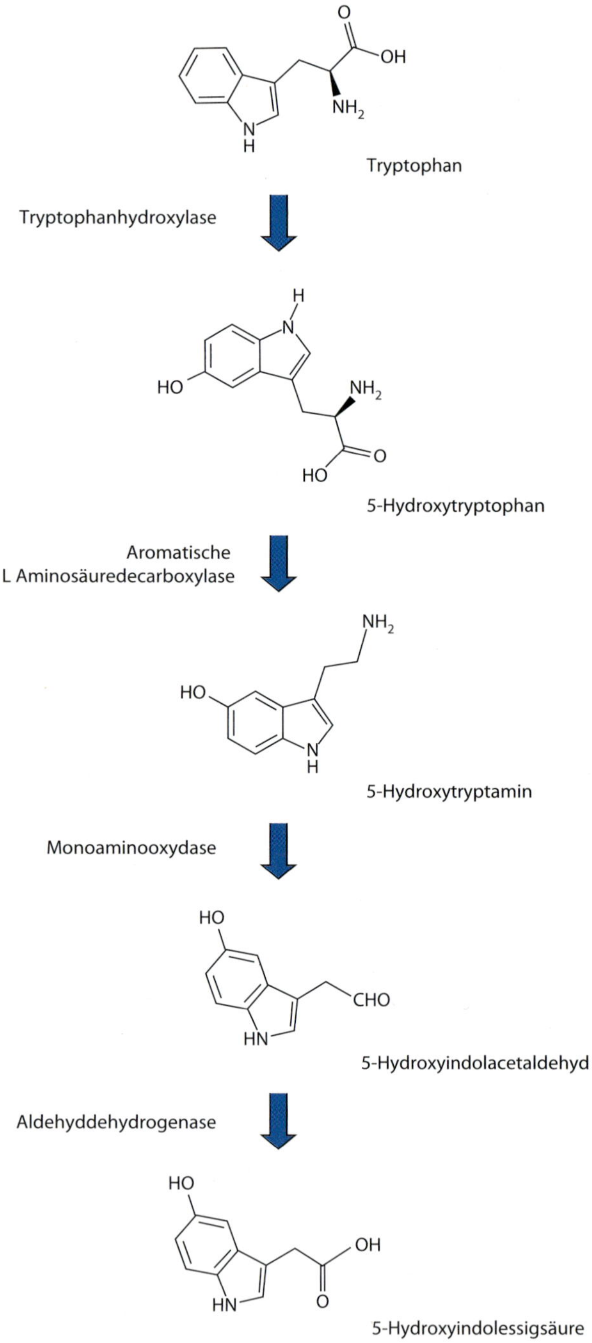

Tryptophan

Tryptophanhydroxylase

5-Hydroxytryptophan

Aromatische
L Aminosäuredecarboxylase

5-Hydroxytryptamin

Monoaminooxydase

5-Hydroxyindolacetaldehyd

Aldehyddehydrogenase

5-Hydroxyindolessigsäure

◘ **Abb. 14.2 Synthese und Metabolismus von Serotonin**

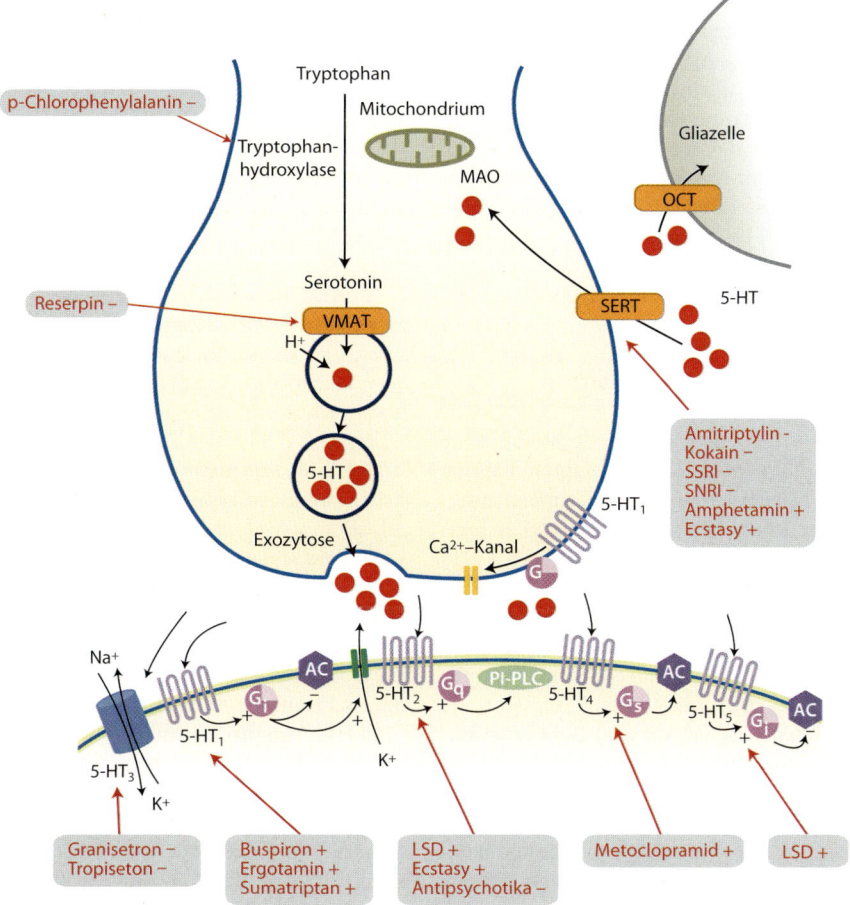

Abb. 14.3 Serotonerge Synapse. Darstellung der Synthese, vesikulären Speicherung, Freisetzung, Wirkung an prä- und postsynaptischen Rezeptoren und des Metabolismus von Serotonin sowie die an den einzelnen Schritten ansetzenden Wirkstoffe. AC = Adenylylzyklase; MAO = Monoaminoxidase; OCT = organischer Kationentransporter; SERT = Serotonintransporter; SNRI = selektive Noradrenalin-Serotonin-Rückaufnahme-Inhibitoren; SSRI = selektive Serotonin-Rückaufnahme-Inhibitoren; VMAT= vesikulärer Monoamintransporter

Zunächst wird aus Tryptophan durch Einwirken der Tryptophanhydroxylase 5-Hydroxytryptophan synthetisiert (■ Abb. 14.2). Diese Reaktion lässt sich durch p-Chlorophenylalanin unterdrücken; mit dieser Substanz kann man daher experimentell die Bedeutung der endogenen Serotoninsynthese analysieren. Als Nächstes katalysiert die aromatische L-Aminosäuredecarboxylase (Dopadecarboxylase) die Umwandlung in **5-Hydroxytryptamin (5-HT)**, die chemische Bezeichnung für Serotonin. Zytosolisches 5-HT wird dann über den vesikulären Transporter für Monoamine (VMAT) in die Vesikel gepumpt, dieser Vorgang kann durch Reserpin unterdrückt werden.

Vesikulär gespeichertes Serotonin wird unter der Kontrolle **präsynaptischer Rezeptoren** durch Ca²⁺-abhängige Exozytose freigesetzt. Die präsynaptischen Serotonin-Autorezeptoren sind ausnahmslos G-Protein-gekoppelte Rezeptoren und vermitteln ausschließlich Autoinhibition. Sie gehören alle in die Klasse 5-HT$_1$ und werden meist als 5-HT$_{1B}$ oder 5-HT$_{1D}$ charakterisiert. Beispiele für Agonisten an diesen Rezeptoren sind Triptane (z. B. Sumatriptan), die in der Migränetherapie Einsatz finden.

Freigesetztes Serotonin wird überwiegend durch Wiederaufnahme in die Präsynapse über den plasmalemmalen Serotonintransporter (SERT) aus der Synapse entfernt. Der Serotonintransporter ist verwandt, aber nicht identisch, mit z. B. dem Noradrenalintransporter. Daher gibt es Substanzen, die nur den Serotonintransporter blockieren, und diese werden als selektive Serotonin Rückaufnahmeinhibitoren (SSRI) bezeichnet. Es gibt aber auch Substanzen, die die beiden bereits erwähnten Transportsysteme blockieren, und dazu gehören sowohl trizyklische Antidepressiva (z. B. Imipramin) als auch selektive Serotonin-Noradrenalin-Rückaufnahmeinhibitoren (SNRI, z. B. Venafaxin). Cocain ist auch ein Blocker an all diesen Monoamintransportern. Darüber hinaus werden Amphetamine über Serotonintransporter in die Präsynapse gebracht, was zur nichtvesikulären Freisetzung des endogenen Substrats führt und dadurch zur erhöhten Verfügbarkeit an den Rezeptoren (■ Abb. 14.3).

Aus dem extrazellulären Bereich wird Serotonin nicht nur durch den Serotonintransporter entfernt, sondern, wie für die Catecholamine beschrieben, auch durch organische Kationentransporter (OCT) in Gliazellen (■ Abb. 14.3). Sowohl nach extraneuronaler Aufnahme als auch nach neuronaler Rückaufnahme wird Serotonin zuerst durch Monoaminoxidasen und dann durch Aldehyddehydrogenasen zu 5-Hydroxyindolessigsäure abgebaut (Abb. 14.2). Wie für Noradrenalin erwähnt, führt eine Blockade der Monoaminoxidasen z. B. durch Moclobemid auch zum Anstieg des verfügbaren Serotonins. 5-Hydroxyindolessigsäure als Endprodukt des Serotoninstoffwechsels kann im Harn nachgewiesen werden und dessen Quantifizierung soll Aufschluss über die Beteiligung von Serotonin an psychischen Erkrankungen geben.

14.3   Postsynaptische Mechanismen

Nach präsynaptischer Freisetzung entfaltet Serotonin seine Wirkung über ionotrope und metabotrope Rezeptoren. Insgesamt sind 14 Rezeptortypen bekannt, die in 7 Gruppen unterteilt werden. Diese sind chronologisch nach ihrer Beschreibung nummeriert und tragen daher die Bezeichnungen 5-HT_1 bis 5-HT_7.

Unter diesen zahlreichen Rezeptoren ist einer ein transmittergesteuerter Ionenkanal, der **5-HT_3-Rezeptor**. Dieser hat große Ähnlichkeiten mit nikotinischen Acetylcholinrezeptoren und gehört in die Gruppe der ionotropen Rezeptoren, die aus jeweils 5 Untereinheiten aufgebaut sind (Cys-Loop-Rezeptoren, ▶ Kap. 9). 5-HT_3-Rezeptoren finden sich im enteralen Nervensystem und im Hirnstamm und sind an der Verarbeitung des Brechreflexes beteiligt. 5-HT_3-blockierende Pharmaka, wie Granisetron oder Tropisetron, haben daher antiemetische Wirkungen und werden insbesondere bei Erbrechen infolge von Chemotherapie oder Bestrahlung eingesetzt.

Die metabotropen 5-HT-Rezeptoren koppeln alle an heterotrimere G-Proteine und Vertreter innerhalb einer Gruppe verwenden typischerweise denselben Signalweg (Tab. 14.1). **5-HT_1-Rezeptoren im ZNS** sind oft Autorezeptoren, sowohl präsynaptisch (5-HT_{1D}) als auch im dendritischen (5-HT_{1A}) Bereich. Deren Aktivierung hemmt die Serotoninausschüttung bzw. die Aktivität in serotonergen Neuronen. Da das serotonerge System viele Hirnfunktionen beeinflusst, wie z. B. Schlaf-Wach-Zyklus, Stimmung und Affekt, wird sein Einfluss durch Aktivierung der Autorezeptoren reduziert und es resultiert u. a. eine spannungslösende Wirkung. Daher werden Agonisten an 5-HT_{1A}-Rezeptoren, wie z. B. Buspiron, zur Anxiolyse eingesetzt.

5-HT_{1D}-Rezeptoren vermitteln im Gefäßsystem Vasokonstriktion; es werden daher entsprechende Agonisten wie Triptane (z. B. Sumatriptan) eingesetzt, um die für die Migräne mitverantwortliche Vasodilatation in kranialen Arterien abzuschwächen. Mit dem gleichen Ziel werden auch Ergotalkaloide, wie z. B. Ergotamin, verwendet.

5-HT_2-Rezeptoren sind im ZNS weit verbreitet und tragen zu den zuvor erwähnten Wirkungen des serotonergen Systems auf der postsynaptischen Seite bei. Sie sind gemeinsam mit 5-HT_5 und anderen Rezeptoren an der Vermittlung der Wirkungen von LSD beteiligt und ihre Blockade kann diese Wirkungen aufheben. Da LSD psychotomimetische Wirkungen hat und zahlreiche atypische Antipsychotika 5-HT_2-Rezeptoren blockieren, wird deren Beteiligung an den Symptomen einer Schizophrenie angenommen.

5-HT_4-Rezeptoren finden sich im Gastrointestinaltrakt und zentral im Hippocampus. Deren Aktivierung führt zu einer langsamen Depolarisation und zur Unterstützung der Sekretion und propulsiven Motorik im Magen-Darm-Trakt. Agonisten an diesen Rezeptoren unterstützen daher die Darmpassage und werden fallweise bei Reizdarmsyndrom eingesetzt. Das Antiemetikum Metoclopramid besitzt neben seinen D_2-Rezeptor-blockierenden Eigenschaften auch agonistische Wirkung an 5-HT_4-Rezeptoren. Über die Bedeutung der verbliebenen Rezeptoren ist noch wenig bekannt, deren Beteiligung an psychischen Erkrankungen wird aber diskutiert.

Tab. 14.1 Einteilung, Ligandenselektivität, Signalwege und Funktionen der Serotoninrezeptoren

Rezeptor	Ionotrop/metabotrop	Signalweg	Agonisten	Antagonisten	Funktion
5-$HT_{1A,B,D,E,F}$	metabotrop	G_i, Hyperpolarisation	5-HT, Azaspirone, Triptane	Spiperon	Stimmung, Affekt, Vasokonstriktion
5-$HT_{2A,B,C}$	metabotrop	Gq, PLC	5-HT, LSD, Ecstasy	Ketanserin, Ritanserin, atypische Antipsychotika	Schlaf, Träume, Angst, Vasokonstriktion, Plättchenaggregation
5-HT_3	ionotrop	Na^+-, K^+-, Ca^{2+}-Strom	5-HT	Ondansetron, Granisetron	Erbrechen
5-HT_4	metabotrop	Gs	5-HT, Metoclopramid	–	gastrointestinale Peristaltik
5-$HT_{5A,B}$	metabotrop	Gi	5-HT, LSD	–	LSD-Wirkungen
5-HT_6, 5-HT_7	metabotrop	Gs	5-HT	–	unbekannt

PLC = Phospholipase C; LSD = Lysergsäurediethylamid

Weiterführende Literatur

Bockaert J, Claeysen S, Bécamel C, Dumuis A, Marin P (2006) Neuronal 5-HT metabotropic receptors: fine-tuning of their structure, signaling, and roles in synaptic modulation. Cell Tissue Res 326(2): 553–572

Gershon MD, Tack J (2007) The serotonin signaling system: from basic understanding to drug development for functional GI disorders. Gastroenterology 132(1): 397–414

Jensen AA, Davies PA, Bräuner-Osborne H, Krzywkowski K (2008) 3B but which 3B and that's just one of the questions: the heterogeneity of human 5-HT3 receptors. Trends Pharmacol Sci 29(9): 437–444

Dopaminerge Systeme

S. Böhm

M. Freissmuth et al., *Pharmakologie und Toxikologie*,
DOI 10.1007/978-3-662-46689-6_15, © Springer-Verlag Berlin Heidelberg 2016

Dieses Kapitel gibt einen kurzen Überblick über die Verteilung dopaminerger Zellen und über deren wichtigste Funktionen. Als Angriffspunkte für Arzneimittel oder Gifte dienen synthetisierende und degradierende Enzyme, Transportproteine in der Plasma- bzw. Vesikelmembran sowie prä- und postsynaptische Rezeptoren für Dopamin.

Lernziele

Dopaminerge Zellen
- Verteilung und Funktion
- Präsynaptische Mechanismen
- Postsynapische Mechanismen

15.1   Verteilung und Funktion

Dopamin liegt im ZNS in primär 3 neuronalen Kerngebieten des Mittel- und Zwischenhirns vor (◘ Abb. 15.1):

- **Tuberoinfundibuläres System:** Die sehr kurzen Projektionen ziehen vom Nucleus infundibularis, wo die Zellkörper liegen, in die Eminentia mediana, wo Dopamin aus den Axonendigungen in Richtung Pfortadersystem der Hypophyse abgegeben wird. Danach wirkt Dopamin humoral hemmend auf die Freisetzung zahlreicher Hypophysenhormone, insbesondere auf die Prolactinfreisetzung.
- **Nigrostriatales System:** Hier liegen die Nervenzellkörper in der Substantia nigra pars compacta. Die Namensgebung kommt von der Braunfärbung der Nervenzellkörper durch Neuromelanineinlagerungen. Die Axone ziehen vor allem in das dorsale Striatum (Nucleus caudatus und Putamen). In diesem System wird die sog. extrapyramidale Komponente der Motorik koordiniert. Der Verlust von Dopamin im Striatum liegt der Symptomatik des Morbus Parkinson zugrunde.
- **Mesolimbisch-mesocorticales Dopaminsystem:** Hier finden sich die neuronalen Somata im ventralen tegmentalen Areal (VTA). Die Axone ziehen einerseits in mehrere Cortexareale, insbesondere den präfrontalen Cortex (**mesocorticales System**), andererseits eher nach ventral insbesondere in Richtung Nucleus accumbens, Amygdala und Hippocampus, aber auch in Richtung Habenula, Septum und Stria terminalis (**mesolimbisches System**).

Das mesocorticale System ist an der Verarbeitung von Wahrnehmungen und Gedanken beteiligt. Das mesolimbische System wird im Rahmen lustvoller Erfahrungen aktiviert, z. B. bei Nahrungsaufnahme. Die Freisetzung von Dopamin aus diesem System wird aber auch verstärkt, wenn Abhängigkeit erzeugende Substanzen verabreicht werden, wie z. B. Nikotin, Cocain oder Heroin. Im Rahmen einer chronischen Abhängigkeit, hingegen, ist die Dopaminfreisetzung im mesolimbischen System reduziert. Im Tierexperiment kann man die Freisetzung von Dopamin aus diesem System auch durch Elektrostimulation regulieren. Wird den Tieren die Möglichkeit gegeben, durch Drücken eines Hebels eine solche Sti-

mulation selbst auszulösen, so bedienen die Tiere diesen Hebel immer wieder. Offenbar belohnen sie sich durch Drücken des Hebels: **dopaminerges Belohnungssystem**.

15.2   Präsynaptische Mechanismen

Dopamin bildet gemeinsam mit Adrenalin und Noradrenalin die Gruppe der **Catecholamine**. Diese gehören ihrerseits (gemeinsam mit Serotonin und Histamin) zur Gruppe der **biogenen Amine** und unterliegen einer gemeinsamen Synthesekette (► Kap. 10, ◘ Abb. 10.2). Dopamin wird aus Tyrosin gebildet, das durch Tyrosinhydroxylase zu Dihydroxyphenylalanin (DOPA) wird, das dann durch die DOPA-Decarboxylase (aromatische L-Aminosäure-Decarboxylase) zu Dopamin decarboxyliert wird. Dopamin ist in dopaminergen Neuronen die Endstufe und wird durch vesikuläre Monoamintransporter in die Vesikel gebracht.

Durch Ca^{2+}-abhängige Exozytose gelangt vesikulär gespeichertes Dopamin in den Extrazellularraum und kann seine Wirkungen an den zugehörigen Rezeptoren entfalten (◘ Abb. 15.2). Diese Transmitterfreisetzung unterliegt, wie schon so oft erwähnt, der Kontrolle präsynaptischer Rezeptoren: Die präsynaptischen Autorezeptoren in dopaminergen Neuronen gehören alle in die Gruppe der **D_2-ähnlichen Rezeptoren** (◘ Tab. 15.1). Deren Aktivierung durch endogenes Dopamin schränkt die weitere Freisetzung ein. Werden hingegen D_2-Rezeptor-Antagonisten, wie z. B. Antipsychotika, eingesetzt, so führt die Blockade zu einer Steigerung der Dopaminfreisetzung.

Die Wirkung des extrazellulären Dopamins wird überwiegend durch Rückaufnahme in die präsynaptische Nervenendigung beendet. Dies wird durch den **plasmalemmalen**

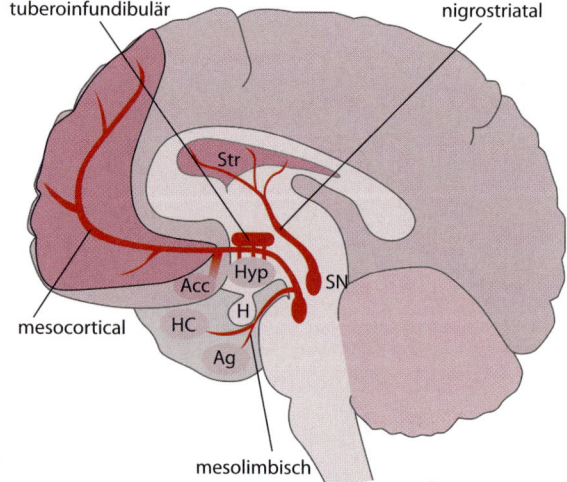

◘ **Abb. 15.1 Dopaminerge Systeme im Gehirn.** Die großen dopaminergen Kerngebiete und deren Projektionen sind rot dargestellt. Ag = Amygdala; Acc = Nucleus accumbens; H = Hypophyse; HC = Hippocampus; Hyp = Hypothalamus; SN = Substantia nigra; Str = Striatum

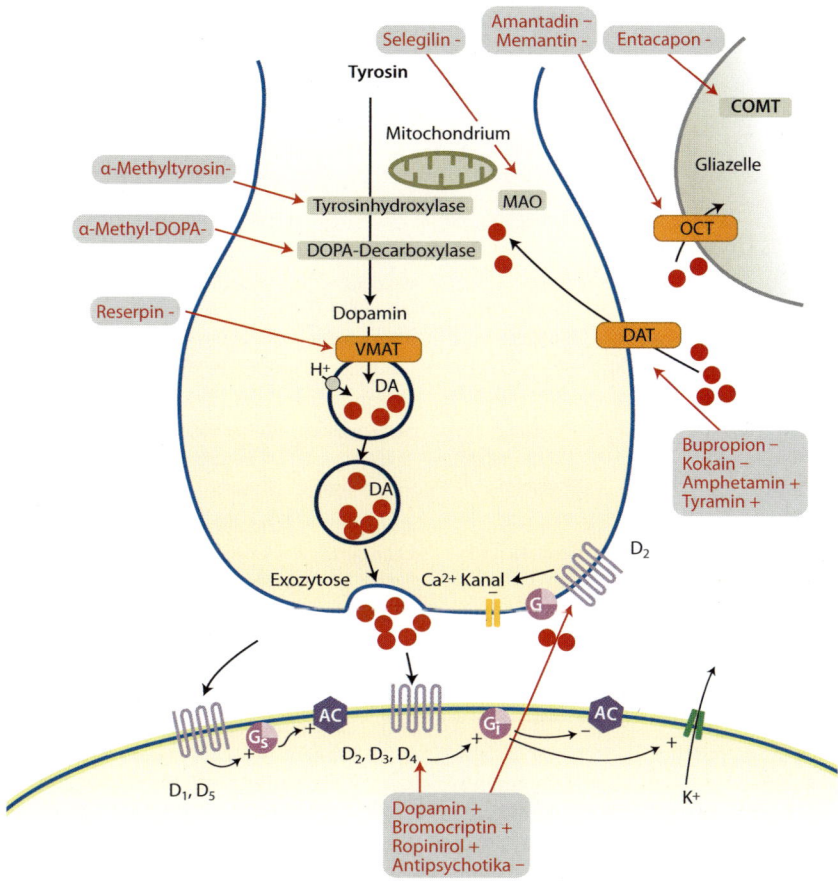

■ **Abb. 15.2 Dopaminerge Synapse.** Synthese, vesikuläre Speicherung, Freisetzung, Wirkung an prä- und postsynaptischen Rezeptoren, Wiederaufnahme und Metabolismus von Dopamin sowie die an den einzelnen Schritten ansetzenden Wirkstoffe

DA   = Dopamin   MAO = Monoaminoxidase
VMAT = vesikulärer Monoamintransporter   COMT = Catechol-O-Methyltransferase
OCT = organischer Kationentransporter
+   = Aktivierung
–   = Hemmung

Dopamintransporter vermittelt. An diesem Membranprotein greifen zahlreiche Wirkstoffe an.

- Ein Hemmer des Dopamintransporters ist **Bupropion,** das antidepressive Wirkungen hat und auch in der Raucherentwöhnungstherapie zum Einsatz kommt.
- **Cocain** hemmt ebenfalls die Rückaufnahme durch den Dopamintransporter, blockiert aber gleichzeitig auch Noradrenalin- und Serotonintransporter.
- **Amphetamine** sind Substrate des Dopamintransporters (sowie des Noradrenalin- und Serotonintransporters). Gelangen sie über die Transporter ins Zellinnere, wird gleichzeitig Dopamin auf nichtexozytotische Weise freigesetzt.

Das im Zytosol der Präsynapse angelangte Dopamin wird über vesikuläre Monoamintransporter in Vesikel verlagert, oder über Monoaminoxidasen verstoffwechselt. Der entstehende Aldehyd wird dann über Dihydroxyphenylessigsäure zu Vanillinmandelsäure metabolisiert (■ Abb. 10.2).

Aus dem extrazellulären Bereich wird Dopamin nicht nur über Dopamintransporter entfernt, sondern auch durch **organische Kationentransporter** (OCT). Diese schaffen Dopamin in Gliazellen, wo es durch Catechol-O-Methyltransferasen (COMT) zu Methoxytyramin abgebaut wird. Organische Kationentransporter lassen sich z. B. durch Amantadin und Memantin blockieren, 2 Wirkstoffe, die in der Therapie des Morbus Parkinson Einsatz finden. Für Catechol-O-Methyltransferasen gibt es auch spezifische Inhibitoren, wie z. B. Entacapon.

Monoaminoxidasen (MAO) kommen in 2 Formen vor, MAO-A und MAO-B. Über MAO-B wird u. a. Dopamin metabolisiert, nicht aber Adrenalin und Noradrenalin, die primär über MAO-A abgebaut werden. Selektive MAO-B-Hemmer, wie z. B. Selegilin, können daher selektiv in den Metabolismus von Dopamin eingreifen.

◘ Tab. 15.1 Einteilung, Ligandenselektivität, Gewebeverteilung und Funktionen der Dopaminrezeptoren

Subfamilie	Rezeptor	Signalkaskade	Agonist	Antagonist	Gewebe	Funktion
D_1-ähnlich	D_1	Gs, Ca^{2+}-Anstieg	Dopamin, Dihydrexidin	SCH23390	Basalganglien, Cortex, Retina, Gefäßmuskulatur	neuronale Erregung, Vasodilatation
	D_5	Gs, Ca^{2+}-Anstieg	Dopamin		Hippocampus, Thalamus, Hypothalamus	neuronale Erregung
D_2-ähnlich	D_2	Gi, Ca^{2+}-Anstieg	Dopamin, Bromocriptin, Ropinirol	Sulpirid, Amisulprid, Haloperidol	Striatum, Substantia nigra pars compacta, Hypophyse; Chemorezeptoren-Triggerzone	neuronale Dämpfung/ Erregung, extrapyramidale Motorik, Hemmung der Hormonsekretion; Übelkeit/Erbrechen
	D_3	Gi	Dopamin, Bromocriptin, Ropinirol	Haloperidol, Sulpirid, Amisulprid	Tuberculum olfactorium, n. accumbens, Hypothalamus	neuronale Dämpfung
	D_4	Gi	Dopamin, Bromocriptin	Clozapin, Olanzapin	frontaler Cortex, Amygdala, Medulla oblongata	neuronale Dämpfung

15.3   Postsynaptische Mechanismen

Dopamin greift nach präsynaptischer Freisetzung an einer Familie von 5 verschiedenen postsynaptischen Rezeptoren an. Diese sind alle G-Protein-gekoppelte Rezeptoren und werden in 2 Gruppen unterteilt: **D_1- und D_2-ähnliche Rezeptoren** (◘ Tab. 15.1):

 In der Gruppe der **D_1-ähnlichen Rezeptoren** sind 2 Vertreter enthalten: D_1- und D_5-Rezeptoren. Beide koppeln an heterotrimere G-Proteine der Familie Gs und vermitteln somit eine Stimulation von Adenylylzyklasen. Interessanterweise können diese Rezeptoren aber auch über andere interagierende Proteine an intrazellulären Ca^{2+}-Speichern angreifen und zur deutlichen Erhöhung der intrazellulären Ca^{2+}-Konzentration führen. D_1-Rezeptoren finden sich auch außerhalb des ZNS, insbesondere in der glatten Muskulatur von Gefäßen. Dort vermitteln sie auf denselben Signalwegen wie β_2-Adrenozeptoren eine Vasodilatation.

 In der Gruppe der **D_2-ähnlichen Rezeptoren** sind 3 Vertreter enthalten: D_2, D_3, und D_4. Diese Rezeptoren koppeln an Proteine der Familie Gi, über die sie die Öffnung von K^+-Kanälen und somit Hyperpolarisationen veranlassen können bzw. die Schließung von Ca^{2+}-Kanälen und dadurch eine Verringerung der Transmitterfreisetzung.

   Die **D_2-Rezeptoren** sind im **nigrostriatalen System** von größter Bedeutung, wo deren Funktion den regulären Ablauf der extrapyramidalen Motorik garantiert. Blockade dieser Rezeptoren induziert daher Symptome eines Morbus Parkinson (Akinese, Rigor, Tremor) und diese wird vor allem unter der Therapie mit Antipsychotika (z. B. Haloperidol) beobachtet. Umgekehrt kann die Anwendung von D_2-Rezeptor-Agonisten (z. B. Ropinirol) die Symptomatik einer Parkinson-Erkrankung abschwächen. Diese Rezeptoren sind auch in der Hypophyse in großer Menge vorhanden. Ihre Blockade führt daher zu Hyperprolaktinämie, während Agonisten die Prolaktinsekretion hemmen und so z. B. zur Unterstützung des Abstillens verwendet werden können.

 D_4-Rezeptoren finden sich gemeinsam mit D_1-Rezeptoren im frontalen Cortex und man vermutet daher eine Beteiligung beider an Wahrnehmungsvorgängen und kognitiven Leistungen.

Weiterführende Literatur

Holmes A, Lachowicz JE, Sibley DR (2004) Phenotypic analysis of dopamine receptor knockout mice; recent insights into the functional specificity of dopamine receptor subtypes. Neuropharmacology 47(8): 1117–1134

Savica R, Benarroch EE (2014) Dopamine receptor signaling in the forebrain: recent insights and clinical implications. Neurology 19;83(8): 758–767

15

Histaminerge Systeme

S. Böhm

M. Freissmuth et al., *Pharmakologie und Toxikologie*,
DOI 10.1007/978-3-662-46689-6_16, © Springer-Verlag Berlin Heidelberg 2016

Dieses Kapitel gibt einen kurzen Überblick über die Verteilung histaminerger Zellen und über deren wichtigste Funktionen. Als Angriffspunkte für Arzneimittel dienen die verschiedenen Rezeptoren für Histamin bzw. die Aktivierung von Mastzellen.

Lernziele

Histaminerge Zellen

— Verteilung und Funktion
— Präsynaptische Mechanismen, Synthese, Freisetzung, Metabolisierung
— Postsynaptische Mechanismen und Rezeptoren

16.1   Verteilung und Funktion

Wie zuvor für Serotonin beschrieben, befindet sich auch die Hauptmenge des Histamins außerhalb des Nervensystems, und zwar besonders in **Mastzellen, basophilen Granulozyten** und Thrombozyten. Selbst innerhalb des **ZNS** ist ein wesentlicher Anteil nicht in histaminergen Nervenzellen enthalten, sondern ebenfalls im Mastzellen und Leukozyten.

Histaminerge Nervenzellkörper befinden sich im Wesentlichen im posterioren Hypothalamus im tuberomamillären Kern (◘ Abb. 16.1). Von dort ziehen die Axone durch das mediale Vorderhirnbündel in Richtung Cortex, Hippocampus, Amygdala, Septum, Striatum, Bulbus olfactorius, und Interstitialkern der Stria terminalis. Daneben wird noch der Thalamus innerviert und es gibt ins Rückenmark absteigende Bahnen.

Als hypothalamischer Transmitter hat Histamin Aufgaben wie **Wärmeregulation, Kontrolle der hypophysären Hormonausschüttung**, Regulation des **Schlaf-Wach-Zyklus** und der **Nahrungsaufnahme,** es ist aber auch von Bedeutung für Lernprozesse und Aufmerksamkeit.

In der Peripherie bewirkt Histamin **Blutdruckabfall** mit reflektorischer Tachykardie. Weitere Konsequenzen der Vasodilatation sind Histaminkopfschmerz und Flush-Symptomatik mit Rötung in der oberen Körperhälfte. Histamin verursacht **Kontraktion** in glatten Muskelzellen **in Darm, Uterus** und **Bronchien.** Die Bronchialmuskulatur chronischer Asthmapatienten kann gegenüber Histamin besonders sensibilisiert sein. Darüber hinaus ist Histamin an der Regulation der **Magensäuresekretion** beteiligt (► Kap. 45).

16.2   Präsynaptische Mechanismen, Synthese, Freisetzung, Metabolisierung

Histamin ist ebenfalls ein biogenes Amin, das aus der Aminosäure **L-Histidin** synthetisiert wird. Das verantwortliche Enzym für diesen einzigen Syntheseschritt ist die Histidindecarboxylase (◘ Abb. 16.2). Alle Gewebe, in denen sich Histamin findet, sind zur selbstständigen Synthese in der Lage. Und in allen Zellen wird Histamin in **Granula** bzw. in synaptischen Vesikeln gespeichert.

Vesikulär gespeichertes Histamin wird im **Nervensystem** aktivitätsabhängig durch Ca^{2+}-abhängige Exozytose freigesetzt. Diese steht unter der Kontrolle präsynaptischer Rezeptoren. Präsynaptische Autorezeptoren für Histamin sind H_3-Rezeptoren und vermitteln ausschließlich Autoinhibition.

In **peripheren Geweben** wird Histamin durch Aktivierung von Gewebemastzellen freigesetzt. Dies findet insbesondere im Rahmen **allergischer Reaktionen** vom Typ I statt. Grundlage hierfür ist die Bindung von Antigen an IgE-Antikörper, die über Fcε-Rezeptoren auf den Mastzellen verankert sind. **Mastzellaktivierung** und nachfolgende Histaminliberation kann aber auch durch Anaphylatoxine vermittelt werden.

Zuletzt müssen mehrere körperfremde Stoffe erwähnt werden, die ebenfalls zur Mastzellaktivierung führen können. Dazu zählen Bienen- und Wespengifte (z. B. Mastoparan), Muskelrelaxanzien (z. B. [+]-Tubocurarin, Suxamethonium, Alcuronium), Analgetika (z B. Morphin), Polymyxin B und Chloroquin.

Die Mastzellaktivierung und die daraus resultierende Freisetzung von Histamin kann durch einige Substanzen wie **Cromoglicinsäure** oder **Nedocromil** gehemmt werden. Diese reduzieren die durch Histamin vermittelten Effekte allergischer Reaktionen (► Kap. 24).

Freigesetztes Histamin wird durch organische Kationentransporter in die Zellen gebracht, die diese Proteine exprimieren. Diese transmembranäre Aufnahme ist überwiegend gefolgt vom **Metabolismus des Histamins**:

— Der wichtigere Abbauweg (◘ Abb. 16.2 *rechts*) involviert eine Ringmethylierung durch eine N-Methyltransferase zu N-Methylhistamin, gefolgt von einer Umwandlung zu N-Methylimidazolacetaldehyd durch Monoaminoxidasen (MAO) und zu N-Methylimidazolylessigsäure durch eine Aldehyddehydrogenase.

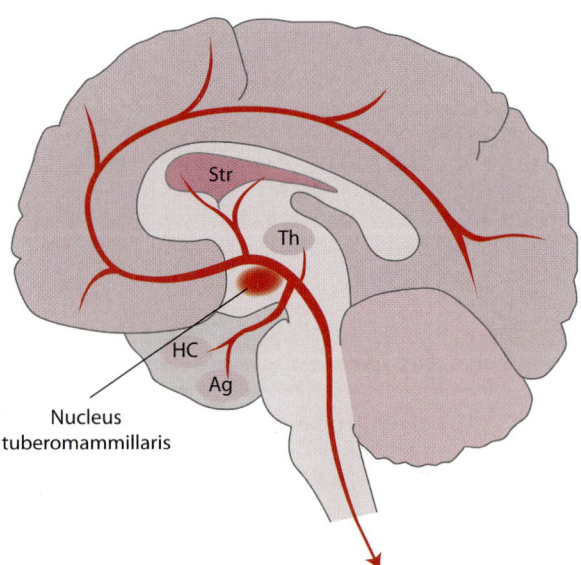

◘ **Abb. 16.1 Histaminerge Systeme im ZNS.** Die größten histaminergen Kerngebiete und deren Projektionen sind in rot dargestellt. Ag, Amygdala; HC, Hippocampus, Th, Thalamus; Str, Striatum

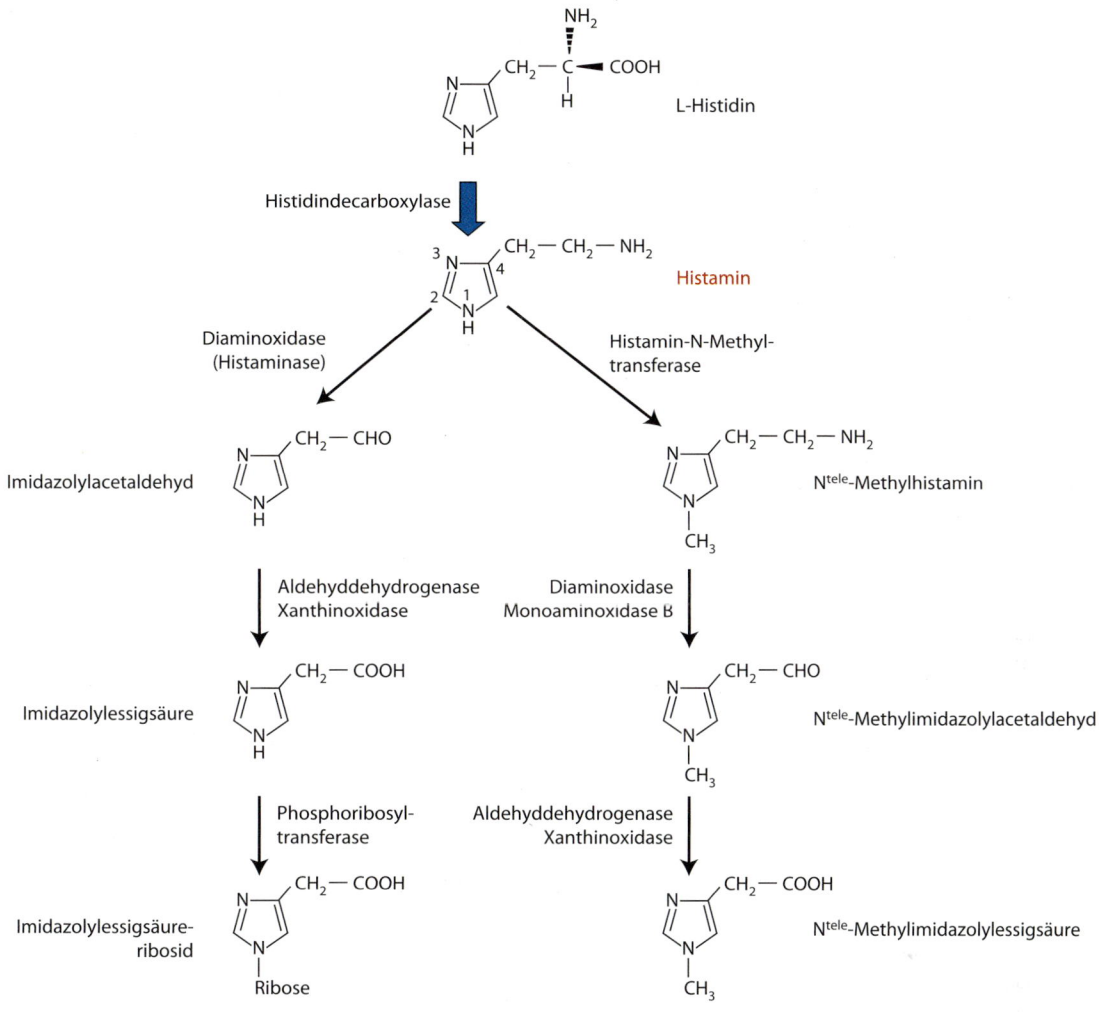

🔲 **Abb. 16.2 Biosynthese und Metabolismus von Histamin**

━━ Parallel kann Histamin durch Diaminoxidasen oxidativ desaminiert werden zu Imidazolacetaldehyd und weiter über Aldehyddehydrogenase zu Imidazolylessigsäure, die dann mittels Phosphoribosyltransferase an Ribose gekoppelt wird (🔲 Abb. 16.2 *links*).

16.3 Postsynaptische Mechanismen und Rezeptoren

Nach Freisetzung aus Neuronen oder nichtneuronalen Zellen entfaltet Histamin seine Wirkung ausschließlich an metabotropen Rezeptoren. Es gibt **4 Rezeptortypen H₁- bis H₄**. Diese zeigen die typischen Strukturen G-Protein-gekoppelter Rezeptoren und verwenden entsprechende Signalkaskaden (🔲 Tab. 16.1).

Histamin verursacht deutliche Kontraktionen glattmuskulärer Zellen, insbesondere in Darm und Bronchien; diese Effekte werden über **H₁-Rezeptoren** vermittelt. Wie andere G-Protein-gekoppelte Rezeptoren, die Kontraktion glatter Muskelzellen induzieren, koppeln H_1-Rezeptoren an Gq-Typ-G-Proteine und verursachen somit einen Anstieg der intrazellulären Ca^{2+}-Konzentration. Daneben führt die Aktivierung von H_1-Rezeptoren auch zu Übelkeit und Erbrechen sowie zur Adrenalinausschüttung im Nebennierenmark. An Endothelzellen verursacht die Aktivierung von H_1-Rezeptoren einerseits eine Retraktion derselben, was eine Erhöhung der Gefäßpermeabilität zur Folge hat, andererseits die Freisetzung von NO, wodurch es zur ausgeprägten Vasodilatation kommt. Die H_1-Rezeptoren vermitteln also alle Phänomene, die dem Histamin in **allergischen Reaktionen** zugeschrieben werden können. Daher sind selektive H_1-Antagonisten in therapeutischem Einsatz als Antiallergika (▶ Kap. 24). Im ZNS fördert die Aktivierung von H_1-Rezeptoren die Aufmerksamkeit und unterstützt den Wachzustand. Deshalb verursachen H_1-Antagonisten, die durch die Blut-Hirn-Schranke ins ZNS eindringen, deutliche Sedation und können auch als Hypnotika verwendet werden.

◻ **Tab. 16.1** Einteilung und Merkmale wie Ligandenselektivität, Signalwege und Funktionen der Histaminrezeptoren

Rezeptor	Signalweg	Agonisten	Antagonisten	Funktion
H_1	Gq	Histamin	Pheniramin	Darm- und Bronchialkonstriktion, endotheliale NO-Freisetzung, erhöhte Gefäßpermeabilität, Weckreaktion, Wachzustand, Hemmung der Nahrungsaufnahme
H_2	Gs	Histamin, Dimaprit	Ranitidin, Famotidin	Magensaftsekretion, Tachykardie und positive Inotropie, Vasodilatation, Hemmung der Histaminfreisetzung aus Mastzellen
H_3	Gi	Histamin	Thioperamid	Autoinhibition der Histaminfreisetzung im Nervensystem
H_4	Gi	Histamin	Thioperamid	Chemotaxis eosinophiler Granulozyten

Zur Vasodilatation unter Histamin tragen auch **H_2-Rezeptoren** bei, die diese aber durch direkten Angriff an der Gefäßmuskulatur bewerkstelligen. Wie andere vasodilatierend wirkende G-Protein-gekoppelte Rezeptoren aktivieren H_2-Rezeptoren G_s-Proteine. Über diese Signalkaskade kommt es auch zu Tachykardie, positiver Inotropie, und als prominentester Effekt zur Steigerung der Magensaftsekretion. Antagonisten an H_2-Rezeptoren (z. B. Ranitidin, Famotidin) können daher therapeutisch zur Senkung der Säuresekretion aus den Belegzellen der Magenschleimhaut eingesetzt werden (▶ Kap. 45). Darüber hinaus vermitteln H_2-Rezeptoren in Mastzellen eine Autoinhibition der Histaminfreisetzung, während derselbe Effekt im ZNS von **H_3-Rezeptoren** getragen wird.

Weiterführende Literatur

Haas HL, Sergeeva OA, Selbach O (2008) Histamine in the nervous system. Physiol Rev 88(3): 1183–1241

Neumann D, Schneider EH, Seifert R (2014) Analysis of histamine receptor knockout mice in models of inflammation. J Pharmacol Exp Ther 348(1): 2–11

Seifert R, Strasser A, Schneider EH, Neumann D, Dove S, Buschauer A (2013) Molecular and cellular analysis of human histamine receptor subtypes. Trends Pharmacol Sci 34(1): 33–58

Thurmond RL, Gelfand EW, Dunford PJ (2008) The role of histamine H1 and H4 receptors in allergic inflammation: The search for new antihistamines. Nat Rev Drug Discov 7: 41–53

16

Purinerge Systeme

S. Böhm

M. Freissmuth et al., *Pharmakologie und Toxikologie*,
DOI 10.1007/978-3-662-46689-6_17, © Springer-Verlag Berlin Heidelberg 2016

Dieses Kapitel gibt einen kurzen Überblick über die Verteilung purinerger Zellen und deren wichtigste Funktionen. Als Angriffspunkte für Arzneimittel dienen die verschiedenen Rezeptoren und Enzyme für Nukleoside bzw. Nukleotide.

Lernziele
Purinerge Zellen
- Verteilung und Funktion
- Präsynaptische Mechanismen
- Postsynaptische Mechanismen und Rezeptoren

17.1   Verteilung und Funktion

ATP ist der **Energieträger** aller Zellen eines menschlichen Organismus, aber nicht nur das: ATP wird auch in Vesikeln zahlreicher Nervenzellen gespeichert und als Neurotransmitter und/oder -modulator eingesetzt. Nervenzellen verwenden aber ATP nicht als alleinigen Transmitter, sondern als **Co-Transmitter** zu mindestens einer anderen Transmittersubstanz. Bekanntestes Beispiel hierfür ist das sympathische Nervensystem, wo ATP sowohl zur ganglionären Transmission (gemeinsam mit Acetylcholin) als auch zur Neuroeffektortransmission im Zielorgan (gemeinsam mit Noradrenalin) beiträgt. Aber nicht nur im Sympathikus, auch im Parasympathikus, im enteralen und nicht zuletzt im ZNS ist ATP ein Neurotransmitter. Es gibt auch Hinweise darauf, dass neben ATP auch andere Nukleotide gespeichert werden, z. B. ADP, aber auch UTP und GTP, und auch diese können in Zielorganen Effekte ausüben.

Da wenigstens ATP ubiquitär vorkommt, kann man aus dessen Verteilung keine Schlüsse auf mögliche funktionelle Bedeutungen ziehen. Es gibt aber einige Funktionen, die sich zumindest teilweise einer **Signalübertragung durch extrazelluläre Nukleotide** zuschreiben lassen: das Schmerzempfinden, die Funktionalität des Urogenitalsystems und die Koordination der zentralen Kreislaufregulation. Vermutlich werden weitere Beispiele hinzukommen.

17.2   Präsynaptische Mechanismen

> **ATP wird in allen Zellen als Energieträger eingesetzt und daher in allen Zellen gebildet, und zwar im Rahmen der oxidativen Phosphorylierung in den Mitochondrien.**

In Nervenzellen kann ATP hernach über einen **Transportmechanismus in Vesikel** gebracht werden. Aus diesen wird es dann aktivitätsabhängig durch Ca^{2+}-abhängige Exozytose freigesetzt. Auch diese exozytotische ATP-Freisetzung steht unter der Kontrolle präsynaptischer Rezeptoren, deren Identität aber noch nicht restlos geklärt ist. Wie für Acetylcholin beschrieben (▶ Kap. 11), gibt es hier sowohl stimulierende ionotrope als auch hemmende metabotrope präsynaptische Autorezeptoren.

Nukleotide wie ATP und ADP werden aber nicht nur exozytotisch freigesetzt, sondern können auch im Rahmen jegli-

☐ **Abb. 17.1 Metabolismus von ATP und involvierte Enzyme**

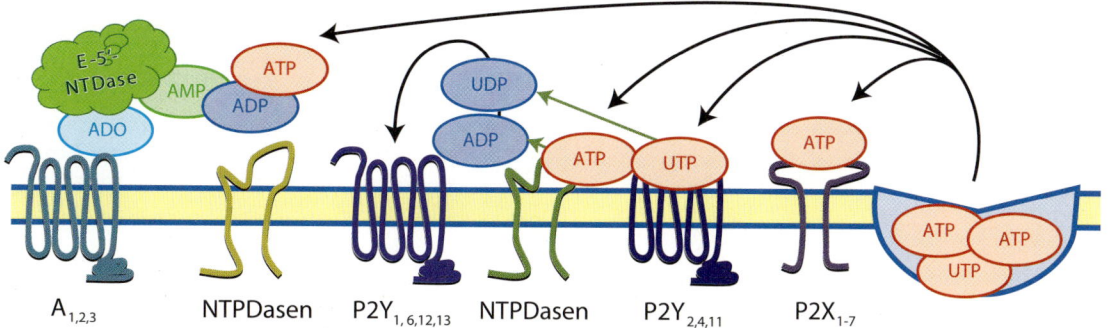

Abb. 17.2 Zusammenspiel von Nukleotidfreisetzung, Nukleotidabbau und Rezeptoraktivierung. Nukleotide werden exozytotisch oder nichtexozytotisch in den Extrazellularraum abgegeben. Danach kann ATP ionotrope P2X-Rezeptoren und metabotrope $P2Y_{2,11}$-Rezeptoren aktivieren. UTP kann $P2Y_{2,4}$-Rezeptoren aktivieren. Über Ecto-Nukleosid-Triphosphat-Diphosphohydrolasen (NTPDasen) oder Ecto-Nukleotid-Pyrophosphatase/Diphosphohydrolasen bzw. alkalische Phosphatase können die Nukleosidtriphosphate zu -diphosphaten hydrolysiert werden. Danach kann ADP $P2Y_{1,12,13}$-Rezeptoren und UDP $P2Y_6$-Rezeptoren aktivieren. Nach neuerlicher Hydrolyse durch die oben genannten Enzyme entsteht AMP, das schließlich durch Ecto-5'-Nukleotidase (E-5'-NTDase) oder alkalische Phosphatase zu Adenosin metabolisiert wird, welches dann an Adenosinrezeptoren angreift

chen Zelltods in den extrazellulären Bereich gelangen. Daneben gibt es noch wenigstens einen weiteren Weg der nichtexozytotischen, aktivitätsunabhängigen Nukleotidfreisetzung, der aber noch nicht restlos aufgeklärt ist.

Freigesetztes ATP wird durch eine Familie von Enzymen schnell in Richtung **Adenosin** degradiert (Abb. 17.1). Je nachdem welche Enzyme den Abbau übernehmen, entstehen ADP und/oder AMP. Adenosin greift dann an eigenen Rezeptoren an (Abb. 17.2). Es gibt sowohl hemmende als auch stimulierende präsynaptische Adenosinrezeptoren. Beeinflussen diese Rezeptoren die Freisetzung von ATP, so liegt eine Autostimulation bzw. Autoinhibition vor. Adenosin steht dann zur zellulären Aufnahme zur Verfügung oder kann auch extrazellulär durch Adenosindesaminase zu Inosin umgewandelt werden. Es wird durch einen von mehreren verschiedenen plasmalemmalen Nukleosidtransportern in Zellen transportiert und dort durch Adenosinkinase phosphoryliert oder durch Adenosindesaminase desaminiert. Letztere kann durch Pentostatin blockiert werden.

17.3 Postsynaptische Mechanismen und Rezeptoren

Nach Freisetzung aus Neuronen oder nichtneuronalen Zellen entfalten Nukleotide oder die entstehenden Nukleoside ihre Wirkungen über Vertreter der Familie von **Purin-** und **Pyrimidinrezeptoren**, die daher als **P-Rezeptoren** bezeichnet werden (Abb. 17.2, Tab. 17.1). Um zwischen Rezeptoren für Nukleotide und Nukleoside zu differenzieren, unterscheidet man zunächst P1- und P2-Rezeptoren:

- **P1-Rezeptoren** sind Bindungsstellen für das Nukleosid Adenosin und werden daher auch Adenosinrezeptoren genannt. Diese sind allesamt metabotrop und signalisieren hauptsächlich über heterotrimere G-Proteine. Man kennt die 3 Untergruppen von **Adenosinrezeptoren A_1–A_3.**

- **P2-Rezeptoren** sind die Bindungsstellen für Nukleotide. Hier gibt es sowohl ionotrope als auch metabotrope Rezeptoren; die **ionotropen** werden als **P2X** bezeichnet, die **metabotropen** als **P2Y.** P2X-Rezeptoren sind so wie andere ionotrope Rezeptoren aus mehreren Untereinheiten aufgebaut, in diesem Fall aus 3 pro funktionellem Rezeptor. Insgesamt gibt es 7 unterschiedliche P2X-Rezeptoruntereinheiten, die sowohl homomere als auch heteromere Rezeptoren bilden können (Tab. 17.1).

Alle Adenosinrezeptoren, die P2X-Rezeptoren und viele der P2Y-Rezeptoren sind im ZNS relativ weit verbreitet:

Während A_1-Rezeptoren im Nervensystem (und im Herzen) über Gi-Proteine eine generell dämpfende Wirkung ausüben, führt die Aktivierung der P2X- und der meisten P2Y-Rezeptoren zur Steigerung der neuronalen Erregbarkeit, wenn nicht sogar zu exzitatorischer Neurotransmission. Besonders hervorgehoben seien die $P2X_3$-Rezeptoruntereinheit, die für das Schmerzempfinden von besonderer Bedeutung ist, sowie $P2X_1$, die in der Sympatho-Effektor-Transmission involviert ist. A_{2A}-Rezeptoren finden sich einerseits auf Zellen des Immunsystems; dort vermittelt deren Aktivierung eine antiinflammatorische Wirkung; A_{2B}-Rezeptoren hingegen üben proinflammatorische Wirkungen aus. A_{2A}-Rezeptoren finden sich andererseits im ZNS, und zwar im Striatum, wo sie u. a. mit Dopaminrezeptoren direkt interagieren können und so zu funktionellen Gegenspielern werden. In diesem Sinne verbessern A_{2A}-Rezeptor-Antagonisten die Symptomatik eines Morbus Parkinson.

Unter den P2Y-Rezeptoren seien $P2Y_1$ und $P2Y_{12}$ gesondert erwähnt, da ihre Aktivierung in der Plättchenaggregation von Bedeutung ist. Tatsächlich sind die antithrombotisch wirksamen Thienopyridine (Ticlopidin, Clopidogrel) Antagonisten an $P2Y_{12}$-Rezeptoren. Daneben sind P2Y-Rezeptoren an der Regulation der epithelialen Sekretion beteiligt sowie an der Immunabwehr (Abb. 17.2).

◘ Tab. 17.1 Einteilung und Charakteristika wie Ligandenselektivität, Gewebeverteilung und Funktionen der Purinrezeptoren

Familie	Rezeptor	Signalweg	Agonisten	Antagonisten	Gewebe	Funktion
P1	A_1	Gi	Adenosin	Methylxanthine	ZNS und PNS, Herz, glatte Muskulatur, Niere, Plättchen	zentrale Dämpfung, Herzaktion, Schmerzempfindung
	$A_{2A/B}$	Gs	Adenosin	Methylxanthine	ZNS, Herz, Lunge, Immunsystem	Entzündung, Immunabwehr, Wundheilung, extrapyramidale Motorik
	A_3	Gi, Gq	Adenosin	Methylxanthine	ZNS, Herz, Leukozyten	Neuro- und Kardioprotektion, Entzündung, Immunabwehr
P2	$P2X_{1-7}$	Kationenstrom	ATP	Suramin	ZNS und PNS, glatte Muskulatur	Neurotransmission und -modulation, Schmerzempfindung
	$P2Y_{1,12,13}$	Gq ($P2Y_1$), Gi ($P2Y_{12,13}$)	ADP	Thienopyridine ($P2Y_{12}$)	ZNS und PNS, Herz, glatte Muskulatur, Niere, Plättchen	Plättchenaggregation, Vasokonstriktion
	$P2Y_{2,4}$	Gq	ATP ($P2Y_2$), UTP ($P2Y_{2,4}$), Denufosol ($P2Y_2$)	ATP ($P2Y_4$)	Epithelien (Bronchien, Darm), Endothelien, ZNS und PNS	Schleimsekretion, Vasodilatation, Cl^--Sekretion
	$P2Y_6$	Gq	UDP	Suramin	Epithelien, Immunzellen, Niere	NaCl-Sekretion
	$P2Y_{11}$	Gs, Gq	ATP		Milz, Darm, ZNS	Immunabwehr
	$P2Y_{14}$	Gi	UDP-Glucose		Immunzellen, Plazenta, Knochenmark	Immunabwehr

Weiterführende Literatur

Abbracchio MP, Burnstock G, Boeynaems JM, Barnard EA, Boyer JL, Kennedy C, Knight GE, Fumagalli M, Gachet C, Jacobson KA, Weisman GA (2006) International Union of Pharmacology LVIII: update on the P2Y G protein-coupled nucleotide receptors: from molecular mechanisms and pathophysiology to therapy. Pharmacol Rev 58(3): 281–341

Chen JF, Eltzschig HK, Fredholm BB (2013) Adenosine receptors as drug targets – what are the challenges? Nat Rev Drug Discov 12(4): 265–286

Hussl S, Boehm S (2006) Functions of neuronal P2Y receptors. Pflugers Arch 452(5): 538–551

Khakh BS, North RA (2006) P2X receptors as cell-surface ATP sensors in health and disease. Nature 442(7102): 527–532

Zimmermann H, Zebisch M, Sträter N (2012) Cellular function and molecular structure of ecto-nucleotidases. Purinergic Signal 8(3): 437–502

17

Eicosanoide

S. Offermanns

M. Freissmuth et al., *Pharmakologie und Toxikologie*,
DOI 10.1007/978-3-662-46689-6_18, © Springer-Verlag Berlin Heidelberg 2016

Eicosanoide sind eine Gruppe biologisch aktiver Lipidmediatoren, die sich in den meisten Fällen von der Arachidonsäure ableiten. Zu ihnen gehören Prostaglandine und Thromboxan A$_2$, die zusammen auch als Prostanoide bezeichnet werden, sowie die Leukotriene. Eicosanoide werden nicht in der Zelle gespeichert, sondern ad hoc nach Einwirkung physikalischer, chemischer oder hormonaler Stimuli in der Zelle über mehrere enzymatische Schritte gebildet und daraufhin freigesetzt. Sie spielen in nahezu jedem Gewebe eine wichtige Rolle und sind z. B. zentral in Entzündungs- und hämostatische Prozesse sowie die Regulation des Tonus glatter Muskeln involviert. Aufgrund dieser vielfältigen physiologischen Funktionen sind Eicosanoide auch pharmakologisch von Bedeutung. Viele wichtige Gruppen von Pharmaka, insbesondere die nichtsteroidalen Antiphlogistika sowie die meisten nichtopioiden Analgetika, wirken durch Inhibition der Prostanoidbildung.

18.1 Biosynthese und Abbau

Lernziele

Eicosanoide
- Bildung von Prostanoiden
- Bildung von Leukotrienen
- Weitere Arachidonsäuremetabolite
- Abbau von Eicosanoiden

Der entscheidende Schritt im Verlauf der Biosynthese von Eicosanoiden ist die **Freisetzung des Substrats Arachidonsäure** aus Phospholipiden der Zellmembran. Die Bildung von Arachidonsäure wird vor allem durch die **zytosolische Phospholipase A$_2$** (cPLA$_2$) katalysiert, die nach einem Anstieg der intrazellulären freien Ca^{2+}-Konzentration an die Zellmembran transloziert. Neben der für die akute Arachidonsäurefreisetzung wichtigen cPLA$_2$ existieren weitere PLA$_2$-Isoformen, die zum Teil bei chronischer Zellaktivierung induziert werden. Die durch PLA$_2$ freigesetzte Arachidonsäure wird relativ rasch durch verschiedene Enzymsysteme weiter metabolisiert, zu denen die **Cyclooxygenasen**, **Lipoxygenasen** sowie verschiedene **CYP-Enzyme** gehören. In der Regel stellt die Aktivierung der PLA$_2$-abhängigen Arachidonsäurefreisetzung den geschwindigkeitsbestimmenden Schritt im Verlauf der Eicosanoidbiosynthese dar.

18.1.1 Bildung von Prostanoiden

Die Synthese von Prostanoiden aus Arachidonsäure wird initial durch die **Cyclooxygenase** (COX) vermittelt, die Arachidonsäure über das zyklische Endoperoxid Prostaglandin G$_2$ (PGG$_2$), in den Vorläufer aller Prostanoide, das Prostaglandin H$_2$ (PGH$_2$), umwandelt (□ Abb. 18.1).

Es gibt 2 Isoformen der Cyclooxygenase, **COX-1** und **COX-2** (▶ Kap. 24): Während COX-1 konstitutiv in den meisten Zellen exprimiert wird, wird die Expression von COX-2 durch verschiedene humorale und mechanische Faktoren induziert. COX-2 wird darüber hinaus konstitutiv in verschiedenen Be-

reichen der Niere, im Gehirn sowie im Endothel der Blutgefäße exprimiert.

Das durch Cyclooxygenasen gebildete PGH$_2$ wird durch verschiedene Isomerasen und Synthasen zu den biologisch aktiven Prostanoiden **Prostaglandin E$_2$ (PGE$_2$)**, **Prostaglandin I$_2$ (Prostacyclin: PGI$_2$)**, **Prostaglandin D$_2$ (PGD$_2$)**, **Prostaglandin F$_{2\alpha}$ (PGF$_{2\alpha}$)** und **Thromboxan A$_2$ (TXA$_2$)** weiter metabolisiert. Welche der Prostanoide von einer Zelle synthetisiert werden, ist abhängig von der Expression der entsprechenden Prostanoidsynthasen.

Sehr viele Körperzellen sind in der Lage, PGE$_2$ zu bilden. Es sind 3 verschiedene **PGE$_2$-Synthasen** bekannt: 2 membranäre PGE$_2$-Synthasen, mPGES-1 und mPGES-2, sowie eine zytosolische Form (cPGES). Die PGE$_2$-Synthase mPGES-1 wird ähnlich wie COX-2 in verschiedenen Geweben durch diverse Stimuli induziert und liegt in den meisten Fällen assoziiert mit der COX-2 vor. Vermutlich metabolisiert mPGES-1 vornehmlich PGH$_2$, das zuvor durch die COX-2 generiert worden ist. Im Gegensatz zur mPGES-1 liegen cPGES und mPGES-2 konstitutiv in den meisten Geweben vor und sind nicht primär an die COX-2 gekoppelt. Besonders cPGES metabolisiert vornehmlich PGH$_2$, das durch die COX-1 generiert worden ist.

Die Bildung von PGD$_2$ erfolgt über 2 verschiedene **PGD$_2$-Synthasen**:
- Die hämatopoetische PGD$_2$-Synthase, H-PGDS, findet sich, wie der Name sagt, vornehmlich im hämatopoetischen System sowie im Immunsystem, und ist insbesondere in Mastzellen, TH2-Zellen sowie in der Mikroglia nachgewiesen worden.
- Die sog. Lipocalin-Typ-PGD$_2$-Synthase (L-PGDS) wird in ZNS, Herz und Hoden exprimiert.

Nach derzeitigem Kenntnisstand werden PGF$_{2\alpha}$, TXA$_2$ und PGI$_2$ durch jeweils eine spezifische Synthase gebildet. Während TXA$_2$- und PGF$_{2\alpha}$-Synthasen vornehmlich mit der COX-1 assoziiert sind, liegt die PGI$_2$-Synthase möglicherweise präferenziell zusammen mit COX-2 vor.

18.1.2 Bildung von Leukotrienen

Die Bildung von Leukotrienen (LT) wird durch die Umwandlung von Arachidonsäure über 5-Hydroxyperoxy-Eicosatetraensäure (5-HPETE) zu Leukotrien A$_4$ (LTA$_4$) durch das Enzym **5-Lipoxygenase** (5-LOX) vermittelt. 5-LOX wird besonders in Immunzellen exprimiert und transloziert nach deren Aktivierung an die nukleäre Membran, wo das Enzym mit dem integralen Membranprotein FLAP assoziiert. Dieser Komplex ist in der Lage, die Bildung von LTA$_4$ zu katalysieren. LTA$_4$ kann auf 2 Wegen weiter metabolisiert werden. Die LTA$_4$-Hydrolase führt zur Bildung des chemotaktisch aktiven Leukotriens **Leukotrien B$_4$ (LTB$_4$)**, während die LTC$_4$-Synthase reduziertes Glutathion an LTA$_4$ konjugiert, wodurch **Leukotrien C$_4$ (LTC$_4$)** entsteht. Durch Abspaltung eines Glutamatsowie eines Glycinrests durch extrazelluläre Enzyme kommt es zur Bildung von **Leukotrien D$_4$ (LTD$_4$)** und **Leukotrien E$_4$ (LTE$_4$)**. Diese auch als **Cysteinyl-Leukotriene** bezeichneten

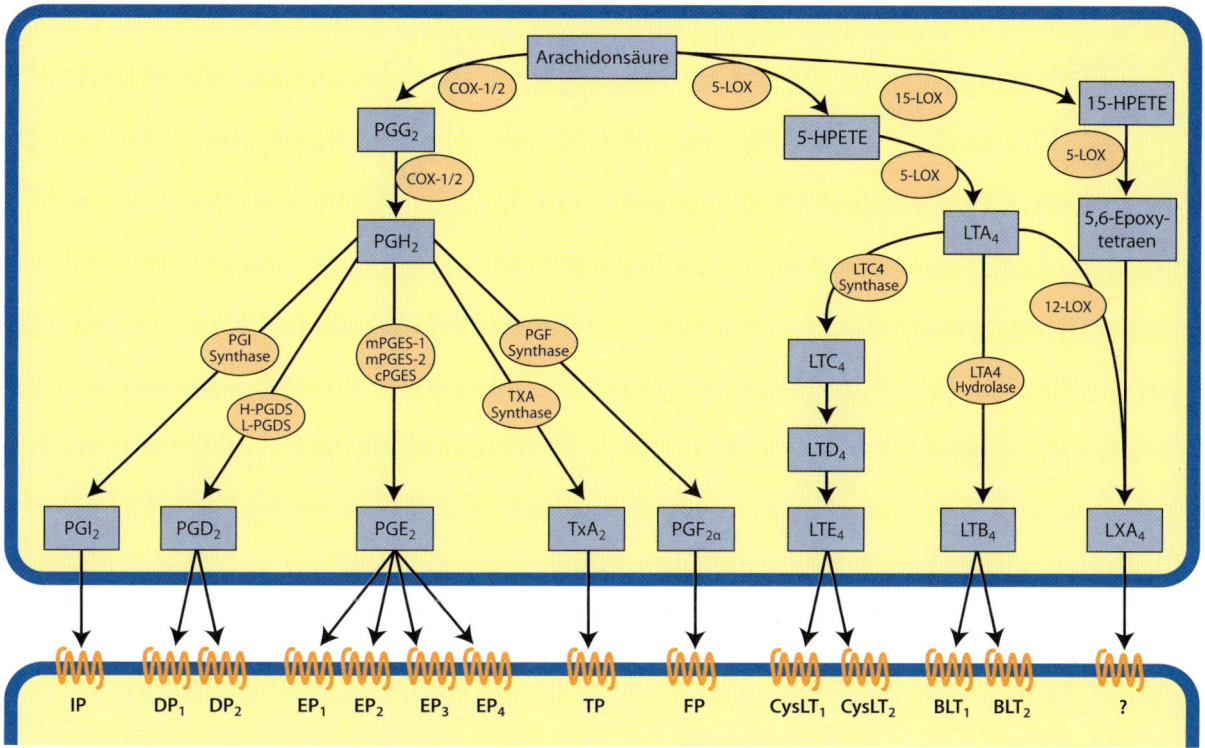

◻ **Abb. 18.1** Synthese einiger biologisch aktiver Eicosanoide

Substanzen waren lange Zeit als »Slow-Reacting Substance of Anaphylaxis« (SRS-A) bekannt.

18.1.3 Weitere Arachidonsäuremetaboliten

Neben den Prostanoiden und Leukotrienen wird eine Fülle weiterer biologisch aktiver Eicosanoide aus Arachidonsäure gebildet. Dazu gehören die Lipoxine **Lipoxin A₄ (LXA₄)** und **Lipoxin B₄ (LXB₄)**, denen eine Rolle bei der Beendigung von inflammatorischen Prozessen zugeschrieben wird. LXA₄ kann aus dem durch die 5-Lipoxygenase gebildetem LTA₄ entstehen. Dazu gelangt das in Leukozyten produzierte LTA₄ über einen transzellulären Mechanismus in Thrombozyten und wird dort durch die 12-Lipoxygenase in Lipoxin A₄ und Lipoxin B₄ umgewandelt. Alternativ können Lipoxine auch nach Bildung von 15(S)-HPETE durch die 5-Lipoxygenase gebildet werden.

Auch **Cytochrom-P450-Monooxygenasen** können Arachidonsäure weiter verstoffwechseln. So entstehen z. B. **Epoxyeicosatriensäuren** (**EET**), deren biologische Bedeutung noch unklar ist.

18.1.4 Abbau von Eicosanoiden

Typischerweise werden die meisten Eicosanoide nach ihrer Bildung relativ schnell binnen Sekunden oder Minuten inak-

tiviert, was ihre Wirkung auf die nähere Umgebung des Bildungsortes beschränkt. Einige Prostanoide wie TXA₂ zerfallen spontan mit einer Halbwertszeit von 30 Sekunden, andere werden sehr rasch durch spezifische Enzyme abgebaut. Prostanoide, die in die systemische Zirkulation gelangen, werden bei der ersten Passage der Lungenstrombahn nahezu vollständig abgebaut. Der wichtigste Initialschritt ist die Oxidation der OH-Gruppe in Position 15. LTC₄ wird zunächst zu LTE₄ umgewandelt, das daraufhin rasch weiter abgebaut wird. LTB₄ wird durch CYP4F umgewandelt und inaktiviert.

18.2 Wirkungen von Eicosanoiden

Lernziele

Übersicht: Wirkung der Eicosanoide
- PGE₂
- TXA₂ und PGI₂
- PGD₂
- PGF₂
- LTC₄/LTD₄
- LTB₄
- LXA₄

Die Eicosanoide üben ihre vielfältigen Wirkungen zum überwiegenden Teil durch Aktivierung von G-Protein-gekoppelten Rezeptoren aus. Während einige Eicosanoide wie TXA₂ oder PGI₂ lediglich über einen Rezeptor wirken, existieren für

Tab. 18.1 Bildungsorte, Rezeptoren und Wirkungen einiger biologisch aktiver Eicosanoide

Eicosanoide	Bildungsort	Rezeptor	Expression	Effektor	Wirkungen (Beispiele)
Prostanoide					
Thromboxan A_2 (TXA$_2$)	Thrombozyten, Makrophagen	TP	Thrombozyten, glatter Muskel	Gq/11/PLC↑ G12/13, RhoA	Thrombozytenaktivierung, Tonus glatter Muskeln ↑
Prostacyclin (PGI$_2$)	Gefäßendothel	IP	Thrombozyten, glatter Muskel, nozizeptive Neurone	Gs/AC↑	Thrombozytenhemmung, Tonus glatter Muskeln ↓
Prostaglandin E_2 (PGE$_2$)	weit verbreitet	EP$_1$	Niere, Lunge, Magen	Gq/11/PLC↑	Tonus glatter Muskeln ↑, gastrale HCO_3-Sekretion ↑
		EP$_2$	Uterus, Gefäße	Gs/AC↑	Vasodilatation
		EP$_3$	weit verbreitet	je nach Splice-Variante: Gs/AC↑ Gi/AC↓ Gq/11/PLC↑	Vermittlung der Fieberreaktion Steigerung des Uterustonus duodenale HCO_3-Sekretion ↑
		EP$_4$	weit verbreitet	Gs/AC↑	Offenhalten des Ductus arteriosus Botalli
Prostaglandin $F_{2\alpha}$ (PGF$_{2\alpha}$)	z. B. Uterus	FP	glatter Muskel, Corpus luteum	Gq/11/PLC↑	Tonus glatter Muskeln ↑
Prostaglandin D_2 (PGD$_2$)	Mastzellen, Gehirn	DP$_1$	Gefäße	Gs/AC↑	Tonus glatter Muskeln ↓
		DP$_2$	Monozyten, Basophile, Eosinophile	Gi/AC↓, PLC↑	Chemotaxis
Leukotriene					
Leukotrien B_4 (LTB$_4$)	Mastzellen, Makrophagen	BLT$_1$	Leukozyten, Milz, Thymus	G$_i$/AC↓	Chemotaxis
		BLT$_2$	weit verbreitet	G$_i$/AC↓ Gq/11/PLC↑	unklar
Cysteinyl-Leukotriene (LTC$_4$, LTD$_4$, LTE$_4$)	Mastzellen, Makrophagen	CysLT$_1$	glatte Muskeln, Leukozyten, Milz	Gq/11/PLC↑	Tonus glatter Muskeln ↑ Extravasation ↑
		CysLT$_2$	Herz, Milz, Leukozyten, Gehirn	G$_{q/11}$/PLC↑	unklar
Lipoxine					
Lipoxin A_4 (LXA$_4$)		?	Leukozyten, Milz, Lunge	Gq/11/PLC↑ Gi/AC↓	antiinflammatorisch

andere Prostanoide wie z. B. PGE$_2$ mehrere Rezeptortypen, die unterschiedliche G-Proteine und nachgeordnete Signaltransduktionswege aktivieren (**Tab. 18.1**).

18.2.1 PGE$_2$

PGE$_2$ wirkt in den meisten **Stromgebieten des Gefäßsystems vasodilatierend** durch Aktivierung von Gs-gekoppelten EP$_2$- und EP$_4$-Rezeptoren. Eine besondere Rolle kommt PGE$_2$ bei der **Offenhaltung** des **Ductus arteriosus Botalli** vor der

Geburt zu. COX-2-abhängig gebildetes PGE$_2$ führt über Aktivierung von EP$_4$-Rezeptoren zur Offenhaltung des Ductus.

PGE$_2$ ist bei akuten **lokalen Entzündungsreaktionen** einer der wesentlichen Mediatoren, die eine **lokale Vasodilatation** sowie **Ödembildung** hervorrufen. Außerdem sensitisiert PGE$_2$ im Rahmen entzündlicher Reaktionen periphere Nervenendigungen und wirkt **pronozizeptiv** im Hinterhorn des Rückenmarks. PGE$_2$ ist darüber hinaus der **zentrale Mediator der Fieberreaktion** und führt durch Aktivierung von EP$_3$-Rezeptoren im Hypothalamus zur Veränderung der Sollwert-Einstellung der Körpertemperatur (▶ Kap. 24).

PGE$_2$ wirkt **inhibitorisch** auf die **Differenzierung** von **B-Lymphozyten** zu Antikörper-produzierenden Plasmazellen und **hemmt die mitogeninduzierte T-Lymphozyten-Proliferation.**

Im Bereich des nichtschwangeren **Uterus** wirkt PGE$_2$ relaxierend, während es im schwangeren Uterus zur Kontraktion der Uterusmuskulatur führt.

Eine wichtige Rolle spielt PGE$_2$ zusammen mit PGI$_2$ im Rahmen der Aufrechterhaltung physiologischer Schleimhautfunktionen im Magen-Darm-Trakt. Besonders im Bereich der **Magenschleimhaut wirkt PGE$_2$ zytoprotektiv,** indem es die Bildung von Schleim und Bicarbonat sowie die Durchblutung fördert und außerdem die Sekretion von H$^+$-Ionen inhibiert (▶ Kap. 45).

Im Bereich der **Niere** besitzen Prostanoide wie **PGE$_2$** und **PGI$_2$ vielfältige Funktionen:**
- PGE$_2$ hemmt die Wasserresorption durch ADH und fördert den renalen Blutfluss.
- PGE$_2$ ist außerdem zusammen mit PGI$_2$ an der Förderung der Renin-Freisetzung im Rahmen des tubuloglomerulären Feedback-Mechanismus beteiligt (▶ Kap. 38).

18.2.2 TXA$_2$ und PGI$_2$

> **Im Bereich der Gefäßwand stellen TXA$_2$ und PGI$_2$ antagonistische Mediatoren dar.**

Während **TXA$_2$** COX-1-abhängig in Thrombozyten nach Aktivierung gebildet wird und zur **Vasokonstriktion** sowie zur **Verstärkung der Thrombozytenaktivierung** führt, wird **PGI$_2$** in COX-2-abhängiger Weise durch Endothelzellen unter dem Einfluss der Scherkräfte des Blutes gebildet und wirkt den Effekten des TXA$_2$ entgegen, indem es die **glatte Gefäßmuskulatur relaxiert** und die **Thrombozytenfunktion hemmt.** Neben den glatten Muskelzellen der Gefäße werden auch die glatte Muskulatur der Bronchien sowie des Uterus durch TXA$_2$ kontrahiert und durch PGI$_2$ relaxiert.

In der **Niere** bewirkt PGI$_2$ ähnlich wie PGE$_2$ eine **Förderung der Durchblutung** und ist an der **Freisetzung von Renin aus Zellen des juxtaglomerulären Apparates** beteiligt.

Schließlich spielt PGI$_2$ ähnlich wie PGE$_2$ auch eine **wichtige Rolle im akuten lokalen Entzündungsgeschehen,** indem es lokal zu einer Vasodilatation und zur Ödembildung führt und außerdem ebenfalls eine Sensitisierung peripherer nozizeptiver Nervenendigungen hervorruft.

18.2.3 PGD$_2$

Das z. B. von Mastzellen gebildete und freigesetzte PGD$_2$ wirkt **vasodilatierend** und **hemmt die Thrombozytenfunktion.** Im Bereich der Bronchien wirkt PGD$_2$ zusammen mit Leukotrienen **bronchokonstriktorisch.** Außerdem ist eine chemotaktische Wirkung auf Eosinophile und TH2-Lymphozyten beschrieben worden.

Im Bereich des ZNS wird PGD$_2$ eine Rolle bei der Induktion von Schlaf zugeschrieben.

18.2.4 PGF$_{2\alpha}$

Das im **Uterus** gebildete PGF$_{2\alpha}$ bewirkt eine **starke Kontraktion** sowohl im normalen als auch im schwangeren Uterus. Auch im vaskulären System der Pulmonalarterien und Venen führt PGF$_{2\alpha}$ zu einer Kontraktion glatter Muskelzellen.

Im Bereich des **Auges** kommt es durch PGF$_{2\alpha}$ aufgrund einer Kontraktion des trabekulären Netzwerkes zur **Verbesserung des Kammerabflusses,** und der intraokuläre Druck nimmt ab.

18.2.5 LTC$_4$/LTD$_4$

Die Cysteinyl-Leukotriene, die von Mastzellen oder Makrophagen nach Aktivierung gebildet werden, sind sehr starke **Bronchokonstriktoren,** indem sie direkt auf die glatte Muskulatur der Bronchien wirken. Auch andere glatte Muskelzellen wie die Gefäßmuskelzellen der Koronarien, der distalen Abschnitte der Pulmonalarterien sowie der Mesenterialgefäße werden durch LTC$_4$ und LTD$_4$ kontrahiert. Darüber hinaus sind die Cysteinyl-Leukotriene **Mediatoren im akuten entzündlichen Geschehen,** indem sie z. B. im Endothel der postkapillären Venolen eine vermehrte Exsudation von Plasma bewirken.

18.2.6 LTB$_4$

Das ebenfalls von Mastzellen und Makrophagen gebildete LTB$_4$ wirkt **chemotaktisch** auf Granulozyten, Eosinophile und Monozyten. Es aktiviert neutrophile Granulozyten, stimuliert deren Adhäsion an die Gefäßwand und fördert ihre transendotheliale Migration.

18.2.7 LXA$_4$

Die Lipoxine wirken **antiinflammatorisch,** indem sie die Aktivierung von neutrophilen Granulozyten, Eosinophilen und Lymphozyten hemmen. Offensichtlich spielen sie eine Rolle bei der Beendigung einer inflammatorischen Reaktion.

18.3 Pharmaka, die mit der Bildung oder Wirkung von Eicosanoiden interferieren

Lernziele
- Nichtsteroidale Antiphlogistika (z. B. Acetylsalicylsäure)
- Antagonisten am CysLT$_1$-Rezeptor (Montelukast und Zafirlukast)
- Antagonisten an Prostanoid-Rezeptoren (Laropiprant)
- Prostanoide

Aufgrund der vielfältigen physiologischen und pathophysiologischen Funktionen von Eicosanoiden stellt die Hemmung der Bildung und Wirkung dieser Mediatoren ein wirksames Behandlungsprinzip dar. Die wichtigste Bedeutung kommt dabei den **nichtsteroidalen Antiphlogistika** zu, die durch **Hemmung der Cyclooxygenasen** antiphlogistische, antipyretische und analgetische Wirkungen besitzen und besonders bei der Behandlung von Schmerzen diverser Art sowie von chronisch entzündlichen Erkrankungen eine wichtige Rolle spielen (► Kap. 24). Die niedrig dosierte Gabe des Cyclooxygenase-Hemmers **Acetylsalicylsäure** ist ein wichtiges antithrombozytäres Therapieprinzip und stellt eine Basisbehandlung im Rahmen der Sekundärprophylaxe kardiovaskulärer Erkrankungen dar (► Kap. 41).

Antagonisten am $CysLT_1$-Rezeptor wie **Montelukast** und **Zafirlukast** werden zur Anfallsprophylaxe beim Asthma bronchiale eingesetzt (► Kap. 44). Die Blockade der Wirkung bronchokonstriktorischer Cysteinyl-Leukotriene LTC_4 und LTD_4 ist als alleiniges Prinzip bei der Behandlung und Prophylaxe des Asthma bronchiale nicht ausreichend, kann aber unter bestimmten Bedingungen eine hilfreiche Zusatztherapie darstellen.

Der PGD_2-(DP_1-)Rezeptor-Antagonist **Laropiprant** wird zur Linderung der durch Nikotinsäure ausgelösten Flush-Reaktion eingesetzt (► Kap. 43).

Die Gabe von **Prostanoiden und ihrer Derivate** stellt unter bestimmten Bedingungen ein wirksames Therapieprinzip dar. Allerdings ist die Wirkdauer in der Regel relativ kurz und das Auftreten von unerwünschten Wirkungen bei systemischer Gabe häufig.

Alprostadil (PGE_1) wirkt stark vasodilatatorisch und wird bei fortgeschrittenen Stadien der chronisch-arteriellen Verschlusskrankheit intraarteriell oder intravenös verabreicht. Die vasodilatatorische Wirkung macht man sich auch bei der Behandlung der erektilen Dysfunktion zunutze. Dabei wird PGE_1 intrakavernös oder transurethral verabreicht. Dieses Wirkprinzip ist jedoch in den letzten Jahren weitgehend durch die oral verabreichbaren PDE-5-Inhibitoren abgelöst worden. PGE_1 kann auch zur zeitweiligen Offenhaltung des Ductus arteriosus Botalli bei Neugeborenen eingesetzt werden.

Das ebenfalls stark vasodilatatorisch wirkende Na^+-Salz von PGI_2 (**Epoprostenol**) sowie das PGI_2-Derivat **Iloprost** können bei schweren Formen der primären pulmonalen Hypertonie gegeben werden; Iloprost wird auch bei fortgeschrittenen Formen der Thrombangiitis obliterans angewendet.

In der Geburtsmedizin werden insbesondere **PGE_2 (Dinoproston)** und **$PGF_{2\alpha}$** aufgrund ihrer kontrahierenden Wirkung im Bereich des schwangeren Uterus verwendet. Die lokale Gabe von PGE_2 als Vaginal-Gel oder Vaginal-Tabletten kann zur Geburtseinleitung eingesetzt werden. Mit $PGF_{2\alpha}$ können atonische Nachblutungen behandelt werden.

Die PGE_1-Derivate **Misoprostol** und **Gemeprost** sowie das PGE_2-Derivat **Sulproston** kommen im Rahmen der Abortinduktion zur Anwendung. Misoprostol kann wegen seiner Wirkung auf Säure- und Schleimsekretion im Gastrointestinaltrakt zur Ulkusprophylaxe bei Gabe von COX-Inhibitoren eingesetzt werden (► Kap. 45).

Verschiedene $PGF_{2\alpha}$-Derivate wie **Latanoprost, Travoprost, Tafluprost** oder **Bimatoprost** werden in der Augenheilkunde zur Senkung des Augeninnendrucks bei primärem Offenwinkelglaukom eingesetzt.

Weiterführende Literatur

Back M, Dahlen SE, Drazen JM, Evans JF, Serhan CN, Shimizu T, Yokomizo T, Rovati GE (2011) International union of basic and clinical pharmacology. LXXXIV: leukotriene receptor nomenclature, distribution, and pathophysiological functions. Pharmacol Rev 63: 539–584

Hata AN, Breyer RM (2004) Pharmacology and signalling of prostaglandin receptors: Multiple roles in inflammation and immune modulation. Pharmacol Therapeutics 103: 147–166

Murakami M, Kudo I (2006) Prostaglandin E synthase: A novel drug target for inflammation and cancer. Current Pharmaceutical Design 12: 943–954

Simmons DL, Botting RM, Hla T (2004) Cyclooxygenase isozymes: The biology of prostaglandin synthesis and inhibition. Pharmacol Rev 56: 387–437

Woodward DF, Jones RL, Narumiya S (2011) International Union of Basic and Clinical Pharmacology. LXXXIII: Classification of Prostanoid Receptors, Updating 15 Years of Progress. Pharmacol Rev 63: 471–538

Zeilhofer HU, Brune K (2006) Analgesic strategies beyond the inhibition of cyclooxygenases. TIPS 27: 467–474

Lysophospholipide

S. Böhm

M. Freissmuth et al., *Pharmakologie und Toxikologie*,
DOI 10.1007/978-3-662-46689-6_19, © Springer-Verlag Berlin Heidelberg 2016

Dieses Kapitel gibt einen kurzen Überblick über das Vorkommen und die wichtigsten Funktionen der Lysophospholipide Lysophosphatidsäure und Sphingosin-1-phosphat. Als potenzielle Angriffspunkte für Arzneimittel dienen die verschiedenen Rezeptoren für diese Lysophospholipide. Fingolimod, ein Modulator an Rezeptoren für Sphingosin-1-phosphat zeigt vielversprechende therapeutische Wirkungen bei multipler Sklerose.

Lernziele
— Bedeutung und Vorkommen
— Rezeptoren und Funktion
— Bedeutung

19.1   Synthese, Abbau und Vorkommen

Einige Vertreter aus der Gruppe der Glycerophospholipide (**Lysophosphatidsäure**, LPA, **Lysophosphatidylinositol**, LPI, **Lysophosphatidylserin**, LysoPS), und der Sphingophospholipide (**Sphingosin-1-phosphat**, S1P) sind Lipide mit Signalwirkung, deren Effekte primär durch Rezeptoren vermittelt werden. Der Begriff Lysophospholipide weist darauf hin, dass an das Phospholipidgrundgerüst nur eine Fettsäure gekoppelt ist (◨ Abb. 19.1).

Die Synthese von LPA kann über mehrerer Enzyme ablaufen (z.B. Phospholipase A1 und A2, Monoacylglycerolkinase und Lysophospholipase D = Autotaxin). Abgebaut wird LPA durch Lipidphosphat-Phosphatasen. S1P wird durch Sphin-

gosinkinasen aus Sphingosin synthetisiert, welches aus dem Sphingomyelin und Ceramid Metabolismus stammt. Abgebaut wird S1P durch Sphingosin-1-phosphat Lyase (◨ Abb. 19.1).

LPA uns S1P werden in Thrombo- und Erythrozyten, Endothelzellen, aber auch in Neuronen und anderen Zellen produziert. Es finden sich beträchtliche Konzentrationen im Blut, und zwar an Proteine (z.B. Albumin) gebunden, aber auch im Nervensystem.

Die wesentlichsten **Funktionen,** die von **LPA und S1P** reguliert werden, sind:
▬ Entwicklung des Nervensystems
▬ Entwicklung und Regulation des Gefäßsystems
▬ Entwicklung und Regulation des Immunsystems
▬ Entwicklung des Reproduktionssystems

19.2   Rezeptoren und Funktionen

Die meisten Wirkungen von LPA, LPI, LysoPS und S1P werden von einer Familie von **G-Protein-gekoppelten Rezeptoren** vermittelt, die als Lysophospholipid-Rezeptoren bezeichnet werden. In den meisten Geweben und Zellen finden sich mehrere dieser Rezeptoren. Vermutet wird, dass sie kooperieren, um gewebsspezifische Wirkungen zu entfalten. Daher ist es auch nicht möglich, allen Rezeptorsubtypen einzelne Funktionen zuzuordnen. In ◨ Tab. 19.1 sind alle bisher bekannten und eindeutig identifizierten Lysophospholipid-Rezeptoren gemeinsam mit deren Gewebeverteilung, Signal-

◨ **Abb. 19.1a, b Synthese und Metabolismus von Lysophosphatidsäure (a) und Sphingosin-1-Phosphat (b).** Fettsäureketten sind *blau,* Phospholipidgrundgerüste *schwarz* und Enzyme *grün* gekennzeichnet.

19

◻ **Tab. 19.1 Lysophospholipid-Rezeptoren:** Einteilung und Charakteristika wie Ligandenselektivität, Signalwege, Gewebeverteilung und Funktionen

Ligand	Rezeptor	Signalweg	Gewebe	Funktion
LPA	LPA$_1$	Gi/o, Gq, G12/13	ubiquitär	Entwicklung des Nervensystems, Knochenmetabolismus, Immunabwehr
	LPA$_2$	Gi/o, Gq, G12/13	Leukozyten, Niere, Hoden, Uterus	Immunabwehr, Krebsmetastasierung
	LPA$_3$	Gi/o, Gq	weit verbreitet	Immunabwehr, Reproduktion
	LPA$_4$	Gi/o, Gq, G12/13, Gs	weit verbreitet	Entwicklungvon Knochen und Gefäßen
	LPA$_5$	Gq, Gs	weit verbreitet	Immunabwehr, Schmerzempfindung
	LPA$_6$	G12/13	?	?
S1P	S1P$_1$	Gi/o	ubiquitär	Lymphozytenmobilisierung, Entwicklung von Nerven- und Gefäßsystem
	S1P$_2$	Gi/o, Gq, G12/13, Gs	ubiquitär	Endothelfunktion, Gefäßtonus
	S1P$_3$	Gi/o, Gq, G12/13, Gs	ubiquitär, besonders ZNS, Endothel	Endothelfunktion, Nervenzellfunktion
	S1P$_4$	Gi/o, G12/13, Gs	lymphatische Gewebe	Zellmigration
	S1P$_5$	Gi/o, G12/13	lymphatische Gewebe, ZNS	Zellmigration, Oligodendrozytenfunktion
LPI	LPI$_1$	Gi/o	?	?
LysoPS	LysoPS$_1$	Gi/o	?	?
	LysoPS$_2$	G12/13	?	?
	LysoPS$_3$	G12/13	?	?
	LysoPS$_{2L}$	G12/13	?	?

transduktionsmechanismen und wichtigsten Funktionen aufgelistet.

19.3 Bedeutung

Vor allem in den folgenden 4 Systemen sind Lysophospholipide als bedeutsam identifiziert worden:
- Nervensystem
- Gefäßsystem
- Immunsystem
- Reproduktionssystem

Daher wird LPA und S1P Bedeutung in neuropsychiatrischen, kardiovaskulären und reproduktiven Störungen, sowie in der Schmerzentstehung zugemessen. Derzeit liegt die größte Bedeutung der Lysophospholipid-Rezeptoren aber im Bereich der **multiplen Sklerose.** Der Arzneistoff **Fingolimod** wird durch Sphingosinkinase in Fingolimodphosphat umgewandelt, das ein Agonist an allen S1P-Rezeptoren mit Ausnahme von S1P$_2$ ist. Er verhindert das Auswandern von Lymphozyten aus lymphatischen Geweben und die daraus resultierende Infiltration von zentralen Läsionen im Rahmen der multiplen Sklerose. Durch diesen Mechanismus und zusätzlichen Angriff im Gehirn verzögert Fingolimod die Progression der

Erkrankung. Die S1P$_{1/5}$-Liganden Ponesimod und Siponimod werden ebenfalls in der Therapie der multiplen Sklerose getestet.

Weiterführende Literatur

Kihara Y, Maceyka M, Spiegel S, Chun J (2014) Lysophospholipid receptor nomenclature review: IUPHAR Review 8. Br J Pharmacol 171(15): 3575–3594

Kihara Y, Mizuno H, Chun J (2015) Lysophospholipid receptors in drug discovery. Exp Cell Res 333(2): 171–177

Knowlden S, Georas SN (2014) The autotaxin-LPA axis emerges as a novel regulator of lymphocyte homing and inflammation. J Immunol 192(3): 851–857

Maceyka M, Spiegel S (2014) Sphingolipid metabolites in inflammatory disease. Nature 510(7503): 58–67

Gasotransmitter (NO, CO, H$_2$S)

S. Böhm

M. Freissmuth et al., *Pharmakologie und Toxikologie*,
DOI 10.1007/978-3-662-46689-6_20, © Springer-Verlag Berlin Heidelberg 2016

Dieses Kapitel gibt einen kurzen Überblick über das Vorkommen und die wichtigsten Funktionen der Gasotransmitter NO, CO und H$_2$S im menschlichen Organismus.

Lernziele

Gasotransmitter

- Synthese und Vorkommen
- Funktionen:
  - Gefäßsystem
  - Nervensystem
  - Immunsystem

20.1   Synthese und Vorkommen

Stickstoffmonoxid (NO), **Kohlenmonoxid** (CO) und **Schwefelwasserstoff** (H$_2$S) sind Gase, die einerseits als Gifte zur Luftverschmutzung beitragen und andererseits in zahlreichen Geweben als Botenstoff eingesetzt werden.

Endogenes NO wird aus der Aminosäure **L-Arginin** synthetisiert, und zwar unter Einwirken von Enzymen aus der Familie der **NO-Synthasen** (NOS). Diese finden sich einerseits im **Endothel** (eNOS; ◘ Abb. 20.1), andererseits in ZNS und PNS (nNOS). In beiden Fällen sind die Enzyme konstitutiv aktiv und werden durch die intrazellulären Ca^{2+}-Spiegel in ihrer Aktivität reguliert.

Daneben gibt es eine **induzierbare NO-Synthase** (iNOS). Diese kommt insbesondere in Immunzellen vor. Durch Einwirken von Zytokinen oder Lipopolysacchariden wird z. B. in Makrophagen und Granulozyten iNOS induziert.

CO entsteht während des Abbaus von Häm durch Hämoxygenasen (HO). Auch hier gibt es eine durch z. B. Hypoxie, oxidativen Stress, Lipopolysaccharide oder Zytokine induzierbare (HO-1) und eine konstitutiv aktive Form (HO-2) (◘ Abb. 20.1).

H$_2$S wird durch mindestens 2 Enzyme, Cystathionin-γ-Lyase und Cystathionin-β-Synthase, aus Cystein synthetisiert (◘ Abb. 20.1). Diese beiden Enzyme und HO-2 werden wie nNOS und eNOS durch intrazelluläres Ca^{2+} gesteuert.

20.2   Funktionen

Es sind vor allem 3 Systeme, in denen NO, CO und H$_2$S wesentliche Signalfunktionen übernehmen:

- Gefäßsystem
- Nervensystem
- Immunsystem

Da alle 3 Gase leicht durch Membranen diffundieren, können sie sowohl als **intra-** als auch **interzelluläre Botenstoffe** wirksam werden. Die Funktionen von NO (◘ Tab. 20.1) sind wesentlich besser untersucht als jene von CO oder H$_2$S.

20.2.1 Gefäßsystem

Im Gefäßsystem wurde die Mediatorfunktion der biologisch aktiven Gase zuerst identifiziert, und zwar durch den Befund, dass zahlreiche vasodilatatierende Wirkstoffe (z. B. Substanz P, ▶ Kap. 21) ihre Wirkung nur bei intaktem Endothel entfalten können. Dies lässt die Schlussfolgerung zu, dass aus den Endothelzellen ein Mediator freigesetzt wird, der zur Vasodilatation führt. Dieser zunächst unbekannte Faktor wurde als »Endothelium-Derived Relaxing Factor« **EDRF** bezeichnet und später als **NO** identifiziert. Das aus den Endothelzellen in die glatten Muskelzellen diffundierende NO aktiviert dort eine lösliche Guanylylzyklase durch Bindung an eine dort angelagerte Hämgruppe. Durch die resultierende Steigerung der enzymatische Aktivität entsteht aus GTP zyklisches Guanosinmonophosphat (cGMP), das dann die cGMP-abhängige Proteinkinase aktiviert. Durch die resultierende Phosphorylierung wird die Freisetzung von Ca^{2+} aus dem endoplasmatischen Retikulum eingeschränkt. Das ist der entscheidende Schritt für die Vasodilatation. Dieser Mechanismus ist die Grundlage für den therapeutischen Einsatz der **Nitrovasodilatatoren.**

NO hat im Gefäßsystem aber nicht nur die beschriebene vasorelaxierende Wirkung, sondern greift auch in andere Mechanismen ein. So hemmt es, wie viele andere vasodilatatierende Mediatoren, die Thrombozytenaggregation, es reduziert die Adhäsion von Blutzellen am Endothel und beschränkt die Proliferation der Gefäßmuskelzellen. Chronisch erhöhte NO-Spiegel können vor allem im vorgeschädigten Gefäßsystem zusammen mit freien Sauerstoffradikalen zur vermehrten Bildung von Peroxynitrit führen, das wiederum eine endotheliale Dysfunktion bedingen kann.

In Endothelzellen findet sich auch die enzymatische Ausstattung zur Synthese von CO und H$_2$S, die dann auch beide eine Vasorelaxation vermitteln können. Hierfür aktiviert CO (wie NO) in den glatten Muskelzellen Guanylylzyklasen, während H$_2$S ebendort ATP-sensitive K$^+$-Kanäle öffnet (◘ Abb. 20.1), wodurch Gefäßmuskelzellen hyperpolarisiert werden.

20.2.2 Nervensystem

In Nervenzellen ist auch ein Ca^{2+}-Anstieg Auslöser für die Synthese von NO, CO, und H$_2$S. Dieser Ca^{2+}-Anstieg wird häufig, aber nicht immer, durch das Öffnen von NMDA-Rezeptoren initiiert.

Im **ZNS** kann die NMDA-Rezeptor-abhängige NO-Synthese und -Freisetzung sowohl zur **Langzeitpotenzierung** als auch zur **Langzeitdepression** beitragen. Daneben fungiert NO als präsynaptischer Modulator der Transmitterfreisetzung. In all diesen Fällen ist NO typischerweise ein retrograder Botenstoff, der Signale von der postsynaptischen zur präsynaptischen Zelle überträgt (◘ Abb. 20.2).

NO beeinflusst zudem die Funktionen sowohl spannungs- als auch ligandengesteuerter Ionenkanäle. Beispiele hierfür sind spannungsaktivierte Ca^{2+}- und K$^+$-Kanäle sowie GABA$_A$- und NMDA-Rezeptoren. An denselben Strukturen können auch CO und H$_2$S ihre Wirkungen entfalten.

20

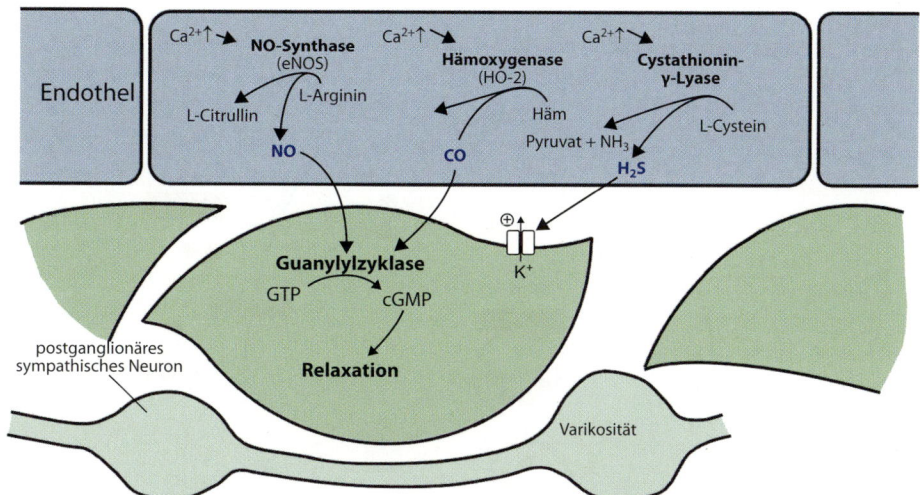

Abb. 20.1 Gasotransmitter im Gefäßsystem. Die endothelabhängige Regulation des Tonus glatter Gefäßmuskeln schließt neben NO (▶ Kap. 40) auch CO und H$_2$S mit ein. Wie eNOS werden auch HO-2 und Cystathionin-γ-Lyase durch intrazellulären Ca^{2+}-Anstieg aktiviert. CO wirkt wie NO auf die Guanylylzyklase, H$_2$S aktiviert ATP-sensitive K$^+$-Kanäle

Im **PNS** finden sich Neurone, die NO synthetisieren und freisetzen, vor allem im sympathischen und im enteralen Nervensystem. Hier wirkt NO quasi als Neurotransmitter, der zwar der orthograden Signalweiterleitung dient, wobei aber NO nicht exozytotisch freigesetzt wird, sondern sofort nach der Synthese entlang des entstehenden Konzentrationsgradienten durch die Membran diffundiert. Da aber die Synthese Ca^{2+}-abhängig ist, wird auch NO als neuronaler Botenstoff in aktivitätsabhängiger Weise von den Nervenzellen abgegeben. Solche »**nitrergen**« Nervenzellen finden sich z. B. im **Gastrointestinaltrakt,** wo das freigesetzte NO zur Relaxation der glatten Muskulatur der Darmwand führt. Ganz ähnlich verhält es sich im **Gefäßsystem,** wo das NO, das in den glatten Muskelzellen die Dilatation auslöst, nicht nur aus Endothelzellen kommen kann, sondern eben auch aus nitrergen Nervenzellen. Und zuletzt sei noch erwähnt, dass auch im **Schwellkörper des Penis** nitrerge Nervenzellen zur Erektion beitragen können.

Pathologisch erhöhte NO-Spiegel können Hämgruppen nicht nur in Guanylylzyklasen, sondern auch in der Atmungskette besetzen, und so die neuronale Atmung hemmen. Dadurch kommt es dann infolge von Depolarisation zur Glutamatfreisetzung und im weiteren Verlauf zur **Exzitotoxizität,** die wiederum für den Verlauf neurodegenerativer Erkrankungen entscheidend sein kann.

20.2.3 Immunsystem

Wie bereits beschrieben, können vor allem Makrophagen nach Induktion von iNOS beträchtliche Mengen NO produzieren. Die entstehenden NO-Konzentrationen sind so hoch, dass sie direkte zytotoxische Wirkungen ausüben können. Diese **Zytotoxizität** bezieht sich zum einen auf auslösende Erreger, wie z. B. Bakterien, trifft aber zum anderen auch das mit Makrophagen infiltrierte Gewebe. Daher kann sich ein

Tab. 20.1 Physiologische und pathophysiologische Bedeutung von NO

System	Zellen	Physiologie	Pathophysiologie
Gefäßsystem	Endothel	Vasodilatation	Hypotension, septischer Schock, endotheliale Dysfunktion
	Thrombozyten	Aggregationshemmung	
Nervensystem	zentrale Neurone	Neuroplastizität	Neurodegeneration
	periphere Neurone	Darmfunktion, Vasodilatation, Erektion	
Immunsystem	Makrophagen, Granulozyten	Infektabwehr	chronische Entzündungen

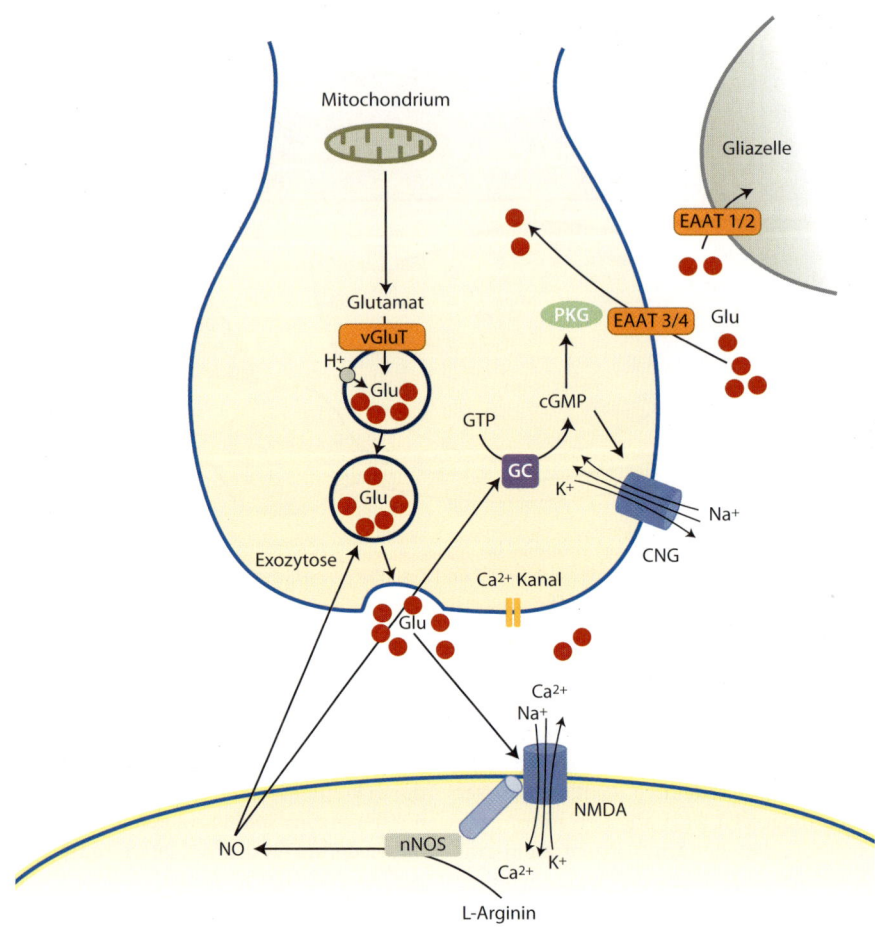

Abb. 20.2 Retrograde neuronale Signalübertragung mittels NO. An glutamatergen Synapsen führt die Aktivierung von NMDA-Rezeptoren in postganglionären Neuronen zum deutlichen Anstieg der Ca^{2+}-Konzentration, wodurch die neuronale NO-Synthase (*nNOS*) aktiviert wird. Das entstehende *NO* diffundiert in die Präsynapse und aktiviert dort lösliche (= zytosolische) Guanylylzyklase (*GC*). Das entstehende zyklische Guanosinmonophosphat (*cGMP*) aktiviert die cGMP-abhängige Proteinkinase (*PKG*) und cGMP-abhängige Kanäle (CNG-Kanäle). Daneben kann NO durch S-Nitrosylierung auch direkt an neuronalen Proteinen angreifen, z. B. an solchen, die an der Exozytose beteiligt sind

NO-bedingter Gewebeschaden dann besonders auswirken, wenn die Anzahl von Makrophagen im Gewebe hoch ist. Insofern wird eine Beteiligung von NO an chronisch entzündlichen Erkrankungen diskutiert.

Weiterführende Literatur

Li L, Hsu A, Moore PK (2009) Actions and interactions of nitric oxide, carbon monoxide and hydrogen sulphide in the cardiovascular system and in inflammation – a tale of three gases! Pharmacol Ther 123(3): 386–400

Mustafa AK, Gadalla MM, Snyder SH (2009) Signaling by gasotransmitters. Sci Signal 2(68): re2

Szabo C (2010) Gaseotransmitters: new frontiers for translational science. Sci Transl Med 2(59): 59ps54

Peptiderge Systeme

S. Böhm

M. Freissmuth et al., *Pharmakologie und Toxikologie*,
DOI 10.1007/978-3-662-46689-6_21, © Springer-Verlag Berlin Heidelberg 2016

In diesem Kapitel werden prinzipielle peptiderge Mechanismen und die folgenden Neuropeptide im Detail besprochen: Tachykinine, opioide Peptide, Somatostatine, Oxytocin und Vasopressin.

Lernziele
Peptidische Botenstoffe
- Bedeutung und Einteilung
- Neuropeptide
- Tachykinine
- Opioide Peptide
- Somatostatin
- Oxytocin und Vasopressin

21.1   Bedeutung und Einteilung der Peptide

Peptide sind wie ihre größeren Geschwister, die **Proteine,** aus einer **bestimmten Anzahl von Aminosäuren** aufgebaut, nur bestehen einzelne Peptide aus einer geringeren Anzahl. Eine absolute Grenze zwischen Peptiden und Proteinen gibt es nicht. Ehemals war die Grenze der Peptide dort angesiedelt, wo die In-vitro-Synthese aus Aminosäuren ihre Grenze hatte. Heute lassen sich aber auch große Proteine herstellen, sodass eine willkürliche Grenze von ca. 50 Aminosäuren zwischen Peptiden und Proteinen gezogen wird. Nachfolgend werden aber alle erwähnten Botenstoffe ungeachtet ihrer Größe als Peptide bezeichnet. Diese peptidischen Botenstoffe können in ihrer Größe stark variieren und reichen vom kleinsten hypothalamischen »Releasing-Hormon« TRH (Thyreotropin-Releasing Hormon) bis zu z. B. Prolactin mit 199 Aminosäuren.

Da die Peptide im Organismus als Botenstoffe zwischen Zellen eingesetzt werden, müssen sie freigesetzt werden, im Extrazellularraum gelöst sein und schließlich an entsprechenden Bindungsstellen angreifen. Entsprechend ihrer Syntheseorte, kann man Peptide in folgende **Untergruppen** unterteilen:

- Neuropeptide und neuroendokrine Hormone (z. B. Substanz P, Neuropeptid Y, TRH)
- Nichtneuronale Hormone (z. B. Insulin, Glucagon)
- Zytokine und Chemokine (z. B. Interleukine)
- Wachstumsfaktoren

Hier werden die wichtigsten Vertreter aus der Gruppe der Neuropeptide und neuroendokrinen Hormone besprochen, in den nachfolgenden Kapiteln Zytokine (▶ Kap. 22) und Chemokine (▶ Abschn. 22.5) bzw. die Wachstumsfaktoren.

21.2   Neuropeptide

Neuropeptide haben mit nichtpeptidischen Neurotransmittern einiges gemeinsam: Sie werden **vesikulär gespeichert,** aktivitätsabhängig mittels **Exozytose** freigesetzt und binden dann an prä- und/oder postsynaptische Rezeptoren. Unterschiedlich ist jedoch die Tatsache, dass Neuropeptide keiner Rückaufnahme in die Nervenendigung unterliegen. Daher können sie zum Zweck der vesikulären Speicherung nicht wiederverwertet, sondern müssen neu synthetisiert werden. Das passiert im Bereich neuronaler Zellkörper. Die Peptide werden dann in Vesikeln in Richtung Axonendigungen transportiert.

Die Biosynthese ist für alle aktiven Neuropeptide prozessual ähnlich. Die Sequenz des aktiven Peptids ist in einem Vorläuferprotein enthalten, das initial synthetisiert wird. In der Nervenzelle werden gleichzeitig Enzyme gebildet, die in der Lage sind, dieses Vorläuferprotein zu spalten. Solche Vorläuferproteine werden allgemein **Präprohormon** genannt und haben typischerweise deutlich mehr als 100 Aminosäuren. Die Präprohormone haben N-terminal hydrophobe Signalsequenzen für den Transport ins endoplasmatische Retikulum, die hernach durch Signalpeptidasen abgespalten werden, sodass sog. **Prohormone** entstehen. Diese werden dann auf dem Weg zur Nervenendigung in kleinere aktive **Peptide** zerlegt.

Zur Heterogenität der aktiven Peptide tragen noch weitere Phänomene bei: Da wäre einmal alternatives Spleißen, wodurch von einem Gen unterschiedliche Peptide generiert werden können, wie z. B. Calcitonin und »Calcitonin-Gene-Related-Peptide« (CGRP). Dazu kommt noch die Möglichkeit der Amidierung von Peptiden im Bereich des C-Terminus, was oft für die biologische Aktivität von Neuropeptiden wichtig ist.

Die postsynaptischen Wirkungen der Neuropeptide können so wie diejenigen nichtpeptidischer Transmitter entweder exzitatorischer oder inhibitorischer Natur sein. Sie werden aber im Gegensatz zu den klassischen Transmittern ausschließlich über metabotrope Rezeptoren vermittelt. Aus diesem Grund sind die postsynaptischen Antworten auf Neuropeptide eher langsamer als die klassische Neurotransmission.

> **Neuropeptide fungieren weniger als Neurotransmitter, sondern eher als Neuromodulatoren.**

Die Wirkungen der Peptide sind trotz fehlender Transportmechanismen zeitlich begrenzt, da sie hydrolytisch gespalten werden. Zahlreiche der im Nervensystem wirksamen Peptide erfüllen aber nicht nur die Funktion eines Neuromodulators, sondern gleichzeitig auch die Funktion eines **Hormons.** Ein prominentes Beispiel hierfür wäre Vasopressin, das einerseits Gefäßtonus und Harnausscheidung reguliert und andererseits zum sozialen Verhalten beiträgt (▶ Abschn. 21.6).

21.3   Tachykinine

Zu den Tachykininen zählen Substanz P (SP), Neurokinin A (NKA) und Neurokinin B (NKB). SP und NKA stammen von einem Vorläuferprotein ab, dem Präprotachikinin A. Es erstaunt daher nicht, dass diese beiden Neuropeptide meist gemeinsam vorgefunden werden. NKB wird aus Präprotachikinin B gebildet und zeigt eine andere Gewebeverteilung. Aminosäuresequenzen sind in ◻ Tab. 21.1 aufgelistet.

So wie es 3 unterschiedliche Tachykinine gibt, gibt es auch 3 unterschiedliche **Tachykinin-Rezeptoren.** Diese sind G-Protein-gekoppelte Rezeptoren und werden als **NK_1, NK_2**

21

◼ Tab. 21.1 Aminosäuresequenzen der Tachykinine	
Tachykinin	**Sequenz**
Substanz P	Arg-Pro-Lys-Pro-Gln-Gln-Phe-Phe-Gly-Leu-MetNH$_2$
Neurokinin A	His-Lys-Thr-Asp-Ser-Phe-Val-Gly-Leu-MetNH$_2$
Neurokinin B	Asp-Met-His-Asp-Phe-Phe-Val-Gly-Leu-MetNH$_2$

und **NK$_3$** bezeichnet. Obwohl die Reihenfolge der Potenz der 3 Tachykinine an diesen 3 Rezeptoren unterschiedlich ist, können sie ihre Wirkungen prinzipiell über jeden dieser Rezeptoren hervorrufen. Alle 3 Rezeptoren koppeln an Proteine der Familie Gq/11 und vermitteln somit eher erregende als hemmende Effekte, jedenfalls in Nervenzellen.

Die größten Mengen der Tachykinine finden sich im **ZNS**. Dort sind die Gebiete mit den höchsten Substanz-P-Konzentrationen die Amygdala, die Basalganglien, der Locus coeruleus sowie die serotonergen Raphekerne. Insbesondere im Bereich der Amygdala wird Substanz P im Rahmen stressvoller Erlebnisse freigesetzt und soll durch Aktivierung von NK$_1$-Rezeptoren zum Entstehen von **Angstgefühlen** beitragen. Dies wird durch Befunde bestätigt, die NK$_1$-Rezeptor-Antagonisten anxiolytische Wirkungen zuschreiben.

In der **Peripherie** sind beträchtliche Mengen im Bereich des Darms zu finden, aber auch in anderen autonom innervierten Organen wie den Luftwegen, dem Gefäß- und dem Urogenitalsystem. Im enteralen Nervensystem ist Substanz P ein erregender Transmitter, der entweder die Muskulatur direkt zur Kontraktion bringen kann oder indirekt durch Depolarisation von cholinergen Interneuronen. Neben solch efferenten Funktionen übernimmt Substanz P aber auch wichtige Rollen in afferenten Neuronen. So gibt es Substanz P in afferenten Neuronen des enteralen Nervensystems, aber auch im Nucleus tractus solitarii und in der Area postrema. Dort wird der **Brechreflex** integriert und Substanz P trägt erregend dazu bei. Die involvierten Rezeptoren sind NK$_1$-Rezeptoren und entsprechende Antagonisten, wie Aprepitant, können Übelkeit und Erbrechen therapeutisch günstig beeinflussen.

Substanz P ist insbesondere auch in den Neuronen der Hinterwurzelganglien zu finden, die der **Schmerzweiterleitung** dienen. Substanz P wird im Hinterhorn des Rückenmarks gemeinsam mit Glutamat aus den zentralen Nervenendigungen primär afferenter Neuronen freigesetzt und trägt dadurch zur exzitatorischen Transmission an der 1. Synapse der Schmerzbahn bei. Auch hier sind postsynaptische NK$_1$-Rezeptoren für die Schmerzweiterleitung von Bedeutung. Dennoch konnte für NK$_1$-Antagonisten keine generell analgetische Wirkung dokumentiert werden.

Die Situation ist anders im Falle der **Migräne**. Hier kommt es zur **neurogenen Entzündung**, in deren Rahmen aus den sensiblen Nerven freigesetzte Tachykinine eine Vasodilatation mit erhöhter Gefäßpermeabilität verursachen. Beide Effekte beruhen nicht auf einer direkten Wirkung an der glatten Muskulatur der Gefäße, sondern sind durch NO bedingt

(► Kap. 20), dessen Abgabe aus Endothelzellen durch NK$_2$-Rezeptoren vermittelt wird.

Neurogene Entzündung
Primär afferente Neurone sind pseudounipolare Nervenzellen, die an allen ihren Nervenendigungen Transmitterfreisetzung zulassen. In diesem Sinne können die Transmitter der nozizeptiven Neurone nicht nur im Hinterhorn des Rückenmarks freigesetzt werden, sondern auch im sensibel innervierten Bereich, z. B. im Blutgefäß. Verschiedene Co-Transmitter zu Glutamat in nozizeptiven Neuronen, wie Substanz P und CGRP, werden dann besonders stark in der Peripherie freigesetzt, wenn die peripheren Nervenendigungen über längere Zeit erregenden Bedingungen ausgesetzt sind. Diese Neuropeptide verursachen u. a. Vasodilatation, eine Zunahme der Gefäßpermeabilität, Freisetzung weiterer Mediatorsubstanzen wie Bradykinin oder Prostaglandine aus z. B. Mastzellen. Diese verstärken die Wirkung der ursprünglich freigesetzten Neuropeptide und es kommt zur Entzündungsreaktion durch die sensiblen Nervenendigungen, es entsteht eine neurogene Entzündung. Eine solche ist pathophysiologisch bei zahlreichen chronisch entzündlichen Erkrankungen sowie im Verlauf der Migräne von Bedeutung.

21.4 Opioidpeptide

Auch opioide Peptide entstehen aus längerkettigen Vorläuferproteinen, die proteolytisch gespalten werden, sodass zuletzt die biologisch wirksamen Peptide mit 5–31 Aminosäuren übrig bleiben. Diese Präprohormone sind die Produkte dreier unterschiedlicher Gene (◼ Abb. 21.1):
▬ Präproopiomelanocortin
▬ Präproenkephalin
▬ Präprodynorphin

Die daraus entstehenden biologisch wirksamen Peptide sind **Endorphine, Enkephaline** und **Dynorphine**, die an ihren Aminotermini eine gemeinsame Sequenz von 5 Aminosäuren enthalten (Tyr-Gly-Gly-Phe-Met oder Leu), das sog. »opioide Motiv«.

Aus Präproopiomelanocortin werden aber nicht nur Endorphine gebildet, sondern auch das adrenocorticotrope Hormon (**ACTH**) oder das melanozytenstimulierende Hormon (MSH), sodass im Rahmen einer allgemeinen Stressreaktion neben ACTH auch opioide Peptide aus der Hypophyse ausgeschüttet werden:
▬ Die kurzen aktiven Peptide haben im Blut Halbwertszeiten < 1 min und können daher als Hormone kaum wirksam werden, sondern nur als Neuromodulatoren.

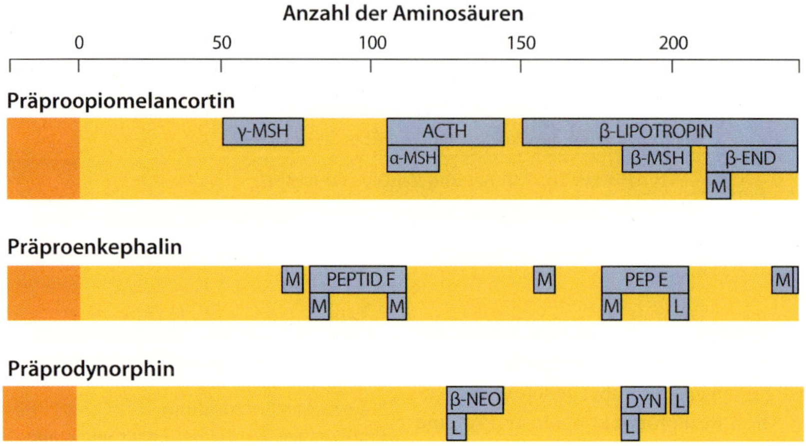

Anzahl der Aminosäuren

□ **Abb. 21.1 Vorläufer der opioiden Peptide.** *Blau* gekennzeichnete Abschnitte der Aminosäuresequenzen repräsentieren die wesentlichen aktiven Peptide der opioiden Vorläufer. Die Sequenz der Signalpeptide ist *orange* dargestellt. ACTH = adrenocorticotropes Hormon; DYN = Dynorphin; MSH = melanozytenstimulierendes Hormon; END = Endorphin; NEO = Neoendorphin; L = Leu-Enkephalin; M = Met-Enkephalin; PEP = Peptid

— Die längerkettigen Vertreter haben dagegen deutlich längere Halbwertszeiten als Basis für deren mögliche humorale Wirkungen. Dies ist die Grundlage für das Phänomen der stressinduzierten Analgesie.

Die anderen Vorläuferproteine und opioiden Peptide sind im ZNS relativ weit verbreitet und werden typischerweise zusammen mit dem hemmenden Transmitter GABA aus Interneuronen freigesetzt. In der Peripherie gibt es Nervenzellen mit opioiden Peptiden vor allem in der Darmwand.

Wie bei den Tachykininen gibt es auch für opioide Peptide 3 Rezeptoren, die mit griechischen Buchstaben bezeichnet werden: μ- sowie δ- und **κ-Opioidrezeptoren**. Diese Rezeptoren sind G-Protein-gekoppelte Rezeptoren, die die Signale über Proteine der Familie Gi weiterleiten. Die nachgeschalteten Signalmechanismen in Neuronen sind daher neben einer Hemmung von Adenylylzyklasen die Aktivierung von K^+-Kanälen sowie die Hemmung von Ca^{2+}-Kanälen.

Die Aktivierung der Opioidrezeptoren verursacht zahlreiche Wirkungen, die sich am besten anhand der typischen Wirkungen der Leitsubstanz unter den Opioiden, dem **Morphin**, beschreiben lässt. Die wesentlichsten Effekte sind Analgesie, Sedation, Anxiolyse, Hypothermie, Miosis, Atemdepression und Euphorie. Diese Wirkungen sind alle über μ- und eventuell auch δ-Rezeptoren vermittelt. Werden hingegen κ-Rezeptoren aktiviert, so ergibt sich eine eindeutig unterschiedliche, nämlich psychotomimetische Wirkung, die von eher dysphorischer als euphorischer Stimmung begleitet sein kann.

21.5   Somatostatine

Somatostatine, die auch »Somatotropin Release-Inhibiting Factors« (**SRIF**) genannt werden, sind zyklische Peptide, die vorwiegend in endokrinen Geweben sowie Gastrointestinaltrakt, Immunsystem und ZNS gebildet werden. Es gibt 2 Formen mit jeweils 14 (SRIF-14) oder 28 (SRIF-28) Aminosäuren und verwandte Peptide, die **Cortistatine**, die ähnliche Wirkungen vermitteln.

Die Haupteffekte dieser Familie von Peptiden treffen endokrine und exokrine Drüsen. Es wird die Sekretion von Wachstumshormon, Insulin, Glucagon, Gastrin, Cholezystokinin, Secretin, aber auch von Magensäure oder Darmflüssigkeit gebremst. In zahlreichen Hirnarealen, so auch im Cortex und im Hippocampus, sind Somatostatine Neuromodulatoren, die aktivitätsabhängig freigesetzt werden und die Erregbarkeit von Nervenzellen regulieren. Über diese Mechanismen dürften Somatostatine auch das Verhalten beeinflussen und eine Rolle bei Aggression spielen.

Für Somatostatine und Cortistatine gibt es eine Familie aus 5 Rezeptoren, die mit sst_1 bis sst_5 bezeichnet werden. Sie sind alle G-Protein-gekoppelte Rezeptoren und bevorzugen in den Signalwegen Gi-Proteine, über welche sie die Aktivität von Adenylylzyklasen hemmen oder neuronale Ionenkanäle regulieren. Alternativ können **Somatostatin-Rezeptoren** auch an Proteine der Familie Gq koppeln.

Für Somatostatin-Rezeptoren gibt es nicht nur die natürlichen Agonisten, die zwischen den Rezeptoren kaum diskriminieren, sondern auch synthetische, wie Octreotid und Lanreotid, die eine gewisse Selektivität für sst_2 zeigen. Therapeutisch eingesetzt werden diese Agonisten bei Erkrankungen mit übermäßiger Hormonproduktion, wie z. B. Akromegalie oder endokrin aktive Tumoren im Gastrointestinaltrakt sowie bei schweren Blutungen im gastrointestinalen Bereich (z. B. Ösophagusvarizenblutungen).

21.6   Oxytocin und Vasopressin

Die beiden zyklischen Nonapeptide Oxytocin und Vasopressin werden in Kerngebieten des **Hypothalamus** synthetisiert und einerseits durch axonalen Transport in den Hypophysenhinterlappen transportiert, wo sie in die Blutbahn abgegeben werden können (▶ Kap. 48). Andererseits ziehen aber auch Axone in zahlreiche andere Gehirngebiete, wie z. B. die Amygdala, wo die Peptide als Neuromodulatoren wirksam werden können.

Als Hormon über den Blutweg reguliert **Oxytocin** zum einen die Kontraktionskraft der Uterusmuskulatur, wobei die glatte Muskulatur auf Oxytocin nur während der Geburt und kurz danach stark anspricht. Zum anderen bewirkt Oxytocin die Kontraktionen der Milchgänge, sodass es im Rahmen der Laktation von Bedeutung ist. Als Neuromodulator beeinflusst Oxytocin zahlreiche Verhaltensweisen, darunter Paarungsverhalten, Mutter-Kind-Bindung, soziales Verhalten.

Als Neurohormon reguliert **Vasopressin** die Wasserausscheidung über die Niere bzw. Gefäßkontraktionen im Splanchnikusbereich. Als Neuromodulator ist es auch an sozialem Verhalten und an der Vertrauensbildung zwischen Individuen beteiligt.

Therapeutisch wird Oxytocin zur Geburtseinleitung, bei Wehenschwäche oder mangelhafter Milchejektion eingesetzt. Indikationen für Vasopressin oder entsprechende Rezeptoragonisten sind zentraler Diabetes insipidus, Enuresis nocturna und Ösophagusvarizenblutungen.

Für **Oxytocin** gibt es **einen einzigen Rezeptor** mit 7 Transmembrandomänen, der gewebeabhängig sowohl über Gq als auch über Gi signalisieren kann. Für **Vasopressin** gibt es **3 Rezeptoren: V_{1A}, V_{1B}** und **V_2:**

- Der V_2-Rezeptor ist vor allem in der Niere von Bedeutung, wo er die antidiuretische Wirkung von Vasopressin im Sammelrohr vermittelt. Dies geschieht über ein Gs-Protein, Aktivierung von Adenylylzyklasen und erhöhte Verfügbarkeit wasserleitender Proteine vom Typ Aquaporin-2.
- Der V_{1A}-Rezeptor ist weiter verbreitet, koppelt an Proteine der Familie Gq und vermittelt die durch Vasopressin hervorgerufene Vasokonstriktion.

Weiterführende Literatur

Brain SD, Cox HM (2006) Neuropeptides and their receptors: innovative science providing novel therapeutic targets. Br J Pharmacol 147 Suppl 1: S202–211

Corbett AD, Henderson G, McKnight AT, Paterson SJ (2006) 75 years of opioid research: the exciting but vain quest for the Holy Grail. Br J Pharmacol 147 Suppl 1: S153–162

Hökfelt T, Bartfai T, Bloom F (2003) Neuropeptides: opportunities for drug discovery. Lancet Neurol 2(8): 463–472

Pasternak GW, Pan YX (2013) Mu opioids and their receptors: evolution of a concept. Pharmacol Rev 65(4): 1257–1317

Severini C, Improta G, Falconieri-Erspamer G, Salvadori S, Erspamer V (2002) The tachykinin peptide family. Pharmacol Rev 54(2): 285–322

Stoop R (2012) Neuromodulation by oxytocin and vasopressin. Neuron 76(1): 142–159

Viollet C, Lepousez G, Loudes C, Videau C, Simon A, Epelbaum J (2008) Somatostatinergic systems in brain: networks and functions. Mol Cell Endocrinol 286(1–2): 75–87

Weckbecker G, Lewis I, Albert R, Schmid HA, Hoyer D, Bruns C (2003) Opportunities in somatostatin research: biological, chemical and therapeutic aspects. Nat Rev Drug Discov 2(12): 999–1017

Zytokine

S. Offermanns

M. Freissmuth et al., *Pharmakologie und Toxikologie*,
DOI 10.1007/978-3-662-46689-6_22, © Springer-Verlag Berlin Heidelberg 2016

Als Zytokine werden eine Reihe meist löslicher Proteine und Glykoproteine bezeichnet, die an der Regulation immunologischer Prozesse beteiligt sind. Zytokine werden von Zellen des Immunsystems, aber auch von anderen Zellen gebildet und wirken in vielfältiger Weise. Die geordnete Interaktion verschiedenster Zellen im Rahmen der normalen oder gestörten Immunantwort sowie im Rahmen von Entzündungsreaktionen beruht auf autokrin, parakrin und endokrin wirkenden Zytokinen. Viele Zytokine werden als Interleukine (IL) bezeichnet, da sie primär als Mediator zwischen diversen Leukozyten fungieren. Andere wie der Tumornekrosefaktor (TNF) oder die Interferone haben ihren Namen aufgrund spezifischerer Funktionen erhalten. Eine weitere Untergruppe der Zytokine sind die Chemokine, die als niedermolekulare Zytokine die Chemotaxis und andere Aspekte der Leukozytenfunktion beeinflussen.

Lernziele
Familien der Zytokine
- IL-1-Familie
- IL-2-Familie
- TNF-Familie
- Interferone
- Chemokine

22.1   IL-1-Familie

Zur Interleukin-1-Familie gehören verschiedene Zytokine (◘ Tab. 22.1).

Die größte Bedeutung unter ihnen hat das proinflammatorische IL-1 mit seinen Isoformen IL-1α und IL-1β. IL-1 wird nach Aktivierung durch Makrophagen, Monozyten und dendritische Zellen gebildet und ist zusammen mit anderen Zytokinen wie IL-6 und TNFα einer der wichtigsten **Mediatoren der systemischen Entzündungsreaktion** (► Kap. 24). Es führt zur vermehrten Expression von Adhäsionsfaktoren auf Endothelzellen und fördert damit die **Transmigration von Leukozyten**. In der Leber führt es zur Expression von **Akutphaseproteinen** und ist an der **Induktion der Fieberreaktion** als Pyrogen beteiligt.

Die Freisetzung von IL-1 aus Makrophagen und Monozyten setzt die Proteolyse von Pro-Interleukin-1 durch die Protease »Interleukin-1 Converting Enzyme« (Caspase-1) zu IL-1 voraus, das dann von der Zelle sezerniert wird.

Zu den erst kürzlich entdeckten Zytokinen gehören die Interleukine der **IL-17-Familie** (◘ Tab. 22.1). Das am besten untersuchte IL-17A wird von aktivierten T-Zellen, sog. T_H17-Zellen, gebildet und aktiviert als Homo- oder Heterodimer mit IL-17F den ebenfalls dimeren Rezeptor IL-17RA/IL-17RC. Der IL-17-Rezeptor kommt u. a. auf neutrophilen Granulozyten und Keratinozyten vor, wo er proinflammatorisch wirkt. IL-17 verbindet somit das adaptive mit dem angeborenen Immunsystem.

22.1.1 Rezeptoren und Signaltransduktion

Der **IL-1-Rezeptor** besteht aus 2 Untereinheiten, die zur Gruppe der Immunglobulin-Superfamilien-Rezeptoren gehören und nach Ligandenbindung oligomerisieren. In der Folge kommt es zur Rekrutierung verschiedener zytosolischer Proteine wie MyD88, das dann zur Bindung der IL-1-rezeptorassoziierten Kinasen 1 und 4 (IRAK) führt. Über einen komplexen Mechanismus kommt es zur Aktivierung der IκB-Kinase (»Inhibitor of NF-κB«), bestehend aus 3 Untereinheiten, IKKα, IKKβ und IKKγ. Der IKK-Komplex führt dann zur **Aktivierung des Transkriptionsfaktors NF-κB** (»Nuclear Factor kappa B«) durch Phosphorylierung von IκB, das daraufhin proteolytisch degradiert wird und den Transkriptionsfaktor NF-κB, bestehend aus den Untereinheiten p65 und p50, freisetzt, der nun in den Zellkern transloziert und dort die Transaktivierung verschiedener proinflammatorischer Gene induziert (◘ Abb. 22.1 *links*).

22.1.2 Pharmaka mit Wirkung auf Zytokinsysteme der IL-1-Familie

Eine rekombinante Form des natürlicherweise vorkommenden IL-1-Rezeptor-Antagonisten mit dem Namen **Anakinra** hebt die Wirkung von IL-1 an seinem Rezeptor auf und wird zur Behandlung chronisch entzündlicher Erkrankungen eingesetzt (► Kap. 24). Der gegen IL-1β gerichtete Antikörper **Canakinumab** ist für die Behandlung der seltenen cryopyrin-assoziierten periodischen Syndrome (CAPS), die mit IL-1β-Überproduktion einhergehen, zugelassen. Der anti-IL-17A-Antikörper **Secukinumab** kann bei Psoriasis eingesetzt werden.

22.2   IL-2-Familie

Die IL-2-Familie umfasst eine Vielzahl von Interleukinen und anderen Zytokinen, die sich teilweise durch eine Redundanz in ihrer Wirkung auszeichnen. Dieses Phänomen beruht darauf, dass viele dieser Zytokine neben 1–2 spezifischen Rezeptor-Untereinheiten auch gemeinsame benutzen (◘ Abb. 22.1, ◘ Tab. 22.1).

Neben IL-2, das eine wichtige Funktion bei der Lymphozytenaktivierung spielt (► Kap. 25), gehören in diese Familie eine Vielzahl anderer Interleukine sowie »Colony-Stimulating Factors« wie GM-CSF und G-CSF. Auch Leptin, ein in Fettzellen gebildetes Hormon, das im Hypothalamus das Essverhalten regelt (► Kap. 55), ist Mitglied dieser Untergruppe der Zytokine.

22.2.1 Rezeptoren und zelluläre Signaltransduktion

Die Rezeptoren der IL-2-Familie werden auch als **Klasse I der Zytokinrezeptoren** bezeichnet, die wiederum in Unter-

22

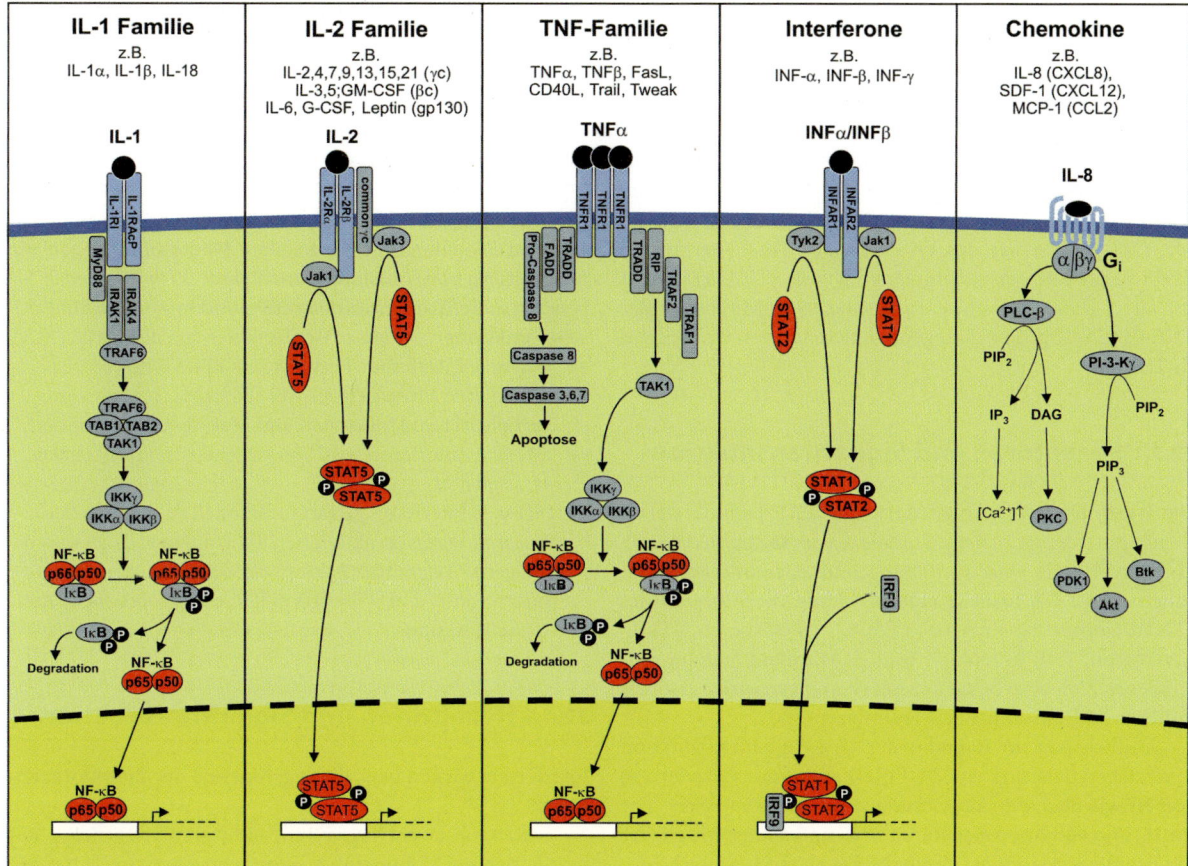

Abb. 22.1 Rezeptoren und zelluläre Signalweiterleitungsmechanismen verschiedener Zytokine

gruppen mit gleichen Co-Rezeptoren unterteilt werden kann (☐ Abb. 22.1 *Mitte links*):

- So besitzen die Rezeptoren für IL-2, IL-5 und für den »Granulocyte Macrophage-Colony Stimulating Factor« (GM-CSF) die gemeinsame βc-Kette,
- die Zytokine IL-2, IL-4, IL-7, IL-9, IL-15 und IL-21 die gemeinsame γ-Kette (γc).
- IL-6, Leptin und der »Granulocyte-Colony Stimulating Factor« (G-CSF) benutzen als gemeinsame Rezeptoruntereinheit das Protein gp130.

Gemeinsam ist allen Rezeptoren, dass sie nach Bindung des Liganden zur **Aktivierung des JAK/STAT-Signalweges** führen. Nach Ligandenbindung kommt es dabei zunächst zur Aktivierung von Januskinasen wie JAK1, JAK2 oder Tyk2, die ihrerseits die im Zytoplasma vorliegenden Transkriptionsfaktoren STAT (»Signal Transducer and Activator of Transcription«) phosphorylieren können. Die Phosphorylierung von STAT-Proteinen führt zu deren Homo- bzw. Heterodimerisierung, wodurch sie in die Lage versetzt werden, in den Zellkern zu translozieren und hier als STAT-Dimer die Transkription verschiedener Zielgene zu beeinflussen (☐ Abb. 22.1 *Mitte links*).

22.2.2 Pharmaka mit Wirkung auf Zytokinsysteme der IL-2-Familie

IL-2 wird in **rekombinanter Form** zur Behandlung von Nierenzellkarzinomen und bestimmten Leukämieformen eingesetzt. Die IL-2-Rezeptor-blockierenden Antikörper **Basiliximab** und **Daclizumab** werden zur Verhinderung von Abstoßungsreaktionen nach Organtransplantation verwendet (▶ Kap. 25). Die hämatopoetischen Wachstumsfaktoren **G-CSF** und **GM-CSF** werden in rekombinanter Form hergestellt und z. B. zur Behandlung von chemotherapiebedingten Neutropenien eingesetzt. Seit kurzem steht der anti-IL-6-Rezeptor-Antikörper **Tocilizumab** für die Behandlung der schweren rheumatoiden Arthritis sowie der gegen IL-12 und IL-23 gerichtete Antikörper **Ustekinumab** für die Behandlung der Psoriasis zur Verfügung (▶ Kap. 24).

22.3 TNF-Familie

Hauptvertreter der TNF-Familie ist der Tumornekrosefaktor **TNFα**, der vor allem von aktivierten Monozyten und Makrophagen gebildet wird und neben IL-1 und IL-6 ein wichtiger

Mediator lokaler und systemischer Entzündungsreaktionen ist. TNFα löst als **Pyrogen** Fieber aus, stimuliert die Synthese von **Akutphaseproteinen** in der Leber und erhöht die **Endothelpermeabilität**.

Der Name »tumor necrosis factor« beruht auf der Beobachtung, dass TNF unter bestimmten Bedingungen transformierte Zellen durch Auslösung von Apoptose absterben lassen kann. Die Hauptwirkung einiger anderer Mitglieder der TNF-Familie wie des FAS-Liganden (FasL) sowie des »TNF-Related Apoptosis Inducing Ligand« (TRAIL) besteht vor allem darin, Apoptose auszulösen. Die Mitglieder der TNF-Familie liegen bevorzugt oligomerisiert vor, vorwiegend als Trimere.

22.3.1 Rezeptoren und Signaltransduktion

Die Rezeptoren von Mitgliedern der TNF-Familie stellen ebenfalls bevorzugt trimere Komplexe dar (◘ Abb. 22.1 *Mitte*). TNFα existiert in einer membrangebundenen und einer löslichen Form: Die lösliche entsteht durch die Aktivität des »TNFα-Converting Enzyme« (TACE). Es existieren 2 TNF-Rezeptoren, TNF-Rezeptor-1 und -2. Während membrangebundener TNF über beide Rezeptorkomplexe wirkt, aktiviert löslicher TNF ausschließlich TNF-Rezeptor-1.

Ähnlich wie im Rahmen der IL-1-Signaltransduktion führt die Aktivierung von TNF-Rezeptor-1 zür **Aktivierung von NF-κB** über die Aktivierung des IKK-Komplexes. Die **Auslösung von Apoptose** durch TNF und andere Mitglieder der Familie wird initiiert durch die Rekrutierung verschiedener zytoplasmatischer Effektorproteine (TRADD, FADD, RIP, ◘ Abb. 22.1 *Mitte*, ◘ Tab. 22.1). Dies hat die Rekrutierung und Aktivierung der Pro-Caspase-8 zur Folge, die nach Abspaltung eines Peptids in die aktive Caspase-8 umgewandelt wird. Caspase-8 aktiviert durch limitierte Proteolyse verschiedene zytoplasmatische Pro-Caspasen (3, 6 und 7). Durch aktivierte Caspasen werden wichtige Proteine der Zelle zerstört und es kommt zur Aktivierung von DNase, wodurch die Apoptose ausgelöst wird.

22.3.2 Pharmaka mit Wirkung auf Zytokinsysteme der TNF-Familie

Durch Antikörper gegen TNFα wie **Infliximab, Certolizumab, Golimumab** oder **Adalimumab** sowie durch die rekombinant hergestellte extrazelluläre Domäne des TNF-Rezeptors (**Etanercept**) kann die Wirkung von TNF blockiert werden. Durch dieses Prinzip können anderweitig schwer behandelbare Formen chronischer Entzündungen wie die aktive rheumatoide Arthritis behandelt werden (▸ Kap. 24).

Belimumab, ein Antikörper gegen BAFF (BlyS), dem Liganden von BAFFR auf B-Lymphozyten, kann Patienten mit systemischem Lupus erythematodes (SLE) gegeben werden. **Brentuximab** ist ein Antikörper gegen CD30, der als Konjugat mit einem Chemotoxin für die Behandlung von Patienten mit CD30-positivem Hodgkin-Lymphom zugelassen ist. Der

gegen RANK-Ligand gerichtete monoklonale Antikörper **Denosumab** ist zur Behandlung der Osteoporose zugelassen (▸ Kap. 52).

22.4   Interferone

Als Interferone (IFN) bezeichnet man eine Gruppe von glykosylierten Proteinen, die als zelluläre **Mediatoren gegen die Ausbreitung von Virusinfektionen** entdeckt worden sind. Sie besitzen außerdem **antiproliferative und immunmodulatorische Funktionen**. 3 Klassen werden unterschieden (◘ Tab. 22.1):

- **IFN-α:** α-Interferone bestehen aus mindestens 15 verschiedenen Proteinen, sie werden hauptsächlich von Lymphozyten, Monozyten und Makrophagen gebildet.
- **IFN-β:** β-Interferon wird vorwiegend von Fibroblasten synthetisiert.
- **IFN-γ:** γ-Interferon gehört funktionell zu den Interleukinen und wird von aktivierten T-Lymphozyten als makrophagenaktivierender Faktor gebildet. Im Gegensatz zu Interferon-α und -β besitzt es keine ausgesprochene antivirale Wirkung.

22.4.1 Rezeptoren und Signaltransduktion

Interferone wirken über die sog. **Klasse II der Zytokinrezeptoren**.

Interferon-α und Interferon-β aktivieren den gleichen Rezeptor, der aus 2 Untereinheiten besteht. Ähnlich wie bei den Klasse-I-Rezeptoren führt die Bindung an den Rezeptor zur **Aktivierung von Januskinasen** (JAK1 und Tyk2). Dies hat die Phosphorylierung der **STAT-Transkriptionsfaktoren** STAT1 und STAT2 zur Folge, die daraufhin als Heterodimer zusammen mit dem Transkriptionsfaktor IRF9 in den Kern translozieren und dort die Expression bestimmter interferonabhängiger Zielgene induzieren (◘ Abb. 22.1 *Mitte rechts*). In der Folge kommt es zur Hemmung der Proteinsynthese und damit auch zur Inhibition der Bildung viraler Proteine.

Die Aktivierung des Interferon-γ-Rezeptors führt über die Aktivierung der Januskinasen JAK1 und JAK2 zur Phosphorylierung und Homodimerisierung des Transkriptionsfaktors STAT1.

22.4.2 Pharmaka

Aufgrund ihrer antiviralen, antiproliferativen und immunmodulatorischen Eigenschaften finden Interferone bei verschiedenen Krankheiten therapeutische Anwendung. **Interferon-α** wird bei verschiedenen Virusinfektionen (z. B. chronische Hepatitis-B- und Hepatitis-C-Infektionen) sowie Tumorerkrankungen (z. B. bestimmte Leukämie- und Lymphomformen) eingesetzt. **Interferon-β** kann bei schubförmiger multipler Sklerose sowie bei schweren Formen der Varizelleninfektion gegeben werden. **Interferon-γ** ist bei der chronischen Granulomatose indiziert.

◻ Tab. 22.1 Zytokine (Auswahl)

	Quelle	Zielzellen	Biologische Aktivität	Rezeptor	Signaltrans-duktion
IL-1-Familie					
IL-1	Monozyten, Makrophagen, DC, EC, Astrozyten, NK-Zellen, B-Zellen, Fibroblasten	T-Zellen, B-Zellen, EC, Hepatozyten, Knochen	Lymphozyten-/Makrophagen-Aktivierung, Erhöhung der Zelladhäsion, Fieber, Gewichtsverlust, Hypotonie, Akutphasereaktion	Typ-I-Rezeptor, Typ-II-Rezeptor (CD121a / CD121b)	MyD88, NF-κB
IL-17	T_H17-Zellen	neutrophile Granulozyten, Epithelien, Fibroblasten	proinflammatorisch, Rekrutierung von neutrophilen Granulozyten, Bildung von Chemokinen	IL-17RA / IL-17RC	NF-κB
IL-18	Kupferzellen, Keratinozyten, Osteoblasten	T-Zellen, NK-Zellen	Induktion von IFN-γ	teilweise gemeinsam mit IL-1R	MyD88, NF-κB
IL-2-Familie					
IL-2	T-Zellen	T-, B- und NK-Zellen, Monozyten, Makrophagen, Oligodendrozyten	T-Zell-Proliferation, B-Zell-Proliferation und Differenzierung, Monozytenaktivierung	α-Kette (CD25), β-Kette (CD112), Common-γ-Kette (γc)	JAK/STAT
IL-3	aktive T-Zellen, Mastzellen, eosinophile Granulozyten	alle KM-Vorläuferzellen	Wachstumsfaktor für KM-Vorläuferzellen, B-Zellen, Monozyten	IL3Rα (CD123), Common-β-Kette (βc)	JAK/STAT
IL-4	Mastzellen, T-Zellen, KM-Stromazellen	T- und B-Zellen, EC, Monozyten, Fibroblasten	Isotyp-Switch von B-Zellen, Sekretion von IgG4 (IgG1) und IgE von B-Zellen	α-Kette (CD124), Common-γ-Kette (γc)	JAK/STAT
IL-5	T-Zellen, Mastzellen, eosinophile Granulozyten	eosinophile Granulozyten	induziert Eosinophilen-Differenzierung	α-Kette (= CD125), Common-β-Kette (βc)	JAK/STAT
IL-6	T-Zellen, B-Zellen, EC Makrophagen, KM-Stromazellen, Fibroblasten	B- und T-Zellen, Plasmazellen, Hepatozyten, KM-Zellen	B-Zell-Wachstum und Differenzierung, T-Zell-Proliferation, Akutphasereaktion	α-Kette (CD126) + gp130	JAK/STAT
IL-7	KM-Zellen, Thymus-Stromazellen, Milzzellen	T- und B-Zellen	Proliferation und Reifung von T- und B-Zell-Vorläufern	α-Kette (CD127) + Common-γ-Kette (γc)	JAK/STAT
IL-11	Fibroblasten, KM-Stromazellen	hämatopoetische Vorläuferzellen	Wachstumsfaktor für hämatopoetische Vorläuferzellen	IL-11R + gp130	JAK/STAT
IL-12	DC, Monozyten/Makrophagen, B-Zellen	T-Zellen, NK-Zellen	IFN-γ-Produktion (T- und NK-Zellen), T_H1-Zell-Aktivierung / -Differenzierung	IL-12R1 + IL-12R2	JAK/STAT
IL-13	aktivierte T-Zellen	B-Zellen, Monozyten	B-Zell-Proliferation und -Differenzierung, IgE-Sekretion	IL-13R + Common-γ-Kette (γc)	JAK/STAT
IL-23	DC, Monozyten / Makrophagen, B-Zellen	T-Zellen, NK-Zellen	IL-17-Bildung	IL-23R + IL-12R1	JAK/STAT

◻ Tab. 22.1 (Fortsetzung)

	Quelle	Zielzellen	Biologische Aktivität	Rezeptor	Signaltrans-duktion
G-CSF	Makrophagen, Fibroblasten, EC, KM-Stromazellen	Granulozyten, Thrombozyten und Vorläuferzellen, EC	Wachstum, Differenzierung und Aktivierungsfaktor	α-Kette + gp130	JAK/STAT
GM-CSF	T-Zellen, Makrophagen, Fibroblasten, EC	Granulozyten, Monozyten und Vorläuferzellen, EC, Langerhans-Zellen und DC	Wachstumsfaktor für hämatopoetische Vorläuferzellen	α-Kette (CD116), Common-β-Kette (βc)	JAK/STAT
Interferone					
IFN-α	Lymphozyten, Monozyten, Makrophagen	die meisten Körperzellen	Virusresistenz, Zellproliferation↓, reguliert MHC-I-Expression	IFN-R1 + IFN-R2	JAK/STAT
IFN-β	Fibroblasten und Epithelzellen	nahezu alle Körperzellen	ähnlich IFN-α	gemeinsamer Rezeptor mit IFNα	JAK/STAT
IFN-γ	CD8+- und CD4+-T-Zellen, NK-Zellen	hämatopoetische Zellen, Epithelzellen und EC, viele Tumorzellen	Aktivierung, Wachstum und Differenzierung von T- und B-Zellen, Makrophagen, NK-Zellen, EC	IFNγR1 + IFNγR2	JAK/STAT
TNF-Familie					
TNF-α	aktivierte Monozyten und Makrophagen, dendritische Zellen, B- Zellen, T-Zellen, Fibroblasten	nahezu alle Körperzellen	proinflammatorisch, Wachstums- und Differenzierungsfaktor für viele Zellen, zytotoxisch für viele transformierte Zellen	TNF-R	TRADD, FADD, NF-κB
TNF-β	aktivierte T-Zellen und B-Zellen	nahezu alle Körperzellen	Wachstum und Differenzierung↑	gemeinsame Rezeptoren mit TNF-α	TRADD, FADD, NF-κB
BAFF (BlyS)	Makrophagen, DC, Astrozyten	B-Zellen	Reifung und Überleben von B-Zellen	BAFFR	TRAF, NF-κB
CD30L (CD153)	aktivierte T-Zellen, Neutrophile, Makrophagen	T- und B-Zellen	co-stimulatorische Wirkung	CD30	TRAF, NF-κB
CD40L (CD154)	aktivierte T-Zellen	Makrophagen, B-Zellen	Aktivierung von Makrophagen + B-Zellen	CD40	TRAF, NF-κB
FasL	aktivierte T-Zellen	viele	Induktion von Apoptose	Fas (CD95)	FADD, NF-κB
TRAIL	T-Zellen, Monozyten	viele	Induktion von Apoptose	DR5 (KILLER)	NF-κB, FADD
RANKL	Osteoblasten etc.	Osteoklastenvorläufer etc.	Differenzierung	RANK	TRAF

DC = dendritische Zellen; EC = Endothelzellen; NK = natürliche Killerzellen; KM = Knochenmark

22

◘ Tab. 22.2 Chemokine (Auswahl)

	Produzierende Zellen	Zielzellen	Biologische Aktivität	Rezeptor	Signal-transduktion
CXC-Chemokine					
CXCL1,2,3 (GRO$_{\alpha, \beta, \gamma}$)	aktivierte Monozyten, Fibroblasten, Endothel-zellen	Neutrophile, Endothelzellen	Chemotaxis und Degranulation, Wachstum von Fibroblasten etc.	CXCR2, CXCR1	Gi
CXCL4 (PF4)	Megakaryozyten, Throm-bozyten, Mastzellen	Monozyten, Neutrophile	Chemotaxis und Aktivie-rung	CXCR3B	Gi
CXCL8 (IL-8)	aktivierte Endothelzellen, Monozyten, Fibroblasten, Keratinozyten	alle Immunzellen, Erythrozyt, Endothel-zellen	Chemotaxis	CXCR1, CXCR2	Gi
CXCL9 (Mig)	Makrophagen, Neutro-phile, Endothelzellen	aktiviertes Bronchialepithel	Chemotaxis	CXCR3	Gi
CXCL11 (I-TAC)	aktivierte Astrozyten, aktivierte Monozyten	IL-2 aktivierte T-Zellen	Chemotaxis	CXCR3	Gi
CXCL12 (SDF-1α/β)	ubiquitär	Lymphozyten, Mono-zyten etc.	Chemotaxis	CXCR4	Gi
CX3C-Chemokine					
CX3CL1 Fractalkine	Endothelzellen, Epithel-zellen, Neurone	Monozyten, T-Zellen, NK-Zellen	Aktivierung und Migration von CXCR1$^+$-Zellen	CX3CR1	Gi
CC-Chemokine					
CCL2 (MCP-1/MCAF)	Monozyten und Makro-phagen, Fibroblasten, Endothelzellen	Monozyten, T-Zellen, Basophile und Eosinophile	Chemotaxis	CCR2, CCR10	Gi
CCL3 (MIP-1α)	Monozyten und Makro-phagen	Granulozyten, T-Zellen	hemmt Hämatopoese, induziert T-Zell-Migration, virales Homolog des Kaposi-Sarkom-assoziier-ten Herpesvirus	CCR1, CCR5	Gi
CCL4 (MIP-1β)	Monozyten und Makro-phagen	Granulozyten, T-Zellen, hämatopoe-tische Vorläuferzellen	Wachstum hämatopoeti-scher Vorläuferzellen↑, Killerzellen↑, endothel. Adhäsion von T-Zellen↑	CCR5	Gi
CCL5 (RANTES)	T-Zellen	T-Zellen, Eosinophile, Basophile, Mono-zyten	rekrutiert Zellen zu Entzündungsherden	CCR1, CCR3, CCR5, US28	Gi
CCL7 (MCP-3)	Epithel- und Endothelzel-len	Monozyten, T-Zellen, Eosinophile	Chemotaxis	CCR1, CCR2, CCR3, CCR10	Gi
CCL8 (MCP-2)	Fibroblasten, Endothel-, Epithelzellen	Monozyten, T-Zellen, Eosinophile	Chemotaxis	CCR1, CCR2B, CCR5	Gi
CCL11 (Eotaxin)	Epithelzellen, Makro-phagen, T-Zellen, Fibro-blasten	Eosinophile	Chemotaxis	CCR3	Gi
CCL13 (MCP-4)	Epithel- und Endothel-zellen	Monozyten, T-Zellen	Chemotaxis	CCR2, CCR3	Gi

22.5   Chemokine

Chemokine stellen eine Gruppe von etwa 50 migrationsauslösenden (chemotaktischen) Faktoren dar, die in verschiedene Phasen der Immunantwort involviert sind. Basierend auf der Lokalisation spezifischer Cysteinreste können die Chemokine in 2 Hauptgruppen unterteilt werden, die CC- und die CXC-Chemokine: Während bei den **CC-Chemokinen** diese Cysteine direkt benachbart vorliegen, besitzen **CXC-Chemokine** zwischen den 2 konservierten, N-terminal lokalisierten Cysteinresten eine weitere Aminosäure. CXCL-8, das auch als **IL-8** bezeichnet wird, ist ein proinflammatorisches, chemotaktisch wirkendes Zytokin. IL-8 ist ein äußerst potenter chemotaktischer Faktor für neutrophile Granulozyten. Andere Chemokine wie z. B. CCL-2 (MCP-1) wirken vornehmlich auf Monozyten (◘ Tab. 22.2).

22.5.1 Rezeptoren und Signaltransduktion

Im Gegensatz zu den anderen Zytokinen wirken Chemokine über **G-Protein-gekoppelte Rezeptoren**. Über die Aktivierung des heterotrimeren G-Proteins Gi kommt es in Leukozyten zur Stimulation der Aktivität der β-Phospholipase (PLC-β) sowie der Phosphatidylinositid-3-Kinase (PI-3-Kγ) (◘ Abb. 22.1 *rechts*). Eine typische Wirkung der Chemokine in ihren Zielzellen ist die Auslösung einer gesteigerten Migration in Richtung auf das Chemokin, das im Gewebe häufig in Form von Konzentrationsgradienten vorliegt.

22.5.2 Pharmaka

Chemokinrezeptor-Antagonisten stellen vielversprechende pharmakologische Prinzipien zur Beeinflussung immunologischer und insbesondere entzündlicher Prozessen dar. Entsprechende Substanzen befinden sich in der klinischen Prüfung. Die Chemokinrezeptoren CXCR4 und CCR5 fungieren als Co-Rezeptoren für die Aufnahmen von HIV-1-Viren. Durch Blockade dieser Rezeptoren kann die Fusion des Virus mit der Zielzelle blockiert werden. Auf der Basis dieser Überlegung ist der CCR5-Rezeptorantagonist **Maraviroc** entwickelt worden.

Weiterführende Literatur

Croft M, Benedict CA, Ware CF (2013) Clinical targeting of the TNF and TNFR superfamilies. Nat Rev Drug Discov 12: 147

Dinarello CA, Simon A, Van Der Meer JW (2012) Treating inflammation by blocking interleukin-1 in a broad spectrum of diseases. Nat Rev Drug Discov 11:633-652

Gonzalez-Navajas JM, Lee J, David M, Raz E (2012) Immunomodulatory functions of type I interferons. Nat Rev Immunol 12: 125

Griffith JW, Sokol CL, Luster AD (2014) Chemokines and chemokine receptors: positioning cells for host defense and immunity. Annu Rev Immunol 32: 659

Platanias LC (2005) Mechanisms of type-I and type-II-interferon-mediated signalling. Nat Rev Immunol 5: 375

Tanaka T, Narazaki M, Kishimoto T (2012) Therapeutic targeting of the interleukin-6 receptor. Annu Rev Pharmacol Toxicol 52: 199

Wynn A (2015) Type 2 cytokines: mechanisms and therapeutic strategies. Nat Rev Immunol 15: 271

Rezeptor-Tyrosinkinasen und Wachstumsfaktoren

M. Freissmuth

M. Freissmuth et al., *Pharmakologie und Toxikologie*,
DOI 10.1007/978-3-662-46689-6_23, © Springer-Verlag Berlin Heidelberg 2016

23

In diesem Kapitel werden prinzipielle Mechanismen erläutert, über die Wachstumsfaktoren, die an Rezeptor-Tyrosinkinasen binden, Signale auslösen. Rezeptor-Tyrosinkinasen und die nachgeschalteten Kinasen stellen Angriffspunkte für Pharmaka dar, die in der modernen Krebstherapie verstärkt eingesetzt werden. Membranständige Serin-/Threoninkinasen sind die Rezeptoren für die Signalmoleküle der TGFβ-Familie.

Lernziele

Definition und Bedeutung der Wachstumsfaktoren
- Gene für Rezeptor-Tyrosinkinasen
- Rezeptor-Tyrosinkinasen
- Rezeptor-Threoninkinasen

23.1 Definition und Bedeutung der Wachstumsfaktoren

Der Ausdruck Wachstumsfaktor ist selbsterklärend; sie wurden ursprünglich in Gewebeextrakten anhand ihrer biologischen Aktivität identifiziert, weil sie Zellen in Kultur zur Proliferation anregen konnten.

> Das gerichtete Wachstum und die Differenzierung von Gewebe wird durch eine Kombination von Signalen gesteuert, von denen einige auch über G-protein-gekoppelte Rezeptoren, Zytokinrezeptoren, nukleäre Rezeptoren und Adhäsionsmoleküle vermittelt werden.

Im engeren Sinne werden aber diejenigen Gewebehormone als **Wachstumsfaktoren** (Growth Factors) bezeichnet, die zusätzlich 2 Kriterien erfüllen:
- Sie müssen Polypeptide/Proteine (Molekularmasse ≥ 6000) sein und
- an membranständige Rezeptor-Tyrosinkinasen binden.

Zytokine sind ebenfalls Polypeptide/Proteine, aber im Gegensatz zu Wachstumsfaktoren binden sie an (homodimere oder heterodimere) Rezeptoren, die nur **assoziierte Tyrosinkinasen** haben, wie z. B. die Januskinase (JAK/STAT-Signalwege) oder lösliche Non-Rezeptor-Tyrosinkinasen (SRC, FYN, LYN, YES etc.) (▶ Kap. 22). Darüber hinaus gibt es noch Zytokine und Signalmoleküle der **TNF-Familie**, die trimere Rezeptoren aktivieren und entweder einen programmierten Zelltod einleiten (Rezeptoren mit »death domain«) oder über assoziierte Faktoren die Aktivierung von NF-κB (»Nuclear Factor kappa B«) und der Jun-N-terminalen Kinase und der damit verwandten p38-Kinase bewirken.

Wachstumsfaktoren und ihre zugehörigen Rezeptor-Tyrosinkinasen sind in den letzten Jahren u. a. auch deshalb als (potenzielle) Angriffspunkte von Pharmaka in den Mittelpunkt des Interesses gerückt, weil sie nicht nur eine wichtige Rolle beim Wachstum und der Differenzierung von normalem Gewebe spielen, sondern auch beim Wachstum sowie bei der Migration und Invasion von Tumorzellen. Nachdem in den letzten 20 Jahren der Nachweis gelungen ist, dass sich diese Angriffspunkte in experimentell-pharmakologischen Modellen auch tatsächlich nutzen lassen, ist auch ein Durchbruch in der klinischen Forschung mit der Einführung monoklonaler Antikörper und niedermolekularer Inhibitoren gelungen.

23.2 Gene für Rezeptor-Tyrosinkinasen

Die Gene für Rezeptor-Tyrosinkinasen lassen sich in 18(–20) Gruppen ordnen. Im humanen Genom liegen 58 Gene für Rezeptor-Tyrosinkinasen vor, die sich aufgrund struktureller Gemeinsamkeiten in 20 Gruppen einteilen lassen. Einige dieser Kinasen sind katalytisch inaktiv, weil die ATP-Bindungsstelle verändert ist. Dies bedeutet aber nicht, dass diese Proteine keine Signale in die Zelle weiterleiten können.

In einigen Fällen sind die Liganden unbekannt: Eine Gruppe von Rezeptoren – die ROR – trägt daher in ihrem Namen die Bezeichnung »orphan« (Waise). Gerade für diese Gruppe sind aber Liganden mittlerweile entdeckt worden. Für einige Rezeptoren ist es sogar sehr wahrscheinlich, dass für sie keine physiologischen Liganden vorliegen (vgl. ErbB2). Diese Tyrosinkinasen bilden heteromere Kombinationen mit ihren verwandten Rezeptor-Tyrosinkinasen und verändern die Dauer und die Art des Signals. Die folgende Zusammenstellung gibt eine orientierende Übersicht über die **Familienmitglieder**:
- EGF-Rezeptor-Familie (ErbB-Familie)
- Insulinrezeptor-Familie
- PDGF-Rezeptor-Familie
- VEGF-Rezeptoren
- FGF-Rezeptoren
- KLG-Rezeptor
- Trk-Rezeptor-Familie
- HGF-Rezeptor
- Eph-Rezeptor-Familie
- AXL/TAM-Familie
- TIE-Rezeptoren
- RYK-Rezeptor
- DDR-Rezeptoren
- RET-Rezeptor
- ROS-Rezeptor
- LTK-Rezeptor-Familie
- ROR-Rezeptoren
- MuSK-Rezeptor
- Lemur-Tyrosinkinasen

EGF-Rezeptor-Familie (ErbB-Familie) (Die Bezeichnung ErbB bezieht sich auf das B-Onkogen des Hühner-**Er**ythro-**b**lastose-Virus.) Diese Familie umfasst 4 Mitglieder, ErbB-1, -2, -3, -4, die durch 10 verschiedene Liganden aktiviert wird.
- **ErbB1** ist der EGF-Rezeptor. ErbB1 kann durch EGF, TGFα (Transforming Growth Factor alpha), HB-EGF (Heparin-Binding EGF), Amphiregulin, Betacellulin, Epigen und Epiregulin aktiviert werden.
- **ErbB2** (= HER2 = Human Epidermal growth factor Receptor 2 = neu; »neu« bezieht sich auf das aus einem Ratten-Glioblastom isolierte Onkogen, aus einem **neu**ronalen Tumor). ErbB2 hat mit an Sicherheit grenzender Wahrscheinlichkeit keinen Liganden.

- **ErbB3** (HER3) hat keine Tyrosinkinaseaktivität und bindet die Liganden Neuroregulin-1 und -2.
- **ErbB4** (HER4) bindet Neuroregulin-1 bis -4, Betacellulin und Epiregulin.

Insulinrezeptor-Familie Der Insulinrezeptor gehört zu den bestuntersuchten Rezeptor-Tyrosinkinasen (▶ Kap. 54); der Insulin-like-Growth-Factor-1-Rezeptor (IGF1R) bindet sowohl IGF1 als auch IGF2 (die in der Leber produzierten Somatomedine) und vermittelt damit die Wirkung des Wachstumshormons (STH: somatotropes Hormon). Der Ligand des Insulin Receptor-related Receptor (IRR) ist nicht bekannt (»orphan receptor«).

PDGF-Rezeptor-Familie 4 Varianten des aus Blutplättchen freigesetzten Plättchenwachstumsfaktors, die Platelet-Derived-Growth-Factors PDGF-A, -B, -C und -D, binden als Homo- und Heterodimere (mit unterschiedlichen Affinitäten) an 2 Typen von Rezeptoren: PDGF-Rezeptor-α und -β. Weil diese als Homo- und Heterodimere vorliegen können, gibt es daher 3 Rezeptoren. Die PDGF-Freisetzung bzw. Stimulation von PDGF-Rezeptoren spielt bei der thrombozyteninduzierten Wundheilung eine wichtige Rolle. Sie ist auch ein relevanter Faktor bei der vaskulären Re-Stenose, z. B. nach Dilatation der Koronararterien oder Stent-Implantation. Das Sis-Onkogen (des Simian Sarcoma-Virus) ist das virale Gegenstück zu PDGF-B. Zu PDGF-Rezeptor-Familie von Rezeptor-Tyrosinkinasen gehören 3 Rezeptoren, die in der **Hämatopoese** eine wichtige Rolle spielen:

- Der Rezeptor für (Macrophage-)Colony-Stimulating Factor-1 (CSF1-R = **Macrophage Colony-Stimulating Factor Receptor** [M-CSFR] = **CD115** = c-fms = zelluläres Gegenstück zum felinen McDonough-Sarcoma-Virusonkogen [v-fms]).
- SCF-R, c-KIT (= CD117), der Rezeptor für den hämatopoetischen Stammzellfaktor (Stem-Cell Factor = SCF = Kit-Ligand oder »Steel Factor«); dieser Rezeptor wird auch als c-KIT bezeichnet: Er wurde als zelluläres Pendant des Onkogens entdeckt, das aus dem Hardy-Zuckerman 4 feline sarcoma virus [Katzenfibrosarkom] isoliert wurde.)
- STK1 (Stammzell-Kinase-1 = flk-2 [fetal-liver-kinase-2]/flt-3 [fms-like-tyrosine-kinase-3] = CD135), die durch ihren Liganden flk2-Ligand aktiviert wird.

VEGF-Rezeptoren Es existieren 3 Rezeptoren für Vascular Endothelial Growth Factor (VEGF) mit 5 Typen von Liganden, die alle von einem Gen, dem VEGF-Gen, erzeugt werden. VEGF-A (umfasst 5 Spleißvarianten) bindet an VEGFR-1 (Flt-1= fms-like tyrosine kinase) und VEGFR-2 (KDR/Flk-1 = Kinase insert Domain Receptor/fetal liver kinase-1). VEGFR-1 bindet auch VEGF-B (2 Spleißvarianten) und Placenta-Growth-Factor-1 und -2; VEGFR-2 bindet auch VEGF-C; VEGFR-1 und vor allem VEGFR-2 werden für Angio- und Vaskulogenese gebraucht. VEGFR-3 bindet VEGF-C und VEGF-D und vermittelt die Lymphangiogenese. Daneben gibt es auch virale Proteine (und das virale Homolog VEGF-E) und Schlangengifte (VEGF-F).

FGF-Rezeptoren FGFR-1 bis -4, die insgesamt 22 Liganden der Fibroblast-Growth-Factor-Familie haben. Abgesehen von ihrer Rolle in der Embryonalentwicklung spielen diese Wachstumsfaktoren eine wichtige Rolle bei Angiogenese (FGF1 und FGF2) und der Wundheilung.

KLG-Rezeptor KLG (Kinase-Like Gene) bzw. CCK (Colon Carcinoma Kinase-4 = Protein-Tyrosine-Kinase-7) ist ein katalytisch inaktives Protein mit unbekanntem Liganden.

Trk-Rezeptor-Familie Der Name bezieht sich auf **T**ropomyosin-**r**eceptor-**k**inase, weil diese ursprünglich als onkogenes Fusionsprotein des damals unbekannten TrkA-Rezeptors mit den ersten 7 Exons des Tropomyosingens entdeckt wurde. TrkA bindet primär den Nervenwachstumsfaktor NGF (Nerve Growth Factor), TrkB dagegen BDNF (Brain-Derived Neurotrophic Factor) und TrkC Neurotrophin-3. Der p75-Neurotrophin-Rezeptor bindet selbst keinen Liganden, verlängert aber das TrkA-generierte Signal.

HGF-Rezeptor Hepatocyte-Growth-Factor-Rezeptor (= scatter factor receptor = c-MET: zellulärer Faktor für **m**esenchymale **e**pitheliale **T**ransition); die durch Scatter Factor/HGF über seinen Rezeptor ausgelöste Signalkaskade kann auch durch das Produkt von CagA (Cytotoxin-associated gene A) von *Helicobacter pylori* ausgelöst werden. Das Bakterium injiziert dieses Toxin in Magenepithelzellen, die in der Folge eine erhöhte Mobilität aufweisen und verstärkt proliferieren. Dies trägt zur Entwicklung von Magenkarzinomen bei. Zu dieser Familie gehört auch RON (»récepteur d'origine nantais«) = MST1-R (Macrophage Stimulating-1-Receptor).

Eph-Rezeptor-Familie Das erste Mitglied wurde ursprünglich aus einer Zelllinie des »**e**rythropoietin-**p**roducing **h**epatocellular carcinoma« kloniert. Es existieren 14 Vertreter: EphA1–8 und EphB1–6, die von 8 Liganden (= EphrinA1–5, EphrinB1–3) aktiviert werden; sie kontrollieren die Migration von Neuronen, das Axonwachstum und das Auswachsen der Blutgefäße (Vaskulogenese; Blutgefäße und Nerven wachsen in der Embryonalentwicklung gemeinsam aus und verwenden daher dieselbe Information zur Navigation durch das Gewebe).

AXL/TAM-Familie Tyro3 (protein tyrosine kinase 3), Axl (ursprünglich als »anexelektro« – unkontrolliert – aus chronisch-myeloischen Leukämiezellen kloniert) und Mer (»**m**onocytes and tissues of **e**pithelial and **r**eproductive origin«) werden durch GAS6 (Growth-Arrest-Specific 6 = Vitamin-K-abhängiges Protein) und Protein S (zur Gerinnung ▶ Abschn. 41.1.3) aktiviert.

TIE-Rezeptoren (Tie1 und Tie2) »**T**yrosine Kinase Receptor **i**n **E**ndothelial Cells« sind Rezeptoren für Angiopoetine (Ang1, Ang2, Ang3, Ang4), die für die Bildung von Blutgefäßen (Angiogenese) gebraucht werden.

RYK-Rezeptor Receptor-like **T**yrosine **K**inase ist als Rezeptor-Tyrosinkinase katalytisch inaktiv; fungiert auch als Wnt-Rezeptor.

DDR-Rezeptoren **D**iscoidin **D**omain **R**eceptor Tyrosine Kinase-1 (CD167, CAK: Cell-adhesion Activated Kinase) und -DDR-Tyrosine Kinase-2 (CD167B); diese Rezeptoren werden durch die Kollagen-Tripelhelix aktiviert.

RET-Rezeptor RET (entdeckt als Onkogen »**re**arranged du**r**ing **t**ransfection«) – GDNF (Glial-Derived Neurotrophic Factor); RET-Verlust bzw. -Inaktivierung führt zum Morbus Hirschsprung; die konstitutive Aktivierung durch Mutation führt zu multipler endokriner Neoplasie. RET ist häufig bei familiären und sporadischen medullären Schilddrüsenkarzinomen mutiert.

ROS-Rezeptor Zelluläres Gegenstück zum Vogelsarkom-Virus (»**o**ncogene of the U**R2** avian **s**arcoma virus«); Ligand unbekannt.

LTK-Rezeptor-Familie LTK (Leukocyte receptor Tyrosine Kinase) und ALK (Anaplastic Lymphoma Kinase, ursprünglich als Fusionsprotein der Kinasedomäne mit dem nukleolären Protein Nucleophosmin im namensgebenden Non-Hodgkin-Lymphom identifiziert); Ligand von LTK: FAM150A and FAM150B (family with sequence similarity 150 member A and member B); ALK: FAM140; Heparin wurde auch als Ligand publiziert.

ROR-Rezeptoren ROR (Receptor tyrosine kinase-like Orphan Receptors) wurden ursprünglich als Rezeptoren mit unbekannten Liganden (Waisen) betrachtet. Es gilt als gesichert, dass die Rezeptoren Peptide der Wnt-Familie binden. Wnt leitet sich ab vom *Drosophila*-Gen Wg (wingless: phänotypische Beschreibung der inaktivierenden Genmutation) und dem homologen Int-Gen (Integration-1), dessen Produkt durch Integration des MMTV (Mouse Mammary Tumour Virus) dereguliert exprimiert wird. Die Peptide Wnt-1 bis -16 sind vor allem für die Embryonalentwicklung und den Erhalt der Stammzellen wichtig. Sie haben auch eine zweite Klasse von Rezeptoren, nämlich heptahelikale (= G-Protein-gekoppelte) Rezeptoren der Frizzled-Familie.

MuSK-Rezeptor Die muskelspezifische Kinase wird durch Agrin aktiviert, das von Motoneuronen als Protein der extrazellulären Matrix sezerniert wird.

Lemur-Tyrosinkinasen LMR1- bis -3 (LMTK1 bis -3) werden auch als apoptoseassoziierte Tyrosinkinase-1 bis -3 bezeichnet. (Lemur bezieht sich auf den langen intrazellulären C-Terminus.) Diese Kinasefamilie wurde durch Genomsequenzanalysen identifiziert und aufgrund von Homologien den Tyrosinkinasen zugerechnet. Tatsächlich haben die Proteine eine Serin-/Threoninkinase-Aktivität. Ihre Expression in Tumorzellen beeinflusst die Prognose. Ihre Liganden sind unbekannt.

23.3   Signalübertragung durch Rezeptor-Tyrosinkinasen

Rezeptor-Tyrosinkinasen werden durch Besetzung mit ihrem Liganden aktiviert: Diese binden an die extrazelluläre Domäne und fördern durch diese Bindung die Dimerisierung (oder die Bildung höherer Oligomere). Im Dimer rücken die ATP-Bindungsstellen der Kinasedomänen nahe aneinander. Dies ermöglicht nach ATP-Bindung an eine Kinasedomäne die Phosphorylierung eines Tyrosinrests auf der Aktivierungsschleife der anderen Kinasedomäne. Wird dieser erste Tyrosinrest phosphoryliert, ist die aktive Kinase stabilisiert und sukzessive werden die anderen Tyrosinreste phosphoryliert (in trans, d. h., eine Kinasedomäne phosphoryliert in der Regel die Tyrosinreste des dimerischen Partners).

Phosphotyrosinreste sind Bindungsstellen für viele Proteine: Diese binden die Phosphotyrosinreste über SH2-(SRC-Homologie-2-)Domänen bzw. Phosphotyrosinbindungs- oder PTB-Domänen etc. Diese Bindungsstellen sind nicht äquivalent: Die nachgeschalteten Proteine erkennen unterschiedliche Motive (◘ Abb. 23.1a). Weil so viele verschiedene Proteine an Rezeptor-Tyrosinkinasen andocken können, ergibt sich eine sehr komplexe Signalantwort:

◘ Abb. 23.1a zeigt als Beispiel die Aktivierung der mitogenaktivierten-Protein-Kaskade durch den EGF-Rezeptor. In diesem Zusammenhang müssen folgende Punkte betont werden:

–   Der EGF-Rezeptor aktiviert zahlreiche weitere, hier nicht dargestellte Signalmoleküle, z. B. Phospholipase-Cγ-Isoformen, sodass es zu einem Anstieg von IP3 (Inositoltrisphosphat → Calciumanstieg) und Diacylglycerol (→ Aktivierung von Proteinkinase-C-Isoformen) kommt.

–   RAS aktiviert nicht nur die MAP-Kinase, sondern auch andere Effektoren, wie z. B. die Phosphoinositid-3-Kinasen (PI3-Kinasen), wodurch in der Membran Phosphatidylinositoltrisphosphat (PIP3) entsteht, das die PDK1 (»**p**hosphoinositide-**d**ependent protein **k**inase-1«) aktiviert; PDK1 und PIP3 stimulieren gemeinsam die Proteinkinase B (PKB/AKT, als Onkogen im Mäuselymphomvirus AKT8 identifiziert). Dieser Signalweg spielt nicht nur eine wichtige Rolle beim Wachstum und Überleben, sondern auch bei der Kontrolle des Zellmetabolismus (in ◘ Abb. 23.1b für Insulin dargestellt).

–   Tyrosinkinase-Rezeptoren werden (meist durch clathrinvermittelte Endozytose) internalisiert. Sie können über rezirkulierende Endosomen wieder an die Zellmembran gelangen oder lysosomal abgebaut werden. Nicht alle Signale entstehen an der Zelloberfläche. Auch Rezeptoren, die internalisiert werden, generieren noch Signale. Die RAS-Aktivierung erfolgt sogar besonders effizient von internalisierten Rezeptoren.

–   Nicht jeder Rezeptor rekrutiert dieselben Signalwege; bei einem kann das mitogene Signal bzw. können antiapoptotische Signalwege dominieren; bei anderen kann die Steigerung der Migration durch Rekrutierung der kleinen G-Proteine überwiegen, die das Aktinzytoske-

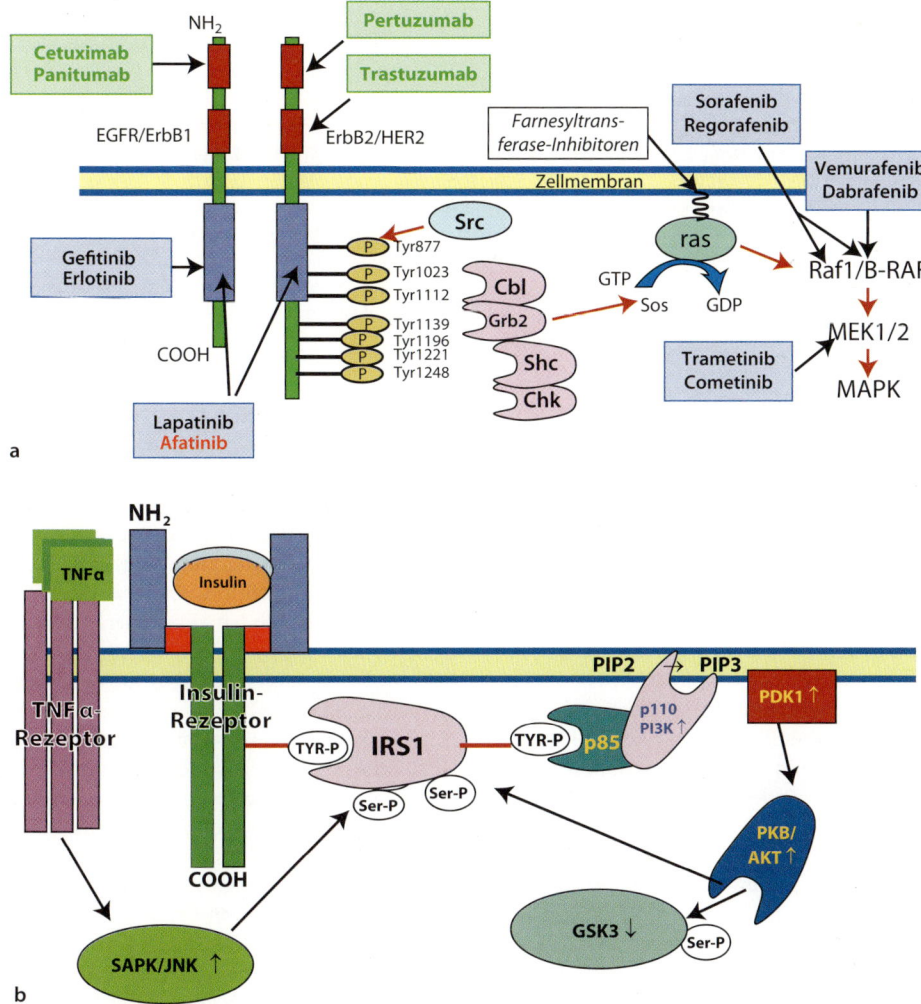

🔲 **Abb. 23.1a, b Signalübertragung durch Rezeptor-Tyrosinkinasen.**
a Heterodimer aus dem EGF-Rezeptor/ErbB1 und ErbB2/Her2. *Gelber* Streifen: Zellmembran; die Polypeptidkette des Rezeptors (*grüner Balken*) hat eine einzige helikale Transmembrandomäne; extrazellulär sind 2 cysteinreiche Domänen (*rot*), die Kinasedomäne (*blau*) liegt intrazellulär. Nach Aktivierung des Rezeptors durch Bindung von EGF (oder verwandten Agonisten) an die extrazelluläre Domäne wird die Kinaseaktivität auf der intrazellulären Seite stimuliert; es kommt zur Autophosphorylierung (in trans, d. h. ein Monomer phosphoryliert das gegenüberliegende Monomer und vice versa) in der Aktivierungsschleife. Dann werden weitere Tyrosinreste (numerierte *TYR* mit entsprechender Position in der ErbB2-Sequenz) phosphoryliert, sodass Phosphotyrosin erkennende Proteine binden können. Dargestellt ist die Bindung einiger Proteine an ErbB2:
SRC ist eine lösliche Tyrosinkinase (»Non-Rezeptor-Tyrosinkinase«). *CBL* (als »**C**asitas **B**-lineage **L**ymphoma oncogene« identifiziert) ist eine Ubiquitin-Ligase, die Endozytose und Reinsertion des Rezeptors in die Plasmamembran steuert. *GRB2* (**G**rowth **f**actor **R**eceptor-**B**inding protein-2) ist ein Adapterprotein, das *SOS* rekrutieren kann; der Name (»son of sevenless«) bezieht sich auf den Phänotyp der Mutation im *Drosophila*-Facettenauge. SOS ist der Austauschfaktor von *RAS* (Onkogen des »Rat Sarcoma Virus«), d. h., SOS beschleunigt die GDP-Freisetzung aus RAS und erleichtert so die GTP-Bindung an RAS. GTP-beladenes aktives RAS aktiviert die RAF-Kinase (3 Isoformen, hier *RAF-1*, als retrovirales akut transformierendes Onkogen identifiziert, und B-RAF). RAF phosphoryliert und aktiviert die MAP-Kinase-Kinasen (*MEK1* und -*2*), diese wiederum die MAP-Kinase *MAPK* (mitogenaktivierte Proteinkinase, auch ERK1/2 genannt = Extracellular signal-Regulated Kinase; der Name MEK1 ist aus beiden Namen der nachgeschalteten MAP-Kinase zusammengezogen). MAPK hat viele Substrate: Ein wichtiger Effekt ist die Aktivierung des Cyclin-D1-Promotors, womit die Zellen aus der G0- in die G1-Phase des Zellzyklus rekrutiert werden. *SHC* (Src-Homology-2-Containing) ist ein Adapterprotein, das andere Proteine (z. B. GRB2 aber auch Phosphatasen) zum Rezeptor rekrutiert; *CHK* (= **C**-terminal Src-kinase **H**omologous **K**inase) deaktiviert *SRC*.
Angriffspunkte von Inhibitoren: *Cetuximab* ist ein chimärer monoklonaler Antikörper, *Panitumumab* ein humaner Antikörper. Beide binden an den EGF-Rezeptor. Trastuzumab und Pertuzumab, humanisierte monoklonale Antikörper, binden an unterschiedlichen Stellen an ErbB2 (d. h. können gemeinsam verabreicht werden). *Erlotinib* und *Gefitinib* blockieren die ATP-Bindungsstelle und hemmen damit die Kinase von ErbB1, *Lapatinib* und *Afatinib* zusätzlich auch diejenige von ErbB2. *Sorafenib* und *Regorafenib* sind Hemmer aller RAF-Kinasen, *Vemurafenib* und *Dabrafenib* hemmen B-RAF (und hier vor allem die mutierten Formen), *Trametinib* (und *Cometinib*) die nachgeschalteten MEK1 und MEK2.

23

(Fortsetzung der Abbildungslegende zu ◘ **Abb. 23.1)***

b Aktivierung der PI3-Kinase (Phosphoinositid-3-Kinasen/PI3K) durch den Insulinrezeptor. Der durch Insulin aktivierte Insulinrezeptor bindet nach Autophosphorylierung *IRS1* (Insulinrezeptor-Substrat 1), das er an vielen Stellen phosphoryliert. An einen dieser Phosphotyrosin- reste bindet die regulatorische *p85*-Untereinheit der PI3-Kinase *PI3K*. Mit ihrer katalytischen *p110*-Untereinheit erzeugt sie in der Membran *PIP3* (3,4,5-Phosphatidylinositoltrisphosphat) aus *PIP2* (4,5-Phosphatidylinositolbisphosphat). PIP3 aktiviert *PDK1* (Phosphoinositide-Depen- dent Protein Kinase-1); PDK1 und PIP3 stimulieren gemeinsam die Proteinkinase B (*PKB/AKT*, als Onkogen im AKT8-Virus identifiziert). AKT/PKB hat viele Substrate, u. a. *GSK3* (Glykogensynthase-Kinase-3). GSK-3 phosphoryliert und inaktiviert dadurch die Glykogensynthase. (Durch Hem- mung von GSK3 steigert Insulin die Glykogensynthese.) Es phosphoryliert aber auch β-Catenin, wodurch dieses rasch abgebaut wird. Damit kann β-Catenin nicht in den Kern gelangen, um dort das Zellwachstum zu stimulieren; daher steigert eine GSK3-Hemmung das Zellwachstum. AKT/PKB phosphoryliert auch *IRS1* an einem Serinrest (SerP). Diese Modifikation hemmt die Tyrosinphosphorylierung durch den Insulinrezep- tor (negative Rückkopplung). Über den *TNFα-Rezeptor* wird die JUN-N-terminale Kinase (*JNK/SAPK* = Stress Activierte Protein Kinase) stimuliert, die IRS1 auch an einem (anderen) Serinrest phosphorylieren kann. Auch diese Modifikation hemmt die Insulinrezeptor-vermittelte IRS1-Phos- phorylierung – ein möglicher Mechanismus für eine Insulinresistenz

lett regulieren (z. B. RHO = Ras Homology; RAC = »Ras-related C3 botulinum toxin substrate«; CDC42 = »Cell Division Control protein 42 homologue«). In jedem Fall lässt sich die Komplexität der Signalnetz- werke nicht mit schematischen Abbildungen wie ◘ Abb. 23.1 darstellen. Es werden Signalwellen erzeugt, den ersten zellulären Antworten folgen sekundäre (durch Akkumulation neuer Transkriptionsfaktoren) und tertiäre Signale (durch Rückkopplungsvorgänge). De facto wird nach Stimulierung einer Zelle mit Insulin über die nächsten 24 Stunden die Transkriptionsrate von ca. 6000 Genen verändert (deren mRNA-Mengen nehmen ab oder zu).

▬ Die Grenzen zu Zytokinen sind fließend. Tyrosinkina- serezeptoren können in unterschiedlichem Ausmaß auch JAK/STAT- und NFκB-abhängige Signalwege aktivieren. Umgekehrt lösen die meisten Zytokinrezep- toren auch eine Aktivierung von RAS- und PI3-Kina- sen aus.

23.4 Rezeptor-Tyrosinkinasen und ihre Signalwege

Rezeptor-Tyrosinkinasen und ihre Signalwege sind pharma- kologische Angriffspunkte. EGF wurde in den 1960er Jahren von Stanley Cohen gereinigt, in den 1980er Jahren schlug John Mendelssohn den EGF-Rezeptor als Angriffspunkt für eine Tumortherapie vor. Es dauerte aber noch weitere 20 Jahre, bis 2001 die erste Therapie zugelassen wurde, nämlich **Trastu- zumab.** Trastuzumab ist ein gegen ErbB2 gerichteter humani- sierter monoklonaler Antikörper (◘ Abb. 23.1a), der für die Therapie des ErbB2-positiven Mammakarzinoms zugelassen ist. Mittlerweile ist die Suche nach Inhibitoren von Rezeptor- Tyrosinkinasen und Hemmern der nachgeschalteten Signale (◘ Abb. 23.1) eines der aktivsten Forschungsgebiete.

Weitere Antikörper sind die gegen **EGF-Rezeptor/ErbB1** gerichteten Antikörper **Cetuximab** (chimär) und **Panitu- mumab** (human). Beide sind derzeit für die Therapie des me- tastasierten Kolonkarzinoms zugelassen. In dieser Indikation zugelassen ist auch **Bevacizumab**, ein humanisierter Antikör-

per gegen VEGF. Ein zweiter humanisierter Antikörper gegen VEGF ist **Ranibizumab,** der für die intravitreale Injektion (Injektion in den Glaskörper des Auges) zur Behandlung der feuchten Makuladegeneration zugelassen ist.

Erlotinib und **Gefitinib** binden an die ATP-Bindungsstelle von ErbB1; Gefitinib hat eine höhere Affinität zu einer mu- tierten Form, die in ca. 15% der Bronchialkarzinome vor- kommt. Beide Substanzen sind für die Therapie des nicht- kleinzelligen Lungenkarzinom (Non-Small Cell Lung Cancer: NSCLC) zugelassen. **Lapatinib** hemmt ErbB1 und ErbB2 und ist für die Therapie des metastasierten Mammakarzinoms nach Trastuzumab-Versagen zugelassen. **Afatinib** ist ein irre- versibler Inhibitor von ErbB1, ErbB2 und ErbB4.

Ursprünglich war das Ziel, möglichst selektive Inhibitoren zu generieren. Der Einsatz von Inhibitoren, die mehrere Kina- sen hemmen, hat sich aber klinisch als vorteilhaft erwiesen, denn Tumorzellen nutzen Signale verschiedener Kinasen. Die ersten dieser »multimodalen« Inhibitoren waren Sunitinib und Sorafenib. **Sutinitib** hemmt u. a. RET, FLT-1 (VEGF-Re- zeptor-1), c-KIT und die PDGF-Rezeptoren; es ist für die Behandlung (inoperabler) maligner gastrointestinaler Stroma- tumoren (GIST) und Nierenzellkarzinome zugelassen. **Sora- fenib** hemmt die RAF-Kinasen, VEGF-Rezeptor-2 und PDGF-Rezeptor-β; es ist für die Behandlung hepatozellulärer Karzinome und Nierenzellkarzinome zugelassen. **Pazopanib** hemmt die VEGF-Rezeptoren-1, -2 und -3, PDGF-Rezep- toren-α/β sowie c-KIT und wurde 2010 für die Behandlung des (fortgeschrittenen) Nierenzellkarzinoms zugelassen. Für die Krebstherapie zugelassene Rezeptor-Antikörper und Kinase- Inhibitoren sind in ► Abschn. 61.2.9 und ► Abschn. 61.2.10 beschrieben. Einen Überblick über die monoklonalen Anti- körper (und Antikörper-Fusionsproteine) gibt ◘ Tab. 8.1.

Es gibt auch ein Beispiel, wo eine agonistische Aktivität an einem Tyrosinkinaserezeptor erwünscht ist: **FGF7** ist »Kerati- nocyte Growth Factor« und wird klinisch als **Palifermin** ange- wandt. Palifermin ist für die Behandlung der Mukositis nach myelotoxischer Chemotherapie bzw. Ablation des Knochen- marks zugelassen, um die raschere Abheilung der oralen Mu- kosa zu induzieren.

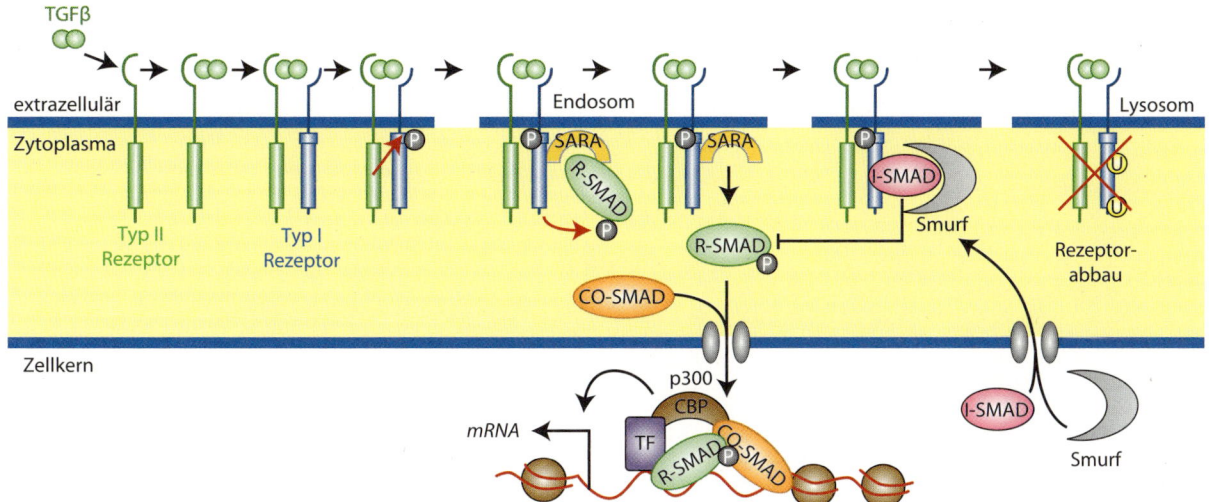

Abb. 23.2 TGFβ-kontrollierter Signalweg. Dimeres *TGFβ1* bindet hochaffin an den (dimeren) Typ-II-Rezeptor (hier der Übersichtlichkeit nur mit einem Symbol dargestellt). Der Komplex aus dimerem TGFβ1 und Typ-II-Rezeptordimer bindet an den niederaffinen Typ-I-Rezeptor (ebenfalls ein konstitutives Dimer, hier auch nur mit einem Symbol dargestellt): In dem entstandenen Heterotetramer sind die intrazellulären Kinasedomänen so positioniert, dass die Serinreste des Typ-I-Rezeptors phosphoryliert werden. Dies löst die clathrinabhängige Internalisierung in frühe Endosomen aus, wo der Rezeptor auf *SARA* (»Small Anchor for Receptor Activity«) trifft. Dimeres SARA koordiniert 2 (regulierte) *R-SMAD*-Moleküle, die von einem Rezeptorkomplex (durch den Typ-I-Rezeptor) phosphoryliert werden. Die Konzentration von R-SMAD wird durch Ubiquitinierung durch die *Smurf*-Ubiquitinligase (»Smad-ubiquitin regulatory factor«) niedrig gehalten. Phosphoryliertes R-SMAD dissoziiert vom Rezeptor und bindet an ein »common« oder *CO-SMAD*. Dieser trimere Komplex [2 SMAD + 1 CO-SMAD] wird in den Kern importiert, bindet an DNA und reguliert die Expression zahlreicher Gene. Zielgene sind auch die Gene für inhibitorische *I-SMAD*, womit eine negative Rückkopplung ausgelöst wird. I-SMAD sind Adapterproteine, die entweder Phosphatasen oder Smurfs zum Typ-I-Rezeptor rekrutieren und damit seine Deaktivierung oder Degradation einleiten

23.5   Rezeptor-Threoninkinasen

Rezeptor-Threoninkinasen werden durch Signalmoleküle der TGFβ-Familie aktiviert. Entferntere Verwandte der Wachstumsfaktoren sind die Signalmoleküle der **TGFβ-Familie** (Transforming Growth Factor β): Die Familie umfasst neben TGFβ auch BMP (Bone Morphogenetic Peptides 2–7), Myostatin und die in den Gonaden gebildeten Activine und Inhibine sowie den Anti-Müller-Faktor (Anti-Müller-Hormon).

Diese Hormone binden an membranständige Serin-/Threoninkinasen; nach Rezeptorbesetzung phosphorylieren diese auf der intrazellulären Seite Protein der Smad-Familie. (Der Name »Smad« resultiert aus dem Phänotyp entsprechender Mutationen in 2 Modellorganismen: »small« im Nematodenwurm *Caenorhabditis elegans* und »mothers against decapentaplegic« in der Taufliege *Drosophila melanogaster*.) Nach Phosphorylierung gelangen Smad-Proteine in den Kern und regulieren die Transkription (◘ Abb. 23.2). Die Analogie zum JAK/STAT-Signalweg ist offensichtlich. Klinische Beispiele sind:

- **Fresolimumab:** Der gegen TGFβ1, -2 und -3 gerichtete humane monoklonale Antikörper dient u. a. zur Behandlung der idiopathische Pulmonalfibrose.
- **Lerdelimumab**, ein humaner monoklonaler Antikörper gegen TGFβ2, war zur Unterdrückung der Narbenbildung nach Glaukomchirurgie in Entwicklung (2005 gestoppt).

- **Dibotermin-α** ist rekombinantes humanes **BMP2**, das in Europa für die operative anteriore Lendenwirbelfusion und die Behandlung offener Tibiafrakturen beim Erwachsenen zugelassen ist und mit einer Kollagenmatrix appliziert wird. (In den USA ist auch BMP7 zugelassen.)

Weiterführende Literatur

Blume-Jensen P, Hunter T (2001) Oncogenic kinase signalling. Nature 411: 355–365

Moustakas A, Heldin CH (2009) The regulation of TGFbeta signal transduction. Development 136: 3699–3714

Robinson DR, Wu YM, Lin SF (2000) The protein tyrosine kinase family of the human genome. Oncogene 19: 5548–5557

Pharmaka mit Wirkung auf das Immunsystem und zur Behandlung entzündlicher Erkrankungen

Antiphlogistika und Antiallergika

S. Offermanns

M. Freissmuth et al., *Pharmakologie und Toxikologie*,
DOI 10.1007/978-3-662-46689-6_24, © Springer-Verlag Berlin Heidelberg 2016

24

Die Entzündung ist eine Abwehrreaktion des Körpers, die der Beseitigung einer Noxe gilt. Eine entzündliche Reaktion ist nicht in jedem Fall behandlungsbedürftig. Wenn jedoch die Entzündung sehr fulminant abläuft (bis hin zur Sepsis), mit sehr schweren Symptomen (z. B. starken Schmerzen) einhergeht oder einen chronischen Verlauf nimmt, sind therapeutische Maßnahmen zu ergreifen. Bei chronisch-entzündlichen Erkrankungen kann dadurch die sekundär auftretende Organschädigung abgeschwächt werden.

24.1   Entzündung und Allergie

Lernziele

- **Akute lokale Entzündungsreaktion:** Rötung (Rubor), Erwärmung (Calor), lokales Ödem (Tumor) und Schmerzhaftigkeit (Dolor). Wichtige lokale Mediatoren: Prostaglandin E2, Bradykinin, Histamin, Leukotriene. Außerdem die durch Gewebemakrophagen gebildeten Zytokine IL-1, IL-6 und TNFα
- **Akute systemische Entzündungsreaktion:** Fieber, Leukozytose, Bildung von Akutphaseproteinen
- **Chronische Entzündungsreaktionen:** Aufrechterhaltung der Entzündungsreaktion über einen längeren Zeitraum mit Proliferation von Fibroblasten, vermehrter Kollagensynthese und Entwicklung einer Fibrose (mit meist irreversibler Beeinträchtigung der Organfunktion)
- **Allergische Reaktionen:**
    - **Typ I:** anaphylaktische Reaktion
    - **Typ II:** zytotoxische Reaktion
    - **Typ III:** Immunkomplex-Reaktion
    - **Typ IV:** zellvermittelte verzögerte Reaktion

Die Entzündung ist eine physiologische Antwort auf eine Vielzahl von Stimuli wie Infektionen oder Gewebeschädigungen. Unter normalen Bedingungen setzt eine akute Entzündungsreaktion rasch ein und bildet sich nach wenigen Tagen wieder zurück. Sie ist durch lokale Veränderungen sowie die parallel verlaufende systemische Akutphasereaktion gekennzeichnet. Im Rahmen einiger Erkrankungen kommt es zu einer persistierenden Immunreaktion. Sie führt zu einer chronischen Entzündung, die einen eigenen Krankheitswert besitzt.

24.1.1 Akute lokale Entzündungsreaktionen

Die akute Entzündung ist durch charakteristische lokale Reaktionen gekennzeichnet:

- Wenige Minuten nach einer Gewebeschädigung kommt es zur Vasodilatation umliegender Gefäße sowie zur Erhöhung der Gefäßpermeabilität insbesondere im Bereich postkapillärer Venolen. Die Vasodilatation führt zur lokalen Rötung (**Rubor**) und zur Erwärmung (**Calor**),
- die erhöhte vaskuläre Permeabilität zum Austritt von Flüssigkeit ins Interstitium und somit zu einem lokalen Ödem (**Tumor**).
- Begleitet werden diese Veränderungen von einer Herabsetzung der Schmerzschwelle im entzündeten Gewebe (**Dolor**).

Diese klassischen Symptome einer lokalen Entzündungsreaktion werden durch eine Reihe lokal gebildeter Mediatoren hervorgerufen. Zu den wichtigsten Mediatoren gehören Prostanoide (▶ Kap. 18). Insbesondere das in aktivierten Makrophagen gebildete **Prostaglandin E₂ (PGE₂)** besitzt proinflammatorische Wirkungen und führt lokal zur Vasodilatation, Erhöhung der Gefäßpermeabilität sowie Hyperalgesie. Die Wirkungen von PGE_2 werden durch eine Reihe weiterer lokal gebildeter Entzündungsmediatoren wie **Bradykinin, Histamin** oder **Leukotriene** verstärkt (◻ Abb. 24.1).

Kurze Zeit nach Beginn einer lokalen entzündlichen Reaktion kommt es zur Adhäsion von neutrophilen Granulozyten ans Endothel und zu ihrer Einwanderung ins Gewebe (◻ Abb. 24.1). Die Leukozyten folgen dabei dem Signal chemotaktischer Substanzen wie **Chemokinen** (▶ Kap. 22), **Komplementfaktoren** wie C3a und C5a sowie ggf. **bakteriellen Peptiden.** Zusammen mit ebenfalls in das Entzündungsgebiet immigrierenden Makrophagen beseitigen Granulozyten die auslösenden Noxen durch Phagozytose. Außerdem bilden die eingewanderten Leukozyten eine Fülle von Mediatoren und Zytokinen, die an der Regulation der Entzündungsreaktion zentral beteiligt sind.

Die wichtigsten durch Gewebemakrophagen gebildeten Zytokine (▶ Kap. 22) sind **Interleukin-1 (IL-1)**, **Interleukin-6 (IL-6)** sowie **Tumornekrosefaktor TNFα**, die für die lokalen und systemischen Veränderungen im Rahmen der Entzündungsreaktion mitverantwortlich sind (◻ Abb. 24.1, ◻ Abb. 24.2).

24.1.2 Akute systemische Entzündungsreaktionen

Die akuten lokalen Phänomene einer Entzündung können durch systemische Reaktionen begleitet werden. Dazu gehören die Auslösung von **Fieber**, die vermehrte Synthese von Hormonen wie Glucocorticoiden, eine vermehrte Produktion von Leukozyten mit der Folge einer **Leukozytose** sowie die Bildung von **Akutphaseproteinen** in der Leber.

Die meisten dieser systemischen akuten Reaktionen werden durch die parallele Wirkung von **IL-1, IL-6** und **TNFα** hervorgerufen. So wirken alle 3 Zytokine im Bereich des Hypothalamus fieberauslösend (◻ Abb. 24.2, ◻ Abb. 24.4). Vor allem TNFα und IL-6 führen zur vermehrten Bildung sog. »Colony-stimulating factors« (CSF) wie **Macrophage-CSF (M-CSF)**, **Granulocyte-CSF (G-CSF)** und **Granulocyte-Macrophage-CSF (GM-CSF)** in Zellen des Knochenmarkstromas sowie in Makrophagen, die zu einer Steigerung der Hämatopoese führen.

Die Auslösung einer vermehrten Synthese von Akutphaseproteinen in der Leber wird durch IL-1, IL-6, TNFα sowie weiterer Zytokine wie **Leukemia Inhibitory Factor (LIF)** oder **Oncostatin M (OSM)** hervorgerufen. Binnen 12–24 Stunden nach Beginn einer akuten Entzündungsreaktion kommt es zur vermehrten Synthese diverser Proteine wie C-reaktives Protein (CRP), Serum-Amyloid A (SAA), Fibrinogen oder Komponenten des Komplementsystems (◻ Abb. 24.2).

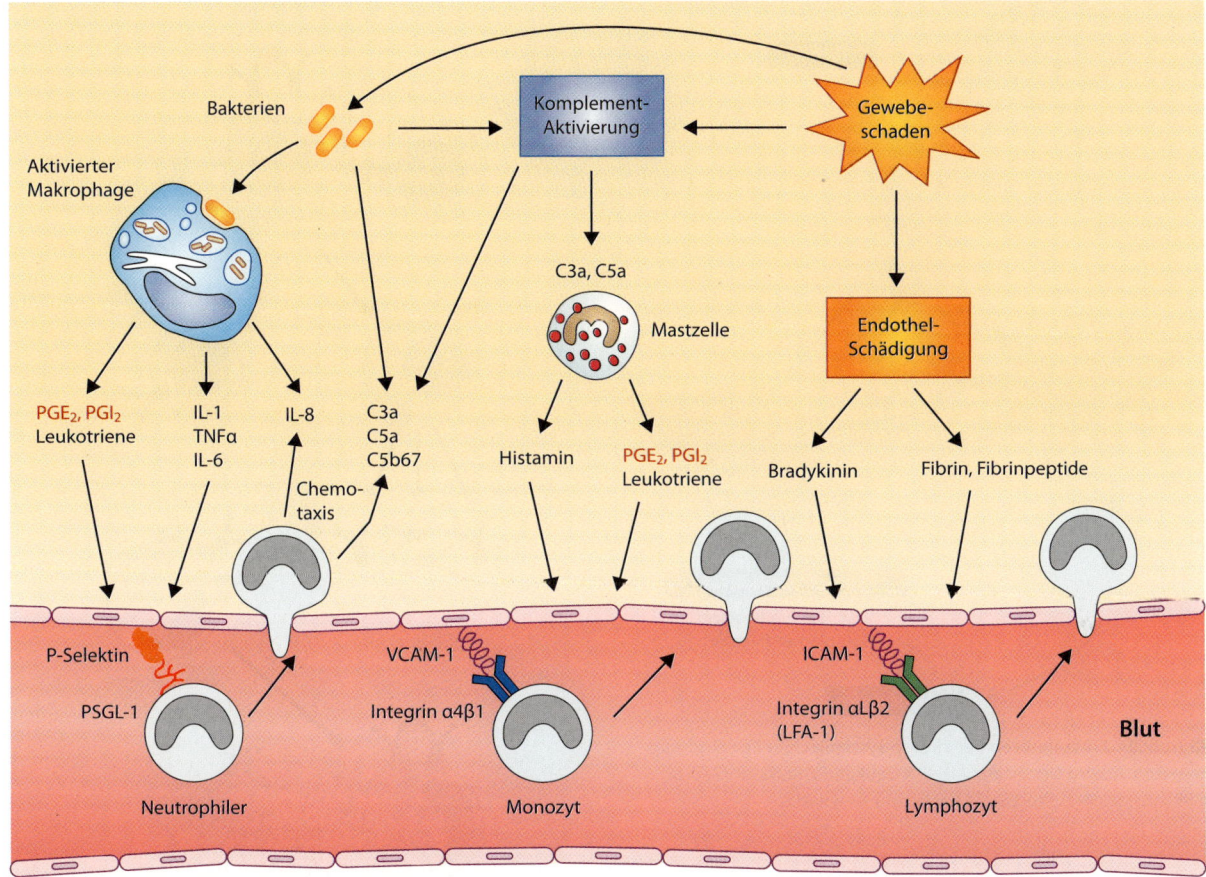

□ **Abb. 24.1 Zellen und Mediatoren der lokalen akuten Entzündungsreaktion.** Durch Gewebeschädigung kommt es zur Aktivierung des Komplementsystems und damit zur Bildung chemotaktischer Spaltprodukte (C5a, C3a) sowie zur Aktivierung von Leukozyten. Endothelschädigungen führen zur Bildung von Bradykinin und Fibrin-Peptiden, die die kapilläre Funktion beeinflussen. Die Aktivierung von Makrophagen und Mastzellen führt zur Bildung weiterer Mediatoren wie Histamin, Prostanoiden (PGE₂, PGI₂) und Leukotrienen, die eine Vasodilatation, erhöhte Gefäßpermeabilität sowie Sensibilisierung nozizeptiver Nervenendigungen auslösen. Lokal gebildete Zytokine wie IL-1, IL-6 und TNFα führen zur vermehrten endothelialen Expression von Adhäsionsmolekülen (VCAM, P-Selektin, ICAM), die die Anheftung und anschließende Extravasation von neutrophilen Granulozyten, Monozyten und Lymphozyten fördern. ICAM-1 = interzelluläres Adhäsionsmolekül-1; VCAM-1 = vaskuläres zelluläres Adhäsionsmolekül-1; PSGL-1 = P-Selektin Glykoprotein-1-Ligand. Das von Makrophagen gebildete Chemokin IL-8 wirkt chemotaktisch

24.1.3 Chronische Entzündungsreaktionen

Während die akute Entzündung sich in der Regel wenige Tage nach Beseitigung der auslösenden Noxe zurückbildet, kann es in einigen wenigen Fällen zur Chronifizierung der Entzündungsreaktion kommen. Eine chronische Entzündung kann sich z. B. auf der Basis einer Antigenpersistenz entwickeln. So sind einige Mikroorganismen in der Lage, sich vor einer phagozytotischen Beseitigung zu schützen und weiterhin einen Entzündungsvorgang aufrechtzuerhalten. Auch im Rahmen einer Reihe autoimmunologischer Erkrankungen, bei denen Autoantigene zu einer andauernden Aktivierung von T-Lymphozyten führen, kommt es zur chronischen Entzündung.

Bei einer chronischen Entzündungsreaktion kommt es typischerweise zu einer Anreicherung und Aktivierung von Makrophagen. Die durch Makrophagen freigesetzten Zytokine führen zu einer **Aufrechterhaltung der Entzündungsreaktion** (▶ Abschn. 24.1.1). IL-1 und TNFα sind zudem in der Lage, die **Proliferation von Fibroblasten** zu stimulieren und eine **vermehrte Kollagensynthese** auszulösen. Dies führt zur Bildung einer **Fibrose** im Bereich einer chronischen Entzündung. Während die Fibrose der Eindämmung einer entzündungsauslösenden Noxe dient, kann sie mit der normalen Funktion des chronisch entzündeten Gewebes interferieren und dadurch die jeweilige **Organfunktion beeinträchtigen**.

24.1.4 Allergische Reaktionen

Allergische Erkrankungen stellen eine unangemessene Immunantwort auf Fremdstoffe dar, die zu einer Vielfalt körper-

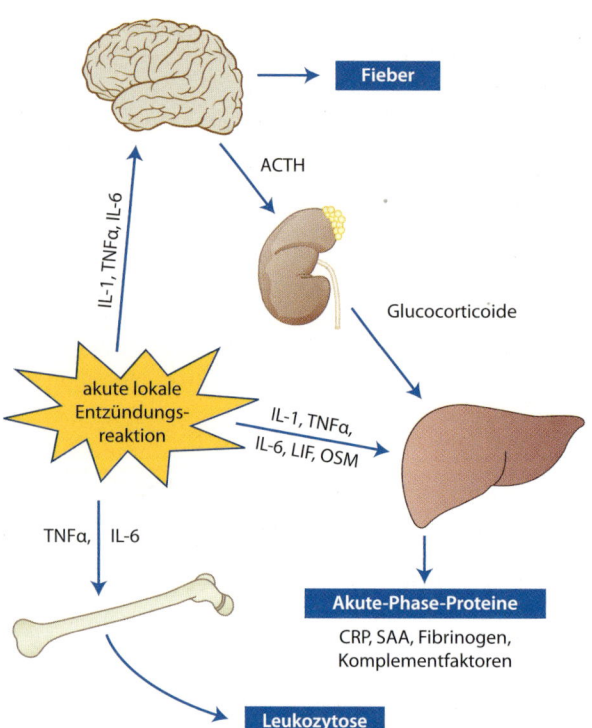

⬛ Abb. 24.2 Mediatoren der akuten systemischen Entzündungsreaktion. OSM = Oncostatin M; LIF = Leukemia Inhibitory Factor; CRP = C-reaktives Protein; SAA = Serum-Amyloid A

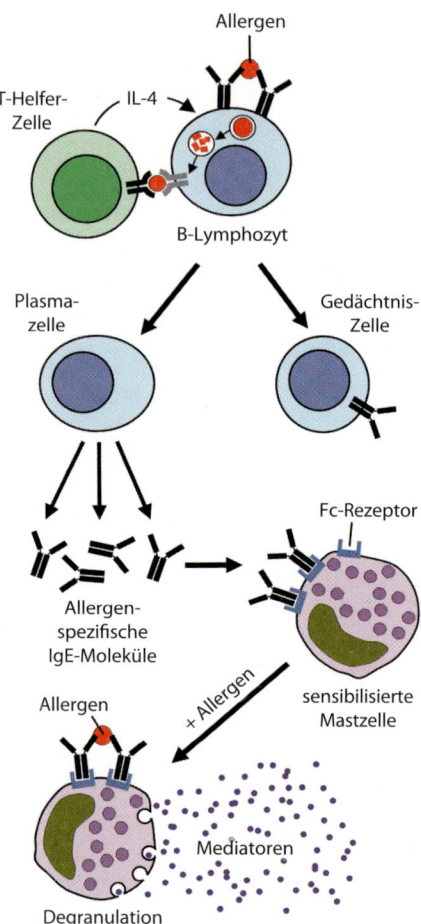

⬛ Abb. 24.3 Mechanismen, die der allergischen Reaktion des Typ I zugrunde liegen. Im Rahmen der Sensibilisierung führen Allergene durch Aktivierung von B-Lymphozyten zur Bildung von IgE-sezernierenden Plasmazellen. Allergenspezifische IgE-Moleküle binden an den IgE-spezifischen Fc-Rezeptor auf Mastzellen und basophilen Leukozyten. Nach erneuter Exposition gegenüber dem Allergen kommt es durch Aktivierung des IgE-gebundenen Fc-Rezeptors zur allergischen Reaktion, die auf der Freisetzung verschiedener aktiver Mediatoren wie Histamin sowie der Neubildung von Mediatoren wie Prostaglandinen und Leukotrienen beruht. Diese Mediatoren führen je nach dem Ort der Freisetzung zur Erhöhung der Gefäßpermeabilität, zur Vasodilatation oder Kontraktion glatter Muskeln

licher Reaktionen führen können. Allergische Erkrankungen reichen von leichten Beschwerden wie Heuschnupfen bis zu lebensbedrohlichen Erkrankungen wie dem anaphylaktischen Schock. Typischerweise lassen sich bei diesen unangemessenen Immunreaktionen **2 Phasen** unterscheiden, die teilweise ineinander übergehen können:

▬ In der 1. Phase, der **Sensibilisierung**, führt der Erstkontakt mit dem Fremdstoff (Allergen) in der Regel unbemerkt zu immunologischen Reaktionen wie einer vermehrten Bildung allergenspezifischer Antikörper (meist der Klasse IgE) oder zur vermehrten Bildung von T-Lymphozyten, die gegen das Allergen gerichtet sind. Je nach Menge und Stärke des auslösenden Allergens vergehen Tage bis Monate bis zur maximalen Sensibilisierung. Die Sensibilisierung kann auch in Abwesenheit des Allergens aufgrund der Bildung von »Gedächtnis-B-Lymphozyten« oder sensibilisierten T-Lymphozyten über Jahre erhalten bleiben.

▬ Durch den erneuten Kontakt mit dem Allergen kommt es in der 2. Phase zur **allergischen Reaktion,** die mit klinischen Erscheinungen einhergeht. Je nach Sensibilisierungstyp werden verschiedene allergische Reaktionsformen unterschieden, die teilweise auch kombiniert auftreten.

Die **Typen allergischer Reaktionen** werden nach Coombs und Gell in **4 Formen** unterteilt.

▬ **Typ I (anaphylaktische Reaktion):** Sie tritt sehr rasch binnen weniger Minuten auf und beruht auf der Freisetzung verschiedener Mediatoren wie Histamin, Prostaglandinen und Leukotrienen aus Mastzellen nach Bindung von Allergenen durch spezifische IgE-Moleküle (⬛ Abb. 24.3). Typische klinische Korrelate einer Typ-I-Reaktion sind allergische Rhinitis und Konjunktivitis (Heuschnupfen), Urtikaria oder Asthma bronchiale. Im Extremfall werden systemische Reaktionen ausgelöst, die in einen anaphylaktischen Schock münden.

▬ **Typ II:** Zytotoxische Reaktion: Sie beruht auf der Bildung von Antikörpern der IgG- und IgM-Klasse während der

Sensibilisierung. Im Rahmen der Typ-II-Reaktion führt die Bindung der während der Sensibilisierung gebildeten Antikörper an die zellgebundenen Allergene über die Aktivierung des Komplementsystems oder der Aktivierung von Makrophagen zur Schädigung bzw. Zerstörung der Zellen. Folge davon können je nach involviertem Zelltyp hämolytische Anämien, Vaskulitiden oder thrombozytopenische Purpura sein.

- **Typ III (Immunkomplexreaktion):** Auch beim Typ III der allergischen Reaktion werden in der Sensibilisierungsphase Antikörper der IgG- oder IgM-Klasse gebildet, das Allergen liegt nach Exposition jedoch nicht zellgebunden vor. Es kommt im Rahmen der Typ-III-Reaktion zur Bildung von Antigen-Antikörper-Komplexen. Diese werden in kleinen Blutgefäßen abgelagert und führen durch Aktivierung des Komplementsystems sowie durch Anlockung von Granulozyten und Makrophagen zu einer lokalen Immunreaktion. Typ-III-Reaktionen können zu verschiedenen klinischen Erscheinungen wie Glomerulonephritiden oder Arthritiden führen.

- **Typ IV (zellvermittelte verzögerte Reaktion):** Im Gegensatz zu den allergischen Reaktionstypen I–III verläuft Typ IV langsamer und verursacht erst nach wenigen Tagen klinisch apparente Erscheinungsformen. Dies beruht darauf, dass dem Typ IV eine Sensibilisierung durch die Bildung spezifischer T-Lymphozyten zugrunde liegt. Das auslösende Antigen, das häufig von antigenpräsentierenden Zellen prozessiert und zusammen mit Klasse-II-MHC-Molekülen präsentiert wird, wird durch zytotoxische T-Lymphozyten oder sensibilisierte T-Helfer-Lymphozyten erkannt. Folge ist die Zerstörung der antigenpräsentierenden Zellen bzw. die Rekrutierung von Makrophagen. Typische klinische Formen der Typ-IV-Reaktion sind verschiedene Autoimmunerkrankungen, atopische Dermatitis oder Transplantatabstoßungsreaktion.

24.2 Antiphlogistika

Lernziele

- **Nichtsteroidale Antiphlogistika/COX-Hemmer:** Salicylate, Arylessigsäurederivate (z. B. Diclofenac), Arylpropionsäurederivate (z. B. Ibuprofen, Naproxen, Ketoprofen), Indolessigsäurederivate (Indometacin), Oxicame (z. B. Piroxicam, Meloxicam), COX-2-Hemmer (z. B. Celecoxib, Etoricoxib)
- **Glucocorticoide**
- **Klassische Basistherapeutika** (z. B. Sulfasalazin, Chloroquin, Goldverbindungen, Penicillamin)
- **TNFα-Hemmstoffe** (Etanercept, Infliximab, Adalimumab etc.)
- **IL-1-Rezeptor-Antagonisten** (Anakinra)
- **Anti-IL-6-Rezeptor-Antikörper** (Tocilizumab)
- **Immunsuppressiva** (Methotrexat, Azathioprin, Cyclophosphamid, Leflunomid, Teriflunomid)
- **PDE4-Hemmer** (Roflumilast, Apremilast)
- **Anti-IL-17A-Antikörper** (Secukinumab)

Für die Behandlung von Entzündungen steht eine Reihe von Pharmaka zur Verfügung, die je nach Entzündungstyp und -schweregrad zum Einsatz kommen:

- Die **nichtsteroidalen Antiphlogistika** bewirken durch eine Hemmung von Cyclooxygenasen eine Verminderung der Symptome einer Entzündung, besitzen jedoch keine Wirkung auf den Verlauf einer Entzündungsreaktion.
- Die bei sehr schweren und chronischen Entzündungen erforderliche Beeinflussung des Entzündungsgeschehens selbst ist mit **Glucocorticoiden,** den seit einigen Jahren verfügbaren **Inhibitoren von Zytokinen (TNFα, IL-1, IL-6 und IL-17A), Immunsuppressiva** und **Phosphodiesterase-4(PDE4-)Hemmern** möglich.
- Eine Sonderstellung nehmen die **klassischen Basisantirheumatika** ein, die über meist nur ansatzweise bekannte Mechanismen eine chronische Entzündungsreaktion günstig beeinflussen.

24.2.1 Nichtsteroidale Antiphlogistika (COX-Hemmer)

- **Definition und Wirkprinzip**

Nichtsteroidale Antiphlogistika stellen eine Gruppe chemisch heterogener Pharmaka dar, die durch **Hemmung von Cyclooxygenasen** die Bildung von Prostanoiden (▶ Kap. 18, ▢ Abb. 18.1) inhibieren. Aufgrund dieses gemeinsamen Wirkprinzips besitzen sie sehr ähnliche erwünschte und unerwünschte Wirkungen. Im Allgemeinen besteht eine gute Korrelation zwischen der Fähigkeit, Cyclooxygenasen zu hemmen, und dem antiphlogistischen Effekt. Cyclooxygenasen existieren in 2 Formen, **Cyclooxygenase-1 und -2 (COX-1 und -2):**

COX-1 wird in den meisten Zellen und Geweben konstitutiv exprimiert, während die Expression von COX-2 durch verschiedene entzündliche Mediatoren induziert wird (▶ Kap. 18). In einigen Geweben wie Niere, Gehirn, aber auch dem Endothel der Blutgefäße ist das Enzym COX-2 jedoch auch konstitutiv exprimiert.

Mit Ausnahme von Acetylsalicylsäure, die Cyclooxygenasen kovalent modifiziert, führen nichtsteroidale Antiphlogistika zur reversiblen Hemmung von Cyclooxygenasen. Die Selektivität der nichtsteroidalen Antiphlogistika für die Isoenzyme COX-1 und COX-2 variiert zwischen den Substanzen. Während die meisten Pharmaka dieser Gruppe beide Enzyme bei therapeutischer Dosierung inhibieren können, weisen die sog. COX-2-Hemmer eine relativ hohe Selektivität für das Isoenzym COX-2 auf.

- **Erwünschte Wirkungen**

Antiphlogistische Wirkung Durch Hemmung der Bildung von Prostanoiden wie PGE_2 und PGI_2, die als zentrale Mediatoren der Entzündungsreaktion fungieren (▢ Abb. 24.1), wirken nichtsteroidale Antiphlogistika meist im oberen Dosisbereich antiphlogistisch. Die antiphlogistische Wirkung nichtsteroidaler Antiphlogistika wird durch die Tatsache unterstützt, dass es sich bei allen Pharmaka dieser Gruppe um schwache Säuren handelt (pKa: 3,5–6), die sich in Geweben

24

mit niedrigem extrazellulären pH-Wert, wie unter Entzündungsbedingungen, anreichern.

Analgetische Wirkung Prostanoide wie PGE_2, die im entzündeten Gewebe gebildet werden, führen selbst nicht zu einer Schmerzreaktion. Allerdings sind sie in der Lage, nozizeptive Nervenendigungen für die Wirkung schmerzauslösender Mediatoren wie Substanz P oder Bradykinin zu sensitisieren. PGE_2, das nach einem Entzündungsreiz im Hinterhorn gebildet wird, fördert dort die Weiterleitung von Schmerzreizen (▶ Kap. 27). Nichtsteroidale Antiphlogistika besitzen daher eine analgetische Wirkung, die besonders stark ausgeprägt ist bei Schmerzen, die durch entzündliche Prozesse hervorgerufen oder verstärkt werden.

Antipyretische Wirkung Fieber ist ein Phänomen, das im Rahmen der systemischen Entzündungsreaktion im anterioren Hypothalamus durch Erhöhung des Sollwertes der Körpertemperatur ausgelöst wird. PGE_2 ist ein zentraler Mediator der Fieberreaktion (◘ Abb. 24.4). Im Rahmen der Fieberreaktion wird PGE_2, sowohl peripher in Makrophagen, als auch zentral im Hypothalamus, über COX-1 und COX-2 sowie PGE_2-Synthasen gebildet. Die Hemmung von Cyclooxygenasen durch nichtsteroidale Antiphlogistika inhibiert die Fieberreaktion (◘ Abb. 24.4).

■ **Unerwünschte Wirkungen**

Aufgrund des gemeinsamen Wirkmechanismus besitzen nichtsteroidale Antiphlogistika eine Reihe von gemeinsamen unerwünschten Wirkungen. Darüber hinaus haben die einzelnen Substanzgruppen spezifische unerwünschte Wirkungen, die bei der Besprechung der einzelnen Gruppen aufgeführt werden.

> **Zu den häufigsten unerwünschten Wirkungen nichtsteroidaler Antiphlogistika gehören Effekte im Bereich des Magen-Darm-Trakts.**

Gastrointestinaltrakt Typisch sind **Erosionen und Ulzerationen der Schleimhaut des Magens und des Darms**. Das Auftreten von Magenulzera wird durch die Infektion der Magenschleimhaut mit *Helicobacter pylori*, durch Alkoholkonsum sowie durch Pharmaka wie z. B. Glucocorticoide begünstigt. Diese unerwünschte Wirkung beruht darauf, dass Prostanoide wie PGE_2 und PGI_2 konstitutiv in der Schleimhaut des Magen-Darm-Trakts vor allem durch COX-1 gebildet werden und zytoprotektiv wirken (▶ Kap. 45, ◘ Abb. 45.2). PGE_2 und PGI_2 hemmen die Säuresekretion des Magens, erhöhen den Blutfluss in der Schleimhaut und fördern die Sekretion von zytoprotektivem Magenschleim. Die selektive Hemmung des Isoenzyms COX-2 führt seltener zu Erosionen und Ulzera der Schleimhaut des Magen-Darm-Trakts. Allerdings ist dieser Vorteil nur bei kurzer und mittellanger Anwendung wirksam. Bei langfristiger Gabe von COX-2-Hemmern werden auch bei dieser Substanzgruppe Schädigungen der Magen-Darm-Schleimhaut beobachtet. Dies beruht wahrscheinlich darauf, dass ein Teil der konstitutiven

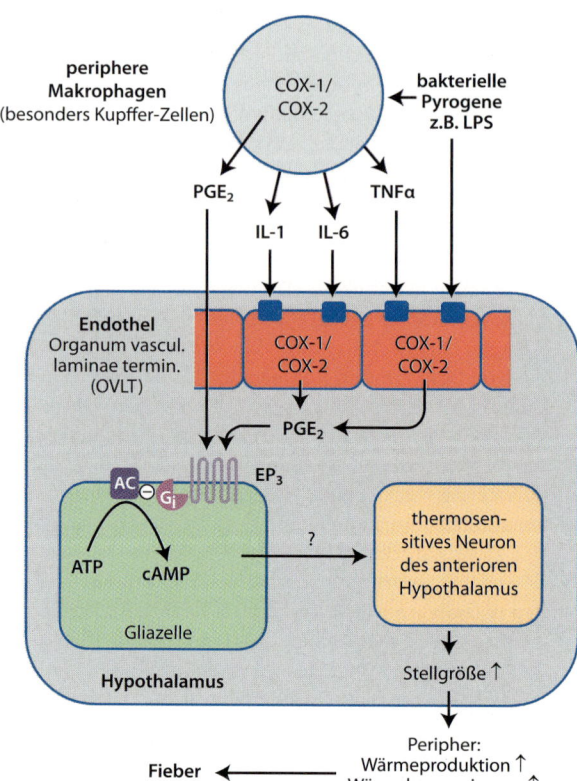

◘ **Abb. 24.4 Rolle von COX-1 und COX-2 bei der durch Pyrogene ausgelösten Fieberreaktion.** Das durch COX-1 und COX-2 sowie spezifische Synthasen gebildete PGE_2 ist ein zentraler Mediator der Fieberreaktion. Die Bildung von PGE_2 findet zum einen peripher in Makrophagen (vor allem Kupffer-Zellen der Leber) nach Aktivierung durch lokale entzündliche Stimuli sowie bakterielle Pyrogene statt. Zum anderen führen ebenfalls in Makrophagen gebildete endogene Pyrogene wie IL-1, IL-6 und TNFα sowie bakterielle Pyrogene wie Lipopolysaccharide (LPS) durch Aktivierung spezifischer Rezeptoren im Endothel des Organum vasculosum laminae terminalis (OVLT) im Hypothalamus zur Aktivierung bzw. Induktion von COX-1 und COX-2. Dies führt zur Bildung von PGE_2 im Hypothalamus. Gemeinsam mit dem peripher gebildeten PGE_2 führt das zentral gebildete PGE_2 durch Aktivierung von EP_3-Rezeptoren auf Gliazellen des Hypothalamus zur Verminderung der intrazellulären cAMP-Konzentration. Über derzeit nicht genau bekannte Mechanismen kommt es daraufhin zur Erhöhung des Sollwertes der Körpertemperatur sowie zur durch vermehrte Wärmeproduktion und -konservierung ausgelösten Erhöhung der Körpertemperatur. Die durch COX-Hemmer verursachte Inhibition der vermehrten PGE_2-Bildung zentral und peripher liegt der antipyretischen Wirkung der nichtsteroidalen Antiphlogistika zugrunde

PGE_2-/PGI_2-Produktion auch durch COX-2 vermittelt wird. Darüber hinaus spielt COX-2 eine Rolle bei der Heilung von Schleimhautulzera. Das Ausmaß einer eventuellen Blutung aus Ulzera, die durch nichtsteroidale Antiphlogistika hervorgerufen wurden, kann durch die unter COX-Hemmer-Gabe auftretende Inhibition der Thrombozytenaktivierung (▶ Kap. 41) verstärkt sein.

Renale Wirkungen PGE_2 sowie PGI_2 spielen eine wichtige Rolle bei der Regulation der lokalen Nierendurchblutung und der Regulation der Elektrolyt-Reabsorption. An der Synthese von Prostanoiden in der Niere sind sowohl COX-1 als auch COX-2 beteiligt. Die Nierenfunktion Gesunder wird durch COX-Hemmer in der Regel nur wenig beeinflusst. Durch Hemmung der Prostaglandinbildung in der Niere kann es jedoch bei Patienten mit vorgeschädigter Niere zur Störung der Nierenfunktion mit **Salz-** und **Wasserretention** bis hin zum **akuten Nierenversagen** kommen. Bei jahrelangem Missbrauch nichtsteroidaler Antiphlogistika kommt es gelegentlich zu **Nephropathien** mit chronischem Nierenversagen.

Überempfindlichkeitsreaktionen Bei einigen Patienten kommt es unter der Anwendung nichtsteroidaler Antiphlogistika zu Symptomen wie **vasomotorischer Rhinitis, Urtikaria** oder **Asthma.** Selten werden anaphylaktoide Reaktionen beobachtet. Ursächlich für diese Reaktionen ist wahrscheinlich die vermehrte Bildung von Leukotrienen aufgrund der Hemmung der Cyclooxygenase. Arachidonsäure steht nun vermehrt für die durch Lipoxygenasen vermittelte Leukotrienbildung zur Verfügung (Abb. 24.5).

Kardiovaskuläre unerwünschte Wirkungen Neben der renal bedingten Salz- und Wasserretention steigert besonders die langfristige Einnahme von COX-2-Hemmern die Inzidenz von Myokardinfarkten und **erhöht die kardiovaskuläre Mortalität**. Diesem Effekt liegt wahrscheinlich die Tatsache zugrunde, dass COX-2-Hemmer keinen Einfluss auf die Bildung von Thromboxan A_2 in Thrombozyten besitzen, jedoch die Bildung des antiaggregatorischen PGI_2 durch die endotheliale COX-2 hemmen. Neuere Befunde weisen darauf hin, dass auch nichtselektive COX-Hemmer mit guter Wirkung auf COX-2, wie z. B. Diclofenac, ein gewisses kardiovaskuläres Risiko besitzen. Bei Patienten mit erhöhtem kardiovaskulärem Erkrankungsrisiko sollten nichtsteroidale Antiphlogistika, insbesondere COX-2-Hemmer, daher nur mit Vorsicht angewendet werden. Ausgenommen davon ist die Gabe niedrig dosierter Acetylsalicylsäure, die zu einer relativ selektiven Inhibition der thrombozytären COX-1 führt (▶ Kap. 41).

■ **Interaktionen**

Aufgrund ihrer renalen Wirkungen können nichtsteroidale Antiphlogistika die Effekte von **ACE-Hemmern** abschwächen.

❗ **Cave**

Die Gabe von nichtsteroidalen Antiphlogistika bei Hypertonikern, die mit ACE-Hemmern oder anderen Antihypertensiva (β-Blocker, Diuretika, AT1-Rezeptorantagonisten) behandelt werden, kann zu hypertensiven Zuständen führen.

Nichtsteroidale Antiphlogistika vermindern die renale Ausscheidung von **Lithium** und **Methotrexat.**

❗ **Cave**

Die Kombination von nichtsteroidalen Antiphlogistika mit Glucocorticoiden erhöht das Risiko gastrointestinaler Ulzerationen.

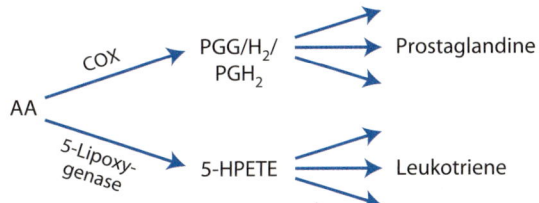

❑ **Abb. 24.5 Hauptstoffwechselwege der Arachidonsäure (AA).** Die Hemmung von Cyclooxygenasen (COX) führt nicht nur zur verminderten Bildung von Prostanoiden über PGG_2 und PGH_2, sondern kann bei entsprechend disponierten Patienten auch zur vermehrten Bildung von Leukotrienen über 5-HPETE aus Arachidonsäure durch die 5-Lipoxygenase führen

COX-Hemmer, insbesondere **Ibuprofen**, können die Bindungsstelle von **Acetylsalicylsäure** im thrombozytären COX-1-Enzym blockieren und dadurch den langfristigen antithrombozytären Effekt von Acetylsalicylsäure z. B. im Rahmen der Sekundärprophylaxe kardiovaskulärer Erkrankungen inhibieren. Bei langfristiger Gabe sollten Ibuprofen und andere COX-Hemmer daher zeitlich versetzt zu Acetylsalicylsäure in antithrombozytärer Dosis eingesetzt werden. Bei gleichzeitiger Gabe von **oralen Antikoagulanzien** ist das Blutungsrisiko erhöht.

■ **Kontraindikationen**

Bei Patienten mit **eingeschränkter Blutgerinnung, Nierenfunktionsstörungen, Magen-Darm-Ulzera** sowie **bekannten Überempfindlichkeitsreaktionen** sollten nichtsteroidale Antiphlogistika nur unter strenger Kontrolle angewendet werden. Ebenso sollten nichtsteroidale Antiphlogistika bei bestehender **Schwangerschaft** nur mit großer Zurückhaltung eingesetzt werden. In späteren Phasen der Schwangerschaft kann es durch die Hemmung der Prostanoidsynthese zum Verschluss des Ductus arteriosus Botalli kommen, der unter physiologischen Bedingungen durch die lokale Bildung von PGE_2 in der Fetalzeit offen gehalten wird. Ferner kann es durch Gabe von nichtsteroidalen Antiphlogistika zur Beeinträchtigung der durch Prostanoide regulierten Uteruskontraktion kommen.

Aufgrund der besonders unter Gabe von COX-2-Hemmern beobachteten erhöhten kardiovaskulären Mortalität sollten nichtsteroidale Antiphlogistika bei **Patienten mit hohem kardiovaskulären Risiko** nur für einen möglichst kurzen Zeitraum in der niedrigsten erforderlichen Dosis eingesetzt werden.

❗ **Cave**

Das Risiko gastrointestinaler Blutungen kann durch die gleichzeitige Gabe von Antikoagulanzien gesteigert werden.

Salicylate

Acetylsalicylsäure wirkt in sehr hohen Dosen (z. B. 5 g/Tag) antiphlogistisch. Da bei diesen hohen Dosierungen unerwünschte Wirkungen relativ häufig sind, wird Acetylsalicyl-

Acetylsalicylsäure   Ibuprofen   Piroxicam   Phenylbutazon

Diclofenac   Ketoprofen   Meloxicam   Celecoxib

Indometacin   Naproxen   Lornoxicam   Etoricoxib

◻ **Abb. 24.6** Strukturformeln diverser nichtsteroidaler Antiphlogistika (COX-Hemmer)

säure für diese Indikation nur noch sehr selten verwendet. Ihr Haupteinsatzgebiet liegt in der Thrombozytenfunktionshemmung (▶ Kap. 41) und der Behandlung von Schmerzen und Fieber. Für die analgetischen und antipyretischen Wirkungen sind Dosen von 500–1000 mg ausreichend.

Arylessigsäurederivate

Diclofenac (◻ Abb. 24.6) und sein Glykolsäureester **Aceclofenac** besitzen antiphlogistische, analgetische und antipyretische Wirkungen. Diclofenac besitzt eine relativ gute Wirkung auch auf das Isoenzym COX-2. Es wird nach oraler Gabe gut resorbiert, die Bioverfügbarkeit liegt bei etwa 50% aufgrund eines First-Pass-Metabolismus in der Leber. Die Plasmahalbwertszeit beträgt 1–2 Stunden, die Ausscheidung erfolgt vorwiegend renal in Form von Metaboliten. Durch Gabe retardierter Formen kann die Wirksamkeit verlängert werden. Zur Umgehung des First-Pass-Effekts sowie zur Erzielung eines schnelleren Wirkungseintrittes kann Diclofenac auch i. m. verabreicht werden. Allerdings kommt es dabei gelegentlich zu Kreislaufreaktionen bis hin zum Kreislaufschock.

Arylpropionsäurederivate

Ibuprofen, Naproxen, Ketoprofen (◻ Abb. 24.6), **Flurbiprofen** sowie **Oxaprozin** unterscheiden sich in ihren pharmakodynamischen Eigenschaften nicht wesentlich. Alle Substanzen sind nichtselektive Cyclooxygenasehemmer. Arylpropionsäurederivate werden nach oraler Gabe gut resorbiert. Die Plasmahalbwertszeiten liegen bei etwa 2 Stunden (Ibuprofen, Ketoprofen), 6 Stunden (Flurbiprofen), 14 Stunden (Naproxen) und 40–60 Stunden (Oxaprozin) (◻ Tab. 24.1).

Indolessigsäurederivate

Indometacin (◻ Abb. 24.6) besitzt eine hohe Bioverfügbarkeit, die Plasmahalbwertszeit beträgt 2–3 Stunden. Unter Gabe von Indometacin kommt es vergleichsweise häufig zu unerwünschten Wirkungen. Typisch für die Substanz ist neben den generellen unerwünschten Wirkungen nichtsteroidaler Antiphlogistika das Auftreten zentralnervöser Effekte wie Schwindel oder Verwirrtheit. Recht häufig kommt es außerdem zu Kopfschmerzen.

Oxicame

Piroxicam und **Lornoxicam** (◻ Abb. 24.6) sind nichtselektive Hemmer der Cyclooxygenase, während **Meloxicam** eine gewisse Selektivität für COX-2 aufweist. Die Bioverfügbarkeit der Oxicame ist sehr gut. Ein Nachteil ist die zum Teil sehr lange Halbwertszeit (Piroxicam: 40–80 Stunden, Meloxicam: 15–20 Stunden), die zu einer Kumulation und schweren gastrointestinalen und renalen unerwünschten Wirkungen führen kann.

▣ Tab. 24.1 Pharmakokinetik nichtsteroidaler Antiphlogistika

Pharmakon	Bioverfüg-barkeit (%)	Plasma-HWZ (h)	Max.-Spiegel nach oraler Gabe (h)	Plasma-eiweiß-bindung (%)	Metabolisation, Ausscheidung	Tagesdosis
Salicylate						
Acetylsali-cylsäure	30 (First-Pass-Effekt, Abbau zu Salicyl-säure)	2–3	1	70–90	Deacetylierung zu Salicyl-säure; Konjugation an Glycin und Glucuronsäure; renale Ausscheidung	50–100 mg (antithrombo-zytär) 2–3×500–1000 mg (anal-getisch/ antipyretisch) 3–4×1000–1500 mg (antiphlogistisch)
Arylessigsäurederivate						
Diclofenac	50 (First-Pass-Effekt)	1–2	2–3	99	CYP2C → 4-Hydroxydiclofe-nac; Glucuronidierung, Sulfatierung; Ausscheidung renal	1–3×50–100 mg p. o. 1×75 mg i. m.
Arylpropionsäurederivate						
Ibuprofen	100	2–4	0,5	99	hepatisch metabolisiert; renal ausgeschieden	3×400–800 mg (antiphlo-gistisch) 1–3×200–400 mg (anal-getisch, antipyretisch)
Naproxen	100	14	1	99	Demethylierung, Glucuroni-dierung; renale Ausscheidung	1–2×500–1250 mg (antiphlogistisch) 2–3×200–400 mg (analgetisch)
Ketoprofen	100	2	1–2	99	Glucuronidierung; renale Ausscheidung	50–200 mg
Flurbiprofen	100	6	2	99	Hydroxylierung, Konjugation	200–300 mg
Oxaprozin	95	40–60	3–4	99	Oxidation, Glucuronidierung	600–1800 mg
Tiaprofen-säure	99	1,5–3	1–3	98	Oxidation, Glucuronidie-rung, Sulfatierung	2×300 mg
Indolessigsäurederivate						
Indometacin	100	2,5	1–2	90	Demethylierung, Deacylie-rung, Glucuronidierung; renale Ausscheidung	2–3×25–50 mg
Oxicame						
Piroxicam	> 90	45–50	3–5	99	Hydroxylierung (CYP2C), Glucuronidierung; Ausschei-dung renal und biliär	20–40 mg
Meloxicam	90	15–20	5–10	99	Hydroxylierung; Ausschei-dung renal/biliär	7,5–15 mg
Lornoxicam	95	3–5	1–2	99	Hydroxylierung (CYP2C9) renal/biliär	12–16 mg
Pyrazolidindione						
Phenyl-butazon	100	80	2	99	Oxidierung, Hydroxylierung, Glucuronidierung	200–600 mg
COX-2-Hemmer						
Celecoxib	70	6–12	2–4	97	CYP2C9, Glucuronidierung	1–2×100–200 mg
Etoricoxib	80–90	22	1	> 90	hepatisch metabolisiert; renale Ausscheidung	1×60–120 mg

HWZ = Halbwertszeit

Pyrazolidindione

Phenylbutazon besitzt eine sehr starke antiphlogistische Wirkung und wird nach oraler Gabe sehr gut resorbiert. Aufgrund der hohen Plasmaeiweißbindung ist die Elimination verzögert und die Plasmahalbwertszeit sehr lang (ca. 80 Stunden). Der klinische Einsatz von Phenylbutazon ist beschränkt, da die Substanz schwere unerwünschte Wirkungen wie Agranulozytosen hervorrufen kann. Phenylbutazon ist ein Reserveantiphlogistikum.

COX-2-Hemmer

An die Entwicklung selektiver COX-2-Hemmer (◻ Abb. 24.7) sind große Erwartungen geknüpft worden. Es bestand insbesondere die Hoffnung, dass durch Vermeiden der COX-1-Hemmung in der Magen-Darm-Schleimhaut unerwünschte gastrointestinale Wirkungen ausbleiben, während die Hemmung des im Rahmen entzündlicher Prozesse induzierten Isoenzyms COX-2 im Sinne einer antiphlogistischen Wirkung voll zum Tragen kommt.

Der umfangreiche klinische Einsatz von COX-2-Hemmern zeigte jedoch, dass diese Substanzgruppe den herkömmlichen nichtsteroidalen Antiphlogistika im Hinblick auf das Auftreten unerwünschter gastrointestinaler Wirkungen nur bei kurz- und mittelfristiger Gabe überlegen ist. Bei Langzeitgabe scheint dieser Effekt nicht mehr vorhanden zu sein. Auch andere unerwünschte Wirkungen wie renale Effekte werden unter COX-2-Hemmer-Therapie beobachtet.

Überraschenderweise erhöhten COX-2-Hemmer das Risiko für thromboembolische Erkrankungen. Dies führte 2004 bzw. 2005 zur Marktrücknahme von Rofecoxib und Valdecoxib. Nach gegenwärtigen Vorstellungen beruht das erhöhte kardiovaskuläre Risiko auf der COX-2-Hemmung im Gefäßendothel, wodurch die Bildung des protektiv wirkenden PGI2 verringert wird.

Celecoxib, Etoricoxib sowie eine Vorstufe des Valdecoxib, **Parecoxib**, sind derzeit für die Therapie von rheumatoider Arthritis und aktivierter Arthrosen (Celecoxib und Etoricoxib) sowie für die kurzfristige Behandlung postoperativer Schmerzen (Parecoxib) zugelassen. Celecoxib und Etoricoxib werden oral verabreicht, Parecoxib, das gut wasserlöslich ist, kann parenteral (i. v. oder i. m.) gegeben werden. Die orale Bioverfügbarkeit von Celecoxib und Etoricoxib beträgt 70 bzw. 85%, die Plasmahalbwertszeit liegt im Bereich von ca. 10 (Celecoxib) und 20 Stunden (Etoricoxib). Celecoxib wird vornehmlich durch CYP2C9 metabolisiert.

Induktoren von CYP2C9 (z. B. Rifampicin, Carbamazepin, Barbiturate) senken die Plasmaspiegel von Celecoxib, Inhibitoren von CYP2C9 (z. B. Fluconazol) erhöhen die Plasmaspiegel. Celecoxib ist ein Inhibitor des Enzyms CYP2D6 und kann den Abbau anderer Pharmaka (z. B. β-Rezeptoren-Blocker, Antidepressiva, Neuroleptika oder Antiarrhythmika) vermindern.

> ❯ **COX-2-Hemmer werden als Reservetherapeutika verwendet. Die Gabe bei Patienten mit hohem kardiovaskulären Erkrankungsrisiko ist kontraindiziert.**

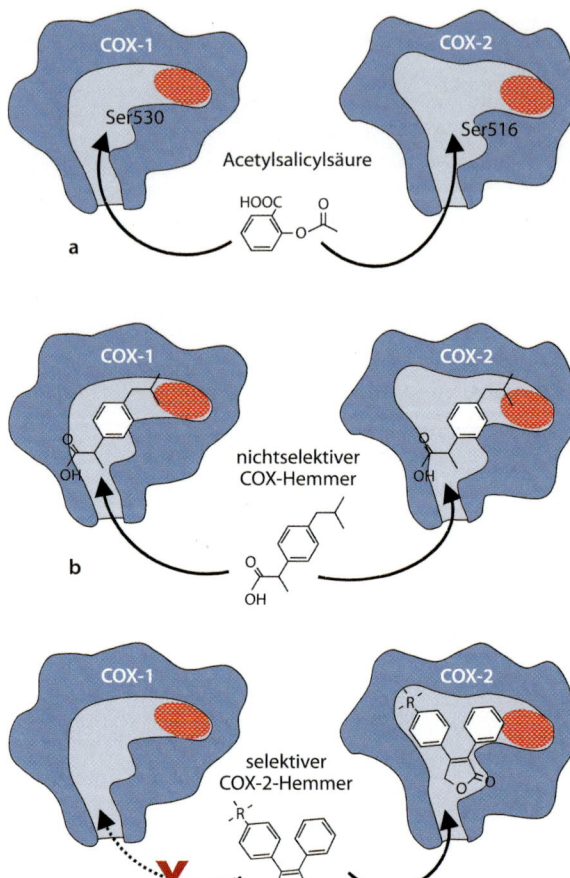

◻ **Abb. 24.7 a–c Struktur des enzymatischen Zentrums von COX-1 und COX-2.** Das aktive Zentrum (*rot*) der Cyclooxygenasen wird durch ihr Substrat Arachidonsäure über einen hydrophoben Kanal erreicht.
a Der nichtselektive, irreversible COX-Hemmer Acetylsalicylsäure acetyliert Serin 530 bzw. Serin 516 des Enzyms COX-1 bzw. COX-2. Die Acetylierung dieser im Kanal gelegenen Serinreste macht den Kanal unzugänglich für Arachidonsäure.
b Nichtselektive, reversible COX-Hemmer versperren den Zugangskanal.
c Die Entwicklung COX-2-selektiver Inhibitoren wurde durch die Besonderheit des hydrophoben Kanals von COX-2 begünstigt, der aufgrund einer Ausbuchtung auch sperrigere Moleküle aufnehmen kann

---

Steckbrief nichtsteroidale Antiphlogistika/COX-Hemmer

Wirkmechanismus: Hemmung der Prostanoidsynthese durch Blockade der Enzyme COX-1 und/oder COX-2
Erwünschte Wirkungen: Antiphlogistische, analgetische und antipyretische Effekte
Unerwünschte Wirkungen:
- Erosionen und Ulzerationen der Schleimhaut des Magens und des Darms

- Störungen der Nierenfunktion mit Wasserretention, evtl. Ödembildung und Hypertonie
- Überempfindlichkeitsreaktionen (Rhinitis, Urtikaria und asthmatische Beschwerden)
- Erhöhte Rate kardiovaskulärer Ereignisse bei entsprechend vorbelasteten Patienten (v. a. bei COX-2-Hemmern)

Interaktionen: ACE-Hemmer, Antihypertensiva, Glucocorticoide, Antikoagulanzien, Lithium, Methotrexat
Klinische Anwendung: Vielfältig, Hemmung entzündlicher Prozesse, Schmerzlinderung, Fiebersenkung
Kontraindikationen: Nierenfunktionsstörungen, Magen-Darm-Ulzera, bekannte Überempfindlichkeitsreaktionen, Schwangerschaft, erhöhtes kardiovaskuläres Risiko, eingeschränkte Blutgerinnung

24.2.2 Glucocorticoide

- **Bedeutung**

> Glucocorticoide gehören zu den wirksamsten antiphlogistischen Pharmaka (▶ Kap. 49).

Die Wirkung der Glucocorticoide beruht auf der Hemmung der Synthese proinflammatorischer Proteine wie von Zytokinen (z. B. IL-1, IL-6, TNFα), COX-2, induzierbarer NO-Synthase oder verschiedener Adhäsionsmoleküle. Bei chronisch-entzündlichen Erkrankungen wirken sich auch die immunsuppressiven Effekte der Glucocorticoide günstig auf das Krankheitsgeschehen aus.

Für eine ausreichende antiphlogistische Wirkung sind in der Regel Dosen erforderlich, die zur Suppression der endogenen Glucocorticoidbildung führen. Dies sowie die bei mittel- und langfristiger Gabe auftretenden vielfältigen unerwünschten Wirkungen (▶ Kap. 49) müssen gegen den therapeutischen Nutzen abgewogen werden.

24.2.3 Klassische Basistherapeutika

Unter dem Begriff Basistherapeutika werden im deutschsprachigen Raum diverse Medikamente verschiedener Substanzklassen und Wirkungsmechanismen zusammengefasst, die bei rheumatischen Erkrankungen wie rheumatoider Arthritis eingesetzt werden.

Im Gegensatz zu nichtsteroidalen Antiphlogistika und Glucocorticoiden setzt ihre Wirkung sehr langsam über Wochen bis Monate ein und dauert teilweise über das Absetzen des Medikaments hinaus an. Daher werden sie auch als »lang wirksame Antirheumatika« (LWAR) oder »**Disease-Modifying Antirheumatic Drugs**« (DMARD) bezeichnet.

Neben den klassischen Basistherapeutika wie **Sulfasalazin, Chloroquin,** organischen **Goldverbindungen** und **Peni-**

cillamin werden die in den letzten Jahren in die Therapie eingeführten **TNFα-Hemmstoffe** (Infliximab, Adalimumab, Etanercept) sowie **IL-1-Rezeptor-Antagonisten und Anti-IL-6-Antikörper** zu den Basistherapeutika gerechnet (▶ Abschn. 24.2.4, ▶ Abschn. 24.2.5, ▶ Abschn. 24.2.6). Auch einige zytotoxische **Immunsuppressiva** wie Methotrexat, Azathioprin oder Cyclophosphamid sowie Leflunomid werden bei chronischen Entzündungen wie rheumatoider Arthritis eingesetzt und ebenfalls zu den Basistherapeutika gerechnet.

Sulfasalazin

Sulfasalazin ist eine Azoverbindung aus 5-Aminosalicylsäure und Sulfapyridin, das im Kolon bakteriell gespalten wird. Das Spaltprodukt 5-Aminosalicylsäure wird aus dem Kolon nur sehr schlecht resorbiert. Sulfasalazin wird bei entzündlichen Darmerkrankungen wie Colitis ulcerosa sowie bei rheumatoider Arthritis eingesetzt (▶ Kap. 47).

Chloroquin, Hydroxychloroquin

Bedeutung Das Malariamittel Chloroquin/Hydroxychloroquin (▶ Kap. 60) führt bei etwa 70% der Patienten mit leichten Formen der rheumatoiden Arthritis sowie bei Lupus-erythematodes-ähnlichen Verlaufsformen zur partiellen Verbesserung der Symptomatik. Die Wirkung tritt mit mehreren Monaten Verzögerung ein. Der Wirkmechanismus ist unklar.

Pharmakokinetik Chloroquin und Hydroxychloroquin werden nach oraler Gabe vollständig resorbiert und reichern sich sehr stark in verschiedenen Organen (Niere, Lunge, Leber, Milz, Leukozyten, Retina, melaninhaltige Gewebe) an. Die Halbwertszeit beträgt etwa 1 Woche, die vollständige Elimination erfolgt erst nach Monaten bis Jahren.

Unerwünschte Wirkungen Im Vordergrund stehen unerwünschte Wirkungen **im Bereich des Auges.** Durch Einlagerung in die Kornea kommt es häufig zu asymptomatischen, reversiblen **Keratopathien.** Gefährlich ist die bei höherer Dosis auftretende **Retinopathie.** Regelmäßige ophthalmologische Kontrollen sind unter der Behandlung mit Chloroquin/Hydroxychloroquin notwendig. Neben den unerwünschten okulären Wirkungen kann es zu Hautreaktionen, gastrointestinalen Störungen sowie Neuro- und Kardiomyopathien kommen.

Organische Goldverbindungen

Organische Goldverbindungen wie Aurothioglucose, das i. m. gegeben wird, oder Auranofin, das oral gegeben werden kann, wurden früher häufig im Rahmen der Basistherapie der rheumatoiden Arthritis angewendet. Wegen des sehr verzögerten Wirkungseintritts und der unerwünschten Wirkungen spielen sie heutzutage nur noch als Reservemittel eine (untergeordnete) Rolle.

Penicillamin

Auch Penicillamin wird heute aufgrund vielfältiger unerwünschter Wirkungen (gastrointestinaler und hämatopoetischer Störungen, Nephrotoxizität) nur noch sehr selten als Reservemittel bei der rheumatoiden Arthritis eingesetzt.

24

24.2.4 TNFα-Hemmstoffe

Bedeutung Die Hemmung der Wirkung des Entzündungsmediators TNFα (▶ Kap. 22, ▪ Abb. 24.1, ▪ Abb. 24.2) kann bei einigen chronischen Entzündungen wie rheumatoider Arthritis oder Morbus Crohn in fortgeschrittenen Stadien zu sehr guten Therapieerfolgen führen. In der Regel werden TNFα-Hemmstoffe erst eingesetzt, wenn andere pharmakologische Maßnahmen keine Wirkung besitzen. **Etanercept** ist ein lösliches TNF-Rezeptor-Fusionsprotein, während **Infliximab, Golimumab, Certolizumab** und **Adalimumab** monoklonale Anti-TNFα-Antikörper sind (▪ Abb. 24.8; ▪ Tab. 24.2).

Unerwünschte Wirkungen Insbesondere unter Gabe von Infliximab und Adalimumab kann es zur **Reaktivierung latenter Tuberkulosen** und zur **Exazerbation chronischer, nicht-aktiver Hepatitiden** kommen. Vor Beginn einer Therapie sollten Infektionen, vor allem Tuberkulose, ausgeschlossen werden. Gelegentlich kommt es unter Gabe von Infliximab, aber auch anderen TNFα-Hemmstoffen zur **Induktion unspezifischer antinukleärer Antikörper**. Selten kommt es zur Manifestation eines Lupus-erythematodes-ähnlichen Krankheitsbildes.

Kontraindikationen TNFα-Hemmstoffe sollten nicht oder nur mit äußerster Vorsicht bei **bestehenden Infektionen** und **Neoplasien** sowie bei Patienten mit **Herzinsuffizienz im Stadium NYHA III und IV** gegeben werden.

24.2.5 IL-1-Rezeptor-Antagonisten

Ein gentechnisch hergestellter humaner IL-1-Rezeptor-Antagonist ist **Anakinra**, der kompetitiv die Wirkung von IL-1α und IL-1β (▶ Kap. 22) am IL-1-Rezeptor blockiert. Anakinra ist für die Behandlung der rheumatoiden Arthritis in Kombi-

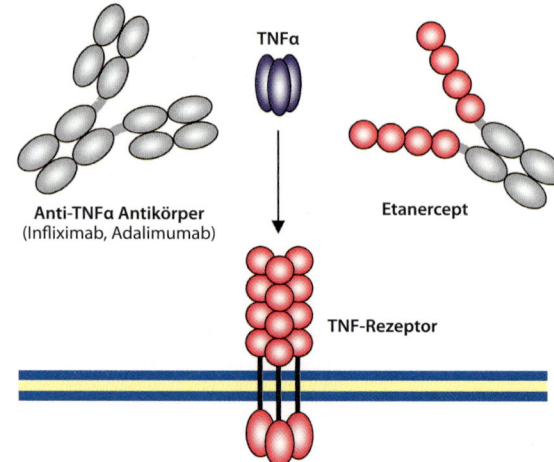

▪ **Abb. 24.8 Wirkmechanismus diverser TNFα-Hemmstoffe.** Trimeres TNFα übt seine Wirkung durch Bindung an den ebenfalls trimeren TNF-Rezeptor aus. Anti-TNFα-Antikörper binden TNFα mit hoher Affinität. Etanercept ist ein Fusionsprotein der extrazellulären Domäne des TNF-Rezeptors und der Fc-Domäne von menschlichen IgG_1 und bindet TNFα ebenfalls mit hoher Affinität. Die Bindung von TNFα durch Antikörper oder Etanercept verhindert die Interaktion von TNFα mit seinem Rezeptor

nation mit Methotrexat zugelassen. Im Gegensatz zu den TNFα-Hemmstoffen ist die Halbwertszeit kurz, deshalb muss Anakinra täglich verabreicht werden (▪ Tab. 24.2).

Aufgrund der geringeren Effektivität, der Notwendigkeit häufigerer Gaben sowie den nicht seltenen lokalen Reaktionen an der Einstichstelle ist Anakinra den TNFα-Hemmstoffen unterlegen und Mittel der 2. Wahl.

Unerwünschte Wirkungen Unter Anakinra kann es zum erhöhten Auftreten schwerer Infektionen sowie von Neutropenien kommen.

▪ **Tab. 24.2 TNFα-Hemmer/IL-1-Rezeptor-Antagonisten/IL-6-Rezeptor-Blocker**

Pharmakon	Wirkprinzip	Gabe	HWZ	Dosis
Etanercept	lösliches TNF-Rezeptor-Fusionsprotein, das TNFα + TNFβ bindet	s. c.	4–5 Tage	1–2×25 mg/Woche
Infliximab	chimärer monoklonaler Antikörper gegen TNFα	i. v.	10–14 Tage	3–8 mg/kg alle 4–8 Wochen
Adalimumab	humaner monoklonaler Antikörper gegen TNFα	s. c.	14–19 Tage	40 mg alle 2 Wochen
Certolizumab	pegyliertes Fab-Fragment eines humanen monoklonalen Antikörpers gegen TNFα	s. c.	14 Tage	200 mg alle 2 Wochen
Golimumab	hochaffiner humaner monoklonaler Antikörper gegen TNFα	s. c.	12 Tage	50 mg, 1×/Monat
Anakinra	rekombinanter IL-1-Rezeptor-Antagonist	s. c.	4–6 Stunden	100 mg/Tag
Tocilizumab	humanisierter monoklonaler Antikörper gegen den IL-6-Rezeptor	i. v.	6–7 Tage	8 mg/kg alle 4 Wochen

24.2.6 Anti-IL-6-Rezeptor-Antikörper

Bedeutung Mit **Tocilizumab** steht seit 2009 ein humanisierter monoklonaler Antikörper gegen den IL-6-Rezeptor zur Verfügung (◘ Tab. 24.2). Er hemmt die Wirkung des pleiotropen, proinflammatorischen Zytokins IL-6 (► Kap. 22; ◘ Abb. 24.1, ◘ Abb. 24.2). Tocilizumab ist in Kombination mit Methotrexat für die Behandlung von Erwachsenen mit schwerer rheumatoider Arthritis zugelassen, wenn andere Therapeutika wirkungslos sind oder nicht gegeben werden können.

Unerwünschte Wirkungen Zu den bisher am häufigsten beobachteten unerwünschten Wirkungen zählen Neutropenien, Infektionen des oberen Respirationstrakts, Nasopharyngitis, Kopfschmerzen und Bluthochdruck. Bei Patienten mit aktiven Infektionen, Lebererkrankungen und erhöhtem Herz-Kreislauf-Risiko sollte Tocilizumab nicht angewendet werden.

24.2.7 Immunsuppressiva

Bei einigen chronisch-entzündlichen Erkrankungen, insbesondere rheumatoider Arthritis werden auch Immunsuppressiva eingesetzt, wobei der Einsatz wegen unerwünschter Wirkungen auf schwerere Verlaufsformen beschränkt bleibt (► Kap. 25).

Methotrexat

Wirkprinzip Methotrexat hemmt durch Bindung an die Dihydrofolatreduktase die Bildung von Tetrahydrofolsäure. Dadurch kommt es zur Hemmung der Thymidin- und Purinsynthese sowie der nachfolgenden DNA-Synthese (◘ Abb. 25.4). Der sich daraus ergebende zytostatische Effekt wird auch bei der Behandlung der rheumatoiden Arthritis ausgenutzt, wobei deutlich niedrigere Dosen als beim Einsatz in der Tumortherapie ausreichend sind. In der Regel werden 7,5–20 mg/Woche i. m., i. v., s. c. oder oral gegeben. Die Wirkung tritt nach 1–2 Monaten ein und beruht wahrscheinlich vor allem auf einer Hemmung der Zytokinsynthese. Die Bioverfügbarkeit von Methotrexat liegt im Mittel bei 70%, schwankt jedoch individuell zwischen 25 und 95%. Die Ausscheidung erfolgt fast ausschließlich unverändert renal.

Unerwünschte Wirkungen Zu ihnen kommt es auch unter den bei der Behandlung der rheumatoiden Arthritis verwendeten niedrigen Methotrexat-Dosierungen. Typisch sind unspezifische **gastrointestinale Beschwerden** und leichte **Hauterscheinungen** sowie **Erhöhungen der Transaminasen**. Seltener, jedoch deutlich gefährlicher ist die Entwicklung einer **Pneumonitis mit interstitieller Fibrose**. Des Weiteren können **Blutbildungsstörungen**, **Nierenschädigungen** und **Impotenz** sowie **zentralnervöse Symptome** auftreten. Aufgrund der auch in niedriger Dosis zu erwartenden **teratogenen Wirkung** ist die Gabe bei Frauen im gebärfähigen Alter nur unter Anwendung kontrazeptiver Maßnahmen indiziert.

Azathioprin, Cyclophosphamid

Nur bei sehr schweren und ansonsten therapierefraktären Formen chronischer Entzündungen sind zytotoxische Immunsuppressiva wie Azathioprin und Cyclophosphamid indiziert.

Leflunomid, Teriflunomid

Wirkprinzip **Leflunomid** ist ein Prodrug, das unter Ringöffnung in den aktiven Metaboliten **Teriflunomid** umgewandelt wird, der durch Hemmung der Dihydroorotatdehydrogenase die **Synthese von Pyrimidinbasen hemmt** (◘ Abb. 25.4). Da aktivierte Lymphozyten einen deutlich höheren Pyrimidinbedarf besitzen als ruhende, vermindern Leflunomid und Teriflunomid die Proliferation aktivierter Lymphozyten und wirken dadurch immunsuppressiv. Die Wirkung setzt verzögert ein und hält sehr lange an. Teriflunomid hat eine Halbwertszeit von 15–18 Tagen und unterliegt einem ausgeprägten enterohepatischen Kreislauf. Mit dem vollständigen Abklingen der Wirkung ist erst nach Monaten zu rechnen. Leflunomid und Teriflunomid werden oral verabreicht. Leflunomid kann bei **aktiver rheumatoider Arthritis** sowie **aktiver Psoriasisarthritis** gegeben werden, wenn andere Pharmaka wirkungslos geblieben sind. Teriflunomid ist für die Behandlung der **schubförmig-remittierenden multiplen Sklerose** zugelassen.

Unerwünschte Wirkungen Hervorzuheben ist die nicht selten auftretende **hepatotoxische Wirkung**, die bei einigen Patienten bis zu einem lebensbedrohlichen **Leberversagen** reichen kann. Daneben treten nicht selten **Diarrhö**, **Übelkeit**, **Atemwegsinfektionen**, **Hautausschläge**, **Hypertonie** sowie ein **reversibler Haarverlust** auf.

Kontraindikation Bei **Kinderwunsch** oder **Schwangerschaft** ist Leflunomid kontraindiziert. Unter Leflunomid muss ggf. ein zuverlässiger Empfängnisschutz erfolgen, der erst 2 Jahre nach Absetzen des Pharmakons aufgehoben werden sollte. Leflunomid ist zudem bei **Leber- und Nierenfunktionsstörungen**, **Immundefekten**, **Störungen der Blutbildung**, **schweren Infektionen** sowie bei **Patienten unter 18 Jahren** kontraindiziert.

Interaktionen Die Plasmaspiegel von Teriflunomid werden durch Gabe von **Aktivkohle** oder **Colestyramin** wahrscheinlich wegen einer Unterbrechung des enterohepatischen Kreislaufs abgesenkt. **Phenprocoumon** wird unter gleichzeitiger Gabe von Leflunomid oder Teriflunomid langsamer abgebaut.

24.2.8 Phosphodiesterase-4-Hemmer

Als relativ neue Gruppe antientzündlicher Pharmaka stehen für die Behandlung der chronisch-obstruktiven Lungenerkrankung (COPD, ► Kap. 44) und der Psoriasis die Phosphodiesterase-4(PDE4-)Hemmer **Roflumilast** und **Apremilast** zur Verfügung.

24

Wirkprinzip Die von Roflumilast und Apremilast gehemmte Isoform 4 der Phosphodiesterasen (PDE4) wird von verschiedenen Entzündungszellen wie Makrophagen, neutrophilen und eosinophilen Leukozyten exprimiert. Eine Expression findet sich auch in Lunge, Gehirn, Leber und Nieren. Die antientzündliche Wirkung der PDE4-Hemmer beruht auf der **Hemmung des cAMP-Abbaus in Immunzellen**. Der daraus resultierende Anstieg der intrazellulären cAMP-Konzentration in Entzündungszellen führt zur Hemmung der Bildung bzw. Freisetzung von Entzündungsmediatoren wie z. B. TNFα.

Pharmakokinetik Roflumilast und Apremilast werden **nach oraler Gabe gut resorbiert** und besitzen eine Bioverfügbarkeit von 75–80%. Beide Substanzen werden **durch CYP3A4**, Roflumilast auch durch **CYP1A2 metabolisiert**. Aus Roflumilast entsteht unter anderem ein **aktiver Metabolit**, das Roflumilast-N-Oxid. Die **Plasmahalbwertszeit** beträgt **6–9 Stunden** (Apremilast) bzw. **17 Stunden** (Roflumilast), die des aktiven Roflumilast-Metaboliten 30 Stunden; die Ausscheidung erfolgt überwiegend renal.

Interaktionen Bei gleichzeitiger Gabe von Hemmern oder Induktoren von CYP3A4 oder CYP1A2 ist mit Wechselwirkungen zu rechnen.

Unerwünschte Wirkungen Relativ häufig kommt es zu Magen-Darm-Beschwerden wie Durchfall und Übelkeit. Außerdem werden Gewichtsverlust, Schwindel, Kopfschmerzen, Schlafstörungen sowie seltener Angstzustände und Depressionen unter der Gabe von Roflumilast beobachtet.

Klinische Anwendung Roflumilast ist als Zusatzmedikation zu Bronchodilatoren bei Patienten mit schweren oder sehr schweren Formen der **COPD** zugelassen, während Apremilast bei Psoriasis-Arthritis und mittelschwerer bis schwerer chronischer **Psoriasis** gegeben werden kann. Der klinische Stellenwert beider Substanzen ist derzeit unklar. Mit diversen unerwünschten Wirkungen ist zu rechnen.

Steckbrief Phosphodiesterase-4-Hemmer
Wirkmechanismus: Vorwiegend antiinflammatorische Wirkung aufgrund der Hemmung verschiedener Entzündungszellen
Pharmakokinetik: Abbau durch CYP3A4 und CYP1A2, Plasma-HWZ Roflumilast: 17 h (aktiver Metabolit: 30 h), Apremilast: 6–9 h
Unerwünschte Wirkungen: Magen-Darm-Beschwerden, Gewichtsverlust, psychische Störungen, Kopfschmerzen, Schwindel
Klinische Anwendung: Roflumilast als Zusatzmedikation bei Behandlung schwerer COPD-Formen, Apremilast bei mittelschwerer und schwerer Psoriasis; klinischer Stellenwert beider Pharmaka derzeit unklar

---

24.2.9 Anti-IL-17A-Antikörper

Seit 2015 steht mit **Secukinumab** ein gegen das Zytokin IL-17A gerichteter monoklonaler Antikörper für die Therapie der mittelschweren bis schweren Plaquepsoriasis zur Verfügung. Er hemmt die Wirkung von IL-17A, einem der wesentlichen Effektorzytokine proinflammatorischer T_H17-Zellen (▶ Kap. 22, ▶ Kap. 25). Der klinische Stellenwert von Secukinumab ist zurzeit noch unklar.

Unerwünschte Wirkungen Unter der Therapie mit Secukinumab kann es zu vermehrtem Auftreten von Infektionen der oberen Atemwege kommen. Bei Patienten mit einer chronischen Infektion oder rezidivierenden Infekten in der Vorgeschichte sollte der Antikörper nur mit Vorsicht eingesetzt werden.

24.3   Antiallergika

Lernziele
- Inhibitoren der Mastzelldegranulation (Chromoglicinsäure, Nedocromil)
- Omalizumab
- H_1-Antihistaminika

24.3.1 Therapie von Allergien

Neben dem Vermeiden des Allergens (Allergenkarenz) stehen zur Behandlung von Allergien die Hyposensibilisierung sowie verschiedene pharmakologische Maßnahmen zur Verfügung.

Die wichtigste prophylaktische Maßnahme ist die **Allergenkarenz**, die die Identifizierung des Allergens zur Voraussetzung hat. Beim Vorliegen von Allergien gegen ubiquitär vorkommende Allergene ist dies schwieriger durchzuführen als bei sehr spezifischen Allergenen oder saisonal auftretenden Allergenen (z. B. Blütenpollen). Eine Sonderform stellen Arzneimittelallergien (z. B. gegen Penicillin) dar. Patienten mit bekannter Allergie sollten einen Allergiepass erhalten, der das identifizierte Allergen ausweist.

Die **Hyposensibilisierung** hat zum Ziel, durch kontinuierliche Gabe ansteigender Dosen des Allergens die Reaktionsbereitschaft zu reduzieren. Die der Hyposensibilisierung zugrunde liegenden Prozesse sind nur ansatzweise verstanden. So kommt es z. B. im Rahmen der Hyposensibilisierung zur vermehrten Bildung regulierender Antikörper der IgG-Klasse sowie möglicherweise zur verminderten Mediatorfreisetzung aus Mastzellen. Eine Hyposensibilisierungsbehandlung muss durch erfahrene Ärzte durchgeführt werden und dauert in der Regel Monate bis zu wenigen Jahren.

Die pharmakologische Behandlung allergischer Reaktionen ist abhängig vom Reaktionstyp. **Immunsuppressiva** (▶ Kap. 25) spielen besonders bei der Behandlung von allergischen Reaktionen der Typen II–IV eine Rolle. **Antiphlogistika**, in vielen Fällen **Glucocorticoide** (▶ Kap. 49), können bei allen Formen der allergischen Reaktion indiziert sein.

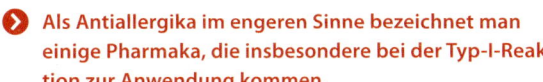

> Als Antiallergika im engeren Sinne bezeichnet man einige Pharmaka, die insbesondere bei der Typ-I-Reaktion zur Anwendung kommen.

Antiallergika gegen Typ-I-Reaktionen stehen für die Behandlung der allergischen Reaktion vom Typ I als prophylaktische und therapeutische pharmakologische Maßnahme zur Verfügung. Die der Typ-I-Reaktion zugrunde liegende massive Ausschüttung von Entzündungsmediatoren aus Mastzellen kann im Sinne einer Prophylaxe durch **Inhibitoren der Mastzelldegranulation**, durch **Glucocorticoide** sowie durch **Antikörper gegen IgE** unterdrückt werden. **Histamin-H_1-Rezeptor-Antagonisten** schwächen die anaphylaktische Reaktion ab, indem sie die Wirkung des zentralen Mediators Histamin blockieren.

24.3.2 Inhibitoren der Mastzelldegranulation (Degranulationshemmer)

Inhibitoren der Mastzelldegranulation (▶ Abschn. 44.2.2) können zur Prophylaxe oder Dauertherapie allergischer Reaktionen des Typ I eingesetzt werden. Als Pharmaka dieser Gruppe stehen **Cromoglicinsäure** und **Nedocromil** zur Verfügung. Die Anwendung erfolgt in der Regel lokal in Form eines Nasensprays, als Augentropfen oder inhalativ als Aerosol oder Pulver (▶ Abschn. 44.2.2).

24.3.3 Omalizumab

Wirkprinzip Omalizumab ist ein rekombinanter monoklonaler **Anti-IgE-Antikörper**, der mit dem Fc-Teil des IgE-Antikörpermoleküls interagiert und dadurch die Bindung von IgE an die zellulären Fc-Rezeptoren von Mastzellen und basophilen Leukozyten blockiert (◘ Abb. 24.3). Er verhindert dadurch die Auslösung einer IgE-vermittelten anaphylaktischen Reaktion vom Typ I. Omalizumab ist seit 2005 zur Behandlung von Patienten mit schwerem persistierendem IgE-vermitteltem allergischem Asthma zugelassen, wenn es trotz hochdosierter antiasthmatischer Therapie zu schweren Exazerbationen des Asthmas gekommen ist. Je nach Körpergewicht und den gemessenen IgE-Basiswerten wird Omalizumab im Abstand von 2–4 Wochen s. c. injiziert.

Pharmakokinetik Omalizumab wird nach s. c. Gabe zu etwa 60% resorbiert, maximale Plasmaspiegel werden nach etwa 1 Woche erreicht, die **Plasmahalbwertszeit** beträgt etwa **30 Tage.** Die durch Bindung an IgE-Antikörpermoleküle gebildeten Immunkomplexe werden in Leber und Milz abgebaut und renal ausgeschieden.

Unerwünschte Wirkungen Häufig werden **Kopfschmerzen** und **Reaktionen an der Injektionsstelle** wie Schwellungen, Pruritus oder Erytheme beobachtet. Gelegentlich kommt es zu Unverträglichkeitsreaktionen.

Klinische Anwendung Omalizumab stellt ein neues Therapieprinzip zur Behandlung von Patienten mit nachgewiesenem allergischem Asthma bronchiale dar, dessen **Bedeutung gegenwärtig noch unklar** ist. Der mögliche Einsatz bleibt auf Patienten beschränkt, die mit den gängigen Antiasthmatika trotz maximaler Dosierung nicht ausreichend behandelt werden können. Der therapeutische Nutzen scheint bei extrem hohen Kosten gegenwärtig nur sehr gering zu sein.

> **Steckbrief Omalizumab**
> **Wirkmechanismus:** Antikörper, der mit dem Fc-Teil des IgE-Antikörpermoleküls interagiert und dadurch die Bindung von IgE an seinen Rezeptor blockiert
> **Pharmakokinetik:** Nach s. c. Gabe: Plasmahalbwertszeit 30 Tage
> **Unerwünschte Wirkungen:** Kopfschmerzen, Reaktionen an der Injektionsstelle
> **Klinischer Einsatz:** Bei Patienten mit Asthma bronchiale, wenn andere Therapieoptionen unwirksam sind

24.3.4 H_1-Antihistaminika

Wirkprinzip H_1-Antihistaminika wirken als inverse Agonisten am Histamin-H_1-Rezeptor und blockieren dadurch die Wirkung des im Rahmen einer allergischen Typ-I-Reaktion freigesetzten Histamins. Sie können sowohl prophylaktisch als auch symptomatisch eingesetzt werden.

Die älteren Substanzen aus dieser Wirkstoffgruppe wie Clemastin, Dimetinden oder Diphenhydramin sind zentralgängig und führen durch Blockade von Histamin-H_1-Rezeptoren im ZNS zu Sedierung und anderen zentralnervösen Effekten. Außerdem besitzen sie Wirkungen auf andere Rezeptoren wie muskarinische Acetylcholinrezeptoren oder α-Adrenozeptoren. Aufgrund dieser Eigenschaften sind sie für die Behandlung allergischer Erkrankungen nicht mehr im Einsatz.

Neuere H_1-Antihistaminika (◘ Abb. 24.9) wie **Terfenadin, Fexofenadin, Loratadin, Desloratadin, Cetirizin, Azelastin, Ebastin, Rupatadin, Levocetirizin** und **Mizolastin** passieren im Gegensatz zu den älteren Pharmaka dieser Gruppe die Blut-Hirn-Schranke kaum oder gar nicht. Außerdem ist ihre Rezeptorselektivität höher.

Pharmakokinetik H_1-Antihistaminika werden nach oraler Gabe gut resorbiert. Die Plasmahalbwertszeiten der neueren H_1-Antihistaminika liegen bei 6–14 Stunden. Desloratadin, der aktive Metabolit von Loratadin, besitzt eine Plasmahalbwertszeit von 27 Stunden. Terfenadin, das ein arrhythmogenes Potenzial besitzt, wird in den aktiven Metaboliten Fexofenadin, das dieses Potenzial nicht besitzt, umgewandelt. Aufgrund der relativ langen Plasmahalbwertszeiten werden die neueren H_1-Antihistaminika **nur 1-mal täglich verabreicht**. Die Ausscheidung erfolgt renal und/oder biliär.

Unerwünschte Wirkungen Auch bei den neueren H_1-Antihistaminika kann es gelegentlich zur Sedierung kommen. Insbesondere bei lokaler Anwendung können allergische Reaktionen auftreten. Terfenadin blockiert in hohen Konzentra-

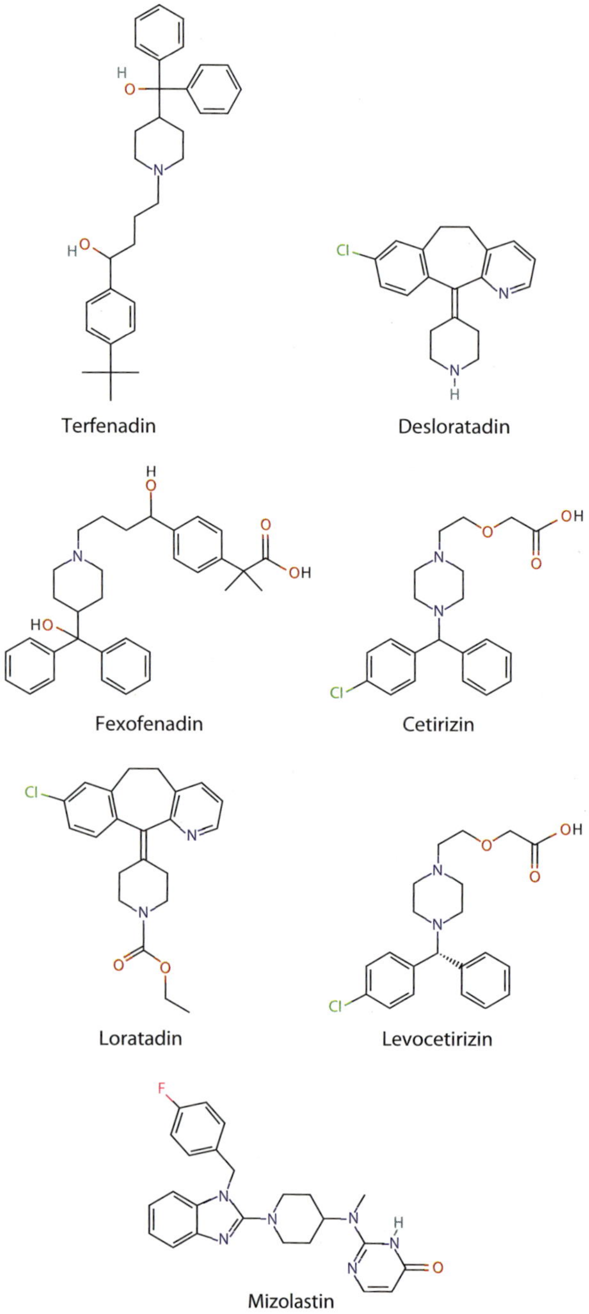

24

Terfenadin

Desloratadin

Fexofenadin

Cetirizin

Loratadin

Levocetirizin

Mizolastin

■ **Abb. 24.9 Strukturformeln neuer H$_1$-Antihistaminika**

tionen kardiale Kaliumkanäle (vor allem I$_{Kr}$). Es ist daher nur noch in niedriger Dosierung zugelassen.

Kontraindikationen H$_1$-Antihistaminika sollen bei **Schwangeren** und während der **Stillzeit** nicht gegeben werden. Bei **Kleinkindern** ist auf eine ausreichende Dosisreduktion zu achten. Da die Gefahr allergischer Reaktionen bei topischer Gabe größer ist als bei systemischer, sollte letztere nur in Ausnahmefällen erfolgen.

Klinische Anwendung Haupteinsatzgebiet der H$_1$-Antihistaminika sind die **allergische Rhinitis** und **Konjunktivitis (Heuschnupfen),** allergische Erkrankungen der Haut wie **Urtikaria, Pruritus** oder **allergische Ekzeme**. Die orale Behandlung ist der lokalen Applikation vorzuziehen.

Steckbrief H$_1$-Antihistaminika

Wirkmechanismus: Blockade des Histamin-H$_1$-Rezeptors und dadurch Blockade der Histaminwirkung im Rahmen einer allergischen Typ-I-Reaktion.

Pharmakokinetik: Gute Resorption, Plasmahalbwertszeit 6–14 h. Neue H$_1$-Antihistaminika haben geringe zentrale Wirkungen wegen fehlender Passage der Blut-Hirn-Schranke.

Unerwünschte Wirkungen: Selten, bei alten zentral wirksamen H$_1$-Antihistaminika Sedation

Klinische Anwendung: Allergische Erkrankungen wie allergische Rhinitis und Konjunktivitis, Urtikaria, Pruritus

Kontraindikation: Schwangerschaft, Stillzeit

Weiterführende Literatur

Coxib and traditional NSAID Trialists' (CNT) Collaboration (2013) Vascular and upper gastrointestinal effects of non-steroidal anti-inflammatory drugs: meta-analyses of individual participant data from randomised trials. Lancet 382: 769–779

Dinarello CA (2010) Anti-inflammatory Agents: Present and Future. Cell 140: 935–950

Galli SJ, Tsai M (2012) IgE and mast cells in allergic disease. Nat Med 18: 693–704

Grosser T, Yu Y, Fitzgerald GA (2010) Emotion recollected in tranquility: lessons learned from the COX-2 saga. Annu Rev Med 61: 17–33

Jenkins C, Costello J, Hodge L (2004) Systematic review of prevalence of aspirin induced asthma and its implications for clinical practice. BMJ 328: 434–437

Kopf M, Bachmann MF, Marsland BJ (2010) Averting inflammation by targeting the cytokine environment. Nat Rev Drug Discov 9: 703–718

Mcinnes IB, Schett G (2011) The pathogenesis of rheumatoid arthritis. NEJM 365: 2205–2219

Miossec P, Kolls JK (2012) Targeting IL-17 and T$_H$17 cells in chronic inflammation. Nat Rev Drug Discov 11: 763–776

Scott DL, Wolfe F, Huizinga TW (2010) Rheumatoid arthritis. Lancet 376: 1094–1108

Simons FE (2004) Advances in H$_1$-Antihistamines. NEJM 351: 2203–2217

Smolen JS, Landewe R, Breedveld FC et al. (2014) EULAR recommendations for the management of rheumatoid arthritis with synthetic and biological disease-modifying antirheumatic drugs: 2013 update. Ann Rheum Dis 73: 492–509

Trelle S, Reichenbach S, Wandel S, Hildebrand P, Tschannen B, Villiger PM, Egger M, Juni P (2011) Cardiovascular safety of non-steroidal anti-inflammatory drugs: network meta-analysis. BMJ 342: c7086

Wang D, Dubois RN (2013) The role of anti-inflammatory drugs in colorectal cancer. Annu Rev Med 64: 131–144

Wouden JC, van der, Inhaled sodium cromoglycate for asthma in children, Cochrane Database Syst Rev 3, CD002173 (2003)

Immunsuppressiva, Immunmodulatoren

S. Offermanns

M. Freissmuth et al., *Pharmakologie und Toxikologie*,
DOI 10.1007/978-3-662-46689-6_25, © Springer-Verlag Berlin Heidelberg 2016

25

Die moderne Transplantationsmedizin wäre ohne den Einsatz von Immunsuppressiva nicht möglich. Auch die Behandlung von Autoimmunerkrankungen sowie einiger chronisch-entzündlicher Erkrankungen beruht ganz wesentlich auf dem Einsatz von Immunsuppressiva. Bei letzteren Erkrankungen kommen auch Pharmaka zum Einsatz, die nicht primär immunsuppressiv wirken, sondern modulierend auf Immunfunktionen einwirken, wie z. B. Interferon-β. Dabei ist die Abgrenzung nicht immer eindeutig.

25.1   Immunsystem

Lernziele
- **Angeborene Immunität:** Erkennung spezifischer pathogenassoziierter Moleküle
- **Adaptive Immunantwort:** Antigenspezifische Reaktion mit Ausbildung eines immunologischen Gedächtnisses
- **Toleranz und Autoimmunität**

Das Immunsystem ist ein Abwehrsystem mit erstaunlicher Anpassungsfähigkeit, das sich in höheren Organismen zur Abwehr eindringender pathogener Mikroorganismen und entarteter Zellen entwickelt hat. Es besitzt nichtspezifische sowie spezifische Komponenten:
- Die nichtspezifischen Teile des Immunsystems, die sehr schnell aktiviert werden, beruhen auf Mechanismen der **angeborenen Immunität**, bei der besonders phagozytierende Zellen wie Makrophagen eine wichtige Rolle spielen.
- Das spezifische Abwehrsystem, die **adaptive Immunität**, wird verzögert aktiviert. Seine Funktionen werden insbesondere von Lymphozyten gesteuert.

25.1.1 Angeborene Immunität

Das System der angeborenen Immunität stellt den wichtigsten initialen Abwehrmechanismus gegen pathogene Mikroorganismen dar. Einer seiner zentralen Mechanismus besteht in der Erkennung spezifischer pathogenassoziierter Moleküle auf Mikroorganismen durch diverse Rezeptoren vor allem auf Gewebemakrophagen und dendritischen Zellen. So erkennen die sog. **Toll-like-Rezeptoren (TLR)** z. B. Peptidoglykane, konstitutive Zellwandbestandteile von Bakterien, oder Lipopolysaccharid, einen Bestandteil der äußeren Membran gramnegativer Bakterien.

Die Aktivierung von Toll-like- und anderen Rezeptoren auf dendritischen Zellen oder Makrophagen führt zur Produktion wichtiger proinflammatorischer Zytokine wie des Tumornekrosefaktors TNFα und von IL-1 sowie anderer Mediatoren, die zu einer lokalen und systemischen Entzündungsreaktion führen (▶ Kap. 22, ▶ Kap. 24). Die im Rahmen einer akuten Entzündungsreaktion chemotaktisch angelockten neutrophilen Granulozyten und Monozyten verstärken die initialen Reaktionen und sind in der Lage, eine Vielzahl von Mikroorganismen durch **Phagozytose** unschädlich zu machen.

25.1.2 Adaptive Immunantwort

Die adaptive Immunantwort wird mit einer gewissen Verzögerung ausgelöst. Sie zeichnet sich dafür aber durch eine **große Antigenspezifität** sowie die Fähigkeit zur **Ausbildung eines immunologischen Gedächtnisses** aus. Im Rahmen der Aktivierung des adaptiven Immunsystems kommt es zur Bildung von spezifischen Antikörpern durch differenzierte B-Lymphozyten (**humorale Immunantwort**) sowie zur Bildung von aktivierten T-Lymphozyten, die zu einer Aktivierung von Makrophagen führen oder direkte zytotoxische Effekte ausüben können (**zellvermittelte Immunantwort**).

Die Auslösung der humoralen und zellvermittelten Immunantwort setzt die **Präsentation des Antigens** durch **MHC-Moleküle** (**Major Histocompatibility Complex**) voraus. MHC-Moleküle sind membrangebundene Glykoproteine, die in die Klassen I und II unterteilt werden. Während **MHC-I-Moleküle** auf allen Körperzellen vorkommen, werden **MHC-II-Moleküle** nur auf spezialisierten antigenpräsentierenden Zellen wie dendritischen Zellen, Makrophagen oder B-Lymphozyten exprimiert.
- **MHC-II-Moleküle** präsentieren vornehmlich **exogene** Antigene, z. B. von Bakterien. Nach seiner Endo- oder Phagozytose durch antigenpräsentierende Zellen wird das exogene Antigen in Peptide gespalten, die dann in eine Tasche des MHC-II-Moleküls binden, mit dem MHC-II-Molekül an die Zelloberfläche gebracht und dort exponiert werden.
- **MHC-I-Moleküle** präsentieren vornehmlich **endogene** Antigene, die in den Zellen des Körpers produziert werden, wie z. B. virale Proteine oder im Falle von Tumorzellen alterierte Proteine. Auch die Präsentation endogener Antigene durch MHC-I-Proteine erfordert zunächst deren Degradation in Peptide, die dann vom MHC-I-Molekül gebunden und schließlich an der Zelloberfläche präsentiert werden.

Während MHC-I-präsentierte antigene Peptide primär eine zellvermittelte Immunantwort hervorrufen, kann die Präsentation von antigenen Peptiden durch MHC-II-Proteine sowohl zu einer humoralen als auch zu einer zellvermittelten Immunreaktion führen (◘ Abb. 25.1).

Die durch MHC-Moleküle präsentierten Antigene werden durch **T-Zell-Rezeptoren (TCR)** auf T-Lymphozyten spezifisch erkannt. Die spezifische Erkennung von MHC-präsentierten Antigenen durch den T-Zell-Rezeptor beruht auf der Existenz von etwa 10^9 verschiedenen T-Lymphozyten-Populationen, die jeweils unterschiedliche T-Zell-Rezeptoren exprimieren. Diese ungeheure Diversität von T-Lymphozyten beruht darauf, dass im Verlaufe der T-Zell-Reifung durch zufällige Rearrangements der Gene des T-Zell-Rezeptors eine entsprechende Vielzahl von Lymphozytenpopulationen mit spezifischer T-Zell-Rezeptor-Struktur generiert werden.

Humorale Immunantwort

Die humorale Immunantwort besteht in der **Bildung antigenspezifischer Antikörper** durch differenzierte B-Lympho-

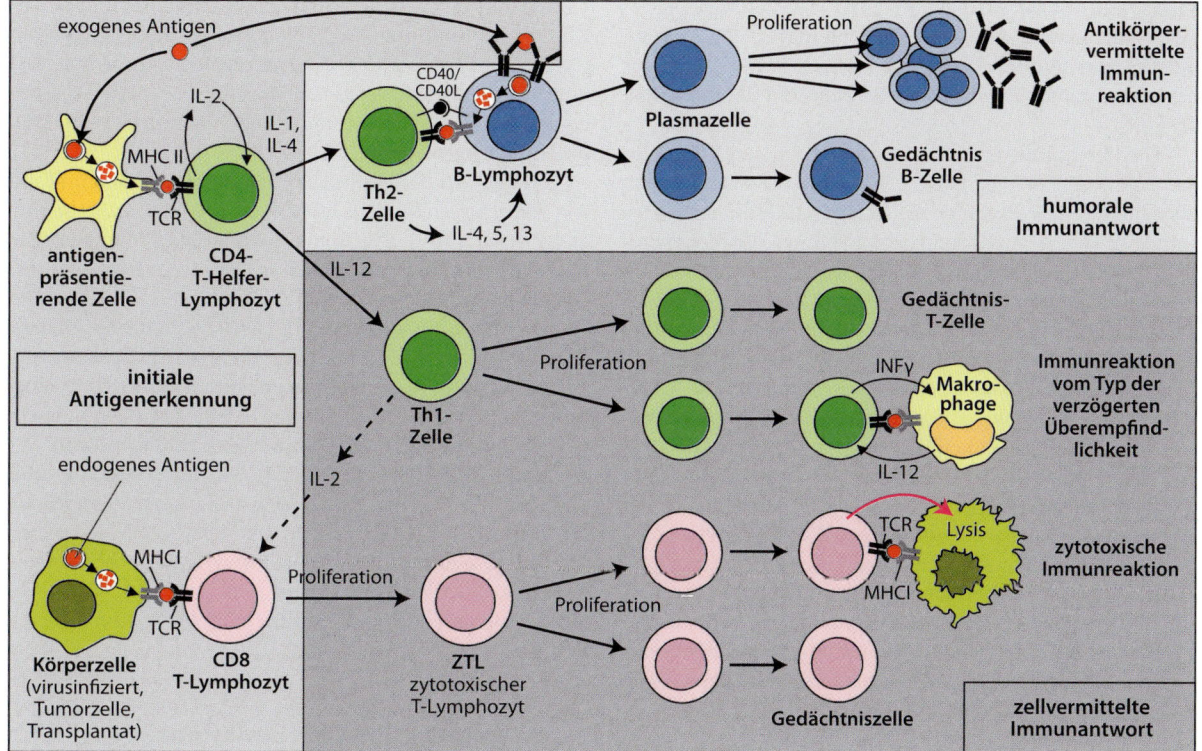

◘ Abb. 25.1 Prozesse der Lymphozytenaktivierung im Rahmen der adaptiven Immunantwort (vereinfachte Darstellung); TCR, T-Zell-Rezeptor

zyten, sog. **Plasmazellen**. Ihre Auslösung setzt zum einen voraus, dass das durch MHC-II-Moleküle auf antigenpräsentierenden Zellen exponierte Antigen durch spezifische CD4-positive T-Helfer-Lymphozyten (Th-Zellen) erkannt wird. Zum anderen muss das Antigen durch spezifische Immunglobuline auf reifen B-Lymphozyten erkannt werden (◘ Abb. 25.1).

Das durch spezifische B-Lymphozyten gebundene Antigen wird durch rezeptorvermittelte Endozytose internalisiert. Nach seiner Prozessierung präsentieren die antigenspezifischen B-Lymphozyten das antigene Peptid in Kombination mit MHC-II-Molekülen auf ihrer Oberfläche. Naive CD4-positive T-Helfer-Lymphozyten, die durch das gleiche antigene Peptid über MHC-II-Moleküle auf antigenpräsentierenden Zellen aktiviert worden sind, differenzieren sich unter dem Einfluss der Zytokine IL-1 und IL-4 in sog. **Th2-Zellen**, die nun mittels ihres antigenspezifischen T-Zell-Rezeptors mit dem über MHC-II-Moleküle präsentierten antigenen Peptid auf B-Lymphozyten interagieren (◘ Abb. 25.1).

Die Interaktion von antigenspezifischen Th2-Zellen und B-Lymphozyten führt zur Freisetzung diverser Zytokine wie IL-4, IL-5 und IL-13 durch Th2-Zellen, die nun die Proliferation und Differenzierung von B-Lymphozyten in antigenproduzierende Plasmazellen sowie spezifische Gedächtnis-B-Lymphozyten auslösen. Die Erkennung des Antigens auf Zelloberflächen kann nun die Zelllyse unter Vermittlung des **Komplementsystems** auslösen. Binden die Antikörper ein Antigen auf Mikroorganismen über ihre Fab-Domäne, so kann der Fc-Teil des Antikörpers von phagozytierenden Zellen wie neutrophilen Granulozyten oder Makrophagen erkannt werden und die Elimination des Mikroorganismus durch **Phagozytose** ermöglichen.

Zellvermittelte Immunantwort

Auch die zellvermittelte Immunantwort im Rahmen der adaptiven Immunreaktion wird durch die Präsentation des Antigens über MHC-Moleküle initiiert (◘ Abb. 25.1). Unter bestimmten Bedingungen führt die Aktivierung naiver CD4-positiver T-Helfer-Lymphozyten nach Interaktion mit Zellen, die Antigen MHC-II-abhängig präsentieren, nicht zur Bildung von Th2-Zellen, sondern zu **Th1-Zellen**. An der Auslösung dieser Differenzierungsrichtung ist insbesondere das Zytokin IL-12 beteiligt.

Th1-Zellen sind zum einen an der Bildung von zytotoxischen T-Lymphozyten aus CD8-positiven T-Lymphozyten beteiligt (siehe weiter unten), zum anderen sind sie in der Lage, Makrophagen zu aktivieren (◘ Abb. 25.1). Dabei wird ein MHC-II-gebundenes antigenes Peptid, das typischerweise von Mikroorganismen stammt, auf der Oberfläche von Makrophagen durch den T-Zell-Rezeptor der Th1-Zellen erkannt.

Th1-Zellen produzieren daraufhin Zytokine, insbesondere Interferon-γ, die zu einer **Aktivierung von Makrophagen** und dadurch zur Abtötung möglicher Mikroorganismen führen. Darüber hinaus kommt es zur vermehrten Bildung einer

25

Vielzahl chemischer Mediatoren durch Makrophagen, die das lokale Entzündungsgeschehen aufrechterhalten. Die Th1-abhängige Aktivierung von Makrophagen ist häufig Grundlage der **Immunreaktion vom Typ der verzögerten Überempfindlichkeit**.

Die im engeren Sinne zytotoxische Immunantwort wird dadurch ausgelöst, dass naive CD8-positive T-Lymphozyten über ihren T-Zell-Rezeptor die durch MHC I präsentierten antigenen Peptide auf Körperzellen erkennen. Unter dem Einfluss von IL-2, das von Th1-Zellen sezerniert wird, kommt es zur Proliferation und Differenzierung von CD8-positiven T-Lymphozyten, aus denen **zytotoxische T-Lymphozyten** entstehen, die nun in großer Zahl in der Lage sind, Körperzellen, die MHC-I-präsentierte Antigene tragen, z. B. virusinfizierte Zellen, Tumorzellen oder Zellen eines Transplantats, zu erkennen und abzutöten (Abb. 25.1). Dabei werden insbesondere 2 **zytotoxische Mechanismen** angewandt:

- Durch Aktivierung des **Rezeptors Fas** (**CD95**) auf Zielzellen durch den auf zytotoxischen T-Lymphozyten exprimierten Liganden FasL kommt es zur Auslösung des Selbstmordprogramms der **Apoptose**.
- Daneben sind zytotoxische T-Lymphozyten in der Lage, aus präformierten Granula Proteasen wie **Granzyme** sowie **Perforine** auszuschütten. Perforine sind in der Lage, Löcher in der Plasmamembran der Zielzelle zu bilden.

Proinflammatorische und immunsuppressive Antworten

T-Helfer-Lymphozyten können sich nicht nur in Th2-Zellen im Rahmen der humoralen Immunantwort oder in Th1-Zellen zur Unterstützung der zellvermittelten Immunantwort differenzieren, sondern je nach Situation auch weitere Differenzierungswege einschlagen. Dabei ist die Differenzierung zu sog. Th17- und Treg-Zellen von besonderem Interesse:

- Unter dem Einfluss von IL-6, IL-23 und TGFβ entstehen **proinflammatorische Th17-Zellen**, die insbesondere das Zytokin IL-17 produzieren (Kap. 22), das in verschiedenen Epithelien z. B. die Bildung von Chemokinen auslöst und direkt neutrophile Granulozyten aktivieren kann. Der Th17-vermittelte Weg scheint von Bedeutung zu sein für die Aufrechterhaltung chronisch-entzündlicher und autoimmunologischer Prozesse.
- Ebenfalls aus naiven T-Zellen entstehen in Gegenwart von TGFβ sog. **regulatorische T-Zellen (Treg-Zellen)**, die vor allem IL-10 sowie TGFβ produzieren. Treg-Zellen führen zur Hemmung antigenpräsentierender Zellen und zur direkten Suppression der Funktion von T-Lymphozyten. In der Folge kommt es zur Inhibition inflammatorischer und autoimmunologischer Prozesse.

Mechanismen der T-Zell-Aktivierung

Ein wesentlicher initialer Schritt der Induktion der adaptiven Immunantwort ist die **Aktivierung von T-Lymphozyten über den T-Zell-Rezeptor** nach Interaktion mit antigenbeladenen MHC-Molekülen. Der T-Zell-Rezeptor für MHC-präsentierte Antigene ist ein Multiproteinkomplex, bestehend aus einem antigenbindenden Heterodimer, das mit mehreren sog. CD3-

Untereinheiten assoziiert ist (Abb. 25.2). Proteine des CD3-Komplexes sind für die Weiterleitung des T-Zell-Aktivierungssignals über den T-Zell-Rezeptor erforderlich. Das durch den T-Zell-Rezeptor im Kontext des MHC-Moleküls erkannte Antigen besteht in der Regel aus einem 9–13 Aminosäuren langen Peptid.

Erkennt der T-Zell-Rezeptor ein fremdes Peptid im Kontext der richtigen MHC-I- oder MHC-II-Moleküle, so kommt es zu weiteren Interaktionen zwischen dem T-Lymphozyten und der antigenpräsentierenden Zelle über verschiedene Adhäsionsmoleküle, die die Zell-Zell-Interaktion festigen. Des Weiteren assoziieren diverse Signaltransduktionsmoleküle sich mit den Proteinen des T-Zell-Rezeptor-Komplexes und der gesamte Multiproteinkomplex konzentriert sich in einer Mikrodomäne der T-Lymphozyten-Membran, die nun hocheffizient auf die Erkennung des Antigens reagieren kann.

Nachdem Stabilisierung der T-Zell-Rezeptor-MHC-Bindung werden Aktivierungssignale zum Zellkern weitergeleitet (Abb. 25.2), die zur Expression wichtiger T-Zell-Mediatoren wie **IL-2, IL-2-Rezeptor, IL-4** oder **TNFα** führen. Insbesondere das autokrin wirkende IL-2 ist ein zentraler Induktor der Proliferation von T-Lymphozyten nach T-Zell-Rezeptor-MHC-Bindung.

25.1.3 Toleranz und Autoimmunität

Ein wesentliches Kennzeichen der adaptiven Immunantwort ist die Fähigkeit, zwischen Antigenen des eigenen Körpers und Fremdantigenen zu unterscheiden. Unter normalen Bedingungen besitzt das Immunsystem die Eigenschaft, körpereigene Antigene zu tolerieren. Diese **Selbsttoleranz** des adaptiven Immunsystems bildet sich während der Entwicklung von T-Lymphozyten im Thymus sowie von B-Lymphozyten im Knochenmark heraus.

Durch zufällige Genrearrangements wird zunächst eine sehr große Zahl von T-Lymphozyten mit spezifischen T-Zell-Rezeptoren gebildet. Sehr viele dieser T-Lymphozyten erkennen jedoch nicht die körpereigenen MHC-Moleküle. Andererseits befinden sich unter den T-Lymphozyten mit T-Zell-Rezeptoren, die körpereigene MHC-Moleküle erkennen, wiederum sehr viele, die körpereigene Antigene erkennen. Um sicherzustellen, dass reife T-Lymphozyten letztlich nur Fremdantigene in Kombination mit körpereigenen MHC-Molekülen erkennen, durchlaufen **T-Lymphozyten-Vorläuferzellen** während ihrer Reifung im Thymus einen 2-stufigen Selektionsprozess:

- Zunächst kommt es zur **positiven Selektion** von T-Lymphozyten-Vorläufern, die in der Lage sind, körpereigene MHC-Moleküle zu erkennen, indem Zellen, die über ihren T-Zell-Rezeptor zu dieser Erkennung nicht in der Lage sind, durch Auslösung von Apoptose im Thymus eliminiert werden.
- Im 2. Schritt, der **negativen Selektion**, werden dann Zellen eliminiert, die hochaffine T-Zell-Rezeptoren für körpereigene MHC-Moleküle allein oder für selbstantigenpräsentierende körpereigene MHC-Moleküle besitzen.

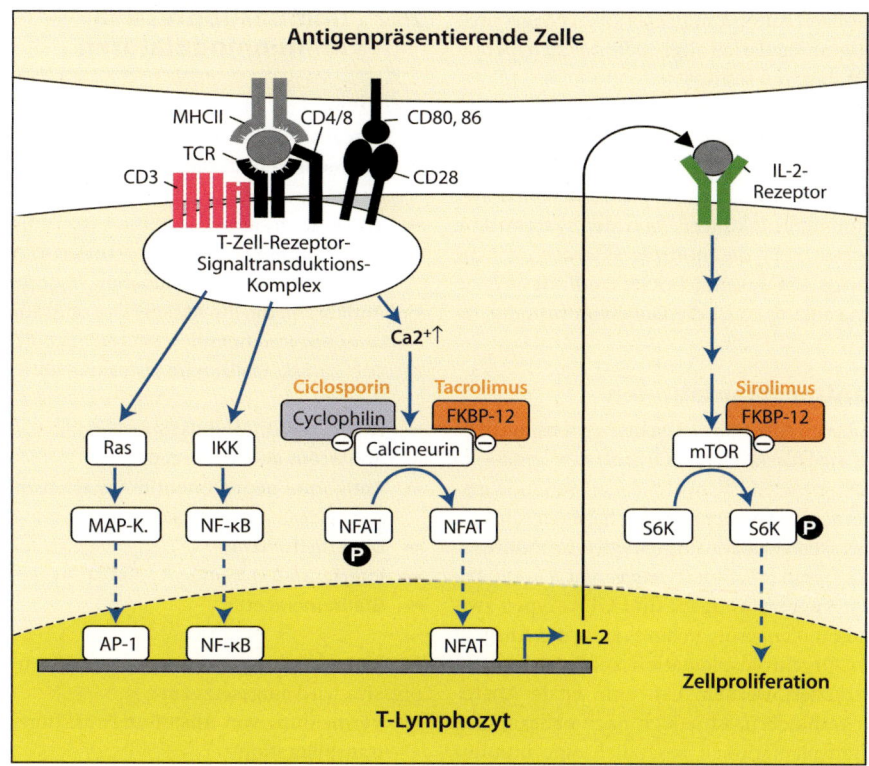

Abb. 25.2 Mechanismen der T-Zell-Aktivierung durch antigenpräsentierende Zellen. Die Aktivierung des T-Zell-Rezeptors (TCR) durch den Peptid-MHC-Komplex führt zur Assemblierung eines Signaltransduktionskomplexes, bestehend aus T-Zell-Rezeptor, den assoziierten Proteinkomplexen CD3, CD4 bzw. CD8 sowie verschiedenen Adhäsionsmolekülen wie z. B. CD28. Über diverse Phosphorylierungsschritte und Proteininteraktionen kommt es zur Aktivierung von mindestens 3 Signaltransduktionskaskaden, dem Ras/MAP-Kinase-Signalweg, dem IKK/NF-κB sowie dem NFAT-vermittelten Signalweg, die zur Aktivierung der Transkriptionsfaktoren AP-1, NF-κB und NFAT führen. Deren Aktivierung führt zur vermehrten Expression zahlreicher Zytokine. Insbesondere IL-2 spielt eine wichtige Rolle bei der autokrinen Aktivierung von T-Lymphozyten. Es aktiviert über seinen Rezeptor seinerseits diverse Signaltransduktionskaskaden, die zu einer starken Steigerung der Proliferation aktivierter T-Lymphozyten führen. An diesen proliferationssteigernden Signalwegen ist u. a. die Kinase mTOR beteiligt, die zur Phosphorylierung der S6-Kinase (S6K) führt. Calcineurin, eine Phosphatase, die durch Dephosphorylierung von NFAT zu dessen Translokation in den Zellkern führt, kann durch Immunophiline wie Cyclophilin und FKBP-12 inhibiert werden. Diese Inhibition wird verstärkt, wenn die Immunophiline mit Ciclosporin bzw. Tacrolimus komplexiert sind. Analog führt die Bindung von Sirolimus an FKBP-12 zur Inhibition von mTOR

Auf ähnlichem Wege werden unreife B-Lymphozyten, die Autoantikörper gegen körpereigene Antigene exprimieren, im Knochenmark über einen negativen Selektionsmechanismus eliminiert. Diese negativen Selektionsprozesse im Rahmen der **T-Zell-** und **B-Zell-Reifung** sind die zentralen Mechanismen, über die eine Selbsttoleranz des adaptiven Immunsystems sichergestellt wird.

Darüber hinaus gibt es weitere periphere Mechanismen, z. B. in Form von **Treg-Zellen** (▶ Abschn. 25.1.2), und humorale Mechanismen unter Beteiligung **antiidiotypischer Antikörper**, die zur Aufrechterhaltung einer Selbsttoleranz beitragen.

Unter bestimmten Bedingungen kann es jedoch zur Aktivierung selbstreaktiver Klone von T- und B-Lymphozyten kommen, die dann eine humorale oder zellvermittelte Immunantwort gegen Selbstantigene hervorrufen. Eine derartige Störung der Selbsttoleranz führt zu **Autoimmunreaktionen**, die schwerwiegende Schäden an Zellen und Organen mit teilweise fatalen Auswirkungen nach sich ziehen können.

Im Rahmen **organspezifischer Autoimmunerkrankungen** steht die Schädigung eines bestimmten Organs durch humorale oder zellvermittelte Immunreaktionen im Vordergrund. Dies ist z. B. bei der **Hashimoto-Thyreoiditis** oder beim **Diabetes mellitus Typ 1** der Fall.

Es kann aber auch zur Bildung von Autoantikörpern kommen, die zur Überstimulation oder Blockade der normalen Funktionen eines bestimmten Organs führen. So treten beim **Morbus Basedow** Antikörper auf, die an den TSH-Rezeptor binden und ihn ähnlich wie ein Rezeptoragonist aktivieren, während bei der **Myasthenia gravis** Antikörper gegen den muskulären nikotinischen Acetylcholinrezeptor auf der motorischen Endplatte des Skelettmuskels gebildet werden, die, ähnlich einem Rezeptorantagonisten, die Bindung von Acetylcholin an den Rezeptor blockieren.

Bei **systemischen Autoimmunerkrankungen** ist die Autoimmunreaktion meist gegen eine Reihe von Autoantigenen gerichtet und involviert diverse Organe und Gewebe. Häufig liegt diesen systemischen Autoimmunreaktionen ein genereller Defekt in der Immunregulation zugrunde, der zu hyperaktiven T- und B-Lymphozyten führt.

Die Gewebeschädigungen können auf zellvermittelten und humoralen Immunreaktionen sowie auf der Akkumulation von Immunkomplexen beruhen und ausgedehnte Gewebeschädigungen nach sich ziehen. Typische Beispiele systemischer Autoimmunerkrankungen sind der **systemische Lupus erythematodes (SLE)**, die **multiple Sklerose** oder die **rheumatoide Arthritis**. Ein wesentliches Behandlungsprinzip von Autoimmunerkrankungen ist die Gabe von Immunsuppressiva.

Allogene Organtransplantationen

Die Transplantation von Organen zwischen genetisch differenten Individuen wird als »allogene Organtransplantation« bezeichnet und stellt in vielen Fällen eine lebensrettende medizinische Maßnahme dar. Mit wenigen Ausnahmen führt sie jedoch zu mehr oder weniger stark ausgeprägten Immunreaktionen gegen das als fremd erkannte Transplantat. Durch Abgleich der AB0-Blutgruppen-Antigene und HLA-Typen zwischen Spender- und Empfängerorganismus kann das Ausmaß der nach allogener Organtransplantation auftretenden Immunreaktionen reduziert werden. Um eine fatale **Abstoßungsreaktion** zu verhindern, ist jedoch nach nahezu allen allogenen Organtransplantationen zusätzlich eine immunsuppressive Therapie erforderlich.

Im Rahmen der Abstoßungsreaktion kommt es zunächst in der Frühphase zur **Sensitisierung**. Dabei können antigenpräsentierende Zellen des Transplantats, meist dendritische Zellen, auswandern und T-Lymphozyten des Empfängers aktivieren, die dann spezifisch für die MHC-Moleküle des Donors sind. Aber auch antigenpräsentierende Zellen des Empfängerorganismus sind in der Lage, Antigene des Transplantats nach Phagozytose zu prozessieren und über körpereigene MHC-Moleküle zu präsentieren.

Bei der eigentlichen Abstoßungsreaktion kommt es vor allem durch Aktivierung der zellvermittelten Immunantwort zum Infiltrieren des Transplantats durch sensitisierte T-Lymphozyten und Makrophagen des Empfängerorganismus. In vielen Fällen ähnelt die dann einsetzende autoimmunologische Reaktion der **Immunreaktion vom Typ der verzögerten Überempfindlichkeit**, bei der aktivierte T-Lymphozyten zur Rekrutierung und Aktivierung von Makrophagen führen. Die Erkennung von Alloantigenen des Transplantats durch CD8-positive T-Lymphozyten kann zu einer **zytotoxischen Immunantwort** führen.

Humorale Immunantworten spielen bei der akuten Transplantatabstoßung eine geringere Rolle als zellvermittelte, sie können aber insbesondere bei der chronischen Abstoßungsreaktion von Bedeutung sein.

25.2 Immunsuppressiva, Immunmodulatoren

Lernziele
- **Glucocorticoide**
- **Calcineurin-Inhibitoren** (Ciclosporin, Tacrolimus, Pimecrolimus)
- **mTOR-Inhibitoren** (Sirolimus, Everolimus)
- **Hemmstoffe der DNA-Biosynthese** (Azathioprin, Methotrexat, Leflunomid, Teriflunomid, Mycophenolat-Mofetil)
- **Antikörper, die die Aktivierung oder Funktion von Lymphozyten hemmen** (Muromonab-CD3, Basiliximab, Daclizumab, Efalizumab, Ustekinumab, Belimumab, Alemtuzumab)
- **S1P-Rezeptor-Modulatoren** (Fingolimod)
- **Abatacept und Belatacept**
- **Antikörper gegen Integrin-Adhäsionsmoleküle** (Efalizumab, Natalizumab, Vedolizumab)
- **Dimethylfumarat**
- **Interferon-β**
- **Glatirameracetat**

Die Unterdrückung von Immunreaktionen durch Immunsuppressiva wird eingesetzt zur:
- Vermeidung von Abstoßungsreaktionen nach Organtransplantation
- Behandlung von Autoimmunerkrankungen
- Behandlung von chronisch-entzündlichen Erkrankungen

Mit keinem der derzeit verfügbaren Immunsuppressiva ist es möglich, die Immunantwort antigenspezifisch zu unterbinden.

> ❯ **Die pharmakologische Immunsuppression erfolgt antigenunspezifisch und führt daher in unterschiedlichem Ausmaße auch zur Unterdrückung gewünschter Immunreaktionen.**

Der Einsatz von Immunsuppressiva im engeren Sinne geht daher immer mit der Gefahr einher, dass auch erwünschte immunologische Abwehrreaktionen, z. B. gegen diverse Infektionserreger, beeinträchtigt werden und dadurch das Risiko von Infektionen mit Bakterien, Viren oder Pilzen steigt.

Verschiedene Gruppen von Immunsuppressiva sind unterscheidbar:
- So hemmen **Calcineurin-Inhibitoren** (Ciclosporin, Tacrolimus, Pimecrolimus), **mTor-Inhibitoren** (Sirolimus, Everolimus) aber auch **Glucocorticoide** die Zytokinproduktion von Lymphozyten und insbesondere die IL-2-induzierte Zellproliferation von T-Lymphozyten.
- Die zur Immunsuppression eingesetzten **Zytostatika** (z. B. Cyclophosphamid, Azathioprin, Methotrexat) hemmen die Lymphozytenproliferation in diversen Stadien der Immunantwort.

25.2.1 Glucocorticoide

Glucocorticoide führen zur starken Suppression der Zytokinwirkung und -bildung, z. B. durch Inhibition NF-κB-vermittelter Signaltransduktionsprozesse (▶ Kap. 49), und dadurch zur starken Hemmung der zellvermittelten Immunantwort. Darüber hinaus bewirken sie eine rasche Umverteilung von Lymphozyten, die mit einem Abfall der zirkulierenden Lymphozytenzahl im Blut einhergeht. Aufgrund dieser Effekte eignen sich Glucocorticoide sehr gut für eine immunsuppressive Therapie nach Organtransplantation oder im Rahmen von Autoimmunerkrankungen und bilden daher häufig einen Teil der basalen immunsuppressiven Therapie.

Meist wird **Prednisolon** für die immunsuppressive Therapie mittels Glucocorticoiden verwendet. Bei der Behandlung mit Prednisolon nach Organtransplantation liegen die Erhaltungsdosen je nach Begleittherapie bei 2,5–20 mg/Tag. Bei akuten Abstoßungsreaktionen werden Dosen von bis zu 500 mg/Tag verabreicht. Die Pharmakologie der Glucocorticoide wird ausführlich in ▶ Kap. 49 beschrieben.

25.2.2 Calcineurin-Inhibitoren

Calcineurin ist eine Proteinphosphatase, deren Stimulation in aktivierten T-Lymphozyten zur Dephosphorylierung des nukleären Faktors aktivierter T-Zellen NF-AT führt, der daraufhin in den Zellkern transloziert und als wichtiger Transkriptionsfaktor die Expression von IL-2 und anderen Zytokinen induziert (◨ Abb. 25.2). Die Hemmung der calcineurinvermittelten NF-AT-Dephosphorylierung und damit der IL-2-Produktion in aktivierten T-Lymphozyten stellt eines der effizientesten immunsuppressiven Verfahren dar.

Die Einführung des zyklischen Peptids **Ciclosporin** Anfang der 1980er Jahre führte zur deutlichen Verbesserung der immunsuppressiven Therapie bei organtransplantierten Patienten. Daneben wirken die Makrolide **Tacrolimus** und das ausschließlich lokal angewendete **Pimecrolimus** (◨ Abb. 25.3) durch Calcineurin-Inhibition immunsuppressiv.

Ciclosporin

Definition Ciclosporin (◨ Abb. 25.3) ist ein in Pilzen der Gattung *Tolyplocadium inflatum* gebildetes zyklisches Peptid aus 11 Aminosäuren. Die meisten Stickstoffatome der Peptidbindungen sind methyliert, was für die hohe Lipophilie und geringe Wasserlöslichkeit sowie die Proteasestabilität des Ciclosporins verantwortlich ist.

Wirkprinzip Ciclosporin hemmt Calcineurin nicht direkt, sondern durch Vermittlung des Proteins **Cyclophilin**. Der Komplex aus Ciclosporin und Cyclophilin ist dann in der Lage, die Phosphatase Calcineurin zu hemmen. Da Cyclophilin, Calcineurin sowie die NF-AT-vermittelte transkriptionelle Kontrolle außer in aktivierten T-Lymphozyten nur in wenigen anderen Zellen eine Rolle spielen, kommt es unter Gabe von Ciclosporin zu einem relativ selektiven immunsuppressi-

Ciclosporin

Tacrolimus

Sirolimus

◨ **Abb. 25.3 Strukturformeln der Immunophilin-Liganden Ciclosporin, Tacrolimus und Sirolimus**

ven Effekt, der vornehmlich die zellvermittelte und kaum die humorale Immunantwort betrifft.

Pharmakokinetik Je nach Zubereitungsform beträgt die **Bioverfügbarkeit** von Ciclosporin zwischen **20–50%**. Die maximalen Plasmaspiegel werden nach 1,5–2 Stunden erreicht, die Plasmahalbwertszeit beträgt 7–14 Stunden. Ciclosporin verteilt sich sehr stark außerhalb des vaskulären Kompartiments und wird nahezu vollständig in der Leber **durch CYP3A4 metabolisiert**. Die inaktiven oder nur schwach aktiven Metaboliten werden überwiegend über die Galle ausgeschieden.

Unerwünschte Wirkungen Die häufigste Komplikation einer Therapie mit Ciclosporin ist die dosisabhängige und reversible Schädigung der Niere. Diese **reversible Nierenfunktionsstörung** wird bei den meisten Patienten beobachtet und ist die häufigste Ursache dafür, dass die Therapie mit Ciclosporin abgebrochen oder modifiziert werden muss. Insbesondere im Rahmen einer Langzeittherapie z. B. nach Organtransplantationen treten unter Ciclosporin **arterielle Hypertonie, Fettstoffwechselstörungen** und **Diabetes mellitus** auf. Diese metabolischen Störungen werden durch die häufig gleichzeitige Gabe von Glucocorticoiden verstärkt. Weitere mögliche unerwünschte Wirkungen unter Ciclosporin sind **Leberfunktionsstörungen, Tremor, Hypertrichose** und **Gingivahyperplasie**.

Interaktionen Aufgrund der Metabolisation durch CYP3A4 kann die Plasmakonzentration unter gleichzeitiger Gabe von **Induktoren von CYP3A4** (z. B. Barbiturate, Carbamazepin, Phenytoin, Johanniskraut oder Rifampicin) reduziert sein bzw. durch **CYP3A4-Inhibitoren** (z. B. Azol-Antimykotika, Erythromycin, Clarithromycin, HIV-Protease-Hemmer, Grapefruitsaft, Amiodaron, Verapamil, Diltiazem etc.) erhöht werden. Wegen der nephrotoxischen Wirkung von Ciclosporin ist Vorsicht bei gleichzeitiger Anwendung anderer **potenziell nierenschädigender Pharmaka**, z. B. von Aminoglykosiden, nichtsteroidalen Antiphlogistika oder Trimethoprim, geboten.

Klinische Anwendung Ciclosporin ist Mittel der Wahl zur **Unterdrückung der Abstoßungsreaktion** nach allogenen Transplantationen diverser Organe sowie zur **Prophylaxe** und **Therapie von Graft-versus-Host-Krankheit**. Als Mittel der Reserve kann es auch bei **schweren Formen der Psoriasis** und der **rheumatoiden Arthritis** sowie beim **nephrotischen Syndrom** eingesetzt werden.

Beim Einsatz zur Verhinderung von Abstoßungsreaktionen beginnt die Therapie am Tag der Transplantation mit initial hohen Dosen, z. B. 10–14 mg/kg in 2 Einzeldosen/Tag. Die später angestrebte Erhaltungsdosis liegt in der Regel im Bereich von 2–6 mg/kg täglich. Aufgrund der unsicheren Resorption, der bei verschiedenen Präparaten schwankenden Bioverfügbarkeit sowie der möglichen Beeinflussung der Metabolisation durch andere Pharmaka müssen die **Ciclosporin-Plasmaspiegel regelmäßig kontrolliert** werden, um eine Unterdosierung (Gefahr der Transplantatabstoßung) oder

relative Überdosierung (Gefahr der Nierenschädigung) zu vermeiden. Es werden dabei die minimalen Blutspiegel vor der nächsten Anwendung bestimmt. Die Minimal-Plasmaspiegel sollten im Bereich von 50–200 ng/ml liegen.

Kontraindikationen Absolute Kontraindikationen bestehen für Ciclosporin nicht, allerdings ist Vorsicht geboten bei bekannter Überempfindlichkeit gegen Ciclosporin oder Bestandteilen der Zubereitungsform von Ciclosporin sowie bei Patienten mit Niereninsuffizienz.

Tacrolimus, Pimecrolimus

Die Calcineurin-Inhibitoren Tacrolimus und Pimecrolimus gehören zur Makrolidgruppe und weisen somit keine chemische Ähnlichkeit mit Ciclosporin auf (◘ Abb. 25.3). Auch der Mechanismus der Calcineurin-Hemmung unterscheidet sich von dem des Ciclosporins. Tacrolimus, früher auch als FK506 bezeichnet, bindet an das FK506-bindende Protein-12 (**FKBP12**), ein dem Cyclophilin verwandtes Immunophilin. Der Tacrolimus-FKBP-12-Komplex führt dann wie der Ciclosporin-Cyclophilin-Komplex zur Hemmung der Phosphatase Calcineurin (◘ Abb. 25.2). Beide Pharmaka können topisch zur Behandlung von dermatologischen Erkrankungen eingesetzt werden, während nur Tacrolimus als Alternative zu Ciclosporin oral zur Prophylaxe und Therapie einer Transplantatabstoßung verwendet wird.

Pharmakokinetik Die Bioverfügbarkeit von Tacrolimus ist nach oraler Gabe sehr variabel, die Plasmahalbwertszeit beträgt etwa 12 Stunden. Tacrolimus wird vor allem durch **CYP3A4** hepatisch metabolisiert und in Form seiner Metaboliten überwiegend biliär ausgeschieden.

Unerwünschte Wirkungen Die **nephrotoxische Wirkung** von Tacrolimus steht im Vordergrund. Außerdem können **Hypertonie, Diabetes mellitus** und **Fettstoffwechselstörungen** auftreten sowie Störungen im Bereich des **Gastrointestinaltrakts** und **neurotoxische Effekte** (Tremor, Kopfschmerzen, Krampfanfälle, motorische Störungen).

Interaktionen Inhibitoren und Induktoren von CYP3A4 können die Metabolisation von Tacrolimus beeinflussen. Vorsicht ist bei gleichzeitiger Gabe **nephrotoxischer Pharmaka** geboten. Die gleichzeitige Gabe von Ciclosporin führt zu additiven oder gar synergistischen nierenschädigenden Wirkungen. Beim Umsetzen einer Therapie von Ciclosporin auf Tacrolimus ist daher ein zeitlicher Sicherheitsabstand einzuhalten.

Klinische Anwendung Tacrolimus stellt eine **Alternative zur immunsuppressiven Ciclosporin-Therapie** dar, ohne grundsätzliche Vorteile gegenüber Ciclosporin zu besitzen. Haupteinsatzgebiet der systemischen Therapie ist die **Prophylaxe und Therapie der Transplantatabstoßung** nach Leber- oder Nierentransplantation.

Pimecrolimus sowie topisch anwendbare Zubereitungsformen von Tacrolimus sind bei Erwachsenen und Kindern ab

2 Jahren zur Behandlung eines **atopischen Ekzems**, das anderweitig nicht behandelbar ist, zugelassen.

> **Steckbrief Calcineurin-Inhibitoren**
>
> **Wirkmechanismus:** Hemmung der T-Zell-Aktivierung durch Blockade der calcineurinabhängigen NF-AT-Aktivierung
>
> **Pharmakokinetik:** Bei Ciclosporin und Tacrolimus nach oraler Gabe variable Bioverfügbarkeit, Plasmahalbwertszeit ca. 12 h, Metabolisation v. a. durch CYP3A4
>
> **Unerwünschte Wirkungen:** Häufig reversible Nierenfunktionsstörungen, bei Langzeittherapie zusätzlich arterielle Hypertonie, Fettstoffwechselstörungen, Diabetes mellitus etc.
>
> **Interaktionen:** Induktoren oder Inhibitoren von CYP3A4, andere potenziell nierenschädigende Pharmaka
>
> **Klinische Anwendung:** Mittel der Wahl zur Unterdrückung von Abstoßungsreaktionen nach allogenen Transplantationen. Mittel der Reserve bei verschiedenen chronisch-entzündlichen Erkrankungen
>
> **Kontraindikationen:** Patienten mit Niereninsuffizienz (relative Kontraindikation)

25.2.3 mTOR-Inhibitoren

Die Serin-/Threoninkinase **mTOR (mammalian Target Of Rapamycin)** spielt eine wichtige Rolle bei der Regulation der Zellproliferation, indem sie verschiedene Translationsinitiatoren und Elongationsfaktoren sowie die S6-Kinase aktiviert und dadurch die Zellproliferation und Progression des Zellzyklus von der G1- in die S-Phase stimuliert. Die Aktivierung von mTOR spielt insbesondere eine wichtige Rolle bei der IL-2-induzierten Stimulation der Lymphozytenproliferation (▸ Abb. 25.1, ▸ Abb. 25.2).

Sirolimus (auch als Rapamycin bezeichnet) sowie **Everolimus** sind strukturell mit Tacrolimus verwandt (▸ Abb. 25.3) und binden ebenfalls an das zytosolische Immunophilin FKBP-12. Der Sirolimus-/Everolimus-FKBP-12-Komplex führt jedoch nicht zur Hemmung von Calcineurin, sondern inhibiert mTOR (▸ Abb. 25.2). Der immunsuppressive Effekt von Sirolimus und Everolimus beruht somit vor allem auf der **Hemmung der IL-2-induzierten Lymphozytenproliferation.** Gegenüber Ciclosporin und Tacrolimus zeichnen sich Sirolimus und Everolimus durch fehlende Nephro- und Neurotoxizität aus. Außerdem hemmen sie die Proliferation von Tumorzellen sowie die Angiogenese.

Pharmakokinetik Sirolimus und Everolimus werden nach oraler Gabe rasch resorbiert, die Bioverfügbarkeit beträgt etwa 15%. Der wesentliche Unterschied zwischen beiden besteht in der Plasmahalbwertszeit: Während Sirolimus eine Halbwertszeit von etwa 60 Stunden hat, beträgt diese für Everolimus 20–30 Stunden. Beide mTOR-Inhibitoren werden vornehmlich durch CYP3A4 metabolisiert und die dabei entstehenden Metaboliten werden primär biliär ausgeschieden.

Unerwünschte Wirkungen Die Gabe von Sirolimus oder Everolimus führt zur dosisabhängigen **Hypercholesterinämie** und **Hypertriglyceridämie**, die häufig behandlungsbedürftig sind. Außerdem kann es zu **Blutbildungsstörungen** kommen, die sich als Anämie, Leukopenie und Thrombozytopenie äußern. Unter Umständen treten unter Therapie mit Sirolimus oder Everolimus **Wundheilungsstörungen, Lymphozelen** und eine **erhöhte Infektanfälligkeit** auf.

Wechselwirkungen Induktoren und Inhibitoren von CYP3A4 führen zu Veränderungen der Metabolisation von mTOR-Inhibitoren und damit zur Beeinflussung ihrer Plasmaspiegel.

Klinische Anwendung Sirolimus und Everolimus sind indiziert zur **Prophylaxe der Organabstoßung**, insbesondere nach Nierentransplantation. Die kürzere Plasmahalbwertszeit von Everolimus kann bei der Einstellung der individuellen Dosierung von Vorteil sein.

Kontraindikationen Sirolimus und Everolimus sind in **Schwangerschaft** und **Stillzeit** kontraindiziert. Vorsicht ist bei Patienten mit Leberfunktions-, Fettstoffwechsel- oder Blutbildungsstörungen geboten.

> **Steckbrief mTOR-Inhibitoren**
>
> **Wirkmechanismus:** Hemmung der T-Zell-Proliferation nach IL-2-abhängiger T-Zell-Aktivierung durch Hemmung der Proteinkinase mTOR
>
> **Pharmakokinetik:** Bioverfügbarkeit von Sirolimus und Everolimus ca. 15% nach oraler Gabe, Plasmahalbwertszeit 60 h (Sirolimus) bzw. 20–30 h (Everolimus), Metabolisation durch CYP3A4
>
> **Unerwünschte Wirkungen:** Störungen der Blutbildung, Hypercholesterinämie, Hypertriglyceridämie, Wundheilungsstörungen, erhöhte Infektanfälligkeit
>
> **Interaktionen:** Induktoren und Inhibitoren von CYP3A4
>
> **Klinische Anwendung:** Zur Prophylaxe der Organabstoßung nach Transplantation

25.2.4 Hemmstoffe der DNA-Synthese

Eine Hemmung der Lymphozytenproliferation und damit ein immunsuppressiver Effekt kann auch durch Einsatz von Hemmstoffen des DNA-Stoffwechsels erzielt werden. Dabei kommen **Azathioprin, Methotrexat, Leflunomid, Teriflunomid** oder **Mycophenolat-Mofetil** zum Einsatz, in der Regel als **Mittel der 2. Wahl.**

Azathioprin

Wirkprinzip Azathioprin ist ein Prodrug, das nach oraler Gabe gut resorbiert wird und in **6-Mercaptopurin** umgewandelt wird. Dieses hemmt die Synthese von Purinnukleotiden, die als Bausteine der DNA- und RNA-Synthese benötigt werden, indem es zu »**falschen Metaboliten**« umgewandelt wird (▸ Abb. 25.4). Azathioprin wirkt stärker auf T- als auf B-Lym-

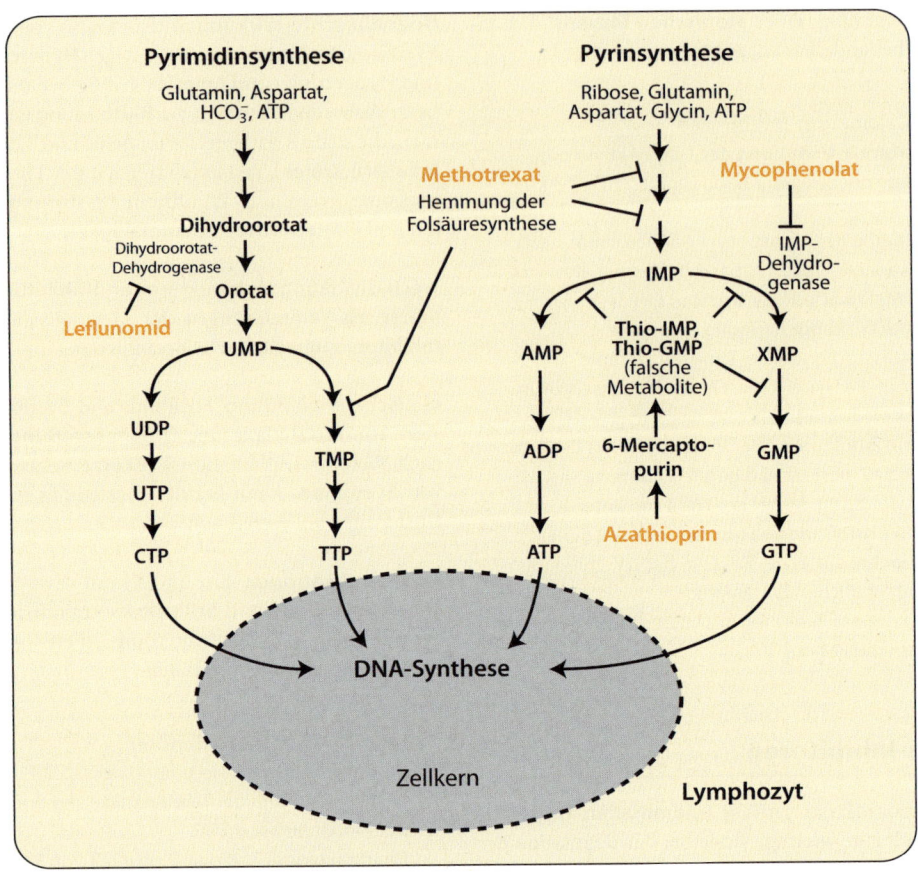

Abb. 25.4 Angriffsorte von Hemmstoffen der DNA-Synthese, die als Immunsuppressiva eingesetzt werden

phozyten und führt dadurch besonders zur Hemmung der zellvermittelten Immunantwort. Bei gleichzeitiger Gabe von Allopurinol, das den Abbau von 6-Mercaptopurin hemmt, muss die Dosis von Azathioprin reduziert werden.

Unerwünschte Wirkungen Unter der Therapie mir Azathioprin kommt es zur dosisabhängigen **Knochenmarkdepression** mit Leukopenie, **lebertoxischen Effekten** sowie zu gastrointestinalen Beschwerden wie Übelkeit, Erbrechen und Durchfall.

Mycophenolat-Mofetil

Wirkprinzip Mycophenolat-Mofetil ist ein Prodrug, das nach oraler Gabe bereits präsystemisch in den aktiven Metaboliten, die **Mycophenolsäure**, umgewandelt wird. Mycophenolsäure hemmt die **Inosinmonophosphat-Dehydrogenase**, die für die De-novo-Synthese von Purinen, vor allem in T- und B-Lymphozyten, erforderlich ist (■ Abb. 25.4). Die meisten anderen Zellen können Purine über alternative Synthesewege herstellen. Daraus ergibt sich eine relativ selektive Hemmung der DNA-Synthese in Lymphozyten.

Unerwünschte Wirkungen Unter einer Therapie mit Mycophenolat-Mofetil treten **gastrointestinale Symptome** wie

Diarrhö und Erbrechen, **Leukopenien** sowie eine **erhöhte Infektanfälligkeit** (insbesondere der Harnwege) auf.

Methotrexat, Leflunomid, Teriflunomid

Methotrexat, Leflunomid und Teriflunomid, die vor allem bei chronisch-entzündlichen Erkrankungen als Immunsuppressiva eingesetzt werden (▶ Kap. 24), hemmen durch Inhibition der Pyrimidinsynthese in Lymphozyten deren Proliferation (■ Abb. 25.4).

25.2.5 Antikörper, die die Aktivierung oder Funktion von Lymphozyten hemmen

Um die Funktion von T-Lymphozyten als zentrale Vermittler der Immunantwort besonders nach Organtransplantationen zu hemmen, sind verschiedene gegen T-Lymphozyten gerichtete Antikörper entwickelt worden. Im Rahmen der Therapie akuter Abstoßungsreaktionen können z. B. polyklonale Antikörper gegen diverse Proteine auf T-Lymphozyten, sog. **Antilymphozytenseren**, eingesetzt werden. Darüber hinaus sind verschiedene spezifisch wirkende monoklonale Antikörper verfügbar.

Muromonab-CD3

Wirkprinzip Muromonab-CD3 ist ein muriner monoklonaler Antikörper gegen die ε-Kette von CD3, ein Membranprotein, das mit dem T-Zell-Rezeptor auf T-Lymphozyten assoziiert ist (◘ Abb. 25.2). Die Bindung des Antikörpers an CD3 führt zur kurzfristigen T-Zell-Rezeptor-Aktivierung, die dann jedoch von einer raschen Internalisierung des Rezeptors gefolgt wird. Parallel kommt es zur komplementabhängigen T-Zell-Zerstörung. Die daraus resultierende rasche Inaktivierung und weitgehende Depletion von T-Lymphozyten wird zur **Therapie akuter Abstoßungsreaktionen** eingesetzt. Nach Absetzen von Muromonab-CD3 normalisieren sich die T-Lymphozyten-Zahlen innerhalb 1 Woche.

Unerwünschte Wirkungen Aufgrund der initialen kurzfristigen Aktivierung von Lymphozyten kommt es nach Gabe von Muromonab-CD3 zur transienten **Freisetzung von Zytokinen,** die sehr häufig mit **grippeähnlichen Symptomen** und unter Umständen auch mit schockähnlichen kardiovaskulären Reaktionen einhergeht. Die Symptome halten in der Regel mehrere Stunden lang an. Daneben können reversible **Störungen der Nieren- und Leberfunktion** sowie **neuropsychiatrische Reaktionen** auftreten.

»We saw human guinea pigs explode«

Mit dieser Schlagzeile überschrieb das britische Boulevardblatt »Sun« im März 2006 ihren Bericht über einen der bisher dramatischsten Zwischenfälle im Rahmen der Testung neuer Pharmaka, der sich in einem Londoner Krankenhaus abgespielt hatte. Bei erstmaliger kontrollierter Anwendung eines monoklonalen Antikörpers, der den Co-Rezeptor CD28 auf T-Lymphozyten (◘ Abb. 25.2) aktiviert, war es im Rahmen einer Phase-I-Untersuchung bei allen 6 Freiwilligen, die Anti-CD28-Antikörper i. v. verabreicht bekommen hatten, binnen weniger Stunden zu einer gravierenden systemischen Reaktion mit Kopf- und Muskelschmerzen, Übelkeit, Durchfall sowie Blutdruckabfall und schließlich zu akuter Lungenschädigung, Nierenversagen und disseminierter intravaskulärer Gerinnung (DIC) gekommen. Dank sofortiger intensivmedizinischer Behandlung überlebten alle Probanden. Ursache dieses unerwarteten Effekts war die massive Bildung und Freisetzung von Zytokinen aus CD28-positiven Lymphozyten (»Zytokinsturm«), offensichtlich ausgelöst durch die Aktivierung von CD28 durch den »superagonistischen« Anti-CD28-Antikörper. Ein derartiger Antikörper war mit der Idee als Therapeutikum entwickelt worden, dass die Aktivierung von T-Zellen unabhängig von der Stimulation des T-Zell-Rezeptor-Komplexes zur Aktivierung sog. regulatorischer T- oder kurz Treg-Zellen führt, deren Funktion insbesondere zur Aufrechterhaltung einer normalen Toleranz notwendig ist. Die Aktivierung von Treg-Zellen mittels stimulatorischer Anti-CD28-Antikörper sollte die Behandlung von Autoimmunerkrankungen verbessern. Die der Phase I vorausgegangenen Testungen waren ordnungsgemäß erfolgt.
Wie dieses Beispiel zeigt, lässt sich die Wirkung eines Pharmakons auf den menschlichen Organismus, auch wenn es in vitro und in verschiedenen nichthumanen Spezies in vivo getestet worden ist, nie 100%ig vorhersagen. Die erstmalige Anwendung eines neuen Pharmakons am Menschen stellt somit stets ein gewisses Risiko dar und sollte immer unter größten Vorsichtsmaßnahmen erfolgen.

Anti-IL-2-Rezeptor-Antikörper

Basiliximab und **Daclizumab** sind chimäre monoklonale human-murine Antikörper, die gegen die α-Kette (CD25) des IL-2-Rezeptors (▶ Kap. 22) auf der Oberfläche aktivierter T-Lymphozyten gerichtet sind.

Wirkprinzip Der immunsuppressive Wirkmechanismus ist nicht vollständig aufgeklärt. Wahrscheinlich blockieren die Antikörper die Bindung von IL-2 an seinen Rezeptor. Im Gegensatz zur Gabe von Muromonab-CD3 nimmt die T-Lymphozyten-Zahl unter Gabe von Anti-IL-2-Rezeptor-Antikörpern nicht ab. Eine vermehrte Zytokinfreisetzung wird nicht beobachtet.

Unerwünschte Wirkungen Sie sind vergleichsweise selten und bestehen in **anaphylaktischen Reaktionen** und **erhöhter Infektanfälligkeit.**

Klinische Anwendung Basiliximab und Daclizumab können zur **Prophylaxe von Transplantatabstoßungen in Kombination mit Ciclosporin und Glucocorticoiden** nach allogener Nierentransplantation eingesetzt werden.

Ustekinumab

Der 2009 zugelassene humane **monoklonale Antikörper** Ustekinumab bindet mit hoher Affinität und Spezifität an die p40-Untereinheit von **IL-12 und IL-23.** Diese Zytokine werden unter anderem von Patienten mit Psoriasis vermehrt produziert und stimulieren T-Lymphozyten, sich in Th1-Zellen zu differenzieren. Durch Bindung des Antikörpers an freies IL-12 und IL-23 wird die Bindung dieser Interleukine an ihre Rezeptoren auf naiven T-Lymphozyten blockiert.

Klinische Anwendung Ustekinumab kann bei Patienten mit **schwerer Psoriasis,** bei denen andere Therapiemaßnahmen unwirksam oder kontraindiziert sind, eingesetzt werden.

Belimumab

Belimumab ist ein humaner **monoklonale Antikörper** gegen das Zytokin **»B-cell Activating Factor of the TNF Family« (BAFF),** auch bekannt als **B-Lymphozyten-Stimulator (BLyS),** der die Bindung von BAFF an seinen Rezeptor auf B-Lymphozyten (BAFFR) blockiert. Patienten mit systemischem Lupus erythematodes (SLE) oder anderen Autoimmunerkrankungen weisen erhöhte Plasmaspiegel von BAFF auf. Die Aktivierung von B-Lymphozyten durch BAFF ist Voraussetzung für eine effiziente Produktion von Autoantikörpern bei dieser Erkrankung. Belimumab ist zur Behandlung erwachsener SLE-Patienten mit hoher Krankheitsaktivität trotz Standardtherapie zugelassen.

Alemtuzumab

Dieser gegen CD52 auf der Oberfläche von Lymphozyten gerichtete Antikörper wurde ursprünglich für die Therapie der chronisch-lymphatischen Leukämie zugelassen (▶ Kap. 61). Alemtuzumab ist mittlerweile auch bei aktiver schubförmig remittierender multipler Sklerose zugelassen. Das sehr teure

25

Pharmakon sollte nur als letzte Reserve bei sehr schweren Formen, die mit anderen Medikamenten nicht erfolgreich behandelbar sind, eingesetzt werden. Recht häufig kommt es zu unerwünschten Wirkungen wie Infusionsreaktionen, zu opportunistischen Infektionen oder schweren Blutungen.

25.2.6 S1P-Rezeptor-Modulatoren

Sphingosin-1-phosphat (S1P) ist ein weit verbreiteter Mediator, der über verschiedene S1P-Rezeptoren wirkt (▶ Kap. 19). Im Immunsystem fördert S1P die Auswanderung von T-Lymphozyten aus Lymphknoten durch Aktivierung von $S1P_1$-Rezeptoren auf T-Lymphozyten. **Fingolimod** (FTY720) **hemmt** diese **Auswanderung**, indem es nach Phosphorylierung zu Fingolimod-Phosphat an den $S1P_1$-Rezeptor bindet und nach dessen Aktivierung zu seiner raschen Internalisierung führt. Die Lymphozyten können dann nicht mehr auf das endogene S1P-Signal reagieren und verbleiben in den Lymphknoten, wodurch ihre Auswanderung in periphere Gewebe und entzündliche Herde gehemmt wird.

Fingolimod kann oral verabreicht werden und stellt ein interessantes neues immunsuppressives Therapieprinzip dar, dessen Bedeutung derzeit noch nicht vollständig klar ist. Die Substanz ist für die **Behandlung der multiplen Sklerose** zugelassen. Unter Fingolimod-Therapie kommt es häufig zu unerwünschten Wirkungen wie **Infektionen, Blutbildveränderungen, Depressionen, Hautveränderungen, Kopfschmerzen, Hypotonie, Bradykardie**. Insbesondere nach der 1. Gabe sind schwere Bradykardien beobachtet worden. Bei erstmaliger Einnahme muss daher die Herzfrequenz überwacht werden. Wegen des möglichen Auftretens von **Makulaödemen** sind unter Therapie ophthalmologische Kontrollen erforderlich. Patienten mit Leberfunktionsstörungen, aktiven Infektionen, malignen Erkrankungen oder Immundefizienz sollten Fingolimod nicht erhalten. Vorsicht ist geboten bei gleichzeitiger Gabe anderer Substanzen, die Bradykardien auslösen können (z. B. Digoxin, Verapamil, β-Adrenozeptor-Antagonisten).

25.2.7 Abatacept und Belatacept

Abatacept und Belatacept sind Fusionsproteine bestehend aus der extrazellulären Domäne des humanen zytotoxischen T-Lymphozyten-assoziierten Antigens 4 (CTLA-4) und einem Teil der Fc-Domäne des humanen IgG. Beide Proteine binden an die Rezeptoren CD80 und CD86 auf antigenpräsentierenden Zellen (◘ Abb. 25.2) und verhindern dadurch die CD28-vermittelte Co-Stimulation von T-Lymphozyten. Belatacept kann zusammen mit anderen Immunsuppresiva zur Verhinderung einer Organabstoßung nach Nierentransplantation eingesetzt werden. Abatacept ist für die Therapie der rheumatoiden Arthritis zugelassen.

25.2.8 Antikörper gegen Integrin-Adhäsionsmoleküle

Integrine, die aus einer α- und einer β-Untereinheit bestehen, vermitteln die Interaktion von Immunzellen und Gefäßendothel als 1. Schritt der Extravasation. Die Blockade dieser Adhäsionsmoleküle auf Immunzellen mittels spezifischer monoklonaler Antikörper kann daher den Austritt der Zellen aus dem Gefäßsystem ins Gewebe hemmen und so das Ausmaß von Immunreaktionen reduzieren.

Efalizumab ist ein humanisierter rekombinanter monoklonaler Antikörper gegen die αL-Untereinheit (CD11a) des Integrins αLβ2 (LFA-1) auf der Lymphozytenoberfläche. αLβ2 interagiert mit ICAM-1 auf Endothelzellen und vermittelt die Extravasation von Lymphozyten ins entzündete Gewebe (▶ Kap. 24, ◘ Abb. 24.1). Efalizumab, das für die Behandlung schwerer Formen der Psoriasis zugelassen war, wurde mittlerweile wegen des erhöhten Risikos für das Auftreten progressiver multifokaler Leukenzephalopathien (PML) vom Markt genommen.

Natalizumab ist ein Antikörper gegen die α4-Untereinheit (CD49d) des Integrins α4β1 (VLA-4), das auf Leukozyten exprimiert wird. α4β1 vermittelt über die Bindung an VCAM-1 auf Endothelzellen die Extravasation von Leukozyten, unter anderem ins Hirngewebe (▶ Kap. 24, ◘ Abb. 24.1). Unter Therapie mit Natalizumab, das bei schweren Formen der schubförmig remittierend verlaufenden multiplen Sklerose eingesetzt werden kann, ist die Einwanderung von Immunzellen ins Gehirn und andere Organe gestört. Auch unter Therapie mit Natalizumab ist das Risiko für die Entwicklung einer PML erhöht.

Das Integrin α4β7 (LPAM) wird bevorzugt von bestimmten T-Lymphozyten exprimiert und vermittelt durch Bindung an MadCAM-1 die Bindung an Endothelzellen. **Vedolizumab** bindet α4β7 und verhindert dadurch die Bindung an MadCAM-1. Der Antikörper ist für die Behandlung schwerer Formen der Colitis ulcerosa sowie des Morbus Crohn zugelassen. Unter Vedolizumab kommt es zu diversen unerwünschten Wirkungen wie Infusionsreaktionen oder opportunistischen Infektionen.

25.2.9 Dimethylfumarat

Dimethylfumarat wird seit geraumer Zeit in Kombination mit anderen Fumarsäureestern zur oralen Therapie der **schweren Psoriasis** eingesetzt. Seit kurzem ist es als Monotherapeutikum für die orale Behandlung Erwachsener mit **schubförmig remittierender multipler Sklerose** zugelassen. Nach oraler Gabe wird Dimethylfumarat sehr schnell in den **aktiven Metaboliten Monomethylfumarat** umgesetzt, der mit einer Plasmahalbwertszeit von 1 Stunde verstoffwechselt wird.

Der genaue Wirkmechanismus ist noch nicht geklärt. Es gibt Hinweise darauf, dass Dimethylfumarat den **Transkriptionsfaktor Nrf2** aktiviert und dadurch antientzündliche und antioxidative Effekte auslöst. Es wurde auch gezeigt, dass die Substanz über den **Rezeptor HCA_2 (GPR109A)** wirken kann, der auch durch Nikotinsäure aktiviert wird (► Kap. 43). HCA_2 wird auf neutrophilen Granulozyten, Monozyten und Makrophagen exprimiert und die Aktivierung des Rezeptors führt zu antiinflammatorischen und immunmodulatorischen Effekten. Für eine Wirkung über HCA_2 spricht auch, dass Dimethylfumarat und Nikotinsäure sehr ähnliche unerwünschte Wirkungen besitzen, insbesondere **Flush** mit Hitzegefühl, Rötung und Juckreiz der Haut sowie **gastrointestinale Beschwerden**. Gelegentlich wurden auch Lymphopenien und Nierenschädigungen unter Dimethylfumarat beobachtet.

25.2.10 Interferon-β

Rekombinant hergestelltes **Interferon-β** (► Kap. 22) stellt die Basistherapie der **schubförmig verlaufenden multiplen Sklerose** dar. Es sind 2 funktionell gleichwertige Formen, Interferon-β-1a und Interferon-β-1b, verfügbar. Interferon-β-1a kommt strukturell dem physiologischem Interferon-β am nächsten. Die Therapie erfolgt 1- bis mehrmals pro Woche über mehrere Monate bis Jahre durch s. c. oder i. m. Injektion.

Die genauen Mechanismen des gut belegten therapeutischen Effekts sind nur ansatzweise bekannt. Eine Beeinflussung regulatorischer T-Zellen, eine reduzierte Induktion von MHC-Klasse-I- und MHC-Klasse-II-Proteinen mit der Folge einer verminderten Antigenpräsentation und eine Hemmung der T-Zell-Migration sind beschrieben worden. Interferon-β wird mit einer Halbwertszeit von 2–4 Stunden eliminiert; im Gewebe verbleibt es jedoch deutlich länger.

Zu den typischen unerwünschten Wirkungen gehören insbesondere zu Beginn der Therapie grippeähnliche oder gastrointestinale Beschwerden, Kopf- und Muskelschmerzen. Mit zunehmender Therapiedauer und Dosis nimmt das Risiko für die Bildung neutralisierender Antikörpern mit Verminderung der Wirksamkeit zu.

25.2.11 Glatirameracetat

Glatirameracetat ist für die Therapie der **schubförmig remittierenden multiplen Sklerose** zugelassen. Es handelt sich um ein polymerisiertes Gemisch der Aminosäuren Glutamat, Alanin, Tyrosin und Lysin, den wesentlichen Bestandteilen des basischen Myelinproteins BMP sind. Vermutlich verdrängt Glatirameracetat das bei der multiplen Sklerose involvierte Autoantigen aus seiner Bindung am MHC-Komplex und an bestimmten Effektorzellen. Außerdem soll die Zahl von Suppressorzellen erhöht und damit der entzündliche Prozess im ZNS vermindert werden. Glatirameracetat verringert die Schubrate bei schubförmig verlaufender multipler Sklerose, eine Wirkung auf die Progression besteht jedoch nicht.

Die Substanz wird 1-mal täglich s. c. verabreicht. Häufig kommt es an der Injektionsstelle zu Reaktionen. Auch kardiovaskuläre und grippeähnliche unerwünschte Wirkungen werden beobachtet.

Weiterführende Literatur

Benjamin D, Colombi M, Moroni C et al. (2011) Rapamycin passes the torch: a new generation of mTOR inhibitors. Nat Rev Drug Discov 10: 868–880

Brinkmann V, Billich A, Baumruker T, Heining P, Schmouder R, Francis G, Aradhye S, Burtin P (2010) Fingolimod (FTY720): discovery and development of an oral drug to treat multiple sclerosis. Nat Rev Drug Discov 9: 883–897

Cronstein BN (2005) Low-dose methotrexate: a mainstay in the treatment of rheumatoid arthritis. Pharmacol Rev 57: 163

Gautierrez-Dalmau A, Campistol JM (2007) Immunosuppressive therapy and malignancy in organ transplant recipients: a systematic review. Drugs 67: 1167

Halloran PF (2004) Immunosuppressive drugs for kidney transplantation. NEJM 351: 2715

Ontaneda D, Hyland M, Cohen JA (2012) Multiple sclerosis: new insights in pathogenesis and novel therapeutics. Annu Rev Med 63: 389–404

Pelletier D, Hafler DA (2012) Fingolimod for multiple sclerosis. NEJM 366: 339–347

Pharmaka mit Wirkung auf das Nervensystem

Vegetatives System

S. Böhm

M. Freissmuth et al., *Pharmakologie und Toxikologie*,
DOI 10.1007/978-3-662-46689-6_26, © Springer-Verlag Berlin Heidelberg 2016

Das vegetative Nervensystem kontrolliert über seine 3 Komponenten sympathisches, parasympathisches und enterisches Nervensystem fast alle Organsysteme des Organismus, mit der wesentlichen Ausnahme der Skelettmuskulatur. Daher wurden viele Wirkstoffe entwickelt, die über Angriffspunkte im Bereich des vegetativen Nervensystems bei unterschiedlichen Erkrankungen der inneren Organe eingesetzt werden, z. B. Herz-Kreislauf-Erkrankungen, Atemwegserkrankungen, Störungen im Bereich des Gastrointestinaltrakts oder der ableitenden Harnwege. Dieses Kapitel gibt einen Überblick über das vegetative Nervensystem sowie die Wirkmechanismen und Wirkungen der Arzneistoffe, die im Bereich desselben angreifen.

26.1   Grundlagen der vegetativen Regulation

Lernziele

Autonomes Nervensystem
- Sympathikus
- Parasympathikus
- Enterisches Nervensystem

Das **vegetative Nervensystem** bildet zusammen mit dem somatomotorischen System das efferente periphere Nervensystem (PNS). Während das somatomotorische System die Skelettmuskulatur versorgt, kontrolliert das vegetative Nervensystem alle anderen Organe und Gewebe in der Peripherie. Diese Kontrolle ist im Gegensatz zur Funktion der Skelettmuskulatur dem Willen entzogen, weswegen das vegetative auch als **autonomes Nervensystem** bezeichnet wird. Es gliedert sich in 3 Teile:
- sympathisches Nervensystem (Sympathikus)
- parasympathisches Nervensystem (Parasympathikus)
- enterisches Nervensystem

Sympathisches und parasympathisches Nervensystem haben ihren Ursprung im ZNS, das enterische Nervensystem liegt ausschließlich peripher. Zahlreiche Organe wie z. B. das Herz werden von Sympathikus und Parasympathikus innerviert, andere nur von einem der beiden, z. B. Blutgefäße und Schweißdrüsen vom Sympathikus oder Tränendrüse und Bronchialmuskulatur vom Parasympathikus. Das **enterische Nervensystem** befindet sich ausschließlich im Bereich des Magen-Darm-Trakts.

In jedem Fall ziehen die Axone der Nervenzellen des ZNS in periphere **Ganglien,** wo die Erregung synaptisch auf ein 2. Neuron übertragen wird. Die Axone dieses 2. Neurons innervieren dann entweder direkt die Erfolgsorgane oder das enterische Nervensystem. Entsprechend unterscheidet man im sympathischen und parasympathischen System **präganglionäre** von **postganglionären** Nervenzellen.

26.1.1 Sympathikus

Das sympathische Nervensystem entspringt in der intermediolateralen Zone des **thorakolumbalen** (T1–L3) **Bereichs des Rückenmarks**. Die präganglionären Axone ziehen in den paravertebralen sympathischen Grenzstrang, wo die meisten in den darin enthaltenen Ganglien umgeschaltet werden. Ohne Umschaltung werden vor allem prävertebrale Ganglien im Splanchnikusbereich und das Nebennierenmark innerviert.

Innerhalb der Ganglien und im Nebennierenmark werden aus den präganglionären Axonen **Acetylcholin** und **ATP** als Co-Transmitter ausgeschüttet und tragen zur **ganglionären Transmission** bei. Postsynaptisch kann das Signal über nikotinische Acetylcholinrezeptoren (α3β4, α3α5β4, α3β2β4, α7), muskarinische Acetylcholinrezeptoren (M1) und verschieden P2X-Untereinheiten weitergeleitet werden.

In den **Erfolgsorganen** und **-geweben** werden **Noradrenalin, ATP** und **Neuropeptid Y** als Co-Transmitter freigesetzt. Eine Ausnahme hiervon ist die postganglionäre sympathische Innervation der **Schweißdrüsen,** die **cholinerg** erfolgt. Die Freisetzung der Co-Transmitter unterliegt einer strengen Kontrolle zahlreicher präsynaptischer Rezeptoren, unter denen α2-Adrenozeptoren (Autorezeptoren) die größte Bedeutung haben.

26.1.2 Parasympathikus

Das parasympathische System nimmt seinen Ausgang im **Hirnstamm** zusammen mit den Hirnnerven III (N. oculomotorius), VII (N. facialis), IX (N. glossopharyngeus) und X (N. vagus) und im **Sakralbereich** des Rückenmarks. Im kranialen Bereich erfolgt die Umschaltung in folgenden Ganglien: Ganglion ciliare, Ganglion pterygopalatinum, Ganglion submandibulare und Ganglion oticum, im sakralen Bereich organnah oder sogar erst im Zielorgan.

Aus den präganglionären Axonen wird **Acetylcholin und ATP** ausgeschüttet und die ganglionäre Transmission erfolgt analog zum Sympathikus. Der postganglionäre Transmitter ist **Acetylcholin**, an manchen Stellen mit **VIP** (vasoaktives intestinales Peptid) als Co-Transmitter.

26.1.3 Enterisches Nervensystem

Das **Darmnervensystem** liegt hauptsächlich in der Darmwand als Plexus myentericus (Auerbach) und Plexus submucosus (Meissner) und steuert die **Motilität und Sekretion** im gesamten **Gastrointestinaltrakt** sowie in Gallengängen und Pankreas. Es erhält überwiegend erregenden Input vom Parasympathikus und überwiegend hemmenden Input vom Sympathikus, funktioniert aber auch ohne diese übergeordnete Steuerung im Sinne von autonomen Reflexen auf chemische oder mechanische Reize. Hieraus erklärt sich auch, dass das enterische Nervensystem ebenso zur sensiblen Versorgung des Gastrointestinaltrakts beiträgt: Die Reize werden über das Ganglion nodosum bzw. die Spinalganglien nach zentral weitergeleitet.

Anhand der verwendeten Neurotransmitter lassen sich zahlreiche Typen enterischer Neuronen unterscheiden: Die **wichtigsten Transmitter** sind:

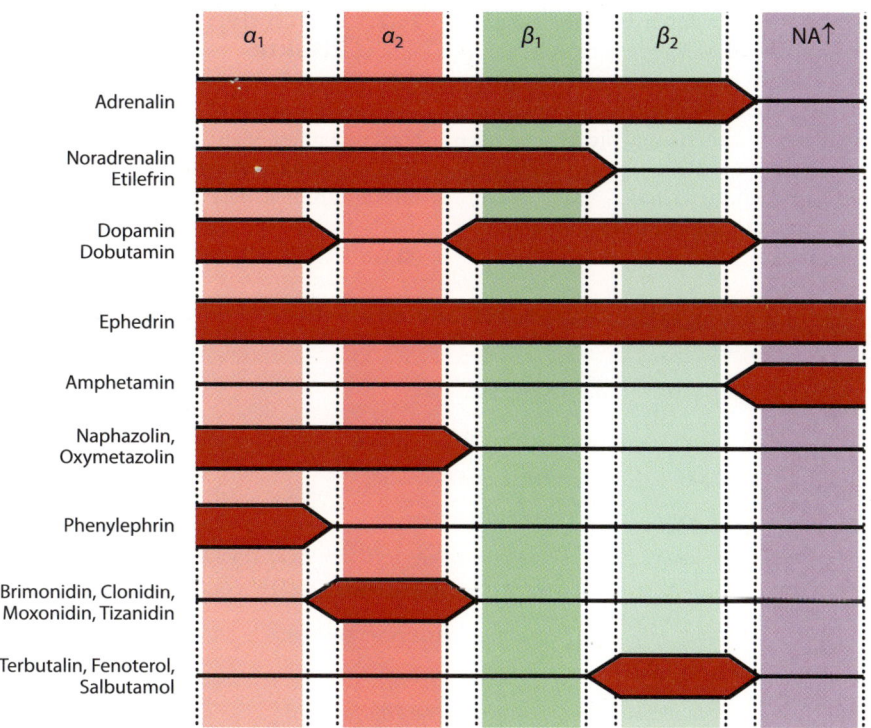

Abb. 26.1 Angriffspunkte der Sympathomimetika. Die einzelnen Wirkstoffe sind entweder Agonisten an den angeführten Rezeptoren oder erhöhen das an den Rezeptoren verfügbare Noradrenalin (NA) durch nichtvesikuläre Freisetzung über den plasmalemmalen Transporter

- **Acetylcholin, Substanz P:** wirken **motilitätssteigernd**
- **Stickstoffmonoxid, VIP, ATP:** wirken **motilitätshemmend**
- **Acetylcholin, VIP:** wirken **sekretionssteigernd**

Weitere enterische Neurotransmitter sind Neuropeptid Y, opioide Peptide, Serotonin, GABA und Glutamat.

Im vegetativen Nervensystem angreifende Wirkstoffe können im Bereich des Sympathikus und/oder Parasympathikus ihre Wirkung entfalten und entweder stimulierend oder hemmend wirken. In diesem Sinne unterscheidet man:

- Sympathomimetika (▶ Abschn. 26.2)
- Sympatholytika (▶ Abschn. 26.4)
- Parasympathomimetika (▶ Abschn. 26.5)
- Parasympatholytika (▶ Abschn. 26.6)

26.1.4 Viszerale Afferenzen, zentrale Verschaltung und autonome Reflexe

Mit sympathischen und parasympathischen Fasern verlaufen auch **Afferenzen,** die Informationen von **Mechano-, Chemo-** und **Thermorezeptoren** ins ZNS leiten. Diese Afferenzen werden nicht in den autonomen Ganglien umgeschaltet, sondern haben ihre 1. Synapse – so wie die Schmerzbahn (▶ Kap. 27) – im Rückenmark bzw. Hirnstamm. Die viszeralen Afferenzen ziehen vorwiegend in den **N. tractus solitarii** sowie den **N. parabrachialis.** Über die **ventrolaterale Medulla,** wo die sympathischen Efferenzen kontrolliert werden, sowie den

N. ambiguus und den **dorsalen Vaguskern,** wo die parasympathischen Efferenzen kontrolliert werden, bilden diese Afferenzen **autonome Reflexbögen.**

Ein derart zentral vermittelter Effekt ist der **Barorezeptorreflex**: Über Barosensoren in Aortenbogen und Karotissinus werden Afferenzen durch Blutdruckanstieg erregt und die zunehmende Entladungsfrequenz stimuliert N. ambiguus und dorsalen Vaguskern, sodass die zunehmende Aktivität im Parasympathikus die Herztätigkeit hemmt. Simultan wird die ventrolaterale Medulla gehemmt, sodass der Einfluss des Sympathikus auf die Herztätigkeit abnimmt. Bei Druckabfall an den Barosensoren werden entgegengesetzte Mechanismen aktiviert.

Autonome Reflexe verlaufen aber auch über rein spinale Reflexbögen, da sie nach Querschnittläsionen erhalten bleiben.

26.2 Sympathomimetika

Lernziele

Sympathomimetika
- Wirkungen
- Direkt wirkende Sympathomimetika
- Indirekt wirkende Sympathomimetika

Sympathomimetika sind Wirkstoffe, die die Wirkungen des sympathischen Nervensystems nachahmen. Die Wirkungen des Sympathikus werden vor allem durch die Freisetzung von Noradrenalin und den Angriff desselben an den Adrenozeptoren vermittelt. Daher unterscheidet man auch zwischen indirekt wirkenden Sympathomimetika, welche die Freisetzung des endogenen Noradrenalins fördern, und direkt wirkenden Sympathomimetika, welche die Adrenozeptoren selbst aktivieren, also Adrenozeptor-Agonisten sind.

Wirkstoffe können daher **indirekt, direkt** oder **gemischt wirkende** Sympathomimetika sein.

26.2.1 Durch den Sympathikus vermittelte Effekte

Die Wirkungen der Sympathomimetika entsprechen weitgehend den physiologischen Effekten des Sympathikus. Bei indirekt wirkenden Sympathomimetika können prinzipiell alle Effekte auftreten, bei direkt wirkenden hingegen nur jene, die durch den/die betroffenen Rezeptortypen vermittelt werden (Tab. 26.1).

Tab. 26.1 Effekte der Sympathikusaktivierung und vermittelnde Rezeptoren

Organ	Zielstruktur	Effekt	Rezeptoren
Auge	M. dilatator pupillae	Kontraktion (Mydriasis)	α_1
	M. ciliaris	Relaxation (Fernsicht)	β_2
Herz	Sinusknoten	Frequenzanstieg	$\beta_1 > \beta_2$
	AV-Knoten	Beschleunigung der Überleitung, erhöhte Automatie	$\beta_1 > \beta_2$
	His-Purkinje-System	Beschleunigung der Überleitung, erhöhte Automatie	$\beta_1 > \beta_2$
	Myokard	erhöhte Kontraktilität, Automatie und Leitungsgeschwindigkeit	$\beta_1 > \beta_2$
	Kardiomyozyten	erhöhtes Wachstum	$\beta_1 > \beta_2 > \alpha_1$
Blutgefäße*	glatte Muskulatur	Kontraktion (Vasokonstriktion)	$\alpha_1 > \alpha_2$
		Relaxation (Vasodilatation)	$\beta_2 > \beta_1$
Bronchien	glatte Muskulatur	Relaxation (Bronchodilatation)	$\beta_2 > \beta_1$
	Drüsen	Sekretion	β_2
	Flimmerepithel	Zilienschlag	β_2
	Mastzellen	Hemmung der Degranulation	β_2
Gastrointestinaltrakt	glatte Muskulatur v. a. der Sphinkteren	Relaxation	$\beta_2 > \beta_1$
		Kontraktion	α_1
	Drüsen	Sekretionshemmung	α_2
Gallenblase	glatte Muskulatur	Relaxation	β_2
Niere	juxtaglomerulärer Apparat	deutliche Steigerung der Reninfreisetzung	β_1
		geringe Verminderung der Reninfreisetzung	α_1
Ureteren	glatte Muskulatur	Kontraktion	α_1
Harnblase	glatte Muskulatur	Kontraktion (erhöhter Auslasswiderstand)	α_1
Prostata, Ductus deferens	glatte Muskulatur	Kontraktion (erhöhter Auslasswiderstand, Ejakulation)	α_1
Uterus	glatte Muskulatur	Relaxation	β_2
		Kontraktion in der Schwangerschaft	α_1
Skelettmuskulatur	Myozyten	gesteigerte Glykogenolyse und Kontraktilität, Stimulation der Na^+-K^+-ATPase, Tremor	β_2
Leber	Hepatozyten	Steigerung der Glykogenolyse	α_1, β_2
Fettgewebe	Adipozyten	Steigerung der Lipolyse	$\beta_1, \beta_2, \beta_3$
		Hemmung der Lipolyse	α_2
Pankreas	Inselzellen	Hemmung der Insulinfreisetzung	α_2
		Steigerung der Insulinfreisetzung	β_2

* Die Vasodilatation überwiegt in Muskulatur und Leber

26

Da Adrenalin/Noradrenalin Transmitter auch außerhalb des sympathischen Nervensystems sind, und Adrenozeptoren ebenfalls weiter verbreitet sind als nur im Bereich desselben, haben insbesondere direkt wirkende Sympathomimetika Wirkungen, die über die physiologischen Funktionen des Sympathikus hinausgehen (◨ Tab. 26.2).

Wie einzelne Sympathomimetika wirken, ob indirekt oder direkt, bzw. über welche Rezeptoren, zeigt ◨ Abb. 26.1.

Substanzen, die die Verfügbarkeit von Noradrenalin an den Adrenozeptoren sympathisch innervierter Organe erhöhen, indem sie entweder die Wiederaufnahme (z. B. Kokain, ▶ Kap. 32; zahlreiche Antidepressiva, ▶ Kap. 31) oder den Abbau (z. B. MAO-A-Hemmer, ▶ Kap. 31) hemmen, werden zwar nicht primär als Sympathomimetika eingesetzt, verfügen aber trotzdem über eine sympathomimetische Wirkkomponente.

26.2.2 Direkt wirkende Sympathomimetika

- **Definition**

Direkt wirkende Sympathomimetika sind Wirkstoffe, die einen oder mehrere Typen von **Adrenozeptoren aktivieren,** wodurch die **Wirkung des sympathischen Nervensystems imitiert** wird → sympathomimetische Wirkung.

- **Wirkprinzip**

Wie in ◨ Tab. 26.1 und ◨ Tab. 26.2 angeführt, vermitteln Adrenozeptoren zahlreiche Effekte in nahezu allen Geweben. Von besonderer Bedeutung sind hierbei die Wirkungen am Herzen, an den Gefäßen, an den Bronchien, im Metabolismus und im ZNS.

Im **Herz** hat die Aktivierung von β-Rezeptoren (β1 > β2) folgende Wirkungen:
- positive Chronotropie (Frequenzanstieg)
- positive Inotropie (Anstieg der Kontraktionskraft)
- posive Dromotropie (Anstieg der Überleitungsgeschwindigkeit)
- positive Bathmotropie (Anstieg der Erregbarkeit/Automatie)
- positive Lusitropie (Beschleunigung der Erschlaffung)
- Zytotoxizität und Apoptose

An den **Gefäßen** verursachen Sympathomimetika:
- Vasokonstriktion über α_1-Rezeptoren (z. B. Gefäße der Haut und Schleimhaut)
- Vasodilatation über β_2-Rezeptoren (z. B. Gefäße in der Muskulatur)

In der **Haut** können Adrenalin und Noradrenalin ausschließlich eine **Vasokonstriktion** hervorrufen. In der **Muskulatur** hingegen bewirkt Adrenalin in niedrigen physiologischen Konzentrationen eine **Vasodilatation**; bei höheren Konzentrationen dominiert aber die α1-adrenerge Kontraktion über die Dilatation.

Bei der Regulation von Herztätigkeit und Gefäßtonus müssen aber nicht nur die direkten Wirkungen der Sympatho-

◨ Tab. 26.2 Effekte von Sympathomimetika außerhalb sympathisch innervierter Organe

Organ	Zielstruktur	Effekt	Rezeptor
Blut	Thrombozyten	Steigerung der Aggregation	α_2
		Hemmung der Agregation	β_2
Nervensystem	Axonenden	Hemmung der Transmitterfreisetzung	α_2
Hirnstamm	ventrolaterale Medulla	Reduktion der Signalfrequenz im Sympathikus	α_2
	Nucleus tractus solitarii	Erhöhung der Signalfrequenz im Parasympathikus	α_2
	Locus coeruleus	Reduktion der Signalfrequenz (im Entzug)	α_2

◨ Tab. 26.3 Wirkungen typischer Sympathomimetika auf Herz-Kreislauf-Parameter

Parameter	Noradrenalin (α)	Adrenalin (α und β)	Isoprenalin (β)
Herzfrequenz	↓↓	↑↑	↑↑↑
Systolischer Blutdruck	↑↑↑	↑↑	↑↑
Mittlerer Blutdruck	↑↑	↑	↓↓
Diastolischer Blutdruck	↑↑	↓↓	↓↓↓
Peripherer Widerstand	↑↑↑	↓↓	↓↓↓

Die Richtung der Pfeile gibt eine Zunahme (↑) oder Abnahme (↓) an, die Anzahl der Pfeile das Ausmaß der Veränderung

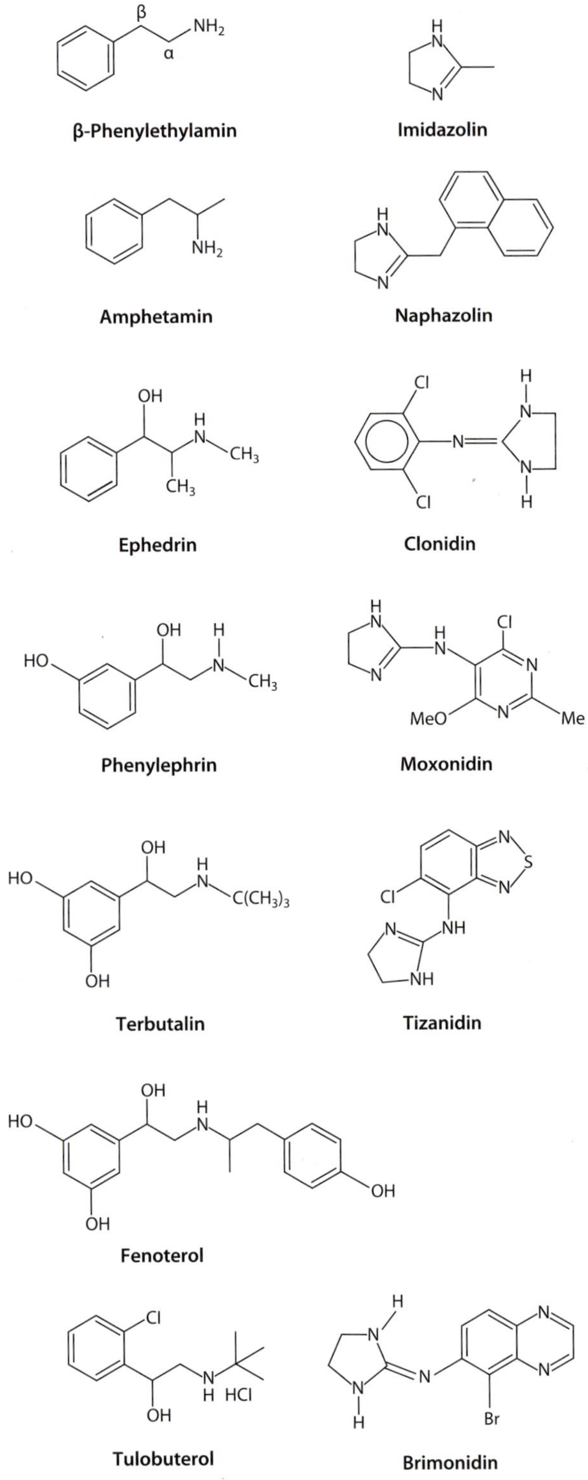

26

β-Phenylethylamin

Imidazolin

Amphetamin

Naphazolin

Ephedrin

Clonidin

Phenylephrin

Moxonidin

Terbutalin

Tizanidin

Fenoterol

Tulobuterol

Brimonidin

◘ Abb. 26.2 Strukturformeln von Vertretern direkt und indirekt wirkender Sympathomimetika

mimetika berücksichtigt werden, sondern auch die resultierenden autonomen Reflexe, insbesondere der Barorezeptorreflex (► Abschn. 26.1.4). In ◘ Tab. 26.3 sind die Wirkungen typischer Sympathomimetika auf Herz-Kreislauf-Parameter zusammengefasst. Hierbei ist Noradrenalin als repräsentativ für α-Agonisten zu verstehen (da es nur schwach auf β-Rezeptoren wirkt), Adrenalin ist kombinierter α- und β-Agonist und Isoprenalin ist reiner β-Agonist.

- Aktivierung von α-Rezeptoren erhöht durch Vasokonstriktion den peripheren Widerstand und bedingt dadurch reflektorisch (Aktivierung des Parasympathikus) eine Abnahme der Herzfrequenz.
- Aktivierung von β-Rezeptoren senkt durch Vasodilatation den peripheren Widerstand und führt simultan zu positiver Chrono- und Inotropie, daher zur Zunahme von Herzfrequenz und systolischem Blutdruck.

In den **Bronchien** führt eine β_2-Rezeptor-Aktivierung zu Bronchodilatation, erhöhter Aktivität im Flimmerepithel und reduzierter Mediatorfreisetzung aus Mastzellen.

Im **Auge** bedingt eine α_2-Rezeptor-Aktivierung eine Reduktion der Kammerwasserproduktion.

Den **Stoffwechsel** betreffend können Sympathomimetika durch Lipolyse einen Anstieg der Blutfette, durch Glykogenolyse einen Anstieg des Blutzuckers und durch Aktivierung der Na^+-/K^+-ATPase eine Hypokaliämie verursachen.

Ins ZNS gelangen besonders gut die Imidazoline (◘ Abb. 26.2) wie z. B. Clonidin oder Tizanidin. Dort bewirkt die Aktivierung von α_2-Rezeptoren meist präsynaptisch eine Reduktion der Transmitterfreisetzung und damit eine Hemmung der synaptischen Transmission und postsynaptisch eine Hyperpolarisation und Reduktion der Erregbarkeit der entsprechenden Nervenzellen. Über diese zellulären Effekte kommt es zu **antisympathotonen, analgetischen, sedierenden** und **muskelrelaxierenden** Wirkkomponenten.

- **Wirkstoffe**

Chemische Strukturformeln einiger Vertreter sind in ◘ Abb. 26.2 gezeigt. Die Agonisten werden anhand ihrer Rezeptorselektivität unterteilt:

- **Agonisten an α- und β-Rezeptoren:** Adrenalin, Noradrenalin, Dopamin, Dobutamin, Etilefrin, Dipivefrin
- **Agonisten an α-Rezeptoren:**
    - α_1 **und** α_2: Naphazolin, Oxymetazolin, Xylometazolin, Tetryzolin; Tramazolin
    - α_1: Midodrin, Phenylephrin
    - α_2: Clonidin, Apraclonidin, Brimonidin, Moxonidin
- **Agonisten an β-Rezeptoren:**
    - β_1 **und** β_2: Orciprenalin
    - β_2: Bambuterol, Clenbuterol, Fenoterol, Formoterol, Reproterol, Salbutamol, Salmeterol, Terbutalin, Tulobuterol

- **Pharmakokinetik**

Agonisten an α- und β-Rezeptoren Adrenalin, Noradrenalin, Dopamin und Dobutamin werden aus dem Gastrointestinaltrakt praktisch nicht und nach subkutaner Anwendung nur sehr langsam und inkomplett resorbiert. Daher erfolgt die Anwendung meist **intravenös oder intramuskulär.** Nach inhalativer Anwendung wirkt Adrenalin fast ausschließlich im Respirationstrakt. Die Plasmahalbwertszeiten liegen im Bereich weniger Minuten. Die Inaktivierung erfolgt rasch durch die in ► Kap. 11 beschriebenen Enzyme. **Dipivefrin** hat im Vergleich zum strukturverwandten Adrenalin eine wesentlich höhere Hornhautpermeabilität und wird deswegen lokal am Auge angewandt; es wird schnell zu Adrenalin metabolisiert. **Etilefrin** hat eine ca. 50%ige orale Bioverfügbarkeit, eine Eliminationshalbwertszeit von 2–3 Stunden, wobei 70% nach Konjugation renal ausgeschieden werden.

Agonisten an α-Rezeptoren Naphazolin, Oxymetazolin, **Xylometazolin, Tetryzolin** und **Tramazolin** werden nur **lokal** am **Auge** und an der **Nasenschleimhaut** eingesetzt. Systemische Wirkungen können nur nach Resorption größerer Mengen über die Nasenschleimhaut auftreten. **Phenylephrin** zeigt nach oraler Anwendung in Mischpräparaten eine orale Bioverfügbarkeit von 40% und eine Eliminationshalbwertszeit von 2–3 Stunden, wobei es überwiegend renal ausgeschieden wird. **Midodrin** wird nach oraler Gabe rasch und fast vollständig resorbiert, die Plasmaeliminationshalbwertszeit beträgt 0,5 Stunden, die des aktiven Metaboliten Desglymidodrin 2–4 Stunden, beide werden nahezu ausschließlich renal eliminiert. **Clonidin** und **Moxonidin** werden nach peroraler Verabreichung rasch und praktisch komplett resorbiert und zu 30–40% (Clonidin) bzw. 10% (Moxonidin) an Plasmaproteine gebunden. Die Eliminationshalbwertszeit liegt im Bereich von 15 Stunden (Clonidin) bzw. 2–3 Stunden (Moxonidin), die Ausscheidung erfolgt in beiden Fällen überwiegend renal, sodass es bei Niereninsuffizienz zur Akkumulation kommen kann. **Apraclonidin,** das nur lokal am Auge angewandt wird, weist eine Eliminationshalbwertszeit von 8 Stunden auf.

Agonisten an β-Rezeptoren Orciprenalin wird ausschließlich intravenös verabreicht und mit einer Halbwertszeit von ca. 2 Stunden eliminiert. **Clenbuterol** wird schnell und komplett aus dem Gastrointestinaltrakt resorbiert und biphasisch mit Halbwertszeiten von 1 bzw. ca. 30 Stunden überwiegend renal eliminiert. **Fenoterol** wird nach oraler Verabreichung zu 60% resorbiert, die Plasmaproteinbindung liegt bei 40–55%, die Eliminationshalbwertszeit bei bis zu 3 Stunden. **Reproterol** wird intravenös oder inhalativ verabreicht, die Eliminationshalbwertszeit liegt bei ca. 1 Stunde. **Formoterol** und **Salmeterol** werden ausschließlich inhalativ verabreicht; dabei werden aber beträchtliche Mengen verschluckt, die jedoch rasch metabolisiert werden. **Salbutamol** wird rasch und komplett aus dem Gastrointestinaltrakt resorbiert, die Halbwertszeit der überwiegend renalen Ausscheidung beträgt 4–6 Stunden. **Bambuterol** wird zu 20% aus dem Gastrointestinaltrakt resorbiert und danach zu Terbutalin metabolisiert. Terbutalin selbst hat auch eine geringe (15%) orale Bioverfügbarkeit und wird mit einer Halbwertszeit von 3–4 Stunden zu jeweils 50% renal bzw. über die Fäzes eliminiert.

■ **Interaktionen**

Bei den Wechselwirkungen wird nach Rezeptorspezifität unterschieden:

Agonisten an α- und β-Rezeptoren

- **Adrenalin, Dopamin, Dobutamin, Etilefrin:**
  - Inhalationsnarkotika (z. B. Enfluran, Isofluran, Halothan), L-Thyroxin wegen der Sensibilisierung gegenüber Sympathomimetika
  - Theophyllin, Oxytocin, Ornipressin, Herzglykoside, Parasympatholytika, ältere H_1-Antihistaminika, Antidepressiva, Levodopa, MAO-Hemmer, COMT-Hemmer (verstärkte Wirkung der Sympathomimetika)
  - α- bzw. β-Blocker (Antagonismus gegenüber Sympathomimetika)
  - Antidiabetika (Abschwächung der zuckersenkenden Wirkung)
  - Schwangerschaft (teratogene Wirkung von Etilefrin)

Agonisten an α-Rezeptoren
Auch die Wechselwirkungen sind nach den verschiedenen Applikationswegen unterteilt:

- **lokale Anwendung** (an Bindehaut bzw. Nasenschleimhaut): MAO-Hemmer, trizyklische Antidepressiva, blutdrucksteigernde Wirkstoffe (Blutdruckanstieg)
- **systemische Anwendung:**
  - antihypertensive Wirkstoffe (verstärkte Blutdrucksenkung)
  - Antidepressiva, Antipsychotika, blutdrucksteigernde Wirkstoffe (Reduktion der blutdrucksenkenden Wirkung)
  - α-Blocker (gegenseitige Abschwächung der Wirkung)
  - Sedativa, Hypnotika, Ethanol (verstärkte Sedation)
  - Herzglykoside und β-Blocker (evtl. ausgeprägte Bradykardie)

Agonisten an β-Rezeptoren
Infolge der nur relativen Selektivität sind die Wechselwirkungen für alle β-Agonisten ähnlich:

- Xanthinderivate, wie z. B. Theophyllin (Hypokaliämie)
- Corticosteroide (Hypokaliämie)
- Diuretika (Hypokaliämie)
- andere Betamimetika, Anticholinergika, Xanthinderivate, Corticosteroide (verstärkte Bronchodilatation)
- MAO-Hemmer, trizyklische Antidepressiva (verstärkte Wirkung der β-Agonisten)
- Inhalationsnarkotika (z. B. Enfluran, Isofluran, Halothan), L-Thyroxin wegen der Sensibilisierung gegenüber Sympathomimetika
- β-Blocker (gegenseitige Abschwächung der Wirkung)

■ **Unerwünschte Wirkungen**

Diese ergeben sich aus den Punkten in ■ Tab. 26.1 und ■ Tab. 26.2 und sind daher von der Rezeptorspezifität der Wirkstoffe abhängig; entsprechend wird hier unterteilt in:

- **Agonisten an α- und β-Rezeptoren:**
  myokardiale Ischämie, Angina pectoris, Myokardschädigung, tachykarde Arrhythmien, Extrasystolie (bis hin zu

26

Kammerflimmern/Herzstillstand), Vasokonstriktion, Blutdruckanstieg, Hyperglykämie, Übelkeit, Erbrechen, Schwindel, Kopfschmerz, Tremor

- **Agonisten an α-Rezeptoren:**
  - **lokale Anwendung:** Brennen und Trockenheit der Nasenschleimhaut, Niesen, nach Abklingen der Wirkung verstärkte Schleimhautschwellung, evtl. Nasenbluten
  - bei **systemischer Verfügbarkeit:** Herzklopfen, Blutdruckanstieg, Kopfschmerzen, Schlaflosigkeit, Müdigkeit
  - bei **systemischer Anwendung von Phenylephrin:** Vasokonstriktion, Blutdruckanstieg, Kopfschmerz, Schwindel
  - bei **systemischer Anwendung von Clonidin, Moxonidin:** Abgeschlagenheit, Schwindel, Mundtrockenheit, Obstipation, Sedierung, orthostatische Hypotonie, Schlafstörungen, depressive Verstimmung, Wahrnehmungsstörungen, erektile Dysfunktion, Libidoverlust
- **Agonisten an β-Rezeptoren:**
  Tachykardie, Arrhythmie, Palpitationen, pektanginöse Symptome, Übelkeit, Erbrechen, Muskelkrämpfe, Nervosität, Tremor, Kopfschmerzen, Schwindel, Benommenheit, Hyperglykämie, Hypokaliämie

- ### Klinische Anwendung

Da α- und β-Rezeptoren unterschiedliche Effekte vermitteln, werden die **Indikationen hier nach Rezeptorselektivität** eingeteilt.

Agonisten an α- und β-Rezeptoren

- **Adrenalin:** vasokonstriktorischer Zusatz zu Lokalanästhetika (▶ Kap. 28); anaphylaktischer, kardiogener oder septischer Schock; asystolischer Herzstillstand: lokal zur Blutstillung
- **Dopamin:** kardiogener oder septischer Schock; Kreislaufversagen; Nierenversagen
- **Dobutamin:** akute Herzinsuffizienz; Kreislaufversagen
- **Etilefrin:** orthostatische und hypotone Dysregulation
- **Dipivefrin:** Glaukom (lokal)

Agonisten an α-Rezeptoren

- **α1 und α2:**
  Naphazolin, Oxymetazolin, Xylometazolin, Tetryzolin, Tramazolin: Rhinitis (lokal); nichtbakterielle Konjunktivitis (lokal)
- **α1:**
  - **Midodrin:** Orthostase
  - **Phenylephrin:** Rhinitis
- **α2:**
  - **Clonidin:** hypertensive Krisen und Notfälle; Reserveantihypertensivum; Glaukom (lokal); Entzugssymptomatik (Opioide und Ethanol); Sedation (z. B. Prämedikation); Co-Analgetikum
  - **Apraclonidin:** Glaukom (lokal)
  - **Brimonidin:** Glaukom (lokal)

- **Moxonidin:** Hypertonie
- **Tizanidin** (▶ Kap. 29): erhöhter Muskeltonus und Spastizität sowie daraus resultierende Schmerzsymptomatik

Agonisten an β-Rezeptoren

- **β1 und β2:**
  Orciprenalin: Status asthmaticus, bronchopulmonale Obstruktion (parenteral)
- **β2:**
  Bambuterol, Clenbuterol, Fenoterol, Formoterol, Reproterol, Salbutamol, Salmeterol, Terbutalin, Tulobuterol: chronisch obstruktive Atemwegserkrankungen; Asthma (▶ Kap. 44); Tokolyse

> **Agonisten an α- und β-Rezeptoren sind klassische Notfallmedikamente, die bei verschiedenen Formen des Kreislaufversagens Einsatz finden.**

Adrenalin, Noradrenalin, Dobutamin und Dopamin unterscheiden sich hinsichtlich der relativen Aktivität an den unterschiedlichen Adrenozeptoren (◻ Abb. 26.1). Daraus resultieren auch unterschiedliche klinische Wirkungen, die differenzialtherapeutisch zu beachten sind (◻ Tab. 26.4).

Bei Herz-Kreislauf-Stillstand wird 1 mg Adrenalin intravenös oder intraossär verabreicht, alternativ 3 mg verdünnt endobronchial über einen Tubus. Bei anaphylaktischem Schock werden Fertigspritzen zu 0,3 mg intramuskulär verabreicht. Inhalativ wird Adrenalin bei Bronchospasmen oder Pseudokrupp gegeben. Adrenalin, Noradrenalin, Dobutamin und Dopamin werden nur in der akuten Phase eingesetzt, nach mehrtägiger Therapie nimmt die Wirkung infolge der einsetzenden Toleranz deutlich ab.

Agonisten an **α1-Rezeptoren** werden vor allem lokal an Bindehaut und Nasenschleimhaut angewandt:

> ❗ **Cave**
> - Nach längerfristiger Anwendung von α1-Rezeptoragonisten über einige Tagen bis Wochen kann es zu einer Arzneimittelabhängigkeit dadurch kommen, dass die nach Absetzen beginnende reaktive Hyperämie zu einem Anschwellen der Schleimhaut führt. Dies wird wiederum als »verstopfte Nase« empfunden und führt zu weiterer Anwendung der abschwellend wirkenden Substanzen.
> - Eine mehrwöchige bis mehrmonatige Therapie kann zur Degeneration der Schleimhäute führen.

Midodrin wird zur Therapie orthostatischer Hypotonie eingesetzt. Agonisten an **α2-Rezeptoren** (Clonidin, Moxonidin) sind wie andere Antisympathotonika (▶ Abschn. 26.3) Antihypertensiva der 2. Wahl. Tizanidin wird als zentrales Muskelrelaxans eingesetzt (▶ Kap. 29).

Agonisten an **β-Rezeptoren** werden überwiegend als Bronchodilatatoren eingesetzt (▶ Kap. 44). Daneben werden sie zur Tokolyse verwendet, z. B. 0,025 mg Fenoterol über 2–3 Minuten i. v. als Einmaldosis oder 0,8–4 μg pro Minute über eine Spritzenpumpe.

Tab. 26.4 Therapeutische Wirkungen von Agonisten an α- und β-Rezeptoren

Wirkstoff	Dosierung (µg/kg KG/min)	Herzkontraktion	Herzfrequenz	Peripherer Widerstand	Cave!
Adrenalin	0,01–0,03	++	++	– bis +	
	0,03–0,3	+++	+	++	Arrhythmien
Noradrenalin	0,05–1	+	– bis 0	+++	
Dobutamin	2,5–5	+++	+	0	
	5–10	+++	++	–	
Dopamin	0,5–5	++	++	–	Arrhythmien
	5–20	+++	++	++	Arrhythmien

+ = Zunahme, – = Abnahme, 0 = keine Wirkung

■ **Kontraindikationen**

Auch hier wird infolge unterschiedlicher Wirkungen von α- und β-Agonisten nach Rezeptorspezifität unterteilt. Da für viele Wirkstoffe vitale Indikationen bestehen, sind die **Kontraindikationen** meist nur **relativ**.

Agonisten an α- und β-Rezeptoren
– **Adrenalin, Dopamin, Dobutamin:** Therapie mit nicht-selektiven β-Blockern (Gefahr eines plötzlichen starken Blutdruckanstiegs, evtl. mit Hirnblutung); Therapie mit MAO-Hemmern (exzessive Wirkung durch Blockade des Metabolismus); Überempfindlichkeit gegen einen Wirkstoff
– **Etilefrin:** Hypertonie; Hyperthyreose; Phäochromozytom; Engwinkelglaukom; koronare Herzkrankheit; hypertrophe obstruktive Kardiomyopathie; gleichzeitiger Therapie mit MAO-Hemmern; Überempfindlichkeit gegen den Wirkstoff
– **Dipivefrin:** Engwinkelglaukom; Überempfindlichkeit gegen den Wirkstoff

Agonisten an α-Rezeptoren Unterschiedliche Kontraindikationen ergeben sich infolge der Rezeptorspezifität und verschiedener Applikationswege; nach letzteren wird hier unterteilt:
– **Lokal:**
  – an Bindehaut bzw. Nasenschleimhaut: trockene Rhinitis bzw. Keratoconjunctivitis sicca
  – Engwinkelglaukom
  – koronarer Herzkrankheit
  – Hyperthyreose
  – Phäochromozytom
  – Diabetes mellitus
  – Therapie mit MAO-Hemmern
  – Überempfindlichkeit gegen einen Wirkstoff
– **Systemisch:**
  – Sinusknotensyndrom
  – AV-Block 2. und 3. Grades

  – Bradykardie
  – koronare Herzerkrankung
  – Schwangerschaft und Stillzeit
  – Depressionen
  – Überempfindlichkeit gegen einen Wirkstoff

Agonisten an β-Rezeptoren Da die Selektivität der Agonisten für die Subtypen der β-Rezeptoren nur relativ ist (d. h., es können beide Subtypen in unterschiedlichem Ausmaß aktiviert werden), sind die Kontraindikationen für alle β-Agonisten vergleichbar:
– Tachyarrhythmien
– frischer Myokardinfarkt bzw. koronare Herzerkrankung
– hypertrophe obstruktive Kardiomyopathie
– Thyreotoxikose
– Phäochromozytom
– schwere Herzinsuffizienz
– Diabetes mellitus
– Überempfindlichkeit gegen einen Wirkstoff

Steckbrief direkt wirkende Sympathomimetika
Wirkstoffe:
– **Agonisten an α- und β-Rezeptoren:** Adrenalin, Dopamin, Dobutamin, Etilefrin, Dipivefrin
– **Agonisten an α-Rezeptoren:**
  – **α1 und α2:** Naphazolin, Oxymetazolin, Xylometazolin, Tetryzolin; Tramazolin
  – **α1:** Midodrin, Phenylephrin
  – **α2:** Clonidin, Apraclonidin, Brimonidin, Moxonidin
– **Agonisten an β-Rezeptoren:**
  – **β1 und β2:** Orciprenalin
  – **β2:** Bambuterol, Clenbuterol, Fenoterol, Formoterol, Reproterol, Salbutamol, Salmeterol, Terbutalin, Tulobuterol

26

Wirkmechanismus: Aktivierung der jeweiligen Adrenozeptoren, welche die entsprechenden Wirkungen des sympathischen Nervensystems vermitteln

Interaktionen: Wechselwirkungen mit Inhalationsnarkotika, L-Thyroxin, Theophyllin, Oxytocin, Ornipressin, Herzglykosiden, Parasympatholytika, Anticholinergika, älteren H_1-Antihistaminika, Antidepressiva, Levodopa, MAO-Hemmern, COMT-Hemmern, α- bzw. β-Blockern, Antidiabetika (Abschwächung der zuckersenkenden Wirkung), Antidepressiva, Antipsychotika, Sedativa, Hypnotika, Ethanol, blutdrucksteigernden und antihypertensiven Wirkstoffen (Blutdruckanstieg), Xanthin-Derivaten, Diuretika

Unerwünschte Wirkungen: Je nach Rezeptorselektivität:
- **Agonisten an α- und β-Rezeptoren:**
  - myokardiale Ischämie, Angina pectoris, Myokardschädigung
  - tachykarde Arrhythmien, Extrasystolie
  - Vasokonstriktion und Blutdruckanstieg
  - Hyperglykämie
  - Übelkeit, Erbrechen
  - Schwindel, Kopfschmerz, Tremor
- **Agonisten an α-Rezeptoren:**
  - Lokale Anwendung:
    - Brennen und Trockenheit der Nasenschleimhaut, Niesen, nach Abklingen der Wirkung verstärkte Schleimhautschwellung, evtl. Nasenbluten
    - bei systemischer Verfügbarkeit: Herzklopfen, Blutdruckanstieg, Kopfschmerzen, Schlaflosigkeit, Müdigkeit
  - Systemische Anwendung:
  - **Phenylephrin:** Vasokonstriktion, Blutdruckanstieg, Kopfschmerz, Schwindel
  - **Clonidin, Moxonidin:** Abgeschlagenheit, Schwindel, Mundtrockenheit, Obstipation, Sedierung, orthostatische Hypotonie, Schlafstörungen, depressive Verstimmung, Wahrnehmungsstörungen, erektile Dysfunktion, Libidoverlust
- **Agonisten an β-Rezeptoren:**
  - Tachykardie bzw. Arrhythmien , Palpitationen
  - pektanginöse Symptome
  - Übelkeit und Erbrechen
  - Muskelkrämpfe
  - Nervosität , Tremor, Kopfschmerzen
  - Schwindel und Benommenheit
  - Hyperglykämie , Hypokaliämie

Klinische Anwendung und Indikationen: Je nach Rezeptorselektivität:
- **Agonisten an α- und β-Rezeptoren:**
  - **Adrenalin:** vasokonstriktorischer Zusatz zu Lokalanästhetika, anaphylaktischer oder septischer Schock, asystolischer Herzstillstand, lokal zur Blutstillung
  - **Dopamin:** Kreislauf- oder Nierenversagen
  - **Dobutamin:** akute Herzinsuffizienz, Kreislaufversagen

- **Etilefrin:** orthostatische und hypotone Dysregulation
  - **Dipivefrin:** Glaukom (lokal)
- **Agonisten an α-Rezeptoren:**
  - $α_1$ und $α_2$: Rhinitis und nichtbakterielle Konjunktivitis (beides lokal)
  - $α_1$: Rhinitis (lokal), orthostatische Dysregulation
  - $α_2$:
    - **Clonidin:** hypertensive Krisen und Notfälle, Reserveantihypertensivum, Entzugssymptomatik, Sedation, Co-Analgetikum, Glaukom (lokal)
    - **Apraclonidin:** Glaukom (lokal)
    - **Brimonidin:** Glaukom (lokal)
    - **Moxonidin:** Hypertonie
    - **Tizanidin:** Muskelrelaxation
- **Agonisten an β-Rezeptoren:**
  - $β_1$ und $β_2$: Status asthmaticus, bronchopulmonale Obstruktion (parenteral)
  - $β_2$: chronisch obstruktive Atemwegserkrankungen, Asthma, Tokolyse

Kontraindikationen:
- **Agonisten an α- und β-Rezeptoren:**
  - **Adrenalin, Dopamin, Dobutamin:** Therapie mit nichtselektiven β-Blockern oder MAO-Hemmern
  - **Etilefrin:** Hypertonie, Hyperthyreose, Phäochromozytom, Engwinkelglaukom, koronarer Herzkrankheit, hypertrophe obstruktive Kardiomyopathie, gleichzeitiger Therapie mit MAO-Hemmern
  - **Dipivefrin:** Engwinkelglaukom
- **Agonisten an α-Rezeptoren:**
  - **Lokale Anwendung (an Bindehaut bzw. Nasenschleimhaut):** trockene Rhinitis bzw. Keratoconjunctivitis sicca, Engwinkelglaukom, koronare Herzkrankheit, Hyperthyreose, Phäochromozytom, Diabetes mellitus, Therapie mit MAO-Hemmern
  - **Systemische Anwendung:** Sinusknotensyndrom, AV-Block 2. und 3. Grades, Bradykardie, koronare Herzerkrankung, Schwangerschaft und Stillzeit, Depressionen
- **Agonisten an β-Rezeptoren:**
  Tachyarrhythmien, frischer Myokardinfarkt bzw. koronare Herzerkrankung, hypertrophe obstruktive Kardiomyopathie, Thyreotoxikose, Phäochromozytom, schwere Herzinsuffizienz, Diabetes mellitus

26.2.3 Indirekt wirkende Sympathomimetika

Definition Indirekt wirkende Sympathomimetika sind Wirkstoffe, die Adrenozeptoren kaum oder gar nicht aktivieren, aber aufgrund der strukturellen Ähnlichkeit zu Noradrenalin **Substrate des plasmalemmalen Noradrenalintransporters** (NAT) sind (◘ Abb. 10.3). Sie führen dadurch zu nichtvesikulärer Transmitterfreisetzung aus adrenergen/noradrenergen Nervenenden, sowohl im ZNS als auch im sympathischen PNS, und so zur Aktivierung der entsprechenden Adrenozeptoren.

Wirkprinzip Die Effekte werden ebenfalls durch **Adrenozeptoren** vermittelt, vom endogen freigesetzten Adrenalin/Noradrenalin werden aber alle im betroffenen Gewebe vorhandenen Rezeptoren aktiviert. Das bedeutet: Im Gegensatz zu den direkten Sympathomimetika finden sich hier die Wirkungen aller Adrenozeptoren (◘ Tab. 26.1, ◘ Tab. 26.2). Ebenso anders als bei den direkt wirkenden Sympathomimetika sind aber nur jene Gewebe betroffen, in denen endogenes Adrenalin/Noradrenalin gespeichert ist. Die Wirkungen der indirekten Sympathomimetika lassen bei wiederholter Anwendung rasch nach (**Tachyphylaxie**), da die Noradrenalinspeicher zunehmend entleert werden. Außerdem kann die Wirkung durch Vorbehandlung mit Reserpin (Entleerung der Monoaminspeicher, ► Abschn. 26.3) oder durch Blocker der Monoamintransporter (z. B. Antidepressiva, ► Kap. 31) abgeschwächt oder verhindert werden.

Dringen indirekt wirkende sympathomimetische Wirkstoffe (z. B. Amphetamin, Metamphetamin) ins ZNS ein, wirken sie als Psychostimulanzien. Sie zählen zu den Suchtmitteln (► Kap. 32); bei Methylphenidat scheint dieser Wirkmechanismus schwächer ausgeprägt, es wird auch therapeutisch eingesetzt. Ephedrin (◘ Abb. 26.1) wirkt gleichzeitig direkt und indirekt, aber nur schwach sympathomimetisch; es steigert Herzfrequenz und Blutdruck und führt zur Bronchodilatation (► Kap. 32).

Psychostimulanzien

Amphetamin, Metamphetamin und verwandte Amine sind indirekt wirkende lipophile Sympathomimetika, die gut ins ZNS eindringen. Dort bewirken sie durch die Freisetzung von Monoaminen über die entsprechenden plasmalemmalen Transporter eine Abschwächung des Müdigkeitsgefühls, Steigerung der Aufmerksamkeit und eine Weckreaktion, weswegen sie **Weckamine** genannt werden. Weitere Wirkungen sind: Stimulation der Atmung, Steigerung der Motorik, Zügelung des Appetits, Verbesserung der Stimmungslage und leichte Analgesie. Durch die Freisetzung von Dopamin werden suchtrelevante Mechanismen in Gang gesetzt, sodass sie zu den Suchtmitteln gezählt werden.

Wirkstoffe Ephedrin (◘ Abb. 26.2) und Methylphenidat werden therapeutisch eingesetzt, Amphetamin (◘ Abb. 26.2) und verwandte Amine sind Suchtmittel (► Kap. 32).

Pharmakokinetik Methylphenidat wird nach peroraler Gabe rasch resorbiert, hat eine orale Bioverfügbarkeit von < 25% und wird mit einer Halbwertszeit von ca. 2 Stunden inaktiviert. Seine Metaboliten werden überwiegend renal eliminiert. Auch Ephedrin zeigt eine eingeschränkte orale Bioverfügbarkeit und wird pH-abhängig renal eliminiert mit Halbwertszeiten zwischen 3 und 6 Stunden; Ansäuerung des Harns beschleunigt die Elimination.

Interaktionen Diese gibt es mit allen Substanzen, die ebenfalls in den Monaminhaushalt eingreifen, z. B.:
- MAO-Hemmer, trizyklische Antidepressiva: Blutdruckanstieg
- Reserpin, Guanethidin oder Methyldopa: Wirkungsabschwächung

Klinische Anwendung Ephedrin bei akuter Rhinitis (lokal), **Methylphenidat** bei Aufmerksamkeitsdefizit-Hyperaktivitäts-Störung (ADHS) und Narkolepsie. Ephedrin ist in Mischpräparaten gegen Erkältungen enthalten; wegen seiner psychostimulierenden Wirkung ist dies höchst umstritten.

Kontraindikationen Bei allen Zuständen, die durch eine Aktivierung des sympathischen Nervensystems verschlechtert werden, sind indirekt wirkende Sympathomimetika zumindest relativ kontraindiziert, z. B.
- Glaukom
- Phäochromozytom
- Therapie mit irreversiblen MAO-Hemmern oder innerhalb von mindestens 14 Tagen danach
- Hyperthyreose oder Thyreotoxikose
- schwere Depression, Manie, Schizophrenie
- Hypertonie, Herzinsuffizienz, arterielle Verschlusskrankheit, Angina pectoris, Kardiomyopathien, Myokardinfarkt, Arrhythmien
- zerebrovaskuläre Erkrankungen (z. B. zerebrale Aneurysmen)

Steckbrief indirekt wirkende Sympathomimetika

Wirkstoffe: Ephedrin und Methylphenidat

Wirkmechanismus: Freisetzung von Noradrenalin und anderen Monoaminen über plasmalemmale Monoamintransporter

Interaktionen: Wechselwirkungen mit allen Substanzen, die ebenfalls in den Monoaminhaushalt eingreifen (z. B. MAO-Hemmer, trizyklische Antidepressiva, Antisympathotonika)

Unerwünschte Wirkungen: Nervosität, Schlafstörungen, Kopfschmerzen, Anorexie, Gewichtsverlust, Affektlabilität, Schwindel, Palpitationen, Tachykardie, Suchtpotenzial, Tachyphylaxie

Klinische Anwendung: Akute Rhinitis (Ephedrin); Aufmerksamkeitsdefizit-Hyperaktivitäts-Störung und Narkolepsie (Methylphenidat)

Kontraindikationen: Glaukom, Phäochromozytom, Therapie mit irreversiblen MAO-Hemmern, Hyperthyreose oder Thyreotoxikose, Depression, Manie, Schizophrenie, Hypertonie, Herzinsuffizienz, arterielle Verschlusskrankheit, Angina pectoris, Kardiomyopathien, Myokardinfarkt, Arrhythmien, zerebrovaskuläre Erkrankungen

---

26.3   Antisympathotonika

Lernziele

Antisympathotonika
- **Wirkung:** Senken den Sympathikotonus
- **Anwendung:** Reserve-Antihypertensiva

Antisympathotonika senken über zentrale und/oder periphere Mechanismen die Transmitterfreisetzung aus dem sympathischen Nervensystem und dadurch den Sympathikoto-

26

nus. So bewirken sie unter anderem einen deutlichen Blutdruckabfall. Da sie aber zahlreiche, insbesondere zentralnervöse (teilweise unerwünschte) Wirkungen haben, sind sie lediglich Reserve-Antihypertensiva.

Definition Substanzen, die den **Sympathikotonus senken,** werden als Antisympathotonika bezeichnet. Der Sympathikotonus reflektiert das Ausmaß, in dem Rezeptoren durch Transmitter aus dem sympathischen Nervensystem (insbesondere Noradrenalin) aktiviert werden. Daher sind Antisympathotonika Substanzen, die durch zentralen und/oder peripheren Angriff die **Noradrenalinfreisetzung aus postganglionär sympathischen Nervenzellen reduzieren.**

Wirkmechanismen und Wirkungen Antisympathotonika wirken über einen der folgenden 4 Mechanismen:

- **Aktivierung von α_2-Adrenozeptoren** (Clonidin, Moxonidin, Tizanidin, α-Methyl-Noradrenalin): Über diese Rezeptoren wird zentral der Barorezeptorreflex so gedämpft (▶ Abschn. 26.1.4), dass die Aktivität im sympathischen Nervensystem abnimmt und jene im parasympathischen System zunimmt. Peripher bewirkt die Aktivierung präsynaptischer α_2-Autorezeptoren eine Reduktion der Noradrenalinfreisetzung. Über diese Rezeptoren wird neuronale Aktivität und Transmitterfreisetzung auch in anderen Bereichen des ZNS gedämpft. Daraus resultieren die folgenden Wirkungen:
    - **Locus coeruleus:** Wirkung gegen Entzugssymptomatik; Sedation
    - **Rückenmark:** Analgesie und Muskelrelaxation
- α-Methyl-Noradrenalin wird selbst nicht verabreicht, sondern entsteht nach Gabe von α-Methyl-DOPA, das durch die DOPA-Decarboxylase (▶ Abb. 10.2) umgewandelt wird. In diesem Sinne trägt auch die **Hemmung der Noradrenalinsynthese** zur Wirkung von α-Methyl-DOPA bei, da das Enzym durch Metabolisierung von α-Methyl-DOPA in Richtung des »falschen Transmitters« α-Methyl-Noradrenalin daran gehindert wird, endogenes DOPA in Richtung Noradrenalin zu verarbeiten.
- **Entleerung der Monoaminspeicher (Reserpin):** Durch Bindung an die Vesikel werden dort verankerte vesikuläre Monoamintransporter (VMAT) blockiert und die Speicherung der Monoamine wird verhindert. Dadurch geht dem Organismus zentral und peripher nicht nur Noradrenalin, sondern auch Dopamin und Serotonin verloren. Neben der antisympathotonen Wirkung im Bereich des Sympathikus hat Reserpin daher folgende Effekte:
    - antipsychotische und parkinsonoide Wirkung durch Dopaminverarmung
    - depressive Verstimmung und Sedation durch Noradrenalin- und Serotoninmangel im Gehirn
    - verstopfte Nase durch Noradrenalinmangel im Sympathikus
- **Hemmung der Aktionspotenziale im Sympathikus (Guanethidin):** Diese Wirkung ist auf noradrenerge Nervenzellen beschränkt, da die erforderliche intrazelluläre Anreicherung von Guanethidin auf der Aufnahme über den Noradrenalintransporter beruht.

Wirkstoffe Therapeutisch werden **Reserpin, α-Methyl-DOPA** und **α_2-Agonisten** eingesetzt.

Interaktionen
Reserpin:
- andere Antihypertensiva (starker Blutdruckabfall)
- Abschwächung der Wirkung von Levodopa
  α-Methyl-DOPA:
- β-Blocker (paradoxe hypertensive Reaktionen)
- andere Antihypertensiva (starker Blutdruckabfall)
- Verstärkung der Wirkung von Antikoagulanzien

Pharmakokinetik Reserpin hat eine orale Bioverfügbarkeit von 40% und wird biphasisch mit Halbwertszeiten von 5 bzw. 50 Stunden eliminiert. α-Methyl-DOPA wird gut und rasch resorbiert; es wird danach, ähnlich dem Levodopa (▶ Kap. 35), primär im Gehirn zu α-Methyl-Noradrenalin umgewandelt.

Klinische Anwendung Alle Antisympathotonika sind **Reserve-Antihypertensiva,** α-Methyl-DOPA wird in der Schwangerschaftshypertonie eingesetzt. Weitere Indikationen für die α_2-Agonisten ▶ Abschn. 26.2.2.

Kontraindikationen Kontraindikationen und Wechselwirkungen für die α_2-Agonisten ▶ Abschn. 26.2.2.
    Kontraindikationen für **Reserpin:**
- Depressionen in der Anamnese
- Ulcus pepticum
- Colitis ulcerosa
- Elektroschocktherapie
- während oder nach Therapie mit MAO-Hemmern
- Schwangerschaft
    Kontraindikationen für **α-Methyl-DOPA:**
- schwere Herzinsuffizienz
- schwere Nierenfunktionsstörung
- Phäochromozytom

Steckbrief Antisympathotonika
Wirkstoffe: Reserpin, α-Methyl-DOPA, α_2-Agonisten
Wirkmechanismus: Hemmung der Freisetzung von Noradrenalin aus postganglionären sympathischen Neuronen über zentrale und periphere Angriffspunkte
Interaktionen:
- Wechselwirkungen mit andere Antihypertensiva (starker Blutdruckabfall)
- **Reserpin:** Abschwächung der Wirkung von Levodopa
- α-Methyl-DOPA: Antikoagulanzien (verstärkte Wirkung) und β-Blocker (hypertensive Reaktion)

Unerwünschte Wirkungen: Sedation, Müdigkeit, Schlafstörungen, depressive Verstimmung, orthostatische

Dysregulation, verstopfte Nase, Übelkeit, Erbrechen
Klinische Anwendung: Reserve-Antihypertensiva
Kontraindikationen: Depressionen in der Anamnese
(Reserpin), Ulcus pepticum (Reserpin), Colitis ulcerosa
(Reserpin), Elektroschocktherapie (Reserpin), während
oder nach Therapie mit MAO-Hemmern (Reserpin),
Schwangerschaft (Reserpin), schwere Herzinsuffizienz
(α-Methyl-DOPA), schwere Nierenfunktionsstörung
(α-Methyl-DOPA), Phäochromozytom (α-Methyl-DOPA)

26.4 Sympatholytika

Lernziele

Wirkung und klinische Anwendung von:
- α-Blockern
- β-Blockern

Unter den Adrenozeptoren unterscheidet man 2 große Gruppen, α- und β-Adrenozeptoren. Daher unterteilen sich Sympatholytika in **α-** und **β-Adrenozeptor-Antagonisten** (◘ Abb. 26.3). Die hierfür häufig verwendeten Kurzbezeichnungen sind **α-** und **β-Blocker.** Innerhalb dieser Gruppen zeigen die Substanzen teilweise Subtypselektivität und werden danach weiter unterteilt (◘ Abb. 26.3).

26.4.1 α-Blocker

- **Wirkprinzip**

Die für die Therapie mit α-Blockern bedeutsamste Wirkung des Sympathikus ist die vorwiegend über α_1-**Rezeptoren** (und nur selten über α_2-Rezeptoren) vermittelte Kontraktion der glatten Muskulatur, insbesondere im **Gefäßsystem**, aber auch in den **harnableitenden Wegen**. In diesen Geweben verursacht die α_1-**Rezeptor-Blockade** eine **Relaxation**. Die α_2-**Rezeptoren** regulieren als Autorezeptoren die Aktivität des Sympathikus, indem deren Aktivierung zum Absinken des Sympathikotonus führt (▶ Abschn. 26.1.1). Entsprechend bewirken α_2-**Blocker** eine **vermehrte Noradrenalinfreisetzung** aus postganglionären sympathischen Nervenzellen, sodass die Adrenozeptoren in den innervierten Geweben vermehrt aktiviert werden.

> ❯ **Die Wirkungen der α_2-Blocker unterscheiden sich grundlegend von jenen der α_1-Blocker.**

In beiden Fällen ist jedoch die Wirkung vom Sympathikotonus abhängig, d. h., je höher der Sympathikotonus, desto ausgeprägter die Wirkungen der α-Blocker.

Phenoxybenzamin führt zur **irreversiblen** Blockade der α-Adrenozeptoren, sodass es als nichtkompetitiver Antagonist wirkt; die anderen α-Blocker sind kompetitive Antagonisten.

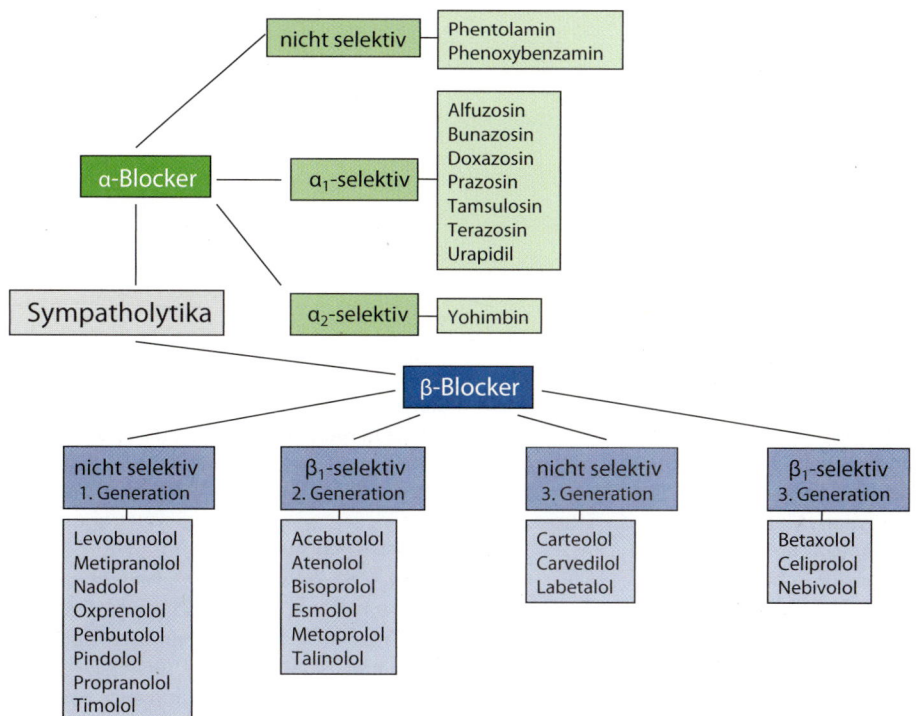

◘ **Abb. 26.3** Einteilung der Sympatholytika nach Rezeptorspezifität

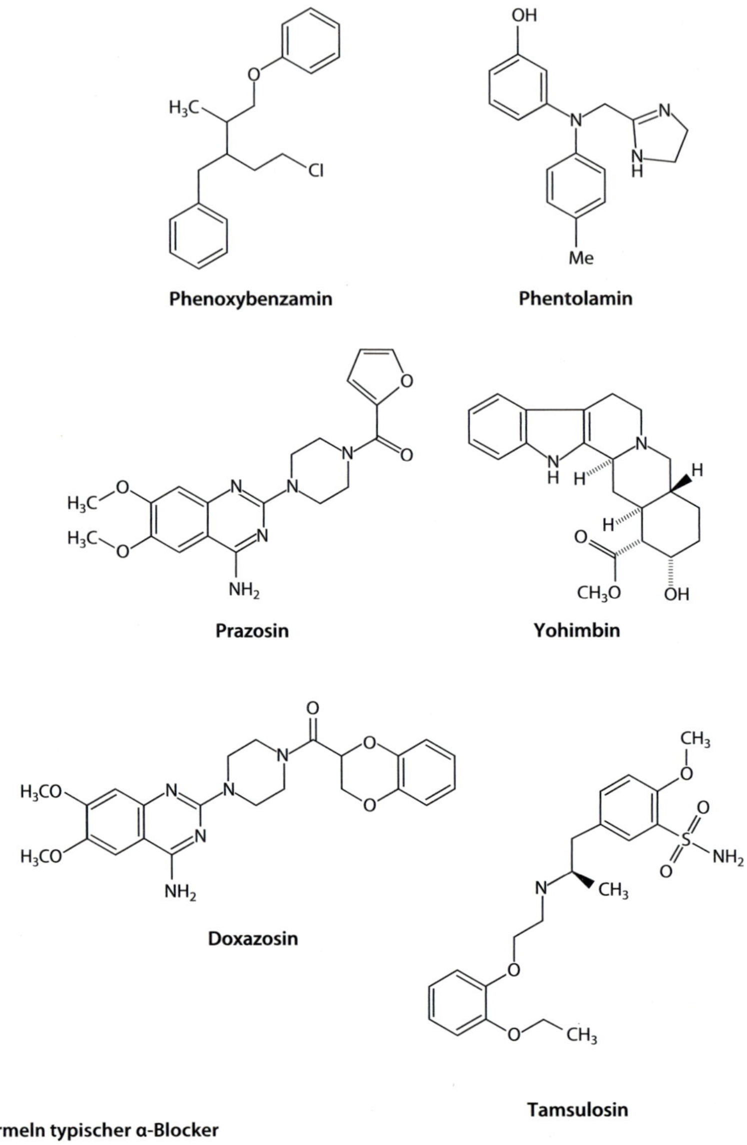

26

Phenoxybenzamin

Phentolamin

Prazosin

Yohimbin

Doxazosin

Tamsulosin

🔲 **Abb. 26.4 Strukturformeln typischer α-Blocker**

■ **Wirkstoffe**

Strukturen typischer Vertreter der α-Blocker sind 🔲 Abb. 26.4 zu entnehmen.

- **Unselektive α-Blocker:** Phenoxybenzamin (irreversibel) und Phentolamin
- **Selektive α₁-Blocker**: Alfuzosin, Bunazosin, Doxazosin, Prazosin, Tamsulosin, Terazosin, Urapidil
- **Selektive α₂-Blocker:** Yohimbin

■ **Pharmakokinetik**

Phenoxybenzamin wird zu ca. 30% enteral resorbiert, die orale Bioverfügbarkeit ist nicht bekannt. Die Plasmahalbwertszeit liegt unter 24 Stunden, die Elimination erfolgt überwiegend renal. Die Plasmahalbwertszeit von **Phentolamin** liegt unter 1 Stunde, weitere pharmakokinetische Daten sind nicht verfügbar. **Yohimbin** zeigt interindividuell stark schwan-

kende orale Bioverfügbarkeit (ca. 10–80%), die Plasmahalbwertszeit liegt unter 1 Stunde, die Elimination erfolgt nahezu ausschließlich extrarenal. Pharmakokinetische Daten und Dosierungen zu den selektiven α₁-Blockern finden sich in 🔲 Tab. 26.5.

■ **Interaktionen**

Unselektive α-Blocker und **selektive α₁-Blocker:**

- Verstärkung der Wirkung anderer Antihypertensiva
- Antagonismus gegenüber direkt und indirekt wirksamen Sympathomimetika
- Beeinträchtigung der antihypertensiven Wirkung durch nichtsteroidale Antirheumatika und Östrogene

α₂-Blocker:

- (Funktioneller) Antagonismus gegenüber Antihypertensiva

◻ Tab. 26.5 Pharmakokinetische Daten selektiver α₁-Blocker

Wirkstoff	Orale Bioverfügbarkeit (%)	V_D (l/kg)	Proteinbindung (%)	$t_{1/2}$ (h)	Renale Elimination (%)	Tagesdosis (mg)
Alfuzosin	60	2,5	90	8	< 25	10
Bunazosin			97	12	40	6
Doxazosin	60	1,4	98	20	< 10	2–8
Prazosin	40–70	0,6	95	3–4	≤ 10	2–20
Tamsulosin		0,2	99	10	>80	0,4
Terazosin	80–95	0,4	95	8–14	< 10	2–5
Urapidil	60–80	0,8	80	4–7	> 50	60–180

V_D, Verteilungsvolumen; $t_{1/2}$, terminale Halbwertszeit

━ Verstärkung der Wirkungen trizyklischer Antidepressiva
━ Mögliche Verstärkung der Wirkungen von Amphetaminen und Opioiden

■ **Unerwünschte Wirkungen**

━ Unerwünschte Wirkungen der **unselektiven α-Blocker** und der **selektiven α₁-Blocker** beruhen auf den ausgeprägten vasodilatatorischen Effekten oder der myorelaxierenden Wirkung im Bereich der Harnwege/Geschlechtsorgane. Folgende Symptome können auftreten: orthostatische Dysregulation und Hypotension, besonders zu Beginn der Therapie und nach der Einnahme (daher wird Verabreichung vor dem Schlafengehen empfohlen), Reflextachykardie, verstopfte Nase, Schwindel, Benommenheit, Ejakulationsstörungen, Mundtrockenheit, Appetitlosigkeit, Diarrhö.
━ Unerwünschte Wirkungen der **selektiven α₂-Blocker** erklären sich meist durch den gesteigerten Sympathikotonus: Anstieg von Blutdruck und Herzfrequenz, Palpitationen, Kopfschmerzen, Harndrang, Übelkeit, Schlaflosigkeit, Angst, Unruhe, Reizbarkeit.

■ **Klinische Anwendung**

Selektive α₁-Blocker werden häufig eingesetzt, und zwar als Antihypertensiva der weiteren Wahl sowie als Therapeutika für Patienten mit LUTS-Symptomatik (Lower Urinary Tract Symptoms) bei benigner Prostatahyperplasie. In beiden Fällen wird die Therapie meist mit niedriger Dosierung begonnen, um die individuelle Verträglichkeit (Orthostase und Hypotonie) abzusichern. Danach kann die Dosierung je nach Blutdruckwerten bzw. LUTS-Symptomatik gesteigert werden. In anderen Indikationen (Herzinsuffizienz, Morbus Raynaud) ist die Wirksamkeit der selektiven α₁-Blocker weniger gut abgesichert.

━ **Unselektive α-Blocker:** Phäochromozytom, Reservetherapeutika bei Blasenentleerungsstörungen
━ **Selektive α₁-Blocker:** essentielle Hypertonie, benigne Prostatahyperplasie, vasodilatatorische Zusatzmedikation bei Herzinsuffizienz, eventuell beim Raynaud-Syndrom
━ **Selektive α₂-Blocker:** erektile Dysfunktion

■ **Kontraindikationen**

Unselektive α-Blocker und **selektive α₁-Blocker:**

━ koronare Herzkrankheit
━ Myokardinfarkt
━ zerebrovaskuläre Insuffizienz

🛑 **Cave**
Vorsicht bei schwerer Herzinsuffizienz!

α₂-Blocker:

━ Frauen, Kinder und Jugendliche
━ koronare Herzerkrankung und tachykarde Herzrhythmusstörungen
━ Hyper- oder Hypotonie
━ Magen- und Darmulzera
━ Glaukom
━ affektive Störungen und Angstzustände

Steckbrief α-Blocker
Wirkstoffe:

━ **Unselektive α-Blocker:** Phenoxybenzamin (irreversibel), Phentolamin
━ **Selektive α₁-Blocker:** Alfuzosin, Bunazosin, Doxazosin, Prazosin, Tamsulosin, Terazosin, Urapidil
━ **Selektive α₂-Blocker:** Yohimbin

Wirkmechanismus: Kompetitive bzw. irreversible Blockade von α₁- und/oder α₂-Adrenozeptoren

Interaktionen:

━ **Unselektive β-Blocker und selektive β₁-Blocker:** Andere Antihypertensiva, Sympathomimetika, nichtsteroidale Antirheumatika und Östrogene

26

- **Selektive α₂-Blocker:** Antihypertensiva, trizyklische Antidepressiva, Amphetamine und Opioide

Unerwünschte Wirkungen:
- **Unselektive α-Blocker und selektive α₁-Blocker:** Orthostatische Dysregulation und Hypotension, Reflextachykardie, verstopfte Nase, Schwindel, Benommenheit, Ejakulationsstörungen, Mundtrockenheit, Appetitlosigkeit, Diarrhö
- **Selektive α₂-Blocker:** Anstieg von Blutdruck und Herzfrequenz, Palpitationen, Kopfschmerzen, Harndrang, Übelkeit, Schlaflosigkeit, Angst, Unruhe, Reizbarkeit

Indikationen: Hypertension, benigne Prostatahyperplasie

Kontraindikationen:
- **Unselektive α-Blocker und selektive α₁-Blocker:** koronare Herzkrankheit, Myokardinfarkt, Vorsicht bei schwerer Herzinsuffizienz, zerebrovaskuläre Insuffizienz
- **Selektive α₂-Blocker:** Frauen, Kinder und Jugendliche, koronare Herzerkrankung und tachykarde Herzrhythmusstörungen, Hyper- oder Hypotonie, Magen- und Darmulzera, Glaukom, affektive Störungen und Angstzustände

26.4.2 β-Blocker

▪ Wirkprinzip

Die Wirkung der β-Blocker ist auch vom Sympathikotonus abhängig: Je höher der Sympathikotonus, desto ausgeprägter die Wirkungen. Unter den β-Blockern wird zwischen **unselektiven** und **β₁-selektiven** unterschieden (◻ Abb. 26.3). Über β-Adrenozeptoren werden zahlreiche Funktionen sympathisch innervierter Organe gesteuert, insbesondere im kardiovaskulären System, wobei β₁-Rezeptoren primär die Herztätigkeit und die Reninfreisetzung in der Niere steuern, während β₂-Rezeptoren eher das Gefäßsystem kontrollieren. Sehr viele Funktionen in den unterschiedlichsten Geweben werden aber von beiden Rezeptortypen kontrolliert, wenn auch in unterschiedlichem Ausmaß. Außerdem ist die Subtypselektivität der β-Blocker nicht sehr stark ausgeprägt. Daher sind die Wirkungen der selektiven und nichtselektiven β-Blocker sehr ähnlich. Daraus ergeben sich für beide Gruppen praktisch idente Indikationsgebiete, Kontraindikationen und unerwünschte Wirkungen.

Neben der Subtypselektivität der Substanzen sind bei Auswahl eines β-Blockers noch andere Charakteristika zu berücksichtigen:
- **Membranstabilisierende Wirkung:** lokalanästhetische Wirkung, die zur Blockade spannungsaktivierter Ionenkanäle führt. Diese Wirkung ist ausgeprägt bei Propra-

nolol, Acebutolol und Carvedilol und kann zur antiarrhythmischen Wirkung der β-Blocker beitragen.
- **Intrinsische sympathomimetische Aktivität (ISA)** ist bei Pindolol, Carteolol, Penbutolol, Acebutolol, Labetalol und Celiprolol zu finden. Diese β-Blocker wirken als partielle Agonisten nicht nur antagonistisch, sondern auch agonistisch.
- **α-Rezeptor-Blockade** durch Carvedilol und Labetalol; dies verstärkt insbesondere die antihypertensive Wirkung.
- **NO-Produktion** wird durch Celiprolol, Nebivolol und Carteolol gefördert; die resultierende Vasodilatation trägt auch zur antihypertensiven Wirkung bei.
- **Ca²⁺-Antagonismus** bei Betaxolol und Carvedilol unterstützt die antihypertensiven und antiarrhythmischen Wirkungen.
- **Antioxidative Effekte** sollen zur kardioprotektiven Wirkung von Carvedilol beitragen.

Die Blockade der β₂-Rezeptoren im Gefäßsystem verhindert dort die durch diese Rezeptoren vermittelte Vasodilatation, dennoch steigt unter β-Blockern der periphere Widerstand nicht an. β-Blocker wirken **antihypertensiv.** Dazu können **folgende Mechanismen** beitragen:
- Reduktion des Herzminutenvolumens durch negative Chrono- und Inotropie
- Verminderung der Reninfreisetzung in der Niere
- Blockade präsynaptischer β₂-Rezeptoren, deren Aktivierung die Noradrenalinfreisetzung steigert
- Adaptation des Barorezeptorreflexes

▪ Wirkstoffe

Alle Vertreter der β-Blocker sind ◻ Abb. 26.3 zu entnehmen. ◻ Abb. 26.5 zeigt die Strukturformeln typischer Vertreter.
- **Unselektive β-Blocker:** Carteolol, Carvedilol, Labetalol, Levobunolol, Metipranolol, Nadolol, Oxprenolol, Penbutolol, Pindolol, Propranolol, Timolol
- **Selektive β₁-Blocker:** Acebutolol, Atenolol, Betaxolol, Bisoprolol, Celiprolol, Esmolol, Metoprolol, Nebivolol, Talinolol

Vertreter der 3. Generation unterscheiden sich von älteren Wirkstoffen dadurch, dass sie zusätzlich zur β-blockierenden über andere Wirkkomponenten verfügen, z. B.:
- **NO-Produktion** (daher Vasodilatation): Carteolol, Celiprolol, Nebivolol
- **intrinsische sympathomimetische Aktivität:** Carteolol, Celiprolol (nur an β₂-Rezeptoren)
- **α₁-Rezeptor-Antagonismus:** Carvedilol, Labetalol
- **Ca²⁺-Antagonismus:** Carvedilol, Betaxolol

Carvedilol wird außerdem noch eine antioxidative Wirkung zugeschrieben.

▪ Pharmakokinetik

Pharmakokinetische Daten zu den verfügbaren β-Blockern fasst ◻ Tab. 26.6 zusammen.

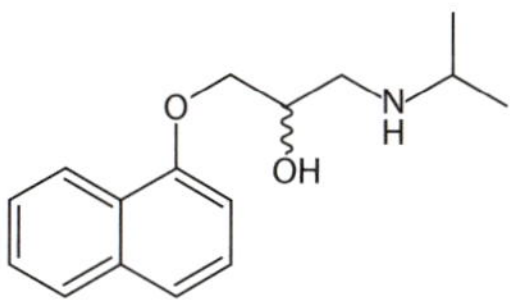

Propranolol

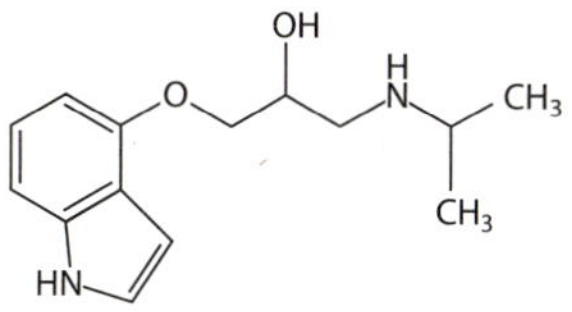

Pindolol

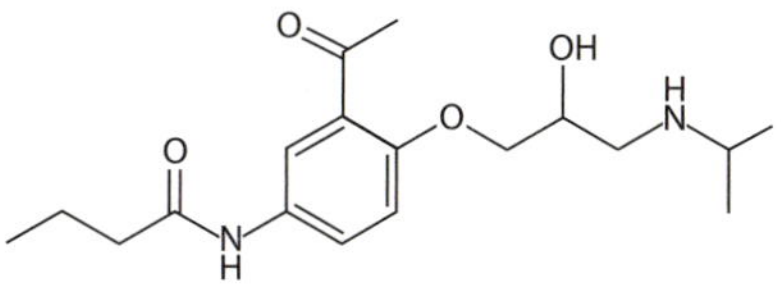

Acebutolol

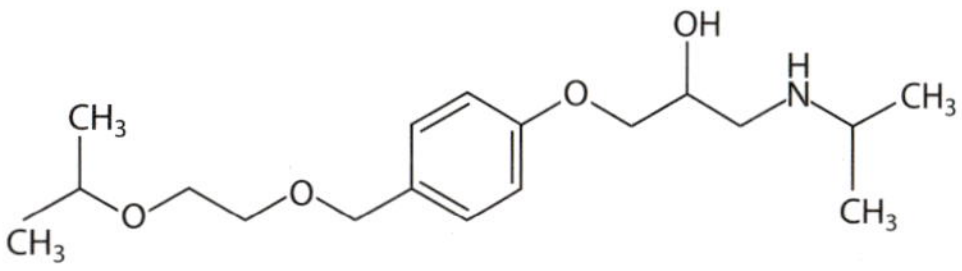

Bisoprolol

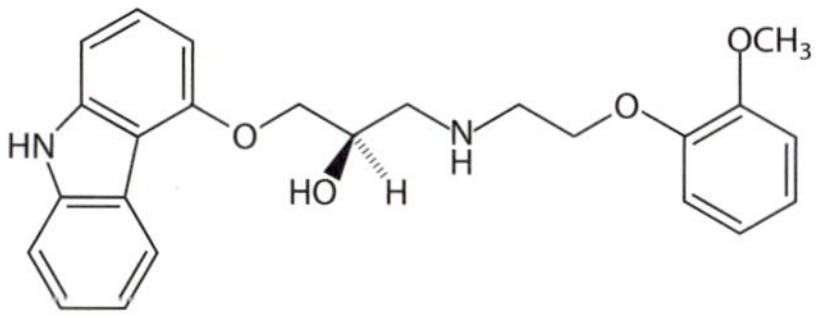

Carvedilol

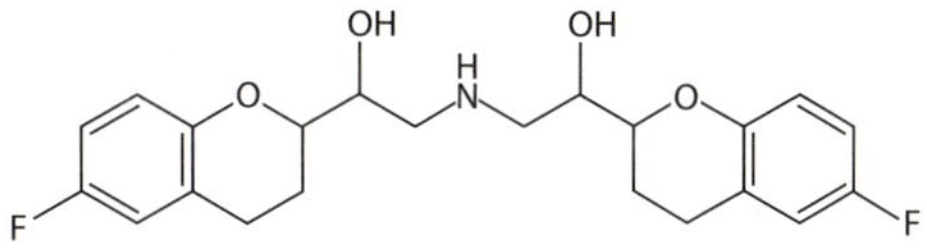

Nebivolol

Abb. 26.5 Strukturformeln typischer β-Blocker

Tab. 26.6 Pharmakokinetische Daten von β-Blockern

Wirkstoff	Orale Bioverfügbarkeit (%)	V_D (l/kg)	$t_{1/2}$ (h)	Renale Elimination (%)	Tagesdosis (mg)
Acebutolol	40	2,0	3	20	200–800
Atenolol	50	0,8	6	88	25–100
Betaxolol	80	6	20	80	10–20
Bisoprolol	80	3,2	10	50	5–10
Carteolol	85		6	65	5–20
Carvedilol	25	2	6–10	< 10	6,25–100
Celiprolol	30–70		5–7		200–400
Esmolol		3,4	0,2	80	Infusion
Labetalol	20–25	10	3–4	60	≤ 200
Levobunolol	Augentropfen		6		
Metipranolol	Augentropfen		3		
Metoprolol	50	5	3–7	5	50–200
Nadolol	30–50		4–24	70	40–320
Nebivolol	12–100		10	40	5–10
Oxprenolol	20–70	1,2	1–2	> 90	40–160
Penbutolol	100		5		
Pindolol	90	1,1	4	50	5–30
Propranolol	35	4	4	0	80–240
Talinolol	50		12	60	50–100
Timolol	Augentropfen		4		

V_D = Verteilungsvolumen; $t_{1/2}$ = terminale Halbwertszeit

26

▪ Unerwünschte Wirkungen

β-Rezeptoren vermitteln auch zahlreiche Effekte außerhalb des Herz-Kreislauf-Systems (◘ Tab. 26.1), z. B. in den Atemwegen und im Metabolismus. Dadurch ergeben sich zahlreiche unerwünschte Wirkungen der β-Blocker:

- Bradykardie, AV-Block
- Bronchokonstriktion
- Verstärkung peripherer Durchblutungsstörungen
- Rebound-Phänomen (nach Absetzen verstärkte Sympathikuswirkung z. B. am Herzen)
- sexuelle Funktionsstörungen
- Auslösung oder Verschlechterung einer Psoriasis
- Muskelschwäche oder -krämpfe
- Hemmung der Glykogenolyse (verminderte Leistungsfähigkeit, Hypoglykämie bei Diabetikern)
- Kältegefühl in Händen und Füßen
- gastrointestinale Störungen
- Sedation, Kopfschmerz, Schwindel
- evtl. Anstieg von LDL und Triglyzeriden

▪ Interaktionen

- Verstärkung der Wirkung anderer Antihypertensiva
- Verstärkung der Wirkung von Insulin und oralen Antidiabetika (Verschleierung der hypoglykämischen Symptome)
- Antisympathotonika und Digitalisglykoside: starke Reduktion der Herzfrequenz, eventuell AV-Block
- Ca^{2+}-Antagonisten (Phenylalkylamine und Benzothiazepine): Bradykardie, AV-Block
- Adrenalin, Noradrenalin, MAO-Hemmer: starker Blutdruckanstieg
- periphere Muskelrelaxanzien: Verstärkung der neuromuskulären Blockade
- **Narkotika:** Verstärkung der antihypertensiven Wirkung
- **Ethanol:** verstärkte zentrale Dämpfung

▪ Indikationen und klinische Anwendung

β-Blocker werden mit einer beträchtlichen Zahl von Indikationen häufig therapeutisch eingesetzt. Ihr sicherer Einsatz bei Herzinsuffizienz muss durch Verabreichung einer niedrigen Testdosis abgesichert werden (wie bei ACE-Hemmern; ▶ Kap. 37); danach erfolgt die Dosierung langsam einschleichend; die Zieldosis kann das 10-Fache der Initialdosis betragen. Bei antihypertensiver Therapie wird der maximale Effekt erst nach einigen Wochen erreicht.

Nach Beendigung einer jeden Therapie mit β-Blockern muss diese langsam ausgeschlichen werden; andernfalls kann es zu deutlichen Rebound-Phänomenen kommen (z. B. kardiale Ischämien). Dies ist vermutlich mit der Zunahme der β-Rezeptoren infolge der lang anhaltenden Blockade zu begründen.

Bei folgenden Indikationen werden β-Blocker eingesetzt:

- koronare Herzerkrankung: Intervalltherapie
- akuter Myokardinfarkt: möglichst frühzeitige Therapie bei hämodynamischer Stabilität (nur β-Blocker ohne ISA)
- Reinfarktprophylaxe: Sekundärprävention

- Herzinsuffizienz
- arterielle Hypertonie (Wirksamkeit erst bei Dauertherapie)
- Arrhythmien: supraventrikuläre Tachykardien; ventrikuläre Extrasystolen; adrenerge ventrikuläre Tachykardien
- hyperkinetisches Herzsyndrom
- hypertrophe obstruktive Kardiomyopathie
- Phäochromozytom (gleichzeitige α-Blockade!)
- Hyperthyreose (Zunahme der β-Rezeptoren)
- Glaukom (lokal)
- Migräneprophylaxe (Propanolol, Metoprolol, Bisoprolol; ▶ Abschn. 28.3.3)
- Tremor
- Angstzustände (z. B. Lampenfieber)

▪ Kontraindikationen

- Bradykardie und AV-Block
- dekompensierte Herzinsuffizienz
- obstruktive Atemwegserkrankungen
- Hypotonie/Schock
- Vasospasmen (vasospastische Angina, periphere Durchblutungsstörung, Morbus Raynaud)
- Diabetes mellitus
- Schwangerschaft (Gefahr von Wehenauslösung, fetaler Bradykardie und fetaler Hypoglykämie bei unselektiven β-Blockern)

Steckbrief β-Blocker

Wirkstoffe:

- **Unselektive β-Blocker:** Carteolol, Carvedilol, Labetalol, Levobunolol, Metipranolol, Nadolol, Oxprenolol, Penbutolol, Pindolol, Propranolol, Timolol
- **Selektive $β_1$-Blocker:** Acebutolol, Atenolol, Betaxolol, Bisoprolol, Celiprolol, Esmolol, Metoprolol, Nebivolol, Talinolol

Wirkmechanismus: Kompetitive Blockade von $β_1$- oder $β_1$- und $β_2$-Adrenozeptoren

Interaktionen: Verstärkung anderer Antihypertensiva sowie von Insulin, oralen Antidiabetika und peripheren Muskelrelaxanzien und Interaktionen mit:

- **Antisympathotonika und Digitalisglykosiden:** Herzfrequenzabfall, AV-Block
- **Ca^{2+}-Antagonisten:** Bradykardie, AV-Block
- **Adrenalin, Noradrenalin, MAO-Hemmern:** Blutdruckanstieg

Unerwünschte Wirkungen: Bradykardie, AV-Block, Bronchokonstriktion, Durchblutungsstörungen, Rebound-Phänomen, sexuelle Funktionsstörungen, Psoriasis, Muskelschwäche oder -krämpfe, verminderte Leistungsfähigkeit, Hypoglykämie bei Diabetikern, Kältegefühl in Händen und Füßen, gastrointestinale Störungen, Sedation, Kopfschmerz, Schwindel, Anstieg von LDL und Triglyzeriden

26.5 Parasympathomimetika

Lernziele

Parasympathomimetika
- Wirkungen
- Direkt wirkende Parasympathomimetika
- Indirekt wirkende Parasympathomimetika

Parasympathomimetika sind Wirkstoffe, die die Wirkungen des parasympathischen Nervensystems nachahmen. Diese Wirkungen werden entweder durch die Verhinderung des Abbaus von Acetylcholin oder durch direkte Aktivierung der Cholinozeptoren vermittelt. Daher unterscheidet man auch zwischen indirekt (über Acetylcholin) und direkt (über die Rezeptoren) wirkenden Parasympathomimetika.

26.5.1 Durch den Parasympathikus vermittelte Effekte

Die Wirkungen der Parasympathomimetika entsprechen zunächst den physiologischen Effekten des Parasympathikus; hinzu kommen noch cholinerge Wirkungen im Bereich des ZNS (◙ Tab. 26.7) sowie Effekte extraneuronaler cholinerger Systeme, z. B. in Haut, in Luftwegen oder Endothelzellen. Die Wirkungen des Acetylcholin in diesen Geweben werden meist von einem oder mehreren der 5 bekannten Subtypen des muskarinischen Acetylcholinrezeptors vermittelt (▶ Kap. 11). Für diese gibt es keine hochselektiven Liganden, sodass für einige Funktionen immer noch unklar ist, welcher Subtyp beteiligt ist (◙ Tab. 26.7).

◙ **Tab. 26.7** Effekte von Acetylcholin auf Parasympathikus und Gehirn

Organ	Zielstruktur	Effekt	Rezeptoren
Auge	Sphincter pupillae	Steigerung der Kontraktion	M_3, M_2
	M. ciliaris	Akkomodation	M_3, M_2
	Tränendrüse	Steigerung der Sekretion	M_3, M_1
Mund	Speicheldrüsen	Steigerung der Sekretion	M_3, M_1, M_4
Haut	Schweißdrüsen	Steigerung der Sekretion	M_3?
Herz	Sinusknoten	Abnahme der Frequenz	M_2
	AV-Knoten	Abnahme der Leitungsgeschwindigkeit	M_2
	Myokard	Abnahme der Kontraktionskraft	M_2
Bronchien	Muskulatur	Steigerung der Kontraktion	M_3, M_2
	Drüsen	Steigerung der Sekretion	M_3, M_2
	Epithel	Flimmerepithelbewegung	M_3, M_2
Magen-Darm-Trakt	Muskulatur	Steigerung der Peristaltik	M_3, M_2
	Sphinkteren	Tonussteigerung	M_3, M_2
	Drüsen	Steigerung der Sekretion	M_3
Pankreas	β-Zellen	Steigerung der Insulinfreisetzung	M_3
Gallenblase	Muskulatur	Steigerung der Kontraktion	M_3, M_2
Harnwege	Blasenmuskulatur	Zunahme der Detrusorkontraktion	M_3, M_2
	Ureterenmuskulatur	Steigerung der Motilität	M_3, M_2
Gehirn	Formatio reticularis	Weckreaktion	M_4?
	Striatum	Bewegungskoordination	M_4, M_1
	Cortex	Steigerung der kognitiven Leistungsfähigkeit	M_1, M_2, M_5

Fragezeichnen deuten Unklarheiten in der Rezeptorcharakterisierung an

Substanzen, die den Abbau von Acetylcholin hemmen, führen über den Anstieg der Konzentration des endogenen Acetylcholin auch zur Aktivierung der hier genannten Rezeptoren; zusätzlich werden auch nikotinische Acetylcholinrezeptoren aktiviert.

26.5.2 Direkt wirkende Parasympathomimetika

■ Definition

Direkt wirkende Parasympathomimetika sind Wirkstoffe, die einen oder mehrere Typen von **Cholinozeptoren aktivieren**; dadurch wird die **Wirkung des parasympathischen Nervensystems imitiert** → parasympathomimetische Wirkung.

■ Wirkprinzip

Wie in ⬚ Tab. 26.7 angeführt, vermitteln Cholinozeptoren zahlreiche Effekte in vielen Geweben. Von besonderer Bedeutung sind die Wirkungen am Herzen, in Bronchien, Magen-Darm-Trakt und ZNS.

Im **Herz** hat die Aktivierung von M_2-Rezeptoren folgende Wirkungen:

— negative Chronotropie (Frequenzabnahme)
— negative Inotropie (Abnahme der Kontraktionskraft)
— negative Dromotropie (Abnahme der Überleitungsgeschwindigkeit)

In der glatten Muskulatur der **Bronchien, harnleitenden Wege, Gallenwege** sowie des **Gastrointestinaltrakts** führt M_3- und M_2-Rezeptoraktivierung zu Kontraktion.

Am **Auge** bewirkt die Aktivierung von M_3- und M_2-Rezeptoren Kontraktion des M. ciliaris (Akkomodation) und des M. sphincter pupillae (Miosis).

Im **ZNS** vermitteln Agonisten an muskarinischen Acetylcholinrezeptoren eine Weckreaktion und extrapyramidale Bewegungskoordination (M_4) bzw. eine Steigerung der intellektuellen Leistungsfähigkeit (M_1, M_2, M_5).

■ Wirkstoffe

Obwohl es zahlreiche Stoffe mit parasympathomimetischer Wirkung gibt (z. B. Acetylcholin selbst, Muskarin, Arecolin, Bethanechol), werden nur noch Carbachol und Pilocarpin verwendet (⬚ Abb. 26.6).

■ Pharmakokinetik

Pilocarpin wird rasch resorbiert, die Eliminationshalbwertszeit liegt bei ca. 1 Stunde, die Ausscheidung erfolgt zu 30% renal. **Carbachol** wird nur zur lokalen Anwendung in Form von Augentropfen angeboten.

■ Unerwünschte Wirkungen

Sie ergeben sich meist aus den in ⬚ Tab. 26.7 erwähnten Effekten:

— Vasodilatation (Rötung)
— Kopfschmerzen, Schwindel
— Palpitation (Herzklopfen)

⬚ **Abb. 26.6 Vergleich der Strukturformeln direkt und indirekt wirkender Parasympathomimetika mit der von Acetylcholin und Muskarin**

— Dyspepsie, Diarrhö, kolikartige Bauchschmerzen
— Übelkeit, Erbrechen
— verstärkter Harndrang, häufige Blasenentleerung
— Akkomodationsstörung; Störungen des Dämmerungssehens, Tränenfluss
— Schwitzen, allergische Reaktionen, Juckreiz
— Bronchospasmus
— Verwirrung, Halluzinationen, Stimmungsschwankungen

Bei Überdosierung kann es zu schwerer Herz-Kreislauf-Depression mit ausgeprägtem Blutdruckabfall kommen.

■ Interaktionen

Wechselwirkungen bestehen mit:

— β-Blockern (Reizleitungsstörungen am Herz, Hypotonie)
— anderen Parasympathomimetika (Wirkungsverstärkung)
— anticholinerg wirkenden Substanzen (gegenseitige Wirkungsabschwächung)

■ Klinische Anwendung

Der häufigste Einsatz der Muskarinrezeptoragonisten erfolgt lokal am Auge zur Therapie des Glaukoms. Indikationen sind:

— Speicheldrüsenunterfunktion (z. B. bei Bestrahlung im Kopfbereich)
— Sjögren-Syndrom
— Darmatonie (z. B. postoperativ)
— Glaukom (lokal)

■ Kontraindikationen

Kontraindikationen für Agonisten an muskarinischen Acetylcholinrezeptoren sind obstruktive Atemwegserkrankungen, Koronarinsuffizienz, Hyperthyreoidismus sowie Magen- und Darmulzera.

Steckbrief direkt wirkende Parasympathomimetika
Wirkstoffe: Carbachol, Pilocarpin
Wirkmechanismus: Aktivierung muskarinischer Acetylcholinrezeptoren (ohne Subtypselektivität)
Interaktionen: Mit β-Blockern, anderen Parasympathomimetika und Parasympatholytika
Unerwünschte Wirkungen: Vasodilatation, Kopfschmerzen, Schwindel, Palpitation, Dyspepsie, Diarrhö, kolikartige Bauchschmerzen, Übelkeit, Erbrechen, verstärkter Harndrang, häufige Blasenentleerung, Akkomodationsstörung, Störungen des Dämmerungssehens, Schwitzen, allergische Reaktionen, Juckreiz, Verwirrung, Halluzinationen, Stimmungsschwankungen
Klinische Anwendung: Speicheldrüsenunterfunktion, Sjögren-Syndrom, Darmatonie, Glaukom
Kontraindikationen: Obstruktive Atemwegserkrankungen, Koronarinsuffizienz, Hyperthyreoidismus, Magen-Darm-Ulzera

26.5.3 Indirekt wirkende Parasympathomimetika

■ Definition
Indirekt wirkende Parasympathomimetika sind Wirkstoffe, die den **enzymatischen Abbau von Acetylcholin (durch Hemmung der Cholinesterasen) behindern** und dadurch die Wirkung des parasympathischen Nervensystems imitieren → parasympathomimetische Wirkung.

■ Wirkprinzip
Da die Wirkungen der direkten Parasympathomimetika immer über mehrere, wenn nicht über alle in den entsprechenden Geweben verfügbaren muskarinischen Acetylcholinrezeptoren vermittelt werden, sind sie der **Wirkung des endogenen Acetylcholins,** dessen Abbau behindert wird, sehr ähnlich; daher sind die Wirkungen der indirekten Parasympathomimetika **mit** jenen der **direkten Parasympathomimetika vergleichbar** (▶ Abschn. 26.5.2). Hinzukommen kommen noch **Wirkungen über nikotinische Acetylcholinrezeptoren,** die zwar durch Acetylcholin, aber nicht durch muskarinische Agonisten aktiviert werden können.

■ Wirkstoffe
Die Strukturen von **Neostigmin** und **Physostigmin** sind in ▣ Abb. 26.6 dargestellt. Die in der Therapie von Demenzen eingesetzten Wirkstoffe (Galantamin, Donepezil, Rivastigmin) werden in ▶ Kap. 35 besprochen.

■ Pharmakokinetik
Distigmin und **Neostigmin** sind **quarternäre Amine,** die Membranen nur schlecht penetrieren; ihre orale Bioverfügbarkeit beträgt daher < 5%; sie gelangen nicht ins ZNS. **Physostigmin** ist ein **tertiäres Amin** und gelangt ins ZNS. Die Plasmahalbwertszeit von Distigmin liegt bei 70 Stunden, es

wird überwiegend extrarenal eliminiert. Die Plasmahalbwertszeit von Neostigmin liegt bei 1 Stunde, es wird überwiegend renal eliminiert. Physostigmin wird nur parenteral verabreicht und rasch durch Cholinesterasen inaktiviert.

■ Unerwünschte Wirkungen
Diese ergeben sich aus den in ▣ Tab. 26.7 erwähnten Effekten plus Konsequenzen einer geringen Aktivierung von nikotinischen Acetylcholinrezeptoren:
- Bradykardie, Hypotonie
- Palpitation (Herzklopfen)
- Dyspepsie, Diarrhö, kolikartige Bauchschmerzen
- Übelkeit, Erbrechen
- verstärkter Harndrang, häufige Blasenentleerung
- Akkomodationsstörung; Störungen des Dämmerungssehens, Tränenfluss
- Schwitzen, allergische Reaktionen, Juckreiz
- Bronchospasmus mit vermehrter Bronchosekretion
- Muskelzittern, eventuell Lähmungen durch neuromuskuläre Blockade
- Verwirrung, Halluzinationen, Stimmungsschwankungen (bei Physostigmin)

Bei Überdosierung kann es zu neuromuskulärer Blockade durch initiale Aktivierung und nachfolgende Desensitivierung der nikotinischen Acetylcholinrezeptoren mit respiratorischer Insuffizienz kommen (vgl. depolarisierende Muskelrelaxanzien; ▶ Kap. 28).

■ Interaktionen
Wechselwirkungen bestehen mit:
- β-Blockern: Reizleitungsstörungen am Herz, Hypotonie
- anderen Parasympathomimetika: Wirkungsverstärkung
- anticholinerg wirkenden Substanzen: gegenseitige Wirkungsabschwächung
- nichtdepolarisierenden Muskelrelaxanzien, deren Wirkung abgeschwächt wird
- depolarisierenden Muskelrelaxanzien, deren Wirkung verlängert wird

■ Klinische Anwendung
Distigmin und Neostigmin kommen für alle Indikationen infrage, deren Ursprung in der Peripherie liegt. Physostigmin wird für Intoxikationen mit anticholinergen Wirkstoffen eingesetzt. Indikationen sind:
- neurogene Blasenentleerungsstörungen
- Darmatonie
- Myasthenia gravis
- Antagonisierung der Wirkung nichtdepolarisierender Muskelrelaxanzien
- Intoxikation mit anticholinerg wirkenden Substanzen (z. B. Atropin, trizyklischen Antidepressiva, Antipsychotika)

■ Kontraindikationen
- Obstruktionsileus, Stenosen oder Spasmen des Darmtrakts bzw. der Gallen- oder Harnwege

- Obstruktive Atemwegserkrankung, Asthma bronchiale
- Iritis
- Myotonie
- Parkinsonismus
- Thyreotoxikose
- Schock und Kreislaufkrisen, Hypotonie
- Ulcus ventriculi oder duodeni
- Epilepsie
- Bradykardie
- Frischer Myokardinfarkt
- Herzinsuffizienz

Kontraindikationen: Stenosen oder Spasmen des Darmtrakts bzw. der Gallen- oder Harnwege, obstruktive Atemwegserkrankungen, Asthma bronchiale, Parkinsonismus, Thyreotoxikose, Schock und Kreislaufkrisen bzw. Hypotonie, Ulcus ventriculi oder duodeni, Epilepsie, Bradykardie, frischer Myokardinfarkt, Herzinsuffizienz

Steckbrief indirekt wirkende Parasympathomimetika
Wirkstoffe: Distigmin, Neostigmin, Physostigmin
Wirkmechanismus: Behinderung des Abbaus von Acetylcholin durch Hemmung der Cholinesterasen
Interaktionen: β-Blocker; andere Parasympathomimetika; anticholinerg wirkende Substanzen; depolarisierende und nichtdepolarisierende Muskelrelaxanzien
Unerwünschte Wirkungen: Bradykardie, Hypotonie; Palpitation; Dyspepsie, Diarrhö, kolikartige Bauchschmerzen; Übelkeit, Erbrechen; verstärkter Harndrang, häufige Blasenentleerung; Akkomodationsstörung; Störungen des Dämmerungssehens, Tränenfluss; Schwitzen, allergische Reaktionen, Juckreiz; Bronchospasmus mit vermehrter Bronchosekretion, Muskelzittern, evtl. Lähmungen durch neuromuskuläre Blockade; Verwirrung, Halluzinationen, Stimmungsschwankungen (bei Physostigmin)
Klinische Anwendung: Neurogene Blasenentleerungsstörungen, Darmatonie, Myasthenia gravis, Antagonisierung nichtdepolarisierender Muskelrelaxanzien, Intoxikation mit anticholinerg wirkenden Substanzen

26.6 Parasympatholytika

Lernziele
Parasympatholytika
- Wirkungen
- Klinische Anwendungen

● Definition

Parasympatholytika sind Wirkstoffe, die die Wirkungen des parasympathischen Nervensystems dadurch aufheben, dass muskarinische Acetylcholinrezeptoren blockiert werden. Die Wirkungen des Parasymathikus werden durch Acetylcholin vermittelt und zählen daher zu den cholinergen Wirkungen. Antagonisten an muskarinischen Acetylcholinrezeptoren werden daher auch als **Anticholinergika** bezeichnet.

● Wirkprinzip

Unter den muskarinischen Acetylcholinrezeptoren unterscheidet man 5 Subtypen, die in unterschiedlichen Funktionen des Parasympathikus involviert sind (◻ Tab. 26.7). Die verfügbaren anticholinergen Wirkstoffe zeigen nur geringe Selektivität für diese einzelnen Subtypen, sodass **alle Parasympatholytika ähnliche Wirkungen** haben. Unterschiede ergeben sich bezüglich des ZNS, da quartäre Amine die Blut-

◻ **Tab. 26.8 Organspezifische Wirkungen von Atropin**

Organ	Effekt	Mögliche Folgen
Auge	Mydriasis	Lichtempfindlichkeit
	Akkomodationsstörung	keine Naheinstellung
	Hemmung der Tränensekretion	Juckreiz
Mund	Mundtrockenheit	Schluckbeschwerden
Haut	Hauttrockenheit, -rötung	Hyperthermie
Herz	Tachykardie	evtl. Koronarinsuffizienz
	Herzrhythmusstörungen	Hämodynamik ↓
Bronchien	Bronchospasmolyse, Sekretionshemmung	Asthmatherapie
Magen-Darm-Trakt	Hemmung von Peristaltik und Sekretion	Obstipation
Gallenblase	Relaxation	Spasmolyse
Harnwege	Detrusorrelaxation, Zunahme des Auslasswiderstands	Harnverhalten
ZNS	zuerst evtl. Dämpfung, in höheren Dosen Erregung; Anti-Parkinson-Wirkung, Wahrnehmungsstörung, Verwirrung	zentrales anticholinerges Syndrom

Hirn-Schranke nicht durchdringen. Leitsubstanz der Anticholinergika ist Atropin; ◘ Tab. 26.8 listet die Wirkungen des Atropins repräsentativ für alle anticholinerg wirkenden Substanzen nach den betroffenen Geweben auf.

◘ Tab. 26.9 gibt die Wirkungen des Atropin in Abhängigkeit von der eingenommenen Dosis an; zur Erinnerung: Nicht alle Anticholinergika rufen zentrale Wirkungen hervor.

- **Wirkstoffe**

Wirkstoffe sind Atropin, Butylscopolamin, Cyclopentolat, Darifenacin (bevorzugt M_3), Fesoterodin, Ipratropium, Oxybutynin, Pirenzepin (bevorzugt M_1), Scopolamin, Solifenacin (bevorzugt M_3), Tiotropium, Tolterodin, Tropicamid, Trospium.

◘ Abb. 26.7 zeigt die Strukturen von Atropin und anderen Vertretern. Die Wirkstoffe Biperiden, Bornaprin, Metixen, Procyclidin, Trihexyphenidyl, die in der Therapie des Morbus Parkinson Einsatz finden, werden in ► Kap. 34 besprochen.

- **Pharmakokinetik**

Die Pharmakokinetik hängt von der chemischen Struktur ab: Einige Vertreter wie z. B. Ipratropium und Tiotropium sind **quarternäre Amine,** die Membranen nur sehr schwer penetrieren können. Die orale Bioverfügbarkeit ist sehr gering, sie werden daher meist lokal angewandt (z. B. als Dosieraerosol)

◘ **Tab. 26.9 Dosisabhängige Wirkungen des Atropin**

Dosis	Symptome
0,5 mg	geringe (unbemerkte) Tachykardie, geringe Mundtrockenheit, reduzierte Schweißsekretion
1 mg	deutliche Mundtrockenheit, Durst, fühlbare Tachykardie, geringe Pupillenerweiterung
2 mg	Herzrasen und Palpitationen, gesteigerte Mundtrockenheit, deutlich erweiterte Pupillen, verschwommenes Sehen in der Nähe
5 mg	zusätzlich Schluck- und Sprechschwierigkeiten, Ruhelosigkeit, Müdigkeit, Kopfschmerzen, warme, gerötete Haut, Miktionsschwierigkeiten, verminderte gastrointestinale Peristaltik
≥ 10 mg	zusätzlich rasender schwacher Puls, Iris kaum sichtbar, stark verschwommene Sicht, heiße, scharlachrote Haut, Ataxie, Erregung, Halluzinationen, Delirium, Koma, zuletzt Atemlähmung

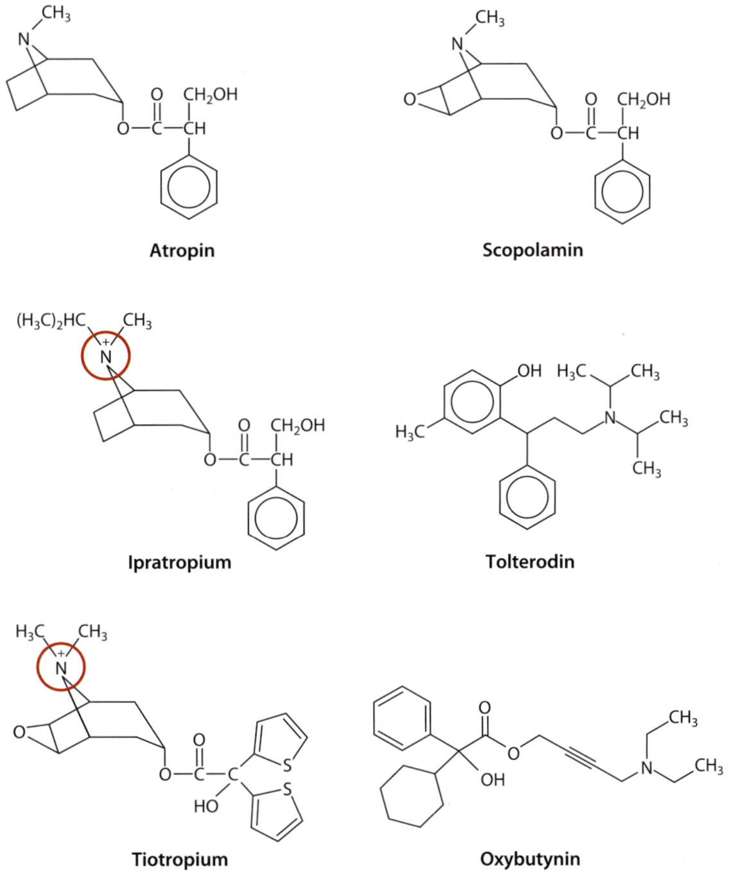

◘ **Abb. 26.7** Strukturformeln von Atropin und anderen Vertretern der Parasympatholytika

26

◘ Tab. 26.10 Pharmakokinetische Parameter der Anticholinergika

Wirkstoff	Orale Bioverfügbarkeit (%)	$t_{1/2}$ (h)	Renale Elimination (%)	Tagesdosis (mg)
Atropin	50	3–4	50	–
Butylscopolamin	< 1	5	50	30–100
Darifenacin	15–20	13–19	60	7,5–15
Fesoterodin	50 (aM)	7 (aM)	70	4–8
Ipratropium	3	2	30	10–45
Oxybutynin	10	2–3	< 5	7,5–20
Pirenzepin	10–20	10–20	50	100–200
Scopolamin	25	1	10	Augentropfen
Solifenacin	90	45–70	70	5–10
Tiotropium	2–3	> 100	75	10–45
Tolterodin	17–65	2–10	80	2–4
Trospium	5–20	5–20	>80	45

$t_{1/2}$ = terminale Halbwertszeit; aM = aktiver Metabolit

und gelangen nicht ins ZNS. Andere Wirkstoffe wie z. B. Atropin, Scopolamin, Pirenzepin, Tolterodin sind **tertiäre Amine**, sie gelangen ins ZNS (◘ Tab. 26.10).

▪ Unerwünschte Wirkungen
Sie ergeben sich aus den in ◘ Tab. 26.8 und ◘ Tab. 26.9 genannten Wirkungen:
— Mundtrockenheit
— Übelkeit, Obstipation, Dyspepsie, evtl. Ileus
— Schwindel, Benommenheit
— Mydriasis, Akkomodationsstörung, verschwommenes Sehen, trockene Augen, evtl. Glaukomanfall
— Hautrötung, Hitzegefühl
— Tachykardie, Extrasystolen, evtl. Kammerflimmern
— Miktionsstörungen, Harnverhalten
— Verwirrung, Halluzinationen, Orientierungsstörungen

▪ Interaktionen
— Wirkungsverstärkung mit anderen anticholinerg wirksamen Substanzen (z. B. Antiparkinsonmittel, Chinidin, trizyklische Antidepressiva und Antipsychotika),
— Wirkungsabschwächung mit Parasympathomimetika
— Abschwächung der Wirkung von Prokinetika (z. B. Metoclopramid, Domperidon).

▪ Klinische Anwendung
Butylscopolamin, Darifenacin, Fesoterodin, Oxybutynin, Solifenacin, Tolterodin, Trospium werden häufig systemisch als Spasmolytika und zur Therapie der Dranginkontinenz eingesetzt, Tiotropium und Tropicamid als Augentropfen, Ipratropium und Tiotropium als Dosieraerosol in der Asthmatherapie.

Indikationen:
— Obstruktive Atemwegserkrankung, Asthma bronchiale
— Bradykarde Herzrhythmusstörungen
— Sick-Sinus-Syndrom
— Karotissinussyndrom
— SA- und AV-Block
— Bradykardes oder paroxysmales Vorhofflimmern
— Dranginkontinenz, Pollakisurie und imperativer Harndrang
— Krämpfe und Motilitätsstörungen des Magen-Darm-Kanals
— Krämpfe und Dyskinesien der Gallen- und Harnwege
— Pupillenerweiterung

▪ Kontraindikationen
— Prostatahypertrophie, Harnverhalt
— Glaukom
— Myasthenia gravis
— Schwere Colitis ulcerosa, toxisches Megakolon oder mechanische Stenosen im Bereich des Magen-Darm-Trakts
— Obstipation, Darmatonie, Retention des Mageninhalts
— Tachyarrhythmien

Steckbrief Parasympatholytika
Wirkstoffe: Atropin, Butylscopolamin, Darifenacin, Fesoterodin, Ipratropium, Oxybutynin, Pirenzepin, Scopolamin, Solifenacin, Tiotropium, Tolterodin, Tropicamid, Trospium
Wirkmechanismus: Blockade muskarinischer Acetylcholinrezeptoren

Interaktionen: Mit anderen anticholinerg wirksamen Substanzen sowie Parasympathomimetika und Prokinetika

Unerwünschte Wirkungen: Mundtrockenheit, Übelkeit, Obstipation, Dyspepsie, Ileus, Schwindel, Benommenheit, Mydriasis, Akkomodationsstörung, verschwommenes Sehen, Glaukomanfall, Hautrötung, Hitzegefühl, Tachykardie, Extrasystolen, Miktionsstörungen, Harnverhalten, Verwirrung, Halluzinationen, Orientierungsstörungen

Indikationen: Obstruktive Atemwegserkrankungen, Asthma bronchiale, bradykarde Herzrhythmusstörungen, SA- und AV-Block, bradykardes oder paroxysmales Vorhofflimmern, Dranginkontinenz, Pollakisurie und imperativer Harndrang, Krämpfe und Motilitätsstörungen des Magen-Darm-Kanals oder der Gallen- und Harnwege, Pupillenerweiterung

Kontraindikationen: Prostatahypertrophie, Harnverhalten, Glaukom, Myasthenia gravis, schwere Colitis ulcerosa, Megakolon, Stenosen im Bereich des Magen-Darm-Trakts, Obstipation, Darmatonie, Tachyarrhythmien

26.7 Glaukomtherapie

Lernziele

Glaukom
- Definition und Pathogenese
- Glaukomformen
- Glaukommittel
- Glaukomtherapie

■ Definition und Pathogenese

Der Begriff **Glaukom** bezeichnet Augenerkrankungen, die durch Gesichtsfeldausfälle und charakteristische Schädigung der Papille (Exkavation) gekennzeichnet sind. Zugrunde liegt eine Neuropathie des N. opticus.

Pathogenetisch größte Bedeutung hat der Augeninnendruck, der durch die Produktion des Kammerwassers und dessen Abfluss bestimmt wird. Kammerwasser wird vom Ziliarepithel in die hintere Augenkammer sezerniert und fließt aus der vorderen Augenkammer über das Trabekelwerk im Kammerwinkel (trabekulärer Abfluss, ca. 85%) bzw. über Gefäße der Chorioidea (uveoskleraler Abfluss, ca. 15%) ab. Normwerte für den Augeninnendruck liegen zwischen 10 und 21 mmHg. Ein Anstieg des Augeninnendrucks bei Glaukom entsteht durch Behinderung des Abflusses und führt entweder direkt mechanisch oder indirekt durch Beeinträchtigung der Durchblutung zur Schädigung des N. opticus.

■ Glaukomformen

Glaukome werden in primäre und sekundäre unterteilt, wobei letztere als Folge anderer Grunderkrankungen (z. B. Verletzungen oder Entzündungen, selten durch Glucocorticoide ausgelöst) entstehen. Primäre Glaukome sind:
- Primäres Offenwinkelglaukom
- Primäres Winkelblockglaukom (akuter Glaukomanfall oder chronisch)
- Primäres kongenitales Glaukom

■ Glaukommittel

Das Wirkprinzip gängiger Pharmakotherapie von Glaukomen ist eine Reduktion des Augeninnendrucks. Diese lässt sich auf 2 Wegen erzielen (◨ Abb. 26.8):

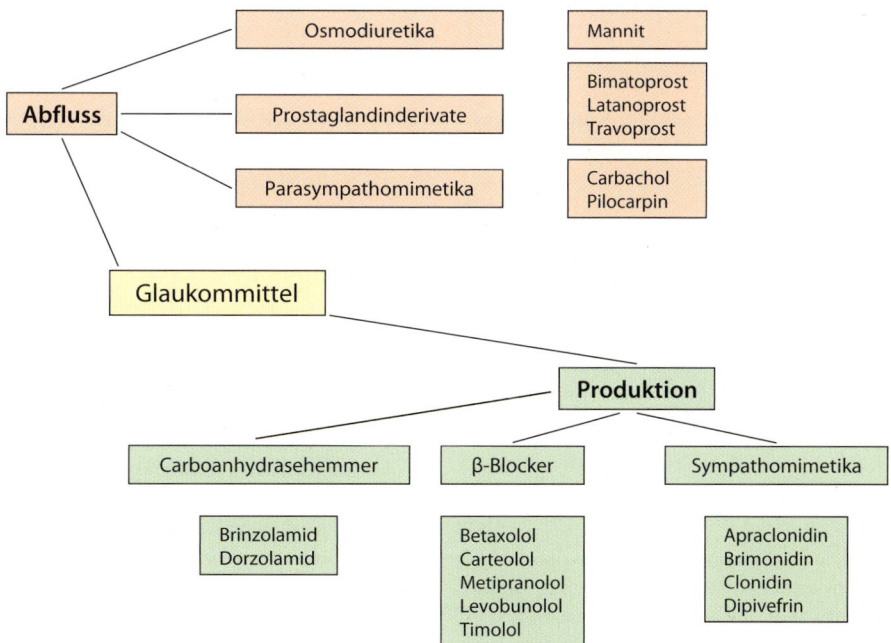

◨ **Abb. 26.8 Einteilung der Glaukommittel nach deren Wirkung auf das Kammerwasser**

26

- Drosselung der Produktion von Kammerwasser mittels
  - Carboanhydrasehemmern
  - β-Blockern
  - Sympathomimetika
- Erleichterung des Abflusses des Kammerwassers mittels:
  - Osmodiuretika
  - Prostaglandinderivate
  - Parasympathomimetika

Carboanhydrasehemmer reduzieren die Bildung des bicarbonatreichen Kammerwassers. Während Acetazolamid systemisch verabreicht wird, werden Brinzolamid und Dorzolamid lokal am Auge angewandt (Wirkstoffkonzentration 1–2%).

Unerwünschte Wirkungen
- lokale (verschwommene Sicht, okulares Unbehagen)
- diuretische Wirkung
- Geschmacksstörungen
- metabolische Azidose
- Elektrolytstörungen, Hypokaliämie
- Übelkeit, Erbrechen
- Blutbildveränderungen

Kontraindikationen Überempfindlichkeit gegen Sulfonamide, Azidose, Leber-, Nieren- und Lungenfunktionsstörung (Säure-Basen-Haushalt).

Wechselwirkungen Andere Substanzen mit Wirkung auf den Säure-Basen-Haushalt, CYP3A4-Hemmer.

β-Adrenozeptoren-Blocker (β-Blocker) werden ausschließlich lokal angewandt (Wirkstoffkonzentration 0,25–0,5%), sodass systemische Wirkungen wenig wahrscheinlich sind.

Unerwünschte Wirkungen
- lokale: Augenbrennen, Bindehautreizung, Blepharitis, Konjunktivitis
- systemische (▶ Abschn. 26.4.2; ebenso für Kontraindikationen und Wechselwirkungen)

Sympathomimetika werden ausschließlich lokal angewandt (Wirkstoffkonzentration 0,1–0,5%), sodass systemische Wirkungen wenig wahrscheinlich sind.

Unerwünschte Wirkungen
- lokale: okulare Hyperämie, Augenjucken, okulares Unbehagen, vermehrtes Tränen
- systemische (▶ Abschn. 26.2.2; ebenso Kontraindikationen und Wechselwirkungen)

Osmodiuretika werden ausschließlich systemisch angewandt (▶ Abschn. 38.3.5).

Prostaglandinderivate: Latanoprost und Travoprost sind Prodrugs und werden zu Agonisten metabolisiert, die mit Prostaglandin F2α verwandt sind und über Prostanoid-FP-Rezeptoren ihre Wirkungen entfalten. Bimatoprost hingegen gehört zur Gruppe der auch natürlich vorkommenden Prost-

amide, die über andere (Prostamid-)Rezeptoren zu ihren Wirkungen führen. Diese 3 Wirkstoffe sind in den Zubereitungen zur lokalen Anwendung deutlich geringer konzentriert (~0,01%) als Vertreter anderer Wirkstoffgruppen (~1%), sodass systemische Wirkungen weniger wahrscheinlich sind.

Unerwünschte Wirkungen
- lokale (Hyperämie der Bindehaut, Irispigmentation, Augenjucken, Wimpernwachstum)
- Kopfschmerzen
- Schwindel
- Übelkeit
- Leberfunktionsstörung

Kontraindikationen Überempfindlichkeit gegen Bestandteile, Kontaktlinsen; Wechselwirkungen sind nicht bekannt.

Parasympathomimetika werden nur lokal am Auge angewandt.

Unerwünschte Wirkungen
- lokale (Akkomodationsstörung; Störungen des Dämmerungssehens, Tränenfluss)
- systemische (▶ Abschn. 26.5.2; ebenso Kontraindikationen und Wechselwirkungen)

- **Glaukomtherapie**

Offenwinkelglaukom und Winkelblockglaukom erfordern unterschiedliche Therapien:

Die Therapie des **Offenwinkelglaukoms** zielt darauf ab, den Augeninnedruck zu senken, um die Entstehung (oder das Voranschreiten) einer Sehnervschädigung zu vermeiden (daher oft Glaukomprohylaxe). Mittel der Wahl sind Prostaglandinderivate und β-Blocker. Gemäß internationalen Leitlinien werden Beginn und Ende einer solchen Therapie durch die Konstellation von 3 Parametern bestimmt: Augeninnendruck, Dicke der Kornea, Alter der Patienten.

Ein **akuter Winkelblock (Glaukomanfall)** ist eine Notsituation, die eine sofortige Senkung des Augendrucks erfordert. Hierfür eignen sich:
- der Carboanhydrasehemmer Acetazolamid (0,5–1 g i. v.)
- Pilocarpin-Augentropfen (mehrmals in kurzen Abständen zur Auslösung einer Miose; verengt sich die Pupille nicht, muss weiteres Eintropfen unterbleiben, da andernfalls der Winkelblock durch Kontraktion des Ziliarmuskels verstärkt werden kann)
- β-Blocker oder Apraclonidin, beides lokal
- Infusion von 20% Mannitol, sofern sich der Augendruck durch andere Maßnahmen nicht senken lässt.

Ein **chronisches Winkelblockglaukom** kann unter anderem Folge eines Glaukomanfalls sein und ist gegenüber Pharmakotherapien oft refraktär, sodass chirurgische Maßnahmen (z. B. Iridektomie) erforderlich werden.

Weiterführende Literatur

Abrams P, Andersson KE, Buccafusco JJ, Chapple C, de Groat WC,
    Fryer AD, Kay G, Laties A, Nathanson NM, Pasricha PJ, Wein AJ
    (2006) Muscarinic receptors: their distribution and function in
    body systems, and the implications for treating overactive
    bladder. Br J Pharmacol 148(5): 565–578

Boehm S, Kubista H (2002) Fine tuning of sympathetic transmitter
    release via ionotropic and metabotropic presynaptic receptors.
    Pharmacol Rev 54(1): 43–99

Brodde OE, Michel MC (1999) Adrenergic and muscarinic receptors in
    the human heart. Pharmacol Rev 51(4): 651–690

Bucolo C, Salomone S, Drago F, Reibaldi M, Longo A, Uva MG (2013)
    Pharmacological management of ocular hypertension: current
    approaches and future prospective. Curr Opin Pharmacol 13(1):
    50–55

Guyenet PG (2006) The sympathetic control of blood pressure.
    Nat Rev Neurosci 7(5): 335–346

Kruse AC, Kobilka BK, Gautam D, Sexton PM, Christopoulos A, Wess J
    (2014) Muscarinic acetylcholine receptors: novel opportunities
    for drug development. Nat Rev Drug Discov 13(7): 549–560

Wess J, Eglen RM, Gautam D (2007) Muscarinic acetylcholine recep-
    tors: mutant mice provide new insights for drug development.
    Nat Rev Drug Discov 6(9): 721–733

Nozizeptives System

S. Böhm

M. Freissmuth et al., *Pharmakologie und Toxikologie,*
DOI 10.1007/978-3-662-46689-6_27, © Springer-Verlag Berlin Heidelberg 2016

Schmerzen sind der häufigste Grund, warum Patienten ärztliche Hilfe suchen. Die initiale Schmerzwahrnehmung ist ein wichtiges Warnsignal. Oft sind aber Schmerzen, besonders wenn sie chronisch auftreten, ausschließlich negative Begleiterscheinungen unterschiedlicher Erkrankungen. Daher ist die medikamentöse Schmerztherapie eine der häufigsten Pharmakotherapien. In diesem Kapitel werden die Grundlagen der Schmerzentstehung sowie die therapeutisch einsetzbaren Analgetika besprochen.

27.1 Grundlagen der Schmerzwahrnehmung

Lernziele

Schmerzformen
- somatischer Oberflächenschmerz, somatischer Tiefenschmerz, viszeraler Schmerz
- akut, chronisch
- nozizeptiv, entzündlich, neuropathisch

Schmerzreizaufnahme und -verarbeitung
- Erregung von Nozizeptoren
- Aktionspotenziale in nozizeptiven Afferenzen
- synaptische Übertragung auf Nervenzellen im Hinterhorn des Rückenmarks bzw. im Hirnstamm – über den Thalamus Weiterleitung zum somatosensorischen Kortex

27.1.1 Schmerzformen

Nozizeption beschreibt die Sinneswahrnehmung des Schmerzes oder kurz die **Schmerzwahrnehmung**. Schmerz ist ein unangenehmes Sinneserlebnis, das mit tatsächlicher oder drohender Gewebeschädigung einhergeht oder von betroffenen Personen so empfunden wird, als wäre eine solche Gewebeschädigung eingetreten. Schmerzen lassen sich nach mehreren Gesichtspunkten kategorisieren. Nach der **Lokalisation** unterscheidet man zwischen
- somatischem Oberflächenschmerz,
- somatischem Tiefenschmerz und
- viszeralem Schmerz.

Der **somatische Oberflächenschmerz** wird an der **Haut** empfunden, während der **Tiefenschmerz** aus den Bereichen von **Muskulatur und Skelett** kommt. Der **viszerale Schmerz** hingegen betrifft die **inneren Organe**.

Schmerzen werden außerdem nach der **Dauer** in akute und chronische Schmerzen unterteilt:
- Von **akutem Schmerz** spricht man, wenn derselbe endet, sobald die ursächliche Gewebeschädigung behoben oder verheilt ist.
- **Chronische Schmerzen** dauern über Monate an.

Außerdem kann der Schmerz **pathophysiologisch** unterteilt werden in nozizeptiven Schmerz, Entzündungsschmerz und neuropathischen Schmerz:

- Der **nozizeptive Schmerz** wird durch mechanische oder thermische Reize ausgelöst. Durch diese Noxen werden die Nozizeptoren direkt erregt. Dieser Schmerz dient als Warnsignal, um Zellschädigung weitgehend zu vermeiden.
- Beim **Entzündungsschmerz** kommt es zunächst zur Zellschädigung und als Konsequenz derselben zur Entzündungsreaktion. Freigesetzte Entzündungsmediatoren verursachen eine langfristige Erregung der Nozizeptoren. Durch diese anhaltende Stimulation kann es zur leichteren Erregbarkeit der Nozizeptoren und zur Sensibilisierung in der betroffenen Schmerzbahn kommen. Als Konsequenz kommt es zur verstärkten Schmerzwahrnehmung, die sich in 2 Formen äußern kann: Allodynie und Hyperalgesie.

> - **Allodynie:** Senkung der Wahrnehmungsschwelle für Schmerzreize, sodass Reize, die ursprünglich nicht als schmerzhaft wahrgenommen wurden, nun als Schmerz empfunden werden.
> - **Hyperalgesie:** Steigerung der Schmerzempfindlichkeit, sodass die Intensität des empfundenen Schmerzes größer wird, obwohl der Schmerzreiz unverändert bleibt.

- **Neuropathische Schmerzen** beruhen auf einer Auslösung von Aktionspotenzialen in primär afferenten Neuronen nicht über Nozizeptoren, sondern im Bereich der afferenten Nervenfasern. Ursachen hierfür können Verletzungen, aber auch biochemische oder morphologische Veränderungen sein, wie sie bei Diabetes mellitus oder Virusinfektionen (Herpes zoster) zu finden sind.

Neben den bereits beschriebenen Schmerzformen gibt es noch Schmerzen, deren Ursachen sich nicht identifizieren lassen.

Die Wahrnehmung von Schmerzen beruht auf dem entsprechenden Sinneserlebnis, der objektivierbaren Nozizeption. Schmerzen sind auch mit rein subjektiven Gefühlen verbunden, die zu psychischen Reaktionen führen können. Hierbei sind oft negative Vorstellungsprozesse involviert, die zu ängstlichen Reaktionen führen. Letztere können ihrerseits zu einer gesteigerten subjektiven Schmerzempfindung beitragen. Ein Eingriff in diese psychischen Mechanismen kann daher die Schmerzempfindung verändern.

27.1.2 Schmerzreizaufnahme und -verarbeitung

Nozizeptoren sind freie Nervenendigungen, die durch mechanische, thermische und chemische Reize erregt werden können. Diese Erregung wird über mehrere Arten von Rezeptoren vermittelt:
- Der **Vanilloidrezeptor** ist ein ligandengesteuerter Ionenkanal, dessen bekanntester Agonist Capsaicin ist, das natürlicherweise in Chilischoten vorkommt. Dieser Kanal gehört in die Gruppe der Transient-Receptor-Potential- oder TRP-Kanäle und wird daher auch als TRPV1 be-

zeichnet. TRPV1 wird auch durch Protonen aktiviert und das Milieu im entzündeten Gewebe ist sauer. Andere TRP-Kanäle werden durch Hitze oder Kälte aktiviert. Nach Aktivierung der TRP-Kanäle kommt es zu einem Kationeneinstrom, zur Membrandepolarisation, Aktivierung spannungsabhängiger Natriumkanäle und dadurch zur Entstehung von Aktionspotenzialen.

- **P2X-Rezeptoren** mit P2X3-Untereinheiten (▶ Kap. 17) werden durch ATP aktiviert, das insbesondere beim Zelltod in den Extrazellularraum gelangt. Auch hier löst der Kationeneinstrom Aktionspotenziale aus.
- **5-HT$_3$-Rezeptoren** werden durch Serotonin erregt (▶ Kap. 14), das auch ein Entzündungsmediator ist und unter anderem von aktivierten Thrombozyten freigesetzt wird.
- Aktivierung von **Bradykininrezeptoren** führt einerseits zur direkten Erregung primär afferenter Neurone (durch Hemmung von KV7-Kanälen) und andererseits zur Sensibilisierung der Vanilloidrezeptoren. Bradykinin findet sich in wirksamen Konzentrationen im entzündeten Gewebe (▶ Abschn. 24.1.1).
- Durch Cyclooxygenase gebildete **Prostaglandine** (▶ Kap. 18) führen über entsprechende Rezeptoren zur Phosphorylierung von Natriumkanälen und TRPV1-Rezeptoren, wodurch wiederum die Sensibilität der Nozizeptoren erhöht wird.

Nozizeptoren sind über Aδ- oder C-Fasern mit Synapsen im Hinterhorn verbunden, während Signale im Zusammenhang mit nichtschmerzhaften Berührungsreizen über Aβ-Fasern ins Rückenmark geleitet werden. Die zugehörigen Nervenzellkörper liegen in den Spinalganglien. Die wichtigsten Neurotransmitter, die aus den nozizeptiven Afferenzen im Hinterhorn freigesetzt werden, sind **Glutamat** und **Substanz P.** Diese erregen dort gelegene Projektionsneurone, die ihre Axone unter anderem in Richtung Thalamus senden. Die Projektionsneurone werden aber nicht nur von den nozizeptiven Afferenzen innerviert, sondern auch von Interneuronen und absteigenden Bahnen, die im Stammhirn entspringen.

Während die Transmitter der nozizeptiven Afferenzen erregend wirken, sind jene der anderen Nervenendigungen im Hinterhorn allgemein hemmend. Zu ihnen gehören die hauptsächlich aus Interneuronen freigesetzten **endogenen Opioide**, **Glycin** und **GABA** sowie das überwiegend aus absteigenden Nervenfasern freigesetzte **Serotonin** und **Noradrenalin.**

Das absteigende serotonerge System entspringt den Raphekernen, die ihrerseits durch das periaquäduktale Grau kontrolliert werden. Dort finden sich Opioidrezeptoren, deren Aktivierung das absteigende Serotoninsystem stimuliert. Die im Hinterhorn liegenden Nervenendigungen der nozizeptiven Afferenzen sind mit zahlreichen präsynaptischen Rezeptoren ausgestattet, die über Gi-Proteine die Hemmung von Ca$_V$2-Kanälen und somit der Transmitterfreisetzung vermitteln: Von Bedeutung sind hierbei unter anderem μ-Opioid- und α$_2$-Adrenozeptoren (▢ Abb. 27.1).

Die Projektionsneurone des Hinterhorns kreuzen auf die andere Seite des Rückenmarks und ziehen im Tractus

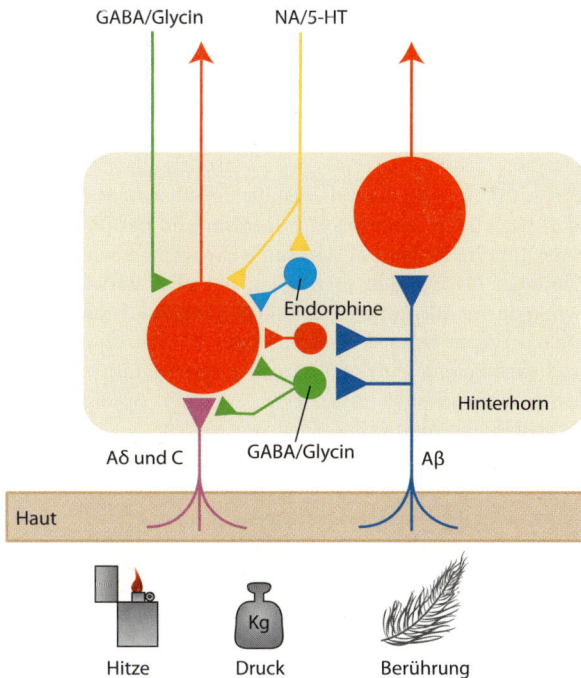

▢ **Abb. 27.1 Schmerzbahn im Rückenmark.** Hitze und Druck aktivieren Nozizeptoren, die über Aδ- oder C-Fasern mit dem Hinterhorn verbunden sind, Berührungsinformationen werden hingegen über Aβ-Fasern geleitet. Die exzitatorische schmerzleitende Verschaltung wird durch exzitatorische (*rot*) und inhibitorische Interneurone reguliert, die GABA/Glycin und Endorphine als Transmitter verwenden. Aus dem Locus coeruleus (Noradrenalin) und den Raphekernen (Serotonin) absteigende Bahnen (*gelb*) hemmen direkt und indirekt die Verschaltung im Hinterhorn

spinothalamicus in den **Thalamus.** Von dort wird dann der **somatosensorische Cortex** innerviert, sodass der Schmerz lokalisiert werden kann, sowie das **limbische System,** das dem Schmerz eine affektive Komponente verleiht. Die Projektionsneurone des Hinterhorns innervieren auch die **Formatio reticularis,** über die Wachzustand und autonomes Nervensystem beeinflusst werden, sowie Kerngebiete des Mittelhirns.

27.2 Analgetika

Lernziele

Analgetika

- **Opioide Analgetika:** Alfentanil, Buprenorphin, Codein, Dihydrocodein, Fentanyl, Hydromorphon, Levomethadon, Morphin, Nalbuphin, Naloxon, Naltrexon, Oxycodon, Pentazocin, Pethidin, Piritramid, Remifentanil, Sufentanil, Tilidin, Tramadol
- **Nichtopioide Analgetika:** NSAR
- **Nichtopioide Analgetika ohne antiphlogistische Wirkung:** Paracetamol, Metamizol, Phenazon, Propyphenazon, Flupirtin, Ziconotid; Capsaicin

- **Co-Analgetika:** Antidepressiva, Antikonvulsiva, Corticosteroide, Antiarrhythmika, Anxiolytika, α_2-Agonisten, Laxanzien, Antipsychotika, Bisphosphonate
- **Lokalanästhetika:** Articain, Benzocain, Bupivacain, Levobupivacain, Cocain, Mepivacain, Prilocain, Procain, Ropivacain

Ursprünglich wurden schmerzstillende Substanzen (Analgetika) nach ihrem Angriffsort in **zentral** und **peripher** wirksame unterteilt. **Zentral wirksame** Analgetika wurden als Synonym für Opioide verwendet, **peripher wirksame** als Synonym für alle anderen. Da aber Analgesie vermittelnde Opioidrezeptoren auch außerhalb des ZNS zu finden sind bzw. nichtopioide Analgetika auch Angriffspunkte im ZNS haben, unterscheidet man besser zwischen **opioiden** und **nichtopioiden** Analgetika.

In der Schmerztherapie werden noch weitere Wirkstoffe eingesetzt, die a priori keine ausgeprägt analgetische Wirkung haben, aber die Wirksamkeit von Analgetika verstärken bzw. deren unerwünschte Wirkungen abschwächen können. Solche Arzneimittel werden als analgetische Adjuvanzien bzw. Co-Analgetika bezeichnet.

27.2.1 Opioide Analgetika

■ Definition

Der Begriff Opium ist abgeleitet von οποσ (gr. opos, Saft), womit der Saft des Schlafmohns *Papaver somniferum* gemeint ist. **Opiate** bezeichnet Wirkstoffe, die aus dem Schlafmohn gewonnen werden. Der als Erstes (1806 von Sertürner) beschriebene und bekannteste Vertreter der Opiate ist Morphin, dessen Name an μορφηευσ (= Morpheus), den griechischen Gott der Träume erinnern soll. Ein anderes bekanntes Opiat ist Codein. *Μοϱφεύς v μοϱφή geholl*

Die chemischen Strukturen dieser pflanzlichen Opiate lassen sich im Labor verändern, sodass daraus **semisynthetische Derivate** werden. Daneben gibt es auch **vollsynthetische Substanzen.** Außerdem sind in Lebewesen Peptide nachweisbar, die Wirkungen auslösen können, die jenen der Opiate ähnlich sind. Der Überbegriff für diese Wirkstoffe ist **Opioide,** die endogenen Wirkstoffe werden **Opioidpeptide** genannt (▶ Abschn. 21.4).

■ Opioidrezeptoren

Gegenwärtig sind 3 verschiedene **Rezeptoren für Opioide** bekannt, die mit den griechischen Buchstaben μ, δ und κ bezeichnet werden. Sie zeigen alle heptahelikale Struktur und vermitteln ihre Effekte über heterotrimere G-Proteine. Opioidrezeptoren finden sich sowohl im ZNS als auch in peripheren Organen. Ihre Aktivierung durch Agonisten kann daher zahlreiche Wirkungen zur Folge haben (◘ Tab. 27.2).

Ein den eigentlichen Opioidrezeptoren nahe verwandter Rezeptor ist der Rezeptor **ORL-1** (Opioid Receptor Like 1), über den endogenes **Nozizeptin** proalgetische Wirkung entfaltet. Zwischenzeitlich wurden auch die sog. Sigmarezeptoren zur Gruppe der Opioidrezeptoren gezählt; diese Bindungsstellen üben aber keine Membranrezeptorfunktion aus,

sondern sind intrazelluläre Signalmoleküle. Einzelne Rezeptorproteine (z. B. δ- und κ-Rezeptoren) bilden **Heterodimere,** die dann andere pharmakologische Eigenschaften besitzen als die jeweiligen einzelnen Rezeptoren. Dieser Mechanismus trägt zur Heterogenität von Opioidrezeptoren bei.

Die meisten klinisch oder missbräuchlich eingesetzten Opioide entfalten ihre Wirkung, wie Morphin, durch bevorzugte Aktivierung von μ-Rezeptoren. Es gibt aber auch einige andere, wie z. B. Nalbuphin, die an mehr als einem Opioidrezeptor ihre Wirkung entfalten. Hinzu kommt, dass einige Substanzen an einem Rezeptortyp aktivierend, also agonistisch, wirken, an einem anderen Rezeptor gleichzeitig aber blockierend, also antagonistisch. Solche Opioide werden als **gemischte Agonisten-Antagonisten** bezeichnet. Daneben gibt es reine Antagonisten und Substanzen mit partialagonistischer Wirkung. Einige Vertreter der opioid wirksamen Substanzen listet ◘ Tab. 27.1 auf und zeigt deren Wirkung an den einzelnen Opioidrezeptoren.

■ Wirkprinzip

◘ Tab. 27.2 gibt einen Überblick über die typischen Morphinwirkungen, die in zentrale und periphere Effekte unterteilt werden können.

Infolge teilweise überlappender, aber doch unterschiedlicher Lokalisation in verschiedenen Arealen des Nervensystems können Opioidrezeptoren an unterschiedlichen Funktionen und Verhaltensweisen beteiligt sein. Durch den Einsatz relativ selektiver Opioidrezeptorliganden konnten einige der bekannten Opioidwirkungen bestimmten Rezeptortypen zugeordnet werden (◘ Tab. 27.3).

◘ **Tab. 27.1** Wirkungen einiger Opioide an Opioidrezeptoren

Opioid	μ-Rezeptor	δ-Rezeptor	κ-Rezeptor
Morphin	+++		+
Codein	+		
Fentanyl	+++++		
Sufentanil	+++++	++	++
Methadon	+++		
Buprenorphin	ppppp		– –
Pethidin	++	++	++
Pentazocin	ppp		++
Nalbuphin	– – –		+++
Naloxon	– – – – –		– –
Naltrexon	– – – – –	–	– – –

+ = agonistische Wirkung; p = partialagonistische Wirkung
– = antagonistische Wirkung
Je mehr Zeichen, desto höher die relative Affinität des Liganden an den jeweiligen Rezeptoren

◼ Tab. 27.2 Wirkungen von Morphin als prototypischer Opioidrezeptor-Agonist

	Wirkung	Wirkmechanismus
Zentral	spinale Analgesie	Hemmung der synaptischen Übertragung im Hinterhorn
	supraspinale Analgesie	Hemmung der neuronalen Aktivität im Thalamus und Aktivierung hemmender deszendierender Bahnen
	Euphorie	Aktivierung mesolimbischer dopaminerger Neurone
	Sedation/Hypnose	Hemmung der Formatio reticularis
	Muskelrigidität	Aktivierung nigrostriataler dopaminerger Neurone
	Anxiolyse	Hemmung der neuronalen Aktivität im Locus coeruleus
	Krämpfe	Hemmung inhibitorischer Interneurone
	Hypothermie	Hemmung des hypothalamischen Temperaturzentrums
	Miosis	Aktivierung des Nucleus oculomotorius
	Atemdepression	Hemmung der CO_2-Empfindlichkeit des medullären Atemzentrums
	antitussiv	Hemmung des medullären Hustenzentrums
	antiemetisch	Hemmung des medullären Brechzentrums
	Blutdrucksenkung	Hemmung des medullären Vasomotorenzentrums
	Bradykardie	Aktivierung des Nucleus dorsalis n. vagi
Peripher	verzögerte Magenentleerung	Abnahme der Magenmotilität und Pyloruskonstriktion
	Obstipation	Tonussteigerung sowie Hemmung der propulsiven Motorik und der Wasser- und Elektrolytabgabe durch die Mukosa
	Störung des Gallenflusses	Kontraktion der Gallenblasenmuskulatur und des Sphincter Oddii
	Harnverhaltung	Kontraktion des Sphincter vesicae
	Hemmung der Wehentätigkeit	Abnahme der Empfindlichkeit des Uterus gegenüber Oxytocin
	emetisch	Erregung der Chemorezeptoren-Trigger-Zone

◼ Tab. 27.3 Typische opioide Wirkungen und die sie vermittelnden Rezeptoren

Opioidwirkung	μ	δ	κ
Spinale Analgesie	**	*	*
Supraspinale Analgesie	***	*	*
Atemdepression	***		
Euphorie	***		
Psychotomimetische Wirkung			***
Sedierung	***		**
Miosis	**		*
Obstipation/Gallengangkontraktion/Harnverhalt	**	*	*
Diurese			**
Physische Abhängigkeit	***		*

Die Anzahl der Zeichen korreliert mit dem Ausmaß des relativen Beitrags des jeweiligen Rezeptors zur angeführten Wirkung

Daneben kann Morphin (und Pethidin) zur Freisetzung von Histamin führen, ein Effekt, der aber nicht durch Opioidrezeptoren vermittelt wird; die Konsequenz sind Nesselausschlag und Jucken.

Ein Charakteristikum der Opioide ist das Entstehen einer **Toleranz** (Abnahme der Wirkung trotz gleich bleibender Dosierung) nach länger dauernder Anwendung. Diese Toleranzentstehung ist nicht durch Veränderungen im Metabolismus bedingt, sondern durch verringertes Ansprechen der Erfolgsorgane.

Entsprechend ist die Toleranz nicht für alle Effekte gleich. Die deutlichste Wirkungsabnahme findet sich bei zentral dämpfenden Wirkungen (z. B. Sedierung), weniger bei zentral erregenden Wirkungen (z. B. Miosis) und die geringste, kaum feststellbare Wirkungsabnahme tritt bei peripheren Wirkungen auf. Dies erklärt, warum bei Opioidabhängigen sowohl die euphorisierende, als auch die atemdepressive Wirkung stark abnimmt (sodass auch 100-fach gesteigerte Dosierungen keine zentrale Atemlähmung verursachen), während Miosis und Obstipation kaum nachlassen. Eine der Ursachen für diese **differenzielle Toleranzentwicklung** ist das unterschiedliche Desensitivierungsverhalten einzelner Opioidrezeptor-

▢ Tab. 27.4 Charakteristika klinisch eingesetzter Opioide

Wirkstoff	Analgetische Potenz	Orale Bioverfügbarkeit	Plasmahalbwertszeit (h)
Alfentanil	30	nur i. v.	2
Buprenorphin	30	50%	3–4
Codein	0,1	60%	2–4
Dihydrocodein	0,15	30%	3–4
Fentanyl	100	50%	3–4
Hydromorphon	6–8	40%	4–6
Levomethadon	3–4	60–95%	14–40
Morphin	1	20–40%	2–3
Nalbuphin	0,8	nur parenteral	2–3
Naloxon	0	nur parenteral	1–2
Naltrexon	0	40–50%	24–48
Oxycodon	2	60–80%	4–5
Pentazocin	0,3	20%	3–5
Pethidin	0,15	50%	3
Piritramid	0,7	nur parenteral	4–8
Remifentanil	200	nur i. v.	< 0,5
Sufentanil	1000	nur i. v.	10–16
Tilidin	0,2	60–100%	4–6
Tramadol	0,1	70–90%	7

typen. Außerdem wird nicht jeder Rezeptortyp durch alle Agonisten gleich schnell desensitiviert.

Die genauen Mechanismen der Toleranz auf zellulärer Ebene sind nicht restlos aufgeklärt. Ein relevanter Punkt ist die Überaktivität von Adenylylzyklasen. Diese Enzyme werden durch die Aktivierung von Opioidrezeptoren gehemmt. Ihre Aktivität nimmt aber bei andauernder Einwirkung von Opioiden wieder zu und nach Beendigung einer länger dauernden Opioidanwendung wird diese enzymatische Überaktivität wirksam.

Dies ist eine der Grundlagen für das Auftreten von Entzugssymptomen, sobald eine länger dauernde Opioidzufuhr unterbrochen wird. Die Überaktivität der Adenylylzyklasen ist der hemmenden Wirkung der Opioidrezeptoren auf zellulärer Ebene entgegengesetzt. In diesem Sinne sind auch die zu erwartenden **Entzugssymptome** (Pupillenerweiterung, Ruhelosigkeit, Reizbarkeit, Schweißausbrüche, Hyperalgesie, Piloerektion = »cold turkey«, Übelkeit, Erbrechen, Tachykardie, Darmkrämpfe, Durchfälle, Hypertonie, Dysphorie, Gähnen, Schlaflosigkeit, Hyperthermie, Angstzustände, Spannungszustände, Muskelschmerzen) Umkehrungen der bekannten opioiden Wirkungen. Diese Entzugssymptome sind die Grundlage der **physischen Abhängigkeit** nach längerem Opioidkonsum; daneben gibt es auch **psychische Abhängigkeit** (► Kap. 32).

> **Die wichtigsten chronischen Morphinwirkungen sind Toleranzentstehung, Entzugssymptomatik beim Absetzen sowie psychische und physische Abhängigkeit.**

Die Furcht vor dem Auftreten dieser chronischen Wirkungen bedingt eine ungerechtfertigte Zurückhaltung beim klinischen Einsatz der Opioide, denn die Erfahrung lehrt:

> **Schmerzpatienten entwickeln in der Regel keine Suchterkrankung. Auf Toleranz und drohenden Entzug kann mit Dosisanpassung bzw. ausschleichender Beendigung der Therapie reagiert werden.**

Opioide Wirkstoffe

Rund 20 opioid wirksame Substanzen werden in Arzneispezialitäten angeboten, es gibt aber noch wesentlich mehr legale und illegale Opioide. Hier werden nur die besprochen, die als Suchtmittel relevant sind oder therapeutisch häufig eingesetzt werden. Von den nachfolgend angeführten Substanzen sind nur Buprenorphin, Nalbuphin und Pentazocin gemischte Agonisten-Antagonisten, alle anderen sind reine Agonisten oder Antagonisten (▢ Tab. 27.4). Da die Wirkungen primär durch einen agonistischen Angriff an μ-Rezeptoren entstehen, wird diesbezüglich auf ▢ Tab. 27.1 verwiesen.

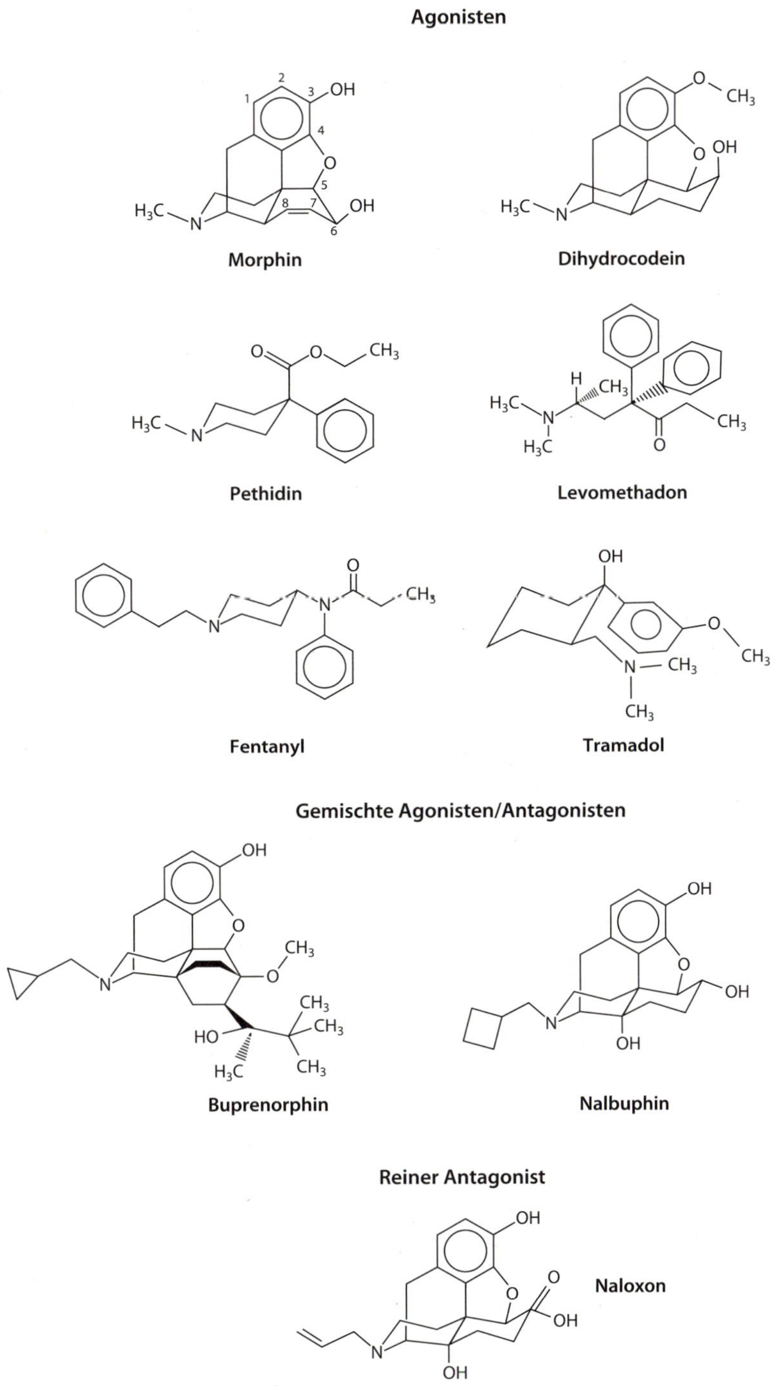

Agonisten

Morphin

Dihydrocodein

Pethidin

Levomethadon

Fentanyl

Tramadol

Gemischte Agonisten/Antagonisten

Buprenorphin

Nalbuphin

Reiner Antagonist

Naloxon

■ Abb. 27.2 Strukturformeln charakteristischer Opioide

Morphin (■ Abb. 27.2) wird nach oraler Verabreichung enteral resorbiert, wobei die Bioverfügbarkeit infolge präsystemischer Elimination bei nur 30% liegt. Daher muss bei oraler Einnahme eine etwa 3-mal höhere Dosis (z. B. 30 mg) als bei parenteraler Applikation (z. B. 10 mg) eingesetzt werden. Morphin unterscheidet sich von vielen anderen Opioiden durch eine relativ geringe Lipidlöslichkeit, sodass es die Blut-

Hirn-Schranke nur langsam passiert. Auch bei parenteraler Gabe werden maximale Wirkungen erst nach 15 Minuten (bei oraler Einnahme nach 30 Minuten) erzielt. Morphin wird im Körper zu Morphin-3- und Morphin-6-Glucuronid metabolisiert; letzteres ist ein aktiver Metabolit, der gut die Blut-Hirn-Schranke durchdringt und eine höhere Affinität zu μ-Rezeptoren aufweist als Morphin selbst. Die Plasmahalb-

27

wertszeit von Morphin beträgt 2–3 Stunden, die von Morphin-6-Glucuronid ist deutlich länger. Die Ausscheidung von Morphin-6-Glucuronid hängt von der Nierenfunktion ab, weshalb bei älteren Patienten immer Vorsicht geboten ist. Aufgrund seiner pharmakokinetischen Parameter ist Morphin insbesondere für eine länger dauernde Therapie nicht gut geeignet und wird daher in diversen retardierten Darreichungsformen (Filmtabletten bzw. Kapseln mit Mikrogranula) eingesetzt. Bei 12-stündlicher, d. h. 2-mal täglicher Verabreichung zeigen diese retardierten Morphine weitgehende therapeutische Äquivalenz mit flüssigen Morphinzubereitungen, wenn letztere alle 4 Stunden oral eingenommen werden; die maximalen Wirkungen werden bei retardierten Morphinpräparationen erst nach 2–3 Stunden erreicht.

Hydromorphon trägt an Position 6 eine Ketogruppe. Es kann daher nicht zum 6-Glucuronid metabolisiert werden. Es wird rascher resorbiert als Morphin und kann daher Schmerzspitzen und Durchbruchsschmerzen besser kupieren. Hydromorphon ist potenter als Morphin; bei Hydromorphon ist auch kein Juckreiz zu erwarten, wie er bei hohen Dosierungen von Morphin aufgrund der Histaminfreisetzung auftreten kann.

Codein unterscheidet sich von Morphin durch Methylierung der phenolischen OH-Gruppe, wodurch die präsystemische Inaktivierung reduziert wird. Es erzielt nach oraler Aufnahme wenigstens 60% der Wirkung, die nach parenteraler Applikation erreicht wird. Codein hat eine Plasmahalbwertszeit von 2–4 Stunden und wird zu ca. 10% zu Morphin metabolisiert. Es ist auch Morphin, das die opioiden Wirkungen vermittelt, da Codein selbst geringe Affinität zu Opioidrezeptoren aufweist; die ausgeprägt antitussive Wirkung des Codeins wird durch andere Mechanismen vermittelt. Suchtpotenzial und analgetische Wirksamkeit von Codein sind wesentlich geringer als jene von Morphin; es wird als typischer Vertreter schwach wirksamer Opioide angesehen. Die Umwandlung zu Morphin wird durch CYP2D6 katalysiert. Liegen diesbezüglich genetische Polymorphismen vor, die den Metabolismus beeinträchtigen, so kann Codein keine analgetische Wirkung entfalten.

Diacetylmorphin (= **Heroin**) unterscheidet sich von Morphin durch höhere Lipidlöslichkeit, die eine wesentlich schnellere Penetration ins ZNS erlaubt. Dort wird es zuerst zu 6-Monoacetylmorphin und dann weiter zu Morphin hydrolysiert und diese beiden Metaboliten vermitteln alle opioiden Wirkungen. Nach i. v. Applikation werden im Gehirn sehr schnell hohe Morphinspiegel erreicht, welche für die schon innerhalb 1 Minute auftretende stark euphorisierende Wirkung des Suchtmittels verantwortlich sind.

Das synthetische Codein-Analogon **Tramadol** (⬛ Abb. 27.2) wird in Desmethyltramadol umgewandelt, das etwa 5-mal aktiver ist als die Ausgangssubstanz. Tramadol ist ein schwach wirksames Opioid. Zur analgetischen Wirksamkeit trägt neben der Aktivierung von μ-Rezeptoren auch die Hemmung der Wiederaufnahme von Noradrenalin und Serotonin sowie eine Aktivierung von α₂-Adrenozeptoren bei. Die Eliminationshalbwertszeit für Tramadol beträgt 6 Stunden, die für den aktiven Metaboliten ca. 7 Stunden.

Tapentadol hat agonistische Wirkung an μ-Opioidrezeptoren mit ca. 40-fach geringerer Affinität als Morphin bei gleichzeitiger Hemmung der Noradrenalin-Wiederaufnahme. Die orale Bioverfügbarkeit liegt bei 30 %, die Halbwertszeit bei nur 4 Stunden, sodass es auch in retardierter Form angeboten wird.

Pethidin (⬛ Abb. 27.2) ist ein synthetisches Phenylpiperidinderivat. Es ist ein ungefähr 10-fach schwächerer Agonist an μ-Rezeptoren als Morphin. Die Halbwertszeit für Pethidin beträgt ca. 3 Stunden, es wird unter anderem zu Norpethidin metabolisiert, das anticholinerge Wirkungen vermittelt. Dieses hat eine Halbwertszeit > 15 Stunden und tendiert daher zu Kumulation. Infolgedessen können nach mehrmaliger Verabreichung von Pethidin exzitatorische Erscheinungen wie Halluzinationen, Muskelzuckungen, gesteigerte Reflexe und Konvulsionen auftreten. Pethidin darf daher nicht längerfristig verabreicht werden.

Loperamid ist ein Abkömmling von Pethidin. Es wird durch einen P-Glykoprotein-Transporter an der Penetration durch die Blut-Hirn-Schranke gehindert und erzielt daher nahezu ausschließlich periphere Wirkungen. In diesem Sinne wird es als **Antidiarrhoikum** eingesetzt.

Fentanyl (⬛ Abb. 27.2) aktiviert selektiv mit ca. 100-fach höherer Potenz als Morphin μ-Rezeptoren. Darüber hinaus besitzt es eine hohe Lipidlöslichkeit, sodass es sehr rasch die Blut-Hirn-Schranke überwindet. Entsprechend sind schon 5 Minuten nach i. v. Gabe maximale zentrale Wirkungen festzustellen. Aufgrund dieser schnellen Penetration ins Gehirn kann Fentanyl deutlich euphorisierend wirken und besitzt beträchtliches Suchtpotenzial. In weiterer Folge wird die lipophile Substanz in weniger gut durchblutete Gewebe wie insbesondere das Fettgewebe umverteilt. Sobald diese Gewebe mit Fentanyl gesättigt sind, erreicht seine Wirkdauer ungefähr die Werte der Eliminationshalbwertszeit von 3–4 Stunden. Fentanyl ist nicht nur zur sublingualen und parenteralen Anwendung verfügbar, sondern auch als transdermales therapeutisches System. **Alfentanil, Remifentanil** und **Sufentanil** sind Verwandte des Fentanyls mit ähnlich hoher oder höherer Potenz. Während die Halbwertszeit von Sufentanil durchschnittlich 12 Stunden beträgt, liegt jene von Alfentanil bei bis zu 2 Stunden und die von Remifentanil bei unter 30 Minuten.

Levomethadon (⬛ Abb. 27.2) ist ein reiner μ-Rezeptor-Agonist mit ähnlicher Affinität wie Morphin. Es hat höhere orale Bioverfügbarkeit. Trotzdem werden die zentralen opioiden Wirkungen nach parenteraler Administration von Levomethadon ungefähr 3-mal schneller erreicht als nach oraler Aufnahme. Außerdem sind die maximalen Wirkungen nach parenteraler Verabreichung viel stärker als nach oraler. Daher besitzt auch Levomethadon intravenös verabreicht ein viel höheres Suchtpotenzial als nach peroraler Aufnahme. Es wird nach hepatischer Metabolisierung hauptsächlich renal ausgeschieden, wobei diese Elimination durch Ansäuerung des Harns beschleunigt werden kann.

Das semisynthetische Thebainderivat **Buprenorphin** (⬛ Abb. 27.2) ist ein partieller Agonist an μ-Rezeptoren und gleichzeitig ein Antagonist an κ-Rezeptoren. Seine Wirkungen sind diejenigen eines μ-Rezeptor-Agonisten, da der Antagonismus am κ-Rezeptor sich klinisch kaum äußert. Der partielle Agonismus an μ-Rezeptoren, gepaart mit hoher Affinität, verleiht Buprenorphin Eigenschaften, die es von den anderen Opioiden deutlich unterscheidet. Infolge der eingeschränkten maximalen Wirksamkeit besitzt Buprenorphin ein wesentlich niedrigeres Abhängigkeitspotenzial als volle μ-Agonisten. Darüber hinaus sind auch alle anderen morphinartigen Wirkungen weniger stark ausgeprägt. Buprenorphin erscheint daher sicherer, da eine zentrale Atemlähmung auch bei Überdosierung unwahrscheinlich ist. Trotzdem sollte die atemdepressive Wirkung nicht außer Acht gelassen werden, da sie, insbesondere in Kombination mit anderen atemdepressiv wirkenden Substanzen wie Benzodiazepinen, bedeutsam werden kann. Die partiell agonistische Wirkung von Buprenorphin kann diesem Opioid aber auch antagonistische Eigenschaften verleihen. Dies bedeutet, dass bei Opioidsüchtigen je nach Ausgangslage (Dauer und Ausmaß der vorangegangen Opioidaufnahme, Höhe der zirkulierenden Opioidspiegel) durch Buprenorphin auch ein Entzugssyndrom ausgelöst werden kann. Buprenorphin ist hoch potent und dissoziiert nur langsam vom Rezeptor. Als Folge davon ist seine Wirkdauer wesentlich länger als seine Plasmahalbwertszeit. Außerdem tritt nach Absetzen von Buprenorphin eine Entzugssymptomatik nur sehr verzögert und abgeschwächt auf und Buprenorphin kann durch andere μ-Rezeptorliganden nicht vom Rezeptor verdrängt werden, d. h., die Wirkung kann durch Antagonisten wie Naloxon nur abgeschwächt werden, wenn die hemmende Substanz gleichzeitig mit oder sofort nach Buprenorphin verabreicht wird. Analog dazu können auch Agonisten (wie Morphin oder Heroin) nicht mehr ihre typische Wirkung entfalten, wenn Buprenorphin den Rezeptor besetzt. Somit ist Buprenorphin eine Substanz, die einerseits Entzugssymptomatik verhindert und andererseits weitergehende Opioideffekte kaum zulässt.

Pentazocin ist ein Benzomorphanderivat mit agonistischer Aktivität an κ-Rezeptoren und partialagonistischer Wirkung an μ-Rezeptoren. Obwohl die meisten Wirkungen des Pentazocins denjenigen von reinen μ-Agonisten vergleichbar sind, gibt es einzelne Unterschiede: In höheren Dosen verursacht Pentazocin psychotomimetische Wirkungen und führt zu Blutdruckanstieg und Tachykardie. Bei Opioidabhängigen kann Pentazocin Entzugssymptomatik auslösen. Trotzdem kann auch nach Beendigung einer lange andauernden Zufuhr von Pentazocin Entzugssymptomatik entstehen. Durch die geringe intrinsische Aktivität an μ-Rezeptoren sind das Abhängigkeitspotenzial und die Gefahr einer Atemlähmung deutlich geringer als bei Morphin.

Nalbuphin ist strukturell dem reinen Antagonisten Naloxon ähnlich. Es wirkt als Antagonist an μ-Rezeptoren und als Agonist an κ-Rezeptoren. Die analgetische Wirksamkeit ist der des Morphin nahezu vergleichbar, das Abhängigkeitspotenzial ist aber viel geringer. Nach hohen Dosen zeigen sich auch bei Nalbuphin psychotomimetische Effekte, aber keine Herz-Kreislauf-Wirkungen.

■ **Interaktionen**

Die zentral dämpfende Wirkung der Opioide wird durch andere Substanzen mit einer solchen Wirkung verstärkt. Hierzu zählen **Benzodiazepine** und analoge Schlafmittel, **Barbiturate, Antiepileptika, Antisympathotonika** (z. B. Clonidin und Moxonidin), Antidepressiva bzw. Neuroleptika mit sedierender Komponente. Gleichzeitige Einnahme von Inhibitoren der Cytochrom-P450-Oxidasen kann die Wirkungen von Opioiden verstärken, dazu zählen: **Makrolidantibiotika** Erythro- und Clarithromycin, **Azolantimykotika** (Fluconazol, Ketoconazol, Itraconazol, Voriconazol), Cimetidin und Grapefruitsaft in größeren Mengen. Enzyminduktoren wie **Phenytoin, Carbamazepin,** Johanniskraut, Phenobarbital und Primidon, die Antibiotika Rifampicin und Rifabutin sowie nichtnukleosidische Reverse-Transkriptase-Hemmer wie Efavirenz und Nevirapin können die Wirkung der Opioide abschwächen.

Bei gemeinsamer Anwendung von Opioiden mit **Antidepressiva** mit serotonerger Wirkkomponente kann es zu einem Serotoninsyndrom kommen. Die Kombination mit MAO-Hemmern ist nicht zulässig.

■ **Klinische Anwendung und Indikationen**

Genaue Angaben zum klinischen Einsatz der Opioide in der Schmerztherapie finden sich in ▶ Abschn. 27.3. Neben Schmerzen sind die Substitutionstherapie bei Opioidabhängigen (Morphin, Methadon, Buprenorphin) sowie Analgesie und narkotische Wirkung in der Allgemeinanästhesie (Alfentanil, Remifentanil, Sufentanil) Einsatzgebiete für Opioide.

■ **Kontraindikationen**

Aufgrund hemmender Wirkung im Gastrointestinaltrakt sollen Opioide bei **chronisch-entzündlichen Darmerkrankungen** sowie **Gallenkoliken** nicht eingesetzt werden; dies gilt auch für **Nierenkoliken.** Die atemdepressive Wirkung kann bei Patienten mit **eingeschränkter Atemfunktion** stärker ausgeprägt sein, es kommt zum weiteren Anstieg des CO_2-Partialdrucks. Dieser kann auch den Hirndruck erhöhen, weshalb bei **Schädel-Hirn-Traumen** Vorsicht geboten ist.

Steckbrief Opioide

Wirkstoffe: Alfentanil, Buprenorphin, Codein, Dihydrocodein, Fentanyl, Hydromorphon, Levomethadon, Morphin, Nalbuphin, Naloxon, Naltrexon, Oxycodon, Pentazocin, Pethidin, Piritramid, Remifentanil, Sufentanil, Tilidin, Tramadol

Wirkmechanismus: Aktivierung bzw. Hemmung endogener Opioidrezeptoren; deren Aktivierung hemmt die synaptische Übertragung in der Schmerzbahn sowohl spinal als auch supraspinal

Interaktionen: Wechselwirkungen mit:
- anderen sedierend wirksamen Substanzen einschließlich Ethanol, MAO-Hemmern, Antidepressiva
- CYP-Hemmern: Makrolidantibiotika, Azolantimykotika, Cimetidin, Grapefruitsaft

- Enzyminduktoren: Phenytoin, Carbamazepin, Johanniskraut, Phenobarbital, Primidon, Rifampicin, Rifabutin, Efavirenz und Nevirapin

Unerwünschte Wirkungen: Atemdepression, psychotomimetische Wirkung, Sedierung, Miosis, Obstipation/Gallengangkontraktion/Harnverhalten, Diurese, physische und psychische Abhängigkeit (daher Suchtpotenzial), Toleranzentwicklung, Entzugssymptomatik
Klinische Anwendung: Schwere akute und chronische Schmerzzustände, Substitutionstherapie, Allgemeinanästhesie
Kontraindikationen: Chronisch-entzündliche Darmerkrankungen, Gallen-, Nierenkoliken, eingeschränkte Atemfunktion, Schädel-Hirn-Traumen

27.2.2 Nichtopioide Analgetika

Nichtopioide Analgetika kann man anhand ihrer eventuell vorhandenen entzündungshemmenden Eigenschaften in **antiphlogistisch** und **nichtantiphlogistisch wirksame** unterscheiden. Die antiphlogistisch wirksamen werden als **nichtsteroidale Antirheumatika** (NSAR bzw. NSAID = Non-Steroidal Anti-Inflammatory Drugs) bezeichnet (▶ Kap. 24).

Zu den nichtantiphlogistisch wirksamen zählen **antipyretisch wirksame Analgetika** (Paracetamol, Metamizol, und Phenazon bzw. Propyphenazon) sowie **Flupirtin, Ziconotid** und **Capsaicin.**

Paracetamol

Die analgetische und antipyretische Wirksamkeit von Paracetamol ist mit jener der Acetylsalicylsäure vergleichbar. Der Wirkmechanismus ist nicht aufgeklärt, es wird eine **Hemmung von Cyclooxygenasen im Gehirn** vermutet. Außerdem gibt es Hinweise, dass das serotonerge und das cannabinoide System an der Wirkung beteiligt sind, die jedenfalls eine zentrale ist. Paracetamol wird zur Therapie **leichter bis mittelstarker Schmerzen** sowie zur **Fiebersenkung** eingesetzt. Da es in therapeutischer Dosierung gut verträglich ist, wird es häufig in der Pädiatrie verwendet.

Pharmakokinetik Nach oraler Applikation ist Paracetamol rasch (1 h) und zu 70–90% bioverfügbar. Die Resorption nach rektaler Anwendung ist langsamer ($\leq$ 3 h) und weniger zuverlässig. Es wird nahezu komplett in der Leber metabolisiert (Glucuronidierung und Sulfatierung); die Plasmahalbwertszeit beträgt ca. 2 Stunden. Ab einer Dosis von **6 g pro Tag** entsteht in der Leber vermehrt **N-Acetyl-p-Benzochinonimin**, das mit Gluthathion konjugiert wird. Sind die Gluthathionreserven der Leber erschöpft, kommt es durch diesen Metaboliten zur Leberzellnekrose. Diese tödliche Intoxikation kann durch das Antidot **N-Acetylcystein** verhindert werden, das innerhalb von 10 Stunden nach Paracetamoleinnahme verabreicht werden muss.

Unerwünschte Wirkungen Sie sind bei therapeutischer Dosierung (bis zu 2 g pro Tag) sehr selten und unspezifisch (z. B. Überempfindlichkeitsreaktionen).

Kontraindikationen Schwere Leber- und Nierenschäden und Glucose-6-phosphat-Dehydrogenase-Mangel. Vorsicht ist bei chronischem Alkoholismus (Leber!) geboten.

Metamizol

Metamizol ist das am **stärksten wirksame Pyrazolinon** mit ausgeprägten **analgetischen** und **antipyretischen** Eigenschaften. Daneben wirkt Metamizol auch leicht **spasmolytisch,** sodass es bei jeglichen **starken Schmerzen** und besonders bei **Kolikschmerzen** eingesetzt wird. Die Wirkung entsteht im ZNS, vermutlich im periaquäduktalen Grau (▶ Abschn. 27.1), wobei der Wirkmechanismus nicht restlos geklärt ist. Eine Hemmung von Cyclooxygenasen ist aber von Bedeutung.

Pharmakokinetik Nach oraler Gabe wird Metamizol sofort in 4-Methylaminophenazon umgewandelt, das komplett resorbiert wird und ein aktiver Metabolit ist. Dieser wird weiter zum aktiven 4-Aminophenazon metabolisiert, beide werden renal eliminiert mit Plasmahalbwertszeiten von ca. 3 bzw. 4 Stunden.

Unerwünschte Wirkungen Unerwünschte Wirkungen limitieren den breiten Einsatz von Metamizol: Agranulozytose tritt selten auf (Risiko ca. 1:1.000.000), ist aber meist letal. Die Ursache hierfür ist vermutlich eine zytotoxische Immunreaktion. Schwere Schockreaktionen sind vor allem nach parenteraler Gabe zu beobachten, weswegen Metamizol i. v. sehr langsam und mit gebotener Vorsicht appliziert werden muss.

Kontraindikationen Kontraindiziert ist Metamizol bei Blutbildungsstörungen.

Phenazon/Propyphenazon

Diese Pyrazolinone sind schwächer wirksam als Metamizol, besitzen aber auch ein Agranulozytoserisiko, das deren Einsatz limitiert.

Flupirtin

Flupirtin ist ein **zentral wirksames mittelstarkes Analgetikum** mit **antikonvulsiven, neuroprotektiven** und **muskelrelaxierenden,** aber keinen antipyretischen Eigenschaften. Diese Kombination dürfte auf einem mehrfachen Wirkmechanismus beruhen, der die Aktivierung von $K_{ir}3$- und K_V7-Kanälen sowie die Modulation von $GABA_A$-Rezeptoren einschließt.

Pharmakokinetik Nach oraler Gabe wird Flupirtin schnell resorbiert; die orale Bioverfügbarkeit liegt bei 90%, die rektale bei 70%. Es wird überwiegend in der Leber metabolisiert, wobei auch ein aktiver Metabolit entstehen kann. Die Plasmahalbwertszeit variiert zwischen 7 und 14 Stunden.

Unerwünschte Wirkungen Müdigkeit, Schwindel, Erbrechen, Verschwommensehen.

Interaktionen Die Wirkungen sedativer Pharmaka und von Ethanol werden verstärkt.

Kontraindikationen Schwere Leberschäden, Cholestase, Hepatoenzephalopathie und Myasthenia gravis.

Ziconotid

Ziconotid ist ein **synthetisches Peptid**, das dem **ω-Conotoxin MVIIA** entspricht. Conotoxine sind im Gift der Meeresschneckengattung *Conus* enthalten und blockieren je nach Art relativ spezifisch einzelne Ionenkanäle.

Pharmakokinetik Ziconotid ist **selektiv für CaV2.2** und verhindert durch die Blockade solcher präsynaptischer Kanäle den Calciumeinstrom und somit die Transmitterfreisetzung. Es kann nur intrathekal verabreicht werden und ist nur bei sehr starken Schmerzen indiziert. Die Halbwertszeit im Liquor beträgt ca. 5 Stunden.

Unerwünschte Wirkungen Verwirrung, Gedächtnisstörung, Schwindel, Nystagmus, Verschwommensehen, Somnolenz, Übelkeit, Erbrechen.

Capsaicin

Capsaicin, ein Inhaltsstoff in Chilischoten, ist ein **Agonist an TRPV1** (▶ Abschn. 27.1.2). Es wird lokal in Salben angewandt und verursacht durch Aktivierung des TRPV1 ein Wärmegefühl, das zur Linderung von Muskelschmerzen beitragen soll. Einer Analgesie dient auch die mögliche Desensitivierung von TRPV1.

Steckbrief nichtopioide Analgetika
Wirkstoffe:
- nichtsteroidale Antirheumatika (NSAR)
- antipyretisch wirksame Analgetika (Paracetamol, Metamizol, und Phenazon bzw. Propyphenazon)
- Flupirtin
- Ziconotid
- Capsaicin

Wirkmechanismus: Hemmung von Cyclooxygenasen (NSAR, Paracetamol, Metamizol), Aktivierung von Kaliumkanälen (Flupirtin), Hemmung von Calciumkanälen (Ziconotid), Aktivierung von TRPV1 (Capsaicin)
Unerwünschte Wirkungen: Lebertoxizität (Paracetamol); Agranulozytose (Metamizol, Phenazon, Propyphenazon); Sedierung (Flupirtin); zentralnervöse Störungen (Ziconotid)
Klinische Anwendung: Leichte bis schwere akute und chronische Schmerzzustände
Kontraindikationen: Leberschäden (Paracetamol, Flupirtin), Nierenschäden (Paracetamol), Blutbildungsstörungen (Metamizol), Myasthenia gravis (Flupirtin)

27.2.3 Co-Analgetika

Co-Analgetika (Adjuvanzien, adjuvante Analgetika) sind Wirkstoffe, die per se kaum oder gar keine analgetische Wirkung besitzen, die aber im Zusammenwirken mit Analgetika die medikamentöse Schmerztherapie unterstützen können.

◘ Tab. 27.5 Co-Analgetika

Wirkstoffklasse	Vertreter	Wirkmechanismus	Zugehöriges Kapitel
Antidepressiva	Amitriptylin, Nortriptylin, Desipramin, Fluoxetin	Verstärkung der endogenen noradrenergen und/oder serotonergen Hemmung, antidepressive Wirkung	▶ Kap. 31
Antikonvulsiva	Carbamazepin, Phenytoin, Gabapentin Lamotrigin	Hemmung von Natriumkanälen und Aktionspotenzialen	▶ Kap. 33
Corticosteroide	Prednisolon, Dexamethason	Entzündungshemmung	▶ Kap. 49
Antiarrhythmika	Mexiletin, Lidocain	Hemmung von Natriumkanälen und Aktionspotenzialen	▶ Kap. 39
Anxiolytika	Benzodiazepine (z. B. Diazepam)	Zentrale Muskelrelaxation, Angstlösung, Sedation	▶ Kap. 29
α_2-Agonisten	Clonidin	Aktivierung prä- und postsynaptischer α_2-Rezeptoren im Hinterhorn	▶ Kap. 26
Laxanzien	Lactulose	Bekämpfung der opioidbedingten Obstipation	▶ Kap. 46
Antiemetika	Metoclopramid	Bekämpfung von opioidbedingtem Erbrechen	▶ Kap. 46
Antipsychotika	Levomepromazin	Besserung von eventuell auftretender Agitation und Verwirrtheit, antiemetische Wirkung	▶ Kap. 30
Bisphosphonate	Clodronat, Pamidronat, Zoledronat, Ibandronat	Hemmung des Schmerzes durch Knochenmetastasen	▶ Kap. 52

27

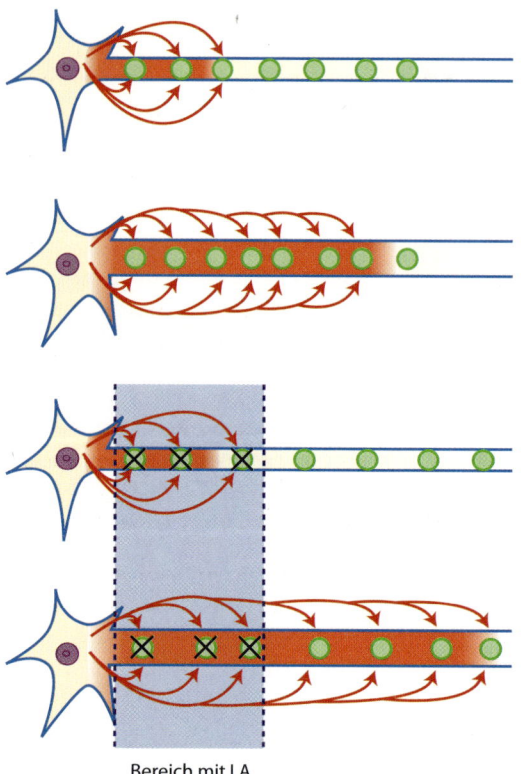

Bereich mit LA

Abb. 27.3a, b Fortleitung einer Depolarisation am Axonhügel über ein dünnes und ein dickes Axon. Die lokale Depolarisation ohne Öffnung weiterer Natriumkanäle (*grüne Öffnungen*) reicht in dicken Axonen wesentlich weiter als in dünnen (**a**). Wird nur ein gewisser Bereich der Axone mit Lokalanästhetikum belegt (**b**), so kann die Reizleitung den Bereich des Lokalanästhetikums (*blau*) überwinden, falls diese lokale Depolarisation weit genug reicht. Erreicht die lokale Depolarisation hingegen nur Natriumkanäle, die mit Lokalanästhetikum (LA) belegt sind, kommt es zu keiner Reizweiterleitung

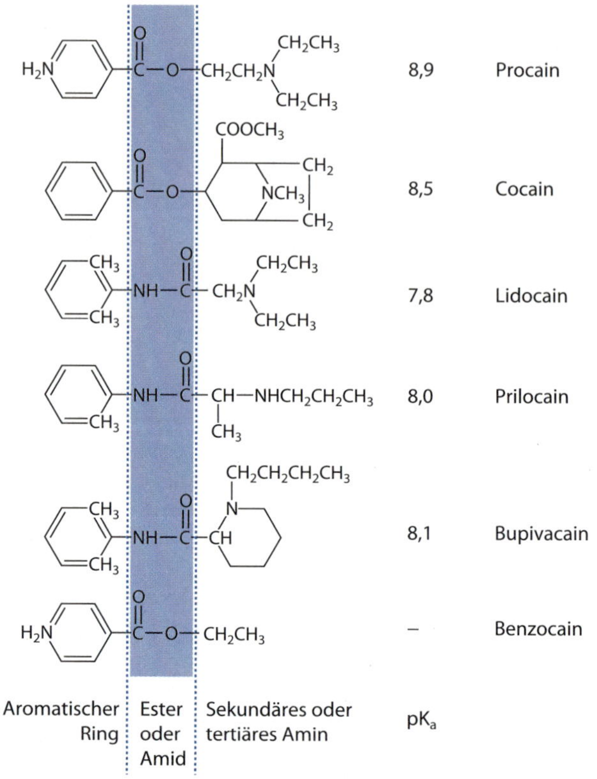

Alle in ☐ Tab. 27.5 erwähnten Substanzen und Substanzklassen sind andernorts im Detail beschrieben und werden hier nur tabellarisch erwähnt.

27.2.4 Lokalanästhetika

▪ Definition
Lokalanästhetika führen nach lokaler Anwendung im Rahmen einer Oberflächen-, Leitungs- oder Spinalanästhesie zur **Gefühllosigkeit** im Bereich des von den betroffenen Nerven sensibel versorgten Gebietes. Die Basis hierfür ist eine **Hemmung der Erregungsleitung** in Neuriten. Grundlage für die ausschließlich anästhetische Wirkung ist die Tatsache, dass dosisabhängig zunächst nichtmyelinisierte und dünne Nervenfasern betroffen sind und erst nach höheren Dosen auch dicke, myelinisierte Nervenfasern (☐ Abb. 27.3).

Schmerzleitende C-Fasern gehören zu den dünnen, unmyelinisierten Fasern, während motorische Fasern zu den dicksten und myelinisierten zählen. Daher ist zunächst die

Abb. 27.4 Strukturformeln der Lokalanästhetika und zugehörige pKa-Werte

Schmerzempfindung und erst bei höheren Dosen auch die Motorik vom Lokalanästhetikum betroffen.

▪ Wirkmechanismus
Lokalanästhetika sind relativ **spezifische Blocker spannungsabhängiger Natriumkanäle.** Erst in höheren Konzentrationen werden auch andere spannungsabhängige und transmittergesteuerte Ionenkanäle blockiert. Die Blockade der Natriumkanäle erfolgt vor allem im inaktivierten Zustand. Da dieser nur vom aktivierten (geöffneten) Zustand aus erreicht wird, ist die Blockade der Natriumkanäle umso stärker ausgeprägt, je öfter die Kanäle geöffnet werden. Diese Art der Wirkung wird nutzungsabhängig (»use-dependent«) genannt.

▪ Pharmakokinetik
Fast alle Lokalanästhetika sind **amphiphil.** Sie besitzen einen **hydrophopen aromatischen Ring sowie** ein **protonierbares Stickstoffatom.** Einzige Ausnahme ist Benzocain, das keinen solchen Stickstoff hat. Somit können Lokalanästhetika in ionisierter und nichtionisierter Form vorliegen; die zugehörigen **pKa-Werte** reichen von **7,8** bis **8,9** (☐ Abb. 27.4).

Durch die Ionisierung der Lokalanästhetika in Abhängigkeit von der vorliegenden H^+-Ionen-Konzentration erhalten diese einen hydrophilen Charakter. Letzterer ist Voraussetzung für die Herstellung einer wässrigen Injektionslösung (pH 4–6), verhindert aber das Durch- bzw. Eindringen in

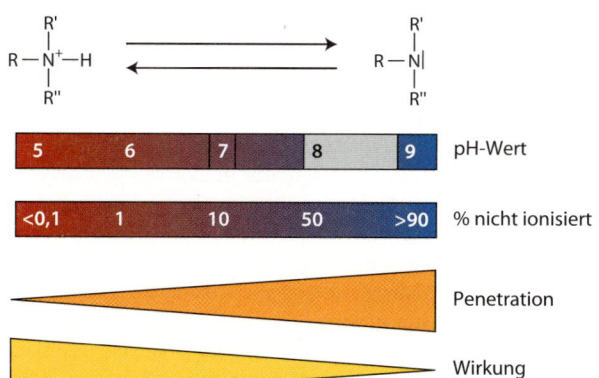

Abb. 27.5 pH-Wert-abhängige Protonierung des N-Atoms in Lokalanästhetika (grauer Bereich: pKa-Werte-Bereich von Lokalanästhetika), resultierender Ionisierungsgrad und Ausmaß von Penetrations- bzw. Wirkungsvermögen

Zellmembranen. Im Gewebe (ph 7,4) liegen je nach pKa 3–30% nichtionisiert vor und können penetrieren (◻ Abb. 27.5). Im entzündeten Gewebe (pH 5–6) liegen weniger als 1% nichtionisiert vor und es kann eventuell nicht genug Lokalanästhetikum an und in die Nervenfaser gelangen, d. h. keine ausreichende Wirkung entstehen.

Ist das Lokalanästhetikum am Neuriten angelangt, kann es auf **2 Wegen** an die Bindungsstelle im Natriumkanal gelangen:

- In nichtionisierter Form auf dem direkten Weg **aus der Membran in die Pore** des Kanalproteins.
- In ionisierter Form **über das Zytosol in die Pore** des Kanalproteins. Dieser Weg benötigt 2 Voraussetzungen:
  - Im Zytosol muss das Lokalanästhetikum ionisiert vorliegen. Daher hat die Wirkung eine zur Penetration umgekehrte pH-Abhängigkeit (◻ Abb. 27.5).
  - Der Zugang vom Zytosol zur Kanalpore ist nur möglich, wenn der Kanal aktiviert wird; dies trägt auch zur oben erwähnten Nutzungsabhängigkeit bei.

Eliminiert werden die Lokalanästhetika auch in Abhängigkeit von ihrer Struktur: Lokalanästhetika vom **Estertyp** (◻ Abb. 27.4) werden im Blut durch Plasmacholinesterasen abgebaut und haben daher kurze Plasmahalbwertszeiten (< 1 h). Lokalanästhetika vom **Amidtyp** werden in der Leber durch Monooxygenasen und Carboxylesterasen metabolisiert und haben längere Halbwertszeiten (> 1 h). Neben der Struktur entscheidet die Lipophilie über die Wirkdauer: Je lipophiler ein Lokalanästhetikum ist, desto länger wirkt es.

Häufig verwendete **Lokalanästhetika** sind:

- **Articain** ist ein Lokalanästhetikum vom Amidtyp mit schnellem Wirkungseintritt und begrenzter Wirkdauer (1 h), das häufig in der Zahnmedizin verwendet wird.
- **Benzocain** besitzt kein protonierbares Stickstoffatom, ist daher kaum wasserlöslich und nur zur Oberflächenanästhesie einsetzbar.
- **Bupivacain** ist ein stark und lang (bis zu 4 h) wirksames Lokalanästhetikum, das daher häufig eingesetzt wird. Im

Vergleich zu Lidocain tritt die Wirkung später ein und die Kardiotoxizität ist höher. Das S-Enantiomer **Levobupivacain** hat dieselbe Wirkstärke und -dauer, ist aber weniger kardiotoxisch.

- **Cocain** war die Substanz, für die die lokalanästhetische Wirkung (unter Beteiligung von Sigmund Freud) erstmals beschrieben wurde. Heute wird es als Lokalanästhetikum nicht mehr eingesetzt, sondern eher missbräuchlich als psychotropes Suchtmittel (▶ Kap. 32).
- **Mepivacain** ist ähnlich schnell und ein wenig länger wirksam wie Lidocain. Bei Kindern, nicht aber bei Erwachsenen zeigt es höhere systemische Toxizität als Lidocain.
- **Prilocain** ist in der Wirkung mit Lidocain zu vergleichen. Es verursacht kaum Vasodilatation, kann daher ohne Vasokonstringenzien verwendet werden und hat eine geringere systemische Toxizität als Lidocain (geringeres Verteilungsvolumen). **Cave:** Prilocain kann zur Methämoglobinbildung führen!
- **Procain** wird wegen seiner relativ kurzen und eher schwach ausgeprägten Wirkung bei gleichzeitig höherem Allergiepotenzial nur noch selten eingesetzt.
- **Ropivacain** ist wie Levobupivacain ein reines S-Enantiomer mit geringerer Kardiotoxizität als Bupivacain. Die Wirkstärke und -dauer sind aber geringer als diejenigen von Bupivacain.

Vasokonstriktorische Zusätze Lokalanästhetika erfassen unter anderem auch postganglionäre sympathische Nervenfasern, sodass die neuronale Regulation des Gefäßtonus wegfällt und es zur Vasorelaxation kommen kann. Die möglichen Folgen sind:

- Vasodilatation
- stärkere Durchblutung
- schnellerer Abtransport des Lokalanästhetikums vom Wirkort
- eventuell höhere Konzentrationen des Lokalanästhetikums im Blut

Zur Vermeidung dieser Reaktionen können dem Lokalanästhetikum **Vasokonstringenzien** zugegeben werden, insbesondere Adrenalin oder Noradrenalin. Diese führen zu

- Wirkungsverlängerung und
- geringerer systemischer Toxizität.

Bei irrtümlicher intravasaler Verabreichung ist die Kombination jedoch toxischer als das Lokalanästhetikum allein.

❗ Cave

Vasokonstringenzien dürfen nicht in den Akren angewandt werden, da es dort zu schweren Durchblutungsstörungen mit Gewebenekrosen kommen kann.

■ **Unerwünschte Wirkungen**

Bei bestimmungsgemäßer Anwendung und Dosierung sind Lokalanästhetika gut verträglich. Selten treten **allergische Reaktionen** auf, die bei Vertretern des Estertyps häufiger sind als bei Amidtyp-Präparaten. Gelangt jedoch Lokalanästhetikum in ausreichender Menge in den systemischen Kreislauf, so kann es überall zur **Blockade von Aktionspotenzialen** kommen. Die Konsequenzen sind:

- **Zentral, initial:** Unruhe, Hitze- oder Kältegefühl, Übelkeit, Erbrechen, Euphorie, Angst; die Symptomatik kann »bunt« sein, deshalb sollten die Patienten dafür sensibilisiert werden, die Wahrnehmung eigenartiger Gefühle mitzuteilen.
- **Zentral, später:** Symptome sind Orientierungsverlust, Muskelzuckungen, Krämpfe, Atemlähmung.
- **Kardial:** Negative Chrono-, Dromo-, Bathmo- und Inotropie, Kreislaufversagen, Herzstillstand.

Zu bedenken ist, dass die systemische Toxizität der Lokalanästhetika nicht nur von der verabreichten Menge abhängt, sondern auch von der Konzentration der Injektionslösung: je höher, desto toxischer (d. h., 2 ml einer 1%igen Lösung sind weniger toxisch als 1 ml einer 2%igen Lösung).

- **Klinische Anwendung**

Oberflächenanästhesie Wässrige Lösungen werden auf Schleimhäute der Nase, des Mundes und Rachens, der Trachea bzw. im Auge, in der Speiseröhre oder im Urogenitaltrakt aufgebracht, um oberflächliche diagnostische oder therapeutische Maßnahmen zu ermöglichen. Submukosale Strukturen sind von der Wirkung nicht erfasst. In Salben oder Puderform werden Lokalanästhetika auf die Haut gebracht, um z. B. Juckreiz zu mildern. Bevorzugte Substanzen sind **Lidocain** und **Benzocain.**

> ❯ **Insbesondere über die Schleimhäute können große Mengen des Lokalanästhetikums resorbiert werden, sodass es leicht zu Intoxikationen kommen kann! Die maximale täglich oberflächlich anwendbare Dosis von Lidocain liegt für Erwachsene bei ≤ 300 mg.**

Infiltrationsanästhesie In der Zahnmedizin sowie bei kleineren chirurgischen Eingriffen dient die subkutane Infiltration von Hautarealen der Hemmung der Schmerzempfindung; tiefere Infiltrationen können aber auch innere Organe betreffen. Die häufig eingesetzten Lokalanästhetika sind **Lidocain, Articain** und **Bupivacain** bzw. **Ropivacain** oder **Levobupivacain.** Bei dieser Anwendung werden häufig Vasokonstriktoren zugesetzt, was die Wirkdauer ungefähr verdoppelt. Müssen größere Regionen infiltriert werden, sind oft beträchtliche Mengen des Lokalanästhetikums erforderlich, sodass Intoxikationen drohen. Eine Alternative dazu ist die Leitungsanästhesie.

Leitungsanästhesie Sie ist der Infiltrationsanästhesie ähnlich, das Lokalanästhetikum wird aber im Bereich eines Nervs infiltriert, um das distal davon liegende sensibel versorgte Gebiet schmerzunempfindlich zu machen.

Intravenöse Regionalanästhesie Anwendung bei kurzen chirurgischen Eingriffen an Extremitäten. Zuerst wird die Extremität mittels Bandage anämisiert und danach proximal eine Manschette auf Druckwerte deutlich oberhalb des systolischen Blutdrucks gebracht. Danach kann durch eine distal liegende Kanüle Lokalanästhetikum in den venösen Bereich der Extremität eingebracht werden. Eine komplette Anästhesie wird dann innerhalb von 10 Minuten erreicht. Die Dauer des Eingriffs ist durch die Anämisierung der Extremität limitiert (< 2 h), die Manschette darf aber erst nach > 30 Minuten geöffnet werden, um zu vermeiden, dass zu große Mengen des Lokalanästhetikums in den Blutkreislauf gelangen. Typische Substanzen sind **Lidocain** und **Prilocain.**

Spinalanästhesie Durch direkte Injektion in die Zerebrospinalflüssigkeit in Höhe der mittleren Lendenwirbelsäule wird die Reizweiterleitung in den vom Rückenmark ausgehenden Nerven blockiert. Dies betrifft nicht nur die Sensibilität, sondern auch Motorik und das sympathische Nervensystem der unteren Körperhälfte. Indikationen sind chirurgische Eingriffe in der Gynäkologie, Urologie und Orthopädie. Häufig verwendete Lokalanästhetika sind **Lidocain, Prilocain** und **Bupivacain/Levobupivacain/Ropivacain.** Durch die Sympathikusblockade kann es zum Blutdruckabfall bis hin zum Kreislaufversagen kommen; schwerwiegende Komplikationen (Blutungen, Infektionen) sind aber eine Ausnahme.

Epiduralanästhesie Das Lokalanästhetikum kann in den Epiduralraum aller Bereiche des Rückenmarks injiziert werden; zur Dauerinfusion können auch Epiduralkatheter gelegt werden. Die verwendeten Substanzen sind diejenigen der Spinalanästhesie. Die Wahrscheinlichkeit von Kreislaufstörungen ist geringer, es können aber größere Mengen des Lokalanästhetikums in den Blutkreislauf gelangen.

Steckbrief Lokalanästhetika

Wirkstoffe: Articain, Benzocain, Bupivacain, Levobupivacain, Cocain, Lidocain, Mepivacain, Prilocain, Procain, Ropivacain

Wirkmechanismus: Blockade von Natriumkanälen, dadurch Hemmung der Aktionspotenzialfortleitung

Unerwünschte Wirkungen (Toxizität):

- **Allgemein:** Allergische Reaktionen
- **Zentral:** Unruhe, Hitze- oder Kältegefühl, Übelkeit, Erbrechen, Euphorie, Angst, Orientierungsverlust, Muskelzuckungen, Krämpfe, Atemlähmung.
- **Kardial:** Negative Chrono-, Dromo-, Bathmo- und Inotropie

Klinische Anwendung: Oberflächen-, Infiltrations-, Leitungs-, intravenöse Regional-, Spinal-, Epiduralanästhesie

27.3 Spezifische Schmerztherapien

Lernziele
Schmerztherapie bei:
- Tumorschmerzen
- Neuropathischen Schmerzen
- Kopfschmerzen

27.3.1 Therapie von Tumorschmerzen

Die Inzidenz von Tumorschmerzen hängt stark von Lokalisation und Stadium des Tumors ab. Bei Knochen- und Pankreastumoren betragen die Raten bis zu 100%, bei Brust- und lymphatischen Tumoren oft unter 50%. Neben der kausalen Therapie (z. B. Entfernung des Tumorgewebes) steht die symptomatische Schmerztherapie im Vordergrund. Da diese infolge unbegründeter Vorbehalte gegenüber einer Therapie mit Opioiden oft unzureichend durchgeführt wurde, hat die WHO 1986 einen Stufenplan zur Therapie chronischer Schmerzen herausgegeben (Abb. 27.6). Typischerweise wird eine Stufe nach der anderen beschritten. In jeder Stufe sollte darauf geachtet werden, dass die Dosierung ausreichend hoch ist. Das Motto, besonders für Opioide, lautet: So viel wie möglich, so wenig wie nötig.

- **Stufe 1:** NSAR wirken gut bei Knochenmetastasen und Weichteilinfiltrationen, da hier lokale Entzündungsreaktionen kausal beteiligt sind. Bei starken Schmerzen kann diese Stufe ausgelassen werden.
- **Stufe 2:** Die führenden Substanzen hier sind Dihydrocodein und Tramadol. Tramadol wirkt stärker emetisch. Bei sehr starken Schmerzen kann Stufe 2 kurz gehalten (oder sogar ausgelassen) und zu Stufe 3 übergegangen werden.
- **Stufe 3:** Wichtigste Substanzen sind Morphin, Hydromorphon, Methadon, Fentanyl und Buprenorphin, die letzten beiden werden transdermal, die anderen vorwiegend peroral verabreicht.

Die chronische Schmerztherapie mit Opioiden erfolgt immer nach einem festen **Zeitschema** und niemals a priori nach Bedarf. Schmerzspitzen können aber mit einer zusätzlichen Gabe eines nichtretardierten Opioids bekämpft werden. Vor der Therapie mit Opioiden muss das Vorhandensein von Symptomen, die unerwünschten Wirkungen der Opioide entsprechen, abgeklärt werden.

> **Die Patienten müssen über alle möglichen unerwünschten Wirkungen, auch Sucht, Abhängigkeitsentwicklung und Toleranzentstehung aufgeklärt werden.**

Die Therapie wird meist mit nichtretardiertem Morphin peroral begonnen (4–6 Dosen von 10–30 mg über den Tag verteilt). Beim Ansprechen des Patienten darauf erfolgt Umstellung auf retardiertes Morphin (2 entsprechende Dosen pro Tag). Unter optimaler Opioidtherapie stellt sich keine psychische Abhängigkeit ein, die Toleranzentwicklung verläuft oft langsam.

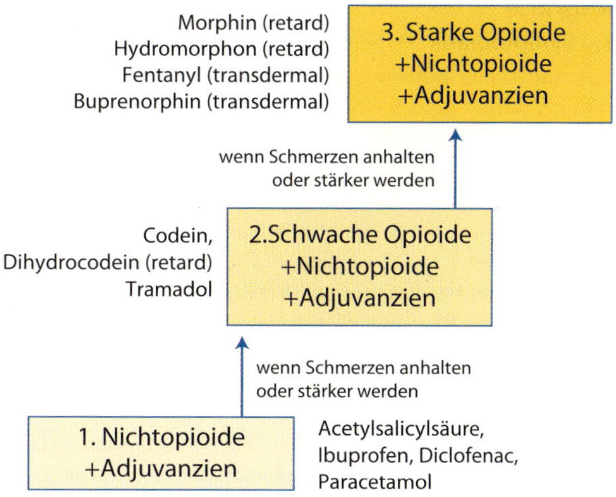

Morphin (retard)
Hydromorphon (retard)
Fentanyl (transdermal)
Buprenorphin (transdermal)

3. Starke Opioide +Nichtopioide +Adjuvanzien

wenn Schmerzen anhalten oder stärker werden

Codein,
Dihydrocodein (retard)
Tramadol

2. Schwache Opioide +Nichtopioide +Adjuvanzien

wenn Schmerzen anhalten oder stärker werden

1. Nichtopioide +Adjuvanzien

Acetylsalicylsäure,
Ibuprofen, Diclofenac,
Paracetamol

Abb. 27.6 WHO-Stufenplan zur Therapie chronischer Schmerzen

Opioide können neben der **peroralen Gabe** auch **transdermal** (Fentanyl, Buprenorphin), **intravenös, subkutan, peridural** und **intrathekal** verabreicht werden. Außerdem stehen Pumpsysteme zur Verfügung, mit denen der Schmerzpatient selbst die Dosierung steuern kann; eine spinale Analgesie mit Opioiden gilt als Ultima Ratio.

27.3.2 Symptomatische Therapie neuropathischer Schmerzen

Kausale Therapieformen sind z. B. die Beseitigung neuraler Kompressionen oder die Optimierung einer Diabetestherapie. In der **symptomatischen Therapie** sind nichtopioide Analgetika oft wenig wirksam, eine Dauertherapie mit Opioiden kann meist auch nicht empfohlen werden. Daher erfolgt die Therapie eigentlich nur mit Co-Analgetika:
- **Antidepressiva:** Trizyklische (Amitriptylin, Nortriptylin) sind besser wirksam als SSRI.
- **Antiepileptika:** Carbamazepin, Gabapentin, Oxcarbazepin, Lamotrigin
- **Lokalanästhetika:** Mexiletin peroral

27.3.3 Therapie von Kopfschmerzen

Kopfschmerz ist die häufigste Schmerzform. Die genaue diagnostische Abklärung ist für die Einleitung der entsprechenden Therapie besonders wichtig. Man unterscheidet **primäre** von **sekundären Kopfschmerzen,** wobei letztere auf Basis einer anderen Grunderkrankung auftreten. Die 3 häufigsten **primären Kopfschmerzarten** sind **Migräne, Spannungs-** und **Cluster-Kopfschmerz.** Von diesen ist der Spannungskopfschmerz der häufigste.

Migräne

■ Symptomatik

Migräne ist eine **neurovaskuläre Erkrankung,** die durch episodisch auftretende, heftig pochende, oft einseitige Kopfschmerzen charakterisiert ist. Während dieser Episoden zeigen sich auch gastrointestinale Symptome (Übelkeit, Erbrechen) und erhöhte Licht- und Geräuschempfindlichkeit. In bis zu 20% kann dieser Symptomatik eine **Aura** vorausgehen, in deren Rahmen es zu visuellen und anderen neurologischen Störungen kommen kann. Die Prävalenz der Erkrankung liegt in Europa bei 11%, die mediane Häufigkeit der Attacken bei 1,5-mal pro Monat.

■ Pathophysiologie

Die Pathophysiologie der Migräne ist nicht restlos aufgeklärt. Einerseits werden während Migräneattacken Kerngebiete im Hirnstamm aktiviert, die die Innervation meningealer Blutgefäße kontrollieren, andererseits gibt es Hinweise auf erhöhte 5-HT-Spiegel im Blut; letztere können endotheliale 5-HT_{2B}-Rezeptoren aktivieren, wodurch NO freigesetzt und eine Vasodilatation verursacht wird.

Über den Trigeminus wird die schmerzhafte Empfindung der Vasodilatation nach zentral geleitet; gleichzeitig kommt es im Bereich der peripheren Endigungen des Trigeminus zur neurogenen Entzündung (▶ Kap. 2). Der Aura liegt das Phänomen der »cortical spreading depression« (CSD) zugrunde, eine sich über den Cortex ausbreitende Depolarisationswelle, die zur Unterdrückung der Aktivität im EEG führt. Ob diese CSD auch für die Schmerzentstehung verantwortlich ist, bleibt allerdings unklar.

■ Migränemittel

In der **Therapie der Migräne** unterscheidet man zwischen **Anfallskupierung** und **Intervalltherapie.**

Zur **Anfallskupierung** werden folgende Wirkstoffgruppen eingesetzt:

- unspezifische Analgetika (z. B. Paracetamol, Acetylsalicylsäure, Ibuprofen)
- Triptane (Almotriptan, Eletriptan, Frovatriptan, Naratriptan, Rizatriptan, Sumatriptan, Zolmitriptan)
- Ergotalkaloide (Ergotamin und Dihydroergotamin)

In der **Intervalltherapie** zur Prophylaxe des Auftretens von Attacken werden als Wirkstoffe eingesetzt:

- β-Blocker: Propranolol, Metoprolol und Bisoprolol
- Amitriptylin
- Valproat
- Flunarizin

Da es im Rahmen der Attacken häufig auch zum Erbrechen kommt, werden oft initial die Antiemetika Metoclopramid oder Domperidon verabreicht.

Triptane Sie sind neben unspezifischen Analgetika die Mittel der Wahl zur Kupierung von Migräneattacken; sie sind **$5\text{-HT}_{1B/1D}$-Rezeptor-Agonisten** (Tab. 27.6). Diese Rezeptoren finden sich einerseits auf den glatten Muskelzellen der Gefäße und vermitteln **Vasokonstriktion** (5-HT_{1B}) und andererseits auf den Nervenendigungen in den Meningealgefäßen, wo eine **Hemmung der Neuropeptidfreisetzung** (5-HT_{1D}) im Rahmen der neurogenen Entzündung vermittelt wird. Die angeführten Triptane sind unterschiedlich stark wirksam und bei fehlendem Ansprechen auf einen Vertreter empfiehlt sich ein Therapieversuch mit einem anderen.

Unerwünschte Wirkungen der Triptane sind: Hautkribbeln, Parästhesien, Wärmegefühl im Kopf-Hals-Bereich, Druckgefühl in der Brust, Müdigkeit, Schwindel, Übelkeit, Erbrechen, sehr selten aber auch Angina-pectoris-Anfälle und eventuell Herzinfarkt infolge einer Vasokonstriktion im Bereich der Koronarien.

❗ Cave

Triptane sind bei vorbestehenden koronaren Herzerkrankungen kontraindiziert, ebenso bei Hypertonie und peripheren Durchblutungsstörungen.

◘ Tab. 27.6 Pharmakokinetik der Triptane

Triptan	Halbwertszeit (h)	Wirkungsmaximum (h)	Orale Bioverfügbarkeit (%)	Elimination
Almotriptan	3,5	2–3	70	MAO/CYP
Eletriptan	5,0	2	50	CYP3A4
Frovatriptan	25,0	3	25–30	Renal (50%)
Naratriptan	6,0	2–3	65–75	Renal (70%)
Rizatriptan	2,0	1	40	MAO
Sumatriptan	2,0	2–3	15	MAO
Zolmitriptan	3,0	2–3	40	CYP/MAO

MAO = Monoaminoxidase; CYP = Cytochrom P450

Ergotamin und Dihydroergotamin Da beide Substanzen bei Migräneattacken ähnlich wirken wie Triptane, wird ihnen ebenfalls eine Wirkung als **5-HT$_{1B/1D}$-Rezeptor-Agonisten** zugeschrieben. Daneben wirken sie als partielle Agonisten an α-Adrenozeptoren, was die vasokonstriktorische Wirkung erhöht. Für Ergotamin soll die Wirkung in Gefäßen des Kopfbereichs stärker ausgeprägt sein, für Dihydroergotamin eher in den Kapazitätsgefäßen, sodass letzteres besonders gegenüber hypotoner Dysregulation eingesetzt wird.

Unerwünschte Wirkungen sind Übelkeit und Erbrechen (durch partiellen Agonismus an Dopaminrezeptoren), Schwäche, Muskelschmerzen, Parästhesien, Druckgefühl in der Brust, durch koronare Vasokonstriktion auch Angina-pectoris-Anfälle und eventuell Herzinfarkt. Bei **Überdosierung** entsteht das Bild des **Ergotismus**: Die Gliedmaßen sind kalt und blass, die Pulse kaum nachweisbar, neben Parästhesien treten auch Lähmungserscheinungen auf. Mögliche Folgen sind ein Raynaud-Syndrom bzw. das Absterben von Fingern und Zehen. Diese Symptome erfordern sofortiges Absetzen von Ergotamin und Maßnahmen zur Aufrechterhaltung der Durchblutung.

Kontraindikationen für Ergotamin und Dihydroergotamin sind periphere Durchblutungsstörungen, koronaren Herzerkrankungen, Hypertonie sowie Schwangerschaft wegen des abortiven Effekts von Ergotalkaloiden. Außerdem dürfen Ergotalkaloide wegen möglicher Potenzierung der vasokonstriktorischen Wirkung nicht gemeinsam mit Triptanen verabreicht werden.

β-Blocker Unter β-Blockern sind insbesondere **Propranolol**, **Metoprolol** und **Bisoprolol** als Prophylaxe gegen das Auftreten von Migräneattacken geeignet, nicht aber die meisten anderen Vertreter. Daraus ergibt sich, dass vermutlich nicht β-Adrenozeptoren, sondern vielmehr **5-HT2-Rezeptoren** die therapeutisch relevanten Angriffspunkte sind. Ansonsten gelten hier alle Angaben zu β-Blockern aus ▶ Kap. 26.

Amitriptylin Der Wirkmechanismus dieses **trizyklischen Antidepressivums** in der Prophylaxe ist zwar weitgehend unklar, klinische Untersuchungen dokumentieren aber eine prophylaktische Wirkung gegenüber Migräneattacken; unerwünschte Wirkungen etc. ▶ Kap. 31.

Valproinsäure Die prophylaktische Wirkung des **Antiepileptikums** Valproinsäure beruht vermutlich auf demselben Prinzip wie die analgetische Wirkung von Antiepileptika bei neuropathischen Schmerzen: Hemmung von Aktionspotenzialen besonders bei hoher Feuerfrequenz. Als Alternative zu Valproinsäure wird neuerdings **Topiramat** empfohlen. Sonstige Angaben zu Antiepileptika ▶ Kap. 33.

Flunarizin Dieser ältere **Calciumkanalblocker** ist weniger selektiv als die heute in der Herz-Kreislauf-Therapie eingesetzten (▶ Kap. 39). Unerwünschte Wirkungen des Flunarizin sind sedierende Wirkung (besonders in Kombination mit Ethanol), Müdigkeit, Appetit- und Gewichtszunahme, Depressionen und extrapyramidale Symptomatik.

Steckbrief Migränemittel

Wirkstoffe:
- Unspezifische Analgetika (z. B. Paracetamol, Acetylsalicylsäure, Ibuprofen)
- Triptane (Almotriptan, Eletriptan, Frovatriptan, Naratriptan, Rizatriptan, Sumatriptan, Zolmitriptan)
- Ergotalkaloide (Ergotamin und Dihydroergotamin)
- β-Blocker (Propranolol, Metoprolol, Bisoprolol)
- Amitriptylin
- Valproat
- Flunarizin

Wirkmechanismus: Hemmung von Cyclooxygenasen (NSAR und Paracetamol), Aktivierung von 5-HT$_{1B/D}$-Rezeptoren (Triptane und Ergotalkaloide), Blockade von 5-HT$_2$-Rezeptoren (β-Blocker), Hemmung von Calciumkanälen (Flunarizin)

Unerwünschte Wirkungen:
- Ischämien (Triptane und Ergotalkaloide)
- Sedierung, Müdigkeit, Appetit- und Gewichtszunahme (Flunarizin)

Kontraindikationen: Ischämische Erkrankungen (Triptane und Ergotalkaloide)

Spannungskopfschmerz

▪ Symptomatik

Diese häufigste Form von Kopfschmerzen ist durch einen beidseitigen ziehenden oder drückenden Schmerz charakterisiert, der sich von der Migräne durch das Fehlen der folgenden Symptome unterscheidet: Pulsieren, Übelkeit und Erbrechen, Licht- und Geräuschempfindlichkeit.

Spannungskopfschmerz tritt episodisch oder chronisch (an über 15 Tagen pro Monat und über mehr als 3 Monate) auf. Diese Unterscheidung ist therapeutisch relevant, da eine medikamentöse Schmerztherapie der chronischen Form die Basis für die Entwicklung eines medikamenteninduzierten Kopfschmerzes sein kann.

▪ Therapie

Bei der episodischen Form werden nichtopioide Analgetika eingesetzt, insbesondere **Paracetamol** (0,5–1 g; ▶ Abschn. 27.2.2) sowie die NSAR **Acetylsalicylsäure** (1 g), **Ibuprofen** (400–600 mg) und **Naproxen** (0,5–1 g). Weitere Angaben zu NSAR ▶ Kap. 24.

Die Einnahme der Analgetika sollte auf 10 Tage pro Monat beschränkt sein, da sonst die Entstehung eines medikamenteninduzierten Kopfschmerzes droht. Für eine eventuelle Prophylaxe eines Spannungskopfschmerzes wird der Einsatz von Amitriptylin empfohlen.

Medikamenteninduzierter Kopfschmerz
Grundsätzlich kann jede chronische Therapie mit Analgetika und Migränemitteln Kopfschmerz induzieren. Am häufigsten tritt dieser aber bei folgenden Präparaten auf:

- koffeinhaltige Analgetikamischpräparate
- Triptane
- codeinhaltige Analgetikamischpräparate
- Ergotamine
- Analgetikamonopräparate

Das Auftreten hängt nicht primär von der eingenommenen Tagesdosis ab, sondern von der **Einnahmehäufigkeit.** Als Grenzen hierfür werden für Triptane, Ergotalkaloide und Mischpräparate 10 Tage pro Monat, für alle anderen Analgetika 15 Tage pro Monat angenommen. Die Intensität des Kopfschmerzes verstärkt sich bei Einnahme der Analgetika und lässt deutlich nach, wenn der Analgetika-Übergebrauch beendet wird. Die Symptomatik ähnelt jener der Migräne, wenn Triptane oder Ergotamin verwendet werden, aber dem Spannungskopfschmerz, wenn ein Vertreter der anderen Analgetika eingesetzt wird.

Cluster-Kopfschmerz

Symptomatik Diese seltene Form primärer Kopfschmerzen ist durch einen streng einseitigen, nichtpulsierenden, orbital, supraorbital oder temporal fokussierten Schmerz charakterisiert. Typisch sind begleitende autonome Symptome wie Rötungen der Konjunktiven, Lakrimation und Schwitzen, selten auch Lidödeme.

Therapie Typischerweise sind sowohl opioide als auch nichtopioide Analgetika bei Cluster-Kopfschmerz unwirksam. Stattdessen erscheint die Gabe von **Sauerstoff** (100%ig, 7 l/min über 15 min über Atemmaske) gut wirksam. Daneben können **Sumatriptan** oder **Zolmitriptan** verwendet werden.

Weiterführende Literatur

Basbaum AI, Bautista DM, Scherrer G, Julius D (2009) Cellular and molecular mechanisms of pain. Cell 16; 139(2): 267–284

Dubin AE, Patapoutian A (2010) Nociceptors: the sensors of the pain pathway. J Clin Invest 120(11): 3760–3772

Galletti F, Cupini LM, Corbelli I, Calabresi P, Sarchielli P (2009) Pathophysiological basis of migraine prophylaxis. Prog Neurobiol 89(2): 176–192

Loder E (2010) Triptan therapy in migraine. NEJM 363(1): 63–70

Oertel BG, Lötsch J (2013) Clinical pharmacology of analgesics assessed with human experimental pain models: bridging basic and clinical research. Br J Pharmacol 168(3): 534–553

Olesen AE, Andresen T, Staahl C, Drewes AM (2012) Human experimental pain models for assessing the therapeutic efficacy of analgesic drugs. Pharmacol Rev 64(3): 722–779

Narkotika und Muskelrelaxanzien

S. Böhm

M. Freissmuth et al., *Pharmakologie und Toxikologie*,
DOI 10.1007/978-3-662-46689-6_28, © Springer-Verlag Berlin Heidelberg 2016

Narkotika werden eingesetzt, um einen Zustand herbeizuführen, der chirurgische oder diagnostische Eingriffe unter Aufhebung der Schmerzempfindung, des Bewusstseins und des Erinnerungsvermögens erlaubt, der die lebenswichtigen Funktionen jedoch aufrechterhält. Sie werden je nach Applikationsart in Injektions- und Inhalationsnarkotika unterteilt. Zur ausreichenden Muskelrelaxation und Reflexdämpfung werden zusätzlich Muskelrelaxanzien verabreicht.

Ziel der Anästhesie ist eine vorübergehende Ausschaltung der Schmerzempfindung, des Bewusstseins und der Erinnerung, zusammen mit Muskelrelaxation und Reflexdämpfung unter Aufrechterhaltung der lebenswichtigen Funktionen wie Atmung und Kreislauf, um chirurgische oder diagnostische Eingriffe vornehmen zu können. Dieser Zustand wird weithin als **Narkose** bezeichnet. Daher werden die Begriffe Narkose und Anästhesie bzw. Narkotika und Anästhetika weitgehend synonym verwendet. Eine komplette Analgesie, die chirurgische Eingriffe ermöglicht, ist allerdings auch bei nur eingeschränktem, aber nicht aufgehobenem Bewusstsein zu erreichen.

Zur Erreichung einer Narkose eingesetzte Wirkstoffe können auf 2 Wegen appliziert werden:

- Intravenös als **Injektionsnarkotika:** Die Elimination erfolgt über die Leber und die Niere.
- Über die Atemwege als **Inhalationsnarkotika:** Die Elimination sollte auf demselben Weg möglichst ohne Metabolismus (abgeatmet) erfolgen.

Da die Narkotika meist keine für chirurgische Eingriffe ausreichende Muskelrelaxation erzielen, werden im Rahmen einer Narkose auch **Muskelrelaxanzien** eingesetzt.

Anästhetika dienen weder der Therapie noch der Diagnostik, sondern sind Hilfsmittel in der Chirurgie. Daher werden an sie besondere Anforderungen gestellt. Die Wirkstoffe sollten folgende Kriterien erfüllen:

- **Große therapeutische Breite:** Der Abstand zwischen der Dosis, die Eingriffe zulässt, und jener, die Vitalfunktionen stark beeinträchtigt, sollte möglichst groß sein.

- **Volle Reversibilität:** Der Zustand des Narkotisierten sollte nach Beendigung der Anästhesie identisch sein mit dem Zustand davor und möglichst schnell erreicht werden.
- **Minimale Toxizität:** Auch nach höheren Dosierungen sollten keinerlei toxische Reaktionen auftreten.
- **Gute Steuerbarkeit,** sodass die Narkosetiefe jederzeit an die Erfordernisse angepasst werden kann und der Gesamtverbrauch an Narkotikum möglichst gering bleibt.

Die erste öffentliche Demonstration einer Narkose wird William Morton im Jahr 1846 zugeschrieben. Damals wurde **Diethylether** eingesetzt, ein höchst explosives und schlecht steuerbares Inhalationsnarkotikum. Diesem folgten später **Chloroform** (hepatotoxisch), **Distickstoffmonoxid** (N_2O), Cyclopropan (explosiv) und 1956 **Halothan**, der erste halogenierte Kohlenwasserstoff mit anästhetischer Wirkung. Das erste **Injektionsnarkotikum** war **Thiopental**, das seit 1935 klinisch eingesetzt wird.

28.1   Wirkmechanismen der Narkotika

Lernziele
- Korrelation zwischen narkotischer Potenz und Lipophilie der Anästhetika
- Modulation transmittergesteuerter Ionenkanäle

Obwohl Narkotika seit über 150 Jahren erfolgreich eingesetzt werden, sind deren Wirkmechanismen bis heute nicht restlos geklärt. Eine Hypothese entwickelten um 1900 H. H. **Meyer** und C. E. **Overton**. Sie besagt, dass die Wirkung der Anästhetika auf deren Lipophilie beruht. Die Grundlage dafür bietet der Befund, dass die narkotische Potenz aller narkotisch wirkenden Substanzen direkt linear mit deren **Lipidlöslichkeit** korreliert. Diese Hypothese behielt für ca. 100 Jahre ihre allgemeine Gültigkeit.

Tab. 28.1 Wirkungen von Narkotika auf transmittergesteuerte Ionenkanäle (nach Rudolph und Antkowiak 2004)

Rezeptoren	N_2O	Sevofluran	Isofluran	Ketamin	Barbiturate	Propofol	Etomidat
GABA$_A$	+	++	++	+	++	++	++
GlyR	+	++	++	0	+	++	+
nnAChR	––	––	––	––	––	–	–
5–HT$_3$	––		++	+		0	0
AMPA	–		––	0	––	–	
Kainat	––		++	0	––	0	
NMDA	––		–	––	0	–	

–– = starke Hemmung; – = geringe Hemmung; 0 = kein Effekt
+ = geringe Steigerung der Aktivität; ++ = starke Steigerung der Aktivität
Leere Felder: Effekt wurde noch nicht direkt untersucht
GlyR = Glycinrezeptoren; nnAchR = neuronale nikotinische Acetylcholinrezeptoren

Mittlerweile ist aber klar: Die Lipophilie ist zwar pharmakokinetisch bedeutsam, unspezifische Interaktionen mit Lipidmembranen allein können aber die narkotische Wirkung nicht erklären. Gegen obige Hypothese spricht insbesondere, dass zahlreiche Narkotika als Stereoisomere vorkommen und bezüglich der narkotischen Wirkung deutliche Stereoselektivität zeigen. Außerdem werden zahlreiche **Ionenkanäle,** insbesondere transmittergesteuerte, sowohl durch Inhalations- als auch Injektionsnarkotika beeinflusst (◨ Tab. 28.1). Mittels Punktmutationen sind Bindungsstellen innerhalb dieser Ionenkanäle identifiziert worden.

◨ Tab. 28.1 lässt für die angeführten transmittergesteuerten Ionenkanäle und Narkotika kein eindeutiges Interaktionsmuster erkennen; es werden aber meist inhibitorische ionotrope Rezeptoren, insbesondere GABAA-Rezeptoren, potenziert bzw. exzitatorische ionotrope Rezeptoren gehemmt.

Ein weiterer Punkt im Sinne des Wirkmechanismus betrifft die Frage, wo im Bereich des ZNS die einzelnen Wirkungen der Narkotika entstehen. Die **anatomischen Hauptangriffsorte** sind:

- **Rückenmark** für die Immobilisierung
- **kortikale Netzwerke** für Amnesie und Sedation
- **subkortikale Bereiche** (Thalamus, Mittelhirn, Formatio reticularis, Hypothalamus) für Hypnose und Bewusstseinsverlust

28.2 Wirkungen der Narkotika

Lernziele

Erwünschte Wirkungen
- Analgesie
- Bewusstlosigkeit
- Amnesie
- Reflexdämpfung
- Immobilität

Unerwünschte Wirkungen
- Blutdruckabfall (Vasodilatation, Abschwächung des Barorezeptorreflexes, Senkung des Sympathikotonus)
- Einschränkung der Herzauswurfleistung
- Atemdepression
- Senkung des Ösophagussphinktertonus
- Hypothermie

Die für eine Narkose **erwünschten Wirkungen** aller Narkotika sind:

- *Analgesie:* Aufhebung der Schmerzempfindung
- *Bewusstlosigkeit*
- *Amnesie:* Einschränkung des Erinnerungsvermögens
- *Reflexdämpfung*
- *Immobilität:* Muskelrelaxation
- *Reduktion des Hirndrucks* durch Reduktion von Metabolismus und Durchblutung

Diese Wirkungen sind nicht bei allen Narkotika gleich stark ausgeprägt. Manche wirken stark analgetisch und nur schwach

bewusstseinseinschränkend (z. B. Distickstoffmonoxid, N_2O), andere (z. B. Barbiturate) wirken nicht analgetisch, aber stark bewusstseinseinschränkend.

Daneben rufen alle Narkotika *unerwünschte Wirkungen* hervor:

- *Blutdruckabfall* durch Vasodilatation, Abschwächung des Barorezeptorreflexes, Senkung des Sympathikotonus
- *Einschränkung der Herzauswurfleistung*
- *Atemdepression* durch Reduktion von Atemfrequenz und/oder Atemtiefe, Reduktion der CO_2-Empfindlichkeit
- *Senkung des Ösophagussphinktertonus* mit möglichem Erbrechen
- *Hypothermie* durch zentrale und periphere (z. B. Vasodilatation) Mechanismen

Auch diese Wirkungen sind unter den einzelnen Substanzen nicht gleich stark ausgeprägt. Während z. B. Desfluran und Isofluran relativ stark blutdrucksenkend wirken, schränken diese die Herzauswurfleistung kaum ein. Hingegen zeigen Etomidat und Ketamin generell kaum einschränkende Herz-Kreislauf-Wirkungen.

Maligne Hyperthermie
Die maligne Hyperthermie ist eine **lebensbedrohliche Reaktion** im Rahmen einer Allgemeinanästhesie. Sie wird durch das Muskelrelaxans **Suxamethonium** und **Inhalationsnarkotika** als Triggersubstanzen ausgelöst, am häufigsten in Kombination beider.

- Die Ursachen der malignen Hyperthermie liegen in **genetisch bedingten Veränderungen des Ryanodinrezeptors in der Skelettmuskulatur.** Durch die auslösenden Wirkstoffe kommt es zu unkontrollierter Calciumfreisetzung aus dem sarkoplasmatischem Retikulum und zur **Kontraktion der Muskelfasern.** Als Folge steigt der Stoffwechsel in der Muskulatur mit **erhöhtem Sauerstoffumsatz,** vermehrter CO2-Produktion sowie **starker Wärmeabgabe.** Danach können Rhabdomyolyse, Sauerstoffmangel, Hyperkapnie und Laktatazidose folgen. Letztendlich kann sich ein Stoffwechsel- und Organversagen entwickeln, das zum Tod führt.
- Die Prävalenz der genetischen Defekte liegt zwischen 1:3000 und 1:10.000. Die Häufigkeit des klinischen Auftretens der Symptome während einer Narkose liegt zwischen 1:5000 und 1:100.000.
- Beim Eintreten der Symptomatik muss die **Zufuhr von Triggersubstanzen sofort beendet** werden. Die Beatmung wird mit 100% Sauerstoff unter erhöhtem Atemminutenvolumen fortgesetzt, um das angestiegene CO_2 abzuatmen. Die Narkose wird mit Injektionsnarkotika fortgeführt. Zur Aufhebung der Muskelkontraktionen wird schnellstmöglich **Dantrolen** infundiert. Dies ist ein muskulotropes Muskelrelaxans, das die Calciumfreisetzung aus dem sarkoplasmatischen Retikulum hemmt. Die Letalität der malignen Hyperthermie wurde durch verbesserte Patientenüberwachung und den Einsatz von Dantrolen von ursprünglich über 90% auf unter 5% gesenkt.

28.3 Injektionsnarkotika

Lernziele

Injektionsnarkotika

- Barbiturate (Methohexital und Thiopental), Etomidat, Ketamin und Propofol

Pharmakokinetik

- Sofortiger Wirkungseintritt, Wirkende durch Umverteilung

Verwendung

- Narkoseeinleitung
- Totale intravenöse Anästhesie (TIVA)

28.3.1 Pharmakokinetik

Alle Injektionsnarkotika zeichnen sich durch hohe Lipophilie aus. Daher treten diese Substanzen nach Bolusinjektion sofort in die stark durchbluteten lipophilen Anteile des ZNS über. Dadurch fallen die Spiegel im Blut rasch ab und danach erfolgt eine Rückverteilung aus dem Nervensystem in Richtung Blut. Vom Blut werden die Injektionsnarkotika dann in Richtung schlechter durchblutete Gewebe (z. B. Muskulatur) umverteilt. Zuletzt und sehr langsam erfolgt eine Verteilung ins Fettgewebe.

Daraus ergibt sich, dass die Dauer der narkotischen Wirkung der Injektionsnarkotika nicht mit deren Eliminationshalbwertszeit korreliert, sondern nach Einmalapplikation nur durch die **Umverteilung** bestimmt wird. Nach der Umverteilung sinken die Spiegel der Injektionsnarkotika mit einer Geschwindigkeit, die durch folgende Parameter bestimmt wird:

- die in der Peripherie gespeicherte Menge
- Lipophilie
- Metabolisierungsrate

Dies bedeutet: Die **Halbwertszeiten**, mit denen die Blutspiegel der Injektionsnarkotika fallen, hängen von den verabreichten Mengen ab. Sie werden daher als **kontextsensitiv** bezeichnet (◘ Abb. 28.1, ▶ Abschn. 2.2.4).

Tatsächlich haben pharmakokinetische Parameter (◘ Tab. 28.2) größten Einfluss auf die Wirkungen der Injektionsnar-

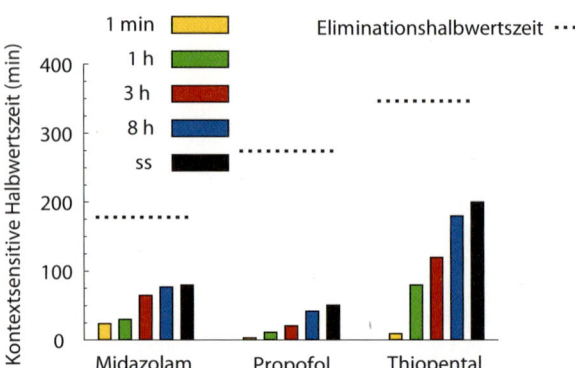

◘ **Abb. 28.1 Kontextsensitive Halbwertszeiten für Midazolam, Propofol und Thiopental nach kontinuierlicher Infusion der Wirkstoffe über 1 Minute oder über 1, 3 oder 8 Stunden und alternativ im Fließgleichgewicht.** Zum Vergleich ist auch die Eliminationshalbwertszeit der Wirkstoffe angegeben (Daten aus: Hughes et al. Context-sensitive half-time in multi-compartment pharmacokinetic models for intravenous anesthetic drugs. Anesthesiology 1992; 76: 334–341)

kotika. So ist eine Thiopentalnarkose nach einmaliger Verabreichung nach 10 Minuten beendet, sie kann aber auch über 1 Tag andauern nach Beendigung einer längeren kontinuierlichen Zufuhr. ◘ Tab. 28.2 zeigt die für die Einleitung einer Narkose erforderliche Dosis (in mg/kg KG), die für eine Narkose minimal erforderlichen Plasmaspiegel, die Narkosedauer nach Einmalapplikation, die Eliminationshalbwertszeit sowie das Verteilungsvolumen.

28.3.2 Pharmakodynamik

◘ Tab. 28.1 zeigt die Verteilung der Angriffspunkte für Injektionsnarkotika innerhalb der Familie der transmittergesteuerten Ionenkanäle. Durch die Unterschiede in den Angriffspunkten ergeben sich nicht nur Unterschiede in den erwünschten narkoseunterstützenden Wirkungen, sondern insbesondere auch Unterschiede in den (unerwünschten)

◘ **Tab. 28.2 Pharmakologische Charakteristika der Injektionsnarkotika**

Wirkstoff	Einleitungsdosis (mg/kg KG)	Minimale narkotische Plasmaspiegel (µg/ml)	Narkosedauer (min)	Eliminationshalbwertszeit (h)	VD (l/kg)
Methohexital	1–2	10	4–7	2–4	2,2
Thiopental	3–5	16	5–8	6–12	2,3
Etomidat	0,2–0,4	0,3	3–6	3–5	2,5
Ketamin	0,5–1,5	1	10–15	1–3	3,1
Propofol	1,5–2,5	1	4–8	2–4	2,3

KG = Körpergewicht; V_D = Verteilungsvolumen

◘ Tab. 28.3 Vergleich der Wirkungen der Injektionsnarkotika auf Herz-Kreislauf-System, Atmung und Hirnstoffwechsel

	Barbiturate	Etomidat	Ketamin	Propofol
Hirndurchblutung	–––	–––	++	–––
Zerebraler Sauerstoffverbrauch	–––	–––	±	–––
Intrakranieller Druck	–––	–––	++	–––
Blutdruck	–	±	+	––
Herzfrequenz	+	±	++	+
Herzauswurfleistung	–	±	+	–
Atemfrequenz	–	–	±	––
Atemvolumen	––	–	±	–––

– bis ––– leichte, mittelstarke bzw. starke Senkung; ± kein Effekt
+ bis +++ leichte, mittelstarke bzw. starke Steigerung

Wirkungen auf Herz-Kreislauf-System, Atmung und Hirnstoffwechsel. Diese Unterschiede fasst ◘ Tab. 28.3 zusammen.

28.3.3 Barbiturate

Die als Narkotika eingesetzten Barbiturate sind **Methohexital** und **Thiopental** (◘ Abb. 28.2). Methohexital ist ca. doppelt potenter als Thiopental, zeigt einen noch schnelleren Wirkungseintritt, eine geringfügig kürzere Wirkdauer und neigt weniger zur Kumulation, da die Eliminationshalbwertszeit deutlich kürzer ist. Der Metabolismus erfolgt hauptsächlich über die Leber, gefolgt von renaler Elimination. Barbiturate werden stark (85%) an Plasmaproteine gebunden. Es kann daher über Interaktionen an Plasmaproteinen oder bei Leberschäden zur gesteigerten Wirkung der Barbiturate kommen.

Wirkprinzip Barbiturate greifen allosterisch am $GABA_A$-Rezeptor an und verstärken die inhibitorische Neurotransmission (Details ▶ Kap. 29). Dadurch kommt es **im ZNS** zu folgenden Wirkungen:

Methohexital

Thiopental

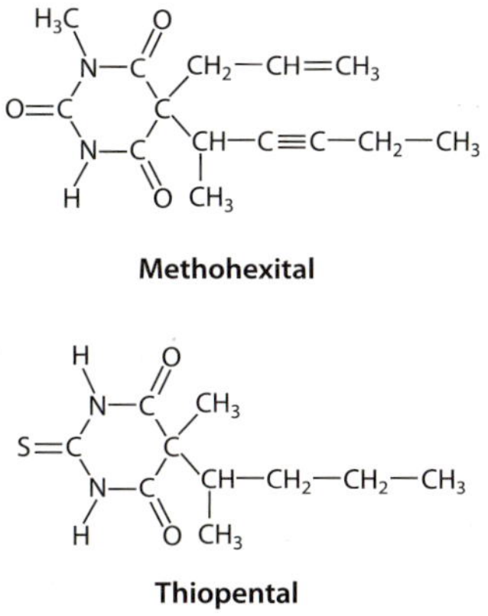

◘ Abb. 28.2 Strukturformeln von Methohexital und Thiopental

━ **Narkose** durch Bewusstseinsverlust, Amnesie, Reflexdämpfung, aber keine Analgesie (eher Hyperalgesie) und keine Muskelrelaxation
━ **Atemdepression** mit Gefahr der Atemlähmung
━ **Reduktion des zerebralen Metabolismus und der Hirndurchblutung,** dadurch Senkung des intrakraniellen Drucks
━ **antikonvulsive Wirkung**

Außerdem treten folgende unerwünschte Wirkungen auf:
━ **Vasodilatation:** dadurch Blutdruckabfall (besonders bei rascher intravenöser Injektion) und Reflextachykardie
━ **negative Inotropie**
━ **Enzyminduktion:** dadurch bei Prädisposition eventuell Porphyrieattacken, Toleranz
━ Polyurie
━ eventuell Laryngo- und Bronchospasmus
━ Gefäßschädigung und Thrombophlebitis am Injektionsort

Klinische Anwendung Barbiturate werden zur **Narkoseeinleitung** verwendet, wobei Methohexital schneller zur narkotischen Wirkung führt. Daneben wird Thiopental auch über längere Zeit per Infusion verabreicht, um z. B. bei Schädel-Hirn-Traumen einen drohenden Anstieg des **Hirndrucks** zu vermeiden bzw. gesteigerten Hirndruck zu senken. Da die Injektionslösungen deutlich alkalisch sind, muss auf streng intravenöse Applikation geachtet werden (sonst heftige Schmerzen und Gewebeschädigung, ebenso bei intraarterieller Verabreichung).

Kontraindikationen
━ Myasthenia gravis
━ Status asthmaticus, respiratorische Insuffizienz
━ dekompensierte Herzinsuffizienz, schwere Myokardschäden, Herzrhythmusstörungen
━ akuter Myokardinfarkt

- schwerer Schock
- akute hepatische Porphyrie
- akute Alkohol-, Schlafmittel-, Analgetika- oder Psychopharmaka-Intoxikationen

28.3.4 Etomidat

Aufgrund der mangelnden Wasserlöslichkeit wird Etomidat (Strukturformel siehe ◻ Abb. 28.3) in Sojabohnenöl oder Propylenglykol gelöst angeboten; daher verursachen nicht nur intravenöse, sondern insbesondere paravenöse Applikationen Schmerzen. Die narkotische Wirkung tritt bei der vorgesehenen langsamen Injektion noch währenddessen ein und hält ein wenig kürzer an als bei Methohexital (◻ Tab. 28.2). Der Abbau erfolgt überwiegend in der Leber, die Metaboliten werden primär renal eliminiert.

Wirkprinzip Etomidat wirkt auch als relativ selektiver, allosterischer Modulator an GABA$_A$-Rezeptoren. Die Wirkungen im ZNS sind weitgehend mit jenen der Barbiturate vergleichbar:

- **Narkose** durch Bewusstseinsverlust, Amnesie, Reflexdämpfung, aber keine Analgesie.
- **Atemdepression** ist deutlich geringer als bei Barbituraten.
- **Reduktion des zerebralen Metabolismus und der Hirndurchblutung,** dadurch sollte sich eine protektive Wirkung ergeben (▶ Abschn. 28.3.2), die aber klinisch nicht nachgewiesen wurde.
- **Prokonvulsive Wirkung:** Im Unterschied zu den Barbituraten kann Etomidat nicht nur Myoklonien auslösen, sondern auch EEG-Veränderungen; durch rasche Injektion lassen sich Myoklonien reduzieren.
- **Kardiovaskulär:** Etomidat zeigt kaum unerwünschte Wirkungen, kaum Blutdruckabfall und reduziert den myokardialen Sauerstoffverbrauch.

Unerwünschte Wirkungen Als unerwünschte Wirkungen bewirkt Etomidat:

- **Endokrin** eine Reduktion der Corticoidsynthese durch Blockade der 11-β-Hydroxylase (▶ Abschn. 49.1)
- **Übelkeit** und **Erbrechen**
- **Enzyminduktion**, dadurch bei Prädisposition eventuell Porphyrieattacken

Klinische Anwendung Etomidat wird zur **Narkoseeinleitung** verwendet, wenn kardiale Komplikationen den Einsatz anderer Injektionsnarkotika verhindern. Eine länger dauernde Infusion von Etomidat ist auch möglich, hierbei sollten aber insbesondere die endokrinen Wirkungen bedacht werden. Da Etomidat selbst nicht analgetisch wirkt und keine kardiosuppressive Wirkung ausübt, wird es auch mit Opioiden kombiniert.

Kontraindkationen

- bekannte Überempfindlichkeit gegen Etomidat, Soja oder einen der sonstigen Bestandteile
- bei Neugeborenen und Säuglingen
- in Schwangerschaft und Stillzeit
- akute hepatische Porphyrie

28.3.5 Ketamin

Ketamin (Strukturformel siehe ◻ Abb. 28.3) unterscheidet sich deutlich von allen anderen Injektionsnarkotika, da es nicht kardiovaskulär dämpfend oder atemdepressiv wirkt und keine echte Narkose, sondern eine sog. **dissoziative Anästhesie** bewirkt. Diese Wirkung hält länger an als diejenigen der anderen Injektionsnarkotika (◻ Tab. 28.2). Es wird primär hepatisch in teilweise aktive Metaboliten umgewandelt. Die Metaboliten werden überwiegend renal eliminiert.

Wirkprinzip Ketamin ist ein nichtkompetitiver **Antagonist an NMDA-Rezeptoren** und verursacht (wie Amantadin oder Phencyclidin) dort eine Blockade des Ionenkanals. Die Wirkungen im ZNS sind daher ganz anders als jene der Barbiturate:

- ausgeprägte **Analgesie**
- **Bewusstlosigkeit** nach Einmalapplikation für 10–15 Minuten, Reflexe sind aber erhalten (Schlundreflexe können gesteigert sein)
- danach **dissoziativer Zustand** mit Analgesie, Amnesie, völliger Teilnahmslosigkeit und fehlender Reaktion auf Schmerzreize oder Kommandos, aber mit offenen Augen, Pupillenerweiterung, Nystagmus, unwillkürlichen Bewegungen und Salivation
- **Albträume** (»bad trips«) in dieser dissoziativen Phase mit (oft visuellen) Halluzinationen, die durch (insbesondere akustische) Reize verstärkt werden können; für diese Albträume besteht keinerlei Amnesie; die gleichzeitige Verabreichung von Benzodiazepinen oder anderen Hypnotika reduziert die Inzidenz und Intensität dieser Träume
- nur **geringe** und **transiente Atemdepression**
- **Steigerung der Hirndurchblutung** und eventuell Zunahme des intrakraniellen Drucks
  Weitere periphere Wirkungen sind:
- **kardiovaskulär:** Blutdruck- und Herzfrequenzanstieg sowie Zunahme der Herzauswurfleistung, Zunahme des myokardialen Sauerstoffverbrauchs; diese Effekte beruhen auf einer indirekten sympathomimetischen Wirkung
- **Bronchodilatation:** vermutlich durch die indirekte sympathomimetische Wirkung
- **Kontraktion der Uterusmuskulatur**

Klinische Anwendung Ketamin wird intravenös zur Narkoseeinleitung, aber auch intramuskulär verabreicht. Neben Einmalgaben kommen wiederholte Injektionen oder Dauerinfusionen infrage. Besonders indiziert ist Ketamin bei Patienten mit Hypotension oder Bronchospasmus. Außerdem

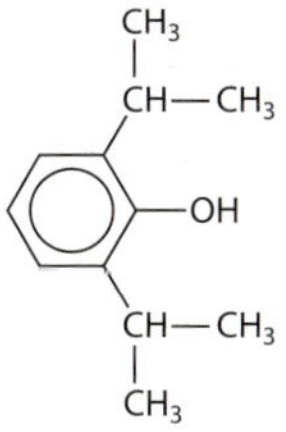

Abb. 28.3 Strukturformeln von Etomidat, Ketamin und Propofol

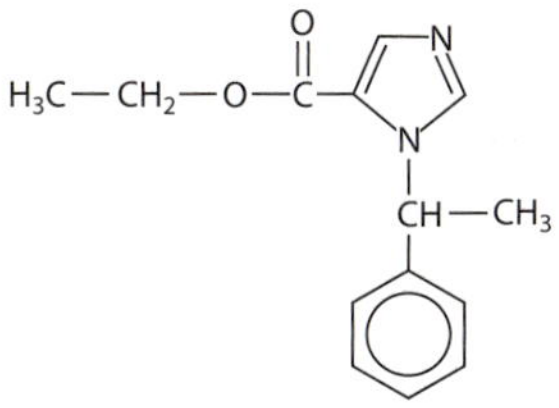

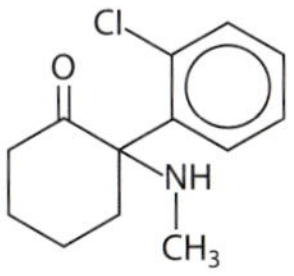

- **Atemdepression** mit Gefahr der Atemlähmung ist gering stärker ausgeprägt als bei Thiopental
- **Antiemetische** Wirkung
- **Reduktion des zerebralen Metabolismus und der Hirndurchblutung,** dadurch Senkung des intrakraniellen Drucks
- Geringe Euphorisierung
- Fragliche antikonvulsive Wirkung
  Weitere periphere Wirkungen sind:
- **Vasodilatation,** dadurch Blutdruckabfall und Reflextachykardie
- **Negative Inotropie**
- Unterbrechung des Barorezeptoreflexes
- Eventuell Laryngo- und Bronchospasmus, aber weniger wahrscheinlich als bei Barbituraten

Klinische Anwendung Propofol wird intravenös zur **Narkoseeinleitung** verwendet, kann aber auch zur Aufrechterhaltung einer Narkose als Dauerinfusionen verabreicht werden. Daher ist es, insbesondere in Kombination mit Opioiden, gut zur **totalen intravenösen Anästhesie (TIVA)** geeignet. Günstig für den Einsatz von Propofol als i. v. Narkotikum ist auch dessen antiemetische Wirkung, da postoperatives Erbrechen weniger wahrscheinlich ist als bei anderen Injektionsnarkotika.

Kontraindikationen Kontraindikationen für Propofol sind Hypotonie oder Hypovolämie.

wird es in der Notfallmedizin eingesetzt. Bei unterschiedlichsten Traumen kann schon vor der stationären Behandlung ein ausgeprägt analgetischer Zustand erzielt werden, ohne Beeinträchtigung der Vitalfunktionen (Atmung und Kreislauf).

Kontraindikationen
- Hypertonie, Herz- und Koronarinsuffizienz
- erhöhter intrakranieller Druck und zerebrale Ischämien
- Präeklampsie und Eklampsie
- Hyperthyreose

28.3.6 Propofol

2,6-Diisopropylphenol (Propofol, Strukturformel siehe Abb. 28.3) ist nicht wasserlöslich und wird daher als Emulsion in Sojabohnenöl verabreicht. Es ist infolge günstiger pharmakokinetischer Parameter (Tab. 28.2) das am meisten verwendete Injektionsnarkotikum, da es auch für Langzeitanwendungen gut geeignet ist (Abb. 28.1). Bei Einmalapplikation ist der Zeitverlauf der Narkose vergleichbar mit jenem unter Thiopental. Propofol wird überwiegend hepatisch, aber auch extrahepatisch metabolisiert. Die Metaboliten werden vorwiegend renal eliminiert.

Wirkprinzip Propofol wirkt auch als positiv allosterischer Modulator an GABA$_A$-Rezeptoren sowie an Glycin-Rezeptoren. Die Wirkungen im ZNS sind daher weitgehend mit jenen der Barbiturate vergleichbar:
- **Narkose** durch Bewusstseinsverlust, Amnesie, Reflexdämpfung, aber keine Analgesie

Steckbrief Injektionsnarkotika
Wirkstoffe: Barbiturate (Methohexital, Thiopental), Etomidat, Ketamin, Propofol
Wirkmechanismus: Mit Ausnahme von Ketamin, das vorwiegend NMDA-Rezeptoren blockiert (vgl. Phencyclidin), sind die Injektionsnarkotika relativ selektive positive allosterische Modulatoren an GABA$_A$-Rezeptoren
Unerwünschte Wirkungen:
- Atemdepression (außer Ketamin)
- Vasodilatation, Blutdruckabfall (besonders Barbiturate und Propofol)
- Negative Inotropie (besonders Barbiturate und Propofol)
- Eventuell Laryngo- und Bronchospasmus (außer Ketamin)
- Blutdruck- und Herzfrequenzanstieg, Zunahme der Herzauswurfleistung, Zunahme des myokardialen Sauerstoffverbrauchs (Ketamin)
- Kontraktion der Uterusmuskulatur (Ketamin)

Klinische Anwendung: Narkoseeinleitung, i. v. Kurznarkose, totale intravenöse Anästhesie (TIVA: Propofol gemeinsam mit Opioid), Analgesie in der Notfallmedizin (Ketamin)
Kontraindikationen: Meist nur relative, z. B. Überempfindlichkeit gegen die Wirkstoffe, Myasthenia gravis,

Status asthmaticus, respiratorische Insuffizienz, dekompensierte Herzinsuffizienz, schwere Myokardschäden, Herzrhythmusstörungen, akuter Myokardinfarkt, schwerer Schock, akute hepatische Porphyrie, akute Alkohol-, Schlafmittel-, Analgetika- oder Psychopharmaka-Intoxikationen
Bei **Ketamin:** Hypertonie, Herz- und Koronarinsuffizienz, erhöhter intrakranieller Druck und zerebrale Ischämien, Präeklampsie und Eklampsie, Hyperthyreose

28.4 Inhalationsnarkotika

Lernziele

Inhalationsnarkotika
- halogenierten Kohlenwasserstoffe: Desfluran, Isofluran und Sevofluran
- anorganisches Gas: Distickstoffmonoxid
- Pharmakokinetik und Pharmakodynamik

Als Inhalationsnarkotika sind heute neben dem anorganischen Gas Distickstoffmonoxid (N_2O) die halogenierten Kohlenwasserstoffe Desfluran, Isofluran und Sevofluran verfügbar. Die früher eingesetzten Vertreter dieser Gruppe, Halothan und Enfluran, werden nicht mehr angewandt (Abb. 28.4).

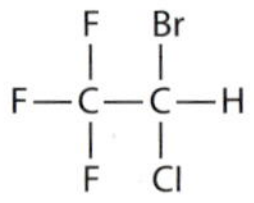

Halothan

Distickstoffmonoxid

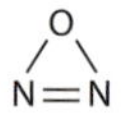

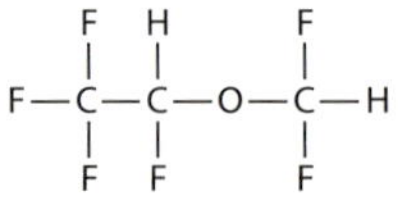

Desfluran

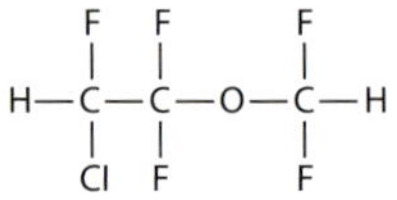

Enfluran

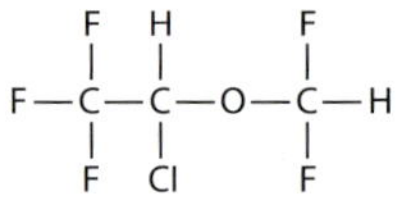

Isofluran

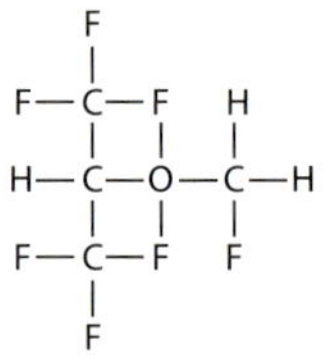

Sevofluran

Abb. 28.4 Strukturformeln der Inhalationsnarkotika

28.4.1 Pharmakokinetik

Das Besondere der Inhalationsnarkotika ist die Tatsache, dass sie als Gase in den Organismus aufgenommen werden, sich als solche verteilen, wirken und größtenteils auch so wieder eliminiert werden. Wenn daher diese **Gase** inhaliert werden, **verteilen** sie **sich** in allen Geweben entsprechend der Gasdruckunterschiede zwischen den Geweben: Ist der Druck in einem Kompartment höher als in einem angrenzenden, so wird sich das Gas **entlang dem Druckgradienten** ausbreiten.

In einem **Gasgemisch** entspricht der **Partialdruck** eines der Gase seinem prozentuellen Beitrag zum Gesamtdruck. (Steigt der Partialdruck des Gases A in einem Gasgemisch, so nimmt zwangsläufig der Partialdruck des Gases B ab.) Wird ein Inhalationsnarkotikum mit einem bestimmten Partialdruck im Inhalationsgemisch lange genug eingeatmet, so wird letztendlich sein Partialdruck in allen Geweben genau so groß sein wie der im Inhalationsgemisch.

Der **Verteilungskoeffizient** eines Gases zwischen 2 Geweben oder Kompartimenten (z. B. Hirn–Blut, Fett–Blut, Blut–Gas) gibt an, wie hoch die Konzentration des Gases in den beiden Kompartimenten ist, wenn der Partialdruck in eben diesen gleich hoch ist. Da die Löslichkeit von Gasen in unterschiedlichen Geweben stark variiert, schwanken diese Verteilungskoeffizienten zwischen Werten von 0,5–50 (Tab. 28.4).

Je nach Blut-Gas-Verteilungskoeffizienten steigt bei Beginn der Zufuhr eines Inhalationsnarkotikums der Partialdruck im Blut an (Abb. 28.5); danach steigt in Abhängigkeit vom Hirn-Blut-Verteilungskoeffizienten der Partialdruck im

Tab. 28.4 Charakteristika der Inhalationsnarkotika

	Blut-Gas VK	Hirn-Blut VK	Fett-Blut VK	MAC (%)
Halothan	2,3	2,9	51	0.8
Desfluran	0,5	1,3	27	6
Isofluran	1,4	2,6	45	1,2
Sevofluran	0,7	1,7	48	2
N_2O	0,5	1,1	2,3	105

VK = Verteilungskoeffizient; MAC = minimale alveoläre Konzentration

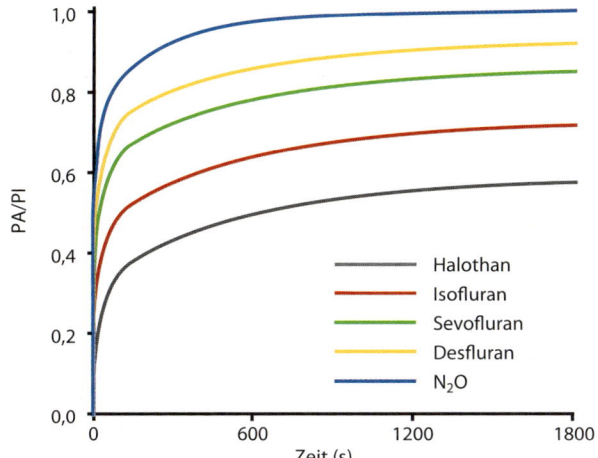

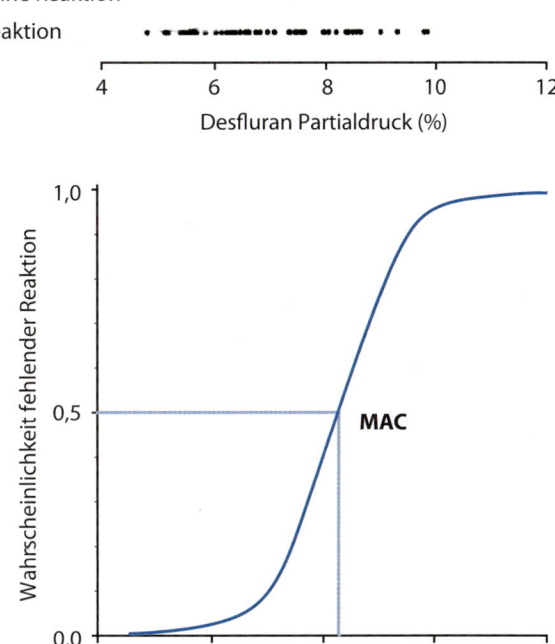

Abb. 28.5 Aufnahme von Inhalationsnarkotika. Dargestellt ist das Verhältnis des Partialdrucks von Narkotika in der endexspiratorischen Alveolarluft (PA: ist im Äquilibrium mit dem Partialdruck im Blut) und des Partialdrucks im inspirierten Gasgemisch (PI). Dieser Quotient steigt umso schneller an, je geringer der Blut-Gas-Verteilungskoeffizient ist [Daten aus: Behne M, Wilke HJ, Harder S. Clinical pharmacokinetics of sevoflurane. Clin Pharmakokinet 1999; 36(1): 13–26]

Abb. 28.6 Reaktionen oder fehlende Reaktionen von Mäusen auf eine Schwanzklemme in Abhängigkeit von der kontinuierlich zugeführten Desfluran-Konzentration im Inspirationsgemisch. Beachte: Im Bereich von 6–10% Partialdruck des Desflurans steigt die kumulative Wahrscheinlichkeit einer fehlenden Reaktion von weit unter 10% auf deutlich über 90% [Daten aus: Sonner JM. Issues in the design and interpretation of minimum alveolar anesthetic concentration (MAC) studies. Anesth Analg 2002; 95(3): 609–614]

Gehirn an. Als Regel gilt: Je geringer der Verteilungskoeffizient, desto schneller steigt der Partialdruck an. Ist der Fett-Blut-Verteilungskoeffizient hoch, so wirkt sich dies auch nachteilig auf die Pharmakokinetik des Inhalationsnarkotikums aus, denn es dauert dann sehr lange, bis das schlecht durchblutete Fettgewebe mit dem Blut im Äquilibrium ist und daher steigt der Partialdruck im Blut über lange Zeit nur langsam an. (Vergleiche die Zeitverläufe für Desfluran und N_2O in ◘ Abb. 28.5, die sich bei gleichem Blut-Gas-Verteilungskoeffizienten deutlich unterscheiden.)

Bei Beendigung der Zufuhr des Inhalationsnarkotikums läuft der Prozess in umgekehrter Richtung ab: Daher klingt die narkotische Wirkung bei Inhalationsnarkotika mit geringen Verteilungskoeffizienten rascher ab als bei solchen mit hohen Verteilungskoeffizienten.

28.4.2 Pharmakodynamik

Da das Ziel einer Zufuhr von Narkotika die Erreichung eines Zustands ist, in dem chirurgische Eingriffe toleriert werden, wird die Potenz der Substanzen anhand definierter Schmerzreize und darauf erfolgender Reaktionen untersucht. Und da Inhalationsnarkotika als Gase über die Lunge zugeführt werden, ist nicht eine verbreichte Dosis der Vergleichsparameter, sondern die kontinuierlich zugeführte Konzentration (Partialdruck) im Inspirationsgemisch.

Daher werden die Inhalationsnarkotika anhand ihrer **MAC-Werte** verglichen (◘ Tab. 28.4): Die minimale alveoläre Konzentration MAC ist diejenige Konzentration eines Inhalationsnarkotikums im Inspirationsgemisch, bei der nach

30-minütiger Zufuhr definierte Schmerzreize bei 50% der untersuchten Individuen keine Reaktion mehr auslösen (◘ Abb. 28.6). Solche Schmerzreize können z. B. eine Hautinzision oder die Intubation sein. Die MAC-Werte entsprechen den ED_{50}-Werten bei nichtgasförmigen Arzneimitteln.

Auffallend bei **Konzentrations-Wirkungs-Kurven** für Inhalationsnarkotika ist deren **steiler Anstieg**: Bei Desfluran (◘ Abb. 28.6) reicht ein Anstieg der Konzentration im Alveolarraum um 50% aus, um die Wahrscheinlichkeit einer fehlenden Reaktion auf einen Schmerzreiz von weit unter 10% auf über 90% steigen zu lassen. Bei vielen anderen Arzneimitteln ist für eine solche Steigerung der Wirkung eine Steigerung der Dosis um den Faktor 100 erforderlich.

> **Inhalationsnarkotika haben eine geringe therapeutische Breite: Eine Steigerung der zugeführten Konzentration auf das 2- bis 4-fache der MAC kann tödlich sein.**

Inhalationsnarkotika gehören somit zu den Wirkstoffen mit der höchsten Toxizität. Diese ist für jedes Narkotikum anders und hängt von den unten beschriebenen spezifischen unerwünschten Wirkungen ab.

28.4.3 Ältere halogenierte Kohlenwasser-stoffe

Halothan wird zu 20% metabolisiert, wobei allergene und toxische Intermediärprodukte entstehen, die zur Leberschädigung mit Nekrosen und beträchtlicher Mortalität führen können. Darüber hinaus ist es durch einen hohen Blut-Gas-Verteilungskoeffizienten gekennzeichnet, sodass dieses Anästhetikum nicht mehr in Verwendung ist.

Enfluran hat ebenfalls einen hohen Blut-Gas-Verteilungskoeffizienten und nur geringe analgetische Wirkung, sodass es angesichts besserer pharmakokinetischer und -dynamischer Charakteristika der nachfolgend angeführten Narkotika nicht mehr verfügbar ist.

28.4.4 Desfluran

Pharmakokinetik Desfluran ist durch einen **hohen Dampf-druck** charakterisiert und erfordert daher besondere Aufbewahrungssysteme und einen speziellen Verdampfer. Es hat einen stechenden Geruch, kann Husten, Apnoe und Laryngospasmus auslösen, sodass es zur Einleitung einer Narkose ungeeignet ist. Infolge **günstiger pharmakokinetischer Parameter** wird mit Desfluran im Blut innerhalb von 5 Minuten ein Partialdruck erzielt, der 80% des Drucks im Inhalationsgemisch entspricht (Abb. 28.5). Nach Beendigung der Zufuhr beträgt die Zeit zum Aufwachen auch nur 5–10 Minuten. Desfluran ist somit sehr gut steuerbar; es wird praktisch nicht metabolisiert und über 99% werden unverändert abgeatmet. Nachteil von Desfluran ist seine geringe narkotische Potenz mit MAC-Werten um 6% und darüber; mit zunehmendem Alter nehmen die MAC-Werte deutlich ab.

Unerwünschte Wirkungen
- **Senkung des peripheren Gefäßwiderstands** und des Blutdrucks (aber kaum negativ inotrope Wirkung)
- **Tachykardien,** besonders bei schneller Änderung der zugeführten Konzentration
- aufgrund der Reizwirkung **Bronchospasmus,** insbesondere bei prädisponierten Personen (z. B. Asthma), prinzipiell aber bronchodilatierende Wirkung
- **Dämpfung der Atmung**
- Senkung des Gefäßwiderstands im Gehirn, dadurch **eventuell intrakranieller Druckanstieg**
- direkte **Muskelrelaxation** und Verstärkung der Wirkung der Muskelrelaxanzien

Kontraindikationen Kontraindiziert ist Desfluran aufgrund der unerwünschten Wirkungen bei erhöhtem intrakraniellem Druck, maligner Hyperthermie oder entsprechenden Überempfindlichkeiten.

28.4.5 Isofluran

Isofluran ist bei Raumtemperatur eine weder brennbare noch explosive Flüssigkeit, die über spezielle Verdampfer ins Inhalationsgemisch eingebracht wird.

Pharmakokinetik Die pharmakokinetischen Eigenschaften von Isofluran sind weniger günstig als jene des Desfluran, weswegen es **nicht zur Einleitung** der Anästhesie, sondern **nur zur Aufrechterhaltung** eingesetzt wird, hinzu kommt der stechende Geruch. Isofluran wird zu über 99% unverändert pulmonal eliminiert.

> **Isofluran ist das potenteste derzeit eingesetzte Inhalationsnarkotikum mit MAC-Werten um 1,2%.**

Unerwünschte Wirkungen
- **Senkung des peripheren Gefäßwiderstands**, des Blutdrucks (kaum negativ inotrope Wirkung)
- eventuell **Tachykardien**
- deutliche **Vasodilatation in den Koronarien,** keine direkten Hinweise auf zu vermutende »Coronary-Steal-Phänomene«, eventuell sogar kardioprotektive Wirkung
- bronchodilatierende Wirkung, aufgrund des Geruchs aber **Bronchospasmus** möglich, insbesondere am Beginn der Narkose
- **Dämpfung der Atmung**
- Senkung des Gefäßwiderstands im Gehirn, dadurch **eventuell intrakranieller Druckanstieg**
- Verstärkung der Wirkung von Muskelrelaxanzien

Kontraindikationen Überempfindlichkeit gegen den Wirkstoff, erhöhter intrakranieller Druck, maligne Hyperthermie.

28.4.6 Sevofluran

Sevofluran ist bei Raumtemperatur eine klare, weder brennbare noch explosive Flüssigkeit mit vergleichsweise angenehmem Geruch; daher kann Sevofluran zur **Einleitung einer Narkose** verwendet werden.

> **Cave**
> **Vorsicht ist geboten bei Verwendung mit ausgetrockneten CO_2-Absorbern, da es zu exothermen Reaktionen mit Verbrennungsgefahr kommen kann und eventuell toxische Produkte entstehen.**

Pharmakokinetik Sevofluran wird bis zu 5% metabolisiert, sodass eine Nierenschädigung zu befürchten wäre, was aber bis dato nicht nachweisbar war. Es hat einen niedrigen Blut-Gas-, aber einen hohen Fett-Blut-Verteilungskoeffizienten, sodass es etwas schlechter steuerbar ist als Desfluran. Mit MAC-Werten von 2% ist Sevofluran etwas weniger potent als Isofluran.

Unerwünschte Wirkungen

- **nur gering ausgeprägte Vasodilatation,** keine negativ inotrope Wirkung, keine Tachykardien, eher kardioprotektive Wirkungen
- **Atemdepression,** aber kaum Bronchospasmus
- geringe Vasodilatation im Gehirn, dadurch geeignet zum Einsatz in der Neurochirurgie
- Verstärkung der Wirkung von Muskelrelaxanzien

Kontraindikationen Überempfindlichkeit gegen Sevofluran und maligne Hyperthermie.

28.4.7 Distickstoffmonoxid

N_2O ist ein geruchloses, nichtreizendes, weder brennbares noch oder explosives Gas, das schwerer ist als Luft.

Pharmakokinetik Infolge niedriger Verteilungskoeffizienten hat N_2O **günstige pharmakokinetische Eigenschaften** und flutet am schnellsten an und ab. Dadurch wird das Anfluten gleichzeitig verabreichter halogenierter Kohlenwasserstoffe auch beschleunigt (»**second gas effect**«). Beim Beenden der Zufuhr kann das schnelle Abfluten von N_2O vom Blut in die Alveolarluft diese durch ein großes Konzentrationsgefälle stark verdünnen, sodass der Sauerstoffanteil unter eine kritische Grenze sinkt und es zur sog. **Diffusionshypoxie** kommt. Um diese zu vermeiden, wird nach Beendigung der N_2O-Zufuhr mit reinem Sauerstoff beatmet. Da N_2O sehr diffusibel ist, kann es schnell in luftgefüllte Körperhöhlen eindringen und dort zu Druckerhöhungen führen. Daher sollte es z. B. bei einem **Pneumothorax** oder einer **Luftembolie** nicht eingesetzt werden.

N_2O wird nicht metabolisiert, hat aber mit einer MAC von 105% eine zu **geringe narkotische Potenz,** um allein zur Anästhesie eingesetzt zu werden. Es wirkt sehr **gut analgetisch** (schon bei 20%) und senkt bei gemeinsamer Verabreichung mit anderen Inhalationsnarkotika deren MAC-Werte beträchtlich, sodass die Menge des Inhalationsnarkotikums verringert werden kann.

Unerwünschte Wirkungen

- negative Inotropie, die aber durch Stimulation des Sympathikus ausgeglichen wird
- wenn N_2O gemeinsam mit halogenierten Kohlenwasserstoffen gegeben wird: Anstieg von Herzfrequenz, Blutdruck und Herzauswurfleistung
- wenn N_2O gemeinsam mit Opioiden gegeben wird: Abfall von Blutdruck und Herzauswurfleistung
- kaum atemdepressive Wirkung, die Sensitivität gegenüber einer Hypoxie wird aber deutlich reduziert
- Erhöhung des **intrakraniellen Drucks**
- keine Wirkung auf die Skelettmuskulatur
- Diffusionshypoxie
- Druckerhöhung in luftgefüllten Körperhöhlen
- Störungen des Methionin- und Folsäurehaushalts durch Inaktivierung von Vitamin B_{12}, dadurch megaloblastäre Anämie und periphere Polyneuropathie

Kontraindikationen pulmonale Hypertension, intrakranielle Druckerhöhungen, Vitamin-B_{12}-Mangel, Pneumothorax, Luftembolie.

Steckbrief Inhalationsnarkotika

Wirkstoffe: Desfluran, Isofluran, Sevofluran, Distickstoffmonoxid

Wirkmechanismus: Allosterische Modulation ionotroper Rezeptoren, insbesondere Steigerung der Aktivität an $GABA_A$-Rezeptoren

Unerwünschte Wirkungen:

- Senkung des peripheren Gefäßwiderstands, Blutdruckabfall
- Tachykardien
- Bronchospasmus
- Atemdepression
- Senkung des Gefäßwiderstands im Gehirn, intrakranieller Druckanstieg
- Vasodilatation in den Koronarien

Klinische Anwendung: Aufrechterhaltung und eventuell Einleitung (Sevofluran) einer Narkose

- **Kontraindikationen:** Erhöhter intrakranieller Druck (nicht für Sevofluran), maligne Hyperthermie, Überempfindlichkeit gegenüber den Wirkstoffen; für N_2O: Vitamin-B_{12}-Mangel, Pneumothorax und Luftembolie, pulmonale Hypertension

---

28.5 Muskelrelaxanzien

Lernziele

Zentral wirkende Muskelrelaxanzien (Baclofen, Benzodiazepine, Tizanidin, Tolperison)

Peripher wirkende Muskelrelaxanzien:

- Myotrope Muskelrelaxanzien
- Neuromuskuläre Blocker:
  - depolarisierende Muskelrelaxanzien
  - nichtdepolarisierende Muskelrelaxanzien

Substanzen, die die Kontraktion der Skelettmuskulatur reduzieren (Muskelrelaxanzien), unterteilt man in 2 große Gruppen:

- zentral wirksame Muskelrelaxanzien
- peripher wirksame Muskelrelaxanzien

Die Unterscheidung beider Gruppen wird durch die Lokalisation der Angriffspunkte bestimmt: innerhalb oder außerhalb des ZNS.

28.5.1 Zentral wirksame Muskelrelaxanzien

Zentral wirksame Muskelrelaxanzien werden zur Reduktion eines pathologisch erhöhten Muskeltonus (z. B. bei Läsionen im Rückenmark) eingesetzt. Hierbei ist das Zielsymptom die Spastik, welche neben erhöhtem Muskeltonus gesteigerte Reflexaktivität, aber auch Paresen einschließt. Hierbei ist die Ursache meist eine Beeinträchtigung der Feinabstimmung der segmentalen Reflexbögen im Rückenmark; dies geschieht insbesondere durch aus dem Gehirn absteigende Bahnen.

Mit dem Ziel der zentralen Muskelrelaxation werden **unterschiedliche Substanzen** eingesetzt, die bezüglich der Wirkmechanismen sehr heterogen sind und deren klinische Wirksamkeit gegen Spastik nur limitiert ist: **Baclofen, Benzodiazepine, Tizanidin** und **Tolperison.**

Baclofen

Wirkprinzip und Pharmakokinetik Baclofen ist ein spezifischer **Agonist an GABA$_B$-Rezeptoren** (▶ Kap. 12) und verursacht präsynaptisch eine Hemmung der Transmitterfreisetzung sowie postsynaptisch eine Hyperpolarisation. Dadurch nimmt die synaptische Transmission in den Reflexbögen ab und der Muskeltonus sinkt. Baclofen wird nach oraler Gabe komplett resorbiert und hat eine Plasmahalbwertszeit von 3–4 Stunden. Die Dosierung erfolgt einschleichend, um unerwünschte Wirkungen, die zu Beginn der Therapie am stärksten ausgeprägt sind, zu minimieren. Die üblichen Tagesdosen liegen bei 30–75 mg, wobei nach der Beeinflussung der Symptomatik dosiert wird. Die Elimination erfolgt hauptsächlich über die Niere.

Unerwünschte Wirkungen
- Sedation, Müdigkeit, Benommenheit, Verwirrtheit, Schwindel
- Depressionen, Euphorie, Ataxie, Tremor, Nystagmus
- Hypotonie
- Pollakisurie, Dysurie, Enuresis
- Visus-, Geschmacksstörungen

Wird Baclofen überdosiert, so führt die Aktivierung inhibitorischer Autorezeptoren an GABAergen Synapsen zur starken Abnahme der GABA-Freisetzung; Baclofen selbst kann dann zwar die Aktivierung der postsynaptischen GABA$_B$-Rezeptoren übernehmen, aber die Aktivierung der postsynaptischen GABA$_A$-Rezeptoren durch den endogenen Transmitter fällt weg. Die Folge können Krampfanfälle sein – wie bei der Einwirkung von GABA$_A$-Antagonisten (▶ Kap. 12). Die sedierende Wirkung von Baclofen kann durch alle anderen zentral dämpfenden Pharmaka potenziert werden.

Kontraindikationen Bekannte Überempfindlichkeit, zerebrovaskuläre Erkrankungen sowie Niereninsuffizienz.

Benzodiazepine

Benzodiazepine verursachen dosisabhängig eine **zentrale Muskelrelaxation,** Anxiolyse, Schlafinduktion, Sedation und haben antikonvulsive Wirkungen (▶ Kap. 29). Die Muskelrelaxation ist eine der Wirkqualitäten, für die die niedrigsten Dosen erforderlich sind. Daher werden **bevorzugt Benzodiazepine mit niedriger Potenz** an den entsprechenden GABA$_A$-Rezeptoren eingesetzt (z. B. Tetrazepam). Prinzipiell

können aber alle verfügbaren Vertreter der Klasse muskelrelaxierende Wirkungen ausüben (z. B. Diazepam). Da die Behandlung einer Spastik ein langfristiges Therapieziel ist, werden Vertreter mit langer Wirkdauer (z. B. Diazepam und Tetrazepam) bevorzugt. Alle weiteren pharmakologischen Charakteristika sind in ▶ Kap. 29 im Detail beschrieben.

Tizanidin

Wirkprinzip und Pharmakokinetik Zentral wirksamer **α$_2$-Adrenozeptor-Agonist** mit entsprechend ähnlicher Wirkungen wie Clonidin (▶ Kap. 27). Tizanidin bewirkt primär eine präsynaptische Hemmung der Transmitterfreisetzung und reduziert dadurch die Aktivität in den Synapsen der Reflexbögen. Es hat eine eingeschränkte orale Bioverfügbarkeit (ca. 30%), wird vorwiegend hepatisch metabolisiert (CYP1A2) und die Metaboliten werden renal eliminiert. Die Halbwertszeit liegt bei 2–4 Stunden.

Unerwünschte Wirkungen Zu ihnen gehören Hypotonie, Orthostase, Müdigkeit, Mundtrockenheit, Bradykardie und Anstieg der Leberenzyme. Durch den Abbau über CYP1A2 können zahlreiche Interaktionen, insbesondere mit Hemmern dieses Enzyms (z. B. Fluvoxamin, Ciprofloxacin, Cimetidin, Rofecoxib) auftreten. Die entsprechenden Kombinationen sollten deshalb vermieden werden.

Kontraindikationen Außerdem bei entsprechender Überempfindlichkeit sowie schwerer Leber- und Niereninsuffizienz.

Tolperison

Wirkprinzip und Pharmakokinetik Tolperison blockiert verschiedene spannungsabhängige **Natriumkanäle** (wobei sich aber die Blockade von jener durch Lokalanästhetika unterscheidet) und **Calciumkanäle.** Warum sich diese Effekte bevorzugt im Rückenmark auswirken und zur Senkung des Muskeltonus führen, ist noch nicht restlos geklärt. Tolperison wird nach oraler Gabe vollständig resorbiert und biphasisch metabolisiert und eliminiert. Die Dosierung erfolgt anhand der Änderung der Symptomatik (typisch 150–300 mg täglich in 2–3 Dosen).

Unerwünschte Wirkungen Kopfschmerzen, Nausea, Müdigkeit, Antriebslosigkeit, Mundtrockenheit und Blutdruckabfall.

Interaktionen Wechselwirkungen sind keine bekannt, Tolperison kann z. B. mit Benzodiazepinen kombiniert werden.

Kontraindikationen Bekannte Überempfindlichkeit und Myasthenia gravis.

28.5.2 Peripher wirksame Muskelrelaxanzien

Die peripher wirksamen Muskelrelaxanzien werden nach ihren Angriffspunkten unterteilt: Sie können entweder an den

◻ Tab. 28.5 Vergleich der Wirkungen depolarisierender und nichtdepolarisierender Muskelrelaxanzien

	Depolarisierende Muskelrelaxanzien	Nichtdepolarisierende Muskelrelaxanzien
Wirkung auf motorische Endplatte	andauernde Depolarisation	erhöhte Aktivierungsschwelle für neuromuskuläre Übertragung
Wirkung von Acetylcholinesterasehemmern	kein Effekt	Abschwächung der Blockade
initialer Effekt auf die Muskulatur	Faszikulationen	Relaxation
Wirkung einer tetanischen Reizung bei nur partieller Blockade	stabile Kontraktionen	schwächer werdende Kontraktionen

Myozyten selbst (myotrop) oder an der neuromuskulären Synapse wirken:

- myotrope Muskelrelaxanzien
- neuromuskuläre Blocker
  - nichtdepolarisierende Muskelrelaxanzien
  - depolarisierende Muskelrelaxanzien

Myotrope Muskelrelaxanzien

Pharmakodynamik Als **direkt an Myozyten** angreifendes Muskelrelaxans steht **Dantrolen** zur Verfügung; es greift in die elektromechanische Kopplung ein, indem es die **Ca^{2+}-Freisetzung aus dem sarkoplasmatischem Retikulum** einschränkt. Dieser Effekt ist vor allem an der Skelettmuskulatur stark ausgeprägt und weniger deutlich an der glatten oder der Herzmuskulatur.

Klinische Anwendung Indikationsgebiete sind insbesondere die **maligne Hyperthermie** (▶ Abschn. 28.2) und das **maligne Neuroleptikasyndrom.** Dantrolen wird initial mit 2,5 mg/kg KG infundiert. Dies muss wiederholt werden, solange die Hauptsymptome weiterbestehen. Bei Erkrankungen mit chronisch erhöhtem Muskeltonus kann Dantrolen auch peroral verabreicht werden.

Unerwünschte Wirkungen

- lokale Reaktionen an der Infusionsstelle (Brennen, Rötung, Schwellung; pH-Wert der Injektionslösung = 9,5; paravasale Applikation muss unbedingt vermieden werden)
- Muskelschwäche
- Schwindel, Sprachstörungen, Benommenheit, Kopfschmerzen, Verwirrtheit
- abdominale Krämpfe, Übelkeit, Erbrechen, Diarrhö
- Transaminaseanstieg und Hepatotoxizität
- Fieber, Schüttelfrost
- Blutbildungsstörungen, Leukopenie, aplastische Anämie
- Herzinsuffizienz, Tachykardien
- Überempfindlichkeitsreaktionen

Kontraindikationen Sie ergeben sich aus den unerwünschten Wirkungen. Da aber die Verabreichung von Dantrolen meist eine Notfallmaßnahme darstellt, sind die Kontraindikationen nur relativ, mit der Ausnahme einer bekannten Überempfindlichkeit gegenüber dem Wirkstoff.

Neuromuskuläre Blocker

Pharmakodynamik Neuromuskulär blockierende Wirkstoffe sind Liganden an den **muskulären nikotinischen Acetylcholinrezeptoren** und erzielen ihre Wirkung durch einen von 2 möglichen Mechanismen:

- **Aktivierung** der nikotinischen Acetylcholinrezeptoren (depolarisierende Muskelrelaxanzien)
- **Hemmung** der nikotinischen Acetylcholinrezeptoren (nichtdepolarisierende Muskelrelaxanzien)

Dass die neuromuskuläre Übertragung (▶ Kap. 11) durch Antagonisten an nikotinischen Acetylcholinrezeptoren unterbunden werden kann, erscheint logisch; die analoge Wirkung durch entsprechende Agonisten bedarf einer weiteren Erklärung: Das **Muskelrelaxans Suxamethonium depolarisiert** durch andauernde Öffnung des Ionenkanals des nikotinischen Rezeptors die muskuläre **Endplatte dauerhaft,** und **inaktiviert** die dortigen spannungsaktivierten **Natriumkanäle.** Deshalb können sich die Aktionspotenziale, die durch Angriff von Acetylcholin an den nikotinischen Rezeptoren der Endplatte entstehen, nicht auf die Muskulatur ausbreiten, d. h., die Exzitations-Kontraktions-Kopplung ist unterbrochen. Die Unterschiede in den Wirkungen depolarisierender und nichtdepolarisierender Muskelrelaxanzien sind in ◻ Tab. 28.5 angeführt.

Bei lange andauernder Einwirkung eines depolarisierenden Muskelrelaxans verändert sich die Art der Blockade, die motorische Endplatte wird langsam repolarisiert, aber die Übertragung bleibt unterbunden. Der Grund hierfür dürfte in der Desensitivierung der nikotinischen Acetylcholinrezeptoren liegen.

Die neuromuskuläre Blockade durch nichtdepolarisierende Muskelrelaxanzien kann durch **Cholinesterasehemmer** (▶ Kap. 11) abgeschwächt werden: Durch die Hemmung der metabolisierenden Enzyme steigen die Konzentrationen endogenen Acetylcholins an, sodass die kompetitiven Antagonisten aus den Rezeptoren der Muskelendplatte verdrängt werden können.

Depolarisierende Muskelrelaxanzien

Suxamethonium ist das einzige depolarisierende Muskelrelaxans im klinischen Einsatz.

◻ Tab. 28.6 Charakteristika neuromuskulärer Blocker

Muskelrelaxans	Wirkbeginn (min)	Wirkdauer (min)	Eliminationsweg
Suxamethonium	1,5	5–8	Plasmacholinesterasen
Alcuronium	2–4	60–80	primär unveränderte Exkretion über Harn und Galle
Atracurium	2–4	30–60	Hofmann-Elimination (organunabhängiger Zerfall), Plasmacholinesterasen
Mivacurium	2–4	12–18	Plasmacholinesterasen
Pancuronium	4–6	120–180	renal
Rocuronium	1–2	30–60	hepatischer Metabolismus
Vecuronium	2–4	30–60	hepatischer Metabolismus

28

Unerwünschte Wirkungen

- Muskelschmerzen durch die initialen Muskelfaszikulationen
- Hyperkaliämie durch die Dauerdepolarisation; Vorsicht bei Weichteiltraumen, Verbrennungen und Herzinsuffizienz
- Erhöhung des Augeninnendrucks durch Kontraktion der Muskulatur in der Augenhöhle
- Histaminfreisetzung (eventuell mit Bronchospasmus und Blutdruckabfall)
- maligne Hyperthermie (meist in Kombination mit Inhalationsnarkotika)
- Erytheme, vor allem im Bereich der oberen Körperhälfte

Kontraindikationen Bekannte Prädisposition für maligne Hyperthermie, Polytraumen und Verbrennungen, Hyperkaliämie sowie bekannte Überempfindlichkeit.

Nichtdepolarisierende Muskelrelaxanzien

Die nichtdepolarisierenden Muskelrelaxanzien unterscheidet man vorwiegend nach ihrer Wirkdauer (◻ Tab. 28.6). **Pancuronium** verursacht eine gewisse Blockade der ganglionären Transmission (schwächer als Tubocurarin), die anderen Vertreter sind noch selektiver für die Rezeptoren der Muskulatur. **Atracurium** und **Mivacurium** verursachen ähnlich dem Tubocurarin eine Histaminfreisetzung, aber geringer ausgeprägt, ein Effekt, der bei Pancuronium, **Rocuronium** und **Vecuronium** kaum beobachtet wird. **Alcuronium** und Pancuronium können muskarinische Acetylcholinrezeptoren geringfügig blockieren und so z. B. eine Tachykardie verursachen.

Zahlreiche Arzneimittel wie z. B. Antibiotika (Aminoglykoside, Tetrazykline, Polymyxine, Clindamycin), Antiarrhythmika, Ca^{2+}-Antagonisten und Inhalationsnarkotika verstärken die Wirkung nichtdepolarisierender Muskelrelaxanzien, Acetylcholinesterasehemmer hingegen schwächen sie.

Curare

Curare umfasst mehrere Alkaloide, die aus Pflanzen der Gattungen *Chondrodendron* (Quelle für Tubocurare) und *Strychnos* (Quelle für Calebassencurare) gewonnen werden. Erstere findet man häufig im Amazonasgebiet, letztere in Kolumbien und Venezuela. Diese Alkaloide wurden von dortigen Indianern als Pfeilgifte verwendet. Die so erlegten Beutetiere konnten bedenkenlos verzehrt werden, da die Muskelrelaxanzien aus dem Magen-Darm-Trakt nicht ausreichend resorbiert werden. In den 1930er Jahren wurde die Struktur des Tubocurarin aufgeklärt und seitdem wird dieses als nichtdepolarisierendes Muskelrelaxans medizinisch eingesetzt. Heute wird es aber wegen unerwünschter Wirkungen (beträchtliche Histaminfreisetzung und Blockade ganglionärer Nikotinrezeptoren, dadurch Blutdruckabfall) kaum noch klinisch angewandt.

Steckbrief neuromuskuläre Blocker

Wirkstoffe: Alcuronium, Atracurium, Mivacurium, Pancuronium, Rocuronium, Suxamethonium, Vecuronium

Wirkmechanismus: Aktivierung (Suxamethonium) oder Hemmung nikotinischer Acetylcholinrezeptoren an der Skelettmuskulatur.

Unerwünschte Wirkungen:
- Histaminfreisetzung
- Muskelschmerzen (Suxamethonium)
- Hyperkaliämie (Suxamethonium)
- Erhöhung des Augeninnendrucks (Suxamethonium)
- maligne Hyperthermie
- Erytheme (Suxamethonium)
- anticholinerge Wirkungen (Alcuronium und Pancuronium)

Klinische Anwendung: Muskelrelaxation z. B. im Rahmen einer Narkose

Kontraindikationen: Prädisposition für maligne Hyperthermie, Polytraumen, Verbrennungen und Hyperkaliämie (Suxamethonium)

Weiterführende Literatur

Behne M, Wilke HJ, Harder S (1999) Clinical pharmakokinetics of Sevoflurane. Clin Pharmacokinet 36(1): 13–26

Gyermek L (2005) Development of ultra short-acting muscle relaxant agents: history, research strategies, and challenges. Med Res Rev 25(6): 610–654

Hughes MA, Glass PS, Jacobs JR (1992) Context-sensitive half-time in multicompartment pharmacokinetic models for intravenous anesthetic drugs. Anesthesiology 76: 334–341

Lerman J, Jöhr M (2009) Inhalational anesthesia vs total intravenous anesthesia (TIVA) for pediatric anesthesia. Paediatr Anaesth 19: 521–534

Schüttler J, Schwilden H (2008) Modern Anesthetics. Handbook of Experimental Pharmacology, Vol. 182. Berlin: Springer

Sonner JM (2002) Issues in the design and interpretation of minimum alveolar anesthetic concentration (MAC) studies. Anesth Analg 95(3): 609–614

Anxiolytika, Hypnotika, Sedativa

S. Böhm

M. Freissmuth et al., *Pharmakologie und Toxikologie*,
DOI 10.1007/978-3-662-46689-6_29, © Springer-Verlag Berlin Heidelberg 2016

Substanzen, die Angst und Spannungszustände lösen (Anxiolytika), den Schlaf verbessern (Hypnotika) oder zentral dämpfen (Sedativa), entfalten die meisten dieser Wirkungen über eine Modulation des GABAergen Systems. Dennoch sind diese Wirkungen nicht alle kausal miteinander verknüpft, sodass Anxiolyse oder Schlafinduktion prinzipiell auch ohne deutliche Sedation entstehen können. Die wesentlichen Vertreter dieser Wirkstoffe sind Benzodiazepine und Benzodiazepin-Agonisten, Dicarbamate, Thiazolderivate, Azaspirone und H_1-Antagonisten.

- **Sedativa** sind Substanzen, die durch hemmende Wirkung im Gehirn zur Dämpfung der psychischen Reaktionsbereitschaft und zu verminderter Aktivität führen,
- **Anxiolytika, Tranquilizer** oder **Tranquillanzien** beseitigen Spannungs- und Angstzustände,
- **Hypnotika** induzieren Schlaf oder erhalten ihn aufrecht.

Zwischen diesen Begriffen gibt es beträchtliche Überlappungen. Natürlich fördern alle sedierend wirkenden Substanzen auch den Schlaf und verbessern Angstzustände, da ja Reaktionsbereitschaft und Aktivität reduziert werden. Die Reduktion oder Beseitigung eines Angstzustands (= Anxiolyse) muss aber nicht notwendigerweise von einer eingeschränkten Reaktionsbereitschaft begleitet sein. Sofern Angstzustände Schlaflosigkeit auslösen, wird Anxiolyse auch zur Verbesserung des Schlafs führen; andernfalls werden Anxiolytika nicht schlaffördernd wirken.

> ❯ Spannungslösung, Schlafförderung und Sedation sind unterschiedliche, aber eng miteinander verknüpfte Wirkqualitäten.

Sedation ist ein relativ unspezifisches Phänomen mit extrem unterschiedlichen Ausprägungsgraden, beginnend von einer leichten Reaktionsverzögerung bis zu Narkose und letztendlich Tod, wenn auch die Atmung vom dämpfenden Effekt betroffen ist. Zahlreiche Substanzklassen (z. B. Narkotika, Opioide und Ethanol) wirken sedativ, wobei mit zunehmenden Dosen meist alle der beschriebenen Sedationsgrade erreicht werden können. Von allen sedativ wirksamen Substanzen waren oder sind (fettgedruckt) die folgenden als Anxiolytika und/oder Hypnotika in klinischer Verwendung:

- **Benzodiazepine** und andere **Benzodiazepin-Agonisten**
- **Dicarbamate** (Meprobamat)
- **Thiazolderivate** (Clomethiazol)
- **Aldehyde** (Chloralhydrat)
- **Azaspirone** (Buspiron)
- **H_1-Antihistaminika** (Hydroxyzin)
- Barbiturate
- Piperidindione (Thalidomid, Gluthetimid, Methyprylon)

Darüber hinaus werden bestimmte Antidepressiva (SSRI, SNRI) in der chronischen Therapie von Angsterkrankungen eingesetzt.

29.1 Physiologische und pathophysiologische Grundlagen

Lernziele
Physiologie des Schlafs: Schlaf-Wach-Zyklus
- Wachzustand
- Rapid-Eye-Movement-(REM-)Schlaf
- Non-REM-Schlaf
- Monoamine, Acetylcholin, Orexine

Pathophysiologie von Angst- und Spannungszuständen
- Zentrum der Entstehung von Angst- und Stressreaktionen – Neurone aus Amygdala-Kerngebieten:
  - glutamerg innerviert aus Cortex, Thalamus und Hippocampus
  - serotonerge und noradrenerge Afferenzen aus dem dorsalen Raphekern bzw. dem Locus coeruleus

29.1.1 Physiologische Grundlagen des Schlafs

Die Regulation des zirkadianen Rhythmus unterliegt der Steuerung des **Nucleus suprachiasmaticus** im Bereich des Hypothalamus. Dort werden **Uhren-Gene** (z. B. Period- oder Cryptochrom-Gene) im 24-Stunden-Rhythmus exprimiert. Dieses Kerngebiet dient als endogener Zeitgeber und innerviert unter anderem den lateralen und posterioren Hypothalamus, dessen Neurone die Neuropeptide **Orexin (Hypocretin) A und B** als Transmitter verwenden. Diese orexinergen Neurone werden aber auch vom **limbischen System** und vom ventrolateralen präoptischen Bereich des Hypothalamus innerviert und unterliegen dem Einfluss von **Glucose** und metabolischen Mediatoren wie **Ghrelin** und **Leptin** (◘ Abb. 29.1):

- Neuronale Aktivität in Hippocampus und Amygdala (Limbicum) sowie Hypoglykämie und Ghrelin aktivieren orexinerge Neurone,
- Aktivität im ventrolateralen präoptischen Hypothalamus (GABA) und Leptin hemmen sie.

Der laterale und posteriore Hypothalamus innerviert monoaminerge und cholinerge Kerngebiete im übrigen Hypothalamus und im Hirnstamm sowie den Nucleus arcuatus, der die Nahrungsaufnahme über Neuropeptid Y steuert:

- Die **cholinergen Kerne** sind das laterodorsale und das pedunkulopontine Tegmentum.
- Die **monoaminergen Gebiete** sind Locus coeruleus (Noradrenalin), dorsale Raphe-Kerne (5-HT) und Nucleus tuberomammillaris (Histamin).

Orexine aktivieren diese monoaminergen Kerne, deren Aktivität für den Wachzustand erforderlich ist. Die Monoamine Noradrenalin, 5-HT und Histamin hemmen gleichzeitig auch die Aktivität im ventrolateralen präoptischen Hypothalamus, dessen Aktivität für den Schlaf bedeutsam ist und der selbst über GABA die orexinergen Neurone hemmt.

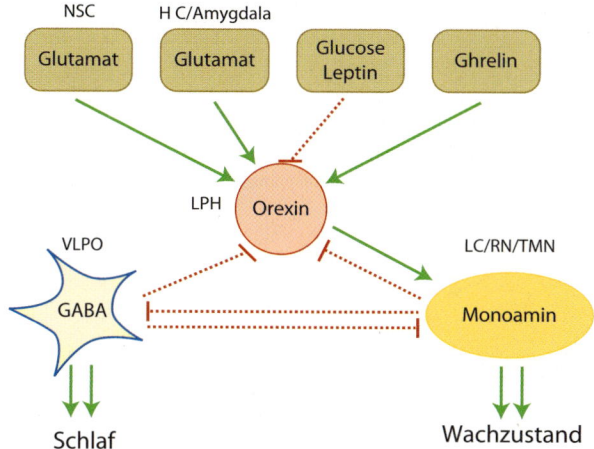

Abb. 29.1 Neuronale Verschaltungen zur Regulation des Schlaf-Wach-Rhythmus. Orexinerge Neurone im lateralen und posterioren Hypothalamus (*LPH*) aktivieren monoaminerge Neurone im Locus coeruleus (*LC*, Noradrenalin), in den Raphe-Nuclei (*RN*, Serotonin) und im Nucleus tuberomammillaris (*TMN*, Histamin). Diese fördern den Wachzustand und hemmen GABAerge Neurone im ventrolateralen präoptischen Bereich (*VLPO*) und die orexinergen Neurone. Die GABAergen Neurone im VLPO fördern den Schlaf und hemmen die orexinergen und monoaminergen Neurone. Die orexinergen Neurone unterliegen folgenden Einflüssen: aus dem Nucleus suprachiasmaticus (*NSC*), wo die Uhren-Gene arbeiten; aus dem Hippocampus (*HC*) und der Amygdala, wo emotionale Informationen verarbeitet werden; Glucose, Leptin und Ghrelin, die nahrungsabhängig zirkulieren

Die große Bedeutung der orexinergen Neurone für den Schlaf-Wach-Zyklus ist daran zu erkennen, dass das Fehlen der Orexine zu **Narkolepsie** führt, eine durch ständigen Wechsel von Schlaf- und Wachphasen gekennzeichnete Erkrankung. Antagonisten an beiden Orexin-Rezeptoren (OX1- und OX2-Rezeptoren) wirken schlafinduzierend und -verlängernd. Ein solcher dualer Orexin-Rezeptorantagonist, **Suvorexant**, wurde in den USA zur Therapie von Schlafstörungen zugelassen.

Zur Beurteilung der Physiologie des Schlafs reicht es nicht aus, nur zwischen Schlaf und Wachzustand zu unterscheiden.

Man muss auch den Schlaf in **REM- (Rapid Eye Movement)** und **Non-REM-Schlaf (NREM)** unterteilen:

- Während einer Nacht werden 4–5 REM-Phasen durchlaufen, die durch wachähnliche EEG-Aktivität, schnelle Augenbewegungen und Muskelatonie gekennzeichnet sind (Tab. 29.1).
- Dazwischen findet sich NREM-Schlaf, der in 4 Stadien der Schlaftiefe unterteilt werden kann.

An der Regulation von REM- und NREM-Schlaf sind die erwähnten **orexinergen, monoaminergen und cholinergen Kerngebiete** beteiligt (Tab. 29.1). In all diesen Kerngebieten finden sich auch GABAerge Nervenendigungen, die eine Hemmung vermitteln können, sodass GABA eine wesentliche Bedeutung zukommt.

Jeglicher Eingriff in diese Transmittersysteme kann zu Änderungen im Schlafmuster führen. So verursacht eine Verstärkung der GABAergen Neurotransmission (z. B. durch Benzodiazepine) eine Verlängerung des NREM-Schlafs, der REM-Schlaf wird verkürzt. Gesteigerte Verfügbarkeit der Monoamine fördert den Wachzustand und verursacht Schlafstörungen (▶ Kap. 32), während Monoaminmangel sedierend und schlafinduzierend wirkt. Die Blockade der entsprechenden Rezeptoren, insbesondere von H_1-Histaminrezeptoren, wirkt auch sedierend und schlaffördernd.

29.1.2 Pathophysiologische Grundlagen von Angst- und Spannungszuständen

Zur Analyse der biologischen Grundlagen von Angst- und Spannungszuständen wird meist das tierexperimentelle Modell der **Angstkonditionierung** herangezogen: Ein **konditionierter Stimulus** (z. B. ein Ton) wird mit einem **aversiven unkonditionierten Stimulus** (z. B. ein Elektroschock), der eine Angstreaktion auslöst, gepaart. Durch Lernvorgänge kann dann der konditionierte Stimulus selbst oder sogar nur der Kontext (wie der experimentelle Käfig) ausreichen, um dieselbe Angstreaktion hervorzurufen.

Die zentrale Schaltstelle beim Erlernen dieser Angstreaktion ist die Amygdala. Sie erhält simultan Informationen aus

Tab. 29.1 Regulation und Charakteristika von Wachzustand, NREM- und REM-Schlaf

	Wachzustand	NREM-Schlaf	REM-Schlaf
EEG	α- und β-Rhythmus	Spindeln, δ- oder Slow-Waves	Theta-(θ-)Rhythmus
Augenbewegungen	abhängig vom Sehen	selten, langsam	schnell
Muskeltonus	hoch	reduziert	atonisch
monoaminerge Neurone	++	+	–
cholinerge Neurone	+	–	++
orexinerge Neurone	++	–	–

++ = hohe neuronale Aktivität; + = geringe Aktivität; – = keine Aktivität

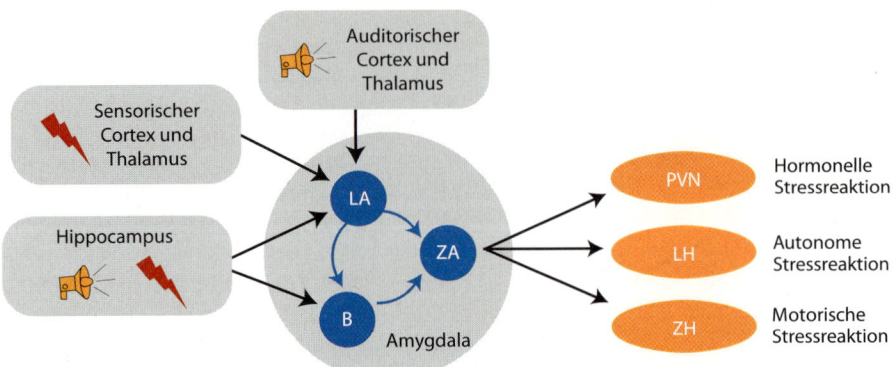

■ **Abb. 29.2 Schaltkreise der Angstkonditionierung.** Über auditorischen Cortex und Thalamus wird ein konditionierter Stimulus mit einem unkonditionierten aversiven Stimulus über den somatosensorischen Cortex und Thalamus gepaart wahrgenommen. Die Kontextinformation wird über den Hippocampus integriert. Die laterale Amygdala (*LA*) und der basale Kern (*B*) geben die Informationen an die zentralen Amygdalakerne (*ZA*) weiter. Von dort werden zentrales Höhlengrau (*ZH*), lateraler Hypothalamus (*LH*) und paraventrikulärer Nucleus (*PVN*) innerviert, welche die motorischen, autonomen, bzw. hormonellen Anteile der Stressreaktion regulieren

dem auditorischen (Ton) und somatosensorischen Cortex und Thalamus (Elektroschock) sowie aus dem Hippocampus (Kontext). Nach Verarbeitung derselben in den **basalen, lateralen** und **zentralen Amygdalakernen** wird die Information an das zentrale Höhlengrau, den lateralen Hypothalamus und den Nucleus paraventricularis weitergegeben, wo die komplexen motorischen, autonomen bzw. hormonellen Komponenten der Angstreaktion ausgelöst werden (■ Abb. 29.2).

Die dominierenden Transmitter in den Verschaltungen in ■ Abb. 29.2 sind **Glutamat** und **GABA**. Von besonderer Bedeutung in der Angstkonditionierung dürfte Glutamat sein, da Langzeitpotenzierung (▶ Kap. 13) als zugrunde liegender Mechanismus nachgewiesen wurde. Hinzu kommen **serotonerge** Afferenzen aus dem dorsalen Raphekern und **noradrenerge Afferenzen** aus dem Locus coeruleus. Zahlreiche Untersuchungen weisen darauf hin, dass bei Angsterkrankungen Veränderungen im GABAergen bzw. serotonergen System zu finden sind. In diesem Sinne sind Modulatoren der GABAergen (insbesondere Benzodiazepine) und serotonergen Neurotransmission (z. B. Antidepressiva der Gruppen SSRI und SNRI sowie Azaspirone) wesentliche Säulen einer anxiolytischen Pharmakotherapie.

29.2   Wirkmechanismen

Lernziele

Wirkmechanismen
- Potenzierung der Transmission über GABA$_A$-Rezeptoren (Benzodiazepine, Barbiturate, Meprobamat, Chloralhydrat und Clomethiazol)
- Modulation der serotonergen Neurotransmission (Azaspirone, SSRI, SNRI)
- Blockade zentraler H$_1$-Rezeptoren (H$_1$-Antihistaminika)

29.2.1 Wirkungen über GABA$_A$-Rezeptoren

Die meisten Wirkungen der GABA werden über **GABA$_A$-Rezeptoren** vermittelt (▶ Kap. 12). Dort verursacht GABA in steigenden Konzentrationen einen zunehmenden **Anionenstrom,** der meist zu einer Hyperpolarisation der betreffenden Nervenzelle führt.

An GABA$_A$-Rezeptoren greift aber nicht nur GABA selbst an, sondern auch zahlreiche Anxiolytika, Hypnotika und Sedativa, nämlich Benzodiazepine, Barbiturate, Meprobamat, Chloralhydrat und Clomethiazol. Deren Angriffspunkte an GABA$_A$-Rezeptoren sind aber nicht identisch und daher auch nicht ihre Wirkungen (■ Abb. 29.3):

- **Benzodiazepine** besetzen eine **allosterische Bindungsstelle** und **verändern die Affinität der GABA$_A$-Rezeptoren** für GABA und die Offenwahrscheinlichkeit der Pore im Rezeptor; sie können aber den Anionenkanal weder direkt öffnen noch verschließen. Daher wird durch sie lediglich die GABA-Wirkung verstärkt oder abgeschwächt, die entsprechenden Benzodiazepine werden daher **Benzodiazepin-Agonisten** bzw. **inverse Benzodiazepin-Agonisten** genannt.
- Benzodiazepine, die an dieser Bindungsstelle angreifen, aber keinerlei Veränderung der Funktion der GABA$_A$-Rezeptoren verursachen, werden als **Benzodiazepin-Antagonisten** bezeichnet. Im Gegensatz zu Benzodiazepinen können die anderen sedativ wirksamen Substanzen selbst den Kanal öffnen und so einen Anionenstrom induzieren.

Neben den unterschiedlichen Wirkungen der Benzodiazepine, Barbiturate und anderen Sedativa auf einen Typ von GABA$_A$-Rezeptor (■ Abb. 29.3) unterscheiden sich diese Substanzen auch dadurch, dass sie an unterschiedlichen Kombinationen von GABA$_A$-Rezeptoruntereinheiten angreifen: Benzodiazepine modulieren nur Rezeptoren, die bestimmte α-, β- und γ-Untereinheiten besitzen, während Barbiturate,

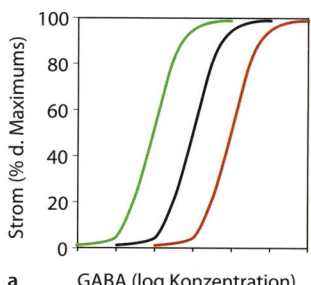
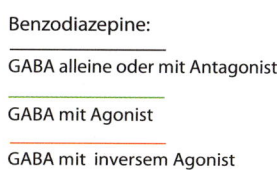
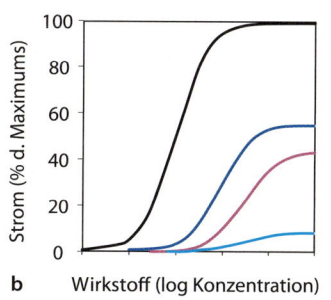
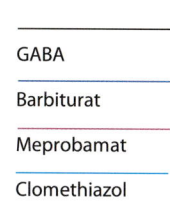

Abb. 29.3a, b Effekte von GABA, Benzodiazepinen, Barbituraten, Meprobamat und Clomethiazol an GABA_A-Rezeptoren. Die Grafik zeigt Anionenströme, die durch GABA in An- bzw. Abwesenheit von Benzodiazepin-Agonisten, -Antagonisten und inversen Agonisten hervorgerufen werden (**a**), bzw. durch GABA, Barbiturate, Meprobamat oder Clomethiazol hervorgerufene Ströme (**b**). GABA verursacht konzentrationsabhängig einen Anionenstrom durch GABA_A-Rezeptoren. Durch Benzodiazepin-Agonisten wird die Konzentrations-Wirkungs-Kurve für GABA nach links verschoben, durch inverse Agonisten dagegen nach rechts. Benzodiazepin-Antagonisten verändern die Konzentrations-Wirkungs-Kurve nicht, verhindern aber sowohl die Wirkung der Agonisten als auch diejenige der inversen Agonisten. Barbiturate, Meprobamat und Clomethiazol können dagegen auch in Abwesenheit von GABA Ströme durch den GABA_A-Rezeptor induzieren

Meprobamat und Clomethiazol an nahezu allen Kombinationen von Untereinheiten angreifen können. Da die verschiedenen GABA_A-Rezeptor-Untereinheiten im Gehirn nicht homogen verteilt sind, gilt dies auch für die Bindungsstellen für z. B. Benzodiazepine, Barbiturate und Meprobamat. Darüber hinaus weiß man aus Untersuchungen an transgenen Tieren, dass unterschiedliche α-Untereinheiten der GABA_A-Rezeptoren verschiedene klinische Wirkungen der Benzodiazepin-Agonisten vermitteln (■ Tab. 29.2).

Die derzeit klinisch eingesetzten Benzodiazepin-Agonisten können nicht zwischen GABA_A-Rezeptoren unterscheiden, die aus verschiedenen α-Untereinheiten aufgebaut sind. Es wurden aber schon Wirkstoffe synthetisiert, die bevorzugt an Rezeptoren mit bestimmten α-Untereinheiten angreifen. Von diesen Substanzen kann man dann selektive Wirkungen erwarten, was auf die derzeit gängigen Benzodiazepine kaum zutrifft.

29.2.2 Wirkungen über serotonerge Synapsen

Azaspirone sind partielle Agonisten an 5-HT_{1A}-Rezeptoren. Diese sind Autorezeptoren auf serotonergen Nervenzellen und deren Aktivierung reduziert die Aktivität eben dieser Neurone, sodass weniger 5-HT ausgeschüttet wird. Nachfolgend kommt es offensichtlich (wie bei Antidepressiva, ▶ Kap. 31) zu kompensatorischen Mechanismen, sodass nach mehrtägiger bis mehrwöchiger Therapiedauer ein angst- und spannungslösender Effekt eintritt. Durch solche kompensatorischen Mechanismen kommt es aber auch zu Veränderungen in den serotonergen Nervenzellen, die den Schlaf regulieren. Diese Veränderungen führen zu einer Dysregulation, die sich durch Schlafstörungen äußert. Daher ist eine Dauertherapie mit Azaspironen oder Antidepressiva (SSRI und SNRI) zwar prinzipiell geeignet, Angsterkrankungen zu behandeln, steigert aber gleichzeitig das Risiko einer Beeinträchtigung des Schlafs.

29.2.3 Wirkungen über H_1-Histaminrezeptoren

Das histaminerge System des Gehirns nimmt seinen Ausgang vom Nucleus tuberomamillaris und innerviert praktisch alle Gebiete (▶ Kap. 16). Die H_1-Histaminrezeptoren kommen in Hippocampus und Amygdala in größter Dichte vor sowie im

■ Tab. 29.2 Verteilung und Funktionen von α-Untereinheiten des GABA_A-Rezeptors im Gehirn

Untereinheit	Hirnregionen mit größter Dichte	Vermittelte Wirkungen
α_1	zerebraler und zerebellärer Cortex	Sedation, anterograde Amnesie, antikonvulsive Wirkung, Abhängigkeit
α_2	Hippocampus, Amygdala, Striatum	anxiolytische, muskelrelaxierende und analgetische Wirkung
α_3	monoaminerge Kerne im Hirnstamm, cholinerge Kerne im basalen Vorderhirn, Thalamus	muskelrelaxierende und analgetische Wirkung
α_5	Hippocampus	muskelrelaxierende Wirkung, Beeinträchtigung kognitiver Fähigkeiten

frontotemporalen Bereich. Über diese Rezeptoren werden folgende Wirkungen vermittelt:

- Erhaltung des Wachzustands
- erhöhte motorische Aktivität
- erhöhte Lernfähigkeit
- verstärkte Schmerzperzeption
- Unterdrückung des Hungergefühls

Zentral gängige H_1-Antihistaminika blockieren diese Rezeptoren und dämpfen so die entsprechenden Wirkungen des endogenen Histamins.

29.3 Wirkungen

Lernziele

Wirkungen
- Angst- und spannungslösende Wirkung
- Schlafverbessernde Wirkung
- Sedation
- Anterograde Amnesie
- Zentrale Muskelrelaxation
- Antikonvulsive Wirkung

Wirkstoffe
- Benzodiazepine und verwandte Substanzen
- Barbiturate und ähnlich wirkende Substanzen
- Azaspirone
- H_1-Antihistaminika

29.3.1 Benzodiazepine und verwandte Substanzen

Benzodiazepin-Agonisten haben mit zunehmender Konzentration im Gehirn die folgenden Wirkungen (Tab. 29.2):

- zentrale Muskelrelaxation
- Anxiolyse
- zunehmend unspezifisch sedative Wirkung
- anterograde Amnesie
- Induktion und Aufrechterhaltung des Schlafs
- antikonvulsive Wirkung
- narkoseähnlicher Zustand

Insbesondere die zentrale Muskelrelaxation, eventuell auch die Anxiolyse, können durch moderate Dosen von Benzodiazepin-Agonisten ohne gleichzeitiges Auftreten ausgeprägter Sedation erreicht werden. Die weiteren Wirkungen, wie generelle Sedation, anterograde Amnesie und Schlafförderung, nehmen dosisabhängig weiter zu und münden in einem narkoseähnlichen Zustand.

Im Prinzip sind die Wirkungen aller Benzodiazepin-Agonisten und verwandter Substanzen (z. B. Zolpidem und Zopiclon) gleich. Eine Ausnahme hiervon ist Clonazepam, das eine bessere antikonvulsive Wirkung aufzuweisen scheint als alle anderen Vertreter. Alle erwähnten Wirkungen werden nach längerer Einnahme der Benzodiazepine im Sinne einer zuneh-

menden Toleranz abgeschwächt, sodass die Dosis gesteigert werden muss. Die Ursachen dieses Wirkungsverlusts sind weitgehend unbekannt und primär nicht durch Enzyminduktion zu erklären.

Von **inversen Benzodiazepin-Agonisten** kann man exakt gegenteilige Wirkungen erwarten:

- Erhöhung des Muskeltonus
- Angst- und Spannungszustände
- Erhöhung der kognitiven Fähigkeiten
- Schlafstörungen
- Krampfauslösung

Mit diesem Wirkungsspektrum können solche Substanzen klinisch nicht eingesetzt werden, da die erwünschte Wirkung auf die kognitiven Fähigkeiten immer von den anderen nachteiligen Effekten begleitet wird. Ein **Benzodiazepin-Antagonist** (z. B. Flumazenil) hebt alle Wirkungen der Benzodiazepin-Agonisten (sowie der inversen Benzodiazepin-Agonisten) in der umgekehrten Reihenfolge ihres dosisabhängigen Auftretens wieder auf.

Unerwünschte Wirkungen der Benzodiazepin-Agonisten treten dosisabhängig in folgender Reihenfolge auf:

- **Paradoxe Reaktionen** (Nervosität, Unruhe, Erregung, Aggressionssteigerung, Hyperaktivität und Schlafstörung)
- Reaktionsminderung
- Ataxie
- Schläfrigkeit, Apathie
- Atemdepression (aber nicht Atemlähmung!)

Benzodiazepine zeichnen sich bei muskelrelaxierender und anxiolytischer Dosierung durch fast völliges Fehlen unerwünschter Wirkungen aus. Paradoxe Reaktionen können bei einzelnen Individuen auftreten. Ist dies der Fall, lassen sie sich meist weder durch eine Dosiserhöhung noch durch den Wechsel auf ein anderes Benzodiazepin umgehen. Dennoch gilt: Benzodiazepine zeichnen sich durch das Fehlen toxischer und peripherer Wirkungen aus.

Unspezifische unerwünschte Wirkungen umfassen z. B. Kopfschmerzen, Schwindel, Nausea, Tachykardie, Mundtrockenheit, Leberfunktionsstörungen und allergische Reaktionen. Mit zunehmender Dosierung und Therapiedauer nimmt aber die Gefahr der Entwicklung einer psychischen und physischen **Abhängigkeit** und einer **Toleranz** immer mehr zu. Es werden fast alle erwähnten Wirkungen nach längerer Einnahme der Benzodiazepine deutlich abgeschwächt, sodass die Dosis eventuell gesteigert werden muss.

Von diesen unerwünschten Wirkungen, die schon bei kurzfristiger Einnahme auftreten können, sind die folgenden **Langzeitwirkungen** zu unterscheiden:

- Affektive Verflachung
- Einschränkung der kognitiven Leistungsfähigkeit
- Dysarthrie
- Muskelschwäche

Außerdem zeigt sich nach Absetzen von Benzodiazepinen nach längerer Therapiedauer eine **Entzugssymptomatik,** bestehend aus:

- Unruhe
- Nervosität
- Schlafstörungen
- Delirien
- Krämpfe
- REM-Rebound (Träume)

Benzodiazepine reduzieren den Anteil des REM-Schlafs an der Gesamtschlafdauer. Nach Absetzen zeigt sich ein REM-Rebound-Phänomen: Der REM-Anteil nimmt deutlich zu, was zu vermehrten und unangenehmen Träumen und dadurch zu Schlafstörungen führen kann.

29.3.2 Barbiturate und ähnlich wirkende Substanzen

In dieser Gruppe finden sich neben **Barbituraten Meprobamat, Chloralhydrat und Clomethiazol.** Diese Substanzen erzielen prinzipiell **Wirkungen,** die **mit** jenen der **Benzodiazepin-Agonisten vergleichbar** sind, wobei aber die unspezifisch sedierende Wirkung stärker ausgeprägt ist. Dosisabhängig wird also als erster Effekt eine Dämpfung der psychischen Leistungsfähigkeit erreicht, die mit steigender Dosierung zunimmt; eine zentrale Muskelrelaxation oder Anxiolyse lässt sich davon nicht trennen. Daher werden diese Substanzen kaum als spezifische Anxiolytika eingesetzt. Eine weitere Wirkung der Barbiturate ist die Einschränkung der metabolischen Funktion des ZNS, sodass Durchblutung, Sauerstoffverbrauch und Energiebedarf reduziert werden (▶ Kap. 28).

Barbiturate, Meprobamat, Chloralhydrat und Clomethiazol erzielen auch **ähnliche unerwünschte Wirkungen wie Benzodiazepine.** Dabei bestehen aber 2 wesentliche **Unterschiede:**

- Die oft unerwünschten **sedativen Effekte** treten schon bei niedrigerer Dosierung auf.
- Bei höherer Dosierung kommt es nicht nur zur Atemdepression, sondern auch zur **Atemlähmung.**

Wird bei Barbituraten die übliche hypnotische Dosierung um das 10-fache überschritten, so muss man mit tödlicher Atemlähmung rechnen. Daher ist der Einsatz der Barbiturate als Anxiolytika/Hypnotika heute obsolet. Auch Meprobamat, Chloralhydrat und Clomethiazol sind im Vergleich zu Benzodiazepinen wesentlich toxischer. Darüber hinaus ist die Gefahr der Abhängigkeit größer als bei Benzodiazepinen. Aus diesen Gründen werden auch Meprobamat, Chloralhydrat oder Clomethiazol mit der Indikation Anxiolyse oder Hypnose kaum mehr eingesetzt. Unabhängig von der zentralen Wirkung verursachen Barbiturate starke Enzyminduktion und pharmakokinetische Toleranz; auch Meprobamat führt zu Enzyminduktion.

29.3.3 Azaspirone

Azaspirone zeigen **mit** einer **Verzögerung** von einigen Tagen bis zu 2 Wochen (vgl. Antidepressiva) nach Therapiebeginn eine **anxiolytische Wirkung.** Sie verfügen aber über keine hypnotischen, sedativen, amnestischen, reaktionsverzögernden oder antikonvulsiven Wirkungen und verursachen auch **keine Abhängigkeit** oder **Entzugssymptomatik** nach dem Absetzen.

Unerwünschte Wirkungen:

- Schwindel, Benommenheit
- Übelkeit
- Kopfschmerzen
- Unruhe, Nervosität
- Schlafstörungen
- Parästhesien
- Schwitzen
- Verschwommenes Sehen
- Tinnitus
- Tachykardie, Brustschmerzen
- Mundtrockenheit
- Müdigkeit, Schwächegefühl

29.3.4 H_1-Antihistaminika

Alle H_1-Histaminrezeptor-Antagonisten verfügen über antiallergische Wirkungen (▶ Kap. 24). **Anxiolytische** und **hypnotische Wirkungen** haben nur die **zentral gängigen H_1-Antagonisten** (z. B. Hydroxyzin), die auch als ältere Generation der Antihistaminika bezeichnet werden. Im Unterschied zu den Benzodiazepinen wirken H_1-Antagonisten nicht zentral muskelrelaxierend oder antikonvulsiv (sondern eher prokonvulsiv) und verursachen **kaum Abhängigkeit oder Entzugssymptome** nach dem Absetzen.

Aufgrund beträchtlicher Affinitäten zu muskarinischen Acetycholinrezeptoren können bei den zentral gängigen H_1-Antagonisten anticholinerge Wirkungen (häufig Mundtrockenheit, eventuell auch Akkomodationsstörung, Obstipation, Harnverhalten) auftreten. Die kombinierte Blockade von H_1- und muskarinischen Rezeptoren verleiht den zentral gängigen H_1-Antagonisten auch deutliche **antiemetische Eigenschaften.**

Unerwünschte Wirkungen der zentral gängigen H_1-Antagonisten:

- Somnolenz und Müdigkeit
- Reaktionsverminderung
- Mundtrockenheit (anticholinerg)
- Übelkeit
- Kopfschmerzen
- Verwirrtheit
- Appetitzunahme

29.4 Kontraindikationen und Wechselwirkungen

Lernziele
Wechselwirkung:
— mit allen zentral dämpfenden Substanzen

Kontraindikationen für:
— Benzodiazepine
— Azaspirone
— H_1-Antagonisten

Je nach Gruppe der Anxiolytika/Hypnotika finden sich unterschiedliche, oft nur relative **Kontraindikationen**. Solche für **Benzodiazepine** sind:
— Myasthenia gravis
— Kardiorespiratorische Insuffizienz
— Abhängigkeitsanamnese
— Intoxikation mit zentral dämpfenden Substanzen
— Schlafapnoe
— Überempfindlichkeit

Barbiturate sollten generell als Anxiolytika/Hypnotika nicht eingesetzt werden, Kontraindikationen für Meprobamat, Chloralhydrat und Clomethiazol sind die gleichen wie für Benzodiazepine.

Kontraindikationen für **Azaspirone:**
— Intoxikation mit zentral dämpfenden Substanzen
— Epilepsien
— Überempfindlichkeit
— Schwere Leber- oder Niereninsuffizienz

Kontraindikationen für zentral gängige **H_1-Antagonisten:**
— Intoxikation mit zentral dämpfenden Substanzen
— Glaukom, Prostatahyperplasie (anticholinerg)
— Epilepsien
— Überempfindlichkeit
— Schwangerschaft und Stillzeit

> **Gemeinsame Wechselwirkung aller sedativ, anxiolytisch oder hypnotisch wirkender Substanzen ist die Potenzierung ihrer Wirkung durch alle anderen zentral dämpfenden Substanzen (z. B. Ethanol!).**

Benzodiazepine sind allein verabreicht nicht toxisch und deshalb ungefährlich, können aber in Kombination mit anderen sedativ und atemdepressiv wirkenden Stoffen zur Atemlähmung führen. H_1-Antagonisten können durch Angriff an muskarinischen Rezeptoren die Wirkungen anderer anticholinerg wirkender Substanzen verstärken.

Benzodiazepine werden durch Enzyme der Cytochrom-P450-Familie metabolisiert, insbesondere durch CYP3A4 und CYP2C19. Es gibt zahlreiche Hemmer der CYP3A4 (z. B. Erythromycin, Clarithromycin, Ketoconazol, Cimetidin, Omeprazol, Fluvoxamin, Fluoxetin), die die Wirkung der Benzodiazepine verstärken und verlängern können. Azaspirone, insbesondere Buspiron, und H_1-Antagonisten werden ebenfalls durch CYP3A4 metabolisiert; daher trifft hier dasselbe zu. Buspiron führt in Kombination mit MAO-Hemmern zu deutlichem Blutdruckanstieg und in Kombination mit SSRI können vermehrt Krampfanfälle auftreten. Auch H_1-Antagonisten sollten nicht mit MAO-Hemmern kombiniert werden.

29.5 Pharmakokinetik

Lernziele
— Resorption von Anxiolytika und Hypnotika
— Wirkdauer

Alle **Benzodiazepine** sind sehr **lipophil,** werden mit einer Ausnahme (Clorazepat) nach oraler Verabreichung nahezu **komplett resorbiert** und dringen dann **schnell ins ZNS** ein. Bezüglich des **Metabolismus** gibt es aber beträchtliche Unterschiede:
— **Plasmahalbwertszeiten** variieren zwischen 2 und 50 Stunden.
— Einige Vertreter werden zu **aktiven Metaboliten** umgewandelt.

Benzodiazepine werden daher nicht entsprechend der Plasmahalbwertszeiten, sondern entsprechend der Wirkdauer in 4 Gruppen eingeteilt (◘ Tab. 29.3).

Clomethiazol wird oral gut resorbiert und schnell hepatisch in den aktiven Metaboliten 5-Acetyl-4-methylthiazol umgewandelt. Dieser wird mit einer Halbwertszeit < 5 Stunden eliminiert. **Chloralhydrat** wird enteral gut resorbiert und schnell in Trichlorethanol als aktiven Metaboliten umgewandelt; dessen Eliminationshalbwertszeit liegt bei 5–10 Stunden. **Meprobamat** wird ebenfalls enteral gut resorbiert und mit 6–15 Stunden Halbwertszeit eliminiert.

Buspiron (Azaspiron) wird rasch enteral resorbiert, hat aber eine Bioverfügbarkeit < 5%. Es wird hauptsächlich in 6-Hydroxybuspiron umgewandelt, das als aktiver Metabolit die Wirkung trägt. Die Eliminationshalbwertszeit liegt bei ca. 3 Stunden.

Zentral wirksame **H_1-Antagonisten** sind:
— Diphenhydramin: 50% orale Bioverfügbarkeit, Eliminationshalbwertszeit 3–9 Stunden
— Doxylamin: hohe orale Bioverfügbarkeit, Eliminationshalbwertszeit ca. 3 Stunden
— Hydroxyzin: 80% orale Bioverfügbarkeit, Eliminationshalbwertszeit 7–20 Stunden

29

◘ Tab. 29.3 Metabolismus, Halbwertszeiten und Wirkdauer typischer Benzodiazepin-Agonisten

Benzodiazepin-Agonist	HWZ (h)	Metabolit	HWZ Metaboliten (h)	Wirkdauer (h)
Gruppe ultrakurz				
Zaleplon	1	–	–	< 3
Zolpidem	2	–	–	< 4
Triazolam	2–4	α-Hydroxytriazolam	2	< 6
Midazolam	2–4	α-Hydroxymidazolam	2	< 6
Gruppe kurz				
Zopiclon	2–7	Zopiclon-N-oxid	5	< 10
Brotizolam	6	–	–	< 10
Oxazepam	8	–	–	< 15
Lormetazepam	9	–	–	< 15
Temazepam	11	–	–	< 20
Lorazepam	14	–	–	< 24
Gruppe mittel				
Alprazolam	12	α-Hydroxyalprazolam	6	< 30
Bromazepam	20	–	–	< 30
Nitrazepam	20	–	–	< 35
Flunitrazepam	20–30	–	–	< 40
Clonazepam	23	–	–	< 40
Tetrazepam	15–40	–	–	< 40
Gruppe lang				
Clobazam	18	N-Desmethylclobazam	50	> 48
Chlordiazepoxid	6–37	N-Desmethyl-Chlordiazepoxid, Demoxepam, N-Desmethyldiazepam	70	> 48
Diazepam	43	Nordazepam, Oxazepam	60	> 48
Clorazepat	2	N-Desmethyldiazepam	60	> 48
Medazepam	2	Desmethylmedazepam, Diazepam, Desmethyldiazepam	70	> 48
Flurazepam	1	Hydroxyethylflurazepam, Desalkylflurazepam	60	> 48

29.6 Gruppen von Anxiolytika und Hypnotika

Lernziele

Gruppen der Anxiolytika und Hypnotika

- Benzodiazepin-Agonisten
- Clomethiazol
- Chloralhydrat
- Meprobamat
- Azaspirone
- H$_1$-Antagonisten

Die Anxiolytika und Hypnotika werden in folgende Gruppen eingeteilt:

- **Benzodiazepin-Agonisten:** Alprazolam, Bromazepam, Brotizolam, Chlordiazepoxid, Clobazam, Clonazepam, Clorazepat, Diazepam, Flunitrazepam, Flurazepam, Lorazepam, Lormetaazepam, Medazepam, Midazolam, Nitrazepam, Oxazepam, Temazepam, Tetrazepam, Triazolam, Zaleplon, Zolpidem, Zopiclon
- **Clomethiazol**
- **Chloralhydrat**
- **Meprobamat**

- **Azaspirone:** Buspiron
- **H_1-Antagonisten:** Diphenhydramin, Doxylamin, Hydroxyzin

Die aufgeführten Substanzen unterscheiden sich durch ihre Wirkung wie folgt:
- **anxiolytisch:** Azaspirone
- **hypnotisch:** Chloralhydrat und Clomethiazol
- **anxiolytisch und hypnotisch:** alle anderen
- **sedativ:** alle

29.6.1 Benzodiazepine und verwandte Substanzen

Es gibt eine große Zahl Benzodiazepine mit unterschiedlichen chemischen Strukturen. Gemeinsam ist ihnen ein Grundgerüst, sodass alle 5-Phenyl-1,4-Benzodiazepin-Derivate sind; nur Clobazam ist ein 5-Phenyl-1,5-Benzodiazepin (■ Abb. 29.4). **Zaleplon, Zolpidem** und **Zopiclon** sind chemisch betrachtet **keine Benzodiazepine**. Sie binden aber an vergleichbare Bindungsstellen in $GABA_A$-Rezeptoren und bezüglich ihrer therapeutischen und unerwünschten Wirkungen sowie ihren Indikationen und Kontraindikationen bestehen kaum relevante Unterschiede zu anderen Benzodiazepin-Agonisten. Flumazenil zeigt zwar die typische Benzodiazepinstruktur, ist aber ein Benzodiazepin-Antagonist.

29.6.2 Meprobamat, Chloralhydrat und Clomethiazol

Meprobamat, Chloralhydrat und Clomethiazol (■ Abb. 29.5) haben heterogene chemische Strukturen und zeigen keinerlei Verwandtschaft zu Benzodiazepinen (■ Abb. 29.4) oder Barbituraten (■ Abb. 28.2).

29.6.3 Azaspirone

Die bisher synthetisierten Azaspirone weisen alle eine gemeinsame chemische Grundstruktur auf (■ Abb. 29.6), bis heute ist aber nur Buspiron im klinischen Einsatz.

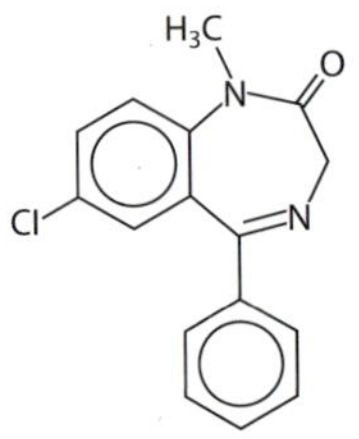

Diazepam

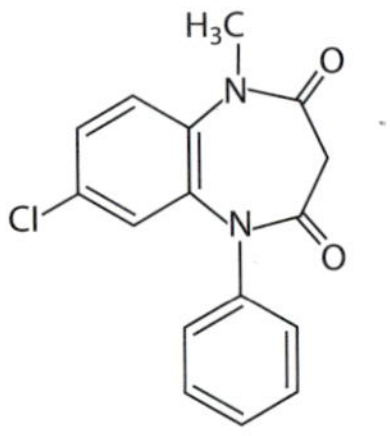

Clobazam

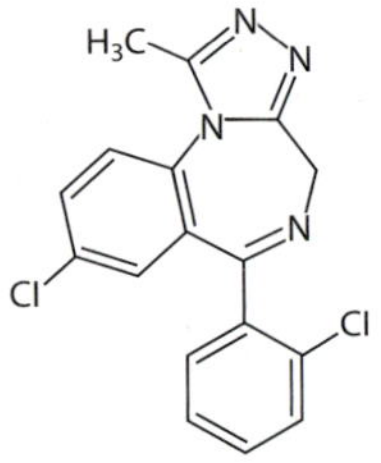

Triazolam

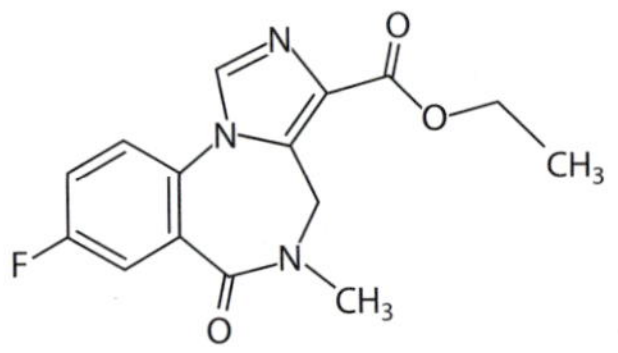

Flumazenil

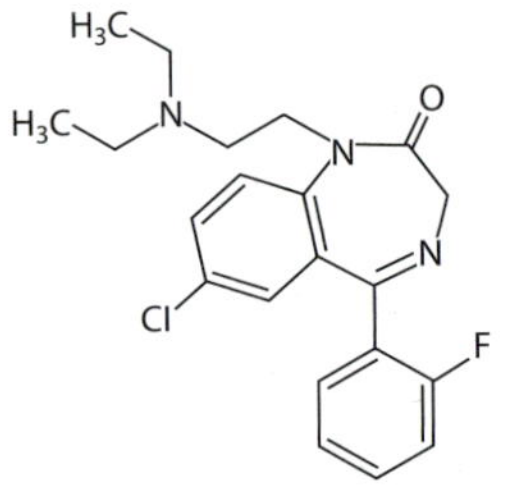

Flurazepam

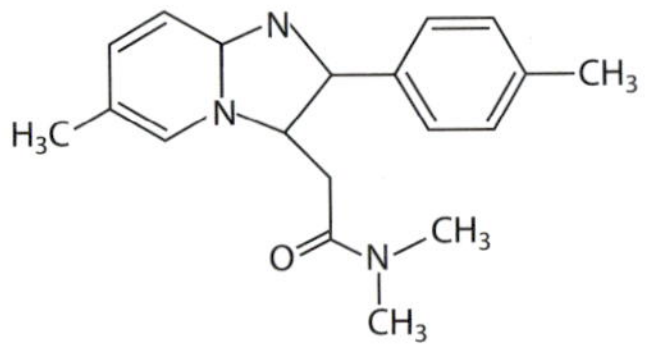

Zolpidem

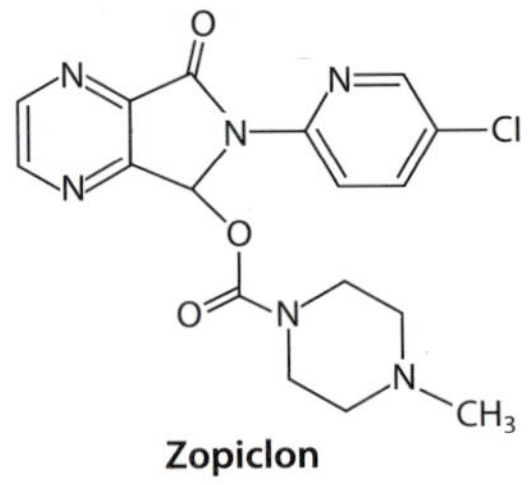

Zopiclon

■ **Abb. 29.4 Strukturformeln von Benzodiazepine und verwandten Liganden**

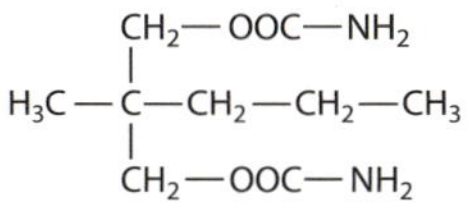

Meprobamat

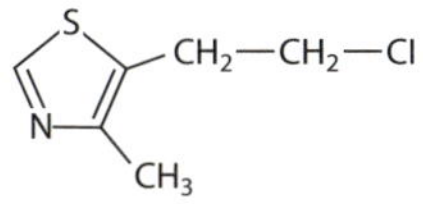

Clomethiazol

$$Cl_3C — CH(OH)_2$$

Chloralhydrat

◘ **Abb. 29.5 Strukturformeln von Meprobamat, Chloralhydrat und Clomethiazol**

29.6.4 H$_1$-Antagonisten

Unter den zentral gängigen H$_1$-Antagonisten werden Diphenhydramin, Doxylamin und Hydroxyzin vorwiegend als Hypnotika eingesetzt, letzteres auch als Anxiolytikum. Sie alle sind Diphenylalkylderivate (◘ Abb. 29.6).

Steckbrief Anxiolytika und Hypnotika
Wirkstoffe:
- **Benzodiazepin-Agonisten:** Alprazolam, Bromazepam, Brotizolam, Chlordiazepoxid, Clobazam, Clonazepam, Clorazepat, Diazepam, Flunitrazepam, Flurazepam, Lorazepam, Lormetaazepam, Medazepam, Midazolam, Nitrazepam, Oxazepam, Temazepam, Tetrazepam, Triazolam, Zaleplon, Zolpidem, Zopiclon
- **Clomethiazol**
- **Chloralhydrat**
- **Meprobamat**
- **Azaspirone:** Buspiron
- **H$_1$-Antagonisten:** Diphenhydramin, Doxylamin, Hydroxyzin

Wirkmechanismus: Benzodiazepine, Meprobamat, Chloralhydrat und Clomethiazol verstärken die GABAerge Neurotransmission durch einen allosterischen Mechanis-

mus an GABA$_A$-Rezeptoren, wobei Benzodiazepine Effekte nur in Anwesenheit von endogenem GABA auslösen können. Azaspirone sind partielle Agonisten an 5-HT$_{1A}$-Rezeptoren. H$_1$-Antagonisten blockieren die entsprechenden Histaminrezeptoren
Interaktionen: Wechselwirkungen mit:
- zentral dämpfenden Substanzen (verstärkte Sedation)
- Ethanol (verstärkte Sedation)
- CYP3A4-Hemmern (z. B. Erythromycin, Clarithromycin, Ketoconazol, Cimetidin, Omeprazol, Fluvoxamin, Fluoxetin); diese können zu Wirkungsverstärkung führen
- Anticholinergika (Gefahr von Blasenatonie, Ileus, Hyperthermie bei Kombination mit H$_1$-Antagonisten)

Unerwünschte Wirkungen:
- **Benzodiazepine, Meprobamat, Chloralhydrat und Clomethiazol:** paradoxe Reaktionen, Reaktionsminderung, Ataxie, Schläfrigkeit, Apathie, Atemdepression (bei Meprobamat, Chloralhydrat und Clomethiazol auch Atemlähmung!), Abhängigkeit, Toleranz
- **Azaspirone:** Schwindel, Benommenheit, Übelkeit, Kopfschmerzen, Unruhe, Nervosität, Schlafstörungen, Parästhesien, Schwitzen, verschwommenes Sehen, Tinnitus, Tachykardie, Brustschmerzen, Mundtrockenheit, Müdigkeit, Schwächegefühl, Krampfanfälle
- **H$_1$-Antagonisten:** Somnolenz und Müdigkeit, Reaktionsverminderung, Mundtrockenheit (anticholinerg), Übelkeit, Kopfschmerzen, Verwirrtheit, Appetitzunahme

Klinische Anwendung: Angst- und Spannungszustände, Schlafstörungen, Erregungszustände, Prämedikation
Kontraindikationen:
- **Benzodiazepine, Meprobamat, Chloralhydrat und Clomethiazol:** Myasthenia gravis, kardiorespiratorische Insuffizienz, Abhängigkeitsanamnese, Intoxikation mit zentral dämpfenden Substanzen, Schlafapnoe, Überempfindlichkeit
- **Azaspirone:** Intoxikation mit zentral dämpfenden Substanzen, Epilepsien, Überempfindlichkeit, schwere Leber- oder Niereninsuffizienz
- **H$_1$-Antagonisten:** Intoxikation mit zentral dämpfenden Substanzen, Glaukom, Prostatahyperplasie (anticholinerg), Epilepsien, Überempfindlichkeit

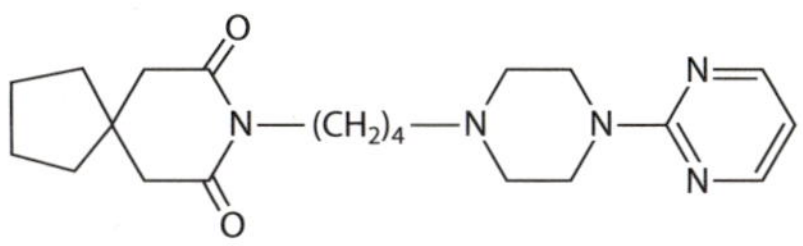

Buspiron

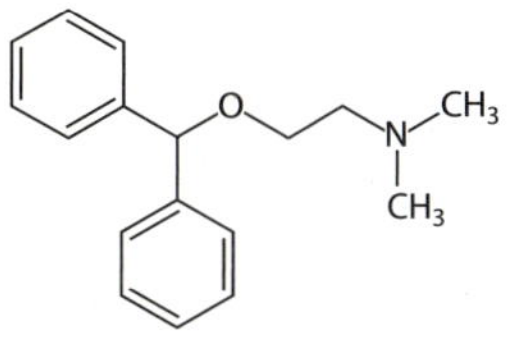

Diphenhydramin

◘ **Abb. 29.6 Strukturformeln von Buspiron und Diphenhydramin**

29.7   Klinischer Einsatz von Anxiolytika und Hypnotika

Lernziele

Benzodiazepine und Benzodiazepin-Agonisten
- Muskelrelaxanzien
- Tranquillanzien
- Hypnotika
- Antikonvulsiva
- Prämedikation
- Kurzfristige Ruhigstellung

Benzodiazepine und **Benzodiazepin-Agonisten** werden als **Muskelrelaxanzien, Tranquillanzien, Hypnotika, Antikonvulsiva** und eventuell als Injektionsnarkotika eingesetzt. Daneben finden diese Präparate Anwendung in der präoperativen **Prämedikation** sowie zur Ruhigstellung **bei kurzen diagnostischen oder therapeutischen Eingriffen** (z. B. Gastroskopie, Zahnchirurgie).

Die Auswahl des Präparats orientiert sich in Abhängigkeit von der **Indikation** an der **Wirkdauer.** Die Dosierung wird durch die zu erreichenden Wirkungen bestimmt. Ist eine dauerhafte Muskelrelaxation oder Anxiolyse gewünscht, wird ein mittel bis lang wirksames Präparat geeignet sein, für Einschlafstörungen oder kurze Eingriffe ist eher ein kurz bis ultrakurz wirksames indiziert. Bei letzteren muss aber bedacht werden, dass ein rasch eintretender Wirkungsverlust zu Durchschlafstörungen führen kann. Bei weniger kurz wirksamen Präparaten kann es zur Hangover-Symptomatik am Morgen kommen.

Meprobamat wird als **Anxiolytikum** und **Hypnotikum** sowie zur **Prämedikation** eingesetzt. **Clomethiazol** wird bei starken **Erregungszuständen,** insbesondere im Delirium tremens bei Ethanolentzug, angewandt. **Chloralhydrat** findet vorwiegend als **Hypnotikum** Einsatz. All diese Substanzen haben Einsatzgebiete, die auch durch Benzodiazepine abgedeckt werden. Da ihre **Toxizität** (potenzielle Atemlähmung) deutlich höher ist, wird meist den Benzodiazepinen Vorzug gegeben.

Barbiturate stehen zur ambulanten oralen Therapie heute nicht mehr zur Verfügung (Ausnahme: Phenobarbital als Antiepileptikum; ▶ Kap. 33). Ihr Einsatz ist auf wenige Indikationen bei stationärem Aufenthalt limitiert: Narkoseeinleitung oder i. v. Kurznarkose, zerebrale Protektion (durch Reduktion des zentralen Stoffwechsels und der Durchblutung) z. B. bei Schädel-Hirn-Trauma.

H₁-Antihistaminika (Hydroxyzin, Diphenhydramin, Doxylamin) werden als **Anxiolytika** (Hydroxyzin) und **Hypnotika,** aber auch zur Prämedikation verwendet. Deren antiemetische Wirkung wird vor allem bei Kinetosen genutzt.

Aufgrund der nachteiligen **Langzeiteffekte** und der **Gefahr der Abhängigkeitsentstehung** sollte eine Therapie mit **Benzodiazepinen, Meprobamat, Chloralhydrat oder Clomethiazol** über mehrere Wochen oder sogar Monate vermieden werden. Vor Beginn einer Therapie mit Anxiolytika und Hypnotika sollten folgende Aspekte berücksichtigt werden:

- **möglichst niedrige,** aber ausreichende **Dosierung**
- **nur für begrenzte Zeit** (bis zu 2, maximal 4 Wochen)
- **Dosisreduktion** in oder nach der 1. Therapiewoche
- **Ausschluss von Patienten mit Abhängigkeitsanamnese**
- **Beendigung der Therapie bei mangelnder Compliance** (z. B. eigenmächtige Dosisüberschreitung)
- **ausschleichende Beendigung** nach länger dauernder Therapie (> 2 Wochen): Je länger die Therapie, desto länger die Ausschleichphase.

Da die Entstehung der **Abhängigkeit die größte Problematik** von Benzodiazepinen, Meprobamat, Chloralhydrat und Clomethiazol darstellt, empfiehlt es sich, nach alternativen sedativen Medikationen zu suchen, die nicht zur Abhängigkeit führen. Solche Substanzgruppen sind H₁-Antihistaminika, niederpotente typische Neuroleptika und mit der Indikation Anxiolyse die Azaspirone bzw. Antidepressiva der Gruppen SSRI und SNRI (▶ Kap. 31).

Die Beurteilung eines Therapieerfolgs mit Anxiolytika ist nicht immer leicht und je chronischer die zu behandelnde Angsterkrankung ist, desto geringer sind die Erfolgschancen. Betrachtet man klinische Studien zu generellen Angsterkrankungen, so zeigt sich die folgende Wirksamkeit der Anxiolytika in absteigender Reihenfolge: Hydroxyzin > SNRI > Benzodiazepine > SSRI > Buspiron.

Angsterkrankungen stellen eine Indikation für Psychotherapie dar. Eine Kombination von Pharmako- und Psychotherapie wirkt meist besser als eine der beiden Therapieformen allein. Die unerwünschten Langzeitwirkungen von Benzodiazepinen, Meprobamat, Chloralhydrat und Clomethiazol können insbesondere bei älteren Patienten problematisch werden, da diese a priori in ihrer körperlichen und psychischen Leistungsfähigkeit eingeschränkt sind.

Weiterführende Literatur

Garakani A, Mathew SJ, Charney DS (2006) Neurobiology of anxiety disorders and implications for treatment. Mt Sinai J Med 73: 941–949

Hidalgo RB, Tupler LA, Davidson JRT (2006) An effect-size analysis of pharmacologic treatments for generalized anxiety disorder. J Psychopharmacol 21: 864–872

Olsen RW, Sieghart W (2009) GABA A receptors: subtypes provide diversity of function and pharmacology. Neuropharmacology 56: 141–148

Rudolph U, Knoflach F (2011) Beyond classical benzodiazepines: novel therapeutic potential of GABAA receptor subtypes. Nat Rev Drug Discov 10: 685–697

Sakurai T (2007) The neural circuit of orexin (hypocretin): maintaining sleep and wakefulness. Nat Rev Neurosci 8: 171–181

Antipsychotika

S. Böhm

M. Freissmuth et al., *Pharmakologie und Toxikologie*,
DOI 10.1007/978-3-662-46689-6_30, © Springer-Verlag Berlin Heidelberg 2016

Antipsychotika sind Psychopharmaka, die zur Therapie schizophrener Psychosen eingesetzt werden und bei manischen Episoden im Rahmen bipolarer affektiver Störungen. In diesem Kapitel werden die neurochemischen Hypothesen zur Entstehung von Schizophrenien besprochen sowie Pharmakokinetik, Wirkmechanismen, Wirkungen, Interaktionen, Indikationen und Kontraindikationen für Antipsychotika.

Die ersten in der Klinik eingesetzten antipsychotisch wirksamen Substanzen (insbesondere Chlorpromazin) waren durch eine deutliche Wirkung auf die spontane Motorik charakterisiert, unter anderem durch Akinese und Rigor, also extrapyramidal-motorische Symptome. Es wurde vermutet, dass die antipsychotische Wirkung mit dieser offensichtlich dämpfenden Wirkung auf das Nervensystem kausal verknüpft ist, sodass die Substanzen als **Neuroleptika** bezeichnet wurden. Heute ist klar, dass die motorischen Wirkungen mit den antipsychotischen Wirkungen nicht unbedingt korrelieren müssen. Daher ist **Antipsychotika** die bessere Bezeichnung für diese Gruppe von Psychopharmaka, ein Begriff, der auch im Englischen verwendet wird.

Man unterscheidet zwischen **typischen** (Prototyp Chlorpromazin) und **atypischen** (Prototyp Clozapin) **Antipsychotika**:

- **Typische Antipsychotika** (Alternativbezeichnungen: Neuroleptika, ältere Antipsychotika oder 1. Generation der Antipsychotika) sind dadurch charakterisiert, dass ihre antipsychotische Wirksamkeit mit der Inzidenz und/oder Ausprägung der extrapyramidal-motorischen Symptome korreliert.
- Diese Korrelation trifft für **atypische Antipsychotika** (Alternativbezeichnungen: Atypika, neuere oder 2. Generation der Antipsychotika) nicht zu, d. h., die antipsychotische Wirkung wird nicht notwendigerweise von extrapyramidal-motorischer Symptomatik begleitet.

Die Symptomatik einer **Schizophrenie** lässt sich in 2 Kategorien unterteilen:

- **Positivsymptomatik:** Halluzinationen, Wahnvorstellungen, psychomotorische Erregung, affektive Erregbarkeit, Vigilanz, gesteigerten Antrieb, erhöhte Spontanbewegung, vermehrte Ausdrucksmotorik
- **Negativsymptomatik:** affektive Verflachung, Apathie, Sprachverarmung, sozialer Rückzug

Prinzipiell können Antipsychotika in beiden Symptomkategorien zu Verbesserungen führen, wobei sich aber zwischen einzelnen Antipsychotika deutliche Unterschiede zeigen.

30.1 Pathophysiologische Grundlagen schizophrener Psychosen

Lernziele
Pathophysiologische Hypothesen schizophrener Psychosen
- Dopaminhypothese
- Glutamathypothese
- Serotoninhypothese
- GABA-Hypothese

In Ermangelung aussagekräftiger tierexperimenteller Modelle zur Untersuchung der biologischen Grundlagen psychotischer Erkrankungen existieren zur Pathophysiologie der Schizophrenie lediglich neurochemische Hypothesen. Diese beruhen vorwiegend auf Erfahrungen mit Substanzen, die bei gesunden Menschen entweder einzelne Symptome einer Schizophrenie hervorrufen oder bei Patienten eine schizophrene Symptomatik verstärken oder abschwächen.

30.1.1 Dopaminhypothese

Als **Ursache** für schizophrene Symptomatik wurde ursprünglich ein **Überschuss an Dopamin** oder eine **Überempfindlichkeit der Dopaminrezeptoren** verantwortlich gemacht. Dies wird durch folgende Befunde gestützt:

- Substanzen, die zu vermehrter Dopaminfreisetzung im Gehirn führen (z. B. Amphetamine), verursachen Symptome einer Schizophrenie.
- Agonisten an Dopaminrezeptoren (z. B. Bromocriptin) verschlechtern die schizophrene Symptomatik.
- Substanzen, die die Dopaminspeichervesikel in Nervenzellen entleeren (z. B. Reserpin), schwächen die schizophrene Symptomatik ab.
- Antagonisten an Dopaminrezeptoren schwächen die schizophrene Symptomatik ab.
- Die antipsychotische Potenz typischer Antipsychotika korreliert mit deren Affinität zu D_2-Dopaminrezeptoren. Im ZNS gibt es 3 große dopaminerge Systeme (► Kap. 15):
- **nigrostriatales System:** von der Substantia nigra (pars compacta) ins Striatum; reguliert die (extrapyramidale) Motorik
- **tuberoinfundibuläres System:** vom Hypothalamus zur Hypophyse; reguliert die endokrine Funktion der Adenohypophyse, besonders die Prolaktinfreisetzung
- **mesolimbisch-mesokortikales System:** vom ventralen Tegmentum durch das Vorderhirnbündel ins ventrale Striatum bzw. in den präfrontalen Cortex; koordiniert unter anderem Antrieb, Motivation und Gedächtnisleistungen

Substanzen, die mit Dopamin interferieren, entfalten ihre Wirkungen in jedem dieser 3 Systeme. In Untersuchungen, die sich speziell auf den präfrontalen Cortex konzentrierten, fanden sich Befunde, die den obigen entgegengesetzt waren:

- tierexperimenteller Dopaminmangel im präfrontalen Cortex beeinträchtigt Gedächtnisleistungen

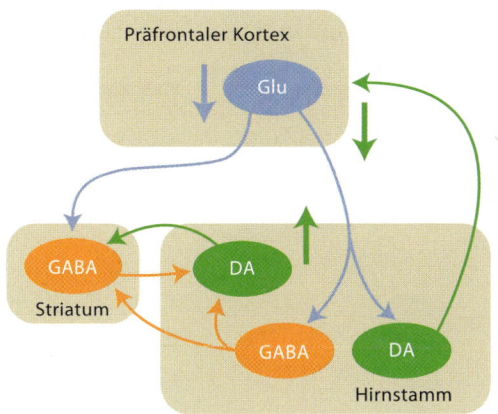

Abb. 30.1 Neuronale Verschaltungen zwischen präfrontalem Cortex, Hirnstamm und Striatum, deren Deregulation im Rahmen schizophrener Psychosen als auslösendes Moment gilt. Glutamaterge (*Glu*) Neurone des präfrontalen Cortex projizieren in den Hirnstamm bzw. das Striatum, wo sie direkt Neurone des mesokortikalen Dopaminsystems erregen bzw. indirekt über GABAerge Neurone dopaminerge Nervenzellen (*DA*), die das Striatum innervieren, hemmen. Daher führt eine Unterfunktion dieser präfrontalen glutamatergen Neurone zum Dopaminüberschuss im Striatum und zum Dopaminmangel im präfrontalen Cortex

- tierexperimentell beeinträchtigen D_1-Dopaminrezeptor-Antagonisten im präfrontalen Cortex Gedächtnisleistungen

Das weist darauf hin, dass **im präfrontalen Cortex** vermutlich ein **Dopaminmangel** vorherrscht, **in subkortikalen Bereichen** dagegen ein **Dopaminüberschuss**. Die Ursache hierfür wird in einer Unterfunktion von NMDA-Rezeptoren auf glutamatergen Neuronen im präfrontalen Cortex vermutet, sodass diese Nervenzellen weniger aktiv sind; (◘ Abb. 30.1).

30.1.2 Glutamathypothese

Glutamat ist ein ubiquitärer exzitatorischer Neurotransmitter im ZNS. Es erzielt seine Wirkungen unter anderem durch Aktivierung sog. NMDA-Rezeptoren (▶ Kap. 13). Der Glutamathypothese zufolge ist ein **Mangel an Glutamat** bzw. eine **Unterfunktion von NMDA-Rezeptoren** für die Entstehung der Schizophrenie verantwortlich. Diese Hypothese beruht auf folgenden Befunden:
- Substanzen, die die Ionenkanäle der NMDA-Rezeptoren blockieren (z. B. Phencyclidin und Ketamin), verursachen Symptome, die denen einer Schizophrenie sehr ähnlich sind.
- Insbesondere atypische Neuroleptika (z. B. Clozapin) verstärken die Neurotransmission über NMDA-Rezeptoren.
- In Post-mortem-Untersuchungen von Hirnen schizophrener Patienten finden sich Veränderungen der Dichte der NMDA-Rezeptoren

Die glutamaterge Unterfunktion kann sich auch auf das dopaminerge System auswirken, sodass Glutamat- und Dopaminhypothese miteinander funktionell in Zusammenhang stehen (◘ Abb. 30.1).

30.1.3 Serotoninhypothese

Neben den bereits genannten Hypothesen existieren noch weitere neurochemische Hypothesen, wobei insbesondere Serotonin von Bedeutung ist. Der Serotoninhypothese zufolge liegt **Serotonin bei einer Schizophrenie im Überschuss** vor oder die **zugehörigen Rezeptoren sind hypersensitiv**. Folgende Befunde unterstützen diese Hypothese:
- LSD ist ein (partieller) Agonist an 5-HT-Rezeptoren und verursacht Halluzinationen und Gedankenstörungen.
- Einige (insbesondere atypische) Antipsychotika blockieren bestimmte 5-HT-Rezeptoren, insbesondere 5-HT_{2A}.
- In Untersuchungen post mortem an Hirnen schizophrener Patienten finden sich Veränderungen der Dichte von 5-HT-Rezeptoren.

30.1.4 GABA-Hypothese

Letztendlich gibt es auch Hinweise, dass Veränderungen im GABAergen System an der Entstehung der schizophrenen Symptomatik beteiligt sind. Die GABA-Hypothese postuliert, dass eine **Dysregulation im Bereich GABAerger Synapsen im präfrontalen Cortex** für die glutamaterge Fehlfunktion mitverantwortlich ist. Folgende Befunde unterstützen dies:
- In Untersuchungen post mortem am präfrontalem Cortex schizophrener Patienten ist die Expression der Glutamatdecarboxylase reduziert.
- Im präfrontalem Cortex ist eine Reduktion des GABA-Transporters GAT1 nachweisbar.
- Außerdem finden sich in solchen Post-mortem-Präparaten im präfrontalen Cortex vermehrt α_2-Untereinheiten der $GABA_A$-Rezeptoren.

30.2 Wirkmechanismen

Lernziele
- Blocker an Neurotransmitterrezeptoren
- Rezeptor für therapeutische Wirkungen: D_2-Rezeptor

Antipsychotika wirken primär als Antagonisten (Blocker) an Neurotransmitterrezeptoren (◘ Tab. 30.1, ◘ Tab. 30.2). Daneben werden durch höhere Konzentrationen auch Enzyme und Ionenkanäle gehemmt.

> **Bei typischen Antipsychotika korreliert die Ausprägung der antipsychotischen Wirkung (und daher die übliche Dosierung) linear mit ihrer Affinität (zwischen 1 nM und 1 µM) zu D_2-Rezeptoren: Je höher die Affinität, desto größer die Wirkung und desto geringer die tägliche Dosis.**

◻ Tab. 30.1 Affinitäten typischer Antipsychotika zu Neurotransmitterrezeptoren (Daten nach Richelson 1999)

Rezeptor	Chlorpromazin	Thioridazin	Haloperidol	Fluphenazin
D_2	19	2,3	4	0,8
$5-HT_{2A}$	1,4	41	36	19
H_1	9,1	16	1890	21
M_1	60	10	24000	2000
α_1	0,6	1,1	6,2	9
α_2	750	833	3800	1600

Affinitätskonstanten der angeführten Antipsychotika in nM

◻ Tab. 30.2 Affinitäten atypischer Antipsychotika zu Neurotransmitterrezeptoren im Vergleich zu Haloperidol (Daten nach Duncan et al. 1999 und nach Lawler et al. 1999)

Rezeptor	Clozapin	Risperidon	Olanzapin	Ziprasidon	Quetiapin	Aripiprazol	Haloperidol
D_1	290	580	52	130	1300	410	120
D_2	130	2,2	20	3,1	180	0,52	1,4
D_3	240	9,6	50	7,2	940	9,1	2,5
D_4	47	8,5	50	32	2200	260	3,3
$5-HT_{1A}$	140	210	2100	2,5	230		3600
$5-HT_{1D}$	1700	170	530	2,0	> 5100		> 5000
$5-HT_{2A}$	8,9	0,29	3,3	0,39	220	20	120
$5-HT_{2C}$	17	10	10	0,72	1400		4700
$5-HT_6$	11	2000	10	76	4100	160	6000
$5-HT_7$	66	3,0	250	9,3	1800	15	1100
α_1	4,0	1,4	54	13	15	57	4,7
α_2	33	5,1	170	310	1000		1200
H_1	1,8	19	2,8	47	8,7		440
M_1	1,8	2800	4,7	5100	100		1600

Affinitätskonstanten der angeführten Antipsychotika in nM

Durch die Blockade dieser Rezeptoren entstehen aber nicht nur die erwünschten, sondern auch unerwünschte Wirkungen wie extrapyramidal-motorische Symptomatik (im nigrostriatalen System) oder Hyperprolaktinämie (im tuberoinfundibulären System). Daher korreliert mit der klinischen Wirksamkeit auch die Inzidenz dieser unerwünschten Effekte. Diese beiden Korrelationen treffen für atypische Antipsychotika nicht zu, d. h., die antipsychotische Wirkung ist weniger strikt mit der Affinität zu D_2-Rezeptoren verknüpft. In klinisch üblichen Dosierungen ist deren antipsychotische Wirkung daher nicht notwendigerweise von extrapyramidal-motorischen Bewegungsstörungen oder Hyperprolaktinämie begleitet.

> **Die direkt Korrelation der Affinitäten typischer Antipsychotika zu D_2-Dopaminrezeptoren mit ihrer antipsychotischer Potenz und daher mit ihrer Dosierung im klinischen Alltag (je geringer die Affinitätskonstanten, desto geringer die tägliche Dosis) ist die wichtigste und bis heute allgemein akzeptierte Grundlage der Dopaminhypothese.**

Unter den Antipsychotika in ◻ Tab. 30.2 ist lediglich Haloperidol ein typisches, und zwar eines mit hoher Affinität für D_2-, D_3- und D_4-Rezeptoren. Von den gelisteten atypischen Antipsychotika weisen Risperidon und Ziprasidon ähnliche Affinitäten wie Haloperidol an diesen Rezeptoren auf, Clozapin

◻ Tab. 30.3 Affinitätskonstanten der angeführten Antipsychotika an 5-HT$_{2A}$- und D$_2$-Rezeptoren angeführt als pK$_i$-Werte bzw. die Differenz dieser Werte ([5-HT$_{2A}$]–[D$_2$]) (Daten nach Kuroki et al. 2008)

	5-HT$_{2A}$	D$_2$	[5-HT$_{2A}$]–[D$_2$]
Atypische Antipsychotika			
Clozapin	8,3	7,0	1,3
Risperidon	10,1	8,9	1,2
Olanzapin	8,7	7,8	0,9
Quetiapin	6,8	5,9	0,9
Ziprasidon	9,5	8,0	1,5
Zotepin	9,0	7,9	1,1
Aripiprazol	8,1	9,1	–1,0
Typische Antipsychotika			
Haloperidol	7,7	9,0	–1,3
Chlorpromazin	8,7	8,5	0,2
Perphenazin	8,6	9,2	–0,6
Thioridazin	8,2	8,1	0,1
Sulpirid	4,5	6,4	–1,9

◻ Tab. 30.4 Affinitätskonstanten (K$_i$) der angeführten Antipsychotika an D$_2$-Dopaminrezeptoren sowie zugehörige Assoziations- (k$_{on}$) und Dissoziationsraten (k$_{off}$) (Daten nach Kapur u. Seeman 2000)

	K$_i$ (nM)	k$_{on}$ (nM min^{-1})	k$_{off}$ (min^{-1})
Spiperon	0,1	28,9	0,003
Haloperidol	0,7	41,4	0,017
Sertindol	1,2	83,1	0,014
Chlorpromazin	1,3	66,6	0,02
Racloprid	1,6	66,9	0,024
Olanzapin	6,4	166,2	0,39
Clozapin	82	59,2	1,386
Quetiapin	155	51,4	3,013

und Olanzapin 10- bis 100-fach niedrigere Affinitäten und Quetiapin mehr als 100-fach geringere Affinitäten. Die absolute Affinität zu D$_2$-Rezeptoren ist also offensichtlich kein Kriterium, das typische von atypischen Antipsychotika unterscheidet.

Betrachtet man die Affinitätswerte in ◻ Tab. 30.2 weiter, so fällt unabhängig von den Dompaminrezeptoren auf, dass alle atypischen Antipsychotika (mit der Ausnahme von Quetiapin) deutlich höhere Affinitäten an 5-HT$_{2A}$-Rezeptoren zeigen als Haloperidol. In diesem Sinne gilt auch die Blockade von 5-HT$_{2A}$-Rezeptoren als essenziell für die antipsychotische Wirkung der Atypika.

Da aber die Affinitäten der diversen Atypika sowohl zu den D$_2$-Rezeptoren als auch zu den 5-HT$_{2A}$-Rezeptoren stark variieren, wurde das **Verhältnis beider Parameter** als **Kennzeichen atypischer Antipsychotika** vorgeschlagen. ◻ Tab. 30.3 zeigt die Werte für die Differenz der entsprechenden Affinitätskonstanten für sowohl typische als auch atypische Antipsychotika.

Wie die genauere Betrachtung der Tabelle zeigt, sind Werte um 1 charakteristisch für Atypika, Werte um oder < 0 charakteristisch für typische Antipsychotika. Auch hier findet sich aber eine Ausnahme von dieser Regel: Das atypische Antipsychotikum Aripiprazol weist einen Wert von –1 auf. Dieser Befund belegt, dass das Verhältnis der Affinitäten der unterschiedlichen Atypika zu D$_2$-bzw. 5-HT$_{2A}$-Rezeptoren kein allgemeingültiger Parameter zur Unterscheidung typischer und atypischer Antipsychotika ist. Dies bedeutet aber auch:

Ein bestimmtes Verhältnis der Affinitätskonstanten dieser beiden Rezeptoren kann nicht das entscheidende Kriterium für die klinischen Wirkungen der Atypika sein.

Angesichts dieser Tatsache wurde nach anderen Erklärungen für das Wirkspektrum atypischer Antipsychotika gesucht. Die Aufmerksamkeit galt dabei wieder den D$_2$-Rezeptoren. Es zeigt sich, dass die Affinitäten der Antipsychotika zu D$_2$-Rezeptoren mit deren Geschwindigkeit in der Abdiffusion von der Bindungsstelle (»off-rate«) direkt korreliert. Somit ergibt sich auch, dass das Antipsychotikum mit der geringsten D$_2$-Affinität, Quetiapin, die höchste »off-rate« zeigt (◻ Tab. 30.4).

Das schnelle Abdissoziieren vom Rezeptor soll die klinischen Wirkungen der atypischen Antipsychotika erklären. Ein Anstieg des endogenen Dopamins kann demnach bei schneller abdissoziierenden Antagonisten schneller zur Rezeptoraktivierung führen, sodass die Blockade der Rezeptoren immer wieder durchbrochen wird. Vermutlich wirken atypische Antipsychotika aus diesem Grund zwar gut antipsychotisch, verursachen aber weniger unerwünschte Wirkungen, die auf einer Blockade der D$_2$-Rezeptoren beruhen.

Alle Antipsychotika (typische und atypische) blockieren neben D$_2$-Rezeptoren zahlreiche andere (◻ Tab. 30.1, ◻ Tab. 30.2). Durch diese Effekte sind die meisten der bekannten (teilweise unerwünschten) Wirkungen der Antipsychotika zu erklären (◻ Tab. 30.5).

Die antipsychotische Wirkung der typischen Antipsychotika hängt von deren Affinität zum D$_2$-Rezeptor ab. Das bedeutet zweierlei:

- Alle durch Blockade dieser Rezeptoren verursachten Wirkungen sind bei gut antipsychotisch wirksamen typischen Antipsychotika am stärksten ausgeprägt. Unter solchen **hochpotenten** Antipsychotika werden bei therapeutischen Plasmakonzentrationen andere Rezeptoren kaum blockiert und die entsprechenden Wirkungen treten nicht oder kaum auf.

◻ Tab. 30.5 Konsequenzen der Rezeptorblockade durch Antipsychotika

Rezeptor (Lokalisation)	Effekte
D_2-Dopamin (mesolimbisch-mesokortikal)	antipsychotisch
D_2-Dopamin (nigrostriatal)	EPS
D_2-Dopamin (tuberoinfundibulär)	Hyperprolaktinämie
D_2-Dopamin (hypothalamisch)	Hypothermie
D_2-Dopamin (Area postrema)	antiemetisch
5-HT$_2$-Serotonin	verringerte EPS
H$_1$-Histamin	Sedation; Gewichtszunahme
α$_1$-Noradrenalin	Vasodilatation
M-Acetylcholin	verringerte EPS, atropinartig

EPS = extrapyramidal-motorische Symptomatik

— Werden hingegen Antipsychotika mit geringer Affinität zu D_2-Rezeptoren eingesetzt, so müssen höhere Plasmakonzentrationen erzielt werden und die Wahrscheinlichkeit der Blockade anderer Rezeptoren und Ionenkanälen nimmt zu. Somit treten bei solchen **niederpotenten** typischen Antipsychotika ausgeprägt sedative, vegetative und kardiovaskuläre Wirkungen häufig auf.

30.3 Wirkungen

Lernziele

Wirkungen der Antipsychotika bei:
— Psychosen
— Gesunden

Unerwünschte Wirkungen

Durch Blockade der erwähnten Rezeptoren bewirken Antipsychotika:
— bei **Psychosen Wirkung gegen Positiv- und Negativsymptome**
— bei **Gesunden Dysphorie** (daher kein Abhängigkeitspotenzial)
— **zentrale Dämpfung,** aber im Unterschied zu anderen sedierend wirkenden Substanzen (z. B. Opioiden, Benzodiazepinen) keine Narkose, keine Dämpfung des Atemzentrums, keine antikonvulsive Wirkung (im Gegenteil, Antipsychotika können die Krampfschwelle senken)
— **Indifferenz gegenüber Umgebung**
— Verminderung der Spontanaktivität; Dämpfung von Erregung und Aggressivität

— Hemmung bedingter (konditionierter) Reflexe, aber Erhaltung unbedingter Reflexe
— im Tierexperiment Katalepsie (Tiere bleiben in eingestellter Körperhaltung)
— antiemetische Wirkung

Alle Wirkungen mit Ausnahme der antipsychotischen Wirkung treten sofort nach Aufnahme der Antipsychotika auf. Die antipsychotische Wirkung stellt sich erst mit gewisser Latenz (bis zu einigen Wochen) ein. Diese Diskrepanz wird mit der Wirkung der Antipsychotika auf die Aktivität dopaminerger Neurone erklärt: Werden Antipsychotika verabreicht, nimmt zunächst die Aktivität solcher Nervenzellen zu und es wird vermehrt Dopamin freigesetzt. Durch kompensatorische Mechanismen (evtl. Veränderungen in der Rezeptordichte) nehmen trotz weiterer Aufnahme des Antipsychotikums die neuronale Aktivität und die Dopaminfreisetzung wieder ab. Bezüglich der Dopaminfreisetzung unterscheiden sich atypische von typischen Antipsychotika.

> **Atypika steigern Dopaminfreisetzung eher im präfrontalen Cortex, während bei typischen Antipsychotika dieser Effekt im Striatum stärker ausgeprägt ist.**

An **unerwünschten Wirkungen** finden sich bei Antipsychotikaeinnahme:
— Psychisch:
  — **dysphorische Verstimmung**
  — **Gedächtnisstörung**
  — **Beeinträchtigung der Reaktionsfähigkeit**
  — Konzentrationsschwäche
  — depressive Symptomatik
  — paradoxe Verschlechterung der Psychose (neuroleptische Turbulenz)
  — Wiederauftreten der Symptomatik nach Beenden einer Therapie infolge Überempfindlichkeit der Rezeptoren: Supersensitivitätspsychose
— Extrapyramidal-motorische Symptomatik:
  — **Frühdyskinesien** (Hyperkinesie in Gesicht, Zunge und Schlund, choreoathetotische Bewegungen besonders im Schultergürtel, evtl. respiratorischer Stridor; tritt innerhalb 1. Therapiewoche auf; mit Anticholinergika behandelbar)
  — **Parkinsonoid** (Rigor, Tremor, Akinese, Amimie; tritt innerhalb des 1. Therapiemonats auf)
  — **Akathisie** (quälende Bewegungsunruhe, insbesondere an den unteren Extremitäten, besonders im Sitzen oder Auf-der-Stelle-Treten im Stand, innere Unruhe; tritt innerhalb des 1. Therapiemonats auf)
  — **Spätdyskinesie** (orobukkofaziale Dyskinesie mit Saug-, Schmatz-, Kau- und Zungenbewegungen, in bis zu 20%, im Durchschnitt nach 2 Jahren Therapie, die Inzidenz ist direkt abhängig von der kumulativ eingenommenen Antipsychotikadosis; schlecht zu behandeln, am ehesten mit atypischen Antipsychotika)
— Neurologisch:
  — Störung der Temperaturregulation
  — selten Krampfanfälle

- pharmakogenes Delir
- Appetitsteigerung
- Vegetativ:
  - **orthostatische Dysregulation**
  - **Mundtrockenheit**
  - **Akkomodationsstörung**
  - Hypotonie
  - Tachykardien
  - Extrasystolie
  - Obstipation
  - Harnretention
- Herz: **Rhythmusstörungen** bis hin zum Kammerflimmern
- Leber:
  - Transaminasenanstieg, Ikterus
  - selten toxische Hepatose
- Blut:
  - Leukopenie oder Leukozytose (bei langer Therapie), Agranulozytose (am ehesten in früher Therapiephase)
  - Eosinophilie
- Stoffwechsel:
  - **Gewichtszunahme**
  - Störung im Glucosestoffwechsel
- Endokrin:
  - **Galaktorrhö**
  - **Gynäkomastie**
  - Menstruationsstörung
  - Potenzstörung
- Haut:
  - allergische Effloreszenzen
  - Fotosensibilisierung
- Augen:
  - Linsentrübung
  - Hornhauttrübungen
  - Retinapigmente
- **Malignes Neuroleptikasyndrom:**
  - Hyperthermie, erhöhter Muskeltonus
  - wechselndes Bewusstsein, in bis zu 20% tödlicher Verlauf, Therapie durch sofortiges Absetzen des Antipsychotikums und Behandlung mit Dantrolen (muskulotropes Muskelrelaxans), Amantadin (Antiparkinsonmittel); und Dopaminagonisten (z. B. Bromocriptin).

30.4 Kontraindikationen und Wechselwirkungen

Lernziele
Absolute Kontraindikation: Störungen der Blutbildung
Relative Kontraindikationen: Epilepsie, allergische Disposition, Glaukom, Prostatahypertrophie, Stenosen im Gastrointestinaltrakt, Hypotension, Herzrhythmusstörungen, Morbus Parkinson

Aufgrund der Schwere der mit Antipsychotika zu behandelnden Erkrankungen ergibt eine Nutzen-Risiko Abwägung meist nur relative Kontraindikationen. Diese hängen von den Affinitäten der Präparate zu den einzelnen Rezeptoren ab:

- M-Cholinozeptoren: Glaukom, Prostatahypertrophie, Stenosen im Gastrointestinaltrakt
- α-Adrenozeptoren: Hypotension, Herzrhythmusstörungen
- D_2-Dopaminrezeptoren: Morbus Parkinson

Vom Rezeptorbindungsprofil unabhängig sind die relativen Kontraindikationen:
- allergische Disposition
- Epilepsie

> **Eine absolute Kontraindikation ist eine ausgeprägte Störung der Blutbildung.**

Für die Wechselwirkungen von besonderer Bedeutung ist die sedierend wirksame Komponente der Antipsychotika. Daraus ergibt sich eine **Wirkungsverstärkung anderer zentral dämpfender Substanzen**. Weitere wichtige Wechselwirkungen sind:
- **Neurotoxizität** bei Kombination mit Lithiumsalzen
- **Verstärkung der Wirkung von Anticholinergika** (Gefahr von Blasenatonie, Ileus und Hyperthermie)
- **Verstärkung der Wirkung von Vasodilatatoren** (mit starkem Blutdruckabfall)
- **Antagonismus** gegen L-Dopa und andere Antiparkinsonmittel
- **Antagonismus** gegen Amphetamine (Psychostimulanzien) und **Halluzinogene** (z. B. LSD, Phencyclidin); Abschwächung der Wirkung von Insulin und oralen Antidiabetika

30.5 Pharmakokinetik

Lernziele
- Orale Bioverfügbarkeit
- Lipophilie und Plasmaproteinbindung
- Verteilungsvolumina
- Metabolisierung (Entstehung aktiver Metaboliten möglich)

Obwohl nahezu alle Antipsychotika **oral bioverfügbar** sind, variieren Ausmaß und Geschwindigkeit der Resorption nach oraler Aufnahme nicht nur zwischen den einzelnen Präparaten stark; einzelne Antipsychotika können auch individuell sehr unterschiedlich resorbiert werden. Daher ist an die Möglichkeit einer Überwachung der Plasmaspiegel durch entsprechendes Monitoring zu denken.

Die meisten Antipsychotika sind stark lipophil und zeigen ausgeprägte Plasmaproteinbindung, sodass sie über hohe Verteilungsvolumina verfügen. Ihre Elimination erfolgt überwiegend durch Metabolismus in der Leber über das Cytochrom-P450-System. Die entsprechenden Halbwertszeiten bewegen sich meist zwischen 12 (Quetiapin) und 60 Stunden (Aripiprazol); bei manchen Vertretern wie Quetiapin ist auch die Halbwertszeit aktiver Metaboliten zu berücksichtigen. Einige Antipsychotika, insbesondere Butyrophenone und Diphenylbutylpiperidine, werden mit mehrphasischer Eliminationskinetik ausgeschieden und können Gesamthalbwertszeiten von mehreren Tagen aufweisen.

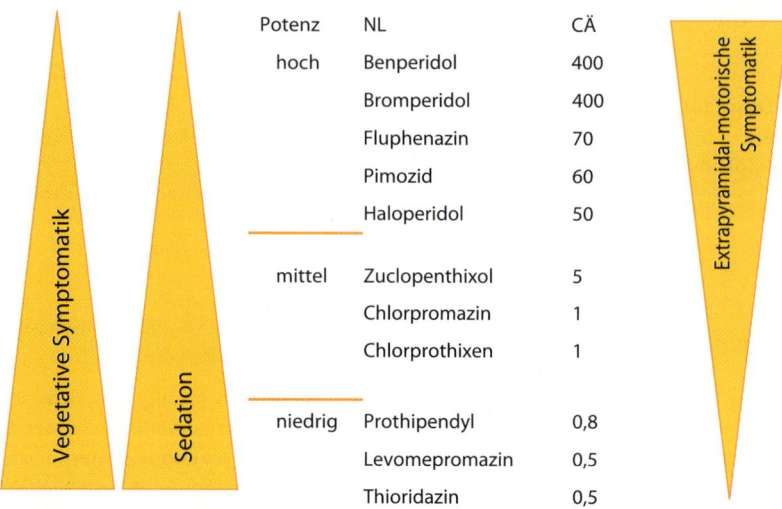

Potenz	NL	CÄ
hoch	Benperidol	400
	Bromperidol	400
	Fluphenazin	70
	Pimozid	60
	Haloperidol	50
mittel	Zuclopenthixol	5
	Chlorpromazin	1
	Chlorprothixen	1
niedrig	Prothipendyl	0,8
	Levomepromazin	0,5
	Thioridazin	0,5

◘ **Abb. 30.2 Das Ausmaß vegetativer Symptome und der Sedation ist umgekehrt proportional zur antipsychotische Potenz typischer Antipsychotika (Neuroleptika, NL), das Ausmaß der extrapyramidal-motorischen Symptomatik und der endokrinen Störungen ist direkt proportional.** Die einzelnen Substanzen sind nach ihren Chlorpromazin-Äquivalenten (CÄ) gereiht

Zwischen den erzielten Plasmaspiegeln und den erreichten Wirkungen besteht keine eindeutige Korrelation, sodass in jedem Individuum die Dosierung bis zum Erreichen der Wirkung titriert werden muss. Die meisten Antipsychotika sind auch als Depotpräparate erhältlich; diese werden durch Veresterung der Ausgangssubstanzen mit längerkettigen Fettsäuren erhalten. Solche Präparate werden wesentlich langsamer resorbiert und können daher nach einmaliger intramuskulärer Verabreichung über 2–4 Wochen Wirkungen erzielen.

30.6   Gruppen von Antipsychotika

Lernziele

Typische Antipsychotika
- Phenothiazine (Chlorpromazin, Fluphenazin, Levomepromazin, Perazin, Perphenazin, Promazin, Prothipendyl, Thioridazin)
- Thioxanthene (Chlorprothixen, Zuclopenthixol)
- Butyrophenone (Benperidol, Bromperidol, Droperidol, Haloperidol, Melperon, Pipamperon)
- Diphenylbutylpiperidine (Fluspirilen, Pimozid, Benzamide [Sulpirid, Tiaprid])

Atypische Antipsychotika
Amisulprid, Aripiprazol, Clozapin, Iloperidon, Lurasidon, Olanzapin, Paliperidon, Quetiapin, Risperidon, Sertindol, Ziprasidon, Zotepin

Zahlreiche Substanzen werden als Antipsychotika verwendet. Diese können nach unterschiedlichen Prinzipien in Gruppen unterteilt werden. Die übergeordnete Unterteilung erfolgt in **typische** und **atypische** Antipsychotika. Die **typischen Anti-**

psychotika können nach ihrer antipsychotischen Wirkstärke und chemischen Struktur weiter unterteilt werden. Für den klinischen Gebrauch ist die Unterteilung nach Wirkstärke wichtig. Da die antipsychotische Wirkung aber schwer zu quantifizieren ist, wurden typische Antipsychotika nach ihrer **neuroleptischen Potenz** gereiht. Letztere wird anhand des Auftretens der extrapyramidal-motorischen Symptomatik (einer eigentlich unerwünschten Wirkung) bestimmt. In dieser Reihung werden alle typischen Antipsychotika mit der Ursubstanz, dem Chlorpromazin, verglichen (Chlorpromazin-Äquivalente, CÄ) und als hoch-, mittel- oder niederpotent qualifiziert (◘ Abb. 30.2).

Da die antipsychotische Wirkung der Atypika nicht so direkt mit der Affinität zum D_2-Rezeptor korreliert, ist deren antipsychotische Potenz losgelöst vom Auftreten einer extrapyramidal-motorischen Symptomatik. Daher erscheint es wenig sinnvoll, atypische Antipsychotika in diese Reihung einzuschließen.

Eine Unterteilung nach der chemischen Struktur kann sowohl typische als auch atypische Antipsychotika umfassen. Unter den einzelnen Vertretern typischer Antipsychotika gibt es starke Strukturhomologien, anhand denen Gruppen gebildet werden können, während atypische Antipsychotika strukturell eher heterogen sind (◘ Abb. 30.3).

30.6.1 Typische Antipsychotika

Phenothiazine Sie zählen aufgrund ihrer Struktur zu den trizyklischen Antipsychotika. Über die Frage der antipsychotischen Potenz entscheidet der Substituent am Mittelring (◘ Abb. 30.3):
- aliphatische Seitenkette: nieder- bis mittelpotent (z. B. Chlorpromazin, Levomepromazin)

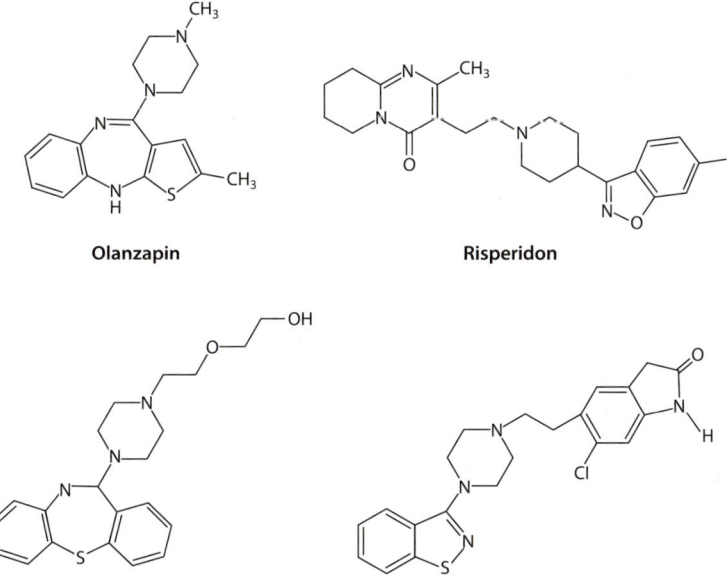

Phenothiazine

Thioxanthene

Butyrophenone

Diphenylbutylpiperidine

Olanzapin

Risperidon

Quetiapin

Ziprasidon

◘ **Abb. 30.3 Strukturformeln typischer und atypischer Antipsychotika** (R = Rest, variierende Substituenten)

━ Seitenkette mit Piperidinring: niederpotent (z. B. Thioridazin)
━ Seitenkette mit Piperazinring: hochpotent (Fluphenazin, Perphenazin)

Thioxanthene Auch diese sind trizyklischen Antipsychotika. Die Struktur-Wirkungs-Beziehungen sind ähnlich wie für Phenothiazine:
━ aliphatische Seitenkette: nieder- bis mittelpotent (z. B. Chlorprothixen)
━ Seitenkette mit Piperazinring: mittel- bis hochpotent (z. B. Zuclopenthixol)

Butyrophenone Sie zeigen eine ganz unterschiedliche Struktur (◘ Abb. 30.3). Unter ihnen finden sich zahlreiche hochpotente (z. B. Benperidol, Haloperidol), aber auch niederpotente (z. B. Melperon) Antipsychotika.

Diphenylbutylpiperidine Diese Antipsychotika zeigen eine den Butyrophenonen ähnliche Struktur (◘ Abb. 30.3). Die beiden verfügbaren Vertreter, Pimozid und Fluspirilen, sind beide hochpotente Antipsychotika.

30.6.2 Atypische Antipsychotika

Atypische Antipsychotika lassen sich anhand ihrer chemischen Struktur nicht weiter kategorisieren. Es finden sich auch hier trizyklische Vertreter (z. B. Clozapin, Olanzapin, Quetiapin, Zotepin), aber auch ganz andere strukturelle Charakteristika (◘ Abb. 30.3). Für die Atypika lässt sich auch keine Struktur-Wirkungs-Beziehung wie für die trizyklischen typischen Antipsychotika herstellen.

Steckbrief Antipsychotika
Wirkstoffe:
- **Typische Antipsychotika**
  - **Phenothiazine:** Chlorpromazin, Fluphenazin, Levomepromazin, Perazin, Perphenazin, Promazin, Prothipendyl, Thioridazin
  - **Thioxanthene:** Chlorprothixen, Zuclopenthixol
  - **Butyrophenone:** Benperidol, Bromperidol, Droperidol, Haloperidol, Melperon, Pipamperon
  - **Diphenylbutylpiperidine:** Fluspirilen, Pimozid, Benzamide (Sulpirid, Tiaprid)
- **Atypische Antipsychotika**
  - Amisulprid, Aripiprazol, Clozapin, Iloperidon, Lurasidon, Olanzapin, Paliperidon, Quetiapin, Risperidon, Sertindol, Ziprasidon, Zotepin

Wirkmechanismus: Alle Antipsychotika sind Blocker an Neurotransmitterrezeptoren; die antipsychotische Potenz der typischen Antipsychotika korreliert direkt mit der Affinität zu D_2-Dopaminrezeptoren
Interaktionen:
- Wechselwirkungen mit zentral dämpfenden Substanzen (verstärkte Sedation)
- Neurotoxizität bei Kombination mit Lithiumsalzen
- Verstärkung der Wirkung von Anticholinergika
- Verstärkung der Wirkung von Vasodilatatoren (mit starkem Blutdruckabfall)
- Antagonismus gegen L-Dopa und andere Antiparkinsonmittel
- Antagonismus gegen Amphetamine (Psychostimulanzien) und Halluzinogene (z. B. LSD, Phencyclidin); Abschwächung der Wirkung von Insulin und oralen Antidiabetika

Unerwünschte Wirkungen: Sedation, Hypotension, anticholinerge vegetative Wirkungen, Herzrhythmusstörungen, Krampfanfälle, Unruhe, evtl. Akathisie, gastrointestinale Störungen (Übelkeit, Erbrechen, Durchfall), Gewichtszunahme, Schlafstörungen, sexuelle Funktionsstörungen, hypomanische bis manische Episoden
Klinische Anwendung: Schizophrenie, manische Episoden im Rahmen bipolarer Erkrankungen, Tourette-Syndrom, Chorea Huntington, als Antiemetika, Adjuvanzien in der Schmerztherapie sowie als Sedativa und Hypnotika
Kontraindikationen:
- **Absolute, besonders für Trizyklika:** Störung der Blutbildung, akuter oder Zustand nach Herzinfarkt, akute Delirien
- **Relative:** Ileus, Engwinkelglaukom, Prostatahyperplasie, Herzrhythmusstörungen, koronare Herzkrankheit

30.7 Klinischer Einsatz von Antipsychotika

Fallbeispiel

Etwa 8 Wochen vor stationären Aufnahme in die psychiatrische Abteilung entwickelte der 36-jährige Patienten zunehmend Schlaflosigkeit und eine sich kontinuierlich steigernde Unruhe. Kurz davor war dem Mechaniker infolge Insolvenz gekündigt worden. Er bildet sich ein, dass andere Menschen ihn ständig anstarren und alle Leute an öffentlichen Orten (z. B. beim Einkaufen) über ihn reden. Hinzu kam seine Wahrnehmung, dass sowohl über Radio als auch über Fernsehen Nachrichten an ihn persönlich gerichtet würden, deren Inhalt er aber nicht begreifen kann. Aus Verfolgungsangst verbarrikadiert sich der Patient hinter seiner Wohnungstür. Die Stimmen der Verfolger, die ihn aus einer benachbarten Wohnung beobachten und abhören, kann der Patient auch hören: »Jetzt werden wir gleich zugreifen.« Da der Mann seine Frau verdächtigt, eine Komplizin dieser Verfolger zu sein, nimmt er von ihr kein Essen mehr an. Letztendlich ruft der Patient die Polizei, um sich vor den Gegnern schützen zu lassen. Bei deren Eintreffen ist er sehr erregt und möchte unter wilden Anschuldigungen gegenüber den Polizisten flüchten. Dies führt dann zur Einweisung in die Klinik.
Zum Zeitpunkt der stationären Aufnahme ist der Patient immer noch erregt, ängstlich und hört offenbar Stimmen. Diesen antwortet der Patient laut. Außerdem sagt er dem untersuchenden Arzt, dieser bräuchte ihn gar nicht befragen, denn er wäre genauso wie seine Gegner genauestens über sein ganzes Leben informiert. Eine organische Grundlage für den psychischen Zustand lässt sich in den Untersuchungen nicht feststellen. Aus der Familienanamnese geht hervor, dass der Vater des Patienten durch Selbstmord im Rahmen eines schizophrenen Schubs verstorben sei. Es wird daraufhin die Diagnose paranoid-halluzinatorische Schizophrenie gestellt.
Da das ärztliche Personal in den Verfolgungswahn einbezogen wird, gestaltet sich die Arzt-Patienten-Beziehung sehr schwierig. Dies ändert sich langsam nach Beginn einer antipsychotischen Pharmakotherapie, die zuletzt auf täglich 20 mg Olanzapin eingestellt ist.

Indikationen
- **Hauptindikationen:** **Schizophrenie** (sowohl Akuttherapie als auch Langzeitprophylaxe von Rezidiven) und **manische Episoden** im Rahmen bipolarer Erkrankungen.
- Daneben Einsatz als **Antiemetika, Adjuvanzien in der Schmerztherapie** sowie als **Sedativa** und **Hypnotika**.
- Seltene Indikationen: Tourette-Syndrom und Chorea Huntington.

Bei einem akuten Schizophrenieschub wird nach 6- bis 8-wöchiger Therapie in ca. 70% ein Erfolg erzielt, wobei eine Positivsymptomatik meist besser anspricht als eine Negativsymptomatik. In therapierefraktären Fällen kann auf ein Antipsychotikum einer anderen chemischen Gruppe gewechselt werden.

Häufig wird von atypischen Antipsychotika behauptet, sie wirkten besser gegen Negativsymptomatik und in therapierefraktären Fällen. Betrachtet man aber eine größere Zahl klini-

■ **Tab. 30.6** Vergleich der Wahrscheinlichkeit unerwünschter Wirkungen unter Therapie mit Haloperidol oder häufig verwendeten Atypika (Daten nach Tandon 2002)

Wirkstoff	anticholinerg	EPS	Orthostase	Sedation	Gewichtszunahme
Haloperidol	±	+++	+	+	+
Clozapin	+++	–	+++	+++	+++
Risperidon	±	++	++	+	++
Olanzapin	+	+	+	+++	+++
Quetiapin	±	–	++	++	++
Ziprasidon	±	+	++	+	+

EPS = extrapyramidal-motorische Symptomatik (parallel verhalten sich auch endokrine Störungen
– = gar nicht oder extrem selten; ± = sehr selten; + = selten; ++ = gelegentlich; +++ = häufig

scher Studien, die die Wirksamkeit typischer und atypischer Antipsychotika vergleichen, so ergibt sich ein anderes Bild: Die atypischen Antipsychotika Quetiapin, Risperidon, Aripiprazol, Ziprasidon, und Olanzapin sind im Wesentlichen vergleichbar gut antipsychotisch wirksam. Und im Vergleich dieser Atypika mit typischen Neuroleptika ist auch kein wesentlicher Unterschied in der klinischen Wirksamkeit festzustellen.

Ein wichtiger Unterschied liegt in den unerwünschten Wirkungen: Bei Atypika treten extrapyramidal-motorische Störungen und andere direkte Konsequenzen der D_2-Rezeptor-Blockade (■ Tab. 30.6) bei therapeutisch wirksamer Dosierung weniger häufig oder stark auf. Daher werden meist Atypika als initiale Pharmakotherapie gewählt. Die Auswahl des Wirkstoffs richtet sich dabei nach den unerwünschten Wirkungen, die zwischen den Atypika unterschiedlich ausgeprägt sind.

Nach der Akuttherapie wird meist eine Rezidivprophylaxe angeschlossen; nach Erstmanifestation für 1–2 Jahre, nach mehrmaligem Auftreten auch für 5 Jahre. In besonders schweren Fällen oder bei Fremdgefährdung kann eine unbegrenzte Rezidivprophylaxe angeschlossen werden. Rezidivprophylaxe reduziert die Wahrscheinlichkeit eines Rückfalls um mehr als zwei Drittel der Fälle.

Weiterführende Literatur

Kapur S, Seeman P (2000) Antipsychotic agents differ in how fast they come off the dopamine D_2 receptors. Implications for atypical antipsychotic action. J Psychiatry Neurosci 25: 161–166

Kuroki T, Nagao N, Nakahara T (2008) Neuropharmacology of second-generation antipsychotic drugs: a validity of the serotonin-dopamine hypothesis. Prog Brain Res 172: 199–212

Miyamoto S, Miyake N, Jarskog LF, Fleischhacker WW, Lieberman JA (2012) Pharmacological treatment of schizophrenia: a critical review of the pharmacology and clinical effects of current and future therapeutic agents. Mol Psychiatry 17: 1206–1227

Richelson E (1999) Receptor pharmacology of neuroleptics: relation to clinical effects. J Clin Psychiatry 60 (Suppl 10): 5–14

Tandon R (2002) Safety and tolerability: how do newer generation »atypical« antipsychotics compare? Psychiatr Q 73: 297–311

Antidepressiva und Stimmungsstabilisatoren

S. Böhm

M. Freissmuth et al., *Pharmakologie und Toxikologie*,
DOI 10.1007/978-3-662-46689-6_31, © Springer-Verlag Berlin Heidelberg 2016

Antidepressiva sind Psychopharmaka, die zur Therapie von Depressionen jeglicher Genese eingesetzt werden. Depressionen gehören zum Formenkreis der affektiven Störungen (Erkrankungen der Stimmungslage und/oder Gemütsverfassung), zu denen auch manische und bipolare Erkrankungen zählen. Die beiden letzteren werden aber nicht mit Antidepressiva behandelt, sondern mit Neuroleptika und/oder Stimmungsstabilisatoren. In diesem Kapitel werden Antidepressiva und Stimmungsstabilisatoren besprochen. Da Depressionen häufig auftreten (Lebenszeitprävalenz 16%), gehören Antidepressiva zu den am häufigsten eingesetzten Arzneimittelgruppen.

31.1 Pathophysiologische Grundlagen affektiver Erkrankungen

Lernziele
Pathophysiologische Hypothesen
- Monoaminhypothese
- Stresshypothese
- Andere Hypothesen

Zur Analyse der biologischen Grundlagen der Depression in Tierexperimenten gibt es zwar einige **Verhaltensmodelle**. Es bleibt aber unklar, ob die hierbei gefundenen Veränderungen tatsächlich biologische Veränderungen in der menschlichen Erkrankung reflektieren. Direkte Untersuchungen an depressiv Erkrankten sind noch nicht weit genug fortgeschritten. Deshalb sind die pathophysiologischen Grundlagen affektiver Erkrankungen bis heute nicht geklärt. Es gibt lediglich indirekte Hinweise auf bestimmte Funktionssysteme, die im Rahmen affektiver Erkrankungen verändert sein können. Daher sind Pharmakotherapien nur auf der Basis pathophysiologischer Hypothesen durchführbar.

31.1.1 Monoaminhypothese

Sie besagt, dass ein **relativer Mangel an Monoaminen** im ZNS dafür verantwortlich ist, dass depressive Symptomatik entsteht. Diese Feststellung bezieht sich primär auf Noradrenalin und Serotonin. Obwohl es auch Hinweise darauf gibt, dass diese Neurotransmitter im Gehirn Depressiver erniedrigt oder zugehörige Rezeptoren verändert sind, ruht diese Hypothese primär auf Beobachtungen mit depressiv oder antidepressiv wirkenden Pharmaka:
- Substanzen, die die **Wiederaufnahme** von Noradrenalin und/oder Serotonin in Nervenzellen beeinträchtigen (z. B. trizyklische Antidepressiva), verbessern eine depressive Symptomatik.
- Substanzen, die den **Abbau** von Noradrenalin und/oder Serotonin beeinträchtigen (Monoaminoxidasehemmer), verbessern eine depressive Symptomatik.
- Verabreichung von **Vorstufen** in der Biosynthese von Noradrenalin und/oder Serotonin (z. B. Tryptophan) verbessert eine depressive Symptomatik.
- **Tryptophandepletion** kann einen Rückfall in eine depressive Symptomatik verursachen.

- Substanzen, die **Monoaminspeichervesikel** in Nervenzellen entleeren (z. B. Reserpin), verursachen eine depressive Symptomatik.
- Substanzen, die die **Biosynthese** von Monoaminen beeinträchtigen (z. B. α-Methyltyrosin), verursachen eine depressive Symptomatik.

Daher wird gefolgert: Ein relativer Mangel an Noradrenalin und/oder Serotonin im Extrazellularraum des Gehirns kann eine depressive Symptomatik verursachen, ein erhöhtes Angebot derselben kann die Symptomatik bessern. Diese Beobachtungen liefern aber keine Beweise zur Klärung der Fragen, ob die Veränderungen in den Monoaminen ursächlich an der Entstehung affektiver Störungen beteiligt sind, ob Veränderungen der Empfindlichkeit der entsprechenden Rezeptoren auftreten oder ob andere durch Monoamine regulierte Systeme primär gestört sind. Jedenfalls hat diese Hypothese auch Schwächen, die anhand der folgenden Beobachtungen deutlich werden:
- Antidepressiva hemmen die Aufnahme von Noradrenalin und/oder Serotonin in die Neuronen sofort, ihre antidepressive Wirkung setzt aber erst mit Verzögerung ein (► Abschn. 31.3).
- Amphetamine und Cocain erhöhen auch extrazelluläres Noradrenalin und/oder Serotonin im Gehirn, wirken aber bei Erkrankten nicht depressionslösend.

Das bedeutet, dass auch andere Veränderungen als jene im Bereich von Noradrenalin und/oder Serotonin von Bedeutung sind und insbesondere langfristige Veränderungen beachtet werden müssen. Trotzdem zielen praktisch alle Antidepressiva darauf ab, die Verfügbarkeit von Noradrenalin und/oder Serotonin im Gehirn zu erhöhen.

31.1.2 Stresshypothese

Im Hypothalamus beeinflussen Noradrenalin und Serotonin die Freisetzung von CRF (Corticotropin-Releasing Factor), einem Peptid, das die Achse Hypothalamus–Hypophyse–Nebennierenrinde und somit das adrenocorticotrope Hormon (ACTH, ► Kap. 48) sowie die Glucocorticoide (► Kap. 49) kontrolliert. Dieses System ist für die Stressantwort von besonderer Bedeutung. Es gibt Hinweise, dass Veränderungen in diesem System für die Entstehung affektiver Störungen verantwortlich sein können:
- In depressiv Erkrankten finden sich **erhöhte Plasmacortisolspiegel.**
- In depressiv Erkrankten finden sich **erhöhte CRF-Spiegel** im Liquor cerebrospinalis.
- Der **Dexamethason-Suppressionstest** ist bei schwer depressiven Patienten **oft negativ.**
- Nach Remission einer depressiven Phase normalisieren sich zuvor **erhöhte Plasmacortisolspiegel.**
- CRF-Antagonisten zeigen tierexperimentell Hinweise auf antidepressive Wirkung (sind aber klinisch nicht gut wirksam).

Die Stresshypothese der Depression geht daher davon aus, dass eine **Überfunktion des Stresssystems** kausal verantwortlich ist. Ob die obigen Beobachtungen aber die primäre Ursache sind oder sekundär zu anderen Störungen auftreten, ist noch ungeklärt.

31.1.3 Andere Hypothesen

Auf der Basis diverser experimenteller Befunde sind weitere Hypothesen zur Entstehung affektiver Störungen entwickelt worden, die diesbezügliche Evidenzlage ist aber wesentlich schlechter als für die Monoamin- und die Stresshypothese. Die wichtigsten weiteren Hypothesen sind:

- Veränderungen:
  - im dopaminergen System
  - in der glutamatergen Neurotransmission
  - in der GABAergen Neurotransmission
  - im zirkadianen Rhythmus
  - im Bereich des Endorphinsystems
- gestörtes Gleichgewicht zwischen Monoaminen und Acetylcholin
- Störungen
  - in der zytokinvermittelten Kommunikation zwischen Nerven- und Immunsystem
  - im Thyroxinhaushalt

31.2   Wirkmechanismen

Lernziele

Wirkmechanismen der Antidepressiva
- Hemmer an Neurotransmittertransportern
- Antagonisten an Neurotransmitterrezeptoren
- Hemmstoffe an monoaminabbauenden Enzymen

Mit Ausnahme der ältesten Gruppe von Antidepressiva, der nach ihrer chemischen Struktur benannten trizyklischen Antidepressiva (»Trizyklika«), werden Antidepressiva heute **aufgrund ihres Hauptwirkmechanismus klassifiziert**. Entsprechend unterscheidet man:

- selektive *S*erotonin-*R*ückaufnahme-*I*nhibitoren (*SSRI*)
- selektive *N*oradrenalin-*R*ückaufnahme-*I*nhibitoren (*NARI*)
- selektive *S*erotonin-*N*oradrenalin-Rückaufnahme-Inhibitoren (*SNRI*)
- *S*erotonin-*A*ntagonisten und -*R*ückaufnahme-*I*nhibitoren (*SARI*)
- *n*oradrenerge und spezifisch-***serotonerge*** *A*ntagonisten (*NaSSA*)
- Heute noch verwendete Enzyminhibitoren werden als *r*eversible *I*nhibitoren der *M*onoaminoxidase *A* (*RIMA*) bezeichnet.

Diese Gruppen von Antidepressiva unterscheiden sich deutlich in der Breite ihrer **Angriffspunkte**:

- Trizyklika, SARI: Transporter und Rezeptoren
- SSRI, NARI, SNRI: Transporter
- NaSSA: Rezeptoren
- RIMA: Monoaminoxidasen

An welchen Strukturen welche Antidepressiva bevorzugt angreifen, zeigt ◩ Tab. 31.1.

Unter Einwirkung von Rückaufnahmeinhibitoren und Monoaminoxidase-(MAO-)Inhibitoren kommt es zum **Konzentrationsanstieg von Noradrenalin und/oder Serotonin im Extrazellularraum**, da entweder die Aufnahme in die Nervenzellen oder deren Abbau in den Nervenzellen gehemmt ist. MAO-Inhibitoren unterscheiden sich von den anderen Antidepressiva dadurch, dass sie keine Rezeptoren oder Transporter blockieren.

Antagonisten an α_2-Adrenozeptoren verursachen gesteigerte Noradrenalin- und Serotonin-Freisetzung, da diese Rezeptoren präsynaptisch eine Hemmung der Transmitterfreisetzung vermitteln; deren Blockade hat den gegenteiligen Effekt. Die gesteigerte Verfügbarkeit von Noradrenalin und/oder Serotonin wird für die stimmungsaufhellende Wirkung verantwortlich gemacht; diese Verfügbarkeit steigt sofort nach Verabreichung aller Antidepressiva an, die stimmungsaufhellende Wirkung hat eine gewisse Verzögerung. Der Grund dieses **verzögerten Wirkungseintritts** liegt in **adaptiven Veränderungen an Rezeptoren**:

- Unter Substanzen, die vorwiegend extrazelluläres Noradrenalin ansteigen lassen, werden präsynaptische α_2-Rezeptoren desensitiviert, wodurch noradrenerge und serotonerge Nervenzellen enthemmt werden.
- Unter Substanzen, die vorwiegend extrazelluläres Serotonin erhöhen, werden inhibitorische 5-HT_{1A}- und 5-HT_{1D}-Autorezeptoren desensitiviert, wodurch serotonerge Nervenzellen enthemmt werden.
- Unter gesteigertem Noradrenalin- bzw. Serotonineinfluss können auch postsynaptische Rezeptoren desensitiviert werden, und zwar β-Adrenozeptoren bzw. 5-HT_2-Rezeptoren.

All diese plastischen Veränderungen können direkt oder indirekt zur stimmungsaufhellenden Wirkung beitragen.

Die Interaktionen mit zahlreichen Angriffspunkten bedingen auch andere Wirkungen als Stimmungsaufhellung (◩ Tab. 31.2). Diese **erwünschten und/oder unerwünschten Wirkungen** treten im Gegensatz zur Depressionslösung **unverzögert** sofort nach Therapiebeginn auf.

◻ Tab. 31.1 Antidepressiva und ihre Angriffspunkte. Relative Affinitäten für diverse Rezeptoren bzw. plasmalemmale Transportproteine für Noradrenalin und Serotonin

Gruppe	Antidepressiva	NAT	5HTT	M	α₁	α₂	H₁	5-HT₂A
Trizyklika	Desipramin	+++	+	+	+	–	+	+
	Nortriptylin	+++	+	+	++	–	++	++
	Imipramin	++	++	+	+	–	++	+
	Amitriptylin	++	++	++	++	+	+++	++
	Clomipramin	++	+++	++	++	–	++	++
SSRI	Fluoxetin	+	+++	–	–	–	–	+
	Fluvoxamin	+	+++	–	–	–	–	–
	Citalopram	–	+++	–	–	–	+	–
NARI	Reboxetin	+++	–	–	–	–	–	–
SNRI	Venlafaxin	++	+++	–	–	–	–	–
SARI	Trazodon	–	+	–	+++	++	+	+++
	Nefazodon	+	+	–	++	++	–	++
NaSSA	Mianserin	+	–	+	+	+++	+++	+++
	Mirtazapin	–	–	+	+	+++	+++	+++

NAT = Noradrenalintransporter; 5HTT = Serotonintransporter; M = muskarinische Acetylcholinrezeptoren; α₁ = α₁-Adrenozeptoren; α₂ = α₂-Adrenozeptoren; H₁ = H₁-Histaminrezeptoren; 5-HT₂A = 5-HT₂A-Rezeptoren

◻ Tab. 31.2 Wirkmechanismen und Wirkungen von Antidepressiva

Mechanismus	Wirkung
NA-Aufnahmehemmung	psychomotorische Aktivierung, Antriebssteigerung, sympathomimetische Wirkung
5-HT-Aufnahmehemmung	Übelkeit, Durchfall, Kopfschmerz, Schlafstörung, sexuelle Funktionsstörung, Unruhe
M-Rezeptor-Blockade	Sekretionshemmung, Akkomodationsstörung, Obstipation
α₁-Rezeptor-Blockade	Vasodilatation, Reflextachykardie, Sedation
α₂-Rezeptor-Blockade	antagonisiert sexuelle Funktionsstörung
H₁-Rezeptor-Blockade	Sedation, Gewichtszunahme
5-HT₂-Rezeptor-Blockade	antagonisiert Schlafstörung und sexuelle Funktionsstörung
Natriumkanal-Blockade	Herzrhythmusstörungen

31.3   Wirkungen

Lernziele
Wirkungen der Antidepressiva
- Depressionslösende, stimmungsaufhellende Wirkung
- Weitere Wirkungen: Sedation, Hypotension, anticholinerge Wirkungen, Herzrhythmusstörungen, Krampfanfälle, gastrointestinale Störungen, Gewichtszunahme, Schlafstörungen, sexuelle Funktionsstörungen

Primäres Ziel einer Therapie mit Antidepressiva ist die Verbesserung der depressiven Stimmungslage. Diese **antidepressive Stimmungsaufhellung** findet sich nur bei depressiv Erkrankten und mit einer Latenz von ein paar Tagen oder mehr.

 Cave
Depressive Patienten neigen zu Suizidalität. Zu Beginn einer Pharmakotherapie mit allen Arten von Antidepressiva kann diese Neigung gesteigert sein.

Beim Gesunden verursachen Antidepressiva meist Unlustgefühle und Angst (mit einzelnen Ausnahmen wie z. B. Fluoxetin). Sie führen daher im Allgemeinen zu keiner psychischen Abhängigkeit. Dessen ungeachtet kann es aber nach Absetzen von Antidepressiva zu einem Entzugssyndrom kommen, besonders bei Substanzen, die den Serotonintransporter blockieren (z. B. SSRI). Die Symptome dieses **SSRI-Entzugssyndroms** sind:

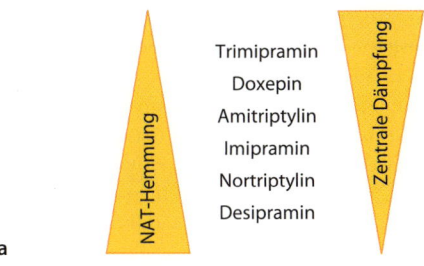

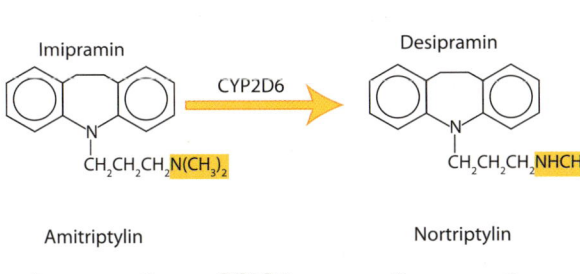

Abb. 31.1a, b Trizyklische Antidepressiva.
a Korrelation zwischen der Hemmung des Noradrenalintransporters (NAT) und der zentralen Dämpfung durch Trizyklika;
b Strukturformeln und Metabolismus ausgewählter Trizyklika

- Orthostase, Schwindel, Gleichgewichtsstörungen
- sensible Empfindungsstörungen und Tinnitus
- motorische Störungen
- Schlafstörungen, Träume, Müdigkeit
- Verdauungsstörungen (Durchfall, Verstopfung), Abgeschlagenheit, unspezifische Schmerzen
- Stimmungsschwankungen, Manie, schwere Depression und Suizidgedanken

Es empfiehlt sich daher, eine länger dauernde Therapie mit Antidepressiva ausschleichend zu beenden.

Unter Therapie mit Antidepressiva finden sich zahlreiche weitere Wirkungen, die je nach Therapieziel als **erwünschte oder unerwünschte Wirkungen** qualifiziert werden können:

- *Sedation:* ausgeprägt bei manchen Trizyklika (Abb. 31.1), weniger bei NaSSA und SARI
- *Hypotension* (orthostatische Dysregulation, Reflextachykardie): bei Trizyklika, weniger bei SARI und RIMA
- *anticholinerge vegetative Wirkungen* (Mundtrockenheit, Akkomodationsstörung, Obstipation, Harnretention): besonders bei Trizyklika, auch bei NARI
- *Herzrhythmusstörungen:* nur bei Trizyklika
- *Krampfanfälle:* bei Trizyklika durch Senkung der Krampfschwelle
- Unruhe, evtl. Akathisie: eher selten, eventuell bei SSRI
- *gastrointestinale Störungen* (Übelkeit, Erbrechen, Durchfall): besonders bei SSRI, weniger bei SNRI und SARI

- *Gewichtszunahme:* bei Trizyklika, NaSSA, eventuell auch bei RIMA
- *Schlafstörungen:* bei SSRI, SNRI, NARI und RIMA; SARI können den Schlaf fördern
- *sexuelle Funktionsstörungen* (Anorgasmie bei der Frau, Impotenz oder gestörte Ejakulation beim Mann): vorwiegend bei SSRI und SNRI
- hypomanische bis manische Episoden: am ehesten bei Trizyklika

> **Durch kombiniertes Auftreten hypotensiver, anticholinerger, arrhythmogener und prokonvulsiver Wirkungen besitzen Trizyklika eine beträchtliche Toxizität. Diese fehlt den anderen Antidepressiva.**

Leichte anticholinerge Wirkungen lassen sich unter therapeutischen Spiegeln trizyklischer Antidepressiva nicht vermeiden. Bei Dosissteigerung werden sie intensiver, ab dem 4-Fachen einer üblichen therapeutischen Dosis ergeben sich deutliche Intoxikationszeichen (▶ Abschn. 31.6, »Trizyklika«).

31.4 Kontraindikationen und Wechselwirkungen

Lernziele
Kontraindikationen
- Meist nur relativ
- Trizyklika: auch absolut

Wechselwirkungen
- Zentral dämpfende Substanzen, Anticholinergika, Vasodilatatoren, Antikoagulanzien und Plättchenaggregationshemmer

Je nach Präparat finden sich unterschiedliche, meist nur **relative Kontraindikationen:** Ileus, Engwinkelglaukom, Prostatahyperplasie, Herzrhythmusstörungen, koronare Herzkrankheit. **Absolute Kontraindikationen,** besonders für **Trizyklika,** sind: akuter Herzinfarkt, Zustand nach Herzinfarkt, akute Delirien.

Die **wichtigsten Wechselwirkungen** sind:
- Verstärkung anderer *zentral dämpfender Substanzen:* am meisten bei Trizyklika
- Verstärkung der Wirkung von *Anticholinergika* (mit Gefahr von Blasenatonie, Ileus und Hyperthermie): am meisten bei Trizyklika
- Verstärkung der Wirkung von *Vasodilatatoren* (mit starkem Blutdruckabfall): bei Trizyklika, weniger bei NARI
- Verstärkung der Wirkung von *Antikoagulanzien* und *Plättchenaggregationshemmern* (mit erhöhtem Blutungsrisiko): besonders bei SSRI, auch bei SNRI
- Verstärkung der Wirkung von *Serotoninagonisten* (z. B. Triptane): bei SSRI, SNRI, SARI, Trizyklika

Trizyklika binden stark an Plasmaproteine und nach Verdrängung z. B. durch Acetylsalicylsäure, Phenylbutazon oder Phenothiazine kann die freie Konzentration deutlich ansteigen.

31

◻ Tab. 31.3 Substrat- und Inhibitorspezifität der Monoaminoxidasen (MAO) vom Typ A und B

	MAO A	MAO A und B	MAO B
Substrate	Noradrenalin	Dopamin	Phenylethylamin
	Serotonin	Tyramin	
Irreversible Hemmer	Clorgylin	Tranylcypromin	Selegilin
		Iproniazid	
Reversible Hemmer	Moclobemid		Lazabemid

Insbesondere SSRI interagieren mit verschiedenen Typen mikrosomaler hepatischer Enzyme (Cytochrom P, CYP) und können die Wirkungen von β-Blockern und Trizyklika (CYP1A2), von Carbamazepin (CYP2C9), Barbituraten und Phenytoin (CYP2C19) sowie von Benzodiazepinen und Antibiotika (CYP3A3/4) erhöhen. Bei Kombinationen von SSRI mit Trizyklika können letztere in toxische Plasmakonzentrationen ansteigen.

Hemmer der Monoaminoxidasen neigen besonders zu Interaktionen, wobei diese bei irreversiblen Hemmstoffen stärker ausgeprägt sind. Hierbei ist anzumerken, dass es **2 Typen von Monoaminoxidasen** mit unterschiedlichen Substrat- und Inhibitorspezifität gibt (◻ Tab. 31.3). Unter den Substraten finden sich nicht nur Neurotransmitter, sondern auch **Tyramin,** das bei verschiedenen Fermentationsprozessen entstehen kann und z. B. relativ hochkonzentriert in Käse vorhanden ist. Daher kann der Genuss von Käse unter Einwirkung von (insbesondere irreversiblen) Monoaminoxidaseinhibitoren zu einer massiven Belastung des Organismus mit Tyramin führen, das als indirektes Sympathomimetikum wirkt. Die Folgen sind hypertensive Krisen und letztendlich Kreislaufversagen.

Entsprechend werden heute nur mehr reversible Inhibitoren in der antidepressiven Pharmakotherapie eingesetzt. Da aber auch RIMA die Wirkung von Noradrenalin und Serotonin-Rückaufnahmehemmern potenzieren können, sollten diese nicht mit Trizyklika, SSRI, NARI, SNRI, SARI oder NaSSA kombiniert werden.

Insbesondere SSRI können die Plasmaspiegel von Li$^+$ erhöhen (▶ Abschn. 3.1.8).

31.5   Pharmakokinetik

Lernziele

- Resorption
- Verteilungsvolumina, Halbwertszeiten
- Metabolisierung

Die meisten Antidepressiva werden **nach oraler Applikation gut resorbiert.** Als Ausnahme hat Nefazodon eine orale Bio-

verfügbarkeit von nur 20%. Durch **hohe Lipophilie** und **Plasmaproteinbindung** weisen Antidepressiva **hohe Verteilungsvolumina** von bis zu 50 l/kg auf.

Bei Pharmakotherapie mit Antidepressiva reicht meist eine **1-mal tägliche Dosierung** aus, da die Plasmahalbwertszeiten typischerweise zwischen 15 (z. B. Fluvoxamin) und 50 Stunden (z. B. Fluoxetin) liegen. Ausnahmen sind Venlafaxin (HWZ 5 h), Nefazodon (HWZ 3 h), Trazodon (HWZ 6 h), Reboxetin (HWZ 12 h).

Unter hepatischer Metabolisierung entstehen aus zahlreichen Antidepressiva **aktive Metaboliten** (z. B. Amitriptylin, Imipramin, Clomipramin, Venlafaxin, Fluoxetin), sodass die Wirkdauer nicht direkt mit der Plasmahalbwertszeit der verabreichten Substanz korreliert. Bei einigen Trizyklika (aber auch anderen Antidepressiva) ist der 1. Metabolisierungsschritt eine Demethylierung (z. B. von Imipramin zu Desipramin = Desmethylimipramin) des endständigen Stickstoffs in der Seitenkette des Mittelrings. Der so entstehende Metabolit ist infolgedessen nicht nur aktiv, sondern kann auch andere Wirkungen als die Ausgangssubstanz erzielen (◻ Abb. 31.1). Meist werden die Metaboliten nach Konjugation renal eliminiert.

31.6   Gruppen von Antidepressiva

Lernziele

Gruppen von Antidepressiva

- **Trizyklika:** Amitriptylin, Desipramin, Dibenzepin, Dosulepin, Doxepin, Imipramin, Nortriptylin, Opipramol, Trimipramin
- **SSRI:** Citalopram, Escitalopram, Fluoxetin, Fluvoxamin, Paroxetin, Sertralin
- **SNRI:** Duloxetin, Venlafaxin, Milnacipran
- **NARI:** Reboxetin
- **NaSSA:** Mianserin, Mirtazapin
- **Monoaminoxidasehemmer:** Moclobemid (RIMA), Tranylcypromin
- **andere Antidepressiva** (Agomelatin, Ketamin, Vilazodon, Vortioxetin, Amitifadin)

Allen Antidepressiva ist gemeinsam, dass sie bei depressiv Erkrankten eine stimmungsaufhellende und depressionslösende Wirkung haben, die allerdings erst mit gewisser Latenz auftritt. Daher unterscheidet man die einzelnen Gruppen von Antidepressiva am besten anhand der weiteren, meist unerwünschten Wirkungen.

▪ Trizyklika

Innerhalb der Gruppe der Trizyklika gibt es Vertreter, die stark die Noradrenalin-Rückaufnahme hemmen, während andere dies kaum bewirken (◻ Tab. 31.1). Dieser Effekt wirkt psychomotorisch aktivierend und antriebssteigernd. Daneben entsteht bei allen Vertretern durch Blockade von α1- und H$_1$-Rezeptoren eine sedative Wirkung (◻ Tab. 31.2); letztere wird durch die stimulierende Wirkung der Noradrenalin-Aufnahmehemmung abgeschwächt. Daher korreliert die zentral dämpfende Wirkung der Trizyklika mit dem Ausmaß der Blockade des Noradrenalintransporters.

Die Ursache für die unterschiedliche Blockade von Noradrenalin- bzw. Serotonintransportern ist in der unterschiedlichen chemischen Struktur der Trizyklika zu finden. Imipramin und Amitriptylin haben in den Seitenketten am Mittelring tertiäre Amine, Desipramin (= Desmethylimipramin) und Nortriptylin (Nor = »N ohne Rest«) sekundäre Amine (□ Abb. 31.1). Die tertiären Amine hemmen eher den Serotonintransporter, die sekundären eher den Noradrenalintransporter (□ Tab. 31.1).

Durch ihre Bindung an zahlreiche Transporter und Rezeptoren verursachen Trizyklika eine Vielzahl durchaus schwerwiegender unerwünschter Wirkungen: Hypotension mit Reflextachykardie, anticholinerge vegetative Wirkungen, Herzrhythmusstörungen, Krampfanfälle. Daher kann eine Dosissteigerung auf das 4-Fache des therapeutischen Bereichs ausreichen, um zu epileptiformen Anfällen, lebensbedrohlichen Herzrhythmusstörungen, Atemdepression und Koma mit Atemlähmung zu führen. Wegen der Suizidalität depressiver Patienten ist daher zu bedenken, dass mit nur einer Packung trizyklischer Antidepressiva ein Werkzeug zur Selbsttötung überreicht wird.

> **Durch kombiniertes Auftreten hypotensiver, anticholinerger, arrhythmogener und prokonvulsiver Wirkungen besitzen Trizyklika eine beträchtliche Toxizität, die den anderen Antidepressiva fehlt. Daher werden sie in der Initialtherapie von Depressionen nicht eingesetzt, sondern vorwiegend bei therapierefraktären Patienten.**

Bei Intoxikation mit Trizyklika zeigen sich folgende typische Symptome:
- *Anticholinerg:* Mydriasis, Tachykardie, Darmatonie, Harnverhalt, Halluzinationen
- *Zentral:* Schläfrigkeit, Krampfanfälle, Erbrechen, Atemdepression, Koma
- *Kardiovaskulär:* QRS-Verbreiterung, Hypotonie, Arrhythmien

■ **SSRI**

Die Zahl der beobachteten unerwünschten Wirkungen der SSRI (□ Abb. 31.2) ist gegenüber denjenigen der Trizyklika nicht kleiner, aber diese Wirkungen sind weniger gravierend: Übelkeit, Erbrechen, Durchfall, Schlafstörungen, Unruhe, Libidoverlust, sexuelle Funktionsstörungen, Kopfschmerzen, Schwindel. SSRI verursachen keine lebensbedrohlichen kardiovaskulären, anticholinergen oder prokonvulsiven Wirkungen und führen kaum zu Sedation.

Die schwerwiegendste Nebenwirkung einer Therapie mit SSRI ist das Auftreten eines **serotonergen Syndroms:** Rigor, Tremor, Reflexsteigerung, Hyperthermie, Tachykardie, Übelkeit, Durchfall, Unruhe, Halluzinationen, Bewusstseinsstörungen. Die Wahrscheinlichkeit des Auftretens wird begünstigt durch hohe Dosierungen und Kombinationen z. B. mit Tramadol, Triptanen oder Monoaminoxidasehemmern (Kontraindikation!).

■ **SNRI**

Die unerwünschten Wirkungen der SNRI (□ Abb. 31.2) ähneln stark jenen der SSRI. Am häufigsten beobachtet man Übelkeit, Schlafstörungen, Unruhe, Mundtrockenheit, Libidoverlust, sexuelle Funktionsstörungen, Kopfschmerzen, Schwindel; Appetitlosigkeit, Erbrechen, Blutdruckanstieg, Harnverhalten. Wie SSRI verursachen SNRI keine bedrohlichen kardiovaskulären, anticholinergen oder prokonvulsiven Effekte.

Auch unter SNRI kann ein serotonerges Syndrom auftreten, ebenso können sie Symptome eines SSRI-Entzugssyndroms hinterlassen.

■ **NARI**

Zu den häufigsten unerwünschten Wirkungen der NARI (□ Abb. 31.2) zählen anticholinerge Wirkungen (Mundtrockenheit, Miktionsstörungen, Obstipation; unter anderem bedingt durch Aktivierung präsynaptischer α_2-Adrenozeptoren auf cholinergen Nervenendigungen), Schwindel, vermehrtes Schwitzen, Schlafstörungen, sexuelle Funktionsstörungen, Orthostase. Kardiovaskulare oder prokonvulsive Effekte werden nicht beobachtet und kaum eine Sedation.

■ **SARI**

Anders als bei den zuvor erwähnten Antidepressivagruppen, stehen bei SARI (□ Abb. 31.2) folgende Wirkungen zusätzlich zur Depressionslösung im Vordergrund: Sedation, Konzentrationsschwäche, Schläfrigkeit, Übelkeit, Erbrechen, Schwindel, Priapismus. Im Gegenzug finden sich hier aber weder Schlafstörungen (im Gegenteil, der Schlaf wird besser) noch sexuelle Funktionsstörungen. SARI verursachen auch keine bedrohlichen kardiovaskulären Effekte, Herzrhythmusstörungen treten selten auf.

■ **NaSSA**

Unter NaSSA (□ Abb. 31.2) beobachtet man am häufigsten die folgenden (un)erwünschten Wirkungen: Sedation, Schläfrigkeit, Mundtrockenheit, Appetit- und Gewichtszunahme, aber keine sexuellen Funktionsstörungen, keine Schlafstörungen, keine kardiovaskulären oder prokonvulsiven Effekte.

■ **Monoaminoxidasehemmer**

Im Unterschied zu den anderen Antidepressiva haben Monoaminoxidasehemmer auch in Gesunden Wirkungen, nämlich psychomotorische Aktivierung, Antriebssteigerung und eventuell sogar geringe Euphorisierung. An unerwünschten Wirkungen sind zu erwähnen: Tremor, Erregung, Schlaflosigkeit, Konvulsionen, Appetit- und Gewichtszunahme, Hypotension, anticholinerge Effekte, und sexuelle Funktionsstörungen.

■ **Andere antidepressiv wirksame Substanzen**

Agomelatin ist ein Agonist an MT1- und MT2-Melatoninrezeptoren und führt dadurch zur Resynchronisierung des zirkadianen Rhythmus, der in depressiven Patienten gestört sein kann. Daneben hemmt Agomelatin 5-HT_{2C}-Serotoninrezeptoren.

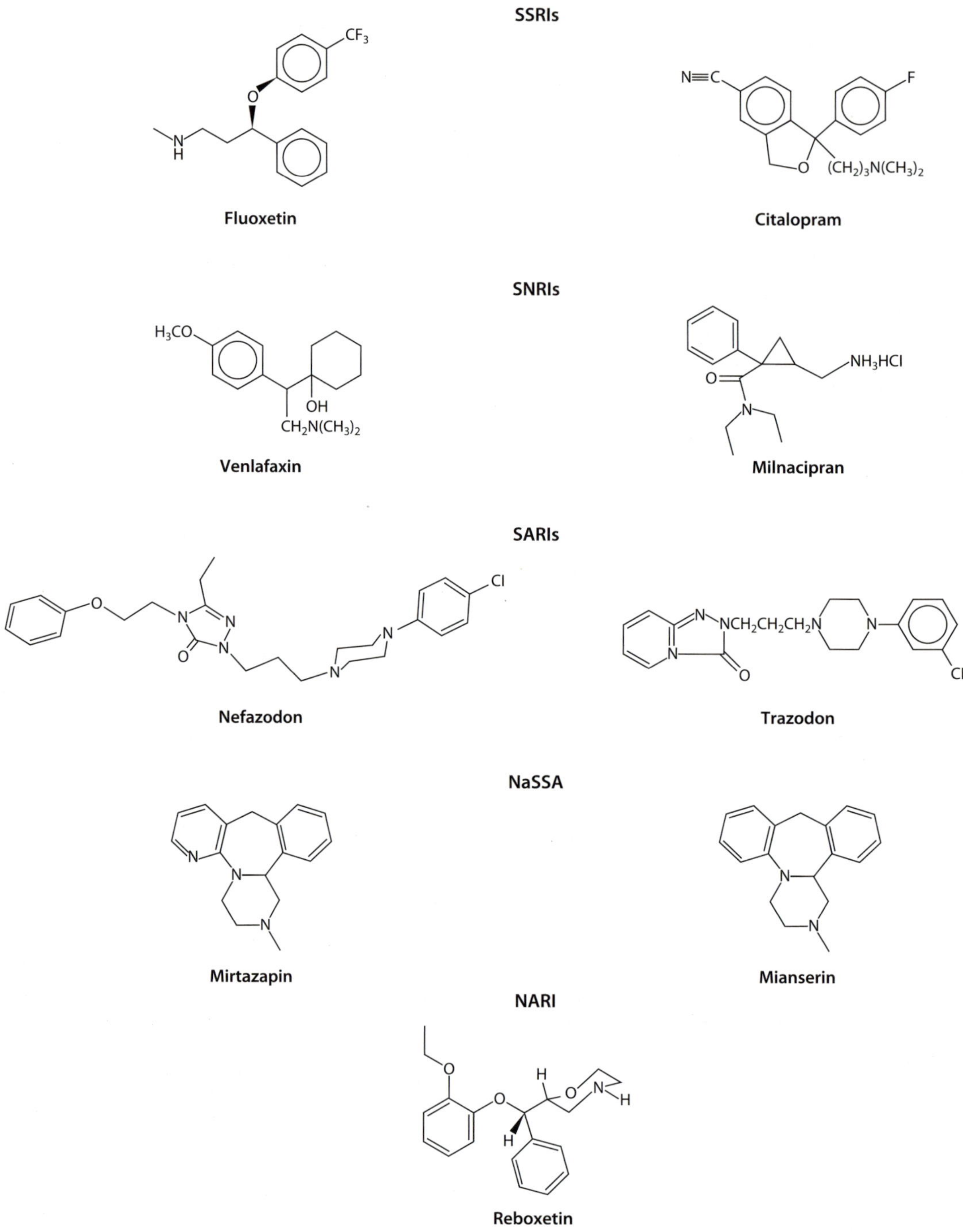

SSRIs

Fluoxetin

Citalopram

SNRIs

Venlafaxin

Milnacipran

SARIs

Nefazodon

Trazodon

NaSSA

Mirtazapin

Mianserin

NARI

Reboxetin

◘ **Abb. 31.2 Strukturformeln von SSRI, SNRI, SARI und NaSSA**

Ketamin, der NMDA-Rezeptor-Antagonist (▶ Kap. 13, ▶ Abschn. 28.3.5), zeigt nach akuter i. v. Verabreichung einer subanästhetischen Dosis depressionslösende Wirkung, die über Tage oder sogar Wochen anhalten kann. Sein Einsatz wird aber durch die Abhängigkeit erzeugende Wirkung eingeschränkt, sodass es nur bei schweren therapierefraktären Depressionen eingesetzt wird.

Multimodale Antidepressiva: Mit diesem Begriff werden derzeit die Wirkstoffe **Vilazodon, Vortioxetin,** und **Amitifadin** bezeichnet. Gemeinsam ist ihnen eine blockierende Wirkung auf den Serotonintransporter. Sie werden aber nicht zu den SSRI gezählt, da sie zusätzlich Serotoninrezeptoren hemmen (Vilazodon und Vortioxetin) bzw. auch Noradrenalin- und Dopamintransporter (Amitifadin) blockieren.

31.7 Klinischer Einsatz von Antidepressiva

Fallbeispiel

Ein 55-jähriger, in 2. Ehe verheirateter Mann, Leiter einer Bankfiliale, wird mit schwerer depressiver Symptomatik und Suizidalität stationär aufgenommen. Begleitet wird er von seiner Tochter. Die aktuelle Symptomatik besteht seit 6 Wochen; damals wurde der Patient von seiner Ehefrau verlassen. Der Mann macht sich Vorwürfe, er habe nicht nur seiner Frau nicht genug Aufmerksamkeit geschenkt, sondern auch die Bankgeschäfte vernachlässigt, sodass seine Filiale jetzt geschlossen werden müsse. Alle diese Einschätzungen seien laut der Tochter unrichtig.

Der Patient wirkt stark gehemmt, ist mimisch erstarrt und leidet während des ganzen Tages unter ausgeprägter gedrückter Verstimmung. Er ist antriebslos, interesselos und kann sich zu nichts aufraffen. Außerdem schläft er schlecht ein, wacht nach wenigen Stunden Schlaf wieder auf, ohne danach wieder Schlaf finden zu können. Der Patient hat keinen Appetit und in den letzten 6 Wochen 10 kg abgenommen. Die internistische Konsiliaruntersuchung ergibt keinerlei Hinweise auf eine zugrunde liegende somatische Erkrankung.

Unter stationärer Behandlung mit 30 mg Mirtazapin pro Tag zeigt sich nach einem Verlauf von 8 Wochen eine deutliche Besserung der Symptomatik. Gegen Ende des stationären Aufenthalts wurde eine begleitende Gesprächstherapie begonnen, die wie auch die Pharmakotherapie nach Entlassung aus dem Krankenhaus bis auf Weiteres fortgesetzt wird.

▪ Indikationen

Hauptindikationen für Antidepressiva sind **Depressionen** jeder Genese, sowohl als Akuttherapie als auch als Langzeitprophylaxe von Rezidiven. Daneben werden sie gegen **Angst- und Zwangsstörungen, Phobien, Bulimie** sowie als Adjuvanzien in der **Schmerztherapie,** beim **hyperkinetischem Syndrom** und der **Enuresis nocturna** eingesetzt.

▪ Therapeutischer Einsatz von Antidepressiva

Eine Therapie mit einem Antidepressivum sollte in der Regel mindestens 6 Monate dauern. Dabei ist zu bedenken, dass der Eintritt einer antidepressiven Wirkung mit einiger Verzögerung erfolgen kann. Zeigt eine **Akuttherapie** innerhalb von 1–2 Monaten Erfolg, so schließt sich daran eine **Erhaltungstherapie** für weitere 4–5 Monate an. Daran wiederum kann man eine **prophylaktische Therapie** über Monate oder Jahre anhängen mit dem Ziel, einen neuerlichen Rückfall zu einem späteren Zeitpunkt zu vermeiden.

Zeigt die Akuttherapie innerhalb von 4–5 Wochen keinen Erfolg, so wird eine Therapie mit einem Antidepressivum mit alternativem Wirkmechanismus begonnen. Zuvor ist aber auch die Möglichkeit einer zu geringen Dosierung zu bedenken. Die üblichen Dosierungen einiger Antidepressiva sind in ◘ Tab. 31.4 zusammengefasst. Allerdings gibt es beträchtliche Unterschiede in der individuellen Empfindlichkeit und Plasmaspiegel lassen sich daher nur schlecht mit der antidepressiven Wirkung korrelieren.

◘ Tab. 31.4 Dosierungen einiger Antidepressiva

Gruppe	Freiname	Handelsnamen	Dosierung (mg/d)	
			Üblich	Extremwerte
Trizyklika	Amitriptylin	Saroten, Tryptizol	100–200	50–300
	Imipramin	Tofranil	100–200	50–300
	Desipramin	Pertofran	100–200	50–300
	Nortriptylin	Nortrilen	75–150	25–250
	Clomipramin	Anafranil, Clomicalm	100–200	25–250
	Dibenzepin	Noveril	480–720	240–720
	Dosulepin	Harmomed	28–56	14–56
	Doxepin	Sinequan	75–150	25–300
	Opipramol	Insidon	200–300	50–300
SSRI	Fluoxetin	Felicium, Fluctine, Fluoxibene	20–40	5–80
	Fluvoxamin	Felixsan, Floxyfral	100–200	50–300
	Citalopram	Apertia, Cipram, Citalon, Citor	20–40	10–60
	Escitalopram	Cipralex	10–20	5–20
	Paroxetin	Allenopar, Ennos, Glaxopar, Paluxetil, Parocetan, Seroxat	20–40	10–50
	Sertralin	Tresleen	50–200	25–200
NARI	Reboxetin	Edronax	4–8	2–12
SNRI	Venlafaxin	Effectin	75–225	25–375
	Milnacipran	Dalcipran, Ixel	50–100	25–200
SARI	Trazodon	Trittico	150–200	50–600
	Nefazodon	Nefadar	200–400	100–600
NaSSA	Mianserin	Miabene, Tolvon	30–60	10–90
	Mirtazapin	Remeron	15–45	7,5–45
RIMA	Moclobemid	Aurobemid, Aurorix	150–300	150–600

Bei der Beurteilung eines Therapieerfolgs mit Antidepressiva ist auch zu bedenken, dass in klinischen Studien unter **Placebo** in bis zu 40% deutliche antidepressive Wirkungen zu finden sind. Die Wirkungen der Antidepressiva unterscheiden sich von diesen häufig nicht signifikant. Diese Problematik ist auch dann von Relevanz, wenn man die Wirkungen zweier unterschiedlicher Antidepressiva miteinander vergleicht. Generell gilt für klinische Studien zur Wirksamkeit von Antidepressiva: Je stärker ausgeprägt die depressive Erkrankung, desto geringer ist der Placeboeffekt, desto größer ist die Wirkung des Verums (Antidepressivum), desto größer ist die Wahrscheinlichkeit statistisch signifikanter Unterschiede zwischen Placebo und Verum.

Eine **initiale Therapie** wird üblicherweise mit einem nichttrizyklischen Antidepressivum begonnen, da diese eine wesentlich geringere Toxizität aufweisen. Bezüglich der klinischen Wirksamkeit gibt es zwischen Trizyklika und neueren Antidepressiva keinen signifikanten Unterschied. Die Auswahl eines Vertreters einer bestimmten Gruppe von Antidepressiva richtet sich primär nach Kontraindikationen oder möglichen Interaktionen mit anderen Arzneimitteln bzw. **nach weiteren vorhandenen Symptomen:**

- Schlafstörungen: bevorzugt SARI oder NaSSA
- sexuelle Funktionsstörungen: bevorzugt SARI oder NaSSA
- Übergewicht: bevorzugt SSRI, SNRI oder NARI
- Glaukom, Prostatahyperplasie, chronische Obstipation: keine Trizyklika oder NARI

Bleibt eine Monotherapie ohne Erfolg, kann man eine **Kombinationstherapie** erwägen. Hierbei ist zu beachten: MAO-Hemmer dürfen mit Aufnahmehemmern nicht kombiniert werden und andere Kombinationen, z.B. SSRI plus SNRI, NARI plus SNRI oder Trizyklikum plus NARI, erscheinen wegen überlappender Wirkmechanismen nicht sinnvoll (◘ Tab. 31.1). Die Wirkung einzelner Antidepressivagruppen kann durch eine Kombination mit atypischen Antipsychotika, Lithiumsalzen oder Trijodthyronin verstärkt werden.

Besteht nach einer depressiven Episode mit einem Antidepressivum über 6 Monate Symptomfreiheit, kann eine Beendigung der Therapie erwogen werden. Hierbei ist zu beachten, dass akutes Absetzen einerseits Entzugssymptomatik und andererseits eine Symptomprovokation verursachen kann. Daher sollte eine **Beendigung der Therapie** mit Antidepressiva **langsam ausschleichend** erfolgen.

Johanniskraut

Johanniskraut (*Hypericum perforatum*) enthält zahlreiche Wirkstoffe, wie z.B. Hypericin und Pseudohypericin, die zur antiviralen Aktivität der Heilpflanze beitragen. Die antidepressive Wirkung wird aber eher durch Hyperforin und eventuell andere Flavonoide ausgelöst. Hyperforin hemmt die Rückaufnahme von Dopamin, Noradrenalin und Serotonin in präsynaptische Nervenendigungen. In klinischen Studien zeigt sich, dass Johanniskraut bei milder bis mittelschwerer depressiver Symptomatik besser wirkt als Placebo. Für schwere depressive Symptomatik zeigen Studien oft keine von Placebo unterschiedliche Wirkung.

An unerwünschten Wirkungen unter Therapie mit Johanniskraut oder Extrakten daraus finden sich am häufigsten gastrointestinale Störungen, Unruhe, Erschöpfung und allergische Hautreaktionen. Außerdem gibt es Hinweise auf fototoxische Reaktionen an den Augen und der Haut. Zu beachten ist außerdem, dass das Johanniskraut zur Induktion von CYP3A4 führen kann, weshalb Substrate dieses Enzyms ihre Wirkungen verlieren können (z.B. Antibiotika, Kontrazeptiva, Immunsuppressiva, Protease-Inhibitoren).

31.8 Stimmungsstabilisatoren

Lernziele

Stimmungsstabilisatoren
- Bedeutung
- Wirkungen
- Kontraindikationen

■ Definition

Stimmungsstabilisatoren sind Substanzen, die sowohl die depressiven als auch die manischen Phasen im Rahmen bipolarer affektiver Störungen bessern bzw. deren Wiederauftreten verhindern. Mit dieser Indikation werden Lithiumsalze, Carbamazepin, Valproinsäure, Lamotrigin und atypische Antipsychotika eingesetzt. Die therapeutische Wirkung für Lithiumsalze ist am besten dokumentiert.

■ Therapeutischer Einsatz

Bei **bipolaren affektiven Störungen** können die depressiven und manischen Phasen jeweils mit Antidepressiva bzw. Antipsychotika behandelt werden. Kein Vertreter beider Psychopharmakagruppen vermag aber die jeweils andere Symptomepisode zu bessern. Stimmungsstabilisatoren können beide Phasen positiv beeinflussen.

Der stimmungsstabilisierende Effekt tritt aber erst nach längerer Therapie ein, sodass die Symptomatik einer akuten Phase dadurch initial meist unbeeinflusst bleibt. Daher werden diese Substanzen auch als **Phasenprophylaktika** bezeichnet. Zu diesen Stimmungsstabilisatoren zählen Lithiumsalze, Carbamazepin, Valproinsäure und Lamotrigin. Die 3 letztgenannten Substanzen werden auch als Antikonvulsiva (Antiepileptika) eingesetzt (► Kap. 33). Neuerdings werden immer häufiger auch atypische Antipsychotika wie Olanzapin oder Quetiapin als Stimmungsstabilisatoren eingesetzt; diese werden in ► Kap. 30 im Detail besprochen.

Betrachtet man klinische Studien zur Therapie und Prophylaxe bipolarer affektiver Episoden, so ist derzeit lediglich für **Lithiumsalze** eine Wirkung ausreichend gut dokumentiert.

■ Therapie mit Lithiumsalzen

Im Unterschied zu den meisten anderen Psychopharmaka haben **Lithiumsalze keinerlei Effekte bei Gesunden.** Bei Patienten mit bipolaren affektiven Störungen kann Li^+ das Auftreten manischer und depressiver Episoden verhindern. Der zugrunde liegende Mechanismus ist nicht bekannt, 2 biologische Effekte von Li^+ sind aber sehr gut dokumentiert:

- Die Inositolmonophosphatase wird blockiert und somit wird der Inositolphosphatzyklus unterbrochen.
- Die Adenylylzyklase wird gehemmt und cAMP-abhängige Signalkaskaden werden dadurch gedämpft.

Ob und wie diese beiden Effekte zur stimmungsstabilisierenden Wirkung von Li^+ beitragen, ist nicht geklärt. Bekannt ist aber, dass diese Mechanismen nach längerer Therapiedauer zu **unerwünschten Wirkungen** führen können:

- hohe *Teratogenität* infolge der Blockade des Inositolphosphatzyklus
- *Hypothyreose* (bis zum Myxödem) mit nachfolgender Strumabildung infolge der Hemmung der Signalkaskaden des Rezeptors für TSH (Thyreoidea stimulierendes Hormon)
- *Polyurie* mit nachfolgender Polydipsie und Gewichtszunahme infolge der Hemmung der Signalkaskaden des Rezeptors für ADH (antidiuretisches Hormon)
- *Übelkeit*
- *Diarrhö*
- *feinschlägiger Tremor* der Finger in der Initialphase der Therapie

Die therapeutischen Plasmaspiegel für Li^+ liegen zwischen 0,6 und 0,9 mmol/l für bipolare affektive Störungen und zwischen 0,9 und 1,1 mmol/l für manische Episoden. Ab 1,5 mmol/l (geringe therapeutische Breite!) treten Zeichen einer **Intoxikation** auf: Erbrechen, Müdigkeit, Schwindel, Dysarthrie, Verwirrung, Krampfanfälle, zuletzt Koma.

Der volle therapeutische Effekt wird erst nach mehreren Wochen der Therapie mit Li^+ erreicht. Zur Akuttherapie manischer Episoden ist Li^+ daher als Monotherapie trotz prinzipieller Wirksamkeit wenig geeignet und muss initial mit Antipsychotika kombiniert werden.

Li+ wird meist als Carbonat oral verabreicht und gut resorbiert. Die Hälfte einer Dosis wird mit ca. 12 Stunden Halbwertszeit renal eliminiert. Der Rest gelangt über Natriumkanäle in intrazelluläre Kompartimente, wo Li+ akkumulieren kann, da die Na+/K+-ATPase es nur schlecht aus den Zellen ausschleust. Dieser Anteil wird erst im Laufe von 2 Wochen eliminiert, sodass eine mindestens ebenso lange Zeit vergeht, bis sich ein Fließgleichgewicht eingestellt hat.

Li$^+$ wird in der Niere über dieselben Wege wie Na$^+$ reabsorbiert, sodass die Li$^+$-Spiegel bei relativem Na$^+$-Mangel ansteigen können. Dies erfolgt daher auch unter der Wirkung von im Bereich des distalen Tubulus angreifenden Diuretika.

Auf dieser Basis ergeben sich für Lithiumsalze folgende relative **Kontraindikationen:**

- Niereninsuffizienz
- Kardiovaskuläre Erkrankungen
- Unbehandelte Hypothyreose
- Störung des Natriumhaushalts aufgrund von Dehydratation
- Diät mit reduzierter Salzaufnahme
- Morbus Addison

Weiterführende Literatur

Artigas F (2013) Serotonin receptors involved in antidepressant effects. Pharmacol Ther 137(1): 119–131

Bauer MS, Mitchner L (2004) What is a »mood stabilizer«? An evidence-based response. Am J Psychiatry 161: 3–18

Belmaker RH, Agam G (2008) Major depressive disorder. NEJM 358: 55–68

Berton O, Nestler EJ (2006) New approaches to antidepressant drug discovery: beyond monoamines. Nat Rev Neurosci 7: 137–151

Dale E, Bang-Andersen B, Sánchez C (2015) Emerging mechanisms and treatments for depression beyond SSRIs and SNRIs. Biochem Pharmacol 95: 81–97

Gartlehner G, Gaynes BN, Hansen RA, Thieda P, DeVeaugh-Geiss A, Krebs EE, Moore CG, Morgan L, Lohr KN (2008) Comparative benefits and harms of second-generation antidepressants: background paper for the American College of Physicians. Ann Intern Med 149: 734–750

Richelson E (2013) Multi-modality: a new approach for the treatment of major depressive disorder. Int J Neuropsychopharmacol 30: 1–10

Suchtmittel

S. Böhm

M. Freissmuth et al., *Pharmakologie und Toxikologie*,
DOI 10.1007/978-3-662-46689-6_32, © Springer-Verlag Berlin Heidelberg 2016

Suchtmittel sind Abhängigkeit erzeugende psychotrope Substanzen. Dazu gehören Opioide, Alkohole und andere sedativ wirkende Substanzen (z. B. Benzodiazepine, Barbiturate), Cannabinoide, psychomotorische Stimulanzien (Nikotin, Amphetamine und Cocain), Halluzinogene (z. B. LSD) und Designerdrogen (Ecstasy, Phencyclidin). Alle Suchtmittel üben einen Belohnungseffekt aus, sodass sich ein starkes Verlangen nach neuerlicher Einnahme (Craving), also psychische Abhängigkeit, entwickelt. Bei einigen Vertretern wie Opioiden, Alkohol und Sedativa entsteht auch eine deutliche physische Abhängigkeit, die durch eine Entzugssymptomatik nach deren Absetzen charakterisiert ist.

32.1 Grundlagen der Abhängigkeit von psychotropen Substanzen

Lernziele
Begriffserklärung:
- Sucht
- Abhängigkeit und Drogenmissbrauch

Mechanismen der Suchtentstehung

32.1.1 Begriffsklärung

Sucht beschreibt ein durch Begierde begründetes zwanghaftes Verhalten, dessen entscheidendes Kriterium das Fehlen der Möglichkeit zur freien Entscheidung ist. Diese Definition schließt zunächst noch keine Wirkstoffe ein, sehr wohl aber den zwanghaften Charakter. Ein wesentliches Charakteristikum der Sucht ist also der übermächtige Wunsch, die jeweilige Begierde zu befriedigen, bezeichnet durch den Begriff »craving«.

Sehr häufig konzentriert sich ein solches Verlangen darauf, psychotrope Substanzen zu konsumieren, deswegen auch als **Substanzabhängigkeit** bezeichnet. Ein alternativer Begriff ist **Drogenmissbrauch**, da »Drogen« sehr häufig als Bezeichnung für psychotrope Substanzen verwendet wird. Richtigerweise ist »Droge« aber eher mit Wirkstoff (engl. »drug«) gleichzusetzen.

Davon muss auch **Arzneimittelabhängigkeit** oder Arzneimittelmissbrauch abgegrenzt werden. Beispiele hierfür wären Laxanzienabusus oder medikamenteninduzierter Kopfschmerz (▶ Abschn. 28.3.3); in beiden Fällen fehlt den missbräuchlich eingenommenen Substanzen die psychotrope Wirkung. Daher beschreibt »Abhängigkeit von psychotropen Substanzen« wohl am besten das Phänomen der substanzgebundenen Sucht.

Ein eindeutiges Charakteristikum der Sucht ist das sog. **Craving**: ein plötzlich auftretendes, unwiderstehliches und überwältigendes Bedürfnis nach der Substanz. Dieser Zustand unterscheidet sich von der sonst empfundenen Sehnsucht nach der betreffenden Substanz durch das plötzlich einsetzende Verlangen, das für Stunden bis wenige Tage anhält, das gleichzeitige Aussetzen des rationalen Denkens und die Unfähigkeit, die Konsequenzen des eigenen Handelns zu berücksichtigen.

Entsprechend den WHO-Kriterien im ICD-10 (International Statistical Classification of Diseases and Health Related Problems, 10th revision) wird bezüglich des Konsums psychotroper Substanzen zwischen **Intoxikation, schädlichem Gebrauch** und **Abhängigkeitssyndrom** unterschieden. **Wesentlichen Diagnosekriterien** hierbei sind:
- **Intoxikation:**
  - Folge der Einnahme einer psychoaktiven Substanz
  - Störungen von Bewusstsein, Erkenntnisvermögen, Wahrnehmung oder Verhalten als Folge der pharmakodynamischen Wirkungen der Substanz
  - keine Spätfolgen mit Ausnahme von Komplikationen (z. B. Verletzungen, Aspiration von Erbrochenem)
- **Schädlicher Gebrauch:**
  - Konsummuster, das tatsächlich zur Schädigung führt
  - Schädigung kann körperlich (z. B. Hepatitis) oder psychisch (z. B. Depression) sein
  - Ablehnung des Konsumverhaltens durch andere oder die Gesellschaft allein ist kein Beweis für schädlichen Gebrauch, ebenso wenig wie negative soziale Folgen wie Arbeitsplatzverlust, Inhaftierung oder Eheprobleme
  - Intoxikation oder »Kater« beweisen für sich allein keinen schädlichen Gebrauch
  - schädlicher Gebrauch ist bei Abhängigkeitssyndrom oder psychotischer Störung nicht zu diagnostizieren
- **Abhängigkeitssyndrom:**
  - starker Wunsch oder Zwang, psychoaktive Substanzen zu konsumieren
  - verminderte Kontrollfähigkeit bezüglich Beginn, Beendigung und Menge
  - Substanzgebrauch mit dem Ziel, Entzugssymptome zu mildern, oder der entsprechenden positiven Erfahrung
  - eingeengtes Verhaltensmuster im Umgang mit der Substanz
  - fortschreitende Vernachlässigung anderer Vergnügen oder Interessen
  - anhaltender Substanzkonsum trotz des Nachweises eindeutig schädlicher Folgen
  - körperliches Entzugssyndrom
  - Nachweis einer Toleranz

Die Diagnose des Abhängigkeitssyndroms kann gestellt werden, wenn mindestens 3 dieser Kriterien im Verlauf eines Jahres erfüllt sind. Daraus erklärt sich auch, dass die leicht nachweisbaren Phänomene der Entzugssymptomatik und Toleranz kein zwingendes Kriterium für Abhängigkeitssyndrome sind.

> **Obwohl Toleranz und physische Entzugssymptome leicht erkennbare Phänomene einer Suchterkrankung sind, ist deren Auftreten kein absolutes Kriterium für die Diagnose eines Abhängigkeitssyndroms.**

Physische Entzugssymptome sind sehr unterschiedlich und hängen von den pharmakodynamischen Effekten der eingenommenen Substanz ab; sie reichen von erhöhtem Schlafbedürfnis (z. B. Cocain und Amphetamine) bis zu deutlichen Erregungszuständen oder epileptischen Anfällen (z. B. Ethanol).

Im Gegensatz zu physischen Entzugssymptomen tritt eine **psychische Entzugssymptomatik** (Craving) bei allen psychotropen, Abhängigkeit erzeugenden Substanzen (aber auch bei substanzungebundenen Süchten) auf. Dass psychische Abhängigkeit von physischer unabhängig ist, zeigt sich auch daran, dass Suchtkranke nach vielen Jahren der Abstinenz aufgrund des reinen Verlangens nach der Substanz rückfällig werden, obwohl nach so langer Zeit keine Symptome einer physischen Abhängigkeit zu finden sind.

32.1.2 Mechanismen der Suchtentstehung

Zur Erklärung der Entstehung von Sucht müssen 3 Mechanismen erwähnt werden:

— Verstärkung des Verhaltens (»behavioural reinforcement«)
— Belohnung (»reward«)
— synaptische Plastizität (wie LTP und LTD; ▶ Kap. 13).

Verstärkung des Verhaltens

Motiviertes Verhalten wird durch die daraus resultierenden Konsequenzen beeinflusst: Wird das Verhalten belohnt, so wird es eher wiederholt werden, als wenn es bestraft wird. Reinforcement beschreibt in diesem Sinne die **Beeinflussung der Häufigkeit des Auftretens von Verhaltensweisen** durch einen dem Verhalten folgenden angenehmen Reiz (**Belohnung**) oder unangenehmen Reiz (**Bestrafung**) (◻ Abb. 32.1).

Belohnung

Werden bestimmte durch Motivation bedingte Verhaltensweisen (z. B. Nahrungsaufnahme) positiv erlebt, so liegt das

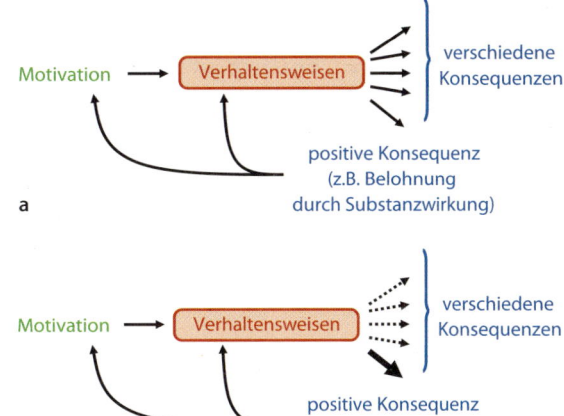

◻ **Abb. 32.1a, b Aus unterschiedlichen Aspekten der Motivation entstehen unterschiedliche Verhaltensweisen, die zu zahlreichen Konsequenzen führen können.** Eine der möglichen Verhaltensweisen ist die Einnahme psychotroper Substanzen. Wird die Konsequenz dieser Einnahme (z. B. Entspannung durch anxiolytisch wirksame Substanzen) als positiv erlebt (belohnt) (**a**), dann wird die Wiederholung dieser Verhaltensweise wahrscheinlicher, sie wird also verstärkt (**b**)

unter anderem daran, dass das **Belohnungssystem** im Rahmen dieser Verhaltensweisen aktiviert wird. Im Zentrum dieses **dopaminergen Systems** (▶ Kap. 15) stehen Nervenzellen im **ventralen Tegmentum** (VT), die besonders in den Nucleus accumbens, aber auch in den präfrontalen Cortex ziehen. Aus diesen wird z. B. bei Nahrungsaufnahme vermehrt Dopamin freigesetzt, das auf die GABAergen Nervenzellen im Nucleus accumbens wirkt.

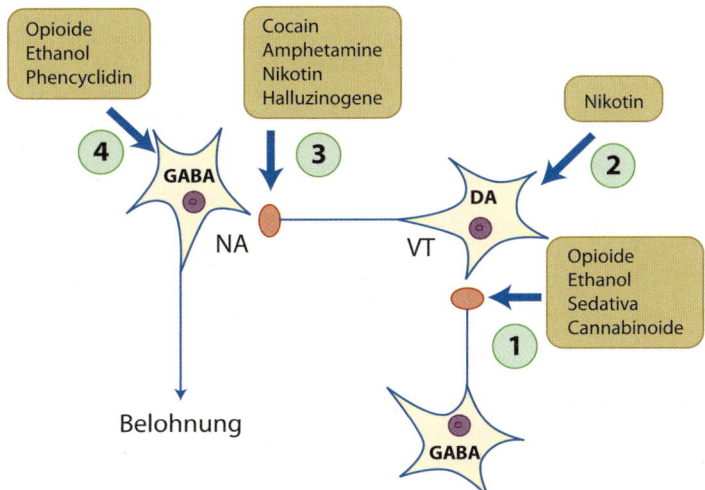

◻ **Abb. 32.2 Wirkungen verschiedener Suchtmittel auf das Belohnungssystem.** Der gemeinsame Endeffekt ist eine dopaminähnliche Wirkung auf die Nervenzellen im Nucleus accumbens (*NA*). Sie wird erreicht durch: 1) präsynaptische Hemmung der GABAergen Transmission im ventralen Tegmentum (*VT*; dadurch Disinhibition/Erregung der dopaminergen Nervenzellen); 2) Erregung der dopaminergen Nervenzellen im VT, 3) präsynaptische Steigerung der Dopaminfreisetzung im Nucleus accumbens. Durch diese Mechanismen nimmt die Dopaminfreisetzung im Nucleus accumbens zu. 4) Es gibt direkte dopaminähnliche Hemmung der GABAergen Nervenzellen im Nucleus accumbens

Unter Einwirkung aller bekannten Abhängigkeit erzeugenden psychotropen Substanzen wird entweder die Dopaminfreisetzung gesteigert, und zwar wesentlich stärker als bei Nahrungsaufnahme, oder die Nervenzellen im Nucleus accumbens werden direkt dopaminähnlich beeinflusst. Die zugrunde liegenden Mechanismen hierbei sind (◘ Abb. 32.2):

- Präsynaptische Hemmung der GABAergen Transmission im ventralen Tegmentum
- Erregung der dopaminergen Nervenzellen im ventralen Tegmentum
- Präsynaptische Steigerung der Dopaminfreisetzung im Nucleus accumbens
- Direkte Hemmung der GABAergen Nervenzellen im Nucleus accumbens

Synaptische Plastizität

Synaptische Plastizität beschreibt lang andauernde Veränderungen der Signalübertragung an einer Synapse infolge vorangegangener Aktivität. Prominente Beispiele sind **Langzeitpotenzierung** (**LTP**) und **Langzeithemmung** (**LTD**), beides Grundlagen für Lernvorgänge (► Kap. 14).

Unter Einwirkung von Abhängigkeit erzeugenden psychotropen Substanzen kommt es zu **LTP im ventralen Tegmentum**. Die Konsequenz davon ist, dass nach mehrmaliger Verabreichung von z. B. Cocain die Freisetzung von Dopamin im Nucleus accumbens wesentlich höher ist als bei erst-

maliger Verabreichung. Dies bedeutet: Die Abhängigkeit von Suchtmitteln wird mittels synaptischer Plastizität erlernt. Dieser Lernprozess ist offenbar sehr effizient, denn Suchtkranke werden auch nach jahrelanger Abstinenz wieder rückfällig.

32.2 Abhängigkeit erzeugende psychotrope Substanzen

Lernziele

Wirkmechanismen und Wirkungen von:
- Opioiden, Alkoholen und anderen sedativ wirkenden Substanzen (z. B. Benzodiazepinen, Barbituraten)
- Cannabinoiden, psychomotorischen Stimulanzien (Nikotin, Amphetaminen und Cocain)
- Halluzinogenen (z. B. LSD)
- Designerdrogen (Ecstasy, Phencyclidin)

Wirkstoffe zur Therapie der jeweiligen Abhängigkeit

Gemeinsam ist den sog. Suchtmitteln die psychotrope Wirkung. Ihre grundlegenden Wirkmechanismen sind aber sehr heterogen. Dennoch bewirken alle diese Substanzen über die jeweiligen Wirkmechanismen eine Aktivierung des dopaminergen Belohnungssystems (◘ Tab. 32.1).

◘ Tab. 32.1 Wirkmechanismen der Abhängigkeit erzeugenden psychotrope Substanzen

Gruppe von Suchtmitteln	Typische Vertreter	Wirkmechanismus	Wirkung im Belohnungssystem
Opioide	Morphin, Heroin, Fentanyl, Buprenorphin	Aktivierung von Opioidrezeptoren	Hemmung GABAerger Transmission im VT, direkte Hemmung im NA
Alkohole	Ethanol	Potenzierung von GABA$_A$-Rezeptoren, Hemmung von NMDA-Rezeptoren	präsynaptische Hemmung GABAerger Transmission im VT, Blockade der NMDA-Rezeptoren im NA
Sedativa/ Anxiolytika	Benzodiazepine, Barbiturate	Potenzierung von GABA$_A$-Rezeptoren	präsynaptische Hemmung GABAerger Transmission im VT
Stimulanzien	Cocain	Hemmung der Monoamintransporter	vermehrtes Dopamin im NA
	Amphetamin	Monoaminfreisetzung über Monoamintransporter	vermehrtes Dopamin im NA
	Nikotin	Aktivierung nikotinischer Acetylcholinrezeptoren	gesteigerte Dopaminfreisetzung im NA über präsynaptische nAChR, Erregung dopaminerger Nervenzellen im VT
Halluzinogene	LSD, Mescalin, Ecstasy	Monoaminfreisetzung über Monoamintransporter und Aktivierung entsprechender Rezeptoren	vermehrtes Dopamin im NA
	Phencyclidin, Ketamin	Hemmung von NMDA-Rezeptoren	Blockade der NMDA-Rezeptoren im NA
Cannabinoide	Δ9-Tetrahydrocannabinol	Aktivierung von Cannabinoidrezeptoren	präsynaptische Hemmung GABAerger Transmission im VT

NA = Nucleus accumbens; VT = ventrales Tegmentum; nAChR = nikotinische Acetylcholinrezeptoren

32.2.1 Opioide

■ Wirkungen

Die Wirkungen aller Opioide sind im Detail in ▶ Abschn. 27.2.1 beschrieben. Nach intravenöser Applikation von Opioiden entsteht sofort ein Wärmegefühl, das von einer minutenlang anhaltenden Euphorie begleitet ist. Darauf folgt ein bis zu 1 Stunde dauernder traumhafter Zustand mit Indifferenz gegenüber der Umgebung. Nach 3–5 Stunden lässt diese akute Wirkung nach.

Intoxikation Die typischen Symptome einer Vergiftung mit Morphin als klassischem Vertreter der Opioide sind:
- Atemdepression (Reduktion der Atemfrequenz, nur wenige Züge pro Minute)
- Miosis (stecknadelkopfgroße Pupillen)
- Bewusstlosigkeit
- Evtl. Zyanose
- Hypothermie
- Evtl. Areflexie und Pyramidenbahnzeichen

❗ **Cave**

Da eine Opioidintoxikation lebensbedrohlich ist (Atemstillstand!), muss sofort therapeutisch interveniert werden.

Entzugssymptomatik Sie ist das Gegenteil der Wirkungen des Morphin (▶ Abschn. 28.2.1):
- Verlangen nach Opioiden
- Pupillenerweiterung
- Ruhelosigkeit, Reizbarkeit
- Schweißausbrüche
- Hyperalgesie, Schmerzen in Muskeln und großen Gelenken
- Piloerektion (»cold turkey«)
- Übelkeit, Erbrechen
- Tachykardie
- Darmkrämpfe, Durchfälle
- Hypertonie
- Dysphorie
- Gähnen, Niesen, Augentränen
- Schlaflosigkeit
- Angstzustände, Spannungszustände
- Hyperthermie

Den initialen Symptomen (Gähnen, Niesen und Augentränen) folgen psychomotorischen Unruhe und der massive Wunsch, Opioide zu konsumieren (Craving). Danach treten Pupillendilatation, Gänsehaut, Schwitzen, Übelkeit, Erbrechen und Schlaflosigkeit auf. Das Empfinden von Angst und Dysphorie ist häufig Auslöser für eine neuerliche Anwendung von Opioiden.

■ Therapie

In der Therapie unterscheidet man:
- Therapie der Intoxikation
- Therapie der Entzugssymptomatik
- Detoxifikationstherapie
- Therapie der Opioidabhängigkeit

Therapie der Intoxikation Zur Aufhebung der Atemdepression intravenöse oder intramuskuläre Gabe von Naloxon. Da die Wirkdauer vieler Opioide die des Naloxons übersteigt, muss der Patient weiter observiert werden. Bei Rückkehr der Opioidwirkungen kann neuerlich Naloxon zugeführt werden. Bei Opioidabhängigen ist damit zu rechnen, dass Naloxon auch eine Entzugssymptomatik auslöst.

Therapie der Entzugssymptomatik (Erhaltungstherapie) Die Medikation dient der Vermeidung der Entzugssymptomatik und soll erst nach Einsetzen objektivierbarer Entzugssymptome (z. B. Gähnen, Zittern, Pupillendilatation) ca. 7–8 Stunden nach der letzten Opioideinnahme erfolgen. Verwendet werden **Methadon** (30–40 mg), **retardierte Morphine** (100–200 mg) oder **Buprenorphin** (6–8 mg). Sollten weiter Entzugssymptome auftreten, kann die Dosierung schrittweise erhöht werden.

Detoxifikationstherapie Diese Therapie wird meist als **Reduktionstherapie** vorgenommen, wobei synthetische Opioide in sinkender Dosierung verabreicht werden. Zur Linderung der Entzugssymptomatik kann additiv Clonidin eingesetzt werden. Die Dosisreduktion erfolgt entweder schnell (4–5 Tage) mit zusätzlicher Therapie zur Linderung der Symptome oder aber langsam über mehrere Monate (graduelle Reduktion).

Therapie der Opioidabhängigkeit Nach einer Detoxifikationstherapie kann eine Einstellung auf Naltrexon, den oral bioverfügbaren Opioidrezeptor-Antagonisten, erwogen werden. Dies dient zur Unterstützung einer abstinenzorientierten psychosozialen Therapie.

32.2.2 Alkohole

Die Verwendung von Ethanol ist am weitesten verbreitet, aber auch Methanol sowie höhere homologe Alkohole haben ähnliche Wirkungen und können zu Abhängigkeit führen. Ähnliches gilt für aliphatische Kohlenwasserstoffe (z. B. in Benzin), deren halogenierte Derivate (z. B. Chloroform) oder andere organische Lösungsmittel (▶ Kap. 65 und ▶ Kap. 66).

Tägliche Einnahme von mehr als 16 g reinen Alkohols bei Frauen und 24 g reinen Alkohols bei Männern wird als Zeichen einer Alkoholkrankheit gewertet. Mit physischen Schäden muss ab 40 g Alkohol bei weiblichen und 60 g Alkohol bei männlichen Patienten gerechnet werden.

■ Wirkungen

Alkohole verursachen auf zellulärer Ebene ausschließlich hemmende Effekte (Potenzierung von $GABA_A$-Rezeptoren und Hemmung von NMDA-Rezeptoren). Trotzdem zeigen sich nach Einnahme steigender Ethanoldosen nicht nur dämpfende, sondern auch erregende Effekte (◻ Tab. 32.2), was sich durch die Hemmung inhibitorischer Nervenzellen (Disinhibition) erklären lässt.

Weitere Ethanolwirkungen sind Übelkeit, Erbrechen, Schwindel, Libidosteigerung und Hyperventilation. Geringe

◘ Tab. 32.2 Wirkungen des Ethanol in Abhängigkeit von der Blutkonzentration

Blutkonzentration (‰)	Wirkungen
0,3	geringe Gangstörungen
0,4	Einschränkung von Vigilanz und Gesichtsfeld
0,5	Störung von Blindzielbewegungen
0,6	Verlängerung der Reaktionszeit, geringe Sprachstörungen
0,7	leichter Nystagmus
1,0	mäßiger Rausch
1,5	starker Rausch, Verschwinden koordinierter Reaktionen
2,0	Eintrübung des Bewusstseins, anterograde Amnesie
3,0–4,0	Koma
4,0–5,0	zentrale Atemlähmung

32

Dosen führen zu Blutdruckanstieg, höhere zu Libidoverlust und peripherer Vasodilatation mit Erwärmung und Rötung der Haut sowie Blutdruckabfall und Hypoglykämie. Regelmäßige Zufuhr bedingt beträchtliche pharmakodynamische Toleranz, die nur die zentralen Effekte betrifft. Für diese zeigt sich eine Kreuztoleranz mit anderen Sedativa wie z. B. Benzodiazepinen oder Barbituraten. Der Metabolismus über Alkohol- und Aldehyddehydrogenase bleibt unverändert und die Elimination beträgt immer ca. 0,15‰ pro Stunde.

Intoxikation Toxikologische Aspekte der Alkohole werden in ► Kap. 65 besprochen.

Entzugssymptomatik Die Entzugssymptomatik nach chronischem Alkoholkonsum umfasst:
- Alkoholverlangen
- Tachykardie, Hypertonie
- Tremor, Reizbarkeit
- Hyperhidrose
- Krampfanfälle
- Übelkeit
- Schlafstörungen
- Wahrnehmungsstörungen
- Delirium tremens (Agitation, Verwirrung, visuelle Halluzinationen, Fieber, Tachykardie, Mydriasis, Erbrechen, evtl. Tod)

In den ersten 24 Stunden ist die Symptomatik mild (Zittern, Übelkeit, Schwitzen). Später – nach 24–72 Stunden – können Krampfanfälle und in schweren Fällen Delirium tremens auftreten.

■ Therapie

In der Behandlung unterscheidet man zwischen der Therapie der Entzugssymptomatik und der Therapie der Alkoholabhängigkeit.

Im **akuten Ethanolentzug** wird die Symptomatik vor allem mittels Benzodiazepinen oder eventuell mit Clonidin bekämpft. Benzodiazepine werden gegenüber anderen Sedativa wie Clomethiazol bevorzugt, da sie weniger toxisch sind. Benzodiazepine können selbst auch zu Abhängigkeit führen, daher werden sie unter strenger ärztlicher Kontrolle verabreicht. Als alternative Medikation stehen Tiaprid in Kombination mit Carbamazepin und eventuell auch andere niederpotente typische Antipsychotika zur Verfügung.

Nach dem akuten Entzug besteht immer noch das Verlangen nach Ethanol. Dieses kann mit folgenden Wirkstoffen reduziert werden:
- **Naltrexon:** Dieser Wirkstoff ist ein oral zu verabreichender Opioidrezeptorantagonist. Durch Blockade der Wirkungen von Endorphinen, die am Ethanolverlangen beteiligt zu sein scheinen, reduziert Naltrexon die psychische Abhängigkeit. Es wird nach Resorption in einen aktiven Metaboliten mit ca. 13 Stunden Halbwertszeit umgewandelt, sodass eine 1-mal tägliche Dosierung ausreicht.
- **Acamprosat:** Wie Ethanol ist Acamprosat ein Antagonist an NMDA-Rezeptoren und ein Modulator der GABAergen Neurotransmission. Unerwünschte Effekte dieses Medikaments sind Durchfälle, abdominelle Schmerzen, Übelkeit und Juckreiz. Es wird nach oraler Verabreichung nur teilweise und verzögert resorbiert und zu 50% renal eliminiert.
- **Disulfiram:** Dieser Wirkstoff verursacht eine Alkoholunverträglichkeit, dessen Einsatz aber obsolet ist. Allein verabreicht hat Disulfiram kaum Wirkungen (evtl. Müdigkeit, orthostatische Dysregulation, Hautexantheme), verursacht aber in Kombination mit geringsten Alkoholmengen eine Unverträglichkeitsreaktion: starke Hautrötung an Kopf, Schultern und Brust, Hitzegefühl, Kopfschmerz, Tachykardie, Hypotonie (bis Kreislaufkollaps) und Atemstimulation. Dieses »Antabus-Syndrom« beginnt innerhalb 30 Minuten nach Alkoholaufnahme und dauert einige Stunden. Diese Alkoholunverträglichkeit hält nach Absetzen von Disulfiram bis zu 14 Tage an. Disulfiram wird oral gut resorbiert und nur langsam eliminiert, sodass nur jeden 2. Tag eine Erhaltungsdosis eingenommen werden muss.

32.2.3 Sedativa und Anxiolytika

■ Wirkungen

Die Wirkungen dieser Stoffe werden im ► Kap. 29 im Detail beschrieben.

Entzugssymptomatik Neben missbräuchlicher Einnahme mit dem Ziel der Beseitigung von Angst- und Spannungszuständen werden Benzodiazepine und verwandte Substanzen von Ärzten therapeutisch eingesetzt (▶ Kap. 29). In vielen Fällen entwickelt sich daraus eine Abhängigkeit. Nach monate- bis jahrelanger Anwendung von Benzodiazepinen nehmen deren Wirkungen deutlich ab (sedative mehr als anxiolytische). Beim Absetzen entwickelt sich ein Entzugssyndrom, das umso ausgeprägter ist, je höher die Dosierung und je länger die Einnahmedauer war. Die Symptome sind:

- Unruhe, Nervosität
- Erhöhte Licht- und Geräuschempfindlichkeit
- Parästhesien, Dysästhesien
- Muskelkrämpfe, Myoklonien
- Schlafstörungen
- Schwindel
- Angst und Depressionen
- Nach hohen Dosen Krampfanfälle und Delirium

■ **Therapie**

Zur Beseitigung der Entzugssymptome können Benzodiazepine eingesetzt werden; eine solche Therapie muss dann durch langsames Ausschleichen über Monate bis Jahre beendet werden. Alternativ können zentral dämpfende Substanzen eingesetzt werden (▶ Kap. 29), die selbst keine Abhängigkeit hervorrufen, z. B. niederpotente typische Antipsychotika, H_1-Antihistaminika bzw. Azaspirone, wobei all diese im Vergleich zu Benzodiazepinen weniger gut wirksam sind. Therapieversuche können auch mit Antiepileptika wie Carbamazepin oder Phenobarbital unternommen werden.

32.2.4 Psychomotorisch stimulierende Substanzen

Psychomotorisch stimulierende Substanzen sind durch vorwiegend erregende Wirkungen charakterisiert: Steigerung des Antriebs, der Wahrnehmungsfähigkeit, der Denkleistung sowie Reduktion der Müdigkeit. Solche Wirkungen finden sich nach Anwendung von Cocain, Amphetaminen und verwandten Substanzen sowie von Nikotin.

Cocain

Cocain wird aus den Blättern der südamerikanischen Cocasträucher gewonnen. Es blockiert spannungsabhängige Natriumkanäle und plasmalemmale Monoamintransporter. Es wird bevorzugt nasal konsumiert, aber die psychoaktivierenden Wirkungen sind nach inhalativer Applikation als freie Base (Crack) oder nach intravenöser Injektion als Cocainhydrochlorid viel stärker. Aufgrund der kurzen Wirkdauer (30–60 min) wird es häufig in kurzen Abständen appliziert; solche Phasen gesteigerten Cocainmissbrauchs werden als »binges« bezeichnet und dauern häufig tagelang.

Akute Wirkungen:
- Unterdrückung des Müdigkeitsgefühls
- Schlaf- und Appetitlosigkeit
- Erhöhte Libido
- Hyperaktivität
- Gefühl der Leistungssteigerung

- Bei höheren Dosen Euphorie, seltener Halluzinationen, Angst oder Irritation
- Zuletzt evtl. Krampfanfälle
- Vasokonstriktion mit Hypertonie, Tachykardie

Folgen chronischer Einnahme:
- Myokardschäden, evtl. Herzversagen
- Zerebrale Insulte
- Anstieg der Fehlbildungsrate im Nervensystem und in Extremitäten bei Neugeborenen cocainmissbrauchender Mütter
- Psychotisch paranoides Krankheitsbild mit akustischen und visuellen Halluzinationen
- Angstzustände
- Psychosen oder Depression
- Nekrosen der Nasenscheidewand (bei nasaler Applikation)

Symptome des Entzugs:
- Cocainverlangen
- Unlust, Dysphorie
- Anhaltende depressive Verstimmung
- Müdigkeit, Erschöpfung, vermehrtes Schlafbedürfnis
- Gesteigertes Hungergefühl
- Bradykardie

Therapie des Cocainmissbrauchs Infolge der fehlenden physischen Symptome gibt es für Cocain keine Entzugsmedikation. Die Craving-Symptomatik kann evtl. mit Bromocriptin beeinflusst werden. Alternativ kann ein Therapieversuch mit Disulfiram unternommen werden. Zur Therapie der psychotischen Symptome können Benzodiazepine eingesetzt werden. Antipsychotika werden meist schlecht vertragen und senken die Krampfschwelle.

Amphetamine (Weckamine)

Amphetamin und verwandte Substanzen (Methamphetamin, Methylphenidat, Amphetaminil, Fenethyllin) sind Abkömmlinge des Phenylethylamins und strukturell mit den natürlich vorkommenden Monoaminen verwandt; sie zählen zu den indirekt wirkenden Sympathomimetika (▶ Kap. 26).

Ihre anorektische Wirkung führte in der Vergangenheit häufig zu missbräuchlichem Einsatz als Appetitzügler. Hierfür können auch Substanzen eingesetzt werden, die weniger ausgeprägte psychomotorische Wirkungen haben (z. B. Fenfluramin). Trotzdem können alle Appetitzügler Abhängigkeit induzieren.

Amphetaminderivate greifen an plasmalemmalen Transportproteinen für Monoamine an und bewirken (anders als Cocain) nicht nur eine Aufnahmehemmung, sondern auch eine Freisetzung der endogenen Monoamine; davon sind hauptsächlich Noradrenalin und Dopamin betroffen. Methylierte und methoxylierte Amphetaminderivate (z. B. Ecstasy; ▶ Abschn. 32.2.5) wirken sich stärker auf den Serotonintransport aus und können an Serotoninrezeptoren angreifen, sodass deren Wirkungen nicht mit denen der übrigen Amphetamine vergleichbar sind. In diesem Sinne gibt es kaum Kreuztoleranz zwischen Weckaminen und Halluzinogenen.

Akute Wirkungen:
- Erregung, Antriebssteigerung
- Unterdrückung der Müdigkeit
- Appetitreduktion
- Stimmungsanhebung
- Verkürzung der Schlafdauer
- Gesteigerte Konzentrationsfähigkeit
- Steigerung des Wohlbefindens und Selbstvertrauens
- Erhöhte motorische Aktivität
- Leistungssteigerung, aber erhöhte Fehlerquote
- Verlust an Kritikfähigkeit
- Stereotype Bewegungen
- Evtl. Wahn und psychotische Episoden
- Blutdruckanstieg, Tachykardie
- Schwitzen
- Tremor

Hohe Dosen können zu Herzrhythmusstörungen und kardialen Ischämien mit möglicher Todesfolge führen. Amphetamin wird oral gut resorbiert, jedoch sind auch nasale und intravenöse Applikation möglich. Nach oraler Einnahme treten Amphetamineffekte meist langsamer ein, halten jedoch aufgrund einer Plasmahalbwertszeit von 5–20 Stunden längere Zeit an. Nach chronischer Zufuhr zeigt sich deutliche **Toleranzentwicklung**.

Symptome des Amphetaminentzugs Je länger und je mehr Amphetamine konsumiert werden, desto eher entwickelt sich eine Entzugssymptomatik mit ausgeprägten psychischen und geringeren physischen Symptomen:
- Amphetaminverlangen
- Angstsymptomatik
- Lethargie
- Dysphorie
- Heißhunger, Hyperphagie
- Müdigkeit, Erschöpfung, Hypersomnie
- Krämpfe

Nikotin

Nikotin ist der einzige Inhaltstoff der Tabakpflanze, der beim Rauchen zentrale Wirkungen hervorruft. Alle anderen verursachen keine zentralen Effekte, sind aber vor allem wegen der zelltoxischen Wirkungen relevant.

Nikotin ist ein Agonist an nikotinischen Acetylcholinrezeptoren (▶ Kap. 11). Trotzdem sind seine Wirkungen nicht nur durch einfache Aktivierung zu erklären. Die Besetzung der nikotinischen Acetylcholinrezeptoren führt zur Desensitivierung, was in weiterer Folge zur deutlichen Zunahme dieser Rezeptoren führt. Somit kann Nikotin einerseits zu neuronaler Erregung und andererseits auch zur Hemmung der synaptischen Übertragung führen. Dieser Umstand erklärt, warum mit niedrigen und hohen Nikotinmengen entgegengesetzte Wirkungen erzielt werden können.

Akute Wirkungen:
- Muskelrelaxation
- Stimulation der Atmung
- Bei hohen Dosen: Tremor, Krämpfe, Atemlähmung
- Unterdrückung der Müdigkeit
- Übelkeit, Erbrechen
- Analgesie
- Antidiurese
- Blutdruckanstieg, Tachykardie
- Gesteigerte Darmperistaltik, evtl. Diarrhö
- Salivation
- Erhöhte Bronchialsekretion

Nach wiederholtem Nikotinkonsum entsteht Toleranz bezüglich der peripheren, nicht aber der zentralen Wirkungen. Die meisten toxischen Konsequenzen chronischen Tabakrauchens (z. B. chronische Bronchitis, Bronchialkarzinom, andere Karzinome, ▶ Kap. 72) werden nicht durch Nikotin, sondern durch andere Rauchinhaltsstoffe hervorgerufen. Dennoch kann Nikotin zur Entstehung dieser Krankheiten in einem noch unbekannten Ausmaß beitragen.

Symptome des Entzugs:
- Nikotinverlangen
- Gereiztheit
- Dysphorie, depressive Verstimmung
- Ungeduld
- Feindseligkeit
- Angstzustände
- Konzentrationsschwierigkeit
- Reduzierte Herzfrequenz
- Appetitsteigerung
- Schlafstörungen

- **Therapie der Nikotinabhängigkeit**

Die Symptomatik des Nikotinentzugs kann durch eine **Nikotinersatztherapie** (mit Depotpflastern, Sublingualtabletten, Sprays, Inhalatoren oder Kaugummis) behandelt werden. Angesichts der hohen Toxizität des Tabakrauchs ist die Gefährdung durch Zufuhr reinen Nikotins vernachlässigbar. Daher ist die Anwendung reiner Nikotinpräparationen weit verbreitet. Durch Verabreichung zu hoher Dosen können Übelkeit, gastrointestinale Krämpfe, Husten, Schlafstörungen und Muskelschmerzen entstehen. Patienten mit Koronarinsuffizienz erhalten Nikotinpräparate wegen der Gefahr myokardialer Ischämien nur unter strenger Indikationsstellung.

Alternativ zur Nikotinersatztherapie wird das trizyklische Antidepressivum **Bupropion** zur Raucherentwöhnung verwendet. Dies ist ein Antidepressivum, das vorwiegend die Rückaufnahme von Dopamin inhibiert und auf diese Weise das Verlangen nach Nikotin minimieren soll. Auch **Dopaminagonisten** werden zur Therapie der Nikotinabhängigkeit eingesetzt, ebenso wie **Vareniclin**, ein partieller Agonist an $\alpha_4\beta_2$-nAChR und voller Agonist an α_7-nAChR.

32.2.5 Halluzinogene, Psychotomimetika, Psychedelika und Designerdrogen

Substanzen dieser Gruppe verursachen Veränderungen der Gedanken, Sinneswahrnehmung und Stimmungslage. Gedanken werden ungeordnet und verworren, die Wahrneh-

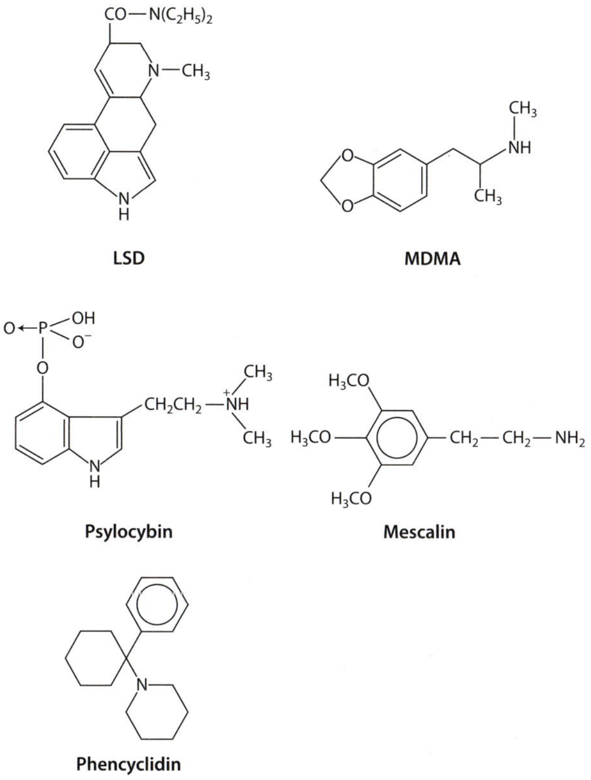

Abb. 32.3 Strukturformeln halluzinogener und psychotomimetischer Wirkstoffe

mung wirkt wie im Traum, Halluzinationen und Wahnvorstellungen können vorkommen. Die Stimmungslage verändert sich nicht in eine Richtung: Sowohl depressive als auch euphorische Komponenten können auftreten, meist aber im Sinne einer Verstärkung der Ausgangslage.

■ **Wirkungen**

Die Wirkmechanismen der Substanzen lassen sich in **2 Gruppen** unterteilen:

- Substanzen,
  - die **Monoamine freisetzen,** vorwiegend Phenylethylaminderivate (z. B. Methylendioxymethamphetamin = Ecstasy; Dimethoxymethylamphetamin = DOM; Mescalin), und/oder
  - die an **Monoaminrezeptoren** angreifen (vorwiegend Tryptaminderivate mit agonistischer Wirkung an 5-HT_2-Rezeptoren; LSD; Psilocybin).
- Substanzen, die **NMDA-Rezeptoren blockieren** (Phencyclidin, Ketamin).

■ Abb. 32.3 zeigt die Strukturen typischer Vertreter. Beide Mechanismen (dopaminerge Überfunktion bzw. glutamaterge Mangelfunktion) sind wesentliche Säulen der **pathogenetischen Hypothesen** zur Entstehung der **Schizophrenie** (► Kap. 30). Diese Hypothesen werden auch durch die Wirkungen der hier erwähnten Substanzen gestützt, welche die Symptome

einer schizophrenen Psychose imitieren (daher Psychotomimetika).

LSD (Lysergsäurediethylamid)

Wirkungen:

- Intensivierung der Sinneswahrnehmungen
- Illusionäre Verkennung
- Akustische und taktile Halluzinationen
- Synästhesien
- Verlust von Raum- und Zeitgefühl
- Wechselnde Stimmungslage
- Körperentfremdung
- Evtl. Euphorie oder aber »bad trips«
- Blutdruckanstieg, Tachykardie, evtl. Kreislaufversagen
- Hyperthermie, Schwitzen
- Hypersalivation
- Hyperreflexie
- Mydriasis
- Tremor

LSD ist hochpotent und die genannten Wirkungen können nach Einnahme von nur 20 mg auftreten. Die ersten Wirkungen zeigen sich innerhalb 1 Stunde, das Maximum wird nach 2–4 Stunden erreicht, nach 8 Stunden endet die Symptomatik. Selten kann die Wirkung über Tage oder Wochen anhalten. Manchmal kommt es infolge des LSD-Missbrauchs zu Horrortrips (»bad trips«); es erscheinen groteske, bedrohliche Figuren und schreckliche Visionen, die zu gefährdenden Handlungen (z. B. die Vorstellung, fliegen zu können; Aggressionsausbrüchen; Fremddelikten) führen können.

Nach mehrmaliger Zufuhr in kurzen Abständen entsteht eine Toleranz, die etwa 1 Woche anhalten kann. Eindeutige Entzugssymptome sind für Psychotomimetika nicht bekannt. Nach oftmaliger Anwendung können auch im substanzfreien Intervall psychotische Episoden auftreten, insbesondere visuelle Halluzinationen (Flashback-Episoden).

Im Rahmen von Flashback-Episoden können Benzodiazepine oder Antipsychotika zur Sedation eingesetzt werden.

Designerdrogen

Der bekannteste Vertreter ist Ecstasy (Methylendioxymetamphetamin = MDMA). Ecstasy wird in Tablettenform mit unzähligen Motiven angeboten. Daneben wird häufig Methylendioxyethylamphetamin (MDEA, »Eve«) oder Methylendioxyamphetamin (MDA) eingesetzt. **Wirkungen:**

- Sowohl Anregung als auch Entspannung
- Gefühl des »Verliebtseins«
- Friedensbedürfnis
- Einfühlungsvermögen
- Offenheit
- Allgemeines Wohlbefinden
- Paranoiden Reaktionen
- Augenzittern
- Muskelzuckungen
- Übelkeit
- Krämpfe

- Gefahr einer Dehydratation mit Elektrolytentgleisung und Herzrhythmusstörungen
- Nach chronischem Konsum irreversible Schädigung der Stammganglien

Die Wirkung des MDMA tritt nach 15–20 Minuten ein und klingt nach 3–5 Stunden wieder ab. MDA wirkt etwa doppelt so lange, MDEA eher kürzer. Nach wiederholter Einnahme stellt sich Toleranz ein (Entleerung der Serotoninspeicher).

Phencyclidin

Phencyclidin (»angel dust«) ist in seiner Wirkung den genannten Designerdrogen ähnlich, es ist allerdings zusätzlich stark analgetisch wirksam und verursacht auch neurologische Symptome wie:
- Analgesie
- Nystagmus
- Ataxie, Dysarthrie
- Fremdaggressives Verhalten
- Panikattacken, Halluzinationen,
- Nach hohen Dosen Krampfanfälle, Rhabdomyolyse, Koma
- Nach chronischem Konsum Suizidgedanken

Die Wirkungen treten schon 5 Minuten nach Beginn der Inhalation auf, erreichen ein Maximum nach 30 Minuten und enden nach 3–6 Stunden. Nach wiederholtem Konsum stellt sich Toleranz ein. Obwohl keine eindeutigen Entzugssymptome bekannt sind, können nach chronischem Gebrauch depressive Symptome und Angststörungen auftreten.

32.2.6 Cannabinoide

Cannabinoide sind verschiedene Inhaltsstoffe in Hanfpflanzen. Es gibt zahlreiche Zubereitungsformen:
- Marihuana (Gemisch getrockneter Blüten und Blätter)
- Haschisch (Harz der Spitzen der blühenden weiblichen Staude)
- Haschischöl (öliges Haschischextrakt)

Unter den Cannabinoiden ist Δ9-Tetrahydrocannabinol (Δ9-THC) das wirksamste.

■ Wirkungen

Cannabinoide sind Agonisten an sog. **Cannabinoidrezeptoren**, von denen es 2 Typen gibt:
- CB_1-Rezeptoren (vorwiegend im Gehirn)
- CB_2-Rezeptoren (auf Zellen des Immunsystems, immunmodulatorische Effekte)

CB_1-Rezeptoren sind überwiegend präsynaptisch lokalisiert und vermitteln eine Hemmung der Neurotransmitterfreisetzung. Diese inhibitorischen Effekte rufen folgende Wirkungen hervor:
- Entspannung und Wohlbefinden
- Leichte Euphorie

- Apathie, evtl. Müdigkeit
- Intensivierung der Sinneswahrnehmungen
- Reduktion der Denkleistung
- Störung des Zeitgefühls
- Körperentfremdung
- Analgesie
- Antiemetische Wirkung
- Bei hohen Dosen evtl. Psychose mit Halluzinationen, Wahnvorstellungen und Angstzuständen
- Vasodilatation (z. B. konjunktivale Rötung), Tachykardie
- Hunger
- Blutdruckdysregulation
- Bronchodilatation

Nach regelmäßigem Konsum können Einschränkungen der Konzentrations- und Merkfähigkeit sowie der Informationsverarbeitung auftreten.

Entzugssymptomatik Nach längerem Gebrauch können milde Entzugssymptome auftreten:
- Cannabisverlangen
- Gereiztheit
- Schlafstörungen
- Ruhelosigkeit
- Gastrointestinale Krämpfe, Übelkeit, Erbrechen
- Appetitlosigkeit

Die Resorption von Δ9-THC ist beim Rauchen höher als nach oraler Aufnahme. Die Wirkungen setzen innerhalb von Minuten ein, erreichen ihr Maximum nach einer halben Stunde und sind nach 3–4 Stunden beendet.

Bei chronischem Abusus entwickelt sich eine geringe Toleranz, wobei auch eine Kreuztoleranz zu Ethanol und Sedativa auftreten kann. Nach sehr langem Konsum kann es zu Einschränkungen der kognitiven Leistungsfähigkeit und zum »amotivationalem Syndrom« (Antriebs- und Konzentrationsstörungen) kommen.

Da beim **Cannabisentzug** hauptsächlich milde psychische Symptome auftreten, ist vor allem eine psychotherapeutische Betreuung indiziert, nur bei depressiven Nachschwankungen eine entsprechende Pharmakotherapie.

Weiterführende Literatur

Creed MC, Lüscher C (2013) Drug-evoked synaptic plasticity: beyond metaplasticity. Curr Opin Neurobiol 23: 553–558

Kalivas PW, Volkow ND (2005) The neural basis of addiction: a pathology of motivation and choice. Am J Psychiatry. 162(8): 1403–1413

Kauer JA, Malenka RC (2007) Synaptic plasticity and addiction. Nat Rev Neurosci 8(11): 844–858

Kourrich S, Calu DJ, Bonci A (2015) Intrinsic plasticity: an emerging player in addiction. Nat Rev Neurosci 16: 173–184

Nestler EJ (2005) Is there a common molecular pathway for addiction? Nat Neurosci 8(11): 1445–1449

Antiepileptika

S. Böhm

M. Freissmuth et al., *Pharmakologie und Toxikologie*,
DOI 10.1007/978-3-662-46689-6_33, © Springer-Verlag Berlin Heidelberg 2016

Antiepileptika sind Arzneimittel, die das Auftreten epileptischer Anfälle reduzieren oder unterdrücken bzw. solche Anfälle beenden. Da ein Teil der epileptischen Anfälle durch tonische bzw. klonische Muskelkrämpfe gekennzeichnet ist, werden diese Substanzen auch als Antikonvulsiva (Krampflöser) bezeichnet. In diesem Kapitel werden die pathophysiologischen Grundlagen der Entstehung epileptischer Anfälle sowie Pharmakokinetik, Wirkmechanismen, Wirkungen, Interaktionen, Indikationen und Kontraindikationen für Antiepileptika besprochen.

Für das Verständnis der Pharmakotherapie mit Antiepileptika sind einige Begriffsklärungen erforderlich:

- *Epileptischer Anfall:* Plötzliche unwillkürliche Veränderung der Wahrnehmung oder des Verhaltens, die durch abnorm synchronisierte Entladungen von Nervenzellen in der Hirnrinde verursacht wird.
- *Epilepsie:* chronisch wiederkehrende epileptische Anfälle, die durch eine zugrunde liegende Störung im Gehirn verursacht sind.

Dieser Unterschied wird auch an den entsprechenden epidemiologischen Zahlen deutlich: Die jährliche Inzidenz epileptischer Anfälle liegt bei 24–53 pro 100.000 Personen, die Prävalenz von Epilepsien bei 4–8 pro 1000 Personen.

Im anfallsartigen Verlauf der Erkrankung muss man **Anfallsphasen** von **anfallsfreien Phasen** unterscheiden. Die anfallsfreien Phasen werden unterteilt in:

- *Postiktale Phasen:* Zeit direkt nach dem Ende eines Anfalls, in der die neurologische Funktion noch nicht zur Ausgangslage zurückgekehrt ist und die durch transiente Störungen in Bewusstsein, Gedanken, Motorik oder Wahrnehmung gekennzeichnet ist.
- *Interiktale Phasen:* Zeiten völliger Symptomfreiheit mit unauffälliger neurologischer Funktion.

Sind zwischen einzelnen Anfällen keine interiktalen Phasen zu finden oder verläuft ein Anfall protrahiert, so wird das als *Status epilepticus* bezeichnet. Antiepileptika können das Auftreten von Anfällen verhindern oder Anfälle bzw. einen Status epilepticus kupieren. Es ist aber unklar, ob die Substanzen tatsächlich antiepileptisch wirken, indem sie die zugrunde liegende Störung beheben.

33.1 Pathophysiologische Grundlagen epileptischer Anfälle

Lernziele

Ursachen
- Symptomatische Anfälle: pathogenetisch relevante Ursachen
- Idiopathische Anfälle

Lokalisation der Anfälle
- Fokale Anfälle: auf einen Teil der Hirnrinde beschränkt
- Generalisierte Anfälle: Anfälle betreffen den gesamten Cortex

Epileptische Anfälle entstehen durch abnorme synchrone, paroxysmale Depolarisationen von Nervenzellen der Hirnrinde, die sich zeitlich und/oder räumlich mit abnormer Synchronisierung ausbreiten können. Es handelt sich also a priori um zeitlich begrenzte zerebrale Funktionsstörungen. Diese Anfälle werden folgendermaßen klassifiziert:

- *Primär generalisierte Anfälle:* Die Störung betrifft simultan die gesamte Hirnrinde, das Bewusstsein ist während des Anfalls aufgehoben; diese Anfälle umfassen: Absencen, myoklonische, klonische, tonische, tonisch-klonische, atonische und unklassifizierte Anfälle.
- *Partielle (fokale) Anfälle:* Die Störung betrifft nur Teile der Hirnrinde; je nach Fokus des Anfalls kann das Bewusstsein erhalten bleiben oder aufgehoben sein; entsprechend wird weiter unterteilt in:
  - *Einfache partielle (fokale) Anfälle:* Das Bewusstsein ist erhalten, diese Anfälle umfassen solche mit motorischen Symptomen, mit somatosensorischen oder spezifisch sensorischen Symptomen, mit autonomen bzw. psychischen Symptomen.
  - *Komplexe partielle (fokale) Anfälle:* Bewusstseinsverlust, der gleich zu Beginn des Anfalls auftritt oder sich erst später entwickelt.

Partielle Anfälle können sich über die ganze Hirnrinde ausbreiten, sodass dann **sekundär generalisierte Anfälle** vorliegen. Ein wesentlicher Unterschied zwischen partiellen und primär generalisierten Anfällen liegt darin, dass für die Synchronisierung des gesamten Cortex thalamokortikale Verbindungen verantwortlich sind; für die anhaltende Depolarisation und das hochfrequente Feuern der letzteren sind insbesondere T-Typ-Calciumkanäle von Bedeutung.

Die **Ursachen der zugrunde liegenden Funktionsstörungen** können mannigfaltig sein:

- genetisch (Mutationen in Ionenkanälen, insbesondere spannungsabhängigen Natrium-, Kalium- oder Calciumkanälen, $GABA_A$- oder nikotinischen Acetylcholinrezeptoren)
- traumatisch (z. B. Kontusionen)
- entzündlich und/oder infektiös (z. B. Hirnabszess)
- metabolisch (z. B. als Folge von Ischämien)
- neoplastisch (Tumore im Gehirn)
- Arzneimittel bzw. Gifte, z. B. Antidepressiva, Antipsychotika, Ethanol (im Entzug), Penicillin, Cortisol, Isoniazid, Bicucullin, Picrotoxin, Pentylentetrazol (einige dieser Substanzen lösen bei Tieren experimentelle Anfälle aus)

Epileptische Anfälle, die auf einer dieser oder auf anderen Ursachen beruhen, werden als **symptomatisch** bezeichnet; für die meisten Anfälle lassen sich aber keine pathogenetisch relevanten Ursachen nachweisen, sodass sie als **idiopathisch** bezeichnet werden. Im Falle symptomatischer Anfälle steht natürlich die Ursache im Fokus der Therapie, während bei idiopathischen Formen nur der Anfall selbst behandelt wird.

33.2 Wirkmechanismen

Lernziele

Wirkmechanismen der Antiepileptika

- Blockierung spannungsabhängiger Natrium- oder Calcium-kanäle
- Unterstützung der GABAergen Neurotransmission durch Zunahme der extrazellulären GABA-Konzentration oder durch potenzierende Wirkung an GABA$_A$-Rezeptoren

Um epileptische Anfälle zu limitieren oder deren Auftreten zu unterdrücken, muss entweder das hochfrequente synchronisierte Feuern der Nervenzellen oder die Ausbreitung der Erregung unterbunden werden. Für das Ausmaß von Depolarisationen sowie für deren Frequenz sind vor allem spannungsaktivierte Ionenkanäle verantwortlich, während die räumliche und zeitliche Ausbreitung einer Erregung durch inhibitorische, also GABAerge Nervenzellen eingebremst wird. In diesem Sinne greifen die meisten Antiepileptika an spannungsabhängigen Natrium- oder Calciumkanälen an oder unterstützen die GABAerge Neurotransmission (◻ Tab. 33.1).

Die antikonvulsive Wirksamkeit der Antiepileptika der 1. Generation wurde in Tiermodellen mit experimentell evozierten Anfällen getestet; sie wurden zur Therapie zugelassen trotz unbekanntem Wirkmechanismus, dieser wurde erst später aufgeklärt. Für neuere Antiepileptika wurden schon frühzeitig bis dahin unbekannte Wirkmechanismen beschrieben, dazu zählen insbesondere:

- Felbamat, Topiramat (Blockade ionotroper Glutamatrezeptoren)
- Gabapentin (Bindung an die $\alpha_2\delta$-Untereinheit spannungsabhängiger Calciumkanäle)
- Levetiracetam (Bindung an das Vesikelprotein SV2A)

Hernach wurden weitere antiepileptisch wirksame Substanzen entwickelt, die an denselben Strukturen angreifen (Pregabalin: $\alpha_2\delta$; Brivaracetam: SV2A). In Zukunft wird sich die Entwicklung weiterer Antiepileptika sicher mehr an strukturspezifischen Effekten orientieren, da immer mehr epilepsierelevante Proteine in transgenen Tieren entdeckt werden.

33.3 Wirkungen

Lernziele

Wirkungen der Antiepileptika

- Antikonvulsive Wirkung
- Sedation, negative psychotrope Effekte, Neuro-, Hämato- und Hepatotoxizität, Osteopathia antiepileptica
- Enzyminduktion

Gemeinsam ist allen Antiepileptika die antikonvulsive Wirkung; diese betrifft aber nicht alle Anfallsformen gleichermaßen, sondern zeigt besonders für primär generalisierte und partielle Anfälle deutliche Unterschiede (◻ Tab. 33.2).

Für Antiepileptika mit Angriff in der GABAergen Neurotransmission (◻ Tab. 33.1) ergeben sich **unerwünschte Wirkungen**, die jenen der Benzodiazepine ähnlich sind, wobei oft die sedative Wirkung dosislimitierend ist:

- dosisabhängig zunehmend sedative Wirkung
- Reaktionsminderung
- Ataxie
- Schläfrigkeit, Apathie
- narkoseähnlicher Zustand

Aufgrund der unterschiedlichen Wirkmechanismen sind die **unerwünschten Wirkungen** der Antiepileptika sehr **heterogen; e**inige gemeinsame sind insbesondere bei **Antiepileptika der 1. Generation** häufiger zu finden:

- **Neurotoxizität** (Müdigkeit, Ataxie, Nystagmus, Doppelbilder, Erbrechen; Dosisreduktion evtl. erforderlich)
- **psychotrope Effekte** (Antriebsverminderung, Reaktionsminderung, Apathie, Gedächtnisstörung, Konzentrationsschwäche, Dysphorie, emotionale Labilität, psychotische Episoden; Dosisreduktion evtl. erforderlich)
- **Hämatotoxizität** (Anämien infolge Folsäuremangels durch Enzyminduktion, Granulo- bzw. Thrombozytopenien, Blutbildkontrollen erforderlich; besonders bei Carbamazepin)

◻ Tab. 33.1 Wirkmechanismen der Antiepileptika

Antiepileptika	Na$^+$	Ca^{2+}	GABA$_A$	GABA↑
1. Generation				
Benzodiazepine	−	−	++	−
Carbamazepin	++	+ (L)	−	?
Ethosuximid	−	++ (T)	−	−
Phenobarbital	−	−	++	−
Phenytoin	++	?	−	−
Valproinsäure	+	+ (T)	?	+
2. Generation				
Felbamat	+	+ (L)	+	+
Gabapentin	?	++ (N, P/Q)	−	?
Lamotrigin	++	++ (N, P/Q, R, T)	−	+
Levetiracetam	−	+ (N)	+	?
Oxcarbazepin	++	+ (N, P)	−	?
Pregabalin	−	++ (N, P/Q)	−	?
Tiagabin	−	−	−	++
Topiramat	+	+ (L)	+	+
Vigabatrin	−	−	−	++
Zonisamid	++	++ (N, P, T)	−	?

++ = Hauptmechanismus; + = weiterer Mechanismus; − = kein Effekt; ? = kontrovers; Na$^+$ = Hemmung von Na$^+$-Kanälen, Ca^{2+} = Hemmung von Ca^{2+}-Kanälen (betroffene Kanaltypen in Klammern); GABA$_A$ = Verstärkung der Funktion von GABA$_A$-Rezeptoren; GABA↑ = Zunahme von GABA

◨ Tab. 33.2 Antikonvulsive Wirksamkeit von Antiepileptika bei unterschiedlichen Anfallsformen

Wirkstoff	Partiell	Sekundär-generalisiert	Tonisch-klonisch	Absence	Myoklonisch
1. Generation					
Carbamazepin	+	+	+	–	–
Ethosuximid	0	0	0	+	0
Phenobarbital	+	+	+	0	?+
Phenytoin	+	+	+	–	–
Primidon	+	+	+	0	?
Valproinsäure	+	+	+	+	+
2. Generation					
Felbamat	+	+	?+	?+	?
Gabapentin	+	+	+	0	?
Lamotrigin	+	+	+	+	+
Levetiracetam	+	+	?+	?	+
Oxcarbazepin	+	+	+	–	–
Pregabalin	+	+	?+	0	?
Tiagabin	+	+	?	?	?
Topiramat	+	+	+	?	+
Vigabatrin	+	+	?+	–	–
Zonisamid	+	+	?+	?	?+

+ = Wirkung nachgewiesen; ?+ = Wirkung wahrscheinlich; 0 = unwirksam; – = Verschlechterung; ? = unbekannt

- **Hepatotoxizität** (Anstieg der Leberenzyme, daher halbjährliche Kontrolle, besonders bei Valproinsäure)
- **Osteopathia antiepileptica** (durch Enzyminduktion Calcitrioldefizit, Hypokalzämie, Symptome einer floriden Rachitis, evtl. Vitamin-D-Therapie; besonders bei Phenytoin)
- **Enzyminduktion** (bei Carbamazepin, Phenytoin, Phenobarbital, Primidon)

Insgesamt ist die therapeutische Breite der Antiepileptika eher gering und zahlreiche **unerwünschte Wirkungen** treten unter therapeutischer Dosierung auf. Im Allgemeinen sind Vertreter der 2. Generation besser verträglich als solche der 1. Generation. Nachfolgend sind die wesentlichen unerwünschten Wirkungen einzelner Antiepileptika erwähnt:

- *Carbamazepin:* allergische Hautreaktionen, Müdigkeit, Übelkeit, Schwäche, Schwindel, Erbrechen, Doppelbilder, Nystagmus, Ataxie, Tremor; in bis zu 6% Störungen des Blutbilds mit Leuko- bzw. Thrombopenien, Anämien (regelmäßige Blutbildkontrollen erforderlich); seltener Agranulozytosen und aplastische Anämie, cholestatische Hepatitis, Bradykardie, Enzyminduktion
- *Ethosuximid:* Reizbarkeit, Verstimmung, Erregungszustände, zentral dämpfende Wirkung, Übelkeit, Appetitlosigkeit, Erbrechen, Singultus, paranoid-halluzinatorische Psychosen, selten hämatotoxisch

- *Phenobarbital:* Sedation, Somnolenz, Apathie, evtl. paradoxe Wirkungen, Enzyminduktion; Krampfanfälle im Entzug
- *Phenytoin:* unspezifische zentrale Effekte (Müdigkeit, Ruhetremor, Doppelsehen), selten agitierte Depressionen, Gingivahyperplasie, Hypertrichose, Osteopathie, megaloblastäre Anämie, sensorische Polyneuropathien, Kleinhirnschäden
- *Primidon:* wie bei Phenobarbital, negative psychotrope Effekte
- *Valproinsäure:* Appetitlosigkeit, Übelkeit, Erbrechen zu Beginn, nach einigen Wochen in 30% Haarausfall, Gewichtszunahme, bei höherer Dosierung Tremor und hypnotische Wirkung, selten Gerinnungsstörungen, evtl. **toxische Lebernekrose** mit Hepatoenzephalopathie (beträchtliche Letalität; regelmäßige Kontrolle der Leberenzyme erforderlich)
- *Gabapentin:* Ataxie, Schläfrigkeit, Mattigkeit, Schwindel
- *Lamotrigin:* Ataxie, Schwindel, verschwommenes und Doppeltsehen, Übelkeit, Erbrechen, Exantheme
- *Levetiracetam:* Schläfrigkeit, Mattigkeit, Schwindel
- *Oxcarbazepin:* ähnlich Carbamazepin, aber seltener, keine Enzyminduktion
- *Pregabalin:* Schläfrigkeit, Benommenheit, Appetitsteigerung, Verwirrung
- *Tiagabin:* Schwindel, Schläfrigkeit, Tremor

- *Topiramat:* Schläfrigkeit, Mattigkeit, Gewichtsverlust, Nervosität
- *Vigabatrin:* Schläfrigkeit, Gesichtsfeldeinschränkungen, Agitation (bei Kindern)
- *Zonisamid:* Schläfrigkeit, Ataxie, Anorexie, Nervosität

33.4 Kontraindikationen und Wechselwirkungen

Lernziele

Kontraindikationen
- Heterogen bei den einzelnen Antiepileptika (kaum bei Vertretern der 2. Generation)

Wechselwirkungen
- Enzyminduktion bei einigen Antiepileptika

Da Antiepileptika der 2. Generation weniger schwerwiegende und weniger stark ausgeprägte unerwünschte Wirkungen haben, gelten für diese auch kaum Kontraindikationen mit der Ausnahme bekannter Überempfindlichkeiten. Nachfolgend sind für einzelne Antiepileptika die bekannten **Kontraindikationen** aufgelistet:

- *Carbamazepin:* AV-Block, Leukopenien
- *Phenobarbital:* Intoxikation mit sedierend wirksamen Substanzen, schwere Nieren- und Leberfunktionsstörungen, Myokardschäden, Porphyrien
- *Phenytoin:* Leukopenien, höhergradiger AV-Block
- *Primidon:* wie Phenobarbital
- *Valproinsäure:* Leberfunktionsstörungen
- *Tiagabin:* schwere Leberfunktionsstörungen

Einige, besonders **ältere Antiepileptika** sind starke **Enzyminduktoren** (◘ Tab. 33.4). Sie werden mit Ausnahme von Ethosuximid und Valproinsäure als enzyminduzierende Antiepileptika bezeichnet. Bei Kombinationen mit anderen Substraten der induzierten Enzyme ist daher mit deren **beschleunigtem Abbau** zu rechnen, nachfolgend einige Beispiele:

- *Antidepressiva:* Amitriptylin, Bupropion, Citalopram, Clomipramin, Desipramin, Doxepin, Imipramin, Mianserin, Mirtazapin, Nefazodon, Nortriptylin, Paroxetin, Protriptylin

◘ **Tab. 33.3** Arzneimittel, die die Plasmaspiegel von Antiepileptika durch Enzymhemmung ansteigen lassen

Antiepileptikum	Enzymhemmende Arzneimittelgruppe	Enzymhemmende Wirkstoffe
Carbamazepin	Antiepileptika	Felbamat, Valproinsäure
	Antidepressiva	Fluoxetin, Fluvoxamin, Nefazodon, Trazodon, Viloxazin
	Antiinfektiva	Clarithromycin, Erythromycin, Fluconazol, Isoniazid, Ketoconazol, Metronidazol, Ritonavir, Troleandomycin
	andere	Cimetidin, Danazol, Dextropropoxyphen, Diltiazem, Risperidon, Quetiapin, Ticlopidin, Verapamil
Ethosuximid	Antiinfektiva	Isoniazid
Lamotrigin	Antiepileptika	Valproinsäure
	Antidepressiva	Sertralin
Phenobarbital	Antiepileptika	Felbamat, Phenytoin, Valproinsäure
	Antiinfektiva	Chloramphenicol
	Andere	Dextropropoxyphen
Phenytoin	Antiepileptika	Felbamat, Oxcarbazepin, Valproisäure
	Antidepressiva	Fluoxetin, Fluvoxamin, Imipramin, Sertralin, Trazodon, Viloxazin
	Antiinfektiva	Chloramphenicol, Fluconazol, Isoniazid, Miconazol, Sulfaphenazol
	Antineoplastika	Fluoruracil, Tamoxifen, Tegafur
	andere	Allopurinol, Amiodaron, Cimetidin, Chlorpheniramin, Dextropropoxyphen, Diltiazem, Disulfiram, Omeprazol, Phenylbutazon, Tacrolimus, Ticlopidin, Tolbutamid
Valproinsäure	Antiepileptika	Felbamat
	Antidepressiva	Sertralin
	Antiinfektiva	Isoniazid
	Andere	Cimetidin

■ Tab. 33.4 Pharmakokinetische Charakteristika von Antiepileptika

Antiepileptikum	Bioverfügbarkeit	$t_{1/2}$ (h)	Metabolisierung	Enzyminduktion
1. Generation				
Carbamazepin	< 85%	10–25	CYP1A2, -2C8, -2C9, -3A4	CYP2C9, CYP3A, UGT
Ethosuximid	> 90%	40–60	?	–
Phenobarbital	> 90%	75–125	CYP2C9, -2C19	CYP2C, CYP3A, UGT
Phenytoin	> 90%	5–100	CYP2C9, -2C19	CYP2C, CYP3A, UGT
Primidon	> 90%	10 (aktive Metaboliten)	CYP2C9, -2C19	CYP2C, CYP3A, UGT
Valproinsäure	> 90%	10–20	CYP2C9, -2C19	–
2. Generation				
Felbamat	> 90%	14–23	CYP3A4, -2E1	CYP3A4
Gabapentin	< 60%	5–7	–	–
Lamotrigin	> 90%	15–30	UGT	UGT
Levetiracetam	> 90%	6–8	–	–
Oxcarbazepin	> 90%	8–15	UGT	CYP3A4/5, UGT
Pregabalin	> 90%	5–7	–	–
Tiagabin	> 90%	4–13	CYP3A4	–
Topiramat	> 90%	20–30	CYP1A2, -2C9, -2C19, -3A4	CYP3A4
Vigabatrin	< 70%	5–8	–	–
Zonisamid	> 65%	50–70	CYP3A4, UGT	–

CYP = Cytochrom P450; UGT = UDP-Glucuronyltransferase

- *Antiinfektiva:* Albendazol, Doxycyclin, Griseofulvin, Indinavir, Itraconazol, Metronidazol, Praziquantel
- **Zytostatika:** Busulfan, Cyclophosphamid, Etoposid, Ifosfamid, Irinotecan, Methotrexat, Paclitaxel, Teniposid, Topotecan, Vincaalkaloide
- **Antipsychotika:** Chlorpromazin, Clozapin, Haloperidol, Thioridazin, Olanzapin, Quetiapin, Risperidon, Ziprasidon
- **Benzodiazepine:** Alprazolam, Clobazam, Clonazepam, Desmethyldiazepam, Diazepam, Midazolam
- **kardiovaskulär wirksame Substanzen:** Alprenolol, Amiodaron, Atorvastatin, Chinidin, Dicoumarol, Digoxin, Disopyramide, Felodipine, Metoprolol, Mexiletin, Nifedipin, Nimodipin, Nisoldipin, Propranolol, Simvastatin, Verapamil, Warfarin
- **Immunsuppressiva:** Ciclosporin A, Sirolimus, Tacrolimus
- **Steroide:** Cortisol, Dexamethason, Hydrocortison, Methylprednisolon, Prednison, Prednisolon, orale Kontrazeptiva
- *andere Substanzen:* Fentanyl, Methadon, Paracetamol, Pethidin, Theophyllin, Thyroxin, Vecuronium und andere nichtdepolarisierende Mukselrelaxanzien

Im Gegensatz zu den Enzyminduktoren sind Valproinsäure und Oxcarbazepin schwache **Enzyminhibitoren** und können bei entsprechender Kombination zum Anstieg der Plasmaspiegel von Phenobarbital, Phenytoin und Lamotrigin führen. Andere Wirkstoffe, die auch metabolisierende Enzyme hemmen, können ebenso zum Anstieg der Plasmaspiegel bestimmter Antiepileptika führen (■ Tab. 33.3).

Die Spiegel von Lamotrigin werden durch orale Kontrazeptiva stark reduziert, ebenso diejenigen von Valproinsäure durch Carbapeneme.

33.5 Pharmakokinetik

Lernziele
- Gute orale Bioverfügbarkeit
- Hohe Lipophilie
- Unterschiedliche Plasmahalbwertszeiten
- Hepatische Metabolisierung (mit Ausnahme von Gabapentin und Vigabatrin)

Obwohl nahezu alle Antiepileptika sehr gut **oral bioverfügbar** sind, variieren Ausmaß und Geschwindigkeit der Resorption

(◻ Tab. 33.4). Oxcarbazepin wird schnell in einen aktiven Metaboliten (10-Monohydroxyderivat) umgewandelt. Phenytoin, Valproinsäure und Tiagabin werden in hohem Ausmaß an Plasmaproteine gebunden, die Verdrängung von dort wird aber selten klinisch relevant. Phenytoin zeigt eine deutlich nichtlineare Pharmakokinetik mit überschießendem Anstieg der Blutspiegel bei nur geringer Dosiserhöhung infolge der Absättigung metabolisierender Enzyme.

Die Plasmahalbwertszeiten der einzelnen Antiepileptika variieren stark (◻ Tab. 33.4). Die Antiepileptika werden mit Ausnahme von Gabapentin und Vigabatrin alle hepatisch metabolisiert (◻ Tab. 33.4); Gabapentin und Vigabatrin werden überwiegend unverändert renal eliminiert.

33.6 Gruppen von Antiepileptika

Lernziele

1. Generation
- Carbamazepin
- Ethosuximid
- Phenobarbital
- Phenytoin
- Primidon
- Valproinsäure

2. Generation
- Felbamat
- Gabapentin
- Lamotrigin
- Levetiracetam
- Oxcarbazepin
- Pregabalin
- Tiagabin
- Topiramat
- Vigabatrin
- Zonisamid

Historisch gesehen und für den klinischen Gebrauch ist die Unterteilung der Antiepileptika nach Generationen durchaus sinnvoll: Obwohl Vertreter der 2. Generation meist besser verträglich sind, werden Antiepileptika der 1. Generation oft als Mittel der Wahl betrachtet, da die klinische Wirksamkeit durch langjährige Erfahrung gut dokumentiert ist.

Kürzlich entwickelte Antiepileptika (z. B. Brivaracetam, Carabersat, Carisbamat, Eslicarbazepin, Fluorofelbamat, Fosphenytoin, Ganaxolon, Lacosamid, Losigamon, Perampanel, Remacemid, Retigabin, Rufinamid, Safinamid, Seletracetam, Soretolid, Stiripentol, Talampanel, Valrocemid), die teilweise noch in klinischer Erprobung sind, werden als **Antiepileptika der 3. Generation** bezeichnet.

33.6.1 Antiepileptika der 1. Generation

◻ Abb. 33.1 zeigt Strukturformeln von Antiepileptika der 1. Generation.

◻ **Abb. 33.1 Strukturformeln von Antiepileptika der 1. Generation**

Carbamazepin Die Substanz blockiert spannungsaktivierte Natriumkanäle (»use-dependent block«) ähnlich wie Lokalanästhetika; sie kommt bei generalisierten tonisch-klonischen sowie bei einfachen und komplexen fokalen Anfällen zur Anwendung. Unter der Therapie mit Carbamzepin sollten Blutbild sowie Nieren- und Leberfunktion überwacht werden. Carbamazepin wird außer bei Epilepsien auch in der Therapie neuropathischer Schmerzen sowie zur Behandlung bipolarer Störungen eingesetzt.

Ethosuximid Die Substanz hemmt vorwiegend T-Typ-Ca^{2+}-Ströme (Ca_V3-Kanäle) und wird zur Therapie von Absencen eingesetzt.

Phenobarbital Die Substanz öffnet die Poren in $GABA_A$-Rezeptoren und potenziert dadurch die GABAerge Neurotransmission. Sie wird zur Behandlung generalisierter und partieller Anfälle eingesetzt und wirkt dort gut antiepileptisch; der Einsatz wird aber durch die deutliche Sedation eingeschränkt.

Phenytoin Die Substanz wirkt wie ein Lokalanästhetikum und blockiert spannungsaktivierte Natriumkanäle (»use-dependent block«); sie wird zur Therapie generalisierter tonisch-klonischer und partieller Anfälle eingesetzt, außerdem gegen neuropathische Schmerzen und als Antiarrhythmikum.

Primidon Die Substanz hat dasselbe Wirkspektrum wie Phenobarbital und wird zu ca. 25% zu Phenobarbital metabolisiert.

Valproinsäure Die Substanz blockiert Natriumkanäle, Ca_V3-Kanäle und verstärkt die GABAerge Neurotransmission. Infolge dieser mehrfachen Wirkmechanismen hat sie ein breites therapeutisches Spektrum und kann bei allen Anfallsarten eingesetzt werden. Unter Therapie mit Valproinsäure muss die Leberfunktion regelmäßig überwacht werden.

33.6.2 Antiepileptika der 2. Generation

Die folgenden Vertreter der 2. Generation werden als Monotherapie für die in Klammern angeführten Anfallsformen eingesetzt: Lamotrigin (partiell und generalisiert), Levetiracetam (partiell, generalisiert, myoklonisch), Oxcarbazepin (partiell und sekundär generalisiert), Topiramat (partiell und generalisiert), Zonisamid (partiell und generalisiert. Alle anderen Antiepileptika der 2. Generation werden als Zusatztherapie (Add-on) in Kombination mit Antiepileptika der 1. Wahl eingesetzt.

Steckbrief Antiepileptika
Wirkstoffe:
- **1. Generation:** Carbamazepin, Ethosuximid, Phenobarbital, Phenytoin, Primidon, Valproinsäure
- **2. Generation:** Felbamat, Gabapentin, Lamotrigin, Levetiracetam, Oxcarbazepin, Pregabalin, Tiagabin, Topiramat, Vigabatrin, Zonisamid

Wirkmechanismus: Blockade spannungsabhängiger Natrium- oder Calciumkanäle, potenzierende Wirkung an $GABA_A$-Rezeptoren oder Zunahme der extrazellulären GABA-Konzentration
Interaktionen: Infolge Enzyminduktion durch Carbamazepin, Phenobarbital, Phenytoin und Primidon **beschleunigter Abbau** von:
- **Antidepressiva** (Amitriptylin, Bupropion, Citalopram, Clomipramin, Desipramin, Doxepin, Imipramin, Mianserin, Mirtazapin, Nefazodon, Nortriptylin, Paroxetin, Protriptylin)
- **Antiinfektiva** (Albendazol, Doxycyclin, Griseofulvin, Indinavir, Itraconazol, Metronidazol, Praziquantel)
- **Zytostatika** (Busulfan, Cyclophosphamid, Etoposid, Ifosfamid, Irinotecan, Methotrexat, Paclitaxel, Teniposid, Topotecan, Vincaalkaloide)
- **Antipsychotika** (Chlorpromazin, Clozapin, Haloperidol, Thioridazin, Olanzapin, Quetiapin, Risperidon, Ziprasidon),
- **Benzodiazepinen** (Alprazolam, Clobazam, Clonazepam, Desmethyldiazepam, Diazepam, Midazolam)
- **Kardiovaskulär wirksamen Substanzen** (Alprenolol, Amiodaron, Atorvastatin, Dicoumarol, Digoxin, Disopyramide, Felodipine, Metoprolol, Mexiletin, Nifedipin, Nimodipin, Nisoldipin, Propranolol, Chinidin, Simvastatin, Verapamil, Warfarin)
- **Immunsuppressiva** (Ciclosporin A, Sirolimus, Tacrolimus)
- **Steroiden** (Cortisol, Dexamethason, Hydrocortison, Methylprednisolon, Prednison, Prednisolon, orale Kontrazeptiva)
- **Anderen Wirkstoffen** (Fentanyl, Methadon, Paracetamol, Pethidin, Theophyllin, Thyroxin, Vecuronium und andere nicht-depolarisierende Muskelrelaxanzien)

Typische unerwünschte Wirkungen (besonders 1. Generation): Neurotoxizität, negative psychotrope Effekte, Hämatotoxizität, Hepatotoxizität, Osteopathia antiepileptica, Enzyminduktion
Klinische Anwendung: Epilepsien, neuropathische Schmerzen, bipolare Störungen
Kontraindikationen:
- **Carbamazepin:** AV-Block, Leukopenien
- **Phenobarbital:** Intoxikation mit sedierend wirksamen Substanzen, schwere Nieren- und Leberfunktionsstörungen, Myokardschäden, Porphyrien
- **Phenytoin:** Leukopenien, höhergradiger AV-Block
- **Primidon:** wie Phenobarbital
- **Valproinsäure:** Leberfunktionsstörungen
- **Tiagabin:** schwere Leberfunktionsstörungen

33.7 Klinischer Einsatz von Antiepileptika

Im Rahmen der Pharmakotherapie von Epilepsien sind einige prinzipielle Fragen zu bedenken:
- Wann beginne ich eine Therapie?
- Wie lange setze ich die Therapie fort?
- Welche Therapie ist während einer Schwangerschaft möglich?

Davon getrennt zu erwähnen ist noch die Therapie eines Status epilepticus.

33.7.1 Therapiebeginn

Nach einem einzelnen Anfall tritt ein neuerlicher in ca. 50% auf, und zwar meist innerhalb 6 Monaten. Man kann daher auch **auf eine Therapie verzichten,** besonders wenn z. B.

- exogen induziert Grand-Mal-Anfälle mit generalisierten EEG-Veränderungen vorliegen,
- nächtliche Anfälle bei Kindern auftreten,
- eine sehr starke Abneigung gegen eine Therapie besteht und
- familienanamnestisch eine benigne Oligoepilepsie bekannt ist.

Prinzipiell wird mit einer Monotherapie mit einem Antiepileptikum der 1. Generation begonnen und die Dosierung langsam in den therapeutischen Bereich gesteigert. Bei Therapieversagen kann unter Kontrolle der Blutspiegel die Dosierung in den toxischen Grenzbereich erhöht werden.

33.7.2 Therapiedauer

Prinzipiell wird eine einmal begonnene antiepileptische Therapie **mindestens 2 Jahre fortgeführt.** Danach kann eine Beendigung erwogen werden. Dabei ist darauf zu achten, mit welcher Frequenz die Anfälle vor Beginn der Therapie aufgetreten sind, ob Anfälle unter Therapie beobachtet wurden und wie leicht Anfallsfreiheit medikamentös erzielt werden konnte (Monotherapie vs. Kombinationstherapie, Höhe der eingesetzten Dosis). Wird eine antiepileptische Pharmakotherapie beendet, so muss das prinzipiell **ausschleichend** geschehen.

33.7.3 Antiepileptika und Schwangerschaft

Epileptische Anfälle während der Schwangerschaft stellen eine Bedrohung für das Ungeborene dar. Gleichzeitig ist aber bekannt, dass die Verabreichung von **Valproinsäure, Phenytoin, Lamotrigin** oder **Carbamazepin** in den ersten 3 Monaten sowie eine antiepileptische **Polytherapie** zu kindlichen **Fehlbildungen** führen können. Deren Wahrscheinlichkeit lässt sich durch prophylaktische Gabe von Folsäure vor Beginn der Schwangerschaft reduzieren.

 Cave
Eine Schwangerschaft kann die Blutspiegel und die therapeutischen Wirkungen von Lamotrigin, Phenytoin und Carbamazepin reduzieren!

Wichtig für die Laktationsperiode: **Primidon** und **Levetiracetam** treten in klinisch relevanten Mengen in die **Muttermilch** über. Für Valproinsäure, Phenobarbital, Phenytoin und Carbamazepin ist dies wahrscheinlich nicht der Fall.

33.7.4 Status epilepticus

Ein **Status epilepticus** generalisierter Anfälle ist ein prinzipiell **lebensbedrohliches Ereignis** und bedarf **sofortiger therapeutischer Intervention**. Hierfür werden die folgenden **Wirkstoffe** empfohlen:

- **Lorazepam:** 4–8 mg i. v.; kommt der Status epilepticus innerhalb 10 Minuten nicht zum Erliegen, können nochmals 4 mg verabreicht werden.
- Alternativ **Diazepam:** 10 mg i. v., gefolgt von 1–1,5 g **Phenytoin** i. v.; werden die Anfälle dadurch nicht beendet, kann nochmals 10 mg Diazepam verabreicht werden.
- Wird der Status epilepticus durch die bisher genannten Maßnahmen nicht beendet, werden narkotisch wirksame Dosen von Barbituraten, Midazolam oder Propofol als Infusionen über 24 Stunden empfohlen.
- Betrifft der Status partielle Anfälle, die durch Lorazepam oder Diazepam nicht beendet werden, kommen Phenobarbital, Valproinsäure oder Levetiracetam anstelle der Narkotika zum Einsatz.

An folgende eventuell erforderliche **Begleitmaßnahmen** denken:
- Temperatursenkung
- Behandlung bzw. Prophylaxe des Hirnödems (Sorbit, Mannit, Furosemid)
- Ausgleich der Azidose
- Infektprophylaxe wegen häufiger Aspiration

Weiterführende Literatur

Glauser T, Ben-Menachem E, Bourgeois B, Cnaan A, Guerreiro C, Kälviäinen R, Mattson R, French JA, Perucca E, Tomson T; ILAE Subcommission on AED Guidelines (2013) Updated ILAE evidence review of antiepileptic drug efficacy and effectiveness as initial monotherapy for epileptic seizures and syndromes. Epilepsia 54: 551–563
Perucca E (2005) An introduction to antiepileptic drugs. Epilepsia 46; Suppl 4: 31–37
Perucca E (2006) Clinically relevant drug interactions with antiepileptic drugs. Br J Clin Pharmacol 61(3): 246–255
Rogawski MA, Löscher W (2004) The neurobiology of antiepileptic drugs for the treatment of nonepileptic conditions. Nat Med 10(7): 685–692
Rogawski MA, Löscher W (2004) The neurobiology of antiepileptic drugs. Nat Rev Neurosci 5(7): 553–564
Schmidt D, Schachter SC (2014) Drug treatment of epilepsy in adults. BMJ 348: g2546

Antiparkinsonmittel

S. Böhm

M. Freissmuth et al., *Pharmakologie und Toxikologie*,
DOI 10.1007/978-3-662-46689-6_34, © Springer-Verlag Berlin Heidelberg 2016

Antiparkinsonmittel sind Arzneimittel zur Behandlung der Symptome des Morbus Parkinson. Antiparkinsonmittel im engeren Sinne zielen auf die im Vordergrund stehenden motorischen Symptome (Akinese, Rigor, Tremor) und werden hier im Detail beschrieben.

Morbus Parkinson ist die häufigste neurodegenerative Erkrankung mit einer **Prävalenz** von ca. **1–2% bei 65-Jährigen** und **4–5% bei über 85-Jährigen**. Er ist durch motorische Symptome wie Akinese, Rigor, Ruhetremor und posturale Instabilität charakterisiert, beinhaltet aber auch psychische Symptome (Demenz, Depression, Schlafstörungen) sowie Symptome vonseiten des sensorischen (Dysästhesien, Schmerzen, Hyposmie) und vegetativen Nervensystems (Hypersalivation, Seborrhö, Obstipation, Dranginkontinenz).

— Antiparkinsonmittel im engeren Sinne wirken in erster Linie gegen die motorische Symptomatik.
— Antiparkinsonmittel im weiteren Sinne umfassen auch Wirkstoffe, die die nichtmotorischen Symptome günstig beeinflussen.

Neben diesen **symptomatischen Wirkungen** erhofft man sich von Antiparkinsonmitteln auch eine Verzögerung der langsam voranschreitenden Neurodegeneration, also eine **neuroprotektive Wirkung.**

34.1 Pathophysiologische Grundlagen des Morbus Parkinson

Lernziele
Pathogenese
— Degeneration von Nervenzellen in der Substantia nigra (pars compacta)
— Dopaminmangel im Striatum
— Übergewicht von Acetylcholin und Glutamat in den Basalganglien

Die neurodegenerativen Veränderungen des Morbus Parkinson betreffen das Zytoskelett von Nervenzellen, und zwar insbesondere in der **Substantia nigra pars compacta.** Dort finden sich die Zellkörper von Neuronen, die ins Striatum projizieren. Diese Neuronen synthetisieren Dopamin und bilden das **nigrostriatale dopaminerge System** (▶ Kap. 15). Dieses ist im **extrapyramidal motorischen System** integriert, das zur Steuerung der Motorik beiträgt (◘ Abb. 34.1).

Das extrapyramidal-motorische System umfasst Verschaltungen, die vom Cortex (Glutamat) in die Basalganglien ziehen, von wo aus das Signal über den Thalamus (Glutamat) zum Cortex zurückkehrt. Es steuert vornehmlich den Muskeltonus und die gröbere Motorik im Rumpf- und proximalen Extremitätenbereich, ist aber auch an komplexeren Handlungsabläufen beteiligt.

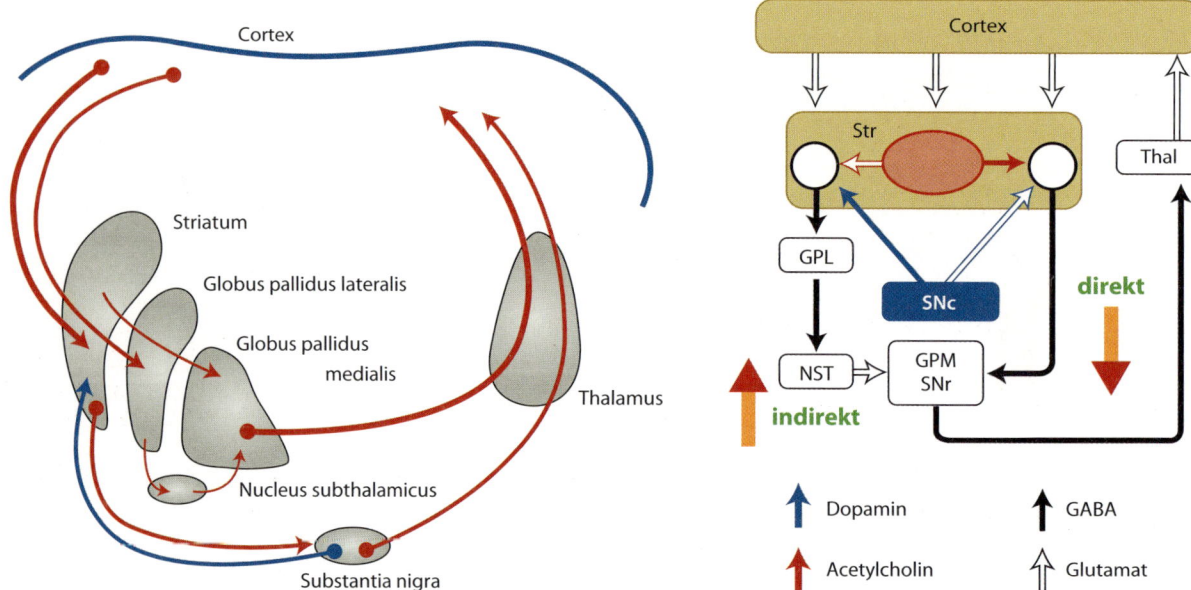

◘ **Abb. 34.1 Verschaltungen im extrapyramidal-motorischen System.** *Links:* Schema der anatomischen Verhältnisse mit den involvierten Kerngebieten. *Rechts:* Involvierte Neurotransmitter; offene Pfeile deuten eine erregende Wirkung der Transmitter an, gefüllte Pfeile eine hemmende Wirkung. Die gelbroten Pfeile weisen auf die Veränderungen im direkten bzw. indirekten Weg als Folge des Verlusts von Dopamin hin. *Str* = Striatum; *GPL* = Globus pallidus lateralis; *GPM* = Globus pallidus medialis; *NST* = Nucleus subthalamicus; *SNc* = Substantia nigra pars compacta; *SNr* = Substantia nigra pars reticularis; *Thal* = Thalamus

Zu den **Basalganglien** zählen unter anderem
- das Striatum,
- der Globus pallidus mit einem lateralen und medialen Anteil,
- der Nucleus subthalamicus und
- die Substantia nigra mit einer Pars compacta und einer Pars reticularis.

Das **Striatum** erhält Afferenzen nicht nur vom Cortex (Glutamat), sondern auch von der Substantia nigra pars compacta (Dopamin) und enthält cholinerge Interneurone. Im Striatum erzielen Dopamin und Acetylcholin funktionell antagonistische Effekte. Vom Striatum gibt es einen direkten und einen indirekten Weg, über die der Thalamus kontrolliert wird (◘ Abb. 34.1):
- Der indirekte Weg zieht über den Nucleus subthalamicus (zuerst GABA, dann Glutamat),
- der direkte ohne Umschaltung (GABA) zur Substantia nigra pars reticularis und zum Globus pallidus medialis. Von dort (GABA) wird der Thalamus innerviert.

Geht infolge der Degeneration der Neurone in der Substantia nigra pars compacta **Dopamin verloren,** so überwiegt im Striatum **der cholinerge Tonus.** Daraus resultiert, dass die Substantia nigra pars reticularis und der Globus pallidus medialis über den direkten Weg weniger gehemmt und über den indirekten Weg vermehrt erregt werden. Daher nimmt die hemmende GABAerge Kontrolle des Thalamus zu und das Signal vom Thalamus zum Cortex wird schwächer.

Der relative Mangel an Dopamin kann verursacht werden durch
- **idiopathische Neurodegeneration:** Dafür wird unter anderem Dopamin selbst verantwortlich gemacht (Autotoxizität), bei dessen Metabolismus freie Sauerstoffradikale entstehen, die durch Oxidation von Lipiden, Proteinen und DNA zum Zelltod führen
- **toxisch bedingte Neurodegeneration:** Mangan; CO; MPTP = 1-Methyl-4-phenyl-1,2,3,6-tetrahydropyridin

Außerdem kann ein iatrogen verursachter Dopaminmangel (z. B. durch Reserpin) oder eine Blockade der Dopaminrezeptoren (z. B. durch Antipsychotika) zu parkinsonoider Symptomatik führen.

In frühen Stadien des neurodegenerativen Morbus Parkinson wird der Mangel an gespeichertem Dopamin durch vermehrte Exozytose und erhöhte Zahl postsynaptischer Rezeptoren kompensiert, sodass die motorische Symptomatik nicht oder nur stark abgeschwächt auftritt. Deutlich wird die Symptomatik erst, wenn die Neurodegeneration schon weit vorangeschritten ist. Daher ist eine möglichst frühe Diagnosestellung und damit verbunden ein frühzeitiger Beginn der neuroprotektiven Therapie wichtig.

34.2 Wirkmechanismen

Lernziele
Klinisch eingesetzte Wirkstoffe verfügen über 3 grundlegend verschiedene Wirkmechanismen:
- **Ersatz fehlenden Dopamins** durch
  - Gabe der Vorstufe L-DOPA (und gleichzeitige Hemmung der DOPA-Decarboxylase),
  - Aktivierung von Dopaminrezeptoren mit Dopaminagonisten,
  - Hemmung von Monoaminoxidase B (MAO-B) oder Catechol-O-Methyltransferase (COMT)
- **Blockade von NMDA-Rezeptoren** durch
  - Amantadin (das auch extraneuronalen Monoamintransport hemmt) oder
  - Budipin (das auch MAO-B- und muskarinische Rezeptoren blockiert)
- **Blockade muskarinischer Acetylcholinrezeptoren**

■ **Dopaminerge Wirkmechanismen**
Der relative Mangel an Dopamin kann durch folgende Strategien ausgeglichen werden:
- **Gabe von Dopamin selbst:** Da Dopamin die Blut-Hirn-Schranke nicht überwindet, wird die Vorstufe **L-DOPA** (▶ Kap. 15) verabreicht, die über Aminosäuretransporter ins ZNS gelangt. In dopaminergen Nervenzellen wird L-DOPA dann zu Dopamin metabolisiert und dieses vesikulär gespeichert und freigesetzt. Ein Nachteil der L-DOPA-Therapie liegt eventuell darin, dass der Metabolismus des entstehenden Dopamins zur Bildung freier Sauerstoffradikale beitragen kann.
  Die Wirkungen von L-DOPA bzw. des entstehenden Dopamin werden zentral und peripher über Dopaminrezeptoren vermittelt. Es wird aber das verabreichte L-DOPA schon in der Peripherie zu Dopamin umgewandelt, sodass nur mehr ein kleiner Anteil (< 10%) ins Hirn eindringen kann.
  Durch gleichzeitige Verabreichung von **Hemmern der DOPA-Decarboxylase,** die nicht ins ZNS eindringen (Carbidopa und Benserazid), wird die periphere Konversion von L-DOPA zu Dopamin verhindert. Dadurch steht mehr L-DOPA zur Penetration ins Gehirn zur Verfügung und die peripheren Dopaminwirkungen (Übelkeit, Erbrechen, Orthostase) werden deutlich gemildert. L-DOPA wird auch über Catechol-O-Methyltransferasen (COMT) abgebaut, sodass deren Hemmung (z. B. Entacapon) die Verfügbarkeit von L-DOPA ebenfalls steigert.
- **Direkte Aktivierung der Dopaminrezeptoren mit Dopaminagonisten:** Im Unterschied zu L-DOPA werden hier die Dopaminrezeptoren tonisch aktiviert und es entstehen keine potenziell toxischen Dopaminmetaboliten.
- **Hemmung der Abbauenzyme Monoaminoxidase B (MAO-B) bzw. Catechol-O-Methyltransferase:** Dadurch wird der Dopaminmetabolismus gebremst und die Dopaminspiegel im Striatum steigen an. Da der Dopaminmetabolismus im Sinne der Autotoxizität zur Pro-

gredienz der Neurodegeneration beiträgt, erwartet man besonders von MAO-B-Hemmern auch eine neuroprotektive Wirkung.

Gemeinsam ist diesen therapeutischen Strategien, dass der dopaminerge Tonus im Striatum zunimmt.

■ **NMDA-Rezeptor-Antagonismus**

Durch die Deregulation im Striatum gewinnt der indirekte Weg an Übergewicht (◘ Abb. 34.1). Daran ist auch der glutamaterge Nucleus subthalamicus beteiligt. Dessen gesteigerte Wirkung auf den medialen Globus pallidus kann durch **Antagonisten an NMDA-Rezeptoren** abgeschwächt werden. Hierfür werden **Amantadin** und **Budipin** eingesetzt. Beide Wirkstoffe haben aber zusätzliche Wirkmechanismen:

- Amantadin hemmt die Aufnahme von Dopamin in Gliazellen,
- Budipin blockiert MAO-B- und muskarinische Acetylcholin-Rezeptoren.

Daneben wird der Blockade von NMDA-Rezeptoren eine **neuroprotektive Wirkung** zugeschrieben.

■ **Muskarinrezeptor-Antagonismus**

Das cholinerge Übergewicht im Striatum (◘ Abb. 34.1) kann durch Blockade muskarinischer Acetylcholinrezeptoren abgeschwächt werden. In diesem Sinne werden entsprechende Antagonisten zur symptomatischen Parkinsontherapie eingesetzt.

34.3   Wirkungen

Lernziele

Wirkung
- Gegen motorische Defizite (Akinese, Rigor)
- Gegen den Tremor
- Weitere Wirkungen

34.3.1 L-DOPA

L-DOPA kann in frühen Stadien des Morbus Parkinson sensationelle Therapieerfolge bringen, sodass praktisch immobile Patienten sich wieder nahezu normal bewegen können. Es wird in Kombination mit Decarboxylasehemmern und eventuell COMT-Hemmern eingesetzt, da so die periphere Konversion zu Dopamin unterdrückt werden kann. Dadurch fehlen unerwünschte Wirkungen, die über periphere Dopaminrezeptoren vermittelt werden. Die **unerwünschten Wirkungen** von **L-DOPA mit Decarboxylasehemmern** sind:

- Verwirrtheit
- Sedation, Schläfrigkeit
- Halluzinationen
- psychotische Episoden
- Libidosteigerung
- Dyskinesien

Das große Problem einer L-DOPA-Therapie sind unvermeidbare **Langzeitfolgen**:

- Wirkungsverlust
- Wirkungsschwankungen
- Dyskinesien
- psychische Komplikationen (Halluzinationen, Wahnvorstellungen, Gedankenstörungen)

Während zu Beginn der Therapie die Wirkung über den ganzen Tag relativ stabil erhalten bleibt, treten nach mehreren Jahren deutliche **Wirkungsschwankungen** auf. Dabei ist die Wirkung am Ende eines Dosisintervalls am schwächsten. Es können aber auch Phasen maximaler Wirkung plötzlich von Phasen ohne Wirkung abgelöst werden (On-off-Phänomen). Die Dyskinesien sind innerhalb von 2 Stunden nach Einnahme einer Dosis (Peak-Dose-Dyskinesie) am stärksten.

Für den **Wirkungsverlust** von L-DOPA werden folgende **Ursachen** verantwortlich gemacht:

- schwankende Resorption und Blut-Hirn-Schranken-Penetration
- ungünstige Pharmakokinetik (kurze Halbwertszeit)
- Versagen der kompensatorischen Mechanismen im Striatum durch voranschreitende Neurodegeneration

Vorbehalte gegenüber der Therapie mit L-DOPA gibt es auch aufgrund der Theorie der **Autotoxizität** (► Abschn. 34.2, »Dopaminerge Wirkmechanismen«): Man befürchtet, dass durch die Gabe der Dopaminvorstufe die Progredienz der Neurodegeneration gefördert wird.

34.3.2 Dopaminrezeptor-Agonisten

Sie unterscheiden sich von L-DOPA plus peripheren Decarboxylasehemmern, indem sie

- Wirkungen auch außerhalb des ZNS verursachen,
- kaum Wirkungsschwankungen und Langzeitprobleme zeigen und
- keine Autotoxizität verursachen können.

Unerwünschte Wirkungen:

- Übelkeit, Erbrechen, Obstipation
- Arrhythmien
- Orthostase
- Ödeme
- Verwirrtheit
- Sedation, Schläfrigkeit
- Halluzinationen (besonders Ergot-Derivate)
- Psychotische Episoden (besonders Ergot-Derivate)
- Libidosteigerung
- Dyskinesien
- Fibrosen (mit Ergot-Derivaten)
- Impulskontrollstörungen (z. B. Spielsucht, Essstörungen)

Bezüglich der therapeutischen Wirkung sind die Dopaminrezeptor-Agonisten L-DOPA eindeutig unterlegen, verursachen aber keine Langzeitproblematik, sodass sie über längere

Zeit erfolgreich einsetzbar sind. Im Vergleich zu L-DOPA besteht außerdem nicht nur keine Autotoxizität, für einzelne Dopaminrezeptor-Agonisten wird sogar eine neuroprotektive Wirkung diskutiert.

Die Ergot-Derivate sind bezüglich der meisten unerwünschten Wirkungen (Ausnahme Schläfrigkeit) weniger gut verträglich als die anderen Dopaminrezeptor-Agonisten und werden daher sehr langsam einschleichend dosiert. Die Titrierung bei neueren Dopaminrezeptor-Agonisten kann schneller erfolgen.

34.3.3 MAO-B-Hemmstoffe

Irreversible Hemmstoffe, die selektiv auf die MAO B wirken (Selegilin und Rasagilin), führen durch Eingriff in den Metabolismus zum Anstieg der Dopaminkonzentration im Striatum. Dieser ist aber nicht so stark ausgeprägt wie unter L-DOPA, da auch MAO A zum Abbau von Dopamin beiträgt. Daher ist die **therapeutische Wirkung** der MAO-B-Hemmer **weniger stark als** jene von **L-DOPA**, es gibt aber auch **weniger unerwünschte Wirkungen:**

- Erhöhung von Leberenzymen
- Blutdrucksteigerung
- Herzarrhythmien
- Rezidiv eines Ulcus pepticum (Selegilin)
- Depressionen
- Kopfschmerzen
- Muskelschmerzen

Die Herz-Kreislauf-Wirkungen treffen besonders auf Selegilin zu; sie sind indirekte sympathomimetische Effekte und auf die amphetaminartige Struktur von Selegilin zurückzuführen.

In Kombination mit L-DOPA oder Dopaminagonisten verursachen MAO-Hemmer vermehrt unerwünschte Wirkungen:

- Müdigkeit, Benommenheit
- Schwindel
- Angst, Unruhe
- Erregungszustände
- Schlaflosigkeit
- Dyskinesien, Hyperkinesien
- Hypotonie, Ödeme
- Appetitlosigkeit, Übelkeit
- Obstipation
- Mundtrockenheit
- Verwirrtheitszustände und Psychosen

34.3.4 COMT-Hemmstoffe

Die COMT-Hemmer werden **ausschließlich in Kombination mit L-DOPA** verabreicht, sodass die zu erwartenden Wirkungen mit jenen der Kombinationen L-DOPA plus Decarboxylasehemmern bzw. L-DOPA plus Decarboxylasehemmern plus MAO-B-Hemmern vergleichbar sind. Hinzu kommen unter **Tolcapon** potenziell letale **Leberschäden**. Deshalb darf

diese Substanz nur unter engmaschiger Kontrolle der Leberwerte verabreicht werden. Weitere unerwünschte Wirkungen der COMT-Hemmer: Diarrhöen und dunkle Verfärbung des Urins.

34.3.5 NMDA-Rezeptor-Antagonisten

Die NMDA-Rezeptor-Antagonisten (Amantadin und Budipin) unterscheiden sich in der Wirkung von L-DOPA plus peripheren Decarboxylasehemmern dadurch, dass ihre therapeutische Wirkung schwächer ausgeprägt ist, aber auch die unerwünschten Wirkungen weniger schwerwiegend sind. Weitere Vorteile sind das Fehlen von Langzeitproblemen und Autotoxizität sowie die vermutete neuroprotektive Wirkung.

Unerwünschte Wirkungen:

- Livedo reticularis (marmorierte Haut) mit Gelenködemen (bei Amantadin)
- Orthostase und Palpitationen
- Angstzustände, Stimmungsveränderungen, Agitation
- Nervosität, Konzentrationsschwäche, Schlaflosigkeit
- Verwirrtheit, Unruhe
- Kopfschmerzen
- Halluzinationen, Albträume
- Ataxie
- Sprech- und Sehstörungen
- Mundtrockenheit (häufiger in Kombination mit Anticholinergika)
- Übelkeit

34.3.6 Anticholinergika (Muskarinrezeptor-Antagonisten)

Die Anticholinergika weisen die geringste Antiparkinsonwirkung auf und verbessern meist nur das Symptom des Tremors. Unerwünschte Wirkungen sind diejenigen aller Muskarinrezeptor-Antagonisten (▶ Kap. 26).

34.4   Kontraindikationen und Wechselwirkungen

Lernziele

Für jede Wirkstoffgruppe unterschiedliche
- Kontraindikationen und
- Wechselwirkungen

34.4.1 Kontraindikationen

Da die Antiparkinsonmittel über sehr divergente Wirkmechanismen verfügen, müssen Kontraindikationen (KI) für jede Wirkstoffgruppe separat betrachtet werden.

L-DOPA in Kombination mit Decarboxylasehemmern:
- Psychosen
- Engwinkelglaukom

- Schwere Schilddrüsenüberfunktion, Tachykardien oder Phäochromozytom
- Schwere Herz- oder Lebererkrankungen
- Schwere Nierenerkrankungen

Für **Dopaminagonisten mit Ergolinstruktur** gelten ähnliche relative KI:
- Schwere psychotische Störungen
- Schwere Herzerkrankungen
- Raynaud-Syndrom
- Magengeschwüre und gastrointestinale Blutungen
- Fibrotische Erkrankungen

Für Dopaminagonisten mit anderer chemischer Grundstruktur treffen diese KI nicht zu. Auch für **MAO-B-Hemmer,** wenn allein verabreicht, gibt es kaum KI, mit folgenden Ausnahmen:
- Rezidiv eines Ulcus pepticum (Selegilin)
- Ausgeprägte Leberinsuffizienz (Rasagilin)

Für **COMT-Hemmer** gelten ebenfalls nur wenige KI:
- Phäochromozytom
- Malignes neuroleptisches Syndrom
- Rhabdomyolyse
- Leberfunktionsstörungen (nur bei Tolcapon)

KI für die **NMDA-Rezeptor-Antagonisten:**
- Myasthenia gravis
- Psychosen
- Herz- und Koronarinsuffizienz, AV-Block Grad II und III, Bradykardie
- Leber- und Nierenfunktionsstörungen
- Prädisposition zur QT-Verlängerung
- Hypokaliämie oder Hypomagnesiämie
- Glaukom
- Hypertonie
- Prostatahyperplasie
- Magen-Darm-Ulzera

KI für Anticholinergika entsprechen denjenigen anderer Muskarinrezeptor-Antagonisten (▶ Kap. 26).

34.4.2 Wechselwirkungen

Wie für die Kontraindikationen werden Wechselwirkungen für jede Wirkstoffgruppe getrennt erwähnt.

Da für **L-DOPA** kein CYP-vermittelter Metabolismus vorliegt, gibt es primär **pharmakodynamische Wechselwirkungen,** die dem Bereich des autonomen Nervensystems entspringen:
- nichtselektive MAO-Hemmer (hypertensive Krise)
- Antihypertensiva, insbesondere Reserpin (Wirkungsverstärkung)
- Sympathomimetika (Wirkungsverstärkung)
- Narkotika, die für Catecholamine sensibilisieren (besonders Halothan)
- Antipsychotika (Wirkungsaufhebung)

- proteinreiche Nahrung (führt zu schwankender Resorption)

Die angeführten Kombinationen mit anderen Wirkstoffen gelten als relative Kontraindikationen.

Wechselwirkungen für **Dopaminrezeptor-Agonisten** sind jenen für L-DOPA ähnlich und wenigstens als relative Kontraindikationen zu betrachten:
- zentral dämpfende Substanzen (Ethanol)
- Antipsychotika (Wirkungsaufhebung)
- Makrolide (Erhöhung der Bioverfügbarkeit)
- Antihypertensiva (Wirkungsverstärkung)

Im Sinne eines anderen Wirkmechanismus sind die Wechselwirkungen der **MAO-B-Hemmer** auch andere:
- Sympathomimetika (Hypertonie, kontraindiziert)
- Guanethidin (Wirkungsabschwächung)
- Zentral dämpfende Substanzen (Ethanol)
- Antidepressiva (Serotoninsyndrom möglich, kontraindiziert)
- Pethidin und andere Opioide (▶ Abschn. 27.2.1)

COMT-Hemmer dürfen nicht mit nichtselektiven MAO-Hemmern oder MAO-A- plus MAO-B-Hemmern kombiniert werden; sie bilden Komplexe mit Eisen und dürfen daher nicht gleichzeitig mit Eisensalzen verabreicht werden.

Wiederum unterschiedlich sind die Wechselwirkungen der **NMDA-Rezeptor-Antagonisten:**
- Substanzen, die das QT-Intervall verlängern (Arrhythmiegefahr)
- Memantin (Wirkungsverstärkung)
- Verstärkung der zentralnervösen Wirkungen von Anticholinergika
- Interaktionen mit anderen Substraten von CYP2D6 (beeinträchtigter Abbau)

34.5 Pharmakokinetik

Lernziele

Angeführte Antiparkinsonmittel:
- Lipophilie
- Hohe orale Bioverfügbarkeit
- Dringen ins ZNS ein

Elimination:
- Je nach Präparat unterschiedlich

L-DOPA wird enteral rasch und vollständig resorbiert, sodass maximale Plasmaspiegel innerhalb 1 Stunde erreicht werden. Nahrungsaufnahme (insbesondere proteinreiche) verzögert die Resorption. Die Elimination erfolgt mit einer Halbwertszeit < 1 Stunde primär über die DOPA-Decarboxylase (Produkt: Dopamin). Daher ist in Anwesenheit der Decarboxylasehemmer die Eliminationshalbwertszeit ungefähr verdoppelt. Der weitergehende Metabolismus entspricht demjenigen des Dopamins (▶ Kap. 15). Infolge der kurzen Halbwertszeit

34

Tab. 34.1 Pharmakologische Charakteristika der Dopaminrezeptor-Agonisten				
Substanz	**Struktur**	**Rezeptorbindung**	**Bioverfügbarkeit**	**Halbwertszeit (h)**
Bromocriptin	Ergolin	D_2, NA, 5-HT$_2$	< 10%	3–6
Cabergolin	Ergolin	$D_3 > D_2$, NA, 5-HT$_2$	> 80%	65
Lisurid	Ergolin	D_2, NA, 5-HT$_2$	< 20%	2–3
Pergolid	Ergolin	$D_3 > D_2$, D_1, NA, 5-HT$_2$	< 60%	15–20
Piribedil	Nicht-Ergolin	$D_3 > D_2$, NA	> 90%	20
Pramipexol	Nicht-Ergolin	$D_3 > D_2$, NA	> 90%	10
Ropinirol	Nicht-Ergolin	$D_3 > D_2$	50%	6
Rotigotin	Nicht-Ergolin	$D_3 > D_2$, D_1	TTS, < 40%	5–7
TTS = transdermales therapeutisches System				

wird zur Stabilisierung der Plasmaspiegel L-DOPA auch in retardierten Zubereitungen angeboten.

In der Gruppe der **Dopaminrezeptor-Agonisten** gibt es bezüglich der Pharmakokinetik beträchtliche Unterschiede (■ Tab. 34.1). Sie sind im Allgemeinen ausreichend oral bioverfügbar und weisen deutlich längere Halbwertszeiten als L-DOPA auf. Rotigotin steht in Form eines transdermalen therapeutischen Systems (TTS) zur Verfügung.

Der **MAO-Hemmer Selegilin** wird enteral rasch resorbiert, ist aber nur zu 10% bioverfügbar. Er wird in der Leber schnell metabolisiert. Dabei entstehen unter anderem Amphetaminabkömmlinge, die für die Wechselwirkungen mit Sympathomimetika verantwortlich sein dürften. Die Plasmahalbwertszeiten für Selegilin sind sehr variabel mit einem Median bei ca. 10 Stunden. Die Metaboliten werden überwiegend renal eliminiert. **Rasagilin** wird enteral schnell resorbiert, die Bioverfügbarkeit beträgt ca. 40%. Die hepatische Metabolisierung involviert CYP1A2, die Metaboliten werden überwiegend renal eliminiert.

Der **COMT-Hemmer Entacapon** wird mit großer interindividueller Variation enteral resorbiert, wobei die Bioverfügbarkeit bei durchschnittlich 35% liegt. Er wird hauptsächlich hepatisch metabolisiert, die Plasmahalbwertszeit liegt bei < 1 Stunde.

Der **NMDA-Rezeptor-Antagonist Amantadin** wird nach oraler Gabe schnell und komplett resorbiert und mit durchschnittlich 15 Stunden Plasmahalbwertszeit zu über 90% unverändert renal eliminiert. **Budipin** wird mit einer Bioverfügbarkeit von 50% enteral rasch resorbiert und mit ca. 30 Stunden Plasmahalbwertszeit entweder unverändert oder nach Metabolisierung renal eliminiert.

Die **Anticholinergika** in der Parkinsontherapie sind alle deutlich lipophil, sodass sie enteral gut resorbiert werden und gut ins ZNS eindringen. Die Plasmahalbwertszeiten liegen im Bereich von 5–15 Stunden.

34.6 Gruppen von Antiparkinsonmitteln

Lernziele
Dopaminerge Substanzen:
- L-DOPA
- Dopaminrezeptor-Agonisten (Apomorphin, Bromocriptin, Cabergolin, Dihydroergocriptin, Lisurid, Pergolid, Piribedil, Pramipexol, Ropinirol, Rotigotin)
- Decarboxylasehemmer (Carbidopa, Benserazid)
- MAO-B-Hemmer (Rasagilin, Selegilin)
- COMT-Hemmer (Entacapon, Tolcapon)

NMDA-Rezeptor-Antagonisten (Amantadin, Budipin)
Anticholinergika (Biperiden, Bornaprin, Metixen, Procyclidin, Trihexyphenidyl)

34.6.1 Dopaminerge Substanzen

L-DOPA Diese Substanz (■ Abb. 34.2) ist immer noch das am besten wirksame Antiparkinsonmittel, hat aber im Vergleich zu Dopaminrezeptor-Agonisten ungünstigere pharmakokinetische Eigenschaften, ist potenziell autotoxisch und führt nach mehrjähriger Therapie zu Wirkungsverlust.

Dopaminrezeptor-Agonisten
Man unterscheidet (■ Abb. 34.2)
- **mit Ergolinstruktur:** Bromocriptin, Cabergolin, Dihydroergocriptin, Lisurid, Pergolid
- **ohne Ergolinstruktur:** Apomorphin, Piribedil, Pramipexol, Ropinirol, Rotigotin

Ergoline kennzeichnet eher schlechtere Verträglichkeit und zahlreichere Wechselwirkungen, da sie typischerweise an einer größeren Zahl von Rezeptoren angreifen als Nicht-Ergoline (■ Tab. 34.1).

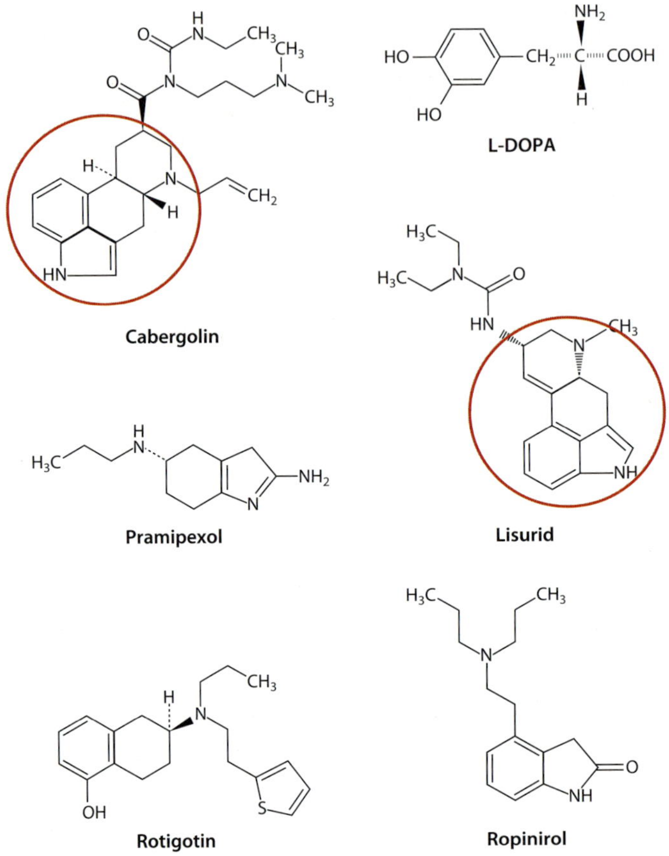

Cabergolin

L-DOPA

Pramipexol

Lisurid

Rotigotin

Ropinirol

34

□ **Abb. 34.2 Strukturformeln von L-DOPA und Dopaminagonisten.** Die Ergolinstrukturen der Dopaminagonisten sind *rot* eingekreist; beachte das Chiralitätszentrum von L-DOPA

Gesondert zu erwähnen ist Apomorphin, das zwar gut antiparkinsonoid wirkt, aber heftige unerwünschte Wirkungen (Erbrechen, Psychosen) auslöst und kaum mehr eingesetzt wird (nur subkutan), eventuell noch bei schwerer On-off-Symptomatik. Generell wirken Dopaminrezeptor-Agonisten weniger gut gegen die Parkinsonsymptomatik als L-DOPA.

Decarboxylasehemmer Carbidopa und Benserazid (□ Abb. 34.3) werden ausschließlich in Kombination mit L-DOPA verwendet.

MAO-B-Hemmer Rasagilin und Selegilin hemmen den Dopaminabbau, sollen daher die Autotoxizität einschränken und neuroprotektiv wirken. Sie können sowohl allein, als auch in Kombination mit L-DOPA und anderen Antiparkinsonmitteln eingesetzt werden.

COMT-Hemmer Entacapon und Tolcapon werden ausschließlich in Kombination mit L-DOPA angewandt.

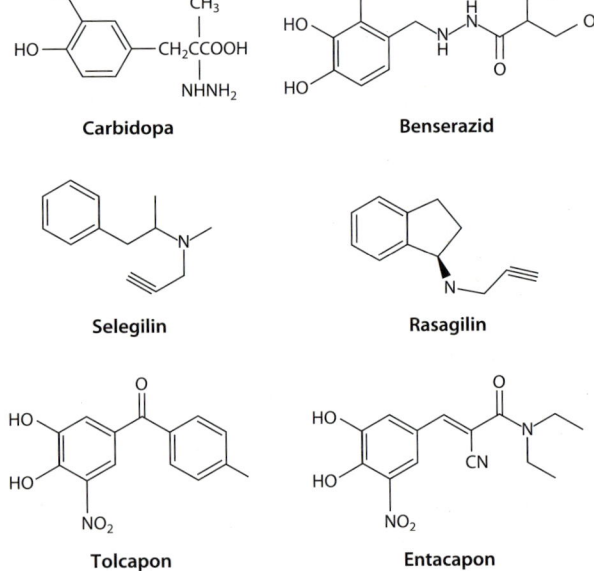

Carbidopa

Benserazid

Selegilin

Rasagilin

Tolcapon

Entacapon

□ **Abb. 34.3 Strukturformeln von Decarboxylasehemmern (Carbidopa, Benserazid), MAO-B-Hemmern (Rasagilin, Selegilin) und COMT-Hemmern (Entacapon, Tolcapon)**

34.6.2 NMDA-Rezeptor-Antagonisten

Amantadin und **Budipin** wirken in erster Linie über eine Blockade von NMDA-Rezeptoren, weswegen ihnen eine neuroprotektive Wirkung zugeschrieben wird. Zur Antiparkinsonwirkung tragen auch andere Wirkmechanismen bei, diese ist aber schwächer ausgeprägt als bei L-DOPA.

34.6.3 Anticholinergika

Biperiden, Bornaprin, Metixen, Procyclidin, Trihexyphenidyl wirken deutlich schwächer gegen die motorische Symptomatik, können die kognitive Leistung beeinträchtigen und werden meist spezifisch gegen den Tremor eingesetzt.

Steckbrief Antiparkinsonmittel

Wirkstoffe:
- **L-DOPA**
- **Dopaminagonisten:** Apomorphin, Bromocriptin, Cabergolin, Dihydroergocriptin, Lisurid, Pergolid, Piribedil, Pramipexol, Ropinirol, Rotigotin
- **Decarboxylasehemmer:** Carbidopa, Benserazid
- **MAO-B-Hemmer:** Rasagilin, Selegilin
- **COMT-Hemmer:** Entacapon, Tolcapon
- **NMDA-Rezeptor-Antagonisten:** Amantadin, Budipin
- **Anticholinergika:** Biperiden, Bornaprin, Metixen, Procyclidin, Trihexyphenidyl

Wirkmechanismus: Erhöhung des Dopaminspiegels bzw. Antagonismus gegenüber Glutamat oder Acetylcholin

Interaktionen:
- **L-DOPA plus Decarboxylasehemmer:** nichtselektive MAO-Hemmer; Antihypertensiva; Sympathomimetika; Narkotika, die für Catecholamine sensibilisieren; Antipsychotika; proteinreiche Nahrung
- **Dopaminagonisten:** zentral dämpfende Substanzen; Antipsychotika; Makrolide; Antihypertensiva
- **MAO-B-Hemmer:** Sympathomimetika; Guanethidin; zentral dämpfende Substanzen; Antidepressiva; Pethidin
- **COMT-Hemmer:** nichtselektive MAO-Hemmer; Eisensalze
- **NMDA-Antagonisten:** Substanzen, die das QT-Intervall verlängern; Memantin; Anticholinergika; Substrate von CYP2D6
- **Anticholinergika** (▶ Kap. 26)

Unerwünschte Wirkungen:
- **L-DOPA plus Decarboxylasehemmer:** Verwirrtheit, Sedation, Schläfrigkeit, Halluzinationen, psychotische Episoden, Libidosteigerung, Dyskinesien, Wirkungsverlust, Wirkungsschwankungen
- **Dopaminrezeptor-Agonisten:** Übelkeit, Erbrechen, Arrhythmien, Orthostase, Ödeme, Verwirrtheit, Sedation, Schläfrigkeit, Libidosteigerung, Dyskinesien; bei Ergot-Derivaten Halluzinationen, psychotische Episoden und Fibrosen
- **MAO-B-Hemmer:** Erhöhung von Leberenzymen, Blutdrucksteigerung, Herzarrhythmien, Rezidiv eines Ulcus pepticum (Selegilin), Depressionen, Kopf-/Muskelschmerzen
- **COMT-Hemmer:** Leberschäden (Tolcapon)
- **NMDA-Rezeptor-Antagonisten:** Livedo reticularis mit Gelenködemen, Orthostase und Palpitationen, Angstzustände, Stimmungsveränderungen, Agitation, Nervosität, Konzentrationsschwäche, Schlaflosigkeit, Verwirrtheit, Kopfschmerzen, Halluzinationen, Albträume, Ataxie, Sprechstörungen, Sehstörungen, Mundtrockenheit, Übelkeit
- **Anticholinergika:** (▶ Kap. 26)

Klinische Anwendung: Morbus Parkinson
Kontraindikationen:
- **L-DOPA plus Decarboxylasehemmer:** Psychosen, Engwinkelglaukom, schwere Schilddrüsenüberfunktion, Tachykardien oder Phäochromozytom, schwere Herz- oder Lebererkrankungen, schwere Nierenerkrankungen
- **Dopaminrezeptor-Agonisten (Ergoline):** schwere psychotische Störungen, schwere Herzerkrankungen, Raynaud-Syndrom, Magengeschwüre, gastrointestinalen Blutungen, fibrotische Erkrankungen
- **MAO-B-Hemmer:** Rezidiv eines Ulcus pepticum (Selegilin), ausgeprägte Leberinsuffizienz (Rasagilin)
- **COMT-Hemmer:** Phäochromozytom, malignes neuroleptisches Syndrom, Rhabdomyolyse, Leberfunktionsstörungen (nur bei Tolcapon)
- **NMDA-Antagonisten:** Myasthenia gravis, Psychosen, Herz- und Koronarinsuffizienz, AV-Block Grad II und III, Bradykardie, Leber- und Nierenfunktionsstörungen, Prädisposition zur QT-Verlängerung, Hypokaliämie oder Hypomagnesiämie, Glaukom, Hypertonie, Prostatahyperplasie, Magen-Darm-Ulzera
- **Anticholinergika** (▶ Kap. 26)

34.7 Klinischer Einsatz von Antiparkinsonmitteln

Antiparkinsonmittel werden primär zur Besserung der motorischen Symptomatik eingesetzt; psychische und vegetative Symptome müssen meist separat behandelt werden. Die am besten wirksame Therapie ist L-DOPA kombiniert mit Decarboxylasehemmern. Diese zeigt aber mit zunehmender Dauer deutlichen Wirkungsverlust und Langzeitkomplikationen. Daher wird mit einer Therapie mit L-DOPA oft erst bei Verschlechterung der Symptomatik begonnen und alternative

Therapiekonzepte (Dopaminagonisten, MAO-B-Hemmer) werden zunächst probiert.

Die absolut effizienteste Pharmakotherapie der motorischen Parkinsonsymptomatik ist jene mit L-DOPA plus Decarboxylasehemmer. Sie hat aber 3 wesentliche Limitationen:
- Wirkungsverlust nach mehrjähriger Therapie
- Langzeitkomplikationen (z. B. Wirkungsschwankungen, Dyskinesien, psychische Komplikationen)
- vermutete Autotoxizität

Daher wird trotz hervorragender Wirksamkeit nicht nach jeder Diagnose eines Morbus Parkinson mit einer L-DOPA-Therapie begonnen. Die Auswahl der **initialen Therapie** richtet sich **nach** der Schwere der **motorischen Symptomatik, Komorbidität** und dem Patientenalter:
- Bei **mittelschwerer bis schwerer Symptomatik,** Alter > 75, und beträchtlicher Komorbidität (insbesondere kognitive Defizite) wird mit einer L-DOPA-Kombination begonnen.
- Bei **leichter bis mittelschwerer Symptomatik** und fehlender kognitiver Beeinträchtigung wird mit Dopaminrezeptor-Agonisten begonnen, wobei Nicht-Ergoline zu bevorzugen sind.
- Bei **leichter Symptomatik** und fehlender kognitiver Beeinträchtigung wird mit MAO-B-Hemmern begonnen.

Wird die Therapie mit **L-DOPA** begonnen und stellt sich die **Langzeitproblematik mit Wirkungsverlust** ein (ca. 10% Verlust pro Therapiejahr), so gibt es folgende mögliche Vorgehensweisen:
- COMT-Hemmer oder MAO-B-Hemmer in Kombination mit L-DOPA
- Peak-Dose-Dyskinesien lassen sich durch Kombination mit NMDA-Antagonisten verbessern
- Dopaminagonisten aus der Gruppe der Nicht-Ergoline
- Apomorphin subkutan bei schweren motorischen Problemen
- L-DOPA auch intraduodenal (um stabilere Plasmaspiegel zu erreichen)
- chirurgische Maßnahmen (tiefe Hirnstimulation)

Die Dosis ist immer in den höchstmöglichen Bereich zu titrieren. Unterschiedliche Kombinationen der Antiparkinsonmittel sind zu probieren. Fast alle Kombinationen erscheinen möglich und sinnvoll.

Weiterführende Literatur

Antonini A, Tolosa E, Mizuno Y, Yamamoto M, Poewe WH (2009) A reassessment of risks and benefits of dopamine agonists in Parkinson's disease. Lancet Neurol 8(10): 929–937

Lewitt PA (2009) MAO-B inhibitor know-how: back to the pharm. Neurology 72(15): 1352–1357

Kalia LV, Lang AE (2015) Parkinson's disease. Lancet 386 (9996): 896–912

Möller JC, Körner Y, Dodel RC, Meindorfner C, Stiasny-Kolster K, Spottke A, Krüger HP, Oertel WH (2005) Pharmacotherapy of Parkinson's disease in Germany. J Neurol 252(8): 926–935

Schapira AH (2009) Neurobiology and treatment of Parkinson's disease. Trends Pharmacol Sci 30(1): 41–47

Youdim MB, Edmondson D, Tipton KF (2006) The therapeutic potential of monoamine oxidase inhibitors. Nat Rev Neurosci 7(4): 295–309

34

Antidementiva

S. Böhm

M. Freissmuth et al., *Pharmakologie und Toxikologie*,
DOI 10.1007/978-3-662-46689-6_35, © Springer-Verlag Berlin Heidelberg 2016

Antidementiva sind Arzneimittel zur Behandlung von Demenzerkrankungen. Da der Morbus Alzheimer unter allen Formen der Demenzerkrankung zahlenmäßig dominiert, werden hier Wirkstoffe und Mechanismen zur Therapie desselben beschrieben. Dieselben Arzneimittel werden aber auch in der Therapie anderer Demenzerkrankungen eingesetzt.

Unter den zahlreichen Demenzformen ist die Alzheimer-Krankheit die häufigste (60–80%), gefolgt von vaskulärer Demenz und Lewy-Körperchen-Demenz (jeweils 10–25%). Andere Demenzformen sind selten und machen einen Anteil < 10% aus. Häufig finden sich Mischformen.

Die Pharmakotherapie der unterschiedlichen Demenzformen ist sehr ähnlich (mit Ausnahme der zerebrovaskulären Prävention der vaskulären Demenz; ▶ Kap. 41), sodass hier primär auf die Alzheimer-Demenz eingegangen wird.

35.1   Pathophysiologische Grundlagen des Morbus Alzheimer

Lernziele
Zur Entstehung der Alzheimer-Demenz gibt es 3 pathophysiologische Hypothesen:
- Amyloidhypothese (übermäßiges Angebot an β-Amyloid)
- Acetylcholinhypothese (Mangel an Acetylcholin)
- Glutamathypothese (Überschuss an Glutamat)

Die **neuropathologischen Charakteristika** der Alzheimer-Demenz sind **senile Plaques, fibrilläre Ablagerungen** und der **Verlust von Nervenzellen und synaptischen Verbindungen,** woraus eine makroskopische Hirnatrophie resultiert. Am stärksten ausgeprägt sind diese pathologischen Veränderungen **in folgenden Hirnarealen:**
- Neocortex (Glutamat)
- Hippocampus (Glutamat)
- basales Vorderhirn (Acetylcholin)
- dorsaler Raphekern (5-HT)
- Locus coeruleus (Noradrenalin)

Im Zentrum der Hypothesen zur Pathophysiologie des Morbus Alzheimer stehen die beiden Neurotransmitter **Acetylcholin** und **Glutamat** sowie β-Amyloid, das in senilen Plaques abgelagert ist. In diesem Sinne gibt es **3 Hypothesen zur Entstehung der Alzheimer-Demenz:**
- Amyloidhypothese
- Acetylcholinhypothese
- Glutamathypothese

35.1.1 Amyloidhypothese

β-Amyloid besteht aus **löslichen Peptiden**, die durch proteolytische Spaltung des Amyloid-Vorläuferproteins APP (Amyloid Precursor Protein) mittels α-, β- und γ-Sekretasen entstehen. Gesteigerte Produktion, reduzierter Metabolismus oder genetisch bedingte Veränderungen der β-Amyloid-Peptide führen zu deren Aggregation und Ablagerung in senilen Plaques.

Die Amyloid-Plaques tragen auch zum Entstehen **neurofibrillärer Ablagerungen** bei. Diese intrazellulären neurofibrillären Bündel bilden sich aus hyperphosphoryliertem Tau-Protein, das in dieser Form seiner Aufgabe im Rahmen des Zytoskeletts nicht mehr nachkommen kann. Eine Folge davon ist die Degeneration der betroffenen Nervenzellen.

Diese neuropathologischen Veränderungen sind pathogenetisch relevant, da das Ausmaß der senilen Plaques, die Menge der neurofibrillären Ablagerungen, das Fortschreiten der Neurodegeneration und die Schwere der Alzheimer-Symptomatik direkt korrelieren. Die Amyloidhypothese besagt: β-Amyloid, ob in löslicher oder präzipitierter Form, ist für die Entstehung der Psychopathologie verantwortlich. Dies wird durch die Tatsache gestützt, dass eine Immuntherapie gegenüber β-Amyloid die Alzheimer-Symptomatik bessern kann.

35.1.2 Acetylcholinhypothese

Die gegenüber den neurotoxischen β-Amyloid-Peptiden sensitivsten Nervenzellen sind jene des basalen Vorderhirns, die Acetylcholin als Neurotransmitter verwenden. Daraus erklärt sich, warum im Rahmen der Alzheimer-Demenz zahlreiche cholinerge Nervenzellfunktionen wie die **Synthese, Speicherung und Freisetzung von Acetylcholin beeinträchtigt** sind.

Aus Befunden mit Antagonisten an Acetylcholinrezeptoren ist bekannt, dass deren Aktivierung für kognitive Leistungen von großer Bedeutung ist. Daraus ergibt sich die Acetylcholinhypothese, die einen Mangel an Acetylcholin als ursächlich für die Symptomatik verantwortlich macht. Aus dieser Hypothese ergeben sich 2 kausale **therapeutische Strategien:**
- Verstärkung der Wirkung von Acetylcholin an den Rezeptoren durch Hemmung des Abbaus
- direkte Aktivierung der Rezeptoren durch entsprechende Agonisten.

Da Rezeptoragonisten nur entweder muskarinische oder nikotinische Rezeptoren erreichen, ist die Hemmung der Acetylcholin abbauen Cholinesterasen, das dominierende Therapieprinzip.

35.1.3 Glutamathypothese

Während das cholinerge System im Zuge der Alzheimer-Demenz herunterreguliert wird, nimmt simultan offenbar die **glutamaterge Transmission über NMDA-Rezeptoren zu.** Diese Überaktivität von NMDA-Rezeptoren führt einerseits zur Störung der Langzeitpotenzierung (LTP; ▶ Kap. 13) und damit zur Beeinträchtigung von Lernprozessen und kognitiver Leistungsfähigkeit sowie andererseits zu gesteigerter Neurotoxizität im Sinne von Glutamat als Exzitotoxin (▶ Kap. 13). Daher wird der NMDA-Antagonist **Memantin** zur Therapie der Alzheimer-Demenz eingesetzt.

35.2 Wirkmechanismen

Lernziele

Wirkmechanismen der Antidementiva

- Hemmung von Cholinesterasen durch Tacrin, Rivastigmin, Galantamin und Donepezil (Galantamin ist auch ein positiver Modulator nikotinischer Acetylcholinrezeptoren)
- Blockade von NMDA-Rezeptoren durch Memantin

35.2.1 Wirkungen über Acetylcholinesterasen

Cholinesterasen sind die namensgebenden Mitglieder einer Proteinfamilie, zu der auch andere Esterasen und nichtenzymatische Proteine gehören. Man unterscheidet zwischen der **Butyrylcholinesterase** und den **Acetylcholinesterasen:** Erstere ist vorwiegend in der Peripherie zu finden, letztere werden hauptsächlich im Nervensystem exprimiert.

Substanzen, die Cholinesterasen blockieren, sind seit mehr als einem Jahrhundert bekannt. Vertreter dieser chemisch heterogenen Gruppe werden unter anderem als Insektizide, Kampfgifte oder Medikamente eingesetzt. In der Therapie der Alzheimer-Demenz wurden und/oder werden am häufigsten die Cholinesterasehemmer **Tacrin, Rivastigmin, Galantamin** und **Donepezil** verwendet. Während hochtoxische Cholinesterasehemmer die Enzyme irreversibel blockieren, führen die zuletzt genannten zu einer reversiblen Hemmung, sodass die Wirkung beendet ist, bevor alle blockierten Enzymmoleküle durch neu synthetisierte ersetzt sind.

Durch die Blockade der Cholinesterasen steigt infolge des verminderten Abbaus die an den Rezeptoren verfügbare Acetylcholinkonzentration an und das beschriebene cholinerge Defizit wird ausgeglichen. Darüber hinaus ist **Galantamin** ein positiver allosterischer **Modulator nikotinischer Acetylcholinrezeptoren.**

Die einzelnen Cholinesterasehemmer unterscheiden sich hinsichtlich ihrer Selektivität für Butyryl- oder Acetylcholinesterasen (◘ Tab. 35.1):

- Tacrin blockiert Butyrylcholinesterase stärker,
- Galantamin und Donepezil greifen besser an Acetylcholinesterasen an.
- Rivastigmin wirkt an beiden Enzymtypen ähnlich stark.

Die Selektivität für Acetylcholinesterasen im Vergleich zu Butyrylcholinesterase liegt für Galantamin bei ca. 50:1 und für Donepezil bei über 1000:1.

35.2.2 Wirkungen über Glutamatrezeptoren

NMDA-Rezeptoren werden durch die simultane Wirkung zweier Transmittern, nämlich Glutamat und Glycin, aktiviert und leiten erst dann einen Kationenstrom, wenn die Nervenzelle gleichzeitig depolarisiert wird, was die Blockade des Kanals durch Mg^{2+}-Ionen aufhebt.

Memantin blockiert den Kanal des NMDA-Rezeptors ähnlich **wie Mg2+** und diese Blockade wird durch Depolarisation aufgehoben. Außerdem ist die Blockade von der Aktivierung des Rezeptors durch Agonisten abhängig (»use dependence«; ▶ Abschn. 28.2.4). In diesem Sinne bleibt immer ein gewisser Anteil an NMDA-Rezeptoren von Memantin unbeeinflusst. Die Affinität des Memantin ist wesentlich geringer als jene von z. B. Phencyclidin (▶ Kap. 32), sodass psychotrope Wirkungen des Letzteren unter Memantin kaum auftreten.

35.3 Wirkungen

Lernziele

Wirkungen von Cholinesterasehemmern

- Steigerung der kognitiven Leistungsfähigkeit, Weckreaktion
- Verwirrtheit, Agitiertheit
- Schlafstörungen, Depressionen
- Schwindel, Kopfschmerzen
- Abdominalkrämpfe, Durchfall
- Appetitlosigkeit, Übelkeit, Erbrechen
- Muskelkrämpfe
- Harninkontinenz

Wirkungen von Memantin

- Verbesserung der Alzheimer-Symptomatik
- Schwindel, eventuell Krampfanfälle
- Müdigkeit, Verwirrtheit
- Blutdruckerhöhung
- Obstipation
- Kopfschmerzen ·

◘ **Tab. 35.1 Pharmakologische Charakteristika der Cholinesterasehemmer**

Substanz	Relative Hemmung der Enzyme	Orale Bioverfügbarkeit (%)	$t_{1/2}$ (h)	Metabolismus
Donepezil	AchE ⋙ BChE	100	60–90	CYP2D6, CYP3A4
Rivastigmin	AChE = BChE	40	2	Cholinesterasen
Galantamin	AChE ⋙ BChE	85–100	5–7	CYP2D6, CYP3A4

AChE = Acetylcholinesterase; BChE = Butyrylcholinesterase

35.3.1 Cholinesterasehemmer

Die Cholinesterasehemmer bewirken einen Anstieg der Acetylcholinkonzentration an cholinergen Synapsen. Da muskarinische Acetylcholinrezeptoren deutlich höhere Affinitäten für ihren Transmitter aufweisen als nikotinische, sind die durch Cholinesterasehemmer hervorgerufenen **Wirkungen ähnlich** jenen von **Muskarinrezeptor-Agonisten:**

- Steigerung der kognitiven Leistungsfähigkeit, Weckreaktion
- negative Chrono-, Ino- und Dromotropie am Herzen
- gesteigerte Kontraktion der Bronchialmuskulatur, evtl. Bronchokonstriktion
- gesteigerte Kontraktion der Gastrointestinal- und Gallenblasenmuskulatur, verbesserte propulsive Motorik
- gesteigerte Kontraktion der Ureteren und des M. detrusor vesicae, verbesserter Harnfluss
- Steigerung der Bronchial-, Speichel-, Schweiß- und Tränensekretion
- Miosis und Akkomodationsstörung

Die in der Alzheimer-Therapie eingesetzten Cholinesterasehemmer zeichnen sich durch beträchtliche Lipophilie und daher gute Penetration des ZNS aus, sodass die zentralen Wirkungen die peripheren überwiegen. Außer der Steigerung der kognitiven Leistungsfähigkeit sind all diese als **unerwünschte Wirkungen** zu betrachten, die sich durch folgende Symptome äußern:

- Verwirrtheit, Agitiertheit
- Schlafstörungen, Depressionen
- Schwindel, Kopfschmerzen
- Abdominalkrämpfe, Durchfall
- Appetitlosigkeit, Übelkeit, Erbrechen
- Muskelkrämpfe
- Harninkontinenz

Die Ausprägung der peripheren Wirkungen ist bei Tacrin relativ am stärksten. Hinzu kommt bei dieser Substanz beträchtliche Hepatotoxizität, sodass sie kaum mehr eingesetzt wird. Um das Auftreten der unerwünschten Wirkungen zu minimieren, werden alle Cholinesterasehemmer zu **Therapiebeginn** mit **langsam steigender Dosierung** verabreicht. Auf jeder neuen Dosierungsstufe wird das Auftreten eventuell unerwünschter Wirkungen für einige Zeit (> 2 Wochen) überwacht.

35.3.2 Memantin

Wie bei Cholinesterasehemmern ist auch bei Memantin die einzige **erwünschte Wirkung** die Verbesserung der Alzheimer-Symptomatik, insbesondere die **Verbesserung der kognitiven Defizite.** Alle anderen Wirkungen sind unerwünscht:

- Schwindel, eventuell Krampfanfälle
- Müdigkeit, Verwirrtheit
- Blutdruckerhöhung
- Obstipation
- Kopfschmerzen

Wie bei den Cholinesterasehemmern wird Memantin **langsam einschleichend dosiert,** um die Inzidenz unerwünschter Wirkungen zu minimieren.

35.4 Kontraindikationen und Wechselwirkungen

Lernziele

Unterschiedliche Kontraindikationen und Wechselwirkungen für:

- Cholinesterasehemmer und
- Memantin

35.4.1 Kontraindikationen

Für Cholinesterasehemmer bzw. Memantin finden sich entsprechend unterschiedlicher Wirkmechanismen auch unterschiedliche, oft nur relative Kontraindikationen.

Cholinesterasehemmer:
- bradykarde Herzrhythmusstörungen, Überleitungsstörungen
- schwere Herzinsuffizienz (NYHA III–IV)
- Krampfanfälle
- Abhängigkeitsanamnese
- extrapyramidal-motorische Störungen
- obstruktive Atemwegserkrankungen
- gastrointestinale Obstruktionen
- Zustand nach Operationen im Bereich des Gastrointestinaltrakts oder der ableitenden Harnwege
- Überempfindlichkeit

Memantin:
- Epilepsien, Krampfanfälle
- Zustand nach Herzinfarkt oder schwere Herzinsuffizienz
- Überempfindlichkeit

Cholinesterasehemmer und Memantin zeigen unterschiedliche Wechselwirkungen, die daher nachfolgend getrennt angeführt werden.

35.4.2 Wechselwirkungen

Cholinesterasehemmer:
- Verstärkung der Wirkung von Suxamethonium
- Verstärkung der Wirkung anderer bradykard wirkender Arzneimittel (z. B. β-Blocker)

Memantin:
- Verstärkung der Wirkung anderer NMDA-Antagonisten (z. B. Amantadin und Ketamin)
- Verstärkung der Wirkung von Antiparkinsonmitteln

35

35.5 Pharmakokinetik

Lernziele

Eigenschaften aller angeführten Antidementiva
- **sind** lipophil
- **sind** gut oral bioverfügbar
- dringen schnell ins ZNS ein

Elimination
- Cholinesterasehemmer hepatisch, ausgenommen Rivastigmin (Abbau durch Cholinesterasen)
- Memantin wird glucuronidiert und dann renal eliminiert

Alle in der Alzheimer-Therapie eingesetzten Cholinesterasehemmer sind **lipophil,** werden nach **oraler Verabreichung gut** und mit einer Ausnahme (Donepezil) sehr **schnell resorbiert** und **dringen** auch **schnell ins ZNS** ein. Bezüglich des **Metabolismus** gibt es beträchtliche Unterschiede (◘ Tab. 35.1).

Memantin wird nach **oraler Gabe** komplett und schnell **resorbiert** und dringt **schnell ins Gehirn** ein. Es wird mit 60–100 Stunden Halbwertszeit primär durch **Glucuronidierung** und nachfolgende **renale Ausscheidung** eliminiert.

35.6 Gruppen von Antidementiva

Lernziele
- **Cholinesterasehemmer:** Tacrin, Rivastigmin, Galantamin und Donepezil
- **Memantin**

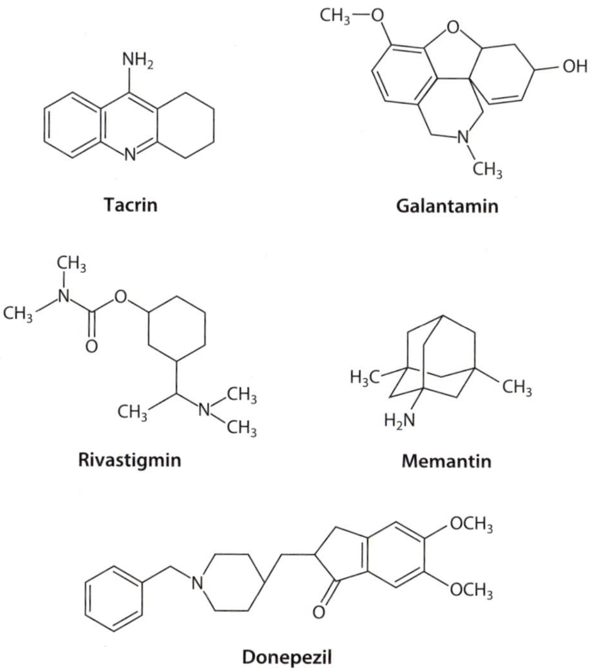

Als Antidementiva werden Cholinesterasehemmer und Memantin eingesetzt (◘ Abb. 35.1). Zur Wirkungsweise ▶ Steckbrief.

Steckbrief Antidementiva
Wirkstoffe:
- **Cholinesterasehemmer:** Tacrin, Rivastigmin, Galantamin, Memantin und Donepezil
- **Memantin**
- **Wirkmechanismus:** Hemmung des Acetylcholinabbaus durch Blockade von Cholinesterasen bzw. Blockade der Transmission über NMDA-Rezeptoren

Interaktionen:
- Cholinesterasehemmer:
  - Verstärkung der Wirkung von Suxamethonium
  - Verstärkung der Wirkung anderer bradykarder Wirkstoffe
- Memantin:
  - Verstärkung der Wirkung anderer NMDA-Antagonisten
  - Verstärkung der Wirkung von Antiparkinsonmitteln

Unerwünschte Wirkungen:
- **Cholinesterasehemmer:** Verwirrtheit, Agitiertheit, Schlafstörungen, Depressionen, Schwindel, Kopfschmerzen, Abdominalkrämpfe, Durchfall, Appetitlosigkeit, Übelkeit, Erbrechen, Muskelkrämpfe, Harninkontinenz
- **Memantin:** Schwindel, evtl. Krampfanfälle, Müdigkeit, Verwirrtheit, Blutdruckerhöhung, Obstipation, Kopfschmerzen

Klinische Anwendung: Demenzerkrankungen, insbesondere Morbus Alzheimer

Kontraindikationen:
- **Cholinesterasehemmer:** bradykarde Herzrhythmusstörungen, Überleitungsstörungen, schwere Herzinsuffizienz, Krampfanfälle, Abhängigkeitsanamnese, extrapyramidal-motorische Störungen, obstruktive Atemwegserkrankungen, gastrointestinale Obstruktionen, Zustand nach Operationen im Bereich des Gastrointestinaltrakts oder der ableitenden Harnwege, Überempfindlichkeit
- **Memantin:** Epilepsien, Krampfanfälle, Zustand nach Herzinfarkt oder schwere Herzinsuffizienz
- Überempfindlichkeit

◘ Abb. 35.1 Strukturformeln der Antidementiva Tacrin, Rivastigmin, Galantamin, Memantin und Donepezil

35.7   Klinischer Einsatz von Antidementiva

Lernziele

Wirkung der Antidementiva
- Besserung der demenziellen Symptomatik in den 3 wichtigsten Funktionsteilbereichen:
  - Kognition
  - Alltagsaktivitäten
  - Verhaltensstörungen

Klinischer Einsatz
- Leichte bis mittelschwere Demenz: Cholinesterasehemmer
- Moderate bis schwere Demenz: Memantin

Alle Antidementiva werden zur Verbesserung der Symptomatik von Demenzerkrankungen eingesetzt, die in 3 Bereiche gegliedert wird:
- *Kognition:* z. B. Gedächtnis, Orientierung und räumliches Vorstellungsvermögen, Wortfindung
- *Alltagsaktivitäten:* basale Fähigkeiten wie Ankleiden, Waschen, Toilettenbenutzung, Umgang mit Geld oder Telefon
- *Verhaltensstörungen:* z. B. Tag-Nacht-Rhythmus-Störung, Apathie, Agitation, Aggression, Halluzination

Für jeden Bereich sind **Bewertungssysteme** verfügbar, die helfen sollen, die Ausprägung der Symptomatik möglichst objektiv zu quantifizieren; am häufigsten werden verwendet:
- **kognitive Funktion:**
  - **ADAScog** (Alzheimer's Disease Assessment Scale – cognition subscale): 0–70 Punkte
  - *MMST* (Mini Mental Status Test): 0–30 Punkte
  - **SIB** (Severe Impairment Battery): 0–100 Punkte
  - *PDS* (Progressive Deterioration Scale)
  - *PSMS* (Physical Self-Maintenance Scale)
- **alltägliche Fähigkeiten und Verhaltensstörungen:**
  - *ADL* (Activities of Daily Living): Toilettenbenutzung, Ankleiden, Baden
  - *IADL* (Instrumental Activities of Daily Living): z. B. Telefonieren, Einkaufen, Geldverwaltung
  - *NPI* (Neuropsychiatrisches Inventar): Verhaltensstörungen wie Unruhe, Halluzinationen; 0–120 Punkte
- **allgemeiner Eindruck:**
  - *CGIC* (Clinical Global Impression of Change)
  - *CIBIC* (Clinician's Interview-Based Impression of Change)

Mittels dieser Bewertungssysteme wird in klinischen Studien die Wirksamkeit der Antidementiva verglichen. Insgesamt ist die Wirksamkeit in allen Bereichen eher gering ausgeprägt; zwischen den einzelnen Antidementiva gibt es, wenn überhaupt, nur geringe Unterschiede. Generell werden für leichte bis mittelschwere Fälle Cholinesterasehemmer empfohlen, für moderate bis schwere Fälle Memantin.

Die Auswahl des Cholinesterasehemmers richtet sich nach dem Profil der unerwünschten Wirkungen, die höchste verträgliche Dosis soll zum Einsatz kommen. Bei Versagen oder Unverträglichkeit der Cholinesterasehemmer wird stattdessen Memantin eingesetzt; dieses kann zur Wirkungsverstärkung auch mit Cholinesterasehemmern kombiniert werden. Sind Verhaltensstörungen sehr stark ausgeprägt, werden auch Antipsychotika eingesetzt (▶ Kap. 30).

Es gibt keine Evidenz für die Wirksamkeit von *Ginkgo biloba*, Vitamin E, nichtsteroidalen Antiphlogistika, Piracetam oder Cerebrolysin, sodass deren Einsatz nicht empfohlen werden kann.

Neben der Besserung der Symptomatik zielt die Therapie auch auf eine Verlangsamung der Progredienz der zugrunde liegenden Neurodegeneration ab. Die diesbezüglich verfügbaren klinischen Daten lassen aber noch keine eindeutige Bewertung zu.

Weiterführende Literatur

Ballard C, Gauthier S, Corbett A, Brayne C, Aarsland D, Jones E (2011) Alzheimer's disease. Lancet 377: 1019–1031

Hansen RA, Gartlehner G, Webb AP, Morgan LC, Moore CG, Jonas DE (2008) Efficacy and safety of donepezil, galantamine, and rivastigmine for the treatment of Alzheimer's disease: a systematic review and meta-analysis. Clin Interv Aging 3(2): 211–225

Jann MW, Shirley KL, Small GW (2002) Clinical pharmacokinetics and pharmacodynamics of cholinesterase inhibitors. Clin Pharmacokinet 41(10): 719–739

Robinson DM, Keating GM (2006) Memantine: a review of its use in Alzheimer's disease. Drugs 66(11): 1515–1534

35

Pharmaka mit Wirkung auf das Herz-Kreislauf-System

Digitalisglykoside

S. Offermanns

M. Freissmuth et al., *Pharmakologie und Toxikologie*,
DOI 10.1007/978-3-662-46689-6_36, © Springer-Verlag Berlin Heidelberg 2016

Der klinische Einsatz von Digitalisglykosiden im Rahmen der Behandlung der Herzinsuffizienz geht auf den schottischen Arzt William Withering (1741–1799) zurück. Dieser hatte in seiner 1785 erschienenen Abhandlung mit dem Titel »An Account of the Foxglove, and some of its Medical Uses: with Practical Remarks on Dropsy and other Diseases« die günstigen Wirkungen des roten Fingerhuts (*Digitalis purpurea*) bei der Behandlung kardialer Ödeme beschrieben. Die historische Leistung Witherings liegt in der Identifizierung des Fingerhuts als dem wirksamen Bestandteil einer volkstümlichen Mischung aus Kräutern gegen die Wassersucht sowie dem ersten Hinweis darauf, dass Fingerhutextrakte eine Wirkung auf kardiale Funktionen besitzen. Mitte des 19. Jahrhunderts gelang es erstmals, die pharmakologisch aktiven Bestandteile aus den Blättern der Digitalispflanze zu isolieren. 1874 erfolgte die Gewinnung von Digitoxin als erstem Reinglykosid durch Oswald Schmiedeberg (1838–1921). Neben dem roten Fingerhut und dem wolligen Fingerhut (*Digitalis lanata*) enthält eine Reihe weiterer Pflanzen Digitalisglykoside.

36.1   Digitoxin und Digoxin

Lernziele

Vertreter
- Digitoxin
- Digoxin

Wirkmechanismus
- Direkte und indirekte kardiale Effekte
- Extrakardiale Effekte

Pharmakokinetik
- Resorption
- Elimination

Unerwünschte Wirkungen
- Kardiale unerwünschte Wirkungen
- Gastrointestinale Störungen
- Unerwünschte Wirkungen im ZNS

Interaktionen und Wechselwirkungen

▪ Vertreter

Neben **Digitoxin** spielt das ebenfalls natürlich vorkommende **Digoxin** in der Medizin eine Rolle. Ausgehend von Digoxin wurden halbsynthetische Digitalisglykoside wie β-Acetyldigoxin sowie **Metildigoxin** hergestellt. Die Grundstruktur der medizinisch eingesetzten Digitalisglykoside besteht aus einem Steroidgerüst, das in C17-Position einen ungesättigten Laktonring trägt und an der 3β-Hydroxylgruppe mit 3 Desoxyzuckern verbunden ist (◘ Abb. 36.1). Digoxin unterscheidet sich von Digitoxin lediglich durch eine zusätzliche Hydroxylgruppe in der 12β-Position. Die halbsynthetischen Digitalisglykoside β-Acetyldigoxin und β-Metildigoxin sind an der C4-ständigen OH-Gruppe acetyliert bzw. methyliert. Metildigoxin und Acetyldigoxin werden nach ihrer enteralen Resorption rasch

deacetyliert bzw. demethyliert und unterscheiden sich in ihrer Wirkung nicht wesentlich von Digoxin.

▪ Wirkprinzip

Digitalisglykoside üben ihre Wirkung durch Hemmung der plasmamembranären Na$^+$/K$^+$-ATPase aus. Die Na$^+$/K$^+$-ATPase ist eine ubiquitär vorkommende Ionenpumpe aus der Klasse der sog. P-Typ-ATPasen, die Na$^+$ unter direktem Energieverbrauch gegen bestehende elektrochemische Gradienten aus der Zelle heraus- und im Gegenzug K$^+$ in die Zelle hineintransportiert. Dieser Mechanismus ist ganz wesentlich für die Aufrechterhaltung der elektrochemischen Gradienten über der Plasmamembran.

Die Na+/K+-ATPase ist ein Oligomer aus 2 α- und 2 β-Untereinheiten. Während die α-Untereinheit die eigentliche Transportfunktion ausübt, kommt der β-Untereinheit wahrscheinlich eine eher regulatorische Funktion zu. Im Rahmen eines Transportzyklus, der 1 ATP-Molekül verbraucht, werden 3 Na+-Ionen aus der Zelle hinaus- und 2 K+-Ionen in die Zelle hineinbewegt (◘ Abb. 36.2).

In therapeutischen Konzentrationen führen Digitalisglykoside zur leichten Hemmung der Na$^+$/K$^+$-ATPase, die vor allem die Herzfunktion beeinflusst. Hierbei sind direkte kardiale Effekte von indirekten Effekten zu unterscheiden.

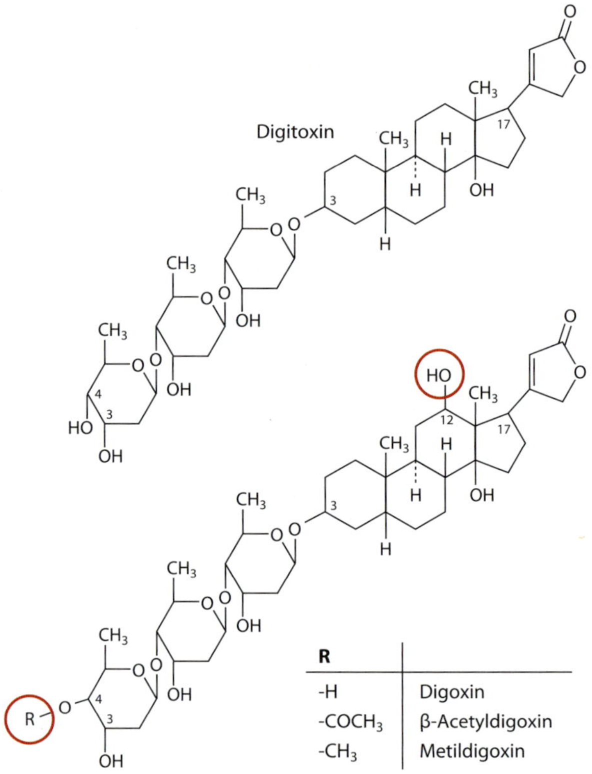

◘ **Abb. 36.1 Strukturformeln von Digitoxin, Digoxin und seinen Abkömmlingen.** Digitoxin und Digoxin unterscheiden sich durch eine OH-Gruppe (*roter Kreis*). β-Acetyldigoxin und Metildigoxin unterscheiden sich von Digoxin durch eine zusätzliche Acetyl- bzw. Methylgruppe

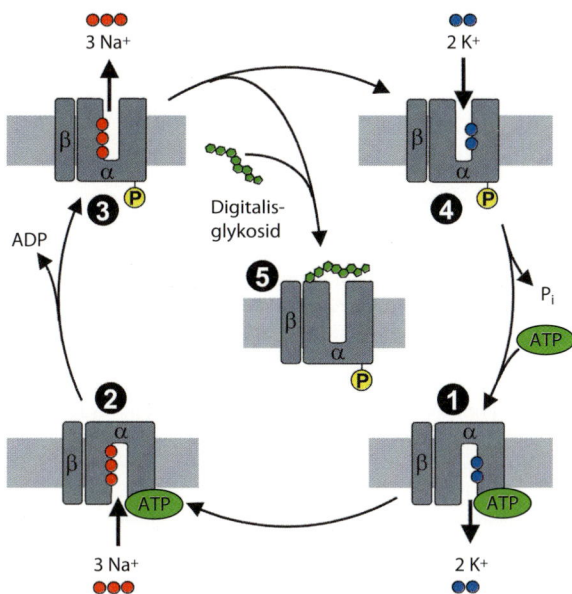

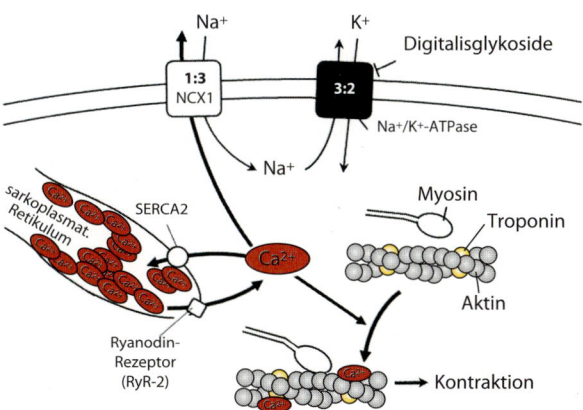

Abb. 36.2 Arbeitsmodell der Na⁺/K⁺-ATPase und deren Blockade durch Digitalisglykoside.
Nachdem 2 K⁺-Ionen auf der Innenseite der Plasmamembran freigesetzt worden sind (**1**), kommt es zur Bindung von ATP und 3 Na⁺-Ionen an entsprechende Bindungsstellen des Transporters (**2**). Im darauffolgenden Schritt wird ATP hydrolytisch gespalten, wobei die entstehende Phosphatgruppe zunächst auf einen β-Aspartatrest an der α-Untereinheit übertragen wird. Im Rahmen des Phosphattransfers durchläuft die α-Untereinheit eine Konformationsänderung, in deren Folge die 3 gebundenen Na⁺-Ionen Zugang zum Extrazellularraum erhalten (**3**). Die gleichzeitige Abnahme der Affinität für Na⁺-Ionen bewirkt eine rasche Dissoziation der Ionen nach außen. Gleichzeitig erhöht sich die Affinität der Bindungsstellen für K⁺-Ionen. Nach Bindung von 2 K⁺-Ionen (**4**) kommt es wieder zu einer Konformationsänderung der α-Untereinheit, die mit einer Dephosphorylierung einhergeht und die K⁺-Ionen-Bindungsstelle zum intrazellulären Raum hin öffnet (**1**). Die gleichzeitige Abnahme der Bindungsaffinität für K⁺-Ionen führt trotz hoher intrazellulärer K⁺-Konzentration zur Dissoziation ins Zytosol. Digitalisglykoside binden bevorzugt an die phosphorylierte Form der α-Untereinheit nach Dissoziation der Na⁺-Ionen in den Extrazellularraum (**5**). Unter normalen Bedingungen bindet diese Konformation 2 K⁺-Ionen, wodurch dann der Zyklus unter Dephosphorylierung der α-Untereinheit weitergetrieben wird. Diese »Quasi-Konkurrenz« zwischen Digitalisglykosiden und K⁺-Ionen erklärt die Beobachtung, dass eine Erhöhung der extrazellulären K⁺-Konzentration zur Abschwächung der Digitalisglykosideffekte führt und dass umgekehrt eine Verringerung der extrazellulären K⁺-Konzentration die Sensibilität für die pharmakologischen Effekte von Digitalisglykosiden erhöht

Abb. 36.3 Mechanismus der direkten kardialen Wirkung von Digitalisglykosiden. Die Hemmung der Na⁺/K⁺-ATPase durch Digitalisglykoside führt zur Zunahme der intrazellulären Na⁺-Konzentration. Damit nimmt die treibende Kraft für den Auswärtstransport von Ca²⁺ über den Ca²⁺/Na⁺-Antiporter (NCX1), der 3 Na⁺-Ionen gegen 1 Ca²⁺-Ion austauscht, ab. Die daraus resultierende Erhöhung der freien Ca²⁺-Konzentration im Zytoplasma des Kardiomyozyten hat eine Verstärkung der Kontraktion zur Folge (positiver inotroper Effekt), indem mehr Ca²⁺ an Troponin bindet und dadurch die der Muskelkontraktion zugrunde liegende Interaktion von Aktin und Myosin verbessert wird

Darüber hinaus werden diverse extrakardiale Wirkungen beobachtet.

Direkte kardiale Effekte Sie beruhen auf dem Anstieg der intrazellulären Na⁺-Konzentration. Dadurch verringert sich die treibende Kraft für den vor allem in der Diastole stattfindenden Auswärtstransport von Ca²⁺ über den kardialen Na⁺/Ca²⁺-Austauscher (NCX1). Das vermehrt in den Kardiomyo-

zyten verbleibende Ca²⁺ wird über die Ca²⁺-Pumpe Serca2 ins sarkoplasmatische Retikulum (SR) aufgenommen und führt nach Auslösung des nächsten Aktionspotenzials zu vermehrter Ca²⁺-Freisetzung über den Ryanodin-Rezeptor (RyR-2) aus dem SR (**Abb. 36.3**). In der Folge kommt es zum Anstieg der Kontraktionskraft (**positive Inotropie**). Die Erhöhung der intrazellulären Ca²⁺- und Na⁺-Konzentration führt zur Verkürzung des kardialen Aktionspotenzials durch Inaktivierung der für die Plateauphase verantwortlichen Ca²⁺-Kanäle sowie möglicherweise durch Aktivierung repolarisierender K⁺-Kanäle. Eine stärker ausgeprägte Hemmung der Na⁺/K⁺-ATPase im Rahmen einer Überdosierung führt zum Verlust von intrazellulärem K⁺ sowie zum weiteren Na⁺-Anstieg. In der Folge kommt es zur Verringerung des diastolischen Membranpotenzials und die Erregbarkeit und Autonomie der kardialen Muskelzellen steigt an (**positive Bathmotropie**). Die bei Überdosierung auftretende Überladung des SR mit Ca²⁺ führt zu spontanen Ca²⁺-Freisetzungen, die eine weitere Erhöhung der zytosolischen Ca²⁺-Konzentration zur Folge haben. Durch Aktivierung von NCX1 kommt es zu einem transienten Kationeneinwärtsstrom, der zu späten Nachdepolarisationen führen kann. Infolgedessen können Extrasystolen und ventrikuläre Tachykardien bis hin zum Kammerflimmern auftreten.

Indirekte kardiale Effekte Zu diesen führen Digitalisglykoside bereits im unteren therapeutischen Dosisbereich. Die Wirkungen beruhen auf einer Steigerung der Empfindlichkeit des Barorezeptorenreflexes und auf einer Erregung zentraler Vaguskerne. In der Folge kommt es zur Erhöhung des parasym-

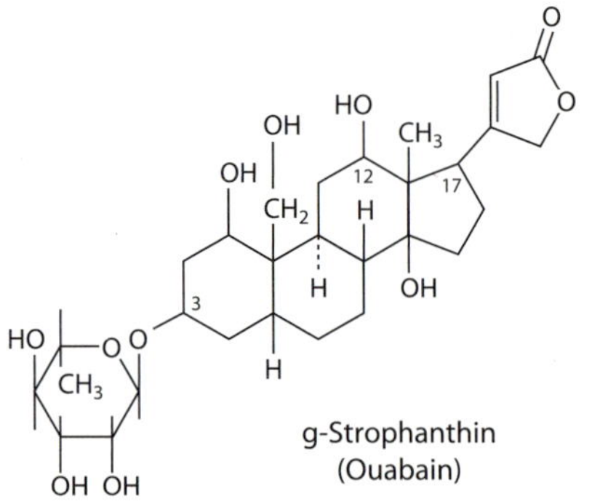

Abb. 36.4 Strukturformeln von g-Strophanthin (Ouabain)

g-Strophanthin
(Ouabain)

pathischen Tonus und zur Verringerung des sympathischen Tonus. Beides macht sich in der Verringerung der Herzfrequenz (**negative Chronotropie**) und in der Verlängerung der atrioventrikulären Überleitungszeit (**negative Dromotropie**) bemerkbar.

Extrakardiale Effekte Diese im Bereich therapeutischer Konzentrationen von Digitalisglykosiden beobachteten Wirkungen beruhen zum Teil auf der Beeinflussung des autonomen Nervensystems. Die unter Digitalisglykosidtherapie beobachtete Abnahme der Plasmanoradrenalin- und Renin-Konzentration beruht auf einer **Verringerung des bei herzinsuffizienten Patienten erhöhten sympathischen Tonus**. Diese bereits bei niedrigen Dosen beobachtete Reduktion der neurohumoralen Aktivierung stellt möglicherweise einen wichtigen Mechanismus dar, über den Digitalisglykoside den Krankheitsverlauf bei herzinsuffizienten Patienten günstig beeinflussen. Bei gesunden Personen führt die Hemmung der Na^+/K^+-ATPase in der glatten Gefäßmuskulatur über einen Anstieg

der intrazellulären Ca^{2+}-Konzentration zum Tonusanstieg. Bei herzinsuffizienten Patienten wird dieser Effekt jedoch durch Abnahme des erhöhten Sympathikotonus kompensiert und es kommt eher zur Verringerung des Gefäßtonus.

Strophanthus-Glykoside
Strophanthus-Glykoside kommen vor allem in den Samen verschiedener Schlingsträucher des tropischen Afrika und Asien vor, z. B. **Strophanthus gratus** oder **Strophanthus kombe**. Sie unterscheiden sich von den Digitalisglykosiden durch eine stärkere Hydroxylierung des Sterangerüsts sowie durch Anzahl und Art der Zuckerreste. Die Wirkung auf die Na^+/K^+-ATPase ist vergleichbar. Diverse afrikanische Stämme nutzten *Strophanthus*-Glykoside enthaltende Pflanzensamen zur Herstellung von Pfeilgiften. Aufgrund des Vorkommens mehrerer Hydroxylgruppen sind *Strophanthus*-Glykoside im Gegensatz zu Digitalisglykosiden nach oraler Gabe kaum resorbierbar, sodass Fleisch von Tieren, die durch mit *Strophanthus*-Glykosiden vergifteten Pfeilen erlegt wurden, ohne Gefahr verzehrt werden kann.
g-Strophanthin (Ouabain, Abb. 36.4) ist jahrelang klinisch zur akuten und chronischen Therapie eingesetzt worden. Aufgrund der geringen Resorption muss es i. v. verabreicht werden. Die Gabe von g-Strophanthin ist obsolet.

▪ Pharmakokinetik
Während sich die klinisch eingesetzten Digitalisglykoside pharmako*dynamisch* nicht wesentlich unterscheiden, bestehen deutliche pharmako*kinetische* Unterschiede (Tab. 36.1).

Resorption Digitoxin wird nach oraler Gabe nahezu vollständig aus dem Magen-Darm-Trakt resorbiert und besitzt dadurch eine Bioverfügbarkeit > 90%. Digoxin ist aufgrund der zusätzlichen OH-Gruppe weniger lipophil und wird zu 60–80% enteral resorbiert. Die halbsynthetischen Digoxinabkömmlinge Acetyldigoxin und Metildigoxin weisen eine etwas bessere Resorptionsquote auf (80–90%), werden jedoch nach Aufnahme rasch zu Digoxin metabolisiert.

Tab. 36.1 Pharmakokinetik von Digitalisglykosiden

	Digoxin[1]	Digitoxin
Bioverfügbarkeit nach oraler Gabe (%)	60–80	90–100
Plasmaproteinbindung (%)	20–40	90
Vorwiegender Eliminationsweg	renale Ausscheidung (unverändert) (60–70%)	hepatische Metabolisation (> 70%)
Plasma-HWZ (Tage)	1,5–2	6–8
Wirkungsverlust (Abklingquote) pro Tag (%)	20	7
Tägliche orale Erhaltungsdosis (mg)	0,15–0,3	0,07–0,1
Therapeutische Plasmakonzentration (ng/ml)[2]	0,5–0,8	10–20

[1] Die halbsynthetischen Digoxinabkömmlinge β-Acetyldigoxin und Metildigoxin werden etwas schneller und vollständiger enteral resorbiert als Digoxin; ansonsten verhalten sie sich wie Digoxin
[2] Traditionell empfohlene therapeutische Plasmakonzentrationen liegen bei 0,5–1,2 ng/ml (Digoxin) bzw. 10–30 ng/ml (Digitoxin); jüngeren Untersuchungen zufolge sind im Falle von Digoxin nur bei Plasmaspiegeln im unteren Bereich (0,5–0,8 ng/ml) günstige klinische Langzeiteffekte zu erwarten

36

Elimination Digitoxin wird überwiegend durch Metabolisierung in der Leber eliminiert. Neben Digoxin entstehen verschiedene andere Metaboliten, die teilweise über die Galle ausgeschieden werden und einem enterohepatischen Kreislauf unterliegen. Die Plasmahalbwertszeit beträgt 7–8 Tage. Digoxin wird hingegen kaum metabolisiert, sondern überwiegend unverändert renal ausgeschieden. Die Plasmahalbwertszeit beträgt ca. 40 Stunden. Bei Patienten mit eingeschränkter Nierenfunktion ist die Ausscheidung verringert und die Dosis muss reduziert werden, um Intoxikationen vorzubeugen.

■ Unerwünschte Wirkungen

Aufgrund des molekularen Wirkmechanismus von Digitalisglykosiden ist es nicht verwunderlich, dass bereits bei geringen Überschreitungen des therapeutischen Dosisbereichs die dadurch ausgelöste weitergehende Inhibition der Na^+/K^+-ATPase zu einer Reihe unerwünschter Effekte führt. Unerwünschte Wirkungen treten mit abnehmender Häufigkeit im Bereich des Herzens, Magen-Darm-Trakts und Nervensystems auf.

> **Aufgrund der geringen therapeutischen Breite kommt es unter der Therapie mit Digitalisglykosiden häufig zu unerwünschten Wirkungen, gefördert durch die relativ langen Plasmahalbwertszeiten, die zur Kumulation der Digitalisglykoside führen können.**

Kardiale unerwünschte Wirkungen Bei fast allen Patienten kommt es im Rahmen einer **Digitalisglykosid-Intoxikation** zu mehr oder weniger stark ausgeprägten **Arrhythmien**, die insbesondere bei kardial vorgeschädigten Patienten lebensgefährlich sein können. Entsprechend den schon unter therapeutischen Dosierungen beobachteten Effekten werden extreme Sinusbradykardien und AV-Überleitungsstörungen beobachtet. Besonders bei Patienten mit vorgeschädigtem Herzen kann es zu bedrohlichen ventrikulären Rhythmusstörungen kommen. Typisch ist die Kombination ventrikulärer Extrasystolen mit AV-Überleitungsstörungen. Besonders gefährlich sind Kammertachykardien, die in ein Kammerflimmern übergehen können. Aufgrund der vielfältigen kardialen Effekte von Digitalisglykosiden können jedoch prinzipiell alle Formen von Herzrhythmusstörungen nach Digitalisintoxikation auftreten.

Gastrointestinale Störungen Im Vordergrund der unerwünschten Wirkungen im Bereich des Magen-Darm-Trakts stehen **Anorexie, Übelkeit** und **Erbrechen**. Diese Effekte beruhen auf einer direkten Wirkung von Digitalisglykosiden auf die Chemorezeptoren in der Area postrema der Medulla oblongata.

Unerwünschte Wirkungen im Bereich des ZNS Leichte Überdosierungen können zu unspezifischen Symptomen wie **Kopfschmerzen, Müdigkeit** und **Schlaflosigkeit** führen. Insbesondere bei älteren Patienten können **Verwirrtheitszustände, Depressionen** und akute **Psychosen**, teilweise mit Halluzinationen, auftreten. Sehr typisch für eine **Digitalisintoxikation** ist eine **Störung der Farbwahrnehmung** (vorzugsweise gelb/grün) sowie das Auftreten von Skotomen und Halophänomenen. Als Ursache dafür wird eine direkte Wirkung auf die Fotorezeptorzellen der Retina angenommen.

Dominanz gelblicher Farbtöne in den Bildern van Goghs
Viele Arbeiten des Malers Vincent van Gogh zeichnen sich durch eine Dominanz gelblicher Farbtöne aus. Häufig sind Lichthöfe um verschiedene Gegenstände gemalt (siehe z. B. »Nachtcafé«, 1888). Da diese Phänomene typischerweise im Rahmen einer Digitalisintoxikation in Form von Xanthopsie (Gelbsehen) und Halophänomenen auftreten, ist vermutet worden, dass van Gogh unter dem Einfluss von Digitalis stand. Dies wird durch die Tatsache unterstützt, dass van Gogh den ihm nahe stehenden Arzt Dr. Gachet im Jahre 1890 mehrfach mit einer blühenden Fingerhutpflanze porträtiert hat (Bild »Portrait des Dr. Gachet«). Der Maler war wegen diverser psychiatrischer Störungen und eines Anfallsleidens in ständiger medizinischer Behandlung. Digitalisextrakte wurden seinerzeit auch bei verschiedenen neurologisch-psychiatrischen Erkrankungen eingesetzt. Intoxikationserscheinungen waren dabei keine Seltenheit.

■ Interaktionen und Wechselwirkungen

Die Sensitivität gegenüber Digitalisglykosiden wird durch **Veränderungen der extrazellulären K^+- und Ca^{2+}-Konzentration** beeinflusst:

- Eine Hyperkaliämie vermindert die Wirkung von Digitalisglykosiden aufgrund der »Quasi-Konkurrenz« von K^+-Ionen und Digitalisglykosiden um die Bindung an die Na^+/K^+-ATPase (�‍ Abb. 36.2).
- Eine Hyperkalzämie verstärkt deren Wirkung wegen verstärkter Ca^{2+}-Überladung der intrazellulären Speicher.
- Eine Hypokaliämie erhöht die Empfindlichkeit gegenüber Digitalisglykosiden.

Pharmaka, welche die Plasma-K^+-Spiegel verändern wie **Diuretika, ACE-Hemmer** oder **Aldosteron-Rezeptor-Antagonisten**, können zur Abschwächung oder Verstärkung der Digitaliswirkung führen. Die enterale Resorption wird durch Anionenaustauscher wie **Colestyramin** vermindert. Die Erhöhung der Plasmaspiegel von Digoxin bei gleichzeitiger Gabe von **Chinidin, Verapamil, Amiodaron, Erythromycin** oder **Ciclosporin** beruht auf einer Hemmung des enteralen Auswärtstransports von Digoxin über die Transportpumpe P-Glykoprotein (ABCB1). Verschiedene Induktoren dieser Transportpumpe wie **Hyperforin** (Johanniskrautpräparate) oder **Rifampicin** können zur Verringerung der Digoxinplasmaspiegel führen.

■ Kontraindikationen

Ausgeprägte Hypokaliämie sowie Hyperkalzämie, frischer Myokardinfarkt, hypertrophe obstruktive Kardiomyopathie, ventrikuläre Herzrhythmusstörungen, AV-Überleitungsstörungen

Steckbrief Digitalisglykoside
Wirkmechanismus:
- Hemmung der Na$^+$/K$^+$-ATPase
- Direkte kardiale Effekte: Positive Inotropie und positive Bathmotropie
- Indirekte kardiale Effekte: Negative Chronotropie und negative Dromotropie

Pharmakokinetik: Gute Bioverfügbarkeit nach oraler Gabe
- Digoxin: Vorwiegend renale Elimination, Plasma-HWZ 1,5–2 Tage
- Digitoxin: Vorwiegend hepatische/biliäre Elimination, Plasma-HWZ: 6–8 Tage

Unerwünschte Wirkungen: Geringe therapeutische Breite!
- Kardial: Arrhythmien
- Gastrointestinale Störungen: Übelkeit, Erbrechen
- ZNS-Wirkungen: Kopfschmerzen, Müdigkeit, Schlaflosigkeit, Depressionen, Verwirrtheitszustände, Störungen des Farbensehens

Interaktionen: Wirkungsverstärkung durch Hypokaliämie und Hyperkalzämie; Wirkungsabschwächung durch Hyperkaliämie. Erhöhung der Plasmaspiegel bei gleichzeitiger Gabe von Chinidin, Verapamil oder Ciclosporin, Verringerung der Plasmaspiegel durch Hyperforin oder Rifampicin
Klinische Anwendung: Bei fortgeschrittenen Stadien der Herzinsuffizienz und zur Behandlung von tachyarrhythmischem Vorhofflimmern. *Cave:* Kumulationsgefahr und geringe therapeutische Breite!
Kontraindikationen: Elektrolytstörungen, frischer Myokardinfarkt, hypertrophe obstruktive Kardiomyopathie, ventrikuläre Herzrhythmusstörungen, AV-Überleitungsstörungen

36.2 Vorgehen bei Intoxikation mit Digitalisglykosiden

Lernziele
- **Leichte Intoxikation:** Absetzen des Digitalisglykosids
- **Schwere Intoxikation:** Beschleunigung der Digitalisglykosidelimination
- **Sehr schwere Intoxikation:** Gabe von Digitalisantikörpern

Da sich Intoxikationen mit Digitalisglykosiden meist allmählich im Rahmen einer Langzeittherapie entwickeln, werden die Frühsymptome leicht übersehen.

Bei **leichten Intoxikationen** reicht in der Regel das **Absetzen des Digitalisglykosids** für einen gewissen Zeitraum, bis die Plasmaspiegel sich normalisiert haben.

Bei **schwereren Intoxikationen** bietet sich die **Beschleunigung der Digitalisglykosidelimination** an. Dies kann durch Gabe von Aktivkohle oder Anionenaustauschern wie Colestyramin erreicht werden, die die Resorption des oral aufgenommenen und des biliär ausgeschiedenen Digitalisglykosids verringern.

Bei sehr schweren Intoxikationen ist die Gabe von **Digitalisantikörpern** indiziert. Es handelt sich dabei um die Fab-Fragmente von Anti-Digoxin-/Digitoxin-Antikörpern, die die gängigen Digitalisglykoside mit hoher Affinität binden. Da Fab-Fragmente glomerulär filtriert und kaum rückresorbiert werden, kommt es zur renalen Ausscheidung des Fab-Digitalisglykosid-Komplexes. 80 mg des Fab-Fragments binden etwa 1 mg Digitalisglykosid. Die Wirkung dieses Antidots setzt binnen 1–3 h nach i. v. Gabe ein.

Neben der Beschleunigung der Digitalisglykosidelimination erfolgt eine **symptomatische Therapie**. Im Vordergrund steht die Behandlung kardialer Rhythmusstörungen, durch die der intoxikierte Patient am stärksten bedroht ist. Bei bradykarden Herzrhythmusstörungen kann Atropin (0,5–1 mg) gegeben werden. Eventuell ist ein passagerer Schrittmacher erforderlich. Insbesondere bei hypokaliämischen Patienten mit Arrhythmien sollte das Serumkalium in den oberen Normbereich gebracht werden. Bei komplexen ventrikulären Herzrhythmusstörungen ist Lidocain i. v. Mittel der Wahl.

> Mit Digitalisglykosid behandelte Patienten sollten regelmäßig auf frühe Intoxikationszeichen wie Übelkeit, Erbrechen sowie Arrhythmien kontrolliert werden.

36.3 Klinische Anwendung

Lernziele
- Anwendungsgebiete:
  - Chronische Herzinsuffizienz
  - Tachykardien bei Vorhofflimmern/-flattern
- Praktisches Vorgehen zu Behandlungsbeginn

Traditionelles Anwendungsgebiet der Digitalisglykoside ist die Behandlung der **chronischen Herzinsuffizienz**. Die Ergebnisse der DIG-Langzeitstudie (1997) zeigten dabei, dass die Gabe von Digoxin zusätzlich zu ACE-Hemmern und Diuretika keinen Einfluss auf die Gesamtsterblichkeit besaß. Hingegen kam es zu einer signifikanten Verbesserung der Symptomatik der behandelten Patienten und zur Verringerung der Krankenhausaufenthalte. Neuere Post-hoc-Analysen dieser Studie zeigen, dass es bei Digoxinspiegeln im unteren therapeutischen Dosisbereich (0,5–0,8 ng/ml) zumindest bei Männern zu einer Verminderung der Mortalität kam, während Digoxinkonzentrationen im oberen Dosisbereich (> 1,2 ng/ml) mit erhöhter Mortalität verbunden waren. In den frühen Stadien einer Herzinsuffizienz (NYHA II) sind Digitalisglykoside in der Regel nicht indiziert. Ab dem Stadium NYHA III können sie zusätzlich zu ACE-Hemmern, β-Rezeptor-Antagonisten und Diuretika gegeben werden (▸ Kap. 37). Darüber hinaus sind Digitalisglykoside zur Behandlung von **Tachykardien bei Vorhofflimmern/-flattern** indiziert, da sie aufgrund ihrer negativ chronotropen und negativ dromotropen Effekte frequenzkontrollierend wirken.

36.3.1 Vorgehen bei Beginn einer Therapie mit Digitalisglykosiden

Aufgrund ihrer langen Plasmahalbwertszeiten und der geringen therapeutischen Breite stellt die Therapie mit Digitalisglykosiden besondere Ansprüche an den behandelnden Arzt. Neuere klinische Studien weisen darauf hin, dass die lange Zeit etablierten therapeutischen Plasmaspiegel für Digoxin und Digitoxin möglicherweise etwas zu hoch angesetzt worden sind.

Zurzeit werden daher für Digoxin und Digitoxin therapeutische Plasmakonzentrationen im Bereich von 0,5–0,8 bzw. 10–20 ng/ml empfohlen (◩ Tab. 36.1). Die deutlich höheren therapeutischen Plasmaspiegel für Digitoxin erklären sich aus der wesentlich ausgeprägteren Plasmaeiweißbindung von Digitoxin im Gegensatz zu Digoxin (◩ Tab. 36.1). Um bei erreichtem therapeutischen Plasmaspiegel bei täglich 1-maliger Gabe diesen Spiegel zu halten, müssen 0,15–0,3 mg Digoxin bzw. 0,07–0,1 mg Digitoxin pro Tag gegeben werden. Der aufgrund der langen Plasmahalbwertszeit geringe tägliche Wirkverlust von 20% (Digoxin) und 7% (Digitoxin) wird durch diese tägliche Erhaltungsdosis wieder aufgehoben.

Wenn die klinische Situation es erlaubt, sollte zu Beginn der Therapie eine »**langsame Digitalisierung**« erfolgen, die in der täglichen Gabe der Erhaltungsdosis besteht. Bei Digoxin kommt es nach 7–8 Tagen zu einer konstanten Plasmakonzentration, bei Digitoxin nach 3–4 Wochen. Danach sollten die Plasmaspiegel überprüft werden.

Besteht die Notwendigkeit zu einem rascheren Wirkungseintritt, so kann eine **mittelschnelle Digitalisierung** erfolgen: Digoxin kann z. B. 2 Tage lang mit der 2-fachen Erhaltungsdosis und ab dem 3. Tag mit der 1-fachen Erhaltungsdosis gegeben werden. Bei Digitoxin gibt man 3 Tage lang jeweils die 3-fache Erhaltungsdosis und geht ab dem 4. Tag auf die 1-fache Erhaltungsdosis. Auch hier empfehlen sich die regelmäßige Kontrolle der Plasmaspiegel und die Beachtung möglicher Symptome einer Unter- bzw. Überdosierung.

In der Regel sollte Digoxin dem Digitoxin vorgezogen werden, da es aufgrund der weniger langen Plasmahalbwertszeit etwas einfacher zu handhaben ist. Außerdem liegen bisher nur für Digoxin Ergebnisse aus kontrollierten Langzeitstudien vor, die die günstige Wirkung bei Herzinsuffizienz belegen. Bei Patienten mit renaler Ausscheidungsstörung empfiehlt sich hingegen die Gabe von Digitoxin, das weitgehend unabhängig von der Nierenfunktion eliminiert wird.

Weiterführende Literatur

Gheorghiade M, Adams KF, Colucci WS (2004) Digoxin in the management of cardiovascular disorders. Circulation 109: 2959–2964

Kaplan JH (2002) Biochemistry of Na,K-ATPase. Annu Rev Biochem 71: 511–535

Lee TC (1981) Van Gogh's vision. Digitalis intoxication? JAMA 245: 727–729

Rathore SS, Curtis JP, Wang Y, Bristow MR, Krumholz HM (2003) Association of serum digoxin concentration and outcomes in patients with heart failure. JAMA 289: 871–878

The Digitalis Investigation Group (1997) The effect of digoxin on mortality and morbidity in patients with heart failure. N Engl J Med 336: 525–533

Inhibitoren des Renin-Angiotensin-Aldosteron-Systems

S. Offermanns

M. Freissmuth et al., *Pharmakologie und Toxikologie*,
DOI 10.1007/978-3-662-46689-6_37, © Springer-Verlag Berlin Heidelberg 2016

Das Renin-Angiotensin-Aldosteron-System (RAAS) ist ein zentraler Steuerungsmechanismus, mit dem der Organismus seinen Elektrolythaushalt reguliert und einen ausreichenden Füllungszustand des Gefäßsystems sowie einen ausreichenden Blutdruck sicherstellt. Das RAAS ist in die Pathophysiologie verschiedener Erkrankungen wie der arteriellen Hypertonie, der chronischen Herzinsuffizienz oder der diabetischen Nephropathie involviert.

37.1   Renin-Angiotensin-Aldosteron-System (RAAS)

Lernziele

- Freisetzung von Renin aus juxtaglomerulären Zellen des Vas afferens
- Bildung von Angiotensin II aus Angiotensinogen durch Renin und Angiotensin-Converting-Enzym (ACE)
- Effekte von Angiotensin II

Das Renin-Angiotensin-Aldosteron-System spielt eine zentrale Rolle bei der kurz- und langfristigen Regulation des arteriellen Blutdrucks. Das proteolytisch aktive Enzym **Renin** wird in den juxtaglomerulären Zellen des Vas afferens der renalen Glomeruli gebildet und in die systemische Zirkulation ausgeschüttet, wo es aus dem konstitutiv in der Leber gebildeten **Angiotensinogen** das Decapeptid **Angiotensin I** abspaltet (◘ Abb. 37.1).

Angiotensin I wird daraufhin rasch durch das sich auf den Endothelien, insbesondere der Lungenstrombahn, befindende Enzym **Angiotensin-Converting-Enzym (ACE)** in das Octapeptid **Angiotensin II** umgesetzt. Angiotensin II wirkt im Wesentlichen durch Aktivierung des Angiotensin II-(AT_1-)Rezeptors und führt dadurch über verschiedene Mechanismen zu einer Erhöhung des arteriellen Blutdrucks.

Neben dieser systemischen, reninabhängigen Bildung von Angiotensin II existieren auch diverse **lokale Renin-Angiotensin-Systeme**. So kann renal gebildetes Renin von Zellen der Gefäßwand aufgenommen werden und dort Angiotensinogen zu Angiotensin I umwandeln, das dann durch ACE auf der Endotheloberfläche zu Angiotensin II umgesetzt wird. Daneben sind verschiedene Gewebe wie Gehirn, Blutgefäße, Herz und Niere in der Lage, Renin, Angiotensinogen sowie ACE zu exprimieren und somit lokal Angiotensin II zu produzieren. Die physiologische Rolle der lokalen Angiotensin-II-Bildung ist in den meisten Fällen noch unklar.

37.1.1   Regulation der renalen Reninsekretion

Die Protease Renin wird von den juxtaglomerulären Zellen in der Wand des Vas afferens der Glomeruli synthetisiert und liegt dort in Vesikeln gespeichert vor. Die Freisetzung dieser Vesikel erfolgt durch Exozytose. Die Regulation der Reninsekretion ist der wesentliche Schritt, über den die Aktivität des Renin-Angiotensin-Systems gesteuert wird.

Renin besitzt eine Plasmahalbwertszeit von etwa 15 Minuten. Angiotensinogen scheint das einzige Substrat des Renins zu sein. Die Reninsekretion aus den juxtaglomerulären Zellen wird durch 2 intrarenale Mechanismen und den Sympathikus gesteuert (◘ Abschn. 38.2.1).

> **Stimulation der Reninsekretion durch:**
> - **Reduktion der NaCl-Konzentration im Tubuluslumen**
> - **Blutdruckabfall im Vas afferens**
> - **Sympathikusaktivierung**

Eine Verringerung der NaCl-Reabsorption durch die Macula densa, z. B. aufgrund eines Na^+-Verlusts, führt zur Steigerung der Reninfreisetzung, während eine Erhöhung der NaCl-Reabsorption die Reninsekretion hemmt (◘ Ab. 38.6).

Die **NaCl-Aufnahme** in die Macula-densa-Zellen erfolgt durch den **Na^+-K^+-$2Cl^-$-Symporter,** der sich in der luminalen Membran der Macula-densa-Zellen befindet. Eine **verminderte Aufnahme** von NaCl über den Symporter führt zur **vermehrten Expression der Cyclooxygenase-2.** Dies hat eine vermehrte Bildung von Prostaglandinen (PGE_2, PGI_2) zur Folge. PGE_2 und PGI_2 wirken dann über G-Protein-gekoppelte Rezeptoren (EP_2, EP_4 und IP) auf die juxtaglomerulären Zellen, in denen es nach Rezeptoraktivierung zur **Erhöhung der cAMP-Konzentration** kommt, die dann zu **vermehrter Reninsekretion** führt (◘ Ab. 38.6).

Eine **Erhöhung der NaCl-Reabsorption** führt in den Macula-densa-Zellen über bisher nicht vollständig geklärte Mechanismen zu **vermehrter Bildung von Adenosin,** das dann parakrin über A_1-Rezeptoren auf juxtaglomerulären Zellen wirkt und dort unter Vermittlung des G-Proteins Gi zu einer Hemmung der Adenylylzyklase führt (◘ Ab. 38.6). Die dadurch

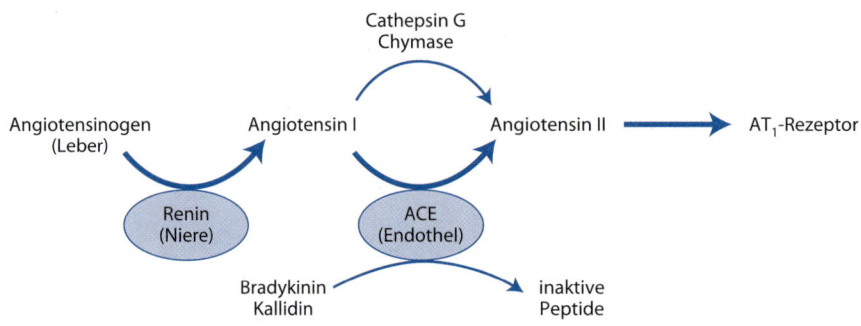

◘ **Abb. 37.1 Enzymatische Bildung von Angiotensin II**

ausgelöste **Verringerung der intrazellulären cAMP-Konzentration** führt zur **Hemmung der Reninsekretion**. Dieser Macula-densa-vermittelte Regulationsmechanismus bewirkt, dass bei drohendem NaCl-Verlust vermehrt Renin freigesetzt wird, während bei NaCl-Überschuss die Reninsekretion gedrosselt wird.

Ein 2. intrarenaler Regulationsmechanismus koppelt den **Blutdruck im Vas afferens** an die Reninfreisetzung:

❗ — **Fällt der Blutdruck im Vas afferens ab, steigt die Reninfreisetzung an.**
— **Erhöht sich der Blutdruck im Vas afferens, vermindert sich die Reninfreisetzung.**

Wahrscheinlich ist die Wandspannung des Vas afferens dabei die entscheidende Stellgröße.

Der 3. wesentliche Regulationsmechanismus der Reninsekretion beruht auf der Innervation des Vas afferens durch postganglionäre sympathische Nervenfasern. Das nach **sympathischer Aktivierung** freigesetzte Noradrenalin bewirkt über Gs-gekoppelte β_1-Rezeptoren auf den juxtaglomerulären Zellen eine Erhöhung der cAMP-Konzentration und damit eine Steigerung der Reninsekretion.

Verschiedene Pharmaka können die physiologische Regulation der Reninsekretion beeinflussen:

- **Schleifendiuretika**, die zur Hemmung des Na^+-K^+-$2Cl^-$-Symporters führen, bewirken eine Erhöhung der Reninsekretion.
- Pharmaka, die die **Cyclooxygenase hemmen**, vermindern die Reninfreisetzung.
- **β-Adrenozeptor-Blocker** verringern die Reninsekretion.

37.1.2 Bildung von Angiotensin II

Das Reninsubstrat **Angiotensinogen** wird von der Leber in konstanten Mengen synthetisiert und zirkuliert im Plasma in einer Konzentration von etwa 1 µM. Das durch **Renin** aus Angiotensinogen gebildete **Angiotensin I** ist biologisch weitgehend inaktiv, wird jedoch sehr rasch durch ACE in das biologisch aktive **Angiotensin II** umgesetzt.

ACE ist ein Glykoprotein mit etwa 175.000 Da Molekularmasse, das mit seinem C-Terminus in der luminalen Plasmamembran von Endothelzellen verankert ist. Es besitzt 2 katalytische Zentren, die unter Beteiligung von Zn^{2+}-Ionen diverse Peptide spalten können. ACE führt neben der Konversion von Angiotensin I zu Angiotensin II auch zur Spaltung und Inaktivierung von Kininen wie Bradykinin (❑ Abb. 37.1). Es ist identisch mit dem Enzym Kininase II.

Der überwiegende Teil von Angiotensin II wird über den klassischen Weg durch Renin und ACE gebildet. Ein kleiner Teil kann jedoch direkt aus Angiotensinogen durch andere Proteasen (Tonin, Cathepsin G) sowie unter **Umgehung von ACE** aus Angiotensin I (durch Cathepsin G oder Chymase) gebildet werden (❑ Abb. 37.1).

37.1.3 Effekte von Angiotensin II

Angiotensin II ist der wesentliche Mediator des Renin-Angiotensin-Systems. Die wichtigsten kardiovaskulären Effekte von Angiotensin II werden durch den **AT$_1$-Rezeptor** vermittelt, der von den Erfolgsorganen des Renin-Angiotensin-Systems exprimiert wird und besonders an die G-Proteine Gq/11 koppelt. Die Aktivierung des Rezeptors führt zur Stimulation der Phospholipase C mit nachfolgender Ca^{2+}-Freisetzung aus intrazellulären Speichern. Das nach Reninfreisetzung durch ACE gebildete Angiotensin II bewirkt unter physiologischen Bedingungen zum einen eine relativ rasche Erhöhung des peripheren Gefäßwiderstands, zum anderen führt es verzögert zur vermehrten Salz- und Wasserretention. Beide Effekte dienen der Kontrolle des Extrazellularvolumens und des Blutdrucks (❑ Abb. 37.2, ❑ Tab. 37.1).

Erhöhung des peripheren Gefäßwiderstands

An der durch Angiotensin II ausgelösten Erhöhung des totalen peripheren Gefäßwiderstands sind verschiedene Mechanismen beteiligt. Angiotensin II führt über AT$_1$-Rezeptoren auf den glatten Gefäßmuskelzellen **direkt zur Konstriktion, insbesondere der Widerstandsgefäße.** Darüber hinaus verstärkt es über die Aktivierung präsynaptischer AT$_1$-Rezeptoren die **Freisetzung von Noradrenalin aus sympathischen Nervenendigungen** und potenziert dadurch vasokonstriktorische Effekte des sympathischen Nervensystems (❑ Abb. 37.2).

Erhöhung der Salz- und Wasserretention

Bereits sehr geringe Konzentrationen von Angiotensin II, die keine nennenswerten direkten vaskulären Effekte hervorrufen, sind in der Lage, in der Zona glomerulosa der Nebennierenrinde die **Synthese und Freisetzung von Aldosteron zu steigern.** Diese Wirkung wird verstärkt durch Hyponatriämie sowie Hyperkaliämie.

❑ **Tab. 37.1 AT1-Rezeptor-vermittelte Wirkungen von Angiotensin II**

Organ	Wirkungen
Glatte Gefäßmuskulatur	Akut: Kontraktion (TPR ↑) Chronisch: Proliferation
Sympathische Nervenendigungen	Noradrenalinfreisetzung ↑
Niere	Na^+-Resorption ↑ GFR ↑ (Konstriktion des Vas efferens)
Nebennierenrinde	Aldosteronsynthese/-freisetzung ↑
Hypophysenhinterlappen	ADH-Freisetzung ↑
Hypothalamus	Durstgefühl ↑
Myokard	Chronisch: Hypertrophie

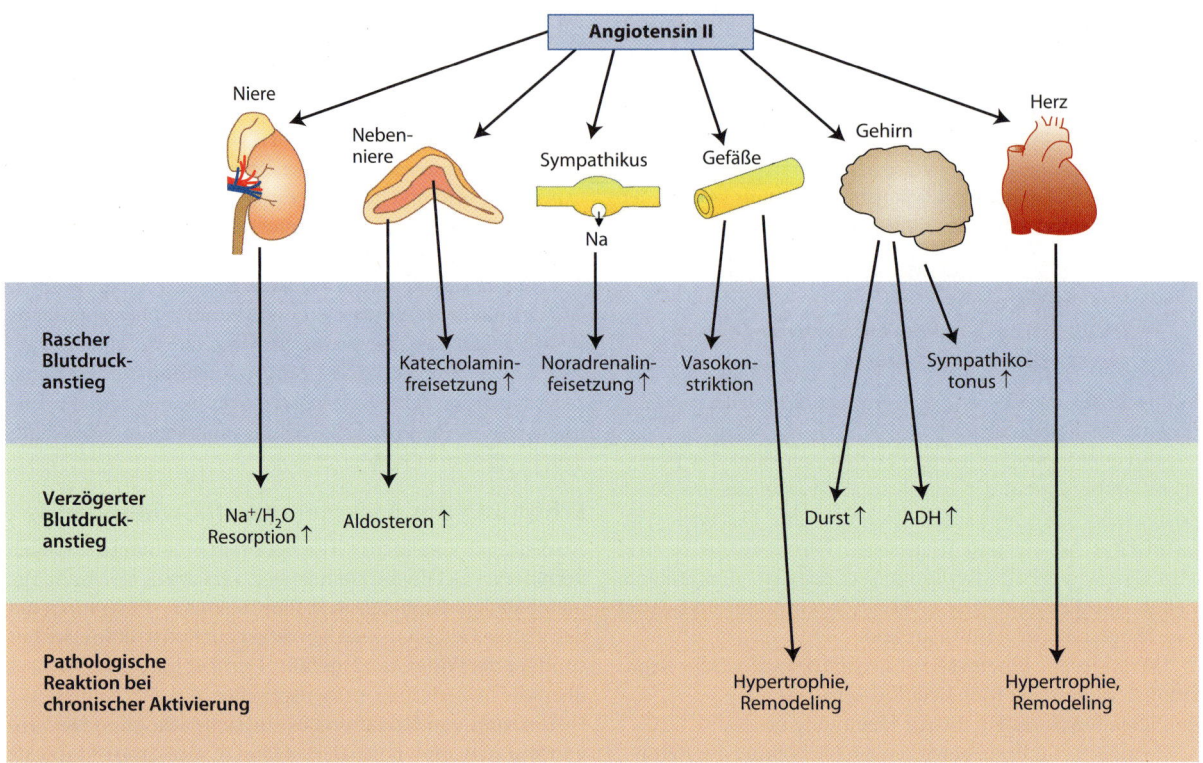

Abb. 37.2 Effekte von Angiotensin II. Na, Noradrenalin

Aldosteron führt in den Verbindungstubuli und den Sammelrohren der Nieren zur Steigerung der Na⁺-Resorption sowie zur vermehrten K⁺-Sekretion durch

- Stimulation der Neusynthese und Einbau von Na⁺-Kanälen (ENac) in der luminalen Zellmembran und
- verstärkte Bildung von Na⁺/K⁺-ATPase in der basolateralen Membran.

Neben diesem indirekten Effekt über Aldosteron kann Angiotensin II auch direkt im Bereich des proximalen Tubulus der Niere zu einer Erhöhung der Na⁺-Resorption führen. Eine vermehrte Salz- und Wasserretention wird auch durch zentrale Wirkungen von Angiotensin II ausgelöst. So vermittelt Angiotensin II **Durstgefühl** und **Appetit auf Salz** und kann ferner die **Freisetzung von antidiuretischem Hormon (ADH)** aus dem Hypophysenhinterlappen verstärken (**Abb. 37.2**).

Pathologische Effekte von Angiotensin II

Die im Rahmen einer Hypertonie oder Herzinsuffizienz beobachtete Aktivierung des systemischen sowie lokalen Renin-Angiotensin-Systems ist höchstwahrscheinlich an diversen pathophysiologischen Prozessen beteiligt. Insbesondere die **Hypertrophie** und **strukturelle Umwandlung des Myokards sowie der Gefäßwand** wird durch vermehrt gebildetes Angiotensin II gefördert. Diese pathologisch relevanten Effekte beruhen auf der Fähigkeit von Angiotensin II, die Proliferation bzw. das Wachstum von glatten Gefäßmuskelzellen sowie von Kardiomyozyten zu steigern (**Abb. 37.2**).

37.1.4 Freisetzung und Wirkung von Aldosteron

Der wichtigste Mediator der langfristigen Effekte des Renin-Angiotensin-Systems, Aldosteron, wird unter dem Einfluss von Angiotensin II in der **Zona glomerulosa der Nebennierenrinde** synthetisiert und freigesetzt (**Abb. 37.2**). Die primären Funktionen von Aldosteron sind die Regulation des extrazellulären Volumens und die Kontrolle der Kaliumhömöostase. Diese Effekte werden durch Bindung von Aldosteron an den **zytoplasmatischen Mineralocorticoidrezeptor** epithelialer Zellen vermittelt, insbesondere den Epithelzellen der Verbindungstubuli und der Sammelrohre in der Niere. Der Mineralocorticoidrezeptor transloziert nach Bindung von Aldosteron in den Zellkern und löst dort durch Interaktion mit spezifischen DNA-Bereichen Veränderungen der Genexpression aus.

Im distalen Nephron führt Aldosteron zur vermehrten Neusynthese epithelialer Na⁺-Kanäle (ENaC), die in die apikale Zellmembran eingebaut werden. Die aldosteronabhängig exprimierte Kinase Sgk1 scheint besonders den Einbau epithelialer Na⁺-Kanäle zu fördern. Darüber hinaus kommt es zur vermehrten Synthese der Na⁺/K⁺-ATPase, die in der basolateralen Zellmembran lokalisiert ist. Angetrieben durch die Na⁺/K⁺-ATPase kommt es über den apikalen Na⁺-Kanal zur Aufnahme von Na⁺, während im Gegenzug K⁺ die Zelle über einen ebenfalls aldosteronsensitiven K⁺-Kanal (ROMK) verlässt (**Abb. 37.3**).

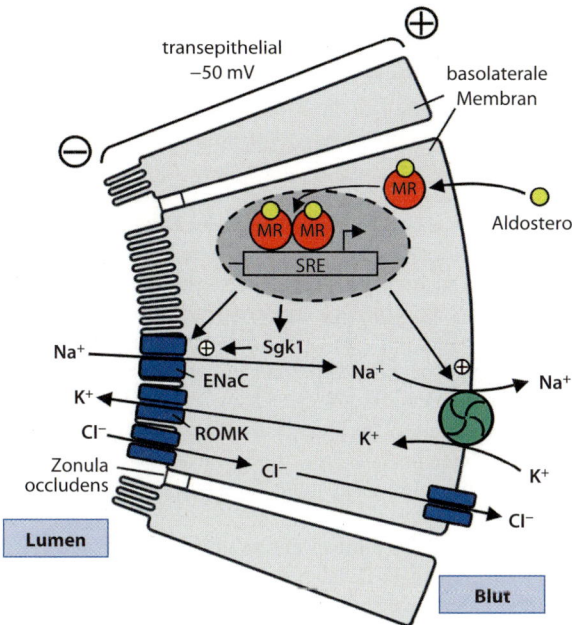

⬛ Abb. 37.3 Mechanismus der Aldosteronwirkung im distalen Nephron. Einzelheiten und Erklärung der Abkürzungen im Text

Auch an anderen Transportepithelien im Bereich des Dickdarms, der Schweißdrüsen oder der Speicheldrüsen besitzt Aldosteron entsprechende Effekte. Für die Regulation der Kaliumhomöostase und der Na$^+$-/Wasser-Resorption sind die renalen Effekte jedoch die wichtigsten. In jüngster Zeit sind Mineralocorticoidrezeptoren auch in anderen Geweben wie dem Herz gefunden worden, wo sie möglicherweise die nach lang anhaltender Aktivierung des Renin-Angiotensin-Aldosteron-Systems auftretende Myokardfibrosierung vermitteln.

37.2 Pharmakologische Beeinflussung des RAAS

Lernziele

Inhibitoren des Renin-Angiotensin-Aldosteron-Systems
- Renininhibitoren (Aliskiren)
- ACE-Hemmer
- Angiotensin-II-Rezeptor-(AT$_1$-)Antagonisten
- Aldosteronrezeptor-Antagonisten

Aufgrund der zentralen Rolle des Renin-Angiotensin-Aldosteron-Systems im Rahmen der Aufrechterhaltung des physiologischen Blutdrucks stellt dieses hormonale System eine nahe liegende Zielstruktur für antihypertensive Pharmaka dar. Auch im Rahmen der Therapie der chronischen Herzinsuffizienz ist der Einsatz von Hemmern des RAAS fest etabliert. Neben den weit verbreitet eingesetzten **ACE-Hemmern** werden auch **AT$_1$-Rezeptor-Antagonisten**, **Aldosteronrezeptor-Antagonisten** sowie **Reninhemmer** verwendet.

37.2.1 Renininhibitoren

Bedeutung Das zur Gruppe der Aspartatproteasen gehörende Enzym Renin wird in geregelter Form aus den juxtaglomerulären Zellen des Vas afferens der Niere freigesetzt und katalysiert den entscheidenden Schritt in der Aktivierung des Renin-Angiotensin-Aldosteron-Systems, die Abspaltung von Angiotensin I aus Angiotensinogen (⬛ Abb. 37.1). Angiotensinogen ist das einzige bekannte Substrat der 37-kDa-Protease Renin. Bereits kurz nach Entdeckung des Renins und der Beschreibung des Renin-Angiotensin-Systems wurde Renin als geeignete Zielstruktur für Pharmaka zur Blutdrucksenkung vorgeschlagen.

Vertreter Trotz der erfolgreichen Entwicklung verschiedener Renininhibitoren konnte lange keine der Substanzen bis zur klinischen Anwendung entwickelt werden, da die Bioverfügbarkeiten unzureichend waren. Erst 2007 wurde mit **Aliskiren** der erste Renininhibitor zugelassen. Sein klinischer Stellenwert ist zurzeit noch unklar. Die maximale Wirkung von Aliskiren ist durch den starken kompensatorischen Anstieg der Plasmareninspiegel unter Gabe von Renininhibitoren begrenzt.

Pharmakokinetik Nur ein kleiner Teil des oral verabreichten Aliskiren wird resorbiert, die **Bioverfügbarkeit** ist mit **2–3% relativ niedrig**. Die Resorption wird weiter reduziert durch gleichzeitige Aufnahme fettreicher Nahrung. Die **relativ lange Plasmahalbwertszeit von ca. 40 h** macht lediglich eine einmalige Gabe pro Tag erforderlich. Aliskiren wird überwiegend unverändert biliär ausgeschieden, nur ein kleiner Teil wird hepatisch metabolisiert.

Wechselwirkungen Bei gleichzeitiger Gabe von **Furosemid** kommt es zur Reduktion der maximalen Furosemidplasmaspiegel. Die gleichzeitige Gabe anderer **Hemmer des RAAS** verstärkt die Wirkung.

Unerwünschte Wirkungen Aliskiren scheint im Allgemeinen gut vertragen zu werden. Selten kommt es zu Diarrhöen, vor allem bei höheren Dosen, wahrscheinlich ausgelöst durch den hohen Anteil nichtresorbierter Substanz. Hyperkaliämien werden insbesondere bei gleichzeitiger Verabreichung anderer Pharmaka, die mit einem Hyperkaliämierisiko behaftet sind, beobachtet.

Klinischer Anwendung Aliskiren ist für die Behandlung der **essenziellen Hypertonie** zugelassen. Es ist ein Reservemittel, dessen klinischer Stellenwert unklar ist. Aufgrund der geringen Bioverfügbarkeit sollte die Einnahme zusammen mit einer leichten Mahlzeit zu festgelegten Tageszeiten erfolgen. Die gleichzeitige Aufnahme fettreicher Nahrung sollte vermieden werden.

Kontraindikationen Schwangerschaft und Stillzeit.

37.2.2 ACE-Hemmer

▪ Wirkprinzip

ACE ist eine Peptidase und gehört zur Gruppe der Metalloproteasen, die ein für die katalytische Aktivität sehr wichtiges Zinkion im aktiven Zentrum tragen. ACE-Hemmer binden an Aminosäurereste und an das Zinkion der beiden katalytischen Zentren des Enzyms und verhindern dadurch, dass die physiologischen Substrate des Enzyms wie Angiotensin I oder Bradykinin von ACE gebunden und umgesetzt werden können (◨ Abb. 37.4).

▪ Vertreter

Die Entwicklung von ACE-Hemmern begann in den 1960er Jahren mit der Beobachtung, dass bestimmte Peptide im Speichel der südamerikanischen Schlange *Bothrops jararaca* auf ACE hemmend wirken. Eines der Peptide, das »Teprotid«, hemmte das Enzym mit hoher Potenz und führte nach i. v. Injektion zu einem antihypertensiven Effekt. Der Nutzen dieses Peptids war jedoch eingeschränkt, da es nicht oral verabreicht werden konnte.

Der erste oral wirksame ACE-Hemmer, **Captopril**, ein Dipeptidanalogon, wurde Ende der 1970er Jahre entwickelt und Anfang der 1980er Jahre für den klinischen Einsatz zugelassen. Er besitzt als zinkbindende Gruppe einen Sulfhydrylrest. Die halbmaximale Hemmkonzentration des Captopril liegt bei ca. 20 nM.

Das kurz darauf entwickelte **Enalapril** und alle weiteren ACE-Hemmer sind Tripeptidanaloga der C-terminalen Peptidkette des Angiotensin I. Enalapril ist ein Prodrug, aus dem nach hydrolytischer Abspaltung einer Ethylgruppe die wirksame Substanz Enalaprilat freigesetzt wird. Dieses bindet mit seiner Carboxylgruppe an das Zink im aktiven Zentrum des ACE. Aufgrund der enzymatischen Umwandlung in die aktive Form besitzt Enalapril im Vergleich zu Captopril einen verzögerten Wirkungseintritt sowie eine längere Wirkdauer. Zudem wird die veresterte Prodrug-Form besser resorbiert als die aktive Form und sorgt somit für eine gute Bioverfügbarkeit.

Die meisten der mittlerweile zahlreichen ACE-Hemmer folgen dem Prinzip des Enalapril. Ausnahmen sind **Lisinopril,** das bereits die aktive Form darstellt, und **Fosinopril,** das nach enzymatischer Umwandlung in Fosinoprilat über eine Phosphorylgruppe das Zink im aktiven Zentrum des Enzyms bindet (◨ Abb. 37.5).

▪ Bedeutung

ACE-Hemmer stellen **Basispharmaka im Rahmen der Behandlung der Herzinsuffizienz und der arteriellen Hypertonie** dar. Ihre Wirkung basiert im Wesentlichen auf der um **bis zu 90% reduzierten Bildung von Angiotensin II.** Die geringe Restbildung von Angiotensin II beruht auf der Aktivität anderer Enzyme (◨ Abb. 37.1). Ein Teil der erwünschten Wirkungen ist möglicherweise auf die **verminderte Inaktivierung von Kininen** (Bradykinin, Kallidin) sowie Substanz P zurückzuführen, die Endothelzellen zur Bildung endogener Vasodilatoren wie NO anregen können.

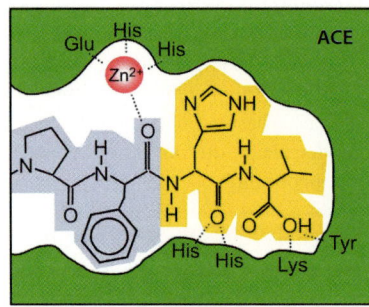
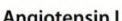
Angiotensin I

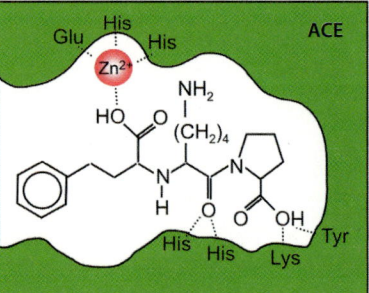
Lisinopril

◨ **Abb. 37.4 Modell der Substratbindungsstelle von ACE.** Katalytisches Zentrum einer enzymatisch aktiven ACE-Domäne mit einigen an der Substratbindung beteiligten Aminosäuren (His, Glu, Lys, Tyr).
Links: Katalytisches Zentrum von ACE mit 4 C-terminalen Aminosäuren des Substrats Angiotensin I. Die durch ACE vom Substrat Angiotensin I abgespaltenen 2 C-terminalen Aminosäuren Histidin und Leucin sind *gelb* markiert, der neue C-Terminus des enzymatischen Produkts Angiotensin II, bestehend aus einem Prolin- und einem Phenylalaninrest, *graublau.*
Rechts: Bindung des synthetischen ACE-Hemmers Lisinopril. Das im katalytischen Zentrum gebundene Zn^{2+}-Ion (*rot*) geht Bindungen mit 2 His(tidin)-Resten und einem Glu(tamat)-Rest des Enzyms sowie mit dem Substrat bzw. Inhibitor ein

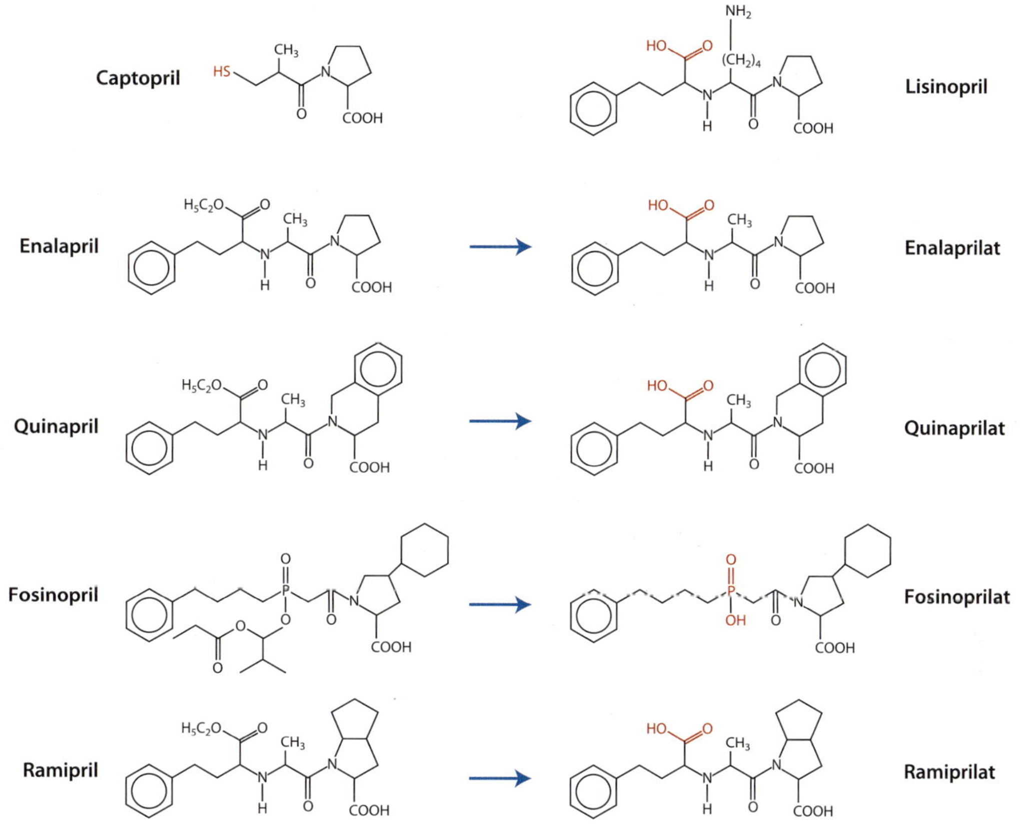

Abb. 37.5 Strukturformeln klinisch eingesetzter ACE-Hemmer. Während Captopril und Lisinopril direkt wirksam sind, stellen die anderen ACE-Hemmer Prodrugs dar, die durch Hydrolyse in die aktive Form umgewandelt werden. Die mit dem Zinkion im aktiven Zentrum des Enzyms interagierenden Bereiche der aktiven ACE-Hemmer sind *rot* markiert

▪ Pharmakokinetik

Mit Ausnahme von Captopril und Lisinopril stellen die ACE-Hemmer Prodrugs dar, aus denen die eigentlichen Wirkformen (◘ Abb. 37.5) durch Esterhydrolyse vor allem in der Leber freigesetzt werden. Die einzelnen Substanzen unterscheiden sich vor allem bezüglich Bioverfügbarkeit und Plasmahalbwertszeit (◘ Tab. 37.2). Insbesondere **Captopril** wird relativ rasch eliminiert und muss im Gegensatz zu den übrigen ACE-Hemmern im Rahmen einer Langzeittherapie mehr als 1-mal täglich gegeben werden.

Die aktiven Formen der ACE-Hemmer werden überwiegend unverändert renal eliminiert, sodass bei Patienten mit Niereninsuffizienz eine Dosisanpassung erforderlich ist. Eine Ausnahme stellt **Fosinopril** dar, das in der Leber auch biliär ausgeschieden wird, nachdem es zum Teil glucuronidiert worden ist. Auch Trandolapril, Moexipril und Spirapril werden zu nennenswerten Teilen biliär ausgeschieden.

◘ Tab. 37.2 fasst die wichtigsten pharmakokinetischen Eigenschaften der ACE-Hemmer zusammen.

▪ Unerwünschte Wirkungen

Bei etwa 10–20% der behandelten Patienten kommt es zum Auftreten eines **Reizhustens** aufgrund einer Herabsetzung der Reizschwelle, bei der Husten ausgelöst wird. Ursache für den Reizhusten ist der vermehrte Anfall von Kininen im Bronchialsystem unter ACE-Hemmung. Bradykinin führt im Bronchialsystem zur Sensibilisierung sensorischer Nervenendigungen und damit zur leichteren Auslösung des Hustenreflexes.

Besonders zu Beginn der Therapie sowie bei Patienten mit Salz- und Flüssigkeitsmangel (z. B. Vorbehandlung mit Diuretika oder Salzverlust) kann es zu einer **orthostatischen Hypotonie** kommen. Bei niereninsuffizienten Patienten kann unter ACE-Hemmer-Gabe eine **Hyperkaliämie** auftreten, die Gefahr einer Hyperkaliämie wird durch gleichzeitige Gabe kaliumsparender Diuretika erhöht.

Relativ selten tritt unter einer ACE-Hemmer-Therapie ein akut lebensbedrohliches **angioneurotisches Ödem** auf. Dieses Phänomen, das dosisunabhängig in der Regel im Verlauf der 1. Woche einer Therapie mit ACE-Hemmern auftritt, besteht aus einer raschen Schwellung von Lippen, Mund, Rachen, Zunge, Glottis und Larynx. Die dadurch ausgelöste Atemwegsobstruktion kann akut lebensbedrohlich sein. Der Mechanismus ist ungeklärt, eine Beteiligung von vermehrt gebildetem Bradykinin ist diskutiert worden. Das angioneurotische Ödem bildet sich wenige Stunden nach Absetzen des ACE-Hemmers zurück.

◘ **Tab. 37.2 Pharmakologische Eigenschaften von ACE-Hemmern**

Medikament	Prodrug	Zinkligand	Bioverfügbarkeit (%)	Plasmahalbwertszeit (h)	Haupteliminationsweg
Captopril	nein	Sulfhydryl	65–75	1,7	renal
Enalapril	ja	Carboxyl	45	11	renal
Lisinopril	nein	Carboxyl	25–40	12	renal
Fosinopril	ja	Phosphoryl	25–35	12	renal, biliär
Benazepril	ja	Carboxyl	40	10	renal
Quinapril	ja	Carboxyl	40	25	renal
Ramipril	ja	Carboxyl	50–60	12–20	renal
Trandolapril	ja	Carboxyl	50–60	16–24	renal, biliär
Moexipril	ja	Carboxyl	20	8	renal, biliär
Spirapril	ja	Carboxyl	60	40	renal, biliär
Perindopril	ja	Carboxyl	20–35	10	renal
Cilazapril	ja	Carboxyl	90	45	renal
Imidapril	ja	Carboxyl	42	24	renal
Zofenopril	ja	Carboxyl	70	5,5	renal

■ **Interaktionen**

⊗ ▬ **Bei gleichzeitiger Gabe kaliumsparender Diuretika, wie z. B. Aldosteronrezeptor-Antagonisten, Triamteren oder Amilorid, kann es zu einer gefährlichen Hyperkaliämie kommen.**
▬ **Nichtsteroidale Antirheumatika verringern die Wirkung von ACE-Hemmern.**

Bei gleichzeitiger Gabe von **Allopurinol** ist über ein vermehrtes Auftreten von allergischen Reaktionen (Hautausschlag, Leukopenien) berichtet worden.

■ **Klinische Anwendung**

Das klassische Indikationsgebiet der ACE-Hemmer ist die **arterielle Hypertonie**. ACE-Hemmer sind nach den Thiaziddiuretika Mittel der Wahl zur Behandlung der arteriellen Hypertonie. Insbesondere bei hypertensiven Patienten, die zusätzlich an **diabetischer Nephropathie** leiden, sind ACE-Hemmer indiziert. Klinische Studien weisen darauf hin, dass ACE-Hemmer bei Diabetikern mit Proteinurie durch Senkung des glomerulären Filtrationsdrucks die Mikroalbuminurie verringern und dadurch die Progression der Niereninsuffizienz verlangsamen (◘ Abb. 37.6).

Bei Patienten mit **chronischer Herzinsuffizienz** sind ACE-Hemmer in allen Stadien indiziert. Klinische Studien haben einen günstigen Effekt auf Prognose und Symptomatik der Erkrankung nachgewiesen. Günstig ist neben der Hemmung der neurohumoralen Gegenregulation auch die Inhibi-

tion der wachstums- und fibrosefördernden Effekte von Angiotensin II. Auf diesen Wirkungen beruht wahrscheinlich auch der nachgewiesene günstige Effekt von ACE-Hemmern auf die Mortalität von Patienten nach Herzinfarkt. ACE-Hemmer sind Standardmittel im Rahmen der **Post-Herzinfarkt-Behandlung**.

■ **Kontraindikationen**

ACE-Hemmer sind in der **Schwangerschaft** kontraindiziert. Insbesondere im 2. und 3. Trimenon sind ACE-Hemmer kontraindiziert, da der Fetus aufgrund deutlich erhöhter Empfindlichkeit gegenüber ACE-Hemmern mit lang anhaltender Blutdruckverminderung und Anurie reagieren kann. Aufgrund der verminderten Bildung von Amnionflüssigkeit kommt es in der Folge zu einem Oligohydramnion mit fetaler Wachstumsverzögerung.

Bei Patienten mit **renovaskulärer Hypertonie** sind ACE-Hemmer kontraindiziert. Bei einer ein- oder beidseitigen Stenose der A. renalis kommt es zur Aktivierung des Renin-Angiotensin-Systems. Durch das vermehrt anfallende Angiotensin II, das zu einer Konstriktion des Vas efferens führt, kann über einen langen Zeitraum eine adäquate glomeruläre Filtration trotz verminderter renaler Durchblutung aufrechterhalten werden. Die Gabe von ACE-Hemmern in dieser Situation unterbricht diesen Kompensationsmechanismus und kann akutes Nierenversagen auslösen.

ACE-Hemmer sind ebenfalls kontraindiziert bei Patienten, die **in der Anamnese Unverträglichkeiten,** insbesondere ein **angioneurotisches Ödem,** aufweisen.

37

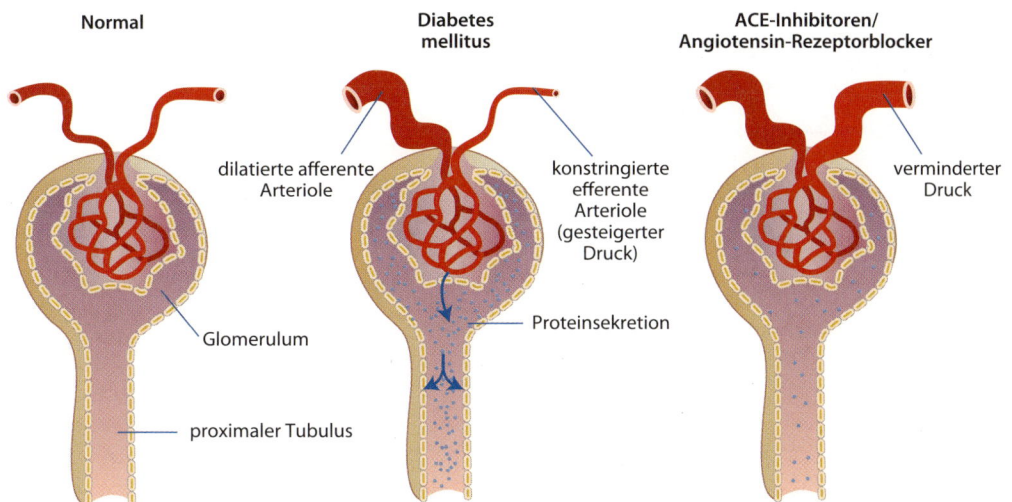

Normal   Diabetes mellitus   ACE-Inhibitoren/ Angiotensin-Rezeptorblocker

dilatierte afferente Arteriole

konstringierte efferente Arteriole (gesteigerter Druck)

verminderter Druck

Glomerulum

Proteinsekretion

proximaler Tubulus

Abb. 37.6 Wirkung von ACE-Hemmern bzw. AT$_1$-Rezeptor-Antagonisten bei Patienten mit diabetischer Nephropathie im Frühstadium. Im Frühstadium einer glomerulären Schädigung bei Patienten mit Diabetes mellitus kommt es zu charakteristischen hämodynamischen Veränderungen im Bereich des Glomerulums. Während das Vas afferens durch vasodilatatorische Prostaglandine (PGE$_2$, PGI$_2$) dilatiert wird, kommt es im Bereich des Vas efferens zur Angiotensin-II-vermittelten Vasokonstriktion. Aufgrund der daraus resultierenden Druckerhöhung in den Glomerulumkapillaren sowie einer Schädigung der Podozyten im Rahmen der Hyperglykämie gelangen Albumin und höhermolekulare Serumproteine vermehrt ins Glomerulumfiltrat. Typisches laborchemisches Zeichen einer derartigen diabetischen Frühschädigung ist die Mikroalbuminurie. Bei diabetischen Patienten mit einer Störung der glomerulären Hämodynamik kommt es unter Gabe von ACE-Hemmern bzw. AT$_1$-Rezeptor-Antagonisten zur Relaxation des Vas efferens und damit zur Verringerung des intraglomerulären Drucks

---

Steckbrief ACE-Hemmer
Wirkmechanismus: Hemmung der Bildung von Angiotensin II und Verminderung des Abbaus von Kininen
Pharmakokinetik: Meist gute Bioverfügbarkeit, unterschiedliche Plasmahalbwertszeiten; meist renale, seltener biliäre Elimination
Unerwünschte Wirkungen: Reizhusten, orthostatische Hypotonie, Hyperkaliämie, angioneurotisches Ödem
Interaktionen: Gefahr von Hyperkaliämien bei gleichzeitiger Gabe von Reninhibitoren, Aldosteronrezeptor-Antagonisten oder kaliumsparenden Diuretika; Abschwächung der Wirkung von ACE-Hemmern durch nichtsteroidale Antiphlogistika
Klinische Anwendung: Mittel der Wahl bei chronischer Herzinsuffizienz, Patienten nach Myokardinfarkt sowie meist in Kombination mit Diuretika zur Behandlung der arteriellen Hypertonie
Kontraindikationen: Schwangerschaft, renovaskuläre Hypertonie, bekannte Unverträglichkeiten in der Anamnese

---

37.2.3 Angiotensin-II-Rezeptor-(AT1-)Antagonisten

■ Vertreter

Da alle wesentlichen Effekte des Angiotensin II durch den AT$_1$-Rezeptor vermittelt werden, lag es nahe, AT$_1$-Rezeptor-

Antagonisten als potenzielle Antihypertensiva zu entwickeln. Schon früh war es gelungen, durch Modifikation von Angiotensin II peptidische Antagonisten des AT$_1$-Rezeptors wie z. B. Saralasin herzustellen. Aufgrund ihrer peptidischen Struktur konnten diese Substanzen jedoch nicht oral gegeben werden, wodurch ihr klinischer Einsatz beschränkt war. Erst in den 1980er Jahren gelang die Synthese nichtpeptidischer AT$_1$-Rezeptor-Antagonisten. Das erste Pharmakon dieser Art, **Losartan,** wurde 1995 für die Therapie der Hypertonie zugelassen.

Seitdem sind eine Reihe weiterer nichtpeptidischer AT$_1$-Rezeptor-Antagonisten wie **Candesartan, Irbesartan, Telmisartan** oder **Valsartan** entwickelt worden (◘ Abb. 37.7), die eine sehr hohe Selektivität für den AT$_1$-Rezeptor gegenüber dem AT$_2$-Rezeptor besitzen. Alle AT$_1$-Rezeptor-Antagonisten besitzen eine sehr hohe Affinität zum Rezeptor. Da sie in der Regel nur langsam vom Rezeptor dissoziieren, hält ihre Wirkung über die Plasmahalbwertszeit hinaus an.

Valsartan steht seit kurzem in fester Kombination mit dem **Neprilysininhibitor Sacubitril** zur Verfügung. Die Peptidase Neprilysin ist unter anderem für den Abbau von B-Typ-natriuretischem Peptid (BNP) verantwortlich. Die durch Sacubitril ausgelöste Erhöhung der BNP-Spiegel stellt in Kombination mit AT$_1$-Rezeptor-Blockade ein neuartiges Behandlungskonzept bei chronischer Herzinsuffizienz dar (▶ Abschn. 37.3).

■ Wirkprinzip

AT1-Rezeptor-Antagonisten unterscheiden sich von ACE-Hemmern in mehreren Aspekten, deren Bedeutung für die

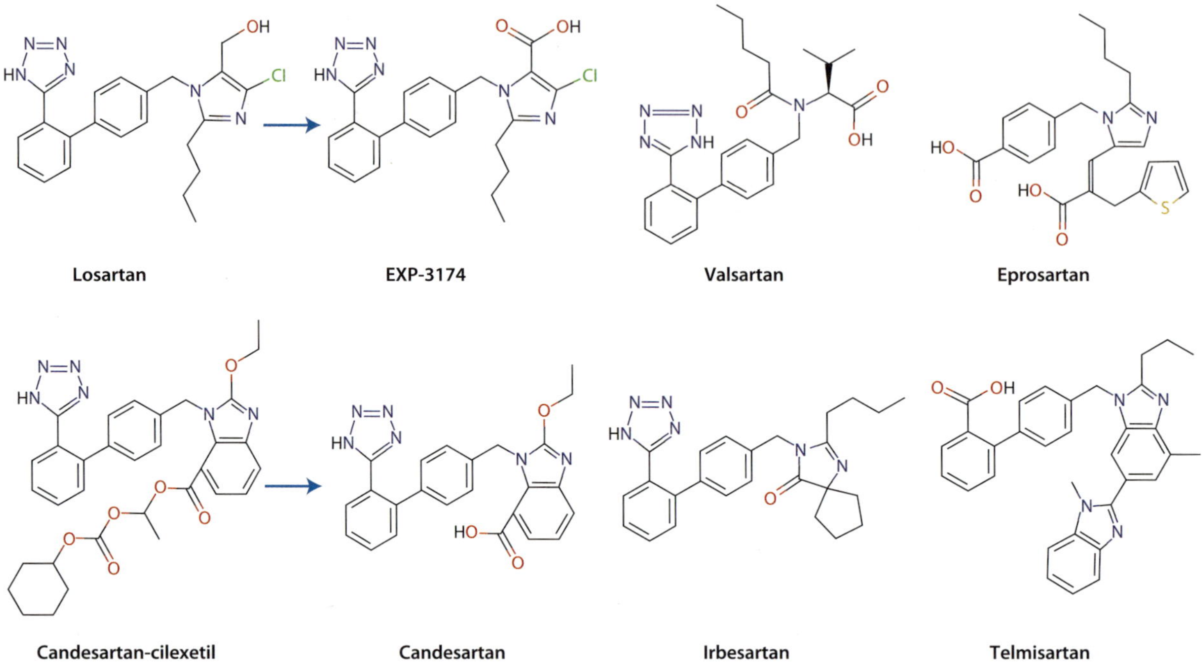

◘ **Abb. 37.7 Strukturformeln klinisch eingesetzter AT₁-Rezeptor-Antagonisten.** Losartan wird in der Leber zum Teil in den sehr wirksamen Metaboliten EXP-3174 umgewandelt. Candesartan-Cilexetil ist ein Prodrug, das vor allem in der Darmmukosa zum aktiven Candesartan umgesetzt wird

klinische Anwendung noch nicht ganz klar ist. Während mit den Rezeptor-Antagonisten **alle AT₁-Rezeptor-vermittelten Effekte vollständig blockiert** werden können, ist die Hemmung der Angiotensin-II-Bildung durch ACE-Hemmer aufgrund alternativer Wege der Angiotensin-II-Bildung (► Abschn. 37.1.2) nicht vollständig.

Andererseits hat die Gabe von AT₁-Rezeptor-Antagonisten im Gegensatz zu ACE-Hemmern **keinen verminderten Abbau von Bradykinin oder Substanz P** zur Folge, sodass der unter ACE-Hemmer-Gabe typische Reizhusten schwächer ausfällt. Allerdings scheinen die unter ACE-Hemmer-Therapie vermehrt anfallenden Peptide zu den günstigen therapeutischen Wirkungen der ACE-Hemmer beizutragen. Schließlich kann beobachtet werden, dass unter der Therapie mit AT₁-Rezeptor-Antagonisten die Reninfreisetzung stimuliert wird und vermehrt Angiotensin II anfällt.

Das vermehrt gebildete Angiotensin II kann zwar nicht mehr auf AT₁-Rezeptoren wirken, führt jedoch zur **verstärkten Aktivierung von AT₂-Rezeptoren.** Die Folgen einer vermehrten AT₂-Rezeptor-Stimulation unter Therapie mit AT₁-Rezeptor-Antagonisten sind unklar; es gibt Hinweise darauf, dass dieser Effekt therapeutisch günstig sein könnte.

Trotz dieser eher theoretischen Aspekte haben klinische Studien bisher keine eindeutigen Vorteile von AT₁-Rezeptor-Antagonisten gegenüber ACE-Hemmern nachweisen können. AT₁-Rezeptor-Antagonisten gelten daher als **Mittel der 2. Wahl,** wenn ACE-Hemmer nicht vertragen werden.

▪ Pharmakokinetik

Die orale Bioverfügbarkeit von AT₁-Rezeptor-Antagonisten liegt mit Ausnahme von Irbesartan unter 50%. AT₁-Rezeptor-Antagonisten besitzen Plasmahalbwertszeiten zwischen 6 und 20 Stunden (◘ Tab. 37.3). Die Wirkdauer ist aufgrund der langsamen Dissoziation vom Rezeptor jedoch länger und beträgt in der Regel 24 Stunden.

Candesartan wird in Form eines Prodrugs, Candesartan-Cilexetil, gegeben, das bereits in der Darmmukosa in die aktive Form, Candesartan, hydrolysiert wird. Losartan wird in der Leber zum Teil in den aktiven Metaboliten EXP-3174 umgewandelt. Mit Ausnahme von Telmisartan, das fast vollständig biliär ausgeschieden wird, erfolgt die Ausscheidung von AT₁-Rezeptor-Antagonisten teilweise nach Glucuronidierung sowohl renal als auch biliär.

▪ Unerwünschte Wirkungen

AT1-Rezeptor-Antagonisten werden in der Regel gut vertragen. Wie aufgrund des Wirkmechanismus zu erwarten, sind einige unerwünschte Wirkungen der ACE-Hemmer wie Reizhusten oder angioneurotisches Ödem deutlich seltener. **Blutdruckabfälle** und **Hyperkaliämien** können jedoch wie unter Therapie mit ACE-Hemmern bei entsprechend disponierten Patienten auftreten. Selten werden lebertoxische Reaktionen mit einem **Anstieg der Transaminasen** beobachtet.

▪ Interaktionen

Ebenso wie bei der Therapie mit ACE-Hemmern steigt die Gefahr einer Hyperkaliämie bei gleichzeitiger Gabe **kalium-**

◻ Tab. 37.3 Pharmakologische Eigenschaften von AT$_1$-Rezeptor-Antagonisten

AT$_1$-Rezeptor-ntagonisten	Orale Bioverfügbarkeit (%)	Aktiver Metabolit	Plasma-HWZ (h)	Wirkdauer (h)	Elimination
Losartan	33	EXP-3174	2 (Losartan) 6 (EXP-3174)	24	renal/biliär
Valsartan	24	–	7	24	vor allem biliär
Eprosartan	13	–	6–8	24	renal/biliär
Candesartan-Cilexetil	14	Candesartan	10	24	renal/biliär
Irbesartan	70	–	14–18	24	vor allem biliär
Telmisartan	50	–	20	24	biliär
Olmesartan	25	–	10–15	24	renal/biliär
Azilsartan-medoxomil	60	Azilsartan	11	24	renal/biliär

sparender Diuretika oder **Aldosteronrezeptor-Antagonisten. Nichtsteroidale Antiphlogistika** führen zur Abschwächung des antihypertensiven Effekts.

◾ **Klinische Anwendung**

AT$_1$-Rezeptor-Antagonisten sind **Mittel der 2. Wahl,** wenn ACE-Hemmer z. B. aufgrund des Auftretens von Reizhusten nicht vertragen werden. Hauptindikationsgebiet ist die Behandlung der arteriellen **Hypertonie,** bei der die Wirksamkeit durch klinische Studien gut belegt ist. Auch für die Behandlung der **Herzinsuffizienz** zeichnet sich eine den ACE-Hemmern vergleichbare Wirksamkeit ab.

◾ **Kontraindikationen**

Es gelten die gleichen Kontraindikationen wie bei den ACE-Hemmern.

> **Steckbrief Angiotensin-II-Rezeptor-(AT$_1$-)Antagonisten**
> **Wirkmechanismus:** Blockade der Angiotensin-II-Effekte am AT$_1$-Rezeptor
> **Pharmakokinetik:** Meist gute Bioverfügbarkeit, teilweise aktive Metaboliten, Wirkdauer in der Regel 24 h, meist renale und biliäre Elimination
> **Unerwünschte Wirkungen:** Orthostatische Hypotonie, Hyperkaliämie, selten Transaminasenanstieg
> **Interaktionen:** Wie ACE-Hemmer
> **Klinische Anwendung:** Mittel der 2. Wahl zur Behandlung von Hypertonie und Herzinsuffizienz, wenn ACE-Hemmer nicht vertragen werden (z. B. Reizhusten)
> **Kontraindikationen:** Wie ACE-Hemmer

37.2.4 Aldosteronrezeptor-Antagonisten

◾ **Wirkprinzip**

Aldosteronrezeptor-Antagonisten besitzen eine steroidale Struktur und wirken als kompetitive Antagonisten am Mineralocorticoidrezeptor. Ihre Wirkung ist daher abhängig von der Konzentration des endogenen Agonisten Aldosteron. Während der seit Jahrzehnten eingesetzte Mineralocorticoidrezeptor-Antagonist **Spironolacton** auch Wirkungen auf andere Steroidrezeptoren besitzt, wirkt der neuere Mineralocorticoidrezeptor-Antagonist **Eplerenon** relativ selektiv (◻ Abb. 37.8).

Aldosteron   Eplerenon

Spironolacton   Canrenon

◻ **Abb. 37.8 Aldosteron und Aldosteronrezeptor-Antagonisten.** Strukturformeln von Aldosteron, Spironolacton und dessen aktivem Metaboliten Canrenon sowie von Eplerenon

Weil aus historischen Gründen die renalen Effekte der Mineralocorticoidrezeptor-Antagonisten im Vordergrund standen, werden diese Pharmaka häufig der Gruppe der Diuretika zugerechnet. Die relativ geringe diuretische Wirkung erfolgt jedoch indirekt über Blockade des Aldosteronrezeptors. Und mittlerweile gibt es gute Hinweise dafür, dass Aldosteronrezeptor-Antagonisten klinisch bedeutsame Wirkungen auch außerhalb des renalen Systems ausüben. Deshalb werden die Aldosteronrezeptor-Antagonisten hier nicht als Diuretika aufgeführt.

Aufgrund des Wirkmechanismus setzen die Effekte von Aldosteronrezeptor-Antagonisten langsam ein und erreichen ihr Maximum erst nach einigen Tagen. Die Blockade der Aldosteroneffekte im Bereich des distalen Nephrons und der Sammelrohre führt zu einer Verminderung der K^+-Ausscheidung und zu einem geringgradigen natriuretischen Effekt.

> **Bei Patienten mit niedrigen Aldosteronspiegeln (z. B. durch eine kochsalzreiche Diät) ist die Wirkung von Aldosteronrezeptor-Antagonisten abgeschwächt.**

Besonders bei Patienten mit Herzinsuffizienz scheint die Blockade vaskulärer und kardialer Mineralocorticoidrezeptoren durch diese Substanzgruppe von Bedeutung zu sein.

▪ Pharmakokinetik

Sowohl Spironolacton als auch Eplerenon, die nach oraler Gabe **zu etwa 70% resorbiert** werden, unterliegen einem **intensiven hepatischen Metabolismus:**

- **Eplerenon** wird durch CYP3A4 zu inaktiven Metaboliten abgebaut, die Plasmahalbwertszeit beträgt 4–6 Stunden.
- **Spironolacton** wird in aktive Metaboliten, überwiegend in Canrenon, umgewandelt, deren Plasmahalbwertszeit beträgt 17–22 Stunden.

> **Aufgrund des Wirkmechanismus der Aldosteronrezeptor-Antagonisten sind Wirkbeginn und Wirkdauer verzögert.**

▪ Unerwünschte Wirkungen

Unter der Therapie mit Aldosteronrezeptor-Antagonisten besteht die Gefahr der Entwicklung einer **Hyperkaliämie,** eventuell in Kombination mit einer hyperchlorämischen Azidose.

> **Die Gefahr einer Hyperkaliämie ist insbesondere bei Patienten mit eingeschränkter Nierenfunktion oder bei zusätzlicher Gabe kaliumsparender Diuretika bzw. von ACE-Hemmern groß.**

Im Gegensatz zum relativ selektiv wirkenden Eplerenon besitzt Spironolacton vor allem in Dosen über 100 mg auch Effekte auf andere Steroidrezeptoren. Insbesondere antiandrogene sowie progestagene Wirkungen sind beschrieben worden. Infolgedessen kann es unter der **Therapie mit Spironolacton** bei **Männern** zur **Gynäkomastie** und zu **Potenzstörungen** kommen, bei **Frauen** werden **Menstruationsstörungen** bis hin zur **Amenorrhö** beobachtet.

Gelegentlich treten gastrointestinale Störungen und allergische Reaktionen auf.

▪ Interaktionen

Die gleichzeitige Gabe von **Kaliumpräparaten, kaliumsparenden Diuretika, ACE-Hemmern, AT$_1$-Rezeptor-Antagonisten** oder **nichtsteroidalen Antiphlogistika** erhöht die Gefahr einer Hyperkaliämie. Nichtsteroidale Antiphlogistika hemmen die Wirkung der Aldosteronrezeptor-Antagonisten.

▪ Klinische Anwendung

Bei **primärem** und **sekundärem Hyperaldosteronismus,** der nicht auf andere Diuretika anspricht, können Aldosteronrezeptor-Antagonisten gegeben werden. Untersuchungen im Rahmen der RALES-Studie (1999) haben gezeigt, dass Spironolacton in niedriger Dosierung (25 mg/d) die Prognose von Patienten mit **Herzinsuffizienz im Stadium NYHA III und IV,** die mit ACE-Hemmern, Diuretika, Digitalisglykosiden und zum Teil auch mit β-Rezeptor-Blockern behandelt worden waren, verbessert. Für Eplerenon konnte mittlerweile ein ähnlicher Effekt bei herzinsuffizienten Postinfarktpatienten beobachtet werden.

▪ Kontraindikationen

Bei **akutem Nierenversagen, fortgeschrittener Niereninsuffizienz** sowie **Anurie** sind Aldosteronrezeptor-Antagonisten kontraindiziert. Patienten mit **Hyperkaliämie** oder **Hyponatriämie** sollten keine Aldosteronrezeptor-Antagonisten erhalten. Kontraindiziert sind sie ebenfalls während **Schwangerschaft** und **Stillzeit.**

Steckbrief Aldosteronrezeptor-Antagonisten

Wirkmechanismus: Blockade der Effekte des Mineralocorticoids Aldosteron an seinem Rezeptor

Pharmakokinetik: Gute Resorption und Bioverfügbarkeit, Plasmahalbwertszeit für Spironolacton 17–22 h und für Eplerenon 4–6 h

Unerwünschte Wirkungen:
- Hyperkaliämie
- Bei Spironolacton: Gynäkomastie, Potenzstörungen, Menstruationsstörungen

Interaktionen: Erhöhte Gefahr einer Hyperkaliämie bei gleichzeitiger Gabe von kaliumsparenden Diuretika, ACE-Hemmern, AT$_1$-Rezeptor-Antagonisten; Wirkungsverminderung durch nichtsteroidale Antiphlogistika

Klinische Anwendung: Behandlung von primärem und sekundärem Hyperaldosteronismus, prognostisch günstige Wirkung bei mittelschwerer bis schwerer Herzinsuffizienz

Kontraindikationen: Akutes Nierenversagen, fortgeschrittene Niereninsuffizienz und Anurie; Schwangerschaft und Stillzeit

---

Lakritzinduzierter Pseudohyperaldosteronismus

Übliches Lakritz besteht neben Zucker, Mehl und Gelatine aus einem Extrakt, der aus den Wurzeln der Süßholzpflanze (*Glycyrrhiza glabra*) gewonnen wird. Bei exzessivem Lakritzgenuss kann sich das Bild eines Hyperaldosteronismus mit Hypertonie und Hypokaliämie ausbilden. Sowohl die Plasmakonzentrationen von Renin als auch die

37

von Aldosteron sind dabei allerdings supprimiert. Man spricht deshalb von einem Pseudohyperaldosteronismus.

Ursache ist das im Süßholzwurzelextrakt enthaltene, stark süß schmeckende Glycyrrhizin. Dieses hemmt das Enzym 11β-Hydroxysteroiddehydrogenase Typ 2 (11β-HSD Typ 2), das das biologisch aktive Glucocorticoid Cortisol in inaktives Cortison umwandelt (❐ Abb. 37.9). Dies ist insofern von Bedeutung, als der Mineralocorticoidrezeptor (MR) im Gegensatz zum Glucocorticoidrezeptor (GR) sowohl das Mineralocorticoid Aldosteron als auch Glucocorticoide wie Cortisol binden kann.

Die Plasmakonzentration von Cortisol liegt normalerweise etwa 1000-fach über der des Aldosterons (Cortisol: 0,1–0,75 µM; Aldosteron: 0,1–0,85 nM). Um zu verhindern, dass es durch die hohen Cortisolkonzentrationen zur ständigen maximalen Aktivierung des Mineralocorticoidrezeptors kommt, exprimieren Zellen mit Mineralocorticoidrezeptoren wie die Epithelzellen des distalen Nephrons zusätzlich das Enzym 11β-HSD Typ 2, das Cortisol durch Umwandlung in Cortison inaktiviert. 11β-HSD Typ 2 schützt gewissermaßen den Mineralocorticoidrezeptor vor endogenen Glucocorticoiden. Ist es durch Glycyrrhizin z. B. nach exzessivem Lakritzkonsum inaktiviert, so kann Cortisol seine volle agonistische Aktivität am Mineralocorticoidrezeptor entfalten und einen Pseudohyperaldosteronismus auslösen.

Eine tägliche Aufnahme von bis zu 100 mg Glycyrrhizin (etwa 50 g Lakritz) gilt als ungefährlich. Bei Aufnahme von > 200 mg Glycyrrhizin pro Tag über einen längeren Zeitraum besteht die Gefahr der Entwicklung einer Hypertonie mit Hypokaliämie. Lakritzwaren mit > 200 mg Glycyrrhizin pro 100 g (z. B. Salmiakpastillen) werden als »Starklakritz« bezeichnet und sind apothekenpflichtig.

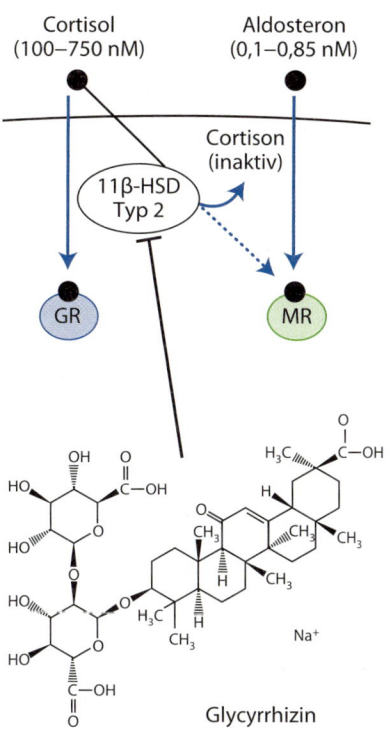

❐ **Abb. 37.9 Umwandlung des biologisch aktiven Glucocorticoids Cortisol in inaktives Cortison**

37.3 Pharmakotherapie der chronischen Herzinsuffizienz

Fallbeispiel

Ein 72-jähriger Patient klagt seit 6–8 Wochen über zunehmende Atemnot, besonders beim Laufen. Er berichtet, dass er in den letzten Wochen etwa 10 kg zugenommen habe, die Beine würden immer mehr anschwellen. Auf Nachfrage berichtet er zudem, dass er nachts mit mehreren Kissen unter dem Kopf schlafen würde und mehrfach die Toilette aufsuchen müsse. Der Patient leidet seit mehr als 10 Jahren an arterieller Hypertonie. Die körperliche Untersuchung zeigt eine leichte Dyspnoe bereits in Ruhe. Bei Auskultation der Lungen finden sich links basal feinblasige feuchte Rasselgeräusche, rechts ist das Atemgeräusch basal abgeschwächt, die Atemverschiebbarkeit ist aufgehoben. Die Herzfrequenz beträgt 115/min, rhythmisch, der Blutdruck 170/95 mmHg. Leichte beidseitige Halsvenenstauung, ausgeprägte Beinödeme, Aszites, die Leber ist 3–4 cm unter dem Rippenbogenrand tastbar. Röntgenthorax, Echokardiografie und Abdomensonografie bestätigen das Vorliegen einer Lungenstauung, eines Aszites und eine Vergrößerung der linken Herzkammer mit eingeschränkter linksventrikulärer Funktion und Hypertrophie der Kammerwände.

■ Definition

Die Herzinsuffizienz ist Ausdruck des Unvermögens des Herzens, eine den Ansprüchen des Organismus adäquate Leistung zu erbringen, sodass die Versorgung des Körpers mit Sauerstoff und Stoffwechselsubstraten nicht sichergestellt werden kann.

■ Klinik

Typische klinische Symptome sind **Dyspnoe, Müdigkeit, Leistungsabnahme** und **periphere Ödeme.** Die klinisch manifeste Herzinsuffizienz ist die gemeinsame Endstrecke einer Reihe unterschiedlicher kardialer Erkrankungen.

■ Ätiopathogenese

Häufigste Ursache für die Entstehung einer Herzinsuffizienz ist die **Kontraktionsschwäche des Myokards** infolge einer koronaren Herzkrankheit (insbesondere nach Herzinfarkt), einer chronischen Druck- und Volumenbelastung im Rahmen einer arteriellen Hypertonie oder infolge von Herzklappendefekten oder Kardiomyopathien.

In den Frühstadien der Entwicklung einer chronischen Herzinsuffizienz gelingt es dem Körper zunächst, die Einschränkung der kardialen Pumpleistung durch körpereigene Mechanismen zu kompensieren, sodass eine ausreichende Durchblutung lebenswichtiger Organe sichergestellt ist. Zu diesen **Kompensationsmechanismen** gehören
- kurzfristige Mechanismen wie der **Frank-Starling-Mechanismus,** durch den die erhöhte enddiastolische Füllung des Herzens in eine Vergrößerung des Schlagvolumens umgesetzt wird;
- mittel- und langfristige **neurohumorale Gegenregulationen** (❐ Abb. 37.10) wie die **Aktivierung des sym-**

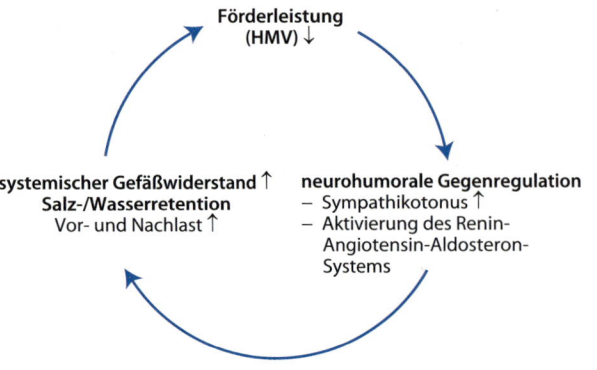

◘ Abb. 37.10 Circulus vitiosus der Entstehung einer chronischen Myokardinsuffizienz

pathischen Nervensystems; dies führt zunächst zur Steigerung der Herzfrequenz und Kontraktionskraft, außerdem steigt der periphere Widerstand und damit die Nachlast.

– Weiterhin kommt es zur **Aktivierung** verschiedener **hormonaler Systeme**, von denen das **Renin-Angiotensin-Aldosteron-System (RAAS)** das wichtigste ist. Folgen der Aktivierung des RAAS sind eine vermehrte Salz- und Wasserretention sowie eine Erhöhung des peripheren Widerstands. Auch die bei Patienten mit Herzinsuffizienz zu beobachtende **vermehrte Vasopressinausschüttung** hat vergleichbare Effekte.

Aufgrund dieser Gegenregulationsphänomene kann die verminderte Pumpleistung des Herzens zunächst kompensiert werden und der Patient ist weitgehend symptomfrei. In dieser Anfangsphase der Herzinsuffizienz wirken die **natriuretischen Peptide, ANP** (atriales natriuretisches Peptid) und **BNP** (B-Typ natriuretisches Peptid), den Effekten von Angiotensin II und Vasopressin entgegen. ANP und BNP werden aufgrund der Dehnung der Vorhöfe freigesetzt und bewirken eine Erhöhung der renalen Salz- und Wasserausscheidung.

> ❯ Die Aktivierung neurohumoraler Kompensationsmechanismen führt jedoch auf die Dauer zur weiteren Verschlechterung der hämodynamischen Situation.

Die Daueraktivierung des sympathischen Nervensystems führt über die Aktivierung vaskulärer α-Adrenozeptoren zur Erhöhung des Gefäßtonus und damit des peripheren Widerstands. Folge davon ist, dass sich das kardiale Schlagvolumen durch die Steigerung der Nachlast verringert. Darüber hinaus gibt es Hinweise darauf, dass die langfristige kardiale Aktivierung durch das sympathische Nervensystem nicht nur zur Erhöhung des myokardialen O_2-Verbrauchs führt, sondern eine erhöhte Arrhythmieneigung zur Folge hat und direkte schädigende Wirkungen auf kardiale Myozyten besitzt.

Die lang anhaltende RAAS-Aktivierung führt ebenfalls zur Erhöhung des peripheren Widerstands und damit zur Erhöhung der Nachlast des Herzens. Daneben kommt es insbesondere durch Aldosteron zur Zunahme der extrazellulären Flüssigkeit. Das so vermehrte Plasmavolumen hat ebenfalls

37

◘ Tab. 37.4 Einteilung der Herzinsuffizienz nach dem klinischen Schweregrad gemäß der New York Heart Association (NYHA)

Stadium (nach NYHA)	Symptomatik
Stadium I	Herzerkrankung ohne Symptomatik
Stadium II	Herzerkrankung mit Beschwerden bei stärkerer Alltagsbelastung; alltägliche körperliche Belastungen (z. B. Treppensteigen) verursachen z. B. Erschöpfung, Rhythmusstörungen, Luftnot oder Angina-pectoris-Beschwerden
Stadium III	Herzerkrankung mit Beschwerden bei leichter Alltagsbelastung (z. B. ebenerdiges Gehen)
Stadium IV	Herzerkrankung mit Beschwerden bereits in Ruhe, Patient ist in der Regel bettlägerig

eine Erhöhung von Nachlast und Vorlast des Herzens zur Folge. Darüber hinaus begünstigt Angiotensin II die Entwicklung einer Herzhypertrophie durch direkte wachstumsfördernde Effekte auf Kardiomyozyten.

> ❯ Die durch die neurohumorale Gegenreaktion ausgelöste Zunahme von Herzfrequenz, Nachlast, Vorlast und Energieverbrauch führt somit auf Dauer zur weiteren Abnahme der kontraktilen Funktion des Herzens sowie zur zunehmend irreversiblen Schädigung des Herzmuskels.

Im Verlauf dieses pathophysiologischen **Circulus vitiosus** (◘ Abb. 37.10) geht die zunächst kompensierte Herzinsuffizienz in einen Zustand der **Dekompensation** über. Diese drückt sich klinisch in der zunehmenden Verschlechterung der Symptomatik des Patienten aus. Die Hemmung der neurohumoralen Gegenreaktionsmechanismen steht daher heutzutage im Zentrum der Pharmakotherapie der chronischen Herzinsuffizienz.

■ **Diagnose**

Die Herzinsuffizienz wird gemäß der New York Heart Association (NYHA) nach dem klinischen Schweregrad vereinfacht in 4 Klassen eingeteilt (◘ Tab. 37.4). Da ihre klinischen **Leitsymptome** (Leistungsminderung, Dyspnoe und Ödeme) unspezifisch sind, wird gefordert, dass die Diagnose einer Herzinsuffizienz durch **bildgebende** und gegebenenfalls **funktionelle Untersuchungen** objektiviert wird. Des Weiteren kann die Diagnose durch Bestimmung der Plasmakonzentrationen von **BNP** oder **NT-proBNP** (N-terminales Pro-BNP) abgesichert werden.

■ **Inzidenz und Prognose**

Die Herzinsuffizienz ist heutzutage **eine der häufigsten internistischen Erkrankungen** mit altersabhängiger Zunahme der Prävalenz.

▢ Tab. 37.5 Medikamentöse Stufentherapie der chronischen Herzinsuffizienz

Medikament	NYHA I	NYHA II	NYHA III	NYHA IV
ACE-Hemmer	indiziert	indiziert	indiziert	indiziert
AT$_1$-Antagonisten	bei Intoleranz gegenüber ACE-Hemmern			
β-Blocker	nach Myokardinfarkt bei Hypertonie	indiziert	indiziert	indiziert
Diuretika	bei Hypertonie	bei Flüssigkeitsretention indiziert		
Aldosteronrezeptor-Antagonisten	–	indiziert, wenn Symptome unter ACE-Hemmer/AT$_1$-Antagonist + β-Blocker persistieren		
Ivabradin	–	indiziert, wenn Symptome unter ACE-Hemmer/AT$_1$-Antagonist + β-Blocker + Aldosteronrezeptor-Antagonist bei Sinusrhythmus und HF ≥ 75/min persistieren		
Digitalisglykoside	–	als Reservetherapie indiziert		

Die **Prognose** einer **manifesten Herzinsuffizienz ist schlecht**. Die 1-Jahres-Mortalität bei Patienten im Stadium NYHA II und III unter Therapie mit ACE-Hemmern liegt bei etwa 10%, während Patienten im Stadium NYHA IV eine 1-Jahres-Mortalität von 50% aufweisen.

■ **Therapie**
Die Therapieziele der chronischen Herzinsuffizienz sind Senkung der Mortalität, Besserung der Beschwerden und Reduktion der Progression.

❯ Wesentliche Bestandteile der Therapie sind neben einer Vielzahl von Allgemeinmaßnahmen die Hemmung der neurohumoralen Gegenregulation sowie die Erhöhung der Na$^+$- und Wasserausscheidung.

Zu den **allgemeinen Maßnahmen** gehören:
– Normalisierung des Körpergewichts
– Limitierung der Kochsalzzufuhr auf max. 3–5 g/Tag
– Beschränkung der Flüssigkeitszufuhr auf max. 1–2 l/Tag
– Einschränkung des Alkoholkonsums auf max. 30 g/Tag bei Männern und 20 g/Tag bei Frauen
– Regelmäßige Gewichtskontrolle, um plötzliche Gewichtszunahmen aufgrund von Ödemen rechtzeitig zu erkennen

Die **medikamentöse Behandlung** der Herzinsuffizienz erfolgt in Form einer **Stufentherapie** (▢ Tab. 37.5) die vom **Schweregrad der Herzinsuffizienz** (▢ Tab. 37.4) abhängt. Als Basistherapeutika gelten ACE-Hemmer und β-Rezeptor-Antagonisten. Diuretika kommen insbesondere bei Ödemen hinzu. Bei ausbleibender Wirkung sind ein niedrig dosierter Aldosteronrezeptor-Antagonist (z. B. 25 mg Spironolacton) und zusätzlich ggf. Ivabradin sowie ein ebenfalls eher niedrig dosiertes Digitalisglykosid indiziert.

ACE-Hemmer Sie haben einen nachgewiesenen günstigen Effekt auf Symptomatik und Prognose der Erkrankung. Ne-

ben der systemischen Blockade des im Rahmen der neurohumoralen Gegenregulation aktivierten RAAS führen sie auch zur Blockade lokaler Angiotensin-II-Bildung und hemmen dadurch kardiale und vaskuläre Umbauprozesse (Remodelling). ACE-Hemmer sind in allen Stadien der Herzinsuffizienz indiziert.

Für die Behandlung der chronischen Herzinsuffizienz mit ACE-Hemmern sind in ▢ Tab. 37.6 die jeweiligen Dosierungen der Medikamente angegeben. Die Therapie sollte mit niedrigen Dosen begonnen werden, um einer initialen Blutdruckabnahme vorzubeugen.

Bei langfristiger Gabe sind die 1-mal täglich zu verabreichenden ACE-Hemmer zu bevorzugen. Die Patienten sollten nach **erstmaliger Gabe** eines ACE-Hemmers für mehrere Stunden überwacht werden, da es zu starken **Blutdruckabfällen** kommen kann. Bei Patienten mit Niereninsuffizienz und bei Kombination mit kaliumsparenden Diuretika ist insbe-

▢ Tab. 37.6 Therapieschema zur Behandlung der chronischen Herzinsuffizienz mit ACE-Hemmern

Medikamente	Erstdosis (mg/d)	Zieldosis (mg/d)
Captopril	3×6,25	3×50
Enalopril	2×2,5	2×10
Ramipril	2×1,25	2×5
Trandolapril	1×1	1×4
Lisinopril	1×2,5	1×35
Perindopril	1×2	1×4
Quinapril	2×2,5–5	2×5–10
Benazepril	1×2,5	1×10–20
Fosinopril	1×10	1×40

◻ Tab. 37.7 Therapieschema zur Behandlung der chronischen Herzinsuffizienz mit AT$_1$-Rezeptor-Antagonisten		
Medikamente	**Erstdosis (mg/d)**	**Zieldosis (mg/d)**
Losartan	1×12,5	1×50
Valsartan	1×20	2×160
Candesartan	1×2	1×32

◻ Tab. 37.8 Therapieschema zur Behandlung der chronischen Herzinsuffizienz mit β-Rezeptor-Antagonisten		
Medikamente	**Erstdosis (mg/d)**	**Zieldosis (mg/d)**
Metoprolol	2×10	2×100
Bisoprolol	1×1,25	1×10
Carvedilol	2×3,125	2×25

sondere die **Gefahr einer Hyperkaliämie** zu beachten. Nichtsteroidale Antiphlogistika können den Effekt von ACE-Hemmern reduzieren.

> ❯ Bei Reizhusten muss gegebenenfalls auf AT$_1$-Rezeptor-Antagonisten umgestellt werden.

AT$_1$-Rezeptor-Antagonisten Sie sind Mittel der Reserve, wenn ACE-Hemmer aufgrund unerwünschter Nebenwirkungen nicht verabreicht werden können. Ähnlich wie bei ACE-Hemmern wird zu Beginn einschleichend dosiert (◻ Tab. 37.7). Für Losartan, Valsartan sowie Candesartan liegen Daten vor, die auf eine ähnliche Wirksamkeit bei chronischer Herzinsuffizienz wie ACE-Hemmer schließen lassen.

β-Rezeptor-Antagonisten Mehrere klinische Studien haben in den 1990er Jahren eindeutig nachgewiesen, dass β-Rezeptor-Antagonisten bei einschleichend dosierter Gabe zusätzlich zu ACE-Hemmern und Diuretika einen lebensverlängernden Effekt im Rahmen der Behandlung einer chronischen Herzinsuffizienz haben. Dies gilt bisher für die β-Blocker Metoprolol, Bisoprolol und Carvedilol. Allerdings geht man mittlerweile davon aus, dass es sich um einen Klasseneffekt handelt. Während es sich bei Bisoprolol und Metoprolol um β$_1$-selektive Antagonisten handelt, ist Carvedilol ein α- und β-Rezeptor-Antagonist (◻ Tab. 37.8). Die Therapie wird mit sehr niedriger Dosis (Erstdosis) begonnen, anschließend wird die Dosis in zeitlichen Abständen von mindestens 2 Wochen verdoppelt. Mit einer klinischen Wirkung ist nach mehreren Wochen zu rechnen.

Diuretika Auch wenn zu ihrer Bedeutung im Rahmen der Herzinsuffizienztherapie bisher keine klinischen Studien mit gesicherten Ergebnissen vorliegen, gilt der zumindest symptomatische Nutzen aufgrund allgemeiner klinischer Erfahrungen als sehr sicher. Diuretika sind daher bei jeder Form der Herzinsuffizienz mit Flüssigkeitsretention (z. B. periphere Ödeme, Lungenstauung) indiziert. Eine Besserung der Beschwerden nach Diuretikagabe ist belegt. Der Therapieerfolg wird durch tägliche Bestimmung des Körpergewichts überprüft.

> ❯ Während der Therapie mit Diuretika sollte regelmäßig eine Bestimmung der Serumelektrolyte, besonders von Kalium erfolgen.

◻ Tab. 37.9 Therapieschema zur Behandlung der chronischen Herzinsuffizienz mit Diuretika		
Wirkstoffgruppe	**Medikamente**	**Dosisbereich (mg/d)**
Thiazide	Hydrochlorothiazid	25–50
	Chlorthalidon	50–200
	Metolazon	5–10
Schleifendiuretika	Furosemid	40–160
	Torasemid	5–20
	Etacrynsäure	50–200
	Piretanid	3–20
K$^+$-sparende Diuretika	Amilorid	5–10
	Triamteren	50–100

Die Wahl des Diuretikums richtet sich in der Regel nach der Nierenfunktion und dem Schweregrad der Herzinsuffizienz (◻ Tab. 37.9):

- Bei **leichter bis mittelschwerer Herzinsuffizienz** und normaler Nierenfunktion sind **Thiazide** Mittel der Wahl. Auf mögliche Veränderungen von Elektrolyten, Harnsäure und Glucose unter der Therapie ist zu achten. Beim Auftreten einer Hypokaliämie können zusätzlich K$^+$-sparende Diuretika wie Triamteren oder Amilorid gegeben werden.
- Ab **Kreatininwerten > 2** mg/dl (glomeruläre Filtrationsrate < 30 ml/min) nimmt die Wirkung von Thiaziden deutlich ab. In diesem Falle sind **Schleifendiuretika** indiziert.

Aldosteronrezeptor-Antagonisten Bei Patienten mit Herzinsuffizienz in den Stadien NYHA II–IV können Aldosteronrezeptor-Antagonisten in Kombination mit ACE-Hemmern, β-Blockern und ggf. Diuretika gegeben werden. **Spironolacton** besitzt aufgrund seiner Wirkung auf Androgen- und Progesteronrezeptoren unerwünschte Wirkungen, die der selektivere Aldosteronrezeptor-Antagonist **Eplerenon** nicht aufweist. Wegen der Gefahr von Hyperkaliämien sollten

Aldosteronrezeptor-Antagonisten niedrig dosiert werden (Spironolacton: 25 mg/Tag; Eplerenon: 25–50 mg/Tag).

⊖ Cave

Niereninsuffizienz.

Ivabradin Klinischen Studien zufolge beeinflusst **Ivabradin**, ein I_f-Kanal-Blocker (▶ Kap. 39), bei Patienten mit Herzinsuffizienz, deren Herzfrequenz trotz Gabe von β-Blockern nicht ausreichend gesenkt werden konnte (> 70/min), zwar nicht die Gesamtletalität, senkt aber die Hospitalisierungsrate. Ivabradin kann bei Patienten, die unter ACE-Hemmern, β-Blockern und Aldosteronrezeptor-Antagonisten eine Ejektionsfraktion (EF) ≤ 35% und eine Herzfrequenz ≥ 75/min haben, eingesetzt werden.

Digitalisglykoside Im Rahmen der DIG-Studie (1997) wurde gezeigt, dass die Gabe von Digoxin bei Patienten mit Herzinsuffizienz im Stadium NYHA III bzw. IV zwar zur deutlichen Verbesserung der Symptomatik führte, nicht jedoch zur Verminderung der Mortalität. Eine retrospektive Auswertung dieser Studie zeigte dann jedoch, dass es bei Patienten mit niedrigen Digoxinspiegeln (0,5–0,8 ng/ml) zur Verringerung der Mortalität kam, während Spiegel über 1,2 ng/ml mit erhöhter Mortalität verbunden waren. Dies führte zu der Annahme, dass besonders die bei niedrigen Dosen beobachteten vegetativen Effekte unter Digitalisglykosidtherapie günstig sind, während die im Rahmen mittlerer und hoher Konzentrationen beobachteten positiv-inotropen Effekte prognostisch eher ungünstig sind (▶ Kap. 36). Sofern keine eingeschränkte Nierenfunktion vorliegt, sollte präferenziell mit Digoxin behandelt werden. Insbesondere bei älteren Patienten mit eingeschränkter Nierenfunktion kann auch Digitoxin gegeben werden, für das jedoch keine Studienergebnisse vorliegen. Bei langsamer Dosissteigerung liegen die empfohlenen Erhaltungsdosen bei 0,125–0,25 mg/Tag (Digoxin) bzw. 0,05–0,07 mg/Tag (Digitoxin).

❯ Wichtig ist eine regelmäßige Kontrolle der Patienten, um auftretende unerwünschte Wirkungen frühzeitig zu erkennen und um die Plasmaspiegel von Digoxin bzw. Digitoxin im angestrebten Konzentrationsbereich (0,5–0,8 ng/ml für Digoxin) zu halten.

Sacubitril Seit Kurzem ist die pharmakologische Hemmung des Abbaus von ANP und BNP, die die Salz- und Wasserausscheidung fördern (▶ Abschn. 38.2), durch Inhibition des Enzyms Neprilysin als neues Therapieprinzip bei der Herzinsuffizienz zugelassen. Die PARADIGM-HF-Studie zeigte, dass der **Neprilysinhemmer Sacubitril** in Kombination mit Valsartan (LCZ696) dem ACE-Hemmer Enalapril bezüglich Senkung von Sterblichkeit und Hospitalisierungsrate bei Patienten mit Herzinsuffizienz überlegen war. Weitere kontrollierte Langzeitstudien sind nötig, um zu überprüfen, ob sich dieser Effekt bestätigen lässt.

Weiterführende Literatur

Bader M (2010) Tissue renin-angiotensin-aldosterone systems: targets for pharmacological therapy. Annu Rev Pharmacol Toxicol 50: 439–465

Chatterjee S, Biondi-Zoccai G, Abbate A et al. (2013) Benefits of beta blockers in patients with heart failure and reduced ejection fraction: network meta-analysis. BMJ 346: f55

Gradman AH, Kad R (2008) Renin inhibition in hypertension. J Am Coll Cardiol 51: 519–528

Lother A, Moser M, Bode C et al. (2015) Mineralocorticoids in the heart and vasculature: new insights for old hormones. Annu Rev Pharmacol Toxicol 55: 289–312

McMurray JJ (2010) Systolic heart failure. N Engl J Med 362: 228–238

McMurray JJ, Adamopoulos S, Anker SD et al. (2012) ESC guidelines for the diagnosis and treatment of acute and chronic heart failure 2012: The Task Force for the Diagnosis and Treatment of Acute and Chronic Heart Failure 2012 of the European Society of Cardiology. Developed in collaboration with the Heart Failure Association (HFA) of the ESC. Eur J Heart Fail 14:803-869

McMurray JJ, Packer M, Desai AS et al. (2014) Angiotensin-neprilysin inhibition versus enalapril in heart failure. N Engl J Med 371: 993–1004

Rathore SS, Curtis JP, Wang Y, Bristow MR, Krumholz HM (2003) Association of serum digoxin concentration and outcomes in patients with heart failure. JAMA 289: 871–878

Swedberg K, Komajda M, Bohm M et al. (2010) Ivabradine and outcomes in chronic heart failure (SHIFT): a randomised placebo-controlled study. Lancet 376: 875–885

Tamargo J, Lopez-Sendon J (2011) Novel therapeutic targets for the treatment of heart failure. Nat Rev Drug Discov 10: 536–555

Zannad F, Mcmurray JJ, Krum H et al. (2011) Eplerenone in patients with systolic heart failure and mild symptoms. N Engl J Med 364: 11–21

Diuretika

S. Offermanns

M. Freissmuth et al., *Pharmakologie und Toxikologie*,
DOI 10.1007/978-3-662-46689-6_38, © Springer-Verlag Berlin Heidelberg 2016

Diuretika fördern die Ausscheidung von Na⁺ und Wasser durch Hemmung der Reabsorption von Na⁺ und anderen Ionen aus dem Tubuluslumen der Niere. Sie sind Basispharmaka zur Behandlung häufiger Erkrankungen wie der arteriellen Hypertonie oder der Herzinsuffizienz mit Ödembildung. Im vorliegenden Kapitel werden zunächst die Physiologie der Harnbildung und die Regulation der Nierenfunktion beschrieben. Danach werden die verschiedenen Diuretikagruppen dargestellt. Die klinische Anwendung von Diuretika wird abschließend am Beispiel der Pharmakotherapie der arteriellen Hypertonie beschrieben.

38.1   Prinzipien der Harnbildung

Lernziele

— Glomeruläre Filtration
— Transportprozesse in den Bereichen:
  – proximaler Tubulus
  – Henle-Schleife
  – distales Konvolut des Tubulus
  – Verbindungstück und Sammelrohr

Die Niere ist das zentrale Organ der **Regulation des Wasser- und Elektrolythaushalts**, indem sie Volumen, Elektrolytgehalt und pH-Wert der extrazellulären Flüssigkeit in Abhängigkeit von Flüssigkeits- und Wasserzufuhr sowie den klimatischen Gegebenheiten reguliert. Darüber hinaus ist sie ein wichtiges **Ausscheidungsorgan** von Metaboliten wie Harnstoff, Harnsäure, Ammoniak und vielen Fremdstoffen einschließlich Pharmaka. Die Niere ist auch ein wichtiges **endokrines Organ**, das z. B. durch geregelte Freisetzung von Renin

den Blutdruck reguliert oder durch Bildung von Erythropoietin die Erythropoese steuert.

Etwa 25% des Herz-Minuten-Volumens erreicht die Nieren. In den Glomerula werden 10% des Plasmavolumens in das Tubulussystem filtriert. Daraus ergibt sich eine **Gesamtmenge** von etwa **180 l Primärfiltrat pro Tag.** Dieses ähnelt in seiner Zusammensetzung dem Plasma mit der Ausnahme, dass Proteine weitgehend nicht mit filtriert werden. Im Verlauf der Tubuluspassage wird etwa **99% der filtrierten Wasser- und Na⁺-Ionen-Menge** wieder **reabsorbiert,** sodass unter normalen Bedingungen die Harnproduktion etwa 1,5 l pro Tag beträgt. Die tubulären Resorptions- und Sekretionsprozesse unterscheiden sich in den verschiedenen Abschnitten des Tubulussystems (◘ Abb. 38.1).

38.1.1 Glomeruläre Filtration

Die Filtration in den Glomerula ist abhängig von der Fläche und den Eigenschaften des glomerulären Filters sowie vom effektiven Filtrationsdruck. Letzterer wird durch den Widerstand in den Vasa afferentia und den Vasa efferentia der Glomerula geregelt, die auch den wesentlichen Anteil des Gesamtgefäßwiderstands des Nierenstrombettes ausmachen.

Unter normalen Bedingungen fällt der arterielle Mitteldruck im Verlauf der Vasa afferentia von ca. 115 auf 50 mmHg ab, um dann im Verlauf der Vasa efferentia nochmals von 50 auf etwa 20 mmHg abzusinken. Das pro Zeiteinheit filtrierte Volumen (die glomeruläre Filtrationsrate, GFR) kann durch Veränderung des Widerstands im Vas afferens und efferens reguliert werden.

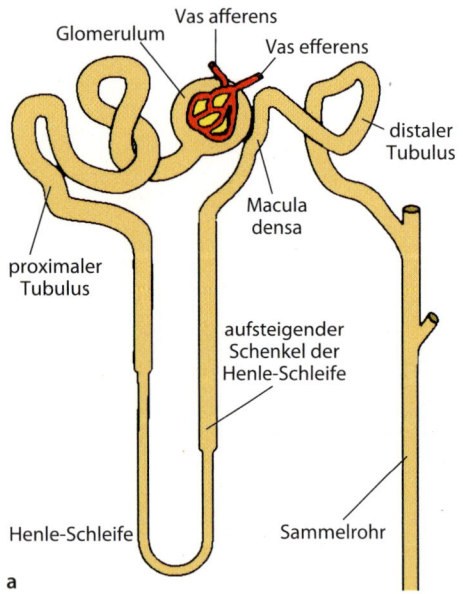

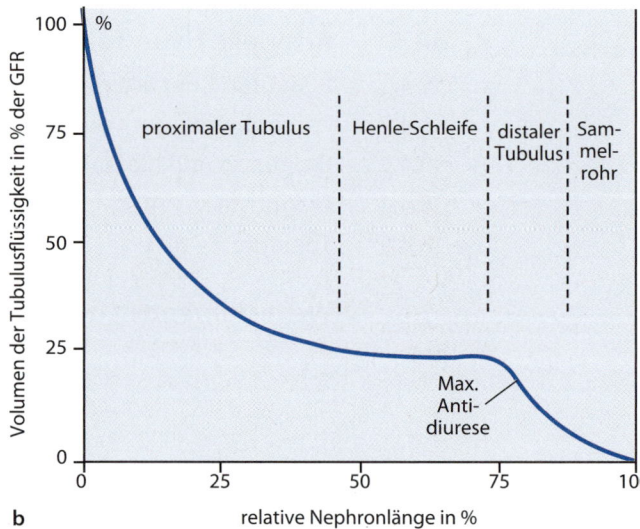

◘ **Abb. 38.1a, b Nephron.**
a Die verschiedenen Abschnitte des Nephrons. **b** Anteil der einzelnen Nephronabschnitte an der Länge des Gesamtnephrons und an der Gesamtrückresorptionsleistung

Moleküle mit mehr als etwa 5 kDa Molekularmasse sind eingeschränkt filtrierbar, Moleküle mit > 50 kDa Molekularmasse können den Filter nicht passieren.

38.1.2 Transportprozesse im Bereich des proximalen Tubulus

Bereits im proximalen Tubulus werden etwa 2 Drittel des filtrierten Wassers und der meisten Elektrolyte resorbiert. Einige andere gelöste Stoffe wie Bicarbonat, Aminosäuren oder Glucose werden fast vollständig im proximalen Tubulus resorbiert. Für die meisten Transportprozesse ist der elektrochemische Gradient für Na^+ aus dem Extra- in den Intrazellularraum der Tubuluszelle direkt oder indirekt die treibende Kraft. Er wird durch die Na^+/K^+-ATPase in der basolateralen Membran der Tubuluszelle aufrechterhalten.

Vielfach erfolgt die Resorption durch einen Na^+-gekoppelten Symport, bei dem Na^+ z. B. gemeinsam mit **Glucose, Aminosäuren, Phosphat, Sulfat** oder diversen **organischen Säuren** über spezifische Transporter in die Tubuluszelle gelangen. Das Wasser folgt den gelösten Stoffen über Wasserkanäle oder parazellulär durch Tight Junctions.

Der Na^+/H^+-Antiporter tauscht Protonen gegen Natriumionen aus. Die ins Tubuluslumen gelangenden Protonen reagieren mit Bicarbonat (HCO_3^-) zu CO_2 unter Vermittlung der **Carboanhydrase** in der Zellmembran. Die Carboanhydrase wird durch Acetazolamid gehemmt (▶ Abschn. 38.3.6). CO_2 diffundiert dann passiv in die Tubuluszelle und wird wieder unter Vermittlung der Carboanhydrase zu Protonen und HCO_3^- umgewandelt. Bicarbonat gelangt dann durch einen Na^+/HCO_3^--Symport aus der Zelle ins Interstitium (◘ Abb. 38.2).

Kleine Peptide werden teilweise nach enzymatischer Spaltung an der luminalen Membran durch Peptidtransporter aufgenommen, während **größere Proteine und Peptide**, die mit filtriert wurden, durch Endozytose in die Tubuluszellen gelangen und dort lysosomal zu Aminosäuren abgebaut werden.

Über verschiedene Mechanismen werden im Bereich des proximalen Tubulus **organische Säuren und Basen** resorbiert und teilweise auch sezerniert, wobei gegen Ende des proximalen Tubulus meist die Sekretion überwiegt. Typisches Beispiel ist Harnsäure, die als Endprodukt des Purinstoffwechsels nach Filtration im proximalen Tubulus über den spezifischen Na^+-Co-Transporter URAT1 resorbiert wird, zum Teil jedoch auch wieder gegen Ende des proximalen Tubulus sezerniert wird (▶ Kap. 56). Netto werden ca. 90% der filtrierten Harnsäure resorbiert. Transporter für organische Kationen und Anionen im proximalen Tubulus spielen auch für die Ausscheidung von Xenobiotika eine wichtige Rolle und viele Pharmaka inklusive einiger Diuretika werden auf diesem Wege aus dem Körper entfernt.

38.1.3 Transportprozesse im Bereich der Henle-Schleife

Die Henle-Schleife spielt eine wichtige Rolle bei der **Konzentrierung des Harns**. Wichtigster Bereich der Henle-Schleife ist der dicke aufsteigende Teil, in dessen Bereich Na^+ durch den **Na^+/K^+/$2Cl^-$-Symport** in die Tubuluszellen transportiert wird. K^+ gelangt zum größten Teil über K^+-Kanäle (ROMK) zurück ins Lumen, während Cl^- die Zellen über Cl^--Kanäle (ClCKb) in der basolateralen Membran verlässt (◘ Abb. 38.3).

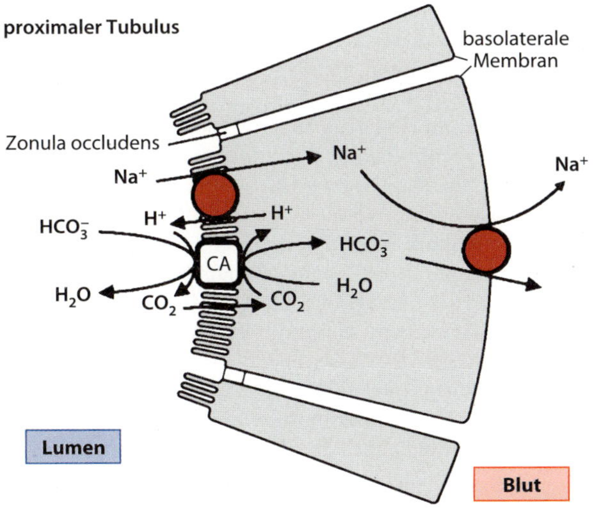

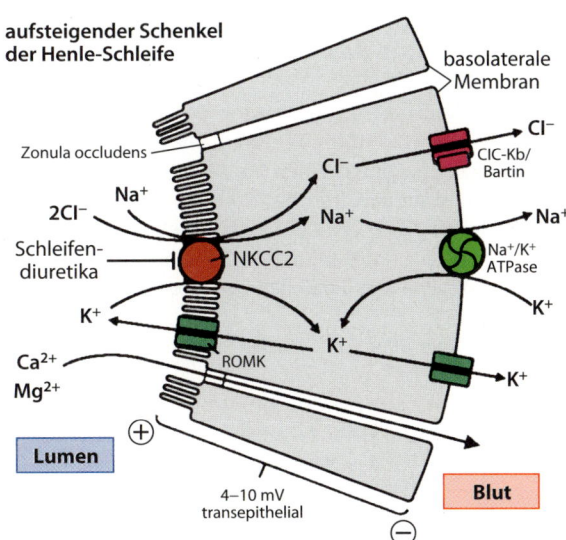

◘ **Abb. 38.2 Mechanismus der Rückresorption von Bicarbonat im proximalen Tubulus.** CA = Carboanhydrase, die durch Acetazolamid gehemmt wird

◘ **Abb. 38.3 Wichtige Transportprozesse im Bereich des aufsteigenden Schenkels der Henle-Schleife.** NKCC2 = Na^+/K^+/$2Cl^-$-Transporter Typ 2, der durch Schleifendiuretika gehemmt wird

Weil im aufsteigenden Teil der Henle-Schleife zwar NaCl in großen Mengen resorbiert wird, aber kein Wasser nachfolgen kann, da das Tubulusepithel sehr schlecht wasserpermeabel ist, wird die Osmolarität im Tubuluslumen vermindert, während die Osmolarität im Interstitium stark zunimmt. Da K^+-Ionen zurück ins Tubuluslumen und Cl^--Ionen über die basolaterale Membran ins Interstitium gelangen, entsteht ein stark lumenpositives transepitheliales Potenzial.

Dadurch werden insbesondere **Ca^{2+} und Mg^{2+} parazellulär ins Interstitium gezogen,** ein wesentlicher Mechanismus der tubulären Resorption von Ca^{2+} und Mg^{2+}. Folge der geringen Ionen- und hohen Wasserpermeabilität des absteigenden Teils der Henle-Schleife sowie der großen Na^+-Transportrate und geringen Wasserpermeabilität ist die Ausbildung einer **Hyperosmolarität im Nierenmark.** Zu dieser trägt auch die Akkumulation von Harnstoff bei, der langsamer als Wasser reabsorbiert wird und erst in den Sammelrohren über Harnstofftransporter ins Interstitium des Nierenmarks gelangt.

Wesentliche Bedingung für die Aufrechterhaltung der Hyperosmolarität im Interstitium des Nierenmarks ist die besondere Anordnung der das Nierenmark versorgenden Blutgefäße, der sog. **Vasa recta,** die in langen Schleifen ins Nierenmark hineinziehen. Während die absteigenden Vasa recta NaCl und Harnstoff aus dem Interstitium aufnehmen, verlassen diese gelösten Stoffe die Gefäße im Verlauf der aufsteigenden Vasa recta wieder, sodass am Ende nur ein kleiner Teil der die hohe Osmolarität im Nierenmark ausmachenden gelösten Stoffe durch das Blutgefäßsystem entfernt wird.

Ein weiterer wichtiger Mechanismus der Harnkonzentrierung auf der Basis eines hyperosmolaren Nierenmarkinterstitiums ist die geregelte Wasserresorption im Sammelrohr (▶ Abschn. 38.1.5).

38.1.4 Transportprozesse im distalen Konvolut des Tubulus

Im distalen Konvolut des Tubulus sowie in Teilen des Verbindungsstücks zum Sammelrohr herrschen Zellen vor, in denen Na^+ überwiegend durch einen **Na^+/Cl^--Symport** resorbiert wird. Na^+ wird aus der Zelle durch die Na^+/K^+-ATPase transportiert, wobei das in der Zelle anfallende K^+ die Zelle über K^+-Kanäle wieder verlässt. Aus dem Tubuluslumen resorbierte Cl^--Ionen verlassen die Zelle über einen K^+/Cl^--Symport (◘ Abb. 38.4).

Ca^{2+} gelangt über Ca^{2+}-Kanäle (TRPV5) aus dem Tubuluslumen in die Zelle und wird von dort über den basolateralen Na^+/Ca^{2+}-Austauscher ins Interstitium transportiert. Parathormon und Calcitriol verringern die Ausscheidung von Ca^{2+} in diesem Teil des Nephrons durch Steigerung der Expression von TRPV5, des Na^+/Ca^{2+}-Austauschers und anderer Proteine.

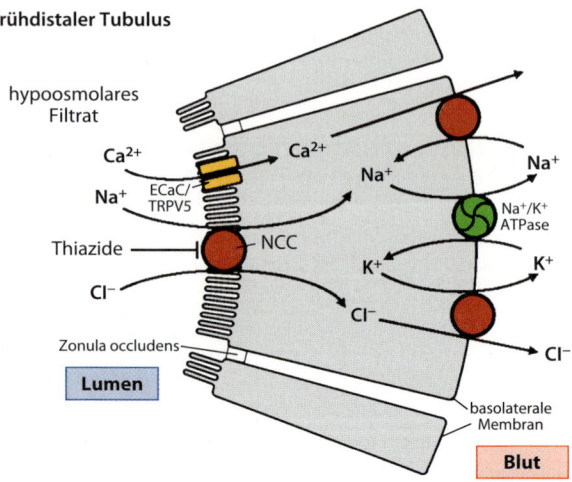

◘ **Abb. 38.4 Wichtige Transportprozesse im Bereich des frühdistalen Tubulus.** NCC = Na^+/Cl^--Co-Transporter, der durch Thiazide und Analoga gehemmt wird

38.1.5 Transportprozesse im Bereich des Verbindungsstücks und des Sammelrohrs

Vorherrschender Tubulusepithelzelltyp in den Verbindungsstücken und Sammelrohren sind die sog. **Hauptzellen,** die **Na^+ reabsorbieren** und **K^+ sezernieren** (◘ Abb. 38.5). In diesem Abschnitt des Nephrons sind die Tight Junctions sehr schlecht permeabel für Wasser und gelöste Stoffe. Wasser- und Ionenbewegungen über die Epithelien werden vor allem durch **Aldosteron** und **antidiuretisches Hormon (ADH)** geregelt.

Aldosteron fördert die Na^+-Reabsorption und die K^+-Ausscheidung, indem es nach Bindung an den intrazellulären Mineralocorticoidrezeptor die Synthese spezifischer Proteine fördert. Mittels dieses Mechanismus erfolgt die **Feineinstellung der Ausscheidung von Na^+ und K^+** im distalen Abschnitt des Nephrons.

ADH, das im Hinterlappen der Hypophyse gebildet wird, wirkt über **Vasopressin-V_2-Rezeptoren** an der basolateralen Membran. Über das G-Protein Gs kommt es zur Aktivierung der Adenylylzyklase und vermehrten cAMP-Bildung, die zum verstärkten Einbau von **Wasserkanälen (Aquaporin 2)** in die luminale Membran der Tubuluszellen im Bereich des distalen Tubulus und der Sammelrohre führt und dadurch die Wasserpermeabilität steigert. Aufgrund der Hyperosmolarität des Nierenmarks gelangt Wasser über die Wasserkanäle aus dem Tubuluslumen ins Interstitium und es kommt in Anwesenheit von ADH zur Konzentrierung des Harns. In Abwesenheit von ADH bleiben die Epithelien in diesem Bereich impermeabel für Wasser, es entsteht weniger konzentrierter Urin.

38

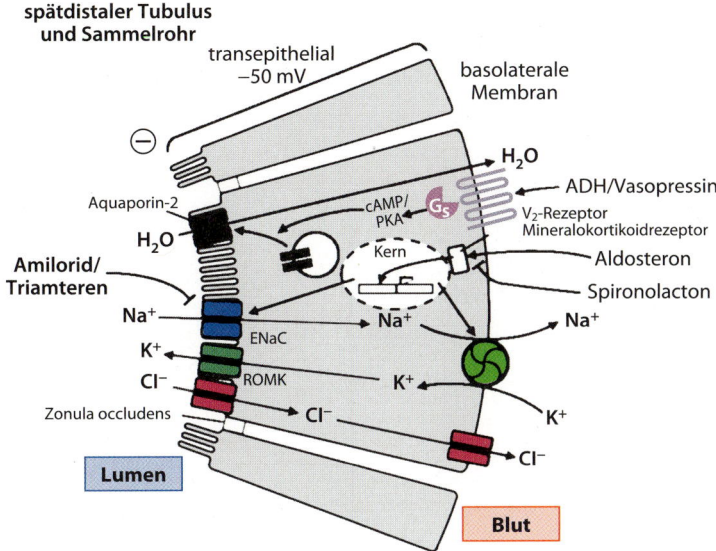

◘ Abb. 38.5 Wichtige Transport- und Regulationsprozesse im spätdistalen Tubulus und im Sammelrohr. ENaC = epithelialer Na$^+$ Kanal, der durch K$^+$-sparende Diuretika wie Amilorid und Triamteren blockiert wird. Die Wirkung von Aldosteron wird durch Rezeptorantagonisten wie Spironolacton (▶ Abschn. 37.2.4) blockiert

38.2 Regulation der Nierenfunktion

Lernziele
— Juxtaglomerulärer Apparat
— Regulation der Nierenfunktion durch das autonome Nervensystem
— Hormonelle Regulation der Nierenfunktion

38.2.1 Juxtaglomerulärer Apparat

Die Zellen des Vas afferens, des Vas efferens, die Macula-densa-Zellen des distalen Tubulus sowie einige interstitielle Zellen bilden den juxtaglomerulären Apparat (◘ Abb. 38.6). Dieser vermittelt

— die sog. tubuloglomeruläre Rückkopplung, einen autoregulatorischen Prozess, der die glomeruläre Filtration im Bereich eines Nephrons an die Transportkapazität des proximalen Tubulus und der Henle-Schleife anpasst, sowie
— die Regulation der Reninfreisetzung durch die Na$^+$-Konzentration im distalen Tubulus (▶ Abschn. 37.1.1).

Die **tubuloglomeruläre Rückkopplung** passt die glomeruläre Filtrationsrate des Nephrons an die Transportleistung des Nephrons an und stellt einen zentralen autoregulatorischen Mechanismus der Niere dar. Können proximaler Tubulus und Henle-Schleife nicht ausreichende Mengen von filtriertem NaCl resorbieren, so steigt die NaCl-Konzentration an den Zellen der Macula densa im distalen Tubulus an. Über den Na$^+$/K$^+$/2Cl$^-$-Co-Transporter kommt es zur vermehrten Aufnahme von Na$^+$- und K$^+$-Ionen.

Dies hat eine vermehrte intra- oder extrazelluläre Bildung von Adenosin sowie eine verminderte Bildung der Prostanoide Prostaglandin E2 (PGE$_2$) und Prostacyclin (PGI$_2$) über COX-2 zur Folge (◘ Abb. 38.6). Adenosin führt dann durch Aktivierung von Adenosin-A$_1$-Rezeptoren auf Mesangiumzellen und glatten Muskelzellen des Vas afferens zur Hemmung der cAMP-Produktion, während die Stimulation der cAMP-Bildung durch PGE$_2$ und PGI$_2$ abnimmt. Dadurch erhöht sich der Tonus des Vas afferens, der Filtrationsdruck am entsprechenden Nephron nimmt ab und weniger Primärfiltrat gelangt ins Tubuluslumen des Nephrons.

Die **Regulation der Reninfreisetzung** durch Macula-densa-Zellen erfolgt über ähnliche Mechanismen (◘ Abb. 38.6):

— Eine Erhöhung der luminalen Na$^+$-Konzentration im Bereich der Macula densa wird als Zeichen eines Na$^+$-Überschusses gedeutet. Vermehrte Aufnahme von NaCl in Macula-densa-Zellen führt zur vermehrten Bildung von Adenosin, das durch Aktivierung von Adenosin-A$_1$-Rezeptoren auf den reninhaltigen Zellen des Vas afferens zur Hemmung der cAMP-Bildung und damit zur Verringerung der Reninfreisetzung führt.
— Umgekehrt führt die verminderte NaCl-Aufnahme in Macula-densa-Zellen bei drohendem NaCl- oder Volumenverlust zur gesteigerten Synthese von Prostanoiden, insbesondere Prostaglandin E2 (PGE$_2$) und Prostacyclin (PGI$_2$), die dann über Gs-gekoppelte Rezeptoren auf den Zellen des Vas afferens und den juxtaglomerulären Zellen zur Steigerung der Reninfreisetzung führen.

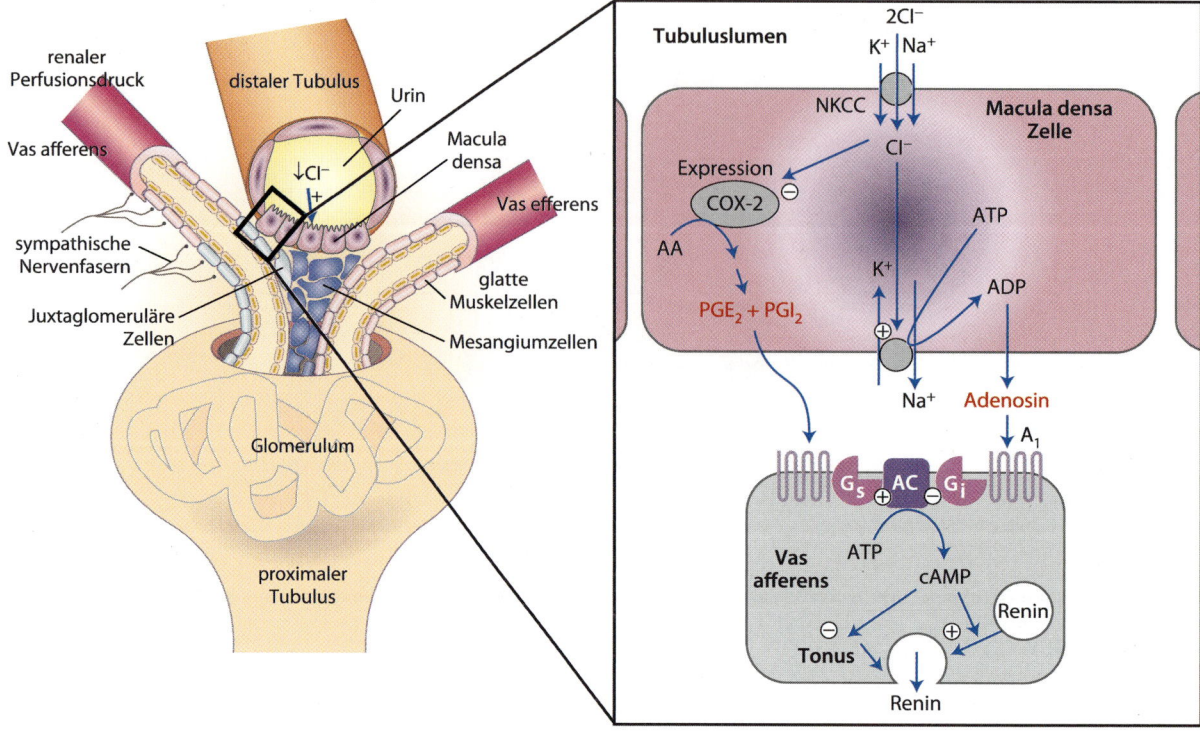

Abb. 38.6 Regulation des Tonus des Vas afferens im Rahmen der tubuloglomerulären Rückkopplung sowie der Reninfreisetzung (siehe Text). AC, Adenylylzyklase

38.2.2 Regulation der Nierenfunktion durch das autonome Nervensystem

Die Nieren werden durch **sympathische Nervenfasern** innerviert. Unter normalen Bedingungen ist deren Aktivität gering. Bei sympathischer Aktivierung, z. B. bei einem Volumenmangel, kommt es zur Vasokonstriktion von Nierengefäßen, insbesondere der Vasa afferentia und efferentia, und dadurch zur Verminderung der glomerulären Filtrationsrate. Auch die tubuläre Resorption von Wasser und Elektrolyten wird gesteigert, ebenso die Freisetzung von Renin (▶ Kap. 37).

38.2.3 Hormonelle Regulation der Nierenfunktion

Die Nierenfunktion wird durch eine Reihe von Hormonen gesteuert, die zum Teil lokal gebildet, zum Teil von anderen Organen freigesetzt werden.

Prostanoide, insbesondere **Prostaglandin E2 (PGE2)** und **Prostacyclin (PGI2)**, werden in der Niere selbst gebildet und modulieren die hämodynamischen und exkretorischen Funktionen der Niere. Sie wirken auf Blutgefäße vasodilatatorisch und stimulieren im juxtaglomerulären Apparat die Reninsekretion (▶ Abschn. 38.2.1). Im aufsteigenden Schenkel der Henle-Schleife und im distalen Tubulus hemmen Prostaglandine die Na^+-Resorption und vermindern im Sammelrohr die Wasserresorption.

> **Prostaglandine fördern die Durchblutung der Niere sowie die Wasser- und Kochsalzausscheidung.**

Die wichtige Rolle von Prostaglandinen in der Regulation renaler Funktionen wird durch die renalen unerwünschten Wirkungen von Cyclooxygenasehemmern deutlich (▶ Kap. 24). Während in einem gesunden Erwachsenenorganismus die Hemmung der Prostanoidbildung kaum unerwünschte Wirkungen im Bereich der Niere hervorruft, da dies offensichtlich durch andere Mechanismen kompensiert werden kann, führt die Hemmung der Prostanoidbildung bei niereninsuffizienten oder hypertensiven Patienten zu unerwünschten Wirkungen (▶ Kap. 24).

Nierenfunktionen werden durch die **natriuretischen Peptide** reguliert. Insbesondere **atriales natriuretisches Peptid (ANP)** und **Brain Natriuretic Peptide (BNP)**, die beide nach Volumenbelastung im Herz gebildet werden, führen in der Niere durch Aktivierung membranständiger Guanylylzyklaserezeptoren zu verstärkter Ausscheidung von Na^+ und Wasser. Dies beruht auf einer Steigerung der glomerulären Filtration durch Dilatation des Vas afferens sowie auf einer Hemmung der Reabsorption von Na^+ und Wasser im Verbindungsstück sowie im Sammelrohr.

Die Niere ist zentral in die Regulation des Renin-Angiotensin-Aldosteron-Systems involviert, indem sie nicht nur Bildungsort von Renin ist, sondern auch Wirkort der Hormone Angiotensin II und Aldosteron (▶ Kap. 37).

38

38.3 Diuretika

Lernziele

- Schleifendiuretika
- Thiazide und Analoga
- K$^+$-sparende Diuretika
- Aldosteronrezeptor-Antagonisten
- Osmotische Diuretika
- Carboanhydrasehemmer

Diuretika fördern die Ausscheidung von Na$^+$ und Wasser, indem sie die Reabsorption von Na$^+$ und meist auch anderen Ionen aus dem Tubuluslumen verringern und dadurch sekundär eine erhöhte Wasserausscheidung hervorrufen. Da nur etwa 1% der filtrierten Wasser- und Salzmenge ausgeschieden wird, führen relativ kleine Verringerungen der Reabsorption zu deutlichen Effekten auf die Salz- und Wasserausscheidung.

Klinisch am häufigsten eingesetzt werden Thiazide und ihre Analoga sowie Schleifendiuretika. Die sog. K$^+$-sparenden Diuretika (Amilorid und Triamteren) sowie die Aldosteronrezeptor-Antagonisten werden bei spezielleren Indikationen verwendet (▶ Kap. 37). Osmotische Diuretika und Carboanhydrasehemmer spielen heutzutage nur noch eine untergeordnete Rolle.

38.3.1 Schleifendiuretika

■ Bedeutung

Schleifendiuretika (◘ Abb. 38.7) mit ihrer Leitsubstanz Furosemid hemmen reversibel den Na$^+$/K$^+$/2Cl$^-$-Co-Transporter (NKCC2) im aufsteigenden Schenkel der Henle-Schleife. Durch diesen Angriffsort sind sie **sehr stark wirksame Diuretika,** die zumindest kurzfristig bis zu 25% des glomerulär filtrierten Volumens zur Ausscheidung bringen können. Schleifendiuretika fördern die Ausscheidung von Na$^+$, Cl$^-$ und K$^+$.

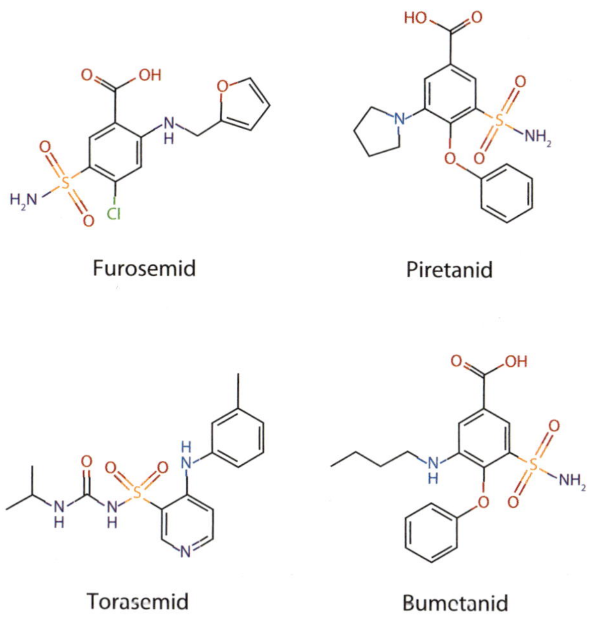

◘ **Abb. 38.7 Strukturformeln einiger Schleifendiuretika**

Furosemid

Piretanid

Torasemid

Bumetanid

Durch Verminderung oder Aufhebung des lumenpositiven transepithelialen Potenzials verringert sich die treibende Kraft für die Reabsorption von Ca^{2+} und Mg^{2+}, die ebenfalls unter dem Einfluss von Schleifendiuretika vermehrt ausgeschieden werden (◘ Tab. 38.1, ◘ Abb. 38.3). Die Wirkdauer der Schleifendiuretika ist im Vergleich zu den meisten anderen Diuretikagruppen mit ca. 4–6 Stunden nach oraler Gabe kurz.

Die Hemmung des Na$^+$/K$^+$/2Cl$^-$-Co-Transporters in den Zellen der Macula densa hat zur Folge, dass der tubuloglomeruläre Rückkopplungsmechanismus inaktiviert wird und es zu einer Steigerung der Reninsekretion kommt. Deshalb wird die glomeruläre Filtrationsrate unter dem Einfluss von Schleifendiuretika im Gegensatz zu den Thiaziden nicht verringert.

◘ **Tab. 38.1 Beeinflussung der Elektrolytausscheidung durch Diuretika**

Diuretika	Na$^+$	K$^+$	Ca^{2+}	Mg^{2+}	Cl$^-$
Schleifendiuretika	↑ (22–35%)	↑ (6 0–100%)	↑ (> 20%)	↑ (> 20%)	↑ (40%)
Thiazide und Analoga	↑ (5–10%)	↑ (200%)	↓	↑ (5–10%)	↑ (10%)
K$^+$-sparende Diuretika (Amilorid, Triamteren)	↑ (2–4%)	↓ (8%)	∅	↓	↑ (6%)
Aldosteronrezeptor-Antagonisten	↑ (2–4%)	↓	∅	↓	↑ (6%)
Osmotische Diuretika	↑ (10–25%)	↑ (6%)	↑ (10–20%)	↑ (> 20%)	↑ (15–30%)
Carboanhydrasehemmer	↑ (2–5%)	↑ (60%)	↑ (< 5%)	↑ (< 5%)	↑ (4%)

◘ Tab. 38.2 Pharmakokinetik von Diuretika (Auswahl)

Diuretika	Bioverfügbarkeit (%)	Plasma-HWZ (h)	Wirkungseintritt (h)	Wirkdauer (h)
Schleifendiuretika				
Furosemid	60–70	0,5–2	0,5	4–6
Torasemid	80–90	2-3	1	6–8
Piretanid	95	1	0,5	4–6
Bumetanid	80–95	1–1,5	0,25–0,5	4–6
Thiazide und Analoga				
Hydrochlorothiazid	60–75	2,5	1,5	6–12
Xipamid	75	6–8	1,5	12–24
Indapamid	80	14–18	2	24–36
Chlortalidon	65	40–60	2	24–72
K$^+$-sparende Diuretika				
Amilorid	50	6–8	1–2	10
Triamteren	50	4	1–2	5
Aldosteronrezeptor-Antagonisten				
Spironolacton	70	17–22	24–48	72–120
Eplerenon	70	4–6	24–48	72–120

Schleifendiuretika können daher auch noch bei niereninsuffizienten Patienten eingesetzt werden.

■ **Pharmakokinetik**

Die meisten Schleifendiuretika werden **nach oraler Gabe** sehr **gut resorbiert** und weisen eine Plasmahalbwertszeit von 1–3 Stunden auf (◘ Tab. 38.2). Sie werden durch das Transportsystem für organische Anionen im proximalen Tubulus ins Tubuluslumen **sezerniert** und erreichen daher an ihrem Wirkort Konzentrationen, die 20- bis 50-fach über denen im Blut liegen. Diese Anreicherung der Schleifendiuretika an ihrem Wirkort im Tubuluslumen erklärt die selektive Hemmung des renalen Na$^+$/K$^+$/2Cl$^-$-Co-Transporters, der auch in anderen Organen exprimiert wird.

■ **Unerwünschte Wirkungen**

Die meisten Fälle von unerwünschten Wirkungen unter der Gabe von Schleifendiuretika beruhen auf ihrem diuretischen Effekt. Es kann durch vermehrten Verlust von Wasser und Na$^+$ zu **Hypotonie, Hypovolämie** und **Hämokonzentration** mit den Folgen **Schwächegefühl, Schwindel, Kreislaufkollaps** und **vermehrter Thromboembolieneigung** kommen. Unter dem Einfluss von Schleifendiuretika kann auch eine **Verminderung der Glucosetoleranz** auftreten. Dies ist möglicherweise die Auswirkung einer eventuell auftretenden Hypokaliämie, die eine verminderte Insulinsekretion zur Folge hat. Bei Gabe hoher Dosen und insbesondere nach i. v. Gabe können durch Hemmung des Na$^+$/K$^+$/2Cl$^-$-Co-Transporters im In-

nenohr **Hörstörungen** auftreten. Gelegentlich kommt es zu **Hyperurikämien,** selten zum **Anstieg der Plasmaspiegel von Triglyzeriden und LDL-Cholesterin**.

■ **Interaktionen**

Bei kombinierter Gabe von Schleifendiuretika und **Aminoglykosidantibiotika** kann es zu einem synergistischen Schädigungseffekt im Bereich des Innenohrs kommen. Eine verstärkte Neigung zu Kaliumverlusten ist bei gleichzeitiger Einnahme von **Laxanzien** zu beobachten. Bei Gabe **anderer blutdrucksenkender Pharmaka**, z. B. von ACE-Hemmern, können Blutdruckabfälle auftreten.

❗ Cave
Die Wirkung von Furosemid wird durch nichtsteroidale Antiphlogistika abgeschwächt.

Die Wirkung von **Herzglykosiden** wird durch eine unter Schleifendiuretikagabe eventuell auftretende Hypokaliämie verstärkt. Die Plasmaspiegel von **Lithium** können bei gleichzeitiger Gabe von Schleifendiuretika ansteigen.

■ **Klinische Anwendung**

Schleifendiuretika eignen sich für die Dauertherapie bei **Herzinsuffizienz** oder **Hypertonie,** wenn Thiazide nicht mehr wirksam sind oder wegen eingeschränkter Nierenfunktion (glomeruläre Filtrationsrate < 50 ml/min) nicht gegeben werden können. Bei Ödemen kardialer, renaler oder **hepatischer Genese** können Schleifendiuretika eingesetzt werden.

> Besonders bei akuten und lebensbedrohlichen Ödemen des Gehirns und der Lunge sind Schleifendiuretika sehr hilfreich.

Bei der Therapie des akuten Lungenödems mit Herzversagen kommt zusätzlich ein vasodilatierender Effekt auf die großen Kapazitätsgefäße günstig zum Tragen.

Bei **drohendem Nierenversagen** können Schleifendiuretika zur Steigerung der Wasser- und Elektrolytausscheidung eingesetzt werden. Schließlich lassen sich **schwere Formen der Hyperkalzämie** mit Schleifendiuretika behandeln.

■ **Kontraindikationen**

Bei **schweren Elektrolytstörungen** mit Na$^+$-, K$^+$- oder Mg^{2+}-Mangel, bei **Hypovolämie, Anurie, Harnabfluss-** und **schweren Leberfunktionsstörungen** sind Schleifendiuretika kontraindiziert.

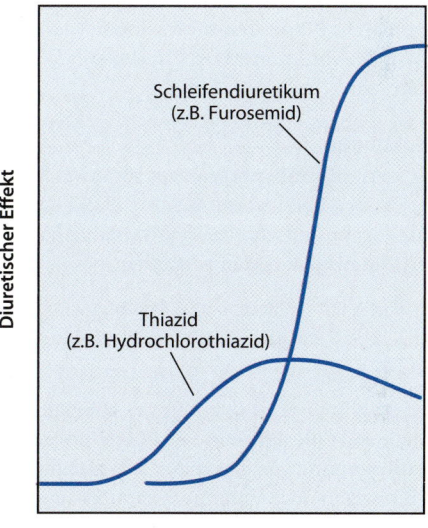

Hydrochlorothiazid   Xipamid

Indapamid   Chlortalidon

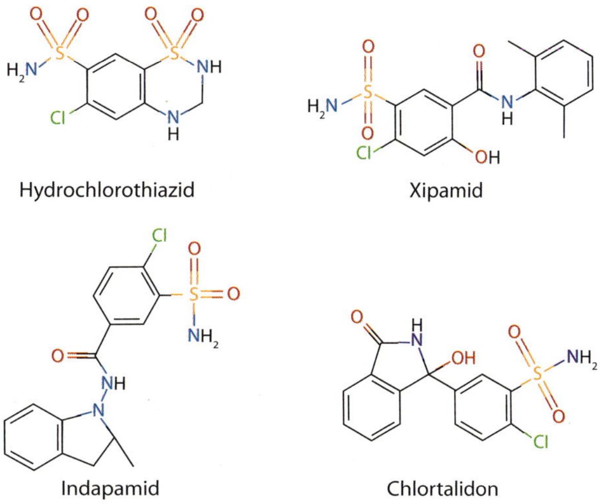

■ **Abb. 38.8 Strukturformeln** von Thiaziden und ihren Analoga

---

Steckbrief Schleifendiuretika

Wirkmechanismus: Hemmung des Na$^+$/K$^+$/2Cl$^-$-Co-Transporters im aufsteigenden Schenkel der Henle-Schleife
Pharmakokinetik: Gute Resorption nach oraler Gabe, Plasmahalbwertszeit: 1–3 h, Wirkdauer 4–6 h
Unerwünschte Wirkungen: Hypotonie, Hypovolämie, Hämokonzentration, Schwächegefühl, Schwindel, Kreislaufkollaps, vermehrte Thromboemblioneigung, Verminderung der Glucosetoleranz, evtl. Hyperurikämie oder Anstieg der Triglyzerid- oder LDL-Cholesterin-Spiegel
Interaktionen: Aminoglykosidantibiotika, Laxanzien, blutdrucksenkende Pharmaka, nichtsteroidale Antiphlogistika, Digitalisglykoside, Lithium
Klinische Anwendung: Herzinsuffizienz, Hypertonie in der Regel, wenn Thiazide nicht gegeben werden können; Ödeme unterschiedlicher Genese, drohendes Nierenversagen, schwere Formen der Hyperkalzämie

---

38.3.2 Thiazide und Analoga

■ **Bedeutung**

Das Thiazid Hydrochlorothiazid und seine Analoga wie Chlortalidon, Indapamid oder Xipamid (■ Abb. 38.8) **wirken im Vergleich zu Schleifendiuretika langsamer und schwächer** (■ Abb. 38.9). Sie hemmen den fast ausschließlich im frühdistalen Tubulus exprimierten Na$^+$/Cl$^-$-Co-Transporter NCC, wodurch vorübergehend max. 5–10% des glomerulär filtrierten Volumens ausgeschieden werden können. Neben der vermehrten Na$^+$- und Cl$^-$-Ausscheidung kommt es zur vermehrten Ausscheidung von K$^+$, Mg^{2+} und PO$_4^{2-}$ (■ Tab. 38.1).

Im Gegensatz zu den Schleifendiuretika ist die Ca^{2+}-Ausscheidung unter Einfluss von Thiaziden vermindert. Dies beruht möglicherweise auf der Verminderung der zytosolischen Na$^+$-Konzentration in den Zellen des frühdistalen Tubulus, wodurch die Triebkraft für den basolateral gelegenen Na$^+$/Ca^{2+}-Austauscher zunimmt, was eine vermehrte Calciumre-

Diuretischer Effekt

Schleifendiuretikum (z.B. Furosemid)

Thiazid (z.B. Hydrochlorothiazid)

Dosis

■ **Abb. 38.9 Typische Dosis-Wirkungs-Beziehung zwischen Diuretikadosis und diuretischem Effekt für ein Schleifendiuretikum und ein Thiazid.** Hydrochlorothiazid ist potenter als Furosemid, während das Schleifendiuretikum deutlich wirksamer ist und einen 2- bis 3-fach stärkeren maximalen diuretischen Effekt hat

sorption zur Folge hat (■ Abb. 38.4). Im Gegensatz zu Schleifendiuretika nimmt unter dem Einfluss von Thiaziden die glomeruläre Filtrationsrate eher ab, der tubuloglomeruläre Rückkopplungsmechanismus ist unbeeinflusst.

■ **Pharmakokinetik**

Die diuretische Wirkung setzt nach etwa 1–2 Stunden ein und hält je nach Plasmahalbwertszeit unterschiedlich lang an (■ Tab. 38.2). Thiazide und ihre Analoga werden nach oraler Gabe **gut aus dem Magen-Darm-Trakt resorbiert,** je nach

Plasmahalbwertzeit beträgt die Wirkdauer 6–12 Stunden (Hydrochlorothiazid), 12–24 Stunden (Xipamid), 24–36 Stunden (Indapamid) oder 24–72 Stunden (Chlortalidon). Thiazide und ihre Analoga gelangen durch **glomeruläre Filtration und aktive Sekretion im proximalen Tubulus** ins Tubuluslumen, wo sie in deutlich höherer Konzentration vorliegen als im Plasma.

▪ Unerwünschte Wirkungen

Im Allgemeinen werden Thiazide bei richtiger Dosierung relativ gut vertragen. Die meisten unerwünschten Wirkungen treten durch Störungen des Elektrolyt- oder Flüssigkeitsgleichgewichts auf. Insbesondere ist an die Möglichkeit einer **Hypokaliämie** oder **Hyponatriämie** zu denken. Gelegentlich kommt es unter Therapie mit Thiaziden zur **Hyperurikämie** und zu **gastrointestinalen Beschwerden** wie **leichter Übelkeit, Erbrechen, Appetitlosigkeit** oder **Diarrhö.**

Ähnlich wie unter der Gabe von Schleifendiuretika kann unter Gabe von Thiaziden und Analoga die **Glucosetoleranz vermindert** sein. Auch diesem Effekt liegt möglicherweise eine verminderte Insulinsekretion aufgrund einer Hypokaliämie zugrunde. Die **Plasmakonzentrationen von Gesamtcholesterin, Triglyzeriden und LDL-Cholesterin** können ebenfalls **erhöht** sein.

▪ Interaktionen

Bei Gabe anderer **antihypertensiver Pharmaka** kann es zu einem verstärkten blutdrucksenkenden Effekt kommen, eine unter Thiazidgabe auftretende Hypokaliämie kann die Wirkung von **Digitalisglykosiden** verstärken.

> ⊙ **Die Wirkung von Thiaziden und Analoga wird durch gleichzeitige Gabe nichtsteroidaler Antiphlogistika verringert.**

Zur Wirkungsabschwächung kommt es ebenfalls bei gleichzeitiger Gabe von **Colestyramin** und **Colestipol** aufgrund verminderter Resorption von Thiaziden. Bei gleichzeitiger Gabe von Calciumsalzen oder Vitamin D kann es zu einer Hyperkalzämie kommen.

▪ Klinische Anwendung

Thiazide und Analoga sind Mittel der Wahl
- zur **Behandlung der Hypertonie,** da sie mit 1–2 Wochen Verzögerung zur Verringerung sowohl des peripheren Widerstands als auch einer eventuell bestehenden Wasser- und Kochsalzretention führen;
- zur **Behandlung von Herzinsuffizienz,** insbesondere beim Vorliegen **kardialer Ödeme.**

Auch **akute renale und hepatogene Ödeme** lassen sich durch Thiazide behandeln. Aufgrund ihres Ca^{2+}-retinierenden Effekts können Thiazide auch zur Behandlung einer **Hyperkalziurie,** z. B. im Rahmen der Behandlung von Ca^{2+}-haltigen Nierensteinen, eingesetzt werden. Paradoxerweise vermindern sie bei Patienten mit **renalem Diabetes insipidus** die Harnmenge. Der diesem Effekt zugrunde liegende Mechanismus ist nicht klar.

▪ Kontraindikationen

Bei **schweren Elektrolytstörungen** und Patienten mit **chronischer Niereninsuffizienz** oder **Leberfunktionsstörungen** sind Thiazide und die Analoga kontraindiziert.

Steckbrief Thiazide und Analoga
Wirkmechanismus: Hemmung des Na^+/Cl^--Co-Transporters im frühdistalen Tubulus
Pharmakokinetik: Gute Resorption nach oraler Gabe
- Wirkbeginn: 1,5–2 h
- Wirkdauer: je nach Substanz 6–72 h

Unerwünschte Wirkungen: Hypokaliämie, Hyponatriämie, Hyperurikämie, gastrointestinale Beschwerden, verminderte Glucosetoleranz, Erhöhung der Plasmakonzentration von Cholesterin und Triglyzeriden
Interaktion: Antihypertensive Pharmaka, Digitalisglykoside, nichtsteroidale Antiphlogistika, Colestyramin, Colestipol, Vitamin D
Klinische Anwendung:
- Mittel der Wahl zur Behandlung von arterieller Hypertonie und Herzinsuffizienz, insbesondere bei Ödemen
- akute Ödeme unterschiedlicher Genese
- Hyperkalziurie, renaler Diabetes insipidus

38.3.3 K⁺-sparende Diuretika

Bedeutung Zu den K^+-sparenden Diuretika im engeren Sinne gehören **Triamteren** und **Amilorid** (⊙ Abb. 38.10). Sie **hemmen** den **epithelialen Na^+-Kanal (EnaC) im spätdistalen Tubulus** und im **Sammelrohr.** Dadurch vermindert sich das lumennegative transepitheliale Potenzial und somit die treibende Kraft für den Kaliumausstrom ins Lumen (⊙ Abb. 38.5, ⊙ Tab. 38.1). Triamteren und Amilorid haben **allein** gegeben einen **nur sehr schwachen diuretischen Effekt** und werden daher mit Thiaziden oder Schleifendiuretika kombiniert, um die unter Thiazid- oder Schleifendiuretika-Gabe auftretende erhöhte Kaliumausscheidung auszugleichen.

Pharmakokinetik Amilorid und Triamteren werden langsam aus dem Magen-Darm-Trakt resorbiert, die **Bioverfügbarkeit** beträgt etwa **50%,** die Wirkdauer liegt bei 5 Stunden (Triamteren) bzw. etwa 10 Stunden (Amilorid) (⊙ Tab. 38.2). Während **Amilorid** überwiegend unverändert **renal eliminiert**

⊙ **Abb. 38.10 Strukturformeln** von Amilorid und Triamteren

wird, unterliegt **Triamteren** einem ausgeprägten Metabolismus und wird sowohl **biliär** als auch **renal ausgeschieden.**

Unerwünschte Wirkungen Unter Gabe von Triamteren und Amilorid kann es zur überschießenden Retention von K^+-Ionen kommen mit der Folge einer **Hyperkaliämie.** Daneben werden gelegentlich Störungen im Bereich des Magen-Darm-Trakts mit **Übelkeit, Erbrechen** oder **Diarrhö** beobachtet.

Interaktionen

🚫 **Cave**
Das Risiko einer Hyperkaliämie wird bei gleichzeitiger Gabe von ACE-Hemmern oder anderen kaliumsparenden Pharmaka deutlich erhöht.

Klinische Anwendung Amilorid und Triamteren werden üblicherweise zur **diuretischen Langzeitbehandlung in Kombination** mit **Thiaziden** und **Analoga** bei der Therapie der Hypertonie oder der Herzinsuffizienz eingesetzt.

Kontraindikationen Bei **Niereninsuffizienz, Hyperkaliämie** oder **schwerer Hyponatriämie** sind Amilorid und Triamteren kontraindiziert.

Steckbrief K^+-sparende Diuretika
Wirkmechanismus: Hemmung des epithelialen Na^+-Kanal im spätdistalen Tubulus und im Sammelrohr
Pharmakokinetik: Bioverfügbarkeit ca. 50%, Wirkdauer 5 h (Triamteren) bzw. 10 h (Amilorid)
Unerwünschte Wirkungen: Hyperkaliämie, gastrointestinale Beschwerden
Interaktionen: Erhöhtes Hyperkaliämierisiko bei gleichzeitiger Gabe von ACE-Hemmern und anderen kaliumsparenden Pharmaka
Klinische Anwendung: Diuretische Langzeitbehandlung in Kombination mit Thiaziden und Analoga
Kontraindikationen: Niereninsuffizienz, Hyperkaliämie, schwere Hyponatriämie

---

38.3.4 Aldosteronrezeptor-Antagonisten

Traditionell werden die Aldosteronrezeptor-Antagonisten aufgrund ihres K^+-sparenden, schwach diuretischen Effekts den Diuretika zugeordnet. Da die Wirkungen dieser Substanzen jedoch über den rein diuretischen Effekt hinausgehen, werden die Aldosteronrezeptor-Antagonisten in ▶ Abschn. 37.2.4 abgehandelt.

38.3.5 Osmotische Diuretika

Definition Als osmotische Diuretika werden Substanzen bezeichnet, die glomerulär filtriert, jedoch tubulär nicht resor-

biert werden. Liegen diese Substanzen dann in ausreichender Konzentration im Tubuluslumen vor, binden sie osmotisch Wasser und führen dadurch zur gesteigerten Diurese.

Vertreter Als osmotisches Diuretikum wird heutzutage nur noch **Mannitol** eingesetzt, das sich inert verhält und nach i. v. Gabe ungehindert durch die Glomerula filtriert, jedoch nicht in nennenswerten Mengen reabsorbiert wird. Unter dem Einsatz von Mannitol kommt es im Vergleich zu anderen Diuretika nur zu einer geringen Steigerung der Na^+-Ausscheidung, weshalb osmotische Diuretika nicht zur Behandlung von generalisierten Ödemen geeignet sind.

Unerwünschte Wirkungen Unter dem Einsatz von Mannitol kann es bei Überdosierung zu **Volumenexpansionen** und **Hyponatriämie** sowie zur **Hypoosmolarität** kommen. Gelegentlich werden **Kopfschmerzen, Schwindel, Übelkeit** und **Erbrechen** beobachtet. Beim Vorliegen einer Herzinsuffizienz, insbesondere bei eingeschränkter Nierenfunktion, kann es durch Volumenexpansion zur **kardialen Dekompensation** kommen.

Klinische Anwendung Die klinische Anwendung von Mannitol bleibt auf **wenige Indikationen** beschränkt. Mannitol kann zur **Notfallbehandlung** eines **akuten Hirnödems** oder eines **akuten Glaukoms** eingesetzt werden. Die Wirkung besteht hier primär in der vorübergehenden Erhöhung der Plasmaosmolarität, die zur Extraktion von Wasser aus den entsprechenden Geweben führt. Des Weiteren kann Mannitol zur **Auslösung einer forcierten Diurese** bei Vergiftungen eingesetzt werden.

38.3.6 Carboanhydrasehemmer

▪ Bedeutung

Der Carboanhydrasehemmer **Azetazolamid** spielt als Diuretikum nur noch eine untergeordnete Rolle. Die Hemmung der Carboanhydrase im proximalen Tubulus führt zur Verminderung der Bildung von CO_2 im Tubuluslumen sowie von Protonen in den Tubulusepithelzellen. Dies führt zur Verringerung der Protonensekretion über den Na^+/H^+-Austauscher und dadurch zur Reduktion der Bicarbonatreabsorption (◻ Abb. 38.2). Da Bicarbonat in den distal gelegenen Abschnitten des Nephrons nur in geringem Ausmaße resorbiert wird, nimmt die Bicarbonatausscheidung zu und ein geringer diuretischer Effekt resultiert. Parallel entwickelt sich durch den Verlust von Bicarbonat im Verlauf der Behandlung mit Carboanhydrasehemmern eine metabolische Azidose.

▪ Pharmakokinetik
Azetazolamid wird nach oraler Gabe rasch und nahezu vollständig resorbiert. Seine Plasmahalbwertszeit beträgt 3–6 Stunden. Es wird nicht metabolisiert und nahezu vollständig unverändert renal ausgeschieden.

◼ Unerwünschte Wirkungen

Unter dem Einsatz von Azetazolamid entwickelt sich eine mehr oder weniger stark ausgeprägte **metabolische Azidose,** die die Wirkung von Carboanhydrasehemmern reduziert. Der diuretische Effekt schwächt sich daher im Laufe mehrerer Tage bei gleich bleibender Gabe von Azetazolamid ab. Bei längerer Gabe kann es zu **Elektrolytstörungen,** insbesondere zum Kaliumverlust, kommen. Gelegentlich treten unter der Gabe von Azetazolamid **Blutbildveränderungen** auf.

◼ Klinische Anwendung

Carboanhydrasehemmer werden nur noch sehr selten bei speziellen Indikationen eingesetzt. Die Hemmung der Carboanhydrase im Ziliarkörper des Auges führt zu verringerter Bicarbonat- und Kammerwasserbildung. Diesen Effekt macht man sich bei der **Behandlung des akuten Glaukomanfalls** zunutze, bei dem man Azetazolamid i. v. geben kann.

Mehreren klinischen Studien zufolge ist Azetazolamid bei der **Behandlung der akuten Höhenkrankheit** wirksam. Die genauen Ursachen der akuten Höhenkrankheit sind nicht vollständig bekannt, Hypoxie und respiratorische Alkalose scheinen jedoch eine wichtige Rolle zu spielen. Letztere wird durch die unter Azetazolamid hervorgerufene metabolische Azidose ausgeglichen.

38.4 Arterielle Hypertonie

38.4.1 Bedeutung der arteriellen Hypertonie

Die arterielle Hypertonie hat eine ungünstige Langzeitwirkung auf das kardiovaskuläre System, da sie die Entwicklung atherosklerotischer Gefäßveränderungen fördert und zur Hypertrophie des linken Herzventrikels führt. Sie ist daher ein **wesentlicher Risikofaktor** für die koronare Herzkrankheit, das Auftreten von Schlaganfällen, plötzlichem Herztod, Herzinsuffizienz, Niereninsuffizienz und Aortenaneurysmata.

Wegen der großen Bedeutung der arteriellen Hypertonie als Risikofaktor und ihrer hohen Prävalenz stellt ihre Behandlung eine der wichtigsten präventiven Maßnahmen dar. Dabei ist die frühzeitige Diagnose der zunächst asymptomatisch verlaufenden arteriellen Hypertonie von großer Bedeutung.

38.4.2 Pathophysiologie

Mehr als 90% aller Hypertoniker haben eine **primäre** oder **essenzielle Hypertonie,** deren Ursache unklar ist. Wahrscheinlich liegt eine multifaktorielle Genese vor, bei der eine vererbte Disposition mit ungünstigen Lebens- und Ernährungsgewohnheiten zusammenspielt.

Etwa 5–10% aller Hypertoniepatienten leiden unter einer **sekundären Hypertonie,** die meistens definierte renale oder endokrine Ursachen hat.

38.4.3 Definition und Klassifikation

Eine klare Grenzlinie zwischen normo- und hypertensiven Blutdruckwerten ist schwer zu ziehen, da bei der Einschätzung des Risikos erhöhter Blutdruckwerte auch andere Risikofaktoren berücksichtigt werden müssen. Allgemein anerkannt ist die Einteilung der Hypertonie im Erwachsenenalter nach der amerikanischen Leitlinie des »Joint National Committee VI 1997«, bei der Blutdruckwerte > 140/90 mmHg als hyperton gelten und die Klassifikation der darüber und darunter liegenden Werte stufenweise erfolgt (◻ Tab. 38.3).

38.4.4 Diagnostik

Basis der Diagnosestellung ist die Messung des Blutdrucks in der Arztpraxis, die durch eine ambulante Langzeit-Blutdruckmessung ergänzt werden kann. Da der Blutdruck von verschiedenen psychischen und körperlichen Faktoren, aber auch von der Tageszeit abhängt, muss zur Sicherung der Diagnose ein 1-malig leicht oder mittelschwer erhöhter Blutdruckwert bei mindestens 1–2 weiteren Arztbesuchen innerhalb 4 Wochen bestätigt werden.

Neben der Feststellung des Schweregrades der Hypertonie durch Blutdruckmessung sind weitere diagnostische

38

◻ **Tab. 38.3 Definition und Klassifikation der Hypertonie im Erwachsenenalter** (nach Joint National Committee VI 1997)

Blutdruck	Systolisch (mmHg)		Diastolisch (mmHg)
Optimal	< 120	und	< 80
Normal	120–129	und	80–84
Noch normal	130–139	oder	85–89
Hypertonie			
Grad 1 (leicht)	140–159	oder	90–99
Grad 2 (mittelschwer)	160–179	oder	100–109
Grad 3 (schwer)	≥ 180	oder	≥ 110
Isolierte systolische Hypertonie	≥ 140	und	< 90

Maßnahmen zur Erkennung möglicher zusätzlicher Risikofaktoren und zur Identifikation möglicher ursächlicher Faktoren bei Vorliegen einer sekundären Hypertonieform notwendig.

38.4.5 Therapie

Da die arterielle Hypertonie einer von mehreren Risikofaktoren für kardiovaskuläre Erkrankungen darstellt, ist es sinnvoll, zunächst die **Gesamtrisikokonstellation der hypertensiven Patienten** zu ermitteln.

Die gängigen Leitlinien zur Behandlung der Hypertonie berücksichtigen daher zum einen die Höhe des systolischen und diastolischen Blutdrucks, zum anderen das kardiovaskulären Gesamtrisiko des Patienten (◘ Abb. 38.4). Zu den berücksichtigten Risikofaktoren gehören:

- männliches Geschlecht
- Alter (Männer ≥ 55 Jahre; Frauen ≥ 65 Jahre)
- Zigarettenrauchen
- Dyslipidämie:
  - Gesamtcholesterin > 4,9 mmol/l [190 mg/dl] und/oder
  - LDL-Cholesterin > 3 mmol/l [150 mg/dl] und/oder
  - HDL-Cholesterin < 1 mmol/l [40 mg/dl, Männer] bzw. 1,2 mmol/l [46 mg/dl, Frauen] und/oder
  - Triglyzeride > 1,7 mmol/l [150 mg/dl]

- Nüchternglucose 5,6–6,9 mmol/l (102–125 mg/dl) und/oder pathologischer Glucosetoleranztest
- Adipositas (BMI ≥ 30 kg/m^2) und/oder abdominelle Adipositas
- positive Familienanamnese: kardiovaskuläre Erkrankungen bei Männern < 55 Jahren bzw. Frauen < 65 Jahren

Nichtmedikamentöse Maßnahmen

Diese als alleinige Therapie sind bei gering erhöhtem Blutdruck indiziert (◘ Tab. 38.4) und bilden generell die Basis, auf der eine antihypertensive Pharmakotherapie aufbaut. Zu ihnen gehören:

- regelmäßige körperliche Aktivität
- bei übergewichtigen Hypertonikern Gewichtsnormalisierung
- Vermeiden von Zigarettenrauchen
- kein übermäßiger Alkoholkonsum
- Restriktion der Kochsalzzufuhr auf etwa 3–5 g/Tag, wobei das untere Limit derzeit unklar ist
- obst- und gemüsereiche Ernährung mit niedrigem Fettgehalt, die in der Regel auch mit einer Verminderung der Kochsalzaufnahme und einer Erhöhung der Kaliumaufnahme einhergeht

Pharmakotherapie

Ziel der Pharmakotherapie ist die möglichst effiziente Senkung erhöhter Blutdruckwerte.

◘ **Tab. 38.4 Therapie der Hypertonie in Abhängigkeit von Blutdruck und kardiovaskulärem Gesamtrisiko** (European Society of Hypertension 2013)

Blutdruck (mmHg)	Kardiovaskuläres Risiko	Therapeutische Maßnahmen	
		Nicht-medikamentös	Pharmakotherapie
130–139/85–89 (hochnormal)	keine Riskikofaktoren	∅	∅
	≥ 1 Risikofaktor	+	∅
140–159/90–99 (Hypertonie Grad 1)	keine Risikofaktoren	+	wenn nach mehreren Monaten RR ≥ 140/90
	≥ 1 Risikofaktor	+	wenn nach mehreren Wochen RR ≥140/90
	Endorganschäden, chronische Nierenerkrankung, Diabetes oder symptomatische kardiovaskuläre Erkrankung	+	+
160–179/100–109 (Hypertonie Grad 2)	keine oder max. 2 Risikofaktoren	+	wenn nach mehreren Wochen RR ≥ 140/90
	≥ 3 Risikofaktoren oder Endorganschäden, chronische Nierenerkrankung, Diabetes oder symptomatische kardiovaskuläre Erkrankung	+	+
≥ 180/110 (Hypertonie Grad 3)	unabhängig vom Gesamtrisiko	+	+

Generell gilt RR ≤ 140/90 mmHg als Zielwert
Ältere Patienten mit initialem systolischem Blutdruck ≥ 160: Senkung auf 140–150 mmHg empfohlen

> **●** **Für den Erfolg einer antihypertensiven Pharmakothera-**
> **pie ist es wichtig, unerwünschte Wirkungen zu mini-**
> **mieren, um die Adhärenz der meist beschwerdefreien**
> **Patienten nicht zu verschlechtern.**

Bei Patienten mit leicht erhöhten Blutdruckwerten (Stadium 1) und geringem kardiovaskulären Risiko ist in der Regel eine **Monotherapie** ausreichend. Bei Patienten mit höheren Ausgangsblutdruckwerten und höherem kardiovaskulären Risiko ist frühzeitig an die Gabe von **Zweier-** oder **Dreier-Kombinationen** von Antihypertensiva zu denken, da bei ihnen die Erfolgsrate einer Kombinationstherapie gegenüber einer Monotherapie deutlich erhöht ist.

Monotherapie Als Monotherapeutika kommen Diuretika (Thiazide, bei Niereninsuffizienz Schleifendiuretika), β-Adrenozeptor-Antagonisten oder ACE-Hemmer und als 2. Wahl AT$_1$-Rezeptor-Antagonisten oder Calciumkanalblocker infrage.

> ▬ Quinapril 10–40 mg/Tag
> ▬ Ramipril 1,25–10 mg/Tag
> ▬ Spirapril 3–6 mg/Tag
> ▬ Trandolapril 0,5–4 mg/Tag

Generell gibt es für Diuretika vom Thiazidtyp die robustesten Nutzenbelege bei der Hypertonietherapie. Wichtig bei der Auswahl des Monotherapeutikums ist allerdings auch die **Berücksichtigung anderer Begleiterkrankungen**, die die Auswahl des Monotherapeutikums beeinflussen können (● Tab. 38.5): So sind bei Patienten mit Diabetes mellitus ACE-Inhibitoren den β-Adrenozeptor-Antagonisten und den Thiaziddiuretika aufgrund ihres nephroprotektiven Effekts und ihrer vergleichsweise geringen metabolischen Effekte vorzuziehen. β-Adrenozeptor-Antagonisten sind insbesondere bei Patienten mit Herzinsuffizienz zu erwägen und bei Patienten mit obstruktiven Ventilationsstörungen nur zurückhaltend einzusetzen. Schwangeren sollten keine Diuretika und ACE-Inhibitoren gegeben werden.

Mittel der **2. Wahl** zur Monotherapie sind AT$_1$-Rezeptor-Antagonisten, die den ACE-Hemmern vergleichbar, nicht jedoch überlegen sind und daher gegeben werden sollten, wenn bei Indikation für ACE-Hemmer diese nicht ausreichend wirksam sind oder wegen unerwünschter Wirkungen (z. B. Hustenreiz) nicht einsetzbar sind.

Monotherapie
Mittel der 1. Wahl
Diuretika
▬ **Thiazide und Analoga**
  – Chlortalidon 12,5–25 mg/Tag
  – Hydrochlorothiazid 12,5–25 mg/Tag
  – Indapamid 2,5 mg/Tag
  – Xipamid 5–20 mg/Tag
▬ **Schleifendiuretika** (bei Vorliegen einer Niereninsuffizienz)
  – Bumetanid 0,5–2 mg/Tag
  – Furosemid 20–80 mg/Tag
  – Piretamid 3–6 mg/Tag
  – Torasemid 2,5–5 mg/Tag

β-Adrenozeptor-Antagonisten (präferenziell β$_1$-selektive β-Adrenozeptor-Antagonisten)
▬ Acebutolol 400–800 mg/Tag
▬ Atenolol 50–100 mg/Tag
▬ Betaxolol 10–20 mg/Tag
▬ Bisoprolol 2,5–10 mg/Tag
▬ Celiprolol 200–400 mg/Tag
▬ Metoprolol 50–200 mg/Tag
▬ Nebivolol 5 mg/Tag
▬ Talinolol 100 mg/Tag

ACE-Hemmer
▬ Benazepril 10–20 mg/Tag
▬ Captopril 25–150 mg/Tag
▬ Cilazapril 0,5–5 mg/Tag
▬ Enalapril 2,5–50 mg/Tag
▬ Fosinopril 10–40 mg/Tag
▬ Imidapril 5–20 mg/Tag
▬ Lisinopril 5–40 mg/Tag
▬ Moexipril 7,5–30 mg/Tag
▬ Perindopril 4–8 mg/Tag

Monotherapie
Mittel der 2. Wahl
AT$_1$-Rezeptor-Antagonisten:
▬ Candesartan 4–16 mg/Tag
▬ Eprosartan 600–800 mg/Tag
▬ Irbesartan 150–300 mg/Tag
▬ Losartan 50–100 mg/Tag
▬ Olmesartan 10–40 mg/Tag
▬ Telmisartan 20–80 mg/Tag
▬ Valsartan 80–160 mg/Tag

Weitere Mittel der 2. Wahl
Lang wirksame Calciumkanalblocker:
▬ **Verapamil-/Diltiazem-Typ**
  – Diltiazem retardiert 180–360 mg/Tag
  – Gallopamil retardiert 100–200 mg/Tag
  – Verapamil retardiert 120–480 mg/Tag
▬ **Dihydropyridine**
  – Amlodipin 5–10 mg/Tag
  – Felodipin 2,5–10 mg/Tag
  – Isradipin 2,5–10 mg/Tag
  – Lacidipin 2–6 mg/Tag
  – Lercanidipin 10–20 mg/Tag
  – Nicardipin 60–90 mg/Tag
  – Nifedipin retardiert 20–60 mg/Tag
  – Nilvadipin 8–16 mg/Tag
  – Nisoldipin 10–30 mg/Tag
  – Nitrendipin 10–40 mg/Tag

38

◪ Tab. 38.5 Differenzialtherapie der Hypertonie		
Begleiterkrankung bzw. -umstände	**Indiziert**	**Nicht indiziert oder kontraindiziert**
Koronare Herzkrankheit	β-Adrenozeptor-Antagonisten	
Herzinsuffizienz	Diuretika β-Adrenozeptor-Antagonisten ACE-Inhibitoren AT_1-Rezeptor-Antagonisten	Ca^{2+}-Kanal-Blocker
Niereninsuffizienz	Schleifendiuretika ACE-Inhibitoren AT_1-Rezeptor-Antagonisten	Thiazide
Diabetes mellitus	ACE-Inhibitoren AT_1-Rezeptor-Antagonisten Ca^{2+}-Kanal-Blocker	β-Adrenozeptor-Antagonisten Thiazide
Obstruktive Ventilationsstörungen		β-Adrenozeptor-Antagonisten
Schwangerschaft	α-Methyldopa $β_1$-selektive Adrenozeptor-Antagonisten	Diuretika ACE-Inhibitoren AT_1-Rezeptor-Antagonisten Ca^{2+}-Kanal-Blocker

Führt die Monotherapie mit einer Wirkstoffgruppe bei Patienten mit leicht erhöhtem Blutdruck und geringem kardiovaskulären Risiko nicht zur Normalisierung des Hochdrucks, so kann ein anderes Monotherapeutikum ausprobiert werden. In der Regel ist es sinnvoll, zwischen Diuretikum, β-Adrenozeptor-Antagonist und ACE-Inhibitor zu wechseln. Alternativ kann jedoch auch auf eine Kombinationstherapie, meist in Form einer Zweierkombination, umgestellt werden.

Zweierkombinationstherapie Unter Beachtung differenzialtherapeutischer Aspekte (◪ Tab. 38.5) sind prinzipiell alle Monotherapeutika miteinander kombinierbar; β-Adrenozeptor-Antagonisten dürfen aber nur mit Calciumantagonisten vom Dihydropyridintyp, nicht jedoch mit Verapamil oder Diltiazem kombiniert werden, da letztere in Kombination mit β-Adrenozeptor-Antagonisten zu bradykarden Rhythmusstörungen führen können. Bei Kombinationen von ACE-Hemmern bzw. AT_1-Rezeptor-Antagonisten mit kaliumsparenden Diuretika ist das Risiko von Hyperkaliämien erhöht.

Kombinationstherapie
Mögliche Zweierkombinationen
- **Diuretikum** (meist Thiazid)
  - + **β-Adrenozeptor-Antagonist**
  - oder + ACE-Inhibitor
  - oder + AT_1-Rezeptor-Antagonist
  - oder + Calciumkanalblocker
oder
- **Calciumkanalblocker**
  - + **β-Adrenozeptor-Antagonist**
  - oder + ACE-Inhibitor
  - oder + AT_1-Rezeptor-Antagonist

Dreierkombinationstherapie Führt eine Zweierkombination zu keiner ausreichenden Senkung des Blutdrucks, sollte auf eine **Dreierkombination** umgestiegen werden, die obligat ein Diuretikum enthält.

Kombinationstherapie
Mögliche Dreierkombinationen
Diuretikum (meist Thiazid):
- + ACE-Inhibitor
  - + Calciumkanalblocker
  - oder + β-Adrenozeptor-Antagonist + Vasodilatator
  - oder + Antisympathotonikum + Vasodilatator

Als **Vasodilatatoren** gelten hier Calciumkanalblocker, ACE-Hemmer, $α_1$-Rezeptor-Antagonisten und bei sehr schwer einstellbaren Formen der Hypertonie evtl. auch Dihydralazin oder Minoxidil.
- $α_1$-Adrenozeptor-Antagonisten:
  - Bunazosin 3–12 mg/Tag
  - Doxazosin 1–8 mg/Tag
  - Terazosin 1–20 mg/Tag
  - Urapidil 60–180 mg/Tag
- Minoxidil 5–40 mg/Tag
- Dihydralazin 25–150 mg/Tag

Zu den **Antisympathotonika** gehören Clonidin und α-Methyldopa:
- Clonidin 0,15–0,9 mg/Tag
- α-Methyldopa 125–750 mg/Tag

Auslassversuch, Beendigung der Therapie
Eine bestehende antihypertensive Therapie darf niemals durch plötzliches Absetzen von Antihypertensiva unterbro-

chen werden, da es zu Entzugsphänomenen wie Unruhe, Angstgefühl, Schlaflosigkeit kommen kann und überschießende Blutdruckanstiege im Sinne eines Rebound-Phänomens auftreten können. Zeigt der Patient über einen längeren Zeitraum normale Blutdruckwerte unter antihypertensiver Therapie, sollte ein Auslassversuch unternommen werden, bei dem die Dosis schrittweise reduziert oder bei bestehender Kombinationstherapie die Anzahl der Antihypertensiva schrittweise verringert werden sollte.

Behandlung des hypertensiven Notfalls

Ein hypertensiver Notfall ist relativ selten. Er liegt vor, wenn
- zusätzlich zu sehr stark erhöhten Blutdruckwerten
- Hinweise vorliegen auf
  - Folgeschäden wie z. B.: intrakranielle Blutung, frische Blutung und Papillenödem im Augenhintergrund, Lungenödem, akutes Koronarsyndrom, dissezierendes Aortenaneurysma oder
  - eine Hochdruckenzephalopathie mit Symptomen wie Sehstörungen, Bewusstseinsstörungen, Schwindel oder neurologischen Ausfällen.

Beim akuten Notfall ist eine **sofortige antihypertensive Therapie** erforderlich, und es muss eine **sofortige Klinikeinweisung** erfolgen.

Erstbehandlung des hypertensiven Notfalls
Glyceroltrinitrat 1,2 mg als **Spray oder Kapsel**, insbesondere bei Patienten mit akutem Koronarsyndrom oder Lungenödem
- **Nifedipin** 10 mg oder **Nitrendipin** 5 mg oral, kontraindiziert bei akutem Koronarsyndrom
- **Zur intravenösen Gabe:**
  - Urapidil 25 mg
  - Clonidin 0,075 mg

Bei Zeichen einer Überwässerung: Furosemid 25 mg i. v.

Weiterführende Literatur

Brater DC (2000) Pharmacology of diuretics. Am J Med Sci 319: 38–50

Ernst M et al. (2009) Use of diuretics in patients with hypertension. N Engl J Med 361: 2153–2164

Gertsch JH et al. (2004) Randomised, double blind, placebo controlled comparison of ginkgo biloba and acetazolamide for prevention of acute mountain sickness among Himalayan trekkers: the prevention of high altitude illness trial (PHAIT). BMJ 328 (7443): 799

Ho KM, Sheridan DJ (2006) Meta-analysis of furosemide to prevent or treat acute renal failure. BMJ 333 (7565): 420

Laurent S, Schlaich M, Esler M (2012) New drugs, procedures, and devices for hypertension. Lancet 380: 591–600

Lee W, Kim RB (2004) Transporters and renal drug elimination. Annu Rev Pharmacol Toxicol 44: 137–166

Mancia G, Fagard R, Narkiewicz K et al. (2013) 2013 ESH/ESC guidelines for the management of arterial hypertension: the Task Force for the Management of Arterial Hypertension of the European Society of Hypertension (ESH) and of the European Society of Cardiology (ESC). Eur Heart J 34: 2159–2219

Sacks FM, Campos H (2010) Dietary therapy in hypertension. N Engl J Med 362: 2102–2112

Poulter NR, Prabhakaran D, Caulfield M (2015) Hypertension. Lancet 386: 801–812

Vallon V, Mühlbauer B, Osswald H (2006) Adenosine and kidney function. Physiol Rev 86: 901–940

Zillich AJ et al. (2006) Thiazide diuretics, potassium, and the development of diabetes. Hypertension 48: 219–224

38

Antiarrhythmika

S. Offermanns

M. Freissmuth et al., *Pharmakologie und Toxikologie*,
DOI 10.1007/978-3-662-46689-6_39, © Springer-Verlag Berlin Heidelberg 2016

Die Therapie kardialer Arrhythmien hat sich in den letzten Jahrzehnten deutlich gewandelt. Mit zunehmender Verbesserung elektrischer Verfahren wie der Implantation eines elektrischen Defibrillators/Kardioverters (ICD) ist die Bedeutung pharmakologischer Maßnahmen rückläufig. Diese Entwicklung wurde durch die Erkenntnis gefördert, dass die meisten Antiarrhythmika selbst proarrhythmogen sein können und darüber hinaus negativ-inotrope Wirkungen besitzen, die unter bestimmten Bedingungen zu erhöhter Mortalität bei behandelten Patienten führen können. War die Pharmakotherapie früher die wesentliche Behandlungsmöglichkeit bei Arrhythmien, stellt sie heute in den meisten Fällen eher eine unterstützende Therapie im Rahmen anderer Maßnahmen dar.

39.1 Erregungsbildung und -leitung im Herzen

Lernziele

Kardiales Aktionspotenzial
- Relatives langes Aktionspotenzial (200–300 ms) mit nachfolgender Refraktärperiode (Schutz vor vorzeitiger Wiedererregung)
- Diastolische Vordepolarisation im Erregungsbildungs- und -leitungssystem

Vegetative Regulation
- Sympathikus: Positiv chrono-, dromo- und inotrop im Bereich des Vorhofs und Ventrikels
- Parasympathikus: Negativ chrono-, dromo- und inotrop primär im Bereich des Vorhofs

Die rhythmische Erregung des Herzens nimmt unter physiologischen Bedingungen im **Sinusknoten** ihren Ausgang (Abb. 39.1). Die Zellen des Sinusknotens sind wie die Zellen des kardialen Erregungsleitungssystems spezialisierte Herzmuskelzellen, die sich durch die Fähigkeit zur spontanen diastolischen Depolarisation auszeichnen. Diese ist die Basis der Erregungsbildung im Herzen. Dabei ist die Frequenz der automatischen Erregungsbildung unter normalen Bedingungen im Sinusknoten am höchsten.

Die im Sinusknoten entstandene Erregung breitet sich über die Vorhöfe aus und erreicht nach etwa 70 ms den **Atrioventrikularknoten (AV-Knoten)**. Die Erregungsübertragung von einer Myokardzelle zur nächsten ermöglichen die aus Connexinen gebildeten Gap Junctions. Der AV-Knoten ist die einzige leitende Verbindung zwischen Vorhöfen und Kammern und führt zur **Verzögerung der Weiterleitung** um etwa 60 ms. Diese Verzögerung gewährleistet die optimale Koordination der Vorhof- und Ventrikelkontraktion. Der AV-Knoten schützt aufgrund der langsamen Erregungsweiterleitung die Ventrikel vor abnorm gesteigerten Erregungsfrequenzen aus dem Vorhof, z. B. bei Vorhofflimmern.

Nach Durchlaufen des AV-Knotens breitet sich die Erregung sehr rasch über das His-Bündel, die Kammerschenkel sowie die Purkinje-Fasern aus und erreicht das Ventrikelmyokard. Vom Beginn der Erregung des AV-Knotens bis zur voll-ständigen Erregung des Ventrikelmyokards vergehen unter Ruhebedingungen ca. 140 ms. Dieser Zeitraum ist deutlich kürzer als die Dauer eines kardialen Aktionspotenzials (ca. 300 ms). Die **Erregungsausbreitung** ist also bereits **weit vor Ende eines Aktionspotenzials abgeschlossen**.

Die **lange Dauer des Aktionspotenzials** schützt das Herz vor vorzeitiger Erregung während eines Herzzyklus. Nach Ende des Aktionspotenzials und Repolarisation bleibt die Herzmuskelzelle noch kurze Zeit unerregbar (**refraktär**), bevor eine erneute Depolarisation erfolgen kann.

39.1.1 Kardiale Aktionspotenziale

Das Aktionspotenzial ist die charakteristische Veränderung des Membranpotenzials einer Herzmuskelzelle während einer Herzaktion.

> Das mit 200–300 ms relativ lange kardiale Aktionspotenzial ist das Ergebnis einer genau aufeinander abgestimmten Öffnung und Schließung verschiedener Ionenkanalpopulationen (Abb. 39.2).

Die Zellen des Arbeitsmyokards unterscheiden sich von denen des Erregungsbildungs- und Erregungsweiterleitungssystems durch die Dynamik ihres Aktionspotenzials sowie durch die an der Ausbildung des Aktionspotenzials beteiligten Ionenkanäle (Abb. 39.2).

Arbeitsmyokard

Das Ruhemembranpotenzial des Arbeitsmyokards liegt bei −80 bis −90 mV. Nach Erregung und Depolarisation auf ein Potenzial von ca. −70 mV kommt es zu einer sehr schnellen Öffnung spannungsabhängiger Natriumkanäle. Der dadurch unmittelbar ausgelöste sehr starke, aber nur **kurzfristige (< 5 ms) Natriumeinstrom (I_{Na})** führt zu einer Depolarisation, die traditionell als **Phase 0** des Aktionspotenzials bezeichnet wird.

> Alle Antiarrhythmika der Klasse I blockieren den I_{Na}.

Nach kurzzeitigem Erreichen positiver Werte erreicht das Membranpotenzial eine lange **Plateauphase (Phase 2)**, während der das **Membranpotenzial etwa bei 0 mV** liegt.

Die als **Phase 1** bezeichnete Übergangsphase wird hervorgerufen durch die sehr **schnelle Inaktivierung der spannungsabhängigen Natriumkanäle** sowie durch einen transienten K$^+$-Auswärtsstrom (I_{To}, »Transient outward«). Außerdem setzt mit der Depolarisation ein **langsamer Calciumeinstrom (I_{Ca})** ein, der auf der spannungsabhängigen Aktivierung von **L-Typ- und T-Typ-Ca^{2+}-Kanälen** beruht.

Spannungsabhängige Ca^{2+}-Kanäle haben eine deutlich längere Öffnungszeit als die spannungsabhängigen Na$^+$-Kanäle, sodass es über etwa 200 ms zu einem lang anhaltenden Ca^{2+}-Einstrom kommt, der zum einen für die Aufrechterhaltung der Plateauphase (Phase 2) verantwortlich ist, zum anderen direkt sowie indirekt über Ca^{2+}-induzierte intrazelluläre Ca^{2+}-Freisetzung zu einem **intrazellulären Anstieg der Ca^{2+}-Konzentration** führt. Durch Bindung von Ca^{2+} an das myofi-

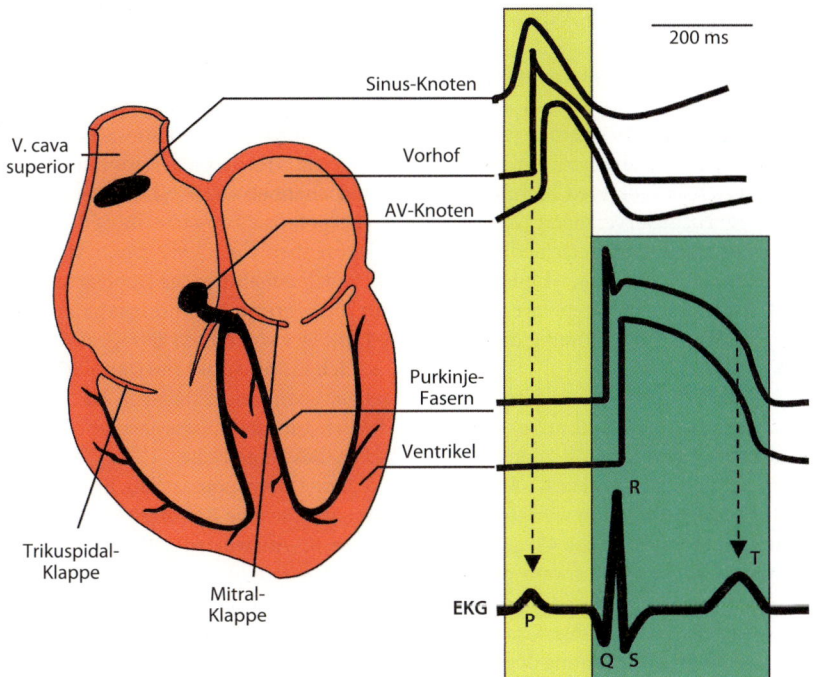

Abb. 39.1 Erregungsbildung und -leitung im Herzen. Typische Aktionspotenziale aus verschiedenen Bereichen des Herzens in ihrer zeitlichen Abfolge und ihrer zeitlichen Beziehung zum Elektrokardiogramm. *Gelb:* Vorhoferregung; *grün:* Ventrikelerregung

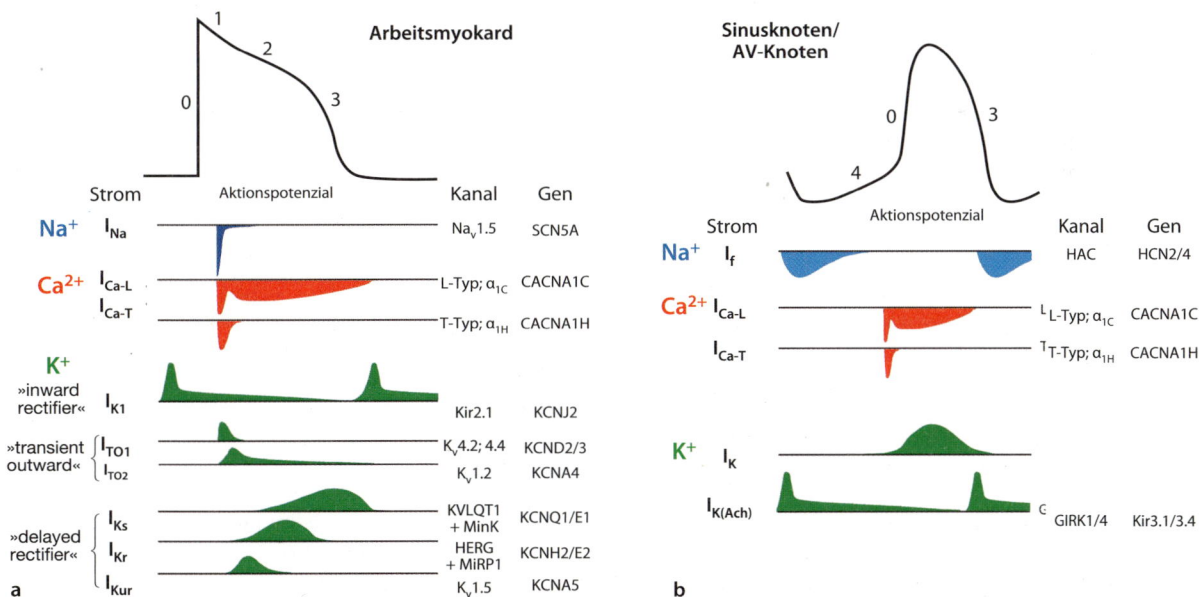

Abb. 39.2a, b Kardiales Aktionspotenzial und zugrunde liegende Ionenströme. Typisches Aktionspotenzial aus dem Bereich des Arbeitsmyokards (a) und des Erregungsbildungssystems (b). Die Ionenströme sind als Farbflächen dargestellt, die entweder nach unten (Einwärtsstrom) oder nach oben (Auswärtsstrom) weisen. Die dargestellten Flächen sind den entsprechenden Strömen nur ansatzweise proportional. Insbesondere der durch spannungsabhängige Na⁺-Kanäle getragene I_{Na}-Strom ist um ein Mehrfaches größer als die anderen Ströme. Rechts sind jeweils der den Strom vermittelnde Kanaltyp und das ihn codierende Gen dargestellt. *HAC* = »Hyperpolarisation-Activated Channel«; *GIRK* = »G-protein-gated Inwardly Rectifying K⁺-channel«; *HERG* = »Human Ether a-go-go-Related Gene«; *0* = Phase 0 (Depolarisationsphase); *1* = Phase 1; *2* = Phase 2 (Plateauphase); *3* = Phase 3 (Repolarisationsphase); *4* = Phase 4 (Phase der diastolischen Depolarisation im Erregungsbildungssystem)

brilläre Protein Troponin C kommt es zur Aktivierung des kontraktilen Apparats.

Mit **Inaktivierung der spannungsabhängigen Ca²⁺-Kanäle** setzt die **Repolarisationsphase (Phase 3)** ein. Daran ist außerdem entscheidend ein **K⁺-Auswärtsstrom** beteiligt, der durch Depolarisation verzögert aktiviert wird und deshalb auch als verzögerter Gleichrichter (»delayed rectifier«) bezeichnet wird. Dieser als I_K bezeichnete, verzögert einsetzende K⁺-Auswärtsstrom besteht aus mehreren unterschiedlich rasch aktivierbaren Einzelströmen (»slowly«: I_{Ks}, »rapidly«: I_{Kr}, »ultra rapidly«: I_{Kur}). Diesen einzelnen repolarisierenden K⁺-Auswärtsströmen liegt wiederum die Öffnung definierter K⁺-Kanäle zugrunde (◘ Abb. 39.2).

Pharmaka, die die Repolarisation durch K⁺-Kanal-Hemmung blockieren (z. B. Klasse-III-Antiarrhythmika) hemmen den K⁺-Auswärtsstrom, insbesondere I_{Kr}. Mit zunehmender **Inaktivierung** der verzögert gleichrichtenden **K⁺-Auswärtsströme** und fortgeschrittener Repolarisation wird der für die Aufrechterhaltung des **Ruhepotenzials (Phase 4)** verantwortliche einwärts gleichrichtende K⁺-Strom (»inward rectifier«, I_{K1}) aktiviert.

I_{K1} ist während der Depolarisation abgeschaltet und springt bei etwa –50 mV wieder an. Die Öffnung des einwärts gleichrichtenden K⁺-Kanals hält das Membranpotenzial dann wieder in der Nähe des K⁺-Gleichgewichtspotenzials. Wird das Schwellenpotenzial spannungsabhängiger Na⁺-Kanäle bei erneuter Erregung der Zelle unterschritten, kommt es wieder zur Depolarisation und I_{K1} wird inaktiviert.

Erregungsbildungs- und -leitungssystem

Im Gegensatz zu den Zellen des Arbeitsmyokards ist der einwärts gleichrichtende K⁺-Strom, insbesondere in den Zellen des Sinusknotens, funktionell unbedeutend. Dadurch besitzen diese Zellen kein stabiles Ruhemembranpotenzial. Aufgrund einer unterschiedlichen Ausstattung mit Ionenkanalpopulationen haben **Zellen des Erregungsbildungssystems** vielmehr die **Fähigkeit zur spontanen Depolarisation**.

Ausgehend von einem maximalen negativen Potenzial von etwa –60 bis –70 mV kommt es in Phase 4 zur langsamen Depolarisation, deren Steilheit im Bereich des Sinusknotens unter physiologischen Bedingungen am höchsten ist. Die **diastolische Depolarisation** wird zu Beginn vor allem durch einen **Na⁺-Einwärtsstrom** getragen. Dieser durch Hyperpolarisation induzierte Na⁺-Einwärtsstrom (I_f) beruht auf der Öffnung von »Hyperpolarization-activated Cyclic Nucleotide-gated channels« (HCN). Diese Kationenkanäle öffnen bei Hyperpolarisation, wobei ihre Öffnungswahrscheinlichkeit in Anwesenheit von cAMP erhöht ist.

Nach zunehmender Depolarisation kommt es außerdem **zur Aktivierung spannungsabhängiger Ca²⁺-Kanäle (T-** und **L-Typ).** Der von diesen getragene **Ca²⁺-Einwärtsstrom** ist wesentlich für die **spontane Depolarisation** von Schrittmacherzellen. Spannungsabhängige Na⁺-Kanäle spielen im Bereich des Erregungsbildungssystems bei der Auslösung des Aktionspotenzials keine Rolle.

Das Aktionspotenzial im Erregungsbildungssystem dauert etwa 150 ms. Die **Repolarisation** wird durch **verzögert aktivierte K⁺-Auswärtsgleichrichter (I_K)** ausgelöst. Bei gleichzeitig einsetzender **Inaktivierung des L-Typ-Calciumkanals** erfolgt die Repolarisation. Die zunehmende I_K-Deaktivierung bei negativen Membranpotenzialen und die nach Repolarisation ausgelöste Aktivierung des I_f-Na⁺-Stroms leiten die nächste Phase einer diastolischen Depolarisation ein.

39.1.2 Beeinflussung kardialer Aktionspotenziale durch das vegetative Nervensystem

Für die Wirkung des **Sympathikus** bzw. seines Überträgerstoffs Noradrenalin ist eine vor allem durch β_1-Adrenozeptoren vermittelte Erhöhung der intrazellulären cAMP-Konzentration verantwortlich (◘ Abb. 39.3). In Schrittmacherzellen führt cAMP durch direkte Regulation von HCN-Kanälen zur Verstärkung des I_f-Stroms. Daraus resultieren eine Zunahme der diastolischen Depolarisationsgeschwindigkeit und eine Erhöhung der Erregungsfrequenz (positiv chronotroper Effekt).

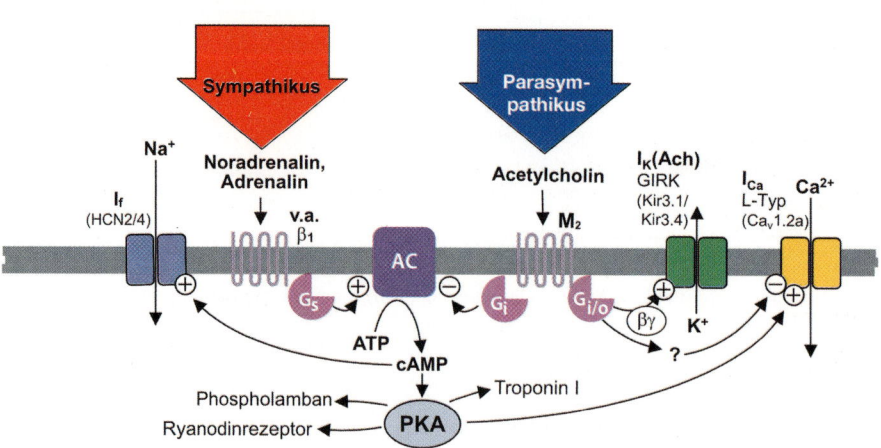

◘ **Abb. 39.3 Mechanismen der Regulation kardialer Funktionen durch Sympathikus und Parasympathikus**

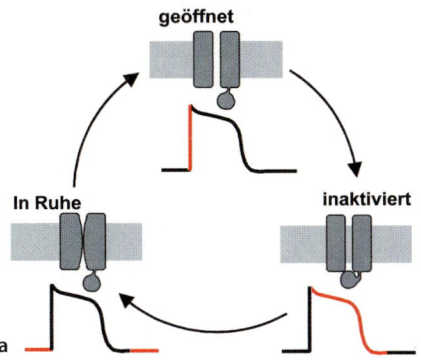

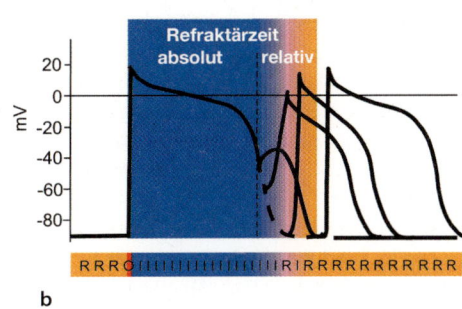

Abb. 39.4a, b Zustände des spannungsabhängigen Na⁺-Kanals während eines Aktionspotenzials und ihre Bedeutung für die Wiedererregbarkeit.

a Im Ruhezustand ist der Na⁺-Kanal geschlossen und durch Depolarisation (Phase 0) sehr schnell aktivierbar. Nach Depolarisation öffnet der Kanal, inaktiviert jedoch binnen sehr kurzer Zeit, da er durch eine N-terminale Inaktivierungsdomäne blockiert wird.
b Während der Inaktivierung ist die Herzmuskelzelle unerregbar (absolute Refraktärzeit). Erst nach einigen hundert Millisekunden löst sich der Block langsam und der Kanal geht in den Ruhezustand über. Während dieser Zeit nimmt die Erregbarkeit zu (relative Refraktärzeit). Wenn alle Kanäle in den Ruhezustand zurückgekehrt sind, ist die Zelle wieder voll erregbar. R = Ruhezustand; O = geöffneter Zustand; I = inaktivierter Zustand

Die durch cAMP aktivierte Proteinkinase A führt darüber hinaus zur Phosphorylierung und Öffnung spannungsabhängiger Ca²⁺-Kanäle. Dies hat eine Verstärkung des langsamen Ca²⁺-Einwärtsstroms zur Folge, was die Depolarisationsphase (Phase 0) in den Zellen des Erregungsbildungs- und -leitungssystems beschleunigt. Folge ist eine schnellere Erregungsweiterleitung (positiv dromotroper Effekt). Die verstärkte Öffnung von Ca²⁺-Kanälen führt im Arbeitsmyokard zu verstärktem Ca²⁺-Einstrom und dadurch zur Erhöhung der Kontraktionskraft (positiv inotroper Effekt).

Der **Parasympathikus** aktiviert durch seinen Überträgerstoff Acetylcholin Gi-gekoppelte M₂-muskarinische Rezeptoren im Bereich des von ihm innervierten Vorhof und AV-Knotens (◘ Abb. 39.3). Das G-Protein Gi kann durch seine βγ-Untereinheit direkt einen spezifischen einwärts gleichrichtenden K⁺-Kanal (I$_{GIRK}$, I$_{K-ACh}$) aktivieren. Außerdem führt Gi durch Hemmung der Adenylylzyklase zur Verringerung der zellulären cAMP-Konzentration, wodurch der I$_f$-Strom verringert wird.

Beide Mechanismen führen zu einer Abflachung der diastolischen Depolarisation und somit zur Senkung der Erregungsfrequenz im Sinusknoten (negativ chronotroper Effekt). Die Aktivierung des K⁺-Ausstroms im Bereich des AV-Knotens wirkt dem Ca²⁺-Einstrom entgegen und führt zur Reduktion der »Aufstrichgeschwindigkeit« des Aktionspotenzials in Phase 0 im AV-Knoten (negativ dromotroper Effekt).

39.1.3 Refraktärzeit

Während der Depolarisation spricht die Herzmuskelzelle auf eingehende Reize nicht an (**absolute Refraktärperiode**). Ursache ist die Inaktivierung der spannungsabhängigen Na⁺-Kanäle bei andauernder Depolarisation. Erst wenn die Zelle repolarisiert, erholen sich die Na⁺-Kanäle langsam (◘ Abb.

39.4). Der Zeitraum zwischen Ende der absoluten Refraktärperiode und der vollständig wiederhergestellten Aktivierbarkeit der Na⁺-Kanäle wird als **relative Refraktärperiode** bezeichnet.

> Die im Vergleich zu anderen erregbaren Zellen relativ lange Refraktärperiode von Herzmuskelzellen stellt unter physiologischen Bedingungen sicher, dass eine Wiedererregung erst nach abgelaufener Kontraktion erfolgen kann.

39.2 Arrhythmien

Lernziele

Arrhythmietypen
- **Supraventrikuläre Tachykardien:** Vorhofflimmern, Sinustachykardie, ektope Vorhoftachykardien, AV-Knoten-Reentry-Tachykardien, Wolff-Parkinson-White-Tachykardien
- **Supraventrikuläre Bradykardien:** Sinusbradykardien, sinuatriale Überleitungsstörungen, AV-Blöcke
- **Ventrikuläre Tachykardien:** Ventrikuläre Extrasystolen, Torsade de pointes, Kammerflattern, Kammerflimmern

Mechanismen der Arrhythmie-Entstehung
- **Störungen der Erregungsbildung:** Abnorme Automatizität, getriggerte Aktivität (frühe Nachdepolarisation, späte Nachdepolarisation)
- **Störungen der Erregungsweiterleitung:** Erregungsblock, kreisende Erregungen (»reentry«)

39.2.1 Arrhythmietypen

Die Ursachen für Arrhythmien sind vielfältig. Häufig liegen ihnen strukturelle Veränderungen des Herzmuskelgewebes wie Überdehnungen oder Narbenbildung nach Infarkt zugrunde. Auch entzündliche Herzerkrankungen, Elektrolytverschiebungen, veränderte vegetative Einflüsse, Ischämie oder verschiedene Pharmaka (z. B. Antiarrhythmika selbst) können zu Arrhythmien führen.

Die klinische Einteilung der Arrhythmien erfolgt primär nach der Frequenz in **bradykarde und tachykarde Herzrhythmusstörungen** sowie nach dem Ausgangspunkt der Rhythmusstörung in supraventrikuläre und ventrikuläre Störungen:

- Zu den **supraventrikulären Tachykardien** gehören z. B. Vorhofflimmern (die häufigste Herzrhythmusstörung), Sinustachykardie, ektope Vorhoftachykardien, AV-Knoten-Reentry-Tachykardien und Wolff-Parkinson-White-Tachykardie.
- **Supraventrikuläre Bradykardien** unterteilt man nach ihrem Ursprung in Sinusbradykardien, sinuatriale Überleitungsstörungen und verschieden stark ausgeprägte Formen des AV-Blocks.
- Zu den **ventrikulären Tachykardien** zählen ventrikuläre Extrasystolen, anhaltende oder nichtanhaltende ventrikuläre Tachykardien, »Torsade de pointes«, Kammerflattern und -flimmern.

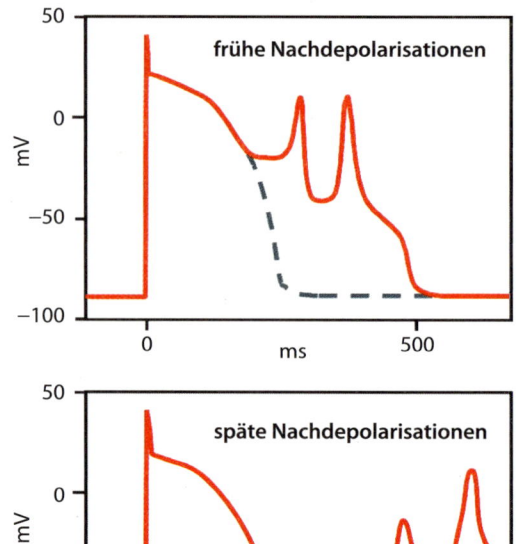

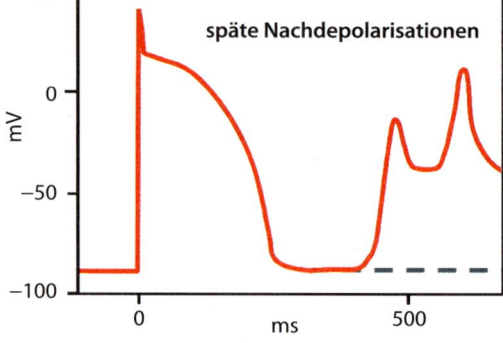

■ **Abb. 39.5** Frühe und späte Nachdepolarisationen

39.2.2 Mechanismen der Arrhythmieentstehung

Kardiale Arrhythmien können im Wesentlichen durch 2 Mechanismen entstehen:

- durch Störungen der Erregungsbildung
- durch Störungen der Erregungsweiterleitung

Häufig ist es allerdings nicht möglich, mit den verfügbaren diagnostischen Mitteln die einer Arrhythmie zugrunde liegenden Funktionsstörungen zweifelsfrei zu identifizieren. Auch Mischformen von Erregungsbildungs- und Erregungsleitungsstörungen treten häufig auf.

Ursachen von **Störungen der Erregungsbildung** sind

- eine abnorme Automatizität, d. h. eine unphysiologische spontane Erregungsbildung durch eine Herzmuskelzelle, ohne dass es zur Stimulation der Zelle gekommen ist, oder
- eine getriggerte Aktivität, die nach Depolarisationen ausgelöst wird.

Eine **abnorme Automatizität** kann insbesondere in Zellen auftreten, die wie die Zellen des Sinusknotens, des AV-Knotens oder des His-Purkinje-Systems zur spontanen systolischen Depolarisation fähig sind. Die Anstiegssteilheit der diastolischen Depolarisation kann durch mechanische Reize, sympathische Aktivierung oder Hypokaliämie zunehmen. Auch Zellen ohne spontane Aktivität können Automatizität

entwickeln. So kann es z. B. im Rahmen einer Ischämie zur Depolarisation ventrikulärer Herzmuskelzellen und somit zu abnormer Automatizität kommen.

Bei den Formen der **getriggerten Aktivität** unterscheidet man frühe und späte Nachdepolarisationen (■ Abb. 39.5):

- **Frühe Nachdepolarisationen** entwickeln sich aus Oszillationen des Membranpotenzials während der Repolarisationsphase des Aktionspotenzials. Ursache sind meist Störungen des repolarisierenden K^+-Ausstroms. Dessen Verminderung führt zur Verlängerung des Aktionspotenzials und prädisponiert für das Auftreten früher Nachdepolarisationen. Über diesen Mechanismus können frühe Nachdepolarisationen auch durch eine Reihe von Pharmaka ausgelöst werden, die den verzögert auswärts gleichrichtenden I_{Kr}-Stroms blockieren. Eine frühe Nachdepolarisation kann zu einem Extraschlag führen (■ Abb. 39.5). Außerdem kann sie diverse Formen von Arrhythmien induzieren: Am gefürchtetsten ist die durch frühe Nachdepolarisationen ausgelöste Reentry-Tachykardie, die sich in anfallsartiger Kammertachykardie äußert und im EKG als »Torsade de pointes« imponiert. Diese auch als Spitzenumkehrtachykardie bezeichnete Arrhythmieform kann in ein Flimmern übergehen.
- **Späte Nachdepolarisationen** liegen vor, wenn nach vollständiger Repolarisation der Zelle eine vorzeitige Depolarisation auftritt (■ Abb. 39.5). Überschreitet eine solche abnorme Depolarisation eine bestimmte Schwelle, kann aufgrund des schnellen Na^+-Einstroms eine frühzeitige

39

Erregung auftreten, z. B. durch intrazelluläre Ca^{2+}-Überladung im Rahmen einer myokardialen Ischämie, verstärkte Sympathikusaktivierung oder bei Digitalisglykosidintoxikation.

Unter **Störungen der Erregungsweiterleitung** versteht man Verzögerungen oder Blockaden, die zu bradykarden, aber auch zu tachykarden Herzrhythmusstörungen führen können. Kommt es zur Blockade der Erregungsweiterleitung, springt häufig ein Ersatzrhythmus ein, der in nachgeschalteten Anteilen des Erregungsleitungssystems generiert wird. Dieser übernimmt die Schrittmacherfunktion, in der Regel allerdings mit niedrigerer Frequenz.

Eine Erregungsleitungsverzögerung oder -blockade kann jedoch auch zur Auslösung einer **kreisenden Erregung** (**»reentry«**) führen. Wird aufgrund einer lokalen Störung der Erregungsausbreitung eine Gruppe von Herzmuskelfasern verzögert erregt, kann dies bei ausreichender Verzögerung zur Wiedererregung von Arealen führen, die sich bereits von der initialen Depolarisation erholt haben. Eine solche kreisende Erregung kann anatomische oder funktionelle Gründe haben:

━ Im Falle eines **anatomischen Reentry** liegt ein morphologisch definierter Erregungskreis vor, der sich durch regional unterschiedliche Fortleitungsgeschwindigkeit und heterogene Refraktärität auszeichnet.
━ Im Falle **funktioneller kreisender Erregungen (funktionelles Reentry)** gibt es keine anatomischen Grenzen. Vielmehr kommt es aufgrund lokaler Veränderungen des transmembranären Aktionspotenzials zu lokal differierenden elektrophysiologischen Eigenschaften. Solche funktionellen kreisenden Erregungen sind die Ursache des Vorhofflimmerns, wobei sich meist zahlreiche kleine funktionelle Erregungskreise über die Vorhöfe hinwegbewegen.

Arzneimittelinduzierte QT-Verlängerung und Torsades de pointes durch Blockade des HERG-K$^+$-Kanals
Klasse-III-Antiarrhythmika verlängern das Aktionspotenzial durch Hemmung von K$^+$-Kanälen, was sich im EKG in einer QT-Intervall-Verlängerung äußert. Auf der dadurch ausgelösten Verlängerung der Refraktärzeit beruht unter anderem der antiarrhythmische Effekt. Beim Einsatz von Klasse-III-Antiarrhythmika kann es allerdings in Einzelfällen zu überschießenden Effekten mit starken QT-Verlängerungen und dem Auftreten potenziell lebensbedrohlicher Torsades-de-pointes-Arrhythmien kommen (◨ Abb. 39.6).
Eine große Zahl Pharmaka, die primär nicht als Antiarrhythmika eingesetzt werden, können ebenfalls eine Verlängerung des QT-Intervalls sowie Torsades-de-pointes-Arrhythmien auslösen. Zu den in den letzten Jahren deswegen vom Markt genommenen Substanzen gehören der Gyrasehemmer Grepafloxacin, das H$_1$-Antihistaminikum Astemizol, das Prokinetikum Cisaprid sowie die Neuroleptika Sertindol und Droperidol. Beide Neuroleptika sind später mit Auflagen zugelassen worden.
Auch wenn die genauen Mechanismen nicht abschließend geklärt sind, so scheint in den meisten Fällen der unerwünschten Wirkung eine Hemmung des repolarisierenden K$^+$-Auswärtsstroms I$_{Kr}$ zugrunde zu liegen. Diesen Strom vermittelt der auswärts gleichrichtende K$^+$-Kanal HERG. Wieso HERG-K$^+$-Kanäle so häufig unspezifisch mit diversen Pharmaka interagieren, ist nicht vollständig geklärt.

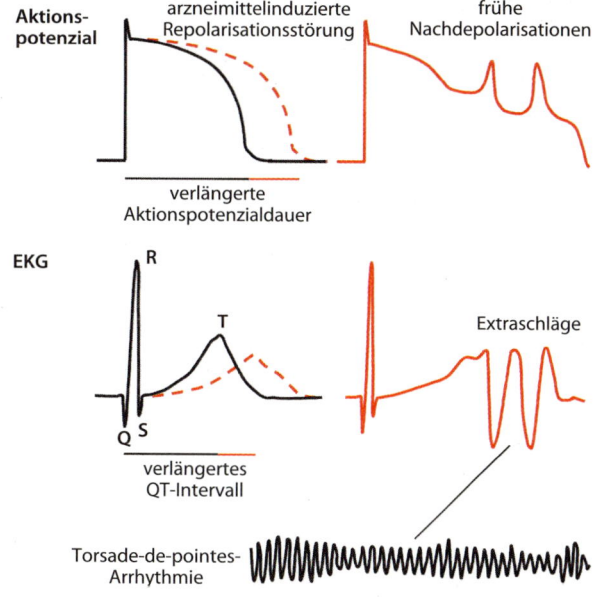

◨ **Abb. 39.6** Arzneimittelinduzierte QT-Verlängerung und Torsades de pointes

39.3 Antiarrhythmika

Lernziele
━ Na$^+$-Kanal-blockierende Antiarrhythmika (Klasse Ia–c)
━ K$^+$-Kanal-blockierende Antiarrhythmika (Klasse III)
━ Ca^{2+}-Kanal-Blocker (Klasse IV)
━ β-Adrenozeptor-Antagonisten (Klasse II)
━ Digitalisglykoside
━ Atropin
━ Adenosin
━ Andere Kardiaka mit Wirkung auf kardiale Kanäle (Ivabradin, Ranolazin)

Die meisten Antiarrhythmika wirken primär durch Blockade von Na$^+$-, Ca^{2+}- oder K$^+$-Kanälen sowie von β-Adrenozeptoren. Darauf beruht eine traditionelle **Vaughan-Williams-Klassifikation** der Antiarrhythmika in die (◨ Tab. 39.1)
━ Klasse I (Na$^+$-Kanal-Blocker, ▸ Abschn. 39.3.1)
━ Klasse II (β-Blocker, ▸ Abschn. 39.3.4 und ▸ Kap. 26)
━ Klasse III (K$^+$-Kanal-Blocker, ▸ Abschn. 39.3.2)
━ Klasse IV (Ca^{2+}-Kanal-Blocker, ▸ Abschn. 39.3.3)

Untersuchungen der letzten 20 Jahre haben jedoch gezeigt, dass die pharmakologischen Effekte klinisch eingesetzter Antiarrhythmika deutlich komplexer sind, sodass die Vaughan-Williams-Klassifikation die Verhältnisse stark vereinfacht. Zudem erfasst diese Klassifikation einige antiarrhythmische Pharmaka wie Atropin, Digitalisglykoside oder Adenosin gar nicht.

◘ Tab. 39.1 Angriffsorte von Antiarrhythmika

Pharmakon	Kanäle					Pumpen	Rezeptoren				Proarrhythmogene Effekte
	Na$^+$			K$^+$	Ca^{2+}	Na$^+$/K$^+$-ATPase	α	β	M$_2$	A$_1$	
	schnell	mittel	langsam								
Klasse IA											
Chinidin		××		×			Ant	Ant			++
Ajmalin			××	×							++
Disopyramid			××	×				Ant			++
Procainamid		××		×							++
Klasse IB											
Lidocain	××										+
Phenytoin	××										+
Klasse IC											
Propafenon			××					Ant			+++
Flecainid			××	×							+++
Klasse III											
Amiodaron	×			××	×		Ant	Ant			++
Dronedaron	×			××	×		Ant	Ant			++
Sotalol				××				**Ant**			++
Ibutilid				××							++
Vernakalant	×			××							+
Klassen IV											
Verapamil	×				××		Ant				∅
Diltiazem					××						∅
Klassen II											
β-Blocker								**Ant**			∅
Digitalisglykoside						××					(+)
Atropin									**Ant**		(+)
Adenosin										**Ag**	∅

×× = Hauptwirkungen

Na$^+$-Kanal-blockierende Pharmaka unterteilt man je nach Geschwindigkeit der Erholung der Kanäle von der Blockade in »schnell«, »mittel« und »langsam« (Zeitkonstanten < 1 s, < 10 s und > 10 s); Einzelheiten im Text

Bei den Ca^{2+}-Kanälen handelt es sich v. a. um L-Typ-Kanäle

Bei durch Antiarrhythmika beeinflussten K$^+$-Kanälen handelt es sich v. a. um die dem verzögert gleichrichtenden K$^+$-Auswärtsstrom (v. a. I$_{Kr}$) zugrunde liegenden Kanäle

α = α-Adrenozeptoren; β = β-Adrenozeptoren; M$_2$ = M$_2$-muskarinischer Acetylcholinrezeptor; A$_1$ = Adenosinrezeptor-Subtyp 1

Ant = Antagonist (**fett** = Hauptwirkung)

Ag = Agonist (**fett** = Hauptwirkung)

39

39.3.1 Na⁺-Kanal-blockierende Antiarrhythmika (Klasse I)

Antiarrhythmika, die den spannungsabhängigen Na⁺-Kanal blockieren können, führen durch eine Verringerung des Na⁺-Einstroms während der Depolarisation zur Unterdrückung der Erregbarkeit und zur Verminderung der Erregungsausbreitungsgeschwindigkeit. Da die Erholungszeit der Na⁺-Kanäle durch die Blockade verlängert ist, kommt es außerdem zur Verlängerung der relativen Refraktärzeit.

Na⁺-Kanal-blockierende Antiarrhythmika binden vorzugsweise im geöffneten oder inaktivierten Zustand an den spannungsabhängigen Na⁺-Kanal, während die Affinität zum Ruhezustand des Kanals in der Regel gering ist (◘ Abb. 39.4). Dies hat zur Folge, dass sie nach Öffnen des Kanals (Phase 0 des Aktionspotenzials) oder im Rahmen der anschließenden Inaktivierung des Kanals binden und daraufhin nach Eintritt des Ruhezustands wieder dissoziieren.

Die Zeitkonstante der Dissoziation ist je nach Substanz sehr unterschiedlich und reicht von 0,2–0,4 s (z. B. Lidocain) bis zu > 10 s (z. B. Propafenon, Disopyramid, Ajmalin oder Flecainid; ◘ Tab. 39.1, ◘ Abb. 39.8). Na⁺-Kanal-Blocker mit sehr kurzer Zeitkonstante (Klasse IB) dissoziieren während der Diastole sehr rasch von den Na⁺-Kanälen, sodass ein nachfolgendes regulär eintreffendes Aktionspotenzial nicht beeinträchtigt wird. Bei sehr hoher Frequenz oder frühzeitig einfallenden Extrasystolen wird dagegen eine Hemmung und damit ein antiarrhythmischer Effekt (◘ Abb. 39.7) erzielt.

❗ Cave

Bei Antiarrhythmika der Klassen IA und IC mit langer Zeitkonstante erfolgt die Dissoziation vom Kanal so langsam, dass auch reguläre Aktionspotenziale und ihre Fortleitung durch sie beeinflusst werden. Daraus ergibt sich die relativ hohe Neigung zu proarrhythmogenen Effekten.

Die meisten Na⁺-Kanal-Blocker besitzen **zusätzliche Effekte**:
– Klasse-IA-Antiarrhythmika führen auch zur Blockade repolarisierender K⁺-Kanäle. Dadurch kommt es zur Verlängerung des Aktionspotenzials. Auch Flecainid hemmt K⁺-Kanäle.
– Chinidin und Disopyramid haben anticholinerge Wirkungen, Chinidin wirkt zusätzlich antagonistisch am α-adrenergen Rezeptor.
– Propafenon ist zusätzlich ein Antagonist an β-adrenergen Rezeptoren.

▪ Pharmakokinetik

Mit Ausnahme von Ajmalin und Lidocain sind die gängigen Na⁺-Kanal-blockierenden Antiarrhythmika ausreichend oral bioverfügbar. Ajmalin und Lidocain können jedoch nur i. v. gegeben werden. Einige der Klasse-I-Antiarrhythmika weisen interindividuell stark schwankende Plasmaspiegel auf, sodass eine Überwachung der Spiegel notwendig sein kann (◘ Tab. 39.2).

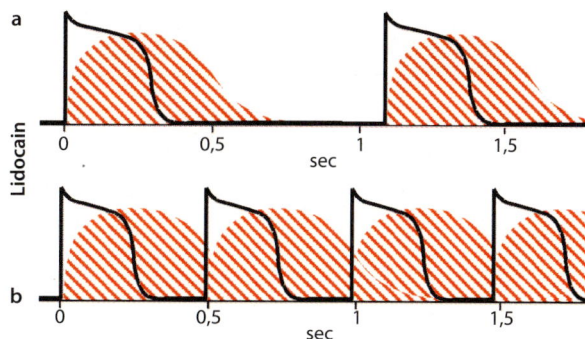
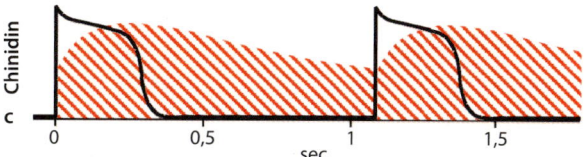

◘ **Abb. 39.7a–c** Unterschiedliche Kinetik der Na⁺-Kanal-Blockade durch Klasse-I-Antiarrhythmika. Beispielhaft ist hier die Blockade des Na⁺-Kanals im Rahmen der Herzerregung durch das schnell dissoziierende Klasse-I-Antiarrhythmikum Lidocain sowie das langsam dissoziierende Antiarrhythmikum Chinidin dargestellt. Die schraffierten Flächen geben das Ausmaß der Na⁺-Kanal-Blockade im Verlauf mehrerer Erregungen wieder. Während der Kanal unter normalen Bedingungen in Anwesenheit des schnell abdiffundierenden Lidocains vor dem Eintreffen der nächsten Erregung wieder vollständig deblockiert ist (a), bleibt der Kanal in Anwesenheit von Chinidin, das sehr langsam abdiffundiert, auch in der Ruhephase blockiert (c). Aufgrund der schnellen Bindung und Dissoziation von Lidocain ist das Ausmaß der Blockade von der Dauer der Diastole abhängig. Bei höherer Frequenz nimmt die Blockade relativ zu (b)

▪ Interaktionen

Bei Na⁺-Kanal-Blockern, die zusätzlich repolarisierende K⁺-Kanäle blockieren, kann bei Gabe anderer K⁺-Kanalblockierender Pharmaka (z. B. einige Neuroleptika, Makrolide, Malariamittel oder Antihistaminika) ein additiver Effekt auftreten; die Folge ist eventuell eine Verlängerung des QT-Intervalls bis zum Auftreten von Torsades-de-pointes-Arrhythmien.

Die Gabe anticholinerg wirkender Na⁺-Kanal-blockierender Antiarrhythmika (Chinidin, Disopyramid) kann bei gleichzeitiger Gabe anderer anticholinerger Pharmaka zu additiven Effekten führen.

Für die meisten Na⁺-Kanal-blockierenden Antiarrhythmika sind diverse pharmakokinetische Wechselwirkungen beschrieben. Bei Gabe anderer kardial wirksamer Pharmaka muss der generell negativ inotrope Effekt gleichzeitig gegebener Antiarrhythmika berücksichtigt werden.

▪ Unerwünschte Wirkungen

Spätestens seit Veröffentlichung der CAST-Studie 1989 gilt als gesichert, dass Na⁺-Kanal-blockierende Antiarrhythmika potenziell **proarrhythmogen** sind.

◻ Tab. 39.2 Pharmakokinetik von Klasse I und Klasse III Antiarrhythmika

Pharmakon	Orale Bioverfügbarkeit (%)	Eliminations-HWZ (h)	Therapeutischer Plasmaspiegel (µg/ml)
Klasse IA			
Chinidin	80	6	2–6
Ajmalin	∅	< 1	0,1–0,45
Disopyramid	85	6	2,5–3
Procainamid	80	3	3–14
Klasse IB			
Lidocain	< 30	1,8	1,5–6
Phenytoin	98	6–24	10–20
Klasse IC			
Propafenon	50	4	0,3–3
Flecainid	95	13–20	0,2–1
Klasse III			
Amiodaron	40	600!	0,5–2,5
Dronedaron	15	25–30	
Sotalol	90	10	0,5–3

> **Das proarrhythmogene Risiko ist bei Substanzen der Klassen IA und IC größer als bei Substanzen der Klasse IB.**

Alle Antiarrhythmika dieser Wirkungsklasse sind außerdem **negativ inotrop.** Dies beruht höchstwahrscheinlich darauf, dass ein verminderter Na^+-Einstrom den Na^+-Ca^{2+}-Austauscher aktiviert und so vermehrt Ca^{2+} aus der Zelle transportiert wird, während im Gegenzug Na^+ in die Zelle gelangt.

Neben diesen allgemeinen unerwünschten Wirkungen weisen einzelne Na^+-Kanal-Blocker **spezifische unerwünschte Effekte** auf:

- Unter Gabe von Chinidin und Disopyramid kann es aufgrund antagonistischer Eigenschaften an muskarinischen Rezeptoren zu anticholinergen Effekten kommen.
- Chinidin kann außerdem aufgrund α_1-Adrenozeptorantagonistischer Effekte hypotensiv wirken.
- Verschiedene Na^+-Kanal-Blocker können insbesondere bei Überdosierung ZNS-Störungen hervorrufen. Besonders typisch ist der bei Gabe hoher Dosen von Chinidin beschriebene **Cinchonismus,** bei dem es zu Kopfschmerzen, Schwindel, Sehstörungen und psychiatrischen Symptomen kommt.

■ **Klinische Anwendung**

Na^+-Kanal-blockierende Antiarrhythmika (Klasse I) sind insbesondere wegen der Gefahr proarrhythmogener Effekte heute bei der Dauertherapie supraventrikulärer oder ventrikulä-

rer Arrhythmien nicht mehr indiziert. Mit wenigen Ausnahmen werden Substanzen dieser Wirkgruppe nur noch zur **kurzfristigen antiarrhythmischen Therapie** in besonderen Fällen eingesetzt:

- **Chinidin:** Früher eines der Mittel der Wahl zur Rhythmisierung bei Vorhofflimmern. Heute nur noch in sehr seltenen Ausnahmen, meist in Kombination mit dem Ca^{2+}-Kanal-Blocker Verapamil eingesetzt, wenn andere Verfahren nicht anwendbar sind.
- **Disopyramid, Procainamid:** Reservemittel bei komplexen ventrikulären/supraventrikulären Herzrhythmusstörungen.
- **Lidocain, Ajmalin:** Akuttherapie lebensbedrohlicher ventrikulärer Herzrhythmusstörungen.

Reservemittel:

- **Phenytoin:** Bei therapierefraktären supraventrikulären und ventrikulären Tachykardien, insbesondere solchen, die auf Digitalisglykosid-Intoxikation beruhen.
- **Propafenon, Flecainid:** Bei komplexen supraventrikulären und ventrikulären Herzrhythmusstörungen, die durch andere Verfahren nicht behandelt werden können. Einsatz von Propafenon, Flecainid nur bei gesundem linken Ventrikel.

Steckbrief Na^+-Kanal-blockierende Antiarrhythmika (Klasse I)
Wirkmechanismus: Vorübergehende Blockade spannungsabhängiger Na^+-Kanäle. Dauer der Kanalblockade und Wahrscheinlichkeit proarrhythmogener Effekte: Klasse Ib < Klasse Ia < Klasse Ic
Pharmakokinetik: Gute orale Bioverfügbarkeit (Ausnahme: Ajmalin und Lidocain)
Unerwünschte Wirkungen: Proarrhythmogen (vor allem Klasse Ia und Ic), negativ inotrop
Klinische Anwendung: Aufgrund der Gefahr proarrhythmogener Effekte nur noch für kurzfristige antiarrhythmische Therapien in besonderen Fällen verwendet

---

39.3.2 K^+-Kanal-blockierende Antiarrhythmika (Klasse III)

Antiarrhythmika dieser Gruppe hemmen insbesondere den repolarisierenden K^+-Auswärtsstrom in den Phasen 2 und 3 des Aktionspotenzials und verlängern so die Aktionspotenzialdauer. Dies geht einher mit einer Verlängerung der Refraktärzeit. Im EKG zeigt sich die Wirkung typischerweise in einer Verlängerung der QT-Zeit. Die **antiarrhythmische Wirkung** erklärt sich vor allem **durch** die **verlängerte Refraktärzeit.** Diese vermindert die Wahrscheinlichkeit, dass eine abnorme Erregung auf eine erregbare Zelle trifft. In der Regel ist die Wirkung der K^+-Kanal-Blocker bei langsamer Herzfrequenz stärker als bei schneller.

Unter den verzögert auswärts gleichrichtenden K^+-Strömen der Repolarisationsphase wird insbesondere der I_{Kr}-

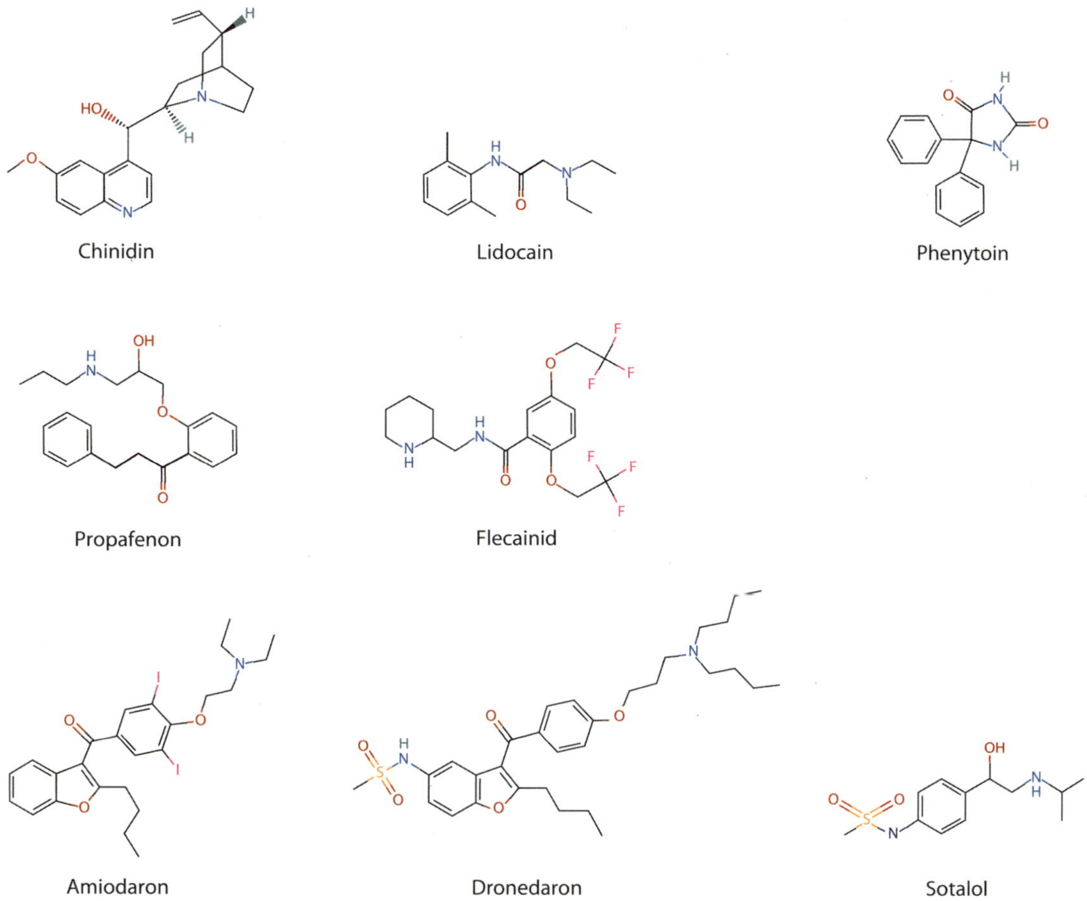

◘ Abb. 39.8 Strukturformeln einiger Antiarrhythmika

Strom durch die im deutschsprachigen Raum zugelassenen Vertreter dieser Wirkstoffgruppe, **Amiodaron, Dronedaron, Sotalol** und **Ibutilid**, gehemmt (◘ Abb. 39.8). Insbesondere Sotalol, Amiodaron und Dronedaron besitzen jedoch vielfältige zusätzliche Effekte und ihre klinisch ausgenutzten Wirkungen beruhen keineswegs allein auf einer Blockade von K^+-Kanälen:

- Amiodaron und Dronedaron blockieren auch Na^+-Kanäle (ähnlich den Klasse-IB-Antiarrhythmika) und Ca^{2+}-Kanäle. Außerdem sind sie Antagonisten an α- und β-Adrenozeptoren.
- Sotalol ist ein Racemat: Das (+)-Enantiomer hemmt präferenziell den I_{Kr}-Strom, das (–)-Enantiomer präferenziell β-Adrenozeptoren.

Ein neuartiges Antiarrhythmikum zur Behandlung von Vorhofflimmern ist **Vernakalant**, das am ehesten der Klasse III der Antiarrhytmika zugeordnet werden kann. Es hemmt insbesondere den Kaliumstrom I_{Kur} ($K_v1.5$) sowie mit geringerer Potenz I_{Kr} (HERG) und I_{To} ($K_v4.3$) sowie den Natriumstrom I_{Na} ($Na_v1.5$). Da der I_{Kur}-Kaliumstrom bevorzugt im Vorhof vorkommt, besitzt Vernakalant eine gewisse vorhofselektive Wirkung.

■ **Pharmakokinetik**

Amiodaron besitzt eine sehr variable orale Bioverfügbarkeit von 25–80%. Da die Substanz außerordentlich lipophil ist, reichert sie sich sehr stark in Geweben an. Aufgrund des langen Verbleibs z. B. im Fettgewebe, beträgt die **Plasmahalbwertszeit 15–40 Tage**. Amiodaron wird in der Leber zu Desethylamiodaron metabolisiert und zum überwiegenden Teil biliär ausgeschieden.

Dronedaron, das weniger lipophil als Amiodaron ist, besitzt eine Plasmahalbwertszeit von etwa 1 Tag. Die Ausscheidung erfolgt nach ausgiebiger Metabolisation (CYP3A4) vornehmlich biliär.

Ibutilid besitzt einen ausgeprägten First-Pass-Effekt und kann daher **nur parenteral** verabreicht werden.

Vernakalant wird rasch durch CYP2D6 und nachfolgende Glucuronidierung zu weiteren Metaboliten abgebaut.

■ **Interaktionen**

Neben den allgemeinen Vorsichtsmaßnahmen beim Einsatz von Antiarrhythmika ist insbesondere bei Klasse-III-Antiarrhythmika mit blockierender Wirkung auf den repolarisierenden K^+-Auswärtsstrom zu berücksichtigen, dass andere Pharmaka, die zur Verlängerung des QT-Intervalls führen, einen additiven Effekt haben können, bis hin zur Auslösung von Torsades-de-pointes-Arrhythmien.

■ Unerwünschte Wirkungen

Wie Na⁺-Kanal-blockierende Antiarrhythmika können auch K⁺-Kanal-blockierende Antiarrhythmika Arrhythmien hervorrufen (**proarrhythmogene Wirkung**). Außerdem besitzen sie ebenfalls einen **negativ inotropen Effekt**, allerdings schwächer als andere Antiarrhythmika-Klassen. Durch Hemmung des repolarisierenden K⁺-Auswärtsstroms kann es zu einem **Long-QT-Syndrom** mit Torsades de pointes kommen.

Insbesondere **Amiodaron** hat aufgrund seiner pharmakokinetischen Eigenschaften diverse zusätzliche unerwünschte Effekte:

- Die Einlagerung der lipophilen Substanz ins Lungenparenchym kann zur potenziell letalen **interstitiellen Lungenfibrose** führen.
- Einlagerungen in die Haut können zur Fotosensibilität und zu kosmetisch störenden **Hautverfärbungen** führen.
- Charakteristisch sind **gelbbraune Ablagerungen im Bereich der Kornea**, die das Sehvermögen beeinträchtigen können.
- Aufgrund des Jodgehalts von Amiodaron (◘ Abb. 39.8) können **Schilddrüsenfunktionsstörungen** auftreten, von hypothyreoten Zuständen bis hin zu thyreotoxischen Krisen.
- Auch **zentralnervöse Störungen** mit Tremor, pathologischen Erregungszuständen, Parästhesien oder Kopfschmerzen wurden beschrieben.

Dronedaron, das weniger lipophil als Amiodaron ist und kein Jod enthält (◘ Abb. 39.8), besitzt kaum die für Amiodaron typischen unerwünschten Wirkungen, führt allerdings nicht selten zu Leberschädigungen und scheint insbesondere bei Patienten mit Herzinsuffizienz eine erhöhte Morbidität und Mortalität hervorzurufen.

Vernakalant scheint nach bisherigen Erfahrungen relativ gut vertragen zu werden. Es kommt nicht selten zu schlechten Geschmacksempfindungen (Dysgeusie) und zum Niesen. Außerdem wird über das Auftreten von Parästhesien, Übelkeit und Hypotonie berichtet.

■ Klinische Anwendung

Ähnlich wie für einige Klasse-I-Antiarrhythmika erhöht auch das (+)-Enantiomer von **Sotalol** beim Einsatz nach Myokardinfarkt die Mortalität von ventrikelgeschädigten Patienten. Die Gabe von Sotalol sollte daher besonders bei kardial vorgeschädigten Patienten sehr zurückhaltend erfolgen.

Amiodaron ist neben β-Adrenozeptor-Blockern eines der wenigen Antiarrhythmika, die auch bei ventrikulär geschädigten Patienten eingesetzt werden können. Sein wesentlicher Nachteil sind die teilweise gravierenden unerwünschten Wirkungen. Falls eine Pharmakotherapie erforderlich ist, gilt Amiodaron als eines der Mittel der Wahl zur akuten Therapie supraventrikulärer (z. B. Vorhofflimmern) und

ventrikulärer Herzrhythmusstörungen, auch bei Patienten, die gleichzeitig an linksventrikulärer Dysfunktion leiden. Dabei sind regelmäßige Untersuchungen zur frühzeitigen Erkennung eventuell auftretender unerwünschter Wirkungen erforderlich.

Obwohl **Dronedaron** einige der typischen unerwünschten Wirkungen von Amiodaron nicht besitzt, ist derzeit unklar, inwiefern es einen therapeutischen Vorteil darstellt, da es zum einen weniger antiarrhythmisch wirkt als Amiodaron und zum anderen weitere unerwünschte Wirkungen besitzt (s. o.) Der klinische Stellenwert ist daher derzeit unklar.

Das noch recht neue Antiarrhythmikum **Vernakalant** ist zugelassen für die rasche Konversion eines kürzlich aufgetretenen Vorhofflimmerns in den Sinusrhythmus bei erwachsenen Patienten.

Der Einsatz von **Ibutilid** kann zur Konversion von Vorhofflattern bei Patienten mit noch guter linksventrikulärer Funktion indiziert sein.

Steckbrief K⁺-Kanal-blockierende Antiarrhythmika (Klasse III)

Wirkmechanismus: Blockade repolarisierender K⁺-Kanäle und dadurch Verlängerung von Aktionspotenzialdauer und Refraktärzeit, zusätzlich weitere Effekte auf diverse Kanäle und Rezeptoren

Pharmakokinetik:
- Amiodaron, Sotalol: Gute orale Bioverfügbarkeit, sehr lange Halbwertszeit von Amiodaron
- Ibutilid: Nur parenterale Gabe möglich

Unerwünschte Wirkungen:
- Arrhythmien, negativ inotrope Effekte, Long-QT-Syndrom
- **Amiodaron:** Schilddrüsenfunktionsstörungen, Ablagerungen in Haut und Kornea, interstitielle Lungenfibrose, ZNS-Störungen
- **Dronedaron:** Leberschädigungen, kardiovaskuläre Komplikationen
- Vernakalant: Dysgeusie, Niesen

Klinische Anwendung: Während die Bedeutung von Sotalol rückläufig ist, spielt Amiodaron noch eine Rolle bei der akuten Therapie supraventrikulärer und ventrikulärer Herzrhythmusstörungen sowie auch bei Patienten mit linksventrikulärer Dysfunktion. Allerdings ist das ausgeprägte Nebenwirkungsspektrum von Amiodaron zu beachten. Der klinische Stellenwert von Dronedaron und Vernakalant ist derzeit noch unklar. Das parenteral zu verabreichende Ibutilid kann bei einigen Patienten mit Vorhofflattern zur Konversion eingesetzt werden.

39.3.3 Ca²⁺-Kanal-Blocker (Klasse IV)

Die Ca²⁺-Kanal-Blocker werden im Detail in ▶ Kap. 40 dargestellt. Neben ihrer Wirkung auf die glatte Muskulatur besitzen sie therapeutisch relevante kardiale Effekte. Diese beruhen auf der Blockade spannungsabhängiger Ca²⁺-Kanäle des L-Typs, die besonders im Erregungsbildungs- und Erregungsleitungssystem eine entscheidende Rolle bei der Auslösung des Aktionspotenzials (Phase 0) spielen.

Im Gegensatz zu Dihydropyridinen blockieren **Phenylalkylamine** (z. B. Verapamil) und **Benzothiazepine** (z. B. Diltiazem) nicht nur den Kanal in der glatten Muskulatur, sondern auch in den Herzmuskelzellen. Ähnlich wie die Blocker des spannungsabhängigen Na⁺-Kanals binden Verapamil und Diltiazem präferenziell an den offenen oder inaktivierten Zustand des kardialen L-Typ-Ca²⁺-Kanals. Infolgedessen kommt es zu einem **negativ chronotropen, negativ dromotropen** und **negativ inotropen Effekt**. Vorsicht ist daher bei Patienten mit Herzinsuffizienz, Sinusbradykardie und AV-Überleitungsstörungen geboten.

 Cave
Die gleichzeitige Gabe von Antagonisten des β-Adrenozeptors mit Verapamil oder Diltiazem kann zu einer schweren Kardiodepression führen.

Ca²⁺-Kanal-blockierende Antiarrhythmika können bei supraventrikulären Tachykardien zur Senkung der Kammerfrequenz und zur Unterdrückung paroxysmaler supraventrikulärer Tachykardien eingesetzt werden.

Steckbrief Ca²⁺-Kanal-Blocker (Klasse IV)
Wirkmechanismus: Blockade kardialer L-Typ-Ca²⁺-Kanäle und dadurch negativ chronotrope, negativ dromotrope und negativ inotrope Effekte
Unerwünschte Wirkungen: AV-Blockierungen, Blutdruckabfall, gastrointestinale und neurologische Beschwerden
Interaktionen: β-Blocker (synergistische Wirkung)
Klinische Anwendung: Kardial wirksame Ca²⁺-Kanal-Blocker (z. B. Verapamil und Diltiazem) können bei supraventrikulären Tachykardien eingesetzt werden
Kontraindikationen: Herzinsuffizienz, höhergradige AV-Blockierungen, Sinusknotensyndrom

---

39.3.4 β-Adrenozeptor-Antagonisten (β-Blocker)

Die pharmakologischen Eigenschaften der β-Adrenozeptor-Antagonisten werden ausführlich in ▶ Kap. 26 beschrieben. Die antiarrhythmischen Effekte der β-Blocker tragen möglicherweise zu den günstigen Wirkungen beim Einsatz in der Behandlung von Herzinsuffizienz, koronarer Herzkrankheit und arterieller Hypertonie bei.

β-Adrenozeptor-Antagonisten sind die einzigen Antiarrhythmika, für die eine Senkung der Gesamtmortalität bei Patienten mit Erkrankungen des kardiovaskulären Systems nachgewiesen worden ist. Sie sind besonders geeignet, Herzrhythmusstörungen zu behandeln, die durch eine gesteigerte Aktivierung des sympathischen Systems bzw. vermehrte Freisetzung von Catecholaminen ausgelöst oder verstärkt wurden. Durch Antagonismus an kardialen β-Adrenozeptoren kommt es zu einem **negativ chronotropen, negativ dromotropen** und **negativ inotropen Effekt**. Eine gezielte Anwendung von β-Adrenozeptor-Antagonisten im Rahmen der Behandlung von Rhythmusstörungen kann bei diversen Formen supraventrikulärer Tachykardien indiziert sein.

39.3.5 Digitalisglykoside

Digitalisglykoside (▶ Kap. 36) führen durch Sensibilisierung des Barorezeptorenreflexes zur vermehrten parasympathischen Aktivierung des Herzens. In der Folge kommt es zu einem negativ chronotropen und negativ dromotropen Effekt. Aufgrund dieser Eigenschaften sind Digitalisglykoside zur Behandlung supraventrikulärer Tachykardien eingesetzt worden. Ihre klinische Bedeutung als Antiarrhythmika ist sehr gering.

39.3.6 Atropin

Atropin (▶ Kap. 26) oder das verwandte Ipratropiumbromid wirken antagonistisch an muskarinergen Rezeptoren und bewirken dadurch eine Abschwächung parasympathischer Einflüsse auf das Herz. Als Folge kommt es zu einem positiv chronotropen und positiv dromotropen Effekt. Diese Wirkung wird zur kurzfristigen Akutbehandlung bradykarder Rhythmusstörungen genutzt.

39.3.7 Adenosin

Adenosin wirkt über A₁-Adenosin-Rezeptoren im Bereich des Sinus- und AV-Knotens. Die Wirkung ähnelt der einer kurzfristigen parasympathischen Aktivierung über M₂-muskarinische Rezeptoren. A₁-Rezeptoren koppeln ebenfalls über das G-Protein Gi inhibierend an die Adenylylzyklase und stimulierend an den K⁺-Kanal (GIRK). Als Folge kommt es nach Adenosingabe zu einem **negativ chronotropen und negativ dromotropen Effekt**.

Adenosin, das i. v. gegeben werden muss, hat eine extrem kurze Plasmahalbwertszeit < 10 s, da es sehr rasch über Transporter in verschiedenste Blutzellen und in Endothelzellen aufgenommen und anschließend durch Desamidierung abgebaut wird.

Nach i. v. Gabe von Adenosin kann es zu transienten Asystolien kommen. Daneben treten häufig kurzfristige Dyspnoen, Bronchospasmen, Übelkeit sowie Schwindel auf. Die i. v. Injektion von Adenosin als Bolus (meist 6–12 mg) kann zur **Akuttherapie supraventrikulärer Tachykardien** indiziert sein.

Steckbrief Adenosin

Wirkmechanismus: Aktivierung von A_1-Adenosin-Rezeptoren im Herzvorhof mit negativ chronotropen und negativ dromotropen Effekten

Pharmakokinetik: Nach i. v. Gabe sehr kurze Plasmahalbwertszeit (< 10 s) wegen rascher Aufnahme in diverse Blutzellen und nachfolgender Desamidierung

Unerwünschte Wirkungen: Dyspnoe, Bronchospasmen, Übelkeit, Schwindel, Flush

Klinische Anwendung: Für die Akuttherapie supraventrikulärer Tachykardien geeignetes Notfallmedikament, i. v. Applikation erforderlich

Kontraindikationen: AV-Block II. oder III. Grades, Sick-Sinus-Syndrom, Vorhofflimmern und -flattern

39.4 Andere Kardiaka mit Wirkung auf kardiale Kanäle

39.4.1 Ivabradin

Wirkprinzip Ivabradin ist ein **Blocker des I_f-Kanals**. Er ist für die spontane diastolische Depolarisation des Membranpotenzials im Bereich der Schrittmacherzellen im Sinusknoten verantwortlich und spielt eine zentrale Rolle bei der Regulation der Herzfrequenz. Je höher die Herzfrequenz, desto stärker ist der blockierende und damit herzfrequenzsenkende Effekt von Ivabradin. Im Durchschnitt kommt es zur **Senkung der Herzfrequenz** um etwa 10 Schläge/min. Erregungsweiterleitung und myokardiale Kontraktilität bleiben unbeeinflusst. Aufgrund des isoliert negativ chronotropen Effekts **vermindert sich der Sauerstoffverbrauch des Myokards** und verbessert sich die Koronarperfusion in der Diastole. Ivabradin ist daher für die Behandlung der chronischen koronaren Herzkrankheit (KHK) zugelassen, wenn β-Adrenozeptor-Antagonisten nicht gegeben werden können (▶ Abschn. 40.4); sein klinische Stellenwert ist allerdings unklar.

Pharmakokinetik Ivabradin wird nach oraler Gabe nahezu vollständig resorbiert. Aufgrund eines erheblichen First-Pass-Effekts beträgt die Bioverfügbarkeit ca. 40%. Ivabradin wird durch CYP3A4 metabolisiert. Der entstehende Metabolit wird renal eliminiert.

Unerwünschte Wirkungen Insbesondere auf kardiale unerwünschte Wirkungen wie **Bradykardien, ventrikuläre Extrasystolen** oder seltener ein **AV-Block 1. Grades** ist zu achten. Häufig kommt es zu **Sehstörungen** mit reversibler Lichtempfindlichkeit, umschriebenen Lichtphänomenen und Verschwommensehen, die auf einer Blockade des retinalen I_f-Kanals beruhen. In der Regel sind die Sehstörungen nur geringgradig und werden von den Patienten toleriert. Gelegentlich kommt es zu **Obstipation** oder **Diarrhö**.

Interaktionen Pharmaka, die zu einer **CYP3A4-Inhibition oder -Induktion** führen, beeinflussen die Elimination von Ivabradin. Gefährliche Bradykardien bei gleichzeitiger Gabe anderer herzfrequenzsenkender Pharmaka (insbesondere **Diltiazem** und **Verapamil**).

Klinische Anwendung Patienten mit chronischer **koronarer Herzkrankheit,** bei denen β-Adrenozeptor-Antagonisten kontraindiziert sind. Therapeutischer Nutzen derzeit noch unklar. Ivabradin kann auch bei **chronischer Herzinsuffizienz** eingesetzt werden, wenn die Herzfrequenz trotz Gabe von β-Blockern bei ≥ 75/min liegt oder β-Blocker nicht gegeben werden können (▶ Abschn. 37.3).

Kontraindikationen Schwangerschaft und Stillzeit.

Steckbrief Ivabradin

Wirkmechanismus: Blockade des I_f-Kanals mit negativ chronotropem Effekt

Pharmakokinetik: Bioverfügbarkeit 40%, Metabolisation durch CYP3A4, renale Elimination des Metaboliten

Unerwünschte Wirkungen: Bradykardie, ventrikuläre Extrasystolen, Sehstörungen, Obstipation, Diarrhö

Klinische Anwendung: Patienten mit chronischer KHK, bei denen β-Adrenozeptor-Antagonisten kontraindiziert sind; Stellenwert dabei unklar. Herzinsuffizienz

Interaktionen: Herzfrequenzsenkende Pharmaka (z. B. Verapamil, Diltiazem)

Kontraindikationen: Schwangerschaft und Stillzeit

39.4.2 Ranolazin

Ranolazin ist zur symptomatischen Behandlung von Patienten mit stabiler Angina pectoris zugelassen, wenn Mittel der 1. Wahl nicht wirken oder nicht gegeben werden können. Vermutlich wird seine Wirkung durch Hemmung des späten Na^+-Einwärtsstroms in Kardiomyozyten hervorgerufen. Dadurch wird die Na^+-induzierte Ca^{2+}-Überladung über den Na^+-Ca^{2+}-Austauscher vermindert und die ischämiebedingte Störung der ventrikulären Repolarisation abgeschwächt. Ranolazin weist zahlreiche Interaktionen mit Arzneimitteln auf und kann teilweise schwere unerwünschte Wirkungen hervorrufen. Wirksamkeit und Wirkprinzip sind derzeit nicht ausreichend gesichert.

39

Weiterführende Literatur

Clancy CE, Kass RS (2005) Inherited and acquired vulnerability to ventricular arrhythmias: cardiac Na$^+$ and K$^+$ channels. Physiol Rev 85: 33–47

Dobrev D, Nattel S (2010) New antiarrhythmic drugs for treatment of atrial fibrillation. Lancet 375: 1212–1223

Dobrev D, Carlsson L, Nattel S (2012) Novel molecular targets for atrial fibrillation therapy. Nat Rev Drug Discov 11: 275–291

Iqbal MB, Taneja AK, Lip GYH, Flather M (2005) Recent developments in atrial fibrillation. BMJ 330: 238–243

John RM, Tedrow UB, Koplan BA et al. (2012) Ventricular arrhythmias and sudden cardiac death. Lancet 380: 1520–1529

Keating MT, Sanguinetti MC (2001) Molecular and cellular mechanisms of cardiac arrhythmias. Cell 104: 569–580

Nattel S, Carlsson L (2006) Innovative approaches to anti-arrhythmic drug therapy. Nat Rev 5: 1034–1048

Page RL, Roden DM (2005) Drug therapy for atrial fibrillation: where do we go from here? Nat Rev Drug Discor 4: 899–910

Roden DM, Balser JR, George Jr AL, Anderson ME (2002) Cardiac ion channels. Annu Rev Physiol 64: 431–475

Roden DM (2004) Drug-induced prolongation of the QT interval. N Engl J Med 350: 1013–1022

Sanguinetti MC, Bennett PB (2003) Antiarrhythmic drug target choices and screening. Circ Res 93: 491–499

The Cardiac Arrhythmia Suppression Trial (CAST) Investigators (1989) Preliminary report: Effect of encainide and flecainide on mortality in a randomized trial of arrhythmia suppression after myocardial infarction. N Engl J Med 321: 406–412

Pharmaka mit Wirkung auf die glatte Muskulatur

S. Offermanns

M. Freissmuth et al., *Pharmakologie und Toxikologie*,
DOI 10.1007/978-3-662-46689-6_40, © Springer-Verlag Berlin Heidelberg 2016

Die glatte Muskulatur spielt eine wichtige Rolle in verschiedenen Organsystemen, insbesondere den Wänden der Blutgefäße. Zum Verständnis der pharmakologischen Beeinflussungsmöglichkeiten wird kurz auf die Physiologie der glatten Gefäßmuskulatur und auf die Mechanismen der Tonusregulation eingegangen. In diesem Kapitel werden die wichtigsten Pharmakagruppen dargestellt, die auf die Gefäßmuskulatur wirken und bei verschiedenen kardiovaskulären Erkrankungen wie arterieller Hypertonie (▶ Kap. 38) sowie zur Prophylaxe der Angina pectoris zum Einsatz kommen.

40.1   Basale Prinzipien der Tonusregulation glatter Muskeln

Lernziele
- **Kontraktionsfördernde Signalwege:**
  - Ca^{2+}-abhängige Aktivierung der Myosin-Leichtketten-Kinase (MLCK)
  - Ca^{2+}-unabhängige Rho/Rho-Kinase-abhängige Hemmung der Myosinphosphatase
- **Relaxierende Signalwege:**
  - Vermehrte Bildung der zyklischen Nukleotide cAMP und cGMP
- **Rezeptorvermittelte Tonusreaktion**

Die glatte Muskulatur ist wesentlicher Bestandteil der Wand der meisten Hohlorgane. Die Peristaltik des Magen-Darm-Trakts, die Aufrechterhaltung des adäquaten Gefäßtonus und die Wehentätigkeit des Uterus beruhen auf der Aktivität glatter Muskelzellen. Je nach Organsystem unterscheiden sich die Morphologie und Regulation der glatten Muskulatur, aber auch innerhalb eines Organs kommen verschiedene Typen glatter Muskulatur vor.

Von anderen Muskeltypen unterscheidet sich die glatte Muskelzelle durch eine deutlich langsamere Kontraktion und Relaxation sowie durch ihre Fähigkeit zu lang anhaltenden Kontraktionen (Tonuserhöhungen) unter relativ geringem Energieaufwand. Prinzipiell besitzt die glatte Muskulatur die Fähigkeit zur spontanen Erregungsbildung, die z. B. in der glatten Muskulatur des Magen-Darm-Trakts besonders stark ausgeprägt ist.

Störungen des Tonus oder der Aktivität glatter Muskeln sind die Ursache einer Reihe von Erkrankungen wie z. B. von kardiovaskulären Erkrankungen (koronarer Herzkrankheit oder arterieller Hypertonie), gastrointestinalen Erkrankungen, die mit veränderter Peristaltik einhergehen (Diarrhö, Obstipation) oder Erkrankungen der Atemwege, die zu erhöhtem Atemwegswiderstand führen (Asthma bronchiale, chronisch obstruktive Lungenerkrankungen). Ein Ansatzpunkt für die Behandlung dieser Krankheiten ist die pharmakologische Beeinflussung des Tonus der glatten Muskulatur.

40.1.1   Kontraktionsfördernde Signalwege

Der Tonus der glatten Muskulatur hängt weitgehend vom **Phosphorylierungszustand der leichten Kette des Myosins (MLC)** ab (◻ Abb. 40.1):
- Je höher der Phosphorylierungsgrad der MLC, desto stärker interagiert Myosin unter ATP-Spaltung zyklisch mit den Aktinfilamenten und desto höher ist der Tonus der glatten Muskulatur.
- Umgekehrt führt eine Verringerung des Phosphorylierungsausmaßes der MLC zu geringerer kontraktiler Aktivität und damit zu einer Abnahme des Tonus der glatten Muskulatur (Relaxation).

Die Phosphorylierung der MLC wird dynamisch reguliert. Dabei stehen sich die Aktivitäten einer **Myosin-Leichtketten-Kinase (MLCK)**, die MLC phosphoryliert, und einer **Myosinphosphatase**, die phosphoryliertes Myosin dephosphorylieren kann, gegenüber. Wesentlicher Aktivierungsmechanismus der MLCK ist eine Erhöhung der intrazellulären Ca^{2+}-Konzentration, die zur Bildung eines Ca^{2+}-Calmodulin-Komplexes führt, der in der Lage ist, durch direkte Bindung an MLCK das Enzym zu stimulieren. Ein Anstieg der Ca^{2+}-Konzentration in der glatten Muskelzelle führt somit zur Tonuserhöhung, eine Abnahme der Ca^{2+}-Konzentration zur Relaxation.

Ein Anstieg der freien Ca^{2+}-Konzentration kann einerseits durch einen transmembranären Einstrom über Ca^{2+}- oder andere Kationenkanäle erfolgen, die z. B. infolge einer Depolarisation geöffnet werden. Zum anderen führt eine Fülle von Mediatoren über die Aktivierung von Gq/G11-gekoppelten Rezeptoren durch Phospholipase-C-vermittelte Inositol-1,4,5-Trisphosphat-(IP_3-)Bildung zur Freisetzung intrazellulär gespeicherten Calciums.

Neben der **Ca^{2+}-abhängigen Regulation** des Tonus glatter Muskeln über die Beeinflussung der MLCK-Aktivität existiert ein zweiter, **Ca^{2+}-unabhängiger Regulationsmechanismus** unter Vermittlung der Myosinphosphatase. Zentraler Mediator dieses Regulationsweges ist die **kleine GTPase RhoA**. RhoA stimuliert im aktiven Zustand eine **Rho-Kinase (ROCK)**, die in der Lage ist, die Myosinphosphatase zu phosphorylieren und dadurch zu inhibieren.

Die Aktivierung von RhoA führt also durch eine Verminderung der Myosinphosphataseaktivität ebenfalls zur vermehrten Phosphorylierung der MLC. Voraussetzung dafür ist, dass die MLCK auch unter basalen Bedingungen eine gewisse Grundaktivität besitzt. Die Aktivität von RhoA wird ihrerseits durch eine Reihe von kontraktionsfördernden Stimuli, die über G-Protein-gekoppelte Rezeptoren wirken, gesteigert. Hierbei sind die Proteine der Familie G12/G13 beteiligt, die nach Aktivierung unter Vermittlung eines Rho-spezifischen Guanin-Nukleotid-Austauschfaktors RhoA aktivieren können.

Die duale Regulation des Phosphorylierungszustands der MLC durch einen Ca^{2+}-abhängigen, MLCK-vermittelten Signalweg einerseits und einen Ca^{2+}-unabhängigen, Rho/Rho-Kinase-vermittelten Weg andererseits kann durch verschiedene Hormone und Neurotransmitter parallel induziert

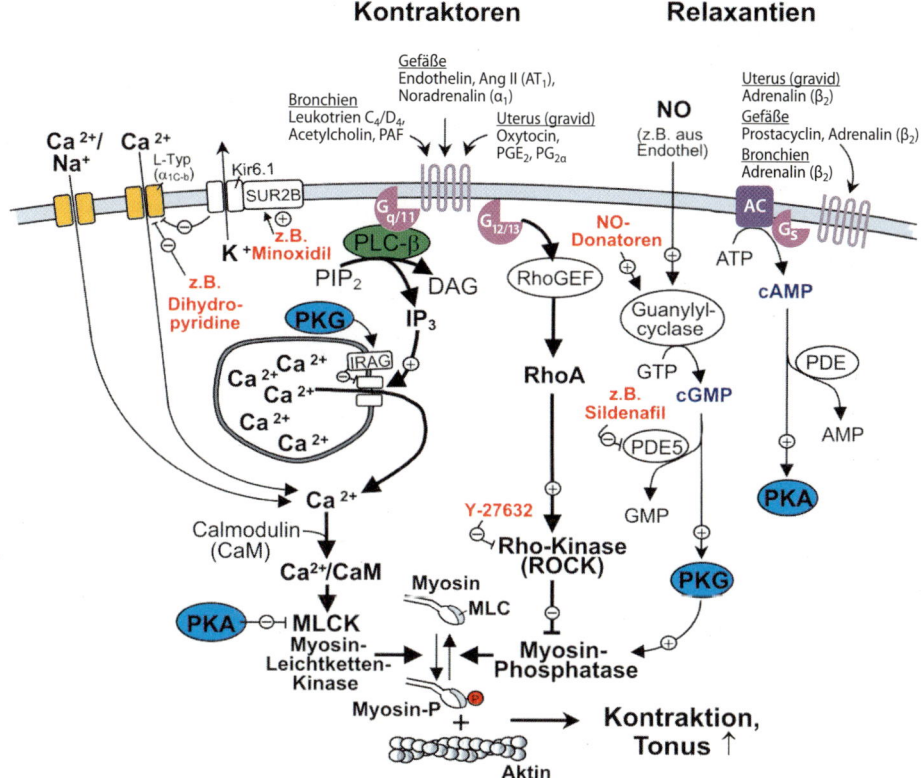

Abb. 40.1 Intrazelluläre Mechanismen der Regulation des Tonus glatter Muskeln. IP$_3$, Inositol-1,4,5-trisphosphat; PKG/PKA, cGMP- und cAMP-abhängige Kinasen; PDE, Phosphodiesterasen; PIP$_2$, Phosphatidylinositolbisphosphat; DAG, Diacylglycerol; IRAG, IP$_3$-Receptor-Associated G-kinase substrate; PLC-β, Phospholipase-C β; MLC, leichte Kette des Myosin. Einige Beispielpharmaka, die in die zellulären Prozesse der Tonusregulation glatter Muskeln eingreifen, sind *rot* dargestellt

werden, indem die entsprechenden Rezeptoren an G-Proteine der Gq/G11-Familie einerseits sowie an die Proteine der G12/G13-Familie andererseits koppeln (▢ Abb. 40.1).

40.1.2 Relaxierende Signalwege

Die wichtigsten Mediatoren einer Relaxation glatter Muskeln sind die intrazellulär gebildeten zyklischen Nukleotide **cAMP** und **cGMP**. Sie werden durch Hormone oder Neurotransmitter gebildet, die G-Protein-vermittelt die Adenylylzyklase aktivieren, bzw. durch NO, das direkt die Guanylylzyklase aktivieren kann (▢ Abb. 40.1).

Sowohl cAMP als auch cGMP vermindern den Tonus glatter Muskelzellen, indem sie Ca^{2+}-abhängige sowie Ca^{2+}-unabhängige Kontraktionsmechanismen durch Aktivierung der Proteinkinase A (PKA) bzw. der Proteinkinase G (PKG) beeinflussen. Es ist gezeigt worden, dass die PKG z. B. in der Lage ist, die Myosin-Phosphatase zu phosphorylieren und dadurch zu aktivieren, während die PKA die MLCK phosphorylieren und dadurch hemmen kann.

40.1.3 Rezeptorvermittelte Modulation des Tonus der glatten Muskulatur

Eine Fülle von lokal und systemisch wirksamen Mediatoren, aber auch viele Pharmaka, beeinflussen den Tonus der glatten Muskulatur über G-Protein-gekoppelte Rezeptoren:

- Physiologische Stimuli, die den Tonus erhöhen, wirken dabei üblicherweise auf Rezeptoren, die an Gq/G11 und in vielen Fällen auch an G12/G13 gekoppelt sind (▢ Abb. 40.1).
- Relaxierende Faktoren, die den Tonus vermindern, wirken durch Aktivierung von Gs-gekoppelten Rezeptoren über die Erhöhung der intrazellulären cAMP-Konzentration.

Pharmakologisch lässt sich über Rezeptoren der Tonus glatter Muskelzellen vielfältig modulieren:

- Eine Relaxation wird ausgelöst durch Agonisten an Gs-gekoppelten Rezeptoren und Antagonisten an Gq/G11-gekoppelten Rezeptoren. Für das zweitgenannte Wirkprinzip ist die Anwesenheit des endogenen Liganden erforderlich.
- Eine pharmakologische, rezeptorvermittelte Kontraktion kann durch Agonisten an Gq/G11-gekoppelten Rezeptoren und Antagonisten an Gs-gekoppelten Rezeptoren ausgelöst werden (▢ Tab. 40.1).

◻ Tab. 40.1 Pharmakologische Beeinflussung des Tonus der glatten Muskulatur über G-Protein-gekoppelte Rezeptoren

Wirkung/Prinzip	Rezeptor (R.)	Pharmakon (Beispiel)	Spezifische glatte Muskulatur	Erwünschte Wirkung
Relaxation durch Antagonismus an Gq/G11-gekoppelten Rezeptoren	α_1-adrenerg	Prazosin	Gefäß	totaler peripherer Widerstand ↓
		Tamsulosin	M. sphincter vesicae	Verbesserung des Harnabflusses
	Angiotensin II (AT$_1$)	Losartan	Gefäß	totaler peripherer Widerstand ↓
	muskarinerg (vor allem M$_3$)	Ipratropium (unselektiv)	Bronchien	Atemwegswiderstand ↓
		Butylscopolamin (unselektiv)	Magen-Darm-Trakt, Gallenwege, Harnwege	Lösung spastischer Kontraktionen, Relaxation
		Tropicamid (unselektiv)	M. sphincter pupillae	Mydriasis
		Solifenacin (M$_3$)	M. detrusor vesicae	Verminderung des Harndrangs
	Oxytocin-R.	Atosiban	Uterus	Wehenhemmung
	Endothelin (ET$_A$)	Ambrisentan	Pulmonalgefäße	Widerstand im Lungenkreislauf ↓
Relaxation durch Agonismus an Gs-gekoppelten Rezeptoren	β_2-adrenerg	Fenoterol	Bronchien	Atemwegswiderstand ↓
			Uterus	Wehenhemmung
	β_3-adrenerg	Mirabegron	Harnblase	Harndrang ↓
	Prostacyclin-R. (IP)	Iloprost	Gefäße	Dilatation
Kontraktion durch Agonismus an Gq/G11-gekoppelten Rezeptoren	M$_3$-muskarinerg	Bethanechol (unselektiv)	M. detrusor vesicae	Blasenentleerung ↑
		Pilocarpin (unselektiv)	M. sphincter pupillae	Miosis
	Prostaglandin E$_2$ (EP2)	Dinoproston	Uterus	Uteruskontraktion
	Vasopression V$_1$-R.	Terlipressin (Prodrug)	Gefäß	Vasokonstriktion

40.2 Der Gefäßtonus und seine Regulation

Lernziele

Nervale Regulation des Gefäßtonus
- Sympathische Innervierung (Noradrenalin)
- Parasympathische Innervation (meist nitrerge Mechanismen)

Regulation durch zirkulierende Hormone
- Catecholamine
- Angiotensin II
- Natriuretische Peptide

Endothelabhängige Tonusregulation
- Vasodilatatorische Mediatoren: Stickstoffmonoxid (NO), Prostacyclin (PGI$_2$), EDHF (Endothelium-Derived Hyperpolarizing Factor)
- Vasokonstriktorische Mediatoren: Endothelin-1, Urotensin-II

Der Tonus der Blutgefäße ist eine der wesentlichen Größen bei der Aufrechterhaltung und Regulation kardiovaskulärer Funktionen. Die Regulation des Tonus in verschiedenen Bereichen des Gefäßsystems stellt sicher, dass eine adäquate Durchblutung diverser Gewebe auch unter variierenden Bedingungen gewährleistet ist.

Darüber hinaus ist der Tonus besonders der Widerstandsgefäße entscheidend für die Aufrechterhaltung des arteriellen Blutdrucks. Blutgefäße besitzen einen basalen oder »Ruhetonus«, der von der glatten Muskulatur des Gefäßes ausgeht. Die isometrische Kontraktion der glatten Gefäßmuskulatur steht dabei im Gleichgewicht mit der durch den Blutdruck erzeugten aufweitenden Kraft. Der Ruhetonus setzt sich zusammen aus:
- dem **myogenen Tonus,** also einer direkt durch Dehnung der glatten Muskelzellen ausgelösten Kontraktion, und
- einer nervalen Komponente, die aus einem **vasokonstriktorischen Einfluss sympathisch-adrenerger Nervenfasern** in der Gefäßwand besteht.

Die Modulation des Ruhetonus erfolgt zum einen durch eine Reihe **zirkulierender Hormone,** zum anderen durch **lokale Prozesse,** insbesondere unter **Vermittlung des Gefäßendothels.**

40.2.1 Nervale Regulation des Gefäßtonus

Insbesondere das **arterielle Gefäßsystem** wird ausgiebig von **postganglionären sympathischen Nervenfasern** innerviert, die zwischen Adventitia und Media ein dichtes Netzwerk terminaler Nervenfasern mit zahlreichen Varikositäten bilden. Die Innervationsdichte durch das sympathische System ist im Bereich **venöser Gefäße** deutlich **schwächer ausgeprägt.**

Durch das sympathische System wird in den verschiedenen Gefäßgebieten ein unterschiedlich starker nerval vermittelter Tonus induziert. Diese Tonusregulation durch das autonome Nervensystem ist besonders stark in Gefäßgebieten mit stark schwankenden Durchblutungsanforderungen, wie der Skelettmuskulatur, dem Gastrointestinaltrakt, der Haut oder der Leber.

Wesentlicher Mediator des sympathisch induzierten Tonus ist **Noradrenalin,** das aus den Varikositäten nach Aktivierung freigesetzt wird und insbesondere über Gq/G11-gekoppelte α1-adrenerge Rezeptoren auf den glatten Gefäßmuskelzellen zu einer Tonuserhöhung führt.

Das **parasympathische System** besitzt **nur im Bereich der Genitalorgane** und der **Hirnhautgefäße** eine wesentliche funktionelle Bedeutung bei der Tonusregulation. Die Stimulation postganglionärer nitrerger parasympathischer Nerven im Bereich der Corpora cavernosa des Penis führt durch Freisetzung von NO zur arteriolären Dilatation und somit zur Erektion (◘ Abb. 40.7).

40.2.2 Modulation des Gefäßtonus durch zirkulierende Hormone

Der Tonus der Gefäßmuskulatur wird durch verschiedene systemisch wirksame Hormone beeinflusst. Neben dem durch sympathische Nervenendigungen freigesetzten **Noradrenalin** kann der Tonus der Gefäßmuskeln durch das im Nebennierenmark sezernierte systemisch wirkende **Adrenalin** beeinflusst werden:

- **Adrenalin** führt in niedrigen Konzentrationen in einigen Geweben wie Skelettmuskulatur, Leber und Myokard zur Dilatation. Dies beruht auf dem Vorkommen β-adrenerger (vor allem β_2-)Rezeptoren im Bereich dieser Gefäßgebiete, die aufgrund der hohen Affinität von Adrenalin für β-adrenerge Rezeptoren bereits bei niedrigen Konzentrationen aktiviert werden und über eine Gs-vermittelte Erhöhung der cAMP-Konzentration zur Relaxation führen. In hohen Konzentrationen führt Adrenalin dann über die Aktivierung α_1-adrenerger Rezeptoren in allen Gefäßgebieten zur Vasokonstriktion.
- **Noradrenalin,** das eine höhere Affinität für α_1-adrenerge Rezeptoren besitzt, führt sowohl in niedrigen als auch in hohen Konzentrationen zu einer Vasokonstriktion.

Das **Renin-Angiotensin-System,** das sowohl lokal als auch systemisch wirksam ist, spielt eine wichtige Rolle bei der Regulation des Gefäßtonus. **Angiotensin II** ist ein **starker Vasokonstriktor,** der sowohl direkt als auch indirekt wirkt (► Abschn. 38.1.3).

Wichtige **systemisch wirksame Vasodilatatoren** sind die **natriuretischen Peptide ANP und BNP**, die nach Dehnung der Herzvorhöfe aus Vorhofmyozyten freigesetzt werden. Ihre Wirkung wird durch transmembranäre Rezeptoren vermittelt, deren zytoplasmatischer Teil eine Guanylylzyklase-Aktivität besitzt. Aktivierung des Rezeptors führt zur Steigerung dieser enzymatischen Aktivität mit der Folge einer vermehrten cGMP-Bildung. Die Aktivierung vaskulärer Rezeptoren führt zur Vasodilatation, während die Aktivierung natriuretischer Peptidrezeptoren in der Niere zur vermehrten Natriurese führt.

40.2.3 Modulation des vaskulären Tonus durch das Endothel

Das Gefäßendothel spielt eine entscheidende Rolle bei der Regulation des Gefäßtonus, indem es eine Fülle **vasokonstriktorischer** sowie **vasodilatatorischer Mediatoren** bildet (◘ Abb. 40.2). Endotheliale Faktoren, die eine Vasodilatation hervorrufen, sind insbesondere Stickstoffmonoxid (NO), Prostacyclin (PGI_2) und der noch nicht sicher identifizierte »Endothelium-Derived Hyperpolarizing Factor« (EDHF). Vasokonstriktorische Mediatoren des Endothels sind die im Endothel gebildeten Peptide Endothelin-1 und Urotensin-II.

Endothelzellen bilden bereits unter Ruhebedingungen mittels der endothelialen NO-Synthase (eNOS oder NOS3) **Stickstoffmonoxid (NO).** Diese basale NO-Bildung wird vornehmlich durch die vom vorbeiströmenden Blut hervorgerufene Schubspannung ausgelöst (◘ Abb. 40.2). Das kurzlebige Gas NO diffundiert rasch in die glatte Gefäßmuskulatur und führt dort durch Aktivierung der zytosolischen Guanylylzyklase zu einer Erhöhung der intrazellulären cGMP-Konzentration mit der Folge einer Relaxation der glatten Gefäßmuskulatur.

> **Die basale NO-Freisetzung aus dem Endothel ist ein wichtiger Mechanismus, der einer durch das sympathische Nervensystem vermittelten Vasokonstriktion entgegenwirkt.**

Eine Erhöhung der intrazellulären Ca^{2+}-Konzentration in Endothelzellen durch Aktivierung Gq/G11-gekoppelter Rezeptoren kann ebenfalls zu einer Steigerung der NO-Bildung führen.

Das im Endothel überwiegend über die Cyclooxygenase-2 (COX-2) gebildete **Prostacyclin (PGI_2)** wirkt ebenfalls vasodilatatorisch durch Aktivierung des Gs-gekoppelten PGI_2-Rezeptors auf glatten Gefäßmuskelzellen. Sowohl endothelial gebildetes NO als auch PGI_2 spielen nicht nur eine Rolle als Vasodilatatoren, sondern auch als antithrombotische Faktoren des Endothels, indem sie die Funktion von Thrombozyten inhibieren.

Der durch verschiedene Stimuli im Endothel gebildete **Endothelium-Derived Hyperpolarizing Factor (EDHF)** führt zur verminderten Erregbarkeit der glatten Muskulatur und fördert damit ebenfalls eine Vasodilatation unter anderem in kleineren arteriellen Gefäßen. Die molekulare Identität von EDHF ist zurzeit noch unklar.

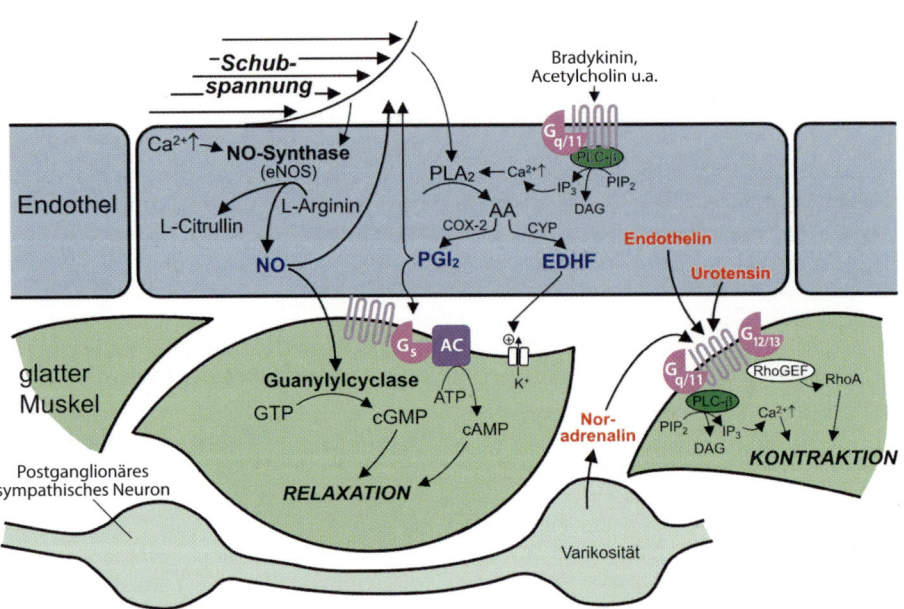

Abb. 40.2 Nervale und endothelabhängige Regulation des Tonus glatter Gefäßmuskeln. Dargestellt sind einige wichtige relaxierende (*blau*) und kontrahierende Faktoren (*rot*). NO, Stickstoffmonoxid; PGI$_2$, Prostacyclin; EDHF, »Endothelium-Derived Hyperpolarizing Factor«; PLA$_2$, Phospholipase A2; AA, Arachidonsäure; COX-2, Cyclooxygenase-2; CYP, Cytochrom-P450-Monooxygenase; AC, Adenylylzyklase; Rho-GEF, Rho-Guaninnukleotid-Austauschfaktor; IP$_3$, Inositol-1,4,5-trisphosphat; DAG, Diacylglycerol; PIP2, Phosphatidylinositolbisphosphat. Weitere Details im Text

Neben verschiedenen vasodilatatorischen Mediatoren bildet das Endothel auch einige vasokonstriktorische Peptide:

- **Endothelin-1,** das in Endothelzellen aus einer Vorstufe proteolytisch gebildet wird, führt insbesondere über ET$_A$-Rezeptoren auf der glatten Gefäßmuskulatur durch Aktivierung Gq/G11- sowie G12/G13-vermittelter Signaltransduktionswege zur **Vasokonstriktion.**
- **Urotensin II** wirkt ebenfalls über einen G-Protein-gekoppelten Rezeptor vasokonstriktorisch.

40.3   Pharmaka

Lernziele
- NO-Donatoren (organische Nitrate, Molsidomin, Nitroprussid-Natrium)
- Guanylylzyklase-Stimulator (Riociguat)
- Calciumkanalblocker (Dihydropyridine, Phenylalkylamine, Benzothiazepine)
- Phosphodiesterase-5-Hemmer
- K$^+$-Kanal-Öffner
- Dihydralazin, Hydralazin
- Endothelinrezeptor-Antagonisten

40.3.1 NO-Donatoren

Unter dem Begriff NO-Donatoren (»Nitrovasodilatatoren«) fasst man eine Gruppe von Pharmaka zusammen, aus denen nach Aufnahme in den Körper über verschiedene Mechanis-

men Stickstoffmonoxid (NO) freigesetzt wird. Die klinisch bedeutsamsten NO-Donatoren sind **organische Nitrate,** die enzymatisch zu NO metabolisiert werden. Daneben spielen Substanzen wie **Molsidomin** und **Nitroprussidnatrium**, die teilweise nach Metabolisierung NO freisetzen, eine Rolle.

Organische Nitrate und Molsidomin

Das am längsten verwendete organische Nitrat ist das **Glyceroltrinitrat** (»Nitroglycerin«), das der Turiner Arzt Ascanio Sobrero 1846 synthetisierte. Die erstmalig dokumentierte sublinguale Gabe von Glyceroltrinitrat zur Behandlung akuter pektanginöser Attacken geht auf William Murrell (1857) zurück. Es sollte mehr als 100 Jahre dauern, bis der genaue Wirkmechanismus organischer Nitrate aufgeklärt wurde.

Heute werden neben Glyceroltrinitrat die organischen Nitrate **Isosorbiddinitrat (ISDN), Isosorbidmononitrat (ISMN)** sowie **Pentaerythrityltetranitrat (PETN)** klinisch als Antianginosa eingesetzt (Abb. 40.3). Alle organischen Nitrate relaxieren die großen Gefäße, insbesondere die großen Hohlvenen. Dieser Effekt beruht auf der Fähigkeit der glatten Gefäßmuskulatur, organische Nitrate zu NO zu metabolisieren.

Die NO-Bildung erfolgt enzymatisch vor allem in Mitochondrien oder dem endoplasmatischen Retikulum (Abb. 40.4). Das durch enzymatische Umsetzung der Nitratreste gebildete NO führt daraufhin in glatten Gefäßmuskelzellen direkt zur Aktivierung der löslichen Guanylylzyklase. Das als Folge gebildete cGMP ruft dann eine Gefäßrelaxation hervor. Im Gegensatz zu den organischen Nitraten wird NO aus **Molsidomin** nicht enzymatisch freigesetzt (Abb. 40.3, Abb. 40.4).

40

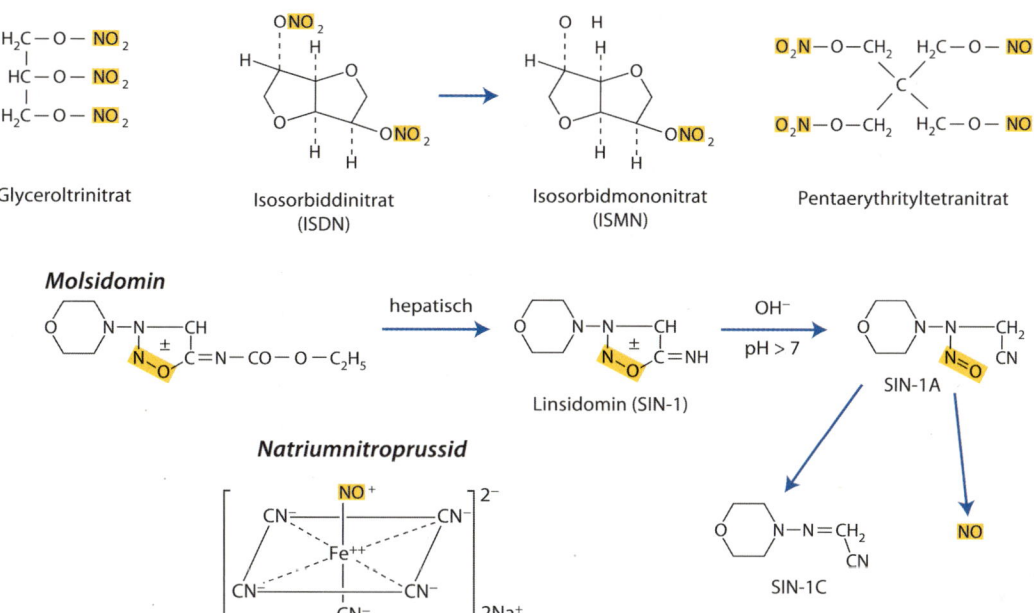

□ **Abb. 40.3 Strukturformeln und Metabolisation von NO-Donatoren.** Die organischen Nitrate setzen nach Metabolisation in der glatten Muskulatur NO frei. Isosorbiddinitrat (ISDN) wird zu Isosorbidmononitrat (ISMN) abgebaut. Molsidomin wird in der Leber zu Linsidomin (SIN-1) metabolisiert, bei pH-Werten > 7 ist SIN-1-instabil und unter Ringöffnung entsteht SIN-1A, aus dem dann ebenfalls spontan SIN-1C sowie NO entstehen. Die als NO aus den NO-Donatoren abgegebenen Gruppen sind *gelb* markiert

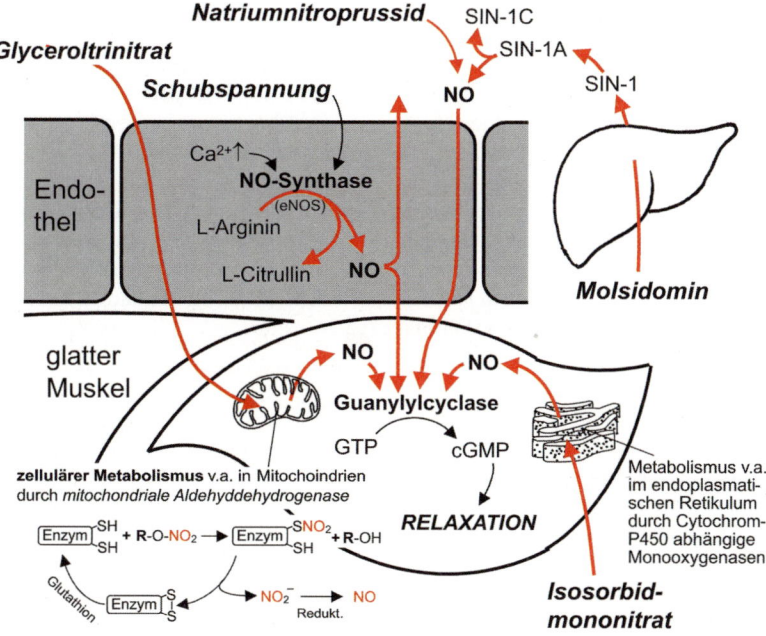

□ **Abb. 40.4 Mechanismen der NO-Freisetzung aus NO-Donatoren.** Während Natriumnitroprussid an der Zelloberfläche spontan zerfällt und NO freisetzt, wird Molsidomin zunächst hepatisch zu SIN-1 metabolisiert, das über mehrere Zwischenstufen spontan zerfällt, wobei NO anfällt. Die für die glattmuskuläre NO-Bildung relevante Metabolisation niedriger Dosen Glyceroltrinitrat und Pentaerythrityltetranitrat erfolgt wahrscheinlich durch die mitochondriale Aldehyddehydrogenase. Nach Bildung eines Intermediats kommt es unter Oxidation des SH-Gruppen-haltigen Enzyms zur Bildung von Nitrit, das dann weiter zu NO reduziert wird. Isosorbidmononitrat wird wahrscheinlich vornehmlich im endoplasmatischen Retikulum durch Cytochrom-P450-abhängige Monooxygenasen unter anderem zu NO metabolisiert. eNOS, endotheliale NO-Synthase (auch NOS3)

Verwendung von Glyceroltrinitrat als Sprengstoff
Reines Glyceroltrinitrat ist unter normalen Bedingungen eine farb- und geruchlose, ölige Flüssigkeit, die bereits durch geringe Aktivierungsenergie (Erschütterung, Hitze) im Rahmen einer stark exothermen Reaktion vollständig in gasförmige Produkte umgesetzt wird. Diese Eigenschaft führte zum Einsatz von Glyceroltrinitrat als Sprengstoff. Dabei kam es anfangs immer wieder zu Explosionsunfällen beim Umgang mit dem Nitrat. Durch Mischung von Nitroglycerin mit Natriumcarbonat (Soda) und mikroporösem Kieselgur stellte Alfred Nobel erstmals 1867 den sehr viel sichereren und einfach zu handhabenden Sprengstoff Dynamit her.
Für die klinische Anwendung wird Glyceroltrinitrat meist als etwa 1%-ige alkoholische Lösung zubereitet, deren Explosionsneigung extrem gering ist.

■ Wirkungen

In therapeutischen Dosen führen NO-Donatoren zur Relaxation der großen Gefäße. Therapeutisch bedeutend ist besonders die **Relaxation der großen venösen Kapazitätsgefäße.** Aber auch die großen Arterien inklusive der koronaren Kollateralen werden relaxiert. Kleinere Gefäße und arterielle Widerstandsgefäße erschlaffen erst bei sehr viel höheren Dosen.

Insbesondere infolge der Relaxation großer venöser Gefäße (venöses Pooling) kommt es zur **Senkung der Vorlast** mit **Abnahme des linksventrikulären enddiastolischen Drucks.** Die dadurch verringerte Wandspannung führt einerseits zu **vermindertem O_2-Verbrauch** des Herzens, andererseits **bessert sich die Innenschichtdurchblutung,** da der Koronarwiderstand durch die geringere Wandspannung sinkt.

Dadurch dass unter therapeutischen Dosen die Nachlast unbeeinflusst bleibt, während die Vorlast sinkt, **erhöht sich der koronare Perfusionsdruck,** was ebenfalls zur Verbesserung der Durchblutung endokardnaher Bereiche des Herzmuskels führt. Der direkt **dilatierende Effekt** organischer Nitrate **auf die großen Koronargefäße** ist insbesondere im Bereich partieller Stenosen positiv wirksam und verbessert den koronaren Blutfluss. In fortgeschrittenen Stadien einer koronaren Herzkrankheit kommt zusätzlich günstig zum Tragen, dass NO-Donatoren durch das freigesetzte NO zur **Hemmung der Thrombozytenaktivierung** führen können (► Kap. 41).

■ Pharmakokinetik

Glyceroltrinitrat unterliegt einem sehr hohen First-Pass-Effekt, sodass es sublingual oder intravenös verabreicht werden muss. Nach sublingualer Gabe werden maximale Plasmakonzentrationen nach wenigen Minuten erreicht, allerdings hält die Wirkung nur etwa 30 Minuten an, da Glyceroltrinitrat sehr rasch eliminiert wird (Plasma-HWZ: 1–3 min).

ISDN und **ISMN** werden nach oraler Gabe gut resorbiert. ISDN wird überwiegend während der ersten Leberpassage zu ISMN metabolisiert (◘ Abb. 40.3). ISMN hat eine Plasma-HWZ von etwa 5 Stunden. Die Wirkung tritt nach oraler Gabe binnen 10–30 Minuten ein, wobei ISDN schneller wirkt als ISMN. Aufgrund der größeren Lipophilie kann ISDN auch alternativ zu Glyceroltrinitrat zur Anfallskupierung sublingual verabreicht werden.

Molsidomin wird nach oraler Gabe gut resorbiert und in der Leber zu Linsidomin (SIN-1) deacetyliert, aus dem dann NO freigesetzt wird (◘ Abb. 40.3). Die Plasma-HWZ von Molsidomin beträgt 1–2 Stunden.

■ Toleranzentwicklung

> **⊖ Cave**
> Die wiederholte Gabe organischer Nitrate führt bereits innerhalb von 1 Tag zur Ausbildung einer Toleranz gegenüber den hämodynamischen Effekten dieser Pharmaka.

Dieses **ausgeprägte Toleranzphänomen** wurde bereits wenige Jahre nach Einführung von Glyceroltrinitrat in die Therapie beschrieben. Die Mechanismen der Toleranzentwicklung gegenüber organischen Nitraten sind bisher nicht vollständig geklärt. Diverse Mechanismen werden diskutiert:

- Die **mitochondriale Aldehyddehydrogenase** setzt Glyceroltrinitrat zu Nitrit um, aus dem dann NO entsteht. Das im Rahmen dieser Reaktion oxidierte Enzym muss, um erneut aktiv sein zu können, in einem weiteren Schritt z. B. durch Glutathion reduziert werden (◘ Abb. 40.4). **Eine Erschöpfung der für die Reaktivierung des Enzyms notwendigen endogenen Thiole** könnte für die Toleranzentwicklung verantwortlich sein. In diesem Falle wäre die verminderte Biotransformation zu NO die Ursache der Toleranzentwicklung.
- Ein weiterer Mechanismus besteht möglicherweise in der **vermehrten Bildung radikalischer Superoxidanionen (O^{2-}).** O^{2-} reagiert mit NO unter Bildung von $ONOO^-$ (Peroxynitrit). Dieses hemmt unter anderem die Guanylylzyklase sowie die Proteinkinase G (PKG). Darüber hinaus hemmt O^{2-} die mitochondriale Aldehyddehydrogenase.
- Schließlich beruht die zeitabhängige Toleranzentwicklung gegenüber organischen Nitraten auch auf **neurohormonalen Gegenregulationsmechanismen** wie einer vermehrten Aktivierung des sympathischen Systems und des Renin-Angiotensin-Aldosteron-Systems.

> **❯ In der Praxis** macht man sich die rasche Reversibilität des Toleranzphänomens zunutze: Ein nitratfreies Intervall, z. B. während der Nacht, stellt die Wirksamkeit organischer Nitrate im Rahmen der Intervalltherapie wieder her.

Die Toleranzentwicklung ist unter Gabe von Molsidomin eventuell weniger stark ausgeprägt. Überzeugende Studien zu diesem möglichen therapeutischen Vorteil liegen jedoch nicht vor.

■ Unerwünschte Wirkungen

Die häufigste unerwünschte Wirkung nach Gabe von NO-Donatoren sind teilweise starke **vasomotorische Kopfschmerzen,** die allerdings im Verlauf mehrerer Tage zurückgehen und nach einschleichender Dosierung abgeschwächt auftreten. Insbesondere höhere Dosen, die auch zur Relaxation kleinerer arterieller Gefäße führen, können zu **orthosta-**

40

tischer Hypotension, Blutdruckabfall mit **Reflextachykardie, Hautrötung (Flush)** und **Schwindel** führen.

- **Interaktionen**

Eine ausgeprägte pharmakodynamische Interaktion besteht mit den **Phosphodiesterase-5-Inhibitoren** (Sildenafil, Vardenafil, Tadalafil). Durch Hemmung des cGMP-Abbaus werden die hämodynamischen Effekte von NO-Donatoren, die durch vermehrte cGMP-Bildung hervorgerufen werden, potenziert.

> ⛔ **Cave**
> **Die gleichzeitige Gabe von NO-Donatoren und PDE-5-Hemmern kann zu sehr starken Blutdruckabfällen führen. Todesfälle sind beschrieben worden.**

- **Kontraindikationen**

Bei Patienten mit **Kreislaufschock** oder **symptomatischer Hypotonie** sollten NO-Donatoren zurückhaltend eingesetzt werden.

Amylnitrit

Amylnitrit ist eine flüchtige Substanz aus der Gruppe der NO-Donatoren und wurde Mitte des 19. Jahrhunderts vorübergehend zur Behandlung von Angina pectoris eingesetzt. Aufgrund der kurzen Wirkdauer und des schlecht zu steuernden Effekts hielt es sich jedoch nicht sehr lange in der Klinik und wurde bald durch Glyceroltrinitrat abgelöst.

Seit den 1960er Jahren erleben Amylnitrit und verwandte Substanzen (Butyl-, Oktyl-, Isobutylnitrit) eine gewisse Renaissance als Rauschmittel. Die meist illegal gehandelten Substanzen werden umgangssprachlich als »Poppers« bezeichnet. Der Name geht auf das typische Geräusch beim Aufbrechen der mit Amylnitrit gefüllten Glasampullen zurück. Heute wird Amylnitrit meist in verschraubbaren Glasgefäßen mit bunten Aufdrucken in Umlauf gebracht.

Die Inhalation der flüchtigen Substanz führt schnell zu einem wenige Minuten anhaltendem Rauschzustand, der wahrscheinlich auf einem zerebralen Sauerstoffmangel infolge des rasch einsetzenden Blutdruckabfalls mit Minderperfusion beruht. Die damit einhergehende Entspannung und Enthemmung wird beim Einsatz als Aphrodisiakum genutzt. Unerwünschte Wirkungen (z. B. Kopfschmerzen oder Kreislaufkollaps) entsprechen denen anderer NO-Donatoren. Bei gleichzeitiger Gabe von PDE-5-Hemmern (Sildenafil etc.) ist die Kreislaufwirkung potenziert und es kann zu lebensbedrohlichen Blutdruckabfällen kommen.

- **Klinische Anwendung**

Haupteinsatzgebiet organischer Nitrate ist die koronare Herzkrankheit (KHK). Glyceroltrinitrat und Isosorbiddinitrat können zur **Kupierung** von **Angina-pectoris-Anfällen** eingesetzt werden. Dazu werden die Substanzen als Spray oder Zerbeißkapsel sublingual bzw. bukkal appliziert. Die Wirkung tritt nach wenigen Minuten ein. Um eine Reduzierung der Häufigkeit von Angina-pectoris-Anfällen zu erreichen, können organische Nitrate im Rahmen einer Intervalltherapie verabreicht werden.

Für eine **langfristige Anfallsprophylaxe** kommen die oral verabreichbaren Wirkstoffe ISDN, ISMN sowie Pentaerythrityltetranitrat infrage. Glyceroltrinitrat kann als Pflaster auch in der Intervalltherapie bei leichten Formen der stabilen Angina pectoris eingesetzt werden. Auf ein **nitratfreies Intervall zur Verminderung der Toleranzentwicklung** ist zu achten.

Die Wirkungen von Molsidomin sind mit denen organischer Nitrate vergleichbar. Es kann als Mittel der 2. Wahl zur Anfallsprophylaxe bei KHK eingesetzt werden. Bei einem **akuten Koronarsyndrom** wird Glyceroltrinitrat als Teil der Basistherapie sublingual oder intravenös verabreicht.

Nitroprussidnatrium

Nitroprussidnatrium (»Natriumnitroprussid«) ist eine instabile Substanz, aus der rasch NO freigesetzt wird. Im Gegensatz zu organischen Nitraten und Molsidomin führt Nitroprussidnatrium zur Dilatation venöser und arterieller Gefäße, inklusive der arteriellen Widerstandsgefäße. Infolgedessen nehmen Vor- und Nachlast des Herzens ab. Der Effekt ist vergleichsweise stark, hält aber aufgrund der kurzen Plasma-HWZ (3–4 min) nur kurz an.

Nitroprussidnatrium wird ausschließlich intravenös gegeben und eignet sich zur gut steuerbaren Senkung des Blutdrucks. Die Anwendung ist beschränkt auf spezielle Indikationen. Die Gabe von Nitroprussidnatrium sollte nur kurzfristig (bis zu 2 Tage) erfolgen. Aus Nitroprussidnatrium werden nach i. v. Gabe Cyanidionen freigesetzt, die zur Hemmung der Atmungskette führen können. Dadurch ist die infundierbare Dosis an Nitroprussidnatrium beschränkt. Cyanidionen (CN^-) können durch gleichzeitige Gabe von Natriumthiosulfat entgiftet werden.

> **Steckbrief NO-Donatoren**
> **Wirkmechanismus:** Auslösung einer Gefäßrelaxation durch Freisetzung von Stickstoffmonoxid (NO) und Aktivierung der cGMP-Bildung durch die Guanylylzyklase in der glatten Gefäßmuskulatur
> **Pharmakokinetik:**
> - **Glyceroltrinitrat:** Hoher First-Pass-Effekt, keine orale Gabe möglich, schnelle Wirkung nach sublingualer Gabe, Wirkdauer ca. 30 min
> - **ISDN, ISMN:** Gute Resorption nach oraler Gabe, ISDN wird rasch zu ISMN metabolisiert, Plasma-HWZ: 5 h
> - **Molsidomin:** Hepatische Metabolisation zu Linsidomin, das spontan unter NO-Bildung zerfällt.
>
> **Unerwünschte Wirkungen:** Vasomotorische Kopfschmerzen, orthostatische Hypotension, Reflextachykardie, Hautrötung, Schwindel; zudem rasche Toleranzentwicklung bei organischen Nitraten
> **Interaktionen:** PDE-5-Hemmer
> **Klinische Anwendung:** Zur Akutbehandlung der Angina pectoris (Glyceroltrinitrat, ISDN) und zur Anfallsprophylaxe (ISDN, ISMN). Wegen Toleranzentwicklung ist ein nitratfreies Intervall (z. B. zur Nacht) anzustreben. Molsidomin ist Mittel der Reserve zur Anfallsprophylaxe der Angina pectoris; Einsatz zur Überbrückung des nitratfreien Intervalls möglich
> **Kontraindikationen:** Hypotonie, hypertrophe obstruktive Kardiomyopathie

40.3.2 Guanylylzyklasestimulatoren

Seit kurzem ist der direkte Guanylylzyklasestimulator **Rioci-guat** für die **Behandlung der pulmonalen arteriellen Hyper-tonie** zugelassen. Riociguat aktiviert das Enzym unabhängig von NO und wirkt synergistisch mit NO. Die dadurch hervor-gerufene vermehrte cGMP-Bildung führt zur Relaxation glat-ter Gefäßmuskulatur und vermindert chronische Umbaupro-zesse des Gefäßes.

Riociguat hat eine gute orale Bioverfügbarkeit, die Plas-mahalbwertszeit beträgt 7–12 Stunden. Die meisten uner-wünschten Wirkungen wie **Kopfschmerzen, Dyspepsie, Schwindel, Diarrhö, Bluddruckabfall, Übelkeit** und **Erbre-chen** erklären sich durch vermehrte cGMP-Bildung. Welchen **Stellenwert** Riociguat bei der Therapie der pulmonalen arte-riellen Hypertonie besitzt und in welchem Ausmaß mögli-cherweise auch andere Erkrankungen durch dieses neue Wirkprinzip behandelbar sind, ist zurzeit noch **unklar**.

40.3.3 Calciumkanalblocker

Zellen besitzen in ihrer Plasmamembran verschiedene Ka-näle, die den Einstrom von Ca^{2+}-Ionen aus dem Extrazellular-raum zulassen. Eine wichtige Gruppe stellen die **spannungs-abhängigen Ca^{2+}-Kanäle** dar, die auf eine Depolarisation der Plasmamembran mit einer Kanalöffnung reagieren. Diese weit verbreitet exprimierte Kanalfamilie besteht aus diversen Subtypen, die sich in ihren physiologischen und pharmakolo-gischen Eigenschaften unterscheiden (Tab. 40.2):

— **T-Typ-Ca^{2+}-Kanäle** werden schon durch eine geringgra-dige Depolarisation bei relativ negativem Membranpo-tenzial aktiviert. Allerdings besitzen sie eine sehr geringe Einzelkanalleitfähigkeit und es kommt sehr rasch zur Inaktivierung, sodass der durch sie getragene Strom transient ist. T-Typ-Ca^{2+}-Kanäle spielen eine Rolle bei der Erregungsbildung in Herz und Nervensystem, indem sie an der Erzeugung von Aktionspotenzialen beteiligt sind und repetitive Erregungsbildung kontrollieren können.

— **N-Typ-, P/Q-Typ- und R-Typ-Ca^{2+}-Kanäle** benötigen zur Öffnung relativ starke Depolarisationen und inaktivieren deutlich langsamer als T-Typ Ca^{2+}-Kanäle. Diese Kanal-gruppe wird primär in Neuronen exprimiert und spielt eine wichtige Rolle bei der Ca^{2+}-vermittelten Freisetzung von Neurotransmittern. Verschiedene präsynaptische Rezeptoren können diese Kanäle unter Vermittlung von G-Proteinen der Gi/Go-Familie hemmen.

— **L-Typ-Ca^{2+}-Kanäle** öffnen ebenfalls erst bei starker Depolarisation und zeigen eine langsame Inaktivierungs-kinetik. Sie besitzen die größte Einzelkanalleitfähigkeit. Sie sind maßgeblich am Einwärtsstrom von Ca^{2+}-Ionen in glatte Gefäßmuskelzellen, Herzmuskelzellen und neuroendokrine Zellen (z. B. β-Zellen des Pankreas) beteiligt. In der glatten Gefäßmuskulatur tragen Ca^{2+}-Kanäle zum großen Teil den für die Ca^{2+}-abhängige Kontraktion notwendigen Calciumeinstrom. Im Erre-gungsbildungs- und Erregungsleitungssystem des Herzens vermitteln L-Typ Ca^{2+}-Kanäle wesentlich die Phase 0 des Aktionspotenzials. Im Arbeitsmyokard

40

□ Tab. 40.2 Spannungsabhängige Ca^{2+}-Kanäle

Subtyp	Porenbildende α_1-Untereinheit	Vorkommen	Funktion/Modulation	Blocker
L-Typ	$Ca_v1.1$ (α_{1S})	Skelettmuskel (T-Tubuli)	Exzitations-Kontraktions-Kopplung	Dihydropyridine, Phenylalkylamine, Benzothiazepine (vor allem $Ca_v1.2$)
	$Ca_v1.2a$ (α_{1C-a})	Kardiomyozyt	Kontraktion, Erregung	
	$Ca_v1.2b$ (α_{1C-b})	glatter Muskel	Kontraktion	
	$Ca_v1.2c$ (α_{1C-c})	Neurone		
	$Ca_v1.3$ (α_{1D})	neuroendokrine Zellen	Hormonfreisetzung	
	$Ca_v1.4$ (α_{1F})	Retina	Transmitterfreisetzung	
P/Q-Typ	$Ca_v2.1$ (α_{1A})	Nervenendigungen, Dendriten	Transmitterfreisetzung, dendritische Ca^{2+}-Transienten ($G\beta\gamma\downarrow$)	ω-Agatoxin IVA
N-Typ	$Ca_v2.2$ (α_{1B})	Nervenendigungen, Dendriten	Transmitterfreisetzung, dendritische Ca^{2+}-Transienten ($G\beta\gamma\downarrow$)	W-Conotoxin GVIA
R-Typ	$Ca_v2.3$ (α_{1E})	neuronale Somata, Dendriten	repetitive Aktivität ($G\beta\gamma\downarrow$)	SNX-482
T-Typ	$Ca_v3.1$ (α_{1G})	neuronale Somata, Dendriten, Kardiomyozyten	Schrittmacheraktivität, repetitive Aktivität	Mibefradil
	$Ca_v3.2$ (α_{1H})			
	$Ca_v3.3$ (α_{1I})			

sind L-Typ-Ca^{2+}-Kanäle an der Ausbildung der Plateauphase beteiligt und vermitteln den für die elektromechanische Kopplung erforderlichen Ca^{2+}-Einstrom. Die
β-Adrenozeptor-vermittelte Erhöhung der Inotropie
wird zumindest teilweise durch cAMP-abhängige Phosphorylierung des L-Typ-Ca^{2+}-Kanals und den dadurch
hervorgerufenen verstärkten Ca^{2+}-Einstrom bewirkt.

> **Klinisch eingesetzte Calciumkanalblocker führen in
> therapeutischen Dosen ausschließlich zur Blockade von
> L-Typ Ca^{2+}-Kanälen.**

Wie andere spannungsabhängige Kationenkanäle existieren
Ca^{2+}-Kanäle in mindestens 3 Zuständen:
- Einem **Ruhezustand,** der bei negativen Membranpotenzialen wie dem Ruhemembranpotenzial stabilisiert wird
  und in dem der Kanal geschlossen ist.
- Der **geöffnete Zustand** wird durch Depolarisation induziert.
- Die Kanäle bleiben jedoch nur vorübergehend geöffnet
  und werden im Verlauf einer anhaltenden Depolarisation
  durch Übergang in einen **inaktiven Zustand** geschlossen.

Wenn die Zelle repolarisiert, geht der inaktivierte Kanal wieder in den Ruhezustand zurück und kann durch Depolarisation erneut geöffnet werden.

Die bisher biochemisch charakterisierten spannungsabhängigen Calciumkanäle stellen komplexe Proteine aus mehreren Untereinheiten dar (■ Abb. 40.5). Die wesentlichen
pharmakologischen und elektrophysiologischen Eigenschaften des Kanals werden durch die den Kanal bildende α$_1$-Unter-
einheit vorgegeben, über die Funktion der anderen Untereinheiten (β, α$_2$δ und γ) ist weniger bekannt.

Man unterscheidet 3 chemische Gruppen von **Calcium-
kanalblockern** (■ Abb. 40.6):
- **Dihydropyridine** (z. B. Nifedipin)
- **Phenylalkylamine** (z. B. Verapamil)
- **Benzothiazepine** (z. B. Diltiazem)

Diese Gruppen binden mit hoher Affinität reversibel in der
Nähe der Kanalpore, allerdings unterscheiden sich Dihydropyridine von den beiden anderen Gruppen hinsichtlich Blo-
ckademechanismus und Wirkprofil.

Dihydropyridine
▪ Wirkprinzip
Dihydropyridine binden bevorzugt an den inaktivierten Zustand des Kanals, der durch sie stabilisiert wird. Für die Bindung an den Kanal ist eine Kanalöffnung nicht erforderlich. In
therapeutischer Dosierung haben Dihydropyridine vor allem
einen Effekt auf die glatte Gefäßmuskulatur, besonders der
Arterien und Arteriolen inklusive der Koronararterien, bei
denen sie eine Relaxation hervorrufen. Die Wirkung auf den
Herzmuskel ist sehr gering ausgeprägt.

Diese »**Gefäßselektivität**« beruht zum einen darauf, dass
die durch Dihydropyridine beeinflusste porenbildende α$_1$-
Untereinheit des Kanals in der glatten Gefäßmuskulatur sich
aufgrund von alternativem Splicing von der Isoform im Her-

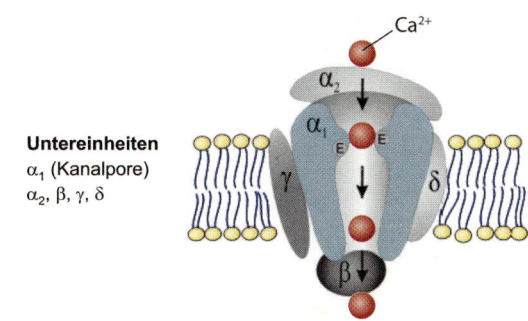

■ **Abb. 40.5 Aufbau des L-Typ-Ca^{2+}-Kanals**

zen unterscheidet (■ Tab. 40.2). Die glattmuskuläre Form zeigt
eine höhere Sensitivität gegenüber Dihydropyridinen und der
das Dihydropyridin bindende inaktivierte Zustand des Kanals
liegt bevorzugt in der arteriellen Gefäßmuskulatur vor, in der
es im Gegensatz zum Herzmuskel zu lang anhaltenden Depolarisationen kommt.

Wirkungen Die Gabe von Dihydropyridinen führt zur raschen Blutdrucksenkung, wobei es insbesondere bei Gabe
schnell anflutender Dihydropyridine (z. B. Nifedipin) zu raschen Gegenregulationsmechanismen wie Reflextachykardie
und Aktivierung des Renin-Angiotensin-Systems kommt.
Neuere Dihydropyridine besitzen eine langsamer einsetzende
Wirkung und längere Plasmahalbwertszeiten, sodass die Ge-
genregulationsprozesse schwächer ausgeprägt sind (■ Tab.
40.3, ■ Tab. 40.4).

Phenylalkylamine und Benzothiazepine
▪ Vertreter
Verapamil und das aktivere **Methoxy-Verapamil (Gallopamil)** sind die einzigen zugelassenen Phenylalkylamine. Phenylalkylamine binden vor allem dann, wenn sich der Kanal im
offenen Zustand befindet. Diese Bindung führt zur Sperrung
der Kanalpore. Sie fördert den Übergang in den inaktiven Zustand und verzögert die Reaktivierung des Kanals. Damit
bleibt dieser länger refraktär, sodass das Ausmaß des durch
L-Typ-Ca^{2+}-Kanäle vermittelten Ca^{2+}-Einstroms mit zunehmender Stimulationsfrequenz ansteigt. Die Eigenschaften des
Benzothiazepins **Diltiazem** ähneln sehr stark denen der Phenylalkylamine.

> **Im Gegensatz zu Dihydropyridinen wirken Phenylalkyl-
> amine und Benzothiazepine sowohl auf die glatte
> Gefäßmuskulatur als auch auf das Herz.**

Im Bereich der Gefäße sind Phenylalkylamine und Benzothiazepine ebenfalls relaxierend. Im Herzen wirken sie durch
Angriff an Sinusknoten, AV-Knoten und Arbeitsmyokard
negativ chronotrop, negativ dromotrop bzw. negativ inotrop
(■ Tab. 40.4).

▪ Unerwünschte Wirkungen
Alle L-Typ-Ca2+-Kanal-Blocker führen zu unerwünschten
vaskulären Effekten wie **vasomotorischen Kopfschmerzen,**

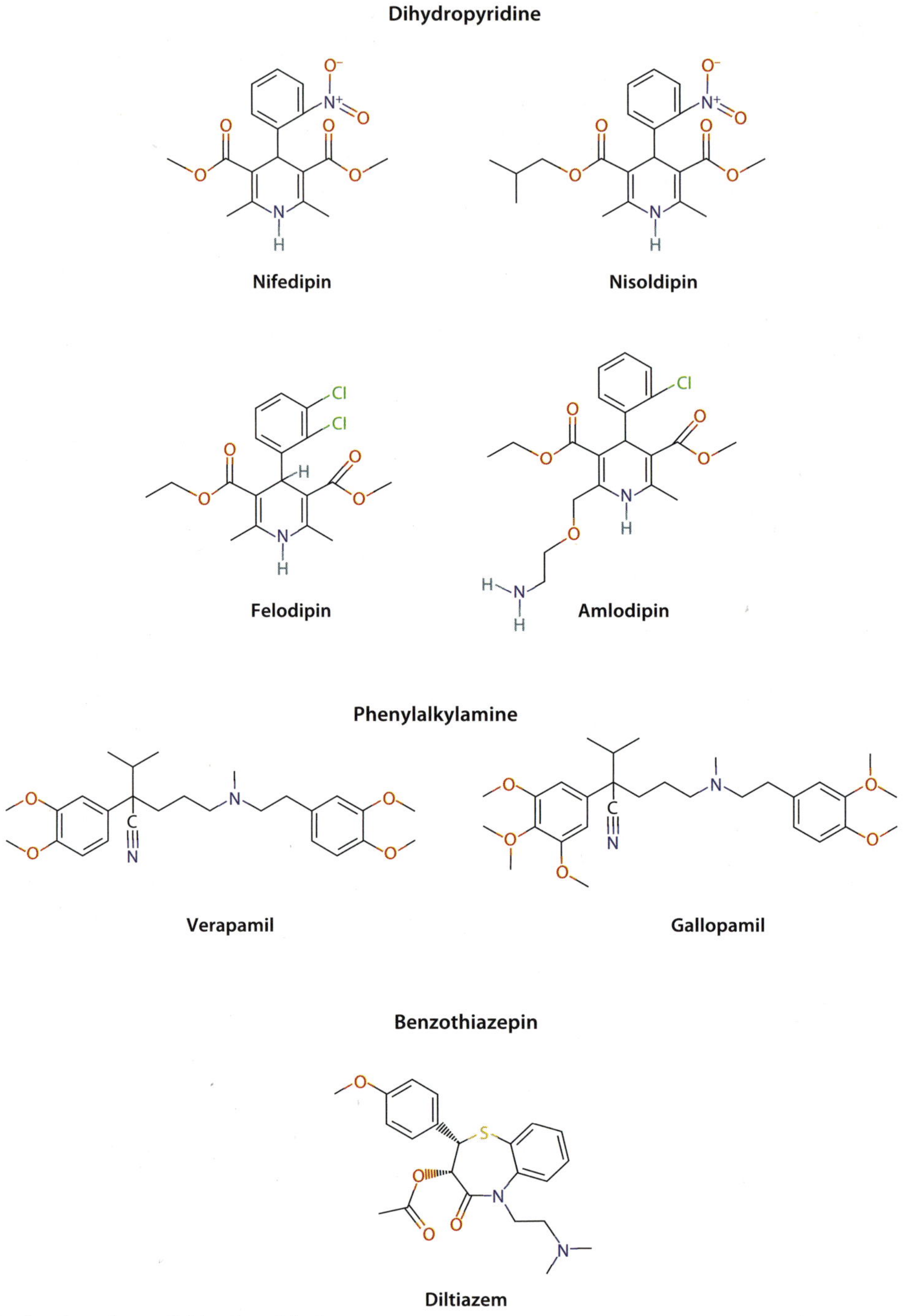

Dihydropyridine

Nifedipin

Nisoldipin

Felodipin

Amlodipin

Phenylalkylamine

Verapamil

Gallopamil

Benzothiazepin

Diltiazem

◻ **Abb. 40.6** Strukturformeln von Calciumkanalblockern

Flush, Wärmegefühl/Hitzewallungen, orthostatische Hypotonie und **Schwindel.** Zu den typischen unerwünschten Wirkungen der Dihydropyridine gehören **periphere Ödeme** (Knöchelödeme) aufgrund präkapillarer Gefäßdilatation mit gesteigerter Flüssigkeitsfiltration ins Interstitium (Therapie: Kompressionsstrümpfe, Diuretika meistens nicht wirksam). Die durch ältere, schnell anflutende Dihydropyridine häufig ausgelöste **Reflextachykardie** ist bei neueren, langsam anflutenden Dihydropyridinen geringer ausgeprägt. Eine **Obstipation** kann insbesondere durch Verapamil hervorgerufen werden.

Verapamil, Gallopamil und Diltiazem können aufgrund ihrer kardialen Wirkung zu **Bradykardie, AV-Block** und ausgeprägten **negativ inotropen Effekten** führen.

◼ **Tab. 40.3 Pharmakokinetik von Ca^{2+}-Kanal-Blockern**

Klasse	Substanz	Orale Bioverfügbarkeit (%)	Zeit bis zum Erreichen des max. Plasmaspiegels (h)	Plasmahalbwertszeit (h)
Dihydropyridine	Nifedipin	50–65	0,5 (unretardiert) 3 (Retardform)	2–3
	Nitrendipin	20–30	1,5–2	8–12
	Nisoldipin	4–8	1–2	8–15
	Felodipin	15	1,5 (unretardiert) 4 (Retardform)	20–25
	Amlodipin	65–80	6–10	35–50
	Nimodipin	10	1	1–2
	Nilvadipin	60–70	1–2	15–20
	Isradipin	20	1–2	8
	Lacidipin	10	1–2	13–19
	Lercanidipin	10	1–3	8–10
	Nicardipin	< 30	1–2	8
Phenylalkylamine	Verapamil	25	1	5
	Gallopamil	20	1	6–7
Benzothiazepin	Diltiazem	45–55	2–3	3–6

◼ **Tab. 40.4 Kardiovaskuläre Effekte von Ca^{2+}-Kanal-Blockern**

	Dihydropyridine	Phenylalkylamine	Benzothiazepine
Peripherer arterieller Widerstand	↓	↓	↓
AV-Überleitungsgeschwindigkeit	–/(↑)	↓	(↓)
Inotropie	–/(↑)	(↓)	(↓)
Herzfrequenz	↑	–	–
Blutdruck	↓	↓	↓

■ **Interaktionen**

Die gleichzeitige Gabe von Phenylalkylaminen und Benzothiazepinen mit anderen negativ inotrop, negativ chronotrop oder negativ dromotrop wirkenden Pharmaka (Antiarrhythmika, Digitalisglykoside, β-Blocker) kann zu additiv sich verstärkenden Effekten führen.

 Cave

Die Kombination von Verapamil, Gallopamil oder Diltiazem mit β-Blockern ist daher kontraindiziert.

■ **Klinische Anwendung**

Dihydropyridine Im Rahmen der **Basistherapie der arteriellen Hypertonie** stellen Dihydropyridine Mittel der 1. Wahl dar, wenn Diuretika, β-Blocker oder ACE-Hemmer nicht ausreichend wirksam sind oder nicht verwendet werden können. Sie eignen sich besonders zur Behandlung der Hypertonie bei Patienten mit koronarer Herzkrankheit oder Asthma bronchiale. Lang wirksame Dihydropyridine werden bevorzugt eingesetzt.

 Cave

Nichtretardiertes Nifedipin ist nur bei hypertensivem Notfall indiziert.

Durch Senkung der Nachlast und die dadurch verbesserte Ventrikelentleerung führen Dihydropyridine zur Verminderung des myokardialen O$_2$-Verbrauchs und können auch im Rahmen der **Intervalltherapie der koronaren Herzkrankheit** eingesetzt werden. Allerdings weisen klinische Studien darauf hin, dass die Gabe schnell wirkenden Nifedipins bei Patienten mit koronarer Herzkrankheit zu erhöhter Mortalität führt. Ursache ist möglicherweise die durch einen raschen Blutdruckabfall ausgelöste Aktivierung des Sympathikus mit Reflextachykardie und verminderter Koronardurchblutung.

Welchen Stellenwert die neueren lang wirkenden und langsam anflutenden Dihydropyridine im Rahmen der Intervalltherapie bei Patienten mit koronarer Herzkrankheit besitzen, ist gegenwärtig unklar. Bei akutem Koronarsyndrom sind Calciumkanalblocker kontraindiziert. Aufgrund ihres stark vasorelaxierenden Effekts sind Dihydropyridine Mittel der Wahl bei der Behandlung rein **vasospastischer Formen der Angina** (z. B. Prinzmetal-Angina).

Phenylalkylamine, Benzothiazepine Verapamil, Gallopamil und Diltiazem werden ebenfalls als **Antihypertensiva** und zur **Intervalltherapie bei koronarer Herzkrankheit** eingesetzt. Die Verminderung des myokardialen O_2-Verbrauchs bei KHK-Patienten wird durch die negativ chronotrope und negativ inotrope Wirkung verstärkt. Aufgrund seines negativ chronotropen und negativ dromotropen Effekts wird besonders Verapamil als Klasse-IV-Antiarrhythmikum zur Behandlung supraventrikulärer Tachykardien eingesetzt.

> **Steckbrief Calciumkanalblocker**
>
> **Wirkmechanismus:** Relaxation glatter Gefäßmuskulatur durch Blockade von L-Typ-Ca^{2+}-Kanälen (Dihydropyridine, Phenylalkylamine und Benzothiazepine). Phenylalkylamine und Benzothiazepine wirken auch auf kardiale L-Typ-Ca^{2+}-Kanäle mit vor allem negativ dromotropen Effekten.
>
> **Pharmakokinetik:** In der Regel gute orale Bioverfügbarkeit, unterschiedliche Plasmahalbwertszeiten.
>
> **Unerwünschte Wirkungen:**
> - Vasomotorische Kopfschmerzen, Hautrötung (Flush), Wärmegefühl, Hitzewallungen, orthostatische Hypotonie, Schwindel, Ödeme (vor allem durch Dihydropyridine), evtl. Reflextachykardie (vor allem Dihydropyridine)
> - Obstipation (vor allem Verapramil)
> - Negativ chrono-, dromo- und inotrope Effekte (Phenylalkylamine, Benzothiazepine)
>
> **Interaktionen:** Verstärkung kardialer Effekte von Phenylalkylaminen und Benzothiazepinen durch Antiarrhythmika, Digitalisglykoside oder Betablocker.
>
> **Klinische Anwendung:** Mittel der Wahl bei der Behandlung der arteriellen Hypertonie, wenn Diuretika, ACE-Hemmer oder Betablocker nicht ausreichend wirksam sind oder nicht verwendet werden können. Mittel der Reserve bei der Intervalltherapie der KHK nach β-Blockern und NO-Donatoren. Bei Einsatz von Dihydropyridinen sollten Substanzen mit langsamem Wirkungseintritt verwendet werden. Verapamil ist ein Mittel der Wahl zur Behandlung supraventrikulärer Tachykardien.

40.3.4 Phosphodiesterase-5-Hemmer

■ **Bedeutung**

Zyklisches GMP (cGMP), dessen Synthese besonders durch Stickstoffmonoxid (NO) und das atriale natriuretische Peptid (ANP) gesteigert wird, ist ein wesentlicher Mediator der Relaxation der glatten Muskulatur. Für die Regulation der Relaxation durch cGMP ist nicht nur die cGMP-Synthese wichtig,

sondern auch der cGMP-Abbau durch Phosphodiesterasen. Deren Hemmung erhöht die zelluläre cGMP-Konzentration und verstärkt damit den relaxierenden Effekt.

 In der glatten Gefäßmuskulatur ist die Phosphodiesterase-5 (PDE-5) die wichtigste cGMP-abbauende Phosphodiesterase-Isoform.

Ziel der Entwicklung von PDE-5-Hemmern war die Herstellung vasodilatatorischer Pharmaka als Alternative zu organischen Nitraten. Erste klinische Untersuchungen zeigten sehr bald, dass diese Pharmaka nur einen geringen systemischen Effekt hatten. Als Nebenbefund fand sich jedoch, dass PDE-5-Hemmer stark erektionsfördernd wirken, vor allem im Zusammenhang mit sexueller Stimulation. Dieser Effekt führte binnen weniger Jahre zur weit verbreiteten Anwendung von PDE-5-Hemmern bei verschiedenen Formen der erektilen Dysfunktion.

■ **Wirkprinzip**

Die reflektorisch und vor allem psychogen ausgelöste Erektion wird durch Aktivierung postganglionärer parasympathischer nitrerger Neurone vermittelt. Diese Neurone ziehen aus den parasympathischen Ganglien der Beckenregion über den N. cavernosus zu den Schwellkörpern und setzen dort nach Aktivierung NO frei. Die NO-induzierte Bildung von cGMP durch die Guanylylzyklase führt in der glatten Muskulatur der Arterien und Sinusoide des Schwellkörpergewebes zur Dilatation und damit zur Erektion des Gliedes. Die vermehrte Füllung der Sinusoide bewirkt passiv durch Zusammenpressen der Venen beim Durchtritt durch die Tunica albuginea zudem eine Verminderung des venösen Abflusses (◨ Abb. 40.7).

Da die PDE-5 das wichtigste cGMP-abbauende Enzym in der glatten Muskulatur des Schwellkörpergewebes ist, führt deren Hemmung zum beträchtlichen Anstieg der cGMP-Konzentration in der glatten Muskulatur der Schwellkörper. Dies ist allerdings nur dann der Fall, wenn gleichzeitig die Bildung von cGMP über parasympathisch vermittelte NO-Bildung gesteigert wird. Dies erklärt, weshalb PDE-5-Hemmer ihre **erektionsfördernde Wirkung** in der Regel nur **im Rahmen einer sexuellen Stimulation** (die mit vermehrter Aktivierung NO-bildender parasympathischer Nerven einhergeht) ausüben.

Die derzeit klinisch eingesetzten PDE-5-Hemmer **Sildenafil, Vardenafil, Avanafil** und **Tadalafil** besitzen strukturelle Ähnlichkeiten mit cGMP (◨ Abb. 40.8) und hemmen die PDE-5, indem sie mit cGMP um die Substratbindungsstelle des Enzyms konkurrieren. Sildenafil führt in therapeutischen Dosen auch zu einer gewissen Hemmung der in der Retina vorkommenden PDE-6, während die neueren PDE-5-Hemmer offensichtlich eine höhere Selektivität aufweisen.

■ **Pharmakokinetik**

Klinisch eingesetzte PDE-5-Hemmer werden rasch enteral resorbiert und erreichen maximale Plasmaspiegel nach 0,5–2 h (Sildenafil, Vardenafil, Avanafil) bzw. 0,5–10 h (Tadalafil). Die Einnahme sollte bei allen Hemmern mindestens 1 Stunde vor

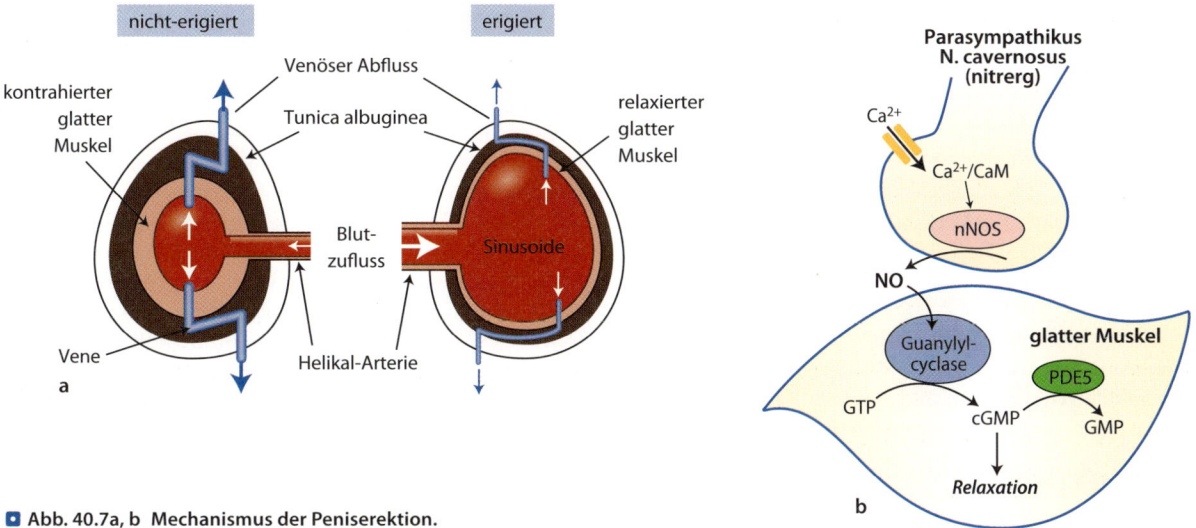

Abb. 40.7a, b Mechanismus der Peniserektion.
a Veränderung des Blutflusses im Penis bei Erektion (siehe Text).
b Mechanismus der NO-vermittelten Relaxation der glatten Muskulatur des Schwellkörpers. CaM = Calmodulin; nNOS = neuronale NO-Synthase;
PDE5 – Phosphodiesterase Typ 5

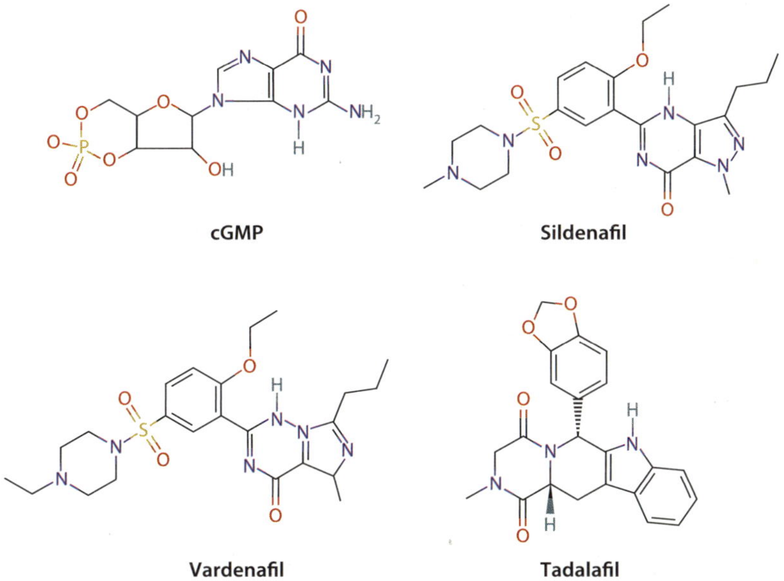

cGMP   **Sildenafil**

Vardenafil   **Tadalafil**

Abb. 40.8 Strukturformeln von cGMP und den klinisch eingesetzten Phosphodiesterase-5-Hemmern Sildenafil, Vardenafil und Tadalafil

der erwünschten Wirkung erfolgen. Gleichzeitige Nahrungsaufnahme verzögert Resorption und Wirkung.

Am stärksten unterscheiden sich die 3 PDE-5-Hemmer hinsichtlich ihrer Halbwertszeit und damit ihrer Wirkdauer: Während die Plasma-HWZ von Sildenafil, Avanafil und Vardenafil ca. 4 Stunden beträgt, liegt sie bei Tadalafil bei 17 Stunden. Die Ausscheidung der PDE-5-Hemmer erfolgt vornehmlich durch hepatische Metabolisation, vor allem durch CYP3A4, in geringerem Umfang auch durch CYP2C9.

■ **Unerwünschte Wirkungen**
Die häufigsten unerwünschten Wirkungen von PDE-5-Hemmern beruhen auf ihrer vasodilatatorischen Wirkung, die sich in Form von **Kopfschmerzen, Schwindel, Flush, Dyspepsie** sowie **Kongestion der Nasenschleimhäute** manifestiert.

Unter der Gabe von **Sildenafil** und **Vardenafil** sind **Störungen des Farbensehens** beobachtet worden, die wahrscheinlich auf einer Hemmung der PDE-6-Isoform in der Retina beruhen.

▪ Interaktionen

 Cave

Bei gleichzeitiger Gabe von NO-Donatoren, z. B. organische Nitrate, Molsidomin oder Amylnitrit (»Poppers«) wird die Wirkung von PDE-5-Hemmern potenziert und es kann zu lebensbedrohlichen Hypotonien kommen.

Klinisch relevante Blutdruckabfälle sind auch bei gleichzeitiger Gabe von PDE-5-Hemmern und α_1-adrenergen Rezeptorblockern beschrieben worden.

▪ Klinische Anwendung

Haupteinsatzgebiet der PDE-5-Hemmer ist die Behandlung der **erektilen Dysfunktion. Sildenafil** und **Tadalafil** sind auch für die Behandlung der **pulmonalen Hypertonie** zugelassen.

▪ Kontraindikationen

Bei **Patienten mit vorgeschädigtem Herzen** ist das kardiale Risiko im Rahmen sexueller Aktivitäten bei gleichzeitiger Einnahme von PDE-5-Hemmern möglicherweise erhöht.

Steckbrief Phosphodiesterase-5-Hemmer
Wirkmechanismus: Vasodilatation durch verminderten Abbau von cGMP
Pharmakokinetik: Gute enterale Resorption, Plasma-HWZ: 4 h (Sildenafil, Vardenafil, Avanafil) bzw. 17 h (Tadalafil); vor allem hepatische Metabolisation
Unerwünschte Wirkungen: Kopfschmerzen, Schwindel, Hautrötung (Flush), Dyspepsie, Kongestion der Nasenschleimhäute, Hypotonie, Störungen des Farbensehens
Interaktionen: NO-Donatoren
Klinische Anwendung: Gute Wirkung bei erektiler Dysfunktion, Einsatz bei pulmonaler Hypertonie möglich
Kontraindikation: Patienten mit vorgeschädigtem Herz

40.3.5 Öffner ATP-sensitiver K⁺-Kanäle (K_{ATP}-Kanäle)

▪ Bedeutung

ATP-sensitive K⁺-Kanäle (K_{ATP}-Kanäle) werden durch intrazelluläres ATP geschlossen und durch ADP geöffnet. Sie koppeln dadurch den metabolischen Zustand der Zelle an das Membranpotenzial sowie die Exzitabilität der Zelle. Zwei Gruppen von Pharmaka üben ihre Wirkung durch Regulation von K_{ATP}-Kanälen aus:

– Sulfonylharnstoff-Derivate schließen den Kanal. Sie werden als orale Antidiabetika eingesetzt (► Kap. 54).
– K_{ATP}-Kanalöffner, die als Vasodilatatoren eingesetzt werden.

Die selektive pharmakologische Beeinflussbarkeit von K_{ATP}-Kanälen wird dadurch ermöglicht, dass sich die Zusammensetzung des Kanals in verschiedenen Zellen unterscheidet (▪ Abb. 54.8 in ► Kap. 54).

▪ Wirkprinzip

Der ATP-sensitive K⁺-Kanal in der glatten Gefäßmuskulatur spielt eine wichtige Rolle bei der Tonusregulation glatter Gefäßmuskeln. Unter ischämischen Bedingungen, unter denen es zum Anstieg der zellulären ADP-Konzentration kommt, führt die dadurch ausgelöste Öffnung des Kanals zur Hyperpolarisation der Zelle. Dies hat zur Folge, dass weniger Calcium durch spannungsabhängige Ca^{2+}-Kanäle in die Zelle fließt. Durch die Abnahme des glattmuskulären Tonus kommt es zur Vasodilatation.

Pharmakologische Kaliumkanalöffner wirken auf vergleichbare Weise durch Bindung an die SUR2B-Untereinheit vasodilatatorisch. Für den klinischen Einsatz sind zugelassen: **Minoxidil** (▪ Abb. 40.9), **Nicorandil** (Österreich und Schweiz) sowie **Pinacidil** (einige EU-Länder). Eine neue Gruppe von Kaliumkanalöffnern mit Benzopyranstruktur, z. B. **Cromakalim,** mit deutlich größerer Selektivität für den glattmuskulären K_{ATP}-Kanal ist entwickelt worden, hat bisher jedoch keinen Eingang in die klinische Anwendung gefunden.

> ❯ **Kaliumkanalöffner besitzen aufgrund einer Verminderung des peripheren Gefäßwiderstands einen ausgeprägten blutdrucksenkenden Effekt.**

Darüber hinaus sind sie starke Koronardilatatoren.

▪ Pharmakokinetik

Minoxidil ist selbst nicht aktiv, sondern wird durch hepatische Sulfatierung in den wirksamen Metaboliten Minoxidilsulfat umgewandelt. Minoxidil erreicht bereits 1 Stunde nach oraler Gabe maximale Plasmakonzentrationen und besitzt eine Plasma-HWZ von ca. 4 Stunden. Aufgrund der Bildung des aktiven Metaboliten ist der Wirkbeginn jedoch verzögert und die Wirkdauer deutlich länger.

▪ Unerwünschte Wirkungen

Aufgrund der Abnahme des peripheren Gefäßwiderstands kommt es nach Gabe von Minoxidil zum **reflektorischen Anstieg des Sympathikotonus mit Tachykardie** sowie zur **Aktivierung des Renin-Angiotensin-Aldosteron-Systems mit Natrium- und Wasserretention.** Insbesondere bei Patienten mit bestehender Herzinsuffizienz können **Perikardergüsse** auftreten. Aufgrund von Veränderungen der myokardialen Repolarisation werden häufig **EKG-Veränderungen** beobachtet. Nach längerer Einnahme kommt es bei nahezu allen Patienten zu **vermehrtem Haarwuchs (Hypertrichose)** im Bereich des Gesichts, des Rückens sowie der Extremitäten, der insbesondere bei weiblichen Patienten problematisch ist.

▪ Klinische Anwendung

Kaliumkanalöffner sind **Reserve-Antihypertensiva,** deren Einsatz erwogen werden kann, wenn mit Dreifachkombinationen anderer Antihypertensiva keine ausreichende Senkung des Blutdrucks erreicht wird. Aufgrund der reflektorischen Aktivierung des Sympathikus sowie der Natrium- und Wasserretention müssen die Patienten **zusätzlich** stets mit **β-Blockern** oder **α₂-Agonisten** sowie **Diuretika** behandelt werden. Minoxidil ist aufgrund seiner haarwuchssteigernden

Wirkung zur topischen Anwendung als Haarwuchsmittel bei Männern mit androgenetischer Alopezie zugelassen. Trotz des gesicherten haarwuchssteigernden Effekts ist das kosmetische Resultat meist wenig eindrucksvoll.

> **Steckbrief K⁺-Kanal-Öffner**
> **Wirkmechanismus:** Vasorelaxation durch Auslösung einer Hyperpolarisation nach Öffnung ATP-sensitiver K^+-Kanäle in der glatten Gefäßmuskulatur
> **Pharmakokinetik:** Minoxidil wirkt über die Bildung eines aktiven Metaboliten
> **Unerwünschte Wirkungen:** Reflektorische Aktivierung des Sympathikus sowie des Renin-Angiotensin-Aldosteron-Systems, EKG-Veränderungen, vermehrter Haarwuchs
> **Klinische Anwendung:** Mittel der Reserve bei anders nicht zu behandelnder Hypertonie. Gleichzeitige Gabe von Diuretika und β-Blockern/Antisympathotonika erforderlich

40.3.6 Dihydralazin, Hydralazin

(Di-)Hydralazin (◘ Abb. 40.9) führt aufgrund einer Dilatation von Arteriolen und kleinen Arterien zur **Abnahme des peripheren Gefäßwiderstands.** Dadurch kommt es zur Aktivierung des Sympathikus und des Renin-Angiotensin-Aldosteron-Systems mit der Folge einer erhöhten Herzfrequenz und Kontraktilität sowie einer vermehrten Natrium- und Wasserretention.

■ Pharmakokinetik

(Di-)Hydralazin wird nach oraler Gabe rasch resorbiert, unterliegt jedoch durch **rasche Acetylierung in Darm und Leber** einem First-Pass-Effekt. Die systemische Bioverfügbarkeit ist relativ gering und erreicht etwa 15% bei Schnell-Acetylierern und 35% bei Langsam-Acetylierern. Der antihypertensive Effekt hält 6–8 Stunden an.

■ Unerwünschte Wirkungen

Bei der heutzutage üblichen Dosierung von max. 50–100 mg/Tag sind unerwünschte Wirkungen wie **Kopfschmerzen, Übelkeit, Flush, Tachykardie, Diarrhö** sowie **Angina pectoris** beobachtet worden. Vorsicht ist insbesondere bei Patienten mit bestehender KHK geboten. Bei Langzeittherapie entwickeln bis zu 20% aller Patienten ein **Lupus-erythematodes-ähnliches Syndrom,** das mit der Bildung antinukleärer Antikörper verbunden ist.

■ Klinische Anwendung

Hydralazin und Dihydralazin sind Mittel der Reserve zur **Behandlung einer Hypertonie.** Der **Einsatz** sollte immer **zusammen mit β-Blockern und Diuretika** erfolgen, um der durch (Di-)Hydralazin ausgelösten Sympathikusaktivierung sowie Salz- und Wasserretention entgegenzuwirken. Dihydralazin kann zur Behandlung eines **ausgeprägten Schwangerschaftshypertonus im 3. Trimenon** eingesetzt werden.

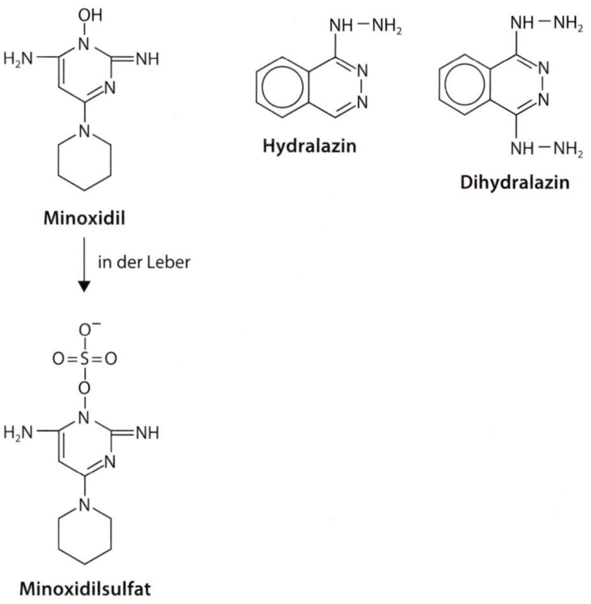

◘ **Abb. 40.9 Strukturformeln von Minoxidil, Hydralazin und Dihydralazin.** Minoxidil ist ein Prodrug, das in der Leber in das aktive Minoxidilsulfat umgesetzt wird

> **Steckbrief Dihydralazin und Hydralazin**
> **Wirkmechanismus:** Unklar
> **Pharmakokinetik:** Relativ hoher First-Pass-Effekt
> **Unerwünschte Wirkungen:**
> — Kopfschmerzen, Übelkeit, Hautrötung (Flush), Tachykardie, Diarrhö, evtl. Angina pectoris
> — Bei Langzeittherapie: Lupus-erythematodes-ähnliches Syndrom
>
> **Klinische Anwendung:** Mittel der Reserve zur Behandlung des Bluthochdrucks, insbesondere der Schwangerschaftshypertonie
> **Kontraindikationen:** Lupus erythematodes, Aortenaneurysma, Herzklappenstenosen, hypertrophe Kardiomyopathie

40.3.7 Endothelinrezeptor-Antagonisten

■ Wirkprinzip

Endothelin-1 ist die vornehmliche Endothelin-Isoform, die im Gefäßendothel gebildet wird. Endothelin wirkt über ET_A- und ET_B-Rezeptoren. Während die glatte Gefäßmuskulatur sowohl ET_A- als auch ET_B-Rezeptoren exprimiert, deren Aktivierung zu einer Vasokonstriktion führt, finden sich auf Endothelzellen lediglich ET_B-Rezeptoren, deren Aktivierung zur Freisetzung vasodilatierender Mediatoren wie NO oder Prostacyclin führt. Der direkte vasokonstriktorische Effekt von Endothelin überwiegt allerdings.

Antagonisten von ET_A- und/oder ET_B-Rezeptoren wurden für die Behandlung der arteriellen Hypertonie entwickelt. Obwohl sie erhöhte Blutdruckwerte senken können, erwiesen sie sich etablierten Antihypertensiva gegenüber nicht als vorteilhaft.

 Das Einsatzgebiet der Endothelinrezeptor-Antagonisten beschränkt sich auf die Behandlung der pulmonalen Hypertonie.

Für diese Indikation stehen die nichtselektiven ET_A-/ET_B-Rezeptor-Antagonisten **Bosentan** und **Macitentan** sowie der selektive ET_A-Rezeptor-Antagonist **Ambrisentan** zur Verfügung.

■ **Pharmakokinetik**

Alle Endothelinrezeptor-Antagonisten besitzen eine relativ gute Bioverfügbarkeit und werden unter anderem durch CYP2C9 sowie CYP3A4 metabolisiert. Die Plasmahalbwertszeit liegt bei ca. 5 h (Bosentan) bzw. 15 h (Ambrisentan, Macitentan), wobei die Plasmahalbwertszeit des aktiven Metaboliten von Macitentan deutlich länger ist.

■ **Unerwünschte Wirkungen**

Relativ häufig kommt es unter der Therapie mit Endothelinrezeptor-Antagonisten zum Auftreten von **Kopfschmerzen** oder **Hautrötungen (Flush)**. Gelegentlich wird über das Auftreten von Ödemen, Kongestionen der Nasenschleimhaut sowie **Erhöhungen der Leberenzyme** im Blut berichtet. Wegen Lebertoxizität musste 2010 der ET_A-Rezeptor-Antagonist Sitaxentan vom Markt genommen werden.

■ **Interaktionen**

Andere Pharmaka, die durch CYP2C9 und CYP3A4 verstoffwechselt werden oder diese Enzyme induzieren bzw. hemmen. Bei gleichzeitiger Gabe von Warfarin, das durch CYP2C9 verstoffwechselt wird, oder von Ethinylestradiol (»Äthinylöstradiol«, orales Kontrazeptivum), das durch CYP3A4 verstoffwechselt wird, kann es zu Interaktionen kommen.

■ **Klinische Anwendung**

Behandlung der pulmonalen Hypertonie.

■ **Kontraindikationen**

Schwangerschaft.

> **Steckbrief Endothelinrezeptor-Antagonisten**
> **Wirkmechanismus:** Vasodilatation durch Blockade von ET_A- und/oder ET_B-Rezeptoren
> **Pharmakokinetik:** Gute Bioverfügbarkeit, Metabolisation durch CYP2C9 und CYP3A4, Plasmahalbwertszeit 5–15 h
> **Interaktionen:** Mit Induktoren und Inhibitoren von CYP2C9 und CYP3A4
> **Klinische Anwendung:** Behandlung der pulmonalen Hypertonie
> **Kontraindikationen:** Schwangerschaft

40.4 Pharmakotherapie der Angina pectoris

Fallbeispiel

Ein 54-jähriger Büroangestellter stellt sich bei seinem Hausarzt vor, da er seit einigen Wochen bei leichten körperlichen Anstrengungen Schmerzen hinter dem Brustbein verspürt. Die Beschwerden seien mit dem Gefühl von Brustenge verbunden. Wenige Minuten nach einer körperlichen Anstrengung (z. B. Treppenlaufen) klängen die Schmerzen wieder ab. In Ruhe sind nie Beschwerden aufgetreten. Der übergewichtige Patient (Größe 174 cm, Gewicht 102 kg) gibt an, täglich 10–15 Zigaretten zu rauchen und in Maßen Alkohol zu sich zu nehmen.
Bei der körperlichen Untersuchung wird liegend ein Blutdruck von 167/98 mmHg und eine Herzfrequenz von 74 Schlägen/min gemessen, ansonsten ist der körperliche Untersuchungsbefund unauffällig. Im Rahmen der Routinelabordiagnostik zeigt sich eine leichte Erhöhung der Blutglucosekonzentration (6,2 mmol/l) und der LDL-Cholesterin-Konzentration (5,8 mmol/l). Ein Belastungs-EKG erhärtet wenige Tage später die Diagnose einer stabilen Angina pectoris.

40.4.1 Definition

Die koronare Herzkrankheit (KHK) ist eine progressiv verlaufende Erkrankung, der eine **Atherosklerose der Koronararterien** zugrunde liegt. Im Frühstadium der atherosklerotischen Veränderungen sind in der Regel noch keine klinischen Symptome vorhanden. Tritt in fortgeschrittenen Stadien jedoch ein Missverhältnis zwischen Sauerstoffbedarf und Sauerstoffangebot im Herzmuskel auf, kommt es zunächst im Rahmen von Belastungen oder einer Kälteexposition zu Ischämien im Herzmuskel, die sich klinisch als Angina pectoris äußern.

> **Aufgrund der bereits in Ruhe sehr hohen Sauerstoffextraktion im koronaren Gefäßsystem kann das Herz seine Sauerstoffzufuhr im Wesentlichen nur durch eine Erhöhung der Koronardurchblutung steigern.**

Daher führt die Atherosklerose der Koronararterien, die mit verminderter Dilatationsfähigkeit der Koronargefäße einhergeht, schon recht früh zur klinisch manifesten Minderversorgung. Vermutlich führt eine Verengung einer großen Koronararterie um 50–75% zu belastungsabhängigen Beschwerden. Diese im Rahmen definierter Belastungssituationen auftretende Angina pectoris wird als »stabile« Angina pectoris bzw. »stabile« KHK bezeichnet. Dabei ist zu berücksichtigen, dass Diabetiker oder ältere Patienten häufig unter asymptomatischen Ischämien, sog. »stummen« Ischämien leiden.

Nehmen die Beschwerden an Intensität und Häufigkeit zu und treten sie auch in Ruhe auf, so spricht man von »instabiler« Angina pectoris bzw. »instabiler« KHK. Nach neueren pathophysiologischen Vorstellungen liegt einer akuten Verschlechterung meist die Ruptur einer atherosklerotischen Plaque zugrunde. Die Plaqueruptur führt durch Aktivierung hämostatischer Mechanismen zur Thrombusbildung. Treten

Angina-pectoris-Beschwerden über einen Zeitraum > 20 Minuten in Ruhe auf, so spricht man vom »**akuten Koronarsyndrom**«, das als Notfall zu behandeln ist (▶ Kap. 41).

40.4.2 Therapie

Ziele der Behandlung der »stabilen« Angina pectoris:
- Steigerung der Lebensqualität durch Akutbehandlung von Angina-pectoris-Beschwerden sowie deren Prophylaxe
- Behandlung der zugrunde liegenden Atherosklerose mit dem Ziel einer Prävention der Folgeerkrankungen der KHK, wie Myokardinfarkt und Herzinsuffizienz.
- Unabhängig von der pharmakologischen Akutbehandlung und Prophylaxe von Angina-pectoris-Anfällen sowie der Prävention der KHK ist bei Patienten mit stabiler Angina pectoris eine **perkutane Koronarintervention mit Ballonangioplastie und/oder Stenteinlage** bzw. ggf. eine **koronare Bypass-Operation zu erwägen**.

Behandlung des akuten Angina-pectoris-Anfalls

Mittel der Wahl zur Kupierung eines akuten Angina-pectoris-Anfalls ist **Glyceroltrinitrat**, das in einer Dosis von 0,4–0,8 mg sublingual als Spray, Zerbeißkapsel oder Tropfen verabreicht wird. Eine Wirkung ist binnen weniger Minuten zu erwarten. Alternativ kann auch **Isosorbiddinitrat (ISDN)** sublingual als Spray (1,25 mg/Sprühstoß) oder Tablette (5–10 mg) verabreicht werden. Der Wirkungseintritt von ISDN ist gegenüber dem von Glyceroltrinitrat etwas verzögert.

Bei ausgeprägter Hypotonie (systolischer Blutdruck ≤ 90 mmHg) und in Kombination mit Phosphodiesterase-5-Hemmern sind Nitrate kontraindiziert. Unerwünschte Wirkungen treten vor allem infolge einer möglichen Blutdrucksenkung (z. B. Schwindel, Benommenheit) und aufgrund einer möglichen Dilatation kranialer Gefäße (Kopfschmerzen) auf.

Prophylaxe von Angina-pectoris-Anfällen

Neben den medikamentösen und nichtmedikamentösen Maßnahmen im Rahmen der Primär- und Sekundärprävention (▶ Abschn. 40.4.3) dienen die **Verfahren der koronaren Revaskularisation** der Prophylaxe.

Ein wichtiges Ziel der Behandlung einer bestehenden koronaren Herzkrankheit ist außerdem die **Senkung der Anfallshäufigkeit.** Im Rahmen dieser Anfallsprophylaxe wird eine **Intervalltherapie** mit Pharmaka durchgeführt, die das Missverhältnis zwischen O_2-Angebot und -Bedarf im von der Minderversorgung betroffenen Herzbereich beseitigen können. Für diese Intervalltherapie können β-Rezeptoren-Blocker, NO-Donatoren (organische Nitrate, Molsidomin) sowie eventuell **Ca^{2+}-Kanal-Blocker** oder **I_f-Kanal-Blocker** eingesetzt werden.

Die Bedeutung der symptomatischen antianginösen Behandlung ist gegenüber präventiven Maßnahmen (▶ Abschn. 40.4.3) und Verfahren der koronaren Revaskularisation wie PTCA und Stenteinlage rückläufig.

Pharmaka zur Behandlung der stabilen Angina pectoris

■ β-Rezeptoren-Blocker

β-Rezeptoren-Blocker senken den myokardialen O_2-Bedarf durch Antagonismus der chronotropen und inotropen Sympathikuswirkung am Herzen. Es kommt dadurch zur Verminderung der Angina-pectoris-Symptome sowie zur Verbesserung der Belastungstoleranz. Bei Postinfarktpatienten führt die Gabe von β-Rezeptoren-Blockern zur Reduktion der kardiovaskulären Morbidität und Mortalität.

❯ **Aufgrund dieses wahrscheinlich auch bei Patienten mit stabiler KHK wirksamen prognostischen Vorteils und der guten symptomatischen Wirkung werden β-Rezeptoren-Blocker als Arzneimittel der 1. Wahl bei der Behandlung der stabilen KHK angesehen.**

Folgende $β_1$-Rezeptoren-Blocker sollten bevorzugt werden:
- Atenolol: 1×50–100 mg/Tag
- Bisoprolol: 1×5–10 mg/Tag
- Metoprolol: 2×50–100 mg/Tag

Die Dosierung ist so einzustellen, dass die Ruhe-Herzfrequenz auf 55–60 Schläge/min reduziert wird. Mögliche Kontraindikationen (AV-Block, Bradykardie, Sick-Sinus-Syndrom, Asthma bronchiale, Depression) sind zu beachten. Das Absetzen von β-Rezeptoren-Blockern sollte ausschleichend erfolgen.

■ Ca^{2+}-Kanal-Blocker

Ca^{2+}-Kanal-Blocker können zur Verbesserung der Belastungstoleranz sowie zur Reduzierung von Angina-pectoris-Anfällen führen. Die Wirkung beruht dabei auf einer Verringerung der Herzkontraktilität (Phenylalkylamine, Benzothiazepine) und der Nachlast (alle Klassen von Ca^{2+}-Kanal-Blockern). Kurz wirksame Ca^{2+}-Kanal-Blocker haben in einigen Studien ungünstige Wirkungen gezeigt. Deshalb sollten entweder lang wirkende Ca^{2+}-Kanal-Blocker oder »retardierte« Formen kurz wirkender Ca^{2+}-Kanal-Blocker eingesetzt werden.

❯ **Da durch Studien für Ca^{2+}-Kanal-Blocker kein günstiger Effekt auf Morbidität und Mortalität belegt ist, sind sie Mittel der 2. Wahl zur Prophylaxe von Angina-pectoris-Beschwerden.**

In der Angina-pectoris-Anfallsprophylaxe können folgende Ca^{2+}-Kanal-Blocker eingesetzt werden:
- Dihydropyridine:
  - Nifedipin retardiert: 2×20–40 mg/Tag
  - Felodipin retardiert: 1×5–10 mg/Tag
  - Amlodipin: 1×5–10 mg/Tag
- Nicht-Dihydropyridine:
  - Verapamil retardiert: 2×120–240 mg/Tag
  - Diltiazem retardiert: 2×120–180 mg/Tag

Dihydropyridine können ggf. in Kombination mit β-Rezeptoren-Blockern gegeben werden, wenn mit diesen allein keine ausreichende Verbesserung der Symptomatik erzielt werden kann.

> **Cave**
>
> Die Gabe von Ca^{2+}-Kanal-Blockern vom Verapamil- oder Diltiazem-Typ zusammen mit β-Rezeptoren-Blockern ist wegen der Gefahr lebensbedrohlicher bradykarder Rhythmusstörungen kontraindiziert.

▪ Nitrate

Lang wirkende Nitrate können zur Verbesserung der Symptomatik und Belastungstoleranz bei Angina pectoris eingesetzt werden.

> Im Gegensatz zu β-Rezeptoren-Blockern ist eine Reduktion der kardiovaskulären Morbidität und Mortalität durch Nitrate nicht belegt. Lang wirkende Nitrate stellen daher für die Prophylaxe von Angina-pectoris-Anfällen ebenfalls Therapeutika 2. Wahl dar.

Bei Kontraindikationen für β-Rezeptoren-Blocker können lang wirkende Nitrate alternativ verabreicht werden. Ebenso sind lang wirksame Nitrate bei unzureichender Wirkung von β-Rezeptoren-Blockern als Zusatztherapie geeignet. Bei Therapie mit organischen Nitraten ist das mögliche Auftreten einer Nitrattoleranz zu berücksichtigen. Durch Einhaltung eines nitratfreien Intervalls von 8–12 h/Tag (z. B. zur Nacht) kann die Toleranzentwicklung weitgehend vermieden werden. Für die Intervalltherapie können folgende Nitrate eingesetzt werden:

- Isosorbiddinitrat (ISDN): 2× 20-60 mg/Tag
- Isosorbidmononitrat (ISMN): 2×20–40 mg/Tag
- Pentaerythrityltetranitrat (PETN): 2×50–120 mg/Tag

Kontraindikationen wie ausgeprägte Hypotonie, hypertrophische obstruktive Kardiomyopathie (HOCM), Aortenstenose und die Gabe von Phosphodiesterase-5-Hemmern sind zu berücksichtigen.

▪ Molsidomin

In der Wirkung ist Molsidomin mit Nitraten vergleichbar, wobei eine Toleranzentwicklung nicht gesichert ist. Ebenso wie für Nitrate bestehen auch für Molsidomin keine Hinweise auf eine Reduktion der kardiovaskulären Morbidität und Mortalität. Molsidomin kann eventuell zur Überbrückung der Nitratpause alternierend zu Nitraten in folgenden Dosierungen gegeben werden:

- Molsidomin: 2–3×1-4 mg/Tag
- Molsidomin retardiert: 1–2×8 mg/Tag

▪ I$_f$-Kanal-Blocker (Ivabradin)

Aufgrund des isoliert negativ chronotropen Effekts durch Blockade des Schrittmacherkanals kommt es zur Verminderung des Sauerstoffverbrauchs des Myokards und zur verbesserten Koronarperfusion in der Diastole. Ivabradin ist daher zugelassen für die Behandlung der KHK, wenn β-Adrenozeptor-Antagonisten nicht gegeben werden können oder nicht ausreichend wirksam sind und die Ruhefrequenz > 60 Schläge/min beträgt (▶ Kap. 39). Ivabradin ist ein Mittel der Reserve mit unklarem klinischem Stellenwert bei der Behandlung der stabilen KHK. Dosiert wird Ivabradin mit 2×5 mg/Tag.

40.4.3 Primär- und Sekundärprävention der koronaren Herzkrankheit

Der Patient mit stabiler KHK befindet sich in einem fortgeschrittenen Stadium einer Atherosklerose der Koronarien und höchstwahrscheinlich auch weiterer arterieller Gefäße. Die Prognose hängt von verschiedenen Risikofaktoren wie arterieller Hypertonie, Hypercholesterinämie, Diabetes mellitus, Zigarettenrauchen und eventuell einer genetischen Disposition ab.

> Neben der symptomatischen Behandlung der Beschwerden des Patienten und der Durchführung einer Anfallsprophylaxe ist die Prävention eines kardiovaskulären Ereignisses ein wichtiges Behandlungsziel.

Für die günstige Beeinflussung der Risikofaktoren kommen nichtmedikamentöse und medikamentöse Verfahren infrage. Folgende Kriterien sind bei der Behandlung zu berücksichtigen:

- **Thrombozyten-Funktionshemmer:** Patienten mit stabiler KHK sollten mit Thrombozyten-Funktionshemmern behandelt werden. Bei Patienten mit hohem kardiovaskulärem Risiko ist eine Verminderung der Morbidität und Mortalität gesichert. Mittel der 1. Wahl ist Acetylsalicylsäure (ASS) in niedriger Dosierung (▶ Kap. 41). Bei Unverträglichkeit oder Kontraindikation kann alternativ Clopidogrel gegeben werden. Die Gabe von Thrombozyten-Funktionshemmern erfolgt, sofern keine Kontraindikation vorliegt, lebenslang.
- **Rauchen:** Zigarettenrauchen ist ein wesentlicher Risikofaktor für die Entwicklung und Progression einer Atherosklerose. Damit verbunden ist eine erhöhte Gesamtletalität und ein vermehrtes Auftreten kardiovaskulärer Ereignisse (▶ Kap. 43, ▶ Kap. 72). Die Aufgabe des Rauchens ist deshalb eine der wichtigsten Einzelmaßnahmen bei rauchenden Patienten mit atherosklerotischen Gefäßerkrankungen.
- **Ernährung:** Eine fettarme, ballaststoffreiche Ernährung mit reichlich Gemüse und Obst sowie möglichst wenig gesättigten Fetten beeinflusst die Mortalität und Reinfarktrate bei Postinfarktpatienten günstig. Eine entsprechende Ernährung ist höchstwahrscheinlich auch im Rahmen der Primärprophylaxe sinnvoll.
- **Körperliche Aktivität:** Die regelmäßige körperliche Aktivität ist ein generell günstiger Prognosefaktor für kardiovaskuläre Erkrankungen. Eine Verbesserung der Angina-pectoris-Symptomatik ist bei trainierten Patienten mit stabiler Angina pectoris durch Studien belegt.
- **Übergewicht:** Bei Patienten mit Übergewicht ist die Inzidenz kardiovaskulärer Risikofaktoren wie Hypertonie, Diabetes mellitus und Hyperlipidämie erhöht. Darüber hinaus scheint die Adipositas ein unabhängiger Risikofaktor für kardiovaskuläre Erkrankungen zu sein. Eine Gewichtsreduktion ist Teil der präventiven Behandlungsstrategie.
- **Arterielle Hypertonie:** Bei allen Patienten mit KHK muss der Blutdruck regelmäßig kontrolliert werden, eine

arterielle Hypertonie ist ggf. zu behandeln (▶ Kap. 38). Ziel der Therapie ist die Senkung des Ruheblutdrucks auf < 140/90 mmHg.

— **Hyperlipidämie:** Bei Patienten mit KHK ist ein LDL-Cholesterin-Wert < 100 mg/dl anzustreben. Bei nicht ausreichender Wirksamkeit diätetischer Maßnahmen sind Statine die Therapie der 1. Wahl (▶ Kap. 43).

— **Diabetes mellitus:** Ein eventuell bestehender Diabetes mellitus muss eingestellt werden (▶ Kap. 54).

Weiterführende Literatur

Andersson KE (2011) Mechanisms of penile erection and basis for pharmacological treatment of erectile dysfunction. Pharmacol Rev 63: 811–859

Arzneimittelkommission der Deutschen Ärzteschaft (2004) Koronare Herzkrankheit. Arzneiverordnung in der Praxis 31, Sonderheft 1:1. Aufl.

Conole D, Scott LJ (2013) Riociguat: first global approval. Drugs 73: 1967–1975

Daiber A, Wenzel P, Oelze M, Münzel T (2008) New insights into bioactivation of organic nitrates, nitrate tolerance and cross-tolerance. Clin Res Cardiol 97: 12–20

Fox K, Ford I, Steg PG et al. (2014) Ivabradine in stable coronary artery disease without clinical heart failure. N Engl J Med 371: 1091–1099

Fung H-L (2004) Biochemical mechanism of nitroglycerin action and tolerance: is this old mystery solved? Annu Rev Pharmacol Toxicol 44: 67–85

Husted SE, Ohman EM (2015) Pharmacological and emerging therapies in the treatment of chronic angina. Lancet 386: 691–701

Pfisterer ME, Zellweger MJ, Gersh BJ (2010) Management of stable coronary artery disease. Lancet 375: 763–772

Shamloul R, Ghanem H (2013) Erectile dysfunction. Lancet 381: 153–165

Somlyo AP, Somlyo AV (2003) Ca^{2+} sensitivity of smooth muscle and nonmuscle myosin II: modulated by G proteins, kinases, and myosin phosphatase. Physiol Rev 83: 1325–1358

Stasch JP, Hobbs AJ (2009) NO-independent, haem-dependent soluble guanylate cyclase stimulators. Handb Exp Pharmacol 191: 277–308

Stergiopoulos K, Boden WE, Hartigan P et al. (2014) Percutaneous coronary intervention outcomes in patients with stable obstructive coronary artery disease and myocardial ischemia: a collaborative meta-analysis of contemporary randomized clinical trials. JAMA Intern Med 174: 232–240

Task Force M, Montalescot G, Sechtem U et al. (2013) 2013 ESC guidelines on the management of stable coronary artery disease: the Task Force on the management of stable coronary artery disease of the European Society of Cardiology. Eur Heart J 34: 2949–3003

Pharmaka mit Wirkung auf die Hämostase

S. Offermanns

M. Freissmuth et al., *Pharmakologie und Toxikologie*,
DOI 10.1007/978-3-662-46689-6_41, © Springer-Verlag Berlin Heidelberg 2016

In diesem Kapitel werden die wichtigsten Eigenschaften der Thrombozytenaktivierung (primäre Hämostase) und der Fibrinbildung (sekundäre Hämostase) sowie deren Rolle bei der Entstehung von Thrombosen erklärt, außerdem die Wirkweise von Pharmaka, die diese beeinflussen: Pharmaka zur Hemmung der Thrombozytenfunktion und der Fibrinbildung (Antikoagulanzien) sowie Pharmaka zur Auflösung von Fibrin (Fibrinolytika). Die klinische Anwendung dieser Substanzen wird am Beispiel der Behandlung des akuten Koronarsyndroms und der tiefen Beinvenenthrombose erläutert.

41.1   Physiologie und Pathophysiologie der Hämostase

Lernziele

Hämostase
- **Auslöser:** Schädigung des Endothels
- **Primäre Hämostase:** Bildung von Thrombozytenaggregaten (primärer Verschluss der Gefäßläsion in wenigen Sekunden)
- **Sekundäre Hämostase:** Reaktion des plasmatischen Gerinnungssystems (Bildung von Fibrinsträngen zur Verstärkung des primären Thrombus in wenigen Minuten)
- **Kontrolle der Blutgerinnung:**
  - Hemmung der Thrombozytenaktivität durch das Endothel und antikoagulatorische Mechanismen
  - Fibrinolytische Systeme

Die Hämostase wird durch **Schädigungen des vaskulären Endothels** ausgelöst. Eine solche Läsion entsteht entweder durch direkte Verletzung des Gefäßes oder durch vaskuläre Erkrankungen, die die Integrität des Endothels beeinträchtigen. Sobald Blut mit subendothelialem Bindegewebe in Kontakt kommt, wird der Prozess der Hämostase in Gang gesetzt, den man in eine primäre und eine sekundäre Komponente unterteilt (◘ Abb. 41.1):

- **Primäre Hämostase:** Im Bereich vaskulärer Verletzungen bilden sich Thrombozytenaggregate. Die Bildung eines Thrombozytenpfropfs vollzieht sich dabei binnen weniger Sekunden nach einer Verletzung des Endothels und ist der primäre Mechanismus, der einen akuten Blutverlust über verletzte Kapillaren, kleine Arteriolen und Venolen stoppt.
- **Sekundäre Hämostase:** Sie basiert auf einer Reaktion des plasmatischen Gerinnungssystems, die in der Bildung von Fibrin resultiert. Die effiziente Bildung von Fibrinsträngen, die den primären hämostatischen Pfropf verstärken, dauert wenige Minuten. Die sekundäre Hämostase ist im Rahmen der Verletzung größerer Gefäße von großer Bedeutung und stellt sicher, dass die Blutung auch dauerhaft gestillt wird.

Auch wenn primäre und sekundäre Hämostase in der Regel als getrennte Vorgänge dargestellt werden, so handelt es sich um funktionell eng miteinander verknüpfte Systeme. Aktivierte Thrombozyten sind z. B. in der Lage, die plasmatische

Gerinnung zu beschleunigen, während umgekehrt die Produkte der plasmatischen Gerinnung, insbesondere Thrombin, zur Verstärkung der Thrombozytenaktivierung führen.

Es gibt verschiedene **antikoagulatorische Mechanismen,** die die Gerinnungsfähigkeit des Blutes streng kontrollieren und sicherstellen, dass unter normalen Bedingungen keine Blutgerinnung stattfindet. Beeinträchtigungen der natürlichen Balance zwischen den pro- und antikoagulatorischen Systemen aufgrund erworbener oder genetischer Faktoren können einerseits zu **thrombotischen Erkrankungen** (z. B. Herzinfakt, Hirninfarkt, Venenthrombose, Lungenembolie), andererseits zu **Blutungskrankheiten** (hämorrhagischen Diathesen) führen.

41.1.1 Primäre Hämostase (Thrombozytenaktivierung)

Das intakte Endothel der Blutgefäße verfügt über verschiedene Mechanismen, die eine Aktivierung von Thrombozyten verhindern. Ist die Integrität des Endothels jedoch durch eine Verletzung der Gefäßwand oder einen fortgeschrittenen atherosklerotischen Prozess unterbrochen, so kommen die Thrombozyten des Blutes in Kontakt mit der subendothelialen extrazellulären Matrix und der Prozess der Thrombozytenaktivierung wird in Gang gesetzt.

Thrombozytenadhäsion

Am Beginn steht die **Thrombozytenadhäsion** an das Subendothel unter Vermittlung des **Von-Willebrand-Faktors** (vWF), der im Bereich verletzter Blutgefäße an subendothelial gelegenes Kollagen bindet (◘ Abb. 41.1). Diese Interaktion über den thrombozytären Rezeptor GPIb-IX-V ist nicht besonders stabil und dient wahrscheinlich vornehmlich der Abbremsung und Anlagerung vorbeiströmender Thrombozyten, vor allem im Bereich von Verletzungen im arteriellen System, in dem die Flussgeschwindigkeiten hoch sind.

Eine stabile Adhäsion von Thrombozyten wird durch das extrazelluläre Matrixprotein **Kollagen** induziert, das über den thrombozytenspezifischen Rezeptor Glykoprotein VI (GPVI) zur Aktivierung von Thrombozyten führt. Dadurch werden verschiedene Adhäsionsmoleküle wie die Integrine α2β1 und αIIbβ3 auf Thrombozyten in die Lage versetzt, Kollagen, aber auch andere Matrixproteine wie Fibronectin oder Laminin zu binden und damit eine stabile Interaktion der Thrombozyten mit subendothelialen Oberflächen zu ermöglichen.

Mediatoren der Thrombozytenaktivierung

Die **Rekrutierung weiterer Thrombozyten** aus dem Blutstrom erfolgt durch **diffusible Mediatoren,** die von bereits an der verletzten Gefäßwand adhärierten und dadurch aktivierten Thrombozyten gebildet werden (◘ Abb. 41.1). Sie haben im Allgemeinen eine recht kurze Wirkdauer und werden nach Sekunden bis Minuten abgebaut oder zerfallen spontan, wodurch der Effekt dieser Thrombozytenaktivatoren lokal begrenzt bleibt. Diese Mediatoren führen durch autokrine und parakrine Wirkung über die Bindung an spezifische G-Protein-

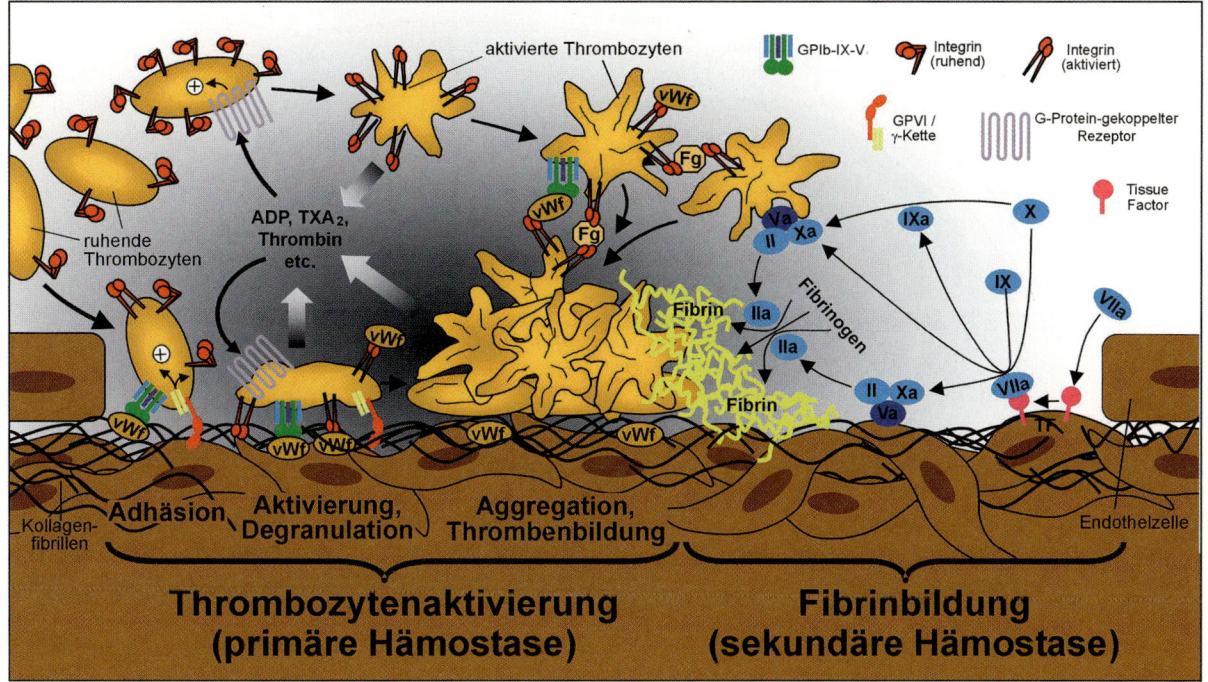

Abb. 41.1 Normale Hämostase. Nach einer Verletzung des vaskulären Endothels werden die Prozesse der primären Hämostase (Thrombozytenaktivierung) und der sekundären Hämostase (Fibrinbildung über das Koagulationssystem) ausgelöst (Details im Text)

gekoppelte Rezeptoren zur lokalen Thrombozytenaktivierung (■ Abb. 41.2).

Thrombozyten speichern **ADP** in großen Mengen intrazellulär in sog. »Dense«-Granula. ADP wird durch Exozytose dieser Granula freigesetzt. Es aktiviert 2 verschiedene G-Protein-gekoppelte Rezeptoren auf Thrombozyten, $P2Y_1$, der an die Proteine Gq/G11 gekoppelt ist, sowie $P2Y_{12}$, der an das G-Protein Gi gekoppelt ist.

Die Freisetzung von **Thromboxan A_2 (TXA2)** erfolgt hingegen durch Neubildung in aktivierten Thrombozyten. Entscheidender Schritt ist dabei die nach Thrombozytenaktivierung und Erhöhung der intrazellulären Ca^{2+}-Konzentration erfolgende Bildung von Arachidonsäure durch die Phospholipase A2. Arachidonsäure wird in Thrombozyten umgehend durch die Cyclooxygenase-1 (COX-1) und die Thromboxansynthase zu TXA2 metabolisiert und von den aktivierten Thrombozyten dann an die Umgebung abgegeben (■ Abb. 41.2). TXA2 aktiviert einen spezifischen Rezeptor aus der Gruppe der Prostanoidrezeptoren, TP, der an die G-Proteine Gq/G11 sowie G12/G13 koppelt und auf Thrombozyten exprimiert ist.

Thrombin (Faktor IIa) entsteht zum einen als wesentliches Zwischenprodukt der plasmatischen Gerinnungskaskade, zum anderen wird Thrombin auch auf der Oberfläche aktivierter Thrombozyten gebildet (■ Abb. 41.2). Während des Thrombozytenaktivierungsprozesses kommt es durch die Exozytose von thrombozytären Granula zur Exposition diverser Gerinnungsfaktoren, insbesondere des aktivierten Faktors V (Va) auf der Thrombozytenoberfläche. Zusammen mit

anionischen Phospholipiden der Thrombozytenmembran bindet Faktor Va den Faktor Xa, der nun effizient die proteolytische Bildung von Thrombin aus Prothrombin katalysiert. Thrombin schließlich aktiviert Thrombozyten ebenfalls über 2 G-Protein-gekoppelte Rezeptoren, die proteaseaktivierten Rezeptoren 1 und 4 (PAR-1 und PAR-4), die an die G-Proteine Gq/G11, G12/G13 sowie Gi gekoppelt sind.

Die Aktivierung von Thrombozyten durch diffusible Mediatoren führt zur Induktion verschiedener Signaltransduktionswege, die in der vollständigen Aktivierung der Thrombozyten und der Ausbildung eines Thrombozytenaggregats resultieren.

Degranulation und Aggregation von Thrombozyten

Während der ruhende Thrombozyt eine diskoide Form besitzt, nimmt er nach Aktivierung eine runde Form an und bildet Pseudopodien aus (■ Abb. 41.1). Dies geschieht durch eine sehr rasche Umorganisation des Aktin- und Tubulin-Zytoskeletts. Parallel kommt es zur Freisetzung thrombozytärer Granula (**Degranulation**, ■ Abb. 41.2). »Dense«-Granula enthalten vor allem niedermolekulare Substanzen (ATP, ADP, GTP, GDP, Phosphat, divalente Kationen oder Serotonin), während α-Granula diverse Lipide und Proteine enthalten (z. B. Plättchenfaktor 4, Thrombospondin, »Platelet-Derived Growth Factor« (PDGF) und diverse Gerinnungsfaktoren, insbesondere Faktor V).

Schließlich kommt es zur Aktivierung von Adhäsionsmolekülen aus der Gruppe der Integrine. Das in diesem Zusam-

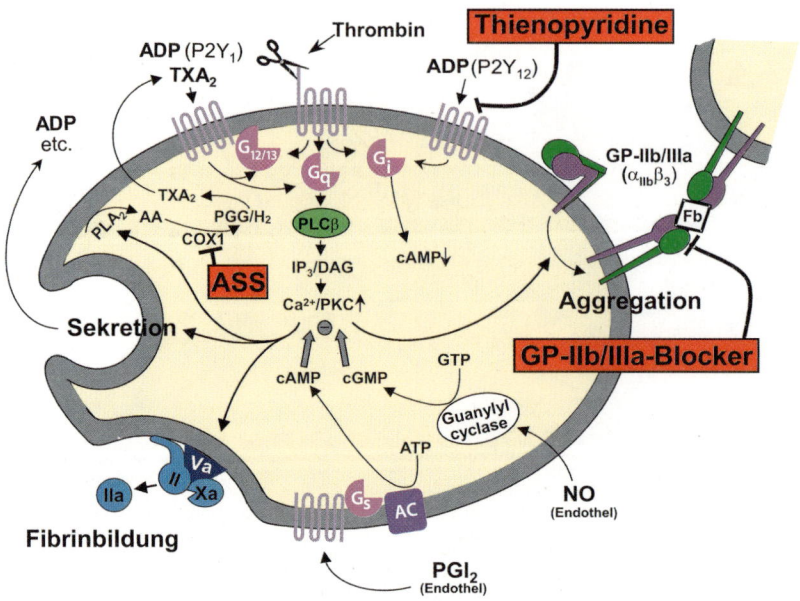

□ **Abb. 41.2** **Mechanismen der Thrombozytenaktivierung und -hemmung sowie Angriffsorte von Thrombozytenfunktionshemmern.**
Nach initialer Aktivierung durch Kollagen erfolgt die weitere Aktivierung und Rekrutierung von Thrombozyten in den Thrombus über diffusible Mediatoren wie ADP, das durch Degranulation aus Thrombozyten freigesetzt wird, durch Thromboxan A_2 (TXA_2) sowie Faktor IIa (Thrombin), die über spezifische G-Protein-gekoppelte Rezeptoren zur vollständigen Thrombozytenaktivierung führen. Diese umfasst Degranulation (Sekretion), Aggregation durch Aktivierung des Fibrinogen(Fb)/Willebrand-Faktor-Rezeptors GPIIb/IIIa, Exposition von Faktor Va und Ausbildung eines Prothrombinasekomplexes (Fibrinbildung) sowie unter anderem die Aktivierung der Phospholiphase A_2 (PLA_2) mit nachfolgender Bildung von TXA_2 über Cyclooxygenase-1 (COX-1) und Thromboxan-A_2-Synthetase. Wesentliche Inhibitoren der Thrombozytenaktivierung sind die im Endothel synthetisierten Mediatoren Stickstoffmonoxid (NO) und Prostacyclin (PGI_2). Während NO über Aktivierung der Guanylylzyklase zur vermehrten cGMP-Bildung führt, induziert PGI_2 durch Aktivierung eines Gs-gekoppelten Rezeptors und Aktivierung der Adenylylzyklase eine vermehrte cAMP-Generierung. Beide zyklischen Nukleotide führen über verschiedene Mechanismen zur Hemmung der Signaltransduktionsprozesse, die durch Thrombozytenaktivatoren in Gang gesetzt werden

menhang wichtigste Integrin ist **Glykoprotein IIb/IIIa (GPIIb/IIIa)**, auch **Integrin αIIbβ3** genannt und mit 50–70.000 Molekülen pro Thrombozyt eines der häufigsten Membranproteine des Thrombozyten. Aktiviertes Integrin αIIbβ3 bindet insbesondere Fibrinogen und vWF mit hoher Affinität (□ Abb. 41.2). Da Fibrinogen und vWF jeweils 2 Bindungsstellen für Integrin αIIbβ3 besitzen, führt ihre Bindung zu einer Kreuzvernetzung von Thrombozyten. Diese Vernetzung aktivierter Thrombozyten ist die Grundlage der **Thrombozytenaggregation**. Mit der anschließend stattfindenden Stabilisierung des Aggregats ist die thrombozytenabhängige primäre Hämostase abgeschlossen.

41.1.2 Sekundäre Hämostase (Fibrinbildung)

Koagulationskaskade

Die Blutgerinnung beruht auf einer Kaskade proteolytischer Prozesse, die zur Bildung von Thrombin (Faktor IIa) führen. Thrombin ist in der Lage, das lösliche Protein Fibrinogen ins unlösliche Fibrin umzusetzen, das unter Ausbildung von Polymeren zur Gerinnung des Blutes führt (□ Abb. 41.3). Unter normalen Bedingungen wird das System der Koagulation durch eine Fülle antikoagulatorischer Mechanismen im Plasma und an der Endotheloberfläche in Schach gehalten. Kommt es jedoch zur Verletzung der Gefäßwand und damit zur Läsion des Endothels, wird die Koagulationskaskade in Gang gesetzt.

Die kritische Komponente bei der Auslösung der Gerinnungskaskade ist der »**Tissue Factor**« **(TF)**. TF ist ein Membranprotein, das konstitutiv auf den meisten Zellen exprimiert wird, die normalerweise nicht direkt mit dem Blut in Kontakt kommen (z. B. Fibroblasten, glatte Muskelzellen, Monozyten). Wird das Endothel eines Blutgefäßes zerstört, kommt Blut in Kontakt mit dem auf subendothelialen Zellen exprimierten TF.

TF ist in der Lage, die Protease **Faktor VII** zu binden (□ Abb. 41.3). Etwa 1% des im Plasma vorhandenen Faktors VII liegt bereits in aktivierter Form (Faktor VIIa) vor. Nur der Komplex aus TF und Faktor VIIa ist enzymatisch aktiv. TF-gebundener Faktor VII kann jedoch über einen Autoaktivierungsmechanismus durch den TF-VIIa-Komplex aktiviert werden (□ Abb. 41.3). Der Faktor-VIIa-TF-Komplex bindet 2 Substrate, **Faktor IX** und **Faktor X**. Die Spaltung dieser beiden Proteine führt zur Bildung der beiden zellgebundenen Serinproteasen, Faktor IXa und Faktor Xa (□ Abb. 41.3).

Auf der Oberfläche negativ geladener Phospholipide bildet Faktor Xa dann zusammen mit **Co-Faktor Va** und **Pro-**

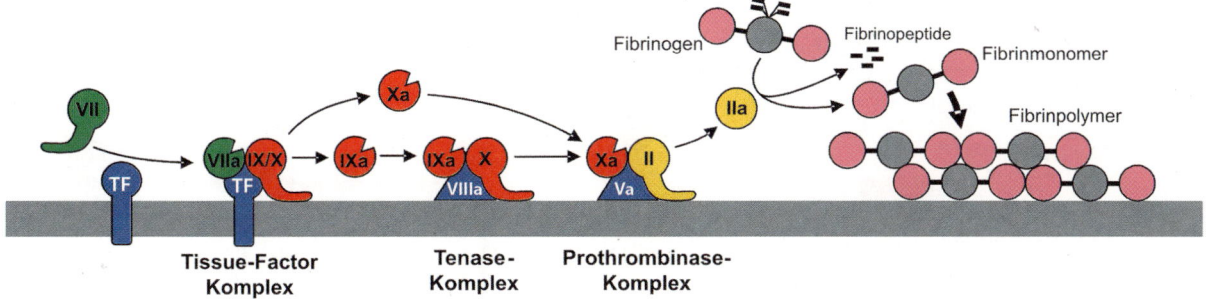

Fibrinogen
Fibrinopeptide
Fibrinmonomer
Fibrinpolymer

VII
TF
VIIa IX/X
TF
Xa
IXa
IXa X
VIIIa
Xa II
Va
IIa

Tissue-Factor Komplex   **Tenase-Komplex**   **Prothrombinase-Komplex**

◻ **Abb. 41.3 Mechanismus der durch Tissue Factor ausgelösten Fibrinbildung** (Details im Text)

thrombin (Faktor II) den sog. **Prothrombinasekomplex,** der in der Lage ist, Prothrombin in **Thrombin (Faktor IIa)** umzuwandeln. Der durch den Faktor-VIIa-TF-Komplex gebildete **Faktor IXa** verstärkt die initiale Aktivierung der Gerinnungskaskade, indem er zur Bildung von Faktor Xa beiträgt. Faktor IXa bildet dazu einen Komplex mit **Co-Faktor VIIIa,** den sog. **Tenasekomplex,** der sehr effizient Faktor X zu Xa umsetzen kann (◻ Abb. 41.3).

Hauptsubstrat des durch den Xa-Va-Prothrombinasekomplex gebildeten Thrombins ist **Fibrinogen.** Thrombin spaltet aus Fibrinogen mehrere Peptide ab, was zur **Bildung von Fibrinmonomeren** führt. Diese sind dann in der Lage, spontan zu polymerisieren (◻ Abb. 41.3). Der finale Schritt der Fibrinbildung erfolgt durch eine Transamidase, den **Faktor XIIIa.** Dieser wird unter dem Einfluss von Thrombin in Anwesenheit von Ca^{2+} aus Faktor XIII proteolytisch gebildet. Die **kovalente Kreuzvernetzung des Fibrinpolymers** durch Faktor XIIIa führt zur mechanischen Stabilisierung des Moleküls, das nun eine anhaltende Blutstillung gewährleistet und gleichzeitig die Initiierung von Reparaturvorgängen ermöglicht.

Beteiligung aktivierter Thrombozyten an der Fibrinbildung

Wie schon angedeutet, sind die Prozesse der Fibrinbildung über die Koagulationskaskade sowie die Thrombozytenadhäsion und -aktivierung vielfältig miteinander verknüpft. Im Rahmen ihrer Aktivierung sezernieren Thrombozyten Ca^{2+}, Fibrinogen und andere Faktoren, die die Prozesse der Koagulation unterstützen. Außerdem exponieren Thrombozyten nach Degranulation Faktor Va sowie anionische Phospholipide auf ihrer Oberfläche. Damit schaffen sie ein ideales Milieu für die Bildung des Prothrombinasekomplexes, indem Faktor Xa sowie Faktor II (Prothrombin) sich anlagern und auf der Oberfläche aktivierter Thrombozyten Thrombin gebildet wird, das nun seinerseits die Fibrinbildung auslösen kann. Gleichzeitig wirkt Thrombin jedoch auch auf Thrombozyten selbst, indem es den proteaseaktivierten Rezeptor aktiviert.

Posttranslationale γ-Carboxylierung der Faktoren II, VII, IX und X

Eine wesentliche Voraussetzung für die Funktion der proteolytisch aktiven Faktoren VIIa, IXa, Xa und IIa im Zusammen-

spiel mit den Co-Faktoren TF, VIIIa und Va ist ihre Fähigkeit, unter Vermittlung von Ca^{2+}-Ionen an Phospholipidoberflächen zu binden (◻ Abb. 41.3). Diese Bindung wird durch die γ-Carboxylierung von Glutamatresten im Bereich des C-Terminus der Faktoren VII, IX, X und II ermöglicht (▶ Abschn. 41.2.2, ◻ Abb. 41.15). Diese posttranslationale Modifikation erfolgt Vitamin-K-abhängig in der Leber, dem Syntheseort der Faktoren. Die γ-Carboxyglutamatreste binden unter Vermittlung von Ca^{2+} an anionische Phospholipide, die auf der Oberfläche aktivierter Zellen exponiert sind.

41.1.3 Antihämostatische Regulationsmechanismen

Ohne effektive Kontrollmechanismen würden die durch eine Fülle von Verstärkungsprozessen gekennzeichneten Vorgänge der Hämostase sehr leicht zur überschießenden Thrombozytenaktivierung und Fibrinbildung führen. Dies hätte z. B. nach einem Gefäßwanddefekt den kompletten Verschluss des Gefäßes zur Folge. Ebenso könnten aktivierte Thrombozyten oder Gerinnungsfaktoren mit dem Blutstrom aus dem Bereich einer Gefäßverletzung in andere Gefäßgebiete transportiert werden und dort unerwünschte Blutgerinnselbildungen auslösen. Das Endothel verfügt daher wie das Plasma über vielfältige antihämostatische Mechanismen, die derartige Prozesse verhindern (◻ Abb. 41.4).

Hemmung der Thrombozytenfunktion durch intaktes Endothel

Endothelzellen synthetisieren unter dem Einfluss der auf sie einwirkenden Scherkräfte des fließenden Blutes **Stickstoffmonoxid (NO)** sowie **Prostacyclin (PGI_2)** (▶ Kap. 40). Beide Stoffe besitzen eine sehr kurze Halbwertszeit, können jedoch auf endothelnahe Thrombozyten hemmend einwirken:

- NO aktiviert die lösliche Guanylylzyklase in Thrombozyten; dies führt zur Bildung von cGMP.
- PGI_2 aktiviert auf der Thrombozytenoberfläche einen spezifischen G-Protein-gekoppelten Rezeptor (IP-Rezeptor), der über das G-Protein Gs stimulatorisch an die Adenylylzyklase gekoppelt ist und eine Erhöhung der thrombozytären cAMP-Konzentration hervorruft.

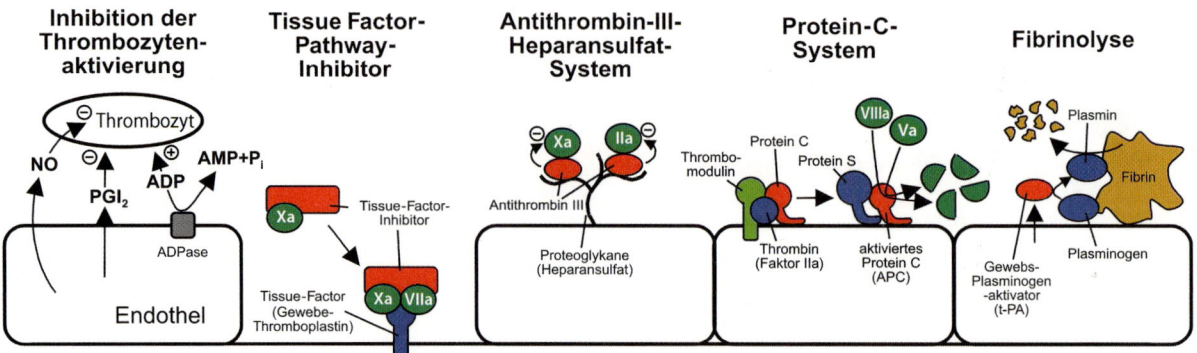

Abb. 41.4 Antihämostatische Eigenschaften des Endothels. NO, Stickstoffmonoxid; PGI₂, Prostaglandin I₂, Prostacyclin; ADP/AMP, Adenosindiphosphat/-monophosphat. Einzelheiten im Text

Beide zyklischen Nukleotide, cGMP und cAMP, führen zur Hemmung der Thrombozytenaktivierung (Abb. 41.2).

Schließlich exprimieren intakte Endothelzellen auf ihrer Oberfläche **Nukleotidasen.** Diese Enzyme sind in der Lage, die von Thrombozyten freigesetzten aktivierenden Nukleotide ATP und ADP zu spalten und damit zu inaktivieren.

Hemmung der Fibrinbildung durch intaktes Endothel

Tissue Factor Pathway Inhibitor (TFPI) ist ein in Endothelzellen synthetisiertes Protein, das Faktor Xa bindet und inaktiviert. Der TFPI/Faktor-Xa-Komplex ist zudem in der Lage, den TF-VIIa-Komplex zu binden und zu inaktivieren. TFPI kann somit den Koagulationsprozess in seiner Anfangsphase blockieren.

In der Leber wird **Antithrombin III** synthetisiert, das im Blut zirkuliert und in der Lage ist, die aktiven Enzyme Faktor IIa (Thrombin) und Faktor Xa zu hemmen. Die physiologische Rolle von Antithrombin III besteht darin, den Koagulationsprozess auf den Bereich einer vaskulären Schädigung zu begrenzen und freigesetzte Faktoren zu inaktivieren. Die effiziente Inhibition der Faktoren durch Antithrombin III wird durch Bindung von Heparansulfat ermöglicht, das an der Oberfläche von Endothelzellen vorkommt (Abb. 41.4). Dieser Mechanismus ist die molekulare Basis für den Einsatz von Heparin und seinen Abkömmlingen im Rahmen der antikoagulatorischen Therapie (▶ Abschn. 41.2.2).

Das **Protein-C-System** wird durch Thrombin aktiviert. Thrombin bindet dazu an **Thrombomodulin (TM)** auf der Oberfläche von Endothelzellen. TM bewirkt, dass Thrombin nach seiner Bindung nicht mehr Fibrinogen spaltet, sondern ein effektiver Aktivator von **Protein C** wird (Abb. 41.4).

Das auf diesem Wege proteolytisch **aktivierte Protein C (APC)** bildet nun einen Komplex mit **Protein S.** Dieser ist in der Lage, die aktivierten Co-Faktoren VIIIa und Va durch Proteolyse zu inaktivieren. Durch Inaktivierung von VIIIa und Va wird letztlich im Sinne einer negativen Rückkopplung die Bildung von Thrombin inhibiert.

Die physiologische Bedeutung dieses Mechanismus wird verdeutlicht durch das gehäufte Auftreten von Thrombosen bei Patienten mit einer Punktmutation im Gen für Faktor V (Faktor-V-Leiden). Die Mutation führt dazu, dass das Faktor-Va-Molekül nicht mehr durch aktiviertes Protein C (APC) gespalten werden kann. Protein C und Protein S werden wie die Gerinnungsfaktoren II, VII, IX und X posttranslational durch γ-Carboxylierung von Glutamatresten modifiziert.

Fibrinolyse

Auch nach erfolgter Fibrinbildung besitzt das Endothel Mechanismen, die eine Verlegung des Gefäßlumens verhindern. In diesem Fall vermag das Endothel fibrinolytische Prozesse in Gang zu setzen, die zur Auflösung des Fibringerinnsels führen.

Eine zentrale Rolle im Rahmen des fibrinolytischen Systems nimmt das Enzym **Plasmin** ein. Seine Vorstufe, das Plasminogen, wird in der Leber synthetisiert und ist zunächst inaktiv. Plasminogen wird durch Plasminogenaktivatoren wie den aus Endothelzellen freigesetzten Gewebe-Plasminogen-Aktivator (»tissue Plasminogen Activator«, **t-PA**) oder **Urokinase-Plasminogenaktivator (u-PA)** aktiviert (Abb. 41.4). Plasmin ist dann in der Lage, Fibrinogen oder Fibrin proteolytisch in lösliche Fragmente zu spalten. Sowohl t-PA als auch Urokinase werden therapeutisch zur Auflösung frischer Thromben eingesetzt.

41.1.4 Thrombose

Drei pathologische Hauptmechanismen können zu einer Thrombose führen. Sie wurden bereits von Rudolf Virchow beschrieben und werden als **Virchow-Trias** bezeichnet:
- Gefäßwandverletzung
- veränderter Blutfluss
- erhöhte Gerinnungsneigung

Das hämostatische System ist unter normalen Bedingungen so eingestellt, dass es nur dann voll in Gang gesetzt wird, wenn eine Gefäßverletzung mit der Gefahr von Blutverlust eintritt. Kommt es ohne Gefäßverletzung inklusive Blutverlust zur Aktivierung des hämostatischen Systems mit Thrombozytenaktivierung und Fibrinbildung, so entwickelt sich eine Thrombose.

Im arteriellen System besteht die Hauptgefahr einer Thrombose in einer Minderversorgung des durch das thrombosierte Gefäß versorgten Gewebes mit der Folge einer Ischämie bzw. eines **Infarkts.** Die Hauptgefahr eines Thrombus im venösen System besteht in der Loslösung von Thrombusmaterial, das dann als Embolus in die Lungenstrombahn gelangt und dort zu einer **Lungenembolie** führen kann.

Gefäßwandverletzung

Eine Verletzung oder funktionelle Störung der Gefäßwand ist die häufigste Ursache für die Bildung von Thromben im arteriellen Gefäßsystem.

Der **arteriellen Thrombose** liegt meist eine **atherosklerotische Veränderung der Gefäßwand** zugrunde. Dabei führt die **Ruptur einer atherosklerotischen Plaque** zur Exposition einer hochgradig thrombogenen Oberfläche, auf der es zur raschen Aktivierung von Thrombozyten und zur Bildung von Fibrin über die Koagulationskaskade kommt.

Der Bildung eines arteriellen Thrombus muss aber nicht immer ein morphologischer Defekt des Endothels zugrunde liegen. Auch **schwere Funktionsstörungen des Endothels,** wie sie im Rahmen von Vaskulitiden oder bereits in früheren Stadien der Atherosklerose vorkommen, können zur pathologischen Aktivierung des hämostatischen Systems führen.

Veränderungen des Blutflusses

Veränderungen des normalen Blutflusses wie Turbulenzen oder eine starke **Herabsetzung der Strömungsgeschwindigkeit** bis hin zur Stase können vor allem im **venösen Gefäßsystem** zur **Thrombosebildung** führen. Stase oder Turbulenzen führen zu einer Störung des laminaren Blutflusses und bringen Thrombozyten in Kontakt mit dem Endothel.

Außerdem wird durch eine Verringerung des Blutflusses die Verdünnung lokal gebildeter, aktiver Gerinnungsfaktoren und der Zufluss antithrombotischer Faktoren reduziert. Darüber hinaus führen Turbulenzen und Stase zur Funktionsstörung von Endothelzellen mit der Folge einer verminderten antithrombotischen Aktivität. Typische Krankheitsbilder sind z. B.

- tiefe Beinvenenthrombosen bei immobilisierten Patienten
- Thromben im linken Vorhof bei Vorhofflimmern

Erhöhte Koagulabilität

Auch eine insgesamt erhöhte Gerinnungsneigung mit oder ohne einen der vorher genannten Faktoren kann zu Thrombosen führen. Eine erhöhte Gerinnungsneigung des Blutes findet sich gelegentlich bei **Tumorerkrankungen,** im Rahmen eines **nephrotischen Syndroms** oder in der **Spätphase der Schwangerschaft.**

Verschiedene **genetische Defekte** können zu einer Hyperkoagulabilität führen. Mit am häufigsten ist die Faktor-V-Leiden-Mutation (▶ Abschn. 41.1.3).

Eine Erniedrigung der Plasmaspiegel von Gerinnungsfaktoren (z. B. Fibrinogen, Faktor VII, Faktor VIII, Faktor X) und eine Erhöhung der Plasmaspiegel antihämostatischer Faktoren (z. B. Protein S, Antithrombin III) kann unter der Therapie mit **östrogenhaltigen Präparaten** im Rahmen der oralen Kontrazeption sowie der postmenopausalen Hormonersatztherapie beobachtet werden.

Gerinnungshemmende Mechanismen blutsaugender Organismen

Blutsaugende Organismen (Hämatophagen) zeichnen sich dadurch aus, dass sie sich vom Blut meist warmblütiger Wirtstiere ernähren. Um die Gerinnung des Blutes während des Saug- und des Verdauungsvorgangs zu verhindern, produzieren sie in ihren Speicheldrüsen eine erstaunliche Fülle biologisch aktiver Faktoren, die das hämostatische System des Wirts blockieren oder die wirtseigenen fibrinolytischen Systeme aktivieren. Einige dieser Faktoren sind bereits in die Therapie eingeführt worden (z. B. Hirudin). Andere wirken über Prinzipien, die möglicherweise in Zukunft für die antithrombotische oder fibrinolytische Therapie genutzt werden können.

Blutegel

Hirudo medicinalis (◘ Abb. 41.5) produziert in seiner Speicheldrüse das Protein Calin (65 kDa), das durch Bindung an den thrombozytären Kollagenrezeptor Integrin α2β1 (GPIa-IIa) die Adhäsion von Thrombozyten an Kollagen blockiert. Das ebenfalls in der Speicheldrüse gebildete Hirudin ist ein bereits klinisch eingesetzter Thrombininhibitor.

Zecken

Die zu den Spinnentieren gehörenden Zecken produzieren z. B. Palladipin, das den thrombozytären Kollagenrezeptor GPVI blockiert. TAP (Tick Anticoagulant Peptide) wirkt als Inhibitor von Faktor Xa. Die Aktivität von Faktor IIa (Thrombin) wird durch verschiedene Proteine wie Ornithodorin, Savigin und Ixin inhibiert. Letzterer Thrombininhibitor wird von der Zeckenspezies *Ixodes ricinus* (◘ Abb. 41.6), dem Überträger der Frühsommer-Meningoenzephalitis (FSME) und der Borreliose gebildet.

Insekten

Verschiedene blutsaugende Insekten wie Wanzen, Tierläuse, Flöhe, Mücken und Fliegen besitzen Stechsaugapparate, mit denen sie Blut von Wirtstieren saugen. Sie verfügen über eine Vielzahl von Mecha-

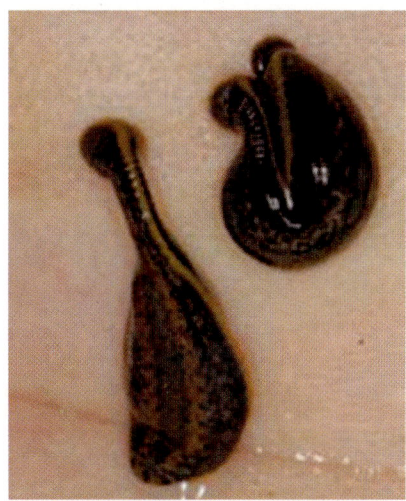

◘ **Abb. 41.5 Hirudo medicinalis**

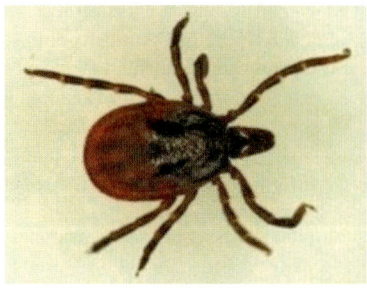
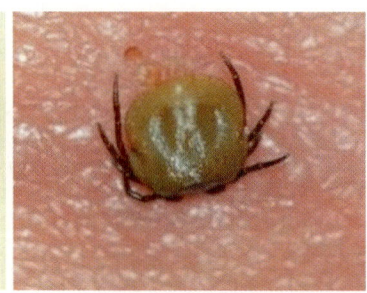

🔲 **Abb. 41.6 Ixodes ricinus**

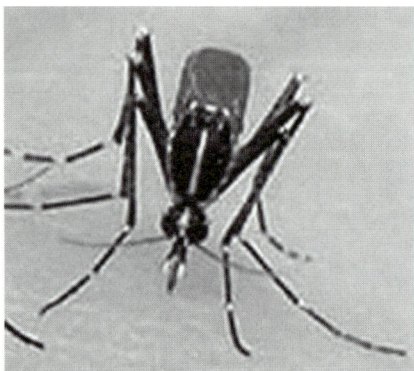

🔲 **Abb. 41.7 Aedes aegypti**

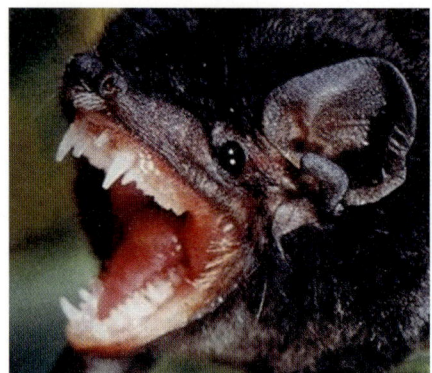

🔲 **Abb. 41.8 Desmodus rotundus**

nismen zur Gerinnungshemmung. Krankheitsübertragende Stechmücken wie Mosquitos der Spezies *Aedes aegypti* (🔲 Abb. 41.7) bilden verschiedene Faktor-Xa-Inhibitoren. Die *Anopheles*-Mücke produziert Anophelin, einen Inhibitor von Faktor IIa (Thrombin) und die Tsetsefliege bildet ebenfalls einen Inhibitor von Faktor IIa, den Tsetse-Thrombininhibitor (TTI).

Vampirfledermäuse
Die südamerikanische Spezies *Desmodus rotundus* (🔲 Abb. 41.8) ist das einzige Säugetier, das sich ausschließlich vom Blut anderer Tiere ernährt. Ihr Speichel enthält das Protein »Desmodus Salivary Plasminogen Activator« (DSPA), das Strukturverwandtschaft mit tPA besitzt und Plasminogen in Plasmin umwandeln kann. Im Speichel der Vampirfledermaus wurde auch ein 80-kDa-Protein namens »Draculin« gefunden, dass die Faktoren IXa und Xa inhibiert.

41.2   Pharmaka

Lernziele

Thrombozytenfunktionshemmer
- Acetylsalicylsäure
- ADP-(P2Y$_{12}$-)Rezeptor-Antagonisten: Thienopyridine (Clopidogrel, Prasugrel), Ticagrelor, Cangrelor
- GPIIb/IIIa-Inhibitoren: Abciximab, Eptifibatid, Tirofiban

Antikoagulanzien
- Aktivatoren von Antithrombin III (Heparine, Pentasaccharide)
- Vitamin-K-Reduktase-Hemmer (Cumarinderivate)

- Direkte Inhibitoren des Thrombins (Hirudine, Argatroban, Dabigatranetexilat)
- Direkte Faktor-Xa-Inhibitoren (Rivaroxaban, Apixaban), Edoxaban

Fibrinolytika
- Streptokinase, t-PA und Analoga

41.2.1 Thrombozytenfunktionshemmer

Thrombozytenfunktionshemmer wie Acetylsalicylsäure oder Thienopyridine werden sowohl im Rahmen der Prophylaxe thrombotischer Erkrankungen als auch bei akuten Gefäßverschlüssen eingesetzt. GPIIb/IIIa-Inhibitoren kommen ausschließlich in akuten oder subakuten Situationen zur Anwendung. Darüber hinaus hat der Einsatz von Thrombozytenfunktionshemmern die Verfahren der interventionellen Kardiologie revolutioniert, indem sie das Risiko von Restenosierungen und Thrombosen im Rahmen angioplastischer Verfahren deutlich reduziert haben.

Acetylsalicylsäure
■ **Bedeutung**

Acetylsalicylsäure (ASS) ist der klinisch am längsten etablierte Thrombozytenfunktionshemmer. Es ist aufgrund seiner relativen Sicherheit, in großen Studien nachgewiesenen Wirkung und geringen Kosten ein wichtiger Pfeiler der **Sekundärprophylaxe thromboembolischer Erkrankungen.**

▪ Wirkprinzip

Acetylsalicylsäure hemmt in Thrombozyten die Bildung von TXA_2, eines Mediators der Thrombozytenaktivierung (◘ Abb. 41.2).

ASS interferiert mit der Biosynthese von Prostanoiden, indem sie einen Serinrest (S530) der Cyclooxygenase-1 (COX-1) irreversibel acetyliert. Dies verhindert, dass COX-1 sein Substrat Arachidonsäure binden kann. In Thrombozyten wird das Produkt von COX-1, Prostaglandin H_2 (PGH_2), durch die Thromboxan-A_2-(TXA_2-)Synthase rasch weiter in TXA_2 umgesetzt, das als wichtiger auto- und parakrin wirkender, verstärkender Mediator fungiert.

Obwohl COX-1 ein sehr weit verbreitet exprimiertes Enzym ist, ist die thrombozytäre COX-1 besonders empfindlich gegenüber dem hemmenden Effekt selbst niedriger Dosen oral gegebener Acetylsalicylsäure. Die für die Thrombozytenhemmung erforderlichen Dosen liegen weit unter denen, die für analgetische oder antiphlogistische Acetylsalicylsäurewirkungen erforderlich sind.

> **Eine komplette Inaktivierung der thrombozytären COX-1 kann bereits mit täglichen Dosen von 100–200 mg Acetylsalicylsäure erreicht werden.**

Die **hohe Sensitivität von Thrombozyten** gegenüber Acetylsalicylsäure hat mindestens 2 Ursachen:

- Thrombozyten besitzen keinen Kern und sind daher nicht in der Lage, die durch Acetylierung irreversibel gehemmte COX-1 zu resynthetisieren, sodass der ASS-Effekt über die gesamte Lebenszeit von Thrombozyten, also etwa 10 Tage, wirksam ist.
- ASS weist zudem eine besondere Pharmakokinetik auf, die zu einer präferenziellen irreversiblen Hemmung der thrombozytären COX-1 führt. In relativ niedrigen Dosen wird es nach oraler Gabe fast vollständig bei der 1. Leberpassage zu Salicylsäure deacetyliert. Diese bindet zwar ebenfalls an COX-1 und hemmt das Enzym, führt aber aufgrund der fehlenden Fähigkeit zur Acetylierung nicht zur irreversiblen Hemmung des Enzyms (◘ Abb. 41.9). Während ihrer Passage durch das Portalsystem sind Thrombozyten der relativ hohen präsystemischen ASS-Konzentration ausgesetzt, und es kommt zur irreversiblen Hemmung der thrombozytären COX-1.

Aufgrund dieser Mechanismen wirkt niedrig dosierte Acetylsalicylsäure relativ selektiv auf Thrombozyten.

▪ Unerwünschte Wirkungen

Unerwünschte Wirkungen, insbesondere Blutungen und relative Kontraindikationen, entsprechen denen bei hoher ASS-Dosierung (▶ Kap. 24 und ▶ Kap. 27), allerdings sind die Risiken bei der niedrigen Dosierung im Rahmen der Thrombozytenfunktionshemmung deutlich geringer.

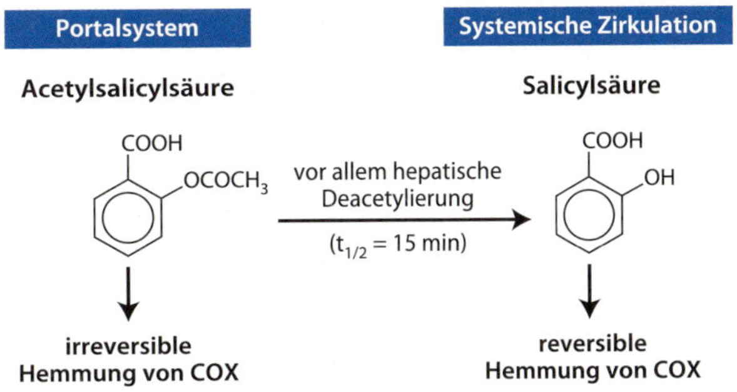

◘ Abb. 41.9 **Metabolisation von Acetylsalicylsäure zu Salicylsäure.** In niedrigen Konzentrationen wird Acetylsalicylsäure bereits während der 1. Leberpassage fast vollständig deacetyliert, sodass in der systemischen Zirkulation im Wesentlichen nur Salicylsäure vorliegt. Eine irreversible Hemmung der COX durch ASS erfolgt daher vornehmlich im Portalsystem, während die systemisch verfügbare Salicylsäure lediglich zur reversiblen Hemmung der COX führt

▪ Klinische Anwendung

Acetylsalicylsäure hat einen nachgewiesenen günstigen Effekt im Rahmen der Behandlung **akuter thrombotischer Erkrankungen des arteriellen Systems.** ASS verringert die Mortalität von Patienten mit akutem Koronarsyndrom, Myokardinfarkt und Hirninfarkt.

Bei Patienten, die bereits einen Verschluss koronarer, zerebraler oder peripherer Gefäße erlitten haben, ist die Gabe niedrig dosierter Acetylsalicylsäure (75–160 mg/Tag) als **Sekundärprophylaxe** indiziert.

Unklarheit besteht zurzeit noch darüber, in welchem Ausmaß Acetylsalicylsäure als **Primärprophylaxe** eingesetzt werden sollte. Es gibt klare Hinweise darauf, dass Patienten mit deutlich erhöhten Risikofaktoren, die bisher keine arteriellen Gefäßverschlüsse erlitten haben, von primärprophylaktischer Behandlung mit niedrig dosierter ASS profitieren.

Einige wenige Patienten (< 10%) sprechen nicht auf ASS an. Bei diesen **Non-Responder-Patienten** sollte die Behandlung auf ein **Thienopyridin** (z. B. Clopidogrel) umgestellt werden. Bei niedriger Dosierung von ASS selten auftretende gastrointestinale Störungen können gut mit Protonenpumpenhemmern behandelt werden.

Steckbrief Acetylsalicylsäure

Wirkmechanismus: Hemmung der Thrombozytenaggregation durch irreversible Hemmung von COX-1, dadurch Inhibierung der Bildung von TXA2 (verstärkender Mediator der Thromozytenaggregation) in Thrombozyten

Unerwünschte Wirkungen und Kontraindikationen: Blutungen bei niedriger Dosierung selten (höhere Dosierung: ▶ Kap. 24 und ▶ Kap. 27)

Klinische Anwendung: Sekundärprophylaxe koronarer und zerebrovaskulärer Ereignisse. Nutzen im Rahmen der Primärprophylaxe wird diskutiert

ADP-Rezeptor-(P2Y$_{12}$-)Antagonisten

■ Vertreter

Neben TXA$_2$ ist Adenosindiphosphat (ADP) der zweite wichtige von Thrombozyten freigesetzte Mediator, der über einen positiven Feedback-Mechanismus die Thrombozytenaktivierung verstärkt (◘ Abb. 41.1, ◘ Abb. 41.2). Die Thienopyridine **Clopidogrel, Prasugrel** sowie **Ticlopidin** hemmen die ADP-induzierte Thrombozytenaktivierung durch **Blockade des thrombozytenspezifischen ADP-Rezeptors P2Y$_{12}$.**

Den Thienopyridinen ist gemeinsam, dass sie **Prodrugs** darstellen und in der Leber durch verschiedene CYP-Enzyme in aktive Metaboliten umgesetzt werden. Diese können eine kovalente Bindung mit dem extrazellulären Teil des P2Y$_{12}$-Rezeptors eingehen und den Rezeptor dadurch irreversibel blockieren. Ähnlich wie der thrombozytenfunktionshemmende Effekt von Acetylsalicylsäure ist der Effekt von Thienopyridinen durch irreversible Hemmung des ADP-Rezeptors P2Y$_{12}$ lang anhaltend und kann erst durch Neubildung von Thrombozyten aufgehoben werden.

Ticagrelor ist ein neuartiger P2Y$_{12}$-Rezeptor-Antagonist, der im Gegensatz zu den Thienopyridinen kein Prodrug ist, sondern den P2Y$_{12}$-Rezeptor auf Thrombozyten direkt und reversibel blockiert. Aufgrund dieses Wirkmechanismus tritt der Effekt von Ticagrelor schneller ein und die Wirkung lässt nach Absetzen im Vergleich zu Thienopyridinen schneller nach. Dies führt in der Regel zur besseren Steuerbarkeit der Therapie, könnte jedoch bei unzuverlässiger Einnahme auch von Nachteil sein. Auch die Notwendigkeit einer 2-mal täglichen Gabe von Ticagrelor im Gegensatz zu Clopidogrel und Prasugrel, die 1-mal täglich gegeben werden müssen, ist nachteilig.

Cangrelor ist wie Ticagrelor ein reversibler P2Y$_{12}$-Rezeptor-Antagonist, der allerdings nur intravenös gegeben werden kann.

■ Pharmakokinetik

Aus **Clopidogrel** entsteht vor allem durch CYP2C19 über 2-Oxo-Clopidogrel ein kurzlebiger aktiver Metabolit (◘ Abb. 41.10), der eine reaktionsfähige SH-Gruppe trägt, die den extrazellulären Teil des P2Y$_{12}$-Rezeptors kovalent modifiziert und dadurch dessen Aktivierung durch ADP blockiert. Bestimmte genetische Varianten von CYP2C19 führen dazu, dass Clopidogrel in geringerem Umfang in die aktive Form überführt wird und damit weniger gut wirksam ist.

Prasugrel wird durch CYP3A4 und CYP2B6 und **Ticlopidin** durch CYP3A4 in die aktive Form umgewandelt. Aufgrund der notwendigen Metabolisierung setzt der Effekt der Thienopyridine erst mit einer gewissen Verzögerung ein. Bei initial hoher Dosierung liegt der Wirkeintritt bei 4 Stunden im Fall von Clopidogrel. Prasugrel wirkt wegen rascherer Umsetzung in den aktiven Metaboliten schneller. Ticagrelor wird durch CYP3A4 in einen ebenfalls aktiven Metaboliten umgesetzt. Die Plasmahalbwertszeit beträgt etwa 8 Stunden.

■ Unerwünschte Wirkungen

Unter Therapie mit P2Y$_{12}$-Antagonisten kann es zu **Blutungen** kommen. Insbesondere **Ticlopidin** verursacht eine Reihe

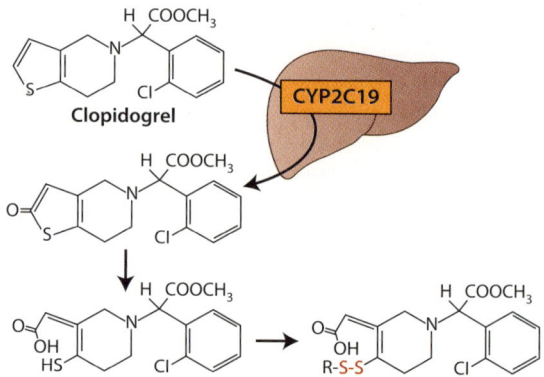

◘ **Abb. 41.10 Umwandlung des Prodrugs Clopidogrel in seinen aktiven Metaboliten.** Clopidogrel wird in der Leber durch CYP2C19 in 2-Oxo-Clopidogrel umgewandelt, aus dem ein kurzlebiger Metabolit entsteht, der über eine reaktive SH-Gruppe eine kovalente Verbindung mit dem ADP-Rezeptor P2Y$_{12}$ (R) auf Thrombozyten eingeht

unerwünschter Wirkungen wie Übelkeit, Diarrhö und selten auftretende, jedoch schwere Neutropenien. Die neueren Thienopyridine Clopidogrel und Prasugrel sowie Ticagrelor besitzen deutlich weniger unerwünschte Wirkungen. Unter Ticagrelor und Cangrelor ist über das Auftreten von Dyspnoe berichtet worden.

■ Interaktionen

Einige Protonenpumpenhemmer wie **Omeprazol**, die wie Clopidogrel durch CYP2C19 verstoffwechselt werden, können bei gleichzeitiger Gabe zur verminderten Bildungen des aktiven Clopidogrelmetaboliten führen und dadurch die Wirkung von Clopidogrel abschwächen. Die Plasmakonzentration von Ticagrelor kann bei gleichzeitiger Anwendung starker CYP3A4-Inhibitoren ansteigen und bei gleichzeitiger Gabe starker CYP3A4-Induktoren abfallen.

■ Klinische Anwendung

Clopidogrel, Prasugrel, Ticagrelor und Cangrelor können vorübergehend bei **akutem Koronarsyndrom** und im Rahmen **koronarer Interventionen** eingesetzt werden. Falls keine Kontraindikationen vorliegen, werden P2Y$_{12}$-Antagonisten (mit Ausnahme des nur parenteral verabreichbaren Cangrelor) dann für ca. 12 Monate zusammen mit niedrig dosierter Acetylsalicylsäure gegeben. Um den Wirkungseintritt zu beschleunigen, wird üblicherweise eine 1-malige **Anfangsdosis** von 300 mg Clopidogrel bzw. 60 mg Prasugrel gegeben, gefolgt von einer **Erhaltungsdosis** von 75 mg/Tag Clopidogrel bzw. 10 mg/Tag Prasugrel.

Clopidogrel kann auch im Rahmen der Sekundärprophylaxe arterieller thrombotischer Erkrankungen eingesetzt werden. Allerdings scheint die Wirksamkeit nicht signifikant höher zu sein als die von Acetylsalicylsäure. Aufgrund der langjährigen Erfahrung mit Acetylsalicylsäure sowie den geringen Kosten einer ASS-Prophylaxe bleibt Clopidogrel **Mittel der 2. Wahl bei der Sekundärprophylaxe**. Der klinische Stellenwert von Ticagrelor ist derzeit noch unklar.

41

GPIIb/IIIa-(Integrin-αIIbβ3-)Inhibitoren

▪ Bedeutung

Glykoprotein IIb/IIIa (Integrin αIIbβ3) ist ein dimeres Protein aus der Gruppe der Integrine, das spezifisch auf Thrombozyten exprimiert wird und nach Aktivierung als Rezeptor für
Fibrinogen und Von-Willebrand-Faktor fungiert (▶ Abschn.
41.1.1). Durch Bindung dieser divalenten Liganden kommt es
zur Vernetzung (Aggregation) von Thrombozyten. Eine Inhibition der Bindung von Fibrinogen an GPIIb/IIIa blockiert die
Aggregation aktivierter Thrombozyten (◻ Abb. 41.11). GPIIb/
IIIa-Inhibitoren sind sehr effiziente Thrombozytenaggrega-
tionshemmer. Die initialen Prozesse der Thrombozytenaktivierung bleiben jedoch unbeeinflusst.

▪ Vertreter

Gegenwärtig werden 3 GPIIb/IIIa-Inhibitoren klinisch eingesetzt (◻ Tab. 41.1):

- **Abciximab** ist das Fab-Fragment eines humanisierten
  monoklonalen Antikörpers, der die IIIa(β3)-Unter-
  einheit mit sehr hoher Affinität bindet. Abciximab hat
  keine absolute Spezifität für das Integrin αIIbβ3 (GPIIb/
  IIIa), sondern bindet auch an andere Integrine, wie z. B.
  den Vitronectin-Rezeptor (Integrin αVβ3). Nach i. v.
  Gabe fallen die Plasmaspiegel von freiem Abciximab
  sehr schnell ab, die Plasmahalbwertszeit beträgt 30 Minuten. Allerdings kann der mit sehr hoher Affinität an
  Thrombozyten gebundene Antikörper zwischen Thrombozyten ausgetauscht werden und Abciximab kann

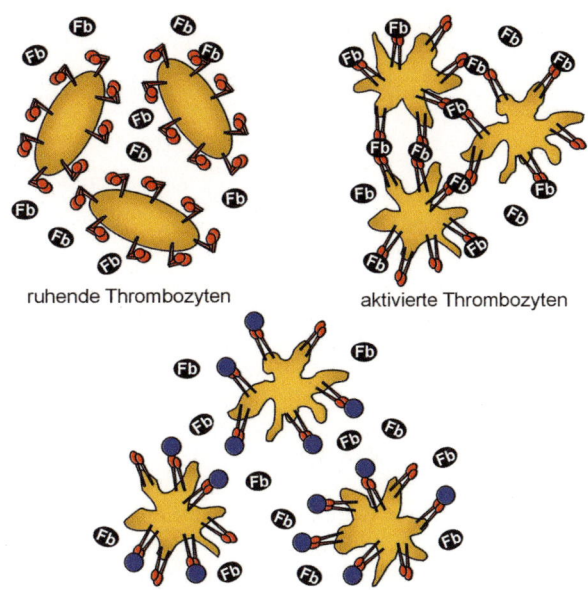

ruhende Thrombozyten   aktivierte Thrombozyten

Effekt von GPIIb/IIIa Antagonisten

◻ **Abb. 41.11 Wirkungsweise von GPIIb/IIIa-Inhibitoren.** In der
finalen Phase der Thrombozytenaktivierung kommt es zur »Inside-
out-Aktivierung« von Integrin αIIbβ3 (GPIIb/IIIa) (*rot*), das daraufhin in der Lage ist, Fibrin (Fb) oder Von-Willebrand-Faktor (vWF) zu
binden. Da sowohl Fibrinogen als auch vWF jeweils 2 aktivierte
Integrinmoleküle binden können, kommt es zur raschen Vernetzung
(Aggregation) von Thrombozyten. GPIIb/IIIa-Inhibitoren (*blaue
Kugeln*) blockieren die extrazellulären Bindungsstellen von Integrin
αIIbβ3 und verhindern die Bindung von Fibrinogen oder vWF

selbst 2 Wochen nach einmaliger Gabe noch im Blut
nachgewiesen werden. Nach Gabe einer Standarddosis
(0,25 mg/kg KG als Bolus, gefolgt von 0,125 µg/kg KG/
min für 12 h) wird eine Inhibition von etwa 80% aller
GPIIb/IIIa-Moleküle auf Thrombozyten erreicht. Nach
Beendigung der Gabe bleibt die Thrombozytenfunktion
aufgrund der nur sehr langsamen Dissoziation von
Abciximab für 12–24 Stunden gehemmt.

- **Eptifibatid** ist ein synthetisches zyklisches Peptid, bestehend aus 7 Aminosäuren, das selektiv die Fibrinogen-/
  Von-Willebrand-Faktor-Bindungsstelle von Integrin
  αIIbβ3 blockiert. Es ist strukturverwandt mit dem
  Schlangengift Barbourin, das ebenfalls αIIbβ3 blockiert.
  Seine Affinität für αIIbβ3 ist deutlich geringer als die
  von Abciximab, seine Wirkdauer wird daher von der
  Plasmahalbwertszeit (2–2,5 h) bestimmt. Die Ausscheidung erfolgt renal.

- **Tirofiban** ist ein spezifischer, nichtpeptidischer αIIbβ3-
  Antagonist mit hoher Affinität. Ähnlich wie Eptifibatid
  besitzt Tirofiban eine relativ kurze Halbwertszeit und
  Wirkdauer (ca. 2 h). Die Ausscheidung erfolgt ebenfalls
  renal.

◻ Tab. 41.1 Pharmakologische Eigenschaften von GPIIb/IIIa-Inhibitoren

	Abciximab	Eptifibatid	Tirofiban
Molekularmasse (Da)	50.000	800	500
Integrinselektivität	αIIbβ3, αVβ3	αIIbβ3	αIIbβ3
Affinität für αIIbβ3 (K_D, nmol/l)	5	120	15
Plasma-HWZ	0,5 h	2–2,5 h	2 h
Wirkdauer	12–24 h	2–2,5 h	2 h
Elimination	Proteolyse/renal	vor allem renal	vor allem renal

■ **Unerwünschte Wirkungen**

Die wichtigste unerwünschte Wirkung nach Gabe von GPIIb/IIIa-Inhibitoren sind **Blutungen,** die aufgrund der geringen therapeutischen Breite leicht auftreten können. Besonders gefährdet sind Patienten, die bereits mit Antikoagulanzien (z. B. Heparin) behandelt werden. Vor Gabe eines GPIIb/IIIa-Inhibitors muss in diesem Falle die Heparindosis reduziert werden.

Gelegentlich kommt es unter der Therapie mit GPIIb/IIIa-Inhibitoren zum Auftreten einer **Thrombozytopenie.** Im Falle von Blutungen kann die Wirkung von Eptifibatid und Tirofiban aufgrund ihrer kurzen Wirkdauer durch Unterbrechung der Zufuhr beendet werden. Die relativ lange Wirkdauer von Abciximab kann bei Blutungskomplikationen die Transfusion von Thrombozytenkonzentraten erfordern.

■ **Klinische Anwendung**

Die gegenwärtig verfügbaren GPIIb/IIIa-Inhibitoren müssen parenteral verabreicht werden. Dies schränkt ihren Einsatz auf bestimmte klinische Situationen ein. Ein wichtiges Einsatzgebiet von GPIIb/IIIa-Inhibitoren ist die Thromboseprophylaxe im Rahmen **koronarer Interventionen** wie der perkutanen transluminalen Koronarangioplastie (PTCA) und des **koronaren Stenting.** Diverse Studien weisen darauf hin, dass Abciximab den beiden anderen GPIIb/IIIa-Inhibitoren überlegen ist. Die Gabe von GPIIb/IIIa-Inhibitoren ist auch in fortgeschrittenen Stadien des **akuten Koronarsyndroms** indiziert (▶ Abschn. 41.3.1).

Steckbrief GPIIb/IIIa-Inhibitoren
Wirkstoffe:
- Abciximab (Fab-Fragment eines humanisierten monoklonalen Antikörpers)
- Eptifibatid (synthetisches zyklisches Peptid)
- Tirofiban (nichtpeptidische niedermolekulare Substanz)

Wirkmechanismus: Blockierung der Vernetzung (Aggregation) von Thrombozyten durch Bindung an Glykoprotein IIb/IIIa (Integrin αIIbβ3) auf Thrombozyten

Unerwünschte Wirkungen: Gefahr von Blutungen durch geringe therapeutische Breite, gelegentliches Auftreten von Thrombozytopenien
Klinische Anwendung: Beschränkung auf Spezialindikationen wie akutes Koronarsyndrom und koronare Interventionen (parenterale Gabe)
Kontraindikationen: Blutungen, Traumata, Schwangerschaft, Stillzeit

41.2.2 Antikoagulanzien

Antikoagulanzien sind Pharmaka, die die zur Fibrinbildung führenden Prozesse der plasmatischen Gerinnung hemmen. Neben den Thrombozytenfunktionshemmern stellen sie die 2. Gruppe antithrombotischer Pharmaka dar und werden zur Prävention und Behandlung arterieller und venöser Thrombosen eingesetzt. Die gegenwärtig klinisch verwendeten Antikoagulanzien können 4 grundsätzlichen Wirkprinzipien zugeordnet werden:
- Aktivatoren von Antithrombin III (Heparine, Pentasaccharide)
- Vitamin-K-Reduktase-Hemmer (Cumarinderivate)
- Direkte Faktor-IIa-(Thrombin-)Inhibitoren (Hirudine, Argatroban, Dabigatranetexilat)
- Direkte Faktor-Xa-Inhibitoren (Rivaroxaban, Apixaban)

Antithrombin-III-Aktivatoren
■ **Wirkmechanismen**

Antithrombin III (ATIII) ist ein Glykoprotein, das in der Leber synthetisiert wird und im Plasma in einer Konzentration von 2,5 μM zirkuliert. ATIII ist Teil des physiologischen antikoagulatorischen Systems, indem es die proteolytische Aktivität, vor allem der Gerinnungsfaktoren Thrombin (Faktor IIa) und Faktor Xa inhibiert. Es hemmt vornehmlich freie aktive Gerinnungsfaktoren, während z. B. fibringebundenes Thrombin resistent gegenüber ATIII ist.

Die inhibitorische Aktivität von ATIII allein ist nicht sehr hoch. Sie kann jedoch durch verschiedene Glykosaminoglykane wie Heparin, das vor allem in sekretorischen Granula

41

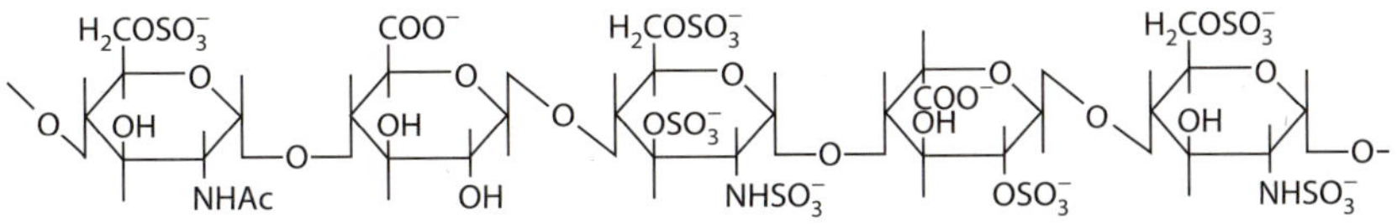

| N-Acetyl-Glucosamin-6-O-Sulfat | Glucuron-säure | N-, 3-O-, 6-O-Glucosamin-Trisulfat | Iduronsäure-2-O-Sulfat | N-, 6-O-Glucosamin-Disulfat |

Abb. 41.12 Spezifische Pentasaccharidsequenz von Antithrombin-III-Aktivatoren

von Mastzellen vorkommt, deutlich gesteigert werden. Die Interaktion von ATIII mit Heparin erfolgt über eine spezifische Pentasaccharidsequenz, die 3-O-sulfatierte Glucosaminreste enthält (◘ Abb. 41.12).

Unfraktionierte und niedermolekulare Heparine, die unter physiologischen Bedingungen wahrscheinlich keine Rolle als ATIII-Aktivator spielen, werden als Antikoagulanzien eingesetzt. Darüber hinaus steht das **synthetische Pentasaccharid Fondaparinux** für die antikoagulatorische Therapie zur Verfügung (◘ Tab. 41.2).

Unfraktioniertes Heparin Heparin wird aus tierischen Geweben wie der Darmmukosa des Schweins oder der Rinderlunge gewonnen. Unfraktioniertes Heparin stellt ein inhomogenes Gemisch negativ geladener sulfatierter Glykosaminoglykane, bestehend aus ca. 15–150 Hexoseeinheiten, dar. Heparin besteht bis zu einem Drittel aus ATIII-bindenden **Pentasaccharidsequenzen** (◘ Abb. 41.12). Die Pentasaccharidsequenz induziert nach Bindung an ATIII eine Konformationsänderung, die zur beschleunigten Inaktivierung von Faktor Xa führt (◘ Abb. 41.13).

> Die Fähigkeit von Heparin, ATIII-abhängig den Faktor Xa zu inhibieren, beruht allein auf der Pentasaccharidsequenz und ist unabhängig von der Gesamtanzahl der Monosaccharideinheiten. Die ATIII-abhängige Inhibition von Faktor IIa durch Heparin erfordert hingegen neben der Pentasaccharidsequenz eine Kette von mindestens 18 Monosaccharideinheiten.

Dies beruht darauf, dass Faktor IIa zunächst an negative Bereiche des Heparins außerhalb der Pentasaccharidsequenz binden muss, bevor er durch ATIII gehemmt werden kann. Thrombin gleitet dann entlang der Monosaccharidkette des Heparins und wird schließlich durch ATIII, das durch die Pentasaccharidsequenz aktiviert worden ist, inhibiert (◘ Abb. 41.13).

> Unfraktioniertes Heparin hemmt Faktor Xa und Faktor IIa (Thrombin) in vergleichbarem Ausmaß.

Niedermolekulares Heparin Niedermolekulares Heparin wird aus unfraktioniertem Heparin durch chemische oder enzymatische Spaltung sowie nachfolgende Fraktionierung

Tab. 41.2 Pharmakologische Eigenschaften von Antithrombin-III-Aktivatoren

	Unfraktioniertes Heparin	Niedermolekulare Heparine	Synthetische Pentasaccharide (Fondaparinux)	Heparinoide (z. B. Dana-paroid)
Hexoseeinheiten pro Molekularmasse (Da)	20–100 pro 6000–30.000	10–15 pro 3000–7000	5 pro 1728	15–20 pro 5500
Relative Hemmung der aktiven Gerinnungsfaktoren Xa u. IIa	IIa = Xa 1:1	IIa < Xa 1:3	nur Xa	IIa ≪ Xa 1:25
Applikation	s. c. und i. v.	s. c. und i. v.	s. c.	s. c. und i. v.
Bioverfügbarkeit (nach s. c. Gabe)	30%	> 90%	> 95%	> 95%
Plasma-HWZ	1–2 h	2–5 h	18 h	24 h
Elimination	vor allem durch das RES*	vor allem renal	vor allem renal	vor allem renal
Gabe zur Thromboseprophylaxe	2–3× tägl.	1–2× tägl.	1× tägl.	2× tägl.

* RES, retikuloendotheliales System

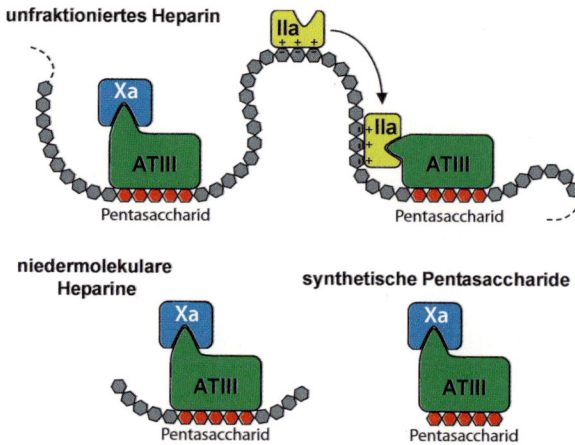

Abb. 41.13 Mechanismus der Antithrombin-III-(ATIII-)vermittelten Inhibition von Faktor Xa und Faktor IIa (Thrombin) durch Heparine und Abkömmlinge. Unfraktioniertes Heparin führt zur direkten ATIII-vermittelten Inhibition von Faktor Xa sowie von Faktor IIa (Thrombin) unter Vermittlung zusätzlicher Monosaccharideinheiten, siehe Text. Die kurze Kette niedermolekularer Heparine sowie synthetischer Pentasaccharide erlaubt lediglich die ATIII-vermittelte Hemmung von Faktor Xa, nicht jedoch von Faktor IIa

gewonnen und enthält kürzere Polysaccharidketten mit durchschnittlich 15 Monosaccharideinheiten.

> Während die Anti-Xa-Aktivität durch die verkürzte Kettenlänge unbeeinflusst bleibt, ist die Anti-IIa-Aktivität aufgrund der geringeren Kettenlänge um das 2- bis 4-Fache reduziert.

Neben der päferenziellen Wirkung auf Faktor Xa besitzen niedermolekulare Heparine (Enoxaparin, Nadroparin, Dalteparin, Certoparin, Tinzaparin, Reviparin etc.) im Gegensatz zu unfraktioniertem Heparin eine veränderte Pharmakokinetik mit **höherer Bioverfügbarkeit nach s. c. Gabe** und **längerer Plasmahalbwertszeit** (Tab. 41.2). Außerdem besteht ein verringertes Risiko für unerwünschte Wirkungen.

Synthetische Pentasaccharide Auf der Basis der für die ATIII-Aktivierung verantwortlichen Pentasaccharidsequenz wurden synthetische Pentasaccharidanaloga hergestellt (z. B. Fondaparinux), deren Faktor-Xa-Selektivität noch stärker ist. Außerdem zeichnen sich synthetische Pentasaccharide durch ihre **längere Plasmahalbwertszeit** und ein **geringeres Risiko für unerwünschte Wirkungen** aus.

Heparinoide Heparinoide sind niedermolekulare heparinähnliche Polysaccharide tierischer (Danaproid) oder pflanzlicher Herkunft (z. B. Pentosanpolysulfat). Sie hemmen ATIII-abhängig Faktor Xa und können bei Heparinunverträglichkeit eingesetzt werden.

■ **Pharmakokinetik**

ATIII-Aktivatoren werden nach oraler Gabe nicht resorbiert und können deshalb nur parenteral verabreicht werden. Die Gabe erfolgt durch s. c. Injektion, Heparin kann auch i. v. gegeben werden. **Unfraktioniertes Heparin** wirkt bei i. v. Verabreichung sofort, die Wirkung nach s. c. Gabe ist verzögert (1–2 h) und die Bioverfügbarkeit beträgt nur etwa 30%. Die **Plasmahalbwertszeit** von unfraktioniertem Heparin beträgt je nach Dosis etwa **1–2 h.**

Unfraktioniertes Heparin wird nach Bindung an Endothelzellen, Makrophagen und Plasmaproteine überwiegend über das retikuloendotheliale System (RES) abgebaut. Nur ein kleiner Teil wird unverändert renal ausgeschieden. **Niedermolekulare Heparine** besitzen nach s. c. Applikation eine Bioverfügbarkeit > 90%. Die Elimination erfolgt überwiegend durch renale Ausscheidung.

> Durch höhere Bioverfügbarkeit und renale Elimination ist die Plasmahalbwertszeit und damit Wirkdauer niedermolekularer Heparine im Gegensatz zum unfraktionierten Heparin um das 2- bis 3-Fache länger.

Bei subkutaner Gabe im Rahmen einer Thromboseprophylaxe müssen niedermolekulare Heparine daher lediglich 1- bis 2-mal täglich verarbreicht werden, während bei Gabe von unfraktioniertem Heparin 2–3 tägliche Subkutaninjektionen erforderlich sind.

Fondaparinux, ein synthetisches Pentasaccharid, ist nach subkutaner Gabe fast vollständig bioverfügbar und erreicht bereits nach 30 Minuten therapeutische Plasmaspiegel. Es wird vollständig über die Niere ausgeschieden, die Plasmahalbwertszeit beträgt etwa 18 Stunden. Im Rahmen einer Thromboseprophylaxe ist daher nur eine subkutane Gabe pro Tag notwendig.

■ **Unerwünschte Wirkungen**

Alle ATIII-Aktivatoren können aufgrund ihres antikoagulatorischen Effekts zu **Blutungen** führen. Bei wenigen der behandelten Patienten kommt es zu **heparininduzierten Thrombozytopenien (HIT):**

– Die häufigere Form **(HIT-Typ I)** setzt innerhalb der ersten Tage einer Therapie ein und führt zu einem leichten, reversiblen Abfall der Thrombozytenkonzentration (um 20–30%).

– Die seltenere, potenziell lebensbedrohliche Form **(HIT-Typ II)** tritt zwischen dem 5. und 11. Tag der Heparinbehandlung auf und kann zum drastischen Abfall der Thrombozytenkonzentration führen. Sie beruht auf der Bildung multimolekularer Komplexe aus Heparin und dem tetrameren Plättchenfaktor 4 (PF4) (Abb. 41.14). In diesen exponiert PF4 ein normalerweise unzugängliches Epitop, das eine humorale Immunantwort hervorrufen kann. Immunkomplexe aus IgG, Heparin und PF4 aktivieren dann den FcγIIa-Rezeptor auf Thrombozyten und führen so zur Aktivierung und Aggregation von Thrombozyten. Dies hat einen Abfall der Thrombozytenzahl im Blut zur Folge (Abb. 41.14). Aufgrund der Thrombozytenaktivierung kommt es bei einem Teil der Patienten zu schweren thromboembolischen Komplikationen. Sowohl venöse Thrombosen mit der Gefahr von Lungenembolien als auch akute arterielle Gefäß-

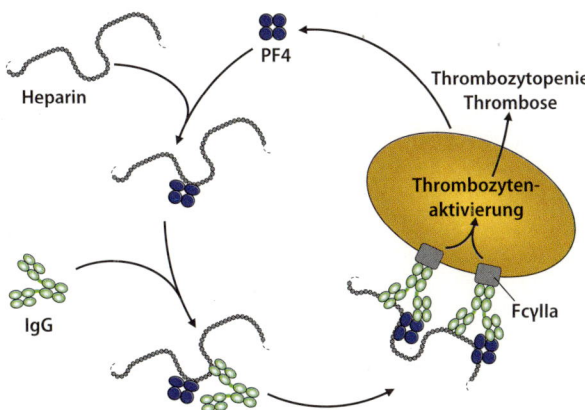

Abb. 41.14 Pathomechanismus der heparininduzierten Thrombozytopenie (HIT) Typ II. Heparin kann mit Plättchenfaktor 4 (PF4) Komplexe bilden, in denen es durch kleine Konformationsänderungen zur Bildung diverser Neoepitope kommt, die durch spezifische IgG-Antikörper erkannt werden. Multimolekulare PF4/Heparin/IgG-Komplexe binden mit dem Fc-Teil des IgG-Moleküls an thrombozytäre FcγIIa-Rezeptoren. Je länger das Heparinmolekül ist, desto mehr FcγIIa-Rezeptoren werden vernetzt und führen zur Aktivierung der Thrombozyten. Dies erklärt, weshalb niedermolekulare Heparine deutlich seltener eine HIT vom Typ II hervorrufen als unfraktioniertes Heparin. Die vermehrte Freisetzung von PF4 im Rahmen der Thrombozytenaktivierung kann diesen Prozess verstärken

verschlüsse mit zerebrovaskulären Insulten, Nekrosen an den Akren oder Hautnekrosen können auftreten.

> **Die HIT II tritt unter der Therapie mit niedermolekularen Heparinen deutlich seltener auf und wird nach Gabe synthetischer Pentasaccharide nicht beobachtet.**

Nach langfristiger Gabe hoher Dosen von überwiegend unfraktioniertem Heparin wird das gelegentliche Auftreten von **Osteoporosen** beobachtet. In vereinzelten Fällen sind unter Heparintherapie **reversibler Haarausfall** oder **allergische Reaktionen** beschrieben worden.

Maßnahmen beim Auftreten unerwünschter Wirkungen
Beim Vorliegen **leichter heparininduzierter Blutungen oder Thrombozytopenien** reicht in der Regel das **Absetzen** der Heparintherapie aus. Bei **schweren Blutungen** kann der Effekt von Heparin sehr rasch durch **intravenöse Gaben von Protamin** aufgehoben werden. Protamin stellt eine Mischung polykationischer Proteine aus der Samenflüssigkeit des Lachses dar, die vor allem mit den polyanionischen unfraktionierten Heparinen einen Komplex bilden und dadurch den antikoagulatorischen Effekt neutralisieren. Da Protamin allergische Reaktionen hervorrufen kann und bei zu hoher Dosierung selbst antikoagulatorisch wirksam ist, sollte die **minimal notwendige Dosis** von Protamin verabreicht werden. Um 100 IE Heparin zu neutralisieren, wird etwa 1 mg Protamin benötigt, das langsam i. v. (max. 50 mg über 10 min) gegeben wird. Für **Fondaparinux** steht kein spezifisches Antidot zur Verfügung.

■ **Klinische Anwendung**
Unfraktioniertes Heparin Unfraktioniertes Heparin ist indiziert zur Prophylaxe und Therapie der tiefen Venenthrombose und der Lungenembolie, zur Therapie arterieller Thrombosen und Embolien sowie im Rahmen einer Antikoagulation bei extrakorporaler Zirkulation (Hämodialyse, Herz-Lungen-Maschine). Außerdem wird es als Begleittherapie bei der Thrombolyse und zur Therapie eines akuten Myokardinfarkts eingesetzt.

Niedermolekulare Heparine Grundsätzlich unterscheiden sich die Indikationen für den Einsatz niedermolekularer Heparine nicht von denen unfraktionierten Heparins. Klinische Vorteile niedermolekularer Heparine sind die lange Wirkung mit der Möglichkeit der lediglich 1-mal täglichen Gabe und die fehlende Notwendigkeit einer intensiven Überwachung der Therapie. Auch wenn die Kosten niedermolekularer Heparine höher sind, setzen sie sich zunehmend durch. Nachteile sind die aufwendigere laborchemische Kontrolle der Wirkung sofern notwendig und die vergleichsweise schlechtere Hemmbarkeit durch Protamin bei eventueller Überdosierung.

Fondaparinux Fondaparinux ist zur Prophylaxe von Thrombosen und Lungenembolien, zur Therapie der tiefen Beinvenenthrombose und Lungenembolie sowie zur Therapie des akuten Koronarsyndroms zugelassen.

■ **Therapiekontrolle**
Die Überwachung der Therapie mit **unfraktioniertem Heparin** kann durch Bestimmung der **aktivierten partiellen Thromboplastinzeit (aPTT oder PTT)** erfolgen. Dazu wird der intrinsische Weg der plasmatischen Gerinnung durch oberflächenaktive Substanzen und Phospholipide aktiviert. Gemessen wird der Zeitpunkt der Fibrinbildung.

Die Bestimmung der aPTT ist zur Bestimmung des Effekts einer Therapie mit niedermolekularem Heparin nicht geeignet. In der Regel ist eine Kontrolle der Therapie mit **niedermolekularen Heparinen** wegen der besseren Vorhersehbarkeit der Effekte (bessere Bioverfügbarkeit; längere Plasmahalbwertszeit) nicht nötig. Bei Risikopatienten oder Patienten mit ausgeprägter Niereninsuffizienz kann die gerinnungshemmende Wirkung von niedermolekularem Heparin durch **Messung der Anti-Faktor-Xa-Aktivität** bestimmt werden.

Steckbrief Antithrombin-III-Aktivatoren
Wirkstoffe:
- Unfraktioniertes Heparin
- Niedermolekulares Heparin
- Fondaparinux (synthetisches Pentasaccharid)
- Heparinoide

Wirkmechanismus: Hemmung aktiver Gerinnungsfaktoren durch Aktivierung von Antithrombin III
- unfraktioniertes Heparin hemmt die Faktoren IIa und Xa

– niedermolekulare Heparine und Heparinoide
hemmen vorwiegend Faktor Xa
– synthetische Pentasaccharide wie Fondaparinux
hemmen ausschließlich Faktor Xa

Pharmakokinetik: Parenterale Gabe
- Bioverfügbarkeit nach s. c. Gabe:
  - unfraktionierte Heparine 30%,
  - niedermolekulare Heparine, Heparinoide und
    Fondaparinux > 90%
- Plasmahalbwertszeit:
  - unfraktioniertes Heparin 1–2 h
  - niedermolekulares Heparin 2–5 h
  - Fondaparinux 18 h

Unerwünschte Wirkungen:
- Blutungen
- Selten: Heparininduzierte Thrombozytenpenie (HIT):
  - HIT Typ I (häufigere Form) setzt innerhalb der
    ersten Tage einer Therapie ein, in der Regel harmlos
  - HIT Typ II (seltenere Form) tritt zwischen dem
    5. und 11. Tag der Heparinbehandlung auf, poten-
    ziell lebensbedrohlich, allerdings bei Therapie mit
    niedermolekularen Heparinen deutlich seltener
    und kein Vorkommen bei Gabe von Fondaparinux

Klinische Anwendung: Zur Thromboseprophylaxe und
Behandlung akuter Thrombosen. Aufgrund längerer Wirkdauer, besserer Steuerbarkeit und selteneren Auftretens
unerwünschter Effekte werden niedermolekulare Heparine
den unfraktionierten Heparinen meist vorgezogen
Kontraindikationen: Blutungen, Blutungsneigung

Vitamin-K-Reduktase-Hemmer (Cumarinderivate)

■ Geschichte

Anfang der 1920er Jahre kam es in einigen Gegenden Kanadas
und der USA zum Auftreten schwerer, häufig tödlicher Blutungen bei Rindern, die mit verfaultem Klee gefüttert worden
waren. Als Ursache dieser als »Sweet-Clover-Disease« bezeichneten Erkrankung wurde daraufhin Dicumarol identifiziert, das in verdorbenem Klee aus Cumarinen entsteht und
die Gerinnungsfähigkeit des Blutes herabsetzt. Dicumarol
interferiert dabei mit der Vitamin-K-abhängigen Synthese
von Gerinnungsfaktoren.

Bereits kurz nach der Entdeckung des antikoagulatorischen Effekts von Dicumarol wurde der mögliche therapeutische Nutzen von Cumarinderivaten diskutiert. Die in der
Folgezeit synthetisch hergestellten Cumarinderivate wurden
jedoch zunächst vor allem als Rodentizide (z. B. **Rattengift**)
eingesetzt, eine Anwendung, die bis heute von Bedeutung ist.
Die systematische Testung der antikoagulatorischen Wirkung
von Cumarinderivaten zu therapeutischen Zwecken beim
Menschen begann erst, als Berichte bekannt wurden, dass

Patienten, die in suizidaler Absicht hohe Dosen an Cumarinderivaten eingenommen hatten, diese überlebt hatten.

■ Vertreter

Seit den 1950er Jahren stellen die oral verabreichbaren Cumarinderivate **Warfarin** und **Phenprocoumon** (◘ Abb. 41.15) die
wesentlichen Pfeiler der antikoagulatorischen Langzeittherapie zur Prävention thrombotischer Erkrankungen dar. Im mitteleuropäischen Raum kommt hauptsächlich Phenprocoumon zur Anwendung. In den angelsächsischen Ländern ist
dagegen Warfarin verbreiteter.

■ Wirkprinzip

Cumarinderivate wirken aufgrund ihrer Strukturähnlichkeit
mit Vitamin K als **kompetitive Inhibitoren der Vitamin-K-
Epoxid-Reduktase** (◘ Abb. 41.15). Die Inhibition des Enzyms
führt zur Abnahme der aktiven reduzierten Form von Vitamin K und zum vermehrten Anfall von Vitamin-K-Epoxid.
Unter dem Einfluss von Cumarinderivaten werden in der Leber aufgrund der fehlenden γ-Carboxylierung **physiologisch
inaktive Gerinnungsfaktoren II, VII, IX, X sowie Protein C
und Protein S gebildet.**

Die γ-Carboxylierung von Glutamatresten dieser Faktoren ist für die Ca^{2+}-abhängige Bindung der Faktoren an negativ geladene Phospholipidoberflächen im Rahmen der sekundären Hämostase notwendig. Da die Aktivität bereits gebildeter carboxylierter Faktoren nicht beeinflusst wird, ist der
maximale antikoagulatorische Effekt abhängig von der biologischen Halbwertszeit der Vitamin-K-abhängigen Gerinnungsfaktoren und setzt erst nach 1–2 Tagen ein. Die Vitamin-K-abhängigen Gerinnungsfaktoren besitzen Plasmahalbwertszeiten von 6–50 Stunden (◘ Abb. 41.16).

Das antikoagulatorisch wirksame **Protein C** hat eine relativ kurze Halbwertszeit von ca. 6 Stunden. Nach Gabe von
Cumarinderivaten sinkt daher die Konzentration von aktivem
Protein C relativ schnell ab (◘ Abb. 41.16), sodass es in der
initialen Phase einer Therapie mit Cumarinderivaten zum erhöhten Thromboserisiko kommt.

> ❯ **In der Anfangsphase einer oralen Antikoagulation mit
> Cumarinderivaten muss deshalb ein schnell wirkendes
> Antikoagulanzium wie Heparin co-appliziert werden.**

Ziel ist, die verzögert einsetzende antikoagulatorische Wirkung von Cumarinderivaten zu überbrücken und dem durch
den raschen Abfall der Protein-C-Plasmakonzentration bedingten erhöhten Thromboserisiko entgegenzuwirken.

■ Pharmakokinetik

Phenprocoumon und Warfarin werden rasch und nahezu
vollständig nach oraler Gabe resorbiert und zu > 90% an
Plasmaproteine gebunden. Cumarinderivate werden durch
CYP-Enzyme (vor allem CYP2C9) **in der Leber metabolisiert**
und zum überwiegenden Teil nach Glucuronidierung renal
ausgeschieden. Phenprocoumon besitzt eine Plasmahalbwertszeit von 6 Tagen, Warfarin von ca. 40 Stunden. Daraus
ergibt sich eine **Wirkdauer von 6–10 Tagen für Phenprocoumon** und von **2–6 Tagen für Warfarin.**

41

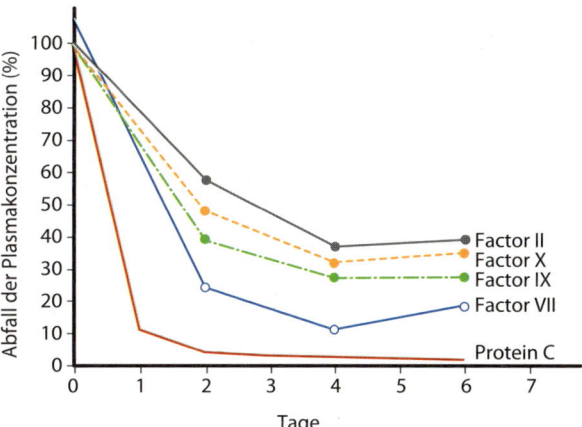

Phytomenadion (= Vitamin K₁)

Warfarin

Phenprocoumon

Glutaminsäure

O_2 CO_2

γ-Carboxy-Glutaminsäure

γ-Glutamyl-Carboxylase

Vitamin-K-Hydrochinon

Vitamin-K-Epoxid

VKORC1

VKORC1

Cumarin-derivate

Vitamin-K (Chinon)

Cumarin-derivate

◻ **Abb. 41.15 Vitamin-K-Zyklus und Strukturformeln von Warfarin und Phenprocoumon.** Die posttranslationale γ-Carboxylierung von Glutamatresten durch γ-Glutamyl-Carboxylase in der Leber erfolgt unter Verbrauch von O_2 und CO_2. Wesentlicher Co-Faktor des Enzyms ist reduziertes Vitamin K, das nach Beteiligung an der Reaktion in die oxidierte Form des Vitamin-K-Epoxids umgewandelt wird. Um für eine weitere Reaktion zur Verfügung zu stehen, muss Vitamin-K-Epoxid durch den Vitamin-K-Epoxid-Reduktase-Komplex (VKOR) wieder in die reduzierte Hydrochinon-Form umgewandelt werden. Cumarinderivate hemmen aufgrund ihrer Strukturähnlichkeit zu Vitamin K das Enzym Vitamin-K-Reduktase

◻ **Abb. 41.16 Abfall der Plasmaspiegel funktionsfähiger Vitamin-K-abhängig gebildeter Koagulationsfaktoren nach Hemmung der γ-Carboxylierung**

▪ Unerwünschte Wirkungen

Aufgrund des sehr stark ausgeprägten antikoagulatorischen Effekts von Cumarinderivaten sind **Blutungen** die mit Abstand häufigste unerwünschte Wirkung. Sie können durch absolute oder relative Überdosierung von Cumarinderivaten ausgelöst werden oder im Rahmen von Arzneimittelinteraktionen auftreten. Bestimmte genetische Varianten von CYP2C9 und der Untereinheit 1 des Vitamin-K-Epoxid-Reduktase-Komplexes (VKORC1) erhöhen die Empfindlichkeit für Vitamin-K-Reduktase-Hemmer. Träger dieser Varianten neigen zu Blutungskomplikationen. Inwiefern eine genetische Testung in Zukunft sinnvoll ist, ist derzeit offen. Häufig sind Blutungen in den ableitenden Harnwegen und im Bereich des Gastrointestinaltrakts.

> ❗ **Cave**
> **Eine besondere Gefahr stellen intrakranielle Hämorrhagien dar.**

Eine seltene, vor allem in den ersten Tagen der Therapie auftretende unerwünschte Wirkung sind **Nekrosen der Haut oder des Unterhautfettgewebes (Cumarinnekrosen),** die vor allem in Arealen mit reichlich subkutanem Fettgewebe (Bauch, Mammae, Gesäß, Oberschenkel) auftreten. Sie werden durch eine Thrombosierung von Kapillaren und kleinen venösen Gefäßen verursacht.

Erstes Anzeichen einer sich entwickelnden Cumarinnekrose sind schmerzhafte Hautrötungen während der ersten Tage einer Therapie. Als Ursache wird eine vorübergehende Hyperkoagulabilität aufgrund des raschen Abfalls des antikoagulatorisch wirksamen Protein C angenommen.

Diverse weitere unerwünschte Wirkungen wie eine passagere **Erhöhung der Transaminasewerte, gastrointestinale Störungen** sowie **Haarausfall** werden gelegentlich beschrieben und sind reversibel.

Phenprocoumon und Warfarin sind plazentagängig und können eine spezifische **Embryopathie** hervorrufen. Cumarininduzierte Embryopathien treten in der 6.–12. Schwangerschaftswoche auf. Auch in späteren Phasen der Schwangerschaft können Entwicklungsstörungen auftreten. Cumarinderivate sind daher während der gesamten Schwangerschaft kontraindiziert.

Phenprocoumon, nicht jedoch Warfarin, geht in geringer Menge in die Muttermilch über. Mögliche Blutungskomplikationen beim Säugling können durch Vitamin-K-Verabreichung (Phytomenadion) vermieden werden.

Die **Therapie** mit Cumarinderivaten kann **bei Überdosierungserscheinungen** unterbrochen werden. Beim Auftreten leichter Blutungen (z. B. Zahnfleischbluten) reicht in der Regel das **Absetzen oder die Reduktion der Dosis** für 1–2 Tage. Bei ausgeprägteren, aber nicht lebensbedrohlichen Blutungen sollte **Vitamin K$_1$ (Phytomenadion)** oral oder intravenös verabreicht werden. Die Wirkung setzt nach mehreren Stunden ein.

Treten unter der Therapie mit Cumarinderivaten lebensbedrohliche Blutungen auf, müssen die fehlenden Gerinnungsfaktoren umgehend substituiert werden.

■ Kontraindikationen

Cumarinderivate sind kontraindiziert bei Vorliegen eines **erhöhten Blutungsrisikos** und in der **Schwangerschaft**.

Kontrolle der Therapie mit Cumarinderivaten

Aufgrund der langen Halbwertszeit von Cumarinderivaten und der geringen therapeutischen Breite kann es im Rahmen einer oralen antikoagulatorischen Langzeittherapie leicht zum Über- oder Unterschreiten des therapeutisch gewünschten gerinnungshemmenden Effekts kommen. Als Maß hierfür wird die Thromboplastinzeit (PT, auch »Quick-Wert«, Prothrombinzeit) bestimmt. Dabei wird die Gerinnungszeit eines Citratplasmas nach Zugabe von Ca^{2+} sowie Gewebethromboplastin bestimmt. Die aus verschiedenen Geweben und Spezies gewonnenen Gewebethromboplastin-Präparationen stellen letztlich den »Tissue Factor« zur Verfügung, der in Anwesenheit von Ca^{2+}-Ionen die Koagulationskaskade unter Beteiligung der Vitamin-K-abhängigen Gerinnungsfaktoren VII, IX, X und II induziert.

Die Prothrombin-Zeit stellt dabei die Gerinnungszeit dar. In der Vergangenheit wurde die gemessene Gerinnungszeit in Prozent zum Normalwert ausgedrückt (sog. Quick-Wert). Da die von den Herstellern verwendeten Gewebethromboplastin-Präparate unterschiedlich zusammengesetzt sind und aus verschiedenen Organen gewonnen werden, sind die mit verschiedenen Reagenzien ermittelten Quick-Werte in der Regel nicht vergleichbar.

Zur Standardisierung wurde daher die **INR (International Normalised Ratio)** eingeführt. Dazu werden die diversen Gewebethromboplastin-Reagenzien mit einem Referenz-Thromboplastin der WHO verglichen und daraus ein sog. International Sensitivity Index (ISI) bestimmt. Die INR wird nun ermittelt, indem man den Quotienten aus der Prothrombin-Zeit des Patientenplasmas und der Prothrombin-Zeit eines Plasmapools gesunder Personen unter Berücksichtigung des Gewebethromboplastin-spezifischen ISI-Wertes berechnet. Je nach gewünschtem Ausmaß des antikoagulatorischen Effekts liegt der therapeutische INR-Zielbereich zwischen 2,0 und 4,5.

■ Interaktionen

❯ **Eine Fülle von Interaktionen zwischen Cumarinderivaten und anderen Pharmaka, die die Wirkung von Cumarinen verstärken oder abschwächen können, sind beschrieben worden.**

Ein verminderter Effekt von Cumarinderivaten kann auf einer Verminderung der Resorption durch gleichzeitige Gabe von **Colestyramin** hervorgerufen werden. Pharmaka, die zur Induktion der hepatischen Enzymexpression führen, z. B. **Barbiturate, Rifampicin, Phenytoin** oder **Alkohol**, können den Abbau von Cumarinderivaten beschleunigen. Die antikoagulatorische Wirkung von Cumarinderivaten kann auch durch eine besonders **Vitamin-K-reiche Ernährung** (z. B. Kohl, Spinat) herabgesetzt sein.

Umgekehrt kann eine **Vitamin-K-arme Ernährung** (z. B. postoperativ) den Effekt der Cumarinderivate verstärken. Eine Hemmung der Biotransformation von Cumarinderivaten in der Leber kann durch typische Enzyminhibitoren wie **Cimetidin, Amiodaron, Erythromycin, Metronidazol** etc. hervorgerufen werden. Auch bei gleichzeitiger Gabe von Statinen ist über eine Verstärkung von Cumarinderivateffekten berichtet worden.

❯ **Die Blutungsneigung unter Therapie mit Cumarinderivaten kann durch gleichzeitige Gabe von anderen Antikoagulanzien, Thrombozytenfunktionshemmern und nichtsteroidalen Antiphlogistika gesteigert werden.**

■ Klinische Anwendung

Die orale Therapie mit Cumarinderivaten erfolgt bei langfristig notwendiger Herabsetzung der Gerinnungsfähigkeit des Blutes, z. B. zur **Prophylaxe von venösen Thrombosen** und der **Lungenembolie**. Außerdem werden Cumarinderivate angewendet

 - zur Prävention thromboembolischer Komplikationen bei Vorhofflimmern
 - bei Herzklappenersatz
 - bei Kardiomyopathien
 - bei hereditären Thrombophilien

In der Regel sollte das Ausmaß der Antikoagulation im INR-Bereich zwischen 2,0 und 3,0 liegen. Bei schweren, rezidivierenden Thromboembolien oder Herzklappenersatz mit Klappen der 1. Generation ist eventuell eine INR zwischen 3,0 und 4,5 erforderlich. Die Kontrolle der INR-Werte sollte alle 4 Wochen erfolgen, längere Kontrollintervalle bis zu 12 Wochen sind bei stabil eingestellten Patienten vertretbar.

❯ **Grundsätzlich gilt bei der Therapie mit Cumarinderivaten: Bei jeder Änderung des Medikamentenregimes sollte eine engmaschige Kontrolle des Gerinnungsstatus und eventuell eine Dosisanpassung erfolgen.**

Steckbrief Vitamin-K-Reduktase-Hemmer

Wirkstoffe: Warfarin und Phenprocoumon

Wirkmechanismus: Blockade der posttranslationalen γ-Carboxylierung der in der Leber gebildeten Gerinnungsfaktoren II, VII, IX, X sowie von Protein C und Protein S. Die Gerinnungsfaktoren sind bei fehlender γ-Carboxylierung physiologisch inaktiv

Pharmakokinetik: Orale Gabe; Metabolisierung in der Leber (CYP2C9); renale Elimination

- Phenprocoumon: Plasmahalbwertszeit 6 Tage, Wirkdauer 6–10 Tage

Unerwünschte Wirkungen:

- Häufigste Nebenwirkung: Blutungen
- *Cave:* Geringe therapeutische Breite, Wirkung kann individuell stark schwanken.

Interaktionen: Interaktionen mit einer Vielzahl von Pharmaka

Klinische Anwendung: Orale Langzeitantikoagulation. Zu Beginn der Therapie Gefahr der vorübergehenden Hyperkoagulabilität aufgrund des relativ raschen Abfalls der Konzentration an aktivem Protein C. Dem kann durch vorübergehende Gabe von Heparin entgegengewirkt werden

Kontraindikationen: Erhöhtes Blutungsrisiko, Schwangerschaft

Direkte Thrombininhibitoren

Thrombin (Faktor IIa) besitzt eine zentrale Stellung im hämostatischen System sowie bei der Entstehung von Thrombosen. Es ist das entscheidende Enzym, das Fibrinogen in Fibrin umwandelt. Außerdem ist es durch Aktivierung proteaseaktivierter Rezeptoren an der Ausbildung von Thrombozytenaggregaten beteiligt. Die Hemmung der proteolytischen Aktivität von Thrombin hat daher einen ausgeprägten antikoagulatorischen Effekt. Es gibt 3 Klassen von parenteral zu verabreichenden direkten Thrombininhibitoren:

- **Hirudin** und seine Abkömmlinge
- Parenteraler niedermolekularer Thrombininhibitor: **Argatroban**
- Oraler niedermolekularer Thrombininhibitor: **Dabigatranetexilat**

Hirudine

Wirkprinzip Hirudin ist ein Protein aus 65 Aminosäuren, das in der Speicheldrüse des Blutegels *Hirudo medicinalis* (▶ Abb. 41.5) gebildet wird. Es bindet mit sehr hoher Affinität an Thrombin und bildet einen quasi undissoziierbaren 1:1-Komplex mit Thrombin, der die Aktivität des Thrombins vollständig blockiert. Die sehr selektive **Hemmung des Thrombins** durch Hirudin ist **unabhängig von Antithrombin III**. Im Gegensatz zu Heparinen hemmt Hirudin nicht nur freies, sondern auch fibringebundenes Thrombin. Das als rekombinantes Protein hergestellte Hirudinanalogon **Desirudin** unterscheidet sich vom nativen Hirudin nur unwesentlich, während das ebenfalls rekombinant hergestellte **Bivalirudin** aus lediglich 20 Aminosäuren besteht. Die Wirkdauer von Bivalirudin ist kürzer, da das Polypeptid langsam durch Thrombin gespalten werden kann.

Pharmakokinetik Hirudine werden nach oraler Gabe nicht resorbiert. Nach s. c. Gabe erfolgt eine nahezu vollständige Aufnahme. Hirudine werden zum großen Teil unverändert über die Niere ausgeschieden. Bei Patienten mit Niereninsuffizienz muss die Dosis entsprechend angepasst werden. Die Plasmahalbwertszeiten von Desirudin und Bivalirudin liegen bei 2 Stunden bzw. 25 Minuten.

Unerwünschte Wirkungen Vor allem **Blutungen,** deren Risiko bei gleichzeitiger Gabe anderer Antikoagulanzien oder Thrombozytenfunktionshemmer erhöht ist.

Klinische Anwendungen Der Einsatz ist **beschränkt auf besondere klinische Situationen.** Hirudine könne zur Prophylaxe postoperativer venöser Thrombosen bei Hochrisikopatienten (z. B. bei bekannter Thrombophilie, nach Hüftgelenkersatz) indiziert sein. Bivalirudin ist als Alternative zu Heparin bei akutem Koronarsyndrom und perkutanen Koronarinterventionen zugelassen. Die Kontrolle des gerinnungshemmenden Effekts erfolgt durch Bestimmung der aPTT. Dabei wird eine Verlängerung der aPTT auf das 1,5- bis 3-Fache des Normalwertes empfohlen.

> ⛔ **Cave**
> **Es steht kein Antidot für Hirudine zur Verfügung.**

Parenteraler niedermolekularer Thrombininhibitor (Argatroban)

Argatroban ist ein niedermolekulares Derivat des Arginins und blockiert die enzymatische Aktivität von Thrombin durch Bindung an das aktive Zentrum des Enzyms. Argatroban muss als i. v. Infusion (initial 2 µg/kg KG/min) verabreicht werden, wobei nach 1–2 Stunden mit einer ausreichenden therapeutischen Wirkung gerechnet werden kann. Die Substanz wird hepatisch durch CYP3A4 metabolisiert und vorwiegend biliär ausgeschieden. Die Halbwertszeit beträgt 45 Minuten. Bei Leberfunktionsstörungen ist aufgrund einer verringerten Metabolisation eine Dosisanpassung erforderlich. Argatroban ist zur Antikoagulation bei Erwachsenen mit heparininduzierter Thrombozytopenie Typ II zugelassen.

Oraler niedermolekularer Thrombininhibitor (Dabigatranetexilat)

Mit Dabigatranetexilat steht seit 2008 ein oral einsetzbarer direkter Thrombininhibitor zur Verfügung, der reversibel freies und gebundenes Thrombin hemmt. Mit Routinetests wie der Bestimmung der aPTT oder der INR lässt sich sein Effekt nicht überwachen.

> ❯ **Seit Kurzem steht der gegen den aktiven Metaboliten Dabigatran gerichtete Antikörper Idarucizumab als Antidot zur Verfügung.**

Pharmakokinetik Dabigatranetexilat ist ein **Prodrug,** aus dem nach Resorption aus dem Darm im Plasma und in der Leber durch Esterasen das **aktive Dabigatran** entsteht. Die Wirkung setzt rasch ein. Die Bioverfügbarkeit von Dabigatranetexilat beträgt etwa 6%. Dabigatran wird zum Teil glucuronidiert, 80% werden unverändert über die Nieren ausgeschieden, die **Plasmahalbwertszeit** beträgt **14–17 Stunden.**

Unerwünschte Wirkungen Am häufigsten werden **Blutungen** und **gastrointestinale Störungen** wie Übelkeit, Erbrechen oder Obstipation beobachtet. Daneben ist über Schlafstörungen, periphere Ödeme und Wundheilungsstörungen berichtet worden.

Interaktionen **Chinidin** erhöht die Dabigatran-Plasmaspiegel, **andere Antikoagulanzien** wirken synergistisch und erhöhen die Blutungsneigung, ebenso **nichtsteroidale Antirheumatika** und verwandte Substanzen.

Kontraindikationen Beim Vorliegen **akuter Blutungen** und schwerer **Niereninsuffizienz** (Gefahr der Wirkungsverstärkung wegen verminderter Ausscheidung) sowie stark **beeinträchtigter Leberfunktion** sollte Dabigatranetexilat nicht eingesetzt werden.

Klinische Anwendung Dabigatranetexilat ist zur **Prophylaxe venöser Thromboembolien** nach orthopädischen Operationen, bei nichtvalvulärem Vorhofflimmern sowie zur Therapie und Rezidivprophylaxe tiefer Venenthrombosen und Lungenembolien zugelassen. Der Einnahme zur Akuttherapie tiefer Thrombosen und Lungenembolien muss eine mindestens 5-tägige Behandlung mit einem parenteralen Antikoagulans vorausgehen.

Steckbrief direkte Thrombininhibitoren
Wirkstoffe:
- Hirudin und Abkömmlinge
- Argatroban
- Orale Thrombininhibitoren (Dabigatranetexilat)

Wirkmechanismus: Hemmung der Aktivität von Thrombin
Pharmakokinetik: Parenterale Gabe (außer Dabigatranetexilat); nahezu unveränderte renale Elimination
- *Cave:* Anpassung der Dosis bei Niereninsuffizienz

Unerwünschte Wirkungen: Blutungen
Klinische Anwendung:
- Reservemittel für besondere Indikationen (z. B. Desirudin)
- akutes Koronarsyndrom, perkutane Koronarintervention (Bivalirudin)
- Ersatzmittel für Heparine bei Auftreten einer heparininduzierten Thrombozytopenie Typ II (Argatroban)
- Dabigatranetexilat kann zur Prophylaxe von Thromboembolien nach orthopädischen Operationen, bei Patienten mit Vorhofflimmern sowie zur Akuttherapie und Rezidivprophylaxe von tiefen Venenthrombosen und Lungenembolien eingesetzt werden

Kontraindikationen: Blutungen, Niereninsuffizienz (Dabigatran)

Direkte Faktor-Xa-Inhibitoren

Vertreter Mit **Rivaroxaban, Apixaban** und **Edoxaban** sind oral einsetzbare Faktor-Xa-Inhibitoren verfügbar. Sie hemmen Faktor Xa reversibel und blockieren dadurch die Gerinnungskaskade. Im Gegensatz zu niedermolekularen Heparinen und Fondaparinux hemmen sie Faktor Xa auch in Thromben und im Prothrombinasekomplex unabhängig von Antithrombin III. Die Hemmung von Faktor Xa hat möglicherweise Vorteile gegenüber der von Faktor IIa (Thrombin), da Thrombin verschiedene andere Funktionen im Rahmen von Gerinnungs- und Entzündungsprozessen besitzt. Die Wirkung von Faktor-Xa-Inhibitoren lässt sich durch Bestimmung der INR, der aktivierten partiellen Thromboplastinzeit (aPTT) und der Anti-Xa-Aktivität kontrollieren. Eine routinemäßige Überwachung scheint jedoch nicht erforderlich zu sein. Ein spezifisches gegen Faktor Xa-Inhibitoren gerichtetes Antidot existiert nicht, die Wirkung kann jedoch durch Gabe von aktiviertem Faktor VII zum Teil aufgehoben werden.

Pharmakokinetik Die Bioverfügbarkeit liegt bei 50% (Apixaban), 60–100% (Rivaroxaban) bzw. 60% (Edoxaban). Apixaban und Rivaroxaban werden überwiegend durch CYP3A4 und CYP2J2 metabolisiert. Die Plasmahalbwertszeit von Apixaban und Rivaroxaban beträgt 8–12, die von Edoxaban 10–14 Stunden. Alle 3 Faktor-Xa-Inhibitoren werden sowohl renal als auch biliär ausgeschieden.

Unerwünschte Wirkungen Wichtigste unerwünschte Wirkung sind **Blutungen,** die ähnlich häufig auftreten wie nach Gabe äquivalenter Dosen von niedermolekularen Heparinen. Anstiege der Plasmaspiegel von Leberenzymen können unter der Therapie auftreten.

Interaktionen Bei gleichzeitiger Gabe von **CYP3A4-Inhibitoren** und anderen in die Gerinnungsprozesse eingreifenden Pharmaka kann das Blutungsrisiko nach Gabe von Rivaroxaban und Apixaban erhöht sein. Mit einer Wirkungsabschwächung ist bei gleichzeitiger Gabe von **CYP3A4-Induktoren** zu rechnen.

Klinische Anwendung Orale Faktor-Xa-Inhibitoren sind zur **Prophylaxe von Thromboembolien** bei Erwachsenen nach Hüft- oder Kniegelenkersatz, zur Prävention von Schlaganfällen bei nichtvalvulärem Vorhofflimmern sowie zur Therapie und Rezidivprophylaxe von tiefen Beinvenenthrombosen und Lungenembolien zugelassen. Rivaroxaban kann auch nach akutem Koronarsyndrom gegeben werden. Verschiedene Studien haben bisher eine den niedermolekularen Heparinen äquivalente Wirkung gezeigt, wobei die Rate relevanter Blutungskomplikationen möglicherweise etwas höher ist. Vorteile gegenüber Vitamin-K-Reduktase-Hemmern bestehen, wenn bei Therapie mit Vitamin-K-Reduktase-Hemmern Probleme mit der Einstellung, Überwachung oder wegen Wechselwirkungen auftreten.

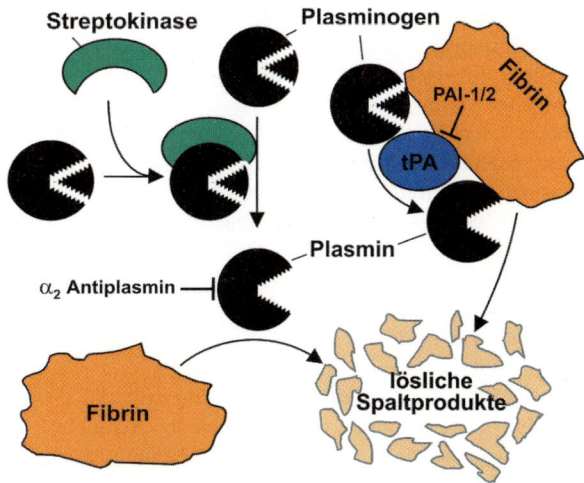

41.2.3 Fibrinolytika

Bedeutung des fibrinolytischen Systems und Wirkstoffe

Das fibrinolytische System spielt eine wichtige Rolle bei der Kontrolle der normalen Fibrinbildung und bei der Auflösung eines Fibringerinnsels im Rahmen physiologischer Heilungsprozesse. Wichtigster Effektor des fibrinolytischen Systems ist **Plasmin,** ein proteolytisches Enzym, das Fibrin effizient spalten kann (☐ Abb. 41.17). Es wird aus einer inaktiven Vorstufe, dem Plasminogen, durch Proteolyse freigesetzt. Plasminogen kommt in relativ hoher Konzentration (2,2 μM) im Plasma vor und wird vor allem durch 2 Proteasen aktiviert, Tissue- oder Gewebe-Plasminogen-Aktivator (t-PA) und Urokinase-Plasminogen-Aktivator (u-PA):

- Der **Gewebe-Plasminogen-Aktivator (t-PA)** wird von Endothelzellen z. B. bei Stase freigesetzt und ist in der Lage, fibringebundenes Plasminogen in Plasmin umzuwandeln (☐ Abb. 41.17). Die t-PA-vermittelte Plasminogenaktivierung ist vor allem an der Auflösung von Fibrin in der Zirkulation beteiligt.

- Im Gegensatz dazu spielt **Urokinase-Plasminogen-Aktivator (u-PA)** eine Rolle bei der Aktivierung von zellgebundenem Plasminogen und nachfolgender Auflösung von Fibrin im Gewebe, z. B. im Rahmen von Wundheilungsprozessen, aber auch beim invasiven Wachstum von Tumorzellen.

Das fibrinolytische System wird auf 2 Ebenen inhibiert (☐ Abb. 41.17):

- Plasminogenaktivator-Inhibitoren (PAI-1, PAI-2), die t-PA und u-PA effizient inhibieren.
- α_2-Antiplasmin, das mit Plasmin einen Komplex bildet.

Während α_2-Antiplasmin freies Plasmin sehr schnell und irreversibel bindet und inaktiviert, hat es kaum Einfluss auf fibringebundenes Plasmin.

> **Die Steigerung der Bildung von Plasmin durch Fibrinolytika ist ein wichtiges therapeutisches Prinzip zur Auflösung frisch gebildeter Thromben im arteriellen und venösen System.**

☐ **Abb. 41.17 Mechanismen der Fibrinolyse und ihrer Regulation durch t-PA und Streptokinase.** Die Aktivierung von Plasminogen zu fibrinolytisch aktivem Plasmin erfolgt durch den Gewebe-Plasminogen-Aktivator (t-PA) besonders auf der Fibrinoberfläche. Die Bindung von Streptokinase an Plasminogen führt zur Bildung eines proteolytisch aktiven Komplexes, der Plasminogen fibrinunabhängig aktivieren kann. Wichtigster physiologischer Inhibitor von Plasmin ist α_2-Antiplasmin. PAI-1/2 = Plasminogenaktivator-Inhibitor-1/2

Von klinischer Bedeutung sind insbesondere der rekombinant hergestellte **Gewebe-Plasminogen-Aktivator (t-PA)** und der bakterielle Plasminogenaktivator **Streptokinase.** Während Streptokinase freies und fibringebundenes Plasminogen aktiviert, führt t-PA vorzugsweise zur Aktivierung fibringebundenen Plasminogens (☐ Abb. 41.17), sodass bei Behandlung mit t-PA bei vorsichtiger Dosierung eine lokale Thrombolyse erzielt werden kann, während eine systemische Fibrinolyse weitgehend vermieden wird.

Streptokinase

Streptokinase ist ein 47-kDa-Protein, das von β-hämolysierenden Streptokokken gebildet wird. Sie besitzt keine intrinsische enzymatische Aktivität. Die Plasminbildung erfolgt, indem Streptokinase einen 1:1-Komplex mit Plasminogen bildet. In diesem Komplex kommt es zur Konformationsänderung des Plasminogens, wodurch die proteolytisch aktive Domäne exponiert wird und freie Plasminogenmoleküle in Plasmin umgesetzt werden können (☐ Abb. 41.17).

Streptokinase muss intravenös gegeben werden, die Plasmahalbwertszeit beträgt 40–80 Minuten. Das Ausmaß der Wirkung wird beeinflusst durch das interindividuell schwankende Vorkommen von Anti-Streptokinase-Antikörpern. Entsprechende Antikörpertiter bestehen bei vielen Patienten aufgrund früherer Streptokokkeninfektionen (oder früherer Streptokinasebehandlungen). Wird Streptokinase in den üblicherweise recht hohen Dosen verabreicht, reichen die vorhandenen Antikörper allerdings in der Regel nicht aus, die Wirkung von Streptokinase einzuschränken. Selten kommt es nach Gabe von Streptokinase zu allergischen Reaktionen.

Gewebe-Plasminogen-Aktivator (t-PA)

Der Plasminogenaktivator t-PA ist eine Protease aus 527 Aminosäuren. In Abwesenheit von Fibrin ist t-PA ein nur sehr schwacher Plasminogenaktivator. Nach Bindung an Fibrin führt er jedoch zur starken Plasminbildung aus ebenfalls fibringebundenem Plasminogen (◘ Abb. 41.17). Die hohe Affinität von t-PA zum fibringebundenen Plasminogen führt zur effektiven lokalen Fibrinolyse, während die systemische Plasminbildung bei niedrigen t-PA-Dosen gering ist. Der überwiegende Teil des plasmatischen t-PA ist durch Bindung an Plasminogenaktivator-Inhibitor-1 (PAI-1) inaktiviert.

In der Therapie eingesetzte Gewebe-Plasminogen-Aktivatoren sind:

- **Alteplase (t-PA)** wird rekombinant hergestellt und ausschließlich i. v. appliziert. Die Plasmahalbwertszeit beträgt lediglich 5–10 Minuten. Die rasche Elimination von t-PA erfolgt überwiegend durch endozytotische Aufnahme über den Mannoserezeptor in Endothelzellen und den LRP-Rezeptor (LDL receptor-Related Protein) in Hepatozyten. Alteplase wird üblicherweise zur Auflösung von Thromben als Bolus (z. B. 15 mg), gefolgt von einer 30-minütigen Infusion (0,75 mg/kg KG), verabreicht.
- **Reteplase (r-PA)** ist eine Deletionsmutante von t-PA, deren Bindung an den Mannose- und den LRP-Rezeptor deutlich herabgesetzt ist. Aufgrund verringerter hepatischer Elimination besitzt Reteplase eine längere Halbwertszeit (15–18 min) und wird im Gegensatz zu Alteplase überwiegend über die Niere ausgeschieden. Die längere Plasmahalbwertszeit hat den Vorteil, dass Reteplase 2-mal im Abstand von 30 Minuten intravenös injiziert werden kann, sodass eine Infusion nicht notwendig ist. Die Affinität von Reteplase zu Fibrin ist geringer als die von Alteplase, sodass Reteplase tiefer ins Fibringerinnsel eindringen soll.
- **Tenecteplase (TNK-t-PA)** ist eine weitere rekombinant hergestellte Form des Gewebe-Plasminogen-Aktivators, bei der Punktmutationen an mehreren Stellen eingefügt worden sind. Infolgedessen ist Tenecteplase resistent gegen die Hemmung durch PAI-1. Außerdem ist die LRP-Rezeptor-vermittelte hepatische Aufnahme deutlich verzögert. Die Halbwertszeit von Tenecteplase beträgt nach i. v. Gabe 15–19 Minuten. Tenecteplase wird zur Thrombolyse üblicherweise einmalig als Bolus intravenös verabreicht.

Urokinase

Urokinase ist eine aus menschlichem Urin oder Nierenzellkulturen isolierter oder gentechnologisch hergestellte Protease, die Plasminogen in Plasmin umsetzt. Ebenso wie Streptokinase besitzt sie keine Fibrinspezifität. Im Gegensatz zur Streptokinase besteht keine Gefahr von Antikörperbildung. Die Plasmahalbwertszeit beträgt 15 Minuten.

Unerwünschte Wirkungen und Kontraindikationen

Wichtigste **unerwünschte Wirkung** von Fibrinolytika sind **Blutungen.** Die gleichzeitige Gabe von Antikoagulanzien oder Thrombozytenfunktionshemmern kann das Risiko für Blutungen weiter erhöhen. Aufgrund dieses Risikos muss vor Gabe eines Fibrinolytikums streng auf mögliche Kontraindikationen geachtet werden.

Kontraindikationen für eine fibrinolytische Therapie sind:

- Kürzlich zurückliegende Operationen und Biopsien, Punktionen von Arterien, schwere Verletzungen oder kardiopulmonale Reanimationen
- Schwere gastrointestinale Blutungen innerhalb der letzten 3 Monate
- Hypertonie (diastolischer Druck > 110 mmHg)
- Aktive Blutungen oder hämorrhagische Erkrankungen
- Kürzliche zerebrovaskuläre Ereignisse oder aktive intrakraniale Prozesse
- Aortenaneurysma
- Akute Perikarditis
- Schwangerschaft und Stillzeit
- Konsumierende Allgemeinerkrankungen, Malignome

Klinische Anwendung

Fibrinolytika werden eingesetzt

- zur Thrombolyse im Rahmen der Behandlung eines akuten Myokardinfarkts
- bei Thrombosen im Rahmen der peripheren arteriellen Verschlusskrankheit (PAVK)
- bei akutem Hirninfarkt
- bei tiefen Venenthrombosen und Lungenembolien

Generell gilt: Die Behandlung ist so schnell wie möglich nach dem akuten Ereignis zu beginnen, z. B. sollten Fibrinolytika möglichst früh nach Symptombeginn gegeben werden:

- bei Herzinfarkt innerhalb 12 Stunden
- bei Hirninfarkt innerhalb 4,5 Stunden

Typische Dosierungen sind in ◘ Tab. 41.3 aufgeführt.

◘ Tab. 41.3 Dosierung von Fibrinolytika

Fibrinolytikum	Dosierung
Streptokinase (Standardvorgehen)	Initial: 250.000 IE i. v. über 20–30 min Erhaltungsdosis: 100.000 IE/h i. v.
Streptokinase (Kurzzeitlyse, z. B. nach Myokardinfarkt)	1,5 Mio IE i. v. über 30–60 min
Alteplase (akuter Myokardinfarkt)	15 mg i. v. Bolus, danach 0,75 mg/kg KG über 30 min, danach 0,5 mg/kg KG über 60 min i. v. (max. 100 mg)
Reteplase (akuter Myokardinfarkt)	2×10 IE i. v. im Abstand von 30 min
Tenecteplase (akuter Myokardinfarkt)	0,5 mg/kg als Bolus i. v. (max. 50 mg)

41

41.3   Pharmakotherapie

Fallbeispiel

Ein 52-jähriger Unternehmer verspürt morgens kurz nach dem Aufstehen plötzlich starke stechende Schmerzen im Brustkorb mit Ausstrahlung in linke Schulter und linke Hand. Anfangs kann er kaum durchatmen. Er leidet unter Übelkeit und Schwindel. Nach ca. 20 Minuten bessern sich die Beschwerden. Auf dem Weg zur Arbeit treten jedoch erneut starke pektanginöse Beschwerden auf. Nach Erreichen des Arbeitsplatzes fühlt sich der Mann zunehmend schlechter, Schweiß steht ihm auf der Stirn. Er klagt erneut über Übelkeit und Schwindel. Nachdem die starken Beschwerden über eine halbe Stunde angehalten haben und die Kollegen zunehmende Atemnot bemerken, wird der Notarzt gerufen. Dieser trifft kurze Zeit später ein und findet einen mittlerweile nur noch mit mäßigen Schmerzen behafteten Patienten vor, Blutdruck 165/100 mmHg, Herzfrequenz 110/min. Nach Aufzeichnung eines EKG wird die Diagnose »akutes Koronarsyndrom« gestellt, die notfallmäßige Einlieferung ins nächstgelegene Krankenhaus mit kardiologischer Spezialabteilung wird vorbereitet und die Akuttherapie eingeleitet.

41.3.1 Akutes Koronarsyndrom – Myokardinfarkt

Definition

Leitsymptom des akuten Koronarsyndroms ist der **akute Thoraxschmerz über > 20 Minuten**. Diagnosesicherung und Risikostratifizierung erfolgen mittels laborchemischer Untersuchung und EKG-Untersuchung. Das **akute Koronarsyndrom** umfasst diverse klinische Manifestationsformen einer schweren Myokardischämie, wie **instabile Angina pectoris** oder **Myokardinfarkt.** Ihm liegt in der Regel die Ruptur einer atherosklerotischen Plaque mit nachfolgender Bildung eines thrombozytenreichen Thrombus zugrunde. In welcher Form es sich manifestiert, hängt davon ab, ob der Thrombus das Koronargefäß nur partiell oder komplett verschließt. Der vollständige Verschluss des Gefäßes führt in der Regel zum akuten Myokardinfarkt, während bei der instabilen Angina pectoris noch eine Restperfusion vorliegt (◘ Abb. 41.18).

Pathogenese

Die atherosklerotische Plaque besteht aus 2 Hauptkomponenten (▸ Kap. 43), einem lipidreichen Kern und einer bindegewebigen Kappe. Kommt es zur **Ruptur der atherosklerotischen Plaque,** werden diverse Lipide, glatte Muskelzellen,

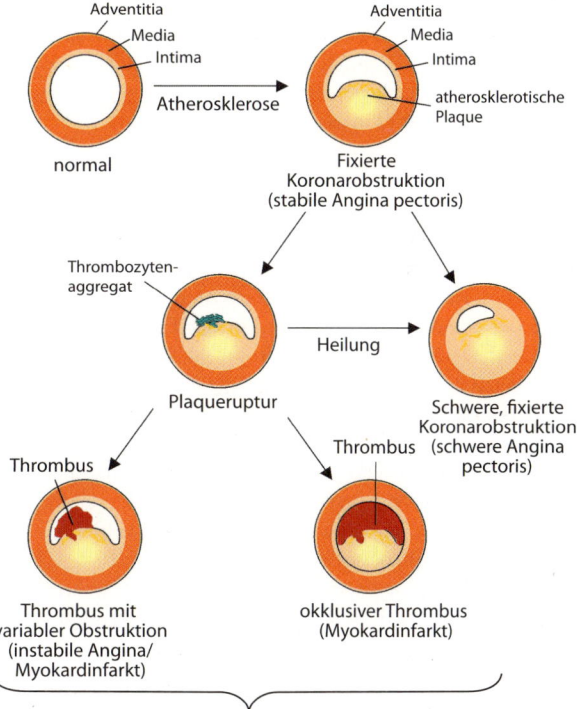

Akutes Koronarsyndrom

◘ **Abb. 41.18 Progressive Entwicklung einer atherosklerotischen Läsion im Koronarsystem.** Diese beginnt mit einer stabilen Plaque, die typischerweise für eine stabile Angina pectoris verantwortlich ist. Nach Plaqueruptur kommt es zur Bildung eines arteriellen Thrombus, der durch weitgehende oder vollständige Verlegung des Gefäßlumens zum Bild eines akuten Koronarsyndroms führt

Makrophagen und Kollagenfasern exponiert, die zusammen eine sehr thrombogene Oberfläche bilden.

Insbesondere Kollagenfasern induzieren die Aktivierung und Aggregation von Thrombozyten. Glatte Muskelzellen und Makrophagen, die »Tissue Factor« auf ihrer Oberfläche exprimieren, führen durch Interaktionen mit Faktor VIIa zur Initiation der Koagulationskaskade. Dies führt zusammen mit der prokoagulatorischen Aktivität aktivierter Thrombozyten zur raschen Bildung von Thrombin und Fibrin.

Durch Aktivierung antithrombotischer und thrombolytischer Prozesse wird das Wachstum des intrakoronaren Thrombus in einigen Fällen gestoppt und eine Verlegung des Gefäßes verhindert. In diesen Fällen treten die klinischen Zeichen einer Ischämie auf, die Restperfusion verhindert jedoch das Auftreten von Myokardnekrosen. Kommt es hingegen zur Okklusion des Koronargefäßes, so sind neben den klinischen Zeichen einer Ischämie auch die laborchemischen Parameter, die eine Nekrose anzeigen, positiv.

Risikostratifizierung

Bei Patienten mit Verdacht auf akutes Koronarsyndrom sollte schnellstmöglich eine **EKG- und Laboruntersuchung** erfolgen, um das individuelle Risiko einzuschätzen und die weitere Behandlungsstrategie festzulegen (Abb. 41.19). Die ST-Streckenhebung im EKG zeigt einen vollen Koronararterienverschluss an. Bei kleineren Infarkten kann die ST-Streckenhebung jedoch auch fehlen. Das Vorliegen einer Myokardnekrose lässt sich durch Bestimmung der ins Plasma übertretenden kardialen Proteine und Enzyme (Troponin, Myoglobin, Kreatinkinase, CK-MB) nachweisen.

> **Der Bestimmung von Troponin T und Troponin I kommt beim akuten Koronarsyndrom besondere Bedeutung zu.**

Beide laborchemischen Parameter zeigen die größte Sensitivität und Spezifität und weisen bereits kurze Zeit nach einem kardialen Ischämieereignis mit Zelluntergang erhöhte Werte auf. Basierend auf den Ergebnissen der EKG-Untersuchung sowie der Bestimmung von Troponin T/I wird das akute Koronarsyndrom in 3 Entitäten eingeteilt:

- **Instabile Angina pectoris:** Keine ST-Streckenhebungen, kein Anstieg von Troponin I oder Troponin T
- **NSTEMI** = »Non-ST segment-Elevation Myocardial Infarction« (Nicht-ST-Streckenhebungs-Herzinfarkt): Anstieg von Troponin I oder Troponin T, keine ST-Streckenhebungen
- **STEMI** = »ST segment Elevation Myocardial Infarction« (Herzinfarkt mit ST-Hebung): Troponin-T/I- und Enzymveränderungen sowie infarkttypische EKG-Veränderungen

Eine Sonderform stellt die Prinzmetal-Angina (»variant angina«) dar, eine Angina pectoris mit reversibler ST-Streckenhebung ohne positive Labormarker. Ursache ist in der Regel das Auftreten passagerer Koronarspasmen, häufig im Bereich vorhandener Koronarstenosen.

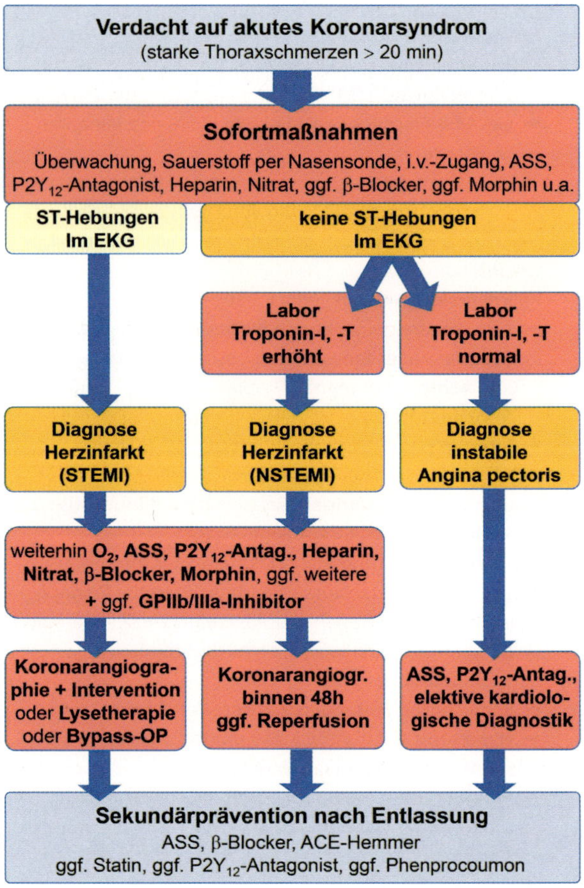

 Abb. 41.19 Diagnostik und therapeutisches Vorgehen bei akutem Koronarsyndrom

Medikamentöse Therapie

Therapieziel ist die Senkung des kardialen O_2-Bedarfs und die Vorbeugung eines weiteren Thrombuswachstums (Basistherapie) sowie eine rasche Reperfusion des verschlossenen Herzgefäßes (Reperfusionstherapie).

Akutes Koronarsyndrom Bei Patienten mit entsprechender klinischer Symptomatik sind als Basistherapie folgende pharmakologische Sofortmaßnahmen indiziert:

- **Sauerstoff** über Nasensonde/Maske (4–8 l/min)
- **Glyceroltrinitrat:** 0,2–1,2 mg sublingual eventuell wiederholt; evtl. Infusion 1–6 mg/h bei schwerer Linksherzinsuffizienz (**cave:** RR < 90 mmHg)
- **Acetylsalicylsäure** zur Hemmung der Thrombozytenaggregation; 250–500 mg i. v. oder 150–300 mg p. o., danach 100 mg/Tag p. o., falls Patient nicht bereits oral behandelt wird
- **$P2Y_{12}$-Antagonist:** p. o.:
  - Clopidogrel (600 mg Startdosis, dann 75 mg/Tag) oder
  - Prasugrel (60 mg Startdosis, dann 10 mg/Tag) oder
  - Ticagrelor (180 mg Startdosis, dann 2×90 mg/Tag)

- **Antikoagulans,** z. B. Heparin 70 U/kg i. v. (max. 5000 U) oder Enoxaparin 30 mg i. v. + 1 mg/kg KG s. c., danach Erhaltungsdosis oder Fondaparinux (1×2,5 mg/Tag s. c.) oder Bivalirudin (0,75 mg/kg KG i. v., danach 1,75 mg/kg KG/h)
- ggf. **Betablocker,** insbesondere bei erhöhten Blutdruckwerten und Tachykardien, z. B. 5 mg Metoprolol i. v., danach p. o. Gabe fortsetzen; Kontraindikationen beachten: z. B. Asthma bronchiale, AV-Block, Lungenödem, Hypotonie
- Ggf. **Diazepam** zur Sedierung (5 mg i. v.)
- Ggf. **Morphin** zur Schmerzbehandlung, 3–5 mg langsam i. v., evtl. wiederholt
- Ggf. **Atropin** bei vagaler Reaktion, 0,5 mg i. v.
- Ggf. **Antiemetika** (z. B. Metoclopramid) bei Übelkeit/Erbrechen

Instabile Angina pectoris Liegt keine persistierende ST-Streckenhebung im EKG vor und ist der Troponintest 2-mal bei Aufnahme und 6–12 Stunden später negativ, wird unter Fortsetzung der Basistherapie eine Stabilisierung des Patienten angestrebt und danach eine Koronarangiografie durchgeführt.

NSTEMI Keine ST-Streckenhebung, aber erhöhte Troponinwerte. Es wird die Diagnose Nicht-ST-Hebungsinfarkt gestellt und eventuell zusätzlich mit GP-IIb/IIIa-Inhibitoren (Abciximab, Tirofiban oder Eptifibatid) behandelt. Außerdem wird innerhalb 48 Stunden eine Koronarangiografie durchgeführt und ggf. eine Reperfusionsbehandlung eingeleitet.

STEMI ST-Streckenhebung sowie positive Laborparameter. Bei allen Patienten mit Myokardinfarkt ist innerhalb 12 Stunden eine Reperfusionstherapie (mittels PTCA evtl. auch innerhalb 24 h) indiziert. Bevorzugte Behandlungsstrategie ist die primäre Katheterintervention mit mechanischer Wiedereröffnung des Gefäßes (Akut-PTCA mit oder ohne Stentimplantation). Voraussetzung ist die Einweisung oder Verlegung in ein kardiologisches Zentrum, das die Katheterintervention routinemäßig durchführt. Selbst bei einem Zeitintervall von 2 Stunden bis zur perkutanen Katheterintervention ist ein deutlicher Vorteil gegenüber einer konservativen Therapie mit Fibrinolytika gegeben.

Reperfusionstherapie
Konservative Reperfusionstherapie: Lysetherapie

Die Wirksamkeit der Fibrinolyse bei ST-Streckenhebungs-Infarkt ist bis zur 12. Stunde nach Symptombeginn belegt und strikt zeitabhängig. Sie sollte so schnell wie möglich erfolgen, da insbesondere in den ersten 2–4 Stunden nach Symptombeginn ein exponentieller Wirksamkeitsverlust der Lysetherapie zu verzeichnen ist. Die Kontraindikationen sind zu beachten (▶ Abschn. 41.2.3). Die im Rahmen der Basistherapie durchgeführte Antikoagulation mittels Heparin sollte sichergestellt sein und mindestens 2 Tage nach erfolgreicher Reperfusion fortgesetzt werden.

Zur Lysetherapie stehen die Fibrinolytika **Streptokinase, Alteplase, Reteplase** und **Tenecteplase** zur Verfügung. Mit allen Fibrinolytika ist eine Rekanalisation erzielbar und bei ausreichend früher Behandlung ist in allen Fällen eine deutliche Verbesserung der Prognose von Herzinfarktpatienten nachgewiesen. Die tPA-basierten Fibrinolytika Alteplase, Reteplase und Tenecteplase haben gegenüber Streptokinase den Vorteil einer höheren Effektivität. Aufgrund der verlängerten Halbwertszeit haben Reteplase (Gabe als Doppelbolus) und Tenecteplase (Gabe als Einzelbolus) gegenüber Alteplase (Gabe als Initialbolus mit anschließender Infusion) den zusätzlichen Vorteil der leichteren Applizierbarkeit.

Die Bedeutung der Fibrinolyse ist aufgrund guter Versorgung mit Herzzentren, die perkutane koronare Interventionen (PCI) durchführen, rückläufig.

Perkutane transluminale koronare Angioplastie (PTCA)/Stentimplantation

Pathophysiologische Überlegungen und mehrere Studien sprechen dafür, dass durch begleitende Gabe eines GP-IIb/IIIa-Antagonisten (vorzugsweise Abciximab) die Restenoserate im Rahmen einer perkutanen Koronarintervention verringert wird. Nach **Dilatation** des verengten Gefäßes mit einem aufblasbaren Ballon und nachfolgender Einführung eines röhrenförmigen Metallgitters (**Stentimplantation**) gelingt es dabei in der Regel, das Gefäß offen zu halten. Allerdings kommt es danach nicht selten zur erneuten Stenosierung des Gefäßes durch Proliferation von Gefäßwandzellen, insbesondere glatten Muskelzellen.

Um diese Zellproliferation zu unterdrücken, werden häufig medikamentenbeschichtete Stents eingesetzt, die verzögert den mTOR-Inhibitor Sirolimus (▶ Kap. 25) oder das Taxan Paclitaxil (▶ Kap. 61) freisetzen. Vor allem bei mit medikamentenbeschichteten Stents behandelten Patienten ist auf eine Nachbehandlung mit 2 Thrombozytenfunktionshemmern (ASS + $P2Y_{12}$-Antagonist) für bis zu 12 Monate zu achten.

Therapie von Komplikationen

Zu den wesentlichen Komplikationen in der Frühphase nach Herzinfarkt zählen **Rhythmusstörungen** und **akute Linksherzinsuffizienz:**

- **Rhythmusstörungen:** Durch frühzeitige Gabe von β-Blockern unter Beachtung der Kontraindikationen kann das Risiko für Rhythmusstörungen gesenkt werden.
- **Sinusbradykardie:** Atropin 0,5 mg i. v.; die Verfahren der elektrischen Kardioversion bzw. Defibrillation sind indiziert, wenn der Patient infolge ventrikulärer Tachykardie hämodynamisch instabil wird oder Kammerflimmern entwickelt.
- Bei **anhaltenden ventrikulären Tachykardien** und bei **refraktärem Kammerflimmern trotz Defibrillation** ist die i. v. Gabe von Amiodaron (300- bis 900-mg-Bolus) indiziert.
- Bei **supraventrikulärer Tachykardien** mit hämodynamischer Beeinträchtigung kann Adenosin i. v. gegeben werden.

- Bei **tachyarrhythmischem Vorhofflimmern** ist eventuell die Therapie mit β-Blockern bzw. entsprechender Dosiserhöhung notwendig, um die Kammerfrequenz zu verlangsamen.

Sekundärprävention

Unmittelbar nach der Akutphase eines Myokardinfarkts beginnt die Sekundärprophylaxe, in der neben einer Reihe allgemeinmedizinischer Maßnahmen folgende Pharmaka zur Anwendung kommen:

- **Thrombozytenfunktionshemmer:** 100 mg/d **Acetylsalicylsäure** lebenslang. Insbesondere Patienten, die medikamentenbeschichtete Stents erhalten haben, sollten maximal 12 Monate zusätzlich einen **P2Y$_{12}$-Antagonisten** erhalten.
- **ACE-Hemmer:** Die infolge eines Herzinfarkts auftretenden strukturellen Umbau- und Anpassungsvorgänge des Myokards (»remodeling«) stellen nach neueren pathophysiologischen Vorstellungen den 1. Schritt in Richtung einer Entwicklung einer Herzinsuffizienz dar. ACE-Hemmer scheinen diese Prozesse zu verlangsamen, ihre prognostisch günstige Wirkung im Rahmen der Sekundärprävention ist durch diverse Studien sehr gut belegt (▶ Kap. 37). Diese Effekte sind insbesondere für **Captopril, Enalapril, Lisinopril, Ramipril** und **Trandolapril** nachgewiesen, stellen jedoch höchstwahrscheinlich einen Klasseneffekt der ACE-Hemmer dar. Bei Unverträglichkeit gegenüber ACE-Hemmern (z. B. Reizhusten) oder Kontraindikationen kommen alternativ **Angiotensin-II-(AT$_1$-)Rezeptor-Antagonisten** infrage.
- **β-Blocker:** Ihre prognostisch günstige Wirkung mit präferenzieller Wirkung auf β$_1$-Rezeptoren ist gut belegt. Die Gründe hierfür sind eine Senkung der Häufigkeit arrhythmiebedingter plötzlicher Todesfälle und eine Senkung des Reinfarktrisikos (▶ Kap. 26). Bei Patienten mit manifester Herzinsuffizienz ist durch die Gabe von β-Blockern ein zusätzlicher günstiger Effekt zu erwarten. Insbesondere für **Carvedilol, Metoprolol** und **Bisoprolol** ist dieser nachgewiesen.
- **Eventuell Cholesterinsynthesehemmer:** Die Senkung der LDL-Cholesterinkonzentration auf subnormale Werte hat einen günstigen Effekt auf die Häufigkeit von Reinfarkten. Neben der generellen Senkung der Cholesterinkonzentration im Plasma wird unter anderem eine Plaquestabilisierung als möglicher Mechanismus diskutiert. Derzeit gilt: Die LDL-Cholesterinkonzentration im Plasma sollte < 70 mg/dl gesenkt werden.
- **Eventuell Antikoagulanzien:** Bei einigen Patienten kann die vorübergehende Gabe von Antikoagulanzien (z. B. Phenoprocoumon) zusätzlich zu Thrombozytenfunktionshemmern indiziert sein.

41.3.2 Tiefe Beinvenenthrombose

Fallbeispiel
Eine 54-jährige Frau stellt sich bei ihrem Arzt vor, da sie seit 4 Tagen ziehende Schmerzen im Bereich der linken Wade, verbunden mit einem Spannungsgefühl, hat. Die Beschwerden nehmen ab, wenn sie das Bein in Horizontallage bringt. Der linke Unterschenkel erscheint deutlich geschwollen (Umfangsdifferenz) und ist überwärmt. Die klinischen Zeichen nach Meyer (Wadendruckschmerz), Homans (Waden- bzw. Kniekehlenschmerz bei passiver Dorsalflexion des Fußes) und Payr (Fußsohlendruckschmerz) sind positiv. Mittels B-Bild-Kompressionssonografie wird eine proximale, linksseitige tiefe Beinvenenthrombose diagnostiziert.

Der tiefen Beinvenenthrombose liegt eine intravasale Gerinnung von Blutbestandteilen in tiefen venösen Gefäßen des Beines bzw. Beckens zugrunde. Die Ursachen sind vielfältig:

- Häufig findet sich eine Immobilisation mit verändertem Blutfluss bis hin zur Stase.
- Eine erhöhte Koagulabilität aufgrund angeborener Störungen der Hämostase (z. B. Faktor-V-Leiden) können eine tiefe Beinvenenthrombose begünstigen.
- Unter Therapie mit Östrogenen (z. B. Ovulationshemmern) besteht ein erhöhtes Thromboserisiko, das insbesondere durch gleichzeitiges Rauchen potenziert wird.

Die akute Gefahr einer tiefen Beinvenenthrombose besteht in der Loslösung von Thrombusmaterial mit nachfolgender Lungenembolie. Längerfristig führt die tiefe Beinvenenthrombose zur chronisch-venösen Insuffizienz mit Ausbildung eines postthrombotischen Syndroms.

> ❯ **Initiales Ziel der Therapie einer tiefen Beinvenenthrombose ist die Senkung der akuten Mortalität und Morbidität durch Verhütung einer Lungenembolie und die Verhinderung von Thrombosewachstum und Frührezidiven.**

Dazu wird eine initiale Antikoagulation durchgeführt, die nach der akuten Phase in eine Langzeitantikoagulation zur Sekundärprophylaxe überführt wird. Eine Thrombolyse mittels Fibrinolytika in der akuten Phase ist nur in bestimmten Fällen indiziert.

Initiale Antikoagulation

Zur initialen Antikoagulation erfolgt eine Therapie mit **niedermolekularem Heparin** oder **Fondaparinux** (◻ Tab. 41.4). Durch Studien und Metaanalysen ist belegt, dass niedermolekulare Heparine für die Therapie einer tiefen Venenthrombose mindestens ebenso effektiv sind wie unfraktioniertes Heparin. Aufgrund der besseren Steuerbarkeit der Therapie ist eine Laborkontrolle bei Therapie mit niedermolekularen Heparinen in der Regel nicht erforderlich. Beim Vorliegen einer Niereninsuffizienz besteht eventuell die Gefahr einer Kumulation. Die Behandlung erfolgt ebenfalls über mehrere Tage; ab dem 1. oder 2. Tag wird überlappend mit oralen Antikoagulanzien therapiert (s. u.).

41

◘ Tab. 41.4 Dosierung niedermolekularer Heparine bzw. Fondaparinux zur Akutbehandlung der Venenthrombose	
Substanz	**Dosierung**
Certoparin	8000 IE, 2 × tägl. s. c.
Dalteparin	200 IE/kg, 1 × tägl. s. c.
Enoxaparin	100 IE/kg, 2 × tägl. s. c.
Nadroparin	85 IE/kg, 2 × tägl. s. c.
Reviparin	87,5 IE/kg, 2 × tägl. s. c.
Tinzaparin	175 IE/kg, 1 × tägl. s. c.
Fondaparinux	5–10 mg, 1 × tägl. s. c.

Vor Beginn der Therapie mit Heparinen und 5–7 Tage nach Therapiebeginn sollte die Thrombozytenzahl bestimmt werden. Bei längerer Therapie ist eine regelmäßige Kontrolle erforderlich. Bei Abfall der Thrombozytenzahl um mindestens 50% des Ausgangswertes ist an eine HIT vom Typ II zu denken. Bei entsprechendem Verdacht ist Heparin unverzüglich abzusetzen und durch ein anderes Antikoagulanz (z. B. direkte Thrombininhibitoren) zu ersetzen.

Sekundärprophylaxe

Um ein Thromboserezidiv im Anschluss an die initiale Antikoagulation mit Heparinen zu vermeiden, erfolgt eine Sekundärprophylaxe mit oralen Antikoagulanzien. In Mitteleuropa kommt in der Regel **Phenprocoumon** zur Anwendung, in angelsächsischen Ländern vorwiegend **Warfarin.** Ziel der Therapie ist die längerfristige Herabsetzung der Koagulationsneigung. Der therapeutische Zielbereich der INR liegt meist zwischen 2,0 und 3,0.

Am 1. oder 2. Tag einer akuten Antikoagulation wird die Therapie mit oralen Antikoagulanzien begonnen. Aufgrund der langen Halbwertszeit von Phenprocoumon wird die Behandlung mit relativ hohen Dosen zur Aufsättigung begonnen. In der Folge wird dann die Erhaltungsdosis ermittelt. Die Dosis im Rahmen der Aufsättigung während der ersten Behandlungstage ist abhängig von der Thromboplastinzeit (INR). Bei normaler INR werden an den ersten beiden Tagen 12–18 mg Phenprocoumon gegeben. Am 3. und 4. Tag werden je nach INR 1,5–3 mg verabreicht. Die tägliche Erhaltungsdosis liegt meist bei 1,5–3 mg, kann jedoch interindividuell zwischen 1 und 6 mg/Tag schwanken.

Aufgrund des verzögerten Wirkbeginns macht sich eine Dosisänderung erst 3–4 Tage später im Koagulationstest bemerkbar. Die INR sollte anfangs täglich, danach alle 2–4 Wochen bestimmt werden. Die initiale Antikoagulation mit Heparin wird zunächst fortgesetzt. Liegt bei überlappendem Einsatz von Heparinen und Phenprocoumon die INR an 2 aufeinanderfolgenden Tagen im Zielbereich, wird Heparin abgesetzt. Die weitere Dosierung des oralen Antikoagulans erfolgt durch Bestimmung der Thromboplastinzeit, standardisiert nach INR. Auf die mögliche Beeinflussung der Wir-

kung oraler Antikoagulanzien durch andere Pharmaka oder Änderungen der Diät ist zu achten.

Alternativ zu Vitamin-K-Reduktase-Hemmern können auch die oralen Faktor-Xa-Inhibitoren **Rivaroxaban**, **Apixaban** und **Edoxaban** sowie der Thrombininhibitor **Dabigatranetexilat** zur Therapie und Rezidivprophylaxe der tiefen Beinvenenthrombose und der Lungenembolie gegeben werden. Die empfohlenen Dosen betragen:

- Rivaroxaban: 2×15 mg p. o. (Woche 1–3), 1×20 mg p. o. (ab Woche 4)
- Apixaban: 2×10 mg p. o. (Woche 1), danach 2×5 mg/Tag p. o.
- Edoxaban: 1×60 mg p. o. (Prophylaxe)
- Dabigatranetexilat: 2×150 mg p. o. (Prophylaxe)

Die **Dauer der Sekundärprophylaxe** mit oralen Antikoagulanzien richtet sich nach der klinischen Situation:

- Mindestens 3 Monate: bei distalen Thrombosen und sekundären Thrombosen, die durch behandelbare(n) Risikofaktor(en) ausgelöst wurden
- Mindestens 6 Monate: Standardbehandlung
- ≥ 1 Jahr: bei Rezidivthrombose und Vorliegen schwerer Risikofaktoren

Es gibt Hinweise, dass eine Fortsetzung der Sekundärprophylaxe mit niedrig dosierter Acetylsalicylsäure (100 mg/Tag) vorteilhaft ist.

Rekanalisationstherapie mit Fibrinolytika

Eine fibrinolytische Therapie bei tiefer Beinvenenthrombose ist im Einzelfall abzuwägen, da der Nutzen nicht notwendigerweise die Gefahren (besonders Blutungen) übersteigt. Sie kann indiziert sein bei

- **ausgeprägter Mehretagenthrombose** und **proximaler tiefer Beinvenenthrombose,** die nicht älter als 7–10 Tage sind und mit massiver Schwellung einhergehen
- **Phlegmasia coerulea dolens**

Die Kontraindikationen einer systemischen Fibrinolysetherapie sind zu beachten. Für die systemische Fibrinolyse können **Streptokinase** sowie **tPA** angewendet werden.

Dosierung der Streptokinase:

- Initial 250.000 IE über 30 min i. v., anschließend 100.000 IE/h für 3 Tage (max. 6 Tage)
- Alternativ eventuell 9 Mio. IE über 6 h (ultrahohe Streptokinase-Kurzzeitlyse)

Bei der **Kurzzeitlyse** erfolgt eine Heparin- und überlappende orale Antikoagulanzientherapie im Anschluss. Bei **mehrtägiger Standardlyse** beginnt die Heparintherapie bereits während der Lysetherapie nach Normalisierung der initial erhöhten PTT.

Weiterführende Literatur

Depta JP, Bhatt DL (2015) New approaches to inhibiting platelets and coagulation. Annu Rev Pharmacol Toxicol 55: 373–397

Fareed J, Thethi I, Hoppensteadt D (2012) Old versus new oral anti-coagulants: focus on pharmacology. Annu Rev Pharmacol Toxicol 52: 79–99

Goldhaber SZ, Bounameaux H (2012) Pulmonary embolism and deep vein thrombosis. Lancet 379: 1835–1846

Greinacher A (2015) Heparin-induced thrombocytopenia. N Engl J Med 373: 252–261

Hamm CW, Bassand JP, Agewall S et al. (2011) ESC Guidelines for the management of acute coronary syndromes in patients presenting without persistent ST-segment elevation: The Task Force for the management of acute coronary syndromes (ACS) in patients presenting without persistent ST-segment elevation of the European Society of Cardiology (ESC). Eur Heart J 32: 2999–3054

Hankey GJ, Eikelboom JW (2006) Aspirin resistance. Lancet 367: 606

Kelton JG, Arnold DM, Bates SM (2013) Nonheparin anticoagulants for heparin-induced thrombocytopenia. N Engl J Med 368: 737–744

Libby P (2013) Mechanisms of acute coronary syndromes and their implications for therapy. N Engl J Med 368: 2004–2013

Makaryus JN, Halperin JL, Lau JF (2013) Oral anticoagulants in the management of venous thromboembolism. Nat Rev Cardiol 10: 397–409

Metharom P, Berndt MC, Baker RI, Andrews RK (2015) Current state and novel approaches of anti-platelet therapy. Arterioscler Thromb Vasc Biol 35(6): 1327–1338

Michelson AD (2010) Anti-platelet therapies for the treatment of cardiovascular disease. Nat Rev Drug Discov 9: 154–169

Patrono C, Garcia Rodriguez LA, Landolfi R, Beigent C (2005) Low-dose aspirin for the prevention of atherothrombosis. N Engl J Med 353: 2373

Schindewolf M, Lindhoff-Last E, Ludwig RJ et al. (2012) Heparin-induced skin lesions. Lancet 380: 1867–1879

Stefanini GG, Holmes DR, Jr (2013) Drug-eluting coronary-artery stents. N Engl J Med 368: 254-265

Task Force on the Management Of STSEaMIOTESOC, Steg PG, James SK et al. (2012) ESC Guidelines for the management of acute myocardial infarction in patients presenting with ST-segment elevation. Eur Heart J 33: 2569–2619

Worp HB van der, Gijn J van (2007) Acute ischemic stroke. N Engl J Med 357: 572

Yeh CH, Hogg K, Weitz JI (2015) Overview of the new oral anticoagulants: opportunities and challenges. Arterioscler Thromb Vasc Biol 35: 1056–1065

Pharmaka mit Wirkung auf die Blutbildung

M. Freissmuth

M. Freissmuth et al., *Pharmakologie und Toxikologie*,
DOI 10.1007/978-3-662-46689-6_42, © Springer-Verlag Berlin Heidelberg 2016

Einige Anämien lassen sich durch eine kausale Pharmakotherapie beeinflussen, insbesondere solche, die aus einem Mangel an Eisen, Folsäure oder Vitamin B_{12} resultieren. Deren rationaler Einsatz wird in diesem Kapitel erläutert. Erythropoetin ist der spezifische Wachstumsfaktor, der in der Niere produziert wird; er steht in mehreren Versionen rekombinant zur Verfügung und kann bei renalen Anämien und mit großer Vorsicht bei tumorassoziierten Anämien eingesetzt werden. Weitere Wachstumsfaktoren bzw. davon abgeleitete Moleküle stehen zur Verfügung, um die Granulopoese (G-CSF, Filgrastim) und die Thrombopoese (vom Thrombopoetin abgeleitetes Romiplostim und Eltrombopag) zu steigern.

Für die Erythropoese werden die 3 essenziellen Faktoren Eisen, Vitamin B_{12} und Folsäure gebraucht sowie ein in der Niere gebildetes Hormon, das Erythropoetin (◙ Abb. 42.1).

42.1   Eisen

Lernziele
- **Eisenstoffwechsel:** Intestinale Resorption, Transport, Regulation der zellulären Versorgung
- **Therapie der Eisenmangelanämie:** Diagnostische Kriterien, Vorgangsweise
- **Eisenvergiftung/Eisenüberladung:** Symptome, Verlauf, Therapie

Eisen kommt in der Natur in 2- oder 3-wertiger Form vor (Fe^{2+} = Ferrosalze; Fe^{3+} = Ferrisalze). Es gilt – abgesehen von exotischen Bakterien: **ohne Eisen kein Leben.** Eisen ist ein essenzielles Element; freies Eisen ist extrem giftig (▶ Abschn. 42.1.3); deshalb muss Eisen im Organismus immer in gebundener Form weitergereicht werden.

Die hohe Toxizität von freiem Eisen lässt sich auch an der Komplexkonstante von Transferrin für Fe^{3+} ablesen; sie beträgt bei physiologischem pH 10^{19}–10^{20} M^{-1} (M = mol/l). Mit anderen Worten: Man müsste 2 Mol Eisen und 2 Mol Transferrin in 10^{19}–10^{20} l Wasser lösen, dann wäre je 1 Mol frei und 1 Mol gebunden. Es ist offensichtlich, das 10^{19} Liter ein ziemlich großes Volumen ist. (Das Volumen aller Ozeane wird auf $1,56 \times 10^{18}$ l geschätzt.) Die hohe Toxizität von freiem Eisen kann aus dem Umstand abgelesen werden, dass ein solcher evolutionärer Druck in Richtung einer extrem hohen Bindungsaffinität herrscht.

Eisenpools beim Menschen und Tagesbedarf
- **Hämoglobin-Eisen:** O_2-Transport (Hämoglobin enthält ca. 3 g)
- **»Funktionseisen«:** ca. 0,5 g (abhängig von Muskelmasse); Myoglobin (80–95% dieses Pools) dient der Sauerstoffaufnahme im Muskel; daneben ist Fe^{2+}/Fe^{3+} in Enzymen der mitochondrialen Atmungskette (Cytochrom c), der Biotransformation von Fremdstoffen (Cytochrom-P450-abhängige Monooxygenasen) und

in vielen anderen Enzymen (z. B. NO-Synthasen, lösliche Guanylylzyklasen) vorhanden
- **»Depoteisen«:** ca. 0,3 g bei der Frau, 0,8 g beim Mann; vor allem in den Zellen des retikuloendothelialen Systems wird Fe^{3+} in einem Komplex mit Ferritin gespeichert
- **»Transporteisen«:** ca. 6 mg; im Blut wird Fe^{3+} an das Transportprotein Transferrin gebunden (dieses ist normal zu 30–60% gesättigt)

Tagesbedarf: Richtwert ca. **1 mg** (entspricht ca. 10% der zugeführten Menge bei »ausgewogener« Ernährung)
Erhöhter Bedarf:
- Bei raschem Wachstum = Pubertät 1–2 mg/d
- Menstruierende Frauen: 1–2 mg/d
- Frauen in der Schwangerschaft 2–5 mg/d

42.1.1 Eisenresorption und Eisentransport

Eisen ist in der Natur fast immer Mangelware. Daher existiert ein effizienter Aufnahmemechanismus. Es bestand aber kein evolutionärer Druck, einen Mechanismus für die Ausscheidung zu finden, der über den Eisenverlust durch Abschilferung des intestinalen Epithels (und der Keratinozyten der Haut) hinausgeht. **Gefährlich** ist daher auch die **(iatrogene) Eisenüberladung**, die sich als (primäre und sekundäre) Hämochromatose manifestiert.

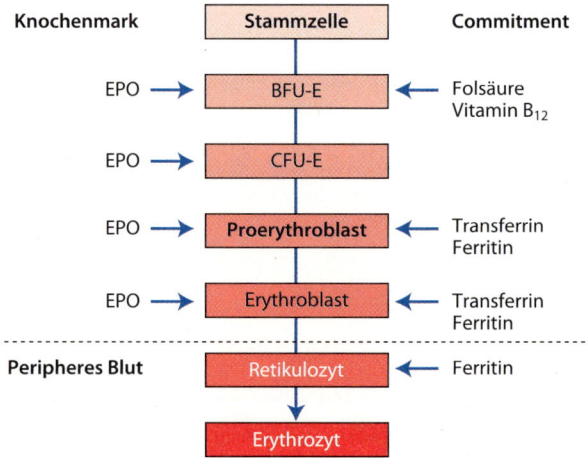

◙ **Abb. 42.1 Erythropoese.** Überblick über die zellulären Stadien in der Erythropoese und deren Abhängigkeit von Erythropoetin, Folsäure, Vitamin B_{12} und Eisen (in Form von zirkulierenden Transferrin bzw. gespeichertem Ferritin). Der Begriff »Commitment« fasst die wachstumsfaktorabhängigen Schritte zusammen, die die Differenzierung der hämatopoetischen Stammzelle in die Vorläuferzellen (»precursors«) der roten Reihe steuern. BFU-E = Burst-Forming Unit-Erythroid; CFU-E = Colony-Forming Unit-Erythroid; EPO = Erythropoetin

42

Schutz gegen zu viel Eisen: De(s)feroxamin, ein natürliches Antidot

Es gibt in der Natur Ausnahmesituationen, wo Leben in Gegenwart eines Überschusses von Eisen gedeiht, etwa Pilze (Flechten etc.), die auf eisenhaltigem Gestein wachsen. Diese müssen sich vor zu viel Eisen schützen; daher habe sie einen Komplexbildner entwickelt, der freies Eisen chelieren kann – De(s)feroxamin. Diese Substanz wird auch zur Therapie von akuten Eisenvergiftungen (betrifft meist Kleinkinder, die die Eisentabletten der Mutter schlucken) oder von Eisenüberladungen (Hämochromatose) verwendet (Desferal®).

Aufnahme von Eisen in die Duodenalmukosa

Es gibt 3 Aufnahmemechanismen (von denen 2 quantitative für die Eisenversorgung relevant sind):

- Aufnahme mittels **DCT1/DMT1-Transporter** (Divalent Cation Transporter 1/Divalent Metal Ion Transporter 1): Transporter im oberen Dünndarm an der luminalen Membran, der Fe^{2+} und H^+ zusammen transportiert (Co-Transport unter Nutzung des H^+-Gradienten; ❏ Abb. 42.2). DCT1/DMT1 kann auch andere Ionen transportieren, z. B. giftige Schwermetalle wie Pb^{2+} (Blei) und Cd^{2+} (Cadmium), die auf diesem Weg resorbiert werden. Er ist identisch mit Nramp-2 (Natural resistance-associated macrophage protein 2).
Ebenso sitzt an der luminalen Membran eine (hämhaltige) **Ferri-Reduktase** (auch als duodenales Cytochrom b5 = dcytb bezeichnet), die das überwiegend als Fe^{3+} vorkommende Nahrungseisen zu Fe^{2+} reduziert. DCT1/DMT1 transportiert nur Fe^{2+}. Daher enthalten die am Markt angebotenen Eisentabletten typischerweise 2-wertige Eisensalze ($FeSO_4$), denen oft reduzierende Verbindungen wie Vitamin C zugesetzt sind. Tatsächlich ist dies aber in der Regel nicht notwendig. (Pointiert gesagt: Bei ausreichender Salzsäure und dank der Reduktase kann man auch Eisenfeilspäne als Eisenquelle nutzen.) Das Nahrungseisen liegt meist in komplexierter Form vor. Die **Salzsäure** des Magens ist notwendig, um
  - Eisen aus Liganden freizusetzen und
  - die Protonen für den Co-Transport über DCT1/DMT1 zur Verfügung zu stellen.
- Separater Transportmechanismus für **Hämeisen** (❏ Abb. 42.2): Der Hämtransporter ist nach heutigem Verständnis identisch mit dem protonengekoppelten Folattransporter (Proton-Coupled Folate Transporter, PCFT/SLC46A1, ▶ Abschn. 42.2.1) an der luminalen Membran der intestinalen Epithelzellen. Er nimmt den Komplex aus Häm und Eisen auf; Häm wird durch die Hämoxygenase-1 (HO-1) im endoplasmatischen Retikulum degradiert – es entsteht CO, Porphobilinogen und Fe^{2+} – und das daraus freigesetzte Eisen fließt in den zellulären Eisenpool ein; das betrifft auch die Rückkopplung (s. u.). Mit anderen Worten: Wenn viel Hämeisen zur Verfügung steht, wird weniger Eisen über DMT1/DCT1 transportiert.
- Separater Transportmechanismus für Fe^{3+} (Mobilferrin-Integrin-Paraferritin-Mechanismus): Die Bedeutung dieses Transportweges für die Eisenhomöostase ist unklar. Die darüber aufgenommenen Mengen von Eisen

sind aber nicht groß; er dürfte daher für die quantitative Betrachtung nicht wichtig sein.

Eisen ist leicht zu oxidieren (es rostet). Das aus Fe^{2+} entstehende Fe^{3+} steht auch deshalb nicht mehr für die Resorption zur Verfügung, weil es mit Hydroxidionen (OH^-, alte Bezeichnung: Hydroxylionen) und anderen Liganden (insbesondere aus Pflanzen stammenden Phytatsäuren) schwerlösliche Komplexe bildet. Daraus ergeben sich folgende Überlegungen, die für das Verständnis und die Praxis relevant sind:

- Die Resorption ist im Wesentlichen auf die Duodenalmukosa beschränkt, denn der alkalische Pankreassaft (viele OH^--Ionen!) puffert die H^+-Ionen rasch zurück.
- Auf nüchternen Magen erfolgt die Resorption besser.
- Erkrankungen, die mit eingeschränkter Salzsäureproduktion einhergehen oder die Dünndarmschleimhaut beeinträchtigen, prädisponieren zum Eisenmangel. Bei *Helicobacter-pylori*-Befall kann z. B. eine chronische Antrumgastritis (Gastritis Typ B) entstehen, die mit verminderter Salzsäureproduktion (Achlorhydrie) einhergeht und dadurch kann sich bei den betroffenen Patienten eine Eisenmangelanämie entwickeln. Bei oraler Eisensubstitution imponieren sie als Therapieversager, die orale Zufuhr von Eisen kann erst dann den Eisenmangel korrigieren, wenn das Bakterium erfolgreich bekämpft worden ist.
- Präparate von Eisensalzen werden am besten vertragen, die nicht sofort das Eisen im Magen freisetzen (Magenschmerzen durch lokale Reizung!), sondern erst verzögert im Dünndarm.
- Pflanzliches Eisen ist schlecht bioverfügbar. Eine vegetarische Ernährung begünstigt daher das Auftreten eines Eisenmangels, bei ausreichender Zufuhr proteinreicher Pflanzen (Hülsenfrüchte) stehen aber ausreichend resorbierbare Eisenkomplexe zur Verfügung.

Ca^{2+} hat einen gewissen hemmenden Effekt auf die intestinale Eisenresorption – wahrscheinlich über einen intrazellulär vermittelten regulatorischen Effekt auf den Transportvorgang –, der aber nur bei Zufuhr großer Mengen von Calcium gleichzeitig mit Eisen relevant ist (wird meist überbewertet).

Transepithelialer Transport von Eisen durch die Duodenalmukosa

Befindet sich Fe^{2+} in der intestinalen Epithelzelle, sind 2 Wege möglich:

- Fe^{2+} kann an mukosales Transferrin und niedermolekulare Liganden gebunden durchgereicht werden und über den basolateralen Transporter Ferroportin-1 (IREG-1 = Iron-Regulated Gene-1) exportiert werden (❏ Abb. 42.2). In diesem Zustand ist es (wahrscheinlich noch) in 2-wertiger Form. Auf der Außenseite der Zelle wird es durch **Hephaestin** – ein kupferhaltiges Protein, das homolog zu **Coeruloplasmin** ist – zu Fe^{3+} oxidiert. Diese Reaktion ist notwendig, weil Apotransferrin nur 3-wertiges Eisen gut bindet (Transferrin, das kein Eisen enthält wird Apotransferrin genannt).

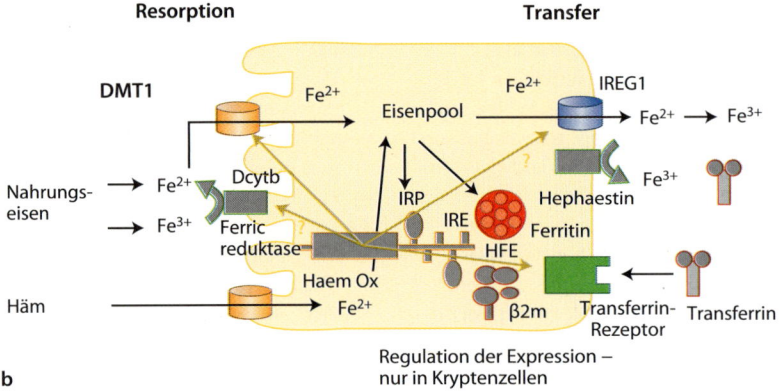

■ **Abb. 42.2a, b DCT1-abhängiger Eisentransport durch duodenale Epithelzellen (Enterozyten).**
a 3-wertiges Eisen (Fe³⁺, *rote Ellipsen*) wird an der luminalen Zelloberfläche durch die Ferrireduktase (duodenales Cytochrom b5 = *Dcytb*) zu 2-wertigem Fe²⁺ reduziert und von DMT1/DCT1 über die apikale Oberfläche transportiert. In der Zelle kann Eisen im Ferritin gespeichert oder über die basolaterale Membran durch Ferroportin-1 (= *IREG1*, Iron-Regulated Gene-1) transportiert werden. Die Beladung von Transferrin (*Tf*) erfordert Hephaestin (*Hp*), das Fe²⁺ an den Enterozyten zu Fe³⁺ oxidiert. Bei anderen Zellen kooperiert Ferroportin-1 mit der löslichen Ferroxidase Coeruloplasmin (*Cp*), um Transferrin mit Fe³⁺ zu beladen. Neben dem DCT1/DMT1-vermitteltem Fe²⁺-Transport existiert ein Hämtransport (**b**); der Hämring wird durch die Hämoxigenase geöffnet (*Haem Ox* in **b**) und das frei werdende Eisen dem Eisenpool zugeführt.
b Zusammenhang zwischen Eiseninflux an der apikalen Seite (*links*), dem basolateralen Transport über Ferroprotin-1/IREG1-Transport und der intrazellulären Regulation der Translation durch Iron-Regulated Proteins (*IRP*) in den Kryptenzellen. Der intrazelluläre Eisenpool ist gefüllt, wenn die Sättigung von zirkulierendem Transferrin hoch ist. Daher wird viel Eisen über den Transferrinrezeptor-1, das einen Komplex mit dem Produkt des *HFE*-Gens (*H*igh iron *Fe*) bildet, aufgenommen. Ist der Eisenpool in den Kryptenzellen gefüllt, kommt es zum Abbau von IRP2 und zur Eisenbeladung von IRP1, das dann nicht mehr an Iron-Responsive Elements (*IRE*) in der 3′- und 5′-Region von mRNA-Molekülen binden kann. In Abwesenheit von IRP sind die mRNA-Moleküle von DCT1/DMT1, Transferrin-Rezeptor-1 und Ferroportin-1/IREG1 (und evtl. der Ferrireduktase) instabil (Stabilisierung durch Bindung der IRP an die 3′-Region) und werden rasch abgebaut. Hingegen wird die mRNA von Ferritin vermehrt translatiert, weil das 5′-gelegene IRE nicht mehr besetzt ist und damit das Einfädeln der mRNA am Ribosom nicht mehr blockieren kann

42

- Fe²⁺ kann auf ein Ferritinmolekül treffen und dort eingefangen werden (■ Abb. 42.2). Das ist immer dann der Fall, wenn der Organismus ausreichend mit Eisen versorgt ist. Dann enthält die Epithelzelle viel Ferritin und transportiert wenig Eisen (weil wenige Transporter-DCT1/DMT1 synthetisiert werden). Der sog. »Mukosablock«, der den Organismus vor Eisenüberladung schützt, setzt sich aus 2 Komponenten zusammen:
  - Intrazelluläres Ferritin ist hoch und fängt resorbiertes Eisen ab.
  - Eisen akkumuliert in der Epithelzelle und vermindert den Transport.

  Der Mechanismus, der dieser Rückkopplung zugrunde liegt, ist wahrscheinlich primär über Regulation der Translation, analog demjenigen für Transferrinrezeptoren und Ferritin (■ Abb. 42.2b).

Bedeutung von Coeruloplasmin

Coeruloplasmin spielt auch eine Rolle bei der Beladung von Apotransferrin durch Eisen, vermutlich dann, wenn das Eisen aus den Speicherzellen (Zellen des retikuloendothelialen Systems, RES) abgegeben wird. Tatsächlich haben Patienten mit Coeruloplasmin-Mangel (Morbus Wilson) meist eine milde Anämie, die aber klinisch nicht im Vordergrund steht.

Anpassung des Eisentransports an den Bedarf

Mit der Nahrung werden 10 mg (bis 50 mg) Eisen pro Tag zugeführt. Davon werden aber nur 10% (1–2 mg) resorbiert. Bei Eisenmangel kann die Resorption bis auf 50% der zugeführten Menge steigen. Weil es keinen Ausscheidungsmechanismus für Eisen gibt, muss die Aufnahme an den Bedarf angepasst werden. Mit anderen Worten: Das Dünndarmepithel muss eine Rückmeldung über den Eisenbeladungszustand des Organismus erhalten. Zwei Mechanismen sind bekannt, die die Eisenresorption an den Eisenbedarf anpassen: Kryptenprogrammierung und das Peptid Hepcidin.

Kryptenprogrammierung

Einblicke in den Mechanismus der Kryptenprogrammierung kommen von der Untersuchung der primären **Hämochromatose**. Bei dieser (relativ häufigen) Erkrankung verhält sich das Dünndarmepithel so, als ob der Organismus im Eisenmangel lebt. Daher betreibt er exzessive Eisenaufnahme. Bei der häufigsten Form wird ein mutiertes und daher defektes HFE-Protein synthetisiert. Physiologischerweise bindet HFE an den Transferrinrezeptor-1 (TfR1). Mit TfR1 nehmen die Epithelzellen in den Krypten Transferrin auf.

Zu diesem Zeitpunkt transportieren sie noch kein Eisen und wenn der Organismus ausreichend mit Eisen versorgt ist, zirkuliert viel eisengesättigtes Transferrin. Die Epithelzellen werden deshalb auch viel Eisen aufnehmen. Wenn viel Eisen in der Zelle ist, sind die eisenbindenden Proteine IRP-1 und IRP-2 mit Eisen gesättigt. Sie können in dieser Form nicht an die mRNA-Spezies binden, die TfR1, DMT1/DCT1 und Ferroportin-1 codieren (■ Abb. 42.4). Die mRNA wird rasch abgebaut. Die Zellen synthetisieren daher nur geringe Mengen DMT1/DCT1 und Ferroportin (und TfR1).

Innerhalb weniger Tage wandern die Epithelzellen im Rahmen der ständig stattfindenden Regeneration des Darmepithels aus den Lieberkühn-Krypten an die Oberfläche der Dünndarmzotten und beginnen Eisen aufzunehmen. Wenn sie selbst viel Eisen enthalten, weil sie es mit Transferrin aufgenommen haben, und deshalb wenig DCT1/DMT1 gebildet haben, werden sie als Oberflächenzellen wenig Eisen resorbieren. Da die Wanderung der Epithelzellen von den Krypten an die Oberfläche einige Tage dauert, kann dieses System nur sehr langsam auf eine Veränderung der Bedingungen reagieren.

Hepcidin

Eisen ist auch für Bakterien ein essenzieller Wachstumsfaktor. Als unspezifische Abwehrmaßnahme ist daher das Absenken des verfügbaren Eisens sinnvoll. Für die rasche Regulation des Eisenspiegels existiert daher ein 2. Mechanismus:

Die Leber synthetisiert das Peptid Hepcidin (z. B. als Reaktion auf einen Interleukin-6-Anstieg) und sezerniert dieses ins Blut. Hepcidin bindet an Ferroportin-1 (IREG-1) der resorbierenden (= Oberflächen-)Darmepithelzellen sowie von Makrophagen und Leberzellen. Der Ferroportin-1/Hepcidin-Komplex wird internalisiert und lysosomal degradiert (Down-

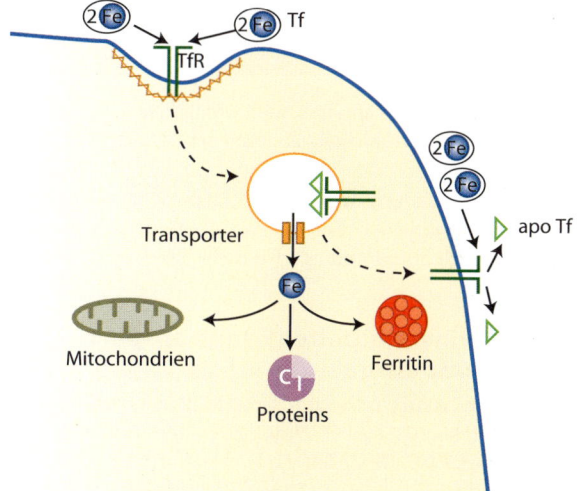

■ **Abb. 42.3 Zelluläre Eisenaufnahme über die Internalisierung des Transferrinrezeptors.** Transferrin (Tf) bindet an den dimerischen Transferrinrezeptor-1 (TfR-1) oder Transferrinrezeptor-2. Es entsteht der Komplex 2Tf:2TfR. Dieser wird in die Zelle aufgenommen, indem sich unter den Rezeptoren eine ummantelte Vertiefung (= »coated pit«) bildet. Der Mantel besteht aus dem Protein Clathrin. Aus dem »Clathrin-coated pit« wird ein Vesikel gebildet, das in die Zelle aufgenommen wird (= endosomales Vesikel). Dieses enthält eine Protonenpumpe, die unter ATP-Verbrauch (daher H⁺-ATPase genannt) H⁺-Ionen ins Vesikel pumpen kann. Dadurch sinkt die Affinität von Transferrin für Eisen, es dissoziiert und wird mit DCT1/DMT1 aus dem Vesikel ins Zytoplasma gepumpt. Dort kann es in Proteine inkorporiert, in Ferritin gespeichert oder in Organellen (insbesondere Mitochondrien) aufgenommen werden. Das von Eisen befreite Apotransferrin (apoTf) wird mit dem Transferrinrezeptor in den Vesikeln wieder an die Plasmamembran gebracht und dort freigesetzt

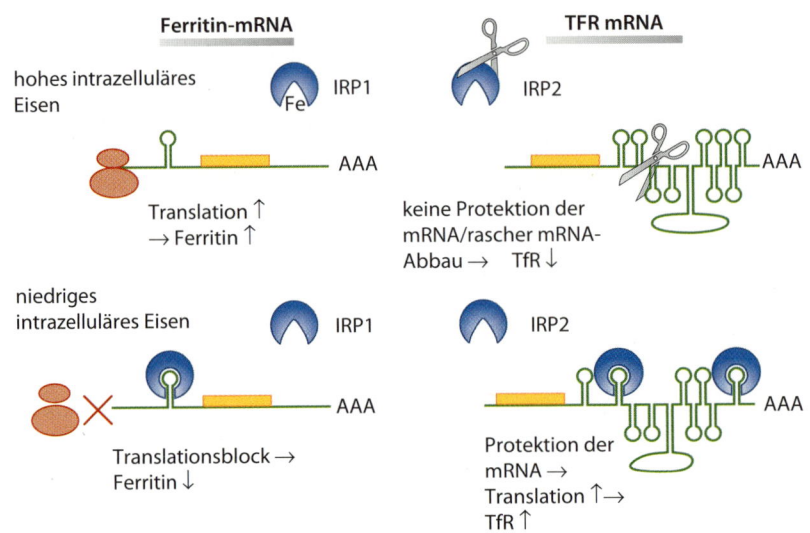

Abb. 42.4 Eiseninduzierte Regulation der mRNA-Translation und -Stabilität.
Oben: Die mRNA für Ferritin und Transferrinrezeptor sind Beispiele für gegensinnige Regulation. Bei hohen intrazellulären Eisenspiegeln kann IRP1 (Iron-Regulated Protein-1) nicht an RNA binden bzw. wird IRP2 rasch abgebaut. Dann wird das IRE (Iron-Responsive Element mit »Stem-loop-Struktur« = doppelsträngige RNA mit einer Schleife) am 5'-Ende der Ferritin-mRNA nicht besetzt, das Ribosom kann einfädeln und die Ferritin-mRNA effizient translatieren. Hingegen trägt die mRNA für Transferrinrezeptor-1 (TFR-mRNA) IRE-Strukturen am 3'-Ende der mRNA (d. h. jenseits der *grau* markierten codierenden Sequenz). Wenn diese nicht besetzt sind, wird die mRNA rasch abgebaut.
Unten: Situation bei Eisenmangel – Die Besetzung des IRE in der mRNA für Ferritin führt zu einem Translationsblock, sodass die Ferritinspiegel sinken. Hingegen wird die mRNA für Transferrin stabilisiert; die Expression von Transferrinrezeptoren nimmt zu

Regulation). Daher kann nur noch wenig Eisen aus den Speichern (Leber, Makrophagen) abgegeben bzw. aus der Nahrung aufgenommen werden.

Bei Eisenmangel, Anämie oder Hypoxie ist die Synthese von Hepcidin reduziert, Ferroportin-1 befindet sich vermehrt an der Zellmembran und es wird mehr Eisen an Transferrin abgegeben.

Transferrinvermittelter Eisentransport und Eisenspeicher

Transferrin ist ein β1-Glykoprotein (Molekularmasse 76.000) und bindet bis zu 2 Mol Fe^{3+}/mol. Es ist der wichtigste Eisentransporter. Fast alle Zellen exprimieren Tranferrinrezeptoren. Der Mechanismus, wie Transferrin über seinen Rezeptor aufgenommen wird, war allgemein entscheidend für das Verständnis der rezeptorvermittelten Endozytose (■ Abb. 42.3).

Intrazellulär wird Eisen **an Ferritin gebunden,** das aus 24 Untereinheiten besteht. Diese lagern sich zu einem Wall bzw. einer Kugel zusammen, in deren Mitte bis zu 4000 Fe^{3+}-Moleküle (in komplexierter Form) akkumulieren können. **Hämosiderin** entspricht aggregiertem Ferritin, das wahrscheinlich aus inkomplettem lysosomalem Abbau stammt, und lässt sich histologisch mit Berliner Blau anfärben. Ferritin wird ubiquitär synthetisiert. Die Kontrolle der Syntheserate unterliegt einer Rückkopplung durch Fe^{3+}, das an die RNA-bindenden Proteine bindet IRP1 und IRP2 (Iron-Regulated Protein-1 und -2) (■ Abb. 42.4).

42.1.2 Ursachen, Diagnostik und Therapie des Eisenmangels

Ursachen

Eisenmangel kann hervorgerufen werden durch:
- **Verlust** durch chronische Blutungen (meist im Uterus oder gastrointestinal bedingt z. B. durch Ulkus, Gastritis, Tumor, Einnahme von Aspirin oder anderer nichtsteroidaler Antiphlogistika etc.)
- **Erhöhten Bedarf** bei Schwangerschaft (typischerweise wird Eisen prophylaktisch gegeben)
- **Erniedrigte Zufuhr** durch Mangelernährung – in vielen Teilen der Welt wird der Eisenbedarf durch Nahrung nicht gedeckt, in Mitteleuropa durch Fehlernährung oder bei vegetarischer (veganer) Ernährung, weil pflanzliches Eisen für die Aufnahme nur in sehr beschränktem Maße zur Verfügung steht (Ausnahme: Hülsenfrüchte); Malabsorption (z. B. bei Sprue/Zöliakie, Achylie)

> **Die Ursache einer Eisenmangelanämie muss immer identifiziert werden, eine Blutungsquelle ist stets auszuschließen.**

42

Diagnostik

Diagnostik bei Eisenmangelanämie

Die Diagnose wird aus folgender **Befundkonstellation** gesichert:

- **MCV↓, MCH↓**: Mikrozytäre, hypochrome Anämie, d. h., das mittlere korpuskuläre Volumen (MCV) ist erniedrigt (< 80 fl), das mittlere korpuskuläre Hämoglobin (MCH) ist ebenfalls erniedrigt (< 28 pg).
- **Ferritin↓; Transferrinsättigung↓ < 10%**: Ist das Plasmaferritin (steht mit zellulärem Ferritin im Gleichgewicht) auf Werte < 12 ng/ml (12 μg/l) erniedrig, beweist dieser Befund den Eisenmangel (Plasmaferritin = sensitivster Parameter). Ferritinwerte zwischen 12 und 20 ng/ml sprechen für einen latenten Eisenmangel.

Während einer **Infektion** ist ein passagerer Anstieg von Ferritin (und Transferrinsättigung) möglich. Trotz bestehenden Eisenmangels können die Laborwerte daher im unteren Normbereich liegen – dies lässt sich durch Bestimmung von CRP (C-reaktives Protein) ausschließen.

Eine **mikrozytäre, hypochrome Anämie** (»sideroachrestische Anämie«) kann auch dann vorliegen, wenn die Eisenverwertung supprimiert ist. Dies tritt oft bei chronischen Entzündungen oder tumorassoziierten Anämien auf. Transferrin ist ein essenzieller Wachstumsfaktor für alle Zellen; Tumorzellen haben also ein Interesse (= Vorteil), den Erythrozytenvorstufen im Knochenmark das Eisen vorzuenthalten (z. B. durch Sekretion entsprechender Zytokine). In diesem Fall ist die Gabe von Eisensalzen sinnlos oder sogar kontraproduktiv. (Pointiert gesagt: Man »füttert« dann den Tumor mit Eisen!) Außerdem wird die Diagnose der Grunderkrankung verschleppt.

 Cave
Ohne gesicherte Diagnose keine Therapie mit Eisen.

Therapie

Wenn die Diagnose Eisenmangelanämie gesichert ist, kann die Therapie eingeleitet werden. Der **Eisenfehlbestand ΔFe** kann aus der empirischen Formel abgeschätzt werden:

$$\Delta Fe\left(g\right) = \frac{Hb_{soll}\left(g/dl\right) - Hb_{aktuell}\left(g/dl\right)}{4}$$

Hb = Hämoglobin, dl = 100 ml.

Die **Zufuhr von Eisen** erfolgt durch **perorale Gabe** von täglich 100–200 mg 2-wertigen Eisensalzen, z. B. Fe(II)SO$_4$ in 1 Dosis bzw. 2–4 Dosen. Bei der Dosisberechnung kann von einer mittleren Resorption von ca. 30% der zugeführten Menge ausgegangen werden; am Anfang ist sie höher und sinkt im Laufe der Therapie ab. Hat z. B. eine Patientin einen Hb$_{aktuell}$-Wert

von 9 g/dl (Sollwert 13 g/dl), beträgt der Eisenfehlbestand 1 g. Diese Menge wird mit 3 multipliziert, um die Resorptionsquote zu berücksichtigen, sodass der Patient insgesamt 3 g zugeführt werden müssen. Wenn dies über einen Zeitraum von 3 Wochen geschieht, ergibt sich eine Tagesdosis von 150 mg Eisen.

Bei der Patientin kann nach 5–7 Tagen eine Kontrolle durchgeführt werden. Der erste Parameter für ein Ansprechen der Therapie ist das Ansteigen der Retikulozyten. Wenn die Patientin nach 3 Wochen zur Kontrolle kommt, sollten sich hingegen alle Parameter normalisiert haben. Wenn das Plasmaferritin noch unter der Norm ist (< 20 ng/ml), sollte die Therapie mit niedriger Dosis fortgesetzt werden, bis die Eisenspeicher gefüllt sind.

Nebenwirkungen der Therapie mit Eisensalzen

Orale Zufuhr Sodbrennen, Nausea, Magenschmerzen, Durchfall/Verstopfung (je nachdem wie die Darmflora das Eisen verträgt); Schwarzfärbung des Stuhls (nicht zu verwechseln mit einer Darmblutung!). Sehr selten ist bei lang dauernder Therapie eine Hämochromatose. (Vermutlich sind die Betroffenen heterozygote Träger eine HFE-Mutation.)

Wegen der lokalen Reizwirkung sind oral verabreichte Präparate, die das Eisen langsam freisetzen, für Patienten angenehmer. Auf nüchternen Magen ist die Resorption höher, aber der Magen schmerzt stärker. Daher ist es sinnvoll, die Patienten auf eine gewisse Flexibilität bei der Einnahme hinzuweisen: Einnahme mehrmals am Tag kann besser sein, zu den Mahlzeiten ebenfalls – besser eine etwas herabgesetzte Resorption als ein Verlust der Compliance wegen der Schmerzen.

Intravenöse Zufuhr Die i. v. Gabe von Eisensalzen [als Fe(III)-Hydroxid-Saccharose-Komplex, Fe(III)-Isomaltosid, Fe(III)-Carboxymaltose oder als Fe(III)-Hydroxid-Dextran-Komplexe] ist **a priori nur selten indiziert** (z. B. bei Dialysepatienten oder Patienten mit entzündlichen Darmerkrankungen) und kann bei unkritischer Vorgangsweise extrem **gefährlich** sein: Temperaturanstieg, metabolische Azidose, Schock, Gerinnungsstörungen, Leber- und Nierenversagen. Die Transferrinsättigung sollte bekannt sein, die **Tagesmaximaldosis** (200 mg; nicht öfter als 3-mal pro Woche; typische Tagesdosis = 100 mg/d) ist unbedingt einzuhalten. Zunächst muss eine Testdosis (25 mg) appliziert und auf Zeichen einer anaphylaktoiden Reaktion gewartet werden; die Applikation muss sehr langsam erfolgen.

42.1.3 Eisenvergiftung und Eisenüberladung

Bei oraler Zufuhr einer großen Menge von Eisensalzen kann es zur **Eisenvergiftung** kommen. Dies betrifft meist kleine Kinder, die die Eisentabletten der Mutter (möglicherweise noch aus der Schwangerschaft) entdecken und schlucken. Daher sollten Patientinnen instruiert werden, Eisensalze unerreichbar von Kleinkindern aufzuheben bzw. übrig gebliebene

Tabletten zu entsorgen. Die Vergiftung nimmt einen **typischen Verlauf**:

- Nach etwa 1–6 Stunden treten Verätzungen im Magen und Dünndarm mit profusen Blutungen und den damit verbundenen Komplikationen (Erbrechen, Durchfall, Schock, Koma) auf.
- Nach etwa 6–24 Stunden folgt die resorptive Phase der Vergiftung: Temperaturanstieg, metabolische Azidose, Schock, Gerinnungsstörungen, Leber- und Nierenversagen.
- Die Folgen, wenn dies überlebt wird, sind Vernarbungen im Magen und Dünndarm mit entsprechenden Beschwerden.

Abgesehen von der symptomatischen Therapie ist die parenterale Administration von **Desferoxamin** (20–60 mg/kg KG) dann indiziert, wenn Anzeichen einer resorptiven Vergiftung (Azidose, Lethargie) bzw. mehrere röntgendichte Verschattungen in der Abdomen-Übersichtsaufnahme bestehen.

Bei **primärer und sekundärer Hämochromatose** ist die überschüssige Menge an Eisen gefährlich. Typische Ursachen für **übermäßige Eisenzufuhr** sind **wiederholte Transfusionen** von roten Blutkörperchen, wie sie im Rahmen einer Thalassämie (oder anderer chronischer Anämien) notwendig werden. Bei diesen Patienten kann der Plasmaferritinspiegel über 1000 ng/ml steigen. **Desferoxamin** ist die etablierte Therapie.

Der Nachteil von Desferoxamin besteht darin, dass es nur eine geringe orale Bioverfügbarkeit hat und daher parenteral, d. h. subkutan (s. c.), appliziert werden muss. Als Alternativen wurden daher **2 oral bioverfügbare Eisenchelatoren** entwickelt: Deferipron und Deferasirox:

- **Deferipron** hat eine kurze Halbwertszeit (2–3 Stunden) und muss daher in 3 Einzeldosen verabreicht werden. Bei 0,8% der Behandelten kommt es zur gravierenden Leukopenie bzw. Agranulozytose. Die Patienten müssen deshalb über die Warnsymptome der Agranulozytopse instruiert werden. Vor allem am Anfang der Therapie muss die Leukozytenzahlen engmaschig kontrolliert werden.
- **Defrasirox** hat eine deutlich längere Halbwertszeit (8–15 Stunden) und kann daher 1-mal täglich oral eingenommen werden. Unerwünschte Wirkungen sind Übelkeit und Durchfall (bis hin zu Ulzerationen und Blutungen im oberen Gastrointestinaltrakt) sowie Hautausschläge. Die Nierenfunktion muss kontrolliert werden (Serumkreatinin kann ansteigen), ebenso die Leberfunktion, weil Fälle von Leberversagen beobachtet wurden (Kausalzusammenhang ist unklar).

42.2 Folsäure und Vitamin B$_{12}$

> **Lernziele**
>
> **Folsäure und Vitamin B$_{12}$**
> - Intestinale Resorption
> - Biochemische Kooperation
>
> **Therapie der makrozytären Anämie:**
> - Diagnostische Kriterien
> - Vorgehensweise
>
> **Pharmaka, die mit dem Folattransport interferieren bzw. als Antagonisten wirken**

Folsäure und Vitamin B$_{12}$ (Cobalamin) werden für die enzymatische Übertragung von C1-Bruchstücken benötigt, bei Abwesenheit von Cobalamin kann intrazellulär ein Mangel an aktiver Folsäure entstehen. Der Folsäuremangel führt wie der Mangel an Vitamin B$_{12}$ zur makrozytären Anämie. Beim Vitamin-B$_{12}$-Mangel kommt noch eine Degeneration der Markscheiden im ZNS dazu, die funikuläre Myelose.

In der Schwangerschaft begünstigt der Mangel an Folsäure das Auftreten von Fehlbildungen, insbesondere Neuralrohrdefekten (Spina bifida, Myelomenigozele etc.).

42.2.1 Folsäure

Struktur, Aufnahme und Transport von Folsäure

Folsäure besteht aus einem Pteridinring, der mit *para*-Aminobenzoesäure (PABA: 4-Aminobenzoesäure) verknüpft ist (Pteroylsäure), die wiederum mit einem Glutamatrest konjugiert ist (◘ Abb. 42.5).

Folat muss mit der Diät zugeführt werden, weil menschliche (und tierische) Zellen weder PABA synthetisieren noch den 1. Glutamatrest an die Pteroylsäure koppeln können. Der **tägliche** Bedarf liegt bei 0,2 mg; in der **Schwangerschaft** sollte die zugeführte Menge bei > 0,4 mg liegen.

Folate liegen in der Nahrung als Polyglutamate vor. Diese werden am Bürstensaum des Darmepithels durch eine Carboxypeptidase in die Monoglutamatform überführt. Drei **Aufnahmemechanismen** sind bekannt, die für den Transport von Folsäure über die Plasmamembran sorgen:

- 1 protongekoppelter Folattransporter (PCFT: Proton-Coupled Folate Transporter)
- 1 Transporter für reduziertes Folat (RFC/RFT: Reduced Folate Carrier/Transporter)
- 2 Folatrezeptor-Isoformen (Folatrezeptor 1 und 2 = Folatrezeptor-α und -β; Folatrezeptor 3 = sekretorisches Protein unklarer Funktion)

Ein weitere Transporter ist für die mitochondriale Aufnahme zuständig.

Die **intestinale Resorption** von Folat (als Monoglutamat) wird durch den **protongekoppelten Folattransporter** (PCFT) vermittelt, der alternativ auch als Häm-Carrier fun-

Pteridin   **para-Aminobenzoesäure**   **Glutamat**

Pteroylsäure

⬛ **Abb. 42.5** Strukturformel der Folsäure in monoglutamoylierter Form

gieren kann, aber eine höhere Affinität für Folatmonoglutamat hat. Das co-transportierte Ion ist H$^+$ (pH-Optimum 4–5,5). Daher ist der Folattransport auf das Duodenum und obere Jejunum beschränkt. Ein kleiner Teil von Folsäure wird auch über Diffusion resorbiert. Bei hohen Dosen (im Milligrammbereich) reicht diese Diffusion als Resorptionsmechanismus aus.

Das aufgenommene Folat gelangt zunächst in die Leber (wo 10–20% der im Körper vorhandenen Menge gespeichert vorliegt). Aus der Leber kann Folat in die Galle (ca. 80–100 μg/d zirkulieren durch einen enterohepatischen Kreislauf) bzw. ins Blut abgegeben werden. Im Blut liegt Folat vor allem als N^5-Methyl-Tetrahydrofolsäure (N^5-THF) vor. Diese Form ist das präferenzielle Substrat für **RFC (SLC19A1)**, den **Transporter für reduziertes Folat.**

Dieser Transporter fungiert als Antiport (das physiologische Anion, das im Antiport aus der Zelle transportiert wird, ist nicht bekannt) und hat nur eine niedrige Affinität (aber eine hohe Kapazität). Alternativ kann Folat an hochaffine Rezeptoren 1 und 2 gebunden werden. Diese werden internalisiert, im Endosom wird der pH-Wert gesenkt, sodass der protongekoppelte Folattransporter PCFT Folat aus dem Endosom ins Zytoplasma transportieren kann. Das Zusammenspiel erfolgt daher analog zur endosomalen Aufnahme von Eisen über den Transferrinrezeptor und zum Transport von Eisen über die endosomale Membran durch DCT1 (▶ Abschn. 42.1.1, ⬛ Abb. 42.2). Im Zellinneren wird Folat wird polyglutamoyliert, was eine Diffusion aus der Zelle verhindert.

Folsäure als Co-Faktor im Intermediärmetabolismus

Tetrahydrofolsäure kann C1-Bruchstücke (Methyl-, Methylen-, Formyl-, Formyliminogruppen etc.) an N^5 und N^{10} aufnehmen. Diese Übertragung ist in mehr als 20 biosynthetischen Reaktionen erforderlich. Für das Verständnis der klinischen Auswirkung des Folsäuremangels ist die Rolle von Folsäure bei der Synthese von Purinen und Pyrimidinen entscheidend.

Exemplarisch sei die Synthese von dTMP aus dUMP durch die Thymidylsynthese dargestellt (⬛ Abb. 42.6). Dafür wird N^5,N^{10}-Methylen-THF benötigt. Dieses ist aber auch Substrat für die MTHFR (Methylen-THF-Reduktase). Die durch MTHFR katalysierte Reaktion ist quasi irreversibel,

⬛ **Abb. 42.6a, b** N^5,N^{10}-Tetrahydrofolat-abhängige Synthese von dTMP aus dUMP und Folsäurezyklus.

a Die Thymidylatsynthase katalysiert die Übertragung der Methylengruppe gemeinsam mit einem H-Atom von N^5,N^{10}-Methylen-Tetrahydrofolsäure auf dUMP. Das entstehende Dihydrofolat kann durch die NADPH-abhängige Dihydrofolatreduktase wieder zu Tetrahydrofolsäure (THF) reduziert werden. Durch Übertragung der endständigen Hydroxymethylgruppe von Serin (*Ser*) auf THF (durch die Serin-Hydroxymethyltransferase) wird wieder N^5,N^{10}-Methylen-THF nachgeliefert; es entsteht Glycin (*Gly*).

b Folsäurezyklus: Dihydrofolat (*DHF*) wird durch die Dihydrofolatreduktase (*DHFR*) mit NADPH + H$^+$ zu THF reduziert und kann dann durch die Serin-Hydroxymethyltransferase (*SHMT*) mit einem C1-Bruchstück beladen werden; es entsteht N^5,N^{10}-Methylen-THF. Dieses kann entweder für die dTMP-Synthese durch die Thymidylatsynthase (*TS*) verwendet oder durch die Methylen-Tetrahydrofolat-Reduktase (*MTHFR*) zu N^5-Methyl-THF reduziert werden. Die oxidierte Form (N^{10}-Formyl-THF) dient als C1-Donor im 2. und 4. Schritt der Purinde-novo-Synthese. N^5-Methyl-THF kann ausschließlich in Gegenwart von Vitamin B$_{12}$ (*B$_{12}$*) durch die Methioninsynthase (*MS*) verwertet werden, indem die Methylgruppe auf Homocystein übertragen wird, wodurch Methionin entsteht und THF regeneriert wird. Methionin steht in der aktivierten Form (als S-Adenosyl-Methionin: *SAM*) ebenfalls als Methylgruppendonor (z. B. zur DNA-Methylierung) zur Verfügung. Das Reaktionsprodukt ist S-Adenosyl-Homocystein (*SAH*)

d. h., das Gleichgewicht liegt auf der Produktion von N^5-Methyl-THF.

N^5-Methyl-THF kann nur in Gegenwart von Vitamin B_{12} regeneriert werden. Die Methylgruppe wird durch die Methioninsynthase auf Homocystein übertragen (wodurch Methionin entsteht). In Abwesenheit von Vitamin B_{12} verschwindet daher Folsäure in den N^5-Methyl-THF-Pool, aus dem THF ohne Cobalamin nicht regeneriert werden kann (N^5-Methyl-THF-Falle). Daher ist die klinische Manifestation des Folsäuremangels ebenso wie bei Vitamin-B_{12}-Mangel eine makrozytäre, hyperchrome Anämie.

Diagnostik, Therapie und Prävention des Folsäuremangels und Arzneimittelwechselwirkungen

Die **Diagnose** wird durch den Nachweis einer Anämie **mit erhöhtem MCV** (> 100 fl) und **erhöhtem MCH** (> 32 pg) gesichert. Im Knochenmarkausstrich sieht man statt Normoblasten **Megaloblasten,** und als Ausdruck der ineffizienten Erythropoese kommt es zu einem starken Zellzerfall, sodass die LDH (Laktatdehydrogenase) im Plasma drastisch erhöht ist. Der Nachweis eines erniedrigten Folsäurespiegels beweist den Folsäuremangel.

Alimentärer Folsäuremangel ist selten und setzt eine deutliche Fehlernährung voraus. Die **häufigste Ursache** für einen **Folsäuremangel** ist **chronischer Alkoholkonsum.** Die chronische Exposition mit Alkohol unterdrückt die Expression von Folatrezeptoren und -transportern im renalen Tubulusepithel und von Transportern im intestinalen Epithel, sodass es zu einer geringeren Resorption aus dem Darm und einer reduzierten renalen Konservierung von Folat kommt.

Zahlreiche **Arzneimittel** (z. B. Antiepileptika wie Phenytoin, Phenobarbital, Carbamazepin, Valproinsäure) **hemmen die intestinale und/oder zelluläre Folsäureaufnahme** (z. B. Reduktion der Expression von RFC). Daher sollte unter der Therapie das Blutbild kontrolliert werden. Das trifft auch dann zu, wenn die Substanzen als Stimmungsstabilisatoren (»mood stabilizers«) verwendet werden. Orale Kontrazeptiva unterdrücken den intestinalen Folattransport.

In der **Schwangerschaft** ist der **Folsäurebedarf erhöht**, weil die Zahl der proliferierenden Zellen sehr hoch ist. Daher wurde in den USA eine **Folsäuresubstitution** (im Mehl) durchgeführt. Nachteil dieser Vorgangsweise ist der Umstand, dass damit die Symptome des Vitamin-B_{12}-Mangels verschleiert werden. In Europa besteht daher die Empfehlung, während der Schwangerschaft 0,4 mg Folsäure zusätzlich zu jener Menge zu administrieren, die über die Nahrung aufgenommen wird. Damit sollte die Inzidenz von Neuraldefekten auf die Hälfte gesenkt werden. Es ist offensichtlich, dass bei Patientinnen mit Epilepsie in der Schwangerschaft eine hohe Dosis von Folsäure (5 mg/d) sinnvoll ist.

Eine akute Toxizität hoher Folatdosen ist nicht bekannt. Einer Folatsubstitution wurde eine Schutzwirkung gegen die Entwicklung diverser Krebsarten zugeschrieben. Tatsächlich hat aber eine große prospektive Studie gezeigt, dass bei Männern die zusätzliche Gabe von Folsäure das Risiko erhöht, an einem Prostatakarzinom zu erkranken. Daher ist eine unkritische Gabe von Folsäure (auch in Multivitaminpräparaten, orthomolekularer Medizin etc.) abzulehnen.

Die Wirkung von Folsäure wird durch **Folsäureantagonisten** aufgehoben. Dazu gehören Methotrexat, Permetrexed und Raltitrexed, die gezielt als Antagonisten an humanen Folsäure bindenden Enzymen entwickelt worden sind (▶ Abschn. 61.2.2). Daneben gibt es Substanzen, die als Folsäureantagonisten bei Erkrankungen mit Protozoen (Pyrimethamin) oder Bakterien (Trimethoprim) entwickelt worden sind (▶ Abschn. 57.5.2). Hier kann sich bei hochdosierter, langer Therapie eine makrozytäre Anämie entwickeln. Eine Blutbildkontrolle ist daher indiziert.

Als Derivat von Folsäure steht auch **Folinsäure** (Leucovorin, Calciumfolinat) zur Verfügung: Dieses ist N^5-Formyl-Tetrahydrofolsäure. Folinsäure bedarf keiner Reduktion durch die Dihydrofolatreduktase und kann daher als C1-Donator auch dann wirken, wenn z. B. die Dihydrofolatreduktase durch Methotrexat gehemmt ist. Damit ist eine gewisse Purin- und Pyrimidinsynthese möglich, sodass die Proliferationshemmung antagonisiert werden kann (vgl. Leucovorin-Rescue; ▶ Abschn. 61.2.2).

42.2.2 Vitamin B_{12} (Cobalamin)

Aufnahme und Transport von Vitamin B_{12}

Vitamin B_{12} liegt in der Nahrung (meist) als **Cyanocobalamin** vor. Daneben gibt es noch Hydroxycobalamin und (das instabile) Aquocobalamin. Cobalamin wird ausschließlich durch Bakterien synthetisiert. Die Zufuhr erfolgt primär über Fleisch bzw. bei vegetarischer Ernährung durch Bakterien, die das Gemüse kontaminieren. Der tägliche Bedarf beträgt ca. 3–5 µg.

Cobalamin wird im Magen aus den Nahrungsproteinen freigesetzt und temporär an R-Proteine gebunden. Im Duodenum werden diese R-Proteine verdaut, Cobalamin bindet an den **Intrinsic Factor,** der von den Belegzellen des Magens sezerniert wird. Dieser Cobalamin-Intrinsic-Factor-Komplex interagiert mit Rezeptoren an der apikalen Membran von Darmepithelzellen im distalen Ileum. Auf der basolateralen Seite gelangt Cobalamin über einen unbekannten Mechanismus in den extrazellulären Raum und wird überwiegend an Transcobalamin II gebunden. In dieser Form zirkuliert es im Blut.

In der Leber wird Cobalamin überwiegend als 5'-Desoxyadenosylcobalamin an Proteine gebunden gespeichert. Bei ausreichender Zufuhr enthält die Leber 2–5 mg Cobalamin, d. h. den Bedarf von mehreren Jahren. Daher sind Mangelerkrankungen, die sich aus diätetischen Gründen ergeben, selten.

Bedeutung des Cobalamins für die Regeneration von Folat und beim Fettsäureabbau

Cobalamin wird für die Regeneration von Folat und beim Fettsäureabbau gebraucht, woraus sich die Symptome des Cobalaminmangels erklären lassen. Wie schon beschrieben, kann N^5-Methyl-Tetrahydrofolat in Abwesenheit von Vitamin B_{12} nicht in Tetrahydrolat (THF) umgewandelt werden (N^5-Methyltetrahydrofolat-Falle; ◘ Abb. 42.6). Vitamin B_{12} ist der essenzielle Co-Faktor der Methioninsynthase, die die Methylgruppe zunächst auf Methylcobalamin und in weiterer Folge auf Homocystein überträgt.

Cobalamin wird noch für eine zweite klinisch relevante Reaktion gebraucht: für den Abbau ungeradzahliger Fettsäuren bzw. einiger Aminosäuren (Valin, Isoleucin, Threonin). Als metabolischer Zwischenschritt entsteht bei diesem Abbauweg **Methylmalonyl-CoA,** das durch die Methylmalonyl-Co-Mutase zu Succinyl-CoA umgelagert wird. Dieser Schritt benötigt Desoxyadenosyl-Cobalamin.

Methylmalonyl-CoA konkurriert mit Malonyl-CoA in der Fettsäuresynthese und wird an dessen Stelle in die Fettsäuren eingebaut, sodass verzweigte Fettsäuren entstehen. Es ist wahrscheinlich und plausibel, dass diese verzweigten Fettsäuren die Struktur die Myelinschicht stören. Bei dieser Reaktion spielt Folsäure keine Rolle.

Aus dieser Betrachtung lässt sich erklären, dass bei Vitamin-B_{12}-Mangel

— es zur makrozytären (megaloblastären) Anämie kommen muss (ebenso wie bei Folsäuremangel),
— zusätzlich neurologische Symptome auftreten können: **funikuläre Myelose** mit Beginn in den aufsteigenden Bahnen im Rückenmark (Funiculi laterales), die nach rostral fortschreitet; die klinische Symptomatik beginnt daher mit Parästhesien; in weiterer Folge treten Lähmungserscheinungen auf; im Spätstadium können sich auch Persönlichkeitsveränderungen einstellen),
— es zur Maskierung der Symptome der makrozytären Anämie kommen kann, wenn ausreichende Mengen an Folsäure zugeführt werden.

❯ Bei einer makrozytären Anämie muss gesichert sein, dass kein Vitamin-B_{12}-Mangel vorliegt, bevor Folsäure administriert wird. Folsäure beseitigt nur die Anämie, nicht aber die funikuläre Myelose, die sich schleichend einstellen und bis zu einem irreversiblen Schaden fortschreiten kann.

Ursache für einen **Vitamin-B_{12}-Mangel** sind Gastritiden, die mit einem Mangel an Intrinsic Factor einhergehen oder mit herabgesetzter Vitamin-B_{12}-Freisetzung aus den Nahrungsproteinen. Bei streng vegetarischer Ernährung ist auch ein Vitamin-B_{12}-Mangel möglich. Erkrankungen, die das terminale Ileum befallen (z. B. Morbus Crohn = Ileitis terminalis), verhindern die Resorption (zu ihnen zählt auch die Fischbandwurminfektion).

Lachgas (»Stickoxydul«) bindet an Co(I) in Methylcobalamin und inaktiviert dieses irreversibel. Bei chronischer Exposition (z. B. Missbrauch von Lachgas) kann sich ein Vitamin-B_{12}-Mangelzustand entwickeln. Die klassische Form des Vitamin-B_{12}-Mangels ist die **Anaemia perniciosa,** eine Autoimmunerkrankung, bei der die Belegzellen der Magenschleimhaut zerstört werden, sodass Intrinsic Factor nicht mehr zur Verfügung steht. Diagnostisch verwertbar sind – abgesehen von der makrozytären Anämie und erhöhtem LDH-Wert – auch die Vitamin-B_{12}-Spiegel im Blut und die

Konzentration von Methylmalonsäure und Homocystein im Blut. Beweisend für eine Vitamin-B_{12}-Resorptionsstörung ist der Schilling-Test (der aber heute obsolet ist).

Die **Therapie** erfolgt in schweren Fällen intramuskulär, die Empfehlungen sind variabel, z. B. 1 mg/d für 7 Tage, im Anschluss wöchentlichen Injektionen über 1 Monat und danach monatliche Injektionen. Entscheidend ist die Verlaufskontrolle: Innerhalb von 5 Tagen muss die Retikulozytenzahl dramatisch ansteigen.

Unterbleibt dieser Anstieg, so kann auch ein Eisenmangel vorliegen, z. B. bei einer bestehenden atrophen Gastritis (ohne H^+ kein Eisentransport über DCT1/DMT1, ▶ Abschn. 42.1.1). Der Eisenmangel kann sich auch mit Verzögerung manifestieren; es bedarf daher auch einer Kontrolle der Ferritinspiegel. Bei leichten Fällen reicht eine orale Substitution mit 1 mg/d Cobalamin p. o. aus.

Mittel der Wahl bei der **Therapie einer Cyanidvergiftung** sind Hydroxy- bzw. Aquocobalamin. Bis zu einer Dosis von 5 g wird Hydroxycobalamin ohne relevante unerwünschte Wirkungen vertragen, es kann daher bei Verdacht auf Cyanidvergiftung administriert werden (▶ Abschn. 64.2.2). Nachteilig sind seine geringe Stabilität (es muss frisch gelöst werden) und der hohe Preis.

42.3 Erythropoetin und seine Derivate

Lernziele
— Regulation, Angriffspunkt, Signalübertragung
— Erythropoetinderivate
— Einsatzgebiete, Vorsichtsmaßnahmen

42.3.1 Regulation der Erythropoetinsynthese

Erythropoetin (EPO) ist ein Protein aus 165 Aminosäuren, das extensiv glykosiliert ist und daher eine Molekularmasse von 34 kDa hat. Die Glykosilierung

— ist heterogen (d. h. jede Präparation von Erythropoetin enthält ein Gemisch von unterschiedlich stark glykosilierten Proteinen),
— unterscheidet sich je nach Zelltyp, in der Erythropoetin produziert wird, und
— beeinflusst die Halbwertszeit im Organismus.

Erythropoetin wird **endogen** vor allem in der **Niere** produziert (kleine Mengen auch in der Leber). Die zelluläre Quellen sind die peritubulären interstitiellen Zellen, die auf **Abfall des Sauerstoffpartialdrucks** mit einer Stabilisierung des Transkriptionsfaktors HIF1α (Hypoxia-Inducible Factor 1α) reagieren: Bei normalem pO$_2$ wird HIF1α hydroxyliert, an das Von-Hippel-Lindau-Protein gebunden und ubiquitiniert.

Die Ubiquitinylierung leitet die Zerstörung durch das Proteasom ein. Unter hypoxischen Bedingungen kann HIF1α aber in den Kern transloziert werden und gemeinsam mit der HIFβ-Untereinheit an den Promotor des Erythropoetingens binden und die mRNA induzieren, die Präpro-Erythropoetin

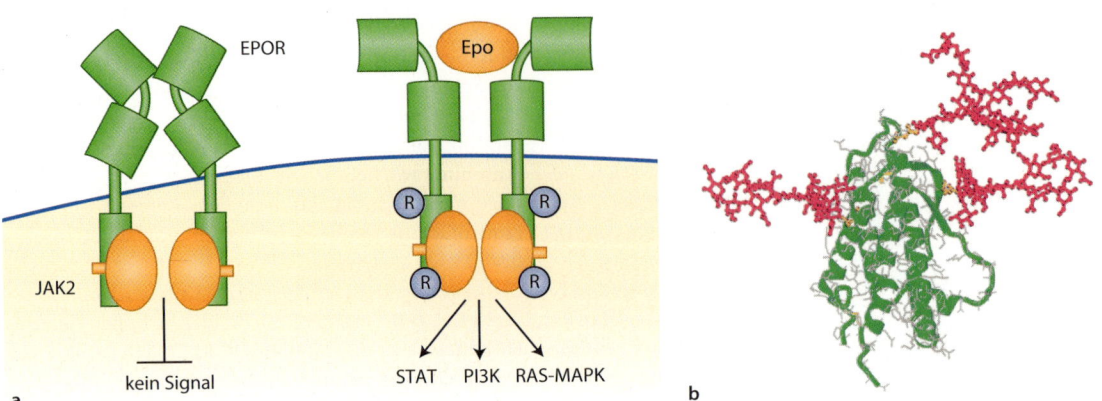

Abb. 42.7a, b Erythropoetin und Erythropoetinrezeptor. Besetzung des Erythropoetinrezeptors durch Erythropoetin (**a**, vgl. dessen Struktur in **b**) löst intrazelluläre Signakaskaden aus, die das Überleben von erythrozytären Vorstufen und damit ihre Vermehrung fördert.
a Auch im inaktiven Zustand ist die Januskinase 2 (JAK2) mit dem Erythropoetinrezeptor (EPOR) assoziiert. Monomeres Erythropoetin (Epo) bindet an den dimeren Rezeptor und löst intrazellulär eine Aktivierung von JAK2 aus; die Kinase phosphoryliert zunächst sich selbst und dann STAT-Moleküle (Signal Transducer and Amplifier of Transcription). Daneben wird das kleine G-Protein RAS aktiviert, das die Kaskade der Mitogen-aktivierten Proteinkinase (MAPK) und die PI3-Kinase (PI3K) stimuliert. Diese Signalwege verhindern die Apoptose und stimulieren das Wachstum der Zellen.
b Erythropoetin besteht aus einem Bündel von 4 α-Helices und ist an 4 Stellen glykosiliert. Die Peptidkette ist grün, die Zuckerketten sind rot dargestellt

codiert. Dieses wird zu Erythropoetin prozessiert und extensiv glykosyliert.

Erythropoetin hat eine charakteristische Struktur (Bündel aus 4 α-Helices, von denen je 2 antiparalell verlaufen; ◘ Abb. 42.7b). Seine nächsten Verwandten sind Wachstumshormon (STH), Prolaktin, Leptin, G- und GM-CSF (Granulocyte [Macrophage] Colony Stimulating Factor = Filgrastim). Entferntere Verwandte sind Interleukine wie IL-2 bis IL-7, IL-10 und IL-13.

Erythropoetin löst seine Effekte über den **Erythropoetinrezeptor** (EPOR) aus (◘ Abb. 42.7a). Dieser liegt als inaktives Homodimer vor; die Januskinase 2 (JAK2) ist an den intrazellulären C-Terminus des Rezeptors gebunden.

Nach Besetzung des Rezeptors durch Erythropoetin kommt es zur Aktivierung von Transkriptionsfaktoren der STAT-Familie (vor allem STAT5); in weiterer Folge wird auch das GTP-bindende Protein RAS aktiviert, das ein Wachstumssignal über die Kaskade der Mitogen-aktivierten Protein-Kinase (MAP-Kinase-Kaskade) weiterleitet. Daneben wird über RAS auch die Phosphatidylinositol-3-Kinase (PI3K) aktiviert und diese aktiviert einen antiapoptotischen Signalweg, wodurch das Überleben der Zellen gefördert wird.

Erythropoetin beeinflusst vor allem Zellen im Stadium CFU-E (Colony Forming Unit-Erythroid), für die Erythropoetin essenziell ist, und im Stadium BFU-E (Burst Forming Unit-Erythroid) (◘ Abb. 42.1).

Das Überleben der hämatopoetischen Stammzellen und ihre Selbsterneuerung wird hingegen durch andere Wachstumsfaktoren gesteuert, insbesondere SCF (Stem Cell Factor), den Liganden der Tyrosinkinase c-KIT und Thrombopoetin, das an seinen Rezeptor, die Tyrosinkinase c-MPL, bindet sowie Wnt-Peptide, die an heptahelikale Frizzled-Rezeptoren

binden. Differenzierung, Überleben und Wachstum der frühen Vorstufen werden durch zahlreiche Interleukine (vor allem IL-3, IL-6, IL-9 und IL-11) gesichert.

42.3.2 Erythropoetinderivate und ihr therapeutischer Einsatz

Therapeutisch eingesetztes Erythropoetin wird rekombinant in CHO-Zellen (Chinese Hamster Ovary) hergestellt. Diese Fibroblastenzelllinie wird primär deshalb eingesetzt, weil sie als Erste verwendet wurde und mittlerweile gut charakterisiert ist. Das Glykosylierungsmuster von in CHO-Zellen hergestelltem Erythropoetin unterscheidet sich deutlich von endogen produziertem. Deshalb kann rekombinantes Erythropoetin mittels isoelektrischer Fokussierung (IEF) nachgewiesen werden (z. B. im Harn von Radfahrern, Langstreckenläufern, Skilangläufern etc.).

Die Glykosylierung beeinflusst die biologische Halbwertszeit, die bei Erythropoetin nach intravenöser Applikation im Mittel zwischen 4–8 Stunden liegt. Bei subkutaner Gabe wird Erythropoetin langsam resorbiert (c_{max} wird nach 12–15 Stunden erreicht), die Bioverfügbarkeit beträgt nur 20% und der Abfall der Plasmakonzentration erfolgt aufgrund der verzögerten Anflutung langsam, sodass eine apparente Halbwertszeit von ca. 24 Stunden resultiert.

Es ist offensichtlich, dass die Wirkdauer länger als die Halbwertszeit ist, weil die Dauer der therapeutischen Wirkung primär von der Lebensdauer der Erythrozyten bestimmt ist. Die **Halbwertszeit kann verlängert werden**, wenn

- das **Ausmaß der Glykosylierung erhöht** wird: Darbapoetin/NESP (New Erythroid Stimulating Protein), in dem

2 zusätzliche Glykosylierungsstellen für N-gekoppelte Glykosilierung eingeführt wurden, hat nach intravenöser Verabreichung eine Halbwertszeit von ca. 24 Stunden;

- Erythropoetin mit Polyethylenglykol (PEG) modifiziert wird (**Pegylierung**): Die Molekularmasse von CERA (Continuous Erythropoetin Receptor Activator) ist durch Pegylierung (von Aminogruppen) auf 66 kDa erhöht, seine Halbwertszeit auf 133 Stunden verlängert. Nach subkutaner Applikation liegt die Bioverfügbarkeit bei ~50–60%, c_{max} wird nach ~90 Stunden erreicht. (Weil die Absorption rascher läuft als die Elimination, ändert sich nach s. c. Applikation die apparente Halbwertszeit nicht.) Pegyliertes Erythropoetin hat eine niedrigere Affinität für den Erythopoetinrezeptor, sodass es rasch von diesem dissoziiert und nicht im gleichen Maß internalisiert wird. Die klinische Bedeutung ist unklar. Pegyliertes Erythropoetin ist derzeit nur für die Therapie der renalen Anämie zugelassen, aber **nicht** für die tumorassoziierte Anämie. (In klinischen Studien wurde eine beschleunigte Tumorprogression unter pegyliertem Erythropoetin beobachtet – ein Umstand der zum Abbruch der Studien führte.)

Die zugelassenen **Indikationen** umfassen:
- Anämie bei chronischer Niereninsuffizienz (dialysepflichtiges Stadium und Prädialysestadium)
- tumorassoziierte Anämie
- Gewinnung von Eigenblut vor elektiven operativen Eingriffen

Erythropoetin und seine Derivate werden nach Wirkung (ca. 80–120 U/kg KG) dosiert. Therapeutisches Ziel ist, den Hämoglobinspiegel bei 10–12 g/dl zu halten. Gefährlich ist ein rascher Hämoglobinanstieg. Daher sollte bei Erythropoetin der Anstieg unter 2 g/dl/Woche liegen bzw. bei Darbapoetin und pegyliertem Erythropetin unter 1 g/dl/Woche. Entsprechend sollte die Kontrollen anfangs wöchentlich, danach alle 14 Tage erfolgen. Begleitend muss der Eisenstoffwechsel (Transferrinsättigung, Ferritin) überwacht werden, weil die Verfügbarkeit von Eisen das Ansprechen auf die Erythropoetintherapie begrenzt (Plasmaferritin sollte über 100 ng/ml liegen).

Die **unerwünschten Wirkungen** der Therapie mit Erythropoetin sind:
- **Hypertonie** (bei 20–30% der Behandelten): Daher sind regelmäßige Blutdruckkontrollen notwendig. Der Blutdruckanstieg ist nicht nur auf die Zunahme der Blutviskosität zurückzuführen. Erythropoetin stimuliert die Proliferation von glatten Gefäßmuskeln und begünstigt vasokonstriktorische Antworten.
- **Thrombosen**
- **Zerebrale Krampfanfälle:** Meist treten Grand-Mal-Symptome auf; der Mechanismus ist unklar, eventuell zerebrale Ischämie durch Mikrothrombosen oder hypertonieassoziierte Vasospasmen.
- **Beschleunigtes Tumorwachstum:** Seit 2008 ist bekannt, dass die Gabe von Erythropoetin die Progression vieler

Tumore begünstigt, unter anderem von Brustkrebs, Lymphomen, vom Zervixkarzinom, Tumoren im Kopf-Hals-Bereich und vom nichtkleinzelligen Bronchialkarzinom. Eine mögliche Erklärung ist die »illegitime« Expression von Rezeptoren: Innerhalb eines Tumors können einzelne Zellen durch Verlust der transkriptionellen Repression auch Rezeptoren exprimieren, die im gesunden Gewebe nicht vorkommen. Wenn diese einen Wachstumsvorteil verschaffen, setzt sich die Tumorzellpopulation durch. Die illegitime Expression von Erythropoetinrezeptoren verschafft dann einen Vorteil, wenn Erythropoetin großzügig administriert wird.

- **Aplasie der roten Blutkörperchen** (»pure red cell aplasia«): Bei subkutaner Administration von Erythropoetin ist als seltene Komplikation (27/100.000 Behandlungsjahre) das Auftreten von neutralisierenden Antikörpern beobachtet worden. Ursächlich beteiligt soll die Bildung von Erythropoetinaggregaten sein, die eine Immunantwort auslösen. Die Antikörper erkennen alle Formen von Erythropoetin, sodass die Erythropoese sistiert; die Patienten sind von Transfusionen abhängig.

42.4 G-CSF, GM-CSF und Thrombopoetin

Lernziele
- **G-CSF/Filgrastim:** Derivate und rationale Anwendung
- **Thrombopoetin:** Anwendung von Romiplostin

42.4.1 G-CSF und seine Derivate

G-CSF (Granulocyte Colony-Stimulating Factor, früher: »Colony-Stimulating Factor 3« = CSF3) ist ebenso wie GM-CSF ein Zytokin, dessen Struktur der von Erythropoetin sehr ähnlich ist (Bündel aus 4α-Helices; ◘ Abb. 42.7b). Es bindet an den G-CSF-Rezeptor (CD114); im Gegensatz zur Interaktion von Erthyropoetin mit dem Erythropoetinrezeptor binden 2 Moleküle G-CSF und ein Rezeptordimer.

Die intrazellulären Signalwege sind ähnlich wie beim Erythropoetinrezeptor. Der G-CSF-Rezeptor wird auf hämatopoetischen Stammzellen und den Vorstufen der Granulozytenreihe (sowie auf neuronalen Vorläufern) exprimiert. G-CSF stimuliert die Freisetzung hämatopoetischer Stammzellen aus dem Knochenmark (und kann daher experimentell für die Mobilisation von Stammzellen verwendet werden). Die klinisch derzeit relevante Wirkung ist die beschleunigte Reifung und Ausschwemmung neutrophiler Granulozyten, die auch eine erhöhte antimikrobielle Aktivität haben.

G-CSF wird endogen auf 2 Wegen produziert, und zwar von Endothelzellen sowie Makrophagen und anderen Immunzellen, die von Pathogenen bzw. deren Bruchstücken stimuliert worden sind. G-CSF ist ein Glykoprotein, das in 2 Formen vorliegt: einer Form mit 174 und einer mit 180 Aminosäuren. Rekombinant wird die Form mit 174 Aminosäuren hergestellt; nach Expression in Bakterien liegt sie als unglykosiliertes **Filgrastim** vor.

Für Filgrastim ist der Patentschutz abgelaufen, es gibt bereits 3 Biosimilare. Zur Verlängerung der Wirkdauer liegt auch eine N-terminal pegylierte Form (Pegfilgrastim) und eine intern gezielt pegylierte Form (**Lipegfilgrastim**) vor, die um 20 kDa größer sind als das Ausgangsmolekül. Die in CHO-Zellen hergestellte Form, **Lenograstim**, ist glykosyliert. Unterschiede zwischen Lenograstim und Filgrastim sind bisher nicht beobachtet worden.

Die **Halbwertszeit** von **Filgrastim** beträgt nach i. v. Applikation 3,5 Stunden. Nach s. c. Administration werden maximale Plasmaspiegel nach 8 Stunden erreicht. Bei pegyliertem Filgrastim ist die Halbwertszeit auf 33 Stunden verlängert. Nach s. c. Gabe wird c_{max} nach 72 Stunden erreicht. Die übliche **Dosierung** ist 5–12 µg/kg KG (Filgrastim) bzw. 6 mg (Pegfilgrastim und Lipegfilgrastim).

Therapeutisches Ziel ist die Erhöhung der Zahl der neutrophilen Granulozyten. Die Therapieschemata variieren, typischerweise wird die Applikation frühestens 24 Stunden nach Applikation einer zytotoxischen Chemotherapie verabreicht und (bei Filgrastim) so lange mit täglichen Injektionen fortgesetzt, bis der Nadir (Fußpunkt, Tiefpunkt) des Granulozytenabfalls überwunden wird. Bei Pegfilgrastim und Lipegfilgrastim genügt eine 1-malige Gabe.

Die **häufigste Nebenwirkung** bei Filgrastim und den pegyliertem Varianten sind Knochen- (26%) und Muskelschmerzen (10%). Daneben können unspezifische Symptome auftreten (Schwindel, Übelkeit, Fieber in 1–10%). Bei folgenden Laborparametern kommt es unter anderem zur Erhöhung: γ-Glutamyltranspeptidase, alkalische Phosphatase (Knochen), Laktatdehydrogenase (LDH) und Harnsäure. Sehr selten (< 0,01%) kann es zu neutrophilen Infiltraten in Lunge bzw. Haut kommen (Sweet-Syndrom).

42.4.2 Thrombopoetinrezeptor-Agonisten

Das Glykoprotein Thrombopoetin (TPO; auch MGDF: Megakaryocyte Growth and Development Factor) besteht aus 332 Aminosäuren; die aminoterminale Hälfte (ca. 160 Aminosäuren) ist der des Erythropoetins sehr ähnlich. Thrombopoetin wird vor allem in der Leber (aber auch in Niere und Knochenmark) gebildet und bindet an den Thrombopoetinrezeptor c-MPL (cellular equivalent of Myeloproliferative Leukemia virus oncogene). Dieser Rezeptor wird nicht nur auf Megakaryozyten und Thrombozyten exprimiert, sondern auch auf hämatopoetischen Stammzellen. Es gibt einen einfachen Regelkreis: Zirkulieren viele Thrombozyten im Blut, wird zirkulierendes Thrombopoetin verstärkt gebunden, wodurch seine freie Konzentration sinkt und die Megakaryopoese abnimmt.

Thrombopenien mit Thrombozytenzahlen < 50 G/l (Giga/l oder 10^9/l; < 50.000/µl) sind potenziell lebensgefährlich. Derzeit stehen in Europa 2 zugelassene Substanzen zur Verfügung, die den Thrombopoetinrezeptor stimulieren können (◐ Abb. 42.8):

- das Fusionsprotein Romiplostim
- der niedermolekulare Agonist Eltrombopag

Romiplostim

Romiplostim ist ein Fusionsprotein: 4 Peptidfragmente, die den Thrombopoetinrezeptor stimulieren können, sind an ein Fc-Fragment eines humanen IgG₁ fusioniert (»Peptibody«; ◐ Abb. 42.8b). Dieser Umstand verhindert, dass gegen Romiplostim gerichtete Antikörper auch das endogene Thrombopoetin neutralisieren können. Damit wird ein Zustand verhindert, der der »pure red cell aplasia« bei Erythropoetin entspricht (▶ Abschn. 42.3.2).

Durch Fusion an das Fc-Fragment ist eine lange Halbwertszeit gewährleistet, weil die C_H2-Domäne (Constant Homology Domain) des Fc-Teils für eine Bindung an den neonatalen Fc-Rezeptor (FcRn) sorgt. Dadurch wird Romiplostim endozytotisch in Zellen aufgenommen (z. B. Endothelzellen).

Der FcRn-Rezeptor steuert die internalisierten endozytotischen Vesikel in den rezirkulierenden Modus (»recycling pathway«), sodass Romiplostim wieder in den Extrazellularraum gelangt. Daraus resultiert die **relativ lange Halbwertszeit,** im Mittel von 3,5 Tagen. Die Halbwertszeit wird auch durch die Anzahl von Thrombopoetinrezeptoren auf den Plättchen bestimmt, sodass die Variabilität bei Patienten groß ist (1–34 Tagen).

Romiplostim wird subkutan einmal/Woche appliziert; c_{max} wird bei s. c. Applikation nach ca. 14 Stunden erreicht. Die initiale Dosis liegt typischerweise bei 1 µg/kg KG/Woche; die Dosis kann unter Kontrolle der Thrombozytenzahl bis maximal 10 µg/kg gesteigert werden.

Vorteil von Romiplostin ist, dass fast 90% der Behandelten ohne begleitende Glucocorticoidtherapie auskommen. Die **unerwünschten Wirkungen** lassen sich einteilen in banale, häufige (Kopfschmerz, Erschöpfung, Nasenbluten, Gelenkschmerzen, Durchfall, Bauchschmerzen) und potenziell gefährliche: Es besteht das Risiko einer Myelofibrose. Tatsächlich wurde bei ca. 4% der Patienten eine Anhäufung von Retikulin im Knochenmark beobachtet.

Diese Beobachtung ist ein Grund zur Vorsicht, weil auch andere Zellen den Thrombopoetinrezeptor exprimieren und das virale Äquivalent (v-MPL) ein Onkogen ist. Ein myelodysplastisches Syndrom wird daher auch derzeit als Kontraindikation für Romiplostim eingestuft. Bei Patienten mit idiopathischer Thrombozytopenie (ITP) wurde nach Behandlung mit Romiplostim (und Eltrombopag) eine Häufung akuter myeloischer Leukämien beobachtet (1,7 bzw. 0,8% vs. 0 bei anderen Therapieformen). Ein weiteres Problem ist der Umstand, dass nach Absetzen von Romiplostim die Thrombozytenzahl unter den ursprünglichen Ausgangswert fallen kann.

Derzeit ist Romiplostim für die Therapie der idiopathischen thrombopenischen Purpura zugelassen (die durch eine Splenektomie nicht beseitigt werden kann).

Eltrombopag

Eltrombopag (◐ Abb. 42.8a) ist ein Agonist des Thrombopoetinrezeptors. Es bindet an einer anderen Stelle als Thromboplastin, im Bereich der Transmembrandomäne. Elthrombopag erhöht sowohl bei Gesunden als auch bei Personen mit ITP oder Hepatitis C die Thrombozytenzahl. Bei chronischen

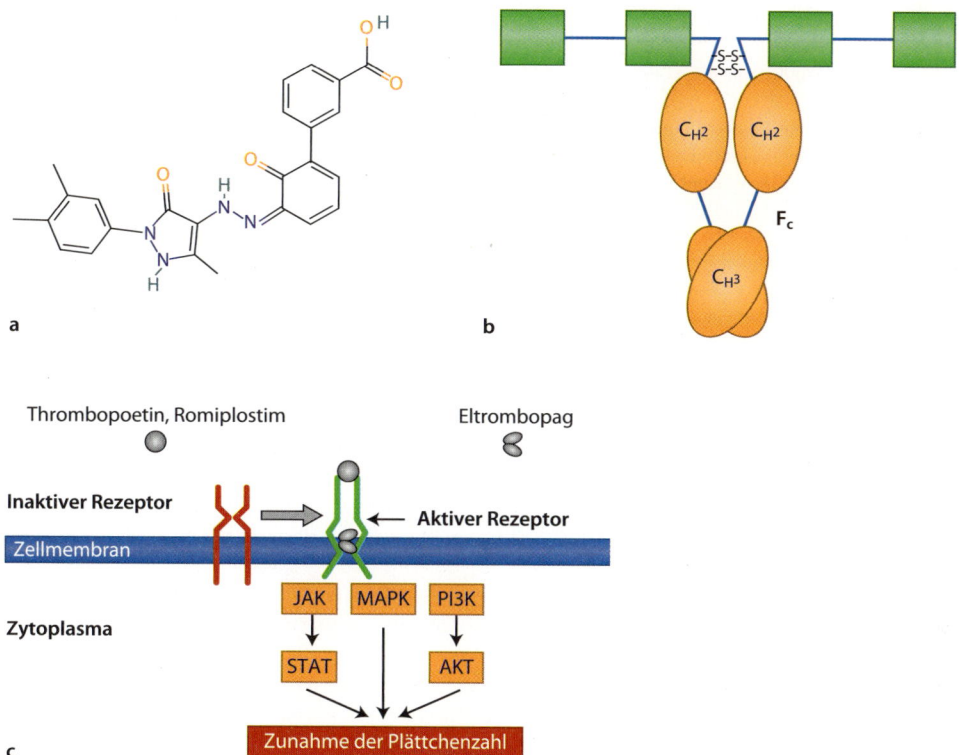

◻ Abb. 42.8a–c Stimulation des Thrombopoetinrezeptors durch Romiplostim und Elthrombopag.
a Strukturformel von Eltrombopag.
b Romiplostim ist ein »Peptibody«: Das Fc-Fragment von IgG$_1$ (*orange,* mit konstanten Heavy-Chain-Domänen C$_H$2 und C$_H$3) ist über verbindende Peptidsequenzen (»linker«, als Strich symbolisiert) mit je 2 Peptiden verbunden, die an den Thrombopoetinrezeptor binden (*grüne Rechtecke*).
c Romiplostim (und Thrombopoetin) binden an die extrazelluäre Domäne des Thrombopoetinrezeptors (c-MPL). Eltrombopag bindet im Transmembranbereich. Nach Ligandenbindung wird die intrazelluläre Signalkaskade stimuliert: Zunächst wird die Januskinase (JAK) aktiviert und die Bindung von STAT3 und STAT5 verstärkt. Der phosphorylierte Thrombopoetinrezeptor kann auch andere Adapter binden. Dies ermöglicht die Aktivierung der MAP-Kinase-Kaskade. Sie ist Voraussetzung für die nukleäre Polyploidie und die Endomitose von Megakaryozyten. Die Aktivierung der PI3-Kinase (PI3K: Phosphatidylinositol-3-Kinase) führt zur Stimulation der AKT-Kinase, die das Überleben der Vorläuferzellen sichert

Lebererkrankungen tragen diverse Faktoren zur Abnahme der Thrombozytenzahl bei (verminderte Produktion von Thrombopoetin in der Leber, Hypersplenismus etc.). Die Gabe von Interferon-α kann die Thrombozytenzahl weiter senken; damit begrenzt die Thrombopenie eine effektive Therapie.

Nach oraler Gabe wird c$_{max}$ nach 2–6 Stunden erreicht; die Halbwertszeit von Eltrombopag liegt bei gesunden Probanden zwischen 21 und 32 Stunden. Angaben zur oralen Bioverfügbarkeit und Verteilungsvolumen stehen nicht zur Verfügung. Eltrombopag wird extensiv metabolisiert (oxidiert, gespalten; an Glucuronsäure und Glutathion konjugiert). Nur 20% der Substanz wird unverändert ausgeschieden. Die Metaboliten erscheinen primär (ca. 60%) im Stuhl.

Derzeit gibt es keinen Hinweis auf Arzneimittelinteraktionen – nach 7-tägiger Gabe von 75 mg/d Eltrompopag war der Spiegel typischer Substrate von CYP3A4, CYP1A2, CYP2C9 und CYP2C19 bei Probanden unverändert.

Wichtigste unerwünschte Wirkung ist das Risiko einer verschlechterten Leberfunktion. Deshalb werden monatliche Kontrollen der Leberfunktion und ein Therapieabbruch bei persistierendem Anstieg der Transaminasen > 3 (oberer Normwert) bzw. konkomitanten Anstieg des Bilirubins oder anderer Hinweise auf eine Hepatotoxizität empfohlen.

Retikulinablagerungen finden sich auch im Knochenmark (siehe Romiplostim). Daneben bestehen unspezifische Symptome (Kopfschmerz, Mundtrockenheit, Übelkeit, Glieder- bzw. Gelenkschmerzen). Linsentrübungen sind beobachtet worden; der Kausalzusammenhang ist unklar. (Die Patienten hatten vorher auch Glucocorticoide erhalten.)

Ausblick

Derzeit laufen klinischen Studien, die die therapeutische Wirksamkeit von Romiplostim und Eltrombopag bei Thrombopenien unter zytotoxischer Chemotherapie belegen sollen. Die Dosisfindungsstudie mit Romiplostim war enttäuschend. Rekombinant hergestelltes Interleukin-11 (Oprelvekin) ist in den USA (aber nicht in Europa) für diese Indikation zugelassen worden.

Weiterführende Literatur

Blank U, Karlsson G, Karlsson S (2008) Signaling pathways governing stem-cell fate. Blood 111: 492–503

Bennett CL, Cournoyer D, Carson KR, Rossert J, Luminari S, Evens AM, Locatelli F, Belknap SM, McKoy JM, Lyons EA, Kim B, Sharma R, Costello S, Toffelmire EB, Wells GA, Messner HA, Yarnold PR, Trifilio SM, Raisch DW, Kuzel TM, Nissenson A, Lim LC, Tallman MS, Casadevall N (2005) Long-term outcome of individuals with pure red cell aplasia and antierythropoietin antibodies in patients treated with recombinant epoetin: a follow-up report from the Research on Adverse Drug Events and Reports (RADAR) Project. Blood 106: 3343–3347

Cersosimo RJ (2009) Romiplostim in chronic immune thrombocytopenic purpura. Clin Ther 31: 1887–1907

Crichton RR, Wilmet S, Legssyer R, Ward RJ (2002) Molecular and cellular mechanisms of iron homeostasis and toxicity in mammalian cells. J Inorg Biochem 91: 9–18

Figueiredo JC, Grau MV, Haile RW, Sandler RS, Summers RW, Bresalier RS, Burke CA, McKeown-Eyssen GE, Baron JA (2009) Folic acid and risk of prostate cancer: results from a randomized clinical trial. J Natl Cancer Inst 101: 432–435

Ikeda Y, Miyakawa Y (2009) Development of thrombopoietin receptor agonists for clinical use. J Thromb Haemost 7 Suppl 1: 239–244

Le Blanc S, Garrick MD, Arredondo M (2015) Heme carrier protein 1 transports heme and is involved in heme-Fe metabolism. Am J Physiol Cell Physiol 302: C1780–1785

Muñoz M, Villar I, García-Erce JA (2009) An update on iron physiology. World J Gastroenterol 15: 4617–4626

Oshima Y, Yuji K, Tanimoto T, Hinomura Y, Tojo A (2013) Association between acute myelogenous leukemia and thrombopoietin receptor agonists in patients with immune thrombocytopenia. Intern Med 52: 2193–2201

Rice L (2009) Treatment of immune thrombocytopenic purpura: focus on eltrombopag. Biologics 3: 151–157

Qiu A, Jansen M, Sakaris A, Min SH, Chattopadhyay S, Tsai E, Sandoval C, Zhao R, Akabas MH, Goldman ID (2006) Identification of an intestinal folate transporter and the molecular basis for hereditary folate malabsorption. Cell 127: 917–928

Zhao R, Min SH, Wang Y, Campanella E, Low PS, Goldman ID (2009) A role for the proton-coupled folate transporter (PCFT-SLC46A1) in folate receptor-mediated endocytosis. J Biol Chem 284: 4267–4274

Pharmaka mit Wirkung auf den Lipidstoffwechsel

S. Offermanns

M. Freissmuth et al., *Pharmakologie und Toxikologie*,
DOI 10.1007/978-3-662-46689-6_43, © Springer-Verlag Berlin Heidelberg 2016

Lipide wie Triglyzeride oder Cholesterin müssen über das Blut und die extrazelluläre Flüssigkeit in alle Körpergewebe transportiert werden. Dem steht die schlechte Wasserlöslichkeit der Lipide entgegen. Außer den an Albumin gebundenen freien Fettsäuren werden Lipide im Blut als Lipoproteine transportiert. Störungen des Lipidstoffwechsels, die mit Hypercholesterinämie und Hypertriglyzeridämie einhergehen, sind wichtige Risikofaktoren für die Entwicklung atherosklerotischer Gefäßveränderungen. Das vorliegende Kapitel beschreibt die wichtigsten Aspekte des Lipoproteinstoffwechsels und seiner Störungen sowie die verfügbaren Pharmaka zur Behandlung von Hyperlipidämien. Abschließend wird das pharmakotherapeutische Vorgehen bei der Behandlung von Hypercholesterinämien erläutert.

43.1   Lipoproteinmetabolismus

Lernziele

Lipoproteinmetabolismus
- Transport von Nahrungslipiden
- Transport hepatischer Lipide
- HDL-Metabolismus und reverser Cholesterintransport
- Regulation des zellulären Cholesterinmetabolismus
- Fettstoffwechselstörungen

Lipoproteine sind große Komplexe, die dem Transport von Lipiden im Plasma, der Lymphe sowie in der interstitiellen Flüssigkeit dienen. Sie bestehen aus einem hydrophoben Kern, der Triglyzeride und Cholesterinester enthält (◘ Abb. 43.1). Dieser Kern wird umhüllt durch amphiphile Lipide (Phospholipide), nichtverestertes Cholesterin sowie von Proteinen (sog. Apolipoproteine).

Aufgrund ihrer relativen Dichte können die Lipoproteinkomplexe des Plasmas in verschiedene Gruppen unterteilt

werden (◘ Abb. 43.1; ◘ Tab. 43.1). Während Chylomikronen die mit Abstand größten Lipoproteine sind, nimmt die Lipoproteingröße von den »very low density lipoproteins« (VLDL) über die »intermediate density lipoproteins« (IDL) und die »low density lipoproteins« (LDL) bis hin zu den »high density lipoproteins« (HDL) weiter ab.

Die verschiedenen Lipoproteine unterscheiden sich in ihren Funktionen, die unter anderem auch durch die spezifische Ausstattung mit Apolipoproteinen bestimmt wird. Apolipoproteine werden für die Generierung von Lipoproteinen sowie für die Aufrechterhaltung ihrer Struktur benötigt. Einige Apolipoproteine sind zudem enzymatisch aktiv und spielen eine wichtige Rolle im Rahmen des Lipoproteinmetabolismus. Schließlich vermitteln Apolipoproteine die Bindung und Interaktion von Lipoproteinen mit bestimmten Rezeptorstrukturen auf der Zelloberfläche.

Im Wesentlichen sind 3 Hauptwege des Lipoproteintransports und -metabolismus zu unterscheiden (◘ Abb. 43.2):
- **Transport von Nahrungslipiden:** Aufnahme von Nahrungslipiden aus dem Darm und ihre Verpackung in Chylomikronen sowie deren Transport über Lymphsystem und Blut zur Leber.
- **Transport hepatischer Lipide** über VLDL-, IDL- und LDL-Lipoproteine
- **HDL-Metabolismus,** der den reversen Cholesterintransport von peripheren Zellen zurück zur Leber vermittelt.

43.1.1 Transport von Nahrungslipiden

Etwa 20–40% der täglich aufgenommenen Kalorien bestehen aus Lipiden. Im Durchschnitt nimmt ein Erwachsener täglich etwa 70 g Triglyzeride sowie etwa 250 mg Cholesterin auf. Die Spaltprodukte der Triglyzeride bilden zusammen mit Gallen-

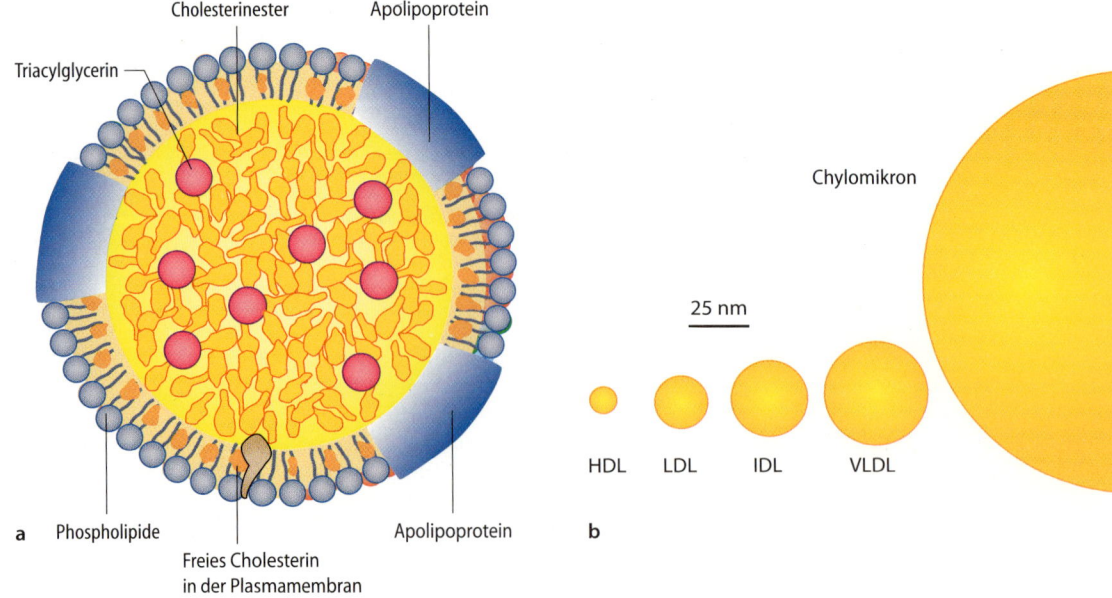

43

a   Cholesterinester   Apolipoprotein
Triacylglycerin
Phospholipide   Apolipoprotein
Freies Cholesterin
in der Plasmamembran

b   Chylomikron
25 nm
HDL   LDL   IDL   VLDL

◘ **Abb. 43.1a, b Lipoproteine.** Zusammensetzung (**a**) und relative Größe (**b**)

◻ Tab. 43.1 Plasma-Lipoproteine

Typ	Bildungsort	Lipide	Apolipoproteine	Dichte (g/ml)	Größe (nm)	Plasma-konzentration	Masse (MDa)
Chylomikronen	Darmepithel	85% TG	B48, AI, AIV (E, CI, CII, CIII)	< 0,95	100–1000	< 1 nM	> 150
VLDL	Leber	55% TG 20% Chol.	B100, E, CI, CII, CIII	< 1,006	40–50	10–100 nM	5–100
IDL	(aus VLDL)	25% TG 35% Chol.	B100, E	1,006–1,019	25–30		3,5
LDL	(aus IDL)	5% TG 60% Chol.	B100	1,019–1,063	20–25	1 µM	2,5
HDL	Plasma	5% TG 20% Chol.	AI, AII, CI, CII, CIII, E	1,063–1,21	6–10	5–10 µM	0,2–0,4

säuren Mizellen, die die Voraussetzung für die Resorption von Cholesterin und fettlöslichen Vitaminen sind.

Der genaue Mechanismus der Aufnahme von mizellären Lipiden über die intestinale Bürstensaummembran ist nur ansatzweise bekannt. Offensichtlich werden die einzelnen Bestandteile der Mizellen über spezifische Transportmechanismen resorbiert. Cholesterin wird z. B. nach Bindung an ein spezifisches Cholesterin-Transportprotein (Niemann-Pick C1-like Protein), das durch den Cholesterin-Resorptionshemmer Ezetimib gehemmt wird (▶ Abschn. 43.2.1), von Enterozyten aufgenommen.

Nach Aufnahme in die intestinalen Zellen werden die freien Fettsäuren zu Triglyzeriden reverestert und zusammen mit Phospholipiden, dem ebenfalls veresterten Cholesterin sowie dem im Darmepithel gebildeten Apolipoprotein ApoB-48 in **Chylomikronen** verpackt. Chylomikronen gelangen über das Lymphsystem in die systemische Zirkulation.

Vor allem in den Kapillaren des Fettgewebes sowie des Skelettmuskels kommt es durch das auf der luminalen Seite der Kapillaren lokalisierte Enzym **Lipoproteinlipase** zur Spaltung von Triglyzeriden aus Chylomikronen in freie Fettsäuren und Glycerin (◻ Abb. 43.2). Die freien Fettsäuren werden von den entsprechenden Geweben aufgenommen. Vor allem das Fettgewebe speichert die freien Fettsäuren, wiederum nach Überführung in Triglyzeride. Einige freie Fettsäuren binden an Albumin und werden in andere Gewebe, insbesondere die Leber transportiert.

Durch die Abgabe von Lipiden verringert sich die Größe der Chylomikronen und es entstehen kleinere sog. **Chylomikronen-Restkörper,** die rasch von der Leber unter Vermittlung von ApoE aufgenommen werden. Die endozytotische Aufnahme von Chylomikron-Restkörpern erfolgt über das »LDL-receptor like protein« (LRP).

43.1.2 Transport hepatischer Lipide

Während die Versorgung der Peripherie mit Triglyzeriden nach den Mahlzeiten vornehmlich durch Chylomikronen erfolgt, wird die Versorgung zwischen den Mahlzeiten bzw. im Hungerzustand durch **VLDL-Partikel,** die von der Leber sezerniert werden, sichergestellt. Die in der Leber zu Triglyzeriden veresterten Fettsäuren stammen dabei überwiegend aus dem Fettgewebe, wo sie im Hungerzustand durch Aktivierung der Lipolyse freigesetzt werden und an Albumin gebunden zur Leber gelangen.

VLDL-Partikel zeichnen sich durch das Apolipoprotein ApoB-100 aus, das in der Leber zusammen mit hepatisch hergestellten Triglyzeriden, Cholesterinestern und Phospholipiden zu VLDL-Partikeln assembliert wird. Nach der Freisetzung in das Plasma nehmen VLDL-Partikel zusätzlich Apolipoproteine der C-Serie sowie ApoE auf.

Ähnlich wie Chylomikronen werden die Triglyzeride von VLDL vor allem im Fettgewebe und in der Muskulatur durch die Lipoproteinlipase hydrolysiert (◻ Abb. 43.2). Dadurch nimmt die Größe der VLDL-Partikel ab und ihr relativer Anteil an Cholesterin erhöht sich. Die dadurch entstehenden Partikel werden »IDL« genannt.

IDL, auch als VLDL-Restkörper bezeichnet, werden zum Teil von der Leber über den LDL-Rezeptor durch Bindung an ApoE endozytotisch aufgenommen. Zum Teil werden sie durch die hepatische Lipase zu **LDL-Partikeln** umgewandelt. Im Rahmen dieser Umwandlung in LDL-Partikel wird ein Großteil der Triglyzeride hydrolysiert, und verschiedene Apolipoproteine mit Ausnahme von ApoB-100 werden auf andere Lipoproteine transferiert.

LDL-Partikel sind dadurch relativ reich an Cholesterin und etwa 70% des Plasmacholesterins befindet sich in der LDL-Fraktion, die der **Versorgung von Zellen mit Cholesterin** dient. Der überwiegende Teil der LDL-Partikel wird über den **LDL-Rezeptor** in der Leber sowie in peripheren Zellen aufgenommen.

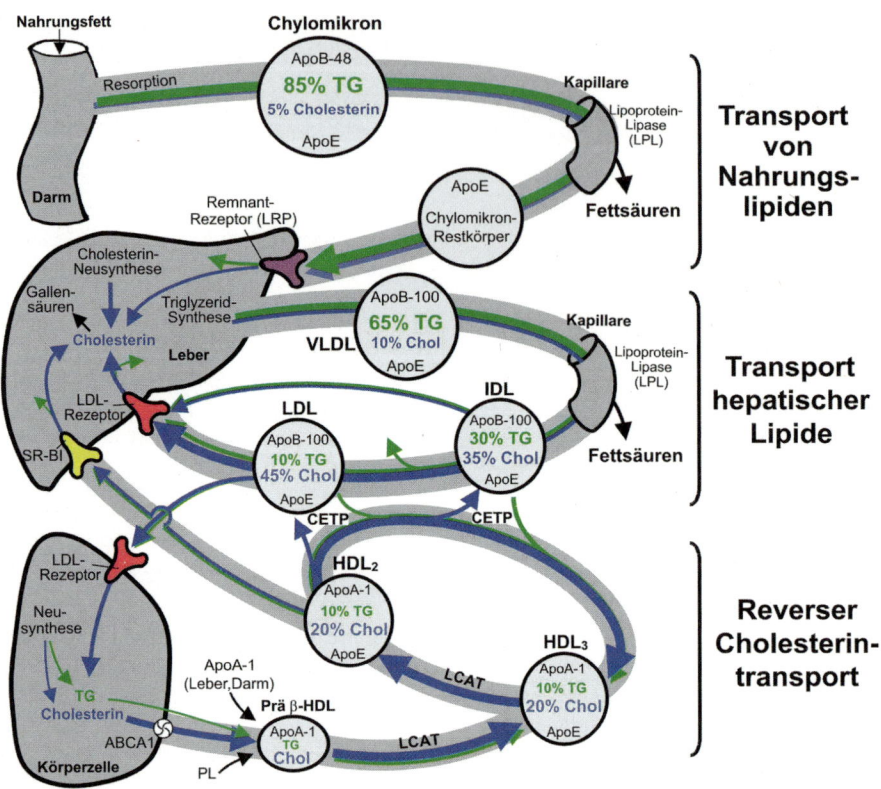

🔲 **Abb. 43.2 Wichtigste Lipidtransportsysteme.** Die Transportwege von Cholesterin und Triglyzeriden sind *blau* bzw. *grün* dargestellt. TG = Triglyzeride; ApoE = Apolipoprotein E; ApoB-48 = Apolipoprotein B-48; ApoB-100 = Apolipoprotein B-100; ApoA-1 = Apolipoprotein A-1; PL = Phospholipide; LCAT = Lecithin-Cholesterin-Acyltransferase; CETP = Cholesterinester-Transfer-Protein; SR-B1 = Scavenger-Rezeptor B1

43.1.3 HDL-Metabolismus und reverser Cholesterintransport

Während alle Zellen des Körpers prinzipiell in der Lage sind, Cholesterin zu synthetisieren, besitzen nur Leberzellen die Fähigkeit, Cholesterin abzubauen und über die Galle auszuscheiden. Die Ausscheidung erfolgt dabei nach Umwandlung von Cholesterin in Gallensäuren. In der Körperperipherie anfallendes Cholesterin wird über einen HDL-vermittelten Prozess, der auch als »reverser Cholesterintransport« bezeichnet wird, zur Leber transportiert.

Der Metabolismus von HDL-Partikeln ist sehr komplex und nicht vollständig geklärt. Das wesentliche Apolipoprotein von HDL-Partikeln, ApoAI, wird in der Leber sowie im Darm synthetisiert und bildet zusammen mit Phospholipiden »Prä-β-HDL-Partikel« (🔲 Abb. 43.2). Diese nehmen relativ schnell nichtverestertes Cholesterin und weitere Phospholipide von peripheren Zellen auf. Für die Ausschleusung von Cholesterin aus peripheren Zellen ist ein **energieabhängiges Transportsystem (ABCA1)** verantwortlich.

Nachdem HDL-Partikel Cholesterin aufgenommen haben, wird dieses durch die **Lecithin-Cholesterin-Acyltransferase (LCAT)** verestert. LCAT ist ein Plasmaenzym, das an HDL-Partikel assoziiert vorliegt. Mit zunehmendem Gehalt an Cholesterinestern nehmen HDL-Partikel weitere

Apolipoproteine und Lipide von Chylomikronen sowie VLDL auf.

HDL-Partikel transportieren Cholesterin über einen direkten sowie einen indirekten Weg zur Leber:

- Der direkte Transport erfolgt über den **hepatischen »Scavenger«-Rezeptor (SR-BI).** SR-BI bindet HDL-Partikel und vermittelt den selektiven Transfer insbesondere von Cholesterin aus HDL-Partikeln in die Leber.
- Daneben existiert ein indirekter Weg von HDL-Cholesterin zur Leber, indem Cholesterinester von HDL-Partikeln in ApoB-enthaltende Lipoproteine (Chylomikronen, VLDL, IDL) transferiert werden. Dieser Transfer erfolgt im Austausch gegen Triglyzeride unter Vermittlung des **Cholesterinester-Transferproteins (CETP).** Die vermehrt in HDL-Partikeln durch CETP-vermittelten Lipidaustausch angereicherten Triglyzeride werden durch die hepatische Lipase hydrolysiert, es entstehen kleinere HDL-Partikel.

43.1.4 Regulation des zellulären Cholesterinmetabolismus

Sowohl ein Mangel als auch ein Überschuss an Cholesterin führt zu massiven Störungen der Zellfunktion. Zellen haben

43

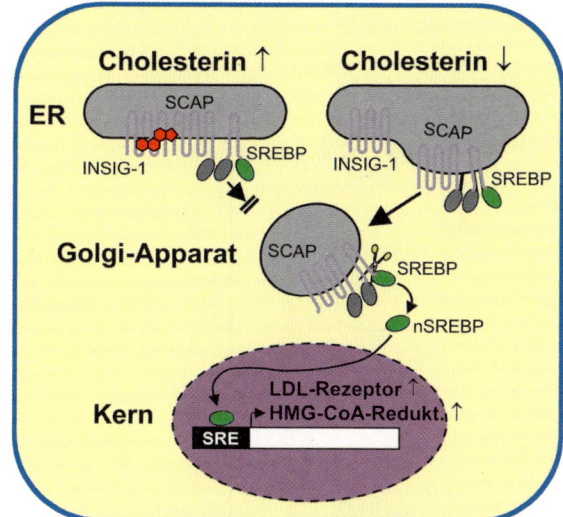

□ Abb. 43.3 Regulation des zellulären Cholesterinstoffwechsels durch das »Sterol regulatory element-binding protein« (SREBP). Wenn die zellulären Cholesterinspiegel hoch sind, wird der Komplex aus SREBP und SCAP (SREBP-Cleavage-Activating Protein) durch das Protein INSIG-1 unter Vermittlung von Cholesterin (*rot*) im endoplasmatischen Retikulum (*ER*) gehalten. Fällt die zelluläre Cholesterinkonzentration ab, so dissoziiert INSIG-1 vom SCAP/SREBP-Komplex und SCAP/SREBP gelangt durch vesikulären Transport in den Golgi-Apparat. Dort kommt es zur sequenziellen proteolytischen Spaltung von SREBP durch spezifische Proteasen, und die N-terminale Domäne von SREBP (nSREBP, *grün*) wird freigesetzt. Freigesetztes nSREBP transloziert in den Kern, wo es durch Bindung an »Sterol Regulatory Elements« (SRE) die Transkription verschiedener Gene (z. B. LDL-Rezeptor; HMG-CoA-Reduktase) kontrolliert. Die vermehrte Bildung von LDL-Rezeptoren sowie von HMG-CoA-Reduktase führt dann durch Erhöhung der Cholesterinaufnahme bzw. -neusynthese zum Anstieg der zellulären Cholesterinkonzentration. Das transkriptionell aktive SREBP-Fragment wird recht schnell ubiquitinvermittelt proteosomal abgebaut. Dadurch wird sichergestellt, dass das System schnell auf sich ändernde Konzentrationen intrazellulären Cholesterins reagieren kann.

daher Mechanismen entwickelt, um die Aufnahme und Synthese von Cholesterin, aber auch von anderen Lipiden, an den jeweiligen Bedarf anzupassen.

Im Falle des Cholesterins ist seit Jahrzehnten bekannt, dass die Cholesterinsynthese einer negativen Feedback-Regulation durch Cholesterin selbst unterliegt. Wenn die zellulären Cholesterinspiegel ansteigen, wird die Expression des LDL-Rezeptors sowie von Enzymen der Cholesterinsynthese gedrosselt. Umgekehrt wird insbesondere die Expression des LDL-Rezeptors bei zellulärem Cholesterinmangel gesteigert. Die Regulation der LDL-Rezeptor-Expression durch zelluläres Cholesterin wird durch »**Sterol regulatory element-binding proteins**« (**SREBP**) vermittelt (□ Abb. 43.3).

> Die Erhöhung der LDL-Rezeptor-Expression infolge Abnahme der zellulären Cholesterinkonzentration liegt den lipidsenkenden Effekten verschiedener Pharmaka, insbesondere der Statine, zugrunde (▶ Abschn. 43.2.3).

Der durch zellulären Cholesterinmangel ausgelösten Erhöhung der LDL-Rezeptor-Expression über den SREBP-vermittelten Mechanismus wirkt das über den gleichen Mechanismus gebildete Protein »**Proprotein-Convertase-Subtilisin/Kexin Typ 9**« (**PCSK9**) entgegen. PCSK9 bindet an den LDL-Rezeptor und fördert seinen zellulären Abbau. Durch Gabe von Anti-PCSK9-Antikörper (▶ Abschn. 43.2.6) kann dieser Mechanismus unterbrochen werden und es stehen mehr LDL-Rezeptoren für die Aufnahme von LDL-Partikeln auf der Hepatozytenoberfläche zur Verfügung.

In der Leber wird der Cholesterinstoffwechsel nicht nur über die Synthese und zelluläre Aufnahme geregelt, sondern auch über die Umwandlung von Cholesterin in Gallensäuren, die dann über einen aktiven Transport in die Gallenkapillaren der Leber ausgeschieden werden können (□ Abb. 43.4).

Phytosterine

Pflanzen enthalten dem Cholesterin ähnliche Phytosterine, von denen β-Sitosterin sowie Campesterin die häufigsten sind. Phytosterine unterscheiden sich vom tierischen Cholesterin durch eine zusätzliche Methyl- oder Ethylseitengruppe (□ Abb. 43.5) und sind hauptsächlich in fettreichen Pflanzenteilen wie pflanzlichen Ölen, Samen, Nüssen etc. enthalten.

Obwohl die Gesamtmenge an Phytosterinen in der Nahrung etwa gleich hoch ist wie die von Cholesterin, liegen die Plasmakonzentrationen von Phytosterinen vergleichsweise sehr niedrig. Dies beruht zum einen auf der geringeren Resorption von Phytosterinen. Cholesterin und Phytosterine werden mittels des gleichen Transportproteins, des Niemann-Pick-C1-like-1-(NPC1L1)-Protein, aufgenommen (□ Abb. 43.5), die Resorptionsquote des tierischen Cholesterins beträgt jedoch etwa 50%, während Campesterin zu etwa 10% und β-Sitosterin nur zu 4% resorbiert werden.

Neben der gegenüber Cholesterin schlechteren Resorption von Phytosterinen ist ein 2. Mechanismus sehr wichtig für die sehr geringe Bioverfügbarkeit von Phytosterinen. Phytosterine, die in die Enterozyten gelangt sind, werden zum überwiegenden Teil sofort wieder durch einen aktiven, ATP-verbrauchenden Transportmechanismus aus den Enterozyten in das Darmlumen zurücktransportiert.

Diese aktive Transportpumpe wird durch die Transporterproteine ABCG5 und ABCG8 gebildet. Auch Cholesterin wird in den Enterozyten zu einem gewissen Teil über ABCG5/ABCG8 wieder in das Darmlumen zurückgepumpt. Allerdings führt die Acyl-CoA-Cholesterin-Acyl-Transferase 2 (ACAT2) zur raschen Umwandlung von Cholesterin in Cholesterinester, die nicht mehr über ABCG5/ABCG8 ausgeschleust werden können, sondern zusammen mit Fettsäuren und ApoB-48 in Chylomikronen verpackt werden.

Durch das Zusammenspiel dieser aktiven und passiven Transportmechanismen besitzt der Körper ein sehr effizientes System zur differenziellen Aufnahme von tierischen und pflanzlichen Sterinen. Die Bedeutung dieses Systems wird verdeutlicht durch die Folgen einer genetisch bedingten Störung der Ausschleusung von Phytosterinen: Patienten, die eine inaktivierende Mutation des ABCG5- oder des ABCG8-Gens tragen, leiden an einer Erkrankung, die als »Phytosterinämie« oder »Sitosterinämie« bezeichnet wird. Personen mit dieser Erkrankung nehmen bis zu 60% der Phytosterine aus der Nahrung auf. In der Folge kommt es zu einer massiven Akkumulation sowohl von Phytosterinen als auch von Cholesterin mit Ablagerungen in verschiedenen Organen. Die Patienten entwickeln dadurch typische Zeichen einer Sterinakkumulation wie Xanthome und können schon in frühen Lebensjahren aufgrund einer frühzeitigen Atherosklerose kardiovaskuläre Erkrankungen erleiden.

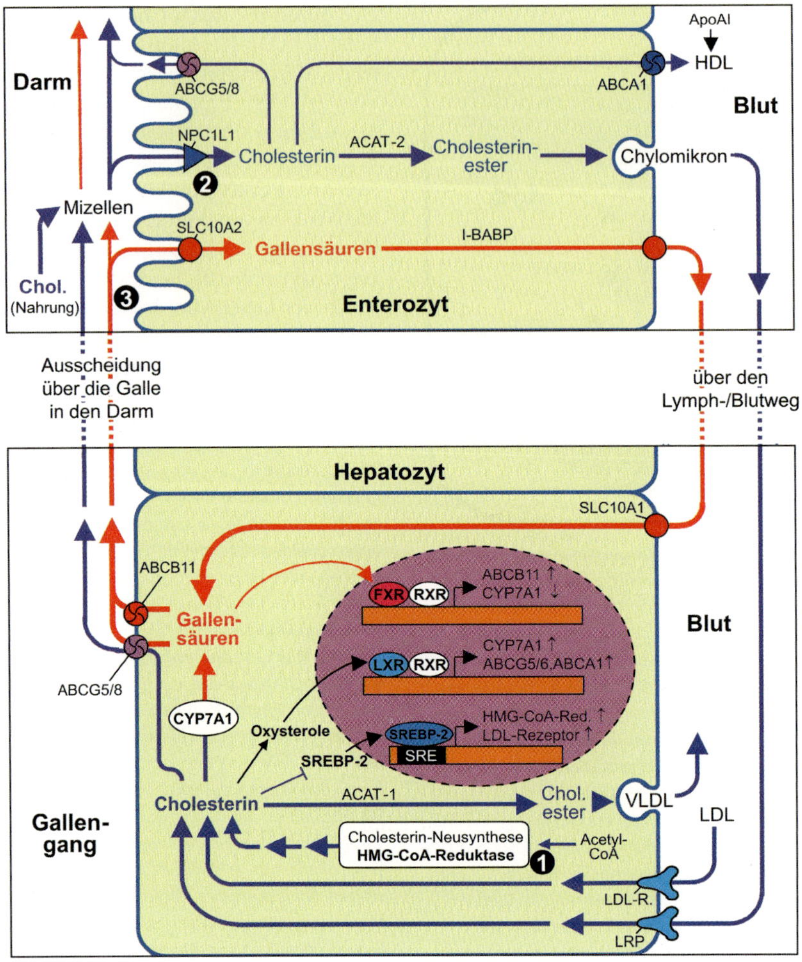

Abb. 43.4 Regulation des Transports von Cholesterin (blau) und Gallensäuren (rot) in Enterozyten und Hepatozyten. Mit der Galle ausgeschiedenes Cholesterin sowie Gallensäuren bilden zusammen mit dem Nahrungscholesterin Mizellen, aus denen ca. 50% des Cholesterins über den in der Bürstensaummembran der Enterozyten sich befindenden Steroltransporter »Niemann-Pick-C1-like 1 protein« (NPC1L-1) aufgenommen wird. Der überwiegende Teil des resorbierten Cholesterins wird durch die Acyl-CoA-Cholesterin-Acyl-Transferase 2 (ACAT2) in Cholesterinester umgewandelt und in Chylomikronen verpackt. Ein kleiner Teil des Cholesterins wird zum einen über die Transportpumpe ABCG5/8 in das Darmlumen zurücktransportiert und zum anderen über die Transportpumpe ABCA1 in das Blut transportiert, wo Cholesterin zusammen mit ApoAI HDL-Partikel bildet. Die in Chylomikronen verpackten Cholesterinester werden über den Lymph- und Blutweg in den Körper und schließlich zur Leber transportiert. Die Gallensäuren werden aus dem Darm teilweise über den Transporter SLC10A2 resorbiert und ebenfalls über den Blutweg zur Leber zurücktransportiert. Die Aufnahme der Gallensäuren in die Leberzellen erfolgt über den Transporter SLC10A1. Das Cholesterin der Leberzellen entsteht entweder durch Neusynthese oder es wird durch LDL-Partikel bzw. Chylomikronenrestkörper aufgenommen. Je nach Stoffwechselsituation wird das hepatische Cholesterin entweder nach Veresterung und Verpackung in VLDL-Partikeln an das Blut zur Versorgung der Peripherie abgegeben oder nach Umwandlung in Gallensäuren durch CYP7A1 über die Transportpumpe ABCB11 in die Galle ausgeschleust. Ein Teil des Cholesterins kann direkt über die Transportpumpe ABCG5/8 biliär ausgeschieden werden. Der hepatische Cholesterin- und Gallensäurenstoffwechsel wird durch diverse transkriptionelle Regulationsprozesse gesteuert. Eine Erhöhung der hepatischen Gallensäurekonzentration führt zur Aktivierung des nukleären Rezeptors FXR, der als Dimer mit RXR zu einer vermehrten Bildung der Transportpumpe ABCB11 sowie zu einer verminderten Bildung des Enzyms CYP7A1 führt. Infolgedessen nimmt die zelluläre Gallensäurekonzentration ab. Umgekehrt führt ein Abfall der hepatischen Gallensäurekonzentration zu einer verminderten Aktivierung von FXR und damit zu einer vermehrten Bildung von Gallensäuren sowie zu einer verminderten Ausschleusung. Steigt die hepatische Cholesterinkonzentration an, so wird über die Hemmung des SREBP-vermittelten Mechanismus (❏ Abb. 43.3) die Bildung und Aufnahme von Cholesterin über die HMG-CoA-Reduktase bzw. den LDL-Rezeptor vermindert. Über die vermehrte Bildung von Oxysterolen kommt es darüber hinaus zur Aktivierung des nukleären Rezeptors LXR, der als Dimer mit RXR zu einer vermehrten Synthese des Enzyms CYP7A1 und der Transportpumpen ABCG5/8 sowie ABCA1 führt und somit die vermehrte Ausschleusung von Cholesterin sowie die vermehrte Umwandlung in Gallensäuren zur Folge hat. Ein Abfall der Cholesterinkonzentration führt über verminderte Bildung von Oxysterolen zu einer verminderten LXR-Aktivierung sowie zu einer Enthemmung des SREBP-vermittelten Regulationsmechanismus. Statine vermindern durch Hemmung der HMG-CoA-Reduktase die hepatische Cholesterinneusynthese (1), während Ezetimib durch Blockade von NPC1L1 die Cholesterinresorption hemmt (2). Anionenaustauscherharze senken die Cholesterinspiegel durch Bindung von Gallensäuren im Darmlumen (3)

43

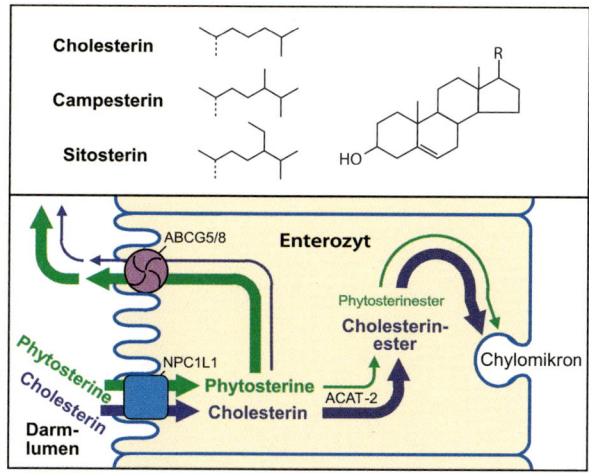

◘ Abb. 43.5 Phytosterine. Strukturformeln (*oben*) und Resorptionsmechanismus (*unten*)

43.1.5 Fettstoffwechselstörungen

Veränderungen der Konzentrationen von Lipiden und Lipoproteinen im Plasma können Folge einer Vielzahl von Störungen sein und stellen zunächst nur ein Symptom dar. Fettstoffwechselstörungen können grob in 3 Gruppen eingeteilt werden:

- **Hypercholesterinämien**, bei denen insbesondere das LDL-Cholesterin erhöht ist

- **Kombinierte Hyperlipidämien** mit erhöhten Triglyzerid- und Cholesterinwerten
- **Hypertriglyzeridämien**, bei denen meistens VLDL-Lipoproteine und Chylomikronen erhöht sind

❯ **Da insbesondere LDL eine Schlüsselrolle bei der Entstehung und Progredienz der Atherosklerose besitzt, stellen erhöhte LDL-Cholesterin-Werte, vor allem wenn sie zusätzlich mit erniedrigten HDL-Cholesterin-Werten vergesellschaftet sind, ein Risiko für das Auftreten kardiovaskulärer Erkrankungen dar.**

Die Ursachen von Fettstoffwechselstörungen sind vielfältig. Häufig liegen »**reaktiv-physiologische Formen**« vor, bei denen aufgrund ungünstiger Ernährung und eines ungünstigen Lebensstils Hypertriglyzeridämien, Hypercholesterinämien oder kombinierte Hyperlipidämien auftreten können. Nicht selten sind diese Formen vergesellschaftet mit

- primären (hereditären) Fettstoffwechselstörungen oder
- sekundär-symptomatischen Fettstoffwechselstörungen.

Die **primären Hyperlipoproteinämien** (◘ Tab. 43.2) können sich als Hypercholesterinämie, Hypertriglyzeridämie oder kombinierte Hyperlipidämie manifestieren. Neben diversen eher seltenen Formen spielen insbesondere die »**polygene Hypercholesterinämie**« sowie die **familiäre kombinierte Hyperlipidämie** mengenmäßig eine wichtige Rolle.

Sekundär-symptomatische Fettstoffwechselstörungen beruhen auf einer definierten Grunderkrankung oder auf der Einnahme bestimmter Pharmaka und können durch erfolg-

◘ Tab. 43.2 Primäre Hyperlipoproteinämien				
Bezeichnung	**Häufigkeit**	**Typ (nach Frederickson)**	**Erhöhtes Lipoprotein/Lipid**	**KHK-Risiko**
Hypercholesterinämie				
»Polygene Hypercholesterinämie«	sehr häufig	IIa	LDL/Chol.	variabel (weitere Risikofaktoren)
Familiäre Hypercholesterinämie	heterozygot: 1500	IIa	LDL/Chol.	sehr hoch
	homozygot: 1:1 Mio.	IIa	LDL/Chol.	extrem hoch
Kombinierte Hyperlipidämie				
Familiäre kombinierte Hyperlipidämie	1:50–200	IIb	LDL/VDL Chol./TG	hoch
Typ-III-(Remnant-)Hyperlipoproteinämie	1:5000–10.000	III	Remnants Chol./TG	hoch
Hypertriglyzeridämie				
Familiäre Hypertriglyzeridämie	relativ selten	IV	VLDL/TG	gering
Chylomikronensyndrom	selten	I	Chylom./TG	variabel, aber: Pankreatitisrisiko
Chol., Cholesterin; TG, Triglyzeride				

reiche Behandlung der Grundkrankheit oder andere Maßnahmen normalisiert werden: Im Rahmen eines Diabetes mellitus Typ 2, eines nephrotischen Syndroms, bei Patienten mit metabolischem Syndrom, nach Alkoholabusus sowie in der Schwangerschaft können Hypertriglyzeridämien und Hypercholesterinämien isoliert oder kombiniert auftreten.

Eine sekundäre isolierte Hypercholesterinämie wird bei Cholestase oder im Rahmen einer Hypothyreose beobachtet. Bei Niereninsuffizienten mit Hämodialyse, bei Therapie mit Glucocorticoiden, Thiaziden, β-Adrenozeptor-Blockern, Kontrazeptiva oder im Rahmen der postmenopausalen Hormonbehandlung können Hypertriglyzeridämien auftreten.

43.2 Lipidsenker

Lernziele

Lipidsenker
- Cholesterinresorptionshemmer
- Anionenaustauscherharze
- HMG-CoA-Reduktase-Hemmer (Statine)
- Nikotinsäure
- Fibrate
- Anti-PCSK9-Antikörper

Die abnorme Erhöhung der Plasma-Lipidwerte ist keine Erkrankung per se, sondern ein Symptom, dessen Ursache abgeklärt werden muss. In vielen Fällen kann eine erfolgreiche Behandlung durch Veränderung der Lebensweise (Ernährung, Bewegung etc.) erfolgen. Insbesondere bei Hypercholesterinämien, die mit einem erhöhten Risiko für kardiovaskuläre Erkrankungen einhergehen, ist jedoch häufig eine unterstützende Pharmakotherapie erforderlich.

Anionenaustauscherharze und **Cholesterinresorptionshemmer** verringern die Aufnahme von Gallensäuren bzw. Cholesterin aus dem Darm, während **HMG-CoA-Reduktase-Hemmer (Statine)** die Cholesterinneusynthese vor allem in der Leber hemmen. Etwas komplexer und nicht vollständig verstanden sind die Wirkmechanismen von **Fibraten** und **Nikotinsäure,** die sowohl die Cholesterin- als auch Triglyzerid-Plasmakonzentration senken. ◘ Tab. 43.3 zeigt vergleichend den Effekt der klinisch eingesetzten Lipidsenker auf die Plasmakonzentrationen von LDL-Cholesterin, HDL-Cholesterin und Triglyzeriden.

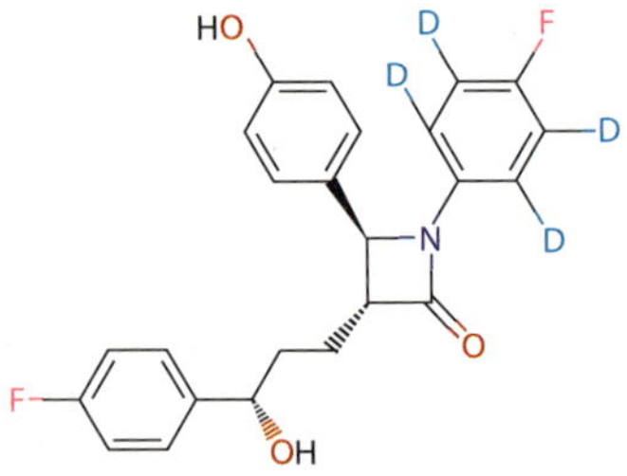

Ezetimib

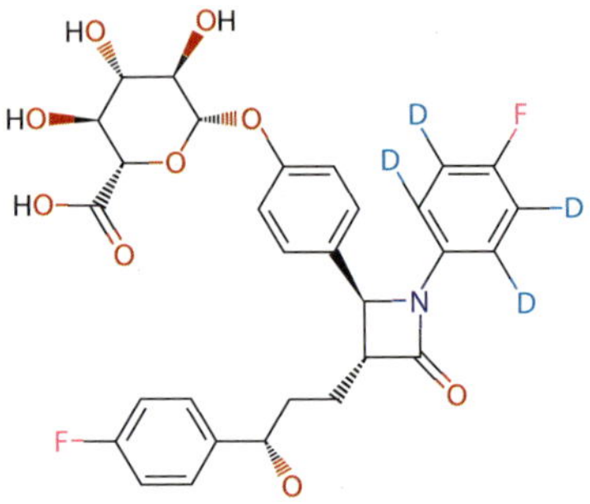

Ezetimib-Glucuronid

◘ **Abb. 43.6** **Strukturformeln von Ezetimib und seinem aktiven Metaboliten Ezetimib-Glucuronid**

43.2.1 Cholesterinresorptionshemmer

Cholesterin wird aus dem Darmlumen nach Bindung an das »Niemann-Pick-C1-like 1 Protein« (NPC1L-1) auf der Bürstensaummembran endozytotisch in Enterozyten aufgenommen (◘ Abb. 43.4). **Ezetimib** (◘ Abb. 43.6) **blockiert die Endozytose des Cholesterin-NPC1L1-Komplexes** und bewirkt dadurch eine selektive Hemmung der Cholesterinresorption.

Dadurch wird sowohl die Aufnahme von Cholesterin aus der Nahrung als auch die Aufnahme von biliär ausgeschiedenem Cholesterin (enterohepatischer Kreislauf des Cholesterins) um mehr als 50% gehemmt. Dies hat zur Folge, dass die Cholesterinkonzentration in den Leberzellen absinkt. Über den SREBP-Weg (◘ Abb. 43.3) kommt es infolgedessen zur vermehrten Expression von LDL-Rezeptoren in Hepatozyten. Trotz der ebenfalls gesteigerten Cholesterinneusynthese in

◘ **Tab. 43.3** **Effekte diverser lipidsenkender Pharmaka auf die Plasma-Konzentrationen von Cholesterin und Triglyzeriden (in %)**

Pharmakon	LDL-Cholesterin	HDL-Cholesterin	Triglyzeride
Statine	20–55↓	5–10↑	7–25↓
Anionenaustauscher	10–20↓	3–5	–
Cholesterinresorptionshemmer (Ezetimib)	15–20↓	(↑)	(↓)
Fibrate	5–20↓	10–20↑	20–50↓
Nikotinsäure	5–25↓	15–35↑	20–50↓

43

der Leber nimmt die Konzentration von Gesamtcholesterin und LDL-Cholesterin im Plasma ab.

Unter Ezetimibtherapie sinkt die LDL-Cholesterin-Plasmakonzentration um etwa 20%. Dieser Effekt wird begleitet von einem leichten Anstieg der HDL-Cholesterin-Konzentration sowie von einer Abnahme der Triglyzerid-Plasmakonzentration um etwa 10%.

Pharmakokinetik Oral verabreichtes Ezetimib wird **sehr gut resorbiert** und im Dünndarm sowie in der Leber zur aktiven Form glucuronidiert (◘ Abb. 43.6). Ezetimib-Glucuronid wird von der Leber über die Galle wieder in den Darm sezerniert und unterliegt einem **enterohepatischen Kreislauf**. Entsprechend ist die Halbwertszeit von Ezetimib und seinem Metaboliten mit etwa 20 Stunden relativ lang. Der überwiegende Teil von Ezetimib wird über den Stuhl ausgeschieden.

Unerwünschte Wirkungen Bis auf **Transaminaseanstiege**, insbesondere bei gleichzeitiger Gabe von Statinen, sind bisher kaum unerwünschte Wirkungen beschrieben worden.

Klinische Anwendung Ezetimib ist ein **Reservemittel** bei Unverträglichkeit gegenüber anderen cholesterinsenkenden Pharmaka. Aufgrund der relativ langsamen Ausscheidung reicht die Gabe von Ezetimib 1-mal pro Tag aus.

Steckbrief Cholesterinresorptionshemmer
Wirkmechanismus: Blockade der enteralen Cholesterinresorption durch Hemmung des Cholesterin-Transportproteins NPC1L1
Pharmakokinetik: Gute enterale Resorption, enterohepatischer Kreislauf, Plasma-HWZ 20 h
Unerwünschte Wirkungen: Anstieg der Transaminasewerte im Blut
Klinische Abwendung: Mittel der Reserve
Kontraindikationen: Aktive Lebererkrankungen

43.2.2 Anionenaustauscher

Die Anionenaustauscher **Colestyramin, Colestipol** und **Colesevelam** sind stark positiv geladen und **binden nach oraler Gabe im Darmlumen die negativ geladenen Gallensäuren.** Aufgrund ihrer Größe werden Anionenaustauscher nicht resorbiert, sondern gelangen zusammen mit den gebundenen Gallensäuren mit dem Stuhl zur Ausscheidung. Normalerweise werden 95% der Gallensäuren aus dem Darm reabsorbiert.

Die Unterbrechung dieses enterohepatischen Kreislaufs durch Anionenaustauscherharze führt zur Abnahme der Gallensäurekonzentration in der Leber. Das hat eine erhöhte Expression des Enzyms CYP7A1 zur Folge, das Cholesterin in Gallensäuren umwandelt. Die Expression von CYP7A1 wird normalerweise durch Gallensäuren über den nukleären Rezeptor FXR supprimiert (◘ Abb. 43.4). Die **vermehrte Umwandlung von hepatischem Cholesterin in Gallensäuren** führt zur Abnahme der hepatischen Cholesterinkonzentration und es kommt, ähnlich wie durch Ezetimib, zu einer vermehrten Expression von LDL-Rezeptoren. Die LDL-Cholesterin-Plasmakonzentration sinkt unter Therapie mit Anionenaustauschern um 10–20%.

Unerwünschte Wirkungen Unter der Therapie mit Anionenaustauschern kommt es häufig zu unerwünschten **gastrointestinalen Effekten** wie Obstipation, Völlegefühl, Übelkeit, Meteorismus oder Sodbrennen. Eine Störung der Resorption fettlöslicher Vitamine tritt selten und nur bei sehr hohen Dosen auf.

Wechselwirkungen

> **Bei gleichzeitiger Gabe mit Colestyramin oder Colestipol vermindert sich die Resorption anderer Pharmaka wie Digitalisglykoside, Cumarinderivate, Thiazide, Tetracycline sowie von Schilddrüsenhormonen.**

Dieser Effekt kann umgangen werden, indem diese Pharmaka 1 Stunde vor oder 3–4 Stunden nach Anionenaustauschergabe verabreicht werden.

Klinische Anwendung Aufgrund der häufigen unerwünschten Wirkungen ist die Bedeutung von Anionenaustauschern stark rückläufig. Sie stellen **Reservemittel** bei Patienten mit behandlungsbedürftiger Hypercholesterinämie dar, wenn andere Maßnahmen nicht ausreichend sind.

Steckbrief Anionenaustauscher
Wirkmechanismus: Bindung von Gallensäuren im Darmlumen, Steigerung der Gallensäureausscheidung, vermehrte hepatische Umwandlung von Cholesterin in Gallensäuren und Anstieg der Expression von LDL-Rezeptoren
Unerwünschte Wirkungen: Obstipation, Völlegefühl, Übelkeit, Meteorismus, Sodbrennen
Interaktionen: Verminderung der Resorption anderer gleichzeitig gegebener Pharmaka (z. B. Digitalisglykoside, Cumarinderivate, Thiazide, Tetracycline, Schilddrüsenhormon)
Klinische Abwendung: Reservemittel bei Patienten mit behandlungsbedürftiger Hypercholesterinämie
Kontraindikationen: Darmverschluss, Gallengangverschluss

43.2.3 HMG-CoA-Reduktase-Inhibitoren (Statine)

Statine **inhibieren die Biosynthese von Cholesterin** in einem frühen Stadium, indem sie die Umwandlung von HMG-CoA zu Mevalonsäure durch das Enzym HMG-CoA-Reduktase kompetitiv hemmen. Die Bildung von Mevalonat durch HMG-CoA-Reduktase ist der geschwindigkeitsbestimmende Schritt der Cholesterinbiosynthese (◘ Abb. 43.7).

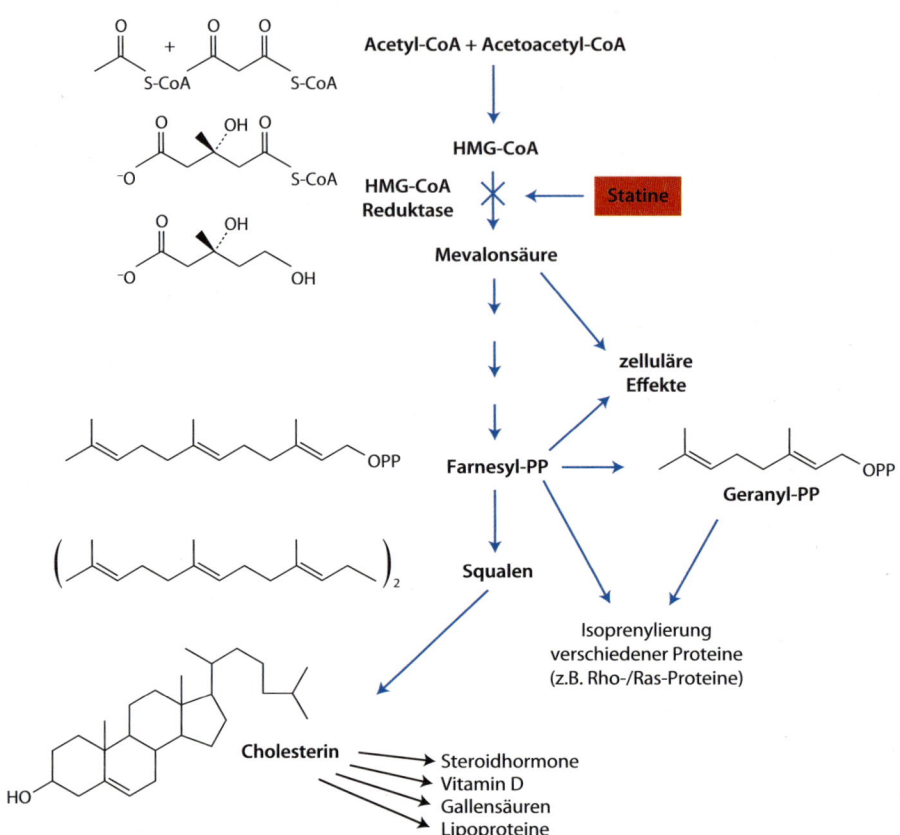

Abb. 43.7 Cholesterin: Biosyntheseweg und Strukturformel. Das geschwindigkeitsbestimmende Enzym HMG-CoA-Reduktase setzt Hydroxy-Methylglutaryl-CoA in Mevalonsäure um und kann durch Statine kompetitiv gehemmt werden. Cholesterin ist nicht nur ein wichtiger Bestandteil von biologischen Membranen, sondern fungiert auch als Vorstufe einer Reihe von Hormonen und Co-Faktoren. Verschiedene Intermediate des Cholesterin-Biosyntheseweges wie Mevalonsäure oder Farnesyl-Pyrophosphat (Farnesyl-PP) besitzen selber zelluläre Effekte. Farnesyl-PP dient zudem als Vorstufe für die Isoprenylierung verschiedener Proteine, die bei Signalweiterleitungsprozessen in der Zelle eine Rolle spielen. Der auf diese Proteine übertragene Isoprenrest fungiert dabei meist als Lipidanker, der z. B. die Membranassoziation einiger Proteine ermöglicht

Mitte der 1970er Jahre wurde erstmals ein effizienter Inhibitor der HMG-CoA-Reduktase beschrieben. Es handelte sich um die aus dem Pilz *Penicillium citrinium* isolierte Substanz Mevastatin (auch Compactin genannt). Aufgrund starker hepatotoxischer Effekte gelangte Mevastatin jedoch nie zur klinischen Anwendung.

Im Jahre 1979 gelang dann die Isolation von Mevinolin (später **Lovastatin** genannt) aus dem Pilz *Aspergillus terreus* (**Abb. 43.8**). Lovastatin ist deutlich besser verträglich als Mevastatin und wurde als erstes Statin Ende der 1980er Jahre zur Behandlung von Hypercholesterinämien zugelassen. Neben den von Lovastatin abgeleiteten Statinen **Simvastatin** und **Pravastatin** werden mittlerweile auch mehrere vollsynthetische HMG-CoA-Reduktase-Hemmer (**Atorvastatin, Fluvastatin, Rosuvastatin**) klinisch angewendet.

43

▶ **Statine sind die wichtigsten Pharmaka im Rahmen der Behandlung von Hypercholesterinämien und von großer Bedeutung bei der Prophylaxe kardiovaskulärer Erkrankungen.**

Alle Statine wirken durch eine reversible Hemmung der HMG-CoA-Reduktase, indem sie mit einer Seitenkette an das aktive Zentrum des Enzyms binden. Aufgrund der im Vergleich zum Substrat HMG-CoA deutlich ausgeprägteren Interaktion der Statine mit der HMG-CoA-Reduktase sind die Statine in der Lage, das Substrat vom Enzym zu verdrängen. Die halbmaximale inhibitorische Konzentration der meisten Statine liegt zwischen 5 und 25 nM, während das natürliche Substrat HMG-CoA erst in mikromolaren Konzentrationen an das Enzym bindet.

Durch Hemmung der Cholesterinsynthese insbesondere in der Leber fällt die hepatische Cholesterinkonzentration ab und es kommt über den SREBP-Weg (**Abb. 43.3**) zur Induktion der Expression des LDL-Rezeptors. Folge ist ein **vermehrter Einbau** von **LDL-Rezeptoren** in die **Plasmamembran der Hepatozyten** sowie eine **vermehrte Aufnahme von LDL-Partikeln aus dem Plasma**. Auf diese Weise kompensiert die Leberzelle die Inhibition der zellulären Neusynthese von Cholesterin.

Unter der Gabe von HMG-CoA-Reduktase-Hemmern kann es dosisabhängig zur Reduktion des Gesamtcholesterins sowie des LDL-Cholesterins im Plasma um bis zu 50% kommen. Die Triglyzerid-Plasmakonzentration kann ebenfalls um bis zu 25% sinken, die HDL-Cholesterin-Plasmakonzentration steigt meist nur geringgradig an (5–10%).

Einige unerwünschte Wirkungen von Statinen, aber möglicherweise auch ein Teil der erwünschten Wirkungen, beruhen offensichtlich nicht auf der Senkung der Cholesterin-Plasmakonzentration.

> **Durch die Hemmung der Mevalonsäuresynthese durch Statine wird nicht nur die Bildung von Cholesterin gehemmt, sondern auch die Bildung einer Vielzahl von Intermediaten des Cholesterin-Biosyntheseweges (Abb. 43.7).**

So fungieren **Farnesylpyrophosphat** und **Geranylpyrophosphat** als **Vorstufen für Lipidanker einer Reihe wichtiger Proteine**, wie kleinen GTP-bindenden Proteinen der Ras- und Rho-Familie sowie γ-Untereinheiten heterotrimerer Proteine, die wichtige Funktionen im Rahmen zellulärer Signaltransduktionsprozesse besitzen. Es gibt Hinweise darauf, dass die Hemmung dieser Prozesse unter Statintherapie antiproliferative, antithrombotische sowie antiinflammatorische Effekte besitzt.

Farnesylpyrophosphat ist darüber hinaus **Zwischenprodukt der Synthese** einer großen Zahl von körpereigenen Substanzen wie **Dolichol oder Ubichinon (Coenzym Q)**. Letzteres spielt eine wichtige Rolle bei der Energiegewinnung in Mitochondrien.

▪ Pharmakokinetik

HMG-CoA-Reduktase-Hemmer werden nach oraler Gabe **relativ gut resorbiert**. Lovastatin und Simvastatin stellen Prodrugs dar. Sie besitzen einen Laktonring, der bei der 1. Passage der Leber in die offene Form einer Hydroxysäure überführt wird (Abb. 43.8). Die meisten Statine werden über den organischen Anionentransporter OATP1B1 in die Leber aufgenommen.

Die systemische Bioverfügbarkeit von Lovastatin und Simvastatin ist sehr gering (ca. 5%), da ebenfalls bei der 1. Leberpassage bereits mehrere weitere Metaboliten gebildet werden, die zusammen mit der aktiven Form überwiegend biliär ausgeschieden werden. **Da der Hauptangriffsort der Cholesterinbiosynthese-Hemmung in der Leber liegt, ist die geringe Bioverfügbarkeit nicht von Nachteil.** Die Bioverfügbarkeit der neueren Statine liegt im Bereich von 10–30% (Tab. 43.4).

Auch Atorvastatin stellt ein Prodrug dar, aus dem bei der 1. Leberpassage 2 aktive Metaboliten gebildet werden (Abb. 43.8). Mit Ausnahme von Pravastatin werden die Statine durch hepatische Enzyme der CYP-Familie metabolisiert. Während Lovastatin, Simvastatin und Atorvastatin vornehmlich durch CYP3A4 metabolisiert werden, erfolgt der Abbau von Fluvastatin und Rosuvastatin vornehmlich über CYP2C9. Die Plasmahalbwertszeiten der Statine liegen im Bereich weniger Stunden, mit Ausnahme von Atorvastatin und Rosuvastatin, deren Plasmahalbwertszeiten deutlich länger sind (Tab. 43.4).

Der Fall »Lipobay«

1997 wurde durch die Firma Bayer das hochlipophile und potente Statin Cerivastatin unter dem Namen »Lipobay« eingeführt. Nach nur 4 Jahren musste diese Substanz aufgrund eines erhöhten Auftretens tödlicher unerwünschter Wirkungen vom Markt genommen werden. Während generell unter der Therapie mit Statinen in bis zu 0,19 Fällen auf 1 Mio. Verschreibungen tödliche Fälle von Myopathie mit Rhabdomyolyse beobachtet werden, führten Berechnungen der Rate tödlicher Rhabdomyolysen für Cerivastatin zu einer deutlich höheren Rate (3,16 Todesfälle pro 1 Mio. Verschreibungen).

Wie lässt sich erklären, weshalb Cerivastatin die Rate extrem seltener unerwünschter Wirkungen erhöht? Bei der Markteinführung von Cerivastatin war zunächst angenommen worden, dass die höhere Bioverfügbarkeit sowie die vergleichsweise hohe Potenz von therapeutischem Vorteil seien. Diese Eigenschaften stellten sich im Nachhinein jedoch als Nachteil heraus. Die meisten Statine haben eine systemische Bioverfügbarkeit von max. 25%. Cerivastatin besitzt hingegen eine Bioverfügbarkeit von 60%.

Während eine hohe Bioverfügbarkeit bei den meisten Pharmaka erwünscht ist, ist dies für die cholesterinsenkende Wirkung der Statine, die primär durch ihre Wirkung in der Leber zustande kommt, nicht erforderlich. Eine hohe Bioverfügbarkeit führt im Falle der Statine eher zu einer relativen Verstärkung der meist unerwünschten extrahepatischen Effekte.

Neben diesen pharmakokinetischen Eigenschaften zeichnet sich Cerivastatin gegenüber den anderen Statinen durch eine sehr hohe Potenz aus. Die halbmaximale Hemmkonzentration (IC50-Wert) liegt bei Cerivastatin mit 1 pM sehr niedrig und Cerivastatin ist somit etwa 200-fach potenter als z. B. Lovastatin.

Betrachtet man nun die hohe systemische Bioverfügbarkeit zusammen mit der sehr hohen Potenz von Cerivastatin, wird verständlich, dass es unter Cerivastatin sehr viel leichter zu extrahepatischen unerwünschten Wirkungen wie Myopathie und tödlicher Rhabdomyolyse kommen konnte. Diese auch unter Cerivastatin immer noch sehr seltenen Nebeneffekte wurden durch gleichzeitige Gabe anderer Pharmaka (z. B. Fibraten) und eine »aggressive« cholesterinsenkende Therapie mit relativ hohen Statindosen zusätzlich begünstigt.

Der Fall »Lipobay« zeigte, dass eine zunächst beeindruckende Verbesserung der pharmakokinetischen und -dynamischen Eigenschaften eines Wirkstoffs nicht zwangsläufig mit einer Verbesserung der klinischen Wirkung und Anwendungssicherheit einhergeht.

▪ Unerwünschte Wirkungen

HMG-CoA-Reduktase-Hemmer werden in der Regel gut vertragen und es kommt nur selten zu unerwünschten Wirkungen. Bei bis zu 10% aller Patienten kann es zu meist leichten **unspezifischen Muskelbeschwerden** ohne Erhöhung muskelspezifischer Enzyme kommen (Statinmyalgie). Seltener gehen diese Beschwerden mit einer **Erhöhung muskelspezifischer Enzyme** wie der Kreatinkinase einher. Das dann vorliegende **Myopathiesyndrom** zeichnet sich durch ziehende Muskelschmerzen aus und tritt mit einer Häufigkeit von ca. 1% auf. In der Regel muss die Therapie mit HMG-CoA-Reduktase-Hemmern dann abgebrochen werden. Einem Myopathiesyndrom kann vorgebeugt werden durch Kontrollen der Kreatinkinase-Plasmakonzentration zu Beginn der Therapie und im mehrmonatigen Abstand danach.

In sehr seltenen Fällen (< 1:1 Mio.) kommt es unter der Therapie mit Statinen zum massiven Untergang von Skelettmuskelzellen (**Rhabdomyolyse**), der in der Regel zu einem akuten Nierenversagen führt und nicht selten letal endet. Die

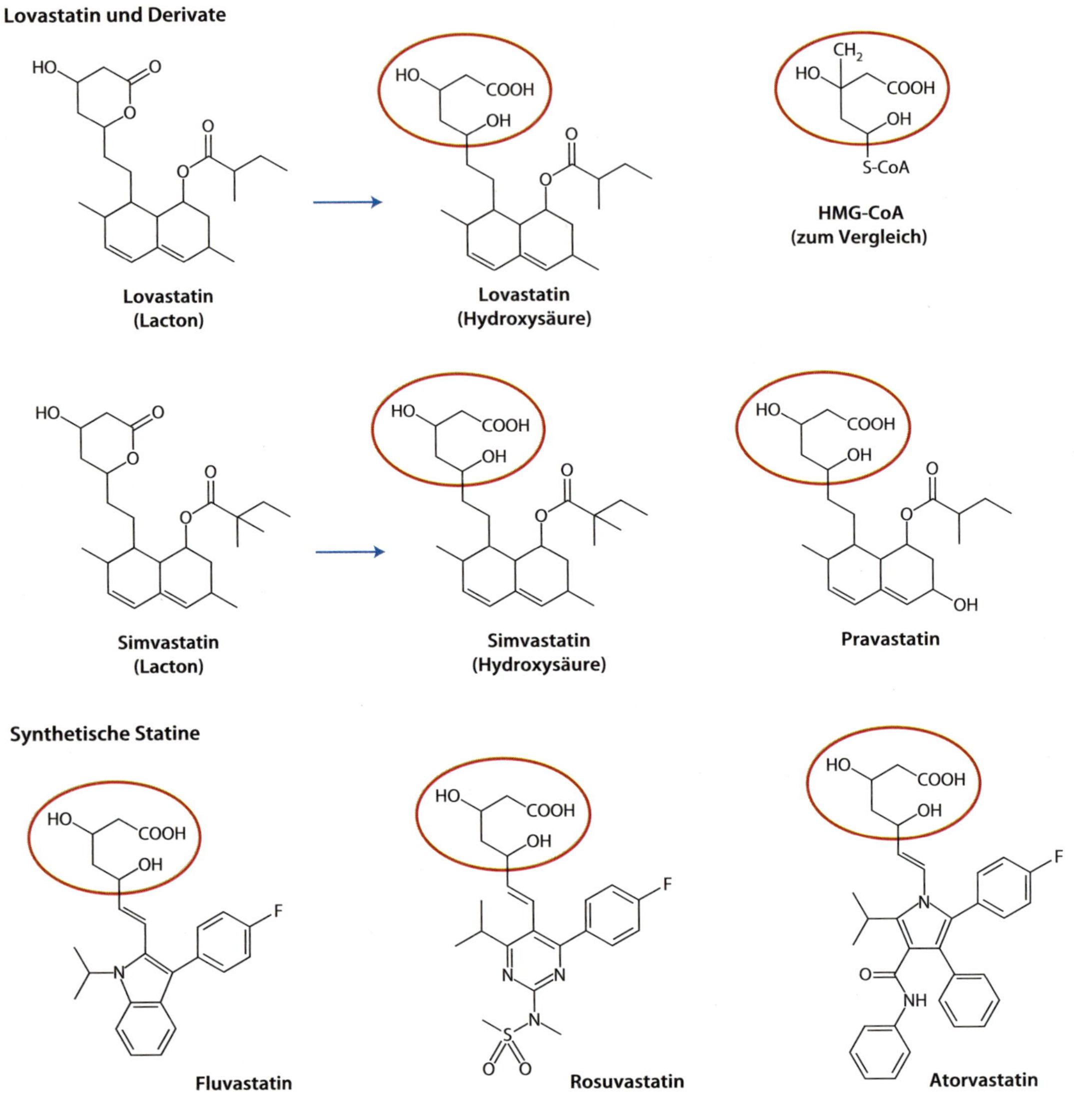

Lovastatin und Derivate

Synthetische Statine

🔲 **Abb. 43.8 Strukturformeln von HMG-CoA-Reduktase-Hemmern und dem HMG-CoA-Reduktase-Substrat Hydroxy-Methylglutaryl-CoA (HMG-CoA).** Strukturähnlichkeiten der Statine mit HMG-CoA sind *rot* markiert (*unten*)

🔲 **Tab. 43.4 Pharmakokinetische Eigenschaften von HMG-CoA-Reduktase-Hemmern**

Pharmakon	Prodrug	Resorptions-quote (%)	Bioverfügbar-keit (%)	Plasma-HWZ (h)	Metabolismus	Elimination (hepatisch/renal)
Lovastatin	ja (Lakton)	30	< 5	1,5	CYP3A4	80/10
Simvastatin	ja (Lakton)	70	< 5	3	CYP3A4	80/13
Pravastatin	nein	34	17	3	–	70/20
Fluvastatin	nein	98	25	1	CYP2C9 CYP3A4	93/6
Atorvastatin	ja	90	25	14	CYP3A4	90/2
Rosuvastatin	nein	20	20	20	CYP2C9	90/5
Pitavastin	nein	80	50	11	CYP2C9	90/5

43

seltenen Rhabdomyolysen werden meistens in Zusammenhang mit der Gabe weiterer Pharmaka beobachtet. Eine mögliche Ursache für die Schädigung der Skelettmuskulatur unter Statintherapie ist die Störung der mitochondrialen Atmungskette durch Hemmung der Synthese von Ubichinon (Coenzym Q) und direkte Inhibition des Komplex III durch HMG-CoA-Reduktase-Hemmer.

Bei 2–5% der mit Statin behandelten Patienten treten leichtere **gastrointestinale Störungen** wie **Diarrhö, Meteorismus, abdominelle Schmerzen** oder **Obstipation** auf. Ebenso kann eine **Erhöhung der Transaminasen** (vor allem der GPT) vorkommen. Bei einem Teil der Patienten muss die Therapie abgebrochen werden. Es empfiehlt sich, unter der Therapie mit Statinen die Transaminasewerte etwa vierteljährlich zu kontrollieren.

- **Interaktionen**

❯ **Bei gleichzeitiger Gabe von HMG-CoA-Reduktase-Hemmern und Fibraten ist das Risiko für das Auftreten von Myopathien und Rhabdomyolysen erhöht.**

Der Interaktion mit Fibraten liegt höchstwahrscheinlich ein additiver Effekt auf den Stoffwechsel von Muskelzellen zugrunde.

Simvastatin, Lovastatin und Atorvastatin, die über CYP3A4 abgebaut werden, weisen eine Fülle von Interaktionen mit anderen **CYP3A4-metabolisierten Pharmaka** sowie mit Inhibitoren des Enzyms auf. Dazu gehören **Makrolidantibiotika** (vor allem Erythromycin, Clarithromycin), **Azolantimykotika** (vor allem Ketoconazol, Itraconazol), **Verapamil, HIV-Protease-Inhibitoren** (vor allem Ritonavir, Indinavir) und **Ciclosporin**. In diesen Fällen empfiehlt sich das Ausweichen auf renal eliminierte (Pravastatin) oder über andere CYP-Enzyme metabolisierte Statine (Fluvastatin, Rosuvastatin).

- **Klinische Anwendung**

HMG-CoA-Reduktase-Hemmer sind **Mittel der Wahl zur Behandlung einer Hypercholesterinämie,** wenn nichtpharmakologische Maßnahmen (insbesondere Diät) keine ausreichende Wirkung haben. Die Bedeutung der Senkung von Cholesterinwerten durch Statine im Rahmen der Primär- und Sekundärprävention kardiovaskulärer Erkrankungen ist durch verschiedene Studien sehr gut belegt (▶ Abschn. 43.3). Im Großen und Ganzen werden Statine sehr gut vertragen. Bei der 1-mal täglich erforderlichen Einnahme ist die Compliance relativ gut. Die Gabe erfolgt üblicherweise am Abend, im Falle von Lovastatin zur Abendmahlzeit.

- **Kontraindikationen**

Bei **Leber- und Skelettmuskelerkrankungen** sowie während **Schwangerschaft** und **Stillzeit** sind HMG-CoA-Reduktase-Hemmer kontraindiziert.

> **Steckbrief HMG-CoA-Reduktase-Inhibitoren (Statine)**
>
> **Wirkmechanismus:** Hemmung der hepatischen Cholesterinsynthese mit nachfolgender Induktion der Expression von LDL-Rezeptoren und dadurch vermehrter Cholesterinaufnahme durch die Leber
>
> **Pharmakokinetik:** Bioverfügbarkeit 5–30%; Plasmahalbwertszeit 1–20 h; Metabolisation durch Enzyme der CYP-Familie: meist primär hepatische Elimination
>
> **Unerwünschte Wirkungen:** Gastrointestinale Störungen, Erhöhung der Transaminasewerte im Blut, unspezifische Muskelbeschwerden, selten Myopathie
>
> **Interaktionen:** Erhöhtes Myopathierisiko bei gleichzeitiger Gabe von Fibraten, Interaktion mit anderen über CYP3A4 metabolisierten Pharmaka
>
> **Klinische Anwendung:** Mittel der Wahl zur Senkung erhöhter Cholesterinwerte bei Hyperlipoproteinämien
>
> **Kontraindikationen:** Erkrankung der Leber, der Skelettmuskulatur; Schwangerschaft und Stillzeit

43.2.4 Nikotinsäure

Neben seiner Bedeutung als Vitamin der B-Reihe besitzt Nikotinsäure in vergleichsweise hohen (pharmakologischen) Dosen auch Effekte auf den Lipidstoffwechsel und die Progression einer Atherosklerose. Nach oraler Gabe von Nikotinsäure kommt es binnen weniger Tage zur deutlichen **Abnahme der Triglyzerid-Plasmaspiegel** (um bis zu 50%) sowie zur **moderaten Abnahme der Cholesterin-Plasmaspiegel.** Während die LDL-Cholesterin-Plasmakonzentration nur vergleichsweise gering gesenkt wird, **nimmt die HDL-Cholesterin-Plasmakonzentration um bis zu 30% zu.** Insbesondere letzterer Effekt zeichnet Nikotinsäure gegenüber anderen Lipidsenkern aus (◻ Tab. 43.3).

Der genaue Wirkmechanismus von Nikotinsäure ist bisher nicht vollständig geklärt. Eine wichtige Rolle kommt jedoch dem von Adipozyten und Immunzellen exprimierten **G-Protein-gekoppelten Rezeptor HCA_2 (= GPR109A)** zu, der durch Nikotinsäure aktiviert wird (◻ Abb. 43.9). Neuere Befunde sprechen dafür, dass Nikotinsäure direkte antiatherosklerotische Effekte besitzt, die der Rezeptor HCA_2 auf Immunzellen vermittelt.

- **Pharmakokinetik**

Nach oraler Gabe wird Nikotinsäure rasch resorbiert, die Plasmahalbwertszeit beträgt etwa 1 Stunde. Nikotinsäure wird überwiegend hepatisch nach Umwandlung in Nikotinamid methyliert oder direkt an Glyzin konjugiert. Die Metaboliten von Nikotinsäure werden renal ausgeschieden. Bei hohen Dosen und nach Sättigung der metabolischen Kapazität wird Nikotinsäure auch unverändert renal eliminiert.

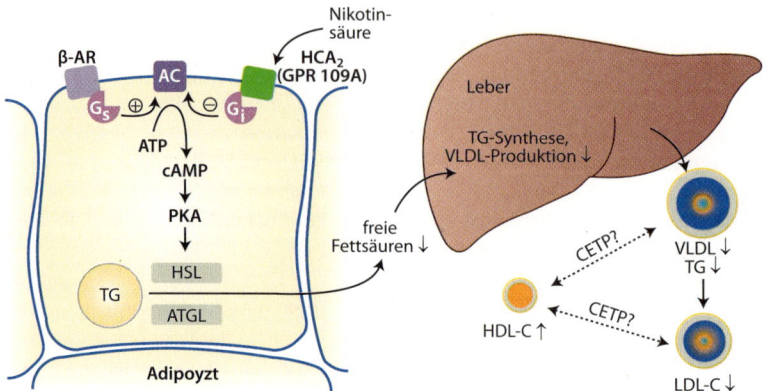

Abb. 43.9 Möglicher Wirkmechanismus von Nikotinsäure. Nikotinsäure aktiviert einen Gi-gekoppelten Rezeptor (GPR109A/HCA$_2$) auf Fettzellen, über den es zur Hemmung der Adenylylzyklase-(AC-)Aktivität führt. Durch Verringerung der intrazellulären cAMP-Spiegel kommt es über eine verminderte Aktivierung der Proteinkinase A (*PKA*) zu einer Abschwächung der PKA-vermittelten Aktivierung der Triglyzeridlipase (*HSL, ATGL*) und damit zur Hemmung der Lipolyse in Adipozyten. Das verringerte Angebot an freien Fettsäuren führt in der Leber zur Herabsetzung der Triglyzeridsynthese und einer verringerten Bildung von VLDL-Partikeln, was schließlich in einer Erniedrigung der LDL-Plasma-Konzentration resultiert. Der Mechanismus der nikotinsäureinduzierten Erhöhung der HDL-Cholesterin-Plasmakonzentration ist unklar. Möglicherweise ist ein vermehrter Austausch von Cholesterinestern gegen Triglyzeride durch das Cholesterinester-Transferprotein (CETP) daran beteiligt. TG = Triglyzeride; FFA = freie Fettsäuren; β-AR = β-adrenerge Rezeptoren

■ Unerwünschte Wirkungen

Die im Rahmen der praktischen Anwendung von Nikotinsäure wichtigste unerwünschte Wirkung ist eine kurze Zeit nach der Einnahme auftretende starke **Hautrötung (Flush)**, die mit einem **Wärmegefühl** und nicht selten erheblichen **Missempfindungen** (Brennen, »Kribbeln« etc.) einhergeht. Dieses von den Patienten oft als unangenehm empfundene Phänomen hält 1–2 Stunden an und ist voll reversibel.

Bei wiederholter Einnahme von Nikotinsäure kommt es binnen einiger Tage zu einer Toleranz. Es gibt Hinweise darauf, dass verzögert resorbierte Darreichungsformen von Nikotinsäure eine geringere Flush-Symptomatik hervorrufen. Das Auftreten eines nikotinsäureinduzierten Flushs beruht auf der Aktivierung des Nikotinsäurerezeptors auf epidermalen Langerhans-Zellen und Keratinozyten, die daraufhin die Prostanoide PGD$_2$ und PGE$_2$ produzieren und freisetzen. Das Flush-Phänomen kann durch Prämedikation mit Cyclooxygenasehemmern abgeschwächt werden. Zudem ist der PGD$_2$-Rezeptor-(DP$_1$-)Antagonist **Laropiprant** als Mittel zur Verminderung der nikotinsäureinduzierten Flushs zugelassen.

Neben dem bei nahezu allen Patienten beobachteten Flush kann es zu **gastrointestinalen Beschwerden** (Diarrhö, Übelkeit, Oberbauchbeschwerden) kommen. Bei Dauertherapie können eine **Abnahme der Glucosetoleranz,** ein **Anstieg der Transaminasen** und eine **Hyperurikämie** auftreten. Letzterer Effekt wird bei entsprechend disponierten Patienten beobachtet und beruht wohl auf der Tatsache, dass Nikotinsäure als Gegenion für den Harnsäurerücktransport aus dem Tubuluslumen über den Transporter URAT1 (▸ Kap. 56) fungiert.

■ Klinische Anwendung

Nikotinsäure stellt ein **Mittel der Reserve** zur Behandlung von Hypercholesterinämien dar, wenn Statine nicht gegeben werden können oder nicht ausreichend wirksam sind. Niko-

tinsäure kann bei behandlungsbedürftigen Hypertriglyzeridämien gegeben werden.

Steckbrief Nikotinsäure

Wirkmechanismus: U. a. Aktivierung des Rezeptors HCA$_2$ (GPR109A) auf Adipozyten und Immunzellen

Pharmakokinetik: Gute Resorption nach oraler Gabe; Plasmahalbwertszeit ca. 1 h; teilweise hepatische Metabolisation; vornehmlich renal ausgeschieden

Unerwünschte Wirkungen: Flush, gastrointestinale Beschwerden, Anstieg der Transaminasewerte, Verringerung der Glucosetoleranz, eventuell Hyperurikämie

Klinische Anwendung: Mittel der Reserve bei Patienten mit behandlungsbedürftiger Hypercholesterinämie oder kombinierter Hypertriglyzerid- und Hypercholesterinämie

Kontraindikationen: Leberfunktionsstörungen, Gicht

43.2.5 Fibrate

Fibrate werden vor allem bei schweren Formen der Hypertriglyzeridämie eingesetzt. Für die Therapie stehen **Bezafibrat, Fenofibrat** (▸ Abb. 43.10) und **Gemfibrozil** zur Verfügung. Fibrate üben ihre Wirkung durch **Aktivierung** des **nukleären Rezeptors** »Peroxisomen-Proliferator-aktivierter Rezeptor α« (PPARα) aus (▸ Abb. 43.11). Die physiologischen Agonisten von PPARα sind Fettsäuren. PPARα wird vornehmlich in der Leber, aber auch in anderen Geweben wie der Herz- und Skelettmuskulatur exprimiert, wo der Rezeptor eine wichtige Rolle bei der Regulation der Fettsäureoxidation spielt.

Unter physiologischen Bedingungen ist dies z. B. im Hungerzustand der Fall. Die im Hungerzustand durch Stimulation

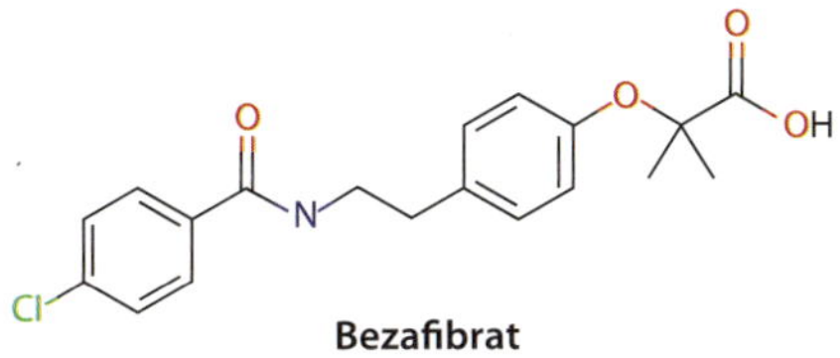

Bezafibrat

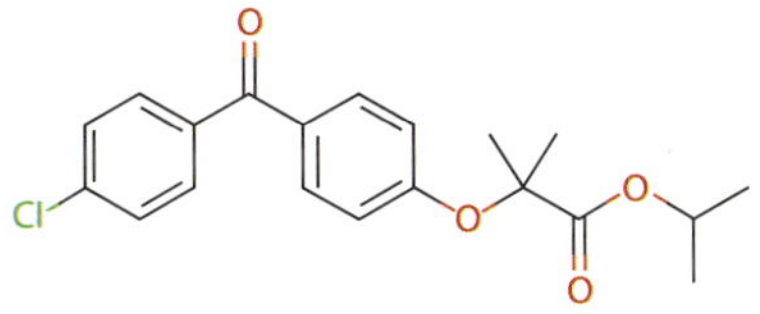

Fenofibrat

■ **Abb. 43.10** Strukturformeln von Bezafibrat und Fenofibrat

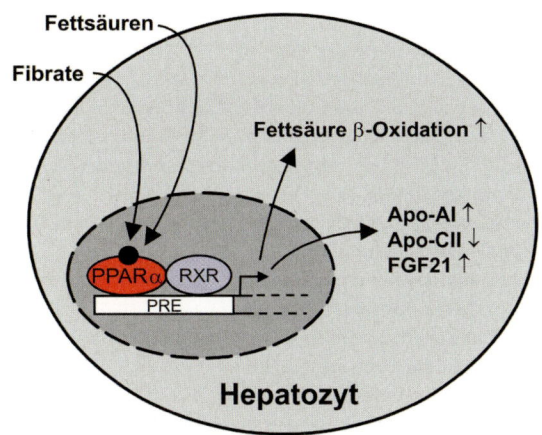

■ **Abb. 43.11 Mechanismus der Wirkung von Fibraten.** Fibrate wirken agonistisch am nukleären Rezeptor PPARα, der vornehmlich in Hepatozyten exprimiert ist und normalerweise durch freie Fettsäuren aktiviert wird. Aktivierter PPARα induziert als Dimer mit RXR die vermehrte Expression verschiedener hepatischer Proteine. In der Folge kommt es zur Aktivierung der Fettsäureoxidation in der Leber, zur Steigerung der Expression von ApoAI und ApoAII sowie zur verminderten Expression von ApoCII. Außerdem wird vermehrt Fibroblast Growth Factor 21 (FGF21) gebildet, der die Insulinsensitivität erhöht und dadurch die Glucoseaufnahme in verschiedene Gewebe (z. B. Fettgewebe) verbessert

der Lipolyse in Fettzellen vermehrt gebildeten Fettsäuren gelangen in die Leber, wo sie PPARα aktivieren. Die Aktivierung von PPARα führt zur vermehrten Expression von fettsäuretransportierenden Proteinen sowie von mehreren Enzymen, die an der β-Oxidation von Fettsäuren beteiligt sind. Die PPARα-Aktivierung im Hungerzustand spielt offensichtlich eine wichtige Rolle bei der Umstellung des hepatischen Lipidmetabolismus auf die vermehrte Bildung von Ketonkörpern aus Fettsäuren.

Fibrate führen durch Aktivierung von PPARα und Steigerung der hepatischen β-Oxidation von Fettsäuren zu einer Reduktion der Bildung von VLDL-Partikeln in der Leber. Gleichzeitig steigt die Aktivität der Lipoproteinlipase und damit die periphere Verwertung von Triglyzeriden aus VLDL-Partikeln an. In der Folge kommt es zur **Abnahme der Triglyzerid-Plasmakonzentration** um **bis zu 50%.**

Unter Therapie mit Fibraten kann ein **leichter Abfall der Gesamt- und LDL-Cholesterin-Plasmakonzentration** beobachtet werden (10–20%). Der Mechanismus dieses Effekts ist ungeklärt. Die **HDL-Cholesterin-Plasmakonzentration steigt an** (10–20%), was auf eine vermehrte Bildung von Apolipoproteinen AI und AII in der Leber zurückgeführt wird.

■ **Pharmakokinetik**

Fibrate werden nach oraler Gabe nahezu vollständig resorbiert. Die Plasmahalbwertszeiten liegen zwischen 1,5 (Gemfibrozil) und 24 Stunden (Fenofibrat). Der überwiegende Teil der Fibrate wird nach Glucuronidierung renal ausgeschieden. Die Ausscheidung ist bei Patienten mit Niereninsuffizienz vermindert.

■ **Unerwünschte Wirkungen**

Fibrate werden in der Regel relativ gut vertragen. **Gastrointestinale Beschwerden** sowie ein **Anstieg der Transaminasen** werden gelegentlich beobachtet. Ein erhöhtes Risiko für das **Auftreten von Gallensteinen** ist beschrieben worden. Unter Monotherapie kommt es eher selten zu Myalgien und Myopathien. Das **Myopathierisiko** steigt jedoch bei gleichzeitiger Gabe von Statinen. Insbesondere unter Gabe hoher Dosen von

HMG-CoA-Reduktase-Hemmern und Fibraten sind schwere Formen der Myopathie bis hin zur Rhabdomyolyse beobachtet worden (▸ Abschn. 43.2.3). Des Weiteren werden unter Fibrattherapie gelegentlich Potenzstörungen, Kopfschmerzen, Schwindel und Schlafstörungen beobachtet.

■ **Interaktionen**

❯ **Ein erhöhtes Myopathierisiko besteht bei gleichzeitiger Gabe von Statinen.**

Fibrate können durch Verdrängung aus der Plasma-Eiweißbindung zu einer Wirkungsverstärkung von Phenprocoumon führen.

■ **Klinische Anwendung**

Fibrate können bei behandlungsbedürftigen Hypertriglyzeridämien gegeben werden. Neuere Fibrate wie Bezafibrat oder Fenofibrat besitzen im Vergleich zu Clofibrat eine stärkere LDL-Cholesterin-senkende und HDL-Cholesterin-erhöhende Wirkung und sind Reservemittel bei kombinierten Hypertriglyzeridämien und Hypercholesterinämien.

■ **Kontraindikationen**

Aufgrund der bei eingeschränkter Nierenfunktion verminderten Ausscheidung sind Fibrate bei Patienten mit **Niereninsuffizienz** kontraindiziert. Eine Kontraindikation besteht außerdem während der **Schwangerschaft** und **Stillzeit.**

> **Steckbrief Fibrate**
>
> **Wirkmechanismus:** Aktivierung des Peroxisomen-Prolife-rator-aktivierten Rezeptors α (PPARα), Abnahme der Tri-glyzerid- und Cholesterin-Plasmakonzentration, leichter Anstieg der HDL-Cholesterinplasmakonzentration
> **Pharmakokinetik:** Gute Resorption nach oraler Gabe; unterschiedliche Plasmahalbwertszeiten; vornehmlich renale Ausscheidung
> **Unerwünschte Wirkungen:** Gastrointestinale Beschwerden, Anstieg der Transaminasen
> **Interaktionen:** Erhöhung des Myopathierisikos bei gleichzeitiger Gabe von Statinen
> **Klinische Anwendung:** Reservemittel zur Therapie schwerer Formen der Hypertriglyzeridämie sowie kombi-nierter Hypertriglyzerid- und Hypercholesterinämien
> **Kontraindikationen:** Niereninsuffizienz, Schwanger-schaft, Stillzeit

43.2.6 Anti-PCSK9-Antikörper

Für die Behandlung von Patienten mit genetisch bedingter Hypercholesterinämie sowie bei primärer Hypercholesterinä-mie oder gemischter Dyslipidämie, die sich mit anderen Phar-maka nicht adäquat behandeln lässt, stehen seit kurzem Anti-PCSK9-Antikörper wie **Evolocumab, Alirocumab** und **Boco-cizumab** zur Verfügung.

Das von Hepatozyten gebildete Protein Proprotein-Con-vertase-Subtilisin/Kexin Typ 9 (PCSK9) bindet an den LDL-Rezeptor und bewirkt, dass dieser nach Bindung von LDL-Partikeln internalisiert und dann primär abgebaut wird. In Abwesenheit von PCSK9 gelangt der Rezeptor nach Aufnah-me in Leberzellen vermehrt wieder zurück an die Oberfläche der Zellen.

Gabe von Anti-PCSK9-Antikörpern führt daher zur Zu-nahme der LDL-Rezeptoren auf Hepatozyten und fördert so die Aufnahme von LDL-Partikeln. Anti-PCSK9-Antikörper senken dadurch die LDL-Cholesterin-Plasmakonzentration. Anti-PCSK9-Antikörper müssen alle 2 oder 4 Wochen sub-kutan verabreicht werden. Der klinische Stellenwert dieses neuen Therapieprinzips ist derzeit noch unklar.

43.3 Pharmakotherapie der Hyperchole-sterinämie im Rahmen der Prävention kardiovaskulärer Erkrankungen

Fallbeispiel

Ein 62-jähriger Patient stellt sich zur Routineuntersuchung in ei-ner hausärztlichen Praxis vor. Anamnestisch gibt er einen Herz-infarkt vor 6 Jahren an. Der Patient hat bis vor 6 Jahren sehr stark geraucht, seitdem habe er den Konsum von Zigaretten massiv reduziert, die Blutdruckwerte sind normal. Er wird zurzeit mit Acetylsalicylsäure (100 mg/Tag), Enalapril (1×10 mg/Tag) und Metoprolol (2×50 mg/Tag) behandelt. Er ist adipös und weist einen Body-Mass-Index von 31 kg/m² auf.

Die Laboruntersuchung zeigt deutlich erhöhte Blutfettwerte: Gesamt-Cholesterin 245 mg/dl, LDL-Cholesterin 172 mg/dl, HDL-Cholesterin 42 mg/dl, Triglyzeride 145 mg/dl. Außerdem findet sich eine erhöhte Nüchtern-Blutglucosekonzentration. Im Rahmen der Sekundärprophylaxe wird der Patient noch-mals eingehend diätetisch beraten, eine Abklärung des mög-lichen Diabetes mellitus wird verabredet und umgehend werden eine cholesterinsenkende Pharmakotherapie sowie eine Lebensstilberatung eingeleitet. Zielwert der therapeu-tischen Maßnahmen ist die Senkung des LDL-Cholesterins auf Werte < 70 mg/dl.

43.3.1 Bedeutung der Hypercholesterinämie für Entstehung und Progression der Atherosklerose

Häufige Erkrankungen wie koronare Herzkrankheit, ischämi-scher Schlaganfall oder periphere arterielle Verschlusskrank-heit beruhen auf einer atherosklerotischen Gefäßverände-rung. In den letzten Jahrzehnten konnten verschiedene Risi-kofaktoren für die Entwicklung einer Atherosklerose identifi-ziert werden. Dabei zeigte sich, dass insbesondere die Hypercholesterinämie ein wesentlicher Risikofaktor ist, der die Entwicklung einer Atherosklerose begünstigt.

Dies wird durch epidemiologische Untersuchungen sowie pathogenetische Überlegungen gestützt. In den 1990er Jahren konnte die wichtige Rolle der Hypercholesterinämie im Rah-men der Atherosklerose durch eine Reihe von klinischen Stu-dien abgesichert werden, die zeigten, dass die Senkung der Cholesterin-Plasmakonzentration mittels Gabe von HMG-CoA-Reduktase-Hemmern mit einem verminderten Risiko für kardiovaskuläre Erkrankungen einhergeht.

Pathogenese der Atherosklerose

Trotz der großen klinischen Bedeutung der Atherosklerose sind die ihr zugrunde liegenden pathophysiologischen Me-chanismen noch nicht vollständig verstanden. Bei der Athero-sklerose handelt es sich um ein komplexes Geschehen im Bereich der inneren Schichten der arteriellen Gefäßwand (◻ Abb. 43.12), das meist über Jahrzehnte langsam progredient verläuft, ehe es zu einer klinischen Symptomatik führt.

Als sehr frühe Manifestationsform werden die »**fatty streaks**« angesehen, die durch einen lokalen Anstieg des Lipoproteingehalts in der Intima hervorgerufen werden. Ursache für die **Akkumulation** vor allem von **LDL-Par-tikeln im subendothelialen Raum der Intima** sind zum einen Störungen der endothelialen Funktion, die mit einer vermehrten Permeabilität für Lipoproteine einhergehen. Zum anderen kommt es zur erhöhten Retention von Lipo-proteinen in der Intima aufgrund einer verstärkten Interak-tion zwischen Lipoproteinen und Komponenten der extra-zellulären Matrix.

Von besonderer Bedeutung für die weitere Pathogenese der Atherosklerose ist die nun einsetzende **chemische Modi-fikation von LDL-Partikeln.** Diese besteht vor allem aus der Oxidation von Lipid- und Proteinbestandteilen der Lipopro-

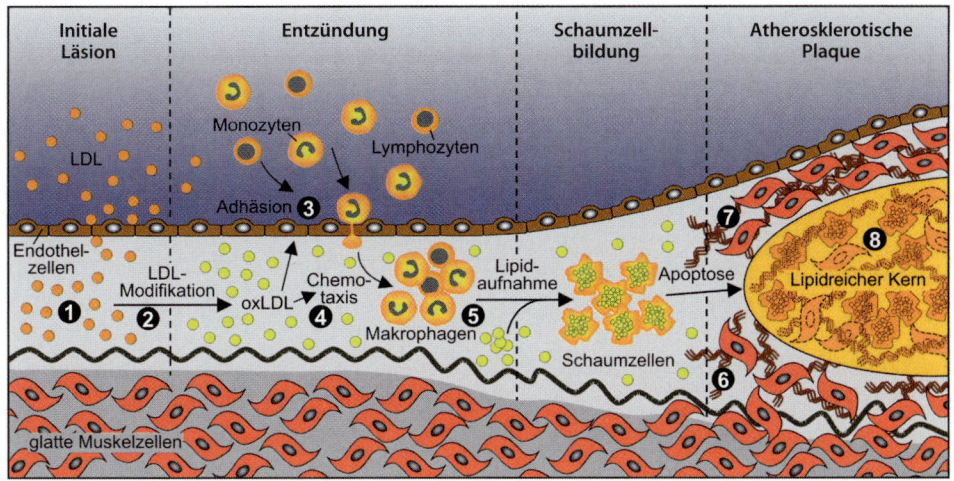

Abb. 43.12 Entwicklung einer atherosklerotischen Plaque. Initial kommt es zur vermehrten Retention von LDL und anderer Lipoproteine im subendothelialen Bereich der Intima durch Interaktion mit der extrazellulären Matrix (**1**). Nach Modifikation der Lipoproteine durch Oxidation und Glykierung (**2**) entstehen oxidierte Formen von LDL (oxLDL). Unter dem Einfluss von oxLDL kommt es zur vermehrten Expression von Adhäsionsmolekülen in Endothelzellen (**3**) sowie zur vermehrten Bildung chemotaktischer Faktoren wie Monocyte Chemotactic Protein-1 (MCP-1) (**4**) und von Wachstumsfaktoren wie Macrophage Colony-Stimulating Factor (M-CSF). Diese entzündlichen Prozesse haben die Rekrutierung vor allem von Monozyten in die Gefäßwand zur Folge. Monozyten differenzieren lokal in Makrophagen, die aggregiertes oxLDL durch spezifische Rezeptoren erkennen und aufnehmen (**5**). Dies führt zur Bildung sog. »Schaumzellen«. Makrophagozytäre Schaumzellen setzen eine Reihe von Mediatoren und Proteinen frei, die mit dazu beitragen, dass glatte Muskelzellen aus der Media in die Intima wandern und dort proliferieren (**6**). Glatte Muskelzellen in der Intima produzieren extrazelluläre Matrix, die in der sich bildenden atherosklerotischen Plaque akkumuliert (**7**). Aus untergegangenen Zellen und extrazellulären Lipiden bildet sich in der atherosklerotischen Plaque ein lipidreicher Kern (**8**), der zum Lumen des Gefäßes hin von einer fibrösen »Kappe«, bestehend aus glatten Muskelzellen und extrazellulärer Matrix, abgegrenzt wird

teine. Bei diabetischen Patienten spielt möglicherweise zusätzlich die nichtenzymatische Glykierung von Apolipoproteinen eine Rolle.

Oxidativ modifizierte LDL-Partikel (oxLDL) spielen eine wichtige Rolle bei der Induktion entzündlicher Prozesse in der Gefäßwand. So führt oxLDL zur vermehrten Expression von Leukozytenadhäsionsmolekülen auf Endothelzellen. In der Folge kommt es zum **Einwandern** vor allem von **Mono- und Lymphozyten ins** sich **entwickelnde Atherom.** Neben der **vermehrten Adhäsion von Leukozyten** führt oxLDL auch zur vermehrten Bildung **chemotaktischer Faktoren** wie Monocyte Chemoattractant Protein 1 (MCP1).

Die auf diesem Wege in die Intima eingewanderten **Monozyten** differenzieren sich **zu Makrophagen,** die **Lipoprotein** über einen rezeptorvermittelten Mechanismus **aufnehmen.** Während dies einerseits ein Mechanismus der Entfernung von LDL aus der Intima darstellt, führt eine zu starke Lipidakkumulation zur Überbeanspruchung dieses Mechanismus. Folge davon ist die **Bildung** von »**Schaumzellen**«, die zu einem großen Teil durch Apoptose absterben.

Die zurückbleibenden Zellreste und Lipide bilden das lipidreiche Zentrum einer dann schon fortgeschrittenen atherosklerotischen Plaque. Die Aufnahme von modifizierten Lipoproteinen durch Makrophagen führt zur Bildung einer Reihe von Mediatoren und Wachstumsfaktoren, die eine wichtige Rolle bei der weiteren Progression der Atherosklerose spielen. So kommt es durch diese Faktoren zur **Einwanderung glatter Muskelzellen aus der Media** des Gefäßes. Die

eingewanderten Muskelzellen proliferieren und zeigen eine **verstärkte Produktion extrazellulärer Matrix,** die in der atherosklerotischen Plaque akkumuliert.

Im voll ausgebildeten Zustand besteht die **atherosklerotische Plaque** aus dem **lipidreichen Zentrum,** das von einer **fibrösen Kappe,** bestehend aus Bindegewebe und glatter Muskulatur, gegen das Lumen abgegrenzt wird. Die dadurch bedingte Einschränkung des Gefäßlumens kann bereits zu klinisch relevanten Stenosen führen.

Ein akutes Geschehen wird durch die Ruptur einer Plaque, meist durch Einriss der fibrösen Kappe, ausgelöst. Durch Eröffnen des lipidreichen Zentrums einer atherosklerotischen Plaque werden eine Fülle prothrombotischer Stimuli exponiert, die zur raschen arteriellen Thrombose führen können (► Kap. 41).

Indikationsstellung für eine cholesterinsenkende Therapie

Während die Bedeutung einer Hypercholesterinämie als wichtiger Risikofaktor für kardiovaskuläre Erkrankungen seit geraumer Zeit bekannt ist und immer wieder bestätigt wurde, herrschte lange Zeit Unklarheit über die Grenzwerte der Cholesterin-Plasmakonzentration, die eine Behandlung erfordern. Die Auswertung aufwendiger epidemiologischer Untersuchungen hat gezeigt, dass die Definition eines generellen Grenzwertes nicht möglich ist.

Die **LDL-Cholesterin-Plasmakonzentration muss** vielmehr **je nach Gesamtrisikokonstellation** des Patienten be-

◻ Tab. 43.5 LDL-Cholesterin-Zielwerte und empfohlene LDL-Cholesterin-Grenzwerte für die Einleitung nichtpharmakologischer und pharmakologischer Therapiemaßnahmen in Abhängigkeit vom individuellen Gesamtrisiko (European Society of Cardiology [ESC] and European Atherosclerosis Society [EAS] Guidelines [2011/2012])

Risikokategorie	Zielwert für LDL-Cholesterin (mg/dl)	LDL-Cholesterin-Grenzwert für	
		Nichtmedikamentöse Maßnahmen (mg/dl)	Pharmakotherapie (mg/dl)
Sehr hohes Risiko: Bestehende kardiovaskuläre Erkrankung[1] oder manifester Diabetes mellitus oder Nierenerkrankung[2] oder 10-Jahres-Risiko[3] > 10%	< 70	Maßnahmen generell empfohlen	≥ 70[4]
Hohes Risiko: Starke Erhöhung einzelner Risikofaktoren[5] oder 10-Jahres-Risiko 5–10%	< 100	Maßnahmen generell empfohlen	≥ 100
Mäßiges Risiko: 10-Jahres-Risiko 1–5%	< 115	Maßnahmen generell empfohlen	≥ 115
Niedriges Risiko: 10-Jahres-Risiko < 1%	< 115	≥ 100	≥ 190

[1] Myokardinfarkt, akutes Koronarsyndrom, KHK, periphere arterielle Verschlusskrankheit, Bauchaortenaneurysma, Karotisstenose bzw. TIA oder Apoplex
[2] Glomeruläre Filtrationsrate < 60 ml/min/1,73 m²
[3] 10-Jahres-Risiko für Versterben aufgrund kardiovaskulärer Erkrankung
[4] Bei Patienten mit Myokardinfarkt sollte eine Statintherapie unabhängig von der LDL-Cholesterin-Konzentration eingeleitet werden
[5] Z. B. familiäre Dyslipidämie, schwere arterielle Hypertonie

wertet werden. Eine derartige Risikoermittlung basiert auf einer Reihe von Einzeldaten, die zum Gesamtrisiko beitragen. Neben der **Höhe der LDL-Cholesterin-Plasmakonzentration** sind folgende **Hauptrisikofaktoren** identifiziert worden:

- **Zigarettenrauchen**
- **Hypertonie** (> 140/90 mmHg oder bestehende antihypertensive Therapie)
- **HDL-Cholesterin** < 40 mg/dl
- **Familienanamnese für KHK** (KHK bei männlichen Verwandten 1. Grades < 55 Jahre oder bei weiblichen Verwandten 1. Grades < 65 Jahre)
- **Alter** (Männer ≥ 45 Jahre; Frauen ≥ 55 Jahre)
- **Geschlecht** (Männer ≥ Frauen)

Ziel einer cholesterinsenkenden Therapie ist die Prävention kardiovaskulärer Erkrankungen durch Verminderung der Progression einer Atherosklerose. Dabei wird zwischen Primär- und Sekundärprävention unterschieden:

- Die **Primärprävention** erfolgt bei Patienten, die bisher keine kardiovaskulären Vorerkrankungen und keinen Diabetes mellitus hatten.
- Die **Sekundärprävention** betrifft Patienten, die bereits eine kardiovaskuläre Erkrankung (KHK, periphere arterielle Verschlusskrankheit, Bauchaortenaneurysma, Karotisstenose) oder einen Diabetes mellitus haben. Patienten mit kardiovaskulärer Erkrankung, Diabetes mellitus oder mäßiger bis schwerer Nierenerkrankung haben damit automatisch ein hohes Risiko. Entsprechend sind die LDL-Cholesterin-Grenzwerte bei diesen Patienten relativ niedrig (◻ Tab. 43.5) und es

wird in der Regel ein LDL-Cholesterin ≤ 70 mg/dl angestrebt. Meist müssen sowohl nichtpharmakologische als auch pharmakologische Maßnahmen ergriffen werden.

Im Rahmen der **Primärprävention** erfolgt die Risikoeinstufung unter Berücksichtigung verschiedener Risikofaktoren. So kann zum einen die Zahl der Risikofaktoren bestimmt werden. Eine etwas **genauere Risikoabschätzung kann durch Bestimmung des individuellen 10-Jahres-Risikos für den Tod an kardiovaskulären Erkrankungen** erfolgen.

Aufgrund epidemiologischer Untersuchungen, die Alter, Geschlecht, systolischen Blutdruck, Gesamt-Cholesterin-Plasmakonzentration und die Raucheranamnese berücksichtigen, kann das individuelle 10-Jahres-Risiko ermittelt werden. Hierzu stehen verschiedene Verfahren zur Verfügung wie die Sheffield-Tabellen, der »New Zealand KHK risk benefit guide« oder der Procam-Algorithmus (◻ Abb. 43.13).

Um bei einem Patienten, der bisher keine kardiovaskulären Erkrankungen oder Diabetes mellitus hat, zu entscheiden, ob im Rahmen einer Primärprävention eine cholesterinsenkende Therapie erforderlich ist, sollte das 10-Jahres-Risiko entsprechend bestimmt und der Patient einer **Risikokategorie (sehr hoch, hoch, mäßig oder niedrig)** zugeordnet werden (◻ Tab. 43.5). Entsprechend allgemein akzeptierter, evidenzbasierter Leitlinien ergibt sich aus der Risikokategorie ein LDL-Cholesterin-Zielwert, der möglichst unterschritten werden sollte. Außerdem kann der Grenzwert, ab dem eine nichtmedikamentöse oder medikamentöse Therapie eingeleitet werden sollte, abgelesen werden (◻ Tab. 43.5).

43

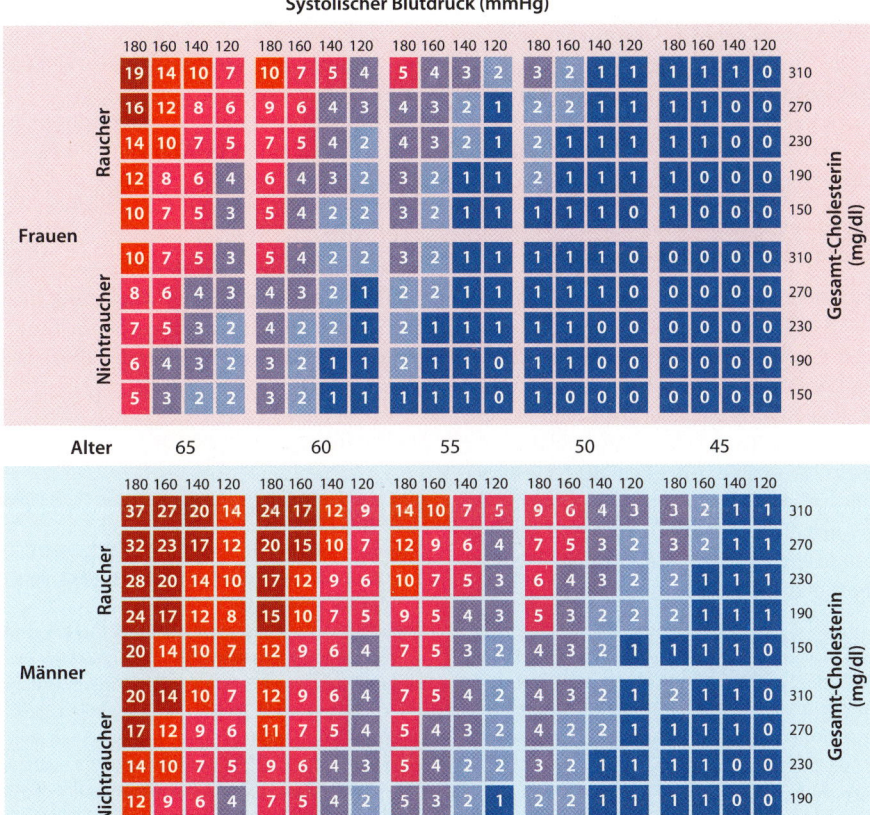

Systolischer Blutdruck (mmHg)

☐ Abb. 43.13 10-Jahres-Risiko für tödliche Herz-Kreislauf-Erkrankungen in der deutschen Bevölkerung gemäß SCORE-Deutschland. Dargestellt ist das 10-Jahres-Risiko (in %), an einer kardiovaskulären Erkrankung zu versterben in Abhängigkeit von Geschlecht, Alter, systolischem Blutdruck, Gesamtcholesterin sowie Raucherstatus

43.3.2 Therapie einer behandlungsbedürftigen Hypercholesterinämie

Die Lipidsenkung ist eine wichtige, jedoch nicht die einzige Maßnahme, mit der sich das Risiko für kardiovaskuläre Ereignisse verringern lässt. Gerade in Grenzfällen im Rahmen der Prävention spielen besonders nichtmedikamentöse Maßnahmen zur Beeinflussung von Risikofaktoren eine sehr wichtige Rolle.

Nichtmedikamentöse Maßnahmen

Diese Maßnahmen gehen überwiegend mit der Notwendigkeit einer Veränderung des Lebensstils einher und stellen daher in ihrer Umsetzung häufig für den Patienten und den behandelnden Arzt eine Herausforderung dar. Trotzdem scheint aus vielerlei Gründen die Umstellung auf eine gesunde Lebensweise die mit Abstand sinnvollste Präventionsstrategie zur Vermeidung kardiovaskulärer Erkrankungen zu sein. Im Einzelnen werden insbesondere folgende Maßnahmen empfohlen:

- Ernährungsumstellung auf Kost mit hohem Anteil an ungesättigten Fettsäuren und geringem Cholesteringehalt

- regelmäßige körperliche Aktivität
- ggf. Gewichtsreduktion
- ggf. Einstellen des Zigarettenrauchens
- maßvoller Alkoholkonsum

Medikamentöse Maßnahmen
HMG-CoA-Reduktase-Hemmer

Je höher das Risiko des Patienten für kardiovaskuläre Ereignisse ist, desto eher wird es notwendig sein, eine medikamentöse Therapie zur Senkung erhöhter LDL-Cholesterinwerte einzuleiten. Mittel der Wahl sind dabei die HMG-CoA-Reduktase-Hemmer (Statine), mit denen eine Senkung des LDL-Cholesterin-Wertes um über 30% erreicht werden kann:

- Simvastatin: 10–80 mg/d
- Pravastatin: 10–40 mg/d
- Lovastatin: 10–80 mg/d
- Fluvastatin: 10–80 mg/d
- Atorvastatin: 5–80 mg/d
- Rosuvastatin: 10–40 mg/d

In der Regel wird die Therapie mit der niedrigsten Dosis des jeweiligen Statins begonnen. Für Simvastatin und Pravastatin ist ein günstiger Langzeiteffekt am besten belegt. Nach 4–6 Wochen kann das Ausmaß der LDL-Cholesterin-Senkung beurteilt werden. Die Einnahme erfolgt 1-mal täglich am Abend. Ist der LDL-Cholesterin-Zielwert nicht erreicht, wird die Dosis erhöht. Nach weiteren 6 Wochen wird der Therapieerfolg nochmals überprüft. Ist der Zielwert trotz maximaler Dosis nicht erreicht, wird eine Zusatztherapie erwogen.

> **Stets sollte die medikamentöse Therapie durch nichtmedikamentöse Maßnahmen begleitet werden.**

Alle 4–6 Monate empfiehlt sich eine Überprüfung des Therapieerfolgs. Auch sollte in regelmäßigen Abständen die Indikation der cholesterinsenkenden Therapie überprüft werden, da sich Risikofaktoren wie Übergewicht oder Hypertonie ändern können.

An eine regelmäßige Kontrolle der Serum-Kreatinkinase-Werte ist insbesondere bei höheren Dosen aufgrund des möglichen Auftretens einer Myopathie zu denken. Bei Überschreiten des Normwertes um das 3-Fache wird ein Absetzen des Statins empfohlen. Auch die Leberenzyme sollten in regelmäßigen Abständen kontrolliert werden. Auf mögliche Wechselwirkungen und Kontraindikationen ist zu achten.

Anionenaustauscherharze

Ist eine Therapie mit HMG-CoA-Reduktase-Hemmern kontraindiziert oder allein nicht ausreichend, so kann alternativ oder zusätzlich ein Anionenaustauscherharz gegeben werden:

- Colestyramin: 16–22 g/d
- Colestipol: 5–30 g/d
- Colesevelam: 2,5–3,75 g/d

Die Tagesdosis sollte auf 2–3 Einzeldosen verteilt werden, die jeweils vor den Mahlzeiten mit reichlich Flüssigkeit (> 120 ml) eingenommen werden. Bei Kindern (6–12 Jahre) beträgt die Dosis 80 mg/kg KG. Die Patienten sind darauf vorzubereiten, dass es unter der Therapie mit Anionenaustauscherharzen zu unerwünschten, aber in der Regel ungefährlichen Wirkungen wie Völlegefühl, Meteorismus, Obstipation sowie einem unangenehmen Geschmacksempfinden kommen kann.

Nikotinsäure (Niacin)

Als Alternative oder Zusatztherapie insbesondere bei Patienten mit niedrigen HDL-Cholesterin-Werten und/oder zusätzlicher Hypertriglyzeridämie kann Nikotinsäure gegeben werden. Üblicherweise werden initial 2-mal täglich 150 mg verabreicht und die Dosis wird dann bis zum Erreichen des gewünschten Effekts in wöchentlichen Intervallen auf 1–1,5 g gesteigert.

Insbesondere initial treten in der Regel unerwünschte Wirkungen wie Flush und Wärmegefühl auf, die die Compliance ungünstig beeinflussen. Das Auftreten eines Flushs kann durch Gabe von Acetylsalicylsäure oder Laropiprant oder durch Gabe einer langsam resorbierten Zubereitungsform von Nikotinsäure verringert werden.

Fibrate

Als weitere Alternative insbesondere bei Patienten, die eine kombinierte Hypercholesterinämie und Hypertriglyzeridämie haben, kommen Fibrate infrage:

- Bezafibrat: 3×200 mg/d oder 1×400 mg/d (retardiert)
- Fenofibrat: 3×100 mg/d
- Gemfibrozil: 2×400 mg/d oder 1×900 mg/d (retardiert)

Das Ausmaß der unerwünschten Wirkungen ist in der Regel tolerabel. Auf mögliche Arzneimittelwechselwirkungen ist zu achten.

Ezetimib

Als Reservemittel steht der Cholesterinresorptionshemmer Ezetimib (1×10 mg/d) zur Verfügung. In der Regel erfolgt die Gabe zusammen mit einem Statin. Eine regelmäßige Kontrolle der Leberwerte ist unter der Therapie erforderlich.

Weiterführende Literatur

Armitage J (2007) The safety of statins in clinical practice. Lancet 370: 1781–1790
Chapman MJ, Redfern JS, McGovern ME, Giral P (2011) Optimal pharmacotherapy to combat the atherogenic lipid triad. Curr Opin Cardiol 26: 403–411
Desai CS, Martin SS, Blumenthal RS (2014) Non-cardiovascular effects associated with statins. BMJ 349: g3743
Desai NR, Sabatine MS (2015) PCSK9 inhibition in patients with hypercholesterolemia. Trends Cardiovasc Med 25: 567–574
European Association for Cardiovascular P, Rehabilitation, Reiner Z et al. (2011) ESC/EAS Guidelines for the management of dyslipidaemias: the Task Force for the management of dyslipidaemias of the European Society of Cardiology (ESC) and the European Atherosclerosis Society (EAS). Eur Heart J 32: 1769–1818
Farnier M (2014) PCSK9: From discovery to therapeutic applications. Arch Cardiovasc Dis 107: 58–66
Ge L, Wang J, Qi W, Miao HH, Cao J, Qu YX, Li BL, Song BL (2008) The cholesterol absorption inhibitor ezetimibe acts by blocking the sterol-induced internalization of NPC1L1. Cell Metab 7(6): 508–519
Gille A, Bodor ET, Ahmed K, Offermanns S (2008) Nicotinic acid: pharmacological effects and mechanisms of action. Ann Rev Pharmacol Toxicol 48: 79–106
Kingwell BA, Chapman MJ, Kontush A et al. (2014) HDL-targeted therapies: progress, failures and future. Nat Rev Drug Discov 13: 445–464
McKenney JM (2015) Understanding PCSK9 and anti-PCSK9 therapies. J Clin Lipidol 9: 170–186
Nordestgaard BG, Varbo A (2014) Triglycerides and cardiovascular disease. Lancet 384: 626–635
Perk J, De Backer G, Gohlke H et al. (2012) European Guidelines on cardiovascular disease prevention in clinical practice (version 2012). The Fifth Joint Task Force of the European Society of Cardiology and Other Societies on Cardiovascular Disease Prevention in Clinical Practice (constituted by representatives of nine societies and by invited experts). Eur Heart J 33: 1635–1701
Rader DJ, Hovingh GK (2014) HDL and cardiovascular disease. Lancet 384: 618–625
Ridker PM (2014) LDL cholesterol: controversies and future therapeutic directions. Lancet 384: 607–617
Schirris TJ, Renkema GH, Ritschel T, Voermans NC, Bilos A, van Engelen BG, Brandt U, Koopman WJ, Beyrath JD, Rodenburg RJ, Willems PH, Smeitink JA, Russel FG (2015) Statin-induced myopathy is associated with mitochondrial complex III inhibition. Cell Metab 22: 399–407

43

Pharmaka mit Wirkung auf das respiratorische System

Pharmaka mit Wirkung auf das respiratorische System

S. Offermanns

M. Freissmuth et al., *Pharmakologie und Toxikologie*,
DOI 10.1007/978-3-662-46689-6_44, © Springer-Verlag Berlin Heidelberg 2016

Lunge und Atemwege sind ein lebenswichtiges Organsystem, das dem Gasaustausch dient. Aufgrund ihrer exponierten Lage sind die Atemwege sehr häufig von Infektionen mit verschiedenen, vor allem viralen und bakteriellen Erregern betroffen. Daneben sind obstruktive Ventilationsstörungen wie das Asthma bronchiale sowie die chronisch obstruktive Lungenerkrankung (Chronic Obstructive Pulmonary Disease, COPD) klinisch bedeutsame Krankheitsbilder im Bereich des respiratorischen Systems.

44.1   Obstruktive Ventilationsstörungen

Lernziele

Asthma bronchiale: Anfallsartig auftretende Atemnot mit episodischem Verlauf, häufig mit allergischer Komponente, bronchialer Hyperreaktivität und variabler Obstruktion
Chronisch obstruktive Lungenerkrankung (COPD): Progrediente Atemnot mit persistierender Bronchialobstruktion meist auf der Basis einer chronischen Bronchitis

44.1.1 Asthma bronchiale

Das Asthma bronchiale ist eine chronisch entzündliche Erkrankung der Atemwege, deren Leitsymptom in der **anfallsweise auftretenden Atemnot** aufgrund einer **reversiblen Bronchialobstruktion** besteht. Diese ist die Folge einer **chronisch entzündlichen Veränderung der Atemwege,** die mit einer **erhöhten bronchialen Reaktivität** auf verschiedenste Reize einhergeht.

Es können **allergische** (»extrinsic asthma«) Formen und **nichtallergische** (»intrinsic asthma«) **Formen** unterschieden werden. Das allergische Asthma beginnt meist im Kindesalter, während nichtallergische Formen sich erst im mittleren Lebensalter entwickeln. Die Prävalenz des Asthma bronchiale liegt bei 5% im Erwachsenenalter und bei bis zu 10% im Kindesalter mit weltweit zunehmender Tendenz.

Die Pathogenese des Asthma bronchiale ist nur ansatzweise geklärt. Eine genetische Disposition gilt als sehr wahrscheinlich, ebenso scheint die kindliche Exposition gegenüber Allergenen, Noxen und Infektionserregern für die Wahrscheinlichkeit des Auftretens einer Asthma-bronchiale-Erkrankung von Bedeutung zu sein.

Pathophysiologie des allergischen Asthmas

Die meisten Asthmatiker leiden an einem primär allergischen Asthma und weisen erhöhte IgE-Konzentrationen im Serum auf. Die bronchiale Schleimhaut von Patienten mit allergischem Asthma bronchiale ist charakterisiert durch das Vorhandensein aktivierter T-Lymphozyten. Diese T-Lymphozyten gehören dem **Th2-Zelltyp** an, der ein charakteristisches Repertoire an Zytokinen produziert. Dazu gehören die Interleukine IL-4, IL-5, IL-9 und IL-13.

Wie es zur Aktivierung von T-Zellen und zur Bildung von Th2-Zellen kommt, ist im Einzelnen nicht klar. Die Aktivierung von CD4-Zellen durch Allergene, die von antigenpräsentierenden Zellen exponiert werden, scheint jedoch sehr wahr-

scheinlich (◻ Abb. 44.1). Aktivierte Th2-Zellen führen zur Stimulation von 2 prinzipiellen Immunmechanismen, die für die Chronifizierung sowie für die Auslösung akuter Asthmaanfälle von Bedeutung sind:

- Rekrutierung und Aktivierung von eosinophilen Granulozyten
- Ausbildung einer **IgE-vermittelten Immunantwort vom »Soforttyp« (Typ I)**

Insbesondere IL-4 und IL-13 führen dazu, dass B-Zellen sich in IgE-synthetisierende Plasmazellen differenzieren. IgE-Moleküle werden dann durch IgE-Rezeptoren auf Mastzellen und eosinophilen Granulozyten gebunden. Nach Inhalation eines entsprechenden Antigens (Allergens) kommt es zur Aktivierung des IgE-Rezeptors FcεRI und damit zur Freisetzung verschiedener Mediatoren, insbesondere aus Mastzellen.

Die durch **Degranulation von Mastzellen** freigesetzten Mediatoren **Histamin, Leukotrien B4** (LTB4) sowie **Leukotrien C4** (LTC4) und **Leukotrien D4** (LTD4) sind sehr starke Bronchokonstriktoren. Durch die Bildung von IL-5 und GM-CSF (Granulocyte Macrophage Colony-Stimulating Factor) kommt es zur Rekrutierung und Aktivierung von eosinophilen Granulozyten in der Bronchialschleimhaut. Aktivierte eosinophile Granulozyten bilden bronchokonstriktorische Leukotriene und setzen verschiedene granuläre Proteine frei, die zu einer Epithelschädigung führen. Die Entzündungsreaktion wird unter anderem durch IL-1 und TNFα aus Makrophagen und Mastzellen weiter aufrecht erhalten.

Medikamenteninduziertes Asthma

Verschiedene **Cyclooxygenase-Inhibitoren** können bei entsprechend prädisponierten Personen ein Asthma auslösen, das auf einer pseudoallergischen Reaktion beruht. Bei diesen Patienten liegt üblicherweise ein nichtallergisches Asthma vor, bei dem Allergien oder IgE-Antikörper gegen Umweltantigene nicht nachweisbar sind. Es kommt bei diesen Patienten durch die Hemmung der Prostaglandinbildung durch Inhibition insbesondere von COX-1 zu einer vermehrten Bildung von bronchokonstriktorischen Leukotrienen in der Bronchialwand. Darüber hinaus liegt möglicherweise auch eine erhöhte Reagibilität gegenüber dem bronchokonstriktorischen Leukotrieneffekt vor (▶ Abschn. 24.2.1).

Patienten mit Neigung zu asthmatischer Bronchialkontraktion zeigen häufig eine bronchokonstriktorische Reaktion auf **β-Adrenozeptor-Antagonisten** (Betablocker). Diese sind daher bei Asthmapatienten kontraindiziert. Auch β_1-selektive Antagonisten können bei entsprechend höheren Dosen Bronchokonstriktionen bei diesen Patienten auslösen.

Die Behandlung des Asthma bronchiale erfolgt vornehmlich pharmakotherapeutisch durch Glucocorticoide und Bronchodilatatoren wie β_2-Adrenozeptor-Agonisten, Parasympatholytika oder Theophyllin (▶ Abschn. 44.3).

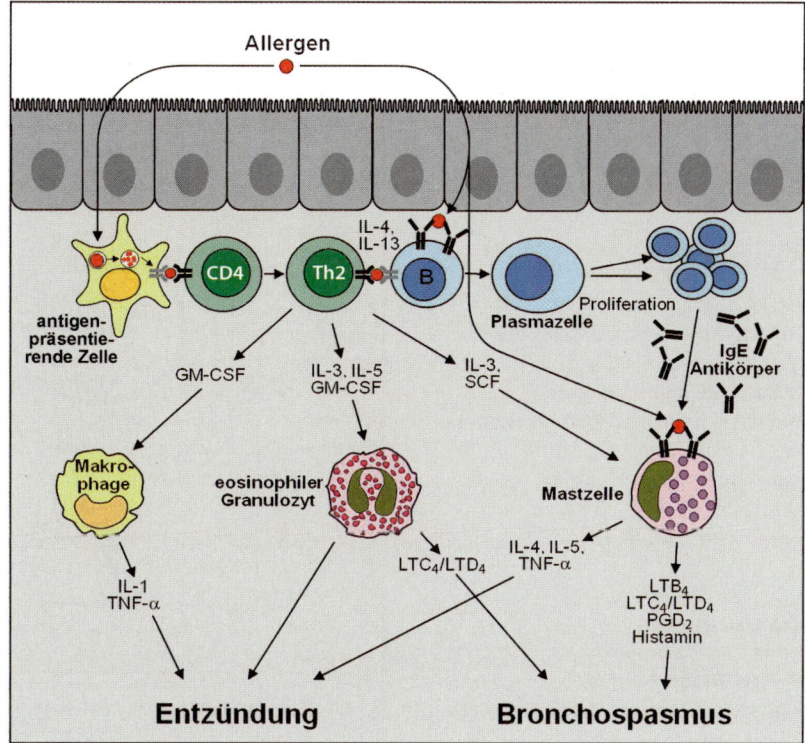

Abb. 44.1 Pathomechanismen des allergischen Asthma bronchiale

44.1.2 Chronisch obstruktive Lungenerkrankung (COPD)

Von COPD sind etwa 5% der erwachsenen Bevölkerung betroffen. Eine wesentliche Ursache für diese entzündliche Erkrankung der Atemwege ist das **Zigarettenrauchen** (▶ Kap. 72). Typischer Vorläufer einer COPD ist die chronische Bronchitis, die nach Definition der WHO vorliegt, wenn beim Patienten an mindestens 3 aufeinanderfolgenden Monaten während 2 Jahren Husten mit oder ohne Auswurf vorlag.

Wenn es im weiteren Verlauf neben der bronchialen Hypersekretion zu einer obstruktiven Bronchiolitis kommt, so liegt meistens bereits eine **irreversible Einengung der Atemwege** vor. Während anfangs Schleimüberproduktion, ziliäre Dysfunktion und ein erhöhter Atemwegswiderstand im Vordergrund stehen, kommt es im fortgeschrittenen Verlauf zu erheblichen **strukturellen Veränderungen der Lunge** mit Störungen des Gasaustauschs sowie der Entwicklung einer **pulmonalen Hypertonie** mit **Cor pulmonale**. Die Patienten sind durch akute Exazerbationen durch bakterielle oder virale Infektionen sowie durch Luftverunreinigungen gefährdet.

Pathophysiologisch handelt es sich bei der COPD um eine chronische entzündliche Erkrankung, die durch **häufige Einatmung von Schadstoffen** sowie durch eine **chronische Infektion der Atemwege** ausgelöst und unterhalten wird. Typischerweise finden sich in den entzündeten Atemwegen und im Lungengewebe neutrophile Granulozyten, Makrophagen sowie CD8+-T-Lymphozyten.

Besondere Bedeutung für das Fortschreiten des Krankheitsprozesses wird der **Freisetzung verschiedener Proteasen** durch neutrophile Granulozyten und monozytäre Zellen zugeschrieben (▶ Abb. 44.2). Insbesondere Elastasen sowie Matrixmetalloproteasen scheinen an der **progredienten Schädigung** des Lungenparenchyms bei COPD-Patienten be-

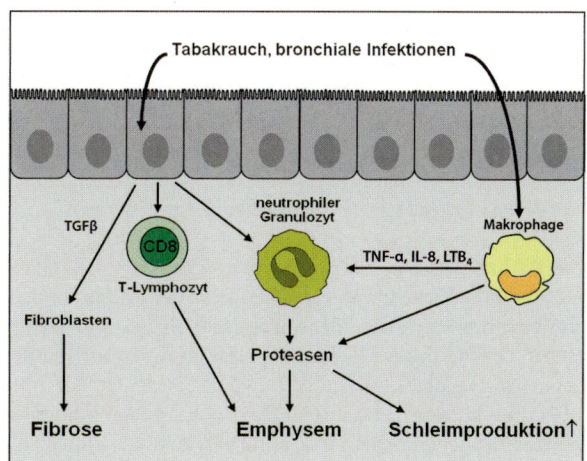

Abb. 44.2 Pathomechanismen der COPD. TGF = Transforming Growth Factor; TNF = Tumornekrosefaktor; LTB4 = Leukotrien B4; IL-8 = Interleukin-8

teilgt zu sein. Ebenso sind **reaktive Sauerstoffradikale** in die Pathophysiologie der COPD involviert worden.

Die medikamentöse Therapie der COPD zielt vor allem auf die Behandlung der Symptome. Die Entwöhnung vom Tabakrauchen ist die wichtigste Maßnahme zur langfristigen Behandlung (▶ Kap. 72).

44.2   Pharmaka

Lernziele

- **Bronchospasmolytika:** β_2-Adrenozeptor-Agonisten, Theophyllin, Parasympatholytika
- **Antientzündliche Pharmaka:** Glucocorticoide, Degranulationshemmer, Leukotrienrezeptor-Antagonisten, PDE4-Hemmer
- **Expektoranzien**
- **Antitussiva**
- **CFTR-Potentiatoren**

44.2.1 Bronchospasmolytika

β_2-Adrenozeptor-Agonisten

Die pharmakologischen Eigenschaften und Wirkmechanismen von β-Adrenozeptor-Agonisten werden in ▶ Abschn. 26.4.1 beschrieben. Die folgende Darstellung beschränkt sich auf den Einsatz von β_2-Adrenozeptor-Agonisten im Rahmen obstruktiver Ventilationsstörungen.

Obwohl die glatte Muskulatur des Bronchialsystems kaum sympathisch innerviert wird, weist sie eine große Zahl β_2-adrenerger Rezeptoren auf, deren Aktivierung zu einer Relaxation der glatten Bronchialmuskulatur führt. Diesen Mechanismus hat man sich bei der Entwicklung von β_2-Adrenozeptor-Agonisten, die in der Regel inhalativ verabreicht werden, zunutze gemacht.

Entsprechend ihrer Wirkdauer können die β_2-Adrenozeptor-Agonisten in 2 Gruppen, die **kurz wirksamen (RABA, Rapidly Acting Beta$_2$ Agonists)** und die **lang wirksamen β_2-Adrenozeptor-Agonisten (LABA, Long-Acting Beta$_2$ Agonists)** unterteilt werden (■ Tab. 44.1). Während die kurz wirksamen Agonisten als Bedarfstherapeutika zur akuten Behandlung bei Beschwerden eingesetzt werden, finden die lang wirksamen Agonisten Anwendung zur prophylaktischen Behandlung obstruktiver Ventilationsstörungen.

▪ Wirkprinzip

Der direkt bronchospasmolytische Effekt der β_2-Adrenozeptor-Agonisten beruht auf der durch das G-Protein Gs vermittelten Aktivierung der Adenylylzyklase. Der daraus resultierende Anstieg der intrazellulären cAMP-Konzentration führt über die Aktivierung der Proteinkinase A zur **Relaxation der glatten Bronchialmuskulatur,** ähnlich wie in der glatten Gefäßmuskulatur (■ Abb. 44.3, ▶ Kap. 40).

Darüber hinaus hemmen β_2-Adrenozeptor-Agonisten die Funktion verschiedener Immunzellen, was zu einer **Verringerung der Freisetzung inflammatorischer Mediatoren** führt.

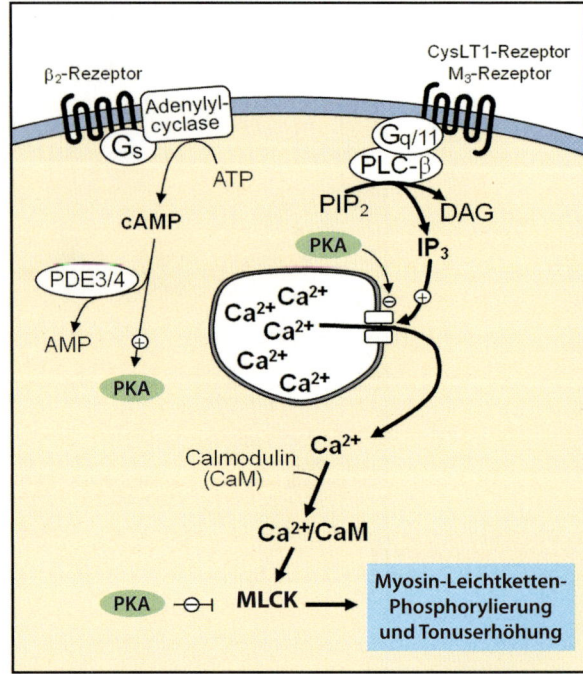

□ Abb. 44.3 Mechanismen der Regulation des Bronchialmuskeltonus. Gq/G11-gekoppelte Rezeptoren wie der Leukotrienrezeptor CysLT1 oder der muskarinerge M_3-Rezeptor vermitteln eine Erhöhung des Bronchialmuskeltonus durch Erhöhung der intrazellulären Ca^{2+}-Konzentration. Dabei führt die Aktivierung der Phospholipase C-(PLC-β) durch Gq/G11 zur Bildung von Diacylglycerol (DAG) und Inositol-1,4,5-trisphosphat (IP$_3$) aus Phosphatidylinositol-bisphosphat (PIP$_2$). IP$_3$ setzt dann aus intrazellulären Speichern Ca^{2+} frei. Ca^{2+} aktiviert zusammen mit Calmodulin (CaM) die Myosin-Leichtketten-Kinase (MLCK) und steigert dadurch den Tonus. Eine Erhöhung der intrazellulären cAMP-Konzentration durch Aktivierung von β_2-Adrenozeptoren (vermehrte cAMP-Synthese) oder durch Hemmung von Phosphodiesterasen (PDE3/4) führt zur Hemmung der Ca^{2+}-abhängigen Tonuserhöhung über die Aktivierung der Proteinkinase A (PKA). PKA hemmt die Ca^{2+}-Freisetzung aus intrazellulären Speichern sowie die Aktivierung der MLCK. Der Tonus kann durch Agonisten des β_2-Rezeptors oder Hemmung der PDE3/4 sowie durch Antagonisten des CysLT- oder M_3-Rezeptors gesenkt werden

Auch die Verbesserung der normalen Bronchialreinigung durch **Anregung der Flimmerbewegung der Zilien des Bronchialepithels** trägt wahrscheinlich zum therapeutischen Nutzen der β_2-Adrenozeptor-Agonisten bei.

> **Kurz wirksame β_2-Adrenozeptor-Agonisten sind die am besten wirkenden Pharmaka zur Aufhebung einer Bronchokonstriktion und stellen daher das bevorzugte Pharmakon für die rasche Linderung der Symptome einer Bronchialkonstriktion dar.**

▪ Pharmakokinetik

Die bronchodilatorische Wirkung der β_2-Adrenozeptor-Agonisten setzt wenige Minuten nach inhalativer Gabe ein. Der wesentliche Unterschied zwischen den verschiedenen

44

◧ Tab. 44.1 β₂-Adrenozeptor-Agonisten

Pharmakon	Wirkdauer nach inhalativer Gabe (h)	Bioverfügbarkeit nach oraler Gabe (%)	Anwendung
Kurz wirksam			
Fenoterol	3–5		inhalativ
Salbutamol	3–6	25	inhalativ/oral
Terbutalin	3–6	12	inhalativ/oral
Reproterol	4–6		i. v.
Lang wirksam			
Bambuterol	24	10	oral
Clenbuterol	14	100	oral
Formoterol	12		inhalativ
Salmeterol	12		inhalativ
Indacaterol	24		inhalativ
Vilanterol	24		inhalativ
Olodaterol	24		inhalativ

Pharmaka dieser Gruppe besteht in ihrer **Wirkdauer** (◧ Tab. 44.1): Während Salbutamol, Fenoterol und Terbutalin als kurz wirkende Agonisten 4–6 h lang wirken, hält die Wirkung lang wirkender β₂-Adrenorezeptor-Agonisten wie Salmeterol, Formoterol und Indacaterol nach inhalativer Gabe etwa 12–24 h an. Die unterschiedliche Wirkdauer nach inhalativer Gabe korreliert mit der Lipophilie der Substanzen. Lang wirksame Agonisten sind eher lipophil, was die Präsenz der Substanzen am Wirkort verlängert

Einige β₂-Adrenozeptor-Agonisten können auch oral verabreicht werden (◧ Tab. 44.1). Die systemische Therapie sollte jedoch auf Ausnahmefälle beschränkt bleiben. Nach inhalativer Gabe können je nach Qualität des Aerosols sowie der Inhalationstechnik bis zu 90% der applizierten Dosis in den Magen-Darm-Trakt geraten. Aufgrund der in den meisten Fällen (◧ Tab. 44.1) geringen Bioverfügbarkeit kommt jedoch nur ein kleiner Teil systemisch zur Wirkung.

▪ Unerwünschte Wirkungen

Nach inhalativer Gabe führen β₂-Adrenozeptor-Agonisten deutlich seltener zu unerwünschten Wirkungen als nach oraler Gabe. Zu den typischen unerwünschten Wirkungen gehören **Tremor, Unruhe** und **Tachykardie.** Durch Steigerung der Glykogenolyse in der Leber kann es zur **Hyperglykämie** kommen. Gelegentlich werden **Hypokaliämien** aufgrund einer verstärkten K^+-Aufnahme in die Skelettmuskulatur beobachtet.

▪ Interaktion

Durch Gabe von **β-Adrenozeptor-Antagonisten** kann die Wirkung von β₂-Adrenozeptor-Agonisten vermindert oder aufgehoben werden.

▪ Klinische Anwendung

– **Kurz** wirksame β₂-Adrenozeptor-Agonisten sind **Mittel der Wahl zur symptomatischen Behandlung bei obstruktiven Ventilationsstörungen**, insbesondere dem Asthma bronchiale.

– **Lang** wirksame Substanzen werden hingegen **zur Prophylaxe** von Asthmaanfällen sowie bei der COPD eingesetzt.

Die Substanzen sollten vorzugsweise inhalativ angewendet werden, um die Wahrscheinlichkeit von systemischen unerwünschten Wirkungen zu minimieren. Die ambulante inhalative Anwendung durch den Patienten muss sorgfältig erklärt und trainiert werden, um eine optimale Wirkung zu erreichen. Bei zu häufiger Anwendung kommt es zu einer Desensitisierung des β-adrenergen Rezeptorsystems und damit zu einer Wirkungsabschwächung.

Lang wirksame β₂-Adrenozeptor-Agonisten sollten bei Asthma bronchiale stets zusammen mit inhalativen Glucocorticoiden eingesetzt werden.

▪ Kontraindikationen

Aufgrund der Möglichkeit kardialer unerwünschter Wirkungen muss die Indikation bei oraler Anwendung bei Patienten mit **Hyperthyreose, arterieller Hypertonie, koronarer Herzkrankheit, Herzrhythmusstörungen** oder **hypertropher Kardiomyopathie** überdacht werden.

β₂-Adrenozeptor-Agonisten bei Doping und Kälbermast
Ein anaboler Effekt entsteht bei der Anwendung von β₂-Adrenozeptor-Agonisten in Dosen, die über den in der Asthmatherapie eingesetzten Dosiswerten liegen. Ursache dafür ist die Anwesenheit von β₂-Adrenozeptoren in der Skelettmuskulatur. Durch Aktivierung von β₂-Rezeptoren kommt es sowohl zum Anstieg der Proteinsynthese als auch zur Verminderung der Proteindegradation in der Skelettmuskulatur. Darüber hinaus gibt es Hinweise darauf, dass die Aktivierung von β₂-Rezeptoren in der Skelettmuskulatur zu einer relativen Vermehrung von Typ-II-Muskelfasern führt.
Es wird immer wieder diskutiert, β₂-Adrenozeptor-Agonisten zur Behandlung von Muskelschwäche oder Muskelverlust z. B. im Rahmen schwerer konsumierender Erkrankungen einzusetzen. Inwiefern dies angesichts der zu erwartenden unerwünschten Wirkungen praktikabel ist, bleibt fraglich. Es verwundert hingegen nicht, dass insbesondere gut oral bioverfügbare β₂-Adrenozeptor-Agonisten (z. B. Clenbuterol) bei der Kälbermast sowie von Kraftsportlern als Dopingmittel eingesetzt werden.

Theophyllin
▪ Definition
Theophyllin gehört zur Gruppe der Methylxanthine und hemmt in hohen Konzentrationen (500 µM) verschiedene Phosphodiesterasen (◨ Abb. 44.4).

▪ Bedeutung
In der glatten Bronchialmuskulatur sowie in Immunzellen führt die Hemmung von verschiedenen Phosphodiesterase-Isoformen zum Anstieg der cAMP-Konzentration (◨ Abb. 44.3). Dieser Wirkmechanismus erklärt die Effekte, die denen der β₂-Adrenozeptor-Agonisten vergleichbar sind: Bronchospasmolyse, Hemmung der Mediatorfreisetzung aus Immunzellen, Steigerung der mukoziliären Clearance.

> ❯ Schon bei geringen Konzentrationen führt Theophyllin zur Blockade von Adenosin-A₁- und Adenosin-A₂-Rezeptoren.

Möglicherweise beruht ein Teil der antiasthmatischen Effekte des Theophyllins auf einer Blockade von A₁-Adenosin-Rezeptoren.

▪ Pharmakokinetik
Nach oraler Gabe wird Theophyllin gut resorbiert.

> ❯ Ein Problem sind die interindividuell sehr stark schwankenden Plasmahalbwertszeiten des Theophyllins, die von genetischen Faktoren sowie Umweltfaktoren stark beeinflusst werden.

Während die Plasmahalbwertszeit bei kleinen Kindern 3–5 h beträgt, liegt sie bei Erwachsenen bei etwa 8 h. Raucher haben eine verkürzte Plasmahalbwertszeit, während sie bei älteren Patienten sowie bei Patienten mit Herz- oder Leberinsuffizienz deutlich ansteigen kann. Theophyllin wird in der Leber durch das Enzym CYP1A2 metabolisiert.

▪ Unerwünschte Wirkungen
Während die therapeutisch erwünschten Plasmaspiegel im Bereich von 5–15 µg/ml liegen, kommt es ab Plasmakonzentrationen von 20 µg/ml zu unerwünschten Wirkungen wie Übelkeit und Erbrechen, Kopfschmerzen, Unruhe, Schlafstörungen, gastrointestinalen Störungen, gesteigerte Diurese, Tachykardie, Tremor sowie bei starken Überdosierungen auch Krampfanfällen und ventrikulären Arrhythmien.

▪ Interaktionen
Zu einer Erhöhung der Theophyllin-Plasmaspiegel kommt es durch **Makrolide, Allopurinol, Furosemid, Gyrasehemmer.** Die Theophyllin-Plasmaspiegel können erniedrigt sein durch Enzyminduktion (CYP1A2) bei **starken Rauchern** sowie bei gleichzeitiger Gabe von **Barbituraten, Rifampicin, Phenytoin** oder **Carbamazepin.**

▪ Klinischer Einsatz
Theophyllin wird in **fortgeschrittenen Stadien des Asthma bronchiale** sowie der COPD (▶ Abschn. 44.3, ▶ Abschn. 44.4) **als Reservemittel** eingesetzt. Aufgrund der **geringen therapeutischen Breite** und der interindividuell stark schwankenden Plasmaspiegel kommt es unter Therapie mit Theophyllin sehr leicht zu unerwünschten Wirkungen.

> ❯ Es ist empfehlenswert, die Plasmaspiegel zu Beginn der Therapie und später in regelmäßigen Abständen zu überprüfen.

Bei älteren Patienten muss mit einer verminderten, bei starken Rauchern mit einer erhöhten Elimination gerechnet werden. Verschiedene Pharmaka haben ebenfalls Einfluss auf den Abbau von Theophyllin.

44

■ Kontraindikationen

In der **Schwangerschaft** sollte Theophyllin zurückhaltend eingesetzt werden. Ansonsten gelten **kardiale Erkrankungen** wie Rhythmusstörungen oder frische Herzinfarkte, **schwere Hypertonien, Krampfleiden** oder **Hyperthyreose** als Kontraindikationen für den Einsatz von Theophyllin.

Theophyllin   Coffein   Theobromin

Adenosin   cAMP

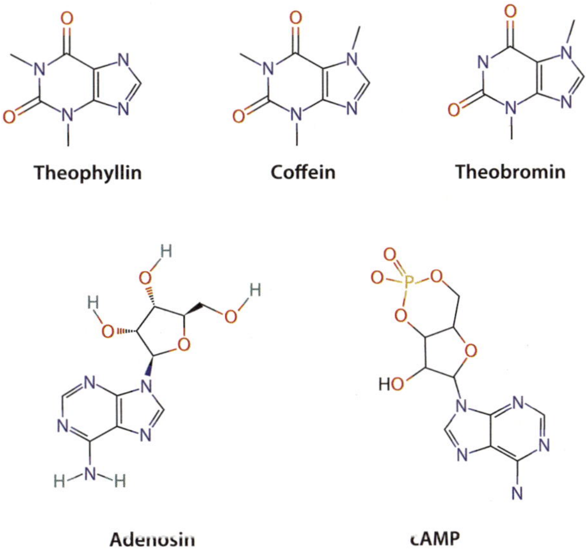

■ **Abb. 44.4** Strukturformeln der Methylxanthine Theophyllin, Coffein, Theobromin sowie der strukturverwandten Substanzen Adenosin und cAMP

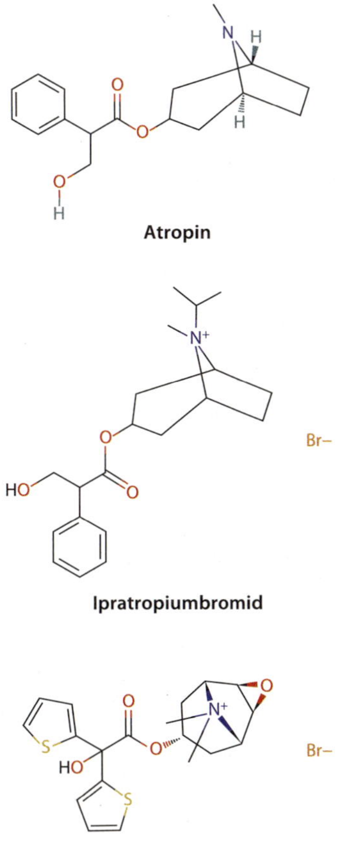

> **Steckbrief Theophyllin**
>
> **Wirkmechanismus:** Blockade von Adenosinrezeptoren sowie in höheren Konzentrationen auch Hemmung von Phosphodiesterasen
>
> **Pharmakokinetik:** Gute Resorption nach oraler Gabe, Metabolisation über CYP1A2, interindividuell stark schwankende Plasmahalbwertszeiten
>
> **Unerwünschte Wirkungen:** Geringe therapeutische Breite! Bei leichter Überdosierung: Übelkeit, Erbrechen, Kopfschmerzen, Unruhe, Schlafstörungen, gastrointestinale Störungen, Tachykardie, Tremor, seltener Krampfanfälle und ventrikuläre Arrhythmien
>
> **Interaktionen:** Beeinflussung der Theophyllin-Plasmaspiegel durch vielfältige enzyminduzierende und enzymhemmende Pharmaka, verstärkter Abbau bei starken Rauchern durch Enzyminduktion
>
> **Klinische Anwendung:** Fortgeschrittene Stadien des Asthma bronchiale und der COPD
>
> **Kontraindikationen:** Schwangerschaft, kardiovaskuläre Erkrankungen, Hyperthyreose, Epilepsie

---

Methylxanthine

Als Methylxanthine fasst man Coffein, Theophyllin sowie Theobromin (■ Abb. 44.4) zusammen, die in unterschiedlicher Menge in diversen Pflanzen wie der Kaffee-, Tee-, Cola- oder Kakaopflanze vorkommen. Den höchsten Methylxanthingehalt weist die Kaffeepflanze auf.

Im Gegensatz zum therapeutisch eingesetzten Theophyllin werden die methylxanthinhaltigen Pflanzenextrakte in Form von Kaffee und Tee vor allem wegen ihrer psychostimulierenden Wirkung genossen. Die nach Trinken einer Tasse Kaffee erreichte Coffein-Plasmakonzentration (ca. 10 µM) ist nicht ausreichend, um eine nennenswerte Hemmung der Phosphodiesterase hervorzurufen. Die Wirkungen von gemäßigtem Kaffeekonsum beruhen daher im Wesentlichen auf einer Blockade von Adenosinrezeptoren. Während die erwünschten (psychostimulierenden) Effekte durch Blockade von A_{2A}-Rezeptoren hervorgerufen werden, beruhen die weniger erwünschten Effekte wie Herzklopfen oder vermehrte Diurese vorwiegend auf einer Blockade von A_1-Rezeptoren.

Atropin

Ipratropiumbromid

Tiotropiumbromid

■ **Abb. 44.5** Strukturformeln inhalativer Muskarinrezeptor-Antagonisten und von Atropin

Muskarinrezeptor-Antagonisten (Parasympatholytika)

Bedeutung Muskarinrezeptor-Antagonisten werden seit langer Zeit zur Behandlung obstruktiver Ventilationsstörungen eingesetzt. Diese Substanzen werden in ▶ Kap. 26 behandelt. Derzeit stehen zur inhalativen Anwendung bei obstruktiven Ventilationsstörungen das relativ kurz wirksame **Ipratropiumbromid** sowie die lang wirksamen Substanzen **Tiotropiumbromid, Aclidiniumbromid, Umeclidiniumbromid** und **Glycopyrroniumbromid** zur Verfügung (■ Abb. 44.5). Es handelt sich um quartäre Stickstoffverbindungen, die nach oraler Einnahme sehr schlecht resorbiert werden.

Wirkprinzip Die inhalativen Muskarinrezeptor-Antagonisten wirken langsamer und schwächer als die β_2-Adrenozeptor-Agonisten. Ihre Wirkung beruht auf einer **Blockade von M$_3$-Rezeptoren, die bronchokonstriktorische Effekte des Parasympathikus vermitteln** (◘ Abb. 44.3). Tiotropiumbromid hat eine etwa 10-fach höhere Affinität zum Rezeptor als Ipratropiumbromid. Dadurch dass Tiotropiumbromid, Aclidiniumbromid, Umeclidiniumbromid und Glycopyrroniumbromid zudem vergleichsweise langsam vom Rezeptor abdissoziieren, ist die Wirkdauer relativ lang (12–24 h), und Tiotropiumbromid, Umeclidiniumbromid und Glycopyrroniumbromid müssen im Gegensatz zu Ipratropiumbromid nur 1-mal täglich verabreicht werden. Aclidiniumbromid und Glycopyrroniumbromid weisen eine Selektivität für den M$_3$-Rezeptor auf, was praktisch jedoch ohne Bedeutung ist.

Pharmakokinetik Die Bronchospasmolyse nach Inhalation ist ein lokaler Effekt. Nach inhalativer Gabe kann ein Großteil der Substanz in den Magen-Darm-Trakt gelangen, wovon jedoch nur ein Bruchteil resorbiert wird. Der überwiegende Teil wird mit dem Stuhl ausgeschieden. Aclidiniumbromid wird zudem extrem schnell durch Plasmaesterasen abgebaut.

Unerwünschte Wirkungen Typische anticholinerge Effekte können auftreten. So kommt es häufiger zu Mundtrockenheit, seltener zu Akkomodationsstörungen, Obstipation, Tachykardie oder Miktionsstörungen.

Klinische Anwendung Muskarinrezeptor-Antagonisten sind Mittel der Wahl bei der Behandlung der chronisch obstruktiven Lungenerkrankung (COPD) und Mittel der Reserve zur Behandlung des Asthma bronchiale.

Tiotropiumbromid, Umeclidiniumbromid und Glycopyrroniumbromid müssen im Gegensatz zu Ipratropiumbromid nur 1-mal täglich inhalativ appliziert werden.

Kontraindikationen Kontraindikationen für den Einsatz von Anticholinergika sind das Engwinkelglaukom, Prostataadenom, Stenosen im Gastrointestinaltrakt, Tachyarrhythmien.

> **Steckbrief Muskarinrezeptor-Antagonisten**
> **Wirkmechanismus:** Bronchodilatorischer Effekt vor allem durch Blockade von M$_3$-Rezeptoren auf der glatten Bronchialmuskulatur
> **Wirkdauer nach Inhalation:** kurz wirksame Substanzen: 4–6 h; lang wirksame Substanzen: 12–24 h
> **Unerwünschte Wirkungen:** Mundtrockenheit, seltener Akkomodationsstörungen, Obstipation, Tachykardie oder Miktionsstörungen
> **Klinische Anwendung:** Mittel der Wahl bei COPD, Mittel der Reserve bei Asthma bronchiale

Leukotrienrezeptor-Antagonisten

Bedeutung Leukotrien C$_4$ und Leukotrien D$_4$ werden durch die Lipoxygenase aus Arachidonsäure hergestellt und spielen beim Asthma bronchiale als Mediatoren eine wichtige Rolle, indem sie über die Aktivierung von Cysteinyl-Leukotrien-Rezeptoren (CysLT-Rezeptoren) zu einer vermehrten Schleimproduktion, Ödembildung sowie Bronchokonstriktion führen. Der **CysLT$_1$-Rezeptor-Antagonist Montelukast** blockiert die Effekte von Leukotrienen am CysLT$_1$-Rezeptor. Die Substanz hat sowohl **bronchospasmolytische** als auch **antiinflammatorische Effekte,** beide Wirkkomponenten sind jedoch deutlich schwächer ausgeprägt als die der β_2-Adrenozeptor-Agonisten bzw. der Glucocorticoide. Montelukast wird daher nur als Zusatzmedikament bei mittelschweren bis schweren Formen des Asthma bronchiale eingesetzt.

Pharmakokinetik Montelukast wird nach oraler Gabe gut resorbiert, die Bioverfügbarkeit beträgt etwa 70 %, die Plasmahalbwertszeit 3–5 Stunden. Es wird überwiegend hepatisch durch CYP3A4, CYP2A6 sowie CYP2C9 metabolisiert.

Unerwünschte Wirkungen Montelukast wird im Allgemeinen gut vertragen. Gelegentlich werden Kopfschmerzen, Bauchschmerzen oder Husten beobachtet. In Einzelfällen ist über das Auftreten eines Churg-Strauss-Syndroms (granulomatöse Vaskulitis mit Lungeninfiltraten, Leukozytose, Eosinophilie sowie Kardiomyopathie) berichtet worden.

Klinische Anwendung **Zusatzmedikation zur prophylaktischen Behandlung von Asthma bronchiale,** kein Monotherapeutikum. Wirksamkeit deutlich geringer als die der Glucocorticoide sowie der β_2-Adrenozeptor-Agonisten.

> **Steckbrief Leukotrienrezeptor-Antagonisten**
> **Wirkmechanismus:** Bronchospasmolytischer und antiinflammatorischer Effekt durch Blockade von Leukotrien CysLT$_1$-Rezeptoren
> **Unerwünschte Wirkungen:** Selten
> **Klinische Anwendung:** Zusatzmedikament zur Prophylaxe des Asthma bronchiale

44.2.2 Antientzündliche Pharmaka

Glucocorticoide

Die Glucocorticoide werden ausführlich in ▶ Kap. 49 dargestellt. Glucocorticoide spielen eine wichtige Rolle bei der Behandlung des Asthma bronchiale, wobei inhalative Anwendungsformen bereits bei leichtem bis mittelschwerem Asthma zur Anwendung kommen. Erst bei fortgeschrittenem Asthma bronchiale werden Glucocorticoide auch oral eingesetzt. Die folgende Darstellung beschränkt sich auf die inhalativ angewendeten Glucocorticoide.

> ❯ **Inhalative Glucocorticoide spielen eine zentrale Rolle bei der antientzündlichen Dauertherapie des Asthma bronchiale.**

44

Tab. 44.2 Inhalative Glucocorticoide

Glucocorticoid	Bioverfügbarkeit nach oraler Gabe (in %)
Beclometasondipropionat	10
Budesonid	10
Ciclesonid	< 1
Fluticason-17-propionat	< 1
Mometasonfuroat	< 1

Wirkprinzip Neben ihrer antientzündlichen und antiallergischen Wirkung verbessern Glucocorticoide die muköziliäre Clearance und fördern die Wirksamkeit von β_2-Adrenozeptor-Agonisten durch Erhöhung der Expression von β_2-Adrenozeptoren. Die Wirkung der inhalativen Glucocorticoide setzt erst mit einer Verzögerung von Tagen bis Wochen ein, der Erfolg der Behandlung hängt von der korrekten Inhalationstechnik ab.

Pharmakokinetik Die inhalativen Glucocorticoide sind relativ lipophil, wodurch zum einen die Penetration der Bronchialschleimhaut begünstigt wird, zum anderen die Bioverfügbarkeiten nach oraler Gabe gering ist (**Tab. 44.2**). Bei Beclometasondipropionat und Ciclesonid handelt es sich um Prodrugs, die durch Esterasen der Lunge in die Wirkform überführt werden.

Unerwünschte Wirkungen Bei sachgerechter inhalativer Anwendung ist das Risiko für systemische unerwünschte Wirkungen sehr gering. Allerdings sind auch bei sachgerechter inhalativer Anwendung besonders die Mundhöhle und der Rachenraum der Wirkung von Glucocorticoiden ausgesetzt. Aufgrund des immunsuppressiven Effekts von Glucocorticoiden kommt es gelegentlich zum Auftreten einer **oralen Candidiasis,** die mit Antimykotika (z. B. Nystatin) behandelt werden kann. Ein oraler *Candida*-Befall kann durch Inhalation unmittelbar vor den Mahlzeiten sowie durch Ausspülen des Mundes nach der Inhalation vermieden werden. Gelegentlich kommt es bei inhalativer Daueranwendung zu **Heiserkeit** aufgrund von Veränderungen der Kehlkopfschleimhaut sowie der Kehlkopfmuskulatur.

Kontraindikationen Bei **Mykosen und bakteriellen Infektionen der Atemwege** sowie beim Vorliegen einer **Lungentuberkulose** sind inhalative Glucocorticoide kontraindiziert. In der **Schwangerschaft** und **Stillzeit** sollten inhalative Glucocorticoide zurückhaltend eingesetzt werden.

Klinische Anwendung Mittel der Wahl zur inhalativen Basistherapie bei Asthma bronchiale. Keine Wirkung im akuten Anfall, aber nachgewiesene Verminderung der Progression der Erkrankung sowie Prophylaxe von akuten Asthmaanfäl-

len. Voraussetzung für eine optimale Behandlung mit inhalativen Glucocorticoiden ist die korrekte Anwendung von Dosieraerosolen oder Pulverinhalaten, die vom Patienten erlernt werden muss. Bei der Behandlung der COPD sind Glucocorticoide bei einem Teil der Patienten im fortgeschrittenen Stadium indiziert (▶ Abschn. 44.4).

> **Steckbrief inhalative Glucocorticoide**
> **Wirkmechanismus:** Lokaler antiinflammatorischer Effekt und Verbesserung der Wirksamkeit von β_2-Adrenozeptor-Agonisten
> **Unerwünschte Wirkungen:** Gelegentlich orale Candidiasis oder Heiserkeit
> **Klinische Anwendung:** Mittel der Wahl zur inhalativen Basistherapie des Asthma bronchiale und bei einem Teil der COPD-Patienten

Degranulationshemmer

Cromoglicinsäure und **Nedocromil** können prophylaktisch als Antiallergika eingesetzt werden.

Wirkprinzip Ihre Wirkung beruht auf einer **Hemmung der Freisetzung von Mediatoren aus Mastzellen.** Darüber hinaus wurden verschiedene andere Effekte auf inflammatorische Zellen und Mediatoren beschrieben. Der molekulare Wirkmechanismus ist nicht vollständig geklärt. Die volle Wirkung setzt erst nach 1- bis 2-wöchiger Therapie ein. Die Gabe erfolgt mehrmals täglich inhalativ.

Pharmakokinetik Beide Substanzen sind sehr polar und entfalten ihre Wirkung vornehmlich lokal. Der in den Magen-Darm-Trakt gelangende Teil der inhalierten Dosis wird nicht resorbiert und nahezu vollständig mit dem Fäzes ausgeschieden.

Unerwünschte Wirkungen Im Allgemeinen werden Degranulationshemmer nach inhalativer Einnahme gut vertragen. **Selten** kommt es zu **lokalen Reizungen** im Bereich des Respirationstrakts, die mit vorübergehenden bronchospastischen Zuständen einhergehen können.

Klinische Anwendung Degranulationshemmer sind zur **Prophylaxe von Asthmaanfällen** geeignet, die **durch Allergene ausgelöst werden.** Außerdem werden sie zur Prophylaxe einer allergischen Rhinitis und Konjunktivitis eingesetzt. Die Wirkung bei der Asthmabehandlung ist im Vergleich zu der von Glucocorticoiden schwächer ausgeprägt. Der Einsatz erfolgt daher **vornehmlich bei Kindern,** da bei diesen Glucocorticoide nur sehr zurückhaltend gegeben werden sollten. Für eine gute prophylaktische antiasthmatische Wirkung ist die inhalative Gabe 4-mal täglich erforderlich.

Steckbrief Degranulationshemmer
Wirkmechanismus: Hemmung der Freisetzung von Mediatoren aus Mastzellen, molekularer Wirkmechanismus unklar
Unerwünschte Wirkungen: Selten Reizungen im Bereich des Respirationstrakts
Klinische Anwendung: Prophylaxe von allergisch bedingten Asthmaanfällen vor allem bei Kindern, allergischer Rhinitis und Konjunktivitis

Anti-IgE-Antikörper

Aufgrund der zentralen Bedeutung von allergischen IgE-vermittelten Reaktionen beim Asthma bronchiale kann in schweren fortgeschrittenen Stadien auch der Anti-IgE-Antikörper **Omalizumab** (▶ Abschn. 24.3.3) eingesetzt werden. Die klinische Bedeutung dieses neuen Wirkprinzips ist derzeit noch unklar.

Die sehr kostspielige Anwendung bleibt auf Patienten mit schwersten Formen allergischen Asthmas, bei denen andere Therapeutika wirklos bleiben, beschränkt.

Phosphodiesterase-4-Hemmer

Für die Behandlung von Patienten mit schwerer oder sehr schwerer chronisch obstruktiver Lungenerkrankung (COPD) ist der Phosphodiesterase-4(PDE4-)Hemmer **Roflumilast** (▶ Kap. 24) zugelassen. Die Wirkung beruht vor allem auf einem antientzündlichen Effekt (▶ Kap. 24). Ein bronchodilatorischer Effekt aufgrund der Hemmung von PDE4 im Bronchalsystem ist sehr gering und therapeutisch unbedeutend.

44.2.3 Expektoranzien

Als Expektoranzien werden Substanzen bezeichnet, die das Aushusten von Bronchialsekret erleichtern sollen, indem sie die Sekretbildung fördern (**Sekretolytika**), die Viskosität des Bronchialschleims verringern (**Mukolytika**) oder den Abtransport vom Bronchialsekret fördern (**Sekretomotorika**). Die beste sekretomotorische Wirkung besitzen die β_2-Adrenozeptor-Agonisten sowie Theophyllin, indem sie die Zilientätigkeit anregen.

Als Sekretolytika und Mukolytika werden **Bromhexin** und sein aktiver Metabolit **Ambroxol** sowie Acetylcystein eingesetzt. Bromhexin und Ambroxol sollen den Abbau saurer Mucopolysaccharide des Bronchialschleims durch Aktivierung entsprechender Enzyme fördern. **Acetylcystein** wirkt durch Spaltung von Disulfidbrücken von Proteinanteilen des Bronchialschleims.

Verschiedene etherische Öle werden eingesetzt, um die Bronchialsekretion zu stimulieren und so das Sekret zu verflüssigen.

Generell gilt, dass für keines der Expektoranzien ein therapeutischer Nutzen nachgewiesen werden konnte. Eine ausreichende Flüssigkeitszufuhr scheint die beste Maßnahme zu sein, um bei trockenem Husten das Aushusten von Bronchialschleim und -sekret zu fördern.

44.2.4 Antitussiva

Der Hustenreflex ist unter normalen Bedingungen ein Schutzreflex, der durch Reizung der Bronchialschleimhäute ausgelöst wird und dazu dient, Fremdkörper zu entfernen. Husten kann auch als unerwünschte Wirkung z. B. von ACE-Inhibitoren auftreten (▶ Kap. 37). Der Einsatz von hustenhemmenden Substanzen (Antitussiva) ist in den meisten Fällen nicht sinnvoll. Bei sehr trockener Schleimhaut, bestimmten entzündlichen Prozessen oder neoplastischen Veränderungen, bei denen der Hustenreflex keine Schutzfunktion mehr erfüllt, kann hingegen der Einsatz von Antitussiva gerechtfertigt sein und zur Linderung der Beschwerden beitragen.

Die meisten Antitussiva wirken zentral und beruhen auf der Aktivierung von μ-Opioidrezeptoren. Eingesetzt werden daher sehr schwach wirkende Opioide bzw. Opiate wie z. B. **Codein,** das nach Demethylierung in Morphin umgesetzt wird, sowie **Dihydrocodein** oder **Hydrocodon.** Die erforderlichen Dosen von schwach wirkenden Opioiden als Antitussiva liegen deutlich unter den analgetischen Dosen. So führt bereits die Gabe von 10–20 mg Codein zu einem nachweisbaren antitussiven Effekt, während diese Dosis ohne analgetische Wirkung ist.

Dextromethorphan ist ein nichtopioides Antitussivum, das antagonistisch an NMDA-Rezeptoren wirkt und nach oraler Gabe durch CYP2D6 zum aktiven Metaboliten demethyliert wird. Bei Überdosierung können Müdigkeit, Verwirrung und Halluzinationen auftreten.

Noscapin, ein dem Papaverin verwandter Bestandteil des Opiums, wirkt ebenfalls antitussiv ohne Beeinflussung von Opioidrezeptoren. Der genaue Wirkmechanismus ist nicht bekannt.

Daneben existiert eine Reihe synthetischer Antitussiva wie **Pentoxyverin, Butamirat** oder **Benproperin,** die offensichtlich nicht zentral wirksam sind, deren antitussive Wirkung jedoch nur gering ausgeprägt ist.

44.2.5 CFTR-Potentiatoren

Die Mukoviszidose (zystische Fibrose) ist eine der häufigsten autosomal rezessiven Erkrankungen und findet sich bei etwa 1 von 3000 Lebendgeburten.

Ursache der Erkrankung sind Mutationen im CFTR-Gen (Cystic Fibrosis Transmembrane conductance Regulator). CFTR ist ein Chloridkanal, der unter anderem für die Bildung von funktionstüchtigem Bronchialsekret und somit für eine optimale mukoziliäre Clearance notwendig ist.

Etwa 2000 Mutationen des CFTR-Gens sind bisher beschrieben worden. Bei 4–5% der Mukoviszidosepatienten liegt eine Mutation vor, die zum Austausch der Aminosäure Glycin in Position 551 durch Asparaginsäure führt (G551D-Mutation).

Ivacaftor ist das erste Arzneimittel zur gezielten Behandlung der Mukoviszidose, wobei es nur auf Kanäle mit G551D-Mutationen wirkt und die Öffnungswahrscheinlichkeit dieses defekten CFTR-Kanals nach Bindung erhöht. Die dadurch normalisierte Chloridsekretion über den G551D-mutierten CFTR-Kanal verbessert die Verflüssigung des zähflüssigen Sekrets verschiedener betroffener Organe, insbesondere des Bronchialepithels. Ein Zusatznutzen konnte insbesondere bei Jugendlichen und Erwachsenen nachgewiesen werden. Die Behandlungskosten dieser oral verabreichbaren Substanz sind allerdings noch sehr hoch.

44.3 Pharmakotherapie des chronischen Asthma bronchiale

Fallbeispiel

Eine 21-jährige Frau wird von einer Bekannten notfallmäßig ins Krankenhaus gebracht. Sie hat deutliche Dyspnoe, ist somnolent und weist eine Zyanose auf. Die Begleitperson berichtet, dass die Patientin vor etwa 1½ Stunden eine zunehmende Atemnot entwickelt hat. Eine ähnliche Atemnotepisode war bereits vor mehreren Tagen aufgetreten, hatte sich dann jedoch von selbst gebessert. Die Patientin leide seit mehreren Tagen an einer Erkältung mit Husten und Auswurf.
Bei der Untersuchung fallen eine Tachykardie sowie eine Dyspnoe mit in- und exspiratorisch auskultierbarem Giemen und Brummen über beiden Lungen auf. Der Klopfschall ist über beiden Lungen sonor. Anamnestisch berichtet die Patientin über Heuschnupfen in der Jugend sowie über ein allergisches Asthma bronchiale, das sich in den letzten 3 Jahren zunehmend entwickelt habe.

44.3.1 Definition

Das Asthma bronchiale ist eine häufige chronisch entzündliche Erkrankung der Atemwege (▶ Abschn. 44.1.1). Die Diagnostik stützt sich auf die typischen klinischen Symptome sowie den Nachweis einer reversiblen Atemwegsobstruktion, wobei die Erkrankung differenzialdiagnostisch insbesondere zur COPD abgegrenzt werden muss (◘ Tab. 44.3).

44.3.2 Medikamentöse Therapie

Die Therapie des chronischen Asthma bronchiale gelingt selten im Sinne einer kausalen Behandlung, die die auslösenden Faktoren, insbesondere Allergene beseitigt. Hauptziel der Asthmatherapie ist daher das Erreichen eines klinisch kontrollierten Asthmas. Das Stadium des **kontrollierten Asthmas** (◘ Tab. 44.4) zeichnet sich durch Symptomfreiheit, Vermeidung von Exazerbationen (Episoden mit Zunahme der Symptomatik und Verschlechterung der Lungenfunktionsparameter), normale Lungenfunktion und bei Kindern durch eine normale Entwicklung aus.

Wesentlicher Pfeiler der Therapie ist die Pharmakotherapie, die nach einem **Stufenschema** (▶ Kasten »Stufentherapie des chronischen Asthma bronchiale« weiter unten) durchgeführt wird. Bei bisher unbehandelten Patienten sollte die Langzeittherapie in der Regel auf Stufe 2 oder 3 begonnen werden. Ist bei behandelten Patienten der Grad »kontrolliertes Asthma« (◘ Tab. 44.4) noch nicht erreicht, wird die Therapie gemäß dem Stufenschema intensiviert. Andererseits kann das Ausmaß der Pharmakotherapie gemäß dem Stufenschema probeweise reduziert werden, wenn der Grad »kontrolliertes Asthma« über mehrere Monate stabil erreicht wurde.

Bedarfsmedikation

Bei allen Schweregraden des Asthma bronchiale können bei Bedarf kurz wirksame β_2-Adrenozeptor-Agonisten inhalativ verabreicht werden. Der Patient wird angewiesen, den kurz wirksamen β_2-Adrenozeptor-Agonisten beim Auftreten von Atembeschwerden in Form von 1–2 Inhalationen einzusetzen. Als Pharmaka kommen infrage:
- Fenoterol
- Salbutamol
- Terbutalin

Dauertherapie

Eine Dauertherapie neben der Bedarfstherapie (◘ Tab. 44.6) wird nur bei einem persistierenden Asthma bronchiale durch-

◘ Tab. 44.3 Differenzialdiagnose von Asthma und COPD

Merkmal	Asthma bronchiale	COPD
Alter bei Erstdiagnose	variabel, häufig: Kindheit, Jugend	meist 6. Lebensdekade
Tabakrauchen	kein direkter Kausalzusammenhang; Verschlechterung durch Tabakrauchen möglich	direkter Kausalzusammenhang sehr häufig
Hauptbeschwerden	anfallsartig auftretende Atemnot	Atemnot bei Belastung
Verlauf	variabel, episodisch	progredient
Allergie	häufig	selten
Bronchialobstruktion	variabel	persistierend
Bronchiale Hyperreaktivität	regelhaft	vorhanden möglich
Ansprechen auf Glucocorticoide	regelhaft vorhanden	gelegentlich

◻ Tab. 44.4 Grad der Asthmakontrolle bei Erwachsenen (nach Nationaler Versorgungsleitlinie, Stand 2013)

Kriterium	Grad der Asthmakontrolle		
	Kontrolliertes Asthma (alle Kriterien erfüllt)	Teilweise kontrolliertes Asthma (1–2 Kriterien innerhalb 1 Woche erfüllt)	Unkontrolliertes Asthma
Symptome tagsüber	≤ 2× pro Woche	> 2× pro Woche	≥ 3 Kriterien des »teilweise kontrollierten Asthmas« innerhalb 1 Woche erfüllt
Einschränkung von Aktivitäten im Alltag	nein	ja	
Nächtliche/s Symptome/Erwachen	nein	ja	
Einsatz von Bedarfsmedikation oder Notfallbehandlung	≤ 2× pro Woche	> 2× pro Woche	
Lungenfuntion[1] (PEF oder FEV_1)	normal	< 80% des Sollwertes (FEV_1) oder des persönlichen Bestwertes (PEF)	
Exazerbation[2]	nein	≥ 1× pro Jahr	1× pro Woche

[1] FEV_1: forcierte expiratorische 1-Sekunden-Kapazität (nach max. Inspiration innerhalb der ersten Sekunde ausgeatmeter prozentualer Volumenanteil des gesamten ausgeatmeten Volumens); PEF: Peak Exspiratory Flow (max. exspiratorischer Fluss)
[2] Jede Exazerbation binnen 1 Woche gilt als unkontrolliertes Asthma. Exazerbationen: Zunahme von Atemnot, Husten, pfeifendes Atemgeräusch und/oder Brustenge, die mit einem Abfall der Lungenfunktion (PEF oder FEV_1) einhergeht

◻ Tab. 44.5 Tagesdosen inhalativer Glucocorticoide (in µg) in Abhängigkeit vom Schweregrad der Erkrankung (Erwachsene)

Inhalatives Glucocorticoid	Niedrige Dosis (z. B. Stufe 2)	Mittlere Dosis (z. B. Stufe 3)	Hohe Dosis (z. B. Stufe 4)
Beclometasondipropionat	≤ 500	≤ 1000	≤ 2000
Budesonid	≤ 400	≤ 800	≤ 1600
Ciclesonid	80	160	> 160
Fluticason-17-propionat	≤ 250	≤ 500	≤ 1000
Mometasonfuroat	200	400	800

geführt und richtet sich in seiner Intensität danach, ob ein kontrolliertes Asthma besteht oder nicht.

Inhalative Glucocorticoide Sie sind die **Basis der Dauertherapie des Asthma bronchiale** und werden ab Stufe 2 in ansteigenden Dosen gegeben (◻ Tab. 44.5). Der Nutzen eines frühzeitigen Einsatzes von inhalativen Glucocorticoiden zur Linderung der Symptomatik sowie zur Verringerung der Progression der Erkrankung ist gut belegt. Inhalative Glucocorticoide werden üblicherweise 2-mal täglich, bei Einsatz sehr hoher Dosen bis zu 4-mal täglich, eingesetzt. Die Dosen richten sich nach dem Schweregrad der Erkrankung.

Lang wirksame β₂-Adrenozeptor-Agonisten Die inhalativ einsetzbaren lang wirksamen β₂-Adrenozeptor-Agonisten (LABA) stellen ab **Stufe 3 Mittel der Wahl zur Kombination**

mit inhalativen Glucocorticoiden dar. Sie sollten stets zusammen mit inhalativen Glucocorticoiden eingesetzt werden. Es existieren **Kombinationspräparate**, die inhalative Glucocorticoide zusammen mit lang wirksamen β₂-Adrenozeptor-Agonisten enthalten. Diese Kombinationspräparate sind bei stabiler Einstellung der Pharmakotherapie durchaus erwägenswert, da sie sich günstig auf die Compliance auswirken. Die eingesetzten Dosen liegen bei:

- Formoterol: 6–48 µg/d (max. 48 µg/d)
- Salmeterol: 100 µg/d (max. 200 µg/d)
- Indacaterol: 150 µg/d (max. 300 µg/d)
- Vilanterol: 22 µg/d
- Olodaterol: 5 µg/d

Theophyllin Theophyllin kann in Stufe 3 und 4 zusätzlich zu inhalativen Glucocorticoiden gegeben werden (◻ Tab. 44.6)

44

Im Allgemeinen ist die Wirkung des Theophyllins weniger stark ausgeprägt als die von kurz- und lang wirksamen β_2-Adrenozeptor-Agonisten. Für die Dauerbehandlung wird üblicherweise eine Zubereitungsform mit verzögerter Wirkstofffreisetzung (Retardpräparat) eingesetzt. Die relativ lange Wirkdauer könnte Vorteile bei der Behandlung nächtlicher Asthmabeschwerden haben. Zu beachten ist die geringe therapeutische Breite. Theophyllin wird oral 1-mal bis maximal 3-mal täglich in Dosen von 200–1200 mg/d eingesetzt. Entscheidend ist das Erreichen eines therapeutischen Plasmaspiegels von etwa 10 µg/ml. Bei sehr hohen Plasmakonzentrationen > 20 µg/ml ist mit deutlichen unerwünschten Wirkungen zu rechnen.

Leukotrienrezeptor-Antagonist Ab Stufe 2 des chronischen Asthma bronchiale kann **Montelukast** oral in einer Dosis von 10 mg/d (bei Erwachsenen) gegeben werden.

Orale Glucocorticoide Orale Glucocorticoide können bei akuten Exazerbationen von mittelgradig bis schwer persistierendem Asthma vorübergehend (max. 14 Tage) eingesetzt werden. Üblicherweise kommt **Prednisolon** in einer Dosis von 0,5–2 mg/kg KG zum Einsatz.

**Stufentherapie des chronischen Asthma bronchiale
(Nationale Versorgungsleitlinie, Stand 2013)**

Stufe 1
Bei Bedarf: Kurz wirksamer β_2-Adrenozeptor-Agonist inhalativ
Dauertherapie: Keine

Stufe 2
Bei Bedarf: Kurz wirksamer β_2-Adrenozeptor-Agonist inhalativ
Dauertherapie: Glucocorticoid inhalativ niedrig dosiert
Alternativ in begündeten Fällen: Leukotrienrezeptor-Antagonist

Stufe 3
Bei Bedarf: Kurz wirksamer β_2-Adrenozeptor-Agonist inhalativ
Dauertherapie:
- Glucocorticoid inhalativ niedrige/mittlere Dosis
- **oder:** Glucocorticoid inhalativ niedrige Dosis plus lang wirksamer β_2-Adrenozeptor-Agonist (LABA)
- **Alternativ statt LABA in begründeten Fällen:** Montelukast oder Theophyllin

Stufe 4
Bei Bedarf: Kurz wirksamer β_2-Adrenozeptor-Agonist inhalativ
Dauertherapie:
- Glucocorticoid inhalativ mittlere/hohe Dosis **plus**
  - lang wirksamer β_2-Adrenozeptor-Agonist ggf. plus Theophyllin und/oder Montelukast
  - oder alternativ zu LABA in begründeten Fällen: Montelukast und/oder Theophyllin

---

Stufe 5
Bei Bedarf: Kurz wirksamer β_2-Adrenozeptor-Agonist inhalativ
Dauertherapie: zusätzlich zu Stufe 4
- orale Glucocorticoide (niedrigste notwendige Dosis)
- bei IgE-vermittelter Pathogenese: Omalizumab

**Initiale Pharmakotherapie des Asthmaanfalls
(Nationale Versorgungsleitlinie, Stand 2013)**
Leichter bis mittelschwerer Anfall bei Erwachsenen
Symptome:
- Sprechen normal
- Atemfrequenz < 25/min
- Herzfrequenz < 110/min

Initialtherapie:
- 2–4 Hübe kurz wirksamer β_2-Adrenozeptor-Agonist, ggf. wiederholen
- 25–50 mg Prednisolon oral

Schwerer Anfall bei Erwachsenen
Symptome:
- Sprechdyspnoe
- Atemfrequenz > 25/min
- Herzfrequenz > 110/min

Initialtherapie:
- Sauerstoff 2–4 l/min über Nasensonde
- 2–4 Hübe kurz wirksamer β_2-Adrenozeptor-Agonist, ggf. wiederholen
- 50–100 mg Prednisolon oral oder i. v.
- wenn vorhanden: Ipratropiumbromid 0,5 mg durch Vernebelung
- Krankenhauseinweisung erwägen

Lebensbedrohlicher Anfall bei Erwachsenen
Symptome:
- kein Atemgeräusch
- frustrane Atemarbeit/flache Atmung
- Zyanose
- Bradykardie oder arterielle Hypotension
- Erschöpfung, Konfusion oder Koma

Initialtherapie:
- Sauerstoff 2–4 l/min über Nasensonde
- 2–4 Hübe kurz wirksamer β_2-Adrenozeptor-Agonist, ggf. wiederholen
- 50–100 mg Prednisolon oral oder i. v.
- wenn vorhanden: Ipratropiumbromid 0,5 mg durch Vernebelung
- **umgehende Krankenhauseinweisung**

44.4 Pharmakotherapie der chronisch obstruktiven Lungenerkrankung (COPD)

Fallbeispiel

Ein 66-jähriger Patient sucht die Hausarztpraxis auf, da er seit mehreren Wochen an zunehmender Atemnot leidet, die ihn zeitweilig in Angst und Erregung versetzt. Starken Husten mit Auswurf am Morgen nach dem Aufstehen habe der Patient schon seit mindestens 20 Jahren, seit etwa 10 Jahren leide er immer wieder unter Atemnot. Seit der Jugendzeit raucht der Patient bis zu 20 Zigaretten täglich.
Die körperliche Untersuchung zeigt eine schwere Dyspnoe in Ruhe und eine Zyanose. Der glockenförmige Thorax weist hypersonoren Klopfschall über beiden Lungen auf. Zusätzlich ist ein Giemen und Brummen sowohl exspiratorisch als auch inspiratorisch über beiden Lungen zu hören.

44.4.1 Definition

Die chronisch obstruktive Lungenerkrankung (COPD) zeichnet sich durch eine nicht voll reversible Obstruktion des Bronchialsystems aus und entwickelt sich über einen langen Zeitraum, meist auf der Basis einer chronischen Bronchitis aufgrund von Zigarettenrauchen. Die Diagnose wird anhand von Anamnese, typischer Symptomatik und Lungenfunktionsparametern gestellt.

44.4.2 Medikamentöse Therapie

Die COPD wird je nach ihrem Schweregrad in verschiedene Stadien eingeteilt (◻ Tab. 44.6). Die pharmakotherapeutischen Maßnahmen sind abhängig vom Schweregrad.

◻ **Tab. 44.6 Stufentherapie der chronisch obstruktiven Lungenerkrankung (COPD)** (nach Global Initiative for Chronic Obstructive Lung Disease, Stand 2014)

Schweregrad	Symptomatik, Risiko und Therapieoptionen
Schweregrad A	wenig Symptome ≤ 1 Exazerbation/Jahr $FEV_1 \geq 50\%$ niedriges Risiko **Erstlinientherapie:** SAMA bei Bedarf oder SABA bei Bedarf Alternativen: LAMA oder LABA oder SABA + SAMA Weitere Möglichkeiten: Theophyllin
Schweregrad B	mehr Symptome ≤ 1 Exazerbation/Jahr $FEV_1 \geq 50\%$ niedriges Risiko **Erstlinientherapie:** LAMA oder LABA Alternativen: LAMA + LABA Weitere Möglichkeiten: SABA oder SAMA oder SABA + SAMA Weitere Möglichkeiten: Theophyllin
Schweregrad C	wenig Symptome ≥ 2 Exazerbationen/Jahr $FEV_1 < 50\%$ hohes Risiko **Erstlinientherapie:** inhalatives Glucocorticoid + LABA oder inhalatives Glucocorticoid + LAMA Alternativen: LAMA + LABA oder LAMA + PDE4H oder LABA + PDE4H Weitere Möglichkeiten: SABA oder SAMA oder SABA + SAMA und Theophyllin

Schweregrad D	mehr Symptome
	≥ 2 Exazerbationen/Jahr
	$FEV_1 < 50\%$
	hohes Risiko
	Erstlinientherapie: inhalatives Glucocorticoid + LABA +/oder LAMA
	Alternativen: inhalatives Glucocorticoid + LABA + LAMA
	              oder inhalatives Glucocorticoid + LABA + PDE4H
	              oder LAMA + LABA
	              oder LAMA + PDE4H
	Weitere Möglichkeiten: Carbocystein oder SABA +/oder SAMA und Theophyllin

SAMA, kurz wirksamer Muskarinrezeptor-Antagonist
SABA, kurz wirksamer β_2-Adrenozeptor-Agonist
LAMA, lang wirksamer Muskarinrezeptor-Antagonist
LABA, lang wirksamer β_2-Adrenozeptor-Agonist
PDE4H, Phosphodiesterase-4-Hemmer

44

Muskarinrezeptor-Antagonisten Eine Reihe klinischer Studien haben Hinweise dafür erbracht, dass **inhalative** Muskarinrezeptor-Antagonisten – anders als bei Asthma bronchiale – bei der COPD mindestens so gut bronchodilatorisch wirksam sind wie kurz wirksame β_2-Adrenozeptor-Agonisten. Die Substanzen sind bei allen Schweregraden als Bedarfs- und/oder Dauertherapie indiziert. In Kombination mit β_2-Adrenozeptor-Agonisten sollen die bronchodilatorischen Effekte additiv sein. Als inhalative Muskarinrezeptor-Antagonisten stehen zur Verfügung:

- Tiotropiumbromid (1-mal tägl.)
- Ipratropiumbromid (2- bis 4-mal tägl.)
- Aclidiniumbromid (2-mal tägl.)
- Umeclidiniumbromid (1-mal tägl.)
- Glycopyrroniumbromid (1-mal tägl.)

Kurz wirksame β_2-Adrenozeptor-Agonisten Sie können in allen Stadien alternativ oder zusammen mit inhalativen Muskarinrezeptor-Antagonisten gegeben werden. Die einsetzbaren Substanzen und Dosen sind die gleichen wie bei der Behandlung des chronischen Asthma bronchiale (▶ Abschn. 44.3.2).

Lang wirksame β_2-Adrenozeptor-Agonisten Sie sind alternativ oder zusammen mit lang wirksamen, inhalativen Muskarinrezeptor-Antagonisten zur Dauertherapie der COPD einsetzbar. Die verwendbaren Substanzen und Dosen sind die gleichen wie bei der Behandlung des chronischen Asthma bronchiale (▶ Abschn. 44.3.2).

Theophyllin Die Substanz kann bei der COPD zusammen mit oder alternativ zu lang wirksamen β_2-Adrenozeptor-Agonisten oder Muskarinrezeptor-Antagonisten im Rahmen einer Dauertherapie eingesetzt werden.

Inhalative Glucocorticoide Ihr Einsatz ist ab Schweregrad C der COPD indiziert. Allerdings scheint nur ein kleiner Teil der COPD-Patienten von der Gabe inhalativer Glucocorticoide zu profitieren. Eine Kontrolle des individuellen Therapieeffekts ist unbedingt erforderlich.

Weiterführende Literatur

Barnes PJ (2013) New anti-inflammatory targets for chronic obstructive pulmonary disease. Nat Rev Drug Discov 12: 543–559

Bell SC, De Boeck K, Amaral MD (2015) New pharmacological approaches for cystic fibrosis: Promises, progress, pitfalls. Pharmacol Ther 145: 19–34

Broadley KJ (2006) β-Adrenoceptor responses of the airways: For better or worse? Eur J Pharmacol 533: 15–27

Chung KF (2015) Targeting the interleukin pathway in the treatment of asthma. Lancet 386: 1086–1096

Dicpinigaitis PV, Morice AH, Birring SS et al. (2014) Antitussive drugs – past, present, and future. Pharmacol Rev 66: 468–512

Fanta CH (2009) Asthma. N Engl J Med 360: 1002–1014

Global Initiative for Chronic Obstructive Lung Disease (GOCD) (2014), www.goldcopd.org

Martinez FD, Vercelli D (2013) Asthma. Lancet 382: 1360–1372

Pavord ID, Chung KF (2008) Management of chronic cough. Lancet 371: 1375–1384

Tuder RM, Petrache I (2012) Pathogenesis of chronic obstructive pulmonary disease. J Clin Invest 122: 2749-2755

Vogelmeier C, Hederer B, Glaab T, Schmidt H, Rutten-van Molken MP, Beeh KM, Rabe KF, Fabbri LM (2011) Tiotropium versus salmeterol for the prevention of exacerbations of COPD. N Engl J Med 364: 1093–1103

Wenzel SE (2012) Asthma phenotypes: the evolution from clinical to molecular approaches. Nat Med 18: 716–725

Woodruff PG, Agusti A, Roche N, Singh D, Martinez FJ (2015) Current concepts in targeting chronic obstructive pulmonary disease pharmacotherapy: making progress towards personalised management. Lancet 385: 1789–1798

Pharmaka mit Wirkung auf den Magen-Darm-Trakt

Pharmaka mit Wirkung auf die Magenfunktion

S. Offermanns

M. Freissmuth et al., *Pharmakologie und Toxikologie*,
DOI 10.1007/978-3-662-46689-6_45, © Springer-Verlag Berlin Heidelberg 2016

45

Erkrankungen des Magens wie gastroduodenale Ulzera oder die gastroösophageale Refluxkrankheit sind in der klinischen Praxis häufig. Die Pharmakotherapie spielt für ihre Behandlung eine zentrale Rolle. Voraussetzung für das Verständnis der Pharmakawirkungen von z. B. Antazida, Protonenpumpenhemmern und Histamin-H$_2$-Rezeptor-Antagonisten sind Kenntnisse über Mechanismen der Regulation der Magenfunktion. Der klinische Einsatz dieser Pharmaka wird am Beispiel der Behandlung der gastroduodenalen Ulkuskrankheit dargestellt.

45.1 Regulation der Magenfunktion

Lernziele

Magenfunktion

Hauptfunktion: Bildung von 2–3 l Magensaft täglich durch die Magenschleimhaut. Daran sind die folgenden Zellen beteiligt:

- Parietalzellen (Belegzellen): Salzsäure, Intrinsic Factor
- Hauptzellen: Pepsinogen
- Nebenzellen: Schleim, Bicarbonat

Regulation der Magensäuresekretion: Je nach Zeitpunkt der Nahrungsaufnahme unterscheidet man 3 Phasen:

- Kephale Phase
- Gastrale Phase
- Intestinale Phase

Regulation der Parietalzelle: Wichtigste Stimuli: Acetylcholin, Histamin und Gastrin.

Schutz der Magenschleimhaut vor Eigenverdauung: Nebenzellen produzieren bicarbonathaltigen Schleim, der die Oberfläche der Magenschleimhaut vor aggressiven Bestandteilen des Magensaftes schützt. Wichtige Stimuli: Acetylcholin sowie die Prostanoide PGE$_2$ und PGI$_2$

45.1.1 Magenfunktion und ihre Regulation

Im Magen verweilen die geschluckten Speisen für 1–5 Stunden, bevor der Speisebrei portionsweise ins Duodenum entleert wird. Während des Aufenthalts im Magen kommt es zur Durchmischung und Homogenisierung des Speisebreis (Chymus), die Salzsäure des Magensafts tötet Mikroorganismen ab und denaturiert Nahrungsproteine, die daraufhin leicht von Proteasen gespalten werden können. Die im Magensaft enthaltenen Proteasevorstufen (Pepsinogene) werden durch die Salzsäure in aktive Proteasen überführt.

Die **Magenschleimhaut sezerniert täglich 2–3 l Magensaft,** der neben Salzsäure und Pepsinogenen Schleim, Bicarbonat sowie den Intrinsic-Faktor enthält. Die einzelnen Bestandteile des Magensafts werden durch verschiedene Zellen des Schleimhautepithels gebildet:

- Das Oberflächenepithel, das hauptsächlich aus **Nebenzellen** besteht, erzeugt **Schleim und Bicarbonat.**
- Die in den tubulären Drüsen im Fundus- und Korpusabschnitt gelegenen **Parietalzellen (Belegzellen)** und **Hauptzellen** sezernieren **Salzsäure** bzw. **Pepsinogene.**

- Das Epithel des Antrums enthält **G-Zellen,** die **Gastrin** produzieren und ans Blut abgeben, sowie **D-Zellen,** die **Somatostatin** produzieren.

Während die Schleim- und Bicarbonatsekretion kontinuierlich erfolgt, unterliegt die Salzsäure- und Pepsinogensekretion einer ausgeprägten Regulation (◘ Abb. 45.1). Im Rahmen der Nahrungsaufnahme wird die Sekretion von Magensaft durch nervale und hormonale Mechanismen reguliert. Zwischen den Mahlzeiten im nüchternen Zustand sezerniert die Magenschleimhaut nur etwa 10% des maximalen Sekretvolumens. Die Steigerung der Magensaftsekretion während der Nahrungsaufnahme beginnt bereits vor dem Essen und hält über die Mahlzeit hinaus an. Dabei unterscheidet man eine kephale, gastrale und intestinale Phase, die sich jeweils zeitlich überschneiden (◘ Abb. 45.1):

- Die **kephale Phase** wird durch mit dem Essen verbundene Reize wie Geruch, Geschmack oder die bloße Vorstellung ausgelöst. Dabei kommt es zur Aktivierung des N. vagus. Vagale Fasern stimulieren die Salzsäureproduktion direkt oder indirekt durch Stimulation der Gastrinfreisetzung im Antrum. Vermittelt wird die Gastrinfreisetzung durch das Gastrin-Releasing-Peptid (GRP), das von postganglionären Neuronen freigesetzt wird.
- Gelangt Nahrung in den Magen, beginnt die **gastrale Phase.** Durch lokale Dehnung der Magenwand kommt es reflektorisch über afferente und efferente Fasern des N. vagus zur Sekretionssteigerung. Insbesondere Eiweißabbauprodukte wie Peptide und Aminosäuren führen zur Steigerung der Gastrinfreisetzung aus G-Zellen des Antrums. Sinkt der pH-Wert im Antrum auf < 3, kommt es zur vermehrten Freisetzung von Somatostatin aus D-Zellen. Dieses wirkt im Sinne einer negativen Rückkopplung parakrin hemmend auf die Gastrinfreisetzung aus G-Zellen.
- Nach Übertritt des Chymus ins Duodenum beginnt die **intestinale Phase** und die Magensaftsekretion wird durch bisher nicht genau identifizierte Faktoren weiterhin stimuliert. Tritt jedoch vermehrt saurer (pH < 4) sowie stark fetthaltiger Chymus ins Duodenum über, kommt es zur vermehrten Freisetzung von enteralen Hormonen wie Sekretin oder Gastric Inhibitory Peptide (GIP). Sekretin und GIP stellen wichtige Inhibitoren der Magensaftsekretion dar.

45.1.2 Parietalzellen und ihre Regulation

Die Parietalzellen der tubulären Drüsen der Magenschleimhaut sind durch das Vorhandensein intrazellulärer Canaliculi geprägt, die an der apikalen Seite in das Drüsenlumen münden. Außerdem besitzen sie zahlreiche Tubulovesikel, in deren Membran sich die protonentransportierende H$^+$/K$^+$-ATPase (Protonenpumpe) befindet. Die H$^+$/K$^+$-ATPase transportiert unter Energieverbrauch aktiv Protonen im Austausch gegen K$^+$-Ionen ins Vesikellumen (◘ Abb. 45.2).

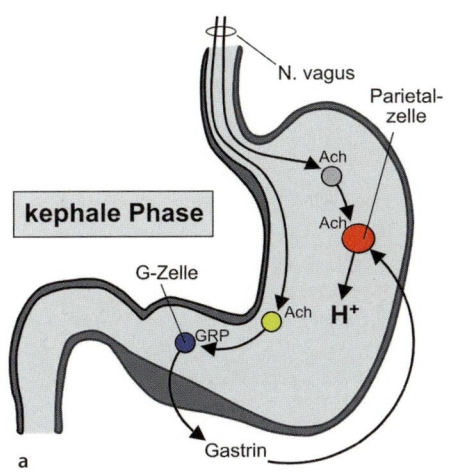
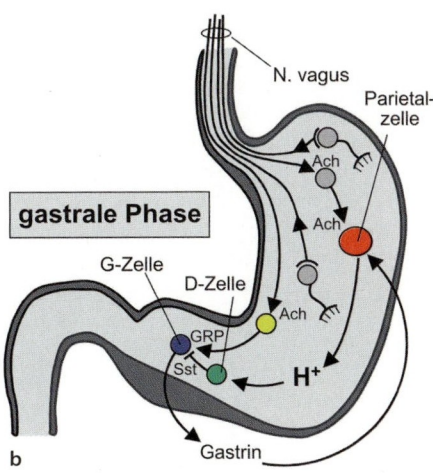

Abb. 45.1a, b Regulation der Säuresekretion des Magens.
a Kephale Phase der Regulation: Die Aktivierung von Geschmacks- und Geruchsrezeptoren sowie der Gedanke an eine Nahrungsaufnahme führen unter Vermittlung des Hypothalamus zur Aktivierung vagaler Kerngebiete in der Medulla. Dies führt über den N. vagus zur vermehrten Stimulation der Magensaftsekretion. Einige Fasern führen direkt über die Aktivierung postganglionärer cholinerger Neurone zur Aktivierung von Parietalzellen (*rot*). Andere Fasern stimulieren im Antrum postganglionäre Neurone (*gelb*), die Gastrin-Releasing-Peptid (*GRP*) freisetzen, das wiederum die Freisetzung von Gastrin aus G-Zellen (*blau*) steigert. Gastrin wird daraufhin in die systemische Zirkulation freigesetzt und erreicht darüber die Schleimhaut des Korpus, wo es zu einer vermehrten Sekretion führt.
b Regulation in der gastralen Phase: Diese Phase wird durch die Anwesenheit von Nahrung im Magen initiiert. Die dadurch ausgelöste Dehnung der Magenwand im Fundus, Korpus und Antrum führt zur Aktivierung afferenter Nervenfasern, die im Bereich vagaler Kerngebiete umgeschaltet werden. Im Rahmen eines vagovagalen Reflexes kommt es zur vermehrten Aktivierung efferenter vagaler Fasern und die Magensaftsekretion nimmt weiter zu. Die Freisetzung von Gastrin aus antralen G-Zellen wird durch Eiweißabbauprodukte gesteigert. Ein starker Abfall des pH-Werts im Antrum führt zur vermehrten Freisetzung von Somatostatin (*Sst*) aus D-Zellen (*grün*), das inhibitorisch auf Gastrin freisetzende G-Zellen wirkt und damit die weitere Steigerung der Magensaftsekretion inhibiert. *Ach* = Acetylcholin

Nach Stimulation der Parietalzellen fusionieren diese Vesikel mit den Membranen der intrazellulären Canaliculi. Dadurch kommt es zur Freisetzung von Protonen ins Magenlumen sowie zum Einbau der H^+/K^+-ATPase in die Membran der Canaliculi, sodass die Protonenpumpe nun Protonen direkt ins Magenlumen transportiert.

Nach Beendigung der Stimulationsphase der Parietalzellen wird die H^+/K^+-ATPase in die intrazellulären Vesikel zurückverlagert. Die wichtigsten Stimulatoren der Säureproduktion, das von postganglionären parasympathischen Neuronen freigesetzte **Acetylcholin** sowie das aus den G-Zellen des Antrums in die Blutbahn freigesetzte **Gastrin** wirken teils direkt, teils indirekt stimulierend auf die Parietalzellen ein:

- Die direkte Stimulation erfolgt über muskarinische M_3- und CCK_B-Rezeptoren (**Abb. 45.2**).
- Der größere Teil der stimulatorischen Wirkung erfolgt indirekt durch Stimulation der Freisetzung von Histamin aus ECL-Zellen (»enterochromaffin-like cells«), die sich in unmittelbarer Nähe der Parietalzellen in der Magenschleimhaut befinden.

Das aus ECL-Zellen freigesetzte **Histamin** ist der wichtigste Stimulator der Parietalzellen und wirkt über Histamin-H_2-Rezeptoren (**Abb. 45.2**). Die Translokation der H^+/K^+-ATPase-haltigen Vesikel wird sowohl durch cAMP (nach H_2-Rezeptor-Aktivierung) sowie durch einen Anstieg der intrazellulären Ca^{2+}-Konzentration (nach Aktivierung von M_3- bzw. CCK_B-Rezeptoren) stimuliert.

45.1.3 Protektive Funktionen der Magenschleimhaut

Die Magenschleimhaut schützt sich gegen die schädigende Wirkung von Salzsäure und Proteasen im Magenlumen durch eine bicarbonathaltige Schleimschicht. Die Bildung von Bicarbonat und Schleim durch das Oberflächenepithel des Magens wird durch Acetylcholin aus den postganglionären parasympathischen Nervenendigungen sowie durch die **Prostaglandine PGE_2 und PGI_2** gesteigert. Prostaglandine hemmen darüber hinaus die Säuresekretion der Parietalzellen und fördern die Durchblutung der Magenschleimhaut.

> **Eine Hemmung der Prostaglandinbildung durch Cyclooxygenase-Inhibitoren kann zu Erosionen und Ulzera der Magenschleimhaut führen.**

Die Bildung von Prostaglandinen in der Magenschleimhaut erfolgt vornehmlich durch das **Isoenzym 1 der Cyclooxygenase (COX-1)**. Im Rahmen einer Gastritis sowie bei einer Infektion durch *Helicobacter pylori* kommt es jedoch auch zu einer vermehrten Expression von **COX-2,** deren Funktion unter diesen Bedingungen ebenfalls zur Protektion der Magenschleimhaut beiträgt.

45

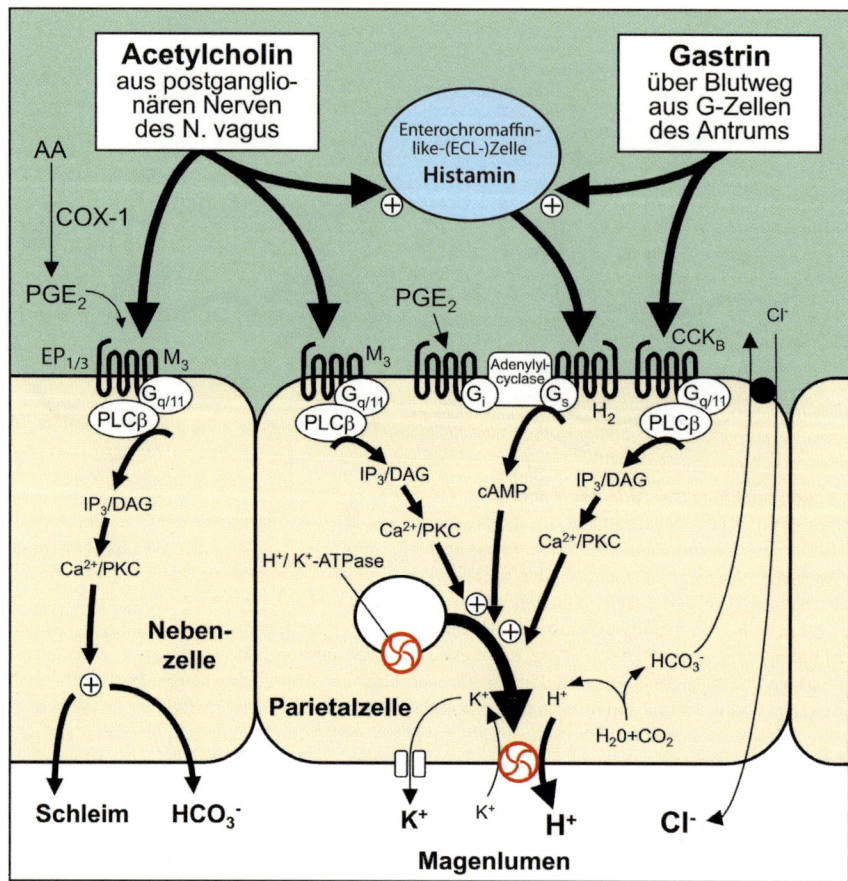

Abb. 45.2 Regulation der Nebenzell- und Parietalzellfunktion in der Magenschleimhaut. Die Insertion von Vesikeln mit H^+/K^+-ATPase *(rot)* in die Plasmamembran der Canaliculi der Parietalzellen wird durch Stimulation des N. vagus über Acetylcholin sowie durch Gastrin, das aus den G-Zellen des Antrums stammt, stimuliert. Sowohl Acetylcholin als auch Gastrin können Parietalzellen direkt über die Gq/G11-gekoppelten M_3- bzw. CCK_B-Rezeptoren stimulieren. Über Gq/G11 kommt es zur Aktivierung der Phospholipase Cβ (PLCβ) und nachfolgend zur Freisetzung von Ca^{2+}. Daneben führen Gastrin und Acetylcholin indirekt durch Aktivierung von Enterochromaffin-like-(ECL-)Zellen zur Freisetzung von Histamin in der Magenschleimhaut. Histamin führt über einen parakrinen Mechanismus durch Gs-gekoppelten Histamin-H_2-Rezeptoren zur Stimulation der Vesikeltranslokation. Dieser Effekt wird durch die Gs-vermittelte Aktivierung der Adenylylzyklase und die dadurch vermehrte Bildung von cAMP ausgelöst. Wesentliche protektive Funktionen der Magenschleimhaut bestehen in der Bildung von Schleim und Bicarbonat (HCO_3^-), die durch lokal produzierte Prostaglandine, vor allem Prostaglandin E2 (PGE_2), stimuliert werden. PGE_2 führt darüber hinaus zur Inhibition der Parietalzellen. PGE_2 wirkt über EP_1- und EP_3-Rezeptoren ($EP_{1/3}$). COX-1 = Cyclooxygenase-1; DAG = Diacylglycerol; IP_3 = Inositol-1,4,5-trisphosphat; PKC = Proteinkinase C; AA = Arachidonsäure

45.2   Pharmaka

Lernziele

— **Antazida:** Aluminiumhydroxid, Magnesiumhydroxid, Calciumcarbonat, Schichtgitterantazida
— **Protonenpumpenhemmer:** Omeprazol, Esomeprazol, Pantoprazol, Lansoprazol, Rabeprazol
— **Histamin-H_2-Antagonisten:** Cimetidin, Ranitidin, Famotidin, Nizatidin, Roxatidin
— **Misoprostol, Pirenzepin, Sucralfat**

45.2.1 Antazida

▪   Vertreter

Zu den heute üblicherweise eingesetzten Antazida gehören Aluminiumhydroxid, Magnesiumhydroxid, Calciumcarbonat, Kombinationen von Magnesiumhydroxid und Aluminiumhydroxid sowie Schichtgitterantazida.

Antazida sind in der Regel schwache Basen, sodass nach dem Kontakt mit der Salzsäure des Magens schwerlösliche Salze entstehen, die nur in geringen Mengen resorbiert werden. Nur bei lang andauernder und hochdosierter Einnahme besteht die Gefahr einer Hypermagnesiämie oder Aluminiumintoxikation, insbesondere bei gestörter Nierenfunktion. Die Wirkstärke von Antazida wird meist durch die Neutralisationskapazität angegeben. In der Regel wird pro Dosis eine Menge von Antazidum verabreicht, die in der Lage ist, ca. 50 mval Salzsäure zu neutralisieren.

■ Bedeutung

Die Bedeutung der Antazida ist seit der Einführung von Protonenpumpenhemmern und H_2-Rezeptor-Antagonisten deutlich rückläufig. In der Behandlung der Ulkuskrankheit spielen sie keine Rolle mehr. Antazida werden im Rahmen der Selbstmedikation häufig zur schnellen Schmerzlinderung bei leichten Refluxbeschwerden mit Sodbrennen sowie bei Hyperazidität eingesetzt.

Aluminiumhydroxid Unter dem Einfluss von Salzsäure bildet sich aus Aluminiumhydroxid im Magen Aluminiumchlorid, das im Darm zu basischen Aluminiumsalzen umgesetzt wird. Die **Wirkung** von Aluminiumhydroxid **setzt langsam ein.** Unter Gabe von Aluminiumhydroxid kommt es tendenziell zur **Obstipation.** Durch Bildung von Aluminiumphosphatsalzen kann es zur vermehrten Ausscheidung von Phosphat mit der Folge eines **Phosphatmangelsyndroms** kommen. Bei **lang andauernder Einnahme** von Aluminiumhydroxid besteht **bei dialysepflichtigen Patienten** die Gefahr einer **Aluminiumenzephalopathie** durch Einlagerung von Aluminium ins Gehirngewebe. Der Phosphatverlust kann eine Osteomalazie zur Folge haben.

Magnesiumhydroxid Dieses führt zur recht **schnellen Neutralisierung nach oraler Gabe.** Aufgrund ihrer osmotischen Wirkung besitzen magnesiumhaltige Antazida **laxierende Eigenschaften.** Die geringfügige Resorption von Magnesiumionen kann bei niereninsuffizienten Patienten zur **Hypermagnesiämie** führen.

Calciumcarbonat Dieses besitzt eine **hohe Neutralisationskapazität** und **wirkt relativ rasch.** Allein genommen besitzt es **obstipierende Eigenschaften.** Calciumhaltige Antazida können aufgrund einer gewissen Resorption bei chronischer Niereninsuffizienz zu einer **Hyperkalzämie** führen.

Kombinationen von Magnesium- und Aluminiumhydroxid Ihre gleichzeitige Gabe stellt eine **sinnvolle Kombination** dar. Die schnelle Wirkung von Magnesiumhydroxid ergänzt sich sehr gut mit der lang andauernden Wirkung von Aluminiumhydroxid. Darüber hinaus heben sich die laxierende Wirkung von Magnesiumhydroxid sowie die obstipierende Wirkung von Aluminiumhydroxid weitgehend auf.

Schichtgitterantazida Magaldrat (Aluminium-Magnesium-Hydroxid-Sulfat) und **Hydrotalcit** (Aluminium-Magnesium-Carbonat-Hydroxid) sind Komplexverbindungen mit definierter Kristallstruktur. Sie bestehen aus einer Magnesiumhydroxidmatrix, in der Magnesiumionen zum Teil durch Aluminiumionen ersetzt sind. In den Zwischenschichten befinden sich Anionen wie Carbonat (Hydrotalcit) oder Sulfat (Magaldrat). Schichtgitterantazida besitzen eine hohe Pufferkapazität, während das Ausmaß ihrer Wirkung weniger stark

ist als das der Aluminium- oder Magnesiumhydroxide. Möglicherweise kommt es dadurch zu einer weniger stark ausgeprägten gegenregulatorischen Säuresekretion des Magens (Rebound-Effekt).

■ Interaktionen

Aufgrund ihrer vielfältigen Wirkungen im Lumen des Gastrointestinaltrakts kann es unter Gabe von Antazida zu ausgeprägten Wechselwirkungen mit anderen Pharmaka kommen. Meist kommt es zu einer Abnahme der Bioverfügbarkeit durch Adsorption oder Bindung der Pharmaka an das Antazidum oder Teile des Antazidums. Klinisch relevante Interaktionen sind für z. B. **Tetracycline, Gyrasehemmer, Isoniazid** sowie **Digoxin** beschrieben worden.

> ❯ **Grundsätzlich sollten Antazida zur Vermeidung von Interaktionen frühestens 2 Stunden nach Einnahme eines anderen Medikaments angewendet werden.**

■ Klinische Anwendung

Die überwiegend im Rahmen der Selbstmedikation verwendeten Antazida sollten in einer Einzeldosis von 30–50 mval Neutralisationskapazität eingesetzt werden. Die Wirkung ist am längsten, wenn sie ca. 2 Stunden nach einer Mahlzeit eingenommen werden. In der Regel werden Antazida bis zu 4-mal täglich verabreicht, ggf. müssen Dosis und Dosierintervall den subjektiven Beschwerden des Patienten angepasst werden.

Steckbrief Antazida
Wirkstoffe:
- Aluminiumhydroxid, Magnesiumhydroxid, Calciumcarbonat
- Kombination von Magnesiumhydroxid und Aluminiumhydroxid
- Schichtgitterantazida

Wirkmechanismus: Bildung schwer löslicher Salze mit der Magensäure, die dadurch neutralisiert wird
Unerwünschte Wirkungen: Selten, laxierende Wirkung (Magnesiumhydroxid), obstipierende Wirkung (Aluminiumhydroxid, Calciumcarbonat)
Interaktionen: Abnahme der Bioverfügbarkeit durch Bindung an das Antazidum, z. B.: Tetracycline, Gyrasehemmer, Isoniazid, Digoxin; Antazida daher frühestens 2 h nach Tabletteneinnahme anwenden
Klinische Anwendung: Meistens im Rahmen einer Selbstmedikation zur symptomatischen Behandlung leichter Refluxbeschwerden und Sodbrennen. Keine Bedeutung bei der Behandlung der Ulkuserkrankung
Kontraindikation: Längere Anwendung bei Niereninsuffizienz

45

45.2.2 Protonenpumpenhemmer

> **Die Hemmung der H⁺/K⁺-ATPase (Protonenpumpe)
> stellt das wirksamste Prinzip zur Inhibition der Säure-
> sekretion der Magenschleimhaut dar.**

Die zur Verfügung stehenden Protonenpumpenhemmer **Omeprazol, Pantoprazol, Lansoprazol, Dexlansoprazol, Rabeprazol** und **Esomeprazol** (■ Abb. 45.3) weisen keine klinisch relevanten Unterschiede auf. Aufgrund eines asymmetrisch substituierten Schwefelatoms liegen die Protonenpumpenhemmer
als Racemate vor. Eine Ausnahme stellen Esomeprazol und
Dexlansoprazol dar, die das S-Enantiomer von Omeprazol
bzw. das R-Enantiomer von Lansoprazol darstellen. In entsprechenden Dosen gegeben, unterscheiden sich die Protonenpumpenhemmer im Ausmaß ihrer Wirkung nicht. Die tägliche
Säureproduktion sowohl unter basalen als auch unter stimulierten Bedingungen kann bis auf unter 5% reduziert werden.

Protonenpumpenhemmer sind **Prodrugs**, die im sauren
Milieu (pH < 4,0) der sekretorischen Canaliculi der Parietalzellen in die aktive Form umgesetzt werden. Nach Resorption
im Darm gelangen die Protonenpumpenhemmer über die
systemische Zirkulation in die Parietalzellen und akkumulieren in den sekretorischen Vesikeln und Canaliculi.

Dort entsteht durch Protonierung ein tetrazyklisches **Sulfenamid**, das nicht mehr membrangängig ist und eine kovalente Bindung mit SH-Gruppen von Cysteinresten auf der
luminalen Seite der H⁺/K⁺-ATPase eingeht (■ Abb. 45.3 und
■ Abb. 45.4). Diese kovalente Modifikation führt zur irreversiblen Inaktivierung der Protonenpumpe (■ Abb. 45.2 und
■ Abb. 45.3) Erst durch Neusynthese der H⁺/K⁺-ATPase binnen 1–2 Tagen nimmt die Säuresekretion wieder zu.

▪ Pharmakokinetik

Aufgrund ihrer Instabilität im sauren Milieu müssen Protonenpumpenhemmer **in magensaftresistenter Form verabreicht** werden, um eine Protonierung bereits im Magenlumen
zu vermeiden. Nach Erreichen des Dünndarms werden die
Protonenpumpenhemmer relativ rasch resorbiert, ihre Plasmahalbwertzeit liegt im Bereich von 1–3 Stunden.

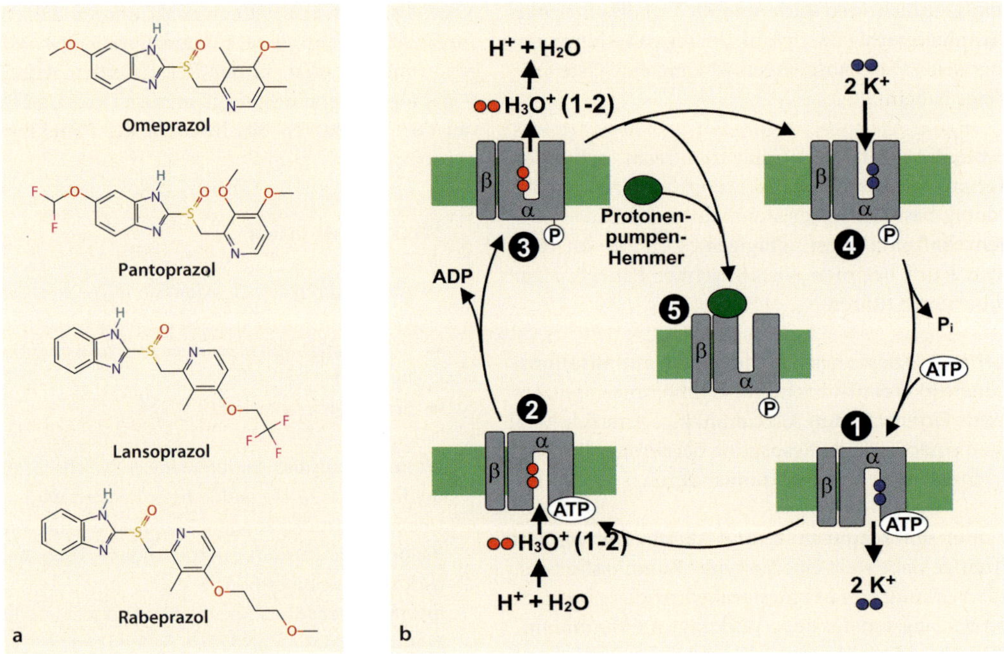

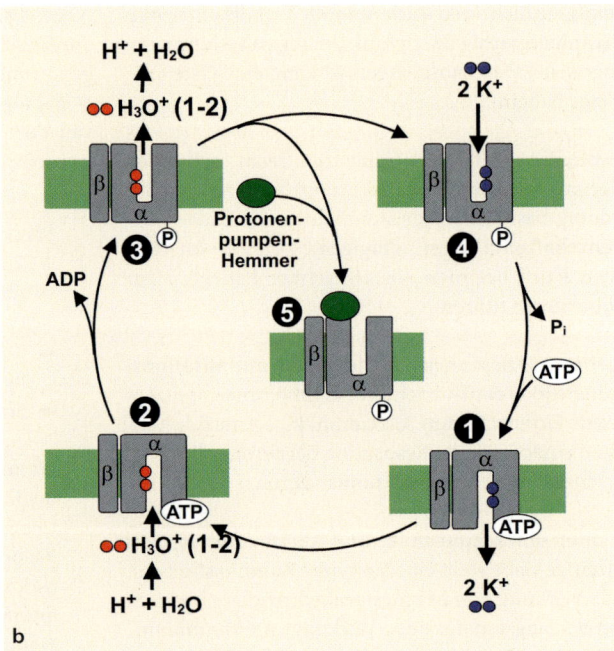

■ **Abb. 45.3a, b Protonenpumpenhemmer.**
a Strukturformeln von Protonenpumpenhemmern.
b Arbeitsmodell der H⁺/K⁺-ATPase und ihre Blockade durch Protonenpumpenhemmer. Die gastrale H⁺/K⁺-ATPase gehört zur Gruppe der
P2-Typ-ATPasen und koppelt die zyklische Phosphorylierung und Dephosphorylierung seiner α-Untereinheit an den Auswärts- bzw. Ein-
wärtstransport von Wasserstoff- und Kaliumionen. Der Wasserstoff wird dabei in Form von Oxoniumionen (H₃O⁺) transportiert, wobei
1–2 Oxoniumionen gegen 2 K⁺-Ionen transportiert werden. Nachdem 2 K⁺-Ionen auf der Innenseite der Plasmamembran freigesetzt worden
sind (**1**), kommt es nach Bindung von ATP zur Bindung von Oxoniumionen (**2**). Dies hat die Hydrolyse von ATP zur Folge, was zu einer Konformationsänderung und Phosphorylierung der α-Untereinheit der Protonenpumpe führt (**3**). Die Oxoniumionen können nun in den Extrazellularraum gelangen, was durch Abnahme der Bindungsaffinität an die α-Untereinheit begünstigt wird. Nach Bindung von 2 K⁺-Ionen
kommt es erneut zur Konformationsänderung (**4**), die mit einer Dephosphorylierung der α-Untereinheit einhergeht und zum Ausgangszustand (**1**) zurückführt. Protonenpumpenhemmer führen nach Umwandlung in ein Sulfenamid zur kovalenten Modifikation von Cysteinresten
im Bereich des extrazellulären Anteils der α-Untereinheit der Protonenpumpe. Die kovalente Modifikation erfolgt bevorzugt an den phosphorylierten Zustand der Pumpe (**3**) und führt zur irreversiblen Blockade des Transportzyklus (**5**)

☐ Abb. 45.4 Aktivierung des Prodrugs Omeprazol zu einem Sulfenamid in Gegenwart von Protonen in den sekretorischen Vesikeln und Canaliculi der Parietalzelle. Das im neutralen pH stabile Omeprazol wird bei einem pH-Wert < 4 in Sulfensäure bzw. Sulfenamid umgewandelt

Aufgrund des Wirkmechanismus ist die Wirkdauer jedoch deutlich länger. Ein erheblicher Anteil der oral zugeführten Protonenpumpenhemmer wird in der Leber durch **CYP2C19 sowie CYP3A4** in **inaktive Metaboliten umgewandelt**. Das Racemat Omeprazol wird überwiegend durch CYP2C19 abgebaut, während das S-Enantiomer Esomeprazol auch durch CYP3A4 verstoffwechselt wird. Aus diesem Unterschied in der Metabolisierung resultiert eine etwas höhere Bioverfügbarkeit sowie eine etwas längere Plasmahalbwertszeit für Esomeprazol im Vergleich zu Omeprazol. Für die klinisch erwünschte Wirkung scheint dieser Unterschied jedoch bedeutungslos zu sein.

Störungen der Leberfunktion führen zu einer verminderten Elimination von Protonenpumpenhemmern. Die in der Leber gebildeten inaktiven Metaboliten werden vornehmlich renal eliminiert.

Eine maximale Hemmung der Säuresekretion wird bei 1-mal täglicher Gabe der Standarddosis nach 2–5 Tagen erreicht.

■ **Unerwünschte Wirkungen**

Protonenpumpenhemmer werden in der Regel gut vertragen, gelegentlich kommt es zu gastrointestinalen unerwünschten Wirkungen wie **Übelkeit, Durchfall, Obstipation** oder **Oberbauchbeschwerden**. Seltener wird über **Kopfschmerzen** berichtet.

Unter Therapie mit Protonenpumpenhemmern kommt es zu einer gegenregulatorischen **Hypergastrinämie**. Anfängliche Befürchtungen, dass es dadurch zur Hyperplasie oder gar Entartung der Zielzellen des Gastrins in der Magenschleimhaut kommen kann, haben sich nicht bestätigt. Protonenpumpenhemmer gelten im Rahmen kurzfristiger Anwendungen als **relativ sichere Pharmaka**.

Studien der letzten Jahre legen allerdings den Verdacht nahe, dass eine **Langzeitbehandlung mit Protonenpumpeninhibitoren** über Monate oder Jahre dosisabhängig **mit Risiken verbunden** ist. So sind akute interstitielle **Nephritiden** und **Störungen des Knochenstoffwechsels** mit vermehrten Frakturen beobachtet worden. Außerdem steht die Langzeitanwendung im Verdacht, das **Risiko für bakterielle Darm- und Lungeninfektionen** durch bakterielle Besiedelung im oberen Gastrointestinaltrakt zu erhöhen und einen **Magnesium- und Eisenmangel** hervorzurufen.

> ❯ Eine Langzeittherapie mit Protonenpumpenhemmern sollte besonders bei älteren Menschen nur bei eindeutiger Indikation und unter besonderen Vorsichtsmaßnahmen erfolgen.

■ **Interaktionen**

Insbesondere unter Gabe von Omeprazol und Esomeprazol ist die Elimination von Pharmaka, die ebenfalls durch CYP2C19 metabolisiert werden, wie z. B. **Diazepam** oder **Phenytoin**, verzögert. Die Wirkung von **Clopidogrel**, das durch CYP2C19 in die aktive Form überführt wird, kann durch Omeprazol abgeschwächt werden.

Alle Protonenpumpeninhibitoren können durch die Erhöhung des intragastralen pH-Wertes die Absorption und damit **Bioverfügbarkeit anderer Medikamente**, z. B. **Azolantimykotika, Ampicillin, Digoxin, Indinavir, Vitamin B_{12}** und **Eisen** besonders bei Langzeitanwendung beeinflussen.

■ **Klinische Anwendung**

Protonenpumpenhemmer sind **Mittel der Wahl** bei der Behandlung von **Ulcus duodeni** und **Ulcus ventriculi, gastroösophagealer Refluxkrankheit** (GERD bzw. Refluxösophagitis, ▶ Exkurs) sowie des **Zollinger-Ellison-Syndroms.** Sie werden außerdem zusammen mit Antibiotika zur *Helicobacter-pylori*-Eradikation eingesetzt.

Protonenpumpenhemmer können auch zur **Prophylaxe von gastroduodenalen Ulzera** eingesetzt werden, wobei die Indikation für eine prophylaktische Gabe sehr streng zu stellen ist. Es kommen hierfür nur Risikopatienten infrage (Alter > 65 Jahre, Ulkusanamnese, *Helicobacter-pylori*-Besiedelung, Antikoagulanzientherapie, längere Behandlung mit Cyclooxygenasehemmern oder Glucocorticoiden) sowie schwerkranke Patienten (Intensivpatienten, Leber- und Niereninsuffizienz).

> ❯ — Die Wirkung von Protonenpumpenhemmern ist am stärksten, wenn die Parietalzellen maximal aktiviert sind. Sie sollten daher 30 min vor oder mit einer Mahlzeit eingenommen werden.
> — Ihre gute Verträglichkeit bei kurzfristigem Einsatz sollte nicht zur unkritischen Dauerbehandlung oder Prophylaxe ohne eindeutige Indikation verleiten, da die Langzeitbehandlung mit noch nicht geklärten Risiken behaftet sein kann.

45

Steckbrief Protonenpumpenhemmer

Wirkmechanismus und Pharmakokinetik: Protonenpumpenhemmer sind Prodrugs, die nach Resorption im Dünndarm über den Blutweg zu den Parietalzellen gelangen. Dort akkumulieren sie in den sekretorischen Vesikeln und Canaliculi und werden unter dem Einfluss des sauren pH-Wertes in die aktive Form umgewandelt, die eine kovalente Bindung mit der H^+/K^+-ATPase (Protonenpumpe) eingeht und die Pumpe dadurch irreversibel blockiert. Protonenpumpenhemmer, die nicht in den Parietalzellen verbleiben, werden hepatisch metabolisiert (CYP2C19, CYP3A4) und danach renal ausgeschieden

Unerwünschte Wirkungen: Bei Kurzzeitanwendung gute Verträglichkeit, selten Kopfschmerzen, Übelkeit, Durchfall, Obstipation oder Oberbauchbeschwerden. Bei **Langzeitanwendung** möglicherweise Risiken, z. B. Störungen des Knochenstoffwechsels, erhöhtes Risiko für Darm- und Lungeninfektionen, Magnesiummangel

Interaktionen: Hemmung der Elimination von Pharmaka, die über CYP2C19 abgebaut werden

Klinische Anwendung: Mittel der Wahl zur Behandlung von Ulcus duodeni und ventriculi, gastroösophageale Refluxkrankheit und des Zollinger-Ellison-Syndroms. Mittel der Wahl zusammen mit Antibiotika zur Eradikation einer *Helicobacter-pylori*-Besiedlung des Magens. Prophylaxe einer Ulkuserkrankung bei Risikopatienten (Alter > 65 Jahre, Intensivpatienten, Ulkusanamnese, Therapie mit Antikoagulanzien, Cyclooxygenasehemmern oder Glucocorticoiden).

Gastroösophageale Refluxkrankheit

Die Refluxkrankheit (GERD = Gastroesophageal Reflux Disease) ist eine sehr häufige Funktionsstörung, deren Prävalenz mit steigendem Alter zunimmt und die häufig einen chronisch rezidivierenden Verlauf nimmt. Sie beruht auf einem gestörten Verschlussmechanismus des unteren Ösophagussphinkters. Der Rückfluss des sauren Mageninhalts in den Ösophagus führt typischerweise zu Sodbrennen, Druckgefühl, Aufstoßen und Schluckbeschwerden. Langfristig können sich Ulzerationen sowie metaplastische Veränderungen im Bereich des Ösophagusepithels (Barret-Syndrom) entwickeln.

Neben allgemeinen Maßnahmen sollten Pharmaka vermieden werden, die den Tonus des unteren Ösophagussphinkters verringern, wie z. B. Anticholinergika, β-Rezeptoren-Blocker, Calciumkanalblocker, Nitrate oder Theophyllin. Bei der Behandlung der Refluxkrankheit sind Protonenpumpeninhibitoren Mittel der 1. Wahl, da sie die höchsten und schnellsten Abheilungsraten aufweisen. Bei leichteren Refluxbeschwerden ohne Beeinträchtigung der Ösophagusschleimhaut können auch Prokinetika oder Antazida gegeben werden.

45.2.3 Histamin-H_2-Antagonisten

Wirkprinzip Histamin-H_2-Rezeptor-Antagonisten blockieren die Wirkung von Histamin an den H_2-Rezeptoren der basolateralen Membran der Parietalzellen.

> **Die maximale Wirkung von Histamin-H_2-Rezeptor-Antagonisten ist im Vergleich zu Protonenpumpenhemmern geringer.**

Während die basale Säuresekretion um etwa 90% reduziert werden kann, hemmen sie die stimulierte Säuresekretion nach Nahrungsaufnahme nur um etwa 50%. **Cimetidin**, das Ende der 1970er Jahre in die Therapie eingeführt worden ist, zeichnet sich durch eine Reihe unerwünschter Wirkungen und Interaktionen aus, die bei neueren H_2-Antagonisten wie **Ranitidin**, **Famotidin**, **Roxatidin** und **Nizatidin** (◘ Abb. 45.5) nicht beobachtet werden.

Pharmakokinetik H_2-Rezeptor-Antagonisten werden nach oraler Gabe rasch resorbiert, ihre Plasmahalbwertszeit liegt zwischen 1,5 und 4 Stunden. Ein kleiner Anteil (ca. 10–30%) wird hepatisch metabolisiert. Die Metaboliten sowie die unveränderten H_2-Rezeptor-Antagonisten werden renal eliminiert.

Unerwünschte Wirkungen H_2-Rezeptor-Antagonisten werden in der Regel gut vertragen. In seltenen Fällen kommt es zu **Kopfschmerzen, Diarrhö, Obstipation, Schwindel, Müdigkeit** oder **Übelkeit**. Sehr selten werden zentrale Effekte wie **Verwirrung** oder **Halluzinationen** beobachtet. Auch unter H_2-Rezeptor-Antagonisten tritt eine sekundäre Hypergastrinämie auf. Im Gegensatz zu Protonenpumpenhemmern führt die Hypergastrinämie zum Wirkungsverlust der H_2-Rezeptor-Antagonisten (Toleranzentwicklung). **Cimetidin** wirkt in hohen Dosen als Antagonist am Androgenrezeptor und inhibiert den Abbau von Östradiol. Aufgrund dieser **spezifischen Cimetidineffekte** kann es unter Therapie mit Cimetidin bei Frauen zur **Galaktorrhö** sowie bei Männern zur **Gynäkomastie** und **Impotenz** kommen.

Interaktionen **Cimetidin** hemmt verschiedene Enzyme, die Arzneimittel in der Leber metabolisieren (z. B. CYP1A2, CYP2C9 oder CYP2D6). Dadurch kann es zur Verlängerung oder Verstärkung der Wirkung verschiedener Pharmaka wie z. B. **Antikoagulanzien** (z. B. Warfarin), **Theophylin, Phenytoin** oder **Benzodiazepinen** kommen.

> **Cimetidin ist wegen der unerwünschten Wirkungen und Interaktionen obsolet.**

Klinische Anwendung H_2-Histamin-Rezeptor-Antagonisten sind **Mittel der 2. Wahl nach Protonenpumpenhemmern** zur Senkung der Säuresekretion des Magens im Rahmen der Behandlung von Ulcus duodeni und ventriculi, Refluxösophagitis sowie des Zollinger-Ellison-Syndroms. Ihr klinischer Stellenwert ist seit Einführung der Protonenpumpenhemmer stark rückläufig. In der Regel wird die gesamte Tagesdosis abends vor dem Schlafengehen eingenommen.

Kontraindikationen In der **Schwangerschaft** und **Stillzeit** sowie **bei Kindern** ist die Indikation streng zu stellen.

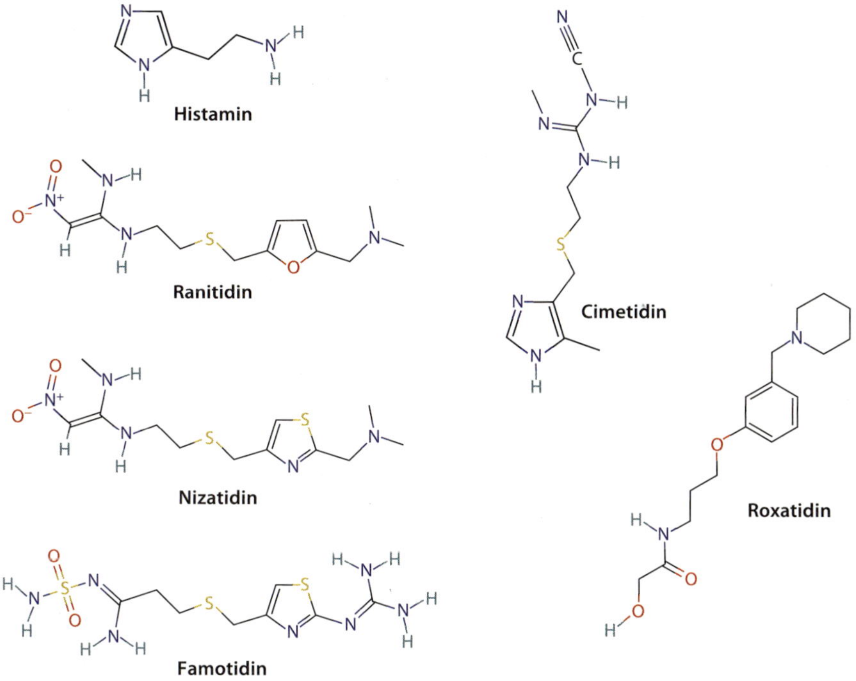

Abb. 45.5 Strukturformeln von Histamin und Histamin-H$_2$-Antagonisten

Steckbrief Histamin-H$_2$-Rezeptor-Antagonisten

Wirkmechanismus: Hemmung der histaminvermittelten Regulation der Säureproduktion durch Parietalzellen, Wirkung schwächer als die der Protonenpumpenhemmer

Unerwünschte Wirkungen: Relativ gute Verträglichkeit mit Ausnahme von Cimetidin, das zu Galaktorrhö bei Frauen bzw. Gynäkomastie und Impotenz bei Männern führen kann

Klinische Anwendung: Mittel der 2. Wahl nach Protonenpumpenhemmern zur Reduktion der Säuresekretion des Magens

45.2.4 Misoprostol

Wirkprinzip Misoprostol (■ Abb. 45.6) ist ein stabiles Analogon von Prostaglandin E$_1$ (PGE$_1$), das wie PGE$_1$ die Schleim- und Bicarbonatsekretion der Magenschleimhaut steigert und zur leichten Hemmung der Säuresekretion führt. Nach oraler Gabe wird Misoprostol rasch und nahezu vollständig resorbiert, die Plasmahalbwertszeit des aktiven Metaboliten Misoprostolsäure beträgt 20–40 Minuten.

Unerwünschte Wirkungen Unter Gabe von Misoprostol kommt es häufig zu **Diarrhö, Übelkeit, Kopfschmerzen, Benommenheit** und **Bauchschmerzen,** seltener zu Menstruationsstörungen.

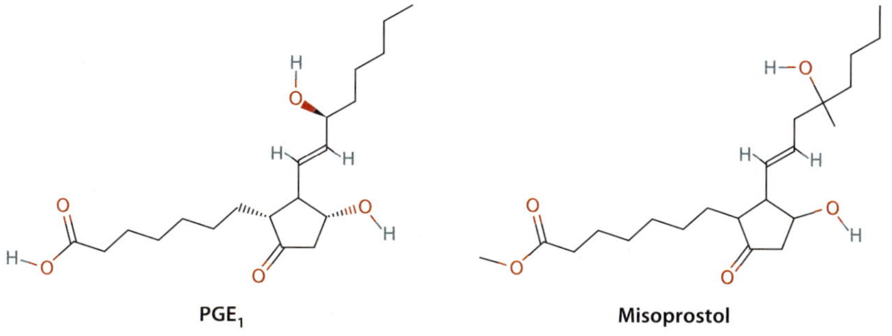

Abb. 45.6 Strukturformeln von Prostaglandin E$_1$ und Misoprostol

45

Klinische Anwendung Aufgrund seiner schleimhautprotektiven Eigenschaften kann Misoprostol zur **Prophylaxe** von **Schleimhautschädigungen** bei der **Therapie mit Cyclooxygenasehemmern** eingesetzt werden. Wegen der häufigen unerwünschten Wirkungen sowie der Tatsache, dass Protonenpumpenhemmer bei besserer Verträglichkeit zur Prophylaxe ebenso gut geeignet sind, ist die klinische Bedeutung von Misoprostol stark rückläufig.

Kontraindikationen In der **Schwangerschaft** und **Stillzeit** sowie bei **Vorliegen entzündlicher Darmerkrankungen** ist Misoprostol kontraindiziert.

Steckbrief Misoprostol
Wirkmechanismus: Stabiles Analogon von Prostaglandin E_1, Steigerung der Schleim- und Bicarbonatsekretion sowie Hemmung der Säuresekretion im Magen
Unerwünschte Wirkungen: Häufig Diarrhö, Übelkeit, Kopfschmerzen, Benommenheit, Bauchschmerzen
Klinische Anwendung: Mittel der Reserve zur Prophylaxe von Schleimhautläsionen unter Therapie mit Cyclooxygenasehemmern
Kontraindikationen: Schwangerschaft, bei entzündlichen Darmerkrankungen

---

45.2.5 Weitere magenwirksame Pharmaka

Pirenzepin Diese Substanz ist ein **Antagonist an Muskarinrezeptoren** mit gewisser Selektivität für M_1-Rezeptoren. Es hemmt über den Antagonismus an M_1-Rezeptoren an vagalen Ganglienzellen sowie an M_3-Rezeptoren an den Parietalzellen die Säuresekretion des Magens. Die Wirksamkeit ist jedoch deutlich geringer als die der Protonenpumpenhemmer und H_2-Rezeptor-Antagonisten. Unter der Therapie mit Pirenzepin kommt es zu typischen anticholinergen Effekten wie z. B. Mundtrockenheit, Akkomodationsstörungen, Tachykardie sowie Obstipation. Der klinische Stellenwert ist gering.

Sucralfat Diese Substanz ist ein **wasserunlöslicher Aluminiumhydroxid-Zucker-Komplex,** der im sauren Milieu des Magens eine gelartige Schicht bildet, die die Magenschleimhaut gegenüber aggressiven Faktoren wie Salzsäure und Pepsin schützt. Angesichts wirksamerer Pharmaka stellt Sucralfat ein obsoletes Therapieprinzip dar.

45.3 Pharmakotherapie

45.3.1 Gastroduodenale Uluskrankheit

Fallbeispiel
Ein 55-jähriger Patient berichtet über seit Jahren bestehende rezidivierende Oberbauchbeschwerden mit epigastrischen Schmerzen, Sodbrennen und saurem Aufstoßen. Seit etwa 2 Monaten haben die Beschwerden zugenommen und werden gelegentlich durch Übelkeit begleitet. Wegen der Beschwerden habe er in den letzten Wochen kaum noch essen können. Er habe an Gewicht abgenommen. Akuter Grund seiner Vorstellung sei, dass er seit 3 Tagen eine Schwarzfärbung des Stuhls beobachtet habe. Auf Nachfrage gibt der Patient an, täglich 15–20 Zigaretten zu rauchen und gelegentlich Alkohol zu konsumieren. Wegen einer schlecht heilenden Sportverletzung nehme er seit mehreren Wochen täglich Schmerzmittel ein. Bei der körperlichen Untersuchung fallen eine Blässe der Haut sowie eine leichte Tachykardie auf. Die Laboruntersuchung bestätigt das Vorliegen einer Anämie. Die Ösophagogastroduodenoskopie bestätigt den Verdacht des Vorliegens eines Ulkus. Im Bereich des Bulbus duodeni befindet sich ein 1,5 cm großes Ulkus, dessen Grund mit Hämatin bedeckt ist. Eine aktive Blutung besteht nicht mehr.
Der Urease-Schnelltest an endoskopisch-bioptisch gewonnenem Material aus der Antrumregion ist positiv für das Vorliegen einer *Helicobacter-pylori*-Infektion. Die Schmerzmittel aus der Gruppe der Cyclooxygenasehemmer werden abgesetzt und eine *Helicobacter-pylori*-Eradikationstherapie wird begonnen.

- **Definition**

Das Ulcus duodeni et ventriculi ist ein umschriebener Substanzdefekt der Magen- oder Duodenalschleimhaut, der durch die Muscularis mucosa hindurch bis zur Submukosa reicht und mit Narbenbildung verheilen kann.

- **Pathogenese**

Pathophysiologisch liegt der gastroduodenalen Ulkuserkrankung ein Ungleichgewicht zwischen aggressiven und protektiven Faktoren der Magen- und Duodenalschleimhaut zugrunde. Etwa 10% aller Erwachsenen erkranken mindestens einmal im Leben an einem gastroduodenalen Ulkus. Die Inzidenz liegt bei 200/100.000 jährlich, wobei das Ulcus duodeni 75% und das Ulcus ventriculi 25% der Fälle ausmacht. Während das Ulcus ventriculi bei Männern und Frauen gleich häufig vorkommt, ist die Inzidenz des Ulcus duodeni bei Männern 3-fach höher.

- **Ursachen**

Die 2 häufigsten Ursachen für die Entwicklung gastroduodenaler Ulzera sind:
- Besiedlung des Magens mit *Helicobacter pylori*
- Einnahme von Cyclooxygenasehemmern

Die **Besiedlung** des Magens mit ***Helicobacter pylori*** findet sich bei etwa 40% aller gesunden Erwachsenen und geht meist ohne Krankheitssymptome einher (◘ Abb. 45.7). Auf

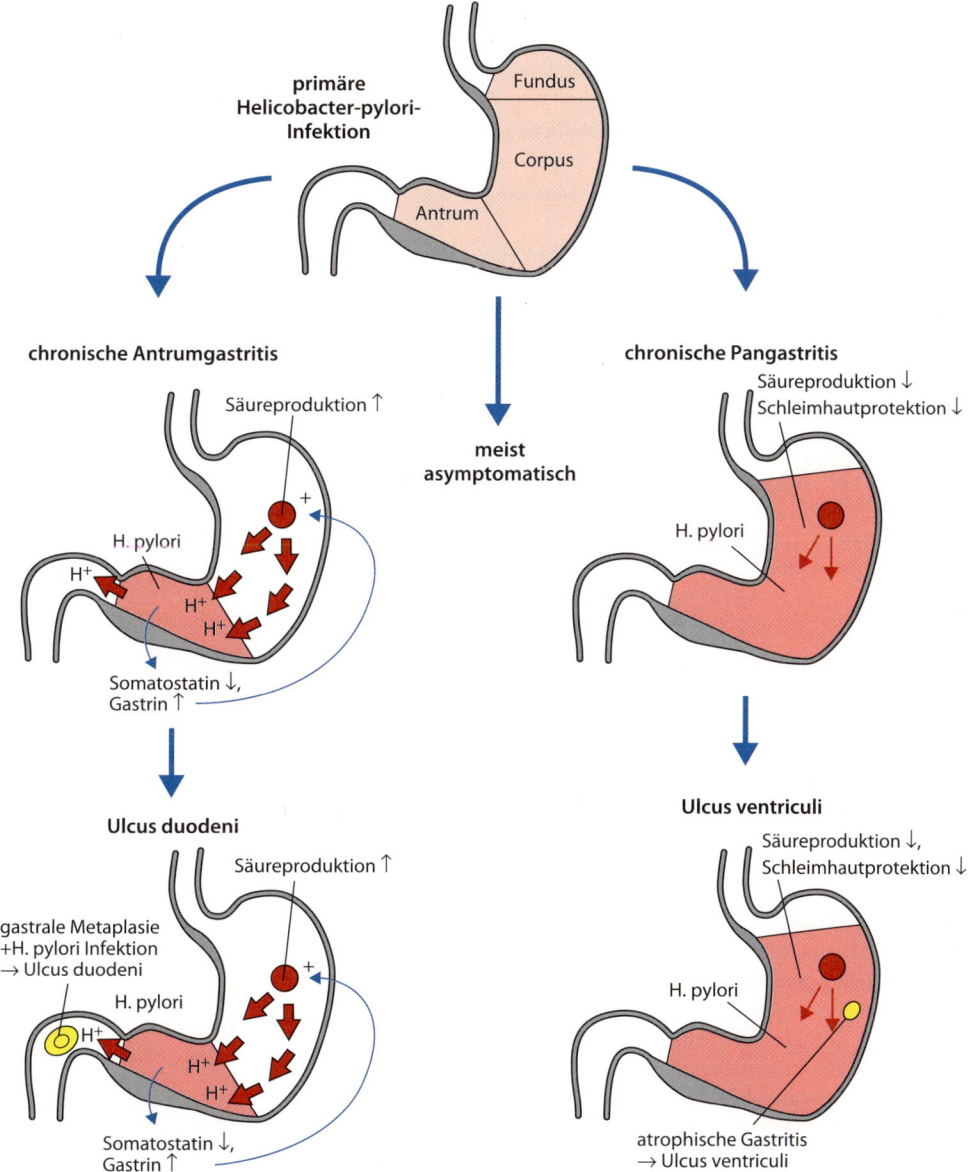

Abb. 45.7 Verlaufsformen nach primärer Helicobacter-pylori-Infektion

dem Boden einer *Helicobacter-pylori*-Besiedlung kann sich jedoch eine chronische Gastritis, die sog. *Helicobacter-pylori*-(HP-)Gastritis, entwickeln, die dann zur Bildung von Ulzera der Magen- und Duodenalschleimhaut führen kann (◼ Abb. 45.7). 99% aller Patienten mit Ulcus duodeni und 75% aller Patienten mit Ulcus ventriculi sind *Helicobacter-pylori*-positiv.

Je nachdem welche Bereiche des Magens von der HP-Gastritis erfasst sind, kann es zu unterschiedlichen Krankheitsverläufen kommen (◼ Abb. 45.7). Eine **HP-Gastritis im Bereich des Antrums (Antrumgastritis)** führt zu einer verminderten Produktion von Somatostatin in den D-Zellen des Antrums, was eine vermehrte Freisetzung von Gastrin aus

G-Zellen zur Folge hat. Dadurch kommt es zu einer vermehrten Steigerung der Sekretion von Magensäure aus den Parietalzellen im Bereich des Korpus und Fundus.

> **Die HP-Antrumgastritis geht in der Regel mit einer Hypersekretion von Magensäure einher.**

Dies führt zu einer vermehrten Säurebelastung des proximalen Duodenums und kann eine gastrale Metaplasie, typischerweise im Bereich des Bulbus duodeni, induzieren (◼ Abb. 45.7). Diese metaplastischen Areale werden dann durch *Helicobacter pylori* besiedelt, wodurch die Resistenz gegenüber Magensäure abnimmt und schließlich ein **Ulcus duodeni** entstehen kann.

45

Erfasst hingegen die **HP-Gastritis** den Bereich des **Korpus und Fundus des Magens (Pangastritis)**, in dem sich die Hauptmasse der Parietalzellen befindet, kommt es zur Verminderung der Magensäuresekretion. Trotz der Hyposekretion von Magensäure kann es zur Entstehung eines **Ulcus ventriculi** kommen, da durch die *Helicobacter-pylori*-Infektion auch die protektiven Funktionen wie die Bicarbonatsekretion und Schleimbildung der Nebenzellen vermindert sind.

Die längerfristige hochdosierte Gabe **nichtsteroidaler Antiphlogistika** aus der Gruppe der **Cyclooxygenasehemmer** führt zur **Suppression der Bildung schleimhautprotektiver Prostaglandine wie PGE$_2$ und PGI$_2$**. Durch Veränderung der Schleim- und Bicarbonatsekretion wird die Schleimhaut vulnerabler gegenüber aggressiven Eigenschaften der Magensäure.

Das Risiko für das Auftreten einer **gastrointestinalen Komplikation** unter COX-Hemmer-Therapie steigt mit zunehmendem Alter, bei Ulkuserkrankungen in der Vorgeschichte, kardiovaskulären Erkrankungen oder gleichzeitiger Einnahme von Glucocorticoiden oder Antikoagulanzien. Es gibt Hinweise darauf, dass das Risiko bei Vorliegen einer *Helicobacter-pylori*-Infektion ebenfalls erhöht ist. Bei **Patienten mit Ulkusanamnese** kommt es unter einer typischen antiphlogistischen Dosierung von COX-Hemmern bei 20% der Patienten innerhalb von 6 Monaten zu schwerwiegenden gastrointestinalen Komplikationen.

Die ursprüngliche Hoffnung, dass vornehmlich die Inhibition der Cyclooxygenase-Isoform 1 (COX-1) mit einer Verminderung der Schleimproduktion einhergeht, während die Hemmung der Isoform COX-2 diese unerwünschten Effekte nicht besitzt, haben sich nicht bestätigt. Das Isoenzym COX-2 wird im Rahmen von entzündlichen und reparativen Prozessen vermehrt in der Magenschleimhaut exprimiert und ist möglicherweise in Heilungsprozesse involviert. Inwiefern COX-2-Hemmer Vorteile gegenüber unselektiven COX-Hemmern im Hinblick auf das Auftreten gastroduodenaler Ulzera besitzen, ist fraglich. Es bestehen allerdings Hinweise darauf, dass sich das Risiko gastrointestinaler Nebenwirkungen zwischen verschiedenen Cyclooxygenasehemmern unterscheidet.

45.3.2 Klinische Formen gastroduodenaler Ulzera

Ulcus duodeni und Ulcus ventriculi unterscheiden sich in ihrer Pathogenese:

- So weisen Patienten mit einem **Ulcus duodeni** stets eine *Helicobacter-pylori*-**Besiedlung des Antrums** mit **Hyperazidität** auf. Diese vermehrte Säureproduktion ist entscheidend für die Entwicklung duodenaler Ulzera.
- Dagegen weisen Patienten mit **Ulcus ventriculi** meist eine normale, häufig jedoch auch eine verminderte Säureproduktion auf. Eine entscheidende Rolle im Rahmen der Pathogenese des Ulcus ventriculi spielt die **Verminderung von protektiven Funktionen** im Kor-

pusbereich durch Infektion mit *Helicobacter pylori* und/oder Einwirkung hochdosierter Cyclooxygenasehemmer.

Das Vorhandensein von Magensäure ist jedoch stets eine Voraussetzung für die Entwicklung von Ulzera.

45.3.3 Therapie gastroduodenaler Ulzera

Unabhängig von der Lokalisation des Ulkus spielt für die Pharmakotherapie gastroduodenaler Ulzera die Frage eine entscheidende Rolle, ob eine Besiedlung des Magens mit *Helicobacter pylori* vorliegt oder nicht. Außerdem muss berücksichtigt werden, ob das Ulkus unter Therapie mit COX-Hemmern aufgetreten ist. Entsprechend bietet sich für die Therapie die im ► Kasten »Übersicht Therapie gastroduodenaler Ulzera« gezeigte Einteilung an:

> **Übersicht Therapie gastroduodenaler Ulzera**
> - *Helicobacter-pylori*-**positives Ulkus:** Eradikationstherapie
> - *Helicobacter-pylori*-**negatives Ulkus unter COX-Hemmer-Therapie:** Monotherapie mit Protonenpumpenhemmer (alternativ: H$_2$-Rezeptor-Antagonisten)
> - *Helicobacter-pylori*-**negatives Ulkus ohne weitere Risikofaktoren:** Abklärung der Ursache, parallel symptomatische Therapie mit Protonenpumpenhemmer

Neben der Linderung der Symptome gastroduodenaler Ulzera (besonders der Schmerzen) zielt die Behandlung auch auf die Vermeidung von Komplikationen ab.

> ❯ **Die häufigsten Komplikationen gastroduodenaler Ulzera sind Blutungen, gefolgt von Perforationen der Magenwand und Penetrationen in umliegende Organe.**

Helicobacter-pylori-positive Ulzera

Bei jedem Patienten mit Ulcus ventriculi und Ulcus duodeni mit nachgewiesener *Helicobacter-pylori*-Infektion ist eine **Eradikationstherapie** indiziert, die zu einer dauerhaften Heilung führt. Ohne Eradikation des Erregers liegt das Rezidivrisiko beim Ulcus duodeni bei 80% und beim Ulcus ventriculi bei 60%.

Eine asymptomatische *Helicobacter-pylori*-Infektion stellt nach derzeitigem Kenntnisstand keine Indikation für eine Eradikationstherapie dar, es sei denn, es besteht eine Therapie mit COX-Hemmern.

Die **Primärtherapie** zur Eradikation erfolgt als **Tripeltherapie** mittels einer **Kombinationsgabe von 2 Antibiotika** sowie **1 Protonenpumpenhemmer** über **7 Tage**. Zwei Tripeltherapieschemata [► Kasten »Primärtherapie (Tripeltherapie)«] sind in ihrer Wirksamkeit durch Studien gut belegt. Die Gabe der 2 Dosen erfolgt üblicherweise vor dem Frühstück sowie vor dem Abendessen. Bei einem aktiven Ulkus kann der Protonenpumpenhemmer noch 2–4 Wochen lang weiter gegeben werden. Alternativ kann auch eine Quadrupeltherapie [▶ Kasten »Primärtherapie (Quadrupeltherapie)«] mit 3 Antibiotika durchgeführt werden.

Primärtherapie (Tripeltherapie)

Schema I

Täglich über 7 Tage in 2 Dosen (früh und abends):

1. **Protonenpumpenhemmer**
   ▬ Omeprazol 2×20 mg oder
   ▬ Esomeprazol 2×20 mg oder
   ▬ Lansoprazol 2×30 mg oder
   ▬ Pantoprazol 2×40 mg oder
   ▬ Rabeprazol 2×20 mg
2. **Amoxicillin** 2×1000 mg
3. **Clarithromycin** 2×500 mg

Schema II

Täglich über 7 Tage:

1. **Protonenpumpenhemmer** wie in Schema I
2. **Metronidazol** 2×400 mg
3. **Clarithromycin** 2×250 mg

Primärtherapie (Quadrupeltherapie)

1. **Protonenpumpenhemmer**
2. **Chlarithromycin**
3. **Metronidazol**
4. **Amoxicillin**

Dosierungen jeweils wie im ▶ Kasten »Primärtherapie (Tripeltherapie)«

Der Behandlungserfolg soll 4–6 Wochen nach der Therapie durch Gastroskopie verbunden mit einem *Helicobacter-pylori*-Nachweisverfahren überprüft werden. Die Primärtherapie führt in über 90% zur erfolgreichen Eradikation. Mit Antibiotika allein, auch bei Einsatz synergistischer Kombinationen, kommt es nur in etwa 20% zur erfolgreichen Eradikation.

Die Wirksamkeit der Antibiotika wird durch Protonenpumpenhemmer verstärkt, da besonders Clarithromycin und Amoxicillin bei weniger sauren pH-Werten eine deutlich bessere Wirksamkeit besitzen. Die Kombination von 2–3 Antibiotika vermindert das Risiko einer Resistenzentwicklung. Ein zunehmendes Problem stellen *Helicobacter-pylori*-Stämme dar, die gegen Metronidazol und Clarithromycin resistent sind.

Ist die Primärtherapie nicht erfolgreich, so besteht die Indikation für eine **Sekundärtherapie,** die über 10–14 Tage durchgeführt wird, sofern sichergestellt ist, dass eine zuverlässige Medikamenteneinnahme erfolgte. Mögliche Behandlungsschemata zeigt ▶ Kasten »Sekundärtherapie (10–14 Tage)«.

Sekundärtherapie

Täglich über 10–14 Tage:

1. Protonenpumpenhemmer
2. Amoxicillin
3. Levofloxacin 2×500 mg

oder statt 2. oder 3.: Rifabutin 2×150 mg

Alternativ:

1. Protonenpumpenhemmer
2. Amoxicillin 3×750–1000 mg
3. Metronidazol 3×400–500 mg

Nicht angegebene Dosierungen jeweils wie im ▶ Kasten »Primärtherapie (Tripeltherapie)«

Helicobacter-pylori-negatives Ulkus unter COX-Hemmer-Therapie

Tritt ein gastroduodenales Ulkus im Rahmen einer Behandlung mit COX-Hemmern auf, sollten diese, wenn möglich, abgesetzt werden. Das weitere Vorgehen ist vom *Helicobacter-pylori*-Infektionsstatus abhängig. Beim Vorliegen einer *Helicobacter-pylori*-Infektion erfolgt eine Eradikationsbehandlung. Bei *Helicobacter-pylori*-negativen Ulzera wird eine **Monotherapie mit Säuresekretionshemmern** über 6–8 Wochen durchgeführt (▶ Kasten »Monotherapie mit Säuresekretionshemmern«).

Monotherapie mit Säuresekretionshemmern

1. Wahl: Protonenpumpenhemmer (morgens)

▬ Omeprazol 20 mg
▬ Esomeprazol 20 mg
▬ Pantoprazol 40 mg
▬ Lansoprazol 30 mg
▬ Rabeprazol 20 mg

Bei unzureichendem Therapieerfolg kann die Dosis der Protonenpumpenhemmer verdoppelt werden.

2. Wahl: H$_2$-Rezeptor-Antagonisten (abends)

▬ Ranitidin 300 mg
▬ Famotidin 40 mg
▬ Nizatidin 300 mg

Ulkusprophylaxe bei langfristiger COX-Hemmer-Therapie

Müssen Patienten über einen längeren Zeitraum mit COX-Hemmern behandelt werden, sollte bei Vorhandensein folgender Risikofaktoren eine Ulkusprophylaxe erfolgen:

▬ Lebensalter über 65 Jahre
▬ Ulzera in der Anamnese
▬ Bestehende *Helicobacter-pylori*-Infektion
▬ Gleichzeitige Therapie mit Glucocorticoiden oder Antikoagulanzien

Prinzipiell kann die Langzeitgabe von allen COX-Hemmern (auch selektiven COX-2-Hemmern) gastroduodenale Ulzera

45

hervorrufen. Es gibt allerdings Hinweise darauf, dass das Risiko für einzelne Pharmaka unterschiedlich ist. So gehen Ibuprofen und COX-2-Hemmer mit einem eher geringen Risiko, Piroxicam und Indometacin mit einem besonders hohen Risiko einher. Diclofenac und Naproxen besitzen ein mittleres Risiko. Die Gabe niedrig dosierter Acetysalicylsäure, z. B. im Rahmen einer Sekundärprävention kardiovaskulärer Erkrankungen, besitzt ein geringeres Risiko, kann jedoch bei gleichzeitiger Gabe antiphlogistischer Dosen anderer COX-Hemmer deren Risiko verstärken.

Die **Prophylaxe** wird in der Regel **mit Protonenpumpenhemmern** in der Standarddosierung durchgeführt. Das PGE_1-Analogon Misoprostol (2–4×200 µg/Tag) hat ebenfalls prophylaktische Wirkung, ist jedoch den Protonenpumpenhemmern nicht überlegen und besitzt deutlich ausgeprägtere unerwünschte Wirkungen.

Helicobacter-pylori-negatives Ulkus ohne weitere Risikofaktoren wie COX-Hemmer-Therapie

Entstehen Ulzera in Abwesenheit der wichtigsten Risikofaktoren (*Helicobacter-pylori*-Infektion, Langzeittherapie mit COX-Hemmern), müssen seltenere Ursachen wie z. B. ein Zollinger-Ellison-Syndrom ausgeschlossen werden. Die **Therapie** der Wahl sind **Protonenpumpenhemmer** in der Standarddosierung.

Therapie eines blutenden Ulkus

Stark blutende Ulzera stellen eine akute Gefährdung des Patienten dar. Im Vordergrund stehen die **Substitution des Blutverlusts** und die **lokale Blutstillung** im Rahmen endoskopischer Verfahren. Die Blutstillung kann durch Umspritzen des blutenden Ulkus mit Epinephrin oder durch Fibrinkleber erfolgen. Zusätzlich wird die parenterale Gabe von **Protonenpumpenhemmern** (z. B. Omeprazol 40 mg i. v.) empfohlen. Je nach *Helicobacter-pylori*-Infektionsstatus schließt sich eine orale Eradikationsbehandlung oder Säuresekretionshemmergabe an.

Weiterführende Literatur

Forte JG, Zhu L (2010) Apical recycling of the gastric parietal cell H,K-ATPase. Annu Rev Physiol 72: 273-296

Lind T, Mégraud F et al. (1999) The MACH2 study: Role of Omeprazole in eradication of *Helicobacter pylori* with 1-week triple therapies. Gastroenterology 116: 248–253

Malfertheiner P, Link A, Selgrad M (2014) *Helicobacter pylori*: perspectives and time trends. Nat Rev Gastroenterol Hepatol 11: 628–638

Malfertheiner P, Megraud F, O'Morain CA et al. (2012) Management of *Helicobacter pylori* infection – the Maastricht IV/ Florence Consensus Report. Gut 61: 646-664

McColl KEL (2010) Heliobacter pylori Infection. N Engl J Med 362: 1597–1604

Misselwitz B, Kaiser P, Bauerfeind P, Vavricka SR (2011) Neue Möglichkeiten der *Helicobacter-pylori*-Behandlung mit Antibiotika. Dtsch Med Wochenschr 136: 1479–1484

Munson K, Garcia R, Sachs G (2005) Inhibitor and ion binding sites on the gastric H,K-ATPase. Biochemistry 44: 5267–5284

Olbe L, Carlsson E, Lindberg P, (2003) A proton-pump inhibitor expedition: The case histories of Omeprazole and Esomeprazole. Nat Rev Drug Discov 2: 132–139

Salama NR, Hartung ML, Muller A (2013) Life in the human stomach: persistence strategies of the bacterial pathogen *Helicobacter pylori*. Nat Rev Microbiol 11: 385–399

Schubert ML (2014) Gastric secretion. Curr Opin Gastroenterol 30: 578–582

Wallace JL (2008) Prostaglandins, NSAIDs, and gastric mucosal protection: Why doesn't the stomach digest itself? Physiol Rev 88: 1547–1565

Pharmaka mit Wirkung auf die Magen-Darm-Motilität

S. Offermanns

M. Freissmuth et al., *Pharmakologie und Toxikologie*,
DOI 10.1007/978-3-662-46689-6_46, © Springer-Verlag Berlin Heidelberg 2016

Die autonome Regulation der Magen-Darm-Motilität ist äußerst komplex und wird durch das enterische Nervensystem vermittelt. Störungen der Motilität treten sehr häufig auf, sind jedoch meist in Form von Übelkeit, Erbrechen, Diarrhö oder Obstipation nicht lebensbedrohlich.

46.1 Regulation der gastrointestinalen Motilität

Lernziele
- Motilitätsmuster
- Interdigestive motorische Aktivität
- Darmnervensystem (Regulation der Motilität und Sekretion)
- Darmmuskulatur (Peristaltik)

Die gastrointestinale Motilität ist durch eine erstaunliche Komplexität geprägt und weist nach Nahrungsaufnahme und im Nüchternzustand unterschiedliche Muster auf. In der Verdauungsphase nach einer Nahrungsaufnahme treten typische **postprandiale Motilitätsmuster** auf. Neben der propulsiven Peristaltik kommt es in der Postprandialphase zu einer Durchmischung des Speisebreis mit den Verdauungssäften durch kurze zirkuläre Kontraktionen der Ringmuskulatur sowie durch Pendelbewegungen des Darmrohrs.

Nachdem der Speisebrei in die unteren Abschnitte des Dünndarms gelangt ist, setzt die **interdigestive motorische Aktivität** ein. Nach einer Ruhepause kommt es zum »wandernden myoelektrischen Motorkomplex«, der im Antrum des Magens beginnt und durch starke Einschnürungen gekennzeichnet ist, die über den gesamten Dünndarm bis zum Ileum laufen. Durch diese propulsive Peristaltik werden Nahrungsreste, Bakterienansammlungen und andere Fremdkörper nach distal befördert und der Magendarmtrakt gereinigt.

Die gastrointestinale Motilität sowie die Sekretion von Verdauungsenzymen werden durch das **Darmnervensystem** reguliert, das bei Menschen aus etwa 10^8 Neuronen besteht. Die Zellkörper der Neurone des Darmnervensystems liegen im Plexus myentericus (Auerbach) sowie im Plexus submucosus (Meissner). Das Darmnervensystem ist in der Lage, Motilität, Sekretion und lokale Durchblutung weitgehend autonom zu regulieren. Das ZNS greift nur modulatorisch durch sympathische und vor allem parasympathische Einflüsse in die Aktivität des Darmnervensystems ein.

Große Bedeutung für die Kontraktion der Darmmuskulatur und die propulsive Peristaltik besitzen **cholinerge Neurone des Darmnervensystems**. Neben Acetylcholin spielen auch Tachykinine wie die **Substanz P** eine Rolle bei der Auslösung von Kontraktionen der Darmmuskulatur. Die wichtigsten relaxierenden Mediatoren sind neben **Stickstoffmonoxid (NO)** das **vasoaktive intestinale Peptid (VIP)** sowie **ATP.**

Das aus enterochromaffinen Zellen der Darmmukosa sowie zu einem geringen Ausmaß auch aus serotoninergen Neuronen des Darmnervensystems freigesetzte **Serotonin** hat vielfältige Effekte auf die Motilität des Darms:
- Die Aktivierung von 5-HT$_4$-Rezeptoren auf cholinergen Nervenendigungen führt zu einer vermehrten Freisetzung von Acetylcholin und steigert dadurch die Motilität.
- Die Aktivierung von 5-HT$_3$-Rezeptoren auf vagalen Afferenzen und motorischen Nervenzellen verstärkt ebenfalls die gastrointestinale Motilität und kann darüber hinaus zu Übelkeit und Erbrechen führen.

Verschiedene Neurone des Darmnervensystems setzen als Haupt- oder Co-Transmitter Opioide wie **Enkephalin** oder **Dynorphin** frei, die ihre Wirkung über μ- und δ-Rezeptoren ausüben. Opioide wirken hemmend auf die Darmmotorik sowie auf die Sekretion.

Die Darmmotilität wird darüber hinaus durch eine Reihe von intestinalen Peptiden wie **Cholecystokinin, Gastrin, Somatostatin** oder **Motilin,** die vor allem aus endokrinen Zellen des Gastrointestinaltrakts freigesetzt werden, moduliert. Motilin führt durch Aktivierung des Motilinrezeptors zur Steigerung der Darmaktivität mit propulsiver Peristaltik.

Einige Makrolidantibiotika wie Erythromycin und in einem geringerem Ausmaß Clarithromycin und Roxithromycin sind Agonisten am Motilinrezeptor. Dies erklärt die unter Gabe von Erythromycin nicht selten zu beobachtenden gastrointestinalen unerwünschten Wirkungen.

Reizdarmsyndrom
Das Reizdarmsyndrom, auch als **irritables Kolon** (»irritable bowel syndrome«) bezeichnet, ist eine der häufigsten funktionellen Magen-Darm-Beschwerden. Die Patienten klagen über teilweise krampfartige abdominale Schmerzen sowie eine Störung der Darmmotorik, die mit Diarrhö, aber auch mit Obstipation einhergehen kann. Die Pathophysiologie des Reizdarmsyndroms ist weitgehend unklar, die funktionelle Störung von motorischen und sensorischen Funktionen im Gastrointestinalbereich wird nicht selten durch psychische Faktoren mit beeinflusst.

Die therapeutischen Möglichkeiten sind bisher eher unbefriedigend. In einigen Fällen kann die Symptomatik durch diätetische und/oder physikalische Maßnahmen sowie eine einfühlsame Patientenführung verbessert werden. Die Gabe von Laxanzien und Antidiarrhoika sowie von Spasmolytika (z. B. Butylscopolamin oder Mebeverin) ist gelegentlich erforderlich. Bei vorherrschender Schmerz- und Diarrhösymptomatik haben in ausgewählten Fällen auch Antidepressiva einen therapeutischen Stellenwert. 5-HT$_4$-Rezeptor-Agonisten scheinen vor allem bei Patientinnen mit Reizdarmsyndrom und Obstipation zur Linderung der Beschwerden zu führen, während 5-HT$_3$-Rezeptor-Antagonisten die Symptomatik bei diarrhöbetontem Reizdarmsyndrom verbessern. Bei schweren Formen steht seit kurzem auch der GC-C-Rezeptor-Agonist Linaclotid (▶ Abschn. 46.2.4) zur Verfügung, wobei sein klinischer Stellenwert noch unklar ist.

46.2 Pharmaka

Lernziele
- Prokinetika
- Antiemetika
- Antidiarrhoika
- Laxanzien

46.2.1 Prokinetika

Als Prokinetika bezeichnet man Pharmaka, die die physiologische propulsive Darmmotorik verstärken. Prokinetika werden zur Behandlung von Übelkeit und Erbrechen im Rahmen gastrointestinaler Motilitätsstörungen sowie zur symptomatischen Behandlung von Gastroparesen, z. B. bei Diabetikern, eingesetzt. Der Einsatz bei der Behandlung der gastroösophagealen Refluxkrankheit ist rückläufig, da diese durch Säuresekretionshemmer deutlich besser behandelbar ist.

Die Stimulation cholinerger Erregung im Magen-Darm-Trakt durch Gabe von direkten oder indirekten Parasympathomimetika ist aufgrund der vielfältigen unerwünschten Wirkungen weitgehend verlassen worden. Die wichtigsten Prokinetika im klinischen Einsatz sind **Metoclopramid** und **Domperidon** (◘ Abb. 46.1), die indirekt zu einer Steigerung der cholinergen Aktivität im Darmnervensystem führen.

Metoclopramid

▪ Wirkprinzip

Die Wirkungen von Metoclopramid beruhen auf der Beeinflussung verschiedener Rezeptorsysteme. So wirkt Metoclopramid als **Agonist an 5-HT$_4$-Rezeptoren,** über die es die Freisetzung von Acetylcholin aus cholinergen Nervenendigungen im Gastrointestinaltrakt steigert. Daneben ist Metoclopramid ein **Antagonist an D$_2$-Rezeptoren.** Die Blockade von D$_2$-Rezeptoren führt ebenfalls zu vermehrter Acetylcholinfreisetzung aus myenterischen Motoneuronen. Metoclopramid blockiert auch D$_2$-Rezeptoren im ZNS. Dies hat einen antiemetischen Effekt durch **Blockade von D$_2$-Rezeptoren** in der Area postrema zur Folge, führt jedoch auch zu unerwünschten Wirkungen (s. u.).

In hohen Dosen führt Metoclopramid zur **Blockade von 5-HT$_3$-Rezeptoren**, was zusätzlich zum antiemetischen Effekt beiträgt. Es wirkt vor allem auf den oberen Gastrointestinaltrakt, wo es den Tonus des Ösophagussphinkters erhöht und zur Steigerung der aboralen Peristaltik, zur Tonussteigerung im Antrum sowie zur Erschlaffung des Pylorus führt.

▪ Pharmakokinetik

Metoclopramid wird nach oraler Gabe schnell resorbiert, allerdings beträgt die Bioverfügbarkeit aufgrund präsystemischer Elimination etwa 60%. Nach oraler Gabe tritt die Wirkung nach 30–60 Minuten ein. Eine schnellere Wirkung kann durch intravenöse (1–3 min) oder intramuskuläre Gabe (10–15 min) erzielt werden. Metoclopramid wird in der Leber sulfatiert und glucuronidiert und überwiegend renal ausgeschieden. Die Plasmahalbwertszeit beträgt 4–6 Stunden.

▪ Unerwünschte Wirkungen

Metoclopramid ist zentralgängig und führt daher aufgrund seiner antidopaminergen Wirkkomponente zu **extrapyramidal-motorischen Effekten.** Neben parkinsonoiden Symptomen kann auch ein dystonisch-dyskinetisches Syndrom auftreten. Nach langfristiger Gabe hoher Dosen sind auch Spätdyskinesien beschrieben worden. Die extrapyramidalen Effekte von Metoclopramid treten insbesondere bei hohen Dosen, z. B. nach intravenöser Gabe, auf. Die Behandlung erfolgt mit Anticholinergika.

Neben den exprapyramidal-motorischen unerwünschten Wirkungen kommt es nach wiederholter Gabe gelegentlich zur **Hyperprolaktinämie** aufgrund einer Blockade des inhibitorischen Effekts von Dopamin auf die Prolaktinfreisetzung mit der Folge von Gynäkomastie, Galaktorrhö oder Zyklusstörungen.

▪ Klinische Anwendung

Wegen der Gefahr von Dyskinesien vor allem bei Langzeittherapie soll Metoclopramid nicht mehr bei diabetischer Gastropathie und gastroösophagealer Refluxerkrankung eingesetzt werden. Indiziert ist es als kurzfristige Therapie gegen **Übelkeit** und **Erbrechen**, z. B. bei Migräne, Chemo- und Strahlentherapie oder nach Operationen.

> **Steckbrief Metoclopramid**
> **Wirkmechanismus:** Verstärkung der propulsiven Darmmotorik sowie antiemetischer Effekt durch Agonismus an 5-HT$_4$-Rezeptoren sowie Antagonismus an D$_2$- und 5-HT$_3$-Rezeptoren
> **Pharmakokinetik:** Bioverfügbarkeit nach oraler Gabe 60%, Plasmahalbwertszeit 4–6 h
> **Unerwünschte Wirkungen:** Extrapyramidal-motorische Effekte, Hyperprolaktinämie
> **Klinische Anwendung:** Kurzfristige (< 5 Tage) Anwendung bei Übelkeit und Erbrechen
> **Kontraindikation:** Kinder < 1 Jahr

Domperidon

Im Gegensatz zu Metoclopramid ist Domperidon ausschließlich ein **D$_2$-Rezeptor-Antagonist,** der jedoch nicht zentralgängig ist und dadurch keine extrapyramidal-motorischen Effekte besitzt. Ähnlich wie Metoclopramid beschleunigt es die Magenentleerung.

Domperidon wird nach oraler Gabe gut resorbiert, besitzt jedoch aufgrund eines intensiven Metabolismus eine Bioverfügbarkeit von nur etwa 15%. Die Plasmahalbwertszeit beträgt 8–16 Stunden und kann bei Niereninsuffizienz steigen. Im Vergleich zu Metoclopramid ist die Wirkung etwas schwächer. Dafür sind extrapyramidal-motorische unerwünschte Wirkungen unter Domperidon deutlich seltener als unter der Gabe von Metoclopramid.

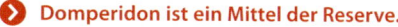

Domperidon ist ein Mittel der Reserve.

46

Prucaloprid

Seit kurzem ist der relativ selektive **5-HT$_4$-Rezeptor-Agonist**
Prucaloprid (☐ Abb. 46.1) zur Therapie chronischer Obstipationen bei Frauen zugelassen. Auch wenn Prucaloprid im Gegensatz zu Cisaprid keine Verlängerung der QT-Zeit hervorrufen soll, wird empfohlen, den Wirkstoff bei entsprechend
gefährdeten Patientinnen zurückhaltend einzusetzen. Ansonsten wird unter Therapie mit Prucaloprid über das Auftreten von Kopfschmerzen, Bauchschmerzen, Übelkeit und
Durchfall berichtet.

46.2.2 Antiemetika

Bedeutung des Brechreflexes

Der Brechreflex ist ein Schutzreflex. Er führt dazu, dass Speisen, die z. B. übel riechen oder nach Aufnahmen in den Körper Toxine freisetzen, wieder aus dem Körper entfernt werden. Er kann jedoch auch durch eine Fülle anderer Faktoren
ausgelöst werden und es kann notwendig sein, den Brechreflex durch Verwendung antiemetischer Pharmaka zu unterdrücken.

Der Brechreflex wird durch das Brechzentrum im Hirnstamm koordiniert, wobei insbesondere Neurone im Bereich
der Formatio reticularis lateralis sowie der Nucleus tractus
solitarii und die Chemorezeptor-Triggerzone in der Area postrema von Bedeutung sind (☐ Abb. 46.2).

Erbrechen kann ausgelöst werden durch **Noxen** und
Toxine im Magen-Darm-Trakt, die zu einer Aktivierung von
viszeralen Afferenzen führen, die über den N. vagus sowie
über die Nn. splanchnici in den Hirnstamm geleitet werden.
Chemorezeptoren in der Schleimhaut des Gastrointestinaltrakts werden z. B. durch bakterielle Toxine aktiviert.

Bei der Behandlung mit Zytostatika sowie im Rahmen der
Bestrahlungsbehandlung von Tumorpatienten kommt es zur
massiven Freisetzung von Serotonin aus enterochromaffinen
Zellen der Darmschleimhaut. Serotonin bewirkt durch Aktivierung von 5-HT$_3$-Rezeptoren eine Stimulation afferenter
Nervenfasern, die über den N. vagus zum Nucleus tractus solitarii ziehen.

Noxen und Toxine, die ins **Blut** gelangt sind, können Erbrechen durch Aktivierung im Bereich der Chemorezeptor-
Triggerzone in der Area postrema auslösen. In dieser Region
ist die Blut-Hirn-Schranke aufgehoben, sodass auch Toxine,
die nicht zentralgängig sind, wirksam werden können.

Bei **Reizung des Vestibularapparats** im Rahmen von Kinetosen kann es ebenfalls zur Aktivierung des Brechzentrums
kommen. Auch höhere Hirnzentren, insbesondere **Cortex**
und **limbisches System**, sind in der Lage, das Brechzentrum
zu aktivieren. Das während der Schwangerschaft häufig zu
beobachtende morgendliche Erbrechen (Vomitus matutinus
oder Hyperemesis gravidarum) ist wahrscheinlich auf eine
hormonelle Stimulation des Brechzentrums zurückzuführen.

An der Regulation des Brechzentrums sowie der peripheren Prozesse, die zu einer Aktivierung des Brechzentrums
führen, sind eine Fülle von Transmittern beteiligt (☐ Abb.
46.2). Die meisten Antiemetika wirken durch Blockade der

Metoclopramid

Domperidon

Prucaloprid

☐ **Abb. 46.1** Strukturformeln von Metoclopramid, Domperidon
und Prucaloprid

Wirkung einzelner Transmittersysteme. Da bestimmte Transmitter bei bestimmten Formen des Erbrechens besonders bedeutsam sind, sind bestimmte Antiemetika für bestimmte
Formen des Erbrechens besonders geeignet (☐ Abb. 46.2;
☐ Tab. 46.1).

Erbrechen auslösende Pharmaka (Emetika)

Unter der Therapie mit **Digitalisglykosiden** kommt es besonders bei Überdosierung durch eine direkte Wirkung auf Chemorezeptoren in der Area postrema der Medulla oblongata
zur Auslösung von Übelkeit und Erbrechen. **Dopaminagonisten** und **Opiate/Opioide** führen vor allem zu Beginn der Therapie über die Aktivierung von Dopamin-D$_2$-Rezeptoren bzw.
δ-Opioidrezeptoren im Bereich der Chemorezeptor-Triggerzone sowie des Nucleus tractus solitarii zum Erbrechen.

Die gravierendsten Formen von medikamenteninduzier-
tem Erbrechen werden nach Gabe einiger **Zytostatika** beobachtet. Bei zytotoxischen Chemotherapien und Bestrahlungen
zur Therapie von Tumorerkrankungen treten Nausea und
Emesis häufig auf. Zu den hochemetogenen Zytostatika gehören **Cisplatin, Cyclophosphamid,** aber auch **Dacarbazin,
Cytarabin, Carmustin** und **Lomustin.**

Insbesondere das durch Cisplatin ausgelöste Erbrechen
stellt nicht selten ein klinisches Problem dar. Es tritt üblicherweise in 2 Phasen auf, als **Frühemesis** innerhalb 24 Stunden

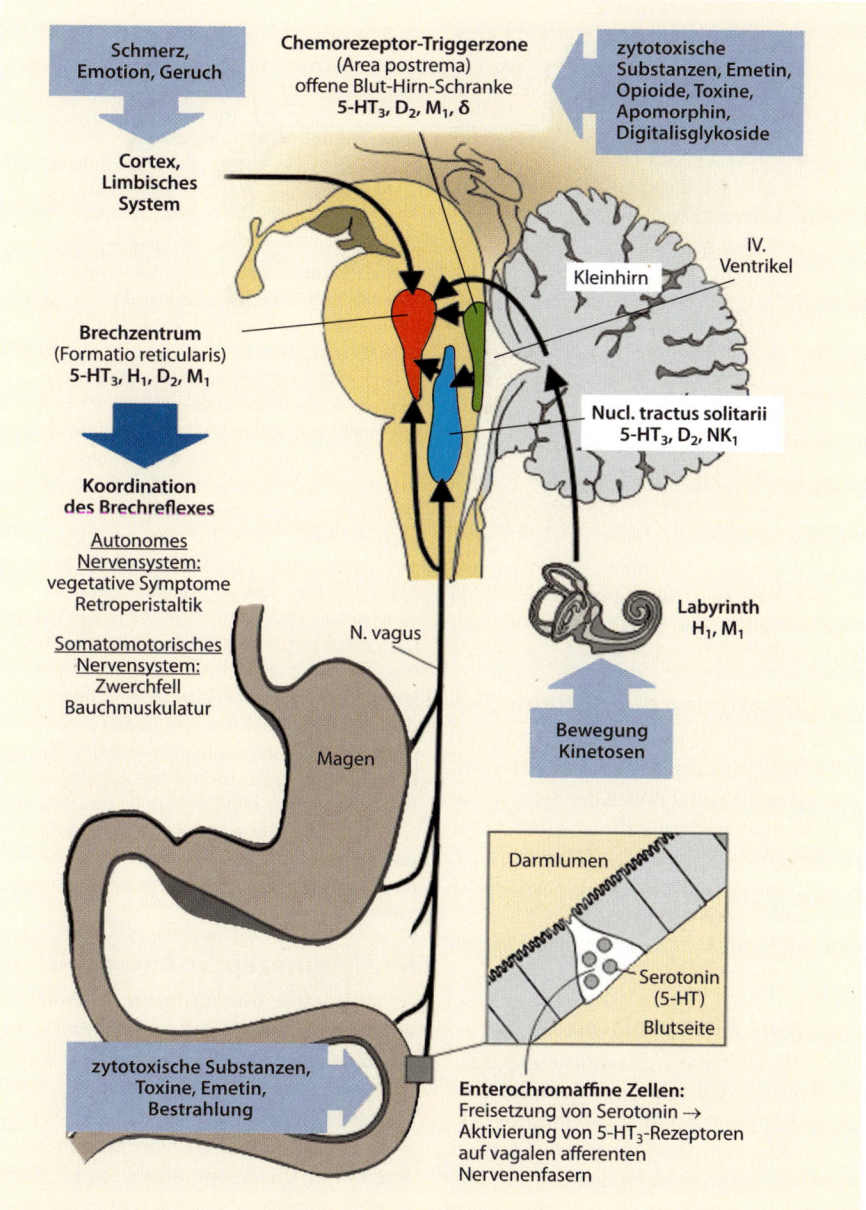

Schmerz, Emotion, Geruch

Chemorezeptor-Triggerzone (Area postrema) offene Blut-Hirn-Schranke 5-HT$_3$, D$_2$, M$_1$, δ

zytotoxische Substanzen, Emetin, Opioide, Toxine, Apomorphin, Digitalisglykoside

Cortex, Limbisches System

Kleinhirn

IV. Ventrikel

Brechzentrum (Formatio reticularis) 5-HT$_3$, H$_1$, D$_2$, M$_1$

Nucl. tractus solitarii 5-HT$_3$, D$_2$, NK$_1$

Koordination des Brechreflexes

Autonomes Nervensystem: vegetative Symptome Retroperistaltik

Somatomotorisches Nervensystem: Zwerchfell Bauchmuskulatur

N. vagus

Labyrinth H$_1$, M$_1$

Bewegung Kinetosen

Magen

Darmlumen

Serotonin (5-HT)

Blutseite

zytotoxische Substanzen, Toxine, Emetin, Bestrahlung

Enterochromaffine Zellen: Freisetzung von Serotonin → Aktivierung von 5-HT$_3$-Rezeptoren auf vagalen afferenten Nervenenfasern

■ **Abb. 46.2 Wirkweisen emetogener Stimuli.** Der durch verschiedene Mechanismen auslösbare Brechreflex wird durch das Brechzentrum in der Formatio reticularis (*rot*) koordiniert. Das Brechzentrum erhält verschiedene afferente Einflüsse aus Cortex sowie limbischem System, Chemorezeptor-Triggerzone (*grün*), peripherem Nervensystem, über den Nucleus tractus solitarii (*blau*) sowie über das Kleinhirn aus dem Innenohr. Für die verschiedenen Formen des Erbrechens sind in der Regel typische afferente Wege verantwortlich, die bestimmte Neurotransmittersysteme involvieren

nach Verabreichung sowie als Spätemesis später als 24 Stunden nach Gabe des Zytostatikums für teilweise mehrere Tage. Der Frühemesis liegt eine Freisetzung von Serotonin aus den enterochromaffinen Zellen der intestinalen Schleimhaut zugrunde, während die Ursachen der Spätemesis unklar sind.

Einige Pharmaka sind in der Vergangenheit auch zur Auslösung von Erbrechen nach Intoxikationen eingesetzt worden. So führt die orale Aufnahme von **Ipecacuanhasirup,** der die Alkaloide **Emetin** und **Cephaelin** enthält, zur Auslösung von Erbrechen. Emetin aktiviert sensorische Neurone des Vagus und Sympathikus im Bereich des Magens und wirkt zudem zentral durch Aktivierung der Chemorezeptor-Triggerzone. Erbrechen kann auch induziert werden durch Gabe des Dopamin D$_2$-Rezeptor-Agonisten **Apomorphin,** der durch Aktivierung der Rezeptoren im Bereich der Chemorezeptor-Triggerzone wirkt.

46

◻ Tab. 46.1 Typische Indikationen für einzelne Antiemetika

Art des Erbrechens	Pharmaka
Zytostatikainduziertes Erbrechen	5-HT$_3$-Antagonisten Glucocorticoide + evtl. NK$_1$-Antagonisten
Bestrahlungsinduziertes Erbrechen	5-HT$_3$-Antagonisten Glucocorticoide
Postoperatives Erbrechen	Dopaminantagonisten H$_1$-Antagonisten 5-HT$_3$-Antagonisten Glucocorticoide
Kinetosen	H$_1$-Antagonisten Anticholinergika
Hyperemesis gravidarum	evtl. H$_1$-Antagonisten

Die Anwendung von Emetika ist kaum noch indiziert, da andere Verfahren der Giftelimination genauso wirksam und ungefährlicher sind.

Bedeutung und Indikationen der Antiemetika

Eine pharmakologische Behandlung von Erbrechen ist nur bei schweren, lang anhaltenden Formen indiziert. Typische Anwendungsgebiete sind Erbrechen im Rahmen der Zytostatikabehandlung, nach Strahlentherapie, im Rahmen von Gastroenteritiden, bei Kinetosen sowie postoperativ (◻ Tab. 46.1). Bei einer schweren Hyperemesis gravidarum kann ebenfalls an eine antiemetische Behandlung gedacht werden.

Prinzipiell wirken Antiemetika besser prophylaktisch als therapeutisch.

Histamin-H$_1$-Rezeptor-Antagonisten

Verschiedene Histamin-H$_1$-Rezeptor-Antagonisten sind geeignet für die Behandlung von Übelkeit bei Kinetosen, Morbus Menière, Hyperemesis gravidarum sowie postoperativ. Bei der Prophylaxe von Kinetosen sind sie Mittel der Wahl. Zur prophylaktischen Gabe bei zu erwartender Kinetose sollten H$_1$-Antagonisten z. B. 1 Stunde vor Antritt einer Reise gegeben werden.

Für die Wirkung ist die Zentralgängigkeit der Substanzen erforderlich. Als besonders wirksam haben sich zentralgängige Antihistaminika mit zusätzlicher antimuskarinerger Wirkung erwiesen (z. B. **Meclozin, Promethazin** oder **Diphenhydramin**) (◻ Abb. 46.3). Zu den wichtigsten unerwünschten Wirkungen der zentralgängigen Antihistaminika gehören ein sedierender Effekt sowie gelegentlich Akkomodationsstörungen.

Eine Besonderheit stellt **Betahistin** dar, das ein partieller Agonist an Histamin-H$_1$-Rezeptoren und ein Antagonist an Histamin-H$_3$-Rezeptoren ist. Betahistin wird nicht primär als Antiemetikum eingesetzt. Aufgrund eines möglichen günstigen Effekts auf die Durchblutung im Bereich des vertebrobasilären Stromgebiets und des Innenohres wird es bei einigen Formen des vestibulär bedingten Schwindels und Übelkeit (z. B. Morbus Menière) eingesetzt. Der therapeutische Nutzen ist nur unzureichend belegt. Gelegentlich kommt es zu Magenunverträglichkeiten und Kopfschmerzen.

Seekrankheit wird behandelbar
Die ersten in den 1940er Jahren zur Behandlung von Heuschnupfen und Urtikaria entwickelten Antihistaminika hatten aufgrund ihrer Zentralgängigkeit auch sedierende Effekte. Eine amerikanische Firma in Chicago, die G. D. Searle & Company, führte deshalb eine Kombination des Antihistaminikums Diphenhydramin mit dem schwachen Stimulanz 8-Chlorotheophyllinat ein.
Bei der klinischen Testung des entstehenden Salzes Dimenhydrinat berichtete eine Patientin, die unter Urtikaria litt, nicht nur über einen antiallergischen Effekt, sondern auch darüber, dass sie unter dem Einfluss von Dimenhydrinat beim Fahren mit der lokalen Straßenbahn seit Jahren zum ersten Mal keine Übelkeit verspürt habe. Nachfolgende Untersuchungen an weiteren Patienten, die unter der Reisekrankheit (Kinetose) litten, bestätigten diesen Effekt von Dimenhydrinat. Die Firma Searle organisierte daraufhin einen größeren klinischen Versuch:
Am 27. November 1947 startete das Truppentransportschiff *General Ballou* von New York nach Bremerhaven mit 1366 Soldaten an Bord. Während der Überfahrt auf unruhiger See wurde ein Teil der Soldaten mit täglich 4×100 mg Dimenhydrinat behandelt, der andere Teil mit Placebo. Lediglich 4% der mit Dimenhydrinat behandelten Soldaten klagten über Seekrankheit, während unter den mit Placebo Behandelten 25% seekrank wurden. Bei fast allen seekranken Soldaten besserte sich der Zustand binnen weniger Stunden nach Behandlung mit Dimenhydrinat. Die einzige unerwünschte Wirkung war eine leichte Sedierung. Mittels dieser ungewöhnlichen klinischen Prüfung wurde die Prophylaxe und Behandlung von Kinetosen durch zentralgängige Antihistaminika etabliert und Dimenhydrinat ist auch heute noch eines der bei dieser Indikation am meisten eingesetzten Pharmaka.

Muskarinrezeptor-Antagonisten

Zentralgängige Muskarinrezeptor-Antagonisten wie **Scopolamin** (◻ Abb. 46.3) sind besonders für die Behandlung von Übelkeit und Erbrechen im Rahmen von Kinetosen, Morbus Menière sowie bei postoperativem Erbrechen wirksam und stellen Mittel der Reserve dar. Die Wirkung bei Kinetosen wird auf eine Blockade von muskarinischen Acetylcholinrezeptoren im N. vestibularis zurückgeführt. Scopolamin wird vorzugsweise transdermal verabreicht. Mit anticholinergen unerwünschten Wirkungen wie **Mundtrockenheit, Akkomodationsstörungen** und **Sedierung** muss gerechnet werden.

Dopamin-D$_2$-Rezeptor-Antagonisten

Verschiedene D$_2$-Rezeptor-Antagonisten aus der Gruppe der **Phenothiazine** (z. B. Perphenazin), aus der Gruppe der **Butyrophenone** (z. B. Droperidol, Haloperidol) sowie aus der Gruppe der **Prokinetika** (Domperidon, Metoclopramid, Alizaprid) können als Antiemetika verwendet werden. Sie wirken durch Blockade von D$_2$-Rezeptoren in der Area postrema. Sie haben keine Wirkung auf Übelkeit und Erbrechen bei Kinetosen, können jedoch bei postoperativem Erbrechen sowie bei Erbrechen infolge von Chemotherapie und Radiotherapie wirksam sein.

Die meisten D_2-Rezeptor-Antagonisten sind zentralgängig und können zu **extrapyramidal-motorischen Störungen** führen.

Domperidon ist eine Ausnahme und hat diese unerwünschten Wirkungen nicht. Es ist darüber hinaus besonders für die Behandlung von Übelkeit und Erbrechen im Rahmen einer Dopaminrezeptor-Antagonisten-Therapie bei Morbus Parkinson hilfreich, da es die zentralen erwünschten Effekte von Dopaminrezeptor-Antagonisten nicht beeinflusst. Die antihistaminergen und antimuskarinergen Eigenschaften vieler dieser Dopaminrezeptor-Antagonisten tragen ebenfalls zu den antiemetischen Effekten bei.

Serotonin-5-HT$_3$-Rezeptor-Antagonisten

5-HT$_3$-Rezeptoren finden sich auf den afferenten vagalen Nervenfasern im Gastrointestinaltrakt, im Nucleus tractus solitarii sowie in der Area postrema. Insbesondere das durch Zytostatika und Bestrahlung ausgelöste Erbrechen beruht auf Freisetzung von Serotonin aus enterochromaffinen Zellen der Dünndarmschleimhaut, das daraufhin über 5-HT$_3$-Rezeptoren vagale Afferenzen stimuliert.

Anfang der 1990er Jahre wurden daher erstmals 5-HT$_3$-Rezeptor-Antagonisten in die Therapie des zytostatikainduzierten Erbrechens eingeführt, die seitdem Mittel der Wahl zur Prophylaxe der Frühemesis unter Gabe hochemetogener Zytostatika sind. Neben **Ondansetron** (● Abb. 46.3) stehen mittlerweile eine Reihe weiterer 5-HT$_3$-Rezeptor-Antagonisten wie **Tropisetron, Dolasetron, Granisetron** oder **Palonosetron** zur Verfügung.

5-HT$_3$-Rezeptor-Antagonisten sind insbesondere wirksam zur Unterdrückung der Frühemesis im Rahmen einer Zytostatikabehandlung oder Radiotherapie. Üblicherweise werden sie 1-mal täglich oral oder als Kurzinfusion verabreicht. Sie werden in der Regel gut vertragen, gelegentlich kommt es zu **unerwünschten gastrointestinalen Wirkungen** wie **Obstipation** oder **Diarrhö** sowie zu **Kopfschmerzen.**

NK$_1$-Rezeptor-Antagonisten

Substanz P, ein Peptid aus der Gruppe der Tachykinine, spielt sowohl peripher als auch zentral eine Rolle bei der Induktion von Erbrechen, indem es agonistisch auf NK$_1$-Rezeptoren wirkt.

Die NK$_1$-Rezeptor-Antagonisten **Aprepitant** und **Netupitant** können zur Prävention des durch Zytostatika ausgelösten Erbrechens eingesetzt werden. Sie wirken insbesondere auf die späte Phase des zytostatikainduzierten Erbrechens (Spätemesis) und lassen sich daher sehr gut mit 5-HT$_3$-Rezeptor-Antagonisten, die vor allem auf die frühe Phase (Frühemesis) wirken, kombinieren.

Beide Substanzen besitzen eine orale Bioverfügbarkeit > 60% und eine Plasmahalbwertszeit von ca. 10 Stunden (Aprepitant) bzw. 100 Stunden (Netupitant). Sie werden vornehmlich hepatisch durch CYP3A4 metabolisiert. Bei Gabe von anderen Pharmaka, die ebenfalls über CYP3A4 metabolisiert werden, muss mit Interaktionen gerechnet werden. Aprepitant induziert zudem die Expression von CYP2C9.

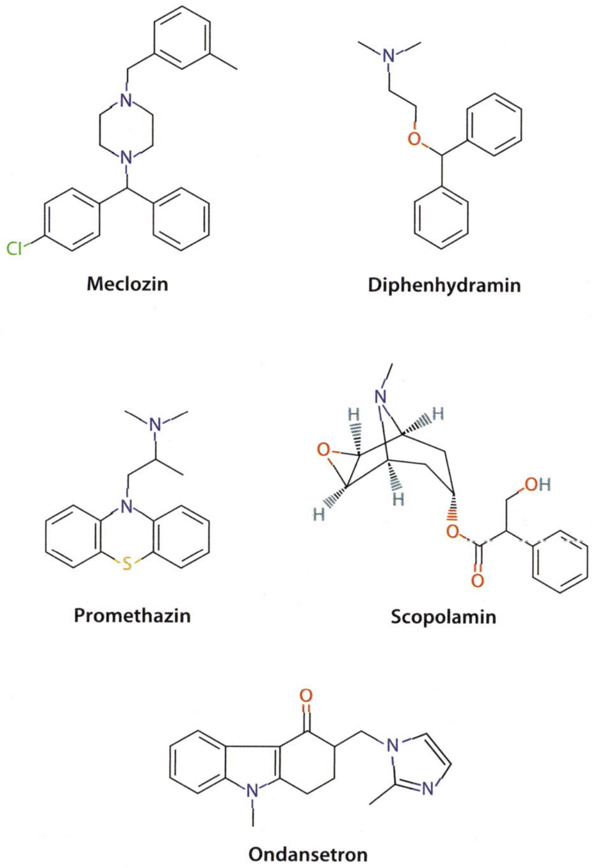

● **Abb. 46.3 Strukturformeln von Antiemetika aus der Gruppe der zentralgängigen Histamin-H$_1$-Rezeptor-Antagonisten, Muskarinrezeptor-Antagonisten sowie Serotonin-5-HT$_3$-Rezeptor-Antagonisten**

Mit **Fosaprepitant-Dimeglumin** steht ein i. v. verabreichbares Prodrug von Aprepitant zur Verfügung, das im Vergleich zu Aprepitant einen schnelleren Wirkungseintritt aufweist.

Cannabinoide

Dronabinol (Δ^9-Tetrahydrocannabinol, THC), der aktive Wirkstoff von Cannabis, sowie synthetische Cannabinoide wie **Nabilon** und **Levonantradol** sind für die Behandlung von Übelkeit und Erbrechen z. B. im Rahmen einer Chemotherapie verwendbar. Sie wirken durch Cannabinoid-CB$_1$-Rezeptoren. Allerdings kommt es zu einer Reihe unerwünschter Wirkungen wie **Müdigkeit, Schwindel** oder **Verwirrtheit.**

In Deutschland ist Dronabinol nach dem Betäubungsmittelgesetz verkehrs- und verordnungsfähig. Es gibt jedoch keine cannabinoidhaltigen Fertigarzneimittel. Dronabinol kann daher lediglich als Rezeptur, d. h. nach individueller Herstellung, verordnet werden. Alternativ kann es über Apotheken importiert werden. Der klinische Nutzen im Vergleich zu anderen Antiemetika zur Behandlung von chemotherapieinduziertem Erbrechen ist unklar.

46

46.2.3 Antidiarrhoika

Pathophysiologie der Diarrhö

Diarrhö ist ein Symptom verschiedener Erkrankungen des Darms und zeichnet sich durch einen erhöhten Wassergehalt des Stuhls, einer Stuhlmenge > 250 g/d sowie breiig/wässrigen Stuhlgang mit einer Frequenz > 3-mal täglich aus.

Chronische Diarrhöen, die z. B. bei chronisch-entzündlichen Darmerkrankungen oder beim Reizdarmsyndrom auftreten, machen die Behandlung der Grunderkrankung erforderlich. Die häufigsten Ursachen für **akute Diarrhöen** sind Infektionen mit Viren (z. B. Rotaviren bei Säuglingen und Kleinkindern), Bakterien sowie die Einwirkung von bakteriellen Toxinen.

Darüber hinaus stellt die Diarrhö nicht selten eine unerwünschte Wirkung von Pharmaka dar (z. B. magnesiumhaltige Antazida, Antibiotika, Laxanzien oder Zytostatika). Die meisten akuten Diarrhöen sind selbstlimitierend und bedürfen keiner weiteren diagnostischen Abklärung. Bei Fieber, blutigen Durchfällen oder Durchfällen, die länger als 1 Woche anhalten, muss eine diagnostische Abklärung erfolgen. Gegebenenfalls erfolgt eine antibiotische Behandlung.

Symptomatische Maßnahmen bei akuter Diarrhö

Die wichtigste symptomatische Maßnahme zur Behandlung akuter Diarrhöen besteht in der **Rehydratationstherapie** mittels **Elektrolyt-Glucose-Lösung.** Gemäß den Empfehlungen der WHO werden z. B. 3,5 g NaCl, 1,5 g KCl, 2,5 g NaHCO$_3$ und 20 g Glucose in 1 l Wasser oral verabreicht.

Die Rehydratationstherapie macht sich zunutze, dass in den meisten Fällen akuter Diarrhöen der Na$^+$/Glucose-Co-Transport im Dünndarmepithel intakt ist. Die Aufnahme von Natriumionen und Glucose führt sekundär zur Resorption von Wasser und anderen Elektrolyten. Dadurch kann einer Dehydratation des Patienten entgegengewirkt werden. Nur selten ist die intravenöse Zufuhr von Elektrolyten und Flüssigkeit notwendig.

Für die symptomatische Behandlung unkomplizierter akuter Diarrhöen stehen darüber hinaus das Opioid **Loperamid** sowie der Enkephalinasehemmer **Racecadotril** (◘ Abb. 46.4) zur Verfügung.

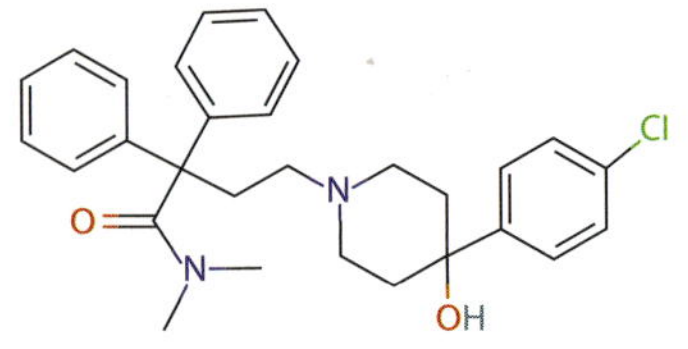

Loperamid

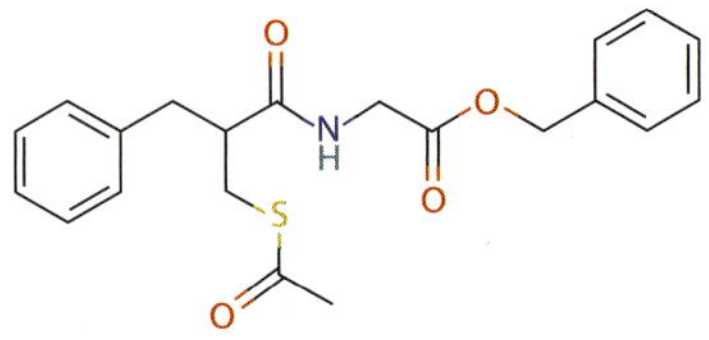

Wirkprinzip Loperamid ist ein Opioid, das durch **Aktivierung von μ-Opioidrezeptoren im Darm** die propulsive Peristaltik hemmt. Die dadurch bedingte verlängerte Passagezeit führt zur Steigerung der Resorption von Wasser und Elektrolyten. Loperamid hemmt zudem die im Rahmen von infektiös oder toxisch bedingten Diarrhöen auftretende Steigerung der Sekretion von Wasser und Elektrolyten in das Darmlumen.

Pharmakokinetik Oral verabreichtes Loperamid entfaltet seine Wirkung lokal im Darm. Circa 70% des oral verabreichten Loperamids kann aus dem Darm resorbiert werden. Aufgrund eines ausgeprägten **First-Pass-Effekts** gelangt es jedoch

◘ Abb. 46.4 Strukturformeln von Loperamid und Racedadotril

nur in geringen Mengen in die systemische Zirkulation. Loperamid ist nicht zentralgängig, da es durch einen aktiven Transportmechanismus nach Aufnahme in die Endothelzellen der Hirnkapillaren wieder zurück ins Blut befördert wird. Im Gegensatz zu den meisten anderen Opioiden besitzt Loperamid daher in therapeutischen Dosen bei Erwachsenen keine Wirkungen im Bereich des ZNS. Die Plasmahalbwertszeit beträgt 11–15 Stunden.

Unerwünschte Wirkungen Loperamid wird in der Regel gut vertragen. Gelegentlich treten **Obstipation,** seltener **Bauchkrämpfe** und **Übelkeit** auf. Bei Kindern kann es insbesondere bei hoher Dosierung zu einem paralytischen Ileus sowie zu zentralnervösen Wirkungen kommen. Eine Intoxikation kann mit Naloxon behandelt werden.

Kontraindikationen

> **Bei schweren Darmerkrankungen, Diarrhöen mit Fieber und blutigem Stuhl, in der Schwangerschaft und Stillzeit sowie bei Kindern unter 2 Jahren ist Loperamid kontraindiziert.**

Klinische Anwendung Sofern keine kausale Therapie möglich ist, kann Loperamid bei akuten und chronischen Diarrhöen kurzfristig (1–2 Tage) eingesetzt werden. Die Behandlung ist rein symptomatisch. Die mögliche Hemmung der Elimination von Erregern durch Loperamidgabe kann nachteilig sein.

Steckbrief Loperamid

Wirkmechanismus: Hemmung der propulsiven Peristaltik durch Aktivierung von μ-Opioidrezeptoren im Darm
Pharmakokinetik: Ausgeprägter First-Pass-Effekt, sehr geringe systemische Wirkung nach oraler Gabe, nicht zentralgängig

Racecadotril

Wirkprinzip Racecadotril wird nach oraler Gabe durch
Esterasen in den aktiven Metaboliten **Thiorphan** umgewandelt. Thiorphan **hemmt Enkephalinasen** und verstärkt
dadurch die Wirkung endogener Enkephaline im Gastrointestinaltrakt. Die lokal vermehrt anfallenden endogenen Enkephaline führen über δ-Opioidrezeptoren zur Verminderung
der Sekretion von Elektrolyten und Wasser.

Pharmakokinetik Racecadotril wird rasch nach oraler Gabe
resorbiert. Der aktive Metabolit Thiorphan ist nicht zentralgängig und wird nach Metabolisation überwiegend renal ausgeschieden. Die Halbwertszeit beträgt etwa 3 Stunden.

Unerwünschte Wirkungen Gelegentlich kommt es unter Anwendung von Racecadotril zur Obstipation.

Klinische Anwendung Racecadotril kann zur symptomatischen Behandlung bei Säuglingen, die älter als 3 Monate sind,
Kindern und Erwachsenen mit akuter Diarrhö eingesetzt
werden, wenn orale Rehydratationsmaßnahmen allein nicht
ausreichend wirksam sind und keine Kontraindikationen
bestehen. Es ist wegen der gegenüber Loperamid weniger
gut belegten Wirksamkeit und Verträglichkeit **Mittel der
Reserve**.

Kontraindikationen Racecadotril ist bei **Säuglingen unter
3 Monaten**, bei **schweren Darmerkrankungen** sowie **Infektionen mit invasiven Erregern** kontraindiziert.

46.2.4 Laxanzien

■ Bedeutung

Laxanzien sind Abführmittel, die bei **Obstipation** eingesetzt
werden. Darunter versteht man eine Verringerung der Stuhl-
gangfrequenz auf < 3-mal pro Woche für > 6 Monaten. Letztendlich spielt das subjektive Befinden des Patienten eine wichtige Rolle bei der Stellung der Diagnose einer Obstipation.

Die Obstipation kann vielfältige Ursachen haben:

- So kann sie das Symptom **schwerwiegender organischer Darmerkrankungen** wie chronisch-entzündliche
Darmerkrankungen, Kolonkarzinom oder Divertikuli-
tis sein. Derartige Erkrankungen sollten unbedingt vor
einer medikamentösen Behandlung der Obstipation
ausgeschlossen werden.
- Eine Verlangsamung der Transitzeit kann durch **verschiedene funktionelle Störungen** bedingt sein. So
können verschiedene **psychische Erkrankungen**, das
Reizdarmsyndrom sowie generell **fehlerhafte Ernährung und Lebensgewohnheiten** zur Symptomatik
einer Obstipation führen.
- Auch verschiedene **Pharmaka** wie Opioide, trizyklische
Antidepressiva, Anticholinergika, Antiparkinsonmittel,
aluminiumhaltige Antazida, Clonidin oder Calciumkanalblocker können eine Obstipation hervorrufen
oder verstärken.

Die häufigsten Formen von Obstipation beruhen auf funktionellen Störungen infolge fehlerhafter Ernährung oder ungünstiger Lebensgewohnheiten. In diesen Fällen kann sehr
häufig auf den Einsatz abführender Arzneimittel (Laxanzien)
verzichtet werden. Die Umstellung der Ernährung auf faser-
reiche Kost, ausreichende Flüssigkeitszufuhr sowie vermehrte
körperliche Bewegung sind zur Behandlung dieser auch als
»habituelle Obstipation« bezeichneten Funktionsstörung
häufig ausreichend.

■ Wirkprinzip

Die Laxanzien werden gemäß ihrer Wirkungsweise in Gruppen unterteilt:

- Füll- und Quellmittel
- Gleitmittel
- osmotisch wirkende Abführmittel
- stimulierende Laxanzien
- Rizinusöl
- 5-HT$_4$-Rezeptoragonisten (▶ Abschn. 46.2.1)
- GC-C-Rezeptor-Agonist

❯ **Der Einsatz von Laxanzien sollte grundsätzlich so kurz
wie möglich erfolgen und auf maximal wenige Wochen
begrenzt sein.**

Bei länger dauernder Anwendung besteht die Gefahr eines
gesteigerten intestinalen Wasser- und Elektrolytverlusts. In
der Folge kommt es zu einer vermehrten Freisetzung von Aldosteron, wodurch die renale Kaliumausscheidung gesteigert
wird. Der dadurch zusätzlich verstärkte Verlust von Kaliumionen führt zur Verminderung der Darmtätigkeit und beför-

46

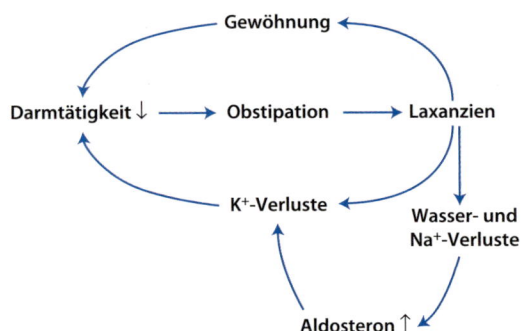

● **Abb. 46.5** Circulus vitiosus bei Laxanzienabusus

dert damit eine Obstipation. Aufgrund dieses Circulus vitiosus (● Abb. 46.5) bei Laxanzienmissbrauch kann es durch die Laxanziengabe selbst zur Aufrechterhaltung einer Obstipation kommen.

Quell- und Ballaststoffe

Durch Zufuhr von pflanzlichen Fasern, die nicht im Darm abgebaut werden können und unter Wasseraufnahme im Darmlumen aufquellen, vergrößert sich das Volumen des Darminhalts. Die Dehnung der Darmwand führt reflektorisch zur Auslösung propulsiver Peristaltik und Defäkation. Als Quell- und Ballaststoffe können **Weizenkleie, Leinsamen** oder **Flohsamen** (Psyllium) eingesetzt werden.

Wichtig ist, dass die **Verabreichung mit einer ausreichenden Flüssigkeitsmenge** erfolgt, um einer Verkleisterung des Darminhalts mit der Gefahr eines Darmverschlusses vorzubeugen. Der Einsatz von Quell- und Ballaststoffen ist ansonsten nebenwirkungsarm. Eine Wirkung setzt in der Regel nach 10–20 Stunden ein.

Gleitmittel

Als Gleitmittel werden detergensähnliche oder ölige, nicht resorbierbare Substanzen verwendet, die den Fäzes gleitfähiger machen sollen und dadurch die Darmpassage verbessern. Die Anwendungsmöglichkeiten sind begrenzt. Zum Einsatz kommen das Detergens **Docusat-Natrium** oder **Paraffinöl.** Die Wirkung ist oft nicht sehr stark ausgeprägt. Bei Resorption oder Aspiration von Paraffinöl besteht die Gefahr von Ablagerungen im Körper bzw. von Lipidpneumonien, außerdem ist die Resorption fettlöslicher Vitamine bei chronischer Einnahme vermindert. **Glycerin** kann rektal als Klysma oder Suppositorium zur Auslösung der Defäkation eingesetzt werden.

Osmotische Laxanzien

Wirkprinzip   Durch Gabe niedermolekularer, nichtresorbierbarer Substanzen kommt es zur osmotischen Retention von Flüssigkeit im Darmlumen, wodurch eine Eindickung des Fäzes verhindert und die Darmpassage erleichtert wird.

Vertreter
- Die Gabe anorganischer Salze (**salinischer Abführmittel**) in isotoner Lösung hat einen laxierenden Effekt.

Zur Anwendung kommen **Na$_2$SO$_4$ (Glaubersalz)** oder **MgSO$_4$ (Bittersalz)**. Da SO$_4^{2-}$-Anionen kaum resorbierbar sind, binden sie osmotisch im Darmlumen Flüssigkeit, die Gabe salinischer Abführmittel kann binnen weniger Stunden zu einer wässrigen Stuhlentleerung führen.

- Die **Zuckeralkohole Sorbitol** und **Mannitol**, die nicht resorbiert werden können, wirken als osmotische Abführmittel. Sorbitol kann z. B. als Einlauf zur Reinigung des Enddarms verabreicht werden.
- Auch die **nichtresorbierbaren Zucker Lactulose** (● Abb. 46.6) **und Lactitol** finden als osmotische Laxanzien Anwendung. Nicht selten kommt es unter Gabe von Lactulose und Lactitol zu abdominellen Schmerzen und Flatulenz. Beide Zucker werden im Kolon durch Bakterien in Milch- und Essigsäure abgebaut. Die dadurch hervorgerufene Absenkung des pH-Wertes im Darmlumen macht man sich zur Senkung erhöhter Ammoniakspiegel bei der hepatischen Enzephalopathie zunutze. Der niedrige pH-Wert führt dazu, dass das resorbierbare und toxische Ammoniak (NH$_3$) in nichtresorbierbares NH$_4^+$ umgewandelt wird.
- Auch höhermolekulare Substanzen mit sehr hoher Wasserbindungskapazität wie **Polyethylenglykole,** die kaum resorbiert werden, können als osmotische Laxanzien eingesetzt werden.

Stimulierende Laxanzien

Wirkprinzip   Im Gegensatz zu den anderen Abführmitteln führen stimulierende Laxanzien zu einer Irritation und Reizung des Darmepithels. Dadurch nimmt die Resorption von Natrium und Wasser ab (**antiresorptive Wirkung**). Darüber hinaus können sie die Sekretion von Elektrolyten und Wasser in das Darmlumen fördern (**sekretagoge Wirkung**). Folge dieser Wirkungen ist die Aufweichung des Fäzes sowie die Steigerung von propulsiver Peristaltik und Defäkation. Nicht zuletzt wegen **unklarer Sicherheit bei Langzeitgabe** sollten stimulierende Laxanzien nur kurzfristig eingesetzt werden.

Vertreter
- **Anthrachinone** sind pflanzliche Bestandteile, die in den Blättern und Früchten der Sennapflanze, der Rinde des Faulbaumes, den Wurzeln des Rhabarbers oder in den Blättern der Aloe vorkommen. Sie besitzen verschiedene Zuckerreste und werden erst im Dickdarm durch Einwirkung von Glykosidasen und Reduktasen in die aktiven Formen wie Anthrone oder Anthranole umgewandelt. Die Wirkung setzt im Dickdarm mit etwa 6–10 Stunden Latenz ein. Ein kleiner Anteil der Anthrachinone wird resorbiert und mit dem Urin, der sich dunkel verfärben kann, ausgeschieden.
- **Diphenolmethanderivate** sind synthetische Wirkstoffe, aus denen im Darm Diphenole entstehen, die im Dickdarm laxierende Wirkungen besitzen.
- **Bisacodyl** (● Abb. 46.6) wird im Dünndarm zu Desacetylbisacodyl hydrolysiert und resorbiert. Nach hepatischer Konjugation mit Glucuronsäure wird es biliär in

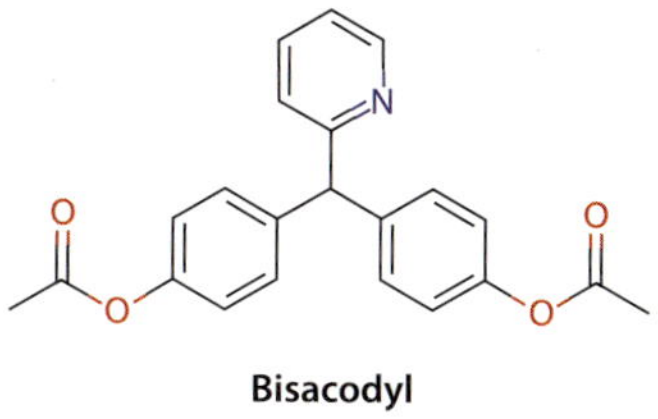

Bisacodyl

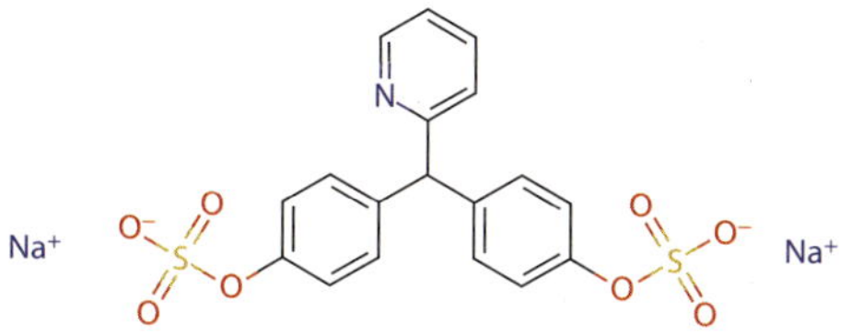

Natriumpicosulfat

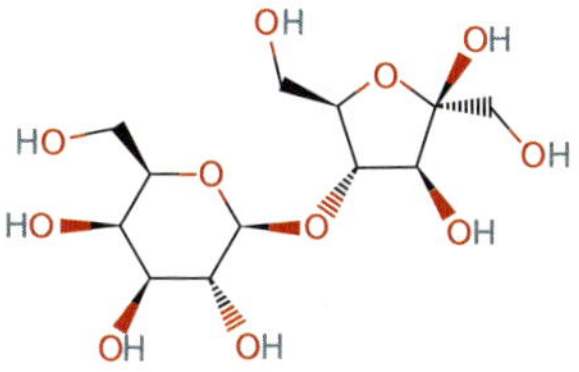

Lactulose

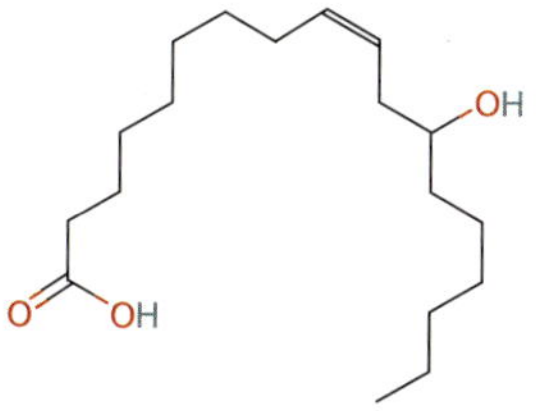

Rizinolsäure

◘ Abb. 46.6 **Abb. 46.6 Strukturformeln von Rizinolsäure, Bisacodyl, Natrium-picosulfat und Lactulose**

den Darm sezerniert und im Dickdarm wiederum in die Wirkform, das Desacetylbisacodyl, umgewandelt. Aufgrund der Leberpassage setzt die laxierende Wirkung erst mit einer Verzögerung von 8–12 Stunden nach oraler Gabe ein.

— **Natriumpicosulfat** (◘ Abb. 46.6), ein Schwefelsäureester des Bisacodyls, wird kaum resorbiert. Im Dickdarm wird es in die gleiche Wirkform wie die des Bisacodyls umgesetzt.

Rizinusöl

Rizinusöl besteht zu 80–85% aus dem Triglyzerid der Rizinolsäure (◘ Abb. 46.6) und wird im Dünndarm durch Lipasen gespalten. Die dadurch freigesetzte Rizinolsäure wirkt vor allem im Dünndarm stark motilitätssteigernd, indem sie direkt Prostaglandin-E_2-Rezeptoren vom Typ EP_3 in der glatten Muskulatur der Darmwand aktiviert. Aufgrund der teilweise sehr starken Wirkung sowie des unangenehmen Geschmacks wird Rizinusöl kaum noch als Laxanzium verwendet.

GC-C-Rezeptor-Agonisten

Die Guanylylzyklase-C (GC-C) ist ein Transmembranprotein, das im Darmepithel luminal exprimiert wird und durch die enteralen Hormone Guanylin und Uroguanylin aktiviert wird. Eine Aktivierung führt zur Erhöhung der intrazellulären Guanylylzyklaseaktivität; in der Folge kommt es zu vermehrter cGMP-Bildung und nachfolgend zur Sekretion von Chlorid und Bicarbonat mit anschließender Zunahme der Flüssigkeitssekretion im Darm und eines beschleunigten Weitertransports des Darminhalts.

GC-C ist auch die Zielstruktur, über die das hitzestabile Enterotoxin von *E. coli* eine akute sekretorische Diarrhö auslöst. Das Toxin STa wirkt als Superagonist an GC-C.

Seit kurzem steht **Linaclotid** als erster GC-C-Rezeptoragonist für die Behandlung eines mittelschweren bis schweren Reizdarmsyndroms mit Obstipation bei Erwachsenen zur Verfügung. Linaclotid ist ein synthetisches Peptid aus 14 Aminosäuren, das 1-mal täglich mindestens 30 Minuten vor einer Mahlzeit gegeben werden muss. Das Peptid wird kaum resorbiert. Die Gabe von Linaclotid führt recht häufig zu **Durchfällen** und gelegentlichen **Bauchschmerzen. Erhöhtes Auftreten viraler Gastroenteritiden** ist beschrieben worden. Welchen **klinischen Stellenwert** Linaclotid besitzt, ist zurzeit noch **unklar.**

Weiterführende Literatur

Field M (2003) Intestinal ion transport and the pathophysiology of diarrhea. J Clin Invest 111(7): 931–943

Furness JB (2012) The enteric nervous system and neurogastroenterology. Nat Rev Gastroenterol Hepatol 9: 286–294

Hesketh, PJ (2008) Chemotherapy-induced nausea and vomiting. N Engl J Med 358: 2482–2494

Mawe GM, Hoffman JM (2013) Serotonin signalling in the gut – functions, dysfunctions and therapeutic targets. Nat Rev Gastroenterol Hepatol 10: 473–486

Mayer EA (2008) Clinical practice. Irritable bowel syndrome. N Engl J Med 358:1692–1699

Mccormack PL (2014) Linaclotide: a review of its use in the treatment of irritable bowel syndrome with constipation. Drugs 74: 53–60

Menees S, Saad R, Chey WD (2012) Agents that act luminally to treat diarrhoea and constipation. Nat Rev Gastroenterol Hepatol 9: 661–674

Niebyl JR (2010) Clinical practice. Nausea and vomiting in pregnancy. N Engl J Med 363: 1544–1550

Thompson AJ (2013) Recent developments in 5-HT3 receptor pharmacology. Trends Pharmacol Sci 34:100–109

Toda N, Herman AG (2005) Gastrointestinal function regulation by nitrergic efferent nerves. Pharmacol Rev 57: 315–338

Pharmaka bei chronisch entzündlichen Darmerkrankungen

S. Offermanns

M. Freissmuth et al., *Pharmakologie und Toxikologie*,
DOI 10.1007/978-3-662-46689-6_47, © Springer-Verlag Berlin Heidelberg 2016

Zu den chronisch entzündlichen Darmerkrankungen im engeren Sinne gehören der Morbus Crohn und die Colitis ulcerosa. Beide Erkrankungen gehen mit einer erheblichen Beeinträchtigung der Lebensqualität einher.

47.1   Ursachen und Pathomechanismen

Lernziele

Chronisch entzündliche Darmerkrankungen
- Morbus Crohn
- Colitis ulcerosa
- Ätiologie

Beim **Morbus Crohn** handelt es sich um eine segmental diskontinuierlich auftretende Entzündung aller Wandschichten des gesamten Gastrointestinaltrakts, wobei häufig das terminale Ileum und das proximale Kolon beteiligt sind. Klinisch zeichnet sich der Morbus Crohn typischerweise durch Abdominalschmerzen und Durchfälle, meist ohne Blut, aus. Nicht selten treten tastbare Resistenzen im rechten Unterbauch auf. Extraintestinale Symptome im Bereich der Haut, der Augen sowie der Gelenke sind bei Morbus Crohn häufig. Typische Komplikationen sind Fisteln, Fissuren, Abszesse, Darmstenosen sowie ein Malabsorptionssyndrom. In Spätstadien kommt es selten zur Amyloidose sowie zu Karzinomen. Der Verlauf ist schubweise mit Auftreten von Rezidiven.

Die **Colitis ulcerosa** ist eine chronische Entzündung, die auf die Schleimhautschichten des Dickdarms beschränkt ist und sich kontinuierlich unter Ausbildung von Ulzerationen ausbreitet. Blutig-schleimige Durchfälle sind das Leitsymptom der Colitis ulcerosa, extraintestinale Symptome sind seltener als bei Morbus Crohn, typische Komplikationen sind Blutungen und eine toxische Kolondilatation (toxisches Megakolon) mit Peritonitis und Perforationsgefahr. Das Karzinomrisiko ist höher als beim Morbus Crohn. Auch die Colitis ulcerosa nimmt einen chronisch rezidivierenden Verlauf.

Die Inzidenz beider Erkrankungen liegt bei ca. 3–4/100.000 pro Jahr mit einem Inzidenzgipfel zwischen dem 20. und 40. Lebensjahr. Die Prognose ist bei guter Behandlung bezüglich der Lebenserwartung günstig. Allerdings ist der Leidensdruck der Patienten häufig groß. Beim Auftreten von Komplikationen steigt das Letalitätsrisiko.

Die **Ätiologie** der chronisch entzündlichen Darmerkrankungen ist unklar. Gegenwärtig wird davon ausgegangen, dass die chronisch entzündlichen Darmerkrankungen auf einer inadäquaten und deutlich gesteigerten Immunantwort der Darmschleimhaut auf die normalen Bestandteile der mukosalen Mikroflora beruhen. Dabei spielen eine genetische Disposition, umweltbedingte Faktoren mit Veränderung der luminalen Darmflora sowie eine gestörte Immunregulation eine wichtige Rolle.

Für das Vorliegen **genetischer Faktoren** spricht eine familiäre Häufung der Erkrankung. Etwa 25% der Patienten mit Morbus Crohn tragen eine Mutation im Gen NOD-2, das einen intrazellulären Rezeptor für Bakterienprodukte codiert, der wahrscheinlich für die normale Immunität gegenüber bakteriellen Pathogenen mitverantwortlich ist.

Für die Bedeutung von **Umweltfaktoren** spricht die deutliche Zunahme der Inzidenz in Westeuropa während der letzten Jahrzehnte. Dabei scheint die bakterielle Darmflora eine noch nicht geklärte Rolle zu spielen.

In der Pathogenese der chronisch entzündlichen Darmerkrankungen spielt die chronisch erhöhte, vor allem T-Zell-vermittelte **Immunantwort der Darmschleimhaut** eine entscheidende Rolle. Bei Morbus-Crohn-Patienten kommt es zu einer vermehrten Bildung der Interleukine IL-12 und IL-13 durch antigenaktivierte mononukleäre Zellen. Dies führt zu einer persistierenden Aktivierung von T-Helferzellen vom Typ 1 (Th1-Helferzellen) mit erhöhter Produktion von Interferon und Tumornekrosefaktor TNFα. Im Gegensatz dazu scheint bei der Colitis ulcerosa eine präferenzielle Aktivierung von Th2-Helferzellen vorzuliegen.

47.2   Pharmakotherapie

Eine ursächliche Behandlung der chronisch entzündlichen Darmerkrankungen ist nicht möglich. Neben diätetischen und symptomatischen Maßnahmen stellt die medikamentöse Therapie zur Beeinflussung immunologischer Prozesse den Hauptpfeiler der Therapie akuter Schübe und chronischer Verlaufsformen der chronisch entzündlichen Darmerkrankungen dar. Zur Anwendung kommen im Wesentlichen 4 **Substanzgruppen**:
- 5-Aminosalicylsäure (5-ASA) und ihre Derivate
- Glucocorticoide
- Immunsuppressiva
- Anti-TNFα-Antikörper

Beim **Morbus Crohn** sind Glucocorticoide die wirksamsten Pharmaka bei aktiver Erkrankung; in der Rezidivprophylaxe spielen sie keine Rolle. Insbesondere bei geringer Aktivität der Erkrankung ist auch Mesalazin wirksam. Bei schwereren Verlaufsformen kommen meist zusätzlich zu Glucocorticoiden Immunsuppressiva (Azathioprin, 6-Mercaptopurin, Methotrexat) sowie TNFα-Hemmstoffe (Infliximab, Adalimumab) zur Anwendung. Bei sezernierenden Fisteln können Metronidazol oder Ciprofloxacin gegeben werden. Die Rezidivprophylaxe erfolgt bevorzugt mit Immunsuppressiva.

Die Standardtherapie der **Colitis ulcerosa** besteht in der Gabe von Mesalazin und Glucocorticoiden. Bei schwerer therapierefraktärer Erkrankung können Ciclosporin A, Tacrolimus oder seltener TNFα-Hemmstoffe eingesetzt werden; häufig ist in diesen Fällen eine Kolektomie zu erwägen. Mittel der Wahl zur Rezidivprophylaxe ist Mesalazin.

47.2.1 Aminosalicylate

■ Vertreter

Sulfasalazin (◨ Abb. 47.1) wird nach oraler Gabe im Dickdarm durch bakterielle Azoreduktasen in das Sulfonamid

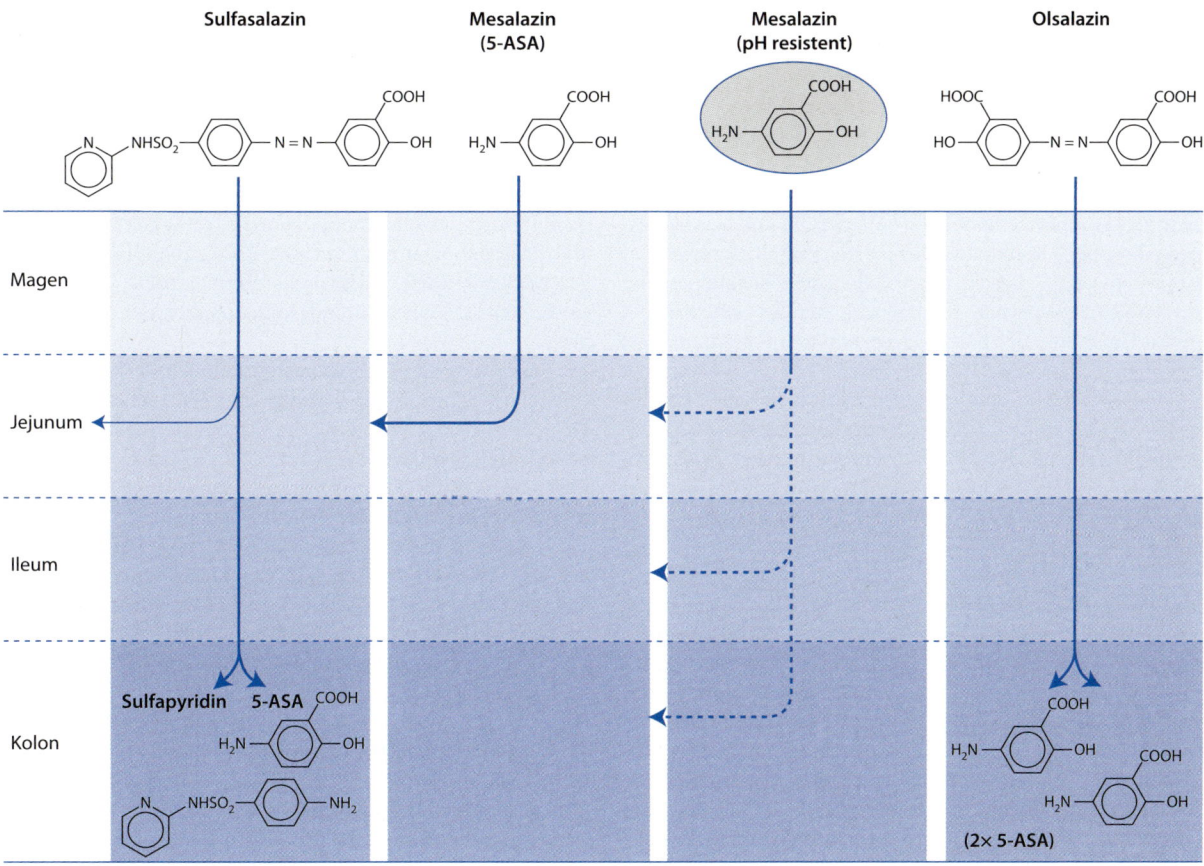

Abb. 47.1 Strukturformeln und Freisetzungswege oral verabreichter Aminosalicylate. Sulfasalazin wird zu etwa 25% im Dünndarm resorbiert, der überwiegende Teil wird im Kolon in Sulfapyridin und die aktive Komponente Mesalazin (5-Aminosalicylsäure, 5-ASA) gespalten. Mesalazin erreicht nach oraler Gabe nicht das Kolon, sondern wird fast vollständig im Dünndarm resorbiert. Durch bestimmte galenische Zubereitungen kann die Resorption von 5-ASA verzögert und die Freisetzung in unteren Dünndarmabschnitten oder Kolon erreicht werden. Olsalazin wird im Kolon in 2 Moleküle 5-ASA gespalten

Sulfapyridin sowie in die eigentliche Wirksubstanz **5-Amino-salicylsäure (5-ASA, Mesalazin)** gespalten. Durch Bindung an Sulfapyridin, das selbst keine therapeutische Wirkung besitzt, wird die Resorption von Mesalazin in den oberen Darmabschnitten verhindert, sodass Mesalazin an seinem eigentlichen Wirkort im Bereich des terminalen Ileums und des Kolons gelangen kann.

Mesalazin kann auch direkt verabreicht werden, allerdings ist dazu eine besondere galenische Zubereitungsform erforderlich, die eine Resorption in den oberen Abschnitten des Magen-Darm-Trakts verhindert. Dazu werden mesalazinhaltige Tabletten mit einem Überzug versehen, der sich z. B. erst bei pH-Wert 6 oder 7 im proximalen Ileum bzw. distalen Ileum und Kolon auflöst.

Olsalazin (Abb. 47.1) ist eine Azoverbindung aus 2 Molekülen Mesalazin, die ähnlich wie Sulfasalazin im Kolon durch bakterielle Enzyme in die eigentliche Wirkform Mesalazin gespalten wird. Die therapeutische Wirkung der Aminosalicylate ist bei Colitis ulcerosa gut belegt, bei Morbus Crohn ist die Wirksamkeit weniger klar.

■ **Wirkmechanismus**

Der Wirkmechanismus von Mesalazin ist nicht genau bekannt. Obwohl es sich um ein Salicylat handelt, führt es nicht zur Hemmung von Cyclooxygenasen. Die antiinflammatorische Wirkung beruht möglicherweise auf einer Hemmung der Produktion von IL-1, IL-6 und TNFα. Auch eine Hemmung der Leukotrienbildung über die 5-Lipoxygenase, eine Inaktivierung freier toxischer O2-Radikale sowie eine Hemmung des Transkriptionsfaktors NF-κB sind beschrieben worden.

■ **Pharmakokinetik**

Sulfasalazin wird zu 20–30% nach oraler Gabe im Dünndarm resorbiert und vornehmlich biliär ausgeschieden. Das nach bakterieller Spaltung im Dickdarm freigesetzte Sulfapyridin wird überwiegend resorbiert und in der Leber acetyliert, hydroxyliert sowie glucuronidiert. Die Ausscheidung erfolgt überwiegend renal. Patienten mit verminderter Acetylierungskapazität (Langsamacetylierer) weisen höhere Plasmaspiegel und stärkere unerwünschte Wirkungen auf.

47

Mesalazin, das aus Sulfasalazin im Dickdarm freigesetzt wird oder in besonderer galenischer Zubereitung die unteren Darmabschnitte erreicht, wird zu etwa 25% im Kolon resorbiert und nach Acetylierung renal ausgeschieden.

■ Unerwünschte Wirkungen

Sie beruhen bei Gabe von **Sulfasalazin** vornehmlich auf dem sehr gut resorbierten lipophilen Sulfapyridin und werden insbesondere bei Langsamacetylierern beobachtet. Typisch sind Kopfschmerzen, Übelkeit, diverse allergische Reaktionen und reversible Oligospermie. Bei lang anhaltender Gabe kann es durch Hemmung der Folsäureresorption zu Folsäuremangel kommen.

Mesalazin wird deutlich besser vertragen; selten kommt es zu Kopfschmerzen, Übelkeit oder allergischen Exanthemen. Interstitielle Nephritiden sind in einigen Fällen beschrieben worden. Bei Gabe von **Olsalazin** kommt es nicht selten zusätzlich zu Durchfällen.

■ Klinische Anwendung

Mesalazin und **Sulfasalazin** sind Mittel der Wahl bei der Behandlung einer leichten bis mittelschweren **Colitis ulcerosa.** Dabei wird Mesalazin in der Regel aufgrund der geringeren unerwünschten Wirkungen bevorzugt. Die Anwendung kann zudem zur Rezidivprophylaxe erfolgen. Die Gabe zur Behandlung des **Morbus Crohn** ist nicht gesichert. Eventuell ist ein Therapieversuch bei leichten bis mäßigen Verlaufsformen des Morbus Crohn gerechtfertigt. Sulfasalazin wird auch im Rahmen der Behandlung der **rheumatoiden Arthritis** angewendet.

Steckbrief Aminosalicylate
Wirkmechanismus: Antiinflammatorischer Effekt, dessen Mechanismus nicht genau bekannt ist
Unerwünschte Wirkungen:
- **Sulfasalazin:** Kopfschmerzen, Übelkeit, allergische Reaktionen
- **Mesalazin und Olsalazin:** Wie Sulfasalazin, jedoch seltener; bei Gabe von Olsalazin evtl. auch Durchfälle

Klinische Anwendung: Mittel der Wahl zur Behandlung der Colitis ulcerosa, evtl. auch bei rheumatoider Arthritis und Morbus Crohn

---

47.2.2 Glucocorticoide

Aufgrund ihrer antiinflammatorischen Wirkungen können Glucocorticoide (▶ Kap. 49) bei chronisch entzündlichen Darmerkrankungen eingesetzt werden. Zur Anwendung kommen orale oder parenterale Formen, z. B. **Prednisolon** oder **Methylprednisolon,** oder topisch anzuwendende Formen von **Betamethason** oder **Hydrocortison** als Klysma oder visköser Schaum.

Beim Morbus Crohn können sie bei der Mehrzahl der Patienten eine Remission induzieren. Die Wirksamkeit ist im Vergleich zu Sulfasalazin oder Mesalazin deutlich höher. Bei oraler oder parenteraler Anwendung müssen häufig Dosen weit oberhalb der Cushing-Schwellendosis verabreicht werden, sodass mit vielfältigen unerwünschten Wirkungen zu rechnen ist (▶ Kap. 49).

Die Gabe von nebenwirkungsärmeren topischen Steroiden wie **Budesonid** kann von Vorteil sein. Budesonid wird nach Resorption zum überwiegenden Teil in der Leber zu inaktiven Metaboliten umgewandelt, die vornehmlich renal ausgeschieden werden. Systemische unerwünschte Wirkungen sind unter der Gabe von Budesonid deutlich geringer ausgeprägt.

Eines der größten Probleme im Rahmen der Glucocorticoidgabe bei chronisch entzündlichen Darmerkrankungen ist die »**Steroidabhängigkeit**«. Sie besteht darin, dass relativ hohe Dosen von Glucocorticoiden zur Aufrechterhaltung einer stabilen Remission gegeben werden müssen. Auch **Glucocorticoidresistenzen** werden häufig beobachtet.

Indiziert sind Glucocorticoide bei Versagen einer Therapie mit Aminosalicylaten oder Vorliegen eines schweren Krankheitsschubes. Bei Nichtansprechen auf Glucocorticoide oder chronisch aktiven Verlaufsformen sollten Glucocorticoide durch Immunsuppressiva ersetzt werden.

47.2.3 Immunsuppressiva

Immunsuppressiva (▶ Kap. 25) stellen bei fortgeschrittenen Verlaufsformen chronisch entzündlicher Darmerkrankungen eine wichtige Therapieoption dar. Sowohl bei Morbus Crohn als auch bei Colitis ulcerosa werden **Azathioprin** und **6-Mercaptopurin** eingesetzt. Immunsuppressiva 2. Wahl sind **Methotrexat** beim Morbus Crohn sowie **Ciclosporin A** und **Tacrolimus** bei der Colitis ulcerosa.

47.2.4 Anti-TNFα-Antikörper

Infliximab und **Adalimumab** sind humanisierte monoklonale Antikörper gegen TNFα (▶ Kap. 25), die bei therapieresistentem Morbus Crohn eingesetzt werden können und bei nicht wenigen Patienten mit therapierefraktärem aktivem Morbus Crohn bereits nach 1-maliger Gabe eine deutliche Besserung hervorrufen. Die Wirkung beruht auf der Inaktivierung von TNFα, einem wichtigen Mediator der bei Morbus Crohn typischen Th1-Helferzell-Immunantwort. Seltener werden sie bei schweren Formen der Colitis ulcerosa eingesetzt.

■ Unerwünschte Wirkungen

Bei Behandlung mit Infliximab kann es zu Überempfindlichkeitsreaktionen bis hin zum anaphylaktischen Schock und zu einer verminderten Infektabwehr kommen. Die Folgen einer Langzeittherapie sind noch nicht vollständig beurteilbar. Bei Patienten mit aktiver oder latenter Tuberkulose, schweren Infektionen und Herzinsuffizienz (NYHA III oder IV) ist Infliximab kontraindiziert.

Pharmakotherapie der Colitis ulcerosa
Akuter Schub
Schweregrad gering bis mäßig:
blutige Durchfälle < 6/d; Temperatur < 38 °C; Krankheitsgefühl: gering bis deutlich:
- **Mesalazin:**
  - 3–4,8 g/d oral (bei ausgedehnter Kolitis)
  - 1 g/d topisch (bei distaler Kolitis)
  - ggf. zusätzlich **Glucocorticoide**, z. B.:
    - Prednisolon 40–60 mg/d oral (bei ausgedehnter Kolitis)
    - oder Budesonid 2 mg/d topisch (bei distaler Kolitis)

Schweregrad schwer bis fulminant:
blutige Durchfälle > 6/d; Temperatur > 38 °C; schweres Krankheitsgefühl:
- **Glucocorticoide** (systemisch), z. B. Prednisolon 40–100 mg/d oral oder i. v.
- **Mesalazin** (wie oben)
- evtl. **Ciclosporin A** (4 mg/kg KG/d i. v.)
- oder **Tacrolimus** (0,1 mg/kg KG oral)
- selten **Anti-TNFα-Antikörper**

Rezidivprophylaxe/Remissionserhalt
- **Mesalazin** (1,5 g/d oral) für mind. 2 Jahre
- oder Sulfasalazin (2 g/d oral)
- oder Olsalazin (1 g/d oral)
- bei distalem Befall auch topische Gabe
- bei Versagen: Azathioprin (2–2,5 mg/kg KG/d) oder: 6-Mercaptopurin (1–1,5 mg/kg KG/d)

Pharmakotherapie Morbus Crohn
Akuter Schub
Leichte Entzündungsaktivität:
- **topische Glucocorticoide**
- z. B. Budesonid (9 mg/d)
- evtl. **Mesalazin** (4 g/d)

Mäßige Entzündungsaktivität:
- **Glucocorticoide**
  - entweder Budesonid (9 mg/d topisch)
  - oder Prednison/Prednisolon (1 mg/kg KG/d systemisch)
- ggf. **Antibiotika**
- evtl. **Immunsuppressiva oder Anti-TNFα-Antikörper** (s. u.)

Hohe Entzündungsaktivität:
- **Glucocortidoide**
  - Prednison/Prednisolon (1 mg/kg KG/d systemisch)
- evtl. **Immunsuppressiva**
  - Azathioprin (2–2,5 mg/kg KG/d)
  - oder 6-Mercaptopurin (1 mg/kg KG/d)
  - oder Methotrexat (15–25 mg/Woche)
- evtl. **Anti-TNFα-Antikörper,** z. B.:
  - Infliximab (5 mg/kg KG i. v., Wdhlg. nach 2 und 6 Wochen, danach alle 8 Wochen)
  - oder Adalimumab (160 mg initial, nach 2 Wochen 80 mg, danach 40 mg alle 2 Wochen s. c.)

Rezidivprophylaxe/Remissionserhalt
- **Immunsuppressiva** für mind. 4 Jahre
  - Azathioprin (2–2,5 mg/kg KG/d)
  - oder 6-Mercaptopurin (1 mg/kg KG/d)
- bei Versagen: **Anti-TNFα-Antikörper** (s. o.) oder/und Methotrexat (15 mg/Woche)

Weiterführende Literatur

Abraham C, Cho JH (2009) Inflammatory bowel disease. N Engl J Med 361: 2066–2078

Akobeng AK, Zachos M (2004) Tumor necrosis factor-alpha antibody for induction of remission in Crohn's disease. Cochrane Database Syst Rev 1: CD003574

Akobeng AK, Gardener E (2005) Oral 5-aminosalicylic acid for maintenance of medically-induced remission in Crohn's Disease. Cochrane Database Syst Rev 1: CD003715

Baumgart DC, Sandborn WJ (2012) Crohn's disease. Lancet 380: 1590–1605

Ford AC, Moayyedi P, Hanauer SB (2013) Ulcerative colitis. BMJ 346: f432

Korzenik JR, Podolsky DK (2006) Evolving knowledge and therapy of inflammatory bowel disease. Nat Rev Drug Discov 5: 197–209

Nielsen OH, Ainsworth MA (2013) Tumor necrosis factor inhibitors for inflammatory bowel disease. N Engl J Med 369: 754–762

Ordas I, Eckmann L, Talamini M et al. (2012) Ulcerative colitis. Lancet 380: 1606–1619

Peyrin-Biroulet L, Desreumaux P, Sandborn WJ, Colombel J-F (2008) Crohn's disease: beyond antagonists of tumour necrosis factor. Lancet 372: 67–81

Pharmaka mit Wirkung auf hormonelle und metabolische Systeme

Hypothalamus-Hypophysen-System

S. Offermanns

M. Freissmuth et al., *Pharmakologie und Toxikologie*,
DOI 10.1007/978-3-662-46689-6_48, © Springer-Verlag Berlin Heidelberg 2016

48

Das Hypothalamus-Hypophysen-System verbindet das ZNS mit dem endokrinen System. Aufgrund dieser Funktion wird es auch als neuroendokrines System bezeichnet. Der Hypothalamus ist zentral in die Regulation einer Reihe physiologischer Prozesse wie Wachstum, Metabolismus, Stressreaktion, Reproduktion, Osmoregulation und zirkadiane Rhythmik involviert. Diese basalen Funktionen sind entscheidend an der Homöostase beteiligt, indem sie die physiologischen Vorgänge des Körpers mit den Umweltbedingungen in Einklang bringen. Um diese zentrale Funktion auszuüben, fungiert der Hypothalamus als integratives Zentrum, das eine Fülle von Steuerungssignalen aus fast allen Bereichen des sensorischen und autonomen Systems erhält. Die nur in Ansätzen verstandene Verarbeitungsleistung des Hypothalamus führt zu den hypothalamischen Steuerungssignalen in Form der Freisetzung von Neurotransmittern und Neurohormonen, die vor allem auf Teile des ZNS und die Hypophyse wirken. Im vorliegenden Kapitel werden die pharmakologisch relevanten Hypothalamus-/Hypophysen-Hormone und ihre Analoga sowie einige Rezeptorantagonisten dargestellt.

48.1   Neuroendokrines System

Lernziele

– Neuroendokrine Zellen
– Hypophysen-Hormone
– 3 Stufen des neuroendokrinen Systems
– Regulation

Im Hypothalamus gibt es verschiedene Gruppen sog. **neuroendokriner Zellen,** die im Gegensatz zu Neuronen ihre Transmitter nicht im Bereich von synaptischen Verbindungen ausschütten, sondern diese direkt in die Blutzirkulation freisetzen. Während einige Gruppen neuroendokriner Zellen des Hypothalamus wie z. B. Oxytocin oder Vasopressin (ADH) produzierende Zellen diese Mediatoren im Bereich des Hypophysenhinterlappens (HHL) in die systemische Zirkulation abgeben, werden die meisten anderen Mediatoren in ein Portalsystem sezerniert, durch das sie die Zellen des Hypophysenvorderlappens (HVL) erreichen (◘ Abb. 48.1). Dort führen diese Mediatoren entweder zur Hemmung oder Stimulation der Freisetzung von Hypophysenvorderlappen-Hormonen (Wachstumshormon, TSH, Prolactin, FSH, LH, ACTH).

Die unter dem stimulierenden (»releasing«) oder inhibierenden Einfluss hypothalamischer Hormone im Hypophysenvorderlappen freigesetzten **Hypophysenhormone** bewirken ihrerseits in ihren peripheren Zielorganen die Freisetzung von Hormonen und Mediatoren (◘ Abb. 48.1).

Das neuroendokrine System weist eine **komplexe Regulation** auf. So wird die Bildung und Freisetzung der hypothalamischen Hormone durch eine Fülle von Einflüssen reguliert und ihre Freisetzung weist in vielen Fällen eine rhythmische bzw. pulsatile Form auf. Daneben existieren multiple **Rückkopplungsmechanismen,** indem die in den peripheren Organen unter dem Einfluss von Hypophysenvorderlappen-Hormonen gebildeten Hormone meist hemmend, in einigen Fäl-

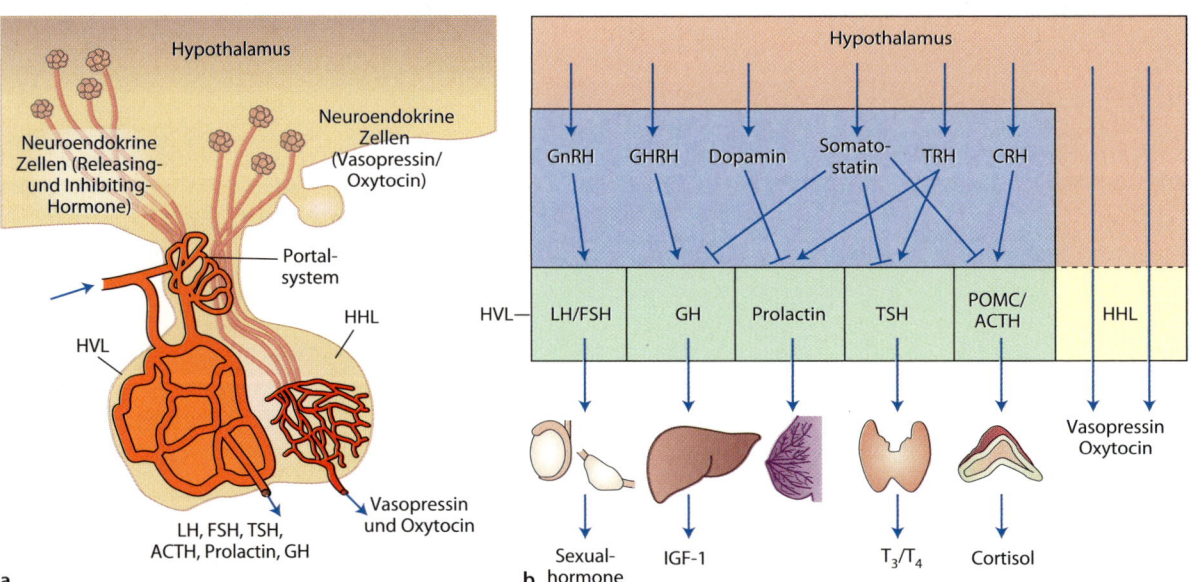

◘ **Abb. 48.1a, b Hypothalamisch-hypophysäres System.**
a Neuroendokrine Zellen des Hypothalamus setzen Hormone ins hypothalamisch-hyphophysäre Portalsystem frei (*links*) oder geben Hormone direkt nach Projektion in den Hypophysenhinterlappen (HHL) in die systemische Zirkulation ab (*rechts*). Über das Portalsystem werden endokrine Zellen des Hypophysenvorderlappens (HVL) reguliert.
b Übersicht über die hypothalamischen und hypophysären Hormone sowie die Hormone der peripheren Zielorgane des hypothalamisch-hypophysären Systems. LH = Luteinisierendes Hormon; FSH = Follikel-stimulierendes Hormon; TSH = Thyroidea-stimulierendes Hormon; ACTH = Adrenocorticotropes Hormon; GH = Growth Hormone; GnRH = Gonadotropin-Releasing Hormone; GHRH = Growth Hormone Releasing Hormone; TRH = Thyreotropin-Releasing Hormone; CRH = Corticotropin-Releasing Hormone; IGF-1 = Insulin-like Growth Factor

len auch stimulierend auf die Freisetzung von Hormonen in der Hypophyse sowie im Hypothalamus wirken können.

48.2 Wirkstoffe und Wirkstoffgruppen

Lernziele

– Thyroliberin (TRH) und Thyreotropin (TSH)
– Corticoliberin (CRH) und Corticotropin (ACTH)
– Gonadoliberin (GnRH) und Gonadotropine (LH/FSH)
– Somatoliberin (GHRH), Somatostatin und Somatotropin (Wachstumshormon)
– Prolactin
– Oxytocin
– Vasopressin (antidiuretisches Hormon, ADH)

48.2.1 Thyroliberin (TRH) und Thyreotropin (TSH)

Das von hypothalamischen Neuronen produzierte **Thyreotropin-Releasing-Hormon (TRH)**, auch Thyroliberin genannt, wird in das portale Gefäßsystem der Hypophyse ausgeschüttet. Über die Aktivierung eines spezifischen G-Protein-gekoppelten Rezeptors auf TSH-produzierenden Zellen des Hypophysenvorderlappens stimuliert es die Ausschüttung des **Thyreoidea-stimulierenden Hormons (TSH = Thyreotropin)**. TSH wirkt auf die Schilddrüse und induziert dort die vermehrte Synthese und Ausschüttung der Schilddrüsenhormone **Thyroxin (T4)** und **Trijodthyronin (T3)**. Die Schilddrüsenhormone wirken im Sinne einer negativen Rückkopplung hemmend auf die TRH-Freisetzung im Hypothalamus sowie auf die TSH-Freisetzung in der Hypophyse (Abb. 48.2).

TRH, das neben der TSH-Freisetzung auch die Prolactinsekretion steigert, ist ein Tripeptid, das durch Zyklisierung des N-terminalen Glutamatrests sowie durch Amidierung des C-Terminus vor einer raschen Proteolyse geschützt ist. Durch Aktivierung eines Gq/11-gekoppelten Rezeptors auf TSH-produzierenden Zellen des Hypophysenvorderlappens kommt es zur Stimulation der TSH-Freisetzung.

TRH wird im Rahmen der **Diagnostik von Schilddrüsenerkrankungen** eingesetzt. Es kann i. v., i. m., oral oder nasal gegeben werden. Zu einem definierten Zeitpunkt nach TRH-Applikation wird die TSH-Konzentration im Blut bestimmt. Bei Patienten mit primärer Hypothyreose führt die TRH-Gabe zum überschießenden Anstieg von TSH, während bei einer Insuffizienz der Hypophyse ein TSH-Anstieg ausbleibt.

TSH ist ein Glykoprotein mit je einer α- und β-Untereinheit. Nach Freisetzung aus der Hypophyse beträgt die **Plasmahalbwertszeit etwa 1 Stunde.** TSH aktiviert auf den Zellen des Follikelepithels der Schilddrüse einen G-Protein-gekoppelten Rezeptor und führt dadurch zur Steigerung der Aufnahme von Jod durch die Schilddrüse sowie zur vermehrten Synthese und Freisetzung von T_4 und T_3. Ein erheblicher Teil der autonomen Adenome der Schilddrüse beruht auf einer somatischen Mutation des TSH-Rezeptors, die zu einer konstitutiven Aktivierung des Rezeptors führt.

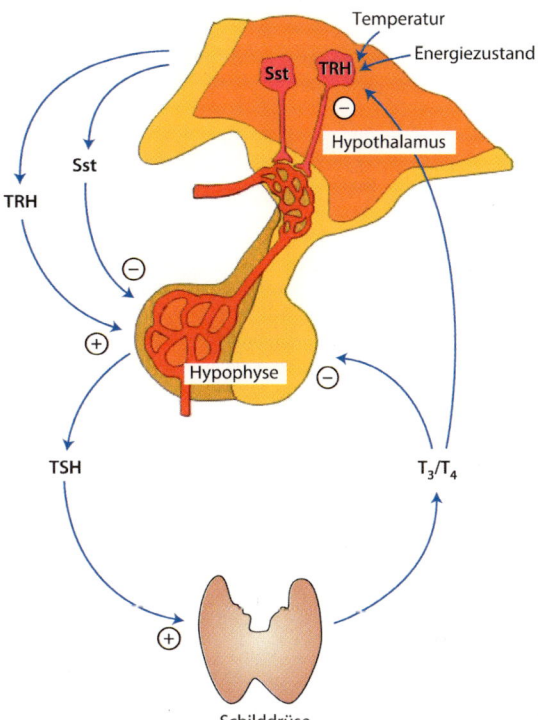

 Abb. 48.2 Regulation der Schilddrüsenhormonsekretion. Die Sekretion des Thyreoidea-stimulierenden Hormons (TSH = Thyreotropin) aus dem Hypophysenvorderlappen unterliegt einer positiven bzw. negativen Regulation durch Thyreotropin-Releasing-Hormon (TRH) sowie Somatostatin, die beide im Hypothalamus gebildet werden. TSH fördert die Bildung und Freisetzung von Schilddrüsenhormon, das im Sinne einer negativen Rückkopplung die Freisetzung von TRH und TSH inhibiert. Sst = Somatostatin; T3/T4 = Trijodthyronin/Thyroxin

Die Bestimmung der TSH-Plasmakonzentration spielt eine wichtige Rolle in der **Schilddrüsen-Funktionsdiagnostik.** Eine Unterfunktion der Schilddrüse geht mit erhöhten TSH-Werten einher, während eine Überfunktion der Schilddrüse zu einer Suppression der TSH-Freisetzung führt. **Gentechnisch hergestelltes TSH** wird **gelegentlich für diagnostische Zwecke** eingesetzt. Durch Gabe von TSH und die dadurch ausgelöste verstärkte Jodaufnahme durch die Schilddrüse kann unter bestimmten Bedingungen bei thyreoidektomierten Patienten mittels Radiojodszintigrafie Schilddrüsenrestgewebe nachgewiesen werden.

48.2.2 Corticoliberin (CRH) und Corticotropin (ACTH)

Corticotropin-Releasing-Hormon (CRH), auch Corticoliberin genannt, wird in Zellen des Nucleus paraventricularis des Hypothalamus gebildet und in das hypophysäre Pfortadersystem ausgeschüttet. CRH bewirkt durch Aktivierung spezifischer Rezeptoren auf ACTH-bildenden Zellen des Hypophysenvorderlappens eine vermehrte Freisetzung von **adrenocortico-**

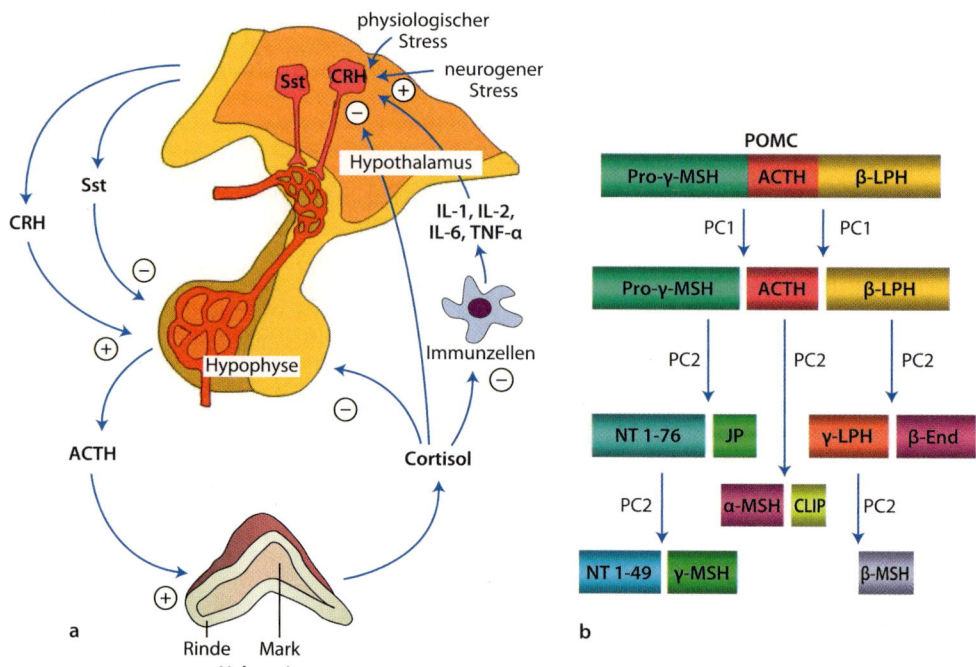

Abb. 48.3a, b Regulation der CRH-ACTH-Glucocorticoid-Achse.
a Die Freisetzung von ACTH aus corticotropen Zellen des Hypophysenvorderlappens wird primär durch CRH stimulatorisch reguliert. CRH wird unter dem Einfluss verschiedener Faktoren aus dem Hypothalamus freigesetzt. ACTH fördert die Freisetzung von Glucocorticoiden aus der Zona fasciculata der Nebennierenrinde. Glucocorticoide wie Cortisol wirken inhibitorisch auf die CRH- und ACTH-Freisetzung.
b Prozessierung des Proopiomelanocortin-Genprodukts (POMC) durch die Proconvertasen PC1 und PC2 zu ACTH und anderen Peptiden (melanozytenstimulierendes Hormon [MSH], β-Endorphin [β-End] etc.)

tropem Hormon (ACTH), das nach Freisetzung in die systemische Zirkulation insbesondere die Glucocorticoidfreisetzung aus den Zellen der Zona fasciculata der Nebennierenrinde stimuliert.

Die CRH-ACTH-Glucocorticoid-Achse wird im Wesentlichen auf 3 Wegen reguliert (Abb. 48.3):
- durch den tageszeitlichen Rhythmus der basalen Aktivität des Systems
- durch eine negative Rückkopplung durch die Glucocorticoide der Nebennierenrinde
- durch eine massive Aktivierung des Systems unter Stress

Unter dem Einfluss des **Tag-Nacht-Rhythmus** kommt es zu einer tageszeitlich stark schwankenden Aktivierung des Systems mit maximalen ACTH- und Glucocorticoid-Plasmawerten in den Morgenstunden. Unter normalen Bedingungen stellen die in der Nebennierenrinde gebildeten Glucocorticoide durch Hemmung der Bildung und Freisetzung von CRH im Hypothalamus sowie von ACTH in der Hypophyse den **negativen Rückkopplungsmechanismus** dar. Unter **Stressbedingungen** kann dieser negative Rückkopplungsmechanismus jedoch durchbrochen werden und es kommt zur starken Aktivierung mit deutlich ansteigenden Glucocorticoid-Plasmakonzentrationen.

CRH ist ein Peptid aus 41 Aminosäuren, das unter dem Einfluss verschiedener neuronaler Einflüsse sowie der peri-

pheren Glucocorticoidspiegel gebildet wird und durch Aktivierung eines Gs-gekoppelten Rezeptors stimulierend auf die Freisetzung von ACTH aus der Hypophyse wirkt.

CRH wird **diagnostisch** im Rahmen des CRH-Testes zur **Differenzialdiagnose des Morbus Cushing** eingesetzt. Vor und zu definierten Zeitpunkten nach der i. v. Gabe von CRH wird dabei die ACTH-Plasmakonzentration bestimmt. Ein ACTH-Anstieg bleibt aus bei Schädigung der adrenocorticotropen Zellen der Hypophyse sowie bei längerfristiger Suppression des endogenen CRH-ACTH-Systems (z. B. bei hochdosierter Glucocorticoidtherapie oder cortisolproduzierenden Tumoren). Bei einem zentralen (hypothalamisch bedingten) Cushing-Syndrom kommt es hingegen zu einem überschießenden ACTH- und Cortisolanstieg. Gelegentlich werden nach i. v. Gabe von CRH ein flüchtiges Wärmegefühl im Bereich des Kopfes und Oberkörpers sowie transitorische Geruchs- und Geschmacksmissempfindungen beobachtet.

ACTH besteht aus 39 Aminosäuren und wird als Teil des größeren Vorläuferproteins »Proopiomelanocortin« (POMC) synthetisiert (Abb. 48.3). Die Freisetzung von ACTH aus POMC erfolgt proteolytisch. Neben ACTH werden eine Reihe anderer biologisch aktiver Peptide aus POMC gebildet wie β-Endorphin, Lipotropine sowie das Melanozyten-stimulierende Hormon (MSH).

ACTH bewirkt durch Aktivierung des Gs-gekoppelten MC_2-Rezeptors einen Anstieg der intrazellulären cAMP-Konzentration in den Zellen der Nebennierenrinde. Hauptwirkung ist vor allem die Steigerung der Bildung und Freisetzung von Glucocorticoiden in der Zona fasciculata. ACTH wird im Rahmen der **Diagnostik von Nebennierenrinden-Funktionsstörungen** eingesetzt. Zur Anwendung kommt dabei **Tetracosactid**, das aus den ersten 24 Aminosäuren des ACTH besteht und vollständig biologisch aktiv ist.

48.2.3 Gonadoliberin (GnRH) und Gonadotropine (LH/FSH)

Gonadoliberin

Das Gonadoliberin-Gonadotropin-System ist ein zentraler Regulator der Sexualfunktionen. **GnRH (Gonadotropin-Releasing-Hormon = Gonadoliberin)** wird durch spezialisierte neuroendokrine Zellen des Hypothalamus gebildet und in das hypophysäre Portalsystem sezerniert. In den Zellen des Hypophysenvorderlappens führt es zur Stimulation der Freisetzung von **Follikel-stimulierendem Hormon (FSH)** sowie von **luteinisierendem Hormon (LH)**.

LH und FSH wirken insbesondere auf die Gonaden und steuern dort die generativen Funktionen wie Spermatogenese und Follikelreifung. Darüber hinaus sind sie die wichtigsten Stimulatoren der Sexualhormonsynthese und -freisetzung. Die Freisetzung von GnRH und damit die Stimulation der LH/FSH-Freisetzung erfolgt nicht kontinuierlich, sondern pulsatil. Das gesamte System unterliegt einer komplexen Regulation durch negative und positive Rückkopplungsmechanismen (◘ Abb. 48.4).

Die intermittierende Freisetzung von GnRH wird durch den »Pulsgenerator« im Hypothalamus kontrolliert. Die Aktivität des Pulsgenerators ist in der fetalen Zeit hoch und nimmt dann während des 1. Lebensjahres ab. Erst mit Beginn der Pubertät nehmen Amplitude und Frequenz der pulsatilen GnRH-Freisetzung wieder zu.

Die intermittierende Freisetzung von GnRH mit Frequenzen von 0,5–1-mal pro Stunde ist eine Voraussetzung für die geregelte Synthese und Freisetzung der Gonadotropine LH und FSH. Bei kontinuierlicher Gabe von GnRH oder eines Analogons kommt es zu einer Desensitisierung von hypophysären GnRH-Rezeptoren. Dieses Prinzip macht man sich bei der Gabe von lang wirkenden GnRH-Analoga zur Suppression der Gonadotropinfreisetzung zunutze (s. u.). GnRH wirkt über einen Gq/11-gekoppelten Rezeptor stimulierend auf die Synthese und Freisetzung von LH und FSH im Hypophysenvorderlappen.

GnRH-Rezeptor-Agonisten

GnRH-Rezeptor-Agonisten (◘ Abb. 48.5) führen je nach Applikationsmodus und Substanz entweder zu einer Stimulation oder zu einer Hemmung der Freisetzung von Gonadotropinen. Die Gabe von GnRH oder eines kurz wirksamen Analogons 1-malig oder in intermittierender, die physiologische Rhythmik imitierenden Weise, steigert die LH/FSH-Freisetzung.

Wird hingegen GnRH oder ein GnRH-Analogon kontinuierlich verabreicht, kommt es sehr rasch zur Desensitisie-

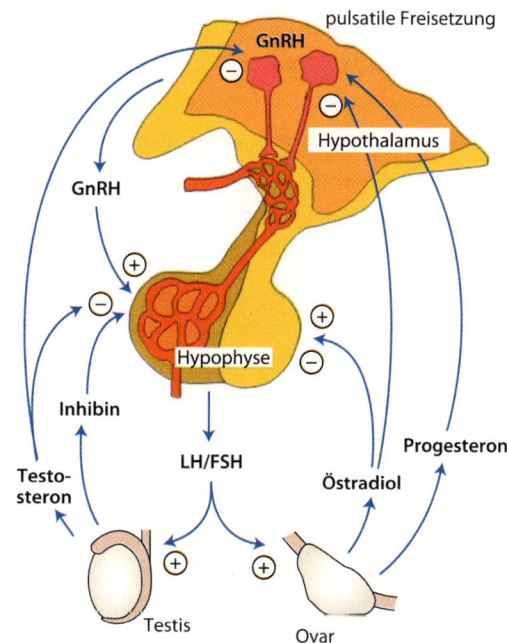

◘ **Abb. 48.4 Regulation der Hypothalamus-Hypophysen-Gonaden-Achse.** Das hypothalamische Freisetzungshormon Gonadoliberin (GnRH) wird in pulsatiler Form freigesetzt und reguliert die Synthese und Freisetzung der beiden Gonadotropine LH und FSH sowohl bei Männern als auch bei Frauen. Die unter dem Einfluss von Gonadotropin aus den Gonaden freigesetzten Sexualhormone führen auf dem Wege einer negativen Rückkopplung zur Verminderung der GnRH- sowie LH/FSH-Freisetzung. Eine Ausnahme bildet die positive Rückkopplung in der präovulatorischen Phase der Frau, bei der die sehr hohen Östrogenkonzentrationen zur Stimulation der GnRH- sowie Gonadotropinfreisetzung führen. Insbesondere die FSH-Sekretion wird durch Inhibine, die in den Gonaden gebildet werden, inhibitorisch reguliert

rung von GnRH-Rezeptoren, und nach einer kurzfristigen initialen Stimulation der LH/FSH-Freisetzung nimmt die Gonadotropinsekretion ab. Die Folge ist eine deutlich verminderte Bildung von Sexualhormonen in den Gonaden. Man spricht bei dieser Wirkung auch von »chemischer Kastration«

Die Plasmahalbwertszeit von GnRH ist mit 4 Minuten relativ kurz. Durch Modifikation der Peptidsequenz in Position 6 und 10 ist es gelungen, die Wirksamkeit am Rezeptor sowie die Wirkdauer zu steigern. Diese länger und stärker wirkenden GnRH-Analoga, z. B. **Buserelin** (Plasma-HWZ: 90 min), **Leuprorelin** (Plasma-HWZ: 180 min), **Nafarelin** (Plasma-HWZ: 180 min) oder **Goserelin** (Plasma-HWZ: 120–240 min) eignen sich insbesondere für die Dauertherapie zur Senkung der LH/FSH- und Sexualhormonfreisetzung. Seit kurzem steht ein implantierbares Hydrogelreservoir mit dem synthetischen GnRH-Rezeptor-Agonisten **Histrelin** zur Verfügung, das eine Applikation 1-mal jährlich ermöglicht.

48

Agonisten

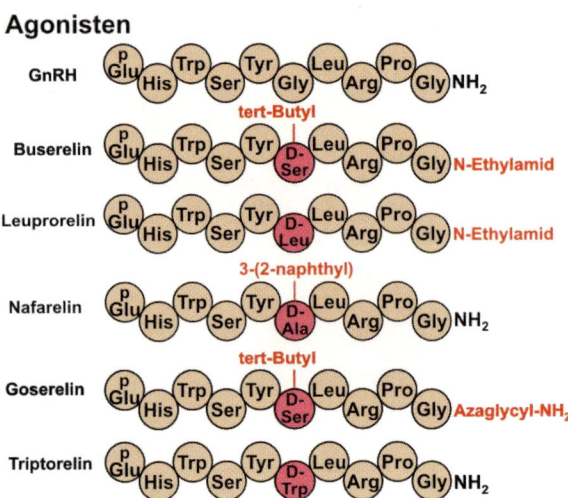

Antagonisten

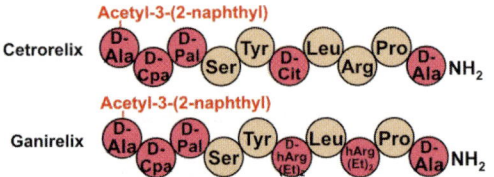

◘ Abb. 48.5 Aminosäuresequenz von GnRH und diversen agonistischen und antagonistischen Analoga. Gegenüber GnRH veränderte Aminosäuren und Seitenketten sind *rot* markiert. Cpa = Chlorphenylalanyl; Pal = 3-Pyridylalanyl; Cit = Citrullin

▪ Diagnostischer und therapeutischer Einsatz

Um zu überprüfen, ob die hypophysäre Freisetzung von Gonadotropinen durch GnRH stimulierbar ist, erfolgt die Gabe von GnRH im Rahmen des **diagnostischen GnRH-Tests.**

Bei **hypothalamisch bedingten Fertilitätsstörungen** kann GnRH in Form von Pulsen alle 90 oder 120 Minuten gegeben werden. Im Gegensatz zu der Therapie mit Gonadotropinen ist das Risiko für eine Überstimulation der Ovarialfunktion offensichtlich verringert.

Die Suppression der Gonadotropinsekretion durch **kontinuierliche Gabe lang wirksamer GnRH-Analoga** macht man sich bei der Therapie des **Prostatakarzinoms** zunutze. Die Senkung der Testosteronspiegel führt zu einer Reduktion der Progredienz der Erkrankung. Auch andere Erkrankungen wie **Endometriose, Pubertas praecox,** bestimmte Formen von **Mammakarzinomen** und **Uterus myomatosus** können mit lang wirkenden GnRH-Analoga behandelt werden.

Im Rahmen der prämenopausalen Anwendung kann es bei Frauen zu klimakterischen Beschwerden kommen. Das Osteoporoserisiko ist erhöht.

Steckbrief GnRH und GnRH-Analoga

Wirkmechanismus: Durch kontinuierliche Gabe von GnRH-Analoga rasche Desensitisierung von GnRH-Rezeptoren mit nachfolgender Hemmung der Gonadotropinsekretion und verminderter Bildung von Sexualhormonen in den Gonaden

Pharmakokinetik: Plasmahalbwertszeit 1,5–4 h

Klinische Anwendung: Mittel der Wahl zur chemischen Kastration bei fortgeschrittenem Prostatakarzinom. Anwendung auch bei Endometriose, Myomen, Mammakarzinom bei prämenopausalen Frauen sowie kurzfristig im Rahmen der Fertilitätsbehandlung der Frau bei anovulatorischen Zyklen

---

GnRH-Rezeptor-Antagonisten

Durch weitergehende Modifikation der GnRH-Struktur ist es gelungen, **GnRH-Rezeptor-Antagonisten** wie **Cetrorelix, Ganirelix, Abarelix** oder **Degarelix** mit teilweise sehr langen Plasmahalbwertszeiten zu generieren (◘ Abb. 48.5). Gegenüber den lang-wirksamen GnRH-Rezeptor-Agonisten kann durch Gabe eines Antagonisten eine schnellere Suppression der Gonadotropin- und Sexualhormonfreisetzung erreicht werden. Der möglicherweise zusätzliche klinische Nutzen ist zurzeit noch unklar.

Gonadotropine

Gonadotropine sind ebenso wie das in der menschlichen Plazenta gebildete humane Choriongonadotropin (hCG) Glykoproteine. Sie bestehen aus einer α- und einer β-Untereinheit. Die α-Untereinheit von LH, FSH, hCG und TSH ist identisch, während die β-Untereinheit spezifisch für die einzelnen Hormone ist.

Die Plasmahalbwertszeiten der Gonadotropine liegen bei 12 Stunden (LH), 24 Stunden (FSH) und ca. 30 Stunden (hCG). Während die Wirkungen von LH und hCG durch den LH-Rezeptor vermittelt werden, besitzt FSH einen eigenen Rezeptor. LH- und FSH-Rezeptoren gehören zur Gruppe der G-Protein-gekoppelten Rezeptoren, ihre Aktivierung führt über das G-Protein Gs zur Stimulation der Adenylylzyklase.

Die physiologischen Effekte der Gonadotropine sind geschlechtsspezifisch:

- **Beim Mann** wirkt LH primär auf die Leydig-Zellen des Hodens und stimuliert dort die Synthese von Androgenen. Das dadurch gebildete Testosteron fördert die Gametogenese und ist für die Aufrechterhaltung der sekundären Geschlechtsmerkmale des Mannes sowie der Libido erforderlich. FSH wirkt vor allem auf Sertoli-Zellen des Hodens und stimuliert dort die Synthese von Faktoren, die für die Spermienreifung notwendig sind.

- Die Wirkungen **bei der Frau** sind vielfältiger und hängen vom Lebensalter sowie vom Stadium des Ovulationszyklus ab. FSH fördert Wachstum und Reifung ovarieller Follikel und stimuliert die Produktion von Östradiol. LH ist verantwortlich für die Auslösung der Ovulation und fördert in der 2. Phase des Zyklus die Synthese von Progesteron im Corpus luteum (▶ Kap. 50).

■ Klinischer Einsatz von Gonadotropinen

Gonadotropine werden zunehmend in rekombinanter Form hergestellt und vor allem im Bereich der Reproduktionsendokrinologie eingesetzt:

Im Rahmen der Behandlung von Frauen mit **Anovulation** werden LH und FSH in individueller Dosierung zur Stimulation der Follikelreifung verwendet. Die vollständige Ausreifung des Follikels und die Induktion einer Ovulation erfolgen mit hCG. In ähnlicher Weise werden FSH und hCG für die **Auslösung einer Ovulation zur Gewinnung von Eizellen bei In-vitro-Fertilisationen** verwendet.

Bei **Männern mit gestörter Fertilität** aufgrund eines **Gonadotropinmangels** hat sich die kombinierte Gabe von FSH und hCG bewährt. hCG findet auch bei der Therapie des **Kryptorchismus** Verwendung. Eine mehrwöchige Behandlung mit hCG kann bei ausreichend früh eingesetzter Therapie zum Descensus testis führen.

Bei Einsatz von Gonadotropinen zur Auslösung einer Ovulation besteht die Gefahr der Überstimulation der Ovarien. Folge kann die Entwicklung großer Zysten sein. Im Rahmen der Behandlung einer Anovulation mit Gonadotropinen ist die Wahrscheinlichkeit von Mehrlingsschwangerschaften erhöht.

48.2.4 Somatoliberin (GHRH), Somatostatin und Somatotropin (Wachstumshormon)

Die im Hypothalamus gebildeten Neurohormone **Somatoliberin (GHRH, Growth Hormone Releasing Hormone)** sowie **Somatostatin** werden in das Portalsystem der Hypophyse ausgeschüttet und führen in den somatotropen Zellen des Hypophysenvorderlappens zur Stimulation bzw. Hemmung der Freisetzung von **Wachstumshormon (GH), Somatotropin)** (▢ Abb. 48.6). Wachstumshormon beeinflusst die Aktivität einer Vielzahl von Körperzellen teilweise direkt, teilweise durch Stimulation der Bildung von **Insulin-like Growth Factor-1 (IGF-1).**

Die Aktivität des Somatoliberin-Somatotropin-Systems ist in der Kindheit hoch und steigt zur Pubertät weiter an, danach fallen GHRH und Wachstumshormonspiegel wieder ab. Wachstumshormon wird dabei in Form irregulärer Pulse abgegeben, wobei die Amplitude der sekretorischen Pulse nachts am höchsten ist. Das hypothalamisch-hypophysäre System der Wachstumshormonfreisetzung unterliegt ebenfalls diversen regulatorischen negativen Rückkopplungsmechanismen (▢ Abb. 48.6).

Somatoliberin (GHRH)

GHRH wird vor allem in den Zellen des Nucleus arcuatus gebildet und stimuliert die Freisetzung von Wachstumshormon aus dem Hypophysenvorderlappen durch Aktivierung eines Gs-gekoppelten spezifischen Rezeptors.

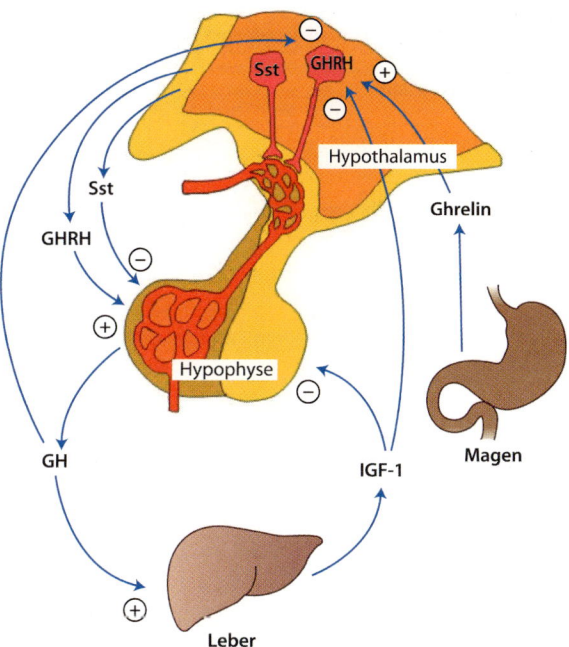

▢ **Abb. 48.6 Freisetzung und Wirkung von Wachstumshormon.** Die Freisetzung von Wachstumshormon aus dem Hypophysenvorderlappen wird im Wesentlichen durch die beiden hypothalamischen Faktoren Somatoliberin (GHRH) und Somatostatin (Sst) reguliert. Somatostatin wirkt zusätzlich inhibitorisch auf die Freisetzung von GHRH. Die meisten Effekte von Wachstumshormon werden indirekt durch die Freisetzung von Insulin-like Growth Factor-1 (IGF-1) vermittelt. Sowohl IGF-1 als auch Wachstumshormon hemmen die Freisetzung von GHRH. IGF-1 hemmt zudem die Freisetzung von Wachstumshormon aus dem Hypophysenvorderlappen

Das aus 44 Aminosäuren bestehende GHRH-Peptid wird zur Unterscheidung eines hypophysär und hypothalamisch bedingten Wachstumshormonmangels **diagnostisch eingesetzt.** Vor und 15–45 min nach i. v. Injektion von GHRH wird die Wachstumshormon-Plasmakonzentration bestimmt. Bei normaler Stimulierbarkeit der Wachstumshormonfreisetzung kann ein hypophysär bedingter Wachstumshormonmangel ausgeschlossen werden.

Somatostatin

Das primär im Nucleus paraventricularis gebildete **Somatostatin hemmt** neben der Sekretion von Wachstumshormon auch **die Freisetzung von TSH und ACTH.** Darüber hinaus inhibiert Somatostatin die Freisetzung einer Reihe peripherer Hormone wie **Glucagon, Insulin, Gastrin** etc.

Die Bildung von Somatostatin ist nicht auf die Zellen des Hypothalamus beschränkt. Somatostatin wird in einer Reihe anderer Regionen des **ZNS** und des **PNS,** in **Darm, Langerhans-Inseln des Pankreas** und anderen Organen gebildet. Neben der inhibitorischen Regulation der Freisetzung hypophysärer Hormone spielt Somatostatin eine wichtige Rolle bei der Regulation der Funktion des Magen-Darm-Trakts, indem es die Freisetzung einer Fülle von Verdauungshormonen wie Gastrin, Sekretin, Cholecystokinin hemmt.

48

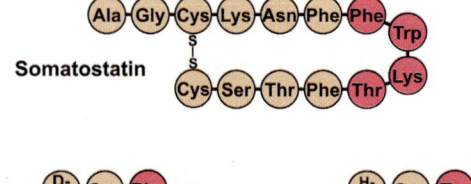

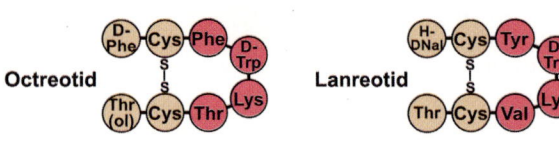

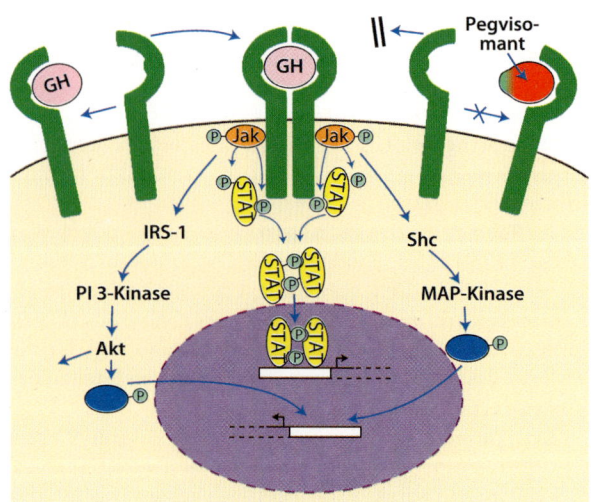

☑ **Abb. 48.7 Aminosäuresequenz von Somatostatin, Octreotid und Lanreotid.** *Rot:* für die Rezeptorbindung wichtige Aminosäuren

Somatostatin wirkt **vasokonstriktorisch im Bereich des Splanchnicus,** ein Effekt, den man sich therapeutisch zunutze macht (s. u.). Die diversen Wirkungen von Somatostatin werden durch 5 verschiedene Gi/Go-gekoppelte Rezeptoren (SSTR1–5) vermittelt. Für die Inhibition der Wachstumshormonfreisetzung durch Somatostatin sind vor allem die Rezeptoren SSTR2 und SSTR5 verantwortlich. Somatostatin führt darüber hinaus auch zur Hemmung der GHRH-Freisetzung durch hypothalamische Zellen.

Die synthetischen Somatostatinanaloga **Octreotid** und **Lanreotid** (☑ Abb. 48.7) wirken als Somatostatinrezeptor-Agonisten. Im Vergleich zu der mit wenigen Minuten relativ kurzen Halbwertszeit von Somatostatin ist die Halbwertszeit von Octreotid und Lanreotid deutlich länger (120 bzw. 90 min). Darüber hinaus weisen beide Analoga eine Selektivität für SSTR2- und SSTR5-Rezeptoren auf.

Seit kurzem steht mit **Pasireotid** ein weiteres Somatostatinanalogon mit erhöhter Selektivität für den SSTR5-Rezeptor zur Verfügung.

■ **Klinische Anwendung**

Somatostatin und/oder Octreotid können aufgrund ihres vasokonstriktorischen Effekts im Splanchnicus-Bereich zur Senkung des portalen Drucks eingesetzt werden. Dies macht man sich z. B. bei der Therapie einer **schweren Ulkusblutung** sowie bei der Behandlung von **Ösophagusvarizenblutungen** zunutze. Die Gabe erfolgt i. v. Der klinische Stellenwert dieser Behandlung ist umstritten.

Octreotid und Lanreotid werden zur Behandlung der **Akromegalie** sowie zur symptomatischen Behandlung von **endokrin aktiven Tumoren des Gastrointestinaltrakts** (z. B. Karzinoide, VIPome, Glucagonome) eingesetzt. Für die Langzeitanwendung stehen s. c. verabreichbare Depotformen zur Verfügung.

Das vor allem auf SSTR5 wirkende Pasireotid kann zur Behandlung des **Morbus Cushing** gegeben werden, da ACTH-produzierende Hypophysenadenome vor allem diesen Rezeptorsubtyp exprimieren.

■ **Unerwünschte Wirkungen**

Insbesondere Somatostatin führt zur Hemmung der Freisetzung von Glucagon und Insulin. Entsprechend kann es zu

☑ **Abb. 48.8 Mechanismus der Wirkung von Wachstumshormon und Wachstumshormonrezeptor-Antagonisten.** Die Bindung von Wachstumshormon (GH) an 2 Rezeptormoleküle führt zu deren Dimerisierung. Dies hat die Phosphorylierung von JAK2 zur Folge. Die sich daran anschließende Tyrosinphosphorylierung von zytoplasmatischen Proteinen wie STAT5 oder Shc führt zur Auslösung der zellulären Effekte des Wachstumshormons. Pegvisomant, eine mutierte Form von Wachstumshormon, ist in der Lage, an ein Rezeptormonomer zu binden. Durch Mutation der 2. Bindungsstelle kommt es jedoch nicht zur Dimerisierung und damit Aktivierung des Rezeptors. Pegvisomant konkurriert mit Wachstumshormon um die Bindung am Rezeptor, besitzt jedoch keine intrinsische Aktivität und ist somit ein kompetitiver Antagonist am Wachstumshormonrezeptor

Störungen der Blutzuckerkontrolle kommen. Unter Octreotid werden Störungen der Blutzuckerregulation seltener beobachtet, allerdings können diverse **unerwünschte gastrointestinale Effekte** wie Übelkeit oder Diarrhö auftreten.

Wachstumshormon (GH)

Wachstumshormon wird von den somatotropen Zellen, die etwa 40% der hormonbildenden Zellen des Hypophysenvorderlappens ausmachen, sezerniert. Das sezernierte Wachstumshormon ist ein Gemisch von Proteinen, unter denen die Hauptform 191 Aminosäuren besitzt und 2 Disulfidbrücken aufweist.

Die peripheren Wirkungen des Wachstumshormons werden durch Aktivierung des **Wachstumshormonrezeptors,** der weit verbreitet exprimiert wird, ausgelöst. Der Wachstumshormonrezeptor gehört zur Klasse der Zytokinrezeptoren. Wachstumshormon besitzt 2 Bindungsstellen für den Rezeptor, durch die es 2 Wachstumshormonrezeptor-Moleküle binden kann und in der Folge eine Rezeptordimerisierung auslöst.

Durch die wachstumshormoninduzierte Dimerisierung des Rezeptors kommt es zur Aktivierung der rezeptorassoziierten Tyrosinkinase **Januskinase 2 (JAK2)**. JAK2 transphosphoryliert zum einen die JAK2 des anderen Rezeptormonomers, zum anderen kommt es zur Tyrosinphosphorylierung zytoplasmatischer Proteine, die an der Signalweiterleitung beteiligt sind. Zu diesen Substraten gehören das »Signal Tranducers and Activators of Transcription Protein 5« (STAT5), das Adapterprotein Shc und Insulinrezeptor-Substratproteine (IRS-Proteine) (◘ Abb. 48.8).

Die wachstumsfördernden Effekte des Hormons werden durch Induktion der Bildung von Insulin-like Growth Factor 1 (IGF-1) vermittelt. Während Wachstumshormon die IGF-1-Freisetzung in vielen Geweben fördern kann, beruht der Hauptanteil des zirkulierenden IGF-1 auf der wachstumshormoninduzierten IGF-1-Bildung in der Leber. Einige Effekte des Wachstumshormons wie die Steigerung der Lipolyse in Adipozyten sowie die Stimulation der Gluconeogenese in der Leber erfolgen unabhängig von IGF-1.

IGF-1 aktiviert in nahezu allen Geweben den IGF-Rezeptor-Typ 1, der wie der Insulinrezeptor zur Gruppe der Rezeptor-Tyrosinkinasen gehört. IGF-1 ist zudem neben dem Wachstumshormon selbst ein wichtiger Regulator der negativen Rückkopplung im Wachstumshormonsystem.

■ **Klinische Anwendung**

Gentechnisch hergestelltes **Wachstumshormon** wird zur Behandlung des **hypophysären Minderwuchses bei Kindern** angewendet. In seltenen Fällen ist die Gabe auch bei Erwachsenen mit nachgewiesenem Wachstumshormonmangel indiziert. Die Therapie erfolgt in Form täglicher subkutaner Injektionen.

Wachstumshormon wird auch missbräuchlich zur sportlichen Leistungssteigerung (Doping) sowie von älteren Personen zur »Anti-Aging-Therapie« verwendet. Der Bezug erfolgt unter anderem über zweifelhafte Internetquellen. Es liegen keine Studiendaten zu Risiken und Wirkungen vor.

■ **Unerwünschte Wirkungen**

Im Rahmen der Behandlung des kindlichen hypophysären Minderwuchses sind unerwünschte Wirkungen z. B. ein **Papillenödem, Kopfschmerzen** oder **Übelkeit**, selten wird aufgrund der metabolischen Effekte von Wachstumshormon ein **diabetogener Effekt** beobachtet.

Bei Anwendung im Erwachsenenalter kann es zur **Wasserretention** mit Ausbildung peripherer Ödeme, Arthralgien oder Myalgien kommen.

> ❗ **Cave**
> Bei Patienten mit Tumoren ist die Anwendung von Wachstumshormon kontraindiziert.

Wachstumshormonrezeptor-Antagonisten

Durch gentechnische Veränderung der beiden Rezeptorbindungsstellen des Wachstumshormonmoleküls ist es gelungen, den Wachstumshormonrezeptor-Antagonisten **Pegvisomant** zu synthetisieren. Er besitzt an Bindungsstelle 1 mehrere Mutationen, die die Affinität erhöhen, während eine Mutation im Bereich der Bindungsstelle 2 die Affinität zum 2. Wachstumshormonrezeptor-Molekül stark herabsetzt.

Durch zusätzliche Konjugation an Polyethylenglykol ist die Plasmahalbwertszeit von Pegvisomant um das Mehrfache gegenüber Wachstumshormon verlängert und beträgt 3–7

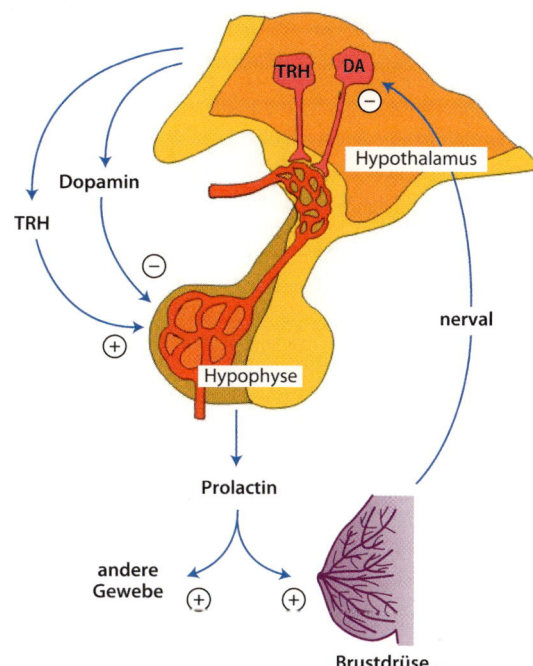

◘ **Abb. 48.9 Regulation der Prolactinfreisetzung.** Die Freisetzung von Prolactin aus Zellen des Hypophysenvorderlappens steht primär unter einer inhibitorischen Kontrolle durch Dopamin (DA), das von hypothalamischen Neuronen gebildet wird. Unter bestimmten Bedingungen kann die Prolactinfreisetzung auch durch TRH stimuliert werden. Prolactin wirkt auf eine Vielzahl von Geweben. Das wichtigste Zielgewebe ist die weibliche Brustdrüse. Saugreize im Bereich der Brustdrüse führen zur Steigerung der Prolactinfreisetzung

Tage. Durch die unterschiedliche Veränderung der Affinität der beiden Bindungsstellen bleibt eine Dimerisierung und Aktivierung des Rezeptors aus (◘ Abb. 48.8).

Pegvisomant stellt ein neues Prinzip in der Therapie der **Akromegalie** dar. Es ist indiziert, wenn andere nichtmedikamentöse oder medikamentöse Maßnahmen keine ausreichende Wirkung zeigen. Die bisherigen klinischen Daten deuten darauf hin, dass Pegvisomant relativ gut vertragen wird.

48.2.5 Prolactin

Prolactin ist ein Peptidhormon, das strukturelle Ähnlichkeit zum Wachstumshormon aufweist und durch laktotrophe Zellen des Hypophysenvorderlappens gebildet wird. Im Gegensatz zu anderen Hormonen des Hypophysenvorderlappens erfolgt die **Regulation der Prolactinfreisetzung überwiegend durch inhibitorische Steuerung** durch den Hypothalamus:

Der wesentliche Regulator der Prolactinfreisetzung ist **Dopamin**, das von hypothalamischen Zellen ins Portalsystem der Hypophyse freigesetzt wird und über **D_2-Rezeptoren** die Prolactinfreisetzung hemmt (◘ Abb. 48.9). TRH kann unter bestimmten Bedingungen die Prolactinsekretion steigern, es ist jedoch unklar, ob dieser Mechanismus unter physiologischen Bedingungen von Bedeutung ist.

Während der Fetalperiode wird Prolactin in der Hypophyse gebildet und freigesetzt. Diese Aktivität nimmt jedoch nach der Geburt rasch ab und die physiologischen Prolactinspiegel bei Mann und Frau sind sehr niedrig. Im Verlauf einer Schwangerschaft nimmt die Prolactinfreisetzung deutlich zu und erreicht gegen Ende der Schwangerschaft ein Maximum. Wird nach der Entbindung gestillt, werden die erhöhten Prolactinspiegel aufrechterhalten. Das Milchsaugen des Säuglings ist der wesentliche Reiz für die Prolactinbildung und -freisetzung während der Stillzeit (▫ Abb. 48.9).

Prolactin übt seine Wirkung durch Aktivierung des **Prolactinrezeptors** aus, der ebenso wie der Wachstumshormonrezeptor zur Klasse der Zytokinrezeptoren gehört und an den JAK/STAT-Signalweg gekoppelt ist. Prolactin spielt eine wichtige Rolle bei der Induktion des Wachstums und der Differenzierung des Brustdrüsenepithels während der Schwangerschaft und Stillzeit. Die Ausbildung einer laktierenden Mamma ist zusätzlich jedoch abhängig von der Stimulation durch Östrogene, Progesteron, Wachstumshormon und anderen Faktoren.

Die häufigste Ursache für eine pathologische Erhöhung der Prolactinsekretion mit Hyperprolactinämie sind **Prolactin sezernierende Adenome** des Hypophysenvorderlappens (Prolactinome). **Hyperprolactinämie** kann auch unter der **Therapie mit Dopaminrezeptor-Antagonisten,** z. B. Neuroleptika, auftreten. Folgen einer unphysiologischen Prolactinfreisetzung sind Galactorrhö, Amenorrhö und Infertilität bei der Frau sowie Libidoverlust, Impotenz und Infertilität beim Mann.

Therapie der Wahl bei prolactinsezernierenden Adenomen (Prolactinomen) ist die Gabe von **Dopamin-D_2-Rezeptor-Agonisten.** Es kommen hierbei Bromocriptin oder das länger wirkende Cabergolin zur Anwendung. Die Therapie mit Dopamin-D_2-Rezeptor-Agonisten erfolgt einschleichend und muss in der Regel über einen langen Zeitraum aufrechterhalten werden. Die **Hemmung der Prolactinfreisetzung durch Dopamin-D_2-Rezeptor-Agonisten** kann auch zur pharmakologischen Induktion des **Abstillens** genutzt werden.

48.2.6 Oxytocin

Oxytocin ist ein zyklisches Nonapeptid, das sich in 2 Aminosäuren von Vasopressin unterscheidet. Es wird im Nucleus supraopticus und im Nucleus paraventricularis des Hypothalamus gebildet. Die Axone der oxytocinproduzierenden neuroendokrinen Zellen ziehen durch den Hypophysenstiel in den Hypophysenhinterlappen, wo Oxytocin in die Zirkulation freigesetzt wird.

Die wichtigsten Stimuli für die Freisetzung von Oxytocin sind die Dilatation von Zervix und Vagina gegen Ende der Schwangerschaft und während des Geburtsvorgangs sowie der Saugreiz an der weiblichen Mamma.

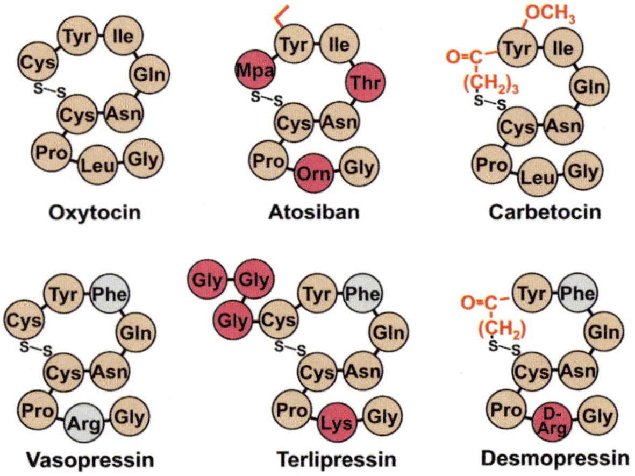

▫ **Abb. 48.10 Aminosäuresequenzen von Oxytocin und von dessen am Oxytocinrezeptor antagonistisch wirkenden Analogon Atosiban sowie von Vasopressin und von desen als Agonisten wirkenden Analoga Terlipressin und Desmopressin.** *Rot:* gegenüber Oxytocin und Vasopressin abweichende Aminosäuren und Seitengruppen. *Grau:* Unterschiede zwischen Oxytocin und Vasopressin

Das aus dem Hypophysenhinterlappen freigesetzte **Oxytocin wirkt** unter physiologischen Bedingungen insbesondere **auf Uterus und Brustdrüse.** Diese Wirkungen werden durch einen Gq/G11-gekoppelten Rezeptor ausgelöst, der auf glatten Muskelzellen des graviden Uterus und des Milchgangepithels der Brustdrüse exprimiert wird.

Die während des 3. Schwangerschaftstrimesters zunehmende spontane motorische Aktivität des Uterus wird durch Oxytocin stimuliert. Die Expression von Oxytocinrezeptoren im Uterus wird gegen Ende der Schwangerschaft durch Östrogen gesteigert und durch Gestagene vermindert. Welchen Stellenwert Oxytocin im Vergleich zu anderen uteruskontrahierenden Substanzen peripartal hat, ist zurzeit unklar.

Die durch Oxytocin ausgelöste Kontraktion des Myoepithels der Brustdrüse fördert die Milchejektion aus den Alveolen der Brustdrüse in die Ausführungsgänge. Oxytocin ist offensichtlich auch an der **Ausbildung der Mutter-Kind-Beziehung** beteiligt und besitzt möglicherweise darüber hinausgehende Funktionen in der Steuerung des Sozialverhaltens.

Durch Modifikation des Oxytocinmoleküls an mehreren Positionen ist es gelungen, synthetische Agonisten und Antagonisten des Oxytocinrezeptors zu entwickeln (▫ Abb. 48.10). Das **Oxytocinanalogon Carbetocin** zeichnet sich durch eine gegenüber Oxytocin deutlich verlängerte Plasmahalbwertszeit aus (ca. 40 min). Der kompetitive **Oxytocinrezeptor-Antagonist Atosiban** besitzt eine Plasmahalbwertszeit von 1,5–2 Stunden.

▪ Klinische Anwendung

Oxytocin kann i. m. oder i. v. zur **Induktion oder Verstärkung der Wehentätigkeit** verabreicht werden. Unmittelbar nach der Geburt findet Oxytocin Verwendung zur Behandlung einer **postpartalen Uterusatonie** sowie zur **Förderung der Ablösung und Ausstoßung der Plazenta.**

Insbesondere nach Kaiserschnitt kann **Carbetocin** zur Verstärkung der postpartalen Uteruskontraktion eingesetzt werden. Durch Gabe von Oxytocin bzw. Carbetocin postpartal kann der mit dem Geburtsvorgang verbundene Blutverlust der Mutter reduziert werden. Bei **ausbleibender oder mangelhafter Milchejektion** kann Oxytocin nasal in Form eines Sprays gegeben werden.

Die Indikation für die präpartale Anwendung von Oxytocin ist streng zu stellen, da es bei Überdosierung leicht zu einer zu starken Uteruskontraktion mit eventuellen Gefahren für das Kind kommen kann.

Der Oxytocinrezeptor-Antagonist **Atosiban** ist als Wehenhemmer entwickelt worden. Klinische Untersuchungen haben allerdings keinen wesentlichen Vorteil gegenüber β_2-Adrenozeptor-Agonisten für das Kind nachweisen können, auch wenn das Ausmaß kardialer unerwünschter Wirkungen gegenüber β_2-Agonisten reduziert ist.

48.2.7 Vasopressin (ADH)

Vasopressin (ADH, antidiuretisches Hormon) ist ein dem Oxytocin sehr ähnliches zyklisches Nonapeptid, das von neuroendokrinen Zellen des Hypothalamus im Nucleus supraopticus wie im Nucleus paraventricularis gebildet wird und wie Oxytocin im Hypophysenhinterlappen in die Zirkulation freigesetzt wird.

Die **Vasopressinausschüttung** wird durch **Osmorezeptoren im Hypothalamus reguliert.** Eine Abnahme des osmotischen Drucks im Plasma führt zur Ausschüttung des Hormons.

Auch die **Abnahme des Blutdrucks in zentralen Bereichen des Gefäßsystems** führt zur Ausschüttung von Vasopressin (ADH). Die dafür verantwortlichen **Barorezeptoren** befinden sich im Carotis- und Aortensinus.

Darüber hinaus wird die Hormonfreisetzung auch durch Druckrezeptoren im Bereich der Pulmonalvenen sowie im linken Vorhof geregelt. Ein Abfall von Druck und Volumen führt zur Ausschüttung von Vasopressin, während ein Anstieg von Blutdruck bzw. Plasmavolumen die Ausschüttung verringert. Auch psychische Reize, starker Stress oder Schmerzen führen zu einer Stimulation der Vasopressinausschüttung, während Alkohol hemmend wirkt.

Vasopressin übt seine peripheren Wirkungen durch Aktivierung von G-Protein-gekoppelten Rezeptoren aus. **V_{1a}- und V_{1b}-Rezeptoren** koppeln an die Gq/G11-Proteine, während der **V_2-Rezeptor** das G-Protein Gs aktiviert:

- In niedrigen bis mittleren Konzentrationen führt Vasopressin durch Aktivierung von **V_2-Rezeptoren auf den Epithelzellen der Sammelrohre** der Niere zum vermehrten Einbau von Wasserkanälen (Aquaporin-2) in die apikale Membran, wodurch die **Wasserrückresorption** zunimmt (▶ Kap. 38). Dieser antidiuretische Effekt spielt eine wichtige Rolle bei der **Regulation des Wasserhaushalts.**
- In höheren Konzentrationen bewirkt Vasopressin über **Aktivierung von V_{1a}-Rezeptoren** eine **Vasokonstriktion**

vor allem im Bereich des Splanchnicus, der Haut sowie der Skelettmuskulatur.
- In sehr hohen Konzentrationen bewirkt es durch Aktivierung von **V_2-Rezeptoren auf Endothelzellen** eine **vermehrte Freisetzung des Von-Willebrand-Faktors (vWF) und des Gerinnungsfaktors VIII** und steigert damit die Gerinnungsfähigkeit des Blutes.

Vasopressinrezeptor-Agonisten

Vasopressin (ADH) besitzt eine Plasmahalbwertszeit von lediglich etwa 1 Minute. Durch Modifikation des Vasopressinmoleküls sind Vasopressinanaloga entwickelt worden, die deutlich längere Plasmahalbwertszeiten besitzen und zudem eine gewisse Rezeptorselektivität aufweisen (◘ Abb. 48.10):
- **Desmopressin** ist ein Agonist an V_2-Rezeptoren, während es antagonistisch auf V_{1a}-Rezeptoren wirkt. Seine Potenz an V_2-Rezeptoren ist etwas geringer als die von Vasopressin. Die Plasmahalbwertszeit beträgt ca. 3 Stunden.
- **Terlipressin** und **Felypressin** sind Agonisten mit bevorzugter Wirkung an V_1-Rezeptoren. Terlipressin ist ein inaktives Prodrug, aus dem protrahiert Lysin-Vasopressin freigesetzt wird.

■ Klinische Anwendung

Die wichtigste Indikation des **Desmopressins** ist der **Diabetes insipidus centralis,** der auf einem Mangel an Vasopressin beruht. Die Therapie mit Desmopressin erfolgt durch 2-mal tägliche Gabe intranasal, i. v., s. c. oder i. m. Desmopressin kann auch zur unterstützenden Behandlung einer primären **Enuresis nocturna** gegeben werden. Die Behandlung erfolgt durch intranasale Gabe vor dem Zubettgehen.

Bei Patienten, die an milden Formen der **Hämophilie A** oder des **Willebrand-Jürgens-Syndrom** leiden, kann man sich die stimulierende Wirkung von Vasopressin auf die Freisetzung des Von-Willebrand-Faktors und des Faktors VIII zunutze machen. Desmopressin muss in diesen Fällen relativ hochdosiert verabreicht werden. Das Verfahren ist nur für wenige Tage anwendbar, da es nach ca. 1 Woche zum Wirkungsverlust kommt.

Terlipressin ist im Rahmen der Behandlung einer akuten **Ösophagusvarizenblutung** indiziert, wenn andere Maßnahmen nicht ausreichend wirksam sind. Die Gabe von Terlipressin führt durch Vasokonstriktion im Gebiet des Splanchnicus zur Senkung des Drucks im Bereich der Pfortader.

Felypressin findet als vasokonstriktorischer Zusatz zu Lokalanästhetika Verwendung. **Vasopressin** selbst kann in Form einer konstanten Infusion zur Behandlung der catecholaminrefraktären Hypotonie im Rahmen septischer Schockzustände bei Erwachsenen gegeben werden.

■ Unerwünschte Wirkungen

Bei Überdosierung von **Desmopressin** besteht die Gefahr einer zu starken **Wasserretention mit Hyponatriämie.** Bei Gabe von **Terlipressin** kann es infolge der Vasokonstriktion zu **Hautblässe, Blutdruckanstieg** und seltener auch zu **Myokardischämien** kommen. Gelegentlich treten eine erhöhte Darm-

48

motilität mit abdominellen Krämpfen, Übelkeit, Diarrhö sowie Spasmen der Uterusmuskulatur auf.

Vasopressinrezeptor-Antagonisten

Seit kurzem ist mit **Tolvaptan** ein selektiver V_2-Rezeptor-Antagonist für die Behandlung einer Hyponatriämie beim Syndrom der inadäquaten Sekretion des antidiuretischen Hormons (SIADH) zugelassen. Dieses geht mit zu hoher ADH-Sekretion einher, deren Wirkung auf die Wasserrückresorption in den distalen Abschnitten der Nierentubuli durch den V_2-Rezeptor-Antagonisten gehemmt wird.

Weiterführende Literatur

Berl T (2015) Vasopressin antagonists. N Engl J Med 372: 2207–2216

Gotzsche PC, Hrobjartsson A (2005) Somatostatin analogues for acute bleeding oesophageal varices. Cochrane Database Syst Rev 1: CD000193

Decaux G, Soupart A, Vassart G (2008) Non-peptide arginine-vasopressin antagonists: the vaptans. Lancet 371: 1624–1632

Goffin V, Bernichtein S, Touraine P, Kelly AP (2005) Development and potential clinical uses of human prolactin receptor antagonists. Endocrine Reviews 26: 400–422

Meyer-Lindenberg A, Domes G, Kirsch P et al. (2011) Oxytocin and vasopressin in the human brain: social neuropeptides for translational medicine. Nat Rev Neurosci 12: 524–538

Millar RP, Newton CL (2013) Current and future applications of GnRH, kisspeptin and neurokinin B analogues. Nat Rev Endocrinol 9: 451–466

Pawlikowski M and Melen-Mucha G (2004) Somatostatin analogs – from new molecules to new applications. Curr Opin Pharmacol 6: 608–613

Sherlock M, Woods C, Sheppard MC (2011) Medical therapy in acromegaly. Nat Rev Endocrinol 7: 291–300

Surya SK and Barkan AL (2005) GH receptor antagonist: mechanism of action and clinical utility. Rev Endocr Metab Disord 1: 5–13

Tsatsaris V, Carbonne B, Cabrol D (2004) Atosiban for preterm labour. Drugs 64 (4): 375–382

Glucocorticoide

S. Offermanns

M. Freissmuth et al., *Pharmakologie und Toxikologie*,
DOI 10.1007/978-3-662-46689-6_49, © Springer-Verlag Berlin Heidelberg 2016

Die Glucocorticoide gehören zusammen mit den Mineralocorticoiden zu den sog. Corticosteroiden, die in der Nebennierenrinde gebildet werden. Cortisol ist das Hauptglucocorticoid der Nebennierenrinde. Darüber hinaus sind eine Reihe synthetischer Glucocorticoide entwickelt worden, die in der Pharmakotherapie von Bedeutung sind. Glucocorticoide werden zum einen zur Substitution bei Mangel an endogenen Glucocorticoiden eingesetzt. Zum anderen spielen insbesondere die antiinflammatorischen und immunsuppressiven Effekte der körpereigenen und synthetischen Glucocorticoide eine wichtige Rolle bei der Behandlung zahlreicher Erkrankungen.

49.1 Synthese und Wirkungen von Glucocorticoiden

Lernziele

Synthesewege
- Störungen der Glucocorticoidsynthese
- Inhibitoren der Glucocorticoidsynthese

Wirkungen von Glucocorticoiden
- Glucocorticoidrezeptor (Transaktivierung, Transrepression)
- Nichtgenomische Effekte von Glucocorticoiden
- Mineralocorticoidrezeptorvermittelte Effekte von Glucocorticoiden
- Glucocorticoidwirkungen auf Stoffwechsel, Wasser- und Elektrolythaushalt, ZNS, kardiovaskuläres System, Blutbild, Skelettmuskeln und Knochen sowie antiinflammatorische und immunsuppressive Wirkungen und Regulation der Hypothalamus-Hypophysen-Nebennierenrinden-Achse

49.1.1 Synthesewege

Glucocorticoide werden vornehmlich in der Zona fasciculata der Nebennierenrinde aus Cholesterin gebildet (◻ Abb. 49.1). Der wesentliche geschwindigkeitsbestimmende Schritt der Synthese ist die Umwandlung von Cholesterin in Pregnenolon durch die Cholesterindesmolase (CYP11A1).

An der weiteren Synthese der Steroidhormone der Nebennierenrinde sind Enzyme aus der Gruppe der Cytochrom-P_{450}-Monooxygenasen (CYP) und der Dehydrogenasen beteiligt. Unter dem Einfluss der 3β-Hydroxy-Steroiddehydrogenase (3β-HSD) sowie der spezifisch in der **Zona fasciculata** exprimierten 17α-Hydroxylase (CYP17) wird Pregnenolon zu 17α-Hydroxy-Progesteron umgesetzt. 17α-Hydroxy-Progesteron wird dann durch die 21-Hydroxylase (CYP21) sowie die 11β-Hydroxylase (CYP11B1) zum aktiven Glucocorticoid Cortisol umgesetzt.

Unter normalen Bedingungen produziert die Nebennierenrinde täglich 10–20 mg Cortisol, die Plasmakonzentrationen liegen je nach Tageszeit zwischen 100 und 500 nM. Cortisol (Hydroxycortison) wird durch die 11β-Hydroxy-Steroiddehydrogenase Typ 2 (11β-HSD Typ 2) in einigen peripheren Geweben in das inaktive Cortison umgewandelt. Umgekehrt führt die 11β-HSD Typ 1, die z. B. in der Leber exprimiert wird, zur Aktivierung des inaktiven Cortisons (◻ Abb. 49.1).

In der **Zona glomerulosa**, in der CYP17 nicht exprimiert ist, wird Pregnenolon über Progesteron und 11-Desoxycorticosteron sowie Corticosteron durch das glomerulosaspezifische Enzym 18-Hydroxy-Steroiddehydrogenase (CYP11B2) zum Mineralocorticoid Aldosteron umgewandelt. Die Tagesproduktion von Aldosteron beträgt etwa 100 μg, die Plasmakonzentration von Aldosteron liegt mit ca. 300 pM deutlich unter der von Cortisol.

Die Synthese von Cortisol wird ganz wesentlich durch **ACTH** und damit durch die **Hypothalamus-Hypophysen-Nebennierenrinden-Achse** reguliert (▶ Abschn. 48.2.2). Das von der Nebennierenrinde freigesetzte Cortisol wirkt im Sinne einer negativen Rückkopplung inhibierend auf die Freisetzung von CRH sowie ACTH im Hypothalamus bzw. Hypophysenvorderlappen.

Dabei kommt es in den frühen Morgenstunden zu einer Aktivierung der CRH- und konsekutiv der ACTH-Freisetzung. Die Cortisol-Plasmakonzentration weist daher in den Morgenstunden ein Maximum auf. Danach fällt die Plasmakonzentration wieder ab und erreicht zwischen 0 und 3 Uhr ein Minimum (◻ Abb. 49.2). Die **zirkadiane Rhythmik der Cortisolproduktion** ist stabil und passt sich dem Tag-Nacht-Rhythmus an.

Unter starken Stressbedingungen wie Infektionen, Traumata, schweren Erkrankungen, Operationen etc. kommt es zur starken Steigerung der ACTH-Freisetzung (▶ Kap. 48). Die durch Erhöhung der Cortisolfreisetzung hervorgerufenen metabolischen, antientzündlichen und immunsuppressiven Effekte stellen einen wichtigen Mechanismus dar, über den der Körper in Stresssituationen die Homöostase sicherstellt.

Störungen der Glucocorticoidsynthese

Langfristige **Steigerungen der Glucocorticoidsynthese** sind die Ursache des endogenen **Cushing-Syndroms,** das meist durch ein ACTH-produzierendes Hypophysenadenom oder durch ektope ACTH-Sekretion ausgelöst wird. Seltenere Ursachen des endogenen Cushing-Syndroms sind Adenome oder Karzinome der Nebennierenrinde.

Eine **Verminderung der Glucocorticoidsynthese** tritt im Rahmen einer chronischen Unterfunktion der Nebennierenrinde (**Morbus Addison**) auf, die in der Regel auf einer Immunadrenalitis beruht.

Eine genetisch bedingte Störung der Synthese von Cortisol ist die Ursache für das **adrenogenitale Syndrom,** bei dem aufgrund einer angeborenen Störung der Aktivität eines der 5 Enzyme der adrenalen Cortisolsynthese ein Cortisolmangel entsteht, der zur vermehrten ACTH-Freisetzung führt. Je nach Enzymdefekt ist parallel auch die Bildung von Mineralocorticoiden gestört und es kommt zur vermehrten Bildung von Androgenvorstufen, die zur Hyperandrogenämie führen. Die häufigste Form des adrenogenitalen Syndroms ist der Defekt der 21-Hydroxylase (CYP21), der etwa 90% aller Fälle ausmacht.

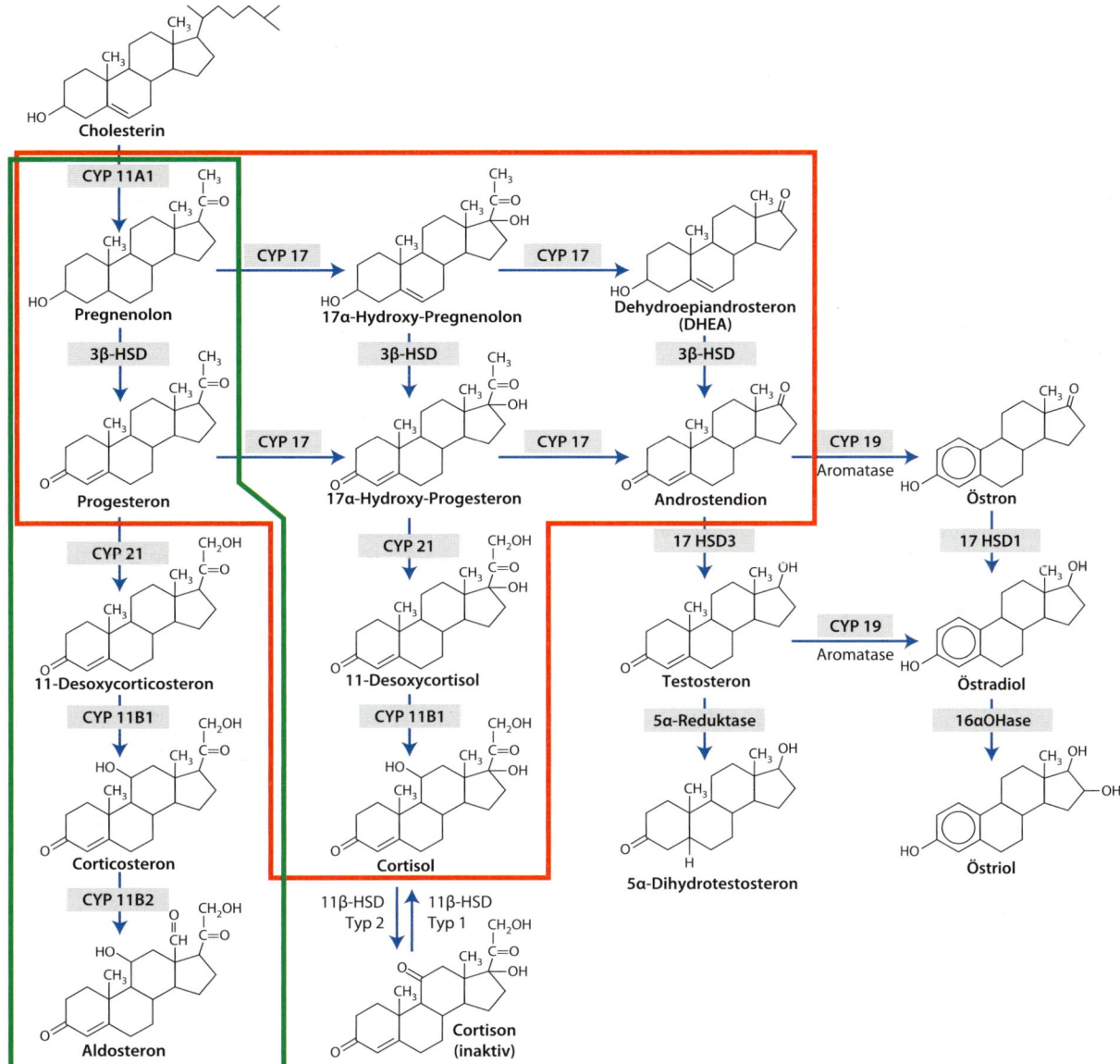

☐ **Abb. 49.1 Corticosteroidsynthese in der Nebennierenrinde.** Synthesewege in der Nebennierenrinde mit den beteiligten Enzymen und Zwischenprodukten. Syntheseschritte in der Zona glomerulosa (*grün umrandet*), Syntheseschritte in der Zona fasciculata und der Zona reticularis (*rot umrandet*). 3β-HSD wird in der Zona reticularis nicht exprimiert. Es entsteht vornehmlich DHEA. CYP11A1 = Cholesterindesmolase; CYP17 = 17α-Hydroxylase/17,20-Lyase; 3β-HSD = 3β-Hydroxy-Steroiddehydrogenase; CYP21 = 21-Hydroxylase; CYP11B1 = 11β-Hydroxylase; CYP11B2 = 18-Hydroxy-Steroiddehydrogenase (Aldosteronsynthase)

Inhibitoren der Glucocorticoidsynthese

Verschiedene Pharmaka hemmen Enzyme der Steroidsynthese in der Nebennierenrinde und finden Anwendung im Bereich der Diagnostik und Therapie:

Metyrapon ist ein Inhibitor der 11β-Hydroxylase (CYP11B1). Unter normalen Bedingungen kommt es nach Gabe von Metyrapon zu einem Abfall der Cortisol-Plasmakonzentration. Die dadurch ausgelöste ACTH-Freisetzung führt zu einem massiven Anstieg der Vorstufen und CYP11B1-Substrate 11-Desoxycorticosteron und 11-Desoxycortisol.

Bleibt dieser Anstieg aus, so weist dies auf eine Störung im Bereich der Hypothalamus-Hypophysen-Nebennierenrinden-Achse hin. Neben seiner diagnostischen Bedeutung kann Metyrapon auch zur Behandlung eines Hypercortisolismus z. B. aufgrund eines Nebennierenrindentumors eingesetzt werden.

Das Antimykotikum **Ketoconazol** führt in sehr hohen Dosen zu einer effektiven Inhibition der Steroidsynthese durch Hemmung der 17α-Hydroxylase (CYP17) sowie der Cholesterindesmolase (CYP11A1). Ein deutlich potenterer

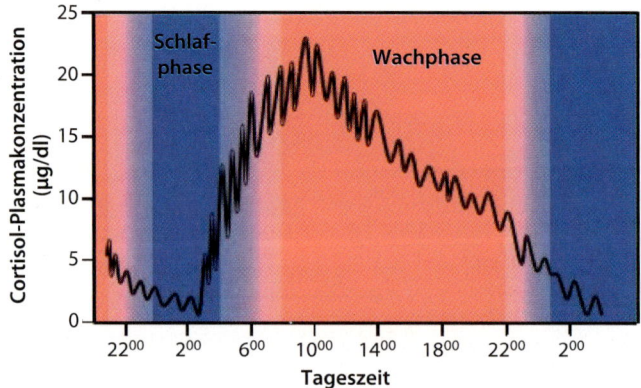

Abb. 49.2 Zirkadianer Verlauf der Glucocorticoid-Plasmaspiegel

CYP17-Hemmer ist **Abirateron**, das zur Behandlung des Prostatakarzinoms eingesetzt wird (▶ Kap. 50).

Etomidat hemmt die 11β-Hydroxylase und **Aminoglutethimid** hemmt die Cholesterindesmolase (CYP11A1), die 11β-Hydroxylase (CYP11B1) sowie zusätzlich die Aromatasen (CYP19), die Androgene in Östrogene umwandeln. Diese Steroidsynthesehemmer können zur Inhibition der Cortisolsynthese bei anders nicht zu behandelndem Cushing-Syndrom eingesetzt werden. Aminoglutethimid wird zusätzlich zur Hemmung der peripheren Östrogenproduktion bei östrogenabhängigem Mammakarzinom eingesetzt.

49.1.2 Wirkungen von Glucocorticoiden

Wesentlicher Mediator der Glucocorticoideffekte ist der **Glucocorticoidrezeptor**, der zur Gruppe der nukleären Rezeptoren gehört. Ein Teil der Glucocorticoidwirkungen wird jedoch auch über den **Mineralocorticoidrezeptor** vermittelt.

Glucocorticoidrezeptor (GR)

Der Glucocorticoidrezeptor liegt in der inaktiven, nicht ligandengebundenen Form im Zytosol der Zelle in einem Komplex mit mehreren Proteinen (Hitzeschockproteinen etc.) vor und gelangt nach Bindung eines Agonisten in den Zellkern, wo er als Transkriptionsfaktor fungiert und die Transkription bestimmter Gene direkt oder indirekt beeinflusst (◘ Abb. 49.3).

Induktion der Transkription (Transaktivierung)

Der klassische Transaktivierungsmechanismus des ligandengebundenen Glucocorticoidrezeptors beruht auf der **Bindung des homodimeren Rezeptors** an eine spezifische DNA-Sequenz, das **Glucocorticoid-Response-Element (GRE),** das sich im Bereich regulatorischer Abschnitte von Zielgenen der Glucocorticoid-Wirkung befindet. Die Bindung des Glucocorticoidrezeptor-Dimers führt zur Rekrutierung einer Reihe von Co-Aktivatoren, zu denen die Histon-Acetyltransferase (HAT) sowie verschiedene Mitglieder des Chromatin-Remodelling-(CRM-)Komplexes gehören. Die dadurch hervorgerufene Acetylierung von Histonen sowie die Reorganisation

der Chromatinstruktur erlaubt nun die Bindung des Polymerase-II-Holoenzyms, wodurch die Transkription der jeweiligen Zielgene gesteigert wird. Diese Transaktivierung durch direkte Bindung des ligandenaktivierten Glucocorticoidrezeptors an spezifische DNA-Elemente liegt z. B. den **glucocorticoidinduzierten Stoffwechseleffekten** zugrunde (◘ Abb. 49.3).

Inhibition der Transkription (Transrepression)

Ein Großteil der Effekte der Glucocorticoide wird durch Hemmung der Transkription bestimmter Gene hervorgerufen. Dies beruht zum Teil darauf, dass die Bindung des Glucocorticoidrezeptor-Homodimers an die spezifischen DNA-Bindungsstellen in einigen Fällen auch zu einer Transrepression führt. Dies ist z. B. bei der **Regulation der Aktivität des Proopiomelanocortin-(POMC-)Gens**, das unter anderem auch das corticotrope Hormon ACTH codiert, der Fall. Die Expression des POMC-Gens in Zellen des Hypophysenvorderlappens wird durch Glucocorticoide im Rahmen der negativen Rückkopplung gehemmt.

Eine Hemmung der Gentranskription durch Glucocorticoide kann auch dadurch verursacht werden, dass der ligandengebundene Glucocorticoidrezeptor meistens als Monomer indirekt Transkriptionsprozesse beeinflusst. So ist der Glucocorticoidrezeptor in der Lage, **mit Transkriptionsfaktoren** wie AP-1 und NF-κB **zu interagieren und die transaktivierende Funktion dieser Faktoren zu inhibieren** (◘ Abb. 49.3, ◘ Abb. 49.4). Derartige DNA-Bindungs-unabhängige Transrepressionseffekte liegen z. B. zum großen Teil den **antiinflammatorischen Effekten** der Glucocorticoide zugrunde.

Nichtgenomische Effekte von Glucocorticoiden

In den letzten Jahren wurden vermehrt Hinweise dafür gefunden, dass Glucocorticoide auch sehr rasche Wirkungen haben, die offensichtlich nicht durch Veränderung der Gentranskription ausgelöst sein können. Die genauen Mechanismen dieser Effekte sind nicht bekannt. In vielen Fällen erscheint der Effekt jedoch durch den ligandenaktivierten Glucocorticoidrezeptor auf zytosolischer Ebene vermittelt zu sein.

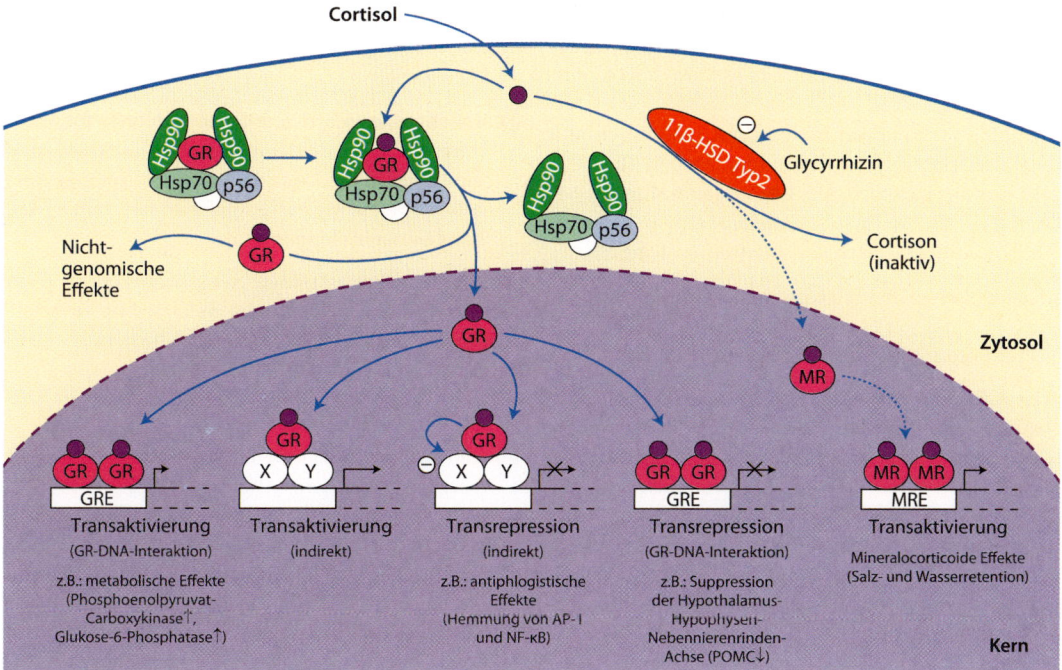

Rolle des Mineralocorticoidrezeptors im Rahmen der Glucocorticoidwirkung

Seit langem ist bekannt, dass Cortisol sowie einige synthetische Glucocorticoide auch mineralocorticoide Wirkungen haben.

> **Während Aldosteron ausschließlich den Mineralocorticoidrezeptor aktiviert, ist Cortisol in der Lage, sowohl den Glucocorticoid- als auch den Mineralocorticoidrezeptor zu aktivieren.**

Der Effekt von Cortisol auf den Mineralocorticoidrezeptor wird jedoch dadurch sehr stark abgeschwächt, dass in Zellen, die den Mineralocorticoidrezeptor exprimieren (Epithelzellen von Niere, Kolon und Speicheldrüsen), das Enzym 11β-Hydroxy-Steroiddehydrogenase Typ 2 (11β-HSD Typ 2) stark exprimiert ist.

> **11β-HSD Typ 2 führt zur sehr effizienten Umwandlung von Cortisol ins inaktive Cortison. Der Mineralocorticoidrezeptor wird dadurch weitgehend gegen den Einfluss von Cortisol abgeschirmt.**

Dies macht verständlich, weshalb Cortisol trotz seiner gegenüber Aldosteron etwa 1000-fach höheren Plasmakonzentration nur sehr geringe mineralocorticoide Effekte besitzt.

> **Bei unphysiologischen Anstiegen der Cortisolkonzentration sind die mineralocorticoiden Effekte jedoch zunehmend stärker ausgeprägt.**

Unter den synthetischen Glucocorticoiden besitzen einige Substanzen noch partielle mineralocorticoide Eigenschaften (z. B. Prednisolon), während andere keine mineralocorticoiden Effekte mehr aufweisen (z. B. Dexamethason).

Effekte von Glucocorticoiden

▪ Stoffwechseleffekte

Glucocorticoide besitzen ausgeprägte Effekte auf den Kohlenhydrat-, Protein- und Lipidstoffwechsel, die unter Stresssituationen sicherstellen sollen, dass die auf Glucose angewiesenen lebenswichtigen Organe wie Gehirn und Herz vor einer Nährstoffminderversorgung geschützt sind. In der Leber führen Glucocorticoide unter anderem durch Aktivierung der Tran-

49

skription des Gens der Phosphoenolpyruvat-Carboxykinase (PEPCK) zu einer **Steigerung der Gluconeogenese.** Außerdem wird die **Speicherung** der **Glucose in Form von Glykogen gefördert.**

Die Synthese von Glucose erfolgt aus Aminosäuren und Glycerol, die durch den Protein- bzw. Lipidabbau in Muskulatur bzw. Fettgewebe entstehen. Die **Glucoseaufnahme in periphere Zellen** sowie die **Insulinempfindlichkeit nehmen** eher **ab,** und die Glucose-Plasmakonzentration steigt.

> **Bei prädiabetischen oder diabetischen Patienten muss unter der Therapie mit Glucocorticoiden mit einer Verschlechterung der Glucosetoleranz gerechnet werden.**

Im Bereich des **Proteinstoffwechsels** wirken Glucocorticoide generell **katabol,** es kommt zum Abbau von Muskelmasse, zur Osteoporose sowie zu einer negativen Stickstoffbilanz.

Glucocorticoide **fördern die Wirkung von Catecholaminen und Wachstumshormon auf die Lipolyse** im Fettgewebe. In der Folge kommt es zum Anstieg der freien Fettsäuren im Plasma.

Neben diesen akuten metabolischen Effekten führen Glucocorticoide nach langfristiger Anwendung zur **charakteristischen Umverteilung** des **Fettgewebes.** Während es zum Verlust von Fettgewebe an den Extremitäten kommt, wird vermehrt Fett im Bereich des Stamms, des Gesichts und des Nackens eingelagert. Diese auch als »**Stammfettsucht**« bezeichnete Umverteilungsstörung ist eines der charakteristischen Merkmale des **Cushing-Syndroms.** Die Ursachen für die durch Glucocorticoide ausgelöste Stammfettsucht sind nicht klar. Offenbar liegen diesem Effekt Unterschiede zwischen Adipozyten in der Peripherie und im Bereich des Stammes bzw. Kopfes zugrunde.

■ Wasser- und Elektrolythaushalt

Endogene Glucocorticoide können in hohen Konzentrationen zur Aktivierung des Mineralocorticoidrezeptors führen. Es kommt dadurch zur vermehrten **Reabsorption von Natrium,** während die **renale Ausscheidung von Kalium und Protonen zunimmt.**

■ Zentrales Nervensystem

Glucocorticoide haben vielfältige Effekte auf das ZNS. Patienten mit Glucocorticoidmangel können verschiedene psychiatrische Symptome wie Depressionen oder Apathie aufweisen. Bei pathologisch oder pharmakologisch erhöhten Glucocorticoid-Konzentrationen können ebenfalls verschiedene psychiatrische Symptome auftreten (► Abschn. 49.4).

■ Kardiovaskuläres System

Glucocorticoide **erhöhen die Wirkung** diverser **Vasokonstriktoren an der glatten Gefäßmuskulatur.** Durch Aktivierung des Mineralocorticoidrezeptors können Cortisol und einige synthetische Glucocorticoide zur vermehrten **Natrium- und Wasserretention** führen. Die glucocorticoidinduzierte Hypertonie ist eine typische unerwünschte Wirkung, die offensichtlich sowohl durch Glucocorticoid- als auch durch Mineralocorticoidrezeptoren vermittelt wird.

■ Blutbild

Glucocorticoide besitzen vielfältige Effekte auf die Verteilung von Leukozyten.

> **Erhöhte Glucocorticoid-Konzentrationen führen zu einer Zunahme der Thrombozyten- und Granulozytenzahl im Blut. Die Zahl zirkulierender Lymphozyten, Monozyten sowie eosinophiler und basophiler Granulozyten nimmt hingegen ab.**

Bei einigen lymphatischen Neoplasien kommt es unter der Gabe von Glucocorticoiden zu einem therapeutisch günstigen Effekt, der auf der Fähigkeit von Glucocorticoiden beruht, **Apoptose in Lymphozyten** zu induzieren.

■ Skelettmuskel und Knochen

Für die normale Funktion der Skelettmuskulatur sind Glucocorticoide erforderlich. Unter dem Einfluss erhöhter Glucocorticoidspiegel kommt es aufgrund der katabolen Wirkung von Glucocorticoiden zur **Muskelatrophie,** die auch als Steroidmyopathie bezeichnet wird. Pharmakologische Dosen von Glucocorticoiden führen **bei Heranwachsenden** zur **Verminderung des Knochenwachstums. Bei Erwachsenen** kann es unter langfristiger Therapie mit Glucocorticoiden zur **Osteoporose** kommen (► Abschn. 49.4).

■ Antiinflammatorische und immunsuppressive Wirkungen

Sie werden in der Therapie einer Reihe von Erkrankungen genutzt. Auch unter physiologischen Bedingungen scheinen Glucocorticoide diese Effekte zu besitzen, die jedoch unter pharmakologischen Dosen deutlich verstärkt sind.

> **Glucocorticoide hemmen sowohl die frühen Symptome einer Entzündung wie Ödeme, Gefäßdilatation oder Leukozytenemigration als auch die langfristigen Folgen einer Entzündung wie Fibroblasten- und Bindegewebeproliferation.**

Antiinflammatorische wie immunsuppressive Effekte der Glucocorticoide beruhen auf der **Hemmung von Transkriptionsfaktoren,** die die Wirkung zentraler Mediatoren der Entzündung wie IL-1, TNFα oder Lipopolysaccharid vermitteln. Der aktivierte Glucocorticoidrezeptor ist in der Lage, den Transkriptionsfaktor NF-κB zu inhibieren und dadurch die **Expression NF-κB-abhängig exprimierter inflammatorischer Proteine zu hemmen.** Zu diesen inflammatorischen Proteinen gehören zelluläre Proteine wie Cyclooxygenase-2, induzierbare NO-Synthase oder diverse Adhäsionsmoleküle sowie Entzündungsmediatoren wie Interleukin, TNFα, Chemokine und hämatopoetische Wachstumsfaktoren (◫ Abb. 49.4).

■ Regulation der Hypothalamus-Hypophysen-Nebennierenrinden-Achse

Zu den Wirkungen der Glucocorticoide gehört auch die negative Beeinflussung der Synthese und Freisetzung von CRH und ACTH im Rahmen der **negativen Rückkopplung in der Hypothalamus-Hypophysen-Nebennierenrinden-Achse,**

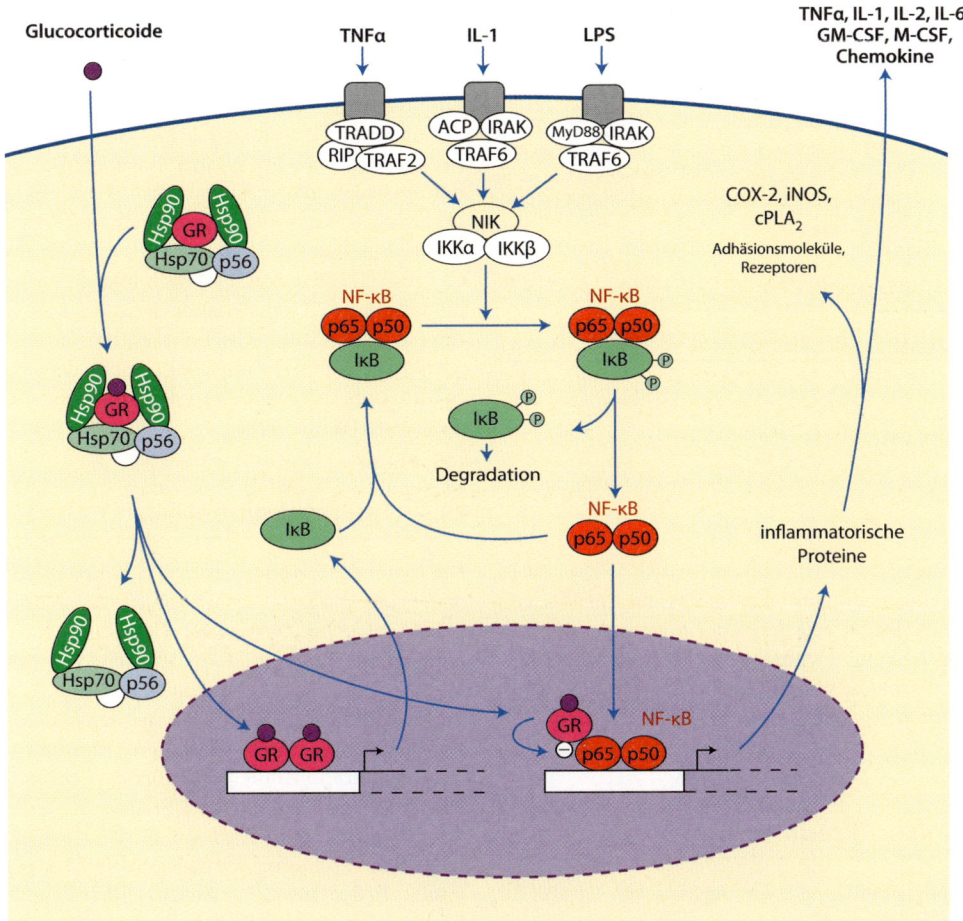

Abb. 49.4 Mechanismen der Hemmung des Transkriptionsfaktors NF-κB durch Glucocorticoide. Ein wesentlicher Teil der antiphlogistischen und immunsuppressiven Wirkung der Glucocorticoide wird durch die glucocorticoidrezeptorabhängige Hemmung des Transkriptionsfaktors NF-κB vermittelt. NF-κB ist ein zentraler Faktor, der die Effekte diverser entzündlicher Mediatoren wie TNFα, IL-1 oder Lipopolysaccharid mediiert. Unter normalen Bedingungen kommt es nach Aktivierung der Rezeptoren dieser inflammatorischen Stimuli zur Aktivierung einer Kinase (IKK), die IκB (*grün*) phosphoryliert. IκB ist ein Inhibitor des Transkriptionsfaktors NF-κB (*rot*). Dessen Phosphorylierung führt zu seinem proteolytischen Abbau. Der dadurch freigesetzte Transkriptionsfaktor NF-κB, der aus den beiden Untereinheiten P65 und P50 besteht, transloziert nun in den Zellkern und steigert durch Bindung an spezifische DNA-Sequenzen die Transkription inflammatorischer Zielgene, die diverse inflammatorische Proteine codieren. Der ligandenaktivierte Glucocorticoidrezeptor (GR) steigert als Dimer die Expression des NF-κB-Inhibitors IκB und fördert dadurch die Retention von NF-κB im Zytosol. Darüber hinaus ist der monomere ligandenaktivierte Glucocorticoidrezeptor in der Lage, direkt mit NF-κB im Zellkern zu interagieren und die transaktivierende Aktivität von NF-κB zu hemmen

die unter physiologischen Bedingungen für die Aufrechterhaltung normaler Cortisol-Plasmakonzentrationen erforderlich ist. Unter exogener Zufuhr von Cortisol oder synthetischen Glucocorticoiden führen diese Effekte zu einer Suppression der normalen Regulation der Glucocorticoidsynthese (▶ Abschn. 49.4).

Ein Wundermedikament

Ende der 1930er Jahre gelang dem amerikanischen Biochemiker **Edward Calvin Kendall** (1886–1972) und dem Schweizer Chemiker Tadeus Reichstein (1897–1996) die Identifizierung einer Reihe von Steroiden aus der Nebennierenrinde, darunter auch das später »Cortison« genannte Glucocorticoid.

Etwa zu dieser Zeit machte ein Kollege von Kendall, der ebenfalls an der Mayo-Klinik tätige Arzt **Philip Showalter Hench** (1896–1965), interessante Beobachtungen bei der Behandlung von Patienten mit rheumatischen Beschwerden: Ihm fiel auf, dass sich die rheumatischen Symptome vorübergehend besserten, wenn zusätzliche Erkrankungen wie Hepatitis aufgetreten oder chirurgische Eingriffe erfolgt waren. Ebenso besserte sich das Krankheitsbild während einer Schwangerschaft.

Mit der Hypothese, dass unter Stressbedingungen vermehrt gebildete Nebennierenrindenhormone für die Besserung der rheumatischen Beschwerden verantwortlich waren, begann Hench in den 1940er Jahren das von Kendall isolierte Cortison bei rheumatischer Arthritis einzusetzen. Die dramatische Verbesserung der Symptomatik seiner Patienten schien an ein Wunder zu grenzen und stellte alle bis dahin verfügbaren Behandlungsoptionen in den Schatten.

Über ihre spektakulären Behandlungserfolge berichteten Kendall und Hench 1948/49, und binnen kurzer Zeit wurde Cortison weltweit als neues »Wundermittel« gefeiert und bei der Behandlung verschiedener entzündlich rheumatischer Erkrankungen erfolgreich eingesetzt. Bereits im Jahre 1950 wurden Kendall, Hench und Reichstein für ihre bahnbrechenden Entdeckungen mit dem Nobelpreis ausgezeichnet. Auch nach über 60 Jahren stellen Glucocorticoide noch immer wichtige Arzneimittel bei der Behandlung zahlreicher chronischer entzündlicher Erkrankungen dar.

49.2   Synthetische Glucocorticoide

Lernziele
- Prednison/Prednisolon
- Fluorierte Derivate
- Synthetische Glucocorticoide zur inhalativen Anwendung

Ausgehend von der Struktur des Cortisols wurden verschiedene synthetische Glucocorticoide hergestellt. Dabei ist es bisher nicht gelungen, die antiinflammatorischen Effekte von den Stoffwechseleffekten oder den supprimierenden Effekten auf die Hypothalamus-Hypophysen-Nebennierenrinden-Achse zu separieren. Die mineralocorticoide Wirkung ist jedoch bei den synthetischen Glucocorticoiden reduziert oder ganz aufgehoben.

49.2.1 Prednison/Prednisolon

Durch Einfügung einer Doppelbindung zwischen C1 und C2 entstehen aus Cortison und Cortisol die synthetischen Glucocorticoide **Prednison** und **Prednisolon,** deren glucocorticoide Potenz etwa 4-fach erhöht ist, während die mineralocorticoide Aktivität reduziert ist (◘ Abb. 49.5). Dadurch sind insbesondere bei höherer Dosierung die Natriumretention, Ödembildung und Hypokaliämie vermindert.

Prednisolon besitzt pharmakokinetische Vorteile gegenüber Prednison, das selbst inaktiv ist und erst durch die 11β-HSD Typ 1 in der Leber in die aktive Form umgewandelt werden muss. Prednisolon wirkt rascher und besitzt eine höhere orale Bioverfügbarkeit als Prednison. Durch Methylierung an C6 ist aus Prednisolon **Methyl-Prednisolon** hergestellt worden, dessen glucocorticoide Wirkung weiter verstärkt ist, während es keine nennenswerte mineralocorticoide Wirkung mehr besitzt.

49.2.2 Fluorierte Derivate

Durch Fluorierung von Prednisolon an C6 und vor allem an C9 erhöht sich die Potenz weiter. Wird diese Halogensubstitution kombiniert mit einer Methylierung oder Hydroxylierung an C16, erhält man Glucocorticoide mit praktisch aufgehobener mineralocorticoider Wirkung. Die wichtigsten Vertreter dieser Gruppe sind **Triamcinolon, Fluocortolon, Dexamethason** und **Betamethason** (◘ Abb. 49.5).

49.2.3 Synthetische Glucocorticoide zur inhalativen Anwendung

Eine Reihe von synthetischen Glucocorticoiden wurde für die inhalative Therapie z. B. bei Asthma bronchiale hergestellt (▶ Kap. 44). Ziel war es dabei, hochpotente Glucocorticoide mit hoher Lipophilie für die lokale Wirkung bei reduzierter systemischer Bioverfügbarkeit zu erhalten.

Beclometasondipropionat ist an den Hydroxyl-Gruppen C17 und C21 verestert. Das nach lokaler Spaltung der Esterbindung an C21 entstehende Beclometason-17-Monopropionat besitzt eine sehr hohe Potenz am Glucocorticoidrezeptor. Weitere Vertreter der Gruppe der inhalativen Glucocorticoide sind **Budesonid, Flunisolid, Ciclesonid** und **Fluticason** (◘ Abb. 49.6).

49.3   Pharmakokinetik

Die **systemisch eingesetzten Glucocorticoide** werden nach oraler Gabe gut resorbiert und besitzen eine ausreichend hohe Bioverfügbarkeit. Die meisten Glucocorticoide besitzen eine hohe Plasma-Eiweißbindung. Während Cortisol und Prednisolon an das spezifische Glucocorticoid-Transportprotein Transcortin binden, weisen die meisten anderen Glucocorticoide eine unspezifische Bindung an Albumin auf.

Der **Metabolismus von Glucocorticoiden** ist vielfältig. Die Prodrugs Cortison und Prednison werden durch die 11β-HSD Typ 1 in die aktiven Formen Cortisol bzw. Prednisolon sehr rasch umgewandelt. 11β-HSD Typ 1 wird insbesondere in der Leber, aber auch in anderen Geweben wie Fettgewebe, Lunge und Gonaden exprimiert.

Die mineralocorticoide Wirkung von Cortisol und Prednisolon wird durch die in Zellen, die den Mineralocorticoidrezeptor exprimieren, ebenfalls vorhandene 11β-HSD Typ 2, die Cortisol und Prednisolon in Cortison und Prednison umwandelt, gering gehalten. In der Leber werden Cortisol und Prednisolon in verschiedene Metaboliten umgewandelt, die daraufhin nach Glucuronidierung oder Sulfatierung renal ausgeschieden werden.

Die **Plasma-Halbwertszeiten** der systemisch gegebenen Glucocorticoide liegen zwischen 1,6 Stunden (Cortisol), 3 Stunden (Prednisolon) und 4,5 Stunden (Dexamethason). Die für die klinische Anwendung wichtigere Größe ist jedoch die biologische Wirkdauer, die aufgrund des Wirkmechanismus deutlich länger ist: Die **biologischen Halbwertszeiten** liegen bei 8–12 Stunden (Cortison/Cortisol), 12–36 Stunden (Prednison/Prednisolon, Methylprednisolon, Triamcinolon) und 36–72 Stunden (Fluocortolon, Dexamethason, Betamethason) (◘ Abb. 49.5).

Die **inhalativen Glucocorticoide** Budesonid, Beclometason, Flunisolid und Fluticason werden nach systemischer Aufnahme sehr rasch in inaktive Metaboliten, vor allem in der Leber, umgewandelt. Dieser rasche Metabolismus führt zu einem günstigen Verhältnis zwischen starken lokalen Wirkungen und geringen systemischen Wirkungen.

49

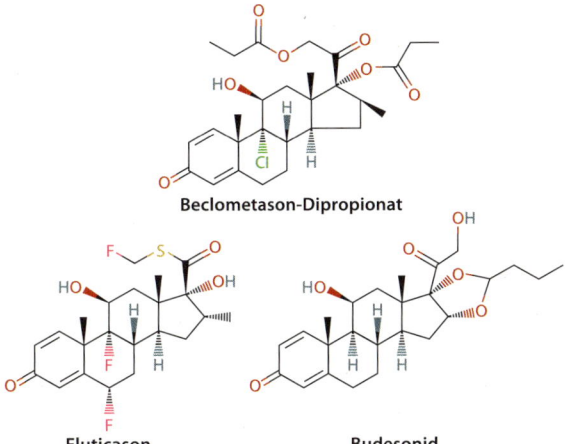

Freiname	Relat. Antiphlog. Wirkung	Mineralo-corticoid-Wirkung	Cushing-Schwellen-Dosis	Biolog. HWZ
Cortison (selbst inaktiv) 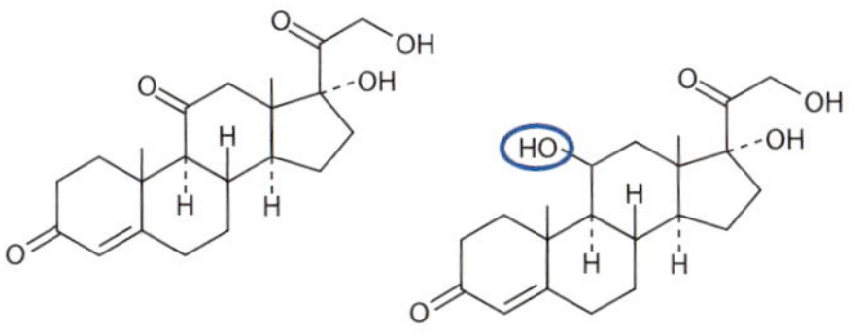	0,8	0,8	30 mg	8–12 h
Hydrocortison (Cortisol)	1	1	30 mg	8–12 h
Prednison (inaktiv) 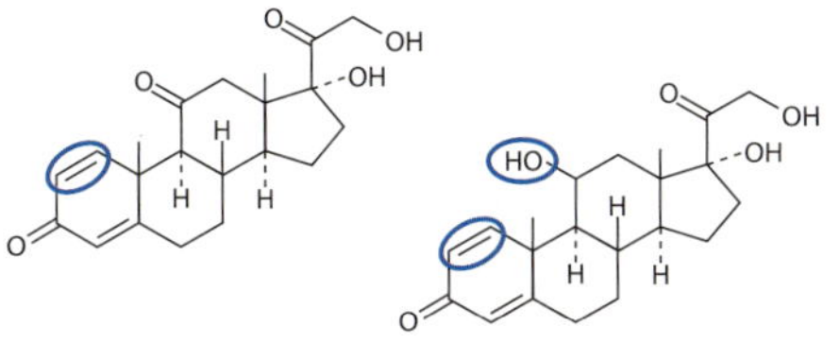	4	0,6	7,5 mg	12–36 h
Prednisolon	4	0,6	7,5 mg	12–36 h
Methyl-Prednisolon 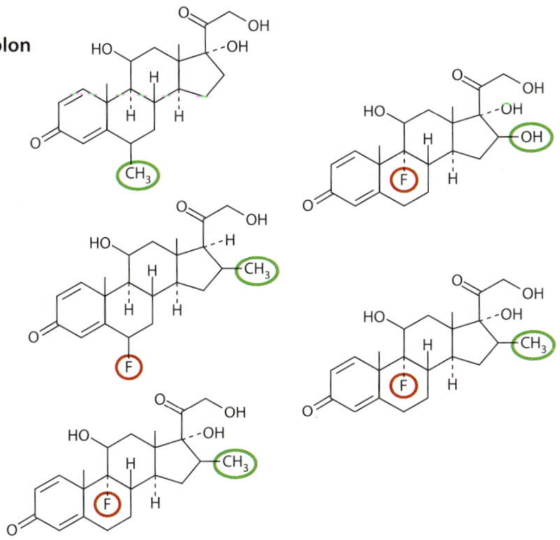	5	0	6 mg	12–36 h
Triamcinolon	6	0	6 mg	12–36 h
Fluocortolon	5	0	1,5 mg	36–72 h
Dexamethason	30	0	1,5 mg	36–72 h
Betamethason	30	0	1 mg	36–72 h

◘ **Abb. 49.5 Strukturformeln und pharmakologische Daten von Cortison, Cortisol und synthetischen Glucocorticoiden.** Für die systemisch eingesetzten Glucocorticoide sind die relative glucocorticoide und relative mineralocorticoide Potenz (Cortisol = 1), die biologische Wirkdauer sowie die Cushing-Schwellendosis aufgeführt

Beclometason-Dipropionat

Fluticason

Budesonid

◘ **Abb. 49.6 Strukturformeln synthetischer Glucocorticoide zur inhalativen Anwendung**

49.4 Unerwünschte Wirkungen

Bei einer Substitutionstherapie mit Glucocorticoiden treten bei richtiger Dosierung keine unerwünschten Wirkungen auf. Bei **Gabe supraphysiologischer Dosen von Glucocorticoiden mit Überschreiten der sog. Cushing-Schwelle** (◘ Abb. 49.5) ist mit unerwünschten Wirkungen zu rechnen.

Deren Ausmaß ist **abhängig von der Höhe der Dosis** und der **Therapiedauer.** Eine 1-malige, auch sehr hohe Dosis, hat in der Regel keine unerwünschten Wirkungen. Die zu tolerierenden unerwünschten Wirkungen sind gegen den Nutzen der Glucocorticoidtherapie abzuwägen. Abgesehen von den mineralocorticoiden Effekten unterscheiden sich die unerwünschten Wirkungen der verschiedenen klinisch eingesetzten Glucocorticoide nicht wesentlich.

Suppression der Hypothalamus-Hypophysen-Nebennie-renrinden-Achse Bei länger anhaltender Therapie mit Glucocorticoiden kommt es je nach Dosis und Therapiedauer zu einer ausgeprägten Hemmung der endogenen Produktion und Freisetzung von CRH und ACTH. Dies hat zur Folge, dass die **Bildung endogener Glucocorticoide stark reduziert oder vollständig aufgehoben** ist.

Während dies unter der Therapie zunächst folgenlos ist, kann es bei zu raschem Absetzen der exogenen Glucocorticoidzufuhr zu einer klinisch apparenten **Nebennierenrinden-Insuffizienz** führen, da die physiologische Regulation der Glucocorticoidbildung erst mit einer gewissen Verzögerung wieder einsetzt. Das dann auftretende **Glucocorticoid-Entzugssyndrom** ist geprägt von Fieber, Myalgien, Arthralgien und allgemeiner Schwäche. Häufig sind diese Symptome schwer von einem Wiederaufflammen der durch die Glucocorticoide behandelten Grunderkrankung zu unterscheiden.

> ❗ **Cave**
> Glucocorticoide sollten deshalb nach Gabe über mehr als 1 Woche nie abrupt abgesetzt werden.

Erhöhte Infektanfälligkeit Aufgrund des immunsuppressiven und antiphlogistischen Effekts ist das Infektionsrisiko unter Glucocorticoidtherapie erhöht. Es kann sowohl zu einer **Exazerbation bestehender Infektionen** (latenter Tuberkulose, viraler oder Pilzinfektionen) kommen, als auch zur **Neuinfektion** mit verschiedenen Erregern.

Störungen der Wundheilung Aufgrund der antiproliferativen und antiphlogistischen Effekte der Glucocorticoide kann es zu Störungen der Wundheilung kommen. Die unter Glucocorticoidtherapie gelegentlich beobachtete Ausbildung von **Ulcera duodeni oder ventriculi** wird auf diesen Mechanismus zurückgeführt. Glucocorticoide scheinen weniger an der Entstehung von Ulzera beteiligt zu sein als an einer Störung ihrer Abheilung. Patienten, die andere ulzerogene Pharmaka wie Cyclooxygenasehemmer einnehmen, sind besonders gefährdet.

Osteoporose Unter Langzeittherapie mit Glucocorticoiden kann es zur Ausbildung einer Osteoporose mit einem erhöhten Risiko für Knochenfrakturen kommen. Die Ursachen dafür sind komplex und resultieren aus einer Reihe additiver Effekte. So inhibieren Glucocorticoide die Knochenbildung durch **Suppression der Aktivität, Differenzierung und Proliferation von Osteoblasten**. Außerdem vermindern Glucocorticoide die Ca^{2+}-Resorption im Darm und steigern die renale Ca^{2+}-Ausscheidung. Die dadurch gesteigerte Parathormonfreisetzung führt zum **Anstieg der Knochenresorption durch Osteoklasten**.

Myopathie Die katabolen Effekte von Glucocorticoiden am Skelettmuskel führen zur **Muskelatrophie,** die an den proximalen Extremitäten und im Bereich des Schulter- und Beckengürtels besonders ausgeprägt ist. Der glucocorticoidinduzierten Myopathie kann durch körperliches Training entgegengewirkt werden.

Psychische Störungen Aufgrund der zentralnervösen Effekte von Glucocorticoiden können diverse Störungen wie **Schlaflosigkeit, Antriebsstörungen, Nervosität,** aber auch **Euphorie** oder **Depression** auftreten. Psychiatrische Symptome unter Glucocorticoidtherapie scheinen bei Frauen häufiger aufzutreten. Selten werden schwere **Psychosen** beobachtet.

Ophthalmologische Komplikationen Unter lang anhaltender systemischer Glucocorticoidtherapie kann es zum Auftreten einer **Katarakt** kommen. Aufgrund morphologischer und funktioneller Änderungen im Bereich des trabekulären Netzwerkes können Glucocorticoide zur Verminderung des Kammerwasserabflusses führen und dadurch ein **Glaukom** hervorrufen.

Hautveränderungen Die topische, aber auch die systemische Anwendung von Glucocorticoiden induziert eine Reihe unerwünschter Wirkungen im Bereich der Haut. Die wichtigste unerwünschte Wirkung ist die **Hautatrophie.** Außerdem kann es zu **Hypertrichosen, Striae distensae** (⚫ Abb. 49.7), **Veränderungen der Pigmentierung, Akne** und **Teleangiektasien** kommen.

Iatrogenes Cushing-Syndrom Bei Gabe supraphysiologischer Dosen von Glucocorticoiden treten die Symptome des Cushing-Syndroms auf: **Fettverteilungsstörungen** (⚫ Abb. 49.7), **Hypertonie, Schwäche, Müdigkeit, Persönlichkeitsveränderungen, Hirsutismus, Amenorrhö.**

Bei synthetischen Glucocorticoiden mit reduzierter oder fehlender mineralocorticoider Wirkung ist die **Natriumretention mit Ödemen, Hypertonie** und die Neigung zur **Hypokaliämie** weniger stark ausgeprägt. Eine Hypertonie kann jedoch auch durch synthetische Glucocorticoide ohne nachweisbare mineralocorticoide Wirkung hervorgerufen werden.

Durch **Verminderung der Glucosetoleranz** unter Glucocorticoidgabe kann sich ein manifester Diabetes mellitus (**Steroiddiabetes**) entwickeln. Bei bestehendem Diabetes muss mit einer Verschlechterung der Stoffwechsellage gerechnet werden.

Wachstumshemmung bei Kindern Unter der Therapie mit Glucocorticoiden kann es zur Retardierung des Wachstums bei Kindern kommen. Ursache dafür ist wahrscheinlich der generelle katabole Effekt von Glucocorticoiden.

49.4.1 Unerwünschte Wirkungen inhalativer Glucocorticoide

Systemische unerwünschte Wirkungen treten unter sachgemäßer Therapie mit inhalativen Glucocorticoiden in der Regel nicht auf. Es kann jedoch zu lokalen Reaktionen im Bereich der oberen Atemwege durch Deposition inhalativer Glucocorticoide kommen. Durch Schwächung der lokalen Abwehrmechanismen kann ein oropharyngealer Befall mit *Candida* (**Soormykose**) auftreten. Prophylaktisch werden Mundspülungen und Zähneputzen nach Inhalation empfoh-

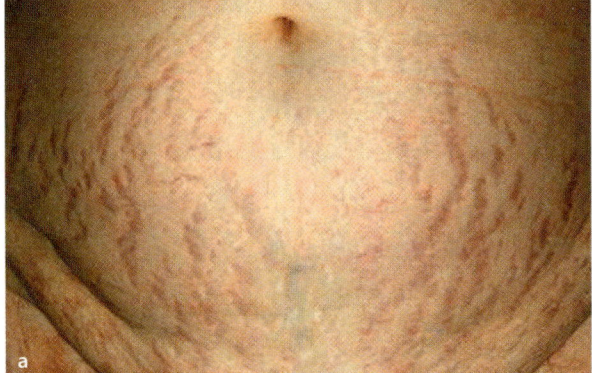

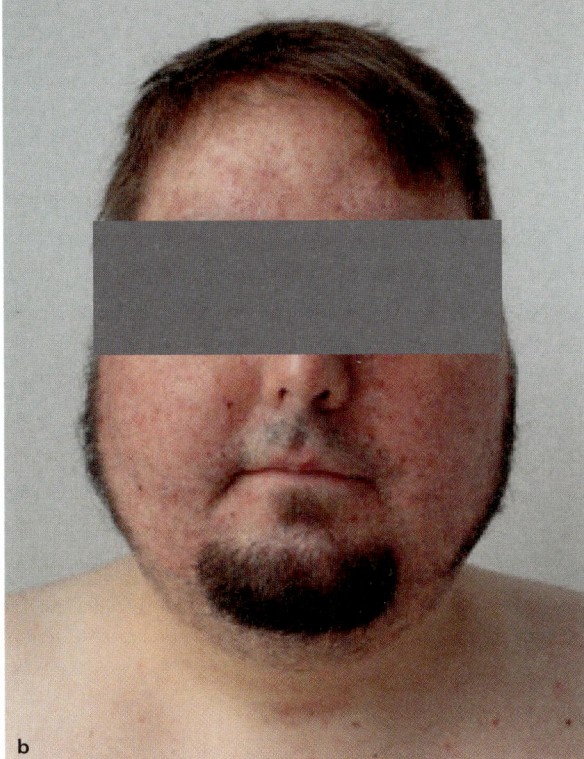

Abb. 49.7a, b Striae distensae (a) und typische Fazies bei Cushing-Syndrom (b)

len. Die Deposition von inhalativen Glucocorticoiden im Mund- und Rachenbereich kann durch Verwendung großvolumiger Spacer verringert werden. Durch Wirkungen im Bereich des Pharynx und Larynx kann es zu Symptomen wie **Hustenreiz, Halskratzen** und **Heiserkeit** kommen.

49.5 Interaktionen

Colestyramin kann bei gleichzeitiger Gabe von Glucocorticoiden zur Verminderung der Resorption führen. Nahezu alle Glucocorticoide werden zumindest teilweise über CYP3A4 abgebaut. CYP3A4-Enzyminduktoren wie **Carbamazepin, Barbiturate, Phenytoin, Rifampicin** oder **Hyperforin** (Johanniskraut) können daher den Abbau beschleunigen.

Bei gleichzeitiger Gabe von Glucocorticoiden mit mineralocorticoider Wirkung und **Thiaziden** oder **Schleifendiuretika** besteht eine erhöhte Gefahr für das Auftreten von Hypokaliämien. Glucocorticoide verringern die Wirkung von **Antidiabetika**. Bei gleichzeitiger Gabe von Glucocorticoiden und **nichtsteroidalen Antiphlogistika** (Cyclooxygenasehemmer) ist die Gefahr des Entstehens schwerer Magen- oder Duodenalulzera erhöht.

49.6 Klinische Anwendung

49.6.1 Anwendungsgebiete

Substitutionstherapie

Bei primärer oder sekundärer Nebennierenrinden-Insuffizienz und beim adrenogenitalen Syndrom muss die fehlende endogene Bildung von Cortisol substituiert werden. Mittel der Wahl ist Cortisol, das in Dosen von 10–30 mg/Tag gegeben wird. Bei Nebennierenrinden-Insuffizienz und adrenogenitalem Syndrom mit Salzverlust muss zusätzlich ein Mineralocorticoid, in der Regel Fludrocortison, gegeben werden.

Systemische Therapie

Eine Fülle sehr unterschiedlicher Erkrankungen kann durch systemische Therapie mit Glucocorticoiden behandelt werden (◘ Tab. 49.1). In der Regel wirken die Glucocorticoide bei diesen Erkrankungen nicht kausal, sondern symptomatisch, stellen aber in vielen Fällen eine der wichtigsten Therapieoptionen dar.

> **Glucocorticoid der Wahl ist in den meisten Fällen einer systemischen Therapie Prednisolon.**

Prednisolon besitzt gegenüber Cortisol eine schwächere mineralocorticoide Wirkung und hat eine mittellange Wirkdauer. Im Gegensatz zu den fluorierten Glucocorticoiden, die noch potenter sind und länger wirken, kann mit Prednisolon bei länger dauernder Anwendung eine zirkadiane Gabe erfolgen.

> **Wenn sehr hohe Dosen von Glucocorticoiden erforderlich sind, empfiehlt sich die Gabe hochpotenter, länger wirkender synthetischer Glucocorticoide, z. B. von Dexamethason.**

In den meisten Fällen erfolgt die Therapie über einen längeren Zeitraum. Beim anaphylaktischen Schock wird jedoch Prednisolon im Rahmen der Notfalltherapie 1-malig in einer relativ hohen Dosis (100–200 mg) i. v. gegeben.

Lokale Therapie

Inhalative Anwendung Glucocorticoide stellen Basistherapeutika bei der Behandlung des Asthma bronchiale sowie häufig indizierte Therapeutika bei fortgeschrittener chronisch obstruktiver Lungenerkrankung dar (▶ Kap. 44).

▫ Tab. 49.1 Indikationen für Glucocorticoide	
Systemisch/lokal	**Indikationen**
Systemisch	Substitutionstherapie bei Nebennierenrinden-Insuffizienz oder adrenogenitalem Syndrom
	Rheumatologie (z. B. rheumatoide Arthritis, rheumatisches Fieber, Polymyalgia rheumatica, Kollagenosen, Vaskulitiden)
	allergische Erkrankungen (z. B. anaphylaktischer Schock, allergisches Asthma, Quincke-Ödem, Urtikaria, allergische Rhinitis)
	hämatologische Erkrankungen (z. B. erworbene hämolytische Anämie, autoimmune Thrombozytopenie)
	dermatologische Erkrankungen (z. B. diverse großflächige Dermatitiden)
	gastroenterologische Erkrankungen (z. B. Morbus Crohn, Colitis ulcerosa)
	nephrologische Erkrankungen (z. B. nephrotisches Syndrom)
	pneumologische Erkrankungen (z. B. Asthma bronchiale, chronisch obstruktive Lungenerkrankung, Sarkoidose)
	onkologische Erkrankungen (z. B. akute lymphatische Leukämie, Lymphome)
	neurologische Erkrankungen (z. B. Hirnödem, multiple Sklerose)
	ophthalmologische Erkrankungen (z. B. Uveitis, Skleritis)
	Transplantationen (Verhinderung der Abstoßung)
Lokal	pulmonologische Erkrankungen (Asthma bronchiale)
	diverse dermatologische Erkrankungen
	ophthalmologische Erkrankungen (z. B. bestimmte Formen von Keratitis, Blepharitis)
	gastroenterologische Erkrankungen (Morbus Crohn, Colitis ulcerosa)
	rheumatologische Erkrankungen (Arthritiden)

Kutane Anwendung Bei verschiedenen dermatologischen Erkrankungen wie der atopischen Dermatitis, Ekzemen, Psoriasis oder Kontaktdermatitiden werden Glucocorticoide aufgrund ihrer antiphlogistischen und antiproliferativen Wirkung lokal eingesetzt. Neben Cortisol, Prednisolon, Betamethason und Dexamethason werden auch eine Reihe weiterer synthetischer Glucocorticoide, die ausschließlich für die lokale kutane Anwendung zugelassen sind, verwendet.

49.6.2 Dosierung

Grundsätzlich ist bei der Dosierung von Glucocorticoiden die **Cushing-Schwellendosis** des jeweiligen Glucocorticoids zu beachten. Das Überschreiten dieser Dosis führt zu unerwünschten Wirkungen, die gegen die erwünschten Wirkungen abgewogen werden müssen.

Auch bei Überschreiten der Cushing-Schwellendosis sollten die kurz- und mittellang wirkenden Glucocorticoide (Cortisol, Prednisolon) morgens zwischen 6 und 8 Uhr eingenommen werden, um die normale **zirkadiane Glucocorticoidbildung** zu imitieren.

Bei höheren Dosen sowie bei Anwendung von lang wirkenden Glucocorticoiden (z. B. Dexamethason) ist die zirka-diane Therapie nicht mehr möglich. In diesem Falle wird die Tagesdosis in der Regel auf 2–4 Einzelgaben verteilt. Stets ist zu prüfen, ob das Glucocorticoid lokal verabreicht werden kann.

 Cave
Nach Beendigung der Therapie (> 1 Woche) muss die Dosis schrittweise reduziert werden, um ein Glucocorticoid-Entzugssyndrom zu vermeiden.

Eine kurzfristige Therapie bis zu etwa 1 Woche, auch hochdosiert, kann ohne Ausschleichen abrupt beendet werden. Die Geschwindigkeit der Dosisreduktion nach längerer Gabe ist abhängig von der Dauer der Therapie sowie der Dosis. Üblicherweise wird die Dosis um jeweils ca. 20% der therapeutischen Dosis reduziert. Jeder Reduktionsschritt wird je nach Dauer der ursprünglichen Therapie für wenige Tage bis zu 1–2 Monate aufrechterhalten.

Das ausschleichende Absetzen von Glucocorticoiden dient neben dem Vermeiden eines Glucocorticoidentzugs auch der Verhinderung eines Wiederaufflammens der durch die Glucocorticoide behandelten Grunderkrankung.

49.7 Kontraindikationen

Für die Substitutionstherapie bestehen bei sachgemäßer Durchführung keine Kontraindikationen. Bei der Therapie mit supraphysiologischen Dosen von Glucocorticoiden müssen wegen der vielfältigen unerwünschten Wirkungen diverse Kontraindikationen berücksichtigt werden. Es handelt sich dabei um **relative Kontraindikationen**, da aufgrund der wichtigen therapeutischen Bedeutung der Glucocorticoide häufig auch gravierende unerwünschte Wirkungen in Kauf genommen werden müssen. Zu den relativen Kontraindikationen gehören: Ulkusanamnese sowie bestehende Ulzera, Osteoporose, Psychosen, Infektionen, Schwangerschaft/Stillzeit, Glaukom, Hypertonie, Diabetes mellitus sowie die Behandlung im Kindesalter (Wachstumshemmung).

Steckbrief Glucocorticoide

Wirkmechanismus: Multiple Effekte durch Aktivierung von Glucocorticoidrezeptoren; in pharmakologischen Dosen erwünscht: antiphlogistische, immunsuppressive Effekte

Unerwünschte Wirkungen: Suppression der Hypothalamus-Hypophysen-Nebennierenrinden-Achse, erhöhte Infektanfälligkeit, Störungen der Wundheilung (**cave:** Magen-Darm-Ulzera), Osteoporose, Wachstumshemmung bei Kindern, Myopathie, evtl. psychische Störungen (Schlaflosigkeit, Antriebsstörungen, Nervosität, Euphorie, Depressionen, selten Psychosen), ophthalmologische Komplikationen (Katarakt, Glaukom), Hautveränderungen (Atrophie, Hypertrichose, Pigmentveränderungen, Akne, Teleangiektasien), Cushing-Syndrom (Fettverteilungsstörungen, Hypertonie, Schwäche, Müdigkeit, Persönlichkeitsveränderungen, Hirsutismus, Amenorrhö, Natriumretention mit Ödemen, Hypertonie, Hypokaliämie, verminderte Glucosetoleranz)

Interaktionen: Antidiabetika (Wirkungsverminderung), nichtsteroidale Antiphlogistika (erhöhte Gefahr von Magen- und Duodenalulzera)

Klinische Anwendung: Substitutionstherapie; systemische oder lokale pharmakologische Therapie bei diversen chronisch entzündlichen Erkrankungen, Leukämien, Lymphomen, Hirnödem, Autoimmunerkrankungen, nach Organtransplantationen

Relative Kontraindikationen: Ulkusanamnese, bestehende Ulzera, Osteoporose, Psychosen, Infektionen, Schwangerschaft/Stillzeit, Glaukom, Hypertonie, Diabetes mellitus, Kindesalter

---

Weiterführende Literatur

De Bosscher K, Van Craenenbroeck K, Meijer OC, Haegeman G (2008) Selective transrepression versus transactivation mechanisms by glucocorticoid receptor modulators in stress and immune systems. Eur J Pharmacol 583: 290–302

Moutsatsou P, Kassi E, Papavassiliou AG (2012) Glucocorticoid receptor signaling in bone cells. Trends Mol Med 18: 348–359

Newton R, Holden NS (2007) Separating transrepression and transactivation: a distressing divorce for the glucocorticoid receptor? Mol Pharmacol 72: 799–809

Nixon M, Andrew R, Chapman KE (2013) It takes two to tango: dimerisation of glucocorticoid receptor and its anti-inflammatory functions. Steroids 78: 59–68

Ratman D, Vanden Berghe W, Dejager L et al. (2013) How glucocorticoid receptors modulate the activity of other transcription factors: a scope beyond tethering. Mol Cell Endocrinol 380: 41–54

Rhen T, Cidlowski JA (2005) Antiinflammatory action of glucocorticoids – new mechanism for old drugs. N Engl J Med 353: 1711–1723

Rosen J, Miner JN (2005) The search for safer glucocorticoid receptor ligands. Endocr Rev 26: 452–464

Strehl C, Buttgereit F (2013) Optimized glucocorticoid therapy: teaching old drugs new tricks. Mol Cell Endocrinol 380: 32–40

Weinstein RS (2011) Clinical practice. Glucocorticoid-induced bone disease. N Engl J Med 365: 62–70

Sexualhormone

S. Offermanns

M. Freissmuth et al., *Pharmakologie und Toxikologie*,
DOI 10.1007/978-3-662-46689-6_50, © Springer-Verlag Berlin Heidelberg 2016

Die Sexualhormone von Mann und Frau spielen eine zentrale Rolle bei der Ausbildung und Aufrechterhaltung der reproduktiven Funktionen. Sie werden vor allem in den Gonaden, aber auch in anderen Geweben aus Cholesterin synthetisiert und gehören zur Gruppe der Steroidhormone. Sexualhormone besitzen eine Fülle von Wirkungen, die durch spezifische Rezeptoren aus der Gruppe der nukleären Rezeptoren vermittelt werden. Östrogene, Gestagene und Androgene sowie synthetisch hergestellte Derivate spielen eine wichtige Rolle bei der Therapie und Prophylaxe zahlreicher Erkrankungen. Auch bei gesunden Personen werden Sexualhormone z. B. im Rahmen der hormonalen Kontrazeption eingesetzt.

50.1   Synthese und Funktion

Lernziele
- Synthese der Sexualhormone
- Physiologische Funktionen der Sexualhormone:
  - Bei der Frau
  - Beim Mann

Die Bildung von Sexualhormonen unterscheidet sich naturgemäß zwischen Mann und Frau und weist im Verlauf des Lebens starke Schwankungen auf (◻ Abb. 50.1).

Die Synthese von Sexualhormonen nimmt bei der Frau während der Pubertät unter dem Einfluss vermehrt freigesetzter Gonadotropine zu und bleibt bis zur Menopause auf hohem Niveau. Bei der geschlechtsreifen Frau sind die Ovarien der Hauptbildungsort der zirkulierenden **Östrogene**. An der Bildung von Östrogenen im Ovar sind 2 Zelltypen beteiligt, Theka- und Granulosazellen:

- **Thekazellen** verstoffwechseln unter dem Einfluss des Gonadotropins LH Cholesterin über die Enzyme CYP11A1, 3β-Hydroxy-Steroiddehydrogenase (3β-HSD) sowie CYP17 zu den Androgenen Androstendion und in geringeren Mengen Testosteron (◻ Abb. 50.2, ◻ Abb. 50.3).
- Diese Östrogenvorstufen gelangen dann über die Basalmembran der Follikel in die **Granulosazellen**, die das **Enzym CYP19 (Aromatase)** enthalten, das in der Lage ist, den Ring A des Steroidmoleküls zu aromatisieren. Die Aromataseaktivität der Granulosazellen wird durch das Gonadotropin FSH stimuliert und es entstehen Östron sowie das **Hauptöstrogen Östradiol**. Zirkulierendes Östradiol wird zum Teil in der Leber durch das Enzym 16α-Hydroxylase in das weniger aktive Östriol umgewandelt.

Verschiedene Organe wie Fettgewebe, Leber, Muskel, Knochen oder das ZNS können lokal Östrogene aus Androgenen bilden. **In der Schwangerschaft** werden **in der Plazenta** große Mengen **Östron und Östriol aus Dehydroepiandrosteron (DHEA) gebildet**, das von der fetalen Nebennierenrinde synthetisiert wird. Nach der **Menopause**, in der die ovarielle Östrogensynthese abnimmt, werden die deutlich niedrigeren zirkulierenden Östrogenmengen im Stroma des Fettgewebes sowie in anderen peripheren Organen gebildet. Dabei entsteht vor allem Östron aus DHEA, das von der Nebennierenrinde freigesetzt wird.

Das Gestagen **Progesteron** wird bei der geschlechtsreifen Frau vornehmlich durch das **Corpus luteum** in der 2. Hälfte des weiblichen Zyklus unter dem Einfluss von LH gebildet. Im Fall einer Schwangerschaft wird die Progesteronsynthese im Corpus luteum durch das vom Trophoblasten freigesetzte

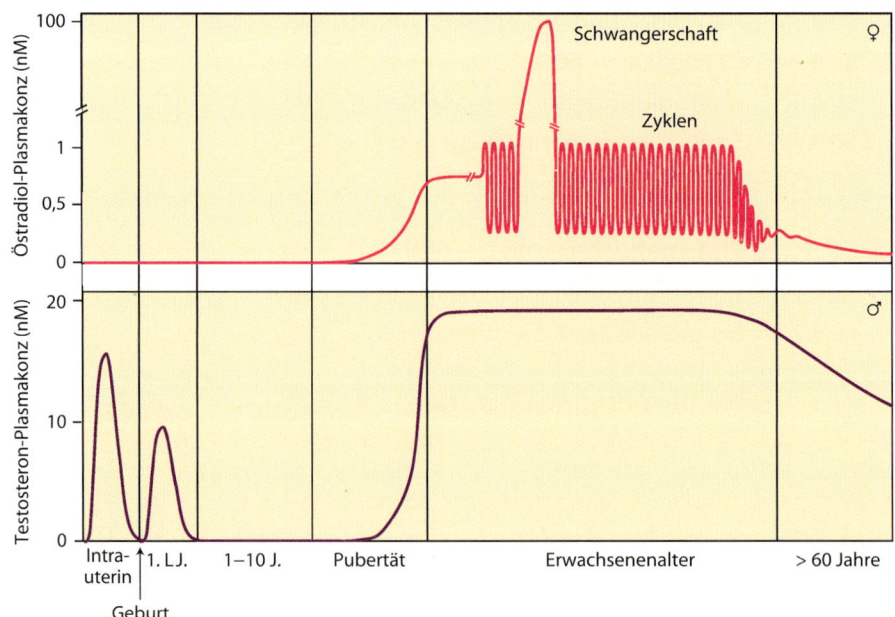

◻ **Abb. 50.1** Verlauf der Östradiol- und Testosteron-Plasmakonzentration in verschiedenen Lebensphasen bei der Frau (*oben*) und beim Mann (*unten*)

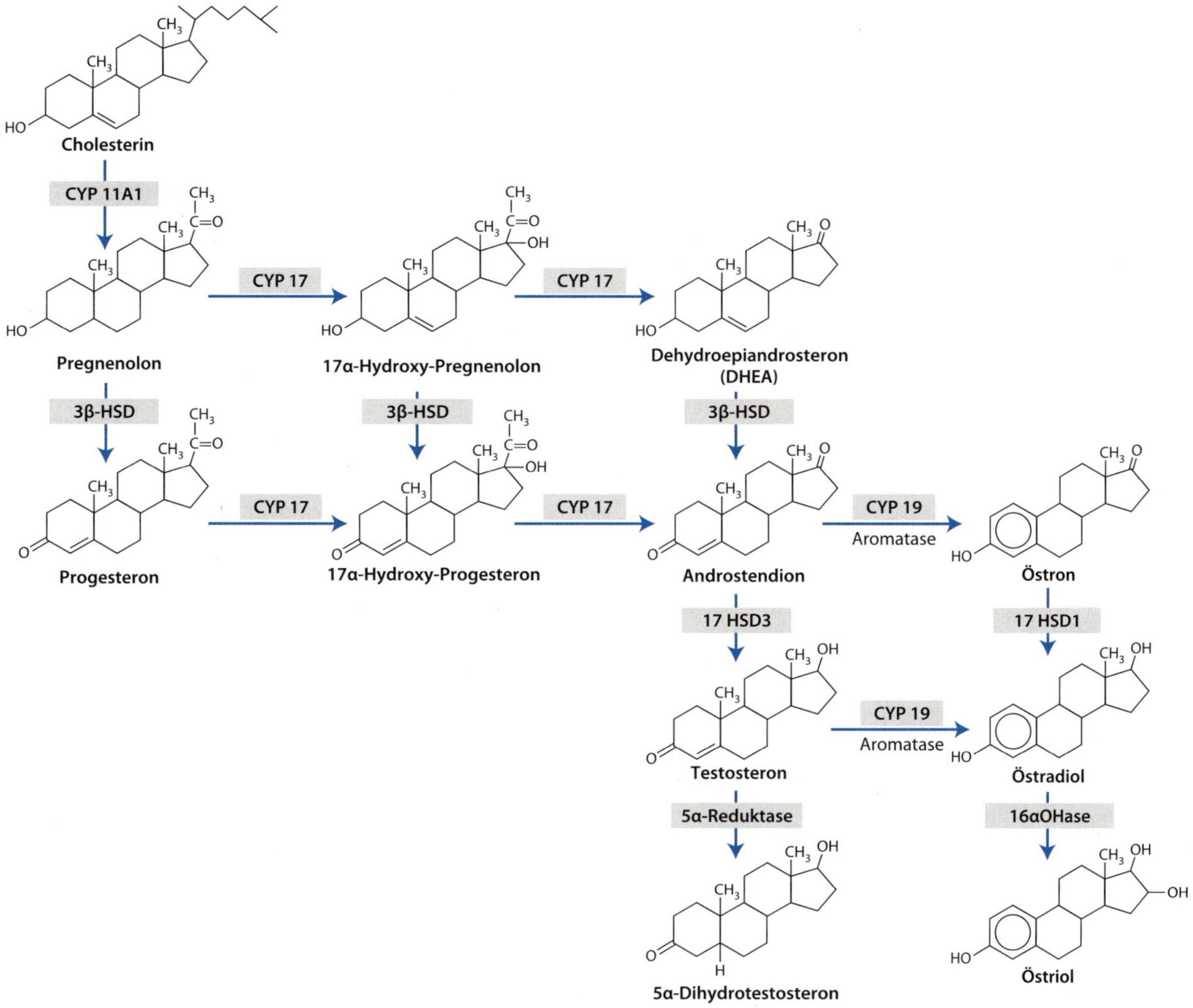

Abb. 50.2 Sexualhormonsynthese. Sie nimmt ihren Ausgang von Cholesterin, das über den LDL-Rezeptor in die sexualhormonproduzierenden Zellen aufgenommen wird. Geschwindigkeitsbestimmender Schritt der Synthese ist die Abspaltung der Seitenkette des Cholesterins durch die Cholesterindesmolase (Cyp11A1). Das in diesem Schritt gebildete Pregnenolon wird durch die 3β-Hydroxy-Steroiddehydrogenase (3β-HSD) zum Gestagen Progesteron umgesetzt. Pregnenolon und Progesteron sind die Vorstufen der Androgene Dehydroepiandrosteron (DHEA) und Androstendion, die durch die 17α-Hydroxylase/17,20-Lyase (CYP17) gebildet werden. Androstendion wird durch die 17-Hydroxy-Steroiddehydrogenase 3 (17HSD3) zu Testosteron umgewandelt. Testosteron wird in peripheren Geweben durch die 5α-Reduktase in das aktivere 5α-Dihydrotestosteron umgesetzt. Androstendion und Testosteron sind die wichtigsten Vorstufen der Östrogene, sie werden durch die Aromatase (CYP19) in die Östrogene Östron bzw. Östradiol umgesetzt. Östron kann durch die 17-Hydroxy-Steroiddehydrogenase 1 (17HSD1) in Östradiol umgewandelt werden. Insbesondere in der Leber wird zirkulierendes Östradiol durch die 16α-Hydroxylase zu Östriol metabolisiert

humane Choriongonadotropin (hCG) stimuliert. In den ersten Monaten der Schwangerschaft steigt die Progesteronsynthese in der **Plazenta**, die dann bis zur Geburt große Mengen Östrogen und Progesteron bildet.

Hauptbildungsort des **Testosterons** im Mann sind die **Leydig-Zellen des Hodens**. Die für die männliche Geschlechtsausbildung wichtige fetale Testosteronbildung sinkt nach der Geburt auf niedrige Werte und steigt unter dem Einfluss der Gonadotropine während der Pubertät stark an (■ Abb. 50.1). Die Androgensynthese in den Leydig-Zellen wird vor allem durch LH gesteuert.

In einer Reihe peripherer Organe wird **Testosteron durch die 5α-Reduktase in das aktivere 5α-Dihydrotestosteron umgewandelt** (■ Abb. 50.17). Kleine Mengen Testosteron werden auch beim Mann durch CYP19 in Hoden, Leber und Fettgewebe in Östradiol verstoffwechselt.

Der **Abbau körpereigener Sexualhormone** erfolgt vorwiegend **in der Leber.** Wichtigstes hepatisches Stoffwechselprodukt der Östrogene ist Östriol, während Progesteron stufenweise vor allem in Pregnandiol umgewandelt wird. Testosteron wird in der Leber durch Oxidation an C17 in die inaktiven Metaboliten Androsteron und Etiocholanolon überführt. Die

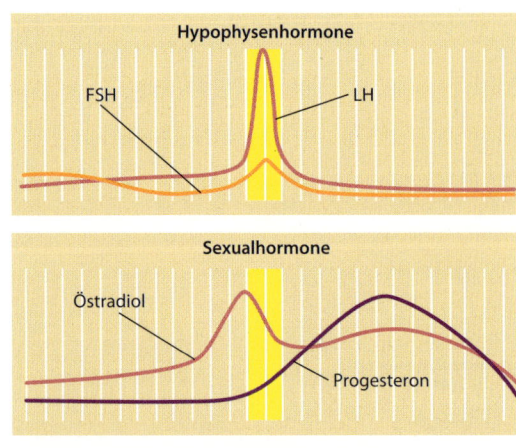

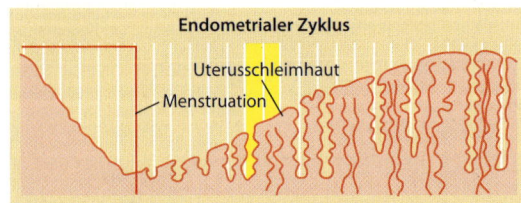

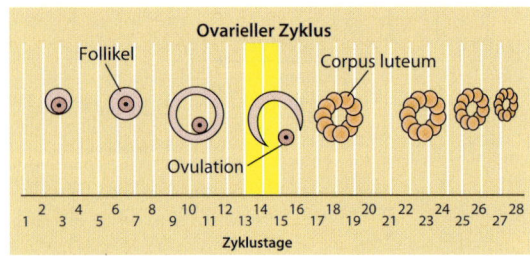

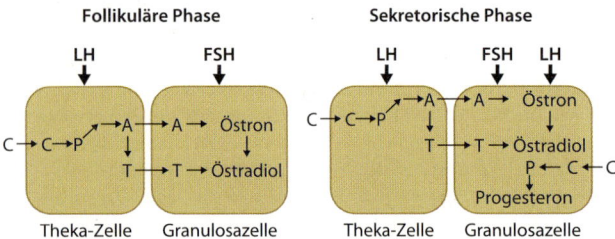

Abb. 50.3 Hormonale Regulation des weiblichen Zyklus. Plasmakonzentrationen von Östradiol, Progesteron, LH und FSH sowie Veränderungen des ovariellen Follikels und des Endometriums über einen 4-wöchigen Zyklus. C = Cholesterin; P = Progesteron/Pregnenolon; A = Androstendion; T = Testosteron

Metaboliten der Sexualhormone werden zum großen Teil nach Glucuronidierung bzw. Sulfatierung **renal ausgeschieden**.

50.1.1 Physiologische Funktionen der Sexualhormone bei der Frau

Östrogene spielen eine wichtige Rolle bei der Entwicklung des weiblichen, aber auch des männlichen Organismus. Bei der Frau sind vor allem Östrogene für die **Veränderungen wäh-**

rend der Pubertät verantwortlich. Östrogene führen zum Wachstum und zur Entwicklung der Vagina, des Uterus sowie der Eileiter und sind an der Ausbildung der weiblichen Brüste beteiligt. Sie stimulieren das Knochenwachstum und sind für den Epiphysenschluss am Ende der Pubertät verantwortlich. Bei der geschlechtsreifen Frau steuern Östrogene und Gestagene die **zyklischen Veränderungen des Reproduktionstrakts** und weisen einen typischen Konzentrationsverlauf währen des weiblichen Zyklus auf (◘ Abb. 50.3).

In der 1. Hälfte des Zyklus, der follikulären Phase, reift im Ovar ein Follikel heran. Gesteuert wird diese Entwicklung durch pulsatile Freisetzung von GnRH aus dem Hypothalamus mit einer Frequenz von etwa 1-mal pro Stunde (► Kap. 48). Die dadurch ausgelöste ebenfalls pulsatile Freisetzung von LH und FSH fördert die Heranreifung des Follikels sowie die zunehmende Bildung von Östrogen. LH wirkt dabei vornehmlich auf Thekazellen, in denen es über einen Gs-gekoppelten Rezeptor die Metabolisation von Cholesterin zu den Androgenen Androstendion und Testosteron fördert.

Eigentlicher Bildungsort der Östrogene in der follikulären Phase sind die Granulosazellen, die in dieser Phase jedoch keine direkte Blutversorgung besitzen und auf die Versorgung mit Androstendion und Testosteron durch die Thekazellen angewiesen sind (◘ Abb. 50.3). Insbesondere unter dem Einfluss von FSH kommt es in den Granulosazellen durch die Aromatase (CYP19) zur Bildung von Östrogenen aus Androgenen. Die in der follikulären Phase zunehmend ansteigenden Östrogenspiegel führen zunächst über den Mechanismus einer negativen Rückkopplung zur Verminderung der Gonadotropinfreisetzung in der Hypophyse.

Gegen Mitte des Zyklus, wenn die Östradiolspiegel deutlich angestiegen sind, tritt jedoch über einen bisher nicht genau verstandenen Mechanismus für kurze Zeit eine positive Rückkopplung auf. Die erhöhten Östrogenspiegel hemmen nun nicht länger die Gonadotropinfreisetzung, sondern führen zur kurzfristigen Steigerung der Freisetzung von LH und FSH, deren Plasmaspiegel für etwa 1 Tag deutlich ansteigen. Dieser kurzfristige Gonadotropinanstieg führt zur Ausreifung des Follikels und dessen Ruptur mit nachfolgender Ovulation.

Aus dem rupturierten Follikel entwickelt sich nach Einsprossen neuer Blutgefäße das Corpus luteum, dessen Zellen nun zunehmende Mengen an Progesteron bilden. Bildungsort ist vornehmlich die Granulosazelle, die nun direkt aus dem Blut Cholesterin aufnehmen kann und dieses unter dem Einfluss von FSH und LH zu Progesteron umwandelt (◘ Abb. 50.3). Zusätzlich bilden die Granulosazellen weiterhin Östrogene aus den in den Thekazellen synthetisierten Vorstufen.

Tritt keine Schwangerschaft ein, so stellt das Corpus luteum nach etwa 10 Tagen seine Funktion langsam ein, es kommt zum Abfall der Östrogen- und Progesteronspiegel. Da das Endometrium nur unter hohen Progesteronspiegeln existieren kann, führt das Absinken der Progesteronspiegel zur regressiven Veränderung des Endometriums, das schließlich im Rahmen der Menstruationsblutung abgestoßen wird.

Kommt es zur Befruchtung und Einnistung der ovulierten Eizelle, so bildet der heranreifende Trophoblast nach wenigen Tagen humanes Choriongonadotropin (hCG), das über den LH-Rezeptor das Corpus luteum zu vermehrter und weiter anhaltender Synthese und Freisetzung von Progesteron führt. Durch die hCG-Wirkung unterbleibt die gegen Ende der lutealen Phase auftretende Endometriumregression und die daraus resultierende Menstruationsblutung.

Während der ersten Schwangerschaftswochen nimmt die Bildung von hCG weiter zu, wodurch die Progesteronbildung im Corpus luteum weiter gesteigert wird. Im weiteren Verlauf übernimmt die Plazenta die Bildung von Östrogenen und Progesteron, deren Plasmakonzentrationen weiter ansteigen.

50.1.2 Physiologische Funktionen der Sexualhormone beim Mann

Beim Mann spielt die Bildung von Testosteron durch die fetalen Hoden bereits **in der Embryonalzeit** eine entscheidende Rolle für die Ausbildung der primären männlichen Geschlechtsmerkmale. Ein Mangel an Testosteron während des 1. Trimesters führt zu einer inkompletten sexuellen Differenzierung.

Während der Pubertät kommt es unter dem Einfluss von FSH und LH in den Leydig-Zellen zur vermehrten Testosteronproduktion. Testosteron und FSH führen dann unter anderem durch ihre Effekte auf Sertoli-Zellen zur Spermiogenese. Parallel dazu kommt es zu den charakteristischen Veränderungen der inneren und äußeren Geschlechtsorgane, die Talgdrüsenproduktion der Haut nimmt zu, die sekundären Geschlechtsmerkmale (z. B. Haarwuchs, Veränderung des Larynx) bilden sich heraus. Testosteron fördert zunächst das Knochenwachstum, gegen Ende der Pubertät führt die Veränderung im Bereich der Epiphyse unter dem Einfluss von Testosteron zum Sistieren des Knochenwachstums.

Ein Testosteronmangel vor oder während der Pubertät führt zum eunuchoiden Habitus mit verzögertem Epiphysenschluss, Ausbleiben des Stimmbruchs, fehlender männlicher Behaarung, verminderter Knochendichte und Muskulatur sowie fehlender Ausreifung des äußeren Genitales und ausbleibender Libidoentwicklung.

Beim erwachsenen Mann ist die Bildung von Testosteron Voraussetzung für die Aufrechterhaltung der Libido. Bei langfristigem ausgeprägtem Testosteronmangel kommt es zur Atrophie der akzessorischen Geschlechtsdrüsen wie Prostata und Samenblase.

Mit zunehmendem Alter sinken beim Mann die Testosteron-Plasmakonzentrationen, allerdings verlaufen diese Veränderungen deutlich weniger ausgeprägt und langsamer als bei der Frau (◻ Abb. 50.1).

50.2 Östrogene

Lernziele

- Östrogenwirkungen
- Östrogenrezeptor
- Natürliche und synthetische Östrogene
- Selektive Östrogenrezeptor-Modulatoren (SERM)
- Östrogenrezeptor-Antagonisten
- Aromatase-Inhibitoren

50.2.1 Östrogenwirkungen

Östrogene besitzen Wirkungen auf nahezu alle Zellen des weiblichen und des männlichen Organismus. Die wichtigsten physiologischen und pharmakologischen Effekte von Östrogenen können unterteilt werden in Wirkungen

- im Bereich der Geschlechtsorgane und
- im Bereich anderer Organe.

Östrogenwirkung im Bereich der Geschlechtsorgane

Bei der geschlechtsreifen Frau spielen Östrogene in allen Phasen des Zyklus eine wichtige Rolle bei der Aufrechterhaltung der reproduktiven Funktionen. Die zunehmende Bildung von Östrogenen im Ovar während der follikulären Phase führt im Bereich des weiblichen Reproduktionstrakts zu den typischen Veränderungen, die die Befruchtung der ovulierten Eizelle sowie die nachfolgende Implantation ermöglichen.

Östrogene **stimulieren die Proliferation und Differenzierung des Endometriums,** das während der follikulären Phase des Zyklus heranwächst und durch das Vorhandensein länglicher Drüsen sowie charakteristischer Gefäße (Spiralarterien) gekennzeichnet ist. Typischerweise führen sie insbesondere in der follikulären Phase im Endometrium, aber auch in anderen Geweben zur **Induktion der Expression von Progesteronrezeptoren.**

Dies ist ein wichtiger Mechanismus, der es diesen Geweben erlaubt, in der 2. (lutealen) Phase des Zyklus auf die erhöhten Progesteronspiegel zu reagieren. Östrogene stimulieren darüber hinaus die Proliferation und Differenzierung der **Eileiter** und fördern deren Kontraktilität. Unter dem Einfluss von Östrogenen kommt es zur **Zunahme des zervikalen Sekrets,** das dünnflüssig ist und die Aszension von Spermien begünstigt. Das **Vaginalepithel** zeigt unter dem Einfluss von Östrogenen eine Zunahme kernloser pyknotischer Zellen.

Im Falle einer Schwangerschaft sind die in großen Mengen durch die Plazenta gebildeten Östrogene für die Aufrechterhaltung der Schwangerschaft von Bedeutung. Außerdem fördern sie das Wachstum der Brustdrüsen, die dadurch auf die Laktation vorbereitet werden.

Östrogenwirkungen außerhalb des Reproduktionstrakts

Östrogene fördern die **Zunahme der Knochenmasse.** Aufgrund dieses Effekts begünstigen die nach der Menopause abfallenden Östrogenspiegel die Entwicklung einer Osteoporose bei Frauen. Der fördernde Effekt von Östrogenen auf die Knochenmasse beruht zum einen auf Effekten der Östrogene auf Osteoblasten: Unter dem Einfluss von Östrogenen ist die Lebensdauer von Osteozyten aufgrund einer östrogenabhängigen Inhibition apoptotischer Prozesse verlängert und es kommt zur vermehrten Bildung von Kollagen, Osteocalcin, Osteopontin und anderer knochenspezifischer Proteine.

Zum anderen führen Östrogene indirekt zur Hemmung der Osteoklastenaktivität, indem sie in Osteoblasten die Bildung von Osteoklasten aktivierenden Faktoren (Interleukinen IL-1 und IL-6, Tumornekrosefaktor TNFα) hemmen, während die Bildung von Osteoklasten inhibierenden Faktoren (Insulin-like Growth Factor, Bone-Morphogenetic Protein BMP6, Transforming Growth Factor TGFβ etc.) gesteigert wird. Die Aktivierung von Osteoklasten durch Bindung des osteoblastären Proteins RANK-L an den Rezeptor RANK auf Osteoklasten wird durch Östrogene ebenfalls gehemmt, indem Östrogene die osteoblastäre Bildung von Osteoprotegerin (OPG) steigern, das RANK-L bindet und dadurch die Aktivierung von RANK blockiert (▶ Kap. 52).

Östrogene besitzen Effekte auf das **Gerinnungssystem,** indem sie die hepatische Bildung von diversen Faktoren des Gerinnungssystems beeinflussen. Unter dem Einfluss von Östrogenen nimmt die Bildung der Faktoren II, VII, IX, X und XII zu, während die Bildung der antikoagulatorischen Faktoren Protein C, Protein S und Antithrombin III abnimmt. Darüber hinaus finden sich auch Effekte im Bereich des fibrinolytischen Systems, das leicht aktiviert wird. Die Veränderung des Gerinnungssystems durch Östrogene liegt höchstwahrscheinlich den beobachteten unerwünschten Wirkungen im Bereich des hämostatischen Systems mit einer Erhöhung des Thromboembolierisikos (▶ Abschn. 50.2.3) zugrunde.

Östrogene führen zu Veränderungen des **Lipidmetabolismus.** Die Triglyzeridplasmaspiegel steigen unter Östrogengabe, während die Cholesterinspiegel tendenziell sinken. Dabei nehmen die HDL-Cholesterin-Plasmaspiegel zu, während die LDL-Cholesterin-Spiegel abnehmen. Der günstige Effekt von Östrogenen auf das HDL/LDL-Cholesterinverhältnis führte unter anderem zu der Hypothese, dass die Gabe von Östrogenen nach der Menopause zur Verringerung kardiovaskulärer Erkrankungen führt. Durch große internationale Studien konnte in den letzten Jahren allerdings gezeigt werden, dass die postmenopausale Hormongabe keinen günstigen Effekt auf das kardiovaskuläre Risiko hat.

50.2.2 Östrogenrezeptor

Die Effekte von Östrogenen werden vornehmlich durch Östrogenrezeptoren vermittelt, die zur Gruppe der nukleären Rezeptoren gehören und somit östrogenregulierte Transkriptionsfaktoren darstellen. Der **Östrogenrezeptor** kommt in 2 Formen, **ERα** und **ERβ** vor, die durch unterschiedliche Gene codiert werden (◨ Abb. 50.4). ERα ist ein stärkerer Aktivator der Transkription als ERβ und wird in mehr Geweben exprimiert als ERβ. Inwiefern ERα und ERβ, die Dimere bilden können, unterschiedliche physiologische oder pharmakologische Funktionen besitzen, ist zur Zeit noch unklar.

Östrogenrezeptoren besitzen typische Domänen (◨ Abb. 50.4):

- Die **DNA-Bindungsdomäne** (DBD) enthält eine als »Zink-Finger-Domäne« bezeichnete Region, die für die hochaffine Bindung an die DNA-Doppelhelix verantwortlich ist. Die DNA-Bindungsdomäne der Östrogenrezeptoren bindet mit hoher Spezifität an das Östrogen-Response-Element (ERE) (◨ Abb. 50.5), das nur wenige Basenpaare lang ist und sich durch eine typische Sequenz auszeichnet.

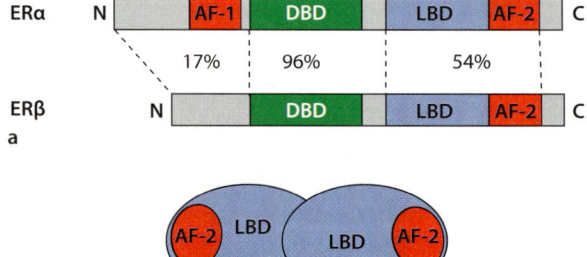

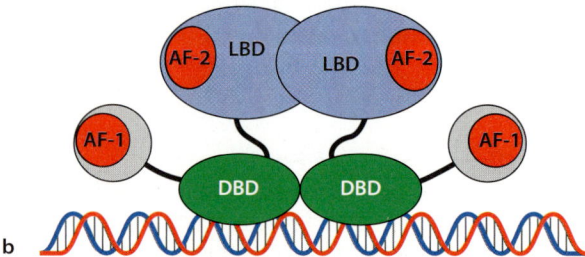

◨ **Abb. 50.4a, b Struktur der Östrogenrezeptoren ERα und ERβ.**
a Die hochhomologe DNA-Bindungsdomäne (DBD) liegt im mittleren Bereich des Rezeptorproteins. N-terminal schließt sich eine hochvariable Region an, die unter anderem die Aktivierungsfunktion-1 (AF-1) trägt, die für die ligandenunabhängige Transaktivierung verantwortlich ist. Die Ligandenbindungsdomäne (LBD) befindet sich in der C-terminalen Hälfte des Rezeptorproteins. Neben der Ligandenbindung ist sie für die Dimerisierung des Rezeptors verantwortlich. Außerdem trägt sie die Aktivierungsfunktion-2 (AF-2), die für die ligandenabhängige Transaktivierung verantwortlich ist.
b Modell des Östrogenrezeptor-ERα-Homodimers gebunden an DNA

- Die **Ligandenbindungsdomäne** (LBD) bindet Östrogene und vermittelt die ligandenabhängige Dimerisierung des Rezeptors. Außerdem vermittelt sie die ligandenabhängige Transaktivierung.
- Die transaktivierende Funktion des Östrogenrezeptors wird durch die beiden **Domänen AF-1** und **AF-2 (Aktivierungsfunktion-1/-2)** vermittelt. Während AF-1 im Bereich des N-Terminus liegt und ligandenunabhängig ist, liegt AF-2 in der Ligandenbindungsdomäne und wird durch Bindung eines agonistischen Liganden aktiviert. Die Interaktion von AF-1 und AF-2 mit verschiedenen Co-Regulatoren führt schließlich zur Initiation der Transkription durch den RNA-Polymerase-II-Komplex.

Je nach Zelltyp und weiteren Faktoren liegt der Östrogenrezeptor in Abwesenheit eines Liganden vornehmlich im Zytosol oder im Kern als Komplex mit einer Reihe von Proteinen vor. Die Bindung von Agonisten führt zur Dissoziation dieses Komplexes und der Rezeptor kann nun in den Kern gelangen, wo er nach Dimerisierung an die Östrogen-Response-Elemente der DNA bindet. Sowohl Homo- als auch Heterodimere von ERα oder ERβ können zellabhängig gebildet werden.

Nach Bindung des Östrogenrezeptors an die DNA im Bereich der Promotorregion von Zielgenen kommt es über die AF-1- und AF-2-Interaktionsdomänen zur Rekrutierung einer Kaskade von Co-Aktivatoren (◨ Abb. 50.5). Diese besitzen entweder selbst enzymatische Aktivität und sind an der Umstrukturierung des Chromatins beteiligt oder sie besitzen eine

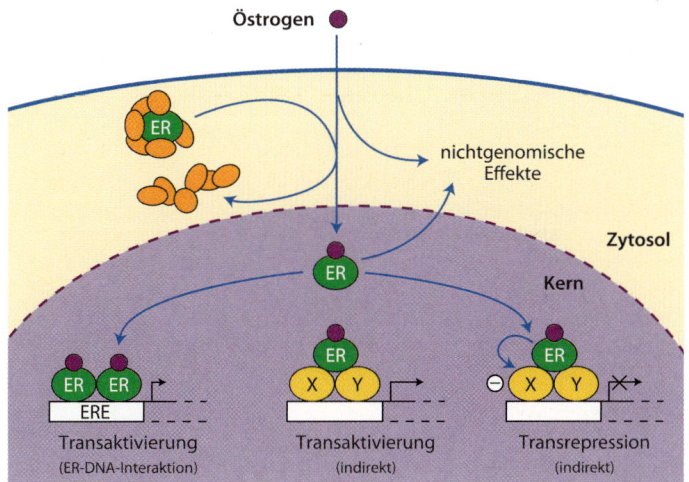

Östrogen

nichtgenomische Effekte

Zytosol

Kern

ER

ERE

Transaktivierung
(ER-DNA-Interaktion)

Transaktivierung
(indirekt)

Transrepression
(indirekt)

Abb. 50.5 Regulation der Gentranskription über Östrogenrezeptoren. Der ruhende Östrogenrezeptor (*ER*) liegt im Kern oder im Zytoplasma als Komplex mit Hitzeschockproteinen vor. Die Bindung eines Agonisten wie Östradiol führt zur Konformationsänderung, die mit der Dissoziation des Komplexes einhergeht. Der ligandenaktivierte Rezeptor bindet nun als Dimer an spezifische DNA-Erkennungssequenzen und führt zur vermehrten Transkription von gewebespezifischen Zielgenen (Transaktivierung). In einigen Fällen kommt es auch zu einer Hemmung der Gentranskription (Transrepression). Neben der direkten Interaktion mit der genomischen DNA über das Östrogen-Response-Element (*ERE*) kann der Östrogenrezeptor transkriptionelle Prozesse auch durch Bindung an andere Transkriptionsfaktoren (*X, Y*) beeinflussen. Es gibt darüber hinaus Hinweise darauf, dass der Östrogenrezeptor durch verschiedene Proteinkinasen phosphoryliert werden kann und dadurch seine Aktivität ändert. Ein Teil der Östrogenwirkungen wird möglicherweise auch durch Aktivierung eines Membranrezeptors aus der Gruppe der G-Protein-gekoppelten Rezeptoren hervorgerufen

»Brückenfunktion«, indem sie die Interaktion des Rezeptorkomplexes mit dem RNA-Polymerase-II-Initiationskomplex oder anderen Co-Faktoren vermitteln (■ Abb. 50.5).

Neben der Transaktivierung durch direkte DNA-Bindung kann der Östrogenrezeptor auch indirekt durch Bindung an andere Transkriptionsfaktoren wie Sp-1 oder AP-1 transkriptionelle Prozesse beeinflussen. Darüber hinaus gibt es Hinweise darauf, dass der Östrogenrezeptor auch ligandenunabhängig über eine Phosphorylierung durch verschiedene Kinasen aktiviert werden kann. Zudem wurde ein G-Protein-gekoppelter Rezeptor (GPR30) beschrieben, der durch Östradiol aktiviert werden kann und möglicherweise die in der Vergangenheit beschriebenen schnellen Effekte von Östrogenen vermittelt.

Die Bindung von **Antagonisten** an die Ligandenbindungsdomäne des Östrogenrezeptors führt ebenfalls zur Konformationsänderung des Rezeptors, die mit einer Dimerisierung einhergeht. Der Rezeptor ist nun jedoch nicht mehr in der Lage, Co-Aktivatoren zu binden. Stattdessen interagiert der Rezeptor nach Antagonistbindung mit verschiedenen Co-Repressoren, die verhindern, dass sich der Transkriptionsapparat ausbilden kann (■ Abb. 50.10).

Eine Sonderform von Liganden sind die **selektiven Östrogenrezeptor-Modulatoren (SERM)**. Diese Liganden besitzen sowohl agonistische als auch antagonistische Eigenschaften am Östrogenrezeptor. Die selektive Modulation beruht darauf, dass SERM die AF2-Funktion der Ligandenbindungsdomäne blockieren, während die AF1-Funktion im Bereich des N-Terminus unbeeinflusst bleibt (■ Abb. 50.4, ■ Abb. 50.10). In Abhängigkeit von Co-Faktoren ist in einigen Zellen

die Aktivierung sowohl von AF-1 als auch von AF-2 für eine optimale Transaktivierung notwendig. In anderen Zellen reicht jedoch die Aktivierung von AF-1 aus. SERM verhalten sich jedoch nicht identisch, sondern weisen teilweise andere Muster von agonistischer und antagonistischer Aktivität auf. Dies spricht dafür, dass einige SERM gewebeabhängig unterschiedliche Co-Aktivatoren bzw. Co-Repressoren rekrutieren können.

Xeno- bzw. Phytoöstrogene

Für die Bindung von Östrogenen an ihren Rezeptor ist der phenolische Ring A des Steroidmoleküls von großer Bedeutung. In der Umwelt finden sich eine Fülle von nichtsteroidalen Verbindungen mit Phenolgruppen, die mit geringer Affinität an den Östrogenrezeptor binden können. Als Xenoöstrogene im engeren Sinne bezeichnet man einige rein synthetische Substanzen wie das Pestizid o,p'-DDT, den chemischen Weichmacher Bisphenol A oder verschiedene andere industrielle Chemikalien wie polychlorierte Biphenyle (■ Abb. 50.6).

Im weiteren Sinne werden zu den Xenoöstrogenen auch die Phytoöstrogene gezählt, die über die Nahrung in den menschlichen Organismus gelangen können. Dazu gehören z. B. die Isoflavonoide Genistein und Daidzein, die in Sojabohnen und Klee vorkommen oder die in grünem Tee und verschiedenen Gemüsesorten enthaltenen Lignane Enterolakton und Enterodiol.

Während die endogenen Östrogene im nanomolaren Bereich an den Östrogenrezeptor binden, ist die Affinität des Rezeptors für Xeno- und Phytoöstrogene deutlich geringer. Diese wirken normalerweise erst im mikro- bis millimolaren Konzentrationsbereich. Unter normalen Bedingungen ist die Belastung der Nahrung mit Xeno- und Phytoöstrogenen so gering, dass mit keinen Störwirkungen gerechnet werden muss. Trotzdem stellt die Anreicherung von Xenoöstrogenen ein Risiko dar. Mögliche schädigende Wirkungen wie eine Erhöhung der Inzidenz von

Xenoöstrogene

o,p'-DDT

Bisphenol A

Genistein

Daizein

Enterolakton

Enterodiol

☐ **Abb. 50.6** Strukturformeln von *o,p'*-DDT, Bisphenol A, Genistein, Daidzein, Enterolakton und Enterodiol

Brust- und Prostatatumoren, verminderte Spermienproduktion sowie eine Verringerung der Fortpflanzungsfähigkeit bei Menschen und Tieren sollten in der Zukunft sorgfältig beobachtet werden.

Verschiedene Präparate, die Phytoöstrogene enthalten, werden auf dem frei verkäuflichen Markt für die Behandlung von Wechseljahresbeschwerden angeboten. Klinische Belege für einen Nutzen gibt es allerdings nicht. Da höchstwahrscheinlich unerwünschte Wirkungen auftreten, die denen der Östrogengabe in der Menopause ähneln, erscheint das Risiko einer Einnahme von Phytoöstrogenen sehr schwer kalkulierbar. Angesichts des fehlenden Wirksamkeitsnachweises sollte von der Einnahme dringend abgeraten werden.

50.2.3 Natürliche und synthetische Östrogene

Die natürlich vorkommenden Östrogene Östradiol, Östriol und Östron werden nach oraler Gabe zwar gut resorbiert, weisen jedoch einen hohen First-Pass-Effekt auf. Daher wurden Substanzen entwickelt, die weniger rasch metabolisiert werden.

Die Ethinylierung von Östradiol in Position C17 führt zur Hemmung des First-Pass-Metabolismus und erhöht die orale Bioverfügbarkeit. **Ethinylestradiol** (»Äthinylöstradiol«) und sein 3-Methylether **Mestranol** (☐ Abb. 50.7), sind die am häufigsten verordneten oralen Östrogene vor der Menopause und spielen insbesondere als Östrogenkomponente im Rahmen der hormonellen Kontrazeption eine große Rolle. Mestranol wird hepatisch zu Ethinylestradiol metabolisiert.

»**Konjugierte Östrogene**« werden aus dem Harn trächtiger Stuten gewonnen und eignen sich auch zur oralen Östrogenbehandlung. Es handelt sich dabei um eine Mischung sulfatierter Östrogene wie Östradiol und Östron, aber auch equiner Formen wie Equilin und Equilenin (☐ Abb. 50.7).

Die Veresterung der Hydroxylgruppe an der Position C17 oder C3 mit Fettsäuren oder Benzoesäure führt zu Östrogenen, die als Depotpräparate injiziert werden können. Die wichtigsten Vertreter dieser Gruppe sind **Östradiolbenzoat** und **Östradiolvalerat** (☐ Abb. 50.7).

Neben ihren pharmakokinetischen Eigenschaften unterscheiden sich die klinisch eingesetzten Östrogene vor allem durch ihre Potenz: **Ethinylestradiol** ist deutlich potenter als die konjugierten Östrogene. Es besitzt außerdem eine deutlich längere Plasmahalbwertszeit nach oraler Gabe als die anderen Östrogene. Diese beträgt zwischen 13 und 27 Stunden. Der primäre Abbauweg von Ethinylestradiol erfolgt über 2-Hydroxylierung unter Beteiligung von CYP3A4 sowie nachfolgender Methylierung.

Die oral eingesetzten **konjugierten Östrogene** werden nach Dekonjugation in den tieferen Darmabschnitten resorbiert. Vollsynthetische Östrogene mit sehr guter oraler Wirksamkeit wie z. B. Diethylstilbestrol sind entwickelt worden. Ihre Struktur weist kein Steroidgerüst mehr auf, sie wirken jedoch auch auf Östrogenrezeptoren. Diethylstilbestrol musste bereits vor einigen Jahren aus dem Handel genommen werden (▸ Exkurs). **Diethylstilbestrol-Diphosphat** (Fosfestrol) wird jedoch noch zur Behandlung des Prostatakarzinoms verwendet.

Diethylstilbestrol

Auf der Suche nach neuen, synthetischen Östrogenen mit besserer oraler Bioverfügbarkeit gelang 1938 die Herstellung von Diethylstilbestrol, das in den späten 1940er Jahren in die klinische Anwendung gelangte (☐ Abb. 50.8). Diethylstilbestrol wurde vor allem in den USA für mehr als 2 Jahrzehnte zur Behandlung des Abortus imminens, eines drohenden Aborts, bei mehreren Millionen Schwangeren angewendet.

Ende der 1960er Jahre mehrten sich Berichte, dass insbesondere die Töchter von Müttern, die in der Schwangerschaft mit Diethylstilbestrol behandelt worden waren, eine seltene Form von Adenokarzinomen der Vagina und der Zervix bereits in jungen Lebensjahren (max. Inzidenz ca. 20 Jahre) entwickeln. Die Inzidenz wurde auf 0,1–1 pro 1000 geschätzt. Neben dem Auftreten vaginaler und zervikaler Karzinome finden sich mit niedriger Inzidenz verschiedene Störungen im Bereich des Reproduktionstrakts bei Männern und Frauen, deren Mütter mit Diethylstilbestrol behandelt worden waren.

Während natürliche Östrogene in der Plazenta metabolisiert werden, gelangt Diethylstilbestrol ungehindert in die fetale Zirkulation.

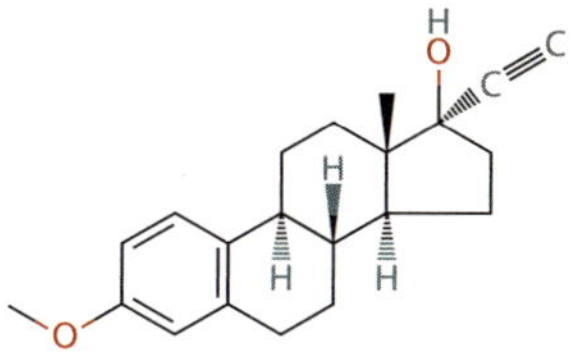

Mestranol

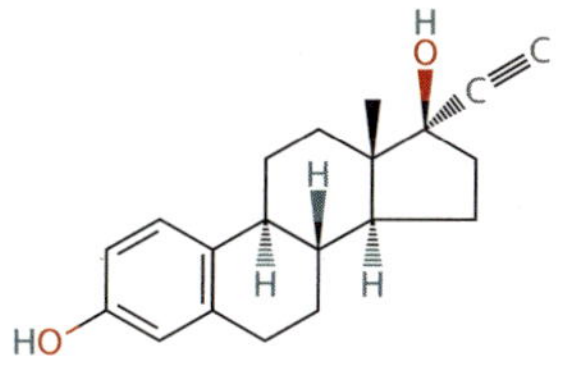

Ethinylestradiol

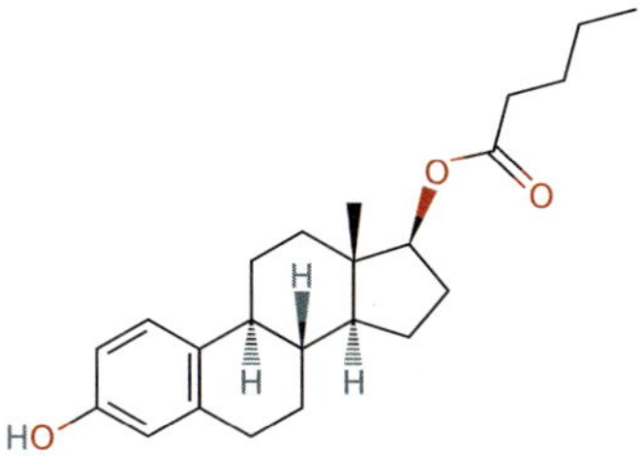

Östradiol-Valerat

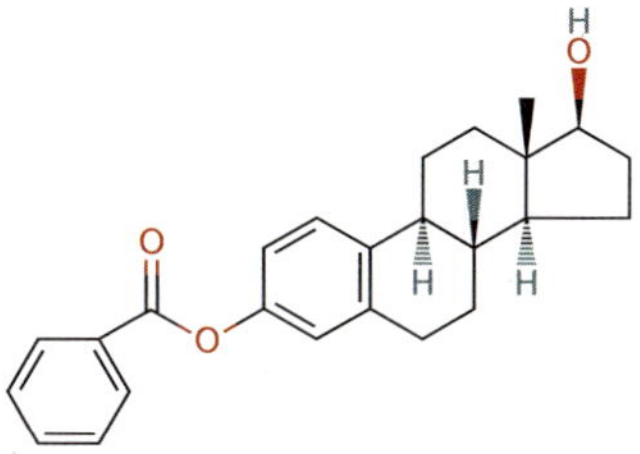

Östradiol-Benzoat

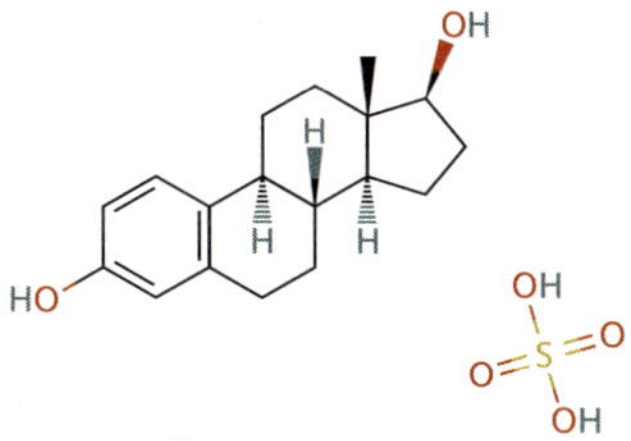

Östradiol-Sulfat

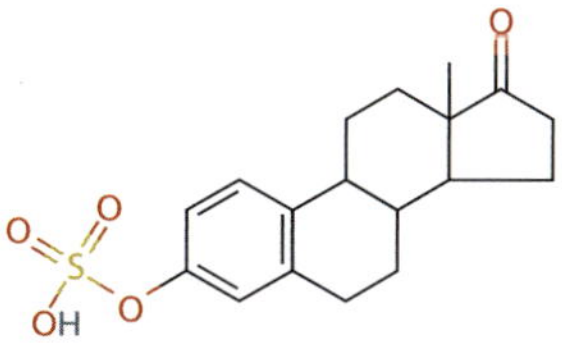

Östron-Sulfat

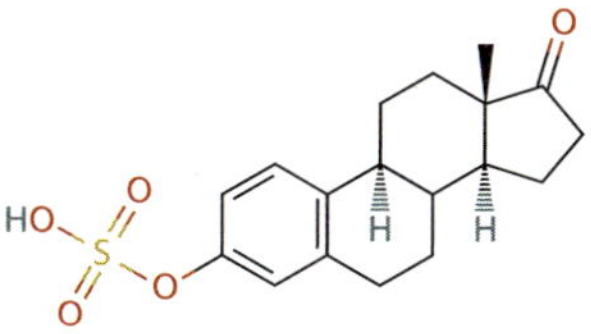

Equilin-Sulfat

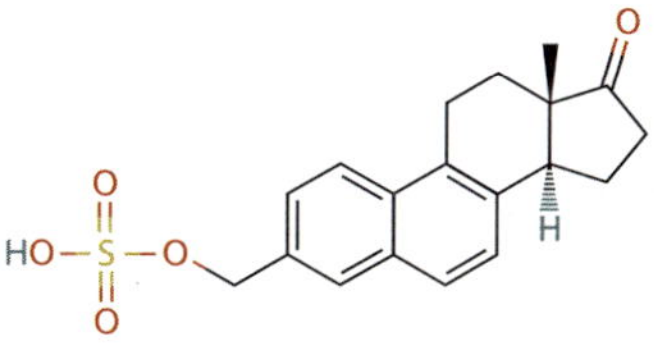

Equilenin-Sulfat

Abb. 50.7 Strukturformeln endogener und synthetischer Östrogene

Diethylstilbestrol greift über die Aktivierung des Östrogenrezeptors in Wachstums- und Differenzierungsprozesse im Bereich des sich entwickelnden Reproduktionstrakts ein. So beeinträchtigt Diethylstilbestrol bei der Frau die normale Differenzierung des Müller-Gangs sowie die Regression des Urnierengangs (Wolff-Gang). Im Rahmen dieser Beeinflussung kommt es offensichtlich in einigen Fällen zu langfristigen zellulären Veränderungen bis hin zur malignen Entartung. Schon bald nach Einführung von Diethylstilbestrol stellte sich zudem heraus, dass eine erwünschte Wirkung für dieses Pharmakon (Verminderung der Fehlgeburtenrate) nicht nachgewiesen werden konnte.

■ Unerwünschte Wirkungen

Die Gabe von Östrogenen kann eine Reihe unerwünschter Wirkungen hervorrufen. Dies ist insbesondere dann von Bedeutung, wenn Östrogene bei prinzipiell gesunden Frauen eingesetzt werden. Im Einzelfall müssen Nutzen und Risiko gegeneinander abgewogen werden.

Metabolische und kardiovaskuläre Effekte Östrogene haben einen günstigen Effekt auf das Profil der Plasmalipoproteine. Große Studien, die den Langzeiteffekt einer Östrogengabe nach der Menopause untersucht haben, konnten jedoch keinen Hinweis auf einen günstigen Effekt von Östrogenen und/oder Gestagenen auf das kardiovaskuläre Risiko nachweisen. Bei der postmenopausalen Östrogengabe ist dieses Risiko insbesondere bei Vorliegen weiterer Risikofak-

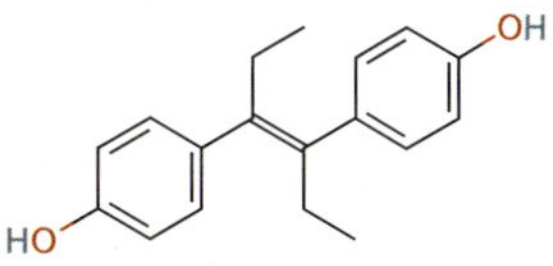

Diethylstilbestrol

Abb. 50.8 Strukturformel von Diethylstilbestrol

toren (Rauchen, Hypertonie, Diabetes etc.) sogar erhöht. Dies beruht möglicherweise darauf, dass Östrogene die Plasmakonzentration verschiedener Gerinnungsfaktoren beeinflussen können und dadurch ein **erhöhtes Thromboembolierisiko** entsteht.

Tumorerkrankungen Die alleinige Gabe von Östrogenen z. B. in der Postmenopause führt zur Endometriumhyperplasie, die mit einem deutlich erhöhten Risiko für **Endometriumkarzinome** einhergeht. Dieser Effekt kann jedoch durch die gleichzeitige Gabe von Gestagenen unterbunden werden. Die Co-Applikation von Östrogen und Gestagen ist daher mittlerweile Standard.

In 2 großen randomisierten Studien zur Klärung des Nutzens einer Hormongabe nach der Menopause wurde eine signifikante Zunahme von Brusttumoren beobachtet. Für das erhöhte **Brusttumorrisiko** scheint jedoch weniger die Östrogenkomponente als die Gestagenkomponente verantwortlich zu sein. Die Einnahme von Östrogenen im Rahmen der hormonalen Kontrazeption ist nach gegenwärtigem Stand der Kenntnis nicht mit einem erhöhten Brusttumorrisiko verbunden.

Andere unerwünschte Wirkungen Zu Beginn einer Östrogentherapie kann es zu **Übelkeit** und **Erbrechen** kommen. Diese Wirkungen sind jedoch mit zunehmender Therapiedauer rückläufig. Unter der Gabe von Östrogenen wird gelegentlich eine **Wasserretention** beobachtet, die zu Ödemen führen kann.

■ Interaktionen

Induktoren von CYP3A4 können zu vermehrtem Abbau von Östrogenen, insbesondere Ethinylestradiol, führen. Dazu gehören **Barbiturate, Carbamazepin, Hyperforin** (Johanniskraut)**, Phenytoin, Rifampicin** oder **Griseofulvin.** Die Resorption von Östrogenen wird durch die Gabe von **Aktivkohle** vermindert. Unter Therapie mit **Antibiotika** kann es zu Unterbrechungen des enterohepatischen Kreislaufs und damit zur verstärkten Ausscheidung von Hormonmetaboliten kommen.

■ Klinische Anwendung

Östrogene sind **Bestandteil der meisten oralen Kontrazeptiva.** In der Regel wird Ethinylestradiol in einer niedrigen Dosis eingesetzt. Das 2. große Einsatzgebiet der Östrogene ist die **postmenopausale Hormongabe.** Hierbei werden insbesondere konjugierte Östrogene angewendet. Große klinische Studien haben jedoch eindeutig belegt, dass die Risiken einer postmenopausalen Hormongabe den Nutzen in der Regel übersteigen.

> ❯ **Die postmenopausale Hormongabe gilt daher mit wenigen Ausnahmen als obsolet.**

Bei **schweren klimakterischen Beschwerden** können Östrogene, gegebenenfalls kombiniert mit Gestagenen, vorübergehend gegeben werden. Bei verschiedenen Zuständen, die mit **Ovarialinsuffizienz** und **Östrogenmangelzuständen** einher-

gehen, kommen Östrogene lokal oder systemisch zur Anwendung.

■ Kontraindikationen

Zu diesen gehören **schwere Lebererkrankungen,** das Vorliegen **östrogenabhängiger Tumoren, Endometriose** sowie ein **erhöhtes Thromboembolierisiko.**

Steckbrief Östrogene

Wirkmechanismus: Aktivierung von Östrogenrezeptoren

Unerwünschte Wirkungen: Metabolische und kardiovaskuläre Effekte, erhöhtes Thromboembolierisiko, erhöhtes Endometriumkarzinomrisiko bei alleiniger Gabe in der Postmenopause, Übelkeit und Erbrechen, Wasserretention

Interaktionen: Inhibitoren und Induktoren von CYP3A4 (Ethinylestradiol)

Klinische Anwendung: Bestandteil der meisten oralen Kontrazeptiva, postmenopausale Hormongabe (strenge Indikationsstellung), Ovarialinsuffizienz, Östrogenmangelzustände

Kontraindikationen: Schwere Lebererkrankungen, Vorliegen östrogenabhangiger Tumoren, Endometriose, erhöhtes Thromboembolierisiko

---

50.2.4 Selektive Östrogenrezeptor-Modulatoren (SERM)

Selektive Östrogenrezeptor-Modulatoren sind synthetische, nichtsteroidale Substanzen, die gewebeabhängig agonistisch oder antagonistisch den Östrogenrezeptor beeinflussen. Die klinisch eingesetzten SERM **Tamoxifen, Toremifen, Raloxifen** und **Clomifen** (◘ Abb. 50.9) besitzen ein gewebeabhängig unterschiedliches Spektrum an agonistischen und antagonistischen Effekten (◘ Tab. 50.1).

Alle SERM wirken antiöstrogen am Brustgewebe und hemmen das Wachstum von östrogenrezeptorpositiven Brustkrebszellen. Am Knochengewebe hingegen verhält sich Raloxifen agonistisch, Tamoxifen wirkt nur sehr schwach agonistisch und Toremifen besitzt keine agonistische Wirkung am Knochen. Am Endometrium wirkt Tamoxifen schwach agonistisch, während Raloxifen keine agonistische Wirkung hat. Bei Clomifen überwiegen generell die antiöstrogenen Wirkungen.

Die Ursache dieser gewebespezifischen Wirkungen liegt darin, dass SERM unterschiedliche Effekte auf den ligandenabhängigen Transaktivierungsbereich AF-2 haben. Dabei wird der AF-2-Bereich der Ligandenbindungsdomäne durch die verschiedenen SERM in unterschiedlichen Konformationen stabilisiert (◘ Abb. 50.4, ◘ Abb. 50.10). Die SERM-spezifischen Konformationen des AF-2-Bereichs besitzen unterschiedliche Affinitäten für verschiedene Co-Regulatoren. Je nach gewebespezifischer Expression von Co-Aktivatoren und Co-Repressoren kommt es dadurch zur gewebespezifisch aus-

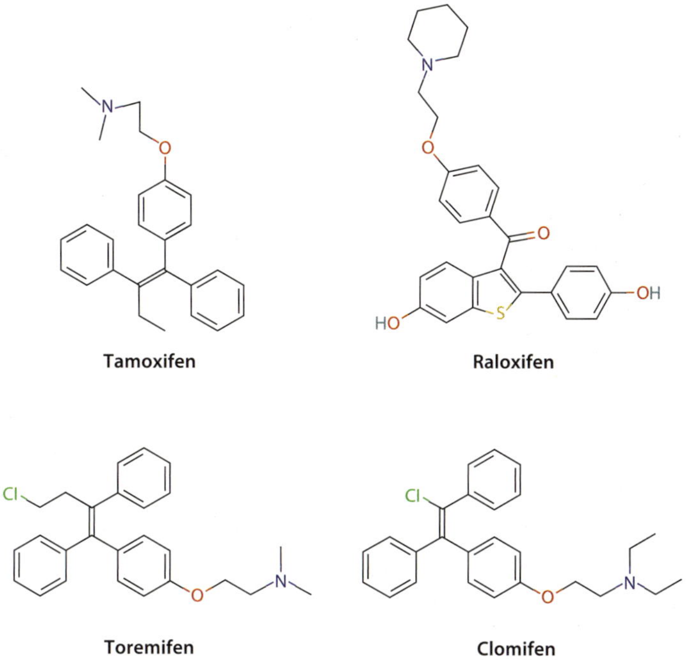

Tamoxifen

Raloxifen

Toremifen

Clomifen

Abb. 50.9 Strukturformeln selektiver Östrogenrezeptor-Modulatoren

Tab. 50.1 Aktivitäten verschiedener Östrogenrezeptorliganden in ausgewählten Geweben

Ligand	Knochen	Brustdrüse	Kardiovaskuläres System	Uterus
Östradiol	+++	+++	+++	+++
Tamoxifen	+	–	+	+
Raloxifen	++	–	+	–
Fulvestrant	–	–	–	–
+ = agonistische Aktivität; – = antagonistische Aktivität				

geprägten agonistischen bzw. antagonistischen Wirkung auf den **Östrogenrezeptor**.

Tamoxifen

Tamoxifen besitzt eine gegenüber Östradiol deutlich niedrigere Affinität für die Rezeptoren ERα und ERβ. Dies hat zur Folge, dass relativ hohe Dosen von Tamoxifen eingesetzt werden müssen. Aufgrund der ausgeprägten antiöstrogenen Wirkung am Brustgewebe wird Tamoxifen zur **adjuvanten Therapie des östrogenrezeptorpositiven Mammakarzinoms** eingesetzt. Voraussetzung ist ein östrogenrezeptorpositiver Tumor.

Tamoxifen wird gut resorbiert und (unter anderem durch CYP2D6) **hepatisch teilweise in aktive Metaboliten umgesetzt**. Bei Patienten mit reduzierter CYP2D6-Aktivität aufgrund eines entsprechenden Genotyps oder wegen gleichzeitiger Einnahme von CYP2D6-hemmenden Pharmaka (z. B.

Fluoxetin oder Paroxetin) kann die Wirkung durch verminderte Bildung des aktiven Metaboliten **Endoxifen** abgeschwächt sein. Aufgrund eines enterohepatischen Kreislaufs hält die Wirkung von Tamoxifen relativ lang an. Die Plasmahalbwertszeit beträgt initial 7–14 Stunden.

Aufgrund des agonistischen Effekts am Endometrium werden gelegentlich **Endometriumhyperplasien** unter der Therapie mit Tamoxifen beobachtet. Des Weiteren werden **Hitzewallungen, gastrointestinale Beschwerden** und **Flüssigkeitsretention** unter Tamoxifentherapie beobachtet.

Toremifen

Toremifen besitzt ähnliche Eigenschaften wie Tamoxifen und kann beim östrogenrezeptorpositiven metastasierenden Mammakarzinom bei postmenopausalen Frauen eingesetzt werden. Toremifen wird schnell resorbiert, die Halbwertszeit beträgt ca. 5 Tage.

50

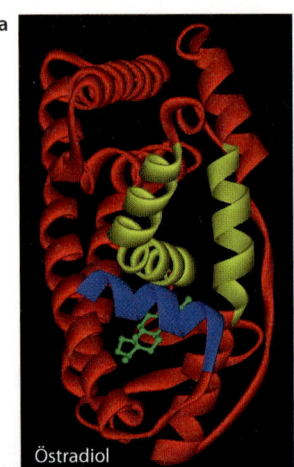

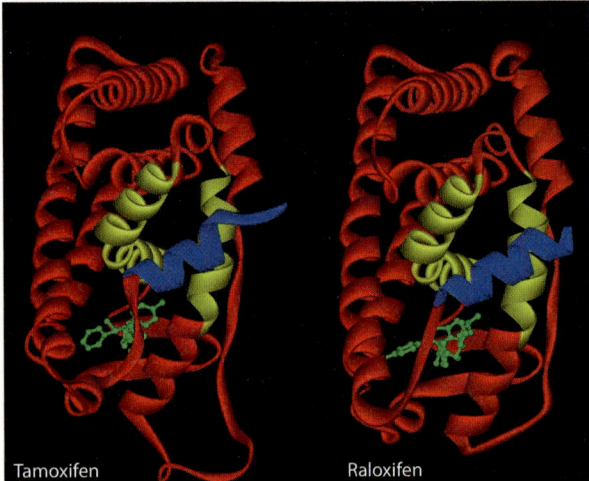

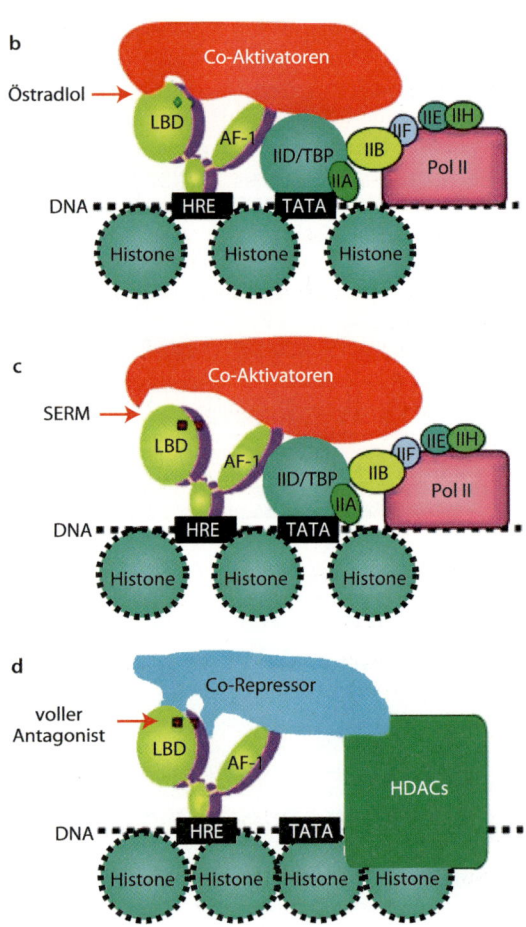

◨ Abb. 50.10a–d Wirkmechanismus selektiver Östrogenrezeptor-Modulatoren.
a 3D-Struktur der Ligandenbindungsdomäne (LBD) eines Östrogenrezeptor-Monomers in einem Komplex mit Östradiol bzw. mit den SERM
Tamoxifen oder Raloxifen. Die Bindung des Liganden (*grün*) führt zur charakteristischen Konformationsänderung im Bereich der Helix 12
(*blau*). Die Bindung des Agonisten Östradiol führt dazu, dass Helix 12 aus dem Bereich der AF-2 (*gelb*) herausschwenkt. Im Gegensatz dazu
legt sich Helix 12 nach Bindung der SERM Tamoxifen und Raloxifen über die AF-2 und behindert dadurch die Interaktion von AF-2 mit Co-Aktivatoren.
b Der durch den natürlichen Agonisten Östradiol aktivierte Östrogenrezeptor besitzt im Bereich der Ligandenbindungsdomäne (LBD) eine
Konformation, die ihm die Rekrutierung von Co-Aktivatoren über AF-2 sowie AF-1 erlaubt. Unter deren Vermittlung kommt es zur Förderung
der Bildung des Initiationskomplexes der Transkription sowie der Rekrutierung der RNA-Polymerase II.
c Selektive Östrogenrezeptor-Modulatoren (SERM) führen zur Konformation der Ligandenbindungsdomäne, in der AF-2 blockiert ist. AF-1
kann jedoch weiterhin gewebeabhängig Co-Aktivatoren binden. Je nach den gewebespezifisch exprimierten Co-Aktivatoren führen SERM zu
agonistischen bzw. antagonistischen Effekten.
d Volle Antagonisten führen zu einer Konformation der Ligandenbindungsdomäne, die die Dimerisierung behindert und zur Rekrutierung
von Co-Repressoren führt. Dies verhindert die Assoziation von AF-1 mit Co-Aktivatoren und führt zur Rekrutierung von Histon-Deacetylasen
(HDAC)

Raloxifen

Raloxifen besitzt eine deutlich höhere Affinität für Östrogenrezeptoren. Aufgrund des agonistischen Effekts am Knochengewebe ist Raloxifen zur **Prophylaxe und Therapie der
postmenopausalen Osteoporose** indiziert. Vorteilhaft ist
dabei, dass Raloxifen keine Endometriumhyperplasie hervorruft und darüber hinaus das Mammakarzinomrisiko senkt.
Die orale Bioverfügbarkeit von Raloxifen beträgt trotz guter

Resorption aufgrund einer raschen hepatischen Glucuronidierung nur etwa 2%. Die Plasmahalbwertszeit beträgt etwa
24 Stunden.

Unter Raloxifengabe können Thromboembolien, Ödeme,
Retinopathien und Hitzewallungen auftreten.

Das strukturell dem Raloxifen verwandte **Bazedoxifen**
besitzt gleiche Eigenschaften.

Clomifen

Das vorwiegend antagonistisch wirkende Clomifen wird zur **Auslösung von Ovulationen bei Kinderwunsch und anovulatorischen Zyklen** eingesetzt. Dabei macht man sich zunutze, dass Clomifen die inhibitorischen Östrogeneffekte auf die Hypothalamus-Hypophysen-Achse blockiert und dadurch den natürlichen negativen Rückkopplungsmechanismus endogener Östrogene auf die Hypophysenfunktion aufhebt. Die dadurch ausgelöste gesteigerte Gonadotropinausschüttung führt zur Follikelreifung und Ovulation. Clomifen wird nach oraler Gabe gut resorbiert und besitzt eine Plasmahalbwertszeit von 5–7 Tagen.

Unter Clomifenbehandlung kann es zur ovariellen Hyperstimulation mit Reifung mehrerer Follikel sowie Mehrlingsschwangerschaften kommen. Gelegentlich treten Ovarialzysten auf.

> **Steckbrief selektive Östrogenrezeptor-Modulatoren (SERM)**
> **Wirkmechanismus:** Unterschiedliches Spektrum an agonistischen und antagonistischen Effekten am Östrogenrezeptor
> **Klinische Anwendung:** Je nach Wirkspektrum z. B. fortgeschrittenes Mammakarzinom (Tamoxifen) oder postmenopausale Osteoporose (Raloxifen)

50.2.5 Östrogenrezeptor-Antagonisten

Das Östradiolderivat **Fulvestrant** (◘ Abb. 50.11) bindet mit hoher Affinität an den Östrogenrezeptor und wirkt als kompetitiver Östrogenrezeptor-Antagonist. Der Fulvestrant-Rezeptor-Komplex wird im Zytoplasma abgebaut und es kommt zu einer Down-Regulation von Östrogenrezeptoren. Fulvestrant kann bei lokal fortgeschrittenem oder metastasiertem östrogenrezeptorpositiven Mammakarzinom bei postmenopausalen Frauen eingesetzt werden, wenn eine Therapie mit anderen Antiöstrogenen (z. B. Tamoxifen) ohne Erfolg war.

Fulvestrant erreicht etwa 1 Woche nach i. m. Injektion maximale Plasmaspiegel, der Abbau erfolgt in der Leber durch CYP3A4, die Plasmahalbwertszeit beträgt etwa 40 Tage.

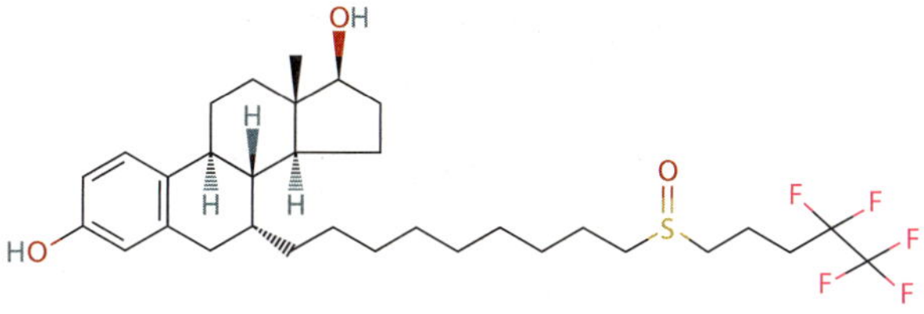

50.2.6 Aromatase-Inhibitoren

Durch Aromatase-Inhibitoren (◘ Abb. 50.12) kann die Synthese endogener Östrogene blockiert werden.

> Aromatasehemmer können zur adjuvanten Therapie des metastasierenden östrogenrezeptorpositiven Mammakarzinoms eingesetzt werden, wenn Tamoxifen nicht gegeben werden kann.

Sie senken die Östrogenspiegel postmenopausaler Frauen durch Hemmung der extraovariellen Östrogensynthese in peripheren Geweben einschließlich dem Mammatumorgewebe (◘ Abb. 50.13). **Formestan** muss parenteral durch i. m. Injek-

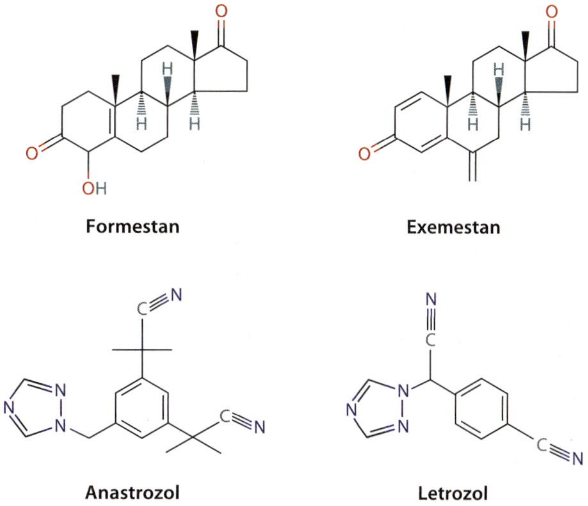

◘ Abb. 50.11 Strukturformel des Östrogenrezeptor-Antagonisten Fulvestrant

◘ Abb. 50.12 Strukturformeln von Aromatase-Inhibitoren

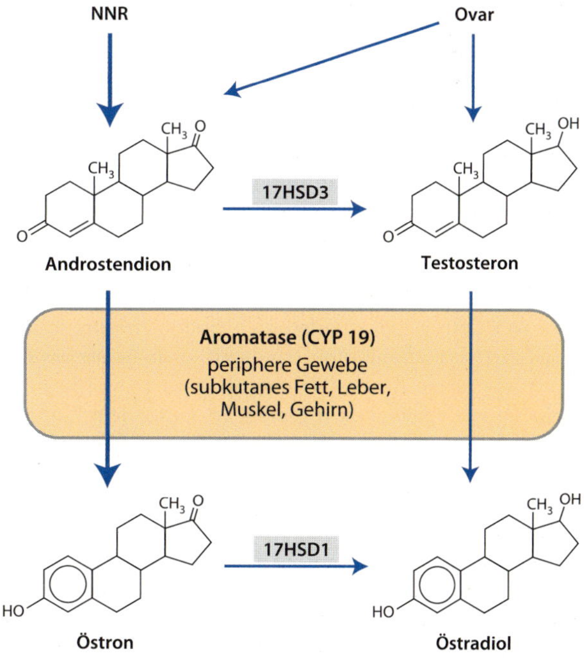

◘ Abb. 50.13 Östrogenbildung bei postmenopausalen Frauen. NNR = Nebennierenrinde

tion verabreicht werden, **Exemestan** sowie die nichtsteroidalen Aromatasehemmer **Anastrozol** und **Letrozol** (■ Abb. 50.12) können oral gegeben werden. Die Plasmahalbwertszeiten der Aromatase-Inhibitoren liegen im Bereich von 1–2 Tagen.

Aufgrund des Abfalls der zirkulierenden Östrogenspiegel treten häufig Hitzewallungen, Müdigkeit und Schlaflosigkeit auf. Die möglichen Langzeiteffekte auf den Knochenstoffwechsel sowie das kardiovaskuläre Risiko aufgrund der Veränderungen der Plasmalipide sind unklar.

50.3   Gestagene

Lernziele
- Wirkung von Gestagenen
- Progesteronrezeptor
- Natürliche und synthetische Gestage
- Selektive Progesteronrezeptor-Modulatoren (SPRM)
- Progesteronrezeptor-Antagonisten

Das physiologische Gestagen Progesteron wird bei der geschlechtsreifen Frau vornehmlich in der 2. Zyklushälfte vom Corpus luteum gebildet. Daneben spielen die Plazenta sowie im geringen Ausmaß die Nebennierenrinde als Orte der Progesteronsynthese eine Rolle. Wie die Östrogene besitzt auch Progesteron vielfältige Effekte, die in den meisten Fällen im Zusammenwirken mit Östrogenen ausgelöst werden.

50.3.1 Wirkung von Gestagenen

Gestagenwirkungen im Bereich der Geschlechtsorgane

Die Bildung von Progesteron durch das Corpus luteum **in der 2. Hälfte des weiblichen Zyklus** führt zur **Herabsetzung der Frequenz der GnRH-Freisetzung** aus dem Hypothalamus und **unterdrückt die LH-Ausschüttung** aus der Hypophyse. Progesteron besitzt **am Endometrium einen antiproliferativen Effekt** und wirkt in der 2. Zyklushälfte dem durch Östrogene verursachten Aufbau des Endometriums entgegen.

Progesteron fördert die Umwandlung des unter dem Einfluss von Östrogenen proliferierten Endometriums in ein sekretorisches Endometrium, das durch zunehmende Glykogeneinlagerungen, die Ausbildung von Drüsen sowie die Entwicklung von Spiralarterien geprägt ist. Unter dem Einfluss von Progesteron **nimmt die Viskosität des zervikalen Sekrets zu**, wodurch die Penetrationsfähigkeit für Spermien herabgesetzt ist. Das **Vaginalepithel** weist unter dem Einfluss von Progesteron **vermehrt kernhaltige Zellen** auf.

Die Effekte des Progesterons im Bereich der weiblichen Geschlechtsorgane fördern in der 2. Zyklushälfte im Falle einer erfolgreichen Befruchtung der ovulierten Eizelle die Einnistung des sich entwickelnden Blastozysten in das Endometrium und vermindern die Zugänglichkeit des Uteruslumens über die Zervix.

Kommt es **zu keiner Schwangerschaft**, so führen die mit Involution des Corpus luteum abnehmenden Progesteronspiegel zur Auslösung der Menstruationsblutung.

Kommt es **zur Schwangerschaft**, so spielt das zunächst im Corpus luteum, später von der Plazenta gebildete Progesteron im Zusammenwirken mit Östrogenen eine wichtige Rolle bei der **Aufrechterhaltung der Schwangerschaft.** Zusammen mit Östrogenen **fördert Progesteron das Wachstum der Brustdrüse.**

Gestagenwirkungen außerhalb der Geschlechtsorgane

Gestagene besitzen einen Effekt auf die Temperaturregulation des Körpers. Unter dem Einfluss von Progesteron kommt es durch Effekte im Hypothalamus zur **Erhöhung der Körpertemperatur** um ca. 0,6 °C.

Progesteron hat vielfältige metabolische Effekte, die jedoch nur geringgradig ausgeprägt sind. Allerdings können stärker wirkende, synthetische Gestagene zur **Verminderung der Glucosetoleranz** sowie zum **Anstieg der LDL-Cholesterin-** und zur **Verminderung der HDL-Cholesterin-Plasmakonzentrationen** führen.

50.3.2 Progesteronrezeptor (PR)

Progesteron und synthetische Gestagene üben ihre Effekte durch Aktivierung von Progesteronrezeptoren aus, die zur Gruppe der nukleären Rezeptoren gehören. Ähnlich wie der Östrogenrezeptor existiert der Progesteronrezeptor in 2 Formen, **PR-A** und **PR-B** (■ Abb. 50.14). Allerdings entstehen die beiden Progesteronrezeptoren aus demselben Gen. PR-A zeichnet sich gegenüber PR-B durch einen deutlich kürzeren N-Terminus aus. Es gibt Hinweise darauf, dass PR-A vor allem die inhibitorischen Effekte von Progesteron z. B. im Bereich des Endometriums vermittelt, während PR-B die stimulatorischen Effekte von Progesteron z. B. im Bereich der Brustdrüse mediiert.

Progesteronrezeptoren besitzen wie die Östrogenrezeptoren eine **DNA-Bindungsdomäne** (DBD), eine **Ligandenbin-**

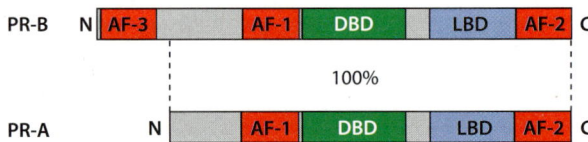

■ **Abb. 50.14 Struktur des Progesteronrezeptors.** Die Progesteronrezeptor-Subtypen A und B werden vom selben Gen codiert. Die DNA-Bindungsdomäne (DBD) liegt im mittleren Bereich des Rezeptorproteins. N-terminal schließt sich eine Region an, die unter anderem die Aktivierungsfunktion 1 (AF-1) trägt. Der N-Terminus des PR-B-Rezeptors ist länger als der von PR-A und trägt zudem eine weitere Aktivierungsfunktion (AF-3). Die Ligandenbindungsdomäne (LBD) befindet sich in der C-terminalen Hälfte des Rezeptorproteins. Sie vermittelt die Dimerisierung des Rezeptors und trägt die Aktivierungsfunktion 2 (AF-2), die für die ligandenabhängige Transaktivierung verantwortlich ist

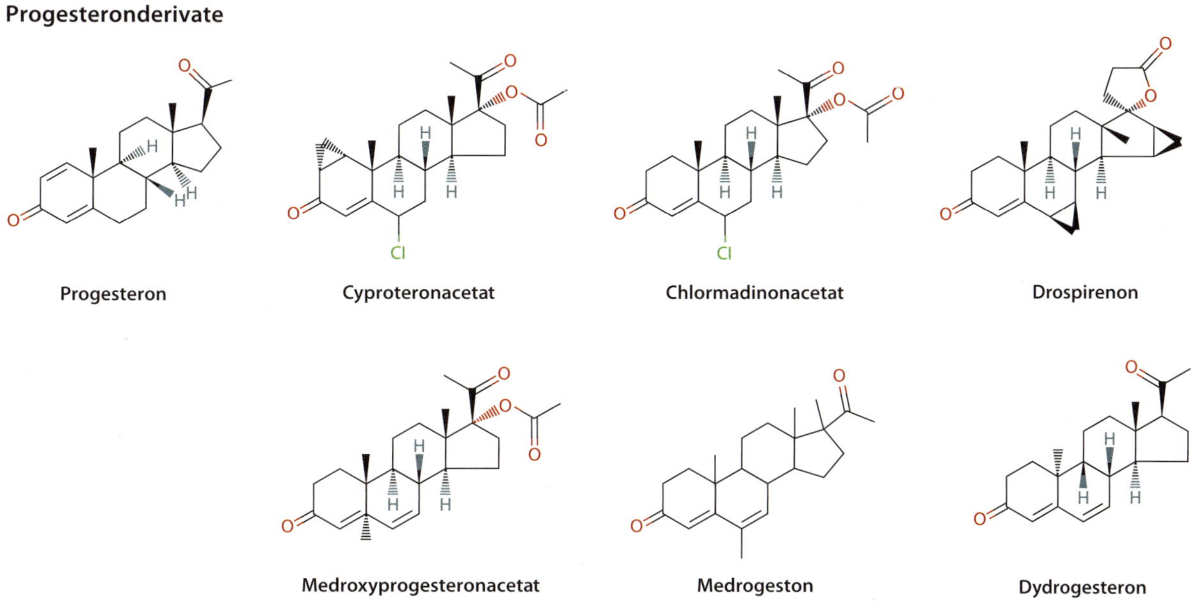

Progesteronderivate

| Progesteron | Cyproteronacetat | Chlormadinonacetat | Drospirenon |

| Medroxyprogesteronacetat | Medrogeston | Dydrogesteron |

■ Abb. 50.15 Strukturformeln endogener und synthetischer Gestagene

dungsdomäne (LBD) sowie die **Aktivierungsfunktionen-1 und -2** (AF-1, AF-2). Der gewebeabhängig im Zytoplasma oder im Kern in einem Komplex mit weiteren Proteinen vorliegende ruhende Progesteronrezeptor dissoziiert nach Bindung eines Agonisten aus seinem Komplex und bindet als Homo- oder Heterodimer an spezifische DNA-Sequenzen im Bereich von Promotoren der Progesteronzielgene. Die weitere Regulation der transkriptionellen Aktivität erfolgt ähnlich wie durch den Östrogenrezeptor (■ Abb. 50.5).

50.3.3 Natürliche und synthetische Gestagene

Progesteron ist wie die Östrogene aufgrund eines ausgeprägten First-Pass-Effekts nach oraler Gabe kaum wirksam. Die Plasmahalbwertszeit ist zudem mit 5 Minuten sehr kurz. Für den klinischen Einsatz sind daher eine Reihe synthetischer Gestagene mit deutlich höherer Bioverfügbarkeit und längerer Wirkdauer entwickelt worden, die sich entweder vom Progesteron oder vom Nortestosteron (■ Abb. 50.19) ableiten.

Progesteronderivate

Ausgehend von Progesteron bzw. 17α-Hydroxy-Progesteron kann durch Modifikation an der Position C17 durch Einführung einer Doppelbindung zwischen C6 und C7 sowie durch Einfügung einer Methylgruppe bzw. eines Chloratoms in C6-Stellung eine längere Wirkdauer sowie eine bessere orale Bioverfügbarkeit erreicht werden. Einige dieser Progesteronderivate wie **Chlormadinonacetat, Drospirenon** und insbesondere **Cyproteronacetat** weisen zudem antiandrogene Eigenschaften auf. Weitere Vertreter dieser Gruppe sind **Medroxyprogesteronacetat, Medrogeston** und **Dydrogesteron** (■ Abb. 50.15a).

Nortestosteronderivate

Die andere große Gruppe synthetischer Gestagene leitet sich vom Testosteron ab. Durch Verlust der C19-Methylgruppe nehmen die androgenen Eigenschaften ab, während die gestagenen Eigenschaften zunehmen. Durch Ethinylierung an C17 nimmt die hepatische Metabolisation ab und die orale Bioverfügbarkeit steigt.

Diese Substanzen, zu denen neben **Norethisteron Dienogest** (■ Abb. 50.15b) und **Lynestrenol** gehören, zeichnen sich noch durch geringe Restaktivitäten am Androgenrezeptor aus. Dabei wirken Norethisteron und Lynestrenol schwach agonistisch, während Dienogest schwach antagonistisch wirkt. Lynestrenol ist ein Prodrug, das zu Norethisteron metabolisiert wird.

Durch Austausch der C13-Methylgruppe von Norethisteron gegen eine Ethylgruppe erhält man Norgestrel, das eine höhere Selektivität für den Progesteronrezeptor und keine nennenswerte androgene Wirkung mehr hat. Neben dem aktiven Isomer des Norgestrels, **Levonorgestrel**, gehören **Norgestimat, Gestoden** (■ Abb. 50.15b) und **Desogestrel** in diese Gruppe, die auch als »3. Generation« bezeichnet wird und häufig als gestagene Komponente in orale Kontrazeptiva Verwendung findet. Desogestrel ist selbst inaktiv und wird durch Hydroxylierung an C3 in Dünndarm und Leber in die aktive Form 3-Ketodesogestrel umgewandelt. Auch Norgestimat ist ein Prodrug, das vornehmlich über den aktiven Metaboliten Levonorgestrel-3-oxim zu Levonorgestrel umgewandelt wird.

Unerwünschte Wirkungen

Bei der häufigen Kombinationsgabe von Gestagenen und Östrogenen ist die für die unerwünschten Wirkungen verantwortliche Komponente nicht immer eindeutig identifiziert.

Neuere Untersuchungen weisen darauf hin, dass das im Rahmen der postmenopausalen Hormongabe erhöhte Mammakarzinomrisiko durch die Gestagenkomponente verursacht wird. Gestagene, die sich vom Nortestosteron ableiten und androgene Restaktivitäten besitzen, können zur Gewichtszunahme und Androgenisierung führen.

Interaktionen

Der Abbau von synthetischen Gestagenen kann durch **verschiedene Enzyminduktoren** (Barbiturate, Rifampicin, Phenytoin oder Carbamazepin) beschleunigt sein.

Klinische Anwendung

Die häufigste Indikation für Gestagene ist die **hormonelle Kontrazeption** sowie die postmenopausale Hormongabe. Im Rahmen der hormonellen Kontrazeption wird Gestagen entweder kombiniert mit Östrogen oder allein als »Minipille« eingesetzt. Gestagenhaltige Präparate werden außerdem häufig für die Langzeitkontrazeption eingesetzt. Auch die sog. postkoitale Kontrazeption (»Pille danach«) kann durch synthetische Gestagene erfolgen.

Im Falle einer **postmenopausalen Hormongabe** muss die Gabe von Östrogenen durch Gestagengabe begleitet sein, um eine Endometriumhyperplasie zu vermeiden.

Weitere Indikationsgebiete sind **Poly-** und **Dysmenorrhö** sowie **Endometriose.** In **fortgeschrittenen Stadien des Mamma- und Endometriumkarzinoms** kommen Gestagene zur palliativen Behandlung zur Anwendung. Bei **Androgenisierungserscheinungen** können Gestagene mit antiandrogener Wirkung (Chlormadinonacetat, Dienogest oder Cyproteronacetat) gegeben werden.

Kontraindikationen

In der **Schwangerschaft** sind Gestagene mit androgenen oder antiandrogenen Eigenschaften kontraindiziert, da es zu Beeinflussungen der geschlechtlichen Entwicklung kommen kann. Ansonsten gelten die gleichen Kontraindikationen wie für Östrogene, insbesondere **Lebererkrankungen** und **thromboembolische Erkrankungen.**

> **Steckbrief Gestagene**
> **Wirkmechanismus:** Diverse Effekte durch Aktivierung von Progesteronrezeptoren
> **Unerwünschte Wirkungen:** Erhöhtes Mammakarzinomrisiko bei Gabe im Rahmen der postmenopausalen Hormongabe
> **Klinische Anwendung:** Meist in Kombination mit Östrogenen; häufigste Anwendungsgebiete sind die hormonale Kontrazeption sowie die vorübergehende Gabe in der Postmenopause; Nutzen-Risiko-Verhältnis bei langfristiger Gabe in der Menopause ungünstig
> **Kontraindikationen:** Schwangerschaft, Lebererkrankungen, thromboembolische Erkrankungen

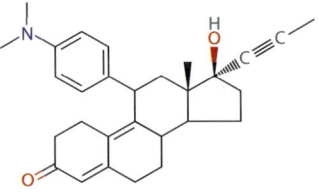

Mifepriston

☐ **Abb. 50.16 Strukturformel von Mifepriston**

50.3.4 Selektive Progesteronrezeptor-Modulatoren (SPRM)

Ulipristalacetat bindet mit hoher Affinität an Progesteronrezeptoren und wirkt dort antagonistisch sowie partiell agonistisch. Die Substanz ist als **Notfallkontrazeptivum** zugelassen und kann bis zu 5 Tagen nach ungeschütztem Geschlechtsverkehr verabreicht werden. Die Wirkung beruht vor allem auf der Hemmung oder Verzögerung der Ovulation. Eine Beeinflussung des Endometriums trägt wahrscheinlich zur Wirkung bei. Ulipristalacetat ist auch ein Antagonist an Glucocorticoidrezeptoren.

Ulipristalacetat wird nach oraler Gabe gut resorbiert und überwiegend durch CYP3A4 metabolisiert; die Plasmahalbwertszeit beträgt 32 Stunden. Nach der Gabe von Ulipristalacetat kann es zu Kopfschmerzen, Übelkeit, Erbrechen, Schwindel und Bauchschmerzen kommen.

50.3.5 Progesteronrezeptor-Antagonisten

Mit **Mifepriston (RU486)** (☐ Abb. 50.16) steht ein Derivat des 19-Nortestosterons mit antigestagenen Eigenschaften zur Verfügung. Im engeren Sinne handelt es sich bei Mifepriston um einen selektiven Progesteronrezeptor-Modulator (SPRM), wobei die antigestagenen Eigenschaften klar im Vordergrund stehen.

Mifepriston ist zur Vorbereitung und **Induktion eines Aborts** zugelassen, und zwar bis zum 49. Tag nach Beginn der letzten Regelblutung. Üblicherweise wird Mifepriston dazu oral 1-malig verabreicht. Zwei Tage danach erfolgt die Gabe von Prostaglandin-E-Analoga zur Förderung der Uteruskontraktion. Durch die Blockade der wachstumsfördernden und kontraktionshemmenden Effekte von Progesteron auf Endometrium und Myometrium löst die Gabe des Progesteronrezeptor-Antagonisten den Abort aus.

Nach Mifepristongabe kann es zu Blutungen, schmerzhaften Uteruskontraktionen, Übelkeit, Erbrechen, Durchfall oder Kopfschmerzen kommen.

50.4 Androgene

Lernziele

- Bildung von Androgenen:
  - Testosteron
- Natürliche und synthetische Androgene
- Anabolika
- Androgenrezeptor-Antagonisten
- 5α-Reduktase-Inhibitoren
- CYP17-Hemmer

Hauptbildungsort der Androgene sind die Leydig-Zwischenzellen des Hodens, daneben aber auch Nebenniere und Ovar. In der systemischen Zirkulation ist **Testosteron** das vorwiegende Androgen des Mannes. Dessen vielfältige Effekte werden zum Teil nach Umwandlung durch das Enzym 5α-Reduktase in **Dihydrotestosteron** und nach Umwandlung durch die Aromatase (CYP19) in **Östradiol** hervorgerufen (◘ Abb. 50.17).

Testosteron und Dihydrotestosteron wirken auf den **Androgenrezeptor**, der wie die anderen Sexualhormonrezeptoren zur Gruppe der nukleären Rezeptoren gehört. Nach Ligandenbindung dimerisiert der Androgenrezeptor und wirkt im Kern als Transkriptionsfaktor, der transaktivierende und transreprimierende Eigenschaften besitzt.

Die Umwandlung von Testosteron in Dihydrotestosteron erfolgt in einigen Zielzellen, die das Enzym **5α-Reduktase** exprimieren. Die 5α-Reduktase Typ I findet sich in Leber, Sebozyten der Haut sowie im Knochen, während die 5α-Reduktase Typ II in Geweben des Urogenitaltrakts wie Nebenhoden und Prostata und in Haarfollikeln der Haut exprimiert wird (◘ Abb. 50.17). Dihydrotestosteron besitzt eine höhere Affinität für den Rezeptor als Testosteron. Die Expression von 5α-Reduktase führt somit durch die Umwandlung des Testosterons in seinen potenteren Metaboliten Dihydrotestosteron zu einem verstärkten Effekt.

Insbesondere Leber und Fettgewebe sind in der Lage, durch das Enzym **Aromatase (CYP19)** Testosteron in Östradiol umzuwandeln, das einige Effekte des Testosterons vermittelt (◘ Abb. 50.17).

Durch Dihydrotestosteron vermittelte Testosteronwirkungen In Geweben mit 5α-Reduktase-Expression wird die Testosteronwirkung im Wesentlichen durch Umwandlung in Dihydrotestosteron vermittelt. Dies trifft z. B. für die Differenzierung und Ausreifung des äußeren männlichen Genitales zu. Auch die Aufrechterhaltung der Funktion der akzessorischen Geschlechtsdrüsen (Prostata, Samenblase) wird durch Dihydrotestosteron mediiert; ebenso die geschlechtsspezifische Förderung des Haarwuchses und die Entwicklung der androgenetischen Alopezie.

Testosteroneffekte durch direkte Androgenrezeptor-Aktivierung Die Ausbildung des inneren männlichen Genitales und die damit verbundene Geschlechtsausbildung während der intrauterinen Entwicklung erfolgt direkt durch Testosteron; ebenso die testosteronbedingte Förderung des Skelettmuskelwachstums und die Förderung der Erythropoese.

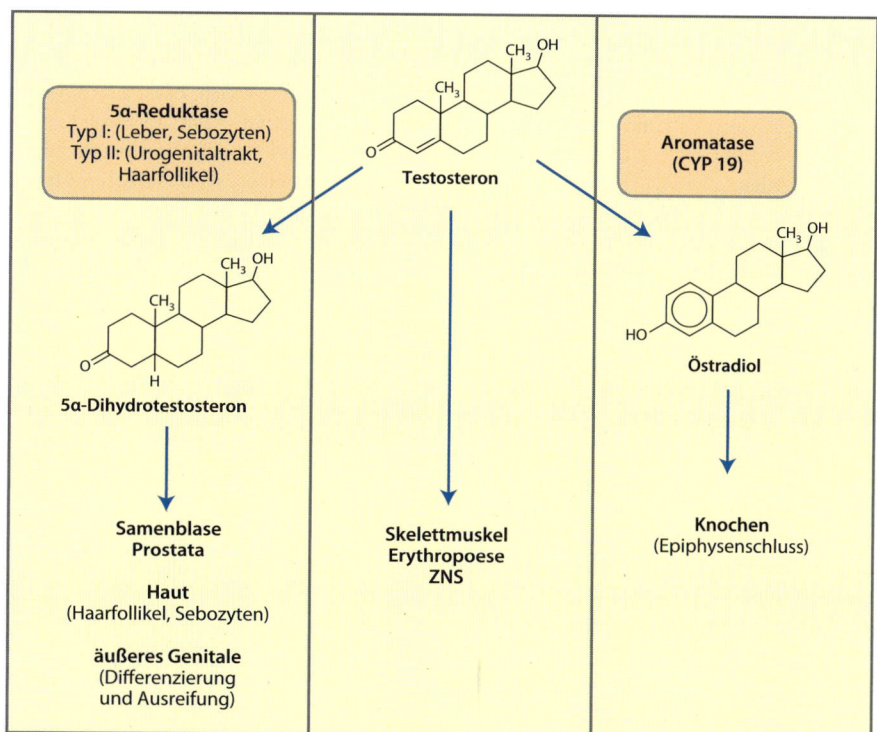

◘ **Abb. 50.17** Direkte Testosteronwirkungen und indirekte, durch Dihydrotestosteron oder Östradiol vermittelte Wirkungen

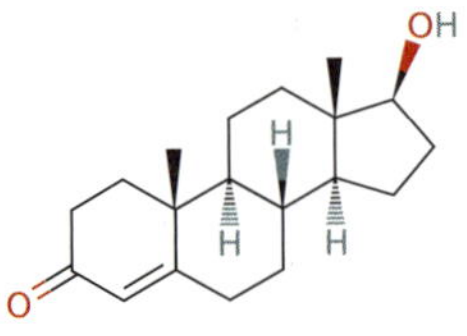

■ Abb. 50.18 **Strukturformeln von Androgenen**

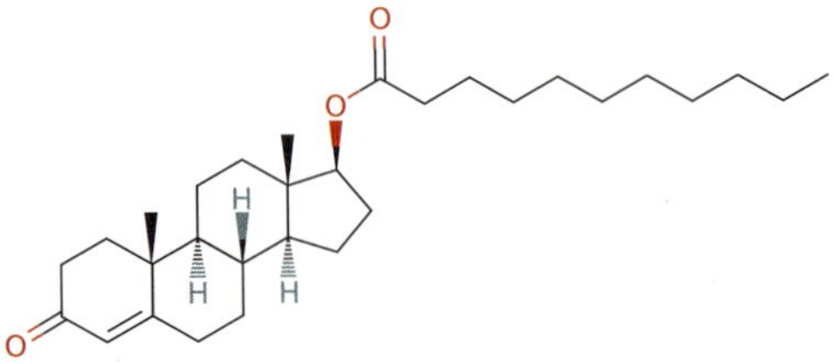

Östradiolvermittelte Testosteronwirkungen Neuere Befunde sprechen dafür, dass einige Testosteroneffekte durch Umwandlung von Testosteron in Östradiol hervorgerufen werden. Dies trifft z. B. für den durch Testosteron ausgelösten Schluss der Epiphysenfugen gegen Ende der Pubertät zu. Möglicherweise wird auch die Aufrechterhaltung der männlichen Libido durch Östradiol vermittelt.

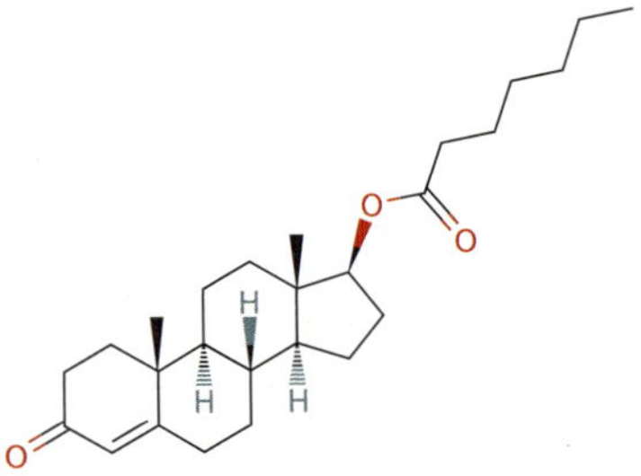

50.4.1 Natürliche und synthetische Androgene

Testosteron selbst wird nach oraler Gabe nahezu vollständig bei der 1. Leberpassage inaktiviert. Es kann jedoch in Form eines Testosteronpflasters oder in Gelform transdermal oder intramuskulär appliziert werden.

Durch Veresterung der 17α-Hydroxylgruppe des Testosteron mit Fettsäuren sind deutlich lipophilere Derivate wie **Testosteron-Enantat** oder **Testosteron-Undecanoat** hergestellt worden (■ Abb. 50.18). Testosteron-Undecanoat kann oral verabreicht werden, da es aufgrund seiner starken Lipophilie unter Umgehung der Leber über die Lymphe in den Blutkreislauf gelangt. Testosteron-Enantat kann als Depotandrogen verwendet werden, indem es intramuskulär injiziert wird. Die Wirkung hält 2–3 Wochen an.

■ Unerwünschte Wirkungen

Bei Gabe im Rahmen einer Substitutionstherapie sind keine systemischen unerwünschten Wirkungen zu erwarten. Allerdings kann es bei **transdermaler Applikation** zu **lokalen Störungen wie Akne, Seborrhö oder Alopezie** kommen. Bei hochdosierter Langzeittherapie, die zu unphysiologisch hohen Plasmaspiegeln führt, werden **Wasserretention** und **Störungen des Elektrolythaushalts** beobachtet. Durch Suppression der Hypothalamus-Hypophysen-Gonaden-Achse kommt es zur **Hemmung der Spermatogenese**. Unklar ist, wie sich eine Langzeitbehandlung auf das kardiovaskuläre Erkrankungsrisiko auswirkt.

■ Klinische Anwendung

Hauptindikation für Testosteron und seine Ester ist der **primäre oder sekundäre Hypogonadismus** beim Mann.

Bei gesunden Männern sinken die Testosteronplasmaspiegel im Alter langsam und kontinuierlich ab und liegen im Alter von 75 Jahren bei etwa 40% der Werte junger Männer. Dies hat zur Folge, dass Muskelmasse, Knochendichte und Sexualfunktion abnehmen.

Durch **Androgensubstitution im Alter** kann dieser Prozess verlangsamt werden. Es ist allerdings unklar, welche mittelfristigen Folgen dies hat. Insbesondere muss damit gerechnet werden, dass z. B. das Wachstum subklinischer Prostatakarzinome gesteigert wird. Welchen Einfluss die Androgensubstitution auf kardiovaskuläre Erkrankungen sowie die Häufigkeit von Knochenfrakturen besitzt, ist zurzeit unklar. Eine routinemäßige Androgensubstitution im Alter kann nicht empfohlen werden.

■ Kontraindikationen

Androgene sind kontraindiziert bei Patienten mit **Tumoren der Prostata** (Prostatahyperplasie bzw. Prostatakarzinom). Mit wenigen Ausnahmen (z. B. progressives Mammakarzinom) sind Androgene bei der **Frau** kontraindiziert.

Steckbrief Androgene

Wirkmechanismus: Diverse Effekte durch Aktivierung von Androgenrezeptoren direkt bzw. nach Umwandlung durch 5α-Reduktase sowie teilweise durch Aktivierung von Östrogenrezeptoren nach Umwandlung durch Aromatase

Unerwünschte Wirkungen:

- Hemmung der Spermatogenese, Wasserretention, Störungen des Elektrolythaushalts; Akne, Seborrhö, Alopezie
- Bei **hochdosierter Gabe** oder **Gabe von Anabolika:** Leberfunktionsstörungen, Linksherzhypertrophie, erhöhtes kardiovaskuläres Risiko, psychische Veränderungen, Virilisierungserscheinungen bei Frauen, beschleunigter Epiphysenschluss bei Heranwachsenden

Klinische Anwendung: Primärer oder sekundärer Hypogonadismus beim Mann, Androgensubstitution im Alter (Nutzen-Risiko-Verhältnis unklar)
Kontraindikationen: Tumoren der Prostata

50.4.2 Anabolika

Einige synthetische Androgene weisen im Gegensatz zum Testosteron eine relativ stärkere anabole Wirkung auf. Allerdings sind bei ihnen die anderen androgenen Effekte weiterhin vorhanden. Möglicherweise beruht der relativ verstärkte anabole Effekt einiger Anabolika darauf, dass sie vornehmlich direkt auf den Androgenrezeptor wirken, während die Dihydrotestosteron-abhängigen Effekte abgeschwächt sind (◘ Abb. 50.17). So wurde für bestimmte Anabolika gezeigt, dass sie durch die 5α-Reduktase kaum bzw. in weniger aktive Metaboliten umgewandelt werden.

Die erste als Anabolikum eingesetzte Verbindung war **19-Nortestosteron (Nandrolon)** (◘ Abb. 50.19), von dem weitere Anabolika abgeleitet wurden. Die Einfügung einer weiteren Doppelbindung zwischen C1 und C2 sowie die Substitution im Ring A des Steroidmoleküls führt zu weiteren anabolen Verbindungen (z. B. **Metenolon** oder **Clostebol**). Die

Alkylierung in Position 17α führt zu anabolen Verbindungen, die nur noch einen geringen First-Pass-Effekt aufweisen (z. B. **Stanozolol, Oxandrolon, Danazol**).

◾ Anwendung

In der Vergangenheit wurden Anabolika klinisch zur Förderung der Rekonvaleszenz bei konsumierenden Erkrankungen eingesetzt. Auch die durch Anabolika hervorgerufene Steigerung der Hämatopoese hat man sich z. B. zur Behandlung der aplastischen Anämie zunutze gemacht. Aufgrund der unklaren Wirkung sowie unerwünschter Wirkungen sind diese Anwendungen jedoch wieder verlassen worden.

Der durch Anabolika verursachte zusätzliche Muskelaufbau bei gleichzeitigem körperlichem Training hat zum weit verbreiteten **missbräuchlichen Einsatz bei Leistungssportlern (Doping) und Bodybuildern** geführt. Häufig werden dabei mehrere Präparate (»stacking«) in extrem hohen Dosierungen unkontrolliert in Zyklen von 6–12 Wochen Dauer mit auf- und absteigenden Dosierungen (»pyramiding«) eingesetzt. Ein besonders dramatisches Kapitel ist die Verabreichung von Anabolika an junge Leistungssportlerinnen.

◾ Unerwünschte Wirkungen

Diese sind zahlreich: Insbesondere die 17α-alkylierten Verbindungen führen zu **Leberfunktionsstörungen** und **Cholestase**. Es besteht begründeter Verdacht, dass Anabolika zu **Linksherzhypertrophie** und Steigerung des kardiovaskulären Risikos führen. **Stimmungsschwankungen**, Depressionen und aggressives Verhalten werden häufig beobachtet. Ebenfalls häufig treten **Akne, Seborrhö** und **Wasserretention** auf.

Die androgenen Wirkungen der Anabolika führen **bei Frauen** zur Virilisierung mit teilweise irreversiblen Veränderungen der Stimme, Klitoriswachstum und Hirsutismus. In höheren Dosierungen treten Zyklusstörungen und Amenorrhö auf. **Bei Männern** kommt es zur Störung der Spermatogenese bis hin zur Azoospermie. Die Anwendung **bei Heran-**

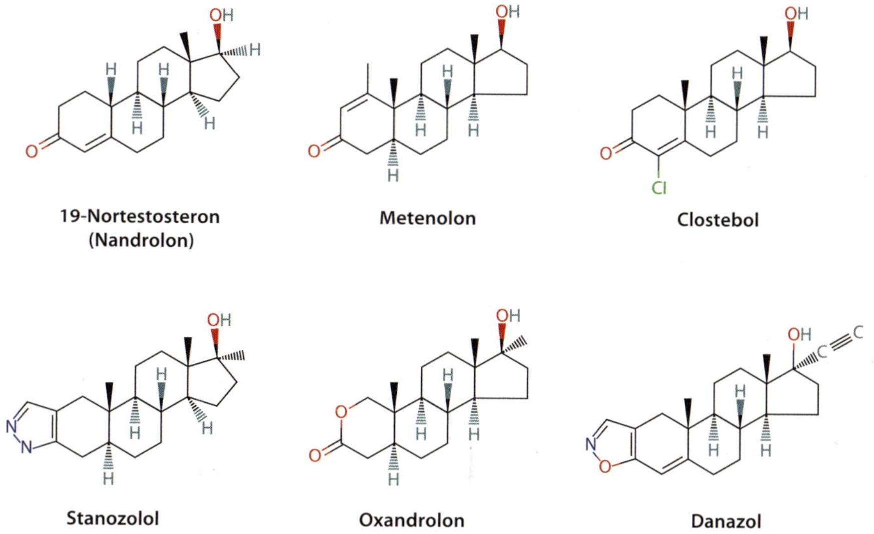

◘ Abb. 50.19 Strukturformeln von Anabolika

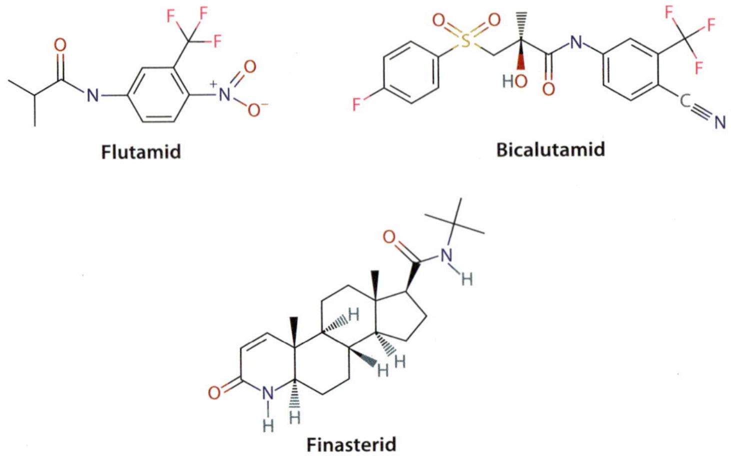

■ Abb. 50.20 Strukturformeln von Androgenrezeptor-Antagonisten und 5α-Reduktase-Inhibitoren

wachsenden führt zur Beschleunigung des Epiphysen-schlusses.

50.4.3 Androgenrezeptor-Antagonisten

Bei einigen Erkrankungen ist es wünschenswert, die Effekte von Androgenen zu hemmen. Neben den 5α-Reduktase-Hemmern sind dafür Androgenrezeptor-Antagonisten entwickelt worden.

Die **nichtsteroidalen Androgenrezeptor-Antagonisten Flutamid, Bicalutamid** (■ Abb. 50.20) und **Enzalutamid** sind potente Antagonisten am Androgenrezeptor. Sie führen jedoch zur Steigerung der Gonadotropinfreisetzung und müssen daher in der Regel zusammen mit GnRH-Analoga eingesetzt werden. Flutamid hat eine Plasmahalbwertszeit von 5–6 Stunden und muss 3-mal täglich appliziert werden, während Bicalutamid und Enzalutamid deutlich länger wirken und nur 1-mal täglich angewendet werden müssen. Hauptein-satzgebiet der nichtsteroidalen Androgenrezeptor-Antagonisten ist das Prostatakarzinom.

Die antiandrogene Wirkung einiger synthetischer Gesta-gene wie **Cyproteronacetat, Chlormadinonacetat** und **Dieno-gest** kann in Kombination mit Östrogenen bei Frauen mit Virilisierungserscheinungen eingesetzt werden.

50.4.4 5α-Reduktase-Inhibitoren

Finasterid (■ Abb. 50.20) ist ein Inhibitor der 5α-Reduktase vom Typ II und hemmt vor allem in den urogenitalen Gewe-ben des Mannes die Umwandlung von Testosteron zu Dihy-drotestosteron (■ Abb. 50.17). **Dutasterid** ist ein unselektiver Hemmer der 5α-Reduktase. 5α-Reduktase-Hemmer haben keinen Einfluss auf die Testosteroneffekte in Muskeln und Knochen. Die negative Rückkopplung durch Testosteron im Bereich der Hypothalamus-Hypophysen-Gonaden-Achse bleibt erhalten.

Haupteinsatzgebiet ist die **benigne Prostatahyperplasie.** Die Wirksamkeit bei dieser Indikation ist durch Studien gut belegt. Finasterid kann auch zur Behandlung einer **androge-netischen Alopezie** im Frühstadium eingesetzt werden.

50.4.5 CYP17-Hemmer

Abirateronacetat ist ein selektiver und irreversibler Inhibitor der 17α-Hydroxylase- und C17,20-Lyase-Aktivitäten von Cytochrom-P450-17 (CYP17). Das Enzym CYP17 wird nicht nur in Hoden und Nebenniere exprimiert, sondern auch in Tumorgewebe und Metastasen des Prostatakarzinoms. Es ist für die Umwandlung von Pregnenolon und Progesteron in die Testosteronvorstufen DHEA und Androstendion verantwort-lich (■ Abb. 50.2).

Haupteinsatzgebiet ist das **fortgeschrittene Prostatakar-zinom**, dessen Progression androgenabhängig ist. Abiratero-nacetat ist ein oral verabreichbares **Prodrug**, das nach Auf-nahme schnell zu **Abirateron** deacetyliert wird. Abirateron wird mit 12 Stunden Halbwertszeit überwiegend enteral aus-geschieden. Es besitzt eine gegenüber Abiraterronacetat deut-lich geringere orale Bioverfügbarkeit. Die Inhibition von CYP17 führt auch zur verminderten Synthese von Cortisol (■ Abb. 49.1). Die dadurch verminderten Cortisol-Plasma-spiegel führen zur Erhöhung der ACTH-Spiegel und zu ver-mehrter Bildung von Mineralocorticoiden.

Dies erklärt das Auftreten **mineralocorticoidbedingter unerwünschter Wirkungen** (Flüssigkeitsretention, Hyper-tonie, Hypokaliämie). Zum Ausgleich der verminderten Cortisolbildung wird Abiraterronacetat **kombiniert mit Pred-nison oder Prednisolon** gegeben. Da die Einnahme zusam-men mit fettreicher Nahrung zu einer mehr als 10-fachen Steigerung der Abiraterronacetat-Aufnahme führt, sollte die **Gabe** der Substanz **unabhängig von der Nahrungsauf-nahme** erfolgen.

50.5 Pharmakotherapie

50.5.1 Hormontherapie im Klimakterium

Das Klimakterium (die »Wechseljahre«) ist eine natürliche Lebensphase, in die der Zeitpunkt der letzten Regelblutung, die Menopause, fällt. Diese tritt in der Regel zwischen dem 45. und 55. Lebensjahr mit einem Mittelwert von 50–52 Jahren ein. Die mit der Pubertät einsetzenden zyklischen hormonellen Schwankungen sistieren und die Östrogenkonzentration sinkt auf einen Basalwert ab, der nach der Menopause vorwiegend auf der extraovariellen Bildung in Fettgewebe und Nebennierenrinde beruht.

Etwa 1–2 Jahre vor der Menopause nimmt die Zykluslänge vornehmlich durch Verlängerung der Follikelphase zum Teil erheblich zu. Mit sinkenden Östrogenspiegeln steigt insbesondere die FSH-Konzentration: 1–3 Jahre nach der Menopause sind die FSH-Konzentrationen um das 10- bis 20-fache höher als bei jungen Frauen, während die Erhöhung der LH-Spiegel geringer ausfällt. Mit fortschreitendem Lebensalter fallen die Plasmakonzentrationen beider Gonadotropine langsam wieder ab.

Das Absinken der Östrogenspiegel um die Menopause geht häufig mit vasomotorischen Symptomen einher, die als »Hitzewallungen« imponieren. Diese vorübergehenden Beschwerden stellen aus medizinischer Sicht das Leitsymptom des Klimakteriums dar.

Zur **Behandlung vasomotorischer Symptome** im Klimakterium werden seit geraumer Zeit Östrogenpräparate eingesetzt. Aufgrund von Beobachtungsstudien galt die Hormongabe auch nach der Menopause als aussichtsreiches Verfahren zur Prophylaxe von Osteoporose, koronarer Herzkrankheit sowie altersbedingter Hirnleistungsstörungen.

Durch randomisierte Studien ist jedoch der Nutzen einer postmenopausalen Hormontherapie sehr stark infrage gestellt worden. Nach der 2002 veröffentlichten Women's Health Initiative (WHI) Studie an 16608 Frauen ist das gesundheitliche Risiko insgesamt deutlich höher als der Nutzen einer kombinierten Östrogen-Gestagen-Gabe:

So zeigte sich unter Hormongabe ein erhöhtes Risiko für das Auftreten von Brustkrebs, koronarer Herzkrankheit, Schlaganfall und Lungenembolie. Eine Risikosenkung war für Oberschenkelfrakturen und kolorektale Karzinome zu beobachten. Die Lebenserwartung zwischen unbehandelten und hormonbehandelten postmenopausalen Frauen unterschied sich nicht (◘ Tab. 50.2).

Die 2003 publizierte britische Million-Women-Studie bestätigte das erhöhte Brustkrebsrisiko nach mehrjähriger Hormonbehandlung.

❯ **Eine postmenopausale Hormongabe geht offenbar mit einem ungünstigen Nutzen-Risiko-Verhältnis einher.**

Diese Befunde haben in den letzten Jahren zu einem grundsätzlichen Umdenken über deren Sinn und Nutzen geführt.

Nutzen einer Hormontherapie

■ **Behandlung menopausaler Symptome**

Zu den häufigsten Beschwerden der Wechseljahre zählen **Hitzewallungen,** die auf einer veränderten Thermoregulation beruhen. Nach gegenwärtigen Vorstellungen führt der Östrogenabfall im Hypothalamus zur Enthemmung der Freisetzung von Transmittern wie Noradrenalin und Dopamin. In der Folge kommt es zu vasomotorischen Störungen, die den Hitzewallungen zugrunde liegen.

Das Ausmaß der vasomotorischen Beschwerden schwankt interindividuell teilweise recht stark. Etwa 2 Drittel aller Europäerinnen sind in der Phase der Wechseljahre in unterschiedlichem Ausmaß von Hitzewallungen betroffen. Unbehandelt bilden sich die Beschwerden im Verlauf einiger Jahre zurück. Durch Studien ist sehr gut belegt, dass oral oder parenteral verabreichte Östrogene bzw. Östrogen-Gestagen-Kombinationen das Ausmaß von Hitzewallungen vermindern können. Für den Einsatz von Phytoöstrogenen liegen keine überzeugenden Studienergebnisse vor.

Neben den Hitzewallungen stellen **Symptome im Bereich des Urogenitaltrakts** die häufigsten Beschwerden in den Wechseljahren dar. Inwiefern diese auf den Östrogenabfall

◘ Tab. 50.2 Gesamtbewertung des Risikos einer kombinierten Gabe von Östrogenen und Gestagenen in der Postmenopause nach der WHI-Studie (2002)

Ereignis	Relatives Risiko im Vergleich zu Placebo	Risiko pro 10.000 Frauen pro Jahr	Nutzen pro 10.000 Frauen pro Jahr
Herzinfarkt	1,29	+7 Fälle	–
Brustkrebs	1,26	+8 Fälle	–
Schlaganfall	1,41	+8 Fälle	–
Thromboembolie	2,13	+18 Fälle	–
Dickdarmkrebs	0,63	–	–6 Fälle
Hüftfraktur	0,66	–	–5 Fälle
Sterblichkeit insgesamt	0,98	–	–

zurückzuführen sind oder Ausdruck allgemeiner Alterungsprozesse sind, ist im Einzelfall zurzeit unklar. Im Vordergrund steht die vaginale Atrophie mit ihren Folgen wie Trockenheit, Dyspareunie, Juckreiz und rezidivierenden Harnwegsinfekten.

Urogenitale Symptome manifestieren sich im Gegensatz zu Hitzewallungen häufig erst einige Jahre nach der Menopause und haben, einmal vorhanden, die Tendenz zuzunehmen. Das Fortschreiten einer vaginalen Atrophie im Alter kann durch lokale oder systemische Östrogen- bzw. Östrogen-Gestagen-Therapie verringert werden. Eine lokale Östrogentherapie ist der systemischen nicht unterlegen. Bei lokaler Östrogengabe muss auch bei Frauen mit Uterus keine parallele Gabe von Gestagenen erfolgen. Aus den bisherigen Studienergebnissen ergibt sich kein eindeutiger Hinweis darauf, dass die postmenopausale Hormongabe zur Verminderung des Auftretens von rezidivierenden Harnwegsinfekten und Inkontinenz führt.

▪ Osteoporoseprophylaxe

Die Gabe von Östrogenen bzw. Östrogen-Gestagen-Kombinationen nach der Menopause führt zum Anstieg der Knochendichte. Bei entsprechend disponierten Frauen kann dieser Effekt zur Prophylaxe einer Osteoporose genutzt werden. Die WHI-Studie hat gezeigt, dass die tägliche Gabe von konjugierten equinen Östrogenen und Medroxyprogesteronacetat zur signifikanten **Senkung der Häufigkeit von Knochenfrakturen** führt. Angesichts der Risiken einer postmenopausalen Hormongabe ist zurzeit unklar, welche Frauen von diesem Effekt profitieren und in welchem Zeitrahmen die Behandlung erfolgen sollte.

Verschiedene andere Symptome wie Nervosität, Depression, Schlafstörungen, Beeinträchtigung kognitiver Funktionen sowie Demenzentwicklung treten gehäuft bei älteren Menschen und somit auch bei postmenopausalen Frauen auf. Groß angelegte Studien haben mittlerweile klar belegt, dass eine Östrogentherapie kein Mittel zur Prävention oder Therapie einer Altersdemenz darstellt und auch nicht zur Verbesserung kognitiver Leistungen geeignet ist.

Risiken einer postmenopausalen Hormongabe

▪ Tumorerkrankungen

Umfangreiche Studienuntersuchungen haben eindeutig belegt, dass die postmenopausale Hormongabe mit einem **erhöhten Risiko für das Mammakarzinom** einhergeht. Das Risiko steigt dabei mit Dauer der Hormongabe.

Die alleinige Gabe von Östrogenen führt zur Hyperplasie des Endometriums und zu erhöhtem Risiko für ein **Endometriumkarzinom**. Bei Frauen mit Uterus muss daher ein systemisch verabreichtes Östrogen stets mit einem Gestagen kombiniert werden, um das Endometriumkarzinomrisiko zu minimieren. Dazu ist die Gabe eines Gestagens für mindestens 12–14 Tage eines 28-tägigen Behandlungszyklus mit Östrogenen erforderlich. Eine kontinuierliche Gabe von Gestagen und Östrogen scheint bezüglich des Endometriumkarzinomrisikos noch sicherer zu sein.

Für diverse seltenere Tumoren wie **Ovarialkarzinom, Gallenblasenkarzinom** und **nichtfollikuläre Non-Hodgkin-Lymphome** ist in kleineren Studien ein erhöhtes Auftreten unter postmenopausaler Hormongabe beobachtet worden. Weitere Studien sind in diesen Fällen für eine genauere Risikoabschätzung erforderlich.

In groß angelegten randomisierten Studien zeigte sich, dass Östrogen-Gestagen-Kombinationen möglicherweise das **Risiko kolorektaler Karzinome senken** könnten. Worauf dieser Effekt beruht, ist unklar. Angesichts der vielfältigen Risiken einer Hormongabe leitet sich daraus allein jedoch keine Indikation ab.

▪ Kardiovaskuläre Erkrankungen

Die bekannten Veränderungen des Gerinnungssystems unter Östrogengabe lassen eine **Erhöhung des Thromboembolierisikos** unter Östrogengabe erwarten. So treten venöse Thromboembolien bei hormonbehandelten postmenopausalen Frauen signifikant häufiger auf – nach der WHI-Studie ist das relative Risiko etwa verdoppelt. Weitere Faktoren wie genetische Disposition (z. B. Faktor-V-Leiden-Mutation), Immobilisation oder ausgeprägte Adipositas steigern das Risiko weiter.

Auf das erhöhte Risiko für Thromboembolien ist wohl zurückzuführen, dass unter Hormongabe auch das **Risiko für Schlaganfälle steigt.**

Aufgrund überwiegend theoretischer Überlegungen nahm man lange an, dass Hormongaben in der Postmenopause das Risiko für einen Herzinfarkt senkt. Wie diverse Metaanalysen und die WHI-Studie jedoch zeigten, kommt es unter Östrogen-Gestagen-Gabe **häufiger zu Herzinfarkten** und sind derartige Hormonkombinationen für eine Primärprävention nicht geeignet. Die umfangreich angelegte HRES-Studie zeigte 1998, dass Östrogene auch nicht im Sinne einer Sekundärprävention der koronaren Herzkrankheit wirksam sind. Diese Ergebnisse wurden seither mehrfach bestätigt.

Indikationen

Aufgrund der Ergebnisse großer randomisierter Studien der letzten Jahre ist es zum radikalen Umdenken bezüglich des klinischen Stellenwertes einer postmenopausalen Hormongabe gekommen.

> ❯ **Aufgrund der erheblichen Risiken einer Hormongabe muss die Indikationsstellung sehr sorgfältig erfolgen.**

Grundsätzlich ist zu berücksichtigen, dass Klimakterium und Menopause physiologische Prozesse darstellen, die zunächst keiner Therapie bedürfen. Ein erheblicher Teil der Frauen hat während des Klimakteriums keine oder nur geringe Beschwerden. Die Indikation zur Hormonbehandlung während des Klimakteriums sowie postmenopausal ist in Abhängigkeit von verschiedenen Faktoren gemeinsam mit der zu behandelnden Frau zu stellen.

Klimakterische Beschwerden Besteht diesbezüglich ein sehr hoher Leidensdruck, sollten zunächst andere Faktoren, die für das subjektive Krankheitsempfinden mit verantwortlich sein

Tab. 50.3 Häufig verwendete Therapeutika

	Darreichungsform/geringste verfügbare Tagesdosis	Applikationsschema*
Östrogene/Einzelsubstanzen		
Östradiol	transdermal: 25 µg	sequenziell, kontinuierlich
	Gel: 0,5 mg	sequenziell, kontinuierlich
Konjugierte equine Östrogene	oral: 0,3 mg	sequenziell, kontinuierlich
Östradiol (valerat)	oral: 1 mg	sequenziell, kontinuierlich
Östriol	oral: 1 mg	sequenziell, kontinuierlich
Östrogen-Gestagen-Kombinationen		
Östradiolvalerat + Norethisteronacetat	oral: 1 mg + 1 mg	sequenziell
Östradiol + Norethisteronacetat	oral: 1 mg + 0,5 mg	kontinuierlich
Östradiol + Norethisteronacetat	transdermal: 50 µg + 250 µg	sequenziell
Östradiol + Norethisteronacetat	transdermal: 50 µg + 250 µg	kontinuierlich
konjugierte equine Östrogene + Medrogeston	oral: 0,3 mg + 5 mg	sequenziell
Östradiol + Dydrogesteron	oral: 1 mg + 10 mg	sequenziell
Östradiolvalerat + Östriol + Levonorgestrel	oral: 1 + 2 + 0,25 mg	sequenziell
Östradiolvalerat + Medroxyprogesteronacetat	oral: 1/1,25 mg + 5 mg	sequenziell
Östradiol + Dydrogesteron	oral: 1 mg + 5 mg	kontinuierlich
Gestagene (Einzelpräparate, nur oral verfügbar)		
Chlormadinonacetat	2 mg	sequenziell, kontinuierlich
Dydrogesteron	10 mg	sequenziell, kontinuierlich
Lynestrenol	5 mg	sequenziell, kontinuierlich
Medroxyprogesteronacetat	2,5 mg	sequenziell, kontinuierlich
Norethisteronacetat	1 mg	sequenziell, kontinuierlich
Progesteron	100 mg	sequenziell, kontinuierlich

* Kontinuierliche Anwendung Östrogen + Gestagen: bei Frauen, die keine Entzugsblutungen akzeptieren
** Bei Frauen mit Uterus erforderlich; mindestens 10, besser 12–14 Tage pro Behandlungsmonat (oder Zyklus) oder jeden Tag (kontinuierlich)

können, überprüft werden. Außerdem sind die Frauen über die Risiken einer Hormongabe aufzuklären. Ist eine Hormongabe gewünscht und liegen keine Kontraindikationen vor, sollte eine Behandlung möglichst kurz erfolgen mit dem Ziel, die Symptome auf ein erträgliches Maß zu reduzieren. Bei primären Beschwerden im Urogenitalbereich ist eine topische Applikation zu erwägen.

Osteoporoseprophylaxe Östrogene bzw. Östrogen-Gestagen-Kombinationen können heute nur noch als Mittel der Reserve zur Prophylaxe bzw. Therapie einer Osteoporose angesehen werden. Neben nichtmedikamentösen Maßnahmen stellen Calcium und Vitamin D$_3$, Bisphosphonate und Raloxifen Mittel der 1. Wahl dar (▶ Kap. 52).

Auswahl von Präparaten

Für die postmenopausale Hormongabe stehen diverse Therapeutika zur Verfügung (Tab. 50.3):
- Eine systemische Behandlung mit Östrogenen allein kann nur bei Frauen ohne Uterus durchgeführt werden. Bei Frauen mit Uterus muss eine Östrogen-Gestagen-Kombination gegeben werden, um das Endometriumkarzinomrisiko gering zu halten. Die Gabe kann sequenziell oder kontinuierlich erfolgen. Bei sequenzieller Gabe kommt es am Ende eines Behandlungszyklus zur Entzugsblutung, die bei kontinuierlicher Anwendung von Östrogen/Gestagen ausbleibt. Neben oral verabreichbaren Darreichungsformen stehen auch transdermale Systeme zur Verfügung.
- Die lokale Behandlung urogenitaler Symptome kann durch Östrogenpräparate in Gelform erfolgen.

Kontraindikationen

Östrogenabhängige Tumoren wie Mamma- und Endometriumkarzinome, Lebertumoren und schwere Leberfunktionsstörungen. Schwere Stoffwechselstörungen. Erhöhtes Risiko für kardiovaskuläre Erkrankungen. Zustand nach Herzinfarkt oder Schlaganfall; angeborene Fettstoffwechselstörungen, diverse gynäkologische Erkrankungen.

50.5.2 Hormonale Kontrazeption

Unter hormonaler Kontrazeption versteht man die Herbeiführung einer vorübergehenden funktionellen Sterilität durch Verabreichung von Sexualhormonen. Ziel dieser bisher nur bei Frauen angewandten Methode ist die Verhütung einer Schwangerschaft. Die hormonale Kontrazeption beruht auf den Wirkungen von Östrogenen und Gestagenen, die überwiegend als Kombination beider Komponenten zur Anwendung kommen, seltener als Gestagen allein.

Die Entwicklung synthetischer Sexualhormone, die eine gute orale Bioverfügbarkeit aufweisen, ermöglichte in den 1950er Jahren die Entwicklung des Konzepts der hormonalen Kontrazeption. Um 1960 wurde in den meisten westlichen Ländern das erste hormonale Kontrazeptivum auf den Markt gebracht. Die »Pille« enthielt zunächst 0,15 mg Mestranol und 9,85 mg Norethisteron. Diese relativ hohen Östrogen- und Gestagendosen wurden nach Entwicklung weiterer synthetischer Sexualhormone schrittweise reduziert.

Formen hormonaler Kontrazeption

■ Östrogen-Gestagen-Kombinationspräparate

Die am häufigsten verwendeten hormonalen Kontrazeptiva enthalten eine **Kombination aus Östrogen und Gestagen**. Dabei bleiben beide Komponenten entweder über den gesamten Einnahmezyklus hinweg konstant (Einphasen-Kombinationspräparate) oder ihre Dosen werden im Verlauf des artifiziellen Zyklus modifiziert (Zweiphasen- bzw. Dreiphasen-Kombinationspräparate oder Sequenzpräparate) (■ Abb. 50.21).

■ Tab. 50.4 Häufig verordnete hormonale Kontrazeptiva

Präparat	Zusammensetzung	Dauer (Tage)
Einphasenpräparate	Geringer Östrogenanteil:	
	– Ethinylestradiol 20 µg + Levonorgestrel 100 µg	21
	– Ethinylestradiol 20 µg + Desogestrel 150 µg	
	Mittlerer Östrogenanteil:	21
	– Ethinylestradiol 30 µg + Levonorgestrel 125–150 µg	21
	– Ethinylestradiol 30 µg + Norethisteron 500 µg	21
	– Ethinylestradiol 30 µg + Dienogest 2 mg	21
	– Ethinylestradiol 30 µg + Chlormadinon 2 mg	21
	– Ethinylestradiol 30 µg + Drospirenon 3 mg	21
	– Ethinylestradiol 35 µg + Norgestimat 250 µg	21
Zweiphasenpräparate	Ethinylestradiol 50 µg + Chlormadinon (1 mg/2 mg)	11/10
	Ethinylestradiol 40 µg + Desogestrel (25 µg/125 µg)	7/15
Dreiphasenpräparate	Ethinylestradiol (35/40/30 µg) + Desogestrel 50/100/150 µg)	6/5/10
	Ethinylestradiol (30/40/40 µg) + Levonorgestrel (50/75/125 µg)	6/5/10
Transdermale Präparate	Ethinylestradiol 20 µg + Norelgestromin 150 µg	21
Vaginale Präparate	Ethinylestradiol 15 µg + Etonogestrel 120 µg/d	21
Gestagen-Monopräparate	Levonorgestrel 30 µg (Minipille)	35
	Desogestrel 75 µg	28
Depotgestagene	Medroxyprogesteronacetat 150 mg i. m. (1× alle 3 Monate) Etonogestrel 68 mg s. c. als Implantat (1× alle 3 Jahre)	
Notfallkontrazeptiva	Levonorgestrel 1,5 mg	1×
	Ulipristalacetat 30 mg	1×

Die Wirkung der Kombinationspräparate beruht im Wesentlichen auf einer **Hemmung der Ausschüttung von Gonadotropinen** auf der Ebene von **Hypothalamus** und **Hypophyse.** So führen Gestagene zur Verringerung der Frequenz von GnRH-Pulsen. Auf der Ebene der Hypophyse führen insbesondere Östrogene zur Hemmung der FSH-Freisetzung während der follikulären Phase des Zyklus, ein Effekt, der wesentlich zur gestörten follikulären Entwicklung unter Gabe hormonaler Kontrazeptiva beiträgt. Die Gestagenkomponente führt zur Hemmung der LH-Freisetzung sowie zur Unterdrückung des LH-Gipfels in der Zyklusmitte.

Folge dieser Eingriffe in die Regulation der Hypothalamus-Hypophysen-Gonaden-Achse ist eine sehr effiziente **Hemmung der Ovulation.** Daher werden die hormonalen Kontrazeptiva aus der Gruppe der Kombinationspräparate auch als »**Ovulationshemmer**« bezeichnet. Daneben besitzen Kombinationspräparate **Effekte,** die eine **Konzeption erschweren.** So führen Gestagene zur **Veränderung des Zervikalsekrets,** das die Aszension von Spermien erschwert. Außerdem verhindern sie durch **Veränderungen im Bereich des Endometriums** die Implantation und beeinflussen den Eitransport in den Tuben negativ.

> ❯ **Hauptwirkmechanismus und Ursache für die sehr gute Wirkung von hormonalen Kontrazeptiva ist die Ovulationshemmung.**

Als Östrogenkomponente der Kombinationspräparate kommt in den meisten Fällen Ethinylestradiol zur Anwendung. Nach Möglichkeit werden Präparate mit < 50 μg Ethinylestradiol verwendet. Für die Gestagenkomponente kommen verschiedene synthetische Gestagene infrage ([] Abb. 50.21; [] Tab. 50.4). Gegebenenfalls kann man sich bei der Auswahl eine antiandrogene Wirkkomponente (z. B. Cyproteronacetat oder Dienogest) zunutze machen.

Kombinationspräparate werden üblicherweise täglich über 21 Tage eingenommen. Daran schließt sich eine 7-tägige hormonfreie Periode an. Meistens werden Kombinationspräparate als 28-Tage-Packung gegeben, wobei die Tabletten der letzten 7 Tage keinen Wirkstoff enthalten ([] Abb. 50.21).

Die abgestuften Kombinationspräparate unterscheiden sich von den Einphasen-Kombinationspräparaten dadurch, dass die Dosis der Östrogen- und Gestagenkomponente über den Verlauf des Einnahmezyklus variiert wird. Derartige Zweiphasen- und Dreiphasen-Kombinationspräparate oder Sequenzpräparate ([] Abb. 50.21; [] Tab. 50.4) haben das Ziel, den natürlichen Verlauf der Hormonspiegel während des weiblichen Zyklus noch besser nachzuahmen.

▪ Gestagen-Monopräparate (»Minipille«)

Mit dem Ziel, die Hormonbelastung durch hormonale Kontrazeptiva zu minimieren, sind Präparate entwickelt worden, die **niedrigdosierte Gestagene** enthalten. Ihr antikonzeptiver Effekt beruht im Wesentlichen auf der **Veränderung** von **Zervikalsekret, Endometrium** und **Tubenmotilität.** Bei einem Teil der behandelten Frauen hemmen sie allerdings auch die Ovulation.

Wesentlicher Nachteil niedrigdosierter Gestagene ist die geringere kontrazeptive Sicherheit im Vergleich zu Kombina-

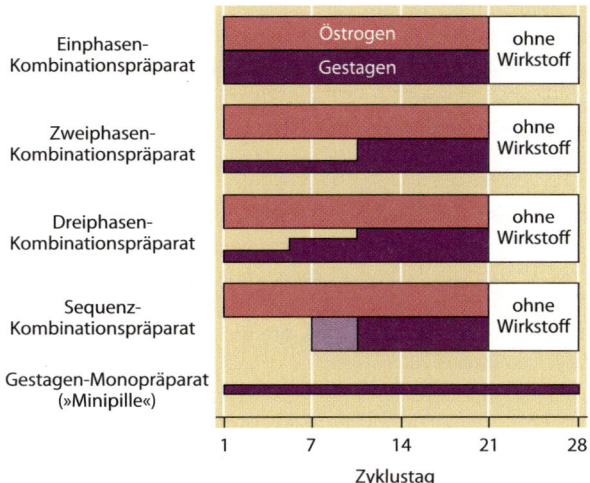

❑ **Abb. 50.21 Typische Dosierschemata hormonaler Kontrazeptiva**

tionspräparaten ([] Tab. 50.5). Niedrigdosierte Gestagene werden üblicherweise **kontinuierlich ohne Einnahmepause täglich eingenommen** ([] Abb. 50.21).

▪ Depotpräparate

Ein längerfristiger Konzeptionsschutz kann durch Depotpräparate erzielt werden. Dabei handelt es sich um **höherdosierte Gestagene,** die i. m. injiziert werden oder in Form spezieller Zubereitungen s. c. implantiert werden ([] Tab. 50.4). Die Wirkung beruht sowohl auf der Hemmung der Ovulation als auch auf den Effekten der Gestagene im Bereich von Zervix, Endometrium und Tuben. Die Wirkdauer beträgt in der Regel mehrere Monate.

❑ **Tab. 50.5 Sicherheit verschiedener hormonaler Kontrazeptiva**

Methode	Pearl-Index[1]
Ovulationshemmer (Kombinationspräparate)	0,1–1,0
Minipille	0,5–3,0
Dreimonatsspritze	0,3–1,5
Gestagenhaltiges intrauterines Pessar (IUP)	0,1
Subdermales Gestagenimplantat	0,0
Postkoitale Kontrazeption	Versagerquote: 1–3%[2]

[1] Der Pearl-Index gibt die ungewollten Schwangerschaften pro 100 Frauenjahre bei den verschiedenen kontrazeptiven Methoden an. Dabei ist zu berücksichtigen, dass auch Anwendungsfehler, z. B. Vergessen der Pille, in den Pearl-Index eingehen
[2] Für die postkoitale Kontrazeption kann kein Pearl-Index angegeben werden. Es wird stattdessen die Versagerquote in % angegeben

■ **Notfallkontrazeptiva**

Die Gabe hochdosierter Gestagene kann auch genutzt werden, um nach einem ungeschützten Geschlechtsverkehr eine Konzeption zu verhindern. Für dieses auch als »Pille danach« bezeichnete Prinzip wird in der Regel **Levonorgestrel** in einer Dosis von 1,5 mg oral spätestens 72 Stunden postkoital eingesetzt. Im Vergleich zu den früher eingesetzten Östrogen-Gestagen-Kombinationen zur Notfallkontrazeption besitzt hochdosiertes Levonorgestrel eine geringere Versagerquote und löst seltener Übelkeit oder Erbrechen aus. Nach erfolgter Notfallkontrazeption sollte eine konventionelle hormonale Kontrazeption fortgesetzt werden, um die Sicherheit des kontrazeptiven Effekts zu erhöhen.

Als Alternative zu Levonorgestrel steht der selektive Progesteronrezeptor-Modulator **Ulipristalacetat** zur Verfügung. Er wird 1-malig spätestens 120 Stunden (5 Tage) postkoital in einer Dosis von 30 mg oral eingesetzt. Derzeit ist noch unklar, inwiefern Ulipristalacetat gegenüber Levonorgestrel hinsichtlich der Zuverlässigkeit als Notfallkontrazeptivum sowie im Hinblick auf unerwünschte Wirkungen vorteilhaft ist.

Erwünschte Wirkungen

Neben der primär erwünschten kontrazeptiven Wirkung besitzen hormonale Kontrazeptiva unter bestimmten Bedingungen günstige Effekte. So bessern sich unter ihrer Gabe die Beschwerden von Patientinnen mit Dysmenorrhö oder mastopathischen Beschwerden. Eine Senkung des Risikos für Endometrium- und Ovarialkarzinome unter hormonalen Kontrazeptiva ist gut belegt.

Unerwünschte Wirkungen

Hormonale Kontrazeptiva können eine Reihe unerwünschter Wirkungen besitzen, die im Einzelfall im Verhältnis zum Nutzen abzuwägen sind. Viele unerwünschte Wirkungen sind dosisabhängig und treten bei den heutigen niedrigdosierten Präparaten deutlich seltener auf. Bei Beachtung der Kontraindikationen gilt die Anwendung hormonaler Kontrazeptiva als relativ risikoarm.

Kardiovaskuläre Effekte Selten kommt es zu thromboembolischen Komplikationen (z. B. tiefe Beinvenenthrombosen, Lungenembolie, Zerebralgefäßthrombosen). Ursache dafür sind vor allem die Effekte der Östrogenkomponente auf das Gerinnungssystem. Neuere hormonale Kontrazeptiva mit einem Gehalt an Ethinylestradiol < 50 µg haben ein deutlich geringeres Risiko, thromboembolische Erkrankungen auszulösen. Es gibt Hiinweise darauf, dass bei hormonalen Kontrazeptiva mit niedrigem Ethinylestradiolgehalt die Gestagenkomponente das Thromboembolierisiko beeinflusst. Ältere Gestagene wie Norethisteron (1. Generation) und Levonorgestrel (2. Generation) scheinen dabei günstiger zu sein als neuere Wirkstoffe wie Gestoden, Desogestrel und Norgestimat (3. Generation) oder Drospirenon (4. Generation). Das Thromboembolierisiko steigt mit dem Alter und weiteren Risikofaktoren wie Rauchen oder hereditären Störungen des Gerinnungssystems (z. B. Faktor-V-Leiden-Mutation).

Kohlenhydrat- und Fettstoffwechsel Unter Gabe hormonaler Kontrazeptiva kann es zum Anstieg der Triglyzerid-Plasmaspiegel kommen. Insbesondere für gestagenbetonte Präparate ist eine Verminderung von HDL-Cholesterin-Plasmaspiegeln beschrieben worden. Die Effekte sind bei gesunden Frauen, die niedrigdosierte hormonale Kontrazeptiva einnehmen, sehr gering. Außerdem kann es zur Verschlechterung der Glucosetoleranz bei entsprechend disponierten Frauen kommen. Bei manifestem Diabetes mellitus muss mit Stoffwechselentgleisungen gerechnet werden.

Teratogenität Für das Vorliegen teratogener Effekte von hormonalen Kontrazeptiva gibt es keine Hinweise. Bei Eintritt einer Schwangerschaft sollten hormonale Kontrazeptiva sofort abgesetzt werden.

Tumorrisiko Es gibt gesicherte Daten dafür, dass hormonale Kontrazeptiva das Risiko für ein Endometrium- oder Ovarialkarzinom senken. Nach derzeitigem Kenntnisstand ist zu vermuten, dass ihre Einnahme nicht mit erhöhtem Brustkrebsrisiko assoziiert ist.

Weitere unerwünschte Wirkungen Unter Gabe hormonaler Kontrazeptiva kann es zu **allgemeinen Symptomen** wie Müdigkeit, depressiver Verstimmung, Gewichtszunahme, Wasserretention, Ödemen, Appetitsteigerung, Übelkeit, Erbrechen oder Kopfschmerzen kommen. Einige bessern sich nach einigen Zyklen der Anwendung. Zu **Durchbruchblutungen** kommt es insbesondere in den ersten Zyklen, vor allem bei Anwendung von Präparaten mit niedriger Östrogendosis. Gelegentlich kommt es zu **Mastodynie, zervikaler Hypersekretion** (meist durch die Östrogenkomponente) oder gestagenbedingten Symptomen wie z. B. **trockener Scheide** oder **Verminderung der Libido**.

Interaktionen

Der Abbau von Östrogenen und Gestagenen wird durch eine Vielzahl anderer Pharmaka durch Enzyminduktion in der Leber beschleunigt. Zu Pharmaka, welche die kontrazeptive Sicherheit beeinträchtigen, gehören **Barbiturate, Carbamazepin, Rifampicin, Phenylbutazon, Hyperforin** (Johanniskraut-Präparate), **Phenytoin** und **Griseofulvin**. Bei gleichzeitiger Gabe von **Antibiotika** kann es zu Veränderungen der Darmflora kommen, welche die Resorption und/oder die enterohepatische Zirkulation von Steroiden vermindern.

Kontraindikationen

Angesichts der Tatsache, dass hormonale Kontrazeptiva in den meisten Fällen gesunden Frauen verabreicht werden, müssen auch geringgradige Risiken sehr ernst genommen werden. Die meisten Kontraindikationen ergeben sich aus kardiovaskulären und hepatischen Nebenwirkungen.

Kontraindikationen:
– Thromboembolische Prozesse (auch in der Anamnese)
– Schwere Leberfunktionsstörungen (Hepatitiden, primäre Leberzirrhose, Schwangerschaftsikterus, Lebertumoren etc.)

- Hypertonie
- Schwere Fettstoffwechselstörungen
- Diabetes mellitus mit Gefäßveränderungen
- Mammatumoren
- Uterustumoren
- Herpes gestationis
- Otosklerose
- Genitalblutungen unklarer Genese

Eine sehr strenge Indikationsstellung muss besonders bei Frauen erfolgen, bei denen weitere Risikofaktoren für thromboembolische Erkrankungen vorhanden sind. Zu diesen **relativen Kontraindikationen** gehören:

- Alter > 40 Jahre
- Hypertonie
- Herzerkrankungen
- Starke Adipositas
- Zigaretterauchen
- Migräne

Praktische Anwendung

Bei Erstverordnung eines hormonalen Kontrazeptivums wird grundsätzlich ein **niedrigdosiertes Kombinationspräparat** eingesetzt. Die Verordnung höherdosierter Präparate ist nur bei entsprechender Zusatzindikation zu rechtfertigen. Vor Erstverordnung muss das **Vorliegen von Kontraindikationen** durch Erhebung einer gründlichen Eigen- und Familienanamnese und eine körperliche Untersuchung **ausgeschlossen** werden. Bei der Eigen- und Familienanamnese ist besonders auf das Vorkommen von Thrombosen, Embolien, Bluthochdruck, Lebererkrankungen, Fettstoffwechselstörungen und Zigarettenkonsum zu achten. Insbesondere bei auffälliger Anamnese sollten **Laboruntersuchungen** (Blutzucker, Lipide, Gerinnungsparameter) durchgeführt werden.

Die **Einnahme** hormonaler Kontrazeptiva sollte aus Gründen der Compliance **immer zur gleichen Tageszeit** erfolgen. Dies minimiert zudem das Auftreten von Konzentrationsschwankungen. Das Beachten der regelmäßigen täglichen Einnahme ist vor allem bei Gabe der Minipille von großer Bedeutung.

Der Konzeptionsschutz ist bei **Einnahmefehlern** besonders in der 1. Einnahmewoche gefährdet. Wurde während der 1. Zyklushälfte eine **Pille vergessen**, sollte die Einnahme nach 12 Stunden nachgeholt bzw. am Folgetag eine Pille zusätzlich eingenommen werden. Wurde die Einnahme an 2 aufeinanderfolgenden Tagen vergessen, sind zusätzliche kontrazeptive Maßnahmen erforderlich. Ein neuer Zyklus mit zusätzlichen kontrazeptiven Maßnahmen muss gestartet werden, wenn 3 oder mehr Pillen vergessen worden sind.

Verhalten bei Erbrechen Tritt innerhalb 3–4 Stunden nach Einnahme eines Dragees Erbrechen auf, sollte die Gabe baldmöglichst wiederholt werden. Bei Erbrechen oder schwerer Diarrhö über mehr als 24 Stunden wird wie bei vergessenen Pillen verfahren.

Kontrollen Frauen, die hormonale Kontrazeptiva einnehmen, sollten regelmäßig (alle 6–12 Monate) untersucht werden. Zu den Routineuntersuchungen gehören Blutdruckmessung, gynäkologische Untersuchung mit Zellabstrich, Urinanalyse, Leberpalpation und Brustuntersuchung. Bei Frauen über 35 Jahren sollten zusätzlich die Glucosewerte im Blut sowie die Lipidplasmawerte bestimmt werden.

Absetzen hormonaler Kontrazeptiva Sollten unter Gabe hormonaler Kontrazeptiva Symptome auftreten, die auf eine kardiovaskuläre oder hepatische Störung hinweisen, so sind die Präparate sofort abzusetzen. Zu diesen Symptomen gehören:

- **Symptome von Venenthrombosen:**
  - akute Sehstörungen
  - migräneartige Kopfschmerzen
  - starke Beinschmerzen
  - sensorische Ausfälle
  - epileptische Reaktionen
- **Stärkere Blutdruckanstiege**
- **Koronare Symptome:**
  - Angina pectoris
  - Myokardinfarkt
- **Leberfunktionstörungen:**
  - Hepatitis
  - Ikterus
  - Gallensteinkoliken

Nach eingetretener Schwangerschaft, 6 Wochen vor geplanten Operationen und bei längerer Immobilisation sind hormonale Kontrazeptiva abzusetzen.

Weiterführende Literatur

AWMF-Leitlinie (2009) Hormontherapie (HAT) in der Peri- und Postmenopause. Registernummer 015-062. AWMF online – Das Portal der wissenschaftlichen Medizin

Edwards DP (2005) Regulation of signal transduction pathways by estrogen and progesterone. Annu Rev Physiol 67: 335–376

Hickey M, Elliott J, Davison SL (2012) Hormone replacement therapy. BMJ 344: e763

Lidegaard O, Lokkegaard E, Jensen A et al. (2012) Thrombotic stroke and myocardial infarction with hormonal contraception. N Engl J Med 366: 2257–2266

Million Women Study Collaborators (2003) Breast cancer and hormone-replacement therapy in the Million Women Study. Lancet 362: 419–427

Nilsson S, Koehler KF, Gustafsson JA (2011) Development of subtype-selective estrogen receptor-based therapeutics. Nat Rev Drug Discov 10: 778–792

Petitti DB (2003) Combination estrogen-progestin oral contraceptives. N Engl J Med 349: 1443–1450

Prabakar I, Webb A (2012) Emergency contraception. BMJ 344:e1492

Sjöqvist F, Garle M, Rane A (2008) Use of doping agents, particularly anabolic steroids, in sports and society. Lancet 371: 1872–1882

Smith IE, Dowsett M (2003) Aromatase inhibitors in breast cancer. N Engl J Med 348: 2431–2442

Schilddrüse

M. Freissmuth

M. Freissmuth et al., *Pharmakologie und Toxikologie*,
DOI 10.1007/978-3-662-46689-6_51, © Springer-Verlag Berlin Heidelberg 2016

Thyroxin (T4) und Trijodthyronin (T3) sind Hormone, die von den Follikelepithelzellen der Schilddrüse gebildet und in Follikeln gespeichert werden. Sie sind für die normale Entwicklung im Kleinkindalter (Körperwachstum, Reifung des Gehirns) essenziell und werden auch für die Regulation aller Organfunktionen im Erwachsenenalter gebraucht, weil ohne sie andere Hormone nicht wirken (»permissive Wirkung«). Die C-Zellen der Schilddrüse produzieren Calcitonin, das an der Regulation des Calciumspiegels beteiligt ist (▶ Kap. 55). Über- und Unterfunktionen der Schilddrüse sind häufige Erkrankungen. Von medizinischem Interesse sind daher sowohl die Substitution von Schilddrüsenhormonen als auch die pharmakologische Hemmung deren Synthese durch Thyreostatika. Daneben gibt es noch einige Pharmaka, die mit der Schilddrüsenfunktion oder der Bindung von Schilddrüsenhormonen an deren nukleäre Rezeptoren interferieren können.

51.1 Synthese und Wirkungen von Schilddrüsenhormonen

Lernziele

Schilddrüsenhormone
- Synthese
- Regulation der Sekretion
- Wirkungen

51.1.1 Synthese der Schilddrüsenhormone

Ein Blick auf das Formelbild legt nahe, dass die Synthese von Thyroxin (T4) und Trijodthyronin (T3) von der Aminosäure Tyrosin und Jod ausgeht (◘ Abb. 51.1). Dazu braucht die Schilddrüse (◘ Abb. 51.2):

- **Jod:** Die tägliche Zufuhr sollte > 150 µg beim Erwachsenen betragen. In Gebieten ohne Zugang zu Meeresnahrung wird dieser Wert meist nicht erreicht (Endemiegebiete, in denen früher der endemische Kretinismus verbreitet war). In Österreich wurde die Zugabe von Natrium oder Kaliumjodat zum Speisesalz (»Jodierung«: 20 mg Jod/kg NaCl) durch den Psychiater Julius Wagner von Jauregg eingeführt und ist ebenso wie in der Schweiz gesetzlich verankert. In Deutschland ist Speisesalz mit und ohne Jodzusatz im Handel.

- **Jodidtransporter (Na^+/I^--Symport, NIS):** Dieser basolaterale aktive Transportmechanismus, wird durch den Na^+-Gradienten getrieben und reichert Jodid in der Schilddrüse an (mehr als 20- bis 50-fach über die Plasmakonzentration). Der Jodidtransporter reichert auch die radioaktiven Isotope »Radiojod« (^{131}I bzw. ^{125}I etc.) an. Ein rascher intrathyreoidaler Jodidanstieg hemmt den Jodidtransport (Wolff-Chaikoff-Effekt). Diese Hemmung ist passager, nach ca. 15 Tagen ist der Effekt in der Regel nicht mehr nachweisbar; die Mechanismen, die diesem »Escape«-Phänomen zugrunde liegen, sind nur zum Teil geklärt. Der Jodidtransporter wird kompetitiv blockiert durch andere Anionen, etwa

- Perchlorat (ClO_4^-, hat gewissen therapeutischen Stellenwert),
- Thiocyanat (liegt in der Nahrung vor, kann strumigen [goitrogen] wirken),
- Pertechnat (für szintigrafische Darstellung der Schilddrüse geeignet).

- Der Jodidtransporter wird auch in Speichel- und Schweißdrüsen und den Drüsen bzw. Epithelien des Atemtrakts exprimiert. Diese Gewebe sind bei Jodismus betroffen. Mögliche Symptome sind Jodakne, Jodschupfen, geschwollene Speicheldrüsen (wie bei Mumps), metallischer Geschmack im Mund und bronchiale Hypersekretion. Es ist naheliegend, dass die Brustdrüse einen Jodidtransporter exprimieren muss, um die adäquate Versorgung von Säuglingen mit der Muttermilch zu garantieren.

- **Apikaler Ionentransporter:** Dabei handelt es sich um **Pendrin** (SLC26A4). Als Anionenaustauscher transportiert es Jodid ins kolloidale Lumen.

- **Thyreoidale Oxidase (ThOx):** Sie residiert an der apikalen Membran und ist ein heterodimeres Protein, das auf der zytosolischen Seite FAD enthält, NADPH und Calcium bindet und auf der extrazellulären Seite H_2O_2 liefert, indem es als NADPH:O_2-Oxidoreduktase fungiert. Daher wird das Enzym auch als DuOx (duale Oxidase)

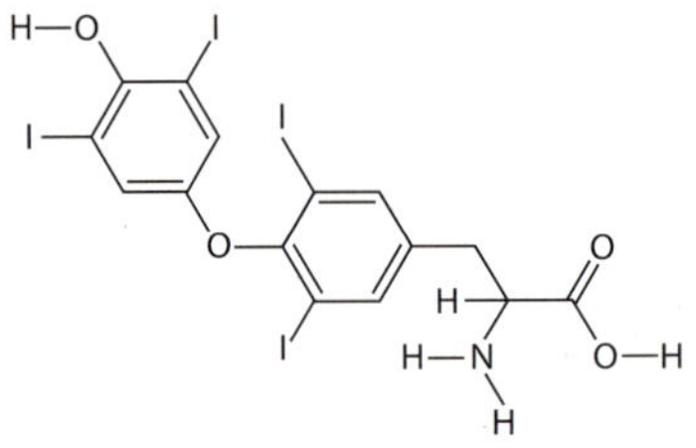

L-Thyroxin (T4)

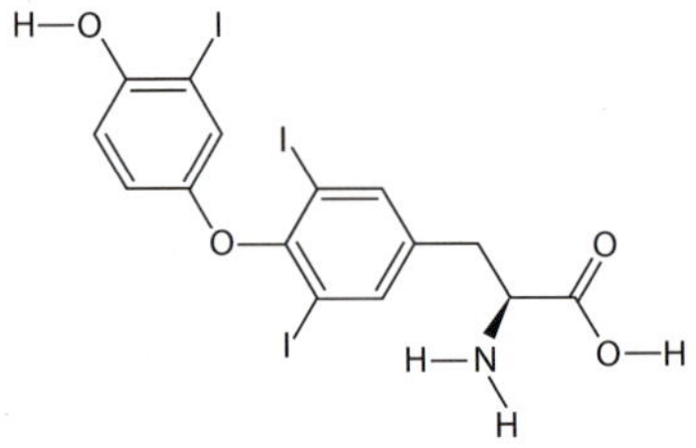

L-Trijodthyronin (T3)

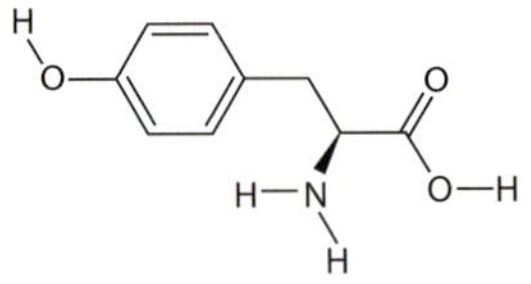

L-Tyrosin (p-Hydroxyphenylalanin)

◘ **Abb. 51.1 Strukturformeln von Thyroxin, Trijodthyronin und Tyrosin**

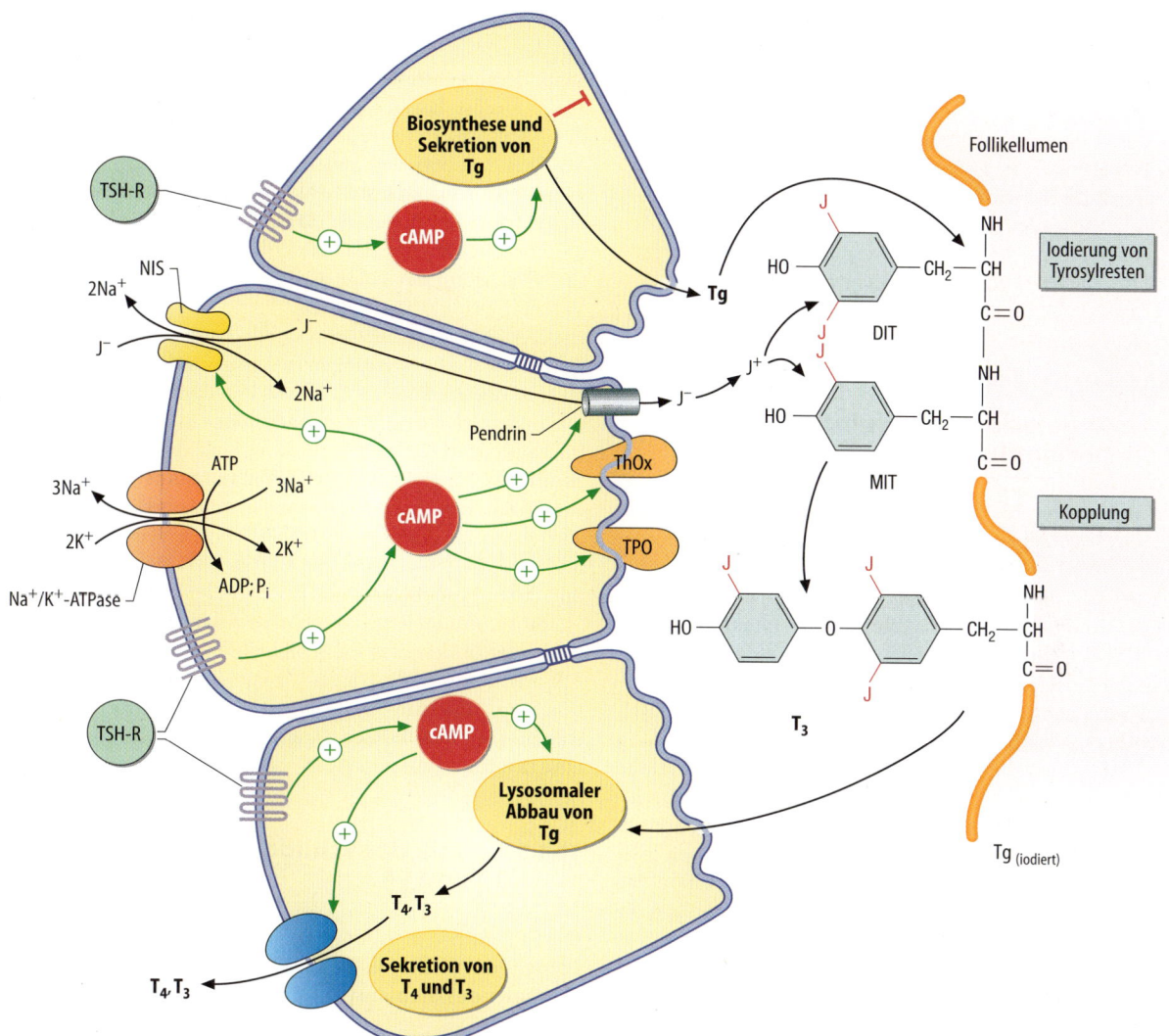

◘ Abb. 51.2 Synthese und Freisetzung von Schilddrüsenhormonen. Schritte, die in der Follikelepithelzelle bzw. im Kolloid für die Synthese und Freisetzung von Schilddrüsenhormonen notwendig sind: Jodidtransport durch NIS und Pendrin; Jodierung durch ThOx und TPO; Kopplung durch TPO; Kolloidresorption; Proteolyse im Lysosom; Dejodinierung von DIT/MIT; Dejodinierung von T4 zu T3. NIS = Natriumiodidsymport; P = Pendrin (apikaler Anionentransporter); TPO = thyreoidale Peroxidase, ThOx, thyreoidale Oxidase

bezeichnet. Die Schilddrüse enthält 2 Isoformen, DuOx1 und DuOx2. Der Beweis, dass DuOx2 für die Hormonsynthese notwendig ist, ergibt sich aus der Beobachtung, dass Mutationen im Gen für DuOx2 zu kongenitalem Hypothyreoidismus führen. Die Rolle von DuOx1 ist weniger gut definiert.

▬ **Thyreoidale Peroxidase (TPO):** Sie ist ebenfalls ein membranständiges Enzym, dessen katalytisches Zentrum zum Kolloid gewandt ist. Das Enzym aktiviert (oxidiert) Jodid mittels Wasserstoffperoxid. Diese Oxidation ist für die Zelle gefährlich, daher besteht auch die Notwendigkeit, sie in einem separaten Kompartiment, dem Kolloid, durchzuführen. TPO katalysiert den Einbau des oxidierten Jods (I^+ oder IOH) in Tyrosinreste auf

Thyreoglobulin, sodass Monojodtyrosin- (MIT-) und Dijodtyrosin-(DIT-)Reste entstehen. Diese werden im 2. Schritt durch TPO gekoppelt: Ein mono- oder ein dijodinierter phenolischer Ring wird über eine Etherbindung mit dem Dijodtyrosylrest verknüft, sodass T3 oder T4 entsteht. TPO ist der Angriffspunkt der von Thioharnstoff abgeleiteten Thyreostatika (Thionamide): Propylthiouracil (PTU), Thiamazol und Carbimazol.

▬ **Thyreoglobulin (TG):** TG ist ein sehr großes Protein, das ins Follikellumen sezerniert und dort gespeichert wird. Nach Stimulation der Schilddrüse wird Thyreoglobulin pinozytotisch in die Follikelepithelzelle aufgenommen, vollständig proteolysiert, sodass pro Molekül ca. 5 Moleküle T4 entstehen. Dieser Schritt kann durch Lithium (das daher strumigen wirkt) und Jodid blockiert werden. Die Hemmung durch Jodid ist passager und die Grundlage für das früher durchgeführte präoperative »Plummern« (nach Henry Stanley Plummer: Gabe von hochdosierten Jodverbindungen zur raschen Reduktion der Hyperthyreose). T4 kann bereits in der Schilddrüse durch die 5'-Dejodase in T3 umgewandelt werden; der überwiegende Anteil von T3 entsteht aber außerhalb der Schilddrüse. Die aus dem Thyreoglobulin freigesetzten MIT- und DIT-Reste werden in der Schilddrüse dejodiniert, um das freigesetzte Jodid wieder für die Synthese zu gewinnen.

51.1.2 Regulation der Schilddrüsenhormonfunktion

Die Produktion von T4 und T3 wird durch das im Hypophysenvorderlappen gebildete TSH (Thyreoidea-stimulierendes Hormon) gesteuert. Die Freisetzung von TSH wird über das hypothalamische Tripeptid TRH (Thyreotropin-Releasing-Hormon, Thyreoliberin, Protirelin) stimuliert (◼ Abb. 51.3). Entscheidend ist hier der Umstand, dass die Rückkopplung durch freies T3 sowohl auf hypothalamischem Niveau (Unterdrückung der Transkription der mRNA für den TRH-Vorläufer) als auch auf hypophysärem Niveau stattfindet.

TSH ist (wie die anderen Proteohormone LH, FSH und HCG) ein Dimer aus (gemeinsamer) α-Kette und (spezifischer) β-Kette. Die β-Isoform des Schilddrüsenhormonrezeptors (T3-Rβ) bindet an den Promoter der β-Kette von TSH und reprimiert in Gegenwart von T3 die Transkription von TSH-β. Dieser Umstand wird bei unklarer Befundlage genutzt: Im TRH-Stimulationstest unterbleibt bei Gabe von TRH ein deutlicher Anstieg von TSH, wenn eine Hyperthyreose vorliegt.

TSH interagiert mit einem G-Protein-gekoppelten Rezeptor, dem TSH-Rezeptor, der alle wichtigen Funktionen der Schilddrüse kontrolliert. Viele der Effekte, die der TSH-Rezeptor auslöst, lassen sich auf die Gs-abhängige Aktivierung der Adenylylzyklase zurückführen; darüber hinaus aktiviert der TSH-Rezeptor viele andere G-Proteine und deren Signalwege. Entsprechend löst TSH kurzfristig die Freisetzung von Schilddrüsenhormonen aus (◼ Abb. 51.2); langfristige Effekte, die eine konzertierte Stimulation vieler Signalwege brauchen, sind Wachstum der Follikelepithelzellen und Zunahme der Vaskularisation der Schilddüse.

Der TSH-Rezeptor kann durch Punktmutationen aktiviert werden: Die Mutationen führen dazu, dass der Rezeptor auch in Abwesenheit von TSH aktiv ist (ligandenunabhängig = »konstitutiv aktiv«). Diese somatischen Mutationen werden im Laufe des Lebens erworben; sie sind die Grundlage für zumindest die Hälfte der Fälle von autonomen Adenomen. Bei der Basedow-Erkrankung werden Autoantikörper (TRAK, TSH-Rezeptor-Antikörper; früher »long acting thyroid stimulator«, LATS) gebildet, die an den TSH-Rezeptor binden und diesen stimulieren.

Störungen im Regelkreis und damit in der Kontrolle sind die häufigste Ursachen für Schilddrüsenerkrankungen. Folglich orientiert sich die Diagnostik der Schilddrüsenüberfunktion und -unterfunktion (Hyper-, Hypothyreose) am Verständnis des Regelkreises. Diagnostisch nützliche Parameter fasst ◼ Tab. 51.1 zusammen.

51.1.3 Kinetik der Schilddrüsenhormone T3 und T4

Die Schilddrüsenhormone zirkulieren im Blut in gebundener Form. Proteine, die im Plasma T4 und T3 binden, sind **thyroxinbindendes Globulin** (TBG: T3, T4), **Transthyretin** (thyro-

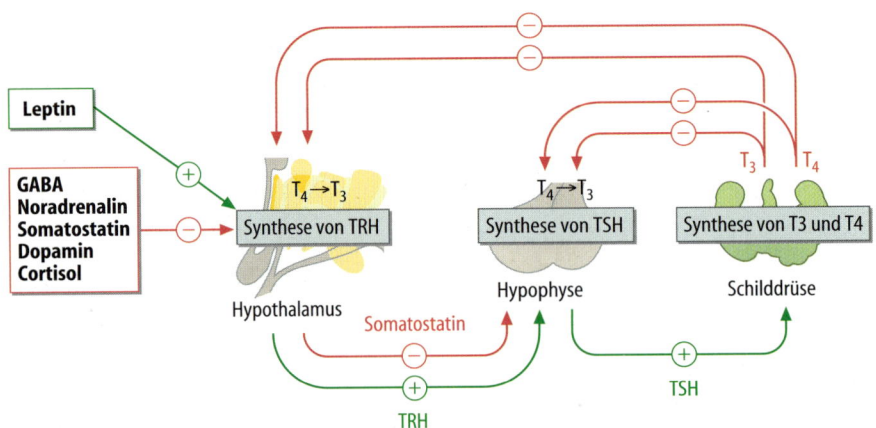

◼ **Abb. 51.3 Hypothalamisch-hypophysäre-glanduläre Achse und Regelkreis zur Kontrolle der Schilddrüsenhormon-Konzentration:** TRH → TSH → T4 → T3: Ein wichtiger Rückkopplungsmechanismus befindet sich auf hypophysärem Niveau, nämlich die Hemmung der Synthese der TSH-β-Untereinheit durch eine hohe freie T3-Konzentration. Daher unterbleibt bei TRH-Gabe im TRH-Stimulationstest auch ein deutlicher TSH-Anstieg, wenn eine Hyperthyreose vorliegt. Auf hypothalamischem Niveau werden verschiedene Signale integriert, um die Synthese und Freisetzung von TRH zu regulieren, nämlich durch Hormone (Leptin stimuliert und Glucocorticoide hemmen die TRH-Freisetzung) sowie Neurotransmitter/Neuropeptide (GABA, Noradrenalin, Dopamin, Somatostatin und Dopamin)

◘ Tab. 51.1 Nützliche laborchemische Parameter für die Diagnostik von Schilddrüsenerkrankungen

Parameter	Auswertung
TSH-Konzentration (sensitivster und spezifischer Parameter)	Zu niedrig: Hyperthyreose (selten: hypophysäre Insuffizienz) Zu hoch: Hypothyreose (selten: TSH-om → Hyperthyreose)
T4 und T3	Interpretation mit Index für freien Anteil (fT4/fT3)
Thyreoglobulin	Nur sehr geringe Mengen im Plasma; Marker bei Karzinomnachsorge
Antikörper gegen TPO	Nachweisbar z. B. bei Morbus Basedow (aber auch bei anderen Thyroiditiden)
TRAK (TSH-Rezeptor-stimulierende Antikörper)	Bei Morbus Basedow
SHBG (sexualhormonbindendes Globulin)	Erhöht bei Hyperthyreose

xinbindendes Präalbumin) und **Albumin**. Die ausgeprägte Proteinbindung führt dazu, dass freies T4 (fT4) nur 0,05% des Gesamt-T4 und freies T3 (fT3) nur 0,5% des Gesamt-T3 betragen. Die **starke Proteinbindung** hat 2 **Konsequenzen**:

– Die **Bestimmung der Gesamtkonzentration** (frei und gebunden) **kann irreführend sein**, weil die Bindungskapazität variieren kann: Die Expression von TBG wird durch Östrogen gesteigert (auch durch akute Hepatitis, biliäre Zirrhose, akute intermittierende Porphyrie), durch Androgene, Glucocorticoide bzw. beim nephrotischen Syndrom und Akromegalie gesenkt. Durch die homöostatische Rückkopplung bleibt die freie Hormonkonzentration konstant.

– Die **Halbwertszeit** der Schilddrüsenhormone ist **sehr lang**: Für T4 beträgt sie im Mittel 4–8 Tage, für T3 0,5–2 Tage; bei Hypo- und Hyperthyreose sind diese Werte deutlich verlängert bzw. verkürzt. Als Richtwert kann gelten: Eine Hypothyreose verdoppelt die Halbwertszeit, eine Hyperthyreose halbiert sie. Doch diese Darstellung ist eine Vereinfachung: Tatsächlich ist die Kinetik der Elimination zumindest biexponentiell und Hypo- und Hyperthyreose beeinflussen die Phasen unterschiedlich. Das hängt auch mit dem komplexen Metabolismus zusammen.

Der **Metabolismus** von T4 liefert durch **5'-Dejodierung** (am 1. phenolischen Ring) durch 5'-Dejodasen (»Dejodinasen«) T3; ca. 75% des zirkulierenden T3 entsteht aus dieser peripheren Konversion. Eine geringe Aktivität der Typ-I-5'-Dejodase wird in der Neugeborenenperiode und bei Mangelernährung beobachtet.

Die Typ-I-5'-Dejodase wird auch durch Pharmaka gehemmt, insbesondere Propylthiouracil, Dexamethason und Propranolol. Dies ist nur von untergeordneter Bedeutung, aber die (theoretische, empirisch nicht gesicherte) Grundlage für ihren Einsatz bei thyreotoxischer Krise, einem heute nur sehr selten beobachteten Zustand. Außerdem hemmen jodhaltige Arzneimittel (Amiodaron, Iopamidol etc.) und wohl einige Rezeptor-Tyrosinkinase-Inhibitoren (▸ Abschn. 51.2.4) die 5'-Dejodase.

Alternativ kann T4 auch durch **5-Dejodierung** (am 2. Tyrosinring von T4) zu **reversem T3 (rT3)** umgesetzt werden; rT3 ist inaktiv. In der Leber wird T4 an Glucuronsäure bzw. T3 an aktivierte Schwefelsäure gekoppelt; die Metaboliten werden biliär ausgeschieden. Entsprechend unterliegen **T3** und **T4** einem **enterohepatischen Kreislauf**. In der Niere werden T4 und T3 oxidativ zu Tetrajod-, Trijodessigsäure desaminiert und decarboxyliert. Diese Verbindungen sind nur schwache Agonisten. Sie wurden gelegentlich missbräuchlich zur Gewichtsreduktion verwendet (unter anderem als Doping bei Sportarten mit Gewichtslimits).

Weil der **freie Anteil von T3 höher** ist und **T3 eine ca. 10-fache höhere Affinität** zu Schilddrüsenhormonrezeptoren als T4 hat, gilt **T3 als eigentliche Wirkform** der Schilddrüsenhormone. Dennoch gibt es keinen gesicherten Grund, T3 zu administrieren (▸ Abschn. 51.2.2).

T4 und T3 erreichen intrazellulär höhere Konzentration als im Plasma. Diese **intrazelluläre Anreicherung** beruht auf Transportvorgängen: Es sind mehr als 10 Transporter bekannt, die die Aufnahme von T4 und T3 vermitteln können. T3 und T4 sind sehr lipophil und permeieren leicht über Zellmembranen; es ist daher verblüffend, dass zusätzliche Transportvorgänge notwendig sind.

51.1.4 Wirkungen der Schilddrüsenhormone T3 und T4

Die Rezeptoren für T3/T4 sind ligandenabhängige Transkriptionsfaktoren (▸ Abschn. 3.2.5); es existieren 2 Formen (T3-Rα und T3-Rβ), von denen jede Form in mindestens 2 Spleißvarianten vorliegt. Im Gegensatz zum Glucocorticoidrezeptor liegen T3-Rα und T3-Rβ im Zellkern vor und sind dort an die entsprechende Promotorregion der DNA (HRE, Hormone-Responsive Element; ◘ Abb. 51.4) gebunden. Die Rezeptoren liegen meist in heterodimerer Form vor, wobei der dimerische Partner meist ein Rezeptor für 9-*cis*-Retinsäure (RXR) ist. (T3-Rβ kann aber auch Homodimere bilden bzw. mit Retinsäurerezeptoren RAR dimerisieren.)

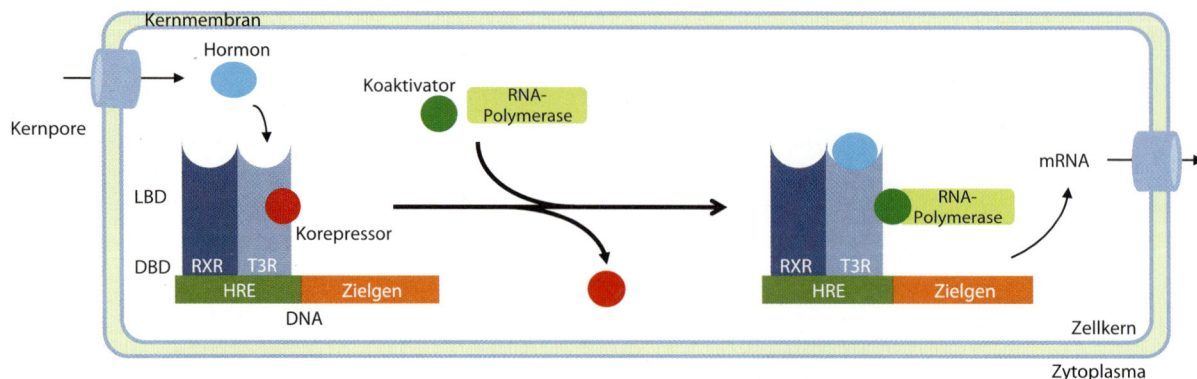

Abb. 51.4 Transkriptionelle Kontrolle durch Schilddrüsenhormon-Rezeptoren (T3R): Die Rezeptoren liegen mit ihrem dimerischen Partner (meist ein Rezeptor für 9-*cis*-Retinsäure, RXR) permanent im Zellkern vor: Sie sind mit ihrer DNA-Bindungsdomäne (DBD) und an die Promotorregion (HRE, Hormone-Responsive Element) gebunden. Gezeigt ist die transkriptionelle Aktivierung nach Besetzung des Rezeptors durch T3; die Aktivierung des Rezeptors führt zum Austausch von Co-Repressoren durch Co-Aktivatoren, zur Rekrutierung weiterer Faktoren mit Assemblierung der aktivierten mRNA-Polymerase (Pol-II) und zu verstärkter Transkription von mRNA

Die Bindung von T3 an T3-Rα und T3-Rβ führt zur vermehrten Transkription von mRNA (z. B. der 5'-Dejodase Typ I durch T3-Rβ1 in der Leber). Die Anwesenheit von 9-*cis*-Retinsäure ist dafür nicht Voraussetzung. Allerdings gibt es zahlreiche Beispiele, wo die Bindung von T3 zur Unterdrückung der Transkription führt (z. B. TSH-β-Kette).

Andere Angriffspunkte sollen ebenfalls existieren, wie z. B. an den Mitochondrien (eventuell eine Spleißvariante von T3-Rα). Darüber hinaus sollen T3 und T4 auch nichtgenomische Effekte auslösen können. Dabei wird postuliert, dass Integrine (αvβ3-Isoform) als Membranrezeptoren für T3 dienen.

T3/T4 werden für die **peri- und postnatale Entwicklung** gebraucht: In Abwesenheit von Schilddrüsenhormonen ist das Wachstum von Axonen und Dendritenbäumen verzögert. T3/T4 induzieren unter anderem auch direkt die Expression des basischen Myelinproteins (MBP, Myelin Basic Protein) und beeinflussen so die Ausbildung der Markscheiden. Fehlt T3/T4 in der perinatalen und frühkindlichen Phase, tritt (endemischer) Kretinismus auf, der mit Zwergwuchs, Intelligenzdefekten, motorischen Koordinationsstörungen und (eventuell) Schwerhörigkeit einhergeht.

Bezeichnenderweise wurde die Jodierung des Speisesalzes durch einen Psychiater eingeführt. Die Defekte sind irreversibel: Sie lassen sich durch spätere Administration von T4 nicht mehr beseitigen. Dieser Umstand ist die rationale Grundlage für das Screening von Neugeborenen (Nachweis von T4 im Nabelschnurvenenblut).

Im Erwachsenenalter kontrollieren T4/T3 viele **metabolische Vorgänge:** Sie steuern **Grundumsatz** und **Wärmeproduktion,** z. T. über gesteigerte Expression der Na^+/K^+-ATPase. Die **Glucoseresorption im Darm** wird ebenso wie der **periphere Glucoseumsatz** gesteigert. Der Lipidstoffwechsel wird sowohl über geänderte Genexpression im Fettgewebe als auch über Effekte in der Leber vermittelt.

Bei Hypothyreose sind die Plasmaspiegel von LDL-Cholesterin erhöht. Dies wird mit einer verringerten Expression von LDL-Rezeptoren in Zusammenhang gebracht. In der Leber ist vor allem T3-Rβ1 exprimiert. Dieser Umstand ist deshalb von Interesse, weil die meisten Effekte im Organismus durch T3R-α vermittelt werden und die hypophysäre Rückkopplung durch T3-Rβ2 kontrolliert wird. Ein Agonist, der selektiv für T3-Rβ1 ist, ist daher als potenzieller LDL-Cholesterin-Senker ein Kandidat für ein Arzneimittelentwicklungsprogramm.

In Abwesenheit von T3/T4 nimmt die Wirkung anderer Hormone ab. (Diese »permissive« Wirkung kann durch die große Zahl von Genen erklärt werden, die unter der direkten und indirekten transkriptionellen Kontrolle durch T3/T4 stehen.) Umgekehrt steigert eine Hyperthyreose die Empfindlichkeit des Organismus vor allem für die Adrenalin- und Noradrenalinwirkungen, die über β-adrenerge Rezeptoren vermittelt werden.

Im Gen, das β1-adrenerge Rezeptoren codiert, findet sich ein (atypisches) regulatorisches Element, das sowohl durch T3R-α als auch durch T3-Rβ aktiviert werden kann. Entsprechend gehören zu den **Leitsymptomen der Hyperthyreose:** Tachykardie, Herzhypertrophie, Zunahme des Schlagvolumens, Abfall des peripheren Widerstandes, Tremor als Ausdruck gesteigerter adrenerger Erregbarkeit der Skelettmuskulatur, Hitzeintoleranz, Agitiertheit und Schlafstörungen.

Die Hemmung der thyreoidalen Peroxidase durch Thyreostatika führt zum verzögerten Abfall von T3 und T4. Bis dieser Effekt einsetzt, lassen sich die Symptome, die von manchen Patienten als quälend empfunden werden, durch Administration eines β-Blockers beseitigen. Die Schlaflosigkeit kann die passagere Gabe eines Benzodiazepins rechtfertigen.

51.2 Grundlagen der Pharmakotherapie

51.2.1 Substitution von Jod

Ein **Jodmangel** führt zunächst zu einer **euthyreoten Struma**. In diesem Fall ist eine Jodsubstitution sinnvoll. In der Schwangerschaft sollte eine tägliche Jodzufuhr von 0,2 mg angestrebt werden.

Bei **Unfällen von Atomreaktoren** können zahlreiche Radionuklide freigesetzt werden; von Jod gibt es mehrere radioaktive Isotope (z. B. ^{131}I, ^{125}I). Um deren Anreicherung in der Schilddrüse zu verhindern, ist die möglichst **frühzeitige Gabe von 130 mg Kaliumjodid** (entsprechend 100 mg Jodid) indiziert.

Diese Maßnahme verdünnt die spezifische Aktivität der aufgenommenen Radionuklide und beugt dem Risiko von Schilddrüsenkarzinomen vor. Sie ist nur sinnvoll bei **Personen bis zum 40. Lebensjahr.** In der darüber liegenden Altersgruppe ist das Risiko jodinduzierter Hyperthyreosen (und die daraus resultierende Morbidität) höher als das Risiko, ein Schilddrüsenkarzinom zu entwickeln.

Die Dosierung ist bei **Kindern** unter 12 Jahren 50 mg Jodid, bei Kleinkindern und Säuglingen von 3 Monaten bis 3 Jahren 25 mg, unter 3 Monaten 12,5 mg Jodid. Bei Fortdauer der Exposition kann es notwendig sein, die Dosierung zu wiederholen. Bei **Schwangeren** und **stillenden Müttern** wird nur eine 1-malige Gabe von 100 mg Jodid empfohlen (um eine jodinduzierte Hypothyreose beim Kind zu verhindern).

Bei einer **Hyperthyreose** im Rahmen eines Morbus Basedow kann der Wolff-Chaikoff-Effekt ausgenutzt und Jod in hoher Dosierung administriert werden (»**Plummern**«). Die jodinduzierte Hemmung der Schilddrüsenhormon-Freisetzung tritt rasch (innerhalb von 24 Stunden) auf, erreicht nach ca. 10 Tagen ihr Maximum und lässt dann nach (▶ Abschn. 51.1.1). Der Vorteil liegt in der raschen Unterdrückung der Schilddrüsenfunktion und in der Abnahme der Schilddrüsendurchblutung. Der Nachteil ist die Gefahr der Jodtoxizität. Ein weiteres Risiko ist die Verstärkung einer Hyperthyreose: Die Aktivität autonomer Adenome kann durch die Verfügbarkeit von Jod begrenzt sein. Wird in dieser Situation Jod zugeführt, nimmt die Ausschüttung von T4/T3 zu (Struma basedowificata). Daher muss eine thyreoidale Autonomie vor dem »Plummern« ausgeschlossen werden bzw. die Diagnose Morbus Basedow gesichert sein. Die minimal erforderliche Dosis liegt bei 5 mg/d Jod. Typischerweise werden Tagesdosen von 3×20–30 mg Jod in Kombination mit einem Thioharnstoffderivat (Thiamazol, Propylthiouracil) in der präoperativen Vorbereitung administriert.

Plummern ist heute weitgehend verlassen. Chronische Gabe hoher Dosen von Jod kann zum Jodismus führen, dessen Leitsymptome Schnupfen, Kopfschmerz (aufgrund einer Sinusitis), Parotisschwellung, Gingivitis und Jodakne sind.

51.2.2 Substitution mit Schilddrüsenhormonen bei Hypothyreose

Außer bei der Hypothyreose aufgrund von Jodmangel ist eine Hormonsubstitution bei Hypothyreose jeder Genese indiziert. In der Regel reicht die Gabe von T4 vollkommen aus, weil es im Organismus in T3 umgewandelt wird. Wiederholt wurde Hinweisen nachgegangen, dass die zusätzliche Administration von T3 einen Vorteil brächte, weil

- die Wirkung rascher eintritt und
- sich Stimmung und kognitive Leistungen rascher bessern.

Diese Vorteile lassen sich in Metaanalysen klinischer Studien nicht statistisch sichern. Umgekehrt lässt sich auch argumentieren, dass die Zufuhr relativ hoher Mengen von T3 die endogene Regulation der Dejodasen (z. B. rT3-Anstieg im Fieber) außer Kraft setzt. Jedenfalls rechtfertigt die derzeitige Datenlage die Gabe von T4 und es gibt kein stichhaltiges Argument für die zusätzliche Administration einer Kombination von T3 und T4 (die teurer ist).

Die **Erhaltungsdosis** entspricht **100–200 µg/d T4** (Euthyrox®, Neothyron®, Thyrex®). Therapeutisches **Ziel** ist die **Euthyreose** (ablesbar anhand der Normalisierung des TSH-Wertes). Die **Bioverfügbarkeit** von T4 liegt im Mittel bei 80% und kann bei gleichzeitiger **Nahrungsaufnahme** deutlich herabgesetzt (halbiert) sein. Daher sollten Patienten angewiesen werden, die Tablette in der Frühe 1 Stunde vor dem Frühstück einzunehmen. Die Bioverfügbarkeit von T3 liegt zwischen 90 und 100%.

Bei **Hypothyreose** sollte die **Dosierung einschleichend** erfolgen, beginnend mit 25–50 µg/d, und in wöchentlichen Abständen um 50 µg/d gesteigert werden.

 Cave
Bei älteren Patienten mit koronarer Herzkrankheit und bei lang bestehender Hypothyreose (Myxödem) sollte die initiale Dosierung bei 12,5 µg/d liegen und die Intervalle der Dosissteigerung sollten bis zur vollen Dosis ausgeweitet werden.

Bei **Kindern** ist ein rascher Wirkungseintritt erwünscht, auch weil dadurch die Gefährdung des Herzens durch die Thyreotoxikose geringer ist. Kinder benötigen eine relativ höhere Dosis. Richtwerte sind:

- ca. 8 µg/kg KG bis zum 3. Lebensjahr
- 4 µg/kg KG bis zum 12. Lebensjahr
  Die Initialdosis beträgt typischerweise 50 µg/d.

Bei Patienten, die an differenzierten (papillären und follikulären) **Schilddrüsenkarzinomen** leiden, wird im Rahmen der Nachbehandlung (nach Chirurgie oder Radiojodausschaltung) eine hochdosierte Therapie mit T4 durchgeführt. **Ziel** ist die vollständige **Suppression von TSH**, um den damit verbundenen Wachstumsstimulus zu beseitigen.

Einsatz von rTSH in der Karzinomnachsorge

Mittlerweile steht rekombinant hergestelltes TSH (rTSH; Thyrogen) zur Verfügung. Dieses wird in der Karzinomnachsorge eingesetzt, um eine nachteilige Konsequenz der Suppressionstherapie mit T4 zu beseitigen: Wird T4 hochdosiert appliziert, lassen sich Tumorreste bzw. metastatische Absiedelungen szintigrafisch schlecht darstellen. Ebenso nehmen die Tumorzellen Radiojod nicht auf, weil in Abwesenheit von TSH die Expression des Na$^+$/I$^-$-Symporters gering ist. Durch 2- bis 3-malige intramuskuläre Gabe von rTSH im Abstand von 24 Stunden werden die Tumorzellen ausreichend stimuliert, sodass nach weiteren 24 Stunden Schilddrüsenrestgewebe szintigrafisch dargestellt werden kann bzw. durch Gabe von 100 mCi Radiojod (^{131}I) ausgeschaltet werden kann. Die Gabe von rTSH führt beim Vorliegen von Schilddrüsenrestgewebe auch zum Anstieg des zirkulierenden Thyreoglobulins (auf Werte > 2 ng/ml). Diese Vorgehensweise erspart dem Patienten das mehrwöchige Absetzen von T4 und die damit verbundene passagere Hypothyreose.

◻ Abb. 51.5 Strukturformeln von Thioharnstoff und seinen Derivaten (Thionamiden) Propylthiouracil, Thiamazol und Carbimazol

Interaktionen Das Ionenaustauscherharz Cholestyramin bindet T4 und T3 unterbricht deren enterohepatischen Kreislauf. Es sollte zeitlich (um 4 Stunden) versetzt eingenommen werden, eine Dosisanpassung kann notwendig werden. Östrogene erhöhen den gebundenen Anteil; auch hier kann eine Dosisanpassung notwendig werden. Acetylsalicylsäure setzt T4 aus der Plasmaproteinbindung frei. Daher sind andere COX-Hemmer vorzuziehen.

51.2.3 Thyreostatika, Hemmstoffe der TPO und des Jodidtransports

Thioharnstoffderivate Propylthiouracil, Thiamazol, Carbimazol

Die Derivate des Thioharnstoffs Propylthiouracil (PTU), Thiamazol (Methimazol) und Carbimazol (◻ Abb. 51.5) werden auch als **Thionamide** bezeichnet. Sie **hemmen** die **thyreoidale Peroxidase (TPO)** (◻ Abb. 51.2). Die Hemmung ist komplex, weil sie von der Jodidkonzentration abhängt: Bei niedriger Jodidkonzentration lässt sich eine irreversible Hemmung beobachten; bei höherer Konzentration ist die Hemmung reversibel und kompetitiv; die Thionamide werden dabei auch von der Peroxidase umgesetzt.

Unter Bedingungen, wie sie gewöhnlich in der Schilddrüse herrschen, überwiegt die reversible Hemmung. Allerdings hält die hemmende Wirkung auch dann deutlich länger an, als sich von der Halbwertszeit erwarten lässt, weil die Thionamide in der Schilddrüse akkumulieren. Dies erklärt auch den Umstand, dass eine 1-malige Verabreichung von Thiamazol

oder Carbimazol ausreicht. Thiamazol ist ca. 10-fach potenter als Propylthiouracil. Aus dieser Betrachtung ist ersichtlich, dass die individuelle Empfindlichkeit sehr unterschiedlich sein kann.

Die Dosierungsrichtlinien gehen von einer geringen Jodversorgung aus, wie sie für den zentraleuropäischen Raum typisch ist. Initial wird die Therapie daher mit einer höheren Dosierung begonnen und nach ca. 1 Woche auf eine Erhaltungsdosis reduziert (◻ Tab. 51.2). Der Wirkungseintritt ist verzögert, weil auch bei vollständiger Hemmung der thyreoidalen Peroxidase weder die zirkulierende noch die im Kolloid gespeicherte Menge an T3/T4 beeinflusst werden kann. Die Dosierung orientiert sich bei Dauertherapie am TSH-Wert.

▪ Pharmakokinetik

Thiamazol und **Carbimazol** werden rasch und vollständig resorbiert. (c_{max} wird nach 0,4–1 h erreicht.) Die Elimination erfolgt durch hepatischen Metabolismus (durch Schwefeloxidation und Konjugation an Glucuronsäure). Die Metaboliten werden zu 70% renal eliminiert. Bei eingeschränkter Leberfunktion ist die Halbwertszeit von Thiamazol verlängert.

Carbimazol ist das Carbethoxyderivat von Thiamazol: *In vitro* hemmt es die TPO mit vergleichbarer Affinität wie Thiamazol; *in vivo* wird Carbimazol nach Resorption rasch und vollständig in Thiamazol umgewandelt, sodass es als Prodrug aufzufassen ist. Die Halbwertszeit von **Propylthiouracil** ist deutlich kürzer als die von Thiamazol. Der Vorteil von PTU liegt in der Hemmung der 5'-Dejodase, wodurch auch die periphere Konversion von T3 gehemmt wird. Damit wird sein

◻ Tab. 51.2 Pharmakokinetik und Dosierung von Thyreostatika

Thyreostatikum	Halbwertszeit (h)	Initialdosis	Erhaltungsdosis (mg/d)
Propylthiouracil (PTU)	2	160(–300) mg/d in 3–4 Einzeldosen	20–40 (bis 80)
Thiamazol (= Methimazol)	3–6	40 mg/d in 1–2 Einzeldosen	2,5 (bis 5–20)
Carbimazol	3–6	40(–60) mg/d	2,5 (bis 5–20)

präferenzieller Einsatz bei einer thyreotoxischen Krise gerechtfertigt.

Thiamazol gelangt durch die Plazenta und in die Muttermilch; hingegen ist bei Propylthiouracil die Konzentration in der Milch niedriger als im Plasma der Mutter. Die bevorzugte Anwendung von Propylthiouracil in der Schwangerschaft wurde mit seinem geringen Eindringen über die Plazenta gerechtfertigt; diese Annahme hielt einer Überprüfung nicht stand. Weiterhin wurde die Anwendung von Propylthiouracil in der Schwangerschaft damit begründet, dass es die TPO in der kindlichen Schilddrüse kürzere Zeit hemmt. Auch dafür fehlt der direkte Nachweis.

Die Betreuung einer Schwangeren bzw. einer stillenden Mutter mit Hyperthyreose ist eine große Herausforderung: Eine kindliche Hypothyreose muss vermieden werden, eine Suppression der Schilddrüsenfunktion setzt auch in utero einen strumigenen Stimulus, der resultierende Kropf kann zu einem Geburtshindernis werden (weil das Kind den Kopf im Geburtskanal nicht beugen kann).

- **Unerwünschte Wirkungen**

Wichtigste unerwünschte Wirkung ist die **Agranulozytose.** Sie tritt im Gegensatz zur ebenfalls vorkommenden reversiblen Leukopenie schlagartig auf, typischerweise 2–6 Wochen nach Therapiebeginn; die Inzidenz liegt bei ca. 1/500.

Der zugrunde liegende Mechanismus lässt sich nachvollziehen, wenn man berücksichtigt, dass Thioharnstoffderivate Substrate der TPO sind und daher auch von der Myeloperoxidase umgesetzt werden können. Dabei können Reaktionsprodukte in Proteine der neutrophilen Granulozyten inkorporiert werden und eine Immunantwort auslösen, die erst nach einem entsprechenden Intervall manifest werden kann. Die Patienten müssen über die Warnsymptome aufgeklärt werden (Fieber, Krankheitsgefühl, Halsschmerzen, Schluckbeschwerden).

Die **reversible Form der Leukopenie** setzt langsamer ein und lässt sich durch periodische Kontrolle der Leukozytenzahl verfolgen. Die Therapie ist bei Absinken der neutrophilen Granulozyten unter 2 G/l abzubrechen. Häufigste Nebenwirkung (1/10) sind Hautausschläge mit Juckreiz und Urtikaria. Diese sind oft selbstlimitierend und zwingen bei leichter Ausprägung nicht unmittelbar zum Therapieabbruch. Bei zu hoher Dosierung (und überschießender Hemmung der TPO) kann es zur Struma kommen.

Perchlorat als Hemmer des Jodidtransports

Perchlorat blockiert die Jodidaufnahme durch den basolateralen Natriumjodidsymport (◻ Abb. 51.2). Es wird rasch (c_{max} nach 15 min) und vollständig resorbiert und mit 4–6 Stunden Halbwertszeit renal eliminiert. Es sind relativ hohe Dosen und kurze Dosierungsintervalle erforderlich; die Initialdosierung liegt bei 900–1500 mg/d in 3–5 Einzeldosen; die Erhaltungsdosis liegt bei 100–400 mg/d in 1–2 Einzeldosen.

Perchlorat reichert sich in der Schilddrüse an. Im Vergleich zu Thioharnstoffen liegt der Vorteil in einem kausalen Ansatz bei jodinduzierter Hyperthyreose. Der Nachteil liegt darin, dass eine Radiojodausschaltung erst nach einem Intervall von einigen Wochen nach Gabe von Perchlorat erfolgen kann.

Perchlorat, das in konzentrierter Lösung vermarktet wird, muss verdünnt eingenommen werden, weil es sonst die Magenschleimhaut reizt und zu Übelkeit führt. Darüber hinaus kann es eine aplastische Anämie, Leukopenie und Thrombopenie auslösen. Bei überschießender Hemmung der Jodidaufnahme wirkt Perchlorat strumigen. Bei Gabe von Perchlorat ist präoperatives »Plummern« mit Jod unmöglich.

Indikationen der TPO-Hemmer und von Perchlorat

In der Regel wird Thionamiden der Vorzug gegeben. Perchlorat wird aufgrund der in den 1960er Jahren beobachteten fatal verlaufenden aplastischen Anämien seltener eingesetzt.

- **Präoperative Behandlung bei Hyperthyreosen jeder Genese:** Ziel ist die Operation in der Euthyreose. Bei Hyperthyreosen, die aus einer thyreoidalen Autonomie resultieren, wird eine dauerhafte Sanierung durch Operation oder Radiojodausschaltung angestrebt.
- **Behandlung des Morbus Basedow:** Sie ist die Domäne der Thyreostatika. Diese Erkrankung betrifft überwiegend junge Frauen; diesen kann ein 1-jähriger medikamentöser Therapieversuch angeboten werden (als Alternative zur Operation, die eine Narbe hinterlässt, bzw. zur Radiojodausschaltung, die z. B. in den USA die Norm ist, der aber die meisten Personen in Europa mit radiophober Skepsis begegnen). Bei 20–30% lässt sich mit Thionamiden eine Remission erzielen. (Die postulierte immunmodulatorische Wirkung der Thionamide ließ sich in therapeutischen Dosen nicht nachweisen.)
- Eine **jodinduzierte Thyreotoxikose** kann bei vorbestehender Autonomie durch Zufuhr von Jod oder jodhaltigen Verbindungen (Röntgenkontrastmittel, Amiodaron) ausgelöst werden. Hier werden in der Regel höhere Dosen von Thionamiden benötigt. Alternativ kann auch Natriumperchlorat verabreicht werden.
- Die **thyreotoxische Krise** ist heutzutage selten; häufigste Ursache war die inadäquate präoperative Vorbereitung bzw. Narkoseführung. Bei diesem intensivmedizinischen Notfall ist die TPO-Hemmung von untergeordneter Bedeutung, weil sie das zirkulierende T3/T4 nicht beeinflusst. Im Vordergrund steht die Gabe von Glucocorticoiden und β-adrenergen Blockern.

51.2.4 Pharmaka, die mit der Schilddrüsenfunktion interferieren

Glucocorticoide

In hohen Dosen können Glucocorticoide auf 3 Ebenen interferieren: Sie
- hemmen die TRH-vermittelte TSH-Inkretion,
- senken die Produktion von thyroxinbindendem Globulin (TBG) und
- steigern die Produktion von rT3 (Typ 3 = 5-Dejodase-Induktion).

Glucocorticoide können außerdem die Bildung von T3 aus T4 (Typ-1-5'-Dejodase) hemmen.

51

Amiodaron und Röntgenkontrastmittel

Amiodaron und Röntgenkontrastmittel können als Jodquelle dienen und damit eine Hyperthyreose bei latenter Autonomie auslösen. Unter Dauertherapie mit Amiodaron treten bei bis zu 18% der Patienten Schilddrüsenfunktionsstörungen auf. Bei der **amiodaroninduzierten Thyreotoxikose (AIT,** in Endemiegebieten häufiger) lassen sich 2 Typen unterscheiden:

- **AIT1:** Tritt bei abnormer Schilddrüse auf und ist daher mit Thyreostatika behandelbar.
- **AIT2:** Kommt bei normaler Schilddrüse vor und entspricht einer amiodaroninduzierten destruktiven Thyreoiditis (wird mit Glucocorticoiden behandelt).

Darüber hinaus kann Amiodaron Symptome einer Hypothyreose auslösen. Dies wird auf eine persistierende intrathyreoidale Hemmung der Hormonsynthese zurückgeführt (durch fehlenden »Escape« aus dem Wolff-Chaikoff-Effekt). Amiodaron und manche Röntgenkontrastmittel hemmen auch die Typ-1-5'-Dejodase, wodurch weniger T4 in T3 konvertiert wird, rT3 ansteigt und die Diagnostik der Schilddrüsenhormonparameter erschwert wird. Der Metabolit von Amiodaron, Desethylamiodaron, ist ein niederaffiner Inhibitor an T3-Rezeptoren.

Interferone, IL-2, Immunmodulatoren

Unter Therapie mit Typ-I-Interferon (α- und β-Interferonen) werden häufig Thyreoiditiden (Hashimoto, Morbus Basedow, destruktive Thyreoiditis) beobachtet, die bei bis zu 15% der Patienten klinisch manifest werden. Ursächlich kommt bei den Autoimmunthyreoiditiden (Hashimoto, Morbus Basedow) die verstärkte Expression von MHC-Klasse-I-Molekülen dafür infrage, die das Auftreten von Autoimmunphänomenen in der Schilddrüse begünstigt.

Bei Administration von IL-2 (▶ Abschn. 61.2.8) treten häufig (10–60%) Thyreoiditiden auf, die auch subklinisch verlaufen können, vermutlich durch Aktivierung von T-Zellen.

Thyreoiditiden (mit Hypothyreose) werden in 5–10% auch unter Cereblonliganden (Thalidomid, Lenalidomid ▶ Abschn. 61.2.8) beobachtet, ebenso unter den Antikörpern gegen PD1 (Programmed cell Death protein 1; = CD279) in ca. 5% (Nivolumab, Pembrolizumab, ▶ Abschn. 61.2.8) und unter Alemtuzumab (▶ Abschn. 61.2.9). Der Antikörper gegen CTLA-4/CD152 erzeugt in ca. 2% eine Hypothyreose; diese ist in der Regel bedingt durch eine Hypophysitis (TSH-Abfall!).

Lithium

Lithium hemmt über einen ungeklärten Mechanismus die TSH-induzierte cAMP-Akkumulation und die Kolloidresorption. Im Rahmen einer stimmungsstabilisierenden Therapie mit Lithium kann sich zunächst eine euthyreote Struma und in weiterer Folge eine Hypothyreose entwickeln. Vor Beginn und unter einer Lithiumtherapie sollten daher periodisch Halsumfang und TSH-Wert gemessen werden. Bei Anstieg von TSH ist eine Gabe von T4 indiziert.

Bexaroten

Bexaroten (▶ Abschn. 61.2.7) bindet an RXR in der Hypophyse und entkoppelt damit die Synthese von TSH-β von der Kontrolle durch T3-Rβ2. Darüber hinaus unterdrückt es die Sekretion von TSH. Damit führt es bei mehr als 40% der Patienten zu einer zentralen Hypothyreose (TSH niedrig!). Dazu kommt noch ein (nicht gut charakterisierter) peripherer Effekt, sodass Patienten mit hohen Dosen von T4 substituiert werden müssen.

Rezeptor-Tyrosinkinase-Hemmer

Sehr viele Rezeptor-Tyrosinkinase-Hemmer (▶ Abschn. 61.2.11) können eine latente (deutlicher TSH-Anstieg) oder klinisch manifeste (= symptomatische) Hypothyreose auslösen. Dazu gehören die ABL-Kinase-Inhibitoren (Imitanib, Dasatinib, Nilotinib), die VEGF-Rezeptor-Inhibitoren bzw. Multikinasehemmer Axitinib, Sorafenib, Regorafenib, Sunitinib, Pazopanib und die RET-Kinase-Inhibitoren (Vandetanib, Cabozantinib).

Mehrere Mechanismen tragen wahrscheinlich dazu bei:

- Hemmung der 5'-Dejod(in)ase (Axitinib, Sorafenib, Regorafenib, Vandetanib, Cabozantinib), weil der Effekt auch unter T4-Substitutionstherapie nach Exstirpation der Schilddrüse auftrat
- Hemmung der TPO (bei Sunitinib)
- Reduktion der thyreoidalen Kapillardichte durch Blockade von für die Angiogenese relevanten (VEGF- und PDGF-)Rezeptoren

Unabhängig von den zugrunde liegenden Mechanismen lässt sich die Hypothyreose durch eine hochdosierte Substitution mit T4 (Startdosis 100 μd/d; Titration bis ≥ 200 μg/d, bis Symptomkontrolle bzw. Normalisierung des TSH-Wertes erreicht ist).

Weiterführende Literatur

Bizhanova A, Kopp P (2008) The sodium-jodide symporter NIS and pendrin in jodide homeostasis of the thyroid. Endocrinology 150: 1084–1090

Cayrol F, Díaz Flaqué MC, Fernando T, Yang SN, Sterle HA, Bolontrade M, Amorós M, Isse B, Farías RN, Ahn H, Tian YF, Tabbò F, Singh A, Inghirami G, Cerchietti L, Cremaschi GA (2015) Integrin αvβ3 acting as membrane receptor for thyroid hormones mediates angiogenesis in malignant T cells. Blood 125: 841–851

Flamant F, et al. (2006) International Union of Pharmacology. LIX. The pharmacology and classification of the nuclear receptor superfamily: Thyroid hormone receptors. Pharmacol Rev 58: 705–711

Gauthier et al. (1999) Different functions for the thyroid hormone receptors TRα and TRβ in the control of thyroid hormone production and post-natal development. EMBO J 18: 623–631

Hermann M, Richter B, Roka R, Freissmuth M (1994) Thyroid surgery in untreated severe hyperthyroidism: perioperative kinetics of free thyroid hormones in the glandular venous effluent and peripheral blood. Surgery 115: 240–245

Taurog A, Dorris ML (1989) A reexamination of the proposed inactivation of thyroid peroxidase in the rat thyroid by propylthiouracil. Endocrinology 124: 3038–3042

Torino F, Barnabei A, Paragliola R, Baldelli R, Appetecchia M, Corsello SM (2013) Thyroid dysfunction as an unintended side effect of anticancer drugs. Thyroid 23: 1345–1366

Ca²⁺- und Knochenstoffwechsel

S. Offermanns

M. Freissmuth et al., *Pharmakologie und Toxikologie*,
DOI 10.1007/978-3-662-46689-6_52, © Springer-Verlag Berlin Heidelberg 2016

Ca²⁺- und Knochenstoffwechsel sind eng miteinander verbunden. Störungen des Ca²⁺-Stoffwechsels gehen in der Regel mit Störungen des Knochenstoffwechsels einher. Der Knochenstoffwechsel kann jedoch auch unabhängig von Störungen des Ca²⁺-Stoffwechsels pathologisch verändert sein. Medizinisch bedeutsam ist die im Alter zunehmend auftretende Verringerung der Knochenmasse, die als Osteoporose bezeichnet wird. In den letzten Jahren sind enorme Fortschritte im Verständnis der Biologie des Knochenstoffwechsels gemacht worden, die zur Entwicklung neuer Pharmaka geführt haben. Im vorliegenden Kapitel werden die Grundlagen des Ca²⁺- und Knochenstoffwechsels dargestellt und die wichtigsten Pharmaka, die diese Prozesse beeinflussen, beschrieben.

52.1   Regulation des Ca²⁺- und Knochenstoffwechsels

Lernziele

Regulation des Ca²⁺- und Knochenstoffwechsels
- Parathormon
- Calcitriol (Vitamin D)
- Calcitonin
- Regulation des Knochenstoffwechsels
- Osteoporose

Der menschliche Organismus enthält etwa 1 kg Calcium. Davon sind mehr als 99 % in Form sog. Hydroxylapatitkristalle ($Ca_{10}[PO_4]_6[OH]_2$) im Knochen gebunden. Calcium dient der mechanischen Stabilität des Knochens und kann bei Bedarf zur Aufrechterhaltung der Calciumkonzentration in der extrazellulären Flüssigkeit mobilisiert werden.

> **Täglich werden etwa 250–500 mg Calcium zwischen extrazellulärer Flüssigkeit und Knochen ausgetauscht, ein Prozess, der auf der geregelten Aktivität von Osteoblasten und Osteoklasten basiert.**

Die Konzentration von ionisiertem Calcium in der extrazellulären Flüssigkeit muss dabei in einem engen Bereich konstant gehalten werden. Denn Calcium spielt eine wichtige Rolle bei verschiedenen Funktionen wie neuromuskulärer Aktivität, Sekretion oder intrazellulärer Signalweiterleitung.

> **Die intrazelluläre freie zytosolische Calciumkonzentration liegt bei etwa 100 nM und ist damit ca. 10.000-fach niedriger als die Konzentration ionisierten Calciums in Blut und Extrazellularflüssigkeit (1,1–1,3 mM).**

Dieser steile Konzentrationsgradient an der Plasmamembran aller Zellen erlaubt einen sehr raschen Calciumeinstrom über diverse membranäre Calciumkanäle, ein Prozess, der durch verschiedene Hormone und Transmitter zur Regulation zellulärer Funktionen ausgelöst werden kann. Die **Konzentration des ionisierten Calciums im Plasma** wird im Wesentlichen durch **3 Hormone** reguliert, **Parathormon, Vitamin D (Calcitriol) und Calcitonin,** die dazu vor allem auf Darm, Knochen und Niere wirken (Abb. 52.1).

52.1.1 Parathormon (PTH)

Parathormon ist ein Polypeptid aus 84 Aminosäuren, das in der Nebenschilddrüse gebildet wird. Bei einer normalen Calciumkonzentration im Extrazellularraum ist die Freisetzung von PTH supprimiert.

> **Die Hemmung der PTH-Freisetzung erfolgt durch Ca²⁺, das den »Ca²⁺-Sensing-Rezeptor« (CaSR) auf den Zellen der Nebenschilddrüse aktiviert.**

CaSR gehört zur Gruppe der G-Protein-gekoppelten Rezeptoren. Seine Aktivierung durch Ca²⁺ führt über G-Proteine der Gq/G11-Familie und einen bisher nicht genau verstandenen Mechanismus zur Suppression der PTH-Freisetzung (Abb. 52.5).

> **Fällt die Ca²⁺-Konzentration im Plasma unter den Normwert ab, so wird die Freisetzung von PTH aus den Zellen der Nebenschilddrüse durch die fehlende Aktivierung des Ca²⁺-Rezeptors enthemmt und PTH ins Blut ausgeschüttet.**

Die wesentliche Funktion von PTH ist die Aufrechterhaltung der Ca²⁺-Konzentration in der extrazellulären Flüssigkeit. Dazu wirkt es direkt auf den Knochenstoffwechsel sowie die Niere. Die Wirkungen von PTH werden durch den G-Protein-gekoppelten **PTH-Rezeptor** vermittelt. Im Bereich des Knochens **bewirkt PTH eine Aktivierung von Osteoklasten,** was zur verstärkten Knochenresorption und damit zur vermehrten Freisetzung von Ca²⁺ ins Blut führt.

PTH wirkt dabei nicht direkt auf Osteoklasten (diese besitzen keine PTH-Rezeptoren), sondern **aktiviert Osteoklasten indirekt,** indem es **Osteoblasten** zur **vermehrten Bildung des Osteoklasten-Differenzierungsfaktors RANKL anregt** (Abb. 52.3). RANKL (»rezeptoraktivierter NF-κB-Ligand«) ist ein Membranprotein, das den auf Osteoklastenvorläuferzellen exprimierten Rezeptor RANK aktiviert. In der Folge

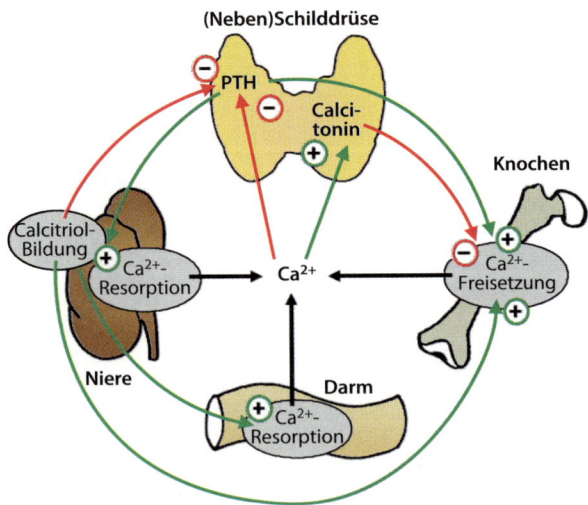

 Abb. 52.1 Calciumhomöostase und ihre Regulatoren Parathormon (PTH), 1,25-Dihydroxycholecalciferol (Calcitriol) und Calcitonin

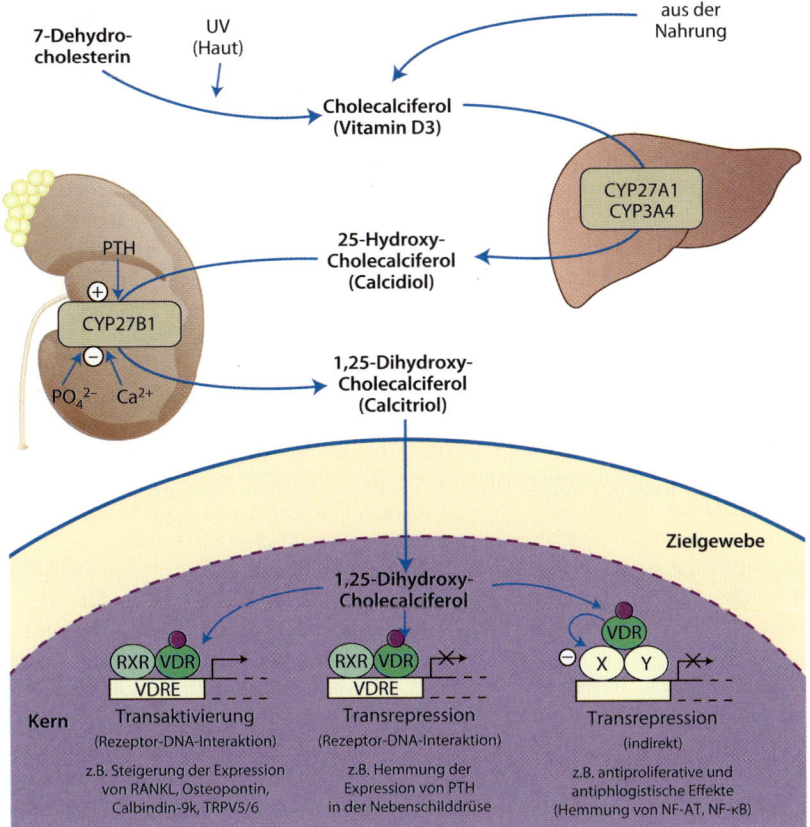

Abb. 52.2 Bildung und Wirkung von aktivem Vitamin D (1,25-Dihydroxy-Cholecalciferol, Calcitriol). Aktives Vitamin D kann vom Organismus selbst aus 7-Dehydrocholesterin, das unter dem Einfluss von UV-Licht in der Haut zu Cholecalciferol umgewandelt wird, gebildet werden. Cholecalciferol als Vorstufe von aktivem Vitamin D wird auch durch die Nahrung aufgenommen. Cholecalciferol wird in der Leber durch die Enzyme CYP27A1 und CYP3A4 zu 25-Hydroxy-Cholecalciferol umgewandelt, das dann in der Niere insbesondere durch CYP27B1 in 1,25-Dihydroxy-Cholecalciferol und damit in die aktive Form umgesetzt wird. Die Umwandlung in der Niere wird durch PTH, Ca²⁺ und PO₄²⁻ reguliert. Calcitriol übt seine Wirkung durch Bindung an den nukleären Rezeptor VDR aus. VDR bildet Dimere mit RXR. Diese Heterodimere können durch direkte Interaktion mit der DNA über das Vitamin-D-Response-Element (VDRE) die Aktivität transkriptionaler Prozesse steigern oder hemmen

kommt es zur Differenzierung der Vorläuferzellen in aktive Osteoklasten. Die gesteigerte Osteoklastenaktivität führt zum verstärkten Knochenabbau und zur Calciummobilisierung.

In der **Niere** führt **PTH** zur

- Steigerung der Calciumreabsorption,
- Hemmung der tubulären Reabsorption von Phosphat und
- Stimulation der Umwandlung von Calcidiol in das aktive Hormon Calcitriol.

Die **Förderung der Ca²⁺-Reabsorption** in der Niere erfolgt in distalen Abschnitten des Nephrons und führt zusammen mit der Mobilisation von Calcium im Knochen und der vermehrten Calciumaufnahme über den Darm (durch Calcitriol) zum **Anstieg der Ca²⁺-Plasmakonzentration.**

Die **Hemmung der Reabsorption von Phosphat** erfolgt hingegen in proximalen Abschnitten des Nephrons und beruht auf einer vermehrten Internalisierung des luminalen Phosphattransporters NPT2a. Da die Calcium- und Phos-

phatkonzentrationen durch das Löslichkeitsprodukt von Calciumphosphat bestimmt werden, führt die vermehrte Phosphatausscheidung durch die Niere indirekt zur Mobilisierung von Calcium und trägt ebenfalls zur Erhöhung der Plasmakonzentration bei.

Die vermehrte Bildung von Calcitriol in der Niere unter dem Einfluss von PTH beruht auf der vermehrten Expression des Enzyms 1α-Hydroxylase (CYP27B1), das Calcidiol (25-Hydroxy-Cholecalciferol) in Calcitriol (1,25-Dihydroxy-Cholecalciferol) umwandelt (Abb. 52.2).

52.1.2 Calcitriol (Vitamin D)

Calcitriol (1,25-Dihydroxy-Cholecalciferol) ist ein Hormon, das in die Calciumhomöostase eingreift, aber auch diverse andere Funktionen besitzt. Bei ausreichender Lichteinwirkung werden vom Körper selbst ausreichende Mengen Calcitriol gebildet (Abb. 52.2).

Die endogene Synthese beginnt mit der Bildung von **7-Dehydrocholesterol** aus Squalen. 7-Dehydrocholesterol wird unter dem Einfluss von UV-Licht in der Haut in **Cholecalciferol** (Vitamin D$_3$/Calciol) umgewandelt. Cholecalciferol wird dann in der Leber zu **25-Hydroxy-Cholecalciferol** (Calcidiol) umgesetzt, das in der Niere in die aktive Form **1,25-Dihydroxy-Cholecalciferol** (Calcitriol) überführt wird (◘ Abb. 52.2).

Calcitriol beeinflusst die Ca²⁺-Homöostase vor allem durch Wirkungen im Bereich von Darm und Knochen. Darüber hinaus wirkt es auf diverse andere Gewebe wie Epithelien oder Zellen des Immunsystems. Auch Muskelzellen und neuronale Zellen können durch Calcitriol beeinflusst werden.

Die zellulären Effekte von Calcitriol beruhen auf der Aktivierung des **Vitamin-D-Rezeptors (VDR)**, der zur Gruppe der nukleären Rezeptoren gehört (◘ Abb. 52.2). VDR **bildet dabei Heterodimere mit dem Retinoid-X-Rezeptor (RXR)**. Unter dem Einfluss von Calcitriol kommt es vor allem im Duodenum zur vermehrten Resorption von Ca²⁺.

Der transzelluläre Transport von Ca²⁺ wird durch die vermehrte Expression apikaler Ca²⁺-Kanäle (TRPV5/6) und des zytosolischen Ca²⁺-bindenden Proteins Calbindin sowie vermehrte Bildung des basalen Na⁺/Ca²⁺-Austauschers (NCX1) verstärkt.

In einigen Fällen kommt es nach Aktivierung von VDR jedoch auch zur verminderten Expression. So führt Calcitriol in der Nebenschilddrüse im Sinne eines negativen Rückkopplungsmechanismus zur verminderten Expression von PTH.

VDR kann nach Aktivierung durch Calcitriol darüber hinaus mit anderen Transkriptionsfaktoren wie NF-AT oder NF-κB interagieren und deren Funktion hemmen (◘ Abb. 52.2).

> ❯ **Unter dem Einfluss physiologischer Dosen von Calcitriol kommt es zur vermehrten Mobilisation von Ca²⁺ aus dem Knochen, während hohe Dosen zum erhöhten Knochenumsatz führen.**

Calcitriol bewirkt dabei die **Rekrutierung von Osteoklastenvorläufern** zu den Resorptionsbereichen und **fördert deren Differenzierung zu Osteoklasten**. Ähnlich wie die Wirkung von PTH erfolgt die Wirkung von Calcitriol auf Osteoklasten indirekt über die Aktivierung von Osteoblasten, in denen Calcitriol die Expression von RANKL steigert (◘ Abb. 52.3).

52.1.3 Calcitonin

Während PTH und Calcitriol die wesentlichen Regulatoren des Ca²⁺-Stoffwechsels sind, fungiert **Calcitonin** als **ein Modulator,** der **bei Hyperkalzämie** zur **raschen Senkung der Ca²⁺-Plasmakonzentration führt.** Calcitonin, das in den C-Zellen der Schilddrüse gebildet wird, ist ein Peptidhormon aus 32 Aminosäuren.

Wesentlicher Regulator der Calcitoninsynthese und -freisetzung ist die Plasma-Ca²⁺-Konzentration: Ein **Anstieg auf übernormale Werte** führt zur **Calcitoninfreisetzung.** Die Wirkung von Calcitonin, die insbesondere am Knochen ansetzt, wird durch einen G-Protein-gekoppelten Rezeptor vermittelt. Wichtigster Effekt von Calcitonin ist die **direkte**

Hemmung der Osteoklastenaktivität (◘ Abb. 52.3), die zur Verringerung der Ca²⁺-Konzentration im Plasma führt.

52.1.4 Regulation des Knochenstoffwechsels

Knochen ist ein sehr **dynamisches Gewebe,** das einem **ständigen Umbau unterliegt** (◘ Abb. 52.3). Neben seiner Funktion im Rahmen der Körperstabilisierung spielt er eine sehr wichtige Rolle als **Reservoir für Calcium, Magnesium, Phosphat, Natrium** und andere Ionen.

Wichtigste extrazelluläre Bestandteile des Knochens sind Hydroxylapatit, das etwa 60–70% des Knochens ausmacht, und organische Bestandteile, insbesondere Kollagen Typ I. Die organische Matrix des Knochens wird durch **Osteoblasten** synthetisiert und sezerniert. Diese entstehen aus mesenchymalen Vorläuferzellen. Aktive Osteoblasten finden sich auf der Oberfläche von neu gebildetem Knochen. Nach der Sekretion organischer Matrix kommt es zu deren Mineralisierung und der Osteoblast wird zum Osteozyt, der häufigsten Zellform des Knochens. Auch die Mineralisierung wird durch von Osteoblasten gebildete Enzyme gefördert.

Die Resorption von Knochen erfolgt vornehmlich durch **Osteoklasten.** Dies sind multinukleäre Zellen, die durch Fusion von Vorläuferzellen entstehen, die wiederum aus dem hämatopoetischen System abstammen. Entwicklung und Differenzierung von Osteoklasten unterliegen einer komplexen Regulation, wobei insbesondere die durch Osteoblasten gebildeten Faktoren **Macrophage Colony-Stimulating Factor (M-CSF)** und RANKL eine wichtige Rolle spielen.

RANKL (»rezeptoraktivierter NF-κB-Ligand«) führt im Rahmen einer Zell-Zell-Interaktion zur Aktivierung seines Rezeptors RANK auf Osteoklastenvorläufern. Die Wirkung von RANK kann durch **Osteoprotegerin (OPG)** gehemmt werden. OPG ist ein lösliches Protein, das mit RANK um die Bindung an RANKL konkurriert.

Die Regulation der Osteoklastenfunktion durch Hormone erfolgt meist indirekt über die Bildung von M-CSF und RANKL in Osteoblasten. Anzahl und Aktivität der Osteoklasten wird durch **PTH** und **Calcitriol** gesteigert, während **Östrogene** (▶ Kap. 50) die Bildung und Aktivität von Osteoklasten verringern.

Im Gegensatz zu PTH, Calcitriol und Östrogenen wirkt **Calcitonin** direkt auf Osteoklasten und hemmt deren Funktion. Die Resorption von Knochen findet in lakunären Bereichen des Knochens statt. Osteoklasten heften sich unter Vermittlung von Integrinen an die Knochenmatrix und lösen sie durch Sekretion von Protonen, Chlorid und Proteasen auf.

> ❯ **Der ständige Umbau des Knochens erfolgt in einem zyklischen Prozess, der mehrere Monate dauert.**

Dabei beginnt der Umbauprozess an der Knochenoberfläche: Durch physikalische oder biochemische Signale kommt es zur Rekrutierung von Osteoklastenvorläuferzellen und zu deren Fusion in aktive Osteoklasten, die zur Resorption der Knochenmatrix führen (◘ Abb. 52.3).

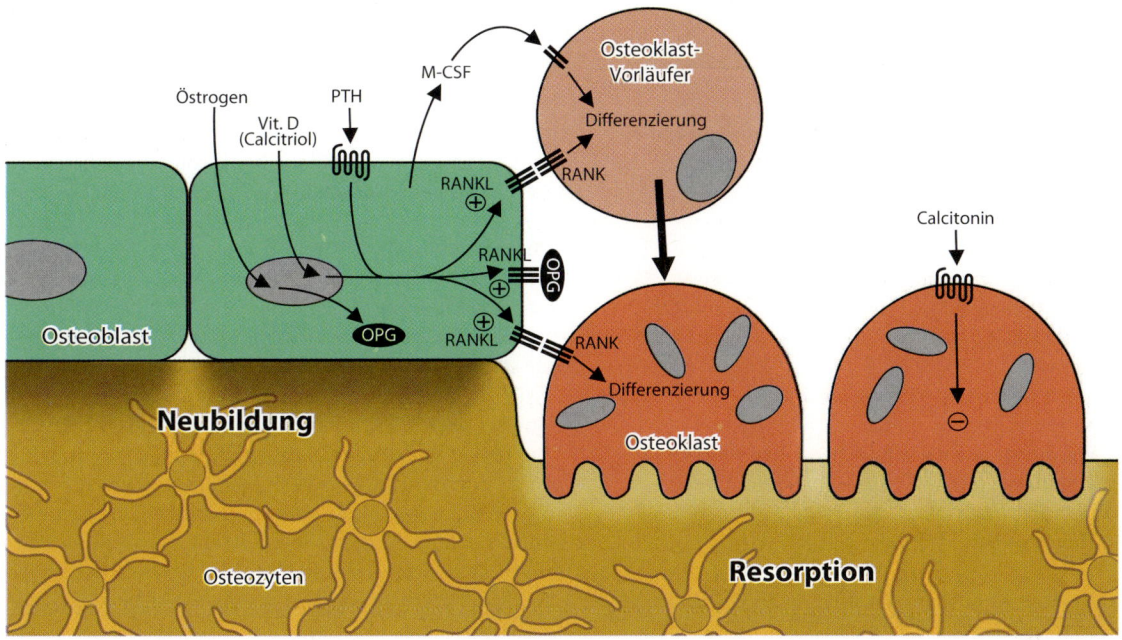

◘ Abb. 52.3 Knochenbildung und Knochenresorption. Der physiologische Zyklus des Knochenumbaus beginnt mit der Rekrutierung von Osteoklastenvorläuferzellen, die zu Osteoklasten werden und die Knochenresorption bewirken. Nach dem Ende der Resorptionsphase und einer kurzen Reversionsphase beginnt die Bildungsphase, die durch die Rekrutierung von Osteoblasten initiiert wird. Osteoblasten führen dann zur Deposition neuer Knochenmasse und damit zur Wiederherstellung der Integrität des Knochens. Während der physiologischen Umbauvorgänge kommt es zur engen Interaktion von Zellen der osteoblastären und der osteoklastären Linie. Unter dem Einfluss von M-CSF, das von Osteoblasten stammt, kommt es zur Differenzierung und Proliferation hämatopoetischer Vorläuferzellen, die dann als Präosteoklasten den Rezeptor RANK exprimieren. Die weitere Differenzierung der Zellen in Osteoklasten wird durch Stimulation von RANK durch den auf Osteoblasten exprimierten Liganden RANKL befördert. Die Interaktion zwischen RANK und RANKL kann durch Osteoprotegerin (OPG) blockiert werden. Calcitonin hemmt Osteoklasten direkt, während Parathormon (PTH) und Vitamin D die Osteoklastenbildung und -funktion durch verstärkte Bildung von RANKL indirekt steigern. Östrogene fördern die Osteoblastenfunktion und hemmen die Osteoklastenbildung unter anderem durch vermehrte OPG-Produktion

Nach Beendigung der Resorptionsphase kommt es zur Einwanderung von Osteoblastenvorläufern, die sich in reife Osteoblasten differenzieren und nun beginnen, den resorbierten Knochen durch neue Knochenmatrix zu ersetzen. Dabei kommt es zunächst zur Bildung von Osteoid, das vor allem aus organischen Bestandteilen besteht und nachfolgend mineralisiert wird (◘ Abb. 52.3).

52.1.5 Osteoporose

Die Osteoporose resultiert aus einem **Ungleichgewicht von Knochenaufbau und -abbau.** Bei Überwiegen des Knochenabbaus kommt es zur Osteoporose, die durch eine verminderte Knochenfestigkeit charakterisiert ist. Klinisch manifestiert sich die fortgeschrittene Osteoporose in Form von Knochenschmerzen sowie Knochenfrakturen ohne adäquates Trauma.

Nach dem 40. Lebensjahr kommt es physiologischerweise zur langsamen Verminderung der Knochenmasse. Dieser Prozess geht bei Männern von einem ca. 30% höheren Ausgangswert aus. Insbesondere nach der Menopause kann bei Frauen der Knochenabbau so weit beschleunigt sein, dass eine klinisch manifeste Osteoporose auftritt. In fortgeschrittenem Alter (> 70 Jahre) tritt auch bei Männern gelegentlich eine Osteoporose auf.

> **Postmenopausale und senile Osteoporose gehören zu den primären Formen der Osteoporose und machen die überwiegende Mehrzahl der Osteoporosen aus. Sekundäre Formen der Osteoporose sind vergleichsweise selten.**

Sekundäre Formen der Osteoporose können **endokrine Erkrankungen** wie Hyperkortisolismus oder Hypogonadismus zur Ursache haben oder auf **Malabsorptionssyndromen** mit verminderter Zufuhr von Calcium und/oder Vitamin D beruhen. Auch länger andauernde **Immobilisation** führt zur Osteoporose. Schließlich kommt es im Rahmen einer **Langzeittherapie mit Glucocorticoiden** (▸ Kap. 49) **oder Heparin** (▸ Kap. 41) zu osteoporotischen Veränderungen des Knochens.

Sekundäre Formen der Osteoporose werden durch Behandlung der Grunderkrankung vermieden bzw. therapiert. Alle Formen der Osteoporose können durch ausreichende Zufuhr von Calcium und Vitamin D sowie ausreichende Bewegung günstig beeinflusst werden. Bei hohem Risiko für die Entwicklung einer primären Osteoporose und bei manifester primärer Osteoporose ist eine medikamentöse Behandlung indiziert.

52.2 Pharmaka mit Wirkung auf Ca²⁺- und Knochenstoffwechsel

Lernziele

Pharmaka, die primär den Ca²⁺-Stoffwechsel beeinflussen
- Vitamin D
- Calcium
- Cinacalcet

Pharmaka, die primär den Knochenabbau hemmen
- Bisphosphonate
- Östrogene/SERM
- Calcitonin
- Anti-RANKL-Antikörper (Denosumab)

Pharmaka, die vor allem den Knochenanbau steigern
- Parathormon (PTH)
- Fluoride
- Strontiumranelat

Der Ca²⁺- und Knochenstoffwechsel kann auf verschiedene Weise pharmakologisch beeinflusst werden. Dabei bestehen intensive Wechselwirkungen zwischen diesen beiden Prozessen, sodass die meisten Pharmaka sowohl Ca²⁺- als auch Knochenstoffwechsel beeinflussen. Auch wenn eine exakte Unterteilung der Pharmaka nach primären Wirkungen nicht möglich ist, werden die im Folgenden dargestellten Wirkstoffe in 3 Gruppen unterteilt:

- Pharmaka, die primär den **Ca²⁺-Stoffwechsel beeinflussen** (Vitamin D und Derivate, Ca²⁺, Cinacalcet)
- Pharmaka, die primär den **Knochenabbau hemmen** (Bisphosphonate, Östrogene/SERM, Calcitonin, Anti-RANKL-Antikörper [Denosumab])
- Pharmaka, die vor allem den **Knochenanbau fördern** (PTH und Derivate, Fluoride, Strontiumranelat)

52.2.1 Pharmaka, die den Ca²⁺-Stoffwechsel beeinflussen

Vitamin D

Cholecalciferol ist das gebräuchlichste Vitamin-D-Präparat (◘ Abb. 52.4). Es wird häufig in Kombination mit Ca²⁺ zur Rachitisprophylaxe und -behandlung, bei Hypoparathyreoidismus oder im Rahmen der Prophylaxe bzw. Basistherapie der Osteoporose eingesetzt.

Kann Cholecalciferol aufgrund einer Störung der Leber- oder Nierenfunktion nicht ins aktive 1,25-Dihydroxy-Cholecalciferol umgewandelt werden, so können **Calcidiol** (25-Hydroxy-Cholecalciferol) oder **Alfacalcidol** (1α-Hydroxy-Cholecalciferol) angewendet werden. Auch das aktive 1,25-Dihydroxy-Cholecalciferol (**Calcitriol**) steht für die systemische Therapie zur Verfügung (◘ Abb. 52.4).

Dihydrotachysterol ist ein synthetisches Derivat von Vitamin D und muss, um wirksam zu werden, in der Leber in Position 25 hydroxyliert werden. Im Gegensatz zu Cholecalciferol besitzt es eine schnellere Wirkung und kürzere Wirk-

dauer und ist daher besser kontrollierbar. Zwei weitere Analoga des Calcitriols, **Calcipotriol** und **Tacalcidol** (◘ Abb. 52.4), werden nur topisch zur Behandlung der Psoriasis eingesetzt, während das synthetische Vitamin-D-Analogon **Paricalcitol** per infusionem zur Prävention oder Therapie eines sekundären Hyperparathyreoidismus bei chronischer Niereninsuffizienz verwendet werden kann.

Pharmakokinetik Vitamin D und seine Derivate werden nach oraler Gabe relativ gut resorbiert. Die Plasmahalbwertszeit von Cholecalciferol beträgt etwa 4–5 Tage, während die Werte von Calcitriol, Calcidiol, Alfacalcidol und Dihydrotachysterol deutlich kürzer sind.

Unerwünschte Wirkungen Die therapeutische Breite von Vitamin D und seinen Derivaten ist nicht allzu groß. Je nach Dosis und Behandlungsdauer kann es zu schweren und lang anhaltenden **Hyperkalzämien** mit **Übelkeit, Erbrechen, psychischen Symptomen, Bewusstseinsstörungen** und **Herzrhythmusstörungen** kommen. Insbesondere bei länger bestehenden Hyperkalzämien ist die Fähigkeit der Niere zur Konzentrierung von Urin eingeschränkt mit der Folge von **Polyurie** und **Polydipsie**. Im weiteren Verlauf kommt es zur **Nierensteinbildung.**

Interaktionen Die gleichzeitige Gabe von **Thiaziden** erhöht das Risiko für das Auftreten einer Hyperkalzämie. Einige Antiepileptika wie **Phenytoin** sowie **Barbiturate** führen zur Induktion des Abbaus von Vitamin D und steigern dadurch den Bedarf. **Colestyramin** kann zur Verringerung der Resorption von Vitamin D führen.

Klinische Anwendung Vitamin D wird meist zusammen mit Calcium im Rahmen der **Rachitisprophylaxe** bei Schwangeren, stillenden Frauen und Säuglingen eingesetzt. Vitamin D wird ebenfalls meist zusammen mit Calcium zur Behandlung der **Osteoporose** verwendet. Der Nutzen ist dabei allerdings eher gering. Weitere Indikationsgebiete von Vitamin D und Derivaten sind die Behandlung von **Hypokalzämien** sowie diversen Formen des **Hypoparathyreoidismus.** Bei Patienten mit Niereninsuffizienz sollten Calcitriol oder Alfacalcidol eingesetzt werden, da eine physiologische Aktivierung von 25-Hydroxy-Cholecalciferol in der Niere nicht mehr stattfinden kann.

Unabhängig von ihren Effekten auf Ca²⁺- und Knochenstoffwechsel besitzen aktive Vitamin-D-Formen auch antiproliferative und immunmodulatorische Effekte. Dies macht man sich im Rahmen der topischen Anwendung von Calcipotriol und Tacalcidol zur Behandlung der **Psoriasis** zunutze.

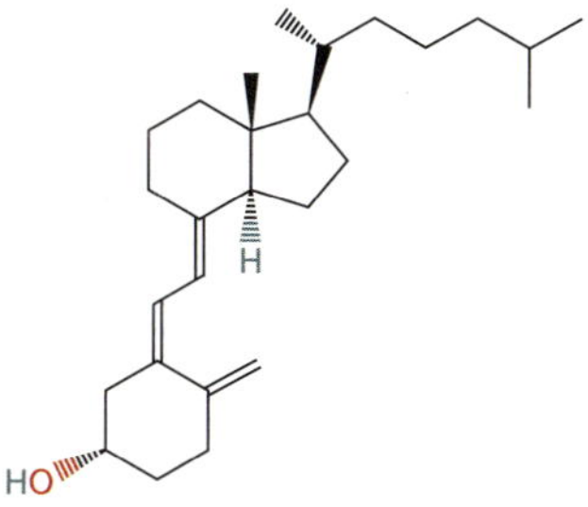

Cholecalciferol

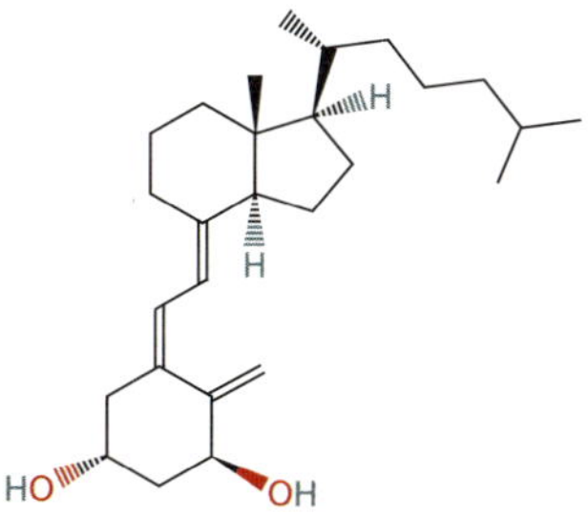

1α-Hydroxy-Cholecalciferol (Alfacalcidol)

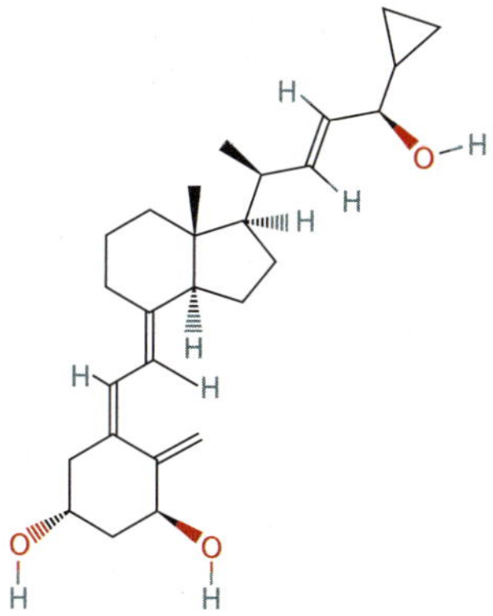

Calcipotriol

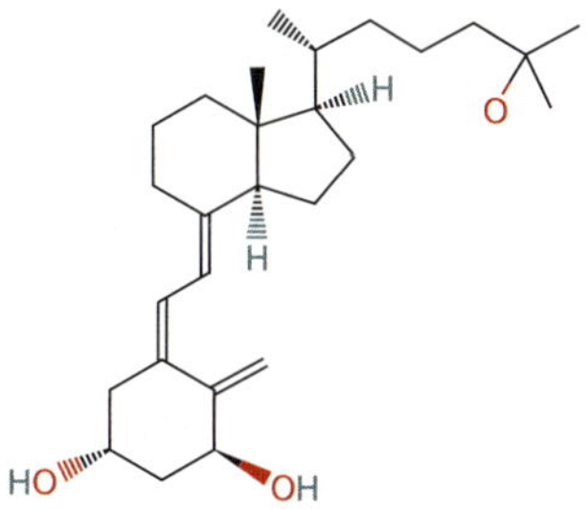

1,25-Dihydroxy-Cholecalciferol (Calcitriol)

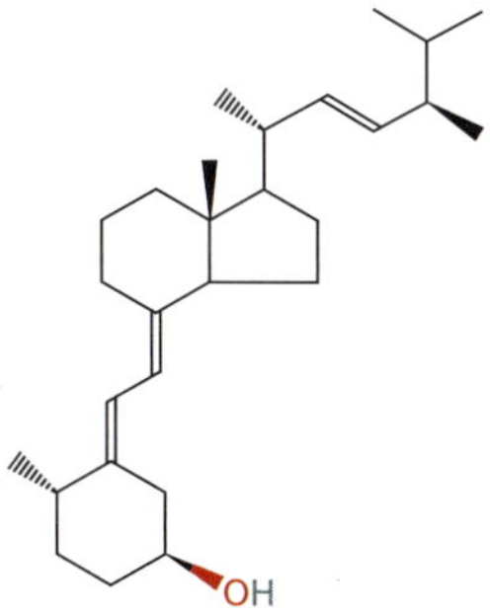

Dihydrotachysterol

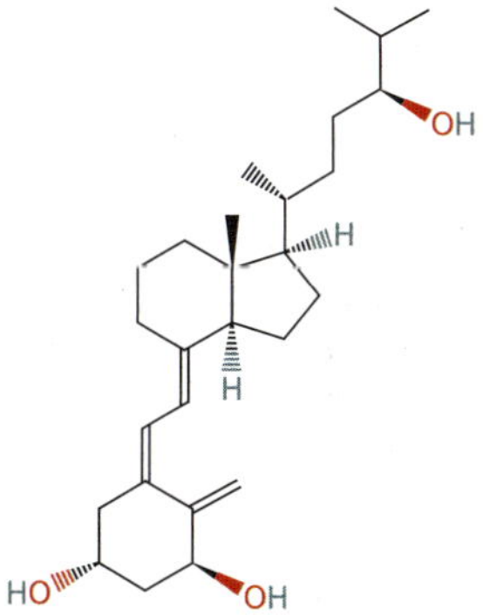

Tacalcidol

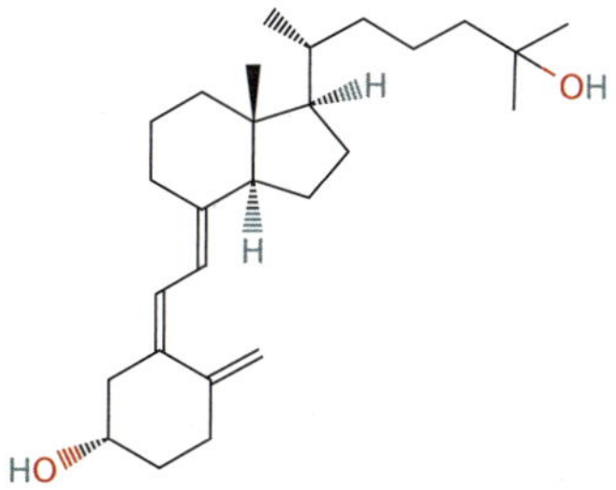

25-Hydroxy-Cholecalciferol (Calcidiol)

■ Abb. 52.4 Strukturformeln von Vitamin D und seinen Analoga

Steckbrief Vitamin D und Analoga

Wirkmechanismus: Agonistische Wirkung am Vitamin-D-Rezeptor

Unerwünschte Wirkungen: Hyperkalzämien mit Übelkeit, Erbrechen, psychischen Symptomen, evtl. Bewusstseinsstörungen und Herzrhythmusstörungen; Polyurie, Polydipsie, nach chronischem Einsatz: Nierensteinbildung

Klinische Anwendung: Meist zusammen mit Ca²⁺ zur Prophylaxe und Behandlung von Rachitis und Osteoporose

Calcium

Der Bedarf an Calcium liegt bei Erwachsenen im Bereich von 1–1,5 g/Tag. Er wird durch eine normale Ernährung in der Regel abgedeckt. Bei ernährungsbedingten Ca²⁺- und Vitamin-D-Mangelzuständen sowie im Rahmen der Prophylaxe und Basistherapie der Osteoporose und bei verschiedenen Formen der Hypokalzämie werden Calciumsalze meist zusammen mit Vitamin D eingesetzt. Dabei kommen Calciumcarbonat, Calciumgluconat, Calciumaspartat, Calciumlactogluconat und andere Salze zur Anwendung. Eine besondere Form der Calciumgabe ist akut notwendig bei tetanischen Anfällen, z. B. im Rahmen einer Hyperventilationstetanie.

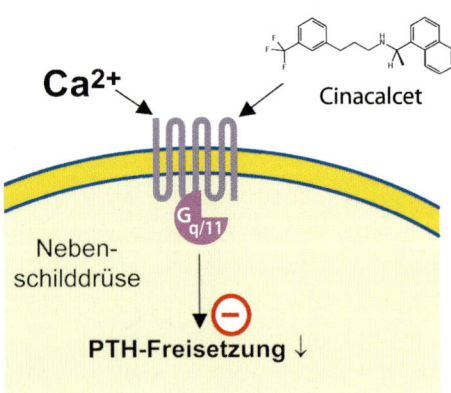

Abb. 52.5 Cinacalcet – Strukturformel und Wirkung als positiver Modulator des Calcium-Sensing-Rezeptors an den Zellen der Nebenschilddrüse. PTH, Parathormon

Nach oraler Gabe wird Ca^{2+} im Darm Vitamin-D-abhängig resorbiert, die Ausscheidung erfolgt renal.

Cinacalcet

Cinacalcet wird auch als **Calcimimetikum** bezeichnet, da es die stimulatorische **Wirkung von Ca²⁺ am Calcium-Sensing-Rezeptor (CaSR)** insbesondere an den Zellen der Nebenschilddrüse **verstärkt** und dadurch bei gleich bleibender Ca^{2+}-Plasmakonzentration den inhibitorischen Effekt auf die PTH-Sekretion verstärkt. Cinacalcet wirkt dabei nicht als Agonist am CaSR, sondern bindet unabhängig von Ca^{2+} an den Rezeptor und erhöht dadurch die Sensitivität des Rezeptors gegenüber Ca^{2+}. Cinacalcet ist somit ein **positiver Modulator des Ca²⁺-Rezeptors** (◘ Abb. 52.5).

Ein wichtiger Vorteil dieses Wirkmechanismus besteht darin, dass Cinacalcet den Parathormonspiegel senkt, ohne die Serumspiegel von Calcium und Phosphat zu erhöhen. Haupteinsatzgebiete von Cinacalcet sind der sekundäre Hypoparathyreoidismus bei terminaler Niereninsuffizienz sowie eine Hyperkalzämie bei Nebenschilddrüsenkarzinom.

Pharmakokinetik Cinacalcet wird relativ gut nach oraler Gabe resorbiert, die Bioverfügbarkeit liegt bei etwa 75%. Die Elimination erfolgt vorwiegend durch Umwandlung in inaktive Metaboliten durch CYP3A4 und CYP1A2. Die Metaboliten werden renal eliminiert, die Plasmahalbwertszeit beträgt 30–40 Stunden.

Unerwünschte Wirkungen Bei unsachgemäßer Anwendung oder Überdosierung kann es zu **Hypokalzämien** kommen. Diese Gefahr kann durch einschleichende Dosissteigerung vermindert werden.

Interaktionen Die Dosis von Cinacalcet muss bei gleichzeitiger Gabe von CYP3A4-Hemmern und -Induktoren sowie bei CYP1A2-Hemmern und -Induktoren angepasst werden. Cinacalcet ist selbst ein Hemmer von CYP2D6.

Klinische Anwendung Cinacalcet kann bei **sekundärem Hyperparathyreoidismus, schwerer Niereninsuffizienz** und **Hyperkalzämie bei Nebenschilddrüsenkarzinom** eingesetzt werden.

> **Steckbrief Cinacalcet**
> **Wirkmechanismus:** Positiver Modulator des Ca²⁺-Rezeptors auf Nebenschilddrüsenzellen, dadurch verstärkte Hemmung der PTH-Sekretion
> **Pharmakokinetik:** Bioverfügbarkeit 75%, vorwiegend hepatische Metabolisation, Plasmahalbwertszeit 30–40 h
> **Unerwünschte Wirkungen:** Hypokalzämien
> **Klinische Anwendung:** Sekundärer Hyperparathyreoidismus, schwere Niereninsuffizienz, Hyperkalzämie bei Nebenschilddrüsenkarzinom

52.2.2 Pharmaka, die den Knochenabbau hemmen

Bisphosphonate

Bisphosphonate besitzen Strukturverwandschaft mit Pyrophosphaten (◘ Abb. 52.6). Mit divalenten Kationen wie Ca^{2+} bilden Bisphosphonate 3-dimensionale Strukturen aus und haben dadurch eine **große Neigung, sich an die dihydroxyapatithaltige Knochenmatrix anzuheften.** Insbesondere im Bereich aktiver Umstrukturierungsprozesse reichern sich Bisphosphonate im Knochen an und können teilweise **im Knochen eingelagert** werden.

Die antiresorptiven Eigenschaften der Bisphosphonate beruhen auf direkter **Hemmung der Osteoklastenaktivität.** Wenn der Knochen durch Osteoklasten abgebaut wird, werden die Bisphosphonate von den Osteoklasten aufgenommen. Die Hemmung der Osteoklastenaktivität durch Bisphosphonate beruht auf verschiedenen Mechanismen:

- Die älteren **stickstofffreien Bisphosphonate** werden zu nichthydrolysierbaren ATP-Analoga umgewandelt, die in den Osteoklasten akkumulieren und zur Induktion von Apoptose führen.
- Die deutlich potenteren neueren **stickstoffhaltigen Bisphosphonate** wirken wahrscheinlich vornehmlich durch Hemmung der Farnesylpyrophosphat-Synthase, einem Schlüsselenzym der Cholesterinbiosynthese (◘ Abb. 43.7). Neben der verminderten Bildung von Cholesterin kommt es zu einem Mangel an Intermediaten des Cholesterinstoffwechsels, etwa den Isoprenoiden Farnesyl- und Geranyl-Pyrophosphat, die als Vorstufen von Proteinlipidankern fungieren. Die unzureichende Isoprenylierung z. B. von kleinen GTP-bindenden Proteinen führt daraufhin zu einer Reihe zellulärer Signalverarbeitungsstörungen.

Zur Verfügung stehen (◘ Abb. 52.6):

- **Stickstofffreie Bisphosphonate:** Etidronsäure, Clodronsäure und Tiludronsäure

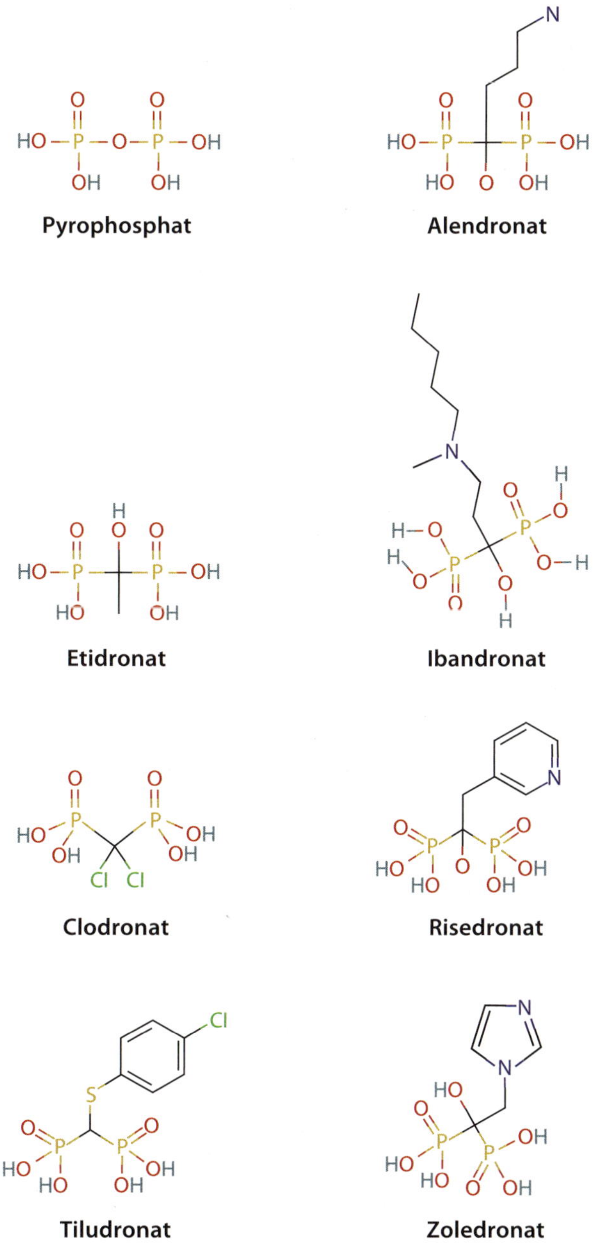

□ Abb. 52.6 Strukturformeln von Pyrophosphat und Bisphosphonaten

— **Stickstoffhaltige Bisphosphonate:** Alendronsäure, Pamidronsäure, Ibandronsäure, Risedronsäure sowie Zoledronsäure

Pharmakokinetik Die **Resorption** von Bisphosphonaten nach oraler Gabe **ist gering.** Die orale Bioverfügbarkeit liegt zwischen 0,3 und 6%. Etwa die Hälfte des resorbierten Anteils wird in den Knochen eingebaut, der restliche Anteil wird relativ rasch und unverändert renal ausgeschieden.

Unerwünschte Wirkungen Aufgrund ihrer Säureeigenschaft können Bisphosphonate **lokale Schleimhautschäden** hervorrufen. Typischerweise treten **Entzündungen der Ösophagusschleimhaut,** eventuell auch der **Magenschleimhaut** auf. Bisphosphonate (insbesondere Alendronsäure) sollten zur Vermeidung lokaler Schleimhautschäden daher mit viel Flüssigkeit und im Stehen eingenommen werden. Selten ist über das Auftreten von Kiefernekrosen vor allem in Verbindung mit intravenöser Gabe bei Tumorpatienten berichtet worden.

Interaktionen Nahrungsmittel mit hohem Ca²⁺-Gehalt sowie Arzneimittel mit hohem Ca²⁺-, Eisen- oder Magnesiumgehalt (Antazida) vermindern die Resorption von Bisphosphonaten. Nichtsteroidale Antiphlogistika erhöhen die Gefahr gastrointestinaler unerwünschter Wirkungen.

Klinische Anwendung Das wichtigste Anwendungsgebiet der Bisphosphonate ist die Behandlung einer **manifesten Osteoporose.** Dabei kommen Etidron-, Alendron-, Ibandron-, Zoledron- und Risedronsäure zur Anwendung. Bisphosphonate können auch zur Behandlung des **Morbus Paget** eingesetzt werden (Etidron-, Tiludron-, Risedron-, Zoledron- und Pamidronsäure). Auch bei **Hyperkalzämien,** insbesondere bei **tumorinduzierter Osteolyse,** kommen Bisphosphonate (Clodron-, Pamidron-, Ibandron- oder Zoledronsäure) zur Anwendung.

Die Gabe von Bisphosphonaten erfolgt über festgelegte Perioden täglich, wöchentlich oder monatlich, teils oral, teils i. v. Bisphosphonate sollten nicht zusammen mit Antazida oder Calcium verabreicht werden. Die Einnahme hat stets mit einer ausreichenden Flüssigkeitsmenge zu erfolgen. Einige Bisphosphonate können auch i. v. verabreicht werden. Für eine Therapie über mehr als 3–4 Jahre gibt es keinen Nutzenbeleg.

> **Steckbrief Bisphosphonate**
>
> **Wirkmechanismus:** Einlagerung in Knochenmatrix und Hemmung der Osteoklastenaktivität nach Aufnahme durch Osteoklasten
> **Pharmakokinetik:** Bioverfügbarkeit nach oraler Gabe gering, zu etwa 50% Einbau in den Knochen
> **Unerwünschte Wirkungen:** Lokale Schleimhautschäden (vor allem Ösophagusschleimhaut und Magenschleimhaut)
> **Klinische Anwendung:** Therapie der manifesten Osteoporose, Morbus Paget, tumorinduzierte Osteolysen
> **Kontraindikationen:** Schwere Niereninsuffizienz, Schwangerschaft, Stillzeit

Östrogene/SERM

Östrogene und selektive Östrogenrezeptormodulatoren (SERM) können aufgrund ihrer antiresorptiven Eigenschaften bei Beachtung von Kontraindikationen und Risiken insbesondere zur Behandlung der postmenopausalen Osteoporose vorübergehend eingesetzt werden (▶ Kap. 50).

Calcitonin

Calcitonin **wirkt direkt hemmend auf die Osteoklastenaktivität** und **senkt** zudem **die Plasma-Calciumkonzentration**. Da die antiresorptive Wirkung des Calcitonins der der Bisphosphonate unterlegen ist, **spielt Calcitonin klinisch** nur noch eine **untergeordnete Rolle**. Es kommt bei verschiedenen Formen der Hyperkalzämie und beim Morbus Paget zur Anwendung. Aufgrund eines zusätzlichen nicht genau verstandenen analgetischen Effekts wird es zur adjuvanten Therapie akuter Knochenschmerzen z. B. durch tumorbedingte Osteolyse oder nach frischen Wirbeleinbrüchen infolge Osteoporose eingesetzt.

Meist wird **synthetisches Lachs-Calcitonin** angewendet, das stärker wirkt. Auch **synthetisches humanes Calcitonin** kann verwendet werden. Calcitonin wird s. c. oder i. m. injiziert oder in Form eines Nasensprays angewendet. Die Plasmahalbwertszeit beträgt etwa 1 Stunde, die Wirkdauer einer Injektion 6–10 Stunden.

Anti-RANKL-Antikörper (Denosumab)

Denosumab ist ein Antikörper gegen den RANK-Liganden RANKL, der eine wichtige Rolle bei der Bildung von Osteoklasten und der Steuerung der Osteoklastenaktivität spielt (◻ Abb. 52.3). Die Gabe von Denosumab führt zur **Hemmung der Bildung und Funktion von Osteoklasten** und hat damit einen antiresorptiven Effekt. Alle 6 Monate s. c. gegeben, kann Denosumab zur Behandlung der postmenopausalen Osteoporose sowie zur Therapie von Knochenverlust unter Androgenentzugstherapie beim Prostatakarzinom des Mannes eingesetzt werden. Eine höhere Dosis alle 4 Wochen gegeben ist für die Prävention skelettärer Komplikationen von Knochenmetastasen zugelassen.

RANKL besitzt auch eine wichtige Funktion im Immunsystem. Es kann daher unter der Gabe von Denosumab zu schwerwiegenden **Infektionen** kommen. Außerdem werden **Hautschäden, Pankreatitiden, Katarakte** und **Hypokalzämien** beobachtet.

Eine abschließende Bewertung des Nutzen-Risiko-Verhältnisses einer Therapie mit Denosumab ist derzeit noch nicht möglich.

52.2.3 Pharmaka, die den Knochenanbau steigern

Parathormon (PTH)

Während eine kontinuierliche Gabe von PTH, ähnlich wie im Rahmen eines primären Hyperparathyreoidismus, zur Osteopenie führt, **fördert eine intermittierende Gabe das Knochenwachstum**. Dieser schon seit Jahrzehnten bekannte paradoxe Effekt ist bis heute nicht genau verstanden, wird jedoch zur Behandlung der Osteoporose ausgenutzt. Zur Anwendung kommt das N-terminale Fragment PTH$_{1-34}$, das **Teriparatid** genannt wird. Dessen Wirkung ist mit der des vollen PTH vergleichbar.

Teriparatid wird in der Regel 1-mal täglich s. c. gegeben. Teriparatid kann bei manifester Osteoporose mit hohem Frak-

turrisiko gegeben werden. Die Anwendung ist wegen eines möglichen Osteosarkomrisikos auf 24 Monate beschränkt.

Fluoride

Die Gabe von Fluoriden führt zur Stimulation der Aktivität von Osteoblasten sowie zur daraus resultierenden Erhöhung der Knochendichte. Allerdings geht die Zunahme der Knochendichte nicht mit einer erhöhten Stabilität einher. Fluoride spielen daher in der Therapie der Osteoporose keine Rolle mehr. Ihre medizinische Bedeutung beschränkt sich auf die Kariesprophylaxe in Regionen mit niedriger Fluoridversorgung durch das Trinkwasser.

Strontiumranelat

Strontiumranelat führt zur **Stimulation der Knochenneubildung** und zur **Hemmung des Knochenabbaus**. Der genaue Wirkmechanismus ist bisher unklar, könnte aber darauf beruhen, dass sich Sr^{2+}-Ionen ähnlich wie Ca^{2+}-Ionen verhalten. Strontiumranelat kann zur Behandlung der **postmenopausalen Osteoporose** eingesetzt werden.

Nach oraler Gabe liegt seine Bioverfügbarkeit bei 25%, die Plasmahalbwertszeit beträgt etwa 60 Stunden, die Ausscheidung erfolgt renal und biliär. Ein Teil des bioverfügbaren Strontiumranelats wird in den Knochen eingebaut.

Die Bioverfügbarkeit von Strontiumranelat kann durch Milch, Milchprodukte sowie Ca^{2+}-haltige Arzneimittel und Antazida reduziert werden. Ein Abstand von mindestens 2 Stunden sollte bei gleichzeitiger Verabreichung von Strontiumranelat und derartigen Produkten berücksichtigt werden.

Unter Therapie mit Strontiumranelat kann es zu **unerwünschten Wirkungen** wie Übelkeit, Diarrhö, Dermatitis, Ekzemen, Kopfschmerzen und Bewusstseinsstörungen kommen. Auch über Krampfanfälle und erhöhte Inzidenz venöser Thromboembolien und Herzinfarkten sowie über schwere Überempfindlichkeitsreaktionen ist berichtet worden. Das **Nutzen-Risiko-Verhältnis** ist eher **ungünstig**.

Weiterführende Literatur

Canalis E, Giustina A, Bilezikian JP (2007) Mechanisms of anabolic therapies for osteoporosis. N Engl J Med 357: 905–916

Feldman D, Krishnan AV, Swami S et al. (2014) The role of vitamin D in reducing cancer risk and progression. Nat Rev Cancer 14: 342–357

Gunta SS, Thadhani RI, Mak RH (2013) The effect of vitamin D status on risk factors for cardiovascular disease. Nat Rev Nephrol 9: 337–347

Kawai M, Modder UI, Khosla S, Rosen CJ (2011) Emerging therapeutic opportunities for skeletal restoration. Nat Rev Drug Discov 10: 141–156

Khosla S, Oursler MJ, Monroe DG (2012) Estrogen and the skeleton. Trends Endocrinol Metab 23: 576–581

Lacey DL, Boyle WJ, Simonet WS et al. (2012) Bench to bedside: elucidation of the OPG-RANK-RANKL pathway and the development of denosumab. Nat Rev Drug Discov 11: 401–419

Marie PJ (2006) Strontium ranelate: a dual mode of action rebalancing bone turnover in favour of bone formation. Current Opinion in Rheumatology 18: 11–15

Plum LA, DeLuca HF (2010) Vitamin D, disease and therapeutic opportunities. Nat Rev Drug Discov 9: 941–955

Poole KE, Compston JE (2012) Bisphosphonates in the treatment of osteoporosis. BMJ 344: e3211

Rachner TD, Khosla S, Hofbauer LC (2011) Osteoporosis: now and the future. Lancet 377: 1276–1287

Raisz LG (2005) Pathogenesis of osteoporosis: concepts, conflicts and prospects, JCI 115: 3318–3325

Rosen CJ (2011) Clinical practice. Vitamin D insufficiency. N Engl J Med 364: 248–254

Steddon SJ and Cunningham J (2005) Calcimimetics and calcilytics – fooling the calcium receptor, Lancet 365, 2237–2239

Retinoide

S. Offermanns

M. Freissmuth et al., *Pharmakologie und Toxikologie*,
DOI 10.1007/978-3-662-46689-6_53, © Springer-Verlag Berlin Heidelberg 2016

Als Retinoide im engeren Sinne bezeichnet man das Hormon Retinsäure sowie seine Derivate und synthetischen Analoga. Die Retinsäure ist eines der Endprodukte des Vitamin-A-Stoffwechsels und spielt eine wichtige Rolle bei der Regulation von Zellproliferation und -differenzierung, vor allem in epithelialen Geweben. Da nicht alle biologischen Wirkungen von Vitamin A durch die Retinsäure vermittelt werden, sind die Begriffe »Retinoide« und »Vitamin A« nicht identisch.

53.1   Grundlagen

Lernziele

- Synthese von Retinsäure im Rahmen des Vitamin-A-Stoffwechsels
- Wirkungen von Retinsäure

53.1.1 Synthese von Retinsäure im Rahmen des Vitamin-A-Stoffwechsels

Die wichtigste endogene Retinsäureform, die **all-*trans*-Retinsäure,** wird nur zu einem geringen Anteil direkt aus der Nahrung aufgenommen. Die überwiegende Menge muss dem Körper in Form von Vorstufen zugeführt werden. Zu diesen Vorstufen gehören z. B. das **pflanzliche Provitamin β-Carotin** sowie die in tierischer Nahrung enthaltenen **Vitamin-A-Formen Retinol und Retinylester** (◘ Abb. 53.2).

Die pflanzlichen Carotine werden als sehr lipophile Substanzen im Dünndarm zusammen mit anderen Lipiden resorbiert und in den Enterozyten je nach Bedarf in die Vitamin-A-Form **all-*trans*-Retinal** gespalten (◘ Abb. 53.1). Retinal kann zum Teil durch Aldehyddehydrogenase in all-*trans*-Retinsäure umgesetzt werden. Der überwiegende Teil des all-*trans*-Retinals wird zu all-*trans*-Retinol reduziert.

> **Retinol und die durch Veresterung mit Fettsäuren daraus entstehenden Retinsäureester sind wichtige Transport- und Speicherformen der Retinsäure.**

Als Speicherorgane dienen die Ito-Zellen der Leber sowie Hoden, Retina und Lunge. Bei Bedarf wird Retinol aus den Speichern freigesetzt. Der Transport von Retinol im Blut erfolgt in Form eines Komplexes mit dem retinolbindenden Protein (RBP) und Transthyretin. In der Zielzelle entsteht aus Retinsäureestern bzw. Retinol nach Umwandlung in all-*trans*-Retinal über das Enzym Alkoholdehydrogenase (ADH) Retinsäure (◘ Abb. 53.1).

Neben der all-*trans*-Retinsäure ist **all-*trans*-Retinal** ein wichtiges Produkt des Vitamin-A-Stoffwechsels. All-*trans*-Retinal wird nach Umwandlung in **11-*cis*-Retinal** in die retinalen **Lichtrezeptormoleküle** Rhodopsin und Opsine eingebaut. In diesen zur Gruppe der G-Protein-gekoppelten Rezeptoren gehörenden Proteine fungiert 11-*cis*-Retinal als konstitutiver Ligand, der nach Lichteinwirkung in all-*trans*-Retinal isomeriert und dadurch den Rezeptor aktiviert.

53.1.2 Wirkungen von Retinsäure

Das im Rahmen einer **Vitamin-A-Hypovitaminose** zu beobachtende Spektrum an Defekten beruht auf dem Mangel an all-*trans*-Retinal und all-*trans*-Retinsäure. Während ein Mangel an all-*trans*-Retinal zur gestörten Dunkeladaptation und Nachtblindheit führt, hat ein Mangel an all-*trans*-Retinsäure Störungen der normalen Funktion der Schleimhäute, der Immunfunktion und während der Schwangerschaft Fehlbildungen des Embryos zur Folge. Im Bereich der Schleimhäute finden sich Hyperkeratosen und Ulzerationen, die zu Xerophthalmie und Atrophie der Schleimhäute des Respirations-, Urogenital- und Magen-Darm-Trakts führen. In der Folge kommt es zu Diarrhöen und schweren Entzündungen des Respirationstrakts.

Eine vermehrte Zufuhr von Vitamin A führt durch die vermehrte Bildung von Retinsäure zur **Hypervitaminose** mit diversen Störungen; beobachtet werden Kopfschmerzen, Übelkeit, Haarausfall, Hepatitiden und diverse Veränderungen der Haut mit exfoliativer Dermatitis, trockener Haut und Cheilosis. Exzessive Zufuhr von Vitamin A bei schwangeren Frauen führt zu fetalen Fehlbildungen wie kraniofazialen Anomalien und Herzfehlbildungen. Retinsäurederivate und synthetische Analoga zeigen häufig eine deutlich stärkere teratogene Wirkung.

> **Retinsäure kann als lebenswichtiges Hormon angesehen werden, das sowohl in der Embryonalentwicklung für die korrekte Morphogenese diverser Organe erforderlich ist als auch eine wichtige Funktion bei der Aufrechterhaltung des Differenzierungszustands von Epithelien sowie im Rahmen von Immunfunktionen hat.**

Die biologischen Wirkungen der Retinsäure werden durch **Retinsäurerezeptoren** vermittelt, die zur Gruppe der nukleären Rezeptoren gehören. Bekannt sind **RARα**, **RARβ** und **RARγ**, die jeweils mit einem Mitglied der RXR-Familie nukleärer Rezeptoren Heterodimere bilden.

Nach Bindung von Retinsäure an RAR kommt es zur Regulation der Expression diverser Gene (◘ Abb. 53.1). Die Aktivierung des RXR-RAR-Heterodimers durch Bindung von Retinsäure an RAR führt in den meisten Fällen zu einer Transaktivierung. RAR kann nach Bindung von Retinsäure auch zur indirekten Transrepression führen, indem es z. B. als Monomer an den aus den Untereinheiten Jun und Fos bestehenden Transkriptionsfaktor AP1 bindet und dessen transaktivierende Aktivität inhibiert (◘ Abb. 53.1).

Welche genaue Rolle den einzelnen Subformen von RAR zukommt, ist zurzeit nicht bekannt. Es gibt Hinweise darauf, dass deren Funktionen teilweise überlappend sind. Sowohl RAR- als auch RXR-Formen können durch das all-*trans*-Retinsäure-Isomer **9-*cis*-Retinsäure** aktiviert werden.

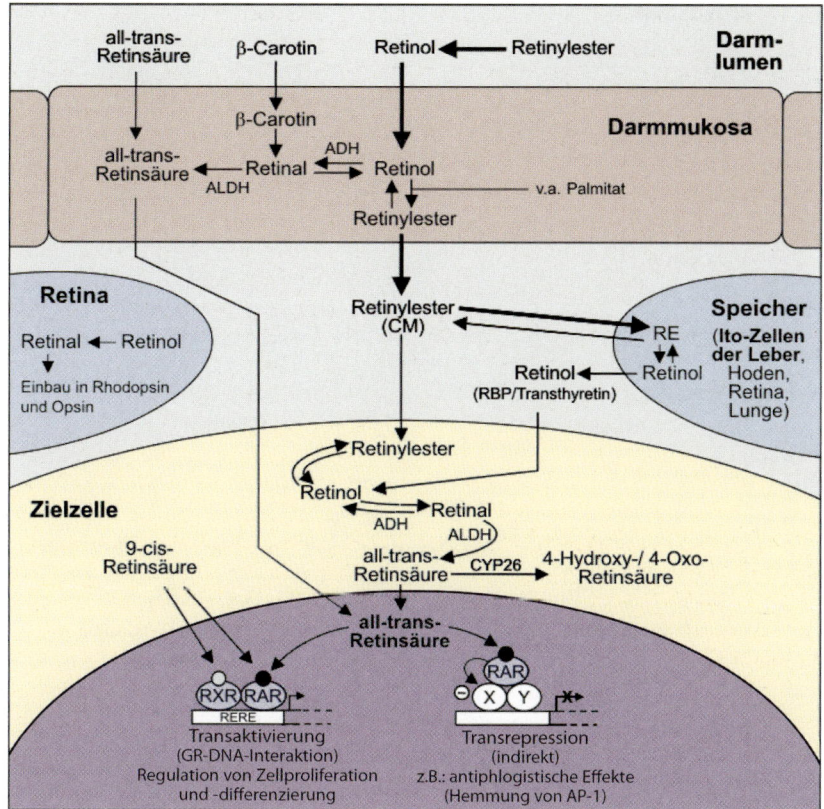

Abb. 53.1 Bildung und Wirkung von all-*trans*-Retinsäure. Als eines der Endprodukte des Vitamin-A-Stoffwechsels entsteht das Hormon all-*trans*-Retinsäure aus Vitamin A. All-*trans*-Retinsäure wird über das Enzym CYP26 zu 4-Hydroxy-Retinsäure sowie zu 4-Oxo-Retinsäure abgebaut. All-*trans*-Retinsäure übt seine Wirkung durch Bindung an den nukleären Rezeptor RAR aus. RAR bildet zum einen Dimere mit dem Rezeptor RXR. Zum anderen kann er mit anderen Transkriptionsfaktoren in der Regel als Monomer interagieren. 9-*cis*-Retinsäure ist ein Agonist an RAR- und RXR-Rezeptoren, während all-*trans*-Retinsäure lediglich RAR-Rezeptoren aktivieren kann. Die physiologische und pathophysiologische Bedeutung von 9-*cis*-Retinsäure ist zurzeit noch unklar. Weitere Details im Text

53.2 Pharmakotherapie

Retinoide spielen besonders in der dermatologischen Pharmakotherapie eine wichtige Rolle:

- Bei der **Psoriasis,** die mit einer Verhornungsstörung einhergeht, kommt es unter der Gabe von Retinoiden zur Reduktion der Keratinisierung sowie zur Auflockerung der Hornschicht. Außerdem kommt dabei die antientzündliche Wirkung der Retinoide zum Tragen.
- Auch bei der **Behandlung der Akne** stellen Retinoide eine wichtige therapeutische Option dar, indem sie die Talgdrüsenaktivität hemmen und stark antikeratinisierend wirken.

Eine weitere therapeutische Anwendung ist die Gabe von all-*trans*-Retinsäure bei der **Behandlung der akuten Promyelozytenleukämie (APL)**. Die APL beruht nicht selten auf einer Chromosomentranslokation, die zur Bildung eines Fusionsproteins aus dem Retinsäurerezeptor RARα und dem ebenfalls als Transkriptionsfaktor fungierenden PML führt. PML-RARα wirkt als dominant-negativer Inhibitor von Transakti-

vierungsprozessen. Dadurch kommt es zur Blockade der Expression von Genen, die für die normale Differenzierung der Promyelozyten benötigt werden. Dieser Differenzierungsblock kann durch Gabe von all-*trans*-Retinsäure aufgehoben werden.

In den 1960er Jahren wurde als erstes Retinoid **all-*trans*-Retinsäure (Tretinoin,** ◻ Abb. 53.2) in die lokale Therapie eingeführt, kurz darauf gefolgt von dem all-*trans*-Retinsäure-Abkömmling **13-*cis*-Retinsäure (Isotretinoin)**, der vor allem systemisch verabreicht wird. Ein ebenfalls unselektiver oral verabreichter RAR-Agonist ist das **Acitretin**, während **9-*cis*-Retinsäure (Alitretinoin)** lokal und systemisch gegeben werden kann. Schließlich stehen neuere Retinoide wie **Adapalen** und **Tazaroten** (◻ Abb. 53.2) mit einer gewissen Selektivität für die Rezeptorsubtypen RARβ und RARγ zur Verfügung, die nur lokal eingesetzt werden.

◼ Pharmakokinetik

Die oral verabreichbaren Retinoide all-*trans*-Retinsäure (Tretinoin), 13-*cis*-Retinsäure (Isotretinoin) sowie Acitretin werden aufgrund ihrer hohen Lipophilie sehr gut resorbiert.

Provitamin

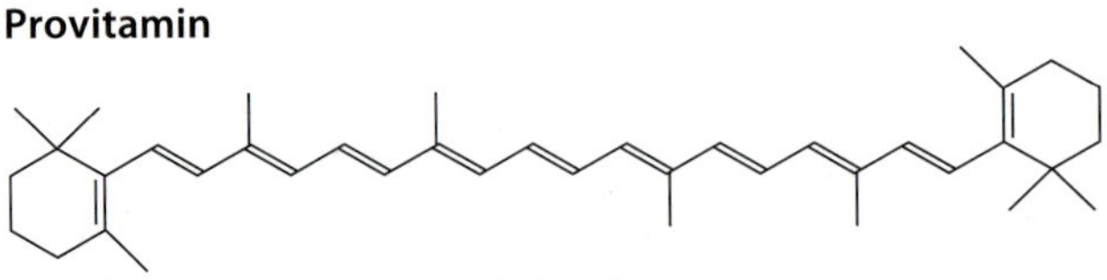

β-Carotin

Vitamin A

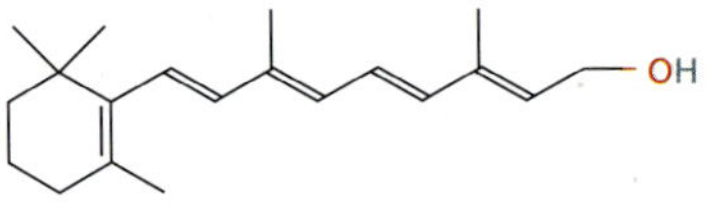

Retinol

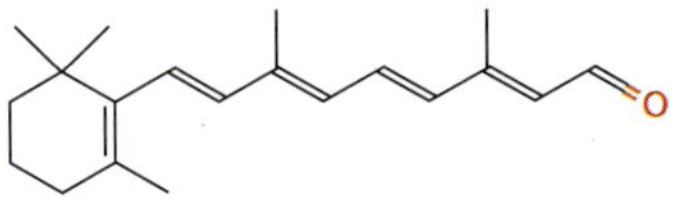

Retinal

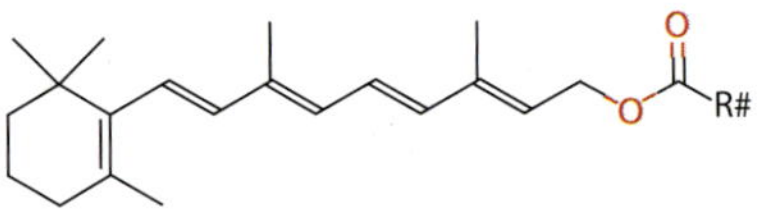

Retinylester

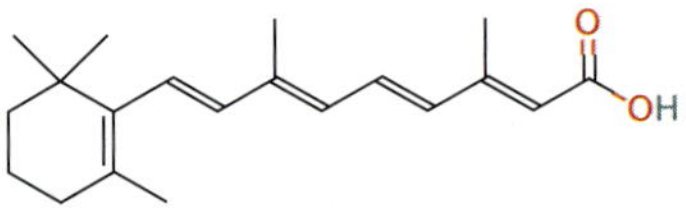

all-trans-Retinsäure (Tretinoin)

Retinoide

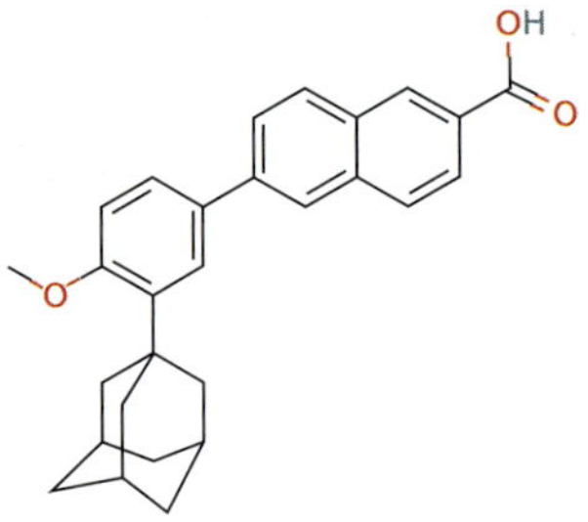

Adapalen

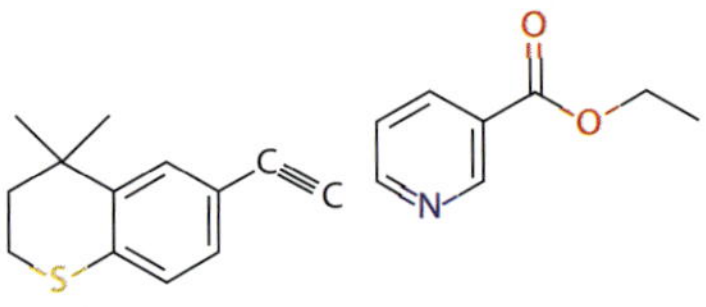

Tazaroten

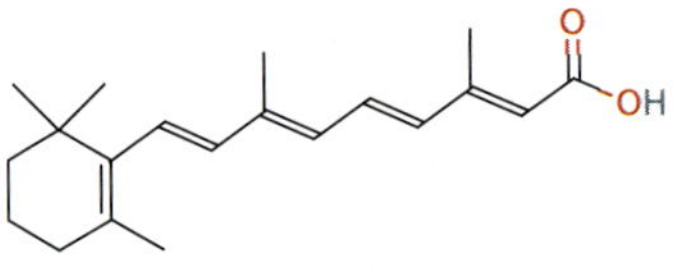

9-cis Retinsäure (Alitretinoin)

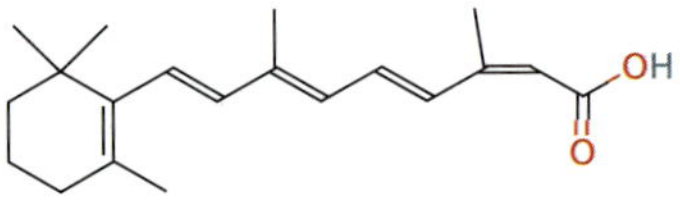

13-cis Retinsäure (Isotretinoin)

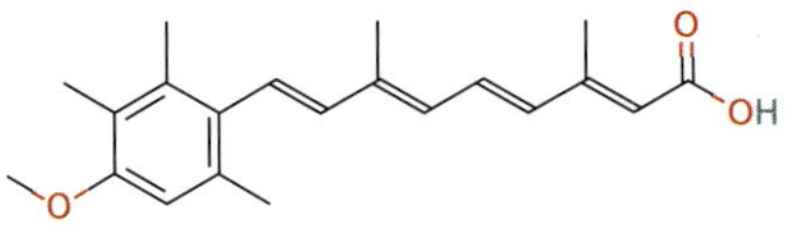

Acitretin

◼ Abb. 53.2 Strukturformeln von Vitamin A und diversen Retinoiden

Die Resorption wird durch fettreiche Mahlzeiten weiter verbessert. Die Bioverfügbarkeit liegt im Bereich von 50–60%. 13-*cis*-Retinsäure wird zu 4-Oxo-Isotretinoin metabolisiert. Acitretin kann zum Teil in das ebenfalls wirksame Etretinat metabolisiert werden. Wesentlicher Metabolit ist 13-*cis*-Acitretin.

Die Plasmahalbwertszeiten der oralen Retinoide liegen im Bereich von 0,5–5 Tagen. Ein Teil der Retinoide wird nach Glucuronidierung in der Leber über Galle und Darm eliminiert.

▪ Unerwünschte Wirkungen

Unerwünschte Wirkungen sind unter der Therapie mit Retinoiden sehr häufig und in der Regel nicht vermeidbar. **Bei topischer Anwendung** kommt es zu typischen **unerwünschten Wirkungen im Bereich der Haut.** Dazu gehören Trockenheit, Rötung, Fotosensibilisierung und Schuppung. Charakteristisch ist eine **Cheilitis bei systemischer Gabe**.

Außerdem werden gelegentlich **Transaminasenanstiege** sowie **Schmerzen im Bereich von Knochen** und **Skelettmuskulatur** beobachtet. Nicht selten findet sich bei prädisponierten Patienten ein **Anstieg der Plasmakonzentration von Triglyzeriden und Cholesterin.**

Retinoide gehören zu den am stärksten **teratogenen Pharmaka.** Die typische **Retinoidembryopathie,** die durch Thymusaplasie, kraniofaziale Defekte sowie Herz-, Skelett- und ZNS-Veränderungen geprägt ist, tritt typischerweise während des 1. Trimenons auf. Auch die topische Anwendung ist nicht ohne teratogenes Risiko.

❗ Cave

Retinoide sind daher in der Schwangerschaft sowie bei Frauen im gebärfähigen Alter ohne Schwangerschaftsprävention kontraindiziert.

▪ Klinische Anwendung

Retinoide können lokal und systemisch bei schweren dermatologischen Erkrankungen wie **Acne vulgaris** oder **Psoriasis** eingesetzt werden. Außerdem kommt all-*trans*-Retinsäure bei der Therapie bei Patienten mit **Promyelozytenleukämie** zur Anwendung.

▪ Kontraindikationen

Schwangerschaft stellt eine absolute Kontraindikation dar. Gebärfähige Frauen dürfen nur in Ausnahmefällen bei strenger Indikationsstellung und unter Berücksichtigung aller möglichen Vorsichtsmaßnahmen mit Retinoiden behandelt werden. Eine Therapie sollte stets unter Konzeptionsschutz erfolgen, der 1 Monat vor der Therapie beginnen sowie während der Therapie und 1 Monat (Isotretinoin) bzw. 2 Jahre (Acitretin) nach Absetzen gewährleistet sein sollte.

Steckbrief Retinoide

Wirkmechanismus: Förderung der epithelialen Differenzierung, Hemmung der Talgdrüsenproduktion sowie antiproliferative Effekte durch Aktivierung des Retinsäurerezeptors

Pharmakokinetik: Gute Resorption nach oraler Gabe, in der Regel hohe Bioverfügbarkeit, Plasmahalbwertszeit 1 bis mehrere Tage

Unerwünschte Wirkungen:
- Bei topischer Anwendung: Trockenheit, Rötung, Fotosensibilisierung
- Bei systemischer Gabe: Cheilitis, Transaminaseanstiege, Knochen- und Muskelschmerzen, Hypertriglyzeridämie und Hypercholesterinämie, Teratogenität!

Klinische Anwendung: Behandlung dermatologischer Erkrankungen wie Acne vulgaris und Psoriasis sowie seltener Formen der akuten myeloischen Leukämie

Kontraindikation: Schwangerschaft

Weiterführende Literatur

Abu J, Batuwangala M, Herbert K, Symonds P (2005) Retinoic acid and retinoid receptors: potential chemopreventive and therapeutic role in cervical cancer. Lancet Oncol 6: 712–720

Dawson MI, Zhang X (2002) Discovery and design of retinoic acid receptor and retinoid X receptor class- and subtype-selective synthetic analogs of all-*trans*-retinoid acid and 9-*cis*-retinoic acid. Curr Med Chem 9: 623–637

Dawson MI, Xia Z (2012) The retinoid X receptors and their ligands. Biochim Biophys Acta 1821: 21–56

Ellis CN, Krach KJ (2001) Uses and complications of isotretinoin therapy. J Am Acad Dermatol 45:150–157

Maire A, Alvarez S, Shankaranarayanan P et al. (2012) Retinoid receptors and therapeutic applications of RAR/RXR modulators. Curr Top Med Chem 12: 505–527

Petkovich PM (2001) Retinoid acid metabolism. J Am Acad Dermatol 45: 136–142

Ross SA, McCaffery PJ, Drager UC, De Luca LM (2000) Retinoids in embryonal development. Pharmacol Rev 80: 1021–1054

Antidiabetika

S. Offermanns

M. Freissmuth et al., *Pharmakologie und Toxikologie*,
DOI 10.1007/978-3-662-46689-6_54, © Springer-Verlag Berlin Heidelberg 2016

Die Behandlung des Diabetes mellitus zielt zum einen auf die Vermeidung der akuten Folgen einer erhöhten Blutglucosekonzentration. Zum anderen stellt sie eine Prophylaxe gegen die bei länger bestehendem Diabetes sich entwickelnden teilweise gravierenden Langzeitfolgen dar. Im vorliegenden Kapitel werden die physiologischen und pathophysiologischen Grundlagen der Stoffwechselregulation durch Insulin und die zur Behandlung des Diabetes verfügbaren Pharmaka dargestellt. Der praktische Einsatz von Antidiabetika wird am Beispiel der Behandlung des Typ-2-Diabetes mellitus verdeutlicht.

54.1   Stoffwechselregulation durch Insulin

Lernziele

Stoffwechselregulation durch Insulin
— Insulinsynthese und -freisetzung
— Wirkungen von Insulin (Leber, Fettgewebe, Muskulatur)
— Insulinrezeptor

54.1.1 Insulinsynthese und -freisetzung

Die in den β-Zellen des Pankreas synthetisierte Vorstufe des Insulins, das **Präproinsulin**, trägt am N-Terminus ein Signalpeptid, das die Einschleusung der Insulinvorstufe ins raue endoplasmatische Retikulum (ER) vermittelt. Nach Abspaltung des Signalpeptids gelangt das **Proinsulin** in den Golgi-Apparat und von dort in die sekretorischen Granula. Im Golgi-Apparat und in den sekretorischen Granula erfolgt die Umwandlung von Proinsulin in **Insulin** durch proteolytische Abspaltung des **C-Peptids** (◨ Abb. 54.1).

Das entstehende Insulin besteht aus der A- und B-Kette, die durch 2 Disulfidbrücken verbunden sind. Das C-Peptid verbleibt in den Granula und wird in äquimolaren Mengen zusammen mit Insulin ins Blut ausgeschüttet. Bei Patienten, die mit synthetischem Insulin behandelt werden, kann die Bestimmung der C-Peptid-Konzentration im Blut als Maß für die körpereigene Insulinausschüttung herangezogen werden.

Die **Freisetzung von Insulin** erfolgt **durch Exozytose der insulinhaltigen Granula.** Analog zu anderen Prozessen der geregelten Exozytose wird dieser Vorgang vor allem durch einen Anstieg der intrazellulären Ca^{2+}-Konzentration ausgelöst.

> **Wichtigster Stimulus der Insulinfreisetzung aus β-Zellen ist ein Blutglucose-Konzentrationsanstieg.**

Glucose gelangt durch den insulinunabhängigen Glucosetransporter **GLUT1** in die β-Zelle und wird nach Aufnahme in die Zelle durch die Glucokinase zu Glucose-6-Phosphat phosphoryliert (◨ Abb. 54.2). Der Abbau von Glucose-6-Phosphat über die Glykolyse sowie den Krebs-Zyklus in den Mitochondrien führt zum Anstieg der zellulären ATP-Konzentration und zum Abfall der ADP-Konzentration.

Die **Erhöhung des ATP/ADP-Quotienten** bewirkt eine **Schließung ATP-sensitiver K^+-Kanäle (K_{ATP}).** K_{ATP}-Kanäle der β-Zelle bestehen aus 4 porenbildenden Untereinheiten

(Kir6.2) und 4 akzessorischen Untereinheiten (SUR1) (◨ Abb. 54.8). Die Bindung von ATP an die Kir6.2-Untereinheit führt zur Schließung von K_{ATP}-Kanälen. Dadurch kommt es zur **Depolarisation der β-Zellen,** wodurch **spannungsabhängige Ca^{2+}-Kanäle vom L- und R-Typ geöffnet** werden (◨ Abb. 54.2). Der so ausgelöste Einstrom von Ca^{2+} führt zum **Anstieg der intrazellulären Ca^{2+}-Konzentration** und zur **Auslösung der Exozytose** insulinhaltiger Granula.

Glucose steigert die Insulinfreisetzung nicht nur direkt nach Aufnahme in β-Zellen, sondern kann dies auch indirekt unter Vermittlung der intestinalen Hormone **Glucagon-Like Peptide 1 (GLP-1)** sowie **Gastric Inhibitory Peptide (GIP)** bewirken. Nach oraler Aufnahme von Glucose setzen K-Zellen im Epithel des oberen Dünndarms GIP und L-Zellen im Epithel des unteren Dünndarms GLP-1 frei (◨ Abb. 54.11). GIP und GLP-1, die auch als **Inkretine** bezeichnet werden, gelangen dann über den Blutweg zu den β-Zellen, wo sie nach Aktivierung G-Protein-gekoppelter Rezeptoren über das G-Protein Gs zum Anstieg der cAMP-Konzentration führen und dadurch die glucoseinduzierte Freisetzung von Insulin steigern (◨ Abb. 54.2).

Die durch Glucose direkt und indirekt ausgelöste Insulinsekretion wird durch eine Vielzahl weiterer Hormone, Transmitter und Nährstoffe moduliert:

- **Acetylcholin** und **vasoaktives intestinales Peptid (VIP),** die von parasympathischen Nervenendigungen freigesetzt werden, stimulieren Sekretion und Synthese von Insulin, während das aus sympathischen Nervenenden freigesetzte Noradrenalin über $α_2$-adrenerge Rezeptoren die Insulinfreisetzung hemmt.
- Das in α-Zellen des Pankreas gebildete **Glucagon** steigert die Insulinfreisetzung.
- Das in δ-Zellen des Pankreas gebildete **Somatostatin** hemmt die Insulinfreisetzung.
- **Freie Fettsäuren** führen zu verstärkter Insulinsekretion. Dies geschieht teils direkt über G-Protein-gekoppelte Rezeptoren (FFA1/GPR40) auf β-Zellen, teils indirekt durch Stimulation der GLP-1-Freisetzung aus intestinalen Zellen über den G-Protein-gekoppelten Rezeptor GPR120.

Unter den sauren Bedingungen der insulinhaltigen Granula liegt Insulin überwiegend als **Hexamer** vor. Nach Ausschüttung ins Blut der Portalvene erfolgt die Dissoziation in **monomeres Insulin.** Die pulsatil erfolgende basale Insulinfreisetzung wird nach einer Mahlzeit um ein Vielfaches gesteigert.

54.1.2 Wirkungen von Insulin

Insulin ist der wichtigste Regulator der Aufnahme, Umsetzung und Speicherung zellulärer Nährstoffe nach einer Mahlzeit. Es wirkt **anabol,** indem es die Aufnahme von Glucose, freien Fettsäuren und Aminosäuren in einigen Geweben steigert, die Umsetzung in Speicherformen wie Glykogen, Triglyzeride und Proteine fördert und den Abbau dieser Speicherformen hemmt. Die wichtigsten Zielorgane des Insulins

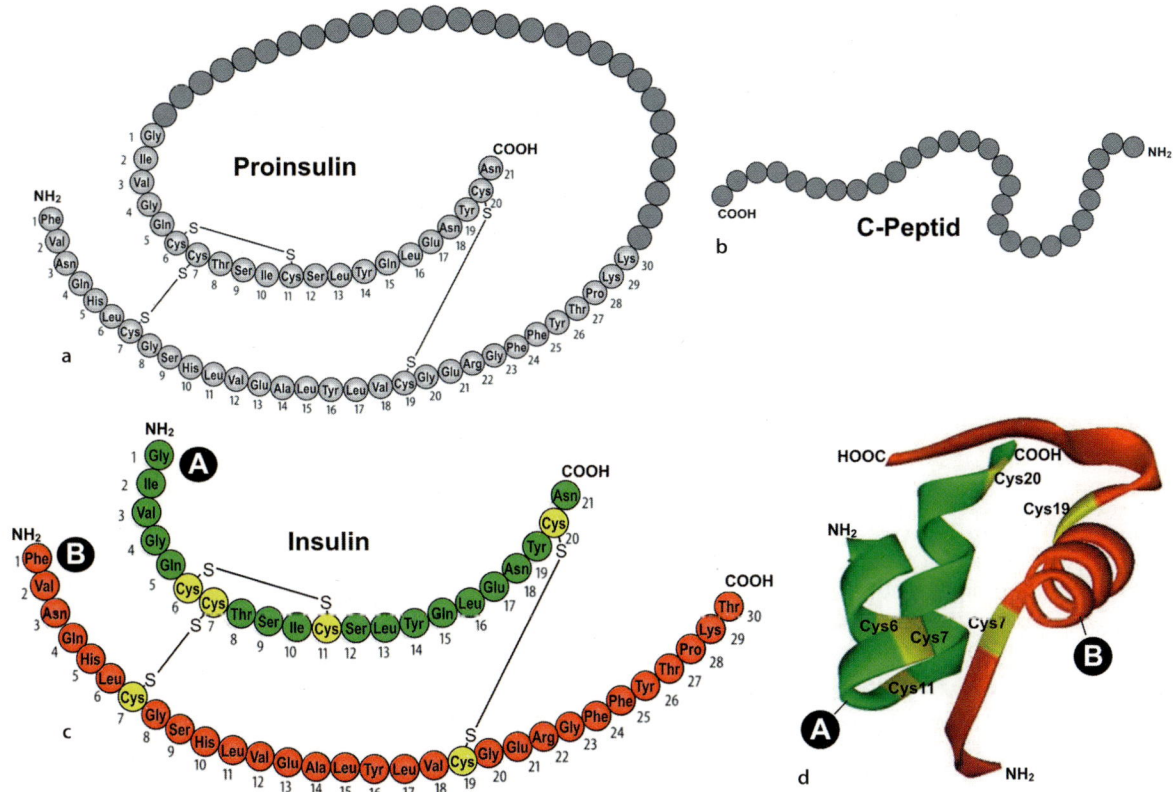

Abb. 54.1a–d Struktur und Prozessierung von Proinsulin.
a Aus dem in den β-Zellen synthetisierten Präproinsulin entsteht durch Abspaltung des Signalpeptids Proinsulin.
b, c Proinsulin wird durch proteolytische Abspaltung des 33 Aminosäuren langen C-Peptids in Insulin umgewandelt. A-Kette (21 Aminosäuren) und B-Kette (30 Aminosäuren) des Insulins sind durch 2 Disulfidbrücken verbunden. Die A-Kette besitzt eine zusätzliche Disulfidbindung.
d 3D-Darstellung des Insulins mit den Ketten A (*grün*) und B (*rot*) sowie den disulfidbrückenbildenden Cysteinresten (*gelb*)

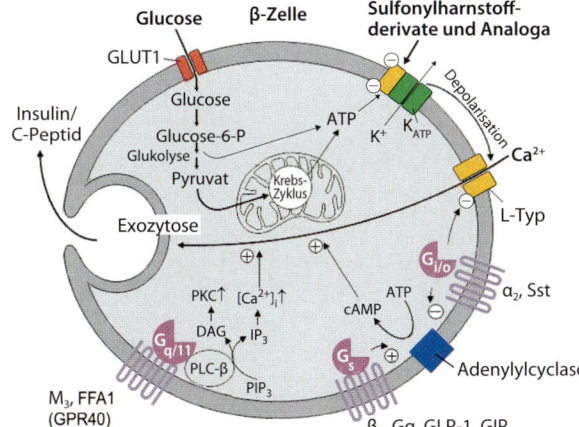

Abb. 54.2 Regulation der Insulinfreisetzung aus β-Zellen.
Das nach Glucoseaufnahme vermehrt entstehende ATP hemmt den K_{ATP}-Kanal. Die dadurch ausgelöse Depolarisation verursacht über die Öffnung spannungsabhängiger Ca^{2+}-Kanäle einen Ca^{2+}-Einstrom. Folge davon ist die Freisetzung insulinhaltiger Vesikel. Sulfonylharnstoffderivate und Analoga fördern die Insulinfreisetzung ebenfalls durch Hemmung des K_{ATP}-Kanals. Diverse Mediatoren modulieren die Freisetzung von Insulin. So führen Acetylcholin durch Aktivierung von M_3-Rezeptoren und freie Fettsäuren durch Aktivierung des Rezeptors FFA1 (GPR40) zur Freisetzung von intrazellulär gespeichertem Ca^{2+}. Auch ein Anstieg der intrazellulären cAMP-Konzentration durch Aktivierung Gs-gekoppelter Rezeptoren führt zur Verstärkung der Exozytose. Dazu gehören z. B. Rezeptoren für Glucagon (*Gg*), Glucagon-Like Peptide 1 (GLP-1), Gastric-Inhibitory Peptide (GIP) und der $β_2$-adrenerge Rezeptor. Die Insulinfreisetzung wird gehemmt durch Aktivierung Gi/Go-gekoppelter Rezeptoren (z. B. Somatostatin-[*Sst*-]Rezeptoren oder $α_2$-Adrenozeptoren)

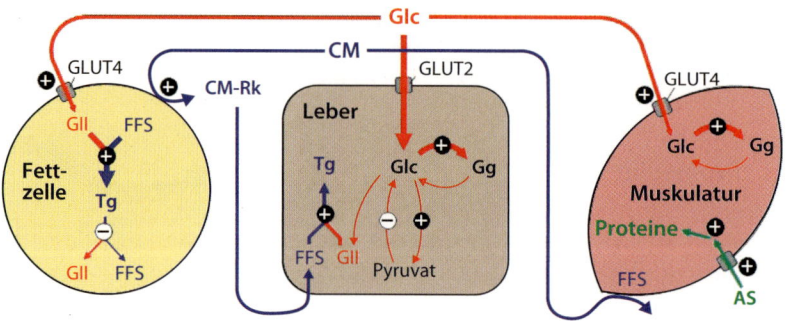

Abb. 54.3 Haupteffekte des Insulins an seinen Zielorganen Leber, Fettgewebe und Muskulatur. Wichtigste Stoffwechselwege in der Postprandialphase und ihre Beeinflussung durch Insulin. + = durch Insulin stimuliert; – = durch Insulin inhibiert; Glc = Glucose; CM = Chylomikronen; CM-Rk = Chylomikronenrestkörper; TG = Triglyzeride; Gg = Glykogen; FFS = freie Fettsäuren; Gll = Glycerol; AS = Aminosäuren; GLUT2/GLUT4 = Glucosetransporter 2/4

sind **Leber**, **Fettgewebe** und **Skelettmuskulatur** (Tab. 54.1; Abb. 54.3).

Wirkungen auf die Leber

Etwa 50% des nach einer Mahlzeit sezernierten Insulins wird bei der 1. Passage in der Leber extrahiert, die andere Hälfte erscheint im peripheren Blut. **Glucose gelangt** zunächst insulinunabhängig **über den Glucosetransporter GLUT2 in die Leber** und wird dort durch die Glucokinase in Glucose-6-Phosphat umgewandelt.

Unter dem Einfluss von Insulin kommt es zur **Steigerung der Glykogensynthese durch Hemmung der Glykogen-Synthase-Kinase 3 (GSK-3)**, die die Glykogensynthase phosphoryliert und dadurch inhibiert. Parallel dazu wird der Glykogenabbau durch Inhibition der Glykogenphosphorylase gehemmt.

Auch die **Gluconeogenese wird gehemmt**, indem Insulin die Transkription von Schlüsselenzymen der Gluconeogenese vermindert. Die **Glykolyse** wird hingegen **gesteigert**.

Folge ist eine **Verminderung der Glucosebildung und -freisetzung**.

Wirkungen auf das Fettgewebe

Insulin **steigert die Aufnahme von Glucose** und **freien Fettsäuren**. Die Aufnahme von Glucose nimmt unter dem Einfluss von Insulin durch **vermehrten Einbau des Glucosetransporters GLUT4 in die Plasmamembran** zu, die Freisetzung freier Fettsäuren wird im Fettgewebe durch **Steigerung der Lipoproteinlipaseaktivität** durch Insulin erhöht und die Aufnahme freier Fettsäuren nimmt zu. Glucose und freie Fettsäuren stehen somit vermehrt für die Synthese von Triglyzeriden zur Verfügung. Die **Triglyzeridsynthese wird gesteigert**, während parallel die **Lipolyse gehemmt** wird.

Wirkungen auf die Muskulatur

Ein großer Teil der nach einer Mahlzeit im Blut anfallenden Glucose wird insulinabhängig von der Skelettmuskulatur aufgenommen. Die **Steigerung der Glucoseaufnahme durch**

Tab. 54.1 Insulineffekte auf den Metabolismus von Leber, Fettgewebe und Muskel

Organ	Effekt	Mechanismus
Leber	Glykogensynthese↑	Akt-abhängige Phosphorylierung und Inhibition der Glykogensynthase-Kinase 3 (GSK3)
	Gluconeogenese↓ Glykolyse↑	Akt-abhängige Hemmung von Phosphoenolpyruvat-Carboxykinase (PEPCK) und Glucose-6-Phosphatase; Induktion von Pyruvatkinase und Glycerinaldehyd-Dehydrogenase
Fettgewebe	Glucoseaufnahme↑	Translokation GLUT4-haltiger Vesikel
	Triglyzeridsynthese↑ Trigyceridabbau↓	Aktivierung der Lipoproteinlipase; Induktion der Fettsäuresynthese; Hemmung der Lipolyse durch Aktivierung der Phosphodiesterase (PDE3B) und Hemmung der Adenylylzyklase (Laktat, HCA_1) → cAMP-Spiegel↓
Skelettmuskel	Glucoseaufnahme↑	wie Fettgewebe
	Glykogensynthese↑	wie Leber
	Proteinsynthese↑	Aktivierung von Aminosäureaufnahme, Stimulation der mRNA-Translation über p70S6-Kinase und Elongationsfaktor 4

Insulin erfolgt wie im Fettgewebe durch vermehrten Einbau des Glucosetransporters **GLUT4**. Die in den Skelettmuskel aufgenommene Glucose wird wie in der Leber durch **Stimulation der Glykogensynthese** und **Hemmung des Glykogenabbaus** in Form von Glykogen gespeichert.

54.1.3 Insulinrezeptor

Die Wirkungen des Insulins an seinen Zielorganen werden durch den Insulinrezeptor vermittelt, der zur Gruppe der **Rezeptor-Tyrosinkinasen** gehört. Der Rezeptor besteht aus 2 extrazellulären α- und 2 β-Untereinheiten, die die Plasmamembran durchspannen und im intrazellulären Teil die Tyrosinkinasedomäne tragen (◘ Abb. 54.4).

Die Insulinbindung an den extrazellulären Teil des Rezeptors führt zur Konformationsänderung, die in einer **Autophosphorylierung des Rezeptors an mehreren Tyrosinresten** resultiert. Die phosphorylierten Tyrosinreste der Insulinrezeptor-β-Untereinheit bilden nun **Andockstellen** für verschiedene zytoplasmatische Proteine, von denen die **Insulinrezeptorsubstrate (IRS)** die wichtigsten sind. Die Bindung von IRS an den autophosphorylierten Insulinrezeptor führt zur Phosphorylierung von IRS wiederum an Tyrosinresten, die dann ihrerseits als Andockstellen für weitere Proteine fungieren (◘ Abb. 54.4).

So bindet z. B. der Komplex aus Grb2 und dem Ras-aktivierenden Protein Sos an IRS und es kommt über die Aktivierung von Ras zur **Stimulation des MAP-Kinase-Signalweges**, über den Insulin z. B. Zellwachstum und verschiedene transkriptionelle Prozesse beeinflusst.

Wichtigster durch IRS-Proteine aktivierter Effektor ist die **Phosphatidylinositol-3-Kinase (PI3K)**, die nach Bindung an IRS Phospholipidsubstrate in der Plasmamembran zu Phosphatidylinositol-3-Phosphat (PIP3) umwandeln kann. PIP3 führt dann über die Rekrutierung von PDK-Kinasen zur **Phosphorylierung und Aktivierung der Serin-/Threoninkinase Akt**. Akt ist ein zentraler Mediator der zellulären Effekte von Insulin (◘ Abb. 54.4).

Die Phosphorylierung und **Hemmung der Glykogen-Synthase-Kinase-3 (GSK-3) durch Akt** führt zur verminderten Phosphorylierung und Hemmung der Glykogen-Synthase-Kinase durch GSK-3 und vermittelt damit den steigernden Effekt von Insulin auf die Glykogensynthese.

Akt führt über die **Phosphorylierung diverser Transkriptionsfaktoren** zur Veränderung der Genexpression, z. B. zur verminderten Expression der gluconeogenetischen Enzyme Phosphoenolpyruvat Carboxykinase (PEPCK) und Glucose-6-Phosphatase. Umgekehrt kommt es zur vermehrten Expression der Fettsäuresynthase in Fettzellen.

Die Aktivierung der Proteinsynthese durch Akt erfolgt über die **Stimulation der Aktivität der Serin-/Threoninkinase »mammalian Target Of Rapamycin« (mTOR)**. mTOR führt über die Phosphorylierung und Aktivierung der ribosomalen S6-Kinase sowie über die Aktivierung von Translationsinitiationsfaktoren zur Steigerung der Proteinsynthese.

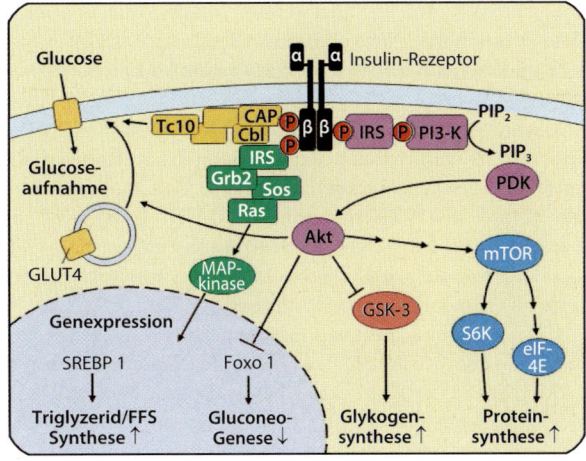

◘ **Abb. 54.4 Insulinrezeptor und durch ihn ausgelöste Signaltransduktionsprozesse.** Details im Text

Akt ist schließlich auch an der insulininduzierten **Steigerung der zellulären Glucoseaufnahme** beteiligt. Insbesondere in Muskulatur und Fettgewebe kommt es unter dem Einfluss von Akt zur vermehrten **Translokation von Glucosetransporter-(GLUT4-)haltigen Vesikeln in die Plasmamembran**. Für die Insertion GLUT4-haltiger Vesikel ist die insulinrezeptorabhängige Aktivierung eines weiteren Signalweges erforderlich. Dieser wird über das Adapterprotein CAP induziert und resultiert in der Aktivierung der monomeren GTPase Tc10 (◘ Abb. 54.4).

54.2 Diabetes mellitus

Lernziele

Diabetes mellitus
- Typ 1
- Typ 2
- Langzeitkomplikationen

Der Diabetes mellitus umfasst eine Reihe von Krankheitsentitäten. Die häufigsten Formen sind der Typ 1 und der Typ 2, die sich in Ätiologie, Pathogenese, klinischem Verlauf und Therapie deutlich unterscheiden. Zusammen mit den nichtdiagnostizierten Personen rechnet man mit einer Prävalenz des Diabetes mellitus von etwa 7–8% der Erwachsenenbevölkerung. Davon sind etwa 90% Typ-2-Diabetiker, 5–8% haben einen Typ-1-Diabetes.

54.2.1 Typ-1-Diabetes-mellitus

Die Mehrzahl der Typ-1-Diabetes-mellitus-Fälle resultieren aus einem **Zusammenspiel genetischer, immunologischer** sowie **umweltabhängiger Faktoren**, die zur **Zerstörung der β-Zellen des Pankreas** führen. In der Regel kann die progrediente Zerstörung der β-Zellen auf einen autoimmunologischen Prozess zurückgeführt werden, von dem man annimmt, dass er durch infektiöse oder umweltbedingte Stimuli ausgelöst und durch β-Zell-spezifische Proteine aufrechterhalten wird.

Schon bevor der Typ-1-Diabetiker klinisch auffällig wird, lässt sich bei der Mehrzahl der Patienten das Auftreten autoimmunologischer Marker nachweisen. Mit zunehmender Zerstörung der β-Zellen nimmt die Insulinfreisetzung ab. Sind etwa 80% der β-Zellen zerstört, kann eine normale Glucosetoleranz nicht mehr aufrechterhalten werden und der Typ-1-Diabetes mellitus wird klinisch apparent.

Das typische Manifestationsalter des Typ-1-Diabetes liegt zwischen dem 15. und 25. Lebensjahr. Nach der Erstmanifestation wird in der Regel eine Übergangsphase beobachtet, in der eine Kontrolle der Stoffwechsellage durch diätetische Maßnahmen oder geringe Insulindosen erreicht werden kann. Mit fortlaufender Zerstörung der noch vorhandenen β-Zellen versiegt die endogene Insulinproduktion jedoch zunehmend und die Patienten weisen schließlich eine **komplette Insulindefizienz** auf, sodass sie **vollständig auf exogene Insulinzufuhr angewiesen** sind.

54.2.2 Typ-2-Diabetes-mellitus

Der Typ-2-Diabetes-mellitus geht einher mit:
- Resistenz gegenüber Insulin
- Verminderter Insulinsekretion
- Erhöhter hepatischer Glucoseproduktion

Er resultiert meistens aus einem Zusammenspiel von **genetischer Prädisposition** und einem Lebensstil, der mit relativ **hoher Energiezufuhr bei vergleichsweise geringem Energieverbrauch (körperliche Aktivität)** verbunden ist. Letzteres wird insbesondere dadurch deutlich, dass die meisten Typ-2-Diabetiker übergewichtig sind und sich die Mehrzahl der Typ-2-Diabetes-Erkrankungen auf dem Boden eines metabolischen Syndroms entwickeln.

Das **metabolische Syndrom** ist eine typische Wohlstandserkrankung mit folgenden 4 Kardinalsymptomen:
- **Übergewicht** (BMI > 30 kg/m²)
- **Dyslipidämie** (Triglyzeride erhöht, HDL-Cholesterin vermindert)
- **arterielle Hypertonie**
- **Störung der Glucosetoleranz**

Bei den meisten Typ-2-Diabetes-Erkrankungen liegt **zunächst eine Insulinresistenz** vor, die anfangs durch **verstärkte Insulinproduktion und -freisetzung** durch die β-Zellen kompensiert werden kann. Typisch für dieses Stadium ist die **Hyperinsulinämie**.

Mit fortlaufender Dauer der Erkrankung nimmt die Fähigkeit der β-Zellen zur Insulinproduktion jedoch stetig ab und es entwickelt sich eine **gestörte Insulinsekretion**. Im fortgeschrittenen Stadium des Typ-2-Diabetes findet sich eine charakteristische Degeneration der β-Zellen des Pankreas.

Die **Ursachen der Insulinresistenz** sind nicht genau geklärt. Vermutlich sind insbesondere Defekte im Bereich der zellulären Signalweiterleitungsprozesse, die durch Aktivierung des Insulinrezeptors in Gang gesetzt werden, ursächlich für die Insulinresistenz des Typ-2-Diabetikers (◻ Abb. 54.4).

Es gibt Hinweise darauf, dass **chronisch entzündliche Prozesse im Fettgewebe Übergewichtiger** und die insbesondere bei Übergewichtigen **erhöhten Plasmakonzentrationen an freien Fettsäuren** zur Insulinresistenz beitragen. Freie Fettsäuren wirken z. B. inhibitorisch auf Glucoseaufnahme und -verwertung durch den Skelettmuskel und fördern die Gluconeogenese in der Leber.

54.2.3 Langzeitkomplikationen des Diabetes mellitus

Neben den in der Frühphase des Diabetes mellitus beobachteten Symptomen einer gestörten Glucosetoleranz (Müdigkeit, Polyurie, Polydipsie, Gewichtsverlust etc.) spielen insbesondere die im Verlauf einer jahrelangen Erhöhung der Blutglucosekonzentration auftretenden diversen Komplikationen eine wichtige Rolle für die Morbidität und Mortalität von Patienten mit Diabetes mellitus.

> **Ziel der Therapie des Diabetes mellitus ist die Beseitigung der Frühsymptome sowie die Prävention der Komplikationen.**

Die **Komplikationen des Diabetes mellitus** sind vor allem Schädigungen des Gefäßsystems. Dabei kann eine **Mikroangiopathie** (z. B. **Retino-, Nephropathie**) von einer **Makroangiopathie (Atherosklerose)** abgegrenzt werden (◻ Abb. 54.5). Aufgrund dieser Komplikationen führt der Diabetes mellitus bei unzureichender Behandlung zu einem polymorbiden Zustand. Im Rahmen der Einschätzung des Gesamtrisikos für kardiovaskuläre Erkrankungen gilt der Diabetes mellitus als ein wesentlicher Risikofaktor (▶ Kap. 43).

Die **chronische Hyperglykämie** ist der entscheidende ätiologische Faktor, der zur Mikro- und Makroangiopathie führt. Umfangreiche klinische Studien haben mittlerweile nachweisen können, dass das Auftreten von Komplikationen durch eine adäquate Therapie deutlich verzögert werden kann. Die Mechanismen, über die eine Hyperglykämie zu mikro- und makrovaskulären Spätschäden des Diabetes mellitus führt, sind bisher nur ansatzweise verstanden.

Die nichtenzymatischen Glykosylierungen (Glykierungen) intra- und extrazellulärer Proteine bei einer Hyperglykämie führen zur Bildung von »**Advanced Glycosylation Endproducts**« (AGE). Es gibt Hinweise darauf, dass AGE über zelluläre Schädigungen zu den mikro- und makrovaskulären Veränderungen führen. Auch eine **Aktivierung der Proteinkinase C (PKC)** ist mit der Pathogenese der diabetischen Spätkomplikationen in Zusammenhang gebracht worden. Schließlich ist auch eine **vermehrte Bildung von Sorbitol und Fructose-6-Phosphat** als mögliche Ursache der diabetischen Spätkomplikationen beschrieben worden.

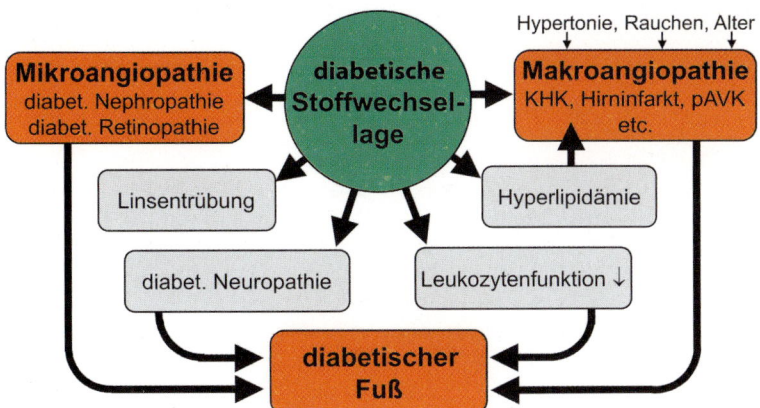

Abb. 54.5 Langzeitkomplikationen des Diabetes mellitus

Streptozotocin

Streptozotocin (■ Abb. 54.6) ist ein Glucosamin-Nitrosoharnstoff-Derivat, das erstmals aus Streptomyces achromogenes gewonnen wurde. Bei Untersuchungen zur Antitumoraktivität dieser Substanz zeigte sich ein sehr starker diabetogener Effekt, der auf einer nahezu selektiven Schädigung und Zerstörung von β-Zellen des Pankreas beruht. Streptozotocin wird seither zur **Auslösung eines experimentellen Diabetes in Tierversuchen** verwendet.

Die Substanz akkumuliert in β-Zellen und führt dort aufgrund ihrer chemischen Instabilität zur Bildung reaktiver Sauerstoffspezies. In der Folge kommt es zu ausgeprägten DNA-Strangbrüchen, wodurch das DNA-Reparaturenzym Poly-ADP-Ribose-Polymerase (PARP) aktiviert wird. PARP katalysiert die kovalente Addition von ADP-Ribose-gruppen an verschiedene nukleäre Proteine unter Verbrauch von NAD+.

Aufgrund des dadurch verursachten zellulären NAD^+-Mangels sinken die zellulären ATP-Spiegel und die β-Zelle stirbt. Da dieser toxische Effekt prinzipiell jede Zelle betreffen sollte, war lange Zeit unklar, weshalb Streptozotocin selektiv auf β-Zellen wirkt. Eine Erklärung gelang mit dem Nachweis, dass Streptozotocin den vor allem in β-Zellen verschiedener Spezies stark exprimierten Glucosetransporter GLUT2 (GLUT1 beim Menschen) benutzt, um in die Zelle zu gelangen. Dies erklärt auch, weshalb hohe Streptozotocin-Konzentrationen zusätzlich Leber- und Nierenzellen, die ebenfalls GLUT2 bzw. GLUT1 exprimieren, schädigen.

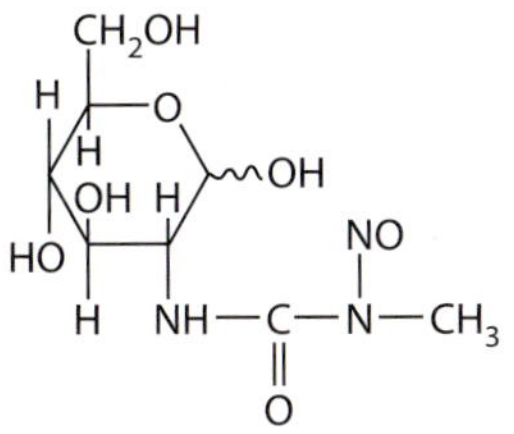

Abb. 54.6 Strukturformel von Streptozotocin

54.3 Antidiabetika

Lernziele

Orale Antidiabetika
- Sulfonylharnstoffderivate und Analoga
- Biguanide (Metformin)
- PPARγ-Agonisten (Thiazolidindione, Glitazone)
- α-Glucosidase-Hemmer
- SGLT2-Inhibitoren
- Dipeptyldipeptidase-IV-Hemmer (Gliptine)

Parenterale Antidiabetika
- GLP-1-Rezeptor-Agonisten
- Insulin und Insulinanaloga

Die Therapie des Diabetes mellitus beruht auf nichtmedikamentösen Maßnahmen (Ernährungsumstellung, vermehrte körperliche Bewegung) und einer medikamentösen Therapie. Die bei Diabetes mellitus eingesetzten Pharmaka können unterteilt werden in

- **Parenteral** zu verabreichende Insuline und Insulinanaloga sowie Glucagon-Like-Peptide-1-(GLP-1-)Rezeptor-Agonisten
- **Oral** zu verabreichende **Antidiabetika**; diese umfassen:
  - Sulfonylharnstoffderivate und ihre Analoga
  - Biguanide
  - PPARγ-Agonisten (Thiazolidindione, Glitazone)
  - α-Glucosidase-Inhibitoren
  - SGLT2-Inhibitoren
  - Dipeptidylpeptidase-IV-Hemmer (Gliptine)

54.3.1 Sulfonylharnstoffderivate und Analoga

Ausgehend von der bereits 1930 gemachten Beobachtung, dass einige Sulfonamide eine blutzuckersenkende Wirkung besitzen, kam erstmals 1955 mit Carbutamid ein Sulfonylharnstoffderivat als antidiabetisches Medikament in den

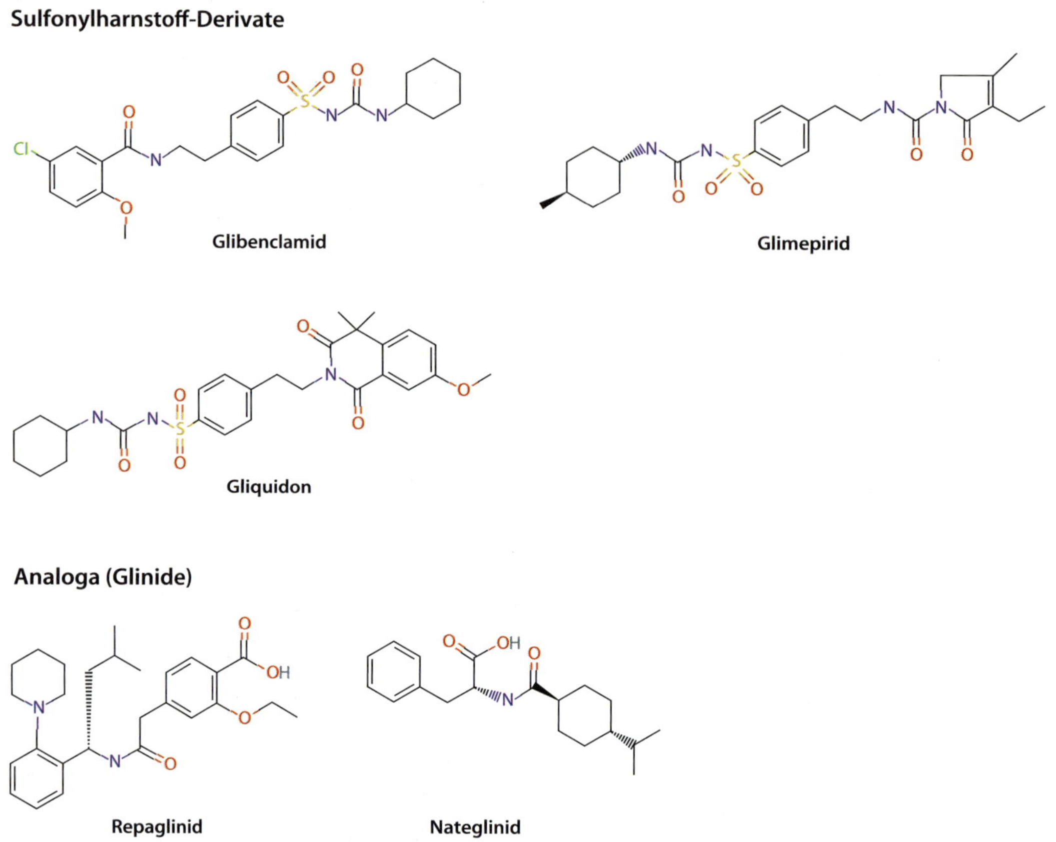

Sulfonylharnstoff-Derivate

Glibenclamid

Glimepirid

Gliquidon

Analoga (Glinide)

Repaglinid

Nateglinid

■ **Abb. 54.7** Strukturformeln einiger klinisch eingesetzter Sulfonylharnstoffderivate und ihrer Analoga

therapeutischen Einsatz. Durch umfangreiche synthetische Abwandlungen wurde eine Reihe optimierter Sulfonylharnstoffderivate entwickelt, die sich vor allem durch bessere pharmakokinetische Eigenschaften und eine höhere Potenz auszeichnen. Derzeit sind **Glibenclamid, Glibornurid, Gliclazid, Glimepirid, Gliquidon** und **Tolbutamid** im Handel (■ Abb. 54.7).

Allen Sulfonylharnstoffderivaten ist gemeinsam, dass sie **an die SUR-1-Untereinheit des KATP-Kanals der β-Zellen des Pankreas binden** und dadurch **den Kanal schließen** (■ Abb. 54.2, ■ Abb. 54.8). Die aus der Schließung des K_{ATP}-Kanals resultierende Membrandepolarisation führt zur Öffnung spannungsabhängiger Ca^{2+}-Kanäle und der dadurch ausgelöste Ca^{2+}-Einstrom in die β-Zellen löst die Insulinsekretion aus.

K_{ATP}-Kanäle bestehen aus der eigentlichen Kanalpore, die aus 4 Kir6.2-Untereinheiten besteht, und 4 akzessorischen SUR-Untereinheiten (■ Abb. 54.8). Die K_{ATP}-Kanäle verschiedener Gewebe unterscheiden sich in ihrer molekularen Zusammensetzung:

— Die Kanäle der β-Zelle bestehen aus Kir6.2- sowie SUR1-Untereinheiten und sind mit denen des Gehirns identisch.
— Kir6.2 und SUR2A bilden den Kanal in Herz und Skelettmuskulatur.

— Der K_{ATP}-Kanal der glatten Muskulatur besteht aus den Untereinheiten Kir6.1 und SUR2B.

Alle klinisch eingesetzten Sulfonylharnstoffderivate haben eine hohe **Selektivität für SUR1**. Aufgrund ihrer geringen Fähigkeit, die Blut-Hirn-Schranke zu überwinden, bleibt der zentrale K_{ATP}-Kanal durch sie unbeeinflusst. Die Sulfonylharnstoffderivate unterscheiden sich zum Teil wesentlich in ihrer Bindungsaffinität (Glibenclamid > Gliquidon > Glibornurid > Gliclazid > Tolbutamid), was sich in der jeweils erforderlichen Dosis niederschlägt.

Die **Sulfonylharnstoffanaloga Repaglinid** und **Nateglinid** greifen ebenfalls am K_{ATP}-Kanal an, unterscheiden sich jedoch strukturell deutlich von den Sulfonylharnstoffderivaten (■ Abb. 54.7).

> ❯ Der Wirkmechanismus der Sulfonylharnstoffderivate und ihrer Analoga macht verständlich, dass sie nur wirksam sind, wenn die körpereigene Insulinproduktion wenigstens teilweise noch erhalten ist.

Die Insulinfreisetzung wird dabei nicht nur bei einer Erhöhung der Blutglucosekonzentration stimuliert, sondern auch bei normo- oder hypoglykämischen Zuständen, was die **Gefahr von Hypoglykämien** unter Therapie mit Sulfonylharnstoffderivaten und Analoga mit sich bringt (s. u.).

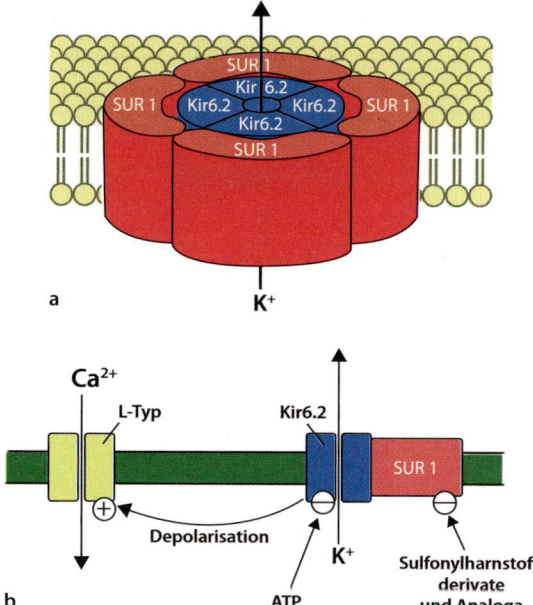

a K⁺

b

□ **Abb. 54.8a, b Struktur und Funktion ATP-sensitiver K⁺-Kanäle.**
a Strukturmodell des K_{ATP}-Kanals in β-Zellen.
b Sulfonylharnstoffderivate und Analoga führen zur Inhibition des
Kanals durch Bindung an die SUR1-Untereinheit. Die durch Hemmung
des K_{ATP}-Kanals ausgelöste Depolarisation führt zur Öffnung spannungsabhängiger Ca^{2+}-Kanäle und damit zum transmembranären
Ca^{2+}-Einstrom

■ Pharmakokinetik

Sulfonylharnstoffderivate und ihre Analoga werden nahezu
vollständig nach oraler Gabe resorbiert und weisen eine **hohe
Bioverfügbarkeit** auf (□ Tab. 54.2). Nateglinid und Repaglinid
werden besonders rasch resorbiert, weisen bereits innerhalb
1 Stunde maximale Plasmakonzentrationen auf und besitzen
eine relativ kurze Halbwertszeit. Sulfonylharnstoffderivate erreichen maximale Plasmakonzentrationen 2–6 Stunden nach
oraler Gabe und besitzen **Plasmahalbwertszeiten von mehreren Stunden** (□ Tab. 54.2). Alle Substanzen werden **überwiegend metabolisiert,** wobei insbesondere die Metaboliten
von Glibenclamid und Nateglinid selbst noch wirksam sind.

Die Elimination der Sulfonylharnstoffderivate und ihrer
Analoga erfolgt mit Ausnahme von Gliquidon und Repaglinid
überwiegend renal.

■ Unerwünschte Wirkungen

Aufgrund ihrer glucoseunabhängigen Wirkung auf die Insulinfreisetzung besteht die Gefahr der Auslösung von **Hypoglykämien.** Ursache sind meist Unregelmäßigkeiten im Diät-
plan, z. B. durch Auslassen von Mahlzeiten. Unter der Therapie mit Sulfonylharnstoffderivaten und Analoga wird eine
Tendenz zur **Gewichtszunahme** beobachtet.

Seltenere unerwünschte Wirkungen sind **gastrointestinale Störungen, allergische Reaktionen** und **Blutbildveränderungen.** Unter Sulfonylharnstoffen kann es zum cholesta-
tischen Ikterus kommen. Eine Erhöhung der Plasmakonzen-

tration von Leberenzymen wird gelegentlich unter Gabe von
Nateglinid und Repaglinid beobachtet.

■ Interaktionen

Erhöhte Gefahr von Hypoglykämien bei gleichzeitiger Gabe
von **ACE-Hemmern, Salicylaten** und **β-Blockern;** verminderte
Wirkung durch **Glucocorticoide, Thiazide, Schleifendiuretika.**

❶ Cave

β-Blocker kaschieren die Symptome einer Hypoglykämie
(Palpitationen, Tremor, Hungergefühl).

■ Kontraindikationen

Typ-1-Diabetes, schwere Nieren- und Leberfunktionsstörungen und Stoffwechselstörungen im Verlauf schwerer Infektionen, Operationen und Traumata.

Aufgrund der Plazentagängigkeit sowie des Übertritts in
die Muttermilch sind Sulfonylharnstoffderivate und Analoga
während der **Schwangerschaft** und **Stillzeit** kontraindiziert.

■ Klinische Anwendung

Sulfonylharnstoffderivate und Analoga werden bei **Typ-2-
Diabetikern** eingesetzt, wenn nichtmedikamentöse Maßnahmen zu keiner ausreichenden Normalisierung der Glucose-
Plasmakonzentration führen und die Patienten **normalge-
wichtig** sind.

Bei übergewichtigen Typ-2-Diabetikern sind Sulfonylharnstoffderivate und Analoga **Mittel der 2. Wahl,** wenn Biguanide nicht gegeben werden können oder nicht ausreichend wirksam sind. Die Behandlung erfolgt initial zunächst einschleichend mit niedrigen Dosen zum Frühstück. Bei höherer Dosierung kann ein Teil der Dosis am Abend gegeben werden. Bei
abendlicher Gabe muss auf das mögliche Auftreten nächtlicher
Hypoglykämien geachtet werden. Die schnell- und kurz wirkenden Sulfonylharnstoffanaloga Nateglinid und Repaglinid
werden üblicherweise vor den Hauptmahlzeiten verabreicht.

Steckbrief Sulfonylharnstoffderivate und Analoga
Wirkmechanismus: Verstärkung der Insulinfreisetzung
aus β-Zellen des Pankreas durch Hemmung des K_{ATP}-
Kanals der β-Zellen
Pharmakokinetik: Hohe Bioverfügbarkeit, Plasmahalb-
wertszeiten mehrere Stunden, meist metabolisiert, Elimi-
nation mit Ausnahme von Gliquidon und Repaglinid
überwiegend renal
Unerwünschte Wirkungen: Hypoglykämie, Tendenz
zur Gewichtszunahme, gastrointestinale Störungen,
allergische Reaktionen, Blutbildveränderungen
Interaktionen: Wirkungsverstärkung durch Salicylate,
ACE-Hemmer, β-Blocker. Wirkungsverminderung durch
Glucocorticoide, Thiazide, Schleifendiuretika; Kaschierung hypoglykämischer Symptome durch β-Blocker
Klinische Anwendung: Mittel der 2. Wahl zu Beginn der
Pharmakotherapie des Typ-2-Diabetes mellitus
Kontraindikationen: Typ-1-Diabetes, Nieren- und Leber-
funktionsstörungen, Stoffwechselstörungen im Rahmen
schwerer Erkrankungen, Schwangerschaft, Stillzeit

■ **Tab. 54.2** Pharmakokinetik oraler Antidiabetika

Pharmakon	Bioverfügbarkeit (%)	Plasma-HWZ (h)	Plasmaproteinbindung (%)	Elimination renal/biliär (%)
Sulfonylharnstoffderivate				
Glibenclamid	99	2–4 (8–12)[1]	99	50/50
Glibornurid	95	5–10	96	65/35
Gliclazid	99	10	90	70/30
Glimepirid	99	5–8	99	50/50
Gliquidon	99	4–6	99	5/95
Tolbutamid	95	6–8	95	90/10
Sulfonylharnstoffanaloga				
Nateglinid	75	1,5	98	80/20
Repaglinid	65	1	98	8/92
Biguanide				
Metformin	55	2–5	5	renal
PPARγ-Agonist				
Pioglitazon	> 80	5–6	99	45/55
α-Glucosidasehemmer				
Acarbose	<2	–	–	renal
Miglitol	95	2–3	<4	renal
DPP-IV-Hemmer				
Sitagliptin	85	12	38	vor allem renal
Vildagliptin	85	2–3	10	vor allem renal
Saxagliptin	<75	3		70/30
Linagliptin	30	125-140		vor allem hepatisch

54.3.2 Biguanide

Biguanide werden seit vielen Jahrzehnten als Antidiabetika eingesetzt. Allerdings erfolgte ihre Anwendung in der Vergangenheit zurückhaltend, da diese Substanzen Laktatazidosen auslösen können. Von den verschiedenen Biguaniden konnte sich als einziges **Metformin** behaupten.

In den letzten Jahren hat Metformin eine Renaissance erfahren, da klinische Studien eine sehr günstige Wirkung insbesondere bei übergewichtigen Typ-2-Diabetikern nachweisen konnten. Zudem wurde gezeigt, dass Laktatazidosen bei Beachtung der Kontraindikationen sehr gut vermieden werden können.

Im Gegensatz zu Sulfonylharnstoffderivaten besitzt Metformin keinen Einfluss auf die Insulinfreisetzung, sondern **erhöht die Wirkung von Insulin am Zielgewebe.** Eine Beeinflussung der Blutglucosekonzentration wird bei Stoffwechselgesunden nicht beobachtet. Die günstige Wirkung beruht vor allem auf einer **Senkung der Glucoseabgabe der Leber durch Hemmung der hepatischen Gluconeogenese.**

Möglicherweise kommt es zusätzlich zur Hemmung der intestinalen Glucoseresorption sowie zur Verbesserung der insulinabhängigen Glucoseaufnahme im Skelettmuskel. Neben der Senkung erhöhter Blutglucosewerte bei Diabetikern kommt es zur Abnahme der Triglyzeridplasmakonzentration sowie zum Anstieg des HDL-Cholesterins.

Der Wirkmechanismus von Metformin ist nicht vollständig geklärt. Metformin reichert sich zunächst in den Mitochondrien der Leber an und führt dort zur **Hemmung des Komplexes I der Atmungskette.** Dies führt zum **Anstieg der zytosolischen AMP-Konzentration** sowie des AMP/ATP-Konzentrationsverhältnisses in der Zelle (■ Abb. 54.9).

Ein Anstieg der AMP-Konzentration führt über die Aktivierung der AMP-Kinase zur Hemmung der Gluconeogenese. Die Funktion der AMP-aktivierten Proteinkinase besteht unter normalen Bedingungen darin, einen Energiemangel in

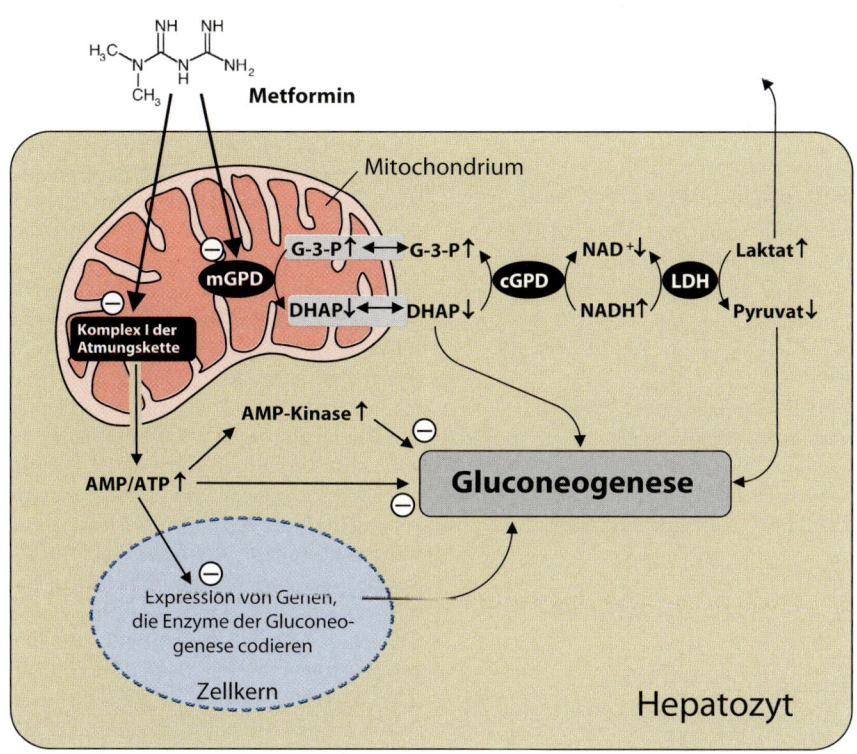

Abb. 54.9 Strukturformel von Metformin und Modell seiner Wirkung auf den Leberstoffwechsel. Metformin wird von Leberzellen aufgenommen und gelangt in die Mitochondrien, wo es zum einen eine leichte Hemmung des Komplexes I der Atmungskette und als Folge einen Anstieg der zytosolischen AMP-Konzentration hervorruft. Dies führt über bisher nicht genau verstandene Mechanismen zur Hemmung der Gluconeogenese. Zum anderen vermindert Metformin die Gluconeogenese durch Hemmung der Bildung von Dihydroxyacetonphosphat (DHAP) und Pyruvat, 2 Substraten der Gluconeogenese. Dies wird hervorgerufen durch Inhibition der mitochondrialen Form der Glycerophosphatdehydrogenase (mGPD), die normalerweise Glycerol-3-Phosphat (G-3-P) zu DHAP umsetzt und in den sog. Glycerophosphat-Shuttle involviert ist. Die verminderten zytosolischen DHAP-Konzentrationen haben eine verminderte Bildung von NAD$^+$ durch die zytosolische Form der Glycerophosphatdehydrogenase (cGPD) zur Folge. Dies führt wiederum zur reduzierten Bildung von Pyruvat aus Laktat durch die Laktatdehydrogenase (LDH)

Form einer erhöhten zellulären AMP-Konzentration zu erkennen. Nach Aktivierung des Enzyms durch AMP kommt es durch Phosphorylierung einer Reihe von zellulären Enzymen und Transkriptionsfaktoren zur **verminderten Produktion von Glucose und Triglyzeriden.**

Neuere Untersuchungen zeigen jedoch, dass Metformin auch in Abwesenheit von AMP-Kinase wirksam ist. Kürzlich wurde des Weiteren gezeigt, dass Metformin ein spezifischer **Inhibitor der mitochondrialen Isoform des Enzyms Glycerophosphat-Dehydrogenase (mGPD)** ist (**.** Abb. 54.9). Dies hat zur Folge, dass die zytosolische Konzentration von Dihydroxyacetonphosphat (DHAP) abfällt und das zytosolische Verhältnis von NADH zu NAD$^+$ ansteigt. Letzteres bewirkt, dass die Laktatdehydrogenase (LDH) **weniger Laktat zu Pyruvat umsetzt** (**.** Abb. 54.9).

Da sowohl DHAP als auch Pyruvat Substrate der Gluconeogenese sind, kommt es dadurch zur Verminderung der Neusynthese von Glucose in der Leber. Der vermehrte Anfall von Laktat erklärt die Neigung zu Laktatazidosen unter Metformintherapie. Die blutglucosesenkende Wirkung von Metformin setzt mit einigen Tagen Verzögerung ein.

■ Pharmakokinetik

Metformin wird unvollständig resorbiert, die Bioverfügbarkeit beträgt etwa 50%. Es wird mit 2–5 Stunden Plasmahalbwertszeit unverändert über die Nieren ausgeschieden.

■ Unerwünschte Wirkungen

Die durch Metformin auslösbaren **Laktatazidosen** sind zwar selten, können jedoch lebensbedrohlich sein. Patienten mit renalen Ausscheidungsstörungen, Störungen der Leberfunktion sowie Patienten mit Erkrankungen, die mit einer Azidose einhergehen, sind besonders gefährdet. Bei Beachtung der Kontraindikationen ist die Anwendung von Metformin jedoch relativ sicher.

Unter Therapie mit Metformin kommt es häufig zu **gastrointestinalen Störungen** wie Appetitlosigkeit, Übelkeit, Blähungen oder Durchfällen. Im Gegensatz zu Sulfonylharnstoffderivaten und Analoga führt Metformin nicht zu Hypoglykämien oder Gewichtszunahme.

■ **Klinische Anwendung**

Metformin ist **Mittel der Wahl besonders bei übergewichtigen Typ-2-Diabetikern,** deren Blutglucosekonzentration durch nichtmedikamentöse Maßnahmen nicht befriedigend eingestellt werden kann.

Vorteilhaft gegenüber den Sulfonylharnstoffderivaten ist neben der fehlenden Gefahr von Hypoglykämien und Gewichtszunahme der zusätzlich günstige Effekt bei Vorliegen einer Hypertriglyzeridämie. Gastrointestinale unerwünschte Wirkungen können durch eine anfangs einschleichende Dosierung minimiert werden.

■ **Kontraindikationen**

- Schwere Nieren- und Leberfunktionsstörungen
- Schwere kardiovaskuläre Erkrankungen
- Operationen
- Azidotische Stoffwechselstörungen
- Konsumierende und fieberhafte Erkrankungen
- Alkoholismus
- Pankreatitis
- Schwangerschaft

Steckbrief Metformin

Wirkmechanismus: Hemmung der hepatischen Gluconeogenese durch Hemmung des Komplexes I der Atmungskette und nachfolgendem Anstieg der AMP-Konzentration sowie durch Hemmung der mitochondrialen Form der Glycerophosphatdehydrogenase (mGPD)

Pharmakokinetik: Bioverfügbarkeit ca. 50%, Plasmahalbwertszeit 2–5 h, unveränderte renale Ausscheidung

Unerwünschte Wirkungen: Selten Laktatazidosen, ansonsten gastrointestinale Störungen

Klinische Anwendung: Mittel der Wahl zur Initialtherapie des Typ-2-Diabetes, wenn nichtmedikamentöse Maßnahmen unwirksam sind

Kontraindikationen: Schwere Nieren- und Leberfunktionsstörungen, schwere kardiovaskuläre Erkrankungen, Operationen, azidotische Stoffwechselstörungen, konsumierende und fieberhafte Erkrankungen, Alkoholismus, Pankreatitis, Schwangerschaft

---

54.3.3 PPARγ-Agonisten (Thiazolidindione, Glitazone)

Der Peroxisomen-Proliferator-aktivierte Rezeptor γ (PPARγ) gehört zur **Gruppe der nukleären Rezeptoren** und wird vornehmlich **von Fettzellen exprimiert.** Geringe Mengen PPARγ finden sich auch in β-Zellen, Endothelzellen, Makrophagen und Nierenzellen.

PPARγ bildet mit dem nukleären Rezeptor RXR Heterodimere, die an spezifische DNA-Abschnitte binden und dadurch die Transkription bestimmter Gene beeinflussen können. Er ist ein zentraler Regulator der Differenzierung von Präadipozyten in Adipozyten. Die Aktivierung von PPARγ führt darüber hinaus zur vermehrten Speicherung von Triglyzeriden in Fettzellen und senkt die Freisetzung von freien Fettsäuren und einigen Mediatoren aus Adipozyten.

Verschiedene Thiazolidindionderivate wurden als PPARγ-Agonisten entwickelt. Troglitazon und Rosiglitazon mussten jedoch wegen lebertoxischer Effekte bzw. eines vermehrten Auftretens kardiovaskulärer Erkrankungen wieder vom Markt genommen werden. Als einziges Thiazolidindion ist derzeit noch **Pioglitazon** zugelassen.

Unter der Therapie mit PPARγ-Agonisten kommt es zur **Sensitisierung der Insulinwirkung an Leber, Fettgewebe** und **Skelettmuskel.** Die Plasmakonzentrationen von Glucose, freien Fettsäuren und Triglyzeriden sinken und die HDL-Cholesterin-Plasmakonzentration steigt an.

Diesen günstigen Wirkungen stehen jedoch diverse **unerwünschte Wirkungen** gegenüber: So kommt es unter der Therapie mit Pioglitazon aufgrund der gesteigerten Adipozytenreifung und Lipogenese zur **Gewichtszunahme.** Gelegentlich werden **periphere Ödeme** und ein **Abfall der Hämoglobinkonzentration** beobachtet. Die letztgenannten Wirkungen beruhen auf einer vermehrten Salz- und Wasserresorption im Bereich der renalen Sammelrohre. **Bei langfristiger Einnahme steigt das Knochenfrakturrisiko.** Diverse Studien legen nahe, dass das **kardiovaskuläre Risiko** unter PPARγ-Agonisten **erhöht** ist. Unter Pioglitazon ist über ein vermehrtes Auftreten von Harnblasentumoren berichtet worden.

■ **Klinische Anwendung**

Aufgrund des Fehlens aussagekräftiger Langzeitstudien und eines eher **ungünstigen Nutzen-Risiko-Verhältnisses** gelten PPARγ-Agonisten als **Reservemittel mit fraglicher klinischer Bedeutung.**

54.3.4 α-Glucosidase-Hemmer

Die α-Glucosidase-Hemmer **Acarbose** und **Miglitol** (◻ Abb. 54.10) **hemmen im Darm die Freisetzung von Glucose** und **anderen Monosacchariden** und verzögern dadurch vor allem den postprandialen Blutglucoseanstieg.

α-Glucosidasen befinden sich auf der luminalen Seite des Darmepithels und katalysieren den Abbau von komplexen Kohlenhydraten und Disacchariden zu den entsprechenden Monosacchariden. Insbesondere Glucoamylase und Saccharase, die Glucose aus Stärke bzw. Saccharose freisetzen, werden durch Acarbose und Miglitol gehemmt. Miglitol hemmt zudem auch Maltase.

■ **Pharmakokinetik**

Acarbose ist ein N-Glykosid, das nach oraler Gabe zu weniger als 2% resorbiert wird. Unter dem Einfluss intestinaler Bakterien sowie durch Verdauungsenzyme wird Acarbose im Darm abgebaut. Die dabei gebildeten Metaboliten werden zum Teil resorbiert.

Miglitol, ein Piperidinderivat, wird zu mehr als 70% resorbiert und mit einer Plasmahalbwertszeit von 2–3 Stunden weitgehend unverändert renal eliminiert.

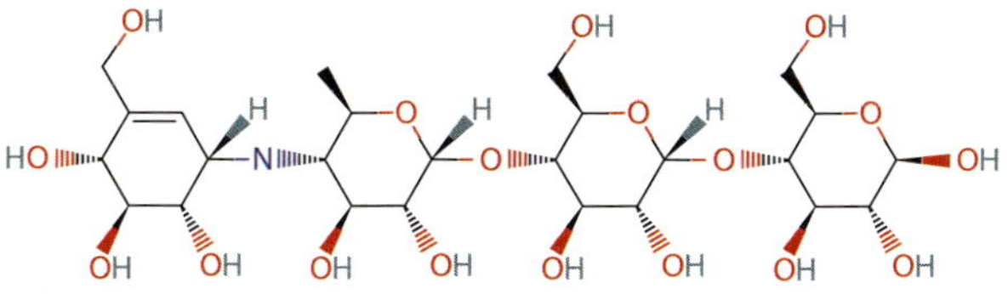

Acarbose

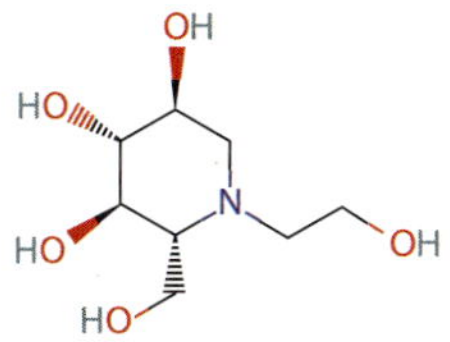

Miglitol

◘ Abb. 54.10 Strukturformeln der α-Glucosidase-Hemmer Acarbose und Miglitol

■ Unerwünschte Wirkungen

Die unter Therapie mit Acarbose und Miglitol nicht resorbierten Kohlenhydrate werden zum Teil in den unteren Darmabschnitten durch residente Darmbakterien abgebaut. Infolgedessen kommt es häufig zu **gastrointestinalen Beschwerden** wie **Blähungen** und **Durchfall.**

■ Klinische Anwendung

Die Senkung postprandialer Plasmaglucosespitzen und die damit verbundene Verbesserung der Stoffwechselsituation bei Typ-2-Diabetikern ist durch Studien belegt. Trotzdem wird der **Wert dieses Therapieprinzips teilweise infrage gestellt,** da die Effekte deutlich geringer ausgeprägt sind als unter Therapie mit anderen oralen Antidiabetika.

α-Glucosidase-Hemmer können bei diätetisch nicht mehr einstellbaren Typ-2-Diabetikern in Form einer Erstbehandlung oder als **Zusatztherapie zu anderen oralen Antidiabetika** eingesetzt werden. Die gastrointestinalen unerwünschten Wirkungen, die bei einschleichender Dosierung reduziert sind, beeinträchtigen häufig die Compliance.

■ Kontraindikationen

Bei chronischen Verdauungs- und Resorptionsstörungen, schwerer Niereninsuffizienz, bei Kindern und Jugendlichen sowie in der Schwangerschaft und Stillzeit sind α-Glucosidase-Hemmer kontraindiziert.

Steckbrief α-Glucosidase-Hemmer
Wirkmechanismus: Verzögerte Freisetzung von Glucose und anderen Monosacchariden im Darm
Unerwünschte Wirkungen: Gastrointestinale Beschwerden (Blähungen, Durchfall)
Klinische Anwendung: Mittel der Reserve zur Behandlung von Typ-2-Diabetikern
Kontraindikationen: Chronische Verdauungs- und Resorptionsstörungen, Niereninsuffizienz, Kinder, Jugendliche, Schwangerschaft, Stillzeit

---

54.3.5 SGLT2-Inhibitoren

Bereits seit dem 19. Jahrhundert ist bekannt, dass Phlorizin, das aus der Rinde von Obstbäumen gewonnen werden kann, zu erhöhter Glucoseausscheidung führt. Phlorizin, das die Rückresorption von Glucose aus dem Primärharn durch **Blockade des Natrium-Glucose-Co-Transporters (SGLT)** hemmt, erlangte jedoch nur Bedeutung als experimentelle Substanz.

Mit **Dapagliflozin, Canagliflozin** und **Empagliflozin** sind kürzlich mehrere **selektive SGLT2-Inhibitoren** zugelassen worden. SGLT2 kommt insbesondere in der apikalen Membran des proximalen Tubulusepithels der Niere vor und vermittelt einen Großteil der renalen Glucoserückresorption. Die Isoform SGLT1, die durch SGLT2-Inhibitoren kaum gehemmt wird, vermittelt vor allem im Dünndarm die enterale Glucoseaufnahme und ist auch in den unteren Tubulusabschnitten der Niere exprimiert.

Durch SGLT2-Inhibition kommt es zur **selektiven Hemmung des renalen Glucoserücktransports** mit der Folge einer erhöhten Glucoseausscheidung im Urin. Gleichzeitig sinkt die Blutglucosekonzentration in insulinunabhängiger Weise. Die Wirkung ist bei Patienten mit einer Niereninsuffizienz vermindert.

SGLT2-Inhibitoren müssen 1-mal täglich gegeben werden, die Plasmahalbwertszeit beträgt etwa 12 Stunden. Unter der Therapie kann es erwartungsgemäß zu Polyurie, Harndrang und Nykturie kommen. Bei starker osmotischer Diurese besteht die Gefahr eines Volumenmangels, eine bestehende Nierenfunktionsstörung kann sich unter Behandlung verschlechtern. Aufgrund der durch SGLT2-Inhibitoren ausgelösten Glucosurie steigt die Gefahr von Harnwegsinfektionen.

Mögliche Langzeitrisiken einer Behandlung mit SGLT2-Inhibitoren sind bisher nicht vollständig untersucht worden. Angesichts des derzeit noch **unklaren Nutzen-Risiko-Verhältnisses** einer Therapie mit SGLT2-Inhibitoren bleibt der **klinische Stellenwert** dieser Substanzklasse **unklar.** Die Zulassung liegt vor für Erwachsene mit Typ-2-Diabetes, bei denen andere Antidiabetika nicht gegeben werden können oder unwirksam sind.

54.3.6 Dipeptidylpeptidase-IV-Hemmer

Nach der **Aufnahme von Nahrung** kommt es insbesondere im Dünndarm zur **Aktivierung enteroendokriner Zellen in der Darmschleimhaut.** Enteroendokrine Zellen vom L- und K-Typ setzen daraufhin vermehrt die Peptide **Glucagon-Like Peptide 1 (GLP-1)** und **Glucose-dependent Insulinotropic Peptide (GIP)** frei (◘ Abb. 54.11).

Beide Peptide haben vielfältige Wirkungen. Der wichtigste Effekt besteht in einer Verstärkung der glucoseinduzierten Insulinfreisetzung durch Aktivierung Gs-gekoppelter Rezeptoren auf den β-Zellen des Pankreas (◘ Abb. 54.2).

Sowohl GLP-1 als auch GIP werden durch die **Dipeptidylpeptidase-IV (DPP-IV)** relativ rasch im Plasma abgebaut (◘ Abb. 54.11). In der Vorstellung, dass eine Verlängerung der

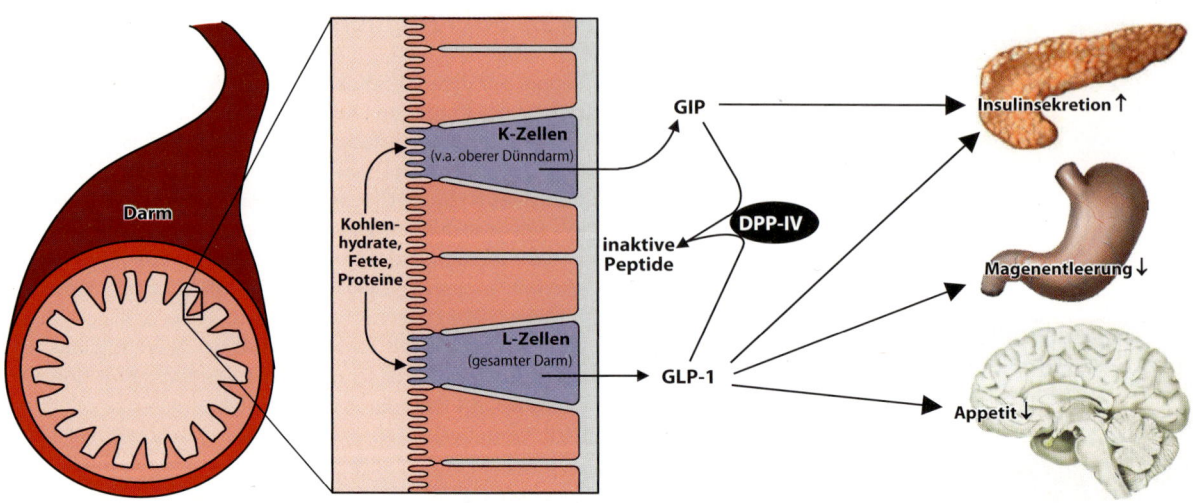

◘ Abb. 54.11 Freisetzung, Abbau und Wirkungen der Inkretine GLP-1 und GIP. Unter dem Einfluss von Nahrungsbestandteilen wie Kohlen-hydraten, Lipiden und Proteinen werden die Inkretine Glucagon-Like Peptide-1 (GLP-1) und Gastric Inhibitory Peptid (GIP) aus enteroendokri-nen Zellen der Darmschleimhaut freigesetzt, wobei GIP in K-Zellen und GLP-1 in L-Zellen produziert wird. Nach Freisetzung in die systemische Zirkulation bewirken beide Inkretine eine vermehrte Freisetzung von Insulin aus β-Zellen des Pankreas. Insbesondere GLP-1 hat zusätzliche Wirkungen, wie z. B. eine verminderte Freisetzung von Glucagon aus α-Zellen des Pankreas und zentralnervöse Effekte wie Verminderung des Appetits. Über direkte Mechanismen sowie indirekt über zentrale Effekte führt GLP-1 auch zur Verminderung der Magenentleerung. GIP und GLP-1 werden durch das im Blut zirkulierende Enzym Dipeptidylpeptidase-IV (DPP-IV) zu inaktiven Peptiden abgebaut. Eine Hemmung von DPP-IV führt zum Anstieg der Plasmakonzentration beider Inkretine

54

Wirkdauer von GLP-1 und GIP die Insulinsekretion steigert, wurden Inhibitoren der DPP-IV entwickelt. Derzeit stehen aus dieser Gruppe von Pharmaka **Sitagliptin, Linagliptin** und die chemisch verwandten Hemmer **Vildagliptin** und **Saxagliptin** (◘ Abb. 54.12) für die klinische Anwendung zur Verfügung.

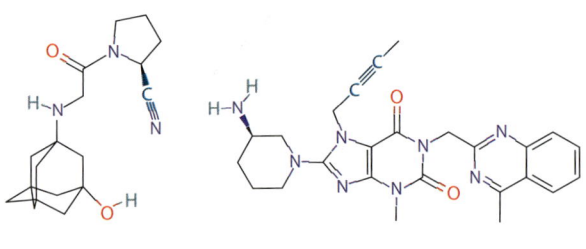

Sitagliptin

Saxagliptin

Vildagliptin

Linagliptin

◘ Abb. 54.12 Strukturformeln von DPP-IV-Hemmern

Pharmakokinetik DPP-IV-Hemmer werden nach oraler Gabe gut resorbiert, die **Bioverfügbarkeit** liegt bei 30% (Linag-liptin) bzw. 75–85% (Sitagliptin, Saxagliptin und Vildagliptin). Sitagliptin und Vildagliptin werden vornehmlich unverändert renal ausgeschieden, Saxagliptin wird zum Teil und Linaglipt-in vornehmlich hepatisch eliminiert. Die **Plasmahalbwerts-zeit** beträgt 2–3 Stunden (Vildagliptin, Saxagliptin), 12 Stun-den (Sitagliptin) bzw. 125–140 Stunden (Linagliptin).

Unerwünschte Wirkungen Nach Gabe von DPP-IV-Hemmern kann es zu **Übelkeit** und **Erbrechen** sowie zum **Anstieg der Konzentration von Leberenzymen** im Plasma kommen. Gele-gentlich ist über das Auftreten von **Pankreatitiden** und **Ar-thralgien** unter DPP-IV-Hemmer-Therapie berichtet worden.

Klinischer Einsatz DPP-IV-Hemmer (Gliptine) sind **Reser-vemittel** für die Behandlung von Typ-2-Diabetikern, wenn andere orale Diabetika unwirksam sind oder nicht gegeben werden können.

Steckbrief DPP-IV-Hemmer
Wirkmechanismus: Verminderung des Abbaus von GIP und GLP-1 durch Hemmung der Dipeptidylpeptidase IV
Pharmakokinetik: Gute Resorption und Bioverfügbarkeit, primär renale (Sitagliptin, Vildagliptin) bzw. hepatische Elimination (Saxagliptin, Linagliptin), Plasmahalbwerts-zeit 2–3 Stunden (Vildagliptin, Saxagliptin), 12 Stunden (Sitagliptin) bzw. 125–140 Stunden (Linagliptin)

Unerwünschte Wirkungen: Übelkeit, Erbrechen, Anstieg von Leberenzymen, Pankreatitis, Arthralgien
Klinische Anwendung: Mittel der Reserve zur Behandlung des Typ-2-Diabetes

54.3.7 GLP-1-Rezeptor-Agonisten

Schon länger war bekannt, dass der Speichel der in Nord- und Mittelamerika beheimateten Krustenechsenspezies *Heloderma horridum* und *suspectum* in der Lage ist, Pankreaszellen zu stimulieren und eine vermehrte Insulinfreisetzung hervorzurufen. Die Wirkung konnte verschiedenen Peptiden zugeordnet werden, die Exendine genannt wurden. Von diesen erwies sich Exendin-4, später auch als **Exenatid** bezeichnet, als besonders vielversprechend.

In weiteren Untersuchungen zeigte sich, dass Exenatid ein **selektiver Agonist des GLP-1-Rezeptors** ist. Es besteht aus 39 Aminosäuren, die etwa zur Hälfte mit denen des GLP-1 identisch sind. Außerdem ist die proteolytische Schnittstelle gegenüber GLP-1 verändert, sodass Exenatid im Gegensatz zu GLP-1 ein schlechtes Substrat von DPP-IV ist und eine deutlich längere Plasmahalbwertszeit besitzt.

Lixisenatid ist eine Weiterentwicklung von Exenatid mit verändertem N-Terminus und dadurch weiter verlängerter Plasmahalbwertszeit. **Liraglutid** stellt eine direkte Abwandlung des GLP-1 dar. Es trägt zusätzlich einen Fettsäurerest, der eine starke Bindung von Liraglutid an Albumin vermittelt und das Peptid dadurch vor Inaktivierung durch DPP-IV schützt.

Albiglutid und **Dulaglutid** bestehen aus je 2 Kopien eines GLP-1-Analogons, die mit Humaninsulin (Albiglutid) bzw. dem Fc-Fragment von IgG4 (Dulaglutid) fusioniert sind. In beiden GLP-1-Analoga sind zudem Aminosäuren ausgetauscht worden, was die proteolytische Spaltung verzögert.

In β-Zellen des endokrinen Pankreas kommt es unter dem Einfluss von GLP-1-Rezeptor-Agonisten zu einer Verstärkung der glucoseabhängigen Insulinsekretion. Daneben verzögern sie die Magenentleerung und verringern durch zentrale Wirkung den Appetit (◘ Abb. 54.11).

Pharmakokinetik Als Peptide müssen GLP-1-Rezeptor-Agonisten **parenteral verabreicht** werden. Die Halbwertszeit von Exenatid nach s. c. Gabe beträgt etwa 2 Stunden, die von Lixisenatid 3-4 Stunden, während die Halbwertszeiten von Liraglutid mit 11–15 Stunden und von Albiglutid sowie Dulaglutid mit ca. 5 Tagen deutlich länger sind. Die Peptide werden vornehmlich renal ausgeschieden.

Unerwünschte Wirkungen Unter dem Einfluss von GLP-1-Rezeptor-Agonisten kommt es zu **gastrointestinalen** Störungen wie Übelkeit, Erbrechen und Durchfall. Gelegentlich wurde über das Auftreten teilweise schwerer **Pankreatitiden** berichtet. Des Weiteren kann es zur Bildung inaktivierender Antikörper kommen.

Klinischer Einsatz GLP-1-Rezeptor-Agonisten sind **Reservemittel** zur Behandlung von Typ-2-Diabetikern, wenn andere orale Antidiabetika unwirksam sind oder nicht gegeben werden können. Die Gabe erfolgt subkutan, 2-mal täglich morgens und abends vor den Mahlzeiten (Exenatid) bzw. 1-mal täglich (Liraglutid, Lixisenatid) oder 1-mal wöchentlich (Albiglutid, Dulaglutid).

Kontraindikationen GLP-1-Rezeptor-Agonisten sollten nicht bei Typ-1-Diabetikern sowie bei Niereninsuffizienz, Pankreatitis und Schwangeren gegeben werden.

Steckbrief GLP-1-Rezeptor-Agonisten
Wirkmechanismus: Verstärkung der Insulinsekretion durch Aktivierung des GLP-1-Rezeptors, verzögerte Magenentleerung, Appetitverminderung
Pharmakokinetik: Parenterale Gabe, Plasmahalbwertszeit 2–4 Stunden (Exenatid, Lixisenatid), 11–15 Stunden (Liraglutid) bzw. 5 Tage (Albiglutid, Dulaglutid)
Unerwünschte Wirkungen: Gastrointestinale Störungen, selten Pankreatitis
Klinische Anwendung: Mittel der Reserve zur Behandlung des Typ-2-Diabetes

54.3.8 Insulin und Insulinanaloga

Schon wenige Jahre nach der erstmaligen Reinigung von Insulin durch Banting und Best im Jahre 1922 nahm Insulin, das aus tierischen Bauchspeicheldrüsen hergestellt wurde, Einzug in die klinische Behandlung des Diabetes mellitus. Über viele Jahrzehnte ist Schweine- und Rinderinsulin verwendet worden. Heutzutage wird fast ausschließlich rekombinantes Humaninsulin für die Therapie des Diabetes mellitus verwendet.

Insulin besitzt 5,7 kD Molekularmasse und besteht aus 2 Peptiden, die durch Disulfidbrücken miteinander verknüpft sind (◘ Abb. 54.1, ◘ Abb. 54.13a). Es hat eine globuläre Konformation und neigt bei leicht saurem pH und erhöhter Konzentration zur **Bildung von Dimeren und Hexameren** (◘ Abb. 54.14). Insbesondere die Bildung von Hexameren wird durch Zinkionen gefördert. Die klinisch derzeit eingesetzten Insulinformen und -zubereitungen können in mehrere Gruppen eingeteilt werden.

Kurz/ultrakurz wirksame Insuline

Reguläres Insulin (»Normal-« oder »Altinsulin«) besteht in der Regel aus rekombinantem Humaninsulin, das in neutraler Lösung durch Zusatz von geringen Zinkmengen als hexamerer Komplex vorliegt. Nach subkutaner Applikation dissoziiert der Komplex relativ rasch in Dimere und Monomere. Reguläres Insulin ist binnen 30 Minuten wirksam, die Wirkung hält etwa 5–7 Stunden an (◘ Tab. 54.3).

Um den Wirkbeginn von subkutan appliziertem Insulin weiter zu beschleunigen, wurden gentechnisch veränderte Insulinanaloga hergestellt. **Insulin lispro** weist z. B. einen Austausch der beiden vorletzten Aminosäuren der B-Kette Pro-

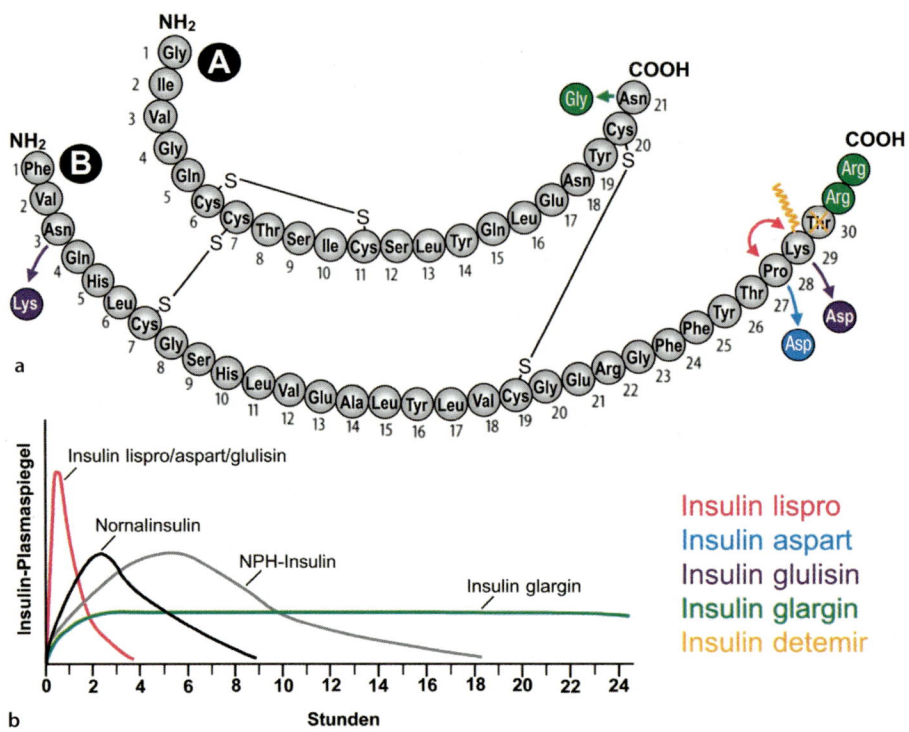

○ Abb. 54.13a, b Insulin und einige Insulinanaloga: Struktur und Verlauf der Insulinplasmaspiegel.
a Insulin *lispro* weist einen Austausch der Aminosäuren 28 und 29 der B-Kette auf, das ebenfalls ultrakurz wirkende Insulin *aspart* einen
Austausch von Prolin 28 der B-Kette zu Aspartat und Insulin glulisin einen Austausch von Asparagin 3 und Lysin 29 der B-Kette zu Lysin bzw.
Glutamat. Im sehr lang wirkenden Insulin *glargin* sind 2 zusätzliche Argininreste am C-Terminus der B-Kette angefügt. Außerdem ist der
C-terminale Asparaginrest der A-Kette gegen Glycin ausgetauscht. Das ebenfalls lang wirkende Insulin *detemir* besitzt einen lipophilen
Myristinsäurerest am Lysin 29 der B-Kette. Darüber hinaus ist die B-Kette um das C-terminale Lysin 30 verkürzt.
b Zeitlicher Verlauf der Insulinplasmaspiegel nach subkutaner Gabe von Normalinsulin, NPH-Insulin und diverser Insulinanaloga

lin 28 und Lysin 29 auf (○ Abb. 54.13a). Im **Insulin aspartat** ist
der Prolinrest 28 der B-Kette gegen ein Aspartat ausgetauscht.
In beiden Fällen führt die Veränderung am C-Terminus der
B-Kette zu einer deutlich verringerten Assoziation der Monomere zu Hexameren (○ Abb. 54.14).

Dadurch kommt es nach subkutaner Applikation dieser
Insulinanaloga zur schnelleren Dissoziation der Insulinhexamere und damit zum früheren Wirkbeginn (○ Tab. 54.3).
Die Wirkdauer ist ebenfalls reduziert. Ein zeitlicher Abstand zwischen der Applikation von Insulin und der Aufnahme von Essen ist bei den ultrakurz wirksamen Insulinanaloga nicht notwendig. Da dies gemäß neuerer Empfehlungen auch nicht bei Gabe von Normalinsulin erforderlich ist,
bestehen keine wirklichen Vorteile für ultrakurz wirksame
Insuline.

Mittellang/lang wirksame Insuline

Das typische mittellang wirksame Insulin wird durch Mischung zinkhaltiger hexamerer Insulinkomplexe mit dem basischen, argininreichen Peptid Protamin in einem neutralen
Phosphatpuffer hergestellt. Dieses als **NPH-Verzögerungs-
insulin** (neutrales Protamininsulin Hagedorn) bezeichnete
Insulin führt aufgrund der Bildung von Protamin-Insulin-

hexamer-Komplexen zu deutlich verlangsamter Freisetzung
von Insulin aus den Kristallen (○ Abb. 54.14) und besitzt einen
deutlich verzögerten Wirkbeginn sowie eine verlängerte
Wirkdauer (○ Tab. 54.3).

Eine ebenfalls verzögerte Wirkung weisen die Insulinanaloga **Insulin glargin, Insulin detemir** und **Insulin degludec**
auf. Während normales Insulin aufgrund des Überwiegens
saurer Aminosäuren einen isoelektrischen Punkt (IEP) im
Bereich von pH = 5,4 besitzt, führt die Einfügung zusätzlicher basischer Argininreste im Bereich des C-Terminus der
B-Kette zur IEP-Verschiebung in den Bereich von pH = 7. Da
die Löslichkeit eines Proteins an seinem IEP am niedrigsten
ist, führt die IEP-Anhebung in den physiologischen Bereich
im Falle von Insulin glargin zur Abnahme der Löslichkeit
nach subkutaner Gabe.

Im Falle von Insulin detemir und Insulin degludec wurde
ein anderes Verfahren angewendet, um die Wirkdauer zu
verlängern. Insulin detemir und Insulin degludec sind am
C-Terminus der B-Kette mit einer C14- bzw. C16-Fettsäure
substituiert. Aufgrund dieser Verknüpfung sind diese Insulinanaloga deutlich lipophiler und binden unter anderem an
Albumin. Die Verfügbarkeit von Insulin detemir und Insulin
degludec ist dadurch verzögert. Die Wirkung setzt nach sub-

Tab. 54.3 Merkmale typischer Zubereitungen von Humaninsulin und Insulinanaloga nach subkutaner Gabe (vgl. Abb. 54.13b)

Insulin (Analogon)	Wirk-beginn (h)	Wirkungs-maximum (h)	Wirk-dauer (h)
Kurz/ultrakurz wirksam			
Reguläres Insulin	0,5	2–4	5–8
Insulin lispro	0,25	1	2–4
Insulin aspart	0,25	1	2–4
Insulin glulisin	0,25	1	2–4
Mittellang/lang wirksam			
NPH-Insulin	1–2	4–8	16–20
Insulin-Zn^{2+}-Suspension	2–4	6–12	18–24
Insulin glargin	2–4	5–15	20–36
Insulin detemir	1–2	5–12	20
Insulin degludec	1–2	12	40

kutaner Gabe verzögert ein und die Wirkdauer ist deutlich verlängert (Tab. 54.3).

Besonders lang wirkende Insuline können ebenfalls durch Applikation von Insulin-Zn^{2+}-Kristallen in saurer Lösung hergestellt werden. Diese lang wirksamen Insulinformen spielen heutzutage kaum noch eine Rolle in der klinischen Anwendung.

Misch- bzw. Kombinationsinsuline

Um bei 1-maliger Applikation die basale längerfristige Insulinzufuhr sicherzustellen und gleichzeitig den kurzfristig erhöhten Insulinbedarf im Rahmen der nachfolgenden Mahl-

zeit zu decken, werden Mischinsuline verabreicht, die aus einem mittellang wirksamen (meist NPH-)Insulin und Normalinsulin bestehen.

Pharmakologische Eigenschaften von Insulin und Insulinanaloga

- **Pharmakokinetik**

> **Die unterschiedlichen Wirkungsverläufe der diversen Insulinzubereitungsformen und der Insulinanaloga beruhen im Wesentlichen auf Unterschieden der Resorption nach subkutaner Gabe.**

Insulin wird aus dem subkutanen Injektionsdepot passiv vor allem als Monomer durch die Poren des Kapillarendothels resorbiert (Abb. 54.14).

> **Neben der Zubereitungsform beeinflusst der Ort der Injektion die Resorptionsgeschwindigkeit.**

Die Resorptionsgeschwindigkeit ist im Bereich des subkutanen Gewebes im Abdominalbereich höher als im Bereich der Oberschenkel. Eine Erhöhung der Durchblutung durch Wärmeapplikation oder Massage kann zu einer Steigerung der Resorption führen.

Die **Plasmahalbwertszeit von Insulin** beträgt nur **wenige Minuten.** Insulin wird insbesondere durch die Leber, aber auch durch die Niere und den Skelettmuskel abgebaut. Die Wirkdauer von Insulin ist durch Bindung an den Rezeptor und die Auslösung der rezeptorvermittelten zellulären Reaktionen deutlich länger. Eine **Ausnahme** stellt **Insulin detemir** dar, das aufgrund der Fettsäuremodifikation besonders an Albumin im Blut und im Zielgewebe gebunden wird und nur langsam aus dieser Bindung dissoziiert.

- **Unerwünschte Wirkungen**

> **Wichtigste unerwünschte Wirkung einer Therapie mit Insulin ist das Auslösen einer Hypoglykämie.**

Hypoglykämien treten auf bei Dosierungsfehlern, inadäquater Nahrungsaufnahme nach Insulingabe und erhöhtem Ener-

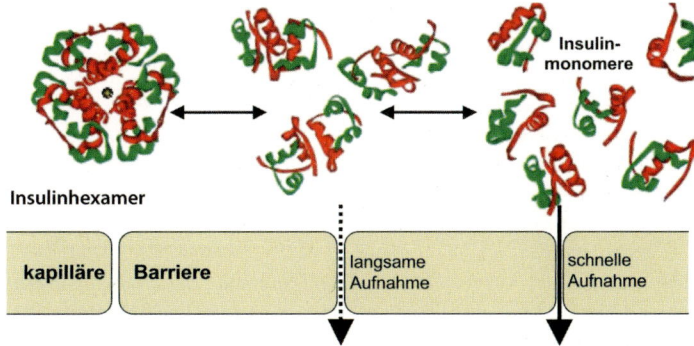

Abb. 54.14 Insulinresorption. Diffusion des Insulinhexamers (mit zentralem Zinkion) nach subkutaner Gabe in Insulindimere und -monomere. Die Diffusionsgeschwindigkeit ist abhängig von dem verwendeten Insulintyp bzw. der verwendeten Zubereitungsform. Während Insulinhexamere kaum über die Barriere der Kapillarwand diffundieren, sind Dimere zur mäßigen Diffusion befähigt. Erst die Insulinmonomere gelangen rasch aus dem subkutanen Depot in die Zirkulation

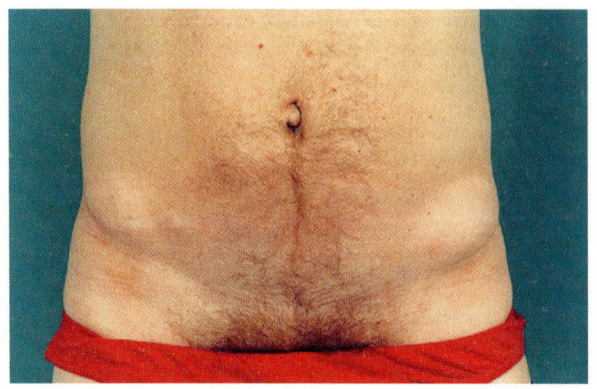

◼ Abb. 54.15 Lipohypertrophie nach subkutaner Gabe von Insulin

gieverbrauch, z. B. durch körperliche Arbeit. Eine beginnende Hypoglykämie wird vom erfahrenen Diabetiker in der Regel rechtzeitig aufgrund der einsetzenden Symptome einer gegenregulatorischen Sympathikusaktivierung (Heißhunger, Kaltschweißigkeit, Herzrasen etc.) erkannt. Der Patient sollte darin geschult werden, der sich anbahnenden Hypoglykämie durch Zufuhr schnell wirksamer Kohlenhydrate wie Traubenzucker entgegenzuwirken.

Die früher gelegentlich beobachteten **allergischen Reaktionen** werden beim heute üblichen Einsatz von Humaninsulin nur noch sehr selten beobachtet und meist durch Zusätze wie Konservierungsmittel oder Verzögerungsstoffe verursacht. Insulinanaloga führen zu keinem erhöhten Auftreten allergischer Reaktionen.

Ein generelles Problem der langfristigen Gabe von Insulin ist die Neigung zur **Gewichtszunahme**, die teilweise auf einer Steigerung des Appetits beruht. Gelegentlich wird an der Stelle der subkutanen Insulininjektion eine Atrophie oder Hypertrophie des subkutanen Fettgewebes, **Lipoatrophie** bzw. **Lipohypertrophie** (◼ Abb. 54.15), beobachtet. Diese unerwünschte Wirkung kann durch Wechsel der Injektionsstelle vermieden werden.

◼ Interaktionen

Die Wirkung von Insulin kann durch eine Reihe anderer Pharmaka beeinträchtigt werden:

So führen z. B. **Salicylate** oder **ACE-Hemmer** zur Verstärkung der Wirkung, **Glucocorticoide** oder Diuretika wie **Thiazide und Schleifendiuretika** zur Abschwächung der Insulinwirkung. **Ethanol,** das die Gluconeogenese hemmt, kann den blutzuckersenkenden Effekt von Insulin verstärken.

β-**Adrenozeptor-Antagonisten** (β-Blocker) können das Entstehen einer Hypoglykämie unter Insulintherapie fördern, indem sie die Effekte von Catecholaminen auf Gluconeogenese und Glykogenolyse hemmen und die Anzeichen einer beginnenden Hypoglykämie wie Heißhunger und Tremor (nicht jedoch Schwitzen) kaschieren.

◼ Klinische Anwendung

Insulin ist die **Therapie der Wahl bei Typ-1-Diabetikern.** Die Insulinbehandlung von Typ-1-Diabetikern wird heutzutage in

Form der sog. **intensivierten Insulintherapie** (Basis-Bolus-Therapie) durchgeführt (▶ Abschn. 54.4).

Bei **Typ-2-Diabetikern** ist Insulin **im fortgeschrittenen Stadium** indiziert, wenn mit einer Ernährungsbehandlung, Bewegungstherapie und oralen Antidiabetika keine befriedigende Einstellung der Stoffwechselsituation erzielt werden kann. Die Insulintherapie des Typ-2-Diabetikers kann ebenfalls in Form einer **intensivierten Insulintherapie** erfolgen. Alternativ besteht die Möglichkeit zur sog. **konventionellen Insulintherapie**, die sich durch ein festgesetztes Schema von Insulingaben und Mahlzeiten auszeichnet (▶ Abschn. 54.4).

Die **Dosierung** von Insulin erfolgt traditionell in Form von **internationalen Einheiten (IE)**, die durch den blutzuckersenkenden Effekt von Insulinpräparaten im Tierversuch definiert wurden. Die normale Insulinproduktion einer gesunden Durchschnittsperson entspricht täglich etwa 20–40 IE. Unter basalen Bedingungen werden etwa 0,5–1 IE pro Stunde sezerniert, nach einer Mahlzeit kann die Insulinsekretion auf etwa 6 IE pro Stunde ansteigen. Bei Typ-2-Diabetikern, bei denen eine Insulinresistenz vorliegt, steigt der Insulinbedarf um das bis zu 4-Fache an.

Steckbrief Insulin und Insulinanaloga

Wirkmechanismus: Aktivierung des Insulinrezeptors
Pharmakokinetik: Einteilung der Insuline und Insulinanaloga hinsichtlich Wirkbeginn und Wirkdauer in kurz/ultrakurz wirksame (Wirkbeginn 15–30 min, Wirkdauer 2–8 h) und mittellang/lang wirksame Insuline (Wirkbeginn 1–4 h, Wirkdauer 16–36 h)
Unerwünschte Wirkungen: Hypoglykämie, allergische Reaktionen, Gewichtszunahme, Veränderung des subkutanen Fettgewebes am Injektionsort
Interaktionen: Verstärkende Wirkung durch Salicylate oder ACE-Hemmer, Abschwächung der Wirkung durch Glucocorticoide, Thiazide oder Schleifendiuretika. Beförderung von Hypoglykämien und Kaschierung hypoglykämischer Symptome durch β-Blocker
Klinischer Einsatz: Mittel der Wahl zur Behandlung von Typ-1-Diabetikern sowie von Typ-2-Diabetikern, die durch nichtmedikamentöse Maßnahmen und/oder orale Antidiabetika nicht zufriedenstellend eingestellt werden können; Gabe in der Regel in Form einer intensivierten Insulintherapie oder einer konventionellen Insulintherapie

---

54.4   Pharmakotherapie des Diabetes mellitus Typ 2

Die Mehrzahl der Diabetes-mellitus-Erkrankungen entfallen auf den Typ 2. Die **Prävalenz des Typ-2-Diabetes** beträgt in entwickelten Ländern mittlerweile **über 5%** und weltweit hat die Erkrankungshäufigkeit in den letzten Jahrzehnten dramatisch zugenommen.

Aufgrund seiner gravierenden Spätkomplikationen stellt der Diabetes mellitus ein erhebliches medizinisches, aber auch

⬛ Tab. 54.4 Diagnostische Richtwerte bei Diabetes mellitus		
Stadium	**Nüchtern-Glucose-Plasmakonzentration (venös)**	**Oraler Glucosetoleranztest***
Normal	< 5,6 mmol/l (100 mg/dl)	< 7,8 mmol/l (140 mg/dl)
Gestörte Glucosetoleranz	≥ 5,6 mmol/l (100 mg/dl) < 7,0 mmol/l (125 mg/dl)	≥ 7,8 mmol/l (140 mg/dl) < 11,1 mmol/l (200 mg/dl)
Diabetes mellitus	≥ 7,0 mmol/l (125 mg/dl)	≥ 11,1 mmol/l (200 mg/dl)
* Glucose-Plasmakonzentration 2 h nach Gabe von 75 g Glucose in 300 ml Wasser über 3–5 min		

gesundheitspolitisches Problem dar. Die sich im Verlauf einer Diabeteserkrankung einstellenden mikro- und makroangiopathischen Störungen führen zum **2- bis 4-fach erhöhten Risiko für kardiovaskuläre Erkrankungen. Diabetische Retino-** und **Nephropathie** gehören zu den häufigsten Ursachen der Erblindung bzw. der dialysepflichtigen chronischen Nireninsuffizienz.

Bei Prophylaxe und Behandlung des Typ-2-Diabetes mellitus nicht zu vergessen: Typ-2-Diabetes ist eine Zivilisationserkrankung, die sich auf der Basis einer **genetischen Disposition** aufgrund einer **ungünstigen Lebensweise** (insbesondere Bewegungsarmut, Überernährung) entwickelt.

54.4.1 Diagnostik

Ein Diabetes mellitus besteht bei folgenden **Glucose-Plasmakonzentrationen**:

- Nüchtern ≥ 7,0 mmol/l (≥ 125 mg/dl)
- 2 Stunden nach oraler Glucosebelastung (75 g Glucose) ≥ 11,1 mmol/l (≥ 200 mg/dl)

Eine verminderte Glucosetoleranz oder eine Störung der nüchternen Glucose-Plasmakonzentration (⬛ Tab. 54.4) stellt bei vielen Patienten eine Vorstufe des Diabetes mellitus dar.

Zur Diagnostik des Typ-2-Diabetes gehört die Abklärung einer möglichen Fettstoffwechselstörung sowie einer arteriellen Hypertonie, die häufig zusammen mit Übergewichtigkeit und gestörter Glucosetoleranz im Rahmen eines metabolischen Syndroms assoziiert vorliegen. Ebenso müssen zur weitergehenden **Abschätzung des Gesamtrisikos des Patienten** die Möglichkeit bestehender kardiovaskulärer Erkrankungen sowie bereits eingetretene Spätkomplikationen des Diabetes mellitus bei der Diagnostik berücksichtigt werden.

54.4.2 Therapie

Ziel der Therapie des Typ-2-Diabetes ist die Einstellung der Blutglucosekonzentration auf Normalwerte, um die Entwicklung diabetischer Spätkomplikationen zu vermeiden und damit die Morbidität und Mortalität der Typ-2-Diabetes-Patienten zu verbessern. Die Behandlung erfolgt dabei im Sinne einer **Stufentherapie** (⬛ Abb. 54.16).

Die Kontrolle der Stoffwechseleinstellung unter der Therapie kann kurzfristig durch den Patienten selbst mittels Blutzuckerbestimmung im Kapillarblut erfolgen. Zur Überprüfung des längerfristigen Therapieerfolgs eignet sich die Bestimmung der nichtenzymatischen Glykosylierung (Glykierung) des Hämoglobins HbA_1, deren Ausmaß die durchschnittliche Glucose-Plasmakonzentration über einen mehrwöchigen Zeitraum widerspiegelt. Die durch Zuckerreste modifizierte Form, HbA_{1c} macht unter normalen Bedingungen 4–6% des Gesamt-HbA_1-Hämoglobins aus.

Neben der Normalisierung der Blutglucosekonzentration der Typ-2-Diabetes-Patienten muss darauf geachtet werden, dass **weitere Risikofaktoren für kardiovaskuläre Erkrankungen** (Hypertonie, Hypercholesterinämie, Zigarettenrauchen etc.) **behandelt bzw. vermieden** werden.

Nichtmedikamentöse Therapie

Die nichtmedikamentöse Therapie stellt einen **zentralen Pfeiler der Behandlung von Typ-2-Diabetes-mellitus-Patienten** dar. Eine ausgeprägte Patientenschulung inklusive Ernährungsberatung ist in allen Phasen der Therapie erforderlich.

Verschiedene Studien belegen, dass eine Änderung des Lebensstils die Entwicklung eines Typ-2-Diabetes aufhalten bzw. verzögern kann. Dazu gehören insbesondere eine **Verbesserung der Ernährungsgewohnheiten, regelmäßige körperliche Aktivität, Rauchverzicht** sowie **Einschränkung des Alkoholkonsums.** Die Umstellung des Patienten auf eine gesunde Lebensweise ist die wichtigste, aber auch schwierigste Aufgabe im Rahmen der Behandlung von Typ-2-Diabetikern. Grundsätzlich gilt, mit wenigen Ausnahmen:

> ❯ **Die Behandlung von Typ-2-Diabetes-Patienten wird zunächst mit nichtmedikamentösen Maßnahmen begonnen. Dazu gehören Schulung, Ernährungstherapie, Gewichtsreduktion und Bewegung.**

Ziel ist die Senkung des HbA_{1c}-Wertes auf ≤ 6,5–7,5%. Während bis vor kurzem eine Senkung des HbA_{1c}-Wertes auf ≤ 6,5% generell angestrebt wurde, zeigten umfangreiche Metaanalysen, dass nicht alle Patienten von einer derart strikten Blutzuckerkontrolle profitieren:

Offensichtlich laufen dem positiven Effekt der Blutzuckernormalisierung andere negative Effekte einer strikten antihyperglykämischen Therapie entgegen. Derartige Effekte könnten in der vermehrten Auslösung von Hypoglykämien,

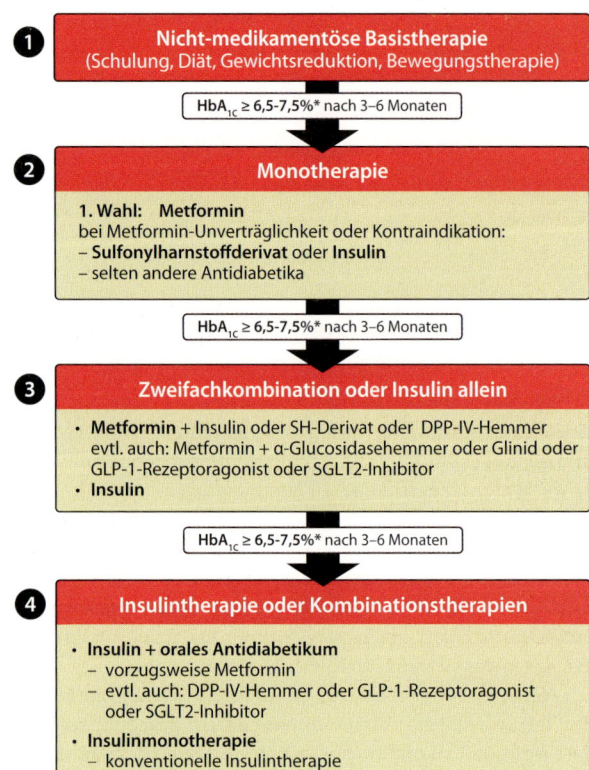

❶ **Nicht-medikamentöse Basistherapie**
(Schulung, Diät, Gewichtsreduktion, Bewegungstherapie)

HbA₁c ≥ 6,5-7,5%* nach 3–6 Monaten

❷ **Monotherapie**

1. Wahl: Metformin
bei Metformin-Unverträglichkeit oder Kontraindikation:
– **Sulfonylharnstoffderivat** oder **Insulin**
– selten andere Antidiabetika

HbA₁c ≥ 6,5-7,5%* nach 3–6 Monaten

❸ **Zweifachkombination oder Insulin allein**

- **Metformin** + Insulin oder SH-Derivat oder DPP-IV-Hemmer
  evtl. auch: Metformin + α-Glucosidasehemmer oder Glinid oder
  GLP-1-Rezeptoragonist oder SGLT2-Inhibitor
- **Insulin**

HbA₁c ≥ 6,5-7,5%* nach 3–6 Monaten

❹ **Insulintherapie oder Kombinationstherapien**

- **Insulin + orales Antidiabetikum**
  – vorzugsweise Metformin
  – evtl. auch: DPP-IV-Hemmer oder GLP-1-Rezeptoragonist
    oder SGLT2-Inhibitor
- **Insulinmonotherapie**
  – konventionelle Insulintherapie
  – intensivierte Insulintherapie

◻ **Abb. 54.16 Stufenplan der Therapie des Diabetes mellitus Typ 2.** Auf der Basis der Nationalen Versorgungsleitlinie, Stand 2013. * HbA₁c-Zielwert individuell unterschiedlich (s. Text)

der Begünstigung einer Gewichtszunahme oder in anderen unerwünschten Wirkungen der verwendeten Medikamente begründet sein.

Derzeit gilt:

- Bei Patienten mit kurzer Diabetesdauer, moderat erhöhten HbA₁c-Werten, geringen kardiovaskulären Schäden und wenn das Ziel ohne wesentliche unerwünschte Wirkungen (Hypoglykämien, Gewichtszunahme) erreichbar ist, ist eine striktere Einstellung mit Zielwerten um 6,5% oder darunter geboten.
- Bei Patienten mit langjährigem Diabetes, bestehenden kardiovaskulären Vorerkrankungen, schwieriger Einstellung mit erhöhtem Hypoglykämierisiko oder anderen Komorbiditäten ist ein niedriges HbA₁c-Ziel nicht zu rechtfertigen.
- Liegt der HbA₁c-Wert nach 3- bis 6-monatiger nichtmedikamentöser Therapie über dem angestrebten Wert, so besteht die Indikation zur Einleitung medikamentöser Maßnahmen.

Medikamentöse Maßnahmen

Aufgrund klinischer Studien gilt als gesichert, dass eine gute Einstellung der Blutglucosekonzentration sowie eine optimale Therapie weiterer kardiovaskulärer Risikofaktoren Krankheitsverlauf und Mortalität günstig beeinflusst.

Bei gleich guter Blutzuckereinstellung durch orale Antidiabetika und Insulin sollten vor allem aufgrund der besseren Compliance orale Antidiabetika dem Insulin als primäre Pharmakotherapie vorgezogen werden. Erst bei unzureichender Einstellung des Typ-2-Diabetikers mittels oraler Antidiabetika sollte Insulin zur Anwendung kommen. Pharmakotherapie der Wahl insbesondere bei adipösen Typ-2-Diabetikern ist Metformin.

Besonders bei älteren Diabetikern, bei solchen mit länger bestehendem Typ-2-Diabetes sowie bei bestehenden kardiovaskulären Begleiterkrankungen sollte das Erreichen der Zielwerte nicht allzu radikal verfolgt werden, da dies nach neueren Studien wahrscheinlich wegen der erhöhten Gefahr von Hypoglykämien mit einer höheren Sterblichkeit einhergehen kann. Bei diesen Patienten kann eine Senkung des HbA₁c-Wertes auf max. 8% sinnvoll sein.

Monotherapie mit oralen Antidiabetika

Die in den letzten Jahren aktualisierten **Therapieempfehlungen** zur Therapie des Typ-2-Diabetes (◻ Abb. 54.16) stellen ein Stufenschema der Behandlung dar. Bei der individuellen Behandlung von Typ-2-Diabetikern können sie als **Richtschnur** aufgefasst werden, von der gegebenenfalls auch abgewichen werden muss.

> ❯ Sind nichtmedikamentöse Maßnahmen unzureichend wirksam, so wird zunächst eine Monotherapie mit oralen Antidiabetika durchgeführt.

Monotherapie mit oralen Antidiabetika
Mittel der Wahl:

- Metformin (1–3×500–1000 mg/d)
- Im Falle von Kontraindikationen für Metformin oder Metformin-Unverträglichkeit werden Sulfonylharnstoffderivate bzw. Analoga oder Insulin (s. u.) gegeben:
- Glibenclamid: 1–2×1,75–7,0 mg/d
- Glibornurid: 1–3×12,5-25 mg/d
- Gliclazid: 1×30–120 mg/d
- Glimepirid: 1×1–6 mg/d
- Gliquidon: 1–2 x 15-60 mg/d
- Repaglinid: 2–4×0,5–4 mg/d
- Nateglinid: 2–4×60–120 mg/d

Selten kommen andere Antidiabetika als Monotherapie infrage.

Zweifachkombination oder Insulin allein

Sollte nach 3- bis 6-monatiger Therapie der HbA₁c-Wert über dem angestrebten Wert liegen, so wird eine Therapie mit **Zweifachkombination oder Insulin allein** eingeleitet. Metformin sollte möglichst Teil der Zweifachkombination sein. Es gibt Hinweise darauf, dass die kardiovaskuläre Mortalität bei Kombination von Metformin und Sulfonylharnstoffen (Glibenclamid) erhöht ist.

Zusätzlich zu Sulfonylharnstoffderivaten können DPP-IV-Hemmer, α-Glucosidase-Hemmer, GLP-1-Rezeptor-Agonisten oder SGLT2-Inhibitoren gegeben werden.

Zweifachkombinationstherapie oder Insulin allein

Metformin kann kombiniert werden mit:

- **α-Glucosidase-Hemmer:**
  - Acarbose: 1–3×50–100 mg/d
  - Miglitol: 1–3×50–100 mg/d
- **DPP-IV-Hemmer (Gliptine):**
  - Sitagliptin: 1×100 mg/d
  - Vildagliptin: 2×50 mg/d
  - Saxagliptin: 1×5 mg/d
  - Linagliptin: 1×5 mg/d
- **GLP-1-Rezeptor-Agonisten:**
  - Exenatid: 2×5–10 µg/d
  - Liraglutid: 1×0,6–1,8 mg/d
  - Lixisenatid: 1×10–20 µg/d
- **SGLT2-Inhibitoren:**
  - Dapagliflozin: 1x 5–10 mg/d
  - Canagliflozin: 1x100–300 mg/d
  - Empagliflozin: 1×10–25 mg/d
- **Sulfonylharnstoffderivaten bzw. Analoga** (s. o.)

Ist die Stoffwechseleinstellung nach 3- bis 6-monatiger Kombinationstherapie weiterhin unbefriedigend, so wird in der Regel eine Insulintherapie oder Kombinationstherapie mit Insulin und oralen Antidiabetika durchgeführt.

Kombinationstherapie mit Insulin und oralen Antidiabetika

Die Therapie mit oralen Antidiabetika kann durch die **zusätzliche Gabe eines mittellang/lang wirksamen Insulins zur Nacht** ergänzt werden. **Alternativ** kann ein **kurz wirkendes Insulin vor den Mahlzeiten** verabreicht und am Abend Metformin gegeben werden. Eventuell können auch DPP-IV-Hemmer, GLP-1-Rezeptor-Agonisten oder SGLT2-Inhibitoren mit Insulin kombiniert werden.

Im fortgeschrittenen Stadium des Typ-2-Diabetes wird eine derartige Kombinationstherapie mit Insulin und oralem Antidiabetikum nicht mehr zu einer befriedigenden Stoffwechselsituation führen. Dann ist eine reine Insulintherapie indiziert.

▪ Insulinmonotherapie

Ziel der Insulintherapie ist die möglichst optimale Nachahmung der physiologischen Insulinsekretion. Grundsätzlich unterscheidet man 2 Verfahren, die konventionelle und die intensivierte Insulintherapie.

Zu Beginn der Therapie wird der **Gesamtinsulin-Tagesbedarf** abgeschätzt. Man geht dabei von einem Insulintagesbedarf von 0,5–1 IE Insulin/kg KG aus. Bei übergewichtigen Typ-2-Diabetikern mit Insulinresistenz kann der Bedarf auf bis zu 2 IE/kg KG/d ansteigen. Bei Infektionen ist der Insulinbedarf erhöht. Ein verminderter Bedarf besteht bei vorhande-

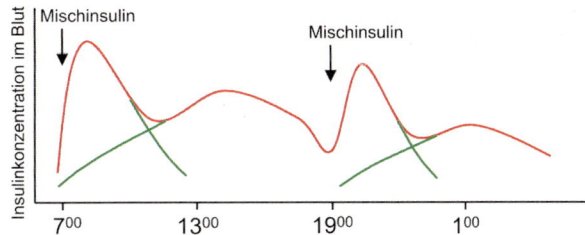

○ **Abb. 54.17 Konventionelle Insulintherapie.** Verlauf der Insulinplasmakonzentration über den Tag (*rot*) im Rahmen einer typischen konventionellen Insulintherapie mit 2-maliger Gabe eines Mischinsulins morgens und abends

ner endogener Insulinproduktion, körperlicher Aktivität oder verminderter Aufnahme von Kohlenhydraten.

Konventionelle Insulintherapie In der Regel werden **täglich 2 Injektionen** eines **Mischinsulins** jeweils **vor dem Frühstück** und **vor dem Abendessen** vorgenommen. Mischinsulin besteht meist zu 30% aus Normalinsulin und zu 70% aus einem mittellang wirkenden (z. B. NPH-)Insulin. Die Gesamtinsulin-Tagesdosis wird in der Regel im Verhältnis 2:1 auf die morgendliche und die abendliche Gabe verteilt (○ Abb. 54.17). Durch dieses starre Dosierschema ist es erforderlich, dass der Patient Zwischenmahlzeiten einnimmt und zu den Hauptmahlzeiten vorgegebene Kohlenhydratmengen aufnimmt.

> **▸** Das starre Schema von Insulinapplikation, Mahlzeiten und Zwischenmahlzeiten bei der konventionellen Insulintherapie kann den Patienten in seinen täglichen Freiheiten einschränken, stellt jedoch bei optimaler Einhaltung eine relativ sichere Therapie dar.

Die konventionelle Insulintherapie hat sich insbesondere bei schwer schulbaren Typ-2-Diabetikern bewährt.

Intensivierte Insulintherapie Die Sicherstellung des basalen Insulinbedarfs erfolgt hierbei durch 1- bis 3-malige Injektion eines verzögert wirkenden (z. B. NPH-)Insulins. Zusätzlich spritzt sich der Patient vor den frei gewählten Mahlzeiten unter Berücksichtigung der Zwischenmahlzeiten ein kurz wirkendes (z. B. Normal-)Insulin. Er entscheidet also selbst, wann und wie viel er isst. Diese Vorgehensweise wird auch als **Basis-Bolus-Konzept** bezeichnet (○ Abb. 54.18). Der Basisbedarf kann dabei bis zu 50% des täglichen Gesamtinsulinbedarfs ausmachen und liegt etwa bei 0,35 IE/kg KG/d.

Voraussetzung ist die mehrmals täglich vorzunehmende Blutzuckerselbstbestimmung und die Fähigkeit, selbst die jeweilige Insulindosis auf der Basis gemessener Blutzuckerwerte und geplanter Kohlenhydrataufnahme festzulegen. Dies **erfordert** eine **intensive Schulung** des Patienten.

Vorteile: Bei optimaler Durchführung der intensivierten Insulintherapie wird eine weitgehend normale Stoffwechselsituation hergestellt und Spätkomplikationen vorgebeugt. Diese Therapie erlaubt dem Patienten ein **hohes Maß an Freiheit bei der täglichen Lebensgestaltung.** Ihr **Hauptrisiko** sind häufig **Hypoglykämien,** die erfahrene Patienten auf-

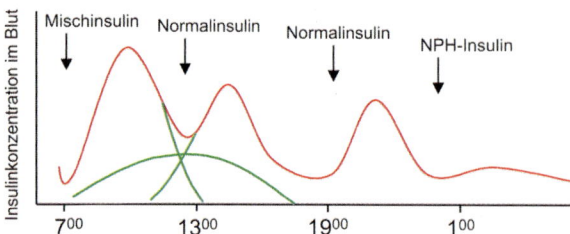

Abb. 54.18 Intensivierte Insulintherapie. Verlauf der Insulinplasmakonzentration über den Tag (*rot*) im Rahmen einer typischen intensivierten Insulintherapie mit Gabe eines mittellang wirkenden Insulins morgens und zur Nacht sowie individuell gesteuerter Gaben von Normalinsulin

grund der vegetativen Symptomatik aber schnell erkennen, kontrollieren und beheben können.

> **Die intensivierte Insulintherapie ist das Verfahren der Wahl bei allen Typ-1-Diabetikern und hat sich bei gut schulbaren Typ-2-Diabetikern bewährt.**

Insulinpumpe Eine Sonderform der intensivierten Insulintherapie ist die **kontinuierliche subkutane Insulininfusion** mittels Insulinpumpe. Dabei werden durch eine elektronisch regelbare Insulinpumpe über einen Subkutankatheter kurz wirksame Insuline appliziert. Eine Basalrate stellt dabei den Basisbedarf sicher. Zusätzlich kann der Patient zu den Mahlzeiten oder entsprechend der gemessenen Blutzuckerwerte über die Pumpe Insulinboli applizieren. Eine Selbstkontrolle des Blutzuckerspiegels sowie die Entscheidung über die zu applizierenden Insulindosen bleiben den Patienten aber auch bei diesem Verfahren nicht erspart.

Regeln zur Vermeidung von Hypoglykämien

Häufigste unerwünschte Wirkung der Insulintherapie ist die Auslösung einer Hypoglykämie durch eine im Verhältnis zu Aufnahme bzw. Verbrauch von Kohlenhydraten **zu hohe Insulindosis**. Schwere Hypoglykämien können verhindert werden, indem der Patient angelernt wird, die **vegetativen Symptome einer sich entwickelnden Hypoglykämie frühzeitig zu erkennen** und die möglichen Ursachen wie körperliche Aktivität oder zu geringe Kohlenhydrataufnahme vorherzusehen.

Bei niedrigen Blutzuckerwerten kann durch Einnahme schnell resorbierbarer Kohlenhydrate eine sofortige Besserung erreicht werden. Bei unregelmäßiger Nahrungsaufnahme, kohlenhydratreichen Mahlzeiten, Sport oder nach Alkoholgenuss sind **zusätzliche Blutzuckerkontrollen** empfehlenswert. **Bei der Gabe von β-Adrenozeptor-Blockern** sollte darauf hingewiesen werden, dass die vegetativen **Hypoglykämiesymptome verschleiert sein können.**

Insbesondere **bei alten Patienten oder solchen mit kardiovaskulärer Vorerkrankung** stellt das **Auftreten von Hypoglykämien** eine zusätzliche Gefährdung dar. Bei ihnen kann es angebracht sein, von den Standardzielwerten (z. B. HbA$_{1c}$-Wert < 6,5%) abzuweichen und eine weniger radikale Einstellung der Blutglucosespiegel anzustreben.

Probleme der Blutzuckereinstellung

Stark schwankende Blutzuckerwerte beruhen in der Regel auf Fehlern bei der Durchführung der Insulintherapie. Eine gute Compliance des Patienten vorausgesetzt, lässt sich eine optimale Durchführung der Therapie durch eine adäquate Schulung erreichen.

Nächtliche Hypoglykämien können dadurch verursacht sein, dass die Insulinsensitivität in den frühen Morgenstunden besonders hoch ist. Dies hat dann zur Folge, dass die Wirkung des am Abend gegebenen Verzögerungsinsulins nachts verstärkt ist. Die nächtliche Hypoglykämie kann eine morgendliche Hyperglykämie auslösen (Somogyi-Effekt, s. u.). Sie lässt sich verhindern durch

- Verminderung der abendlichen Insulindosis,
- spätere Gabe der Abenddosis und
- eine zusätzliche Mahlzeit vor dem Schlafengehen.

Nicht selten treten **morgendliche Hyperglykämien** auf, die verschiedene Ursachen haben und durch nächtliche Blutzuckerbestimmungen differenziert werden können:

Ein einfacher **morgendlicher Mangel an Insulin** geht mit bereits erhöhten Blutzuckerwerten in der Nacht einher und kann durch Erhöhung der abendlichen Insulindosis vermieden werden.

Morgendliche Hyperglykämien können **reaktiv infolge nächtlicher Hypoglykämien** auftreten (**Somogyi-Effekt**). Diese nächtliche Unterzuckerung führt zur hormonellen Gegenregulation, die einen reaktiven Blutzuckeranstieg oder gar eine Hyperglykämie am Morgen zur Folge hat. Nicht selten berichten die Patienten am Morgen nach einer nächtlichen Hypoglykämie über nächtliches Schwitzen, Albträume oder Kopfschmerzen. Beim Vorliegen eines Somogyi-Effekts sollte die Insulindosis zur Nacht reduziert werden.

Eine morgendliche Hyperglykämie kann auch Folge eines **erhöhten Insulinbedarfs in der 2. Nachthälfte** sein. In diesem Fall sind die Blutzuckerspiegel am Abend und in den frühen Morgenstunden normal, steigen dann jedoch teilweise drastisch an. Der morgendlich erhöhte Insulinbedarf wird als »**Dawn-Phänomen**« bezeichnet und kann durch Gabe eines stark verzögerten Insulins zur Nacht bzw. durch Hinausschieben der abendlichen Insulingabe vermieden werden. Idealerweise kommt in diesen Fällen eine Insulinpumpe zum Einsatz, mittels der die basale Insulingabe in den Morgenstunden erhöht werden kann.

Weiterführende Literatur

Ashcroft FM, Rorsman P (2012) Diabetes mellitus and the beta cell: the last ten years. Cell 148: 1160–1171

Atkinson MA, Eisenbarth GS, Michels AW (2014) Type 1 diabetes. Lancet 383: 69–82

Butler PC, Elashoff M, Elashoff R et al. (2013) A critical analysis of the clinical use of incretin-based therapies: Are the GLP-1 therapies safe? Diabetes Care 36: 2118–2125

Campbell JE, Drucker DJ (2013) Pharmacology, physiology, and mechanisms of incretin hormone action. Cell Metab 17: 819–837

Diabetes Prevention Program Research Group (2002) Reduction in the incidence of type 2 diabetes with lifestyle intervention or metformin. N Engl J Med 346: 393–403

Drucker DJ (2013) Incretin action in the pancreas: potential promise, possible perils, and pathological pitfalls. Diabetes 62: 3316–3323

Holman RR et al. (2008) Long-term follow-up after tight control of blood pressure in type 2 diabetes. N Engl J Med 359: 1565–1567

Holman RR, Sourij H, Califf RM (2014) Cardiovascular outcome trials of glucose-lowering drugs or strategies in type 2 diabetes. Lancet 383: 2008–2017

Ismail-Beigi F (2012) Clinical practice. Glycemic management of type 2 diabetes mellitus. N Engl J Med 366: 1319–1327

Johnson AM, Olefsky JM (2013) The origins and drivers of insulin resistance. Cell 152: 673–684

Kahn SE, Cooper ME, Del Prato S (2014) Pathophysiology and treatment of type 2 diabetes: perspectives on the past, present, and future. Lancet 383: 1068–1083

Kilpatrick ES, Atkin SL (2014) Using haemoglobin A(1c) to diagnose type 2 diabetes or to identify people at high risk of diabetes. BMJ 348: g2867

Leto D, Saltiel AR (2012) Regulation of glucose transport by insulin: traffic control of GLUT4. Nat Rev Mol Cell Biol 13: 383-396

Ley SH, Hamdy O, Mohan V et al. (2014) Prevention and management of type 2 diabetes: dietary components and nutritional strategies. Lancet 383: 1999–2007

Madiraju AK, Erion DM, Rahimi Y et al. (2014) Metformin suppresses gluconeogenesis by inhibiting mitochondrial glycerophosphate dehydrogenase. Nature 510: 542–546

Nationale Versorgungsleitlinie Therapie des Typ-2-Diabetes. (2013). http://www.versorgungsleitlinien.de

Nolan CJ, Damm P, Prentki M (2011) Type 2 diabetes across generations: from pathophysiology to prevention and management. Lancet 378: 169–181

Rorsman P, Braun M (2013) Regulation of insulin secretion in human pancreatic islets. Annu Rev Physiol 75: 155-179

Samuel VT, Shulman GI (2012) Mechanisms for insulin resistance: common threads and missing links. Cell 148: 852–871

Tabak AG, Herder C, Rathmann W et al. (2012) Prediabetes: a high-risk state for diabetes development. Lancet 379: 2279–2290

Tornio A, Niemi M, Neuvonen PJ et al. (2012) Drug interactions with oral antidiabetic agents: pharmacokinetic mechanisms and clinical implications. Trends Pharmacol. Sci. 33: 312–322

White MF (2003) Insulin signaling in health and disease. Science 302: 1710–1711

Adipositas

S. Offermanns

M. Freissmuth et al., *Pharmakologie und Toxikologie*,
DOI 10.1007/978-3-662-46689-6_55, © Springer-Verlag Berlin Heidelberg 2016

Die Fettleibigkeit (Adipositas, Obesitas) ist ein rasant zunehmendes medizinisches Problem in den entwickelten Ländern,
dessen Behandelbarkeit mit pharmakologischen und nichtphar-
makologischen Maßnahmen bisher sehr unbefriedigend ist. Im
vorliegenden Kapitel werden die Problematik der Adipositas
dargestellt und die zugrunde liegenden Mechanismen beschrieben. Die zur Behandlung der Adipositas zugelassenen Pharmaka
werden abschließend dargestellt.

55.1   Adipositas und Regulation der Energieaufnahme

Lernziele

Adipositas

Regulation der Energieaufnahme
- Hypothalamische Regulation des Appetits
- Kurzfristige Regulation der Nahrungsaufnahme
- Langzeitregulation des Appetits

55.1.1 Adipositas

Bei einer Vermehrung der Fettmasse um mehr als 30% des
Körpergewichts bei Frauen bzw. mehr als 20% bei Männern
spricht man von Adipositas. Durch Bestimmung des Körper-
massenindexes (**Body-Mass-Index, BMI**) kann die Fettmasse
indirekt abgeschätzt werden.

Der BMI wird durch Berechnung des Quotienten aus Körpergewicht (kg) und quadrierter Körpergröße (m^2) ermittelt.
Ein BMI ≥ 30 gilt allgemein als Kriterium für eine Adipositas,
ein BMI zwischen 25 und 30 als Übergewicht (Präadipositas).

Die Prävalenz der Adipositas nimmt in den westlichen
Industrieländern zu und beträgt bei Erwachsenen zurzeit
etwa 20–25%. Die medizinische Bedeutung der Adipositas
beruht auf ihrer überhäufigen Vergesellschaftung mit anderen
Gesundheitsproblemen. Sehr oft tritt Adipositas zusammen
mit arterieller Hypertonie, Diabetes mellitus Typ 2 und Dyslipidämie auf. Ist dies der Fall, so spricht man von einem
»**metabolischen Syndrom**«.

Die Adipositas ist ein **Risikofaktor für kardiovaskuläre
Erkrankungen, diverse Krebsformen** sowie für **Erkrankungen des Bewegungsapparats** wie z. B. Arthrosen. Die Mortalität Adipöser mit einem BMI > 35 kg/m^2 ist gegenüber nor-
malgewichtigen Personen verdoppelt.

Zur Adipositas kommt es, wenn die Energieaufnahme den
Energieverbrauch überschreitet. Dabei reicht bereits eine geringe Dysbalance von Energieaufnahme und Verbrauch aus,
um über einen längeren Zeitraum eine Adipositas hervorzurufen. Sehr viel spricht dafür, dass Nahrungsaufnahme und
Energieverbrauch des Körpers unter normalen Bedingungen
durch eine Reihe von Regulationsmechanismen präzise aufei-
nander abgestimmt wird.

> ❯ Von wenigen Ausnahmen abgesehen, beruht die Adipo-
> sitas auf einer Kombination aus gesteigerter Nahrungs-
> aufnahme und mangelnder körperlicher Aktivität.

Die in westlichen Gesellschaften vorherrschende ständige
Verfügbarkeit von Nahrungsmitteln, verbunden mit abnehmender Notwendigkeit körperlicher Anstrengungen, ist eng
verknüpft mit dem Auftreten der Adipositas als Massenphänomen.

Da im Verlauf der Entwicklungsgeschichte des Menschen
Nahrungsquellen meist limitiert waren, hat sich die Fähigkeit
zum effizienten Speichern von Fett in Zeiten des Nahrungs-
überschusses wahrscheinlich über sehr langwierige genetische Selektionsprozesse als überlebenswichtige Körperfunk-
tion herausgebildet. Diese auch als »**Thrifty-gene-Hypothese**«
bezeichnete Annahme erklärt die große Anfälligkeit von Menschen in Zeiten von Nahrungsüberfluss, eine Adipositas zu
entwickeln.

55.1.2 Regulation der Energieaufnahme

Die Regulation des Sättigungsgefühls und des Appetits ist der
wichtigste Faktor für die Steuerung der Energieaufnahme des
Körpers. Der Appetit wird durch kognitive und emotionale
Faktoren beeinflusst. Darüber hinaus führen eine Reihe von
nervalen und humoralen Signalen aus dem Gastrointestinaltrakt sowie vom Fettgewebe zur Beeinflussung des Appetits.

Hypothalamische Regulation des Appetits

Neben dem Hirnstamm spielt besonders der Hypothalamus
eine wichtige Rolle bei der Regulation der Nahrungsaufnahme. Im Nucleus arcuatus des Hypothalamus existieren 2 Typen von Neuronen, die eine wichtige Rolle bei der Appetitregulation spielen (◻ Abb. 55.1):

- Der 1. Typus exprimiert Proopiomelanocortin (POMC)
und »Cocain/Amphetamin Related Transcript« (CART).
POMC ist die Vorstufe des durch CART/POMC-Zellen
produzierten **α-Melanozyten-stimulierenden Hormons
(α-MSH)**. α-MSH ist ein wichtiger **appetithemmender
(anorexigener) Mediator,** der verschiedene Neurone im
Bereich des Nucleus paraventricularis des Hypothalamus
durch Aktivierung von MC$_4$-Rezeptoren beeinflusst.
Diese Zellen setzen anorexigene Hormone wie Corticotropin-Releasing Hormon (CRH), Oxytocin, Thyreotropin-Releasing-Hormon (TRH) frei, die schließlich hem-
mend auf die Nahrungsaufnahme wirken (◻ Abb. 55.1).
Die Aktivität α-MSH-bildender CART/POMC-Neurone
im Nucleus arcuatus wird insbesondere durch Leptin
gesteigert. Physiologisch bedeutsam ist dabei vor allem
eine Verringerung der Leptinkonzentration aufgrund
einer Verminderung der Fettgewebemasse, die zur verringerten Aktivierung des anorexigenen Weges führt
und eine Steigerung der Nahrungsaufnahme zur Folge
hat.
- Eine 2. Gruppe von Zellen im Nucleus arcuatus synthetisiert **Neuropeptid Y (NPY)** und **Agouti-Related Protein
(AgRP)**. Diese fungieren als **orexigene Mediatoren,** die
appetitsteigernd wirken: AgRP hemmt als Antagonist am
MC$_4$-Rezeptor die Bindung des anorexigenen Stimulus
α-MSH. NPY hemmt CART/POMC-Zellen im Nucleus

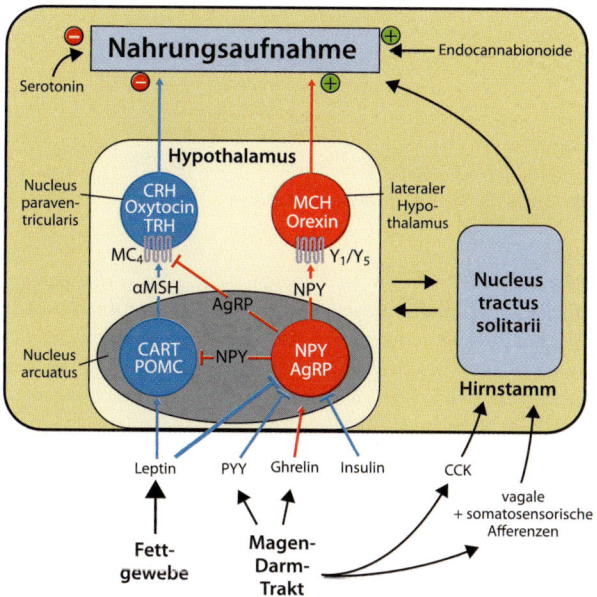

Abb. 55.1 Regulation der Nahrungsaufnahme über den Hypothalamus. Details im Text; *blau* = appetithemmende (anorexigene) Wege; *rot* = appetitsteigernde (orexigene) Wege

Kurzfristige Regulation der Nahrungsaufnahme

Während und nach einer Nahrungsaufnahme kommt es zur **mechanischen und chemischen Stimulation afferenter vagaler und somatosensorischer Nervenfasern,** die über den Nucleus tractus solitarii im Hirnstamm appetitzügelnd wirken. Darüber hinaus werden diverse Faktoren gebildet, die appetithemmend wirken und ein Sättigungsgefühl auslösen:

Zu den humoralen Sättigungssignalen gehören **Cholecystokinin** (CCK) und **Peptid YY$_{3-36}$** (PYY$_{3-36}$), die aus Zellen des Gastrointestinaltrakts nach Nahrungsaufnahme vermehrt freigesetzt werden. Während CCK über den Hirnstamm wirkt, hemmt PYY$_{3-36}$ die Freisetzung des appetitsteigernden NPY aus Zellen des Nucleus arcuatus. Auch **Insulin,** das während und nach einer Mahlzeit vermehrt ausgeschüttet wird, hemmt NPY/AgRP-Neurone.

Nach Abschluss der Nahrungsaufnahme fällt die Aktivität dieser neuralen und humoralen Reize und damit das Sättigungsgefühl langsam ab. Mit zunehmender Esspause kommt es zur vermehrten Bildung appetitstimulierender, orexigener Faktoren. So bilden z. B. Zellen der Magenwand das Hormon **Ghrelin,** das vor einer Mahlzeit ansteigt und zur Aktivierung von NPY/AgRP-Neuronen im Nucleus arcuatus führt und damit appetitstimulierend wirkt.

Langzeitregulation des Appetits

Schon seit langer Zeit gibt es Hinweise darauf, dass der Füllungszustand der Energiespeicher des Körpers direkten Einfluss auf den Appetit besitzt. Das Zytokin **Leptin** ist ein wesentlicher Mediator für diesen Regulationsmechanismus. Fettzellen produzieren und sezernieren Leptin in Abhängigkeit von ihrem Fettgehalt. Die Menge an Leptin im Plasma korreliert mit der Gesamtkörperfettmenge.

Mäuse oder Menschen, denen das Gen für Leptin bzw. des Leptinrezeptors fehlt, entwickeln eine Hyperphagie mit schwerer Adipositas. Diese Tatsache spricht dafür, dass Leptin ein wichtiger Regulator der Nahrungsaufnahme ist. Leptin wirkt auf Neurone im Nucleus arcuatus und führt zur vermehrten Bildung des Sättigungssignals α-MHC und zur verminderten Bildung von NPY (◘ Abb. 55.1).

Physiologisch scheint das Leptinsystem vor allem jedoch als Schutz gegen Unterernährung zu fungieren, sodass vor allem ein Abfall der Hormonspiegel Effekte (Anstieg des Hungergefühls) hat. Die bei Adipösen zu beobachtenden hohen Leptin-Plasmakonzentrationen führen offensichtlich nicht zu ausreichender Zügelung des Appetits. Auch die bisherigen Versuche einer therapeutischen Anwendung von Leptin bei Adipösen waren, abgesehen von sehr seltenen Formen einer Leptindefizienz, enttäuschend. Eine Erhöhung der Leptin-Plasmakonzentration führt offensichtlich zur Resistenz gegenüber dem Hormon.

arcuatus und führt über Y1/Y5-Rezeptoren zur Aktivierung von Zellen vor allem im lateralen Hypothalamus, die MCH sowie Orexin produzieren und an der Weiterleitung appetitsteigernder Stimuli beteiligt sind. Dieser appetitsteigernde (orexigene) Weg wird durch Leptin, Insulin sowie Peptid YY$_{3-36}$ (PYY) gehemmt und durch Ghrelin stimuliert.

Neben dem Hypothalamus spielt insbesondere der **Nucleus tractus solitarii** im Hirnstamm eine wichtige Rolle bei der Appetitregulation. Die während und nach Nahrungsaufnahme auftretende mechanische Reizung des Magen-Darm-Trakts führt zur Aktivierung vagaler und somatosensorischer Afferenzen, die auf den Nucleus tractus solitarii einwirken.

Außerdem führt das vermehrt gebildete Cholecystokinin (CCK) über den Hirnstamm zur Auslösung eines Sättigungsgefühls sowie zur Appetithemmung. Hypothalamus und Hirnstamm stehen im Rahmen der Appetitregulation im funktionellen Kontakt. Die dieser Interaktion zugrunde liegenden Mechanismen sind nur ansatzweise bekannt. Ebenso ist nicht geklärt, wie die an der Appetitregulation beteiligten hypothalamischen Funktionen letztlich das Nahrungsaufnahmeverhalten beeinflussen.

Aus vielfältigen pharmakologischen Untersuchungen ist bekannt, dass Serotonin vor allem über Aktivierung von 5-HT$_{2C}$-Rezeptoren die Nahrungsaufnahme hemmt, während Endocannabinoide diese über Cannabinoid-CB$_1$-Rezeptoren steigern (◘ Abb. 55.1).

55.2   Behandlung der Adipositas

Lernziele
Nichtmedikamentöse Maßnahmen
Medikamentöse Behandlung
Appetitzügler
— Lipasehemmer

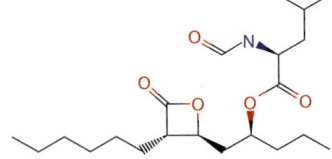

◻ **Abb. 55.2 Strukturformel von Orlistat**

55.2.1 Nichtmedikamentöse Maßnahmen

Wichtigste Maßnahme zur Behandlung einer Adipositas ist die Umstellung der Ernährungs- und Lebensgewohnheiten mit dem Ziel der Korrektur des Verhältnisses von Energieaufnahme und -verbrauch.

> **Die Behandlung kann nur bei aktiver Teilnahme des Adipösen erfolgreich sein und beruht auf einer Ernährungsumstellung mit Kalorienreduktion, Bewegungstherapie und ggf. Verhaltens- bzw. gruppendynamischer Therapie.**

Dabei ist nicht die Gewichtsreduktion durch gezielte diätetische Maßnahmen und Bewegungsprogramme das Problem, sondern das Halten des einmal erreichten Zielgewichts. Nur bei grundsätzlicher Umstellung der Ess- und Lebensgewohnheiten kann ein lang anhaltender Behandlungserfolg erzielt werden.

55.2.2 Pharmakologische Maßnahmen zur Behandlung der Adipositas

Auch für die ergänzende Therapieoption einer medikamentösen Behandlung gilt, dass sie lediglich den Prozess einer Gewichtsreduktion unterstützen kann, nicht jedoch eine länger anhaltende Gewichtsnormalisierung bewirkt. Entsprechend kritisch wird der Einsatz von Pharmaka zur Gewichtsreduktion gesehen.

> **Bei Appetitzüglern und Lipasehemmern handelt es sich um zweifelhafte Therapieprinzipien, es kommt bestenfalls zu kurzfristigen reversiblen Effekten. Außerdem ist zum Teil mit erheblichen unerwünschten Wirkungen zu rechnen.**

Wahrscheinlich wird eine bei Adipositas sinnvolle Änderung von Ernährungs- und Lebensgewohnheiten durch Gabe von Appetitzüglern und Lipasehemmern eher erschwert.

Appetitzügler

Durch Einsatz von appetithemmenden Substanzen kann vorübergehend eine Gewichtsreduktion erzielt werden. Sehr oft steigt das Gewicht nach Beendigung der Einnahme von Appetitzüglern jedoch wieder an. In Anbetracht des geringen therapeutischen Nutzens sowie des teilweise erheblichen Risikos unerwünschter Wirkungen ist von der Appetitzüglereinnahme abzuraten.

Indirekt wirkende Sympathomimetika wie **Amphetamin** und strukturell verwandte Substanzen, die vor allem die Frei-setzung von Serotonin hervorrufen, sind in der Vergangenheit als Appetitzügler eingesetzt worden. Die appetithemmende Wirkung klingt jedoch nach wenigen Wochen aufgrund der raschen Toleranzentwicklung ab. Darüber hinaus treten eine Reihe unerwünschter Wirkungen auf: erhöhte Wachheit, Agitiertheit, Blutdruckerhöhung und euphorisierende Wirkungen mit erheblichem Abhängigkeitspotenzial.

Die vor allem Serotonin freisetzenden Substanzen Fenfluramin und Dexfenfluramin mussten vor einigen Jahren vom Markt genommen werden, da es unter ihrer Anwendung zu Schädigungen der Herzklappen und Pulmonalgefäße mit der Folge einer pulmonalen Hypertonie kommt.

Der selektive Monoamin-Wiederaufnahmehemmer Sibutramin war für einige Jahre als Appetitzügler zugelassen. Ähnlich wie das Antidepressivum Venlafaxin hemmt Sibutramin die Wiederaufnahme von Noradrenalin und Serotonin in Synapsen des ZNS. Unter Sibutramin kommt es zur Appetithemmung und möglicherweise zusätzlich zur Steigerung der Thermogenese.

Die Gabe von Sibutramin kann eine Adipositasbehandlung unterstützen. Ohne langfristige Änderung der Ernährungs- und Lebensgewohnheiten kommt es nach dem Absetzen jedoch zur raschen Gewichtszunahme. Wegen des erhöhten Auftretens von kardiovaskulären Komplikationen wie Herzinfarkt und Schlaganfall unter Sibutramin ruht die Zulassung seit 2010. Somit sind derzeit keine appetitzügelnden Pharmaka für die Adipositasbehandlung zugelassen.

Lipasehemmer

Die Spaltung von Triglyzeriden der Nahrung durch pankreatische Lipasen ist eine Voraussetzung für die Resorption aus dem Darm. Der Lipasehemmer **Orlistat** (◻ Abb. 55.2) bindet kovalent an Lipasen und führt zur irreversiblen Hemmung ihrer Enzymaktivität. Die nichtgespaltenen Triglyzeride werden dann über den Stuhl ausgeschieden.

In therapeutischen Dosen führt Orlistat zur Ausscheidung von ca. 30% der mit der Nahrung zugeführten Triglyzeride. Mit Orlistat, das selbst so gut wie gar nicht resorbiert wird, kann eine gewichtsreduzierende Therapie unterstützt werden. Der therapeutische Nutzen ist jedoch gering, wenn keine grundsätzliche Umstellung der Ernährungs- und Lebensgewohnheiten des Patienten erreicht werden.

Aufgrund des Wirkmechanismus kommt es zu Symptomen einer Malabsorption mit Fettstühlen, Inkontinenz, Stuhldrang, Diarrhö und Flatulenz. Unter der Therapie mit Orlistat kann es zur verminderten Resorption fettlöslicher Vitamine kommen. Auch die Resorption verschiedener anderer Pharmaka (z. B. Ciclosporin) wird vermindert.

55

Weiterführende Literatur

Badman MK, Flier JS (2005) The gut and energy balance: visceral allies in the obesity wars. Science 307: 1909–1914

Dietrich MO, Horvath TL (2012) Limitations in anti-obesity drug development: the critical role of hunger-promoting neurons. Nat Rev Drug Discov 11: 675–691

Morton GJ, Meek TH, Schwartz MW (2014) Neurobiology of food intake in health and disease. Nat Rev Neurosci 15: 367–378

Rueda-Clausen CF, Padwal RS (2014) Pharmacotherapy for weight loss. BMJ 348: g3526

Vetter ML, Faulconbridge LF, Webb VL, Wadden TA (2010) Behavioral and pharmacologic therapies for obesity. Nat Rev Endocrinol 6: 578–588

Wadden TA, Berkowitz RI et al. (2005) Randomized trial of lifestyle modification and pharmacotherapy for obesity. N Engl J Med 353: 2111–2120

Gichtmittel

S. Offermanns

M. Freissmuth et al., *Pharmakologie und Toxikologie*,
DOI 10.1007/978-3-662-46689-6_56, © Springer-Verlag Berlin Heidelberg 2016

In diesem Kapitel werden zunächst die Physiologie und Patho-physiologie des Harnsäurestoffwechsels dargestellt, um danach die Wirkungsweise der wichtigsten zur Prophylaxe und Behandlung der Gichterkrankung eingesetzten Pharmaka zu beschreiben. Zu diesen zählen Urikostatika (vor allem der Xanthinoxidasehemmer Allopurinol, der die Synthese von Harnsäure inhibiert), Urikosurika (wie Benzbromaron oder Probenecid, die die renale Ausscheidung von Harnsäure steigern) und Pharmaka, die beim akuten Gichtanfall eingesetzt werden (nichtsteroidale Antiphlogistika oder Colchicin). Der klinische Einsatz dieser Pharmaka wird am Beispiel des akuten Gichtanfalls und seiner Langzeitprophylaxe erläutert.

56.1   Harnsäure und Gicht

Lernziele

Harnsäurestoffwechsel
- Harnsäurebildung
- Harnsäureausscheidung
- Normale Harnsäure-Plasmakonzentrationen
- Hyperurikämie/Gicht:
  - Definition
  - Ursachen

56.1.1 Harnsäurestoffwechsel

Harnsäure ist das Endprodukt des Abbaus von Purinen, den Bestandteilen wesentlicher Komponenten der DNA und RNA sowie zellulärer Energieträger wie ATP. Der Abbau der Purine findet vor allem in der Leber, aber auch in Muskeln und Dünndarm statt, wobei die **Xanthinoxidase** das entscheidende harnsäurebildende Enzym ist (◻ Abb. 56.1).

Nach Abgabe der Harnsäure ins Blut erfolgt die Ausscheidung überwiegend über die Nieren, zum Teil (ca. ein Drittel) auch über den Darm. Harnsäure, die als schwache Säure (pKa = 5,75) bei physiologischem pH-Wert vornehmlich dissoziiert vorliegt, wird zu über 90% nach glomerulärer Filtration in der Niere im proximalen Tubulus wieder resorbiert. Die Rückresorption erfolgt durch den spezifischen **Harnsäuretransporter URAT1,** der in der apikalen Membran der proximalen Tubuluszellen lokalisiert ist (◻ Abb. 56.2).

Interessanterweise besitzen außer den Menschen und anderen höheren Primaten nahezu alle anderen Säugetiere das Enzym Uricase, das Harnsäure in das deutlich besser lösliche Allantoin umsetzt, das in diesen Spezies das Endprodukt des Purinstoffwechsels darstellt (◻ Abb. 56.1).

> ❯ Der sehr effiziente Reabsorptionsmechanismus für Harnsäure im proximalen Tubulus und das Fehlen eines harnsäureabbauenden Enzyms führen beim Menschen zu relativ hohen Harnsäure-Plasmakonzentrationen meist im Bereich von 250–350 µM.

Offensichtlich bestand im Laufe der Entwicklung höherer Primaten ein Vorteil darin, relativ hohe Harnsäure-Plasmakonzentrationen zu besitzen, möglicherweise aufgrund der anti-oxidativen Eigenschaften von Harnsäure. Unter den Lebens- und Ernährungsbedingungen der modernen Zivilisation bergen diese hohen Konzentrationen jedoch die Gefahr einer Hyperurikämie und der daraus resultierenden Gichterkrankung.

56.1.2 Hyperurikämie/Gicht

Von einer Hyperurikämie wird in der Regel gesprochen, wenn die Serumharnsäurespiegel über 380 µM (6,4 mg/dl) liegen, was etwa der maximalen Löslichkeit der Harnsäure im Plasma bei physiologischer Körpertemperatur und pH 7,4 entspricht. Kommt es im Gewebe zum Ausfallen von Harnsäurekristallen, so entsteht ein **akuter Gichtanfall** bzw. eine **chronische Verlaufsform der Gicht.**

Ursachen und Symptome

Ursachen für eine Hyperurikämie können angeborene Störungen der renalen Harnsäureausscheidung sowie seltener eine angeborene Überproduktion von Harnsäure (z. B. Lesch-Nyhan-Syndrom) sein. Vermehrte Harnsäurebildung findet sich typischerweise aufgrund des erhöhten Zellumsatzes bei Leukämien oder hämolytischen Anämien sowie unter der

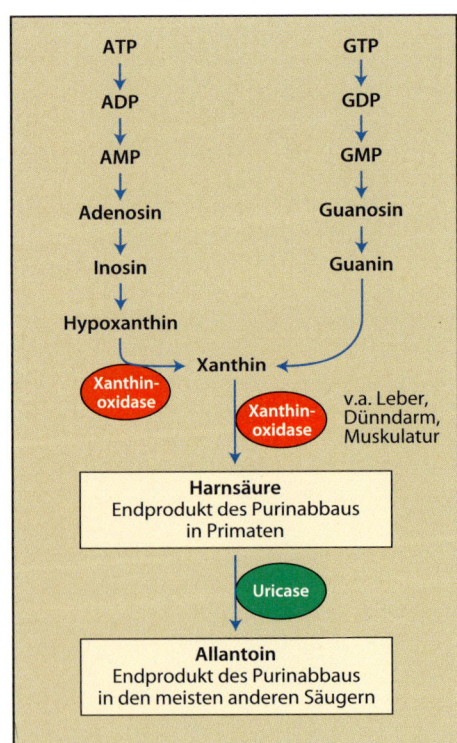

◻ **Abb. 56.1 Abbauweg der Purinnukleotide.** In Primaten, aber auch in Vögeln und einigen Reptilien stellt die durch die Xanthinoxidase aus Hypoxanthin bzw. Xanthin hergestellte Harnsäure das Endprodukt des Purinnukleotidabbaus dar. In den meisten Säugern wird die Harnsäure durch das Enzym Uricase zu Allantoin weiter verstoffwechselt

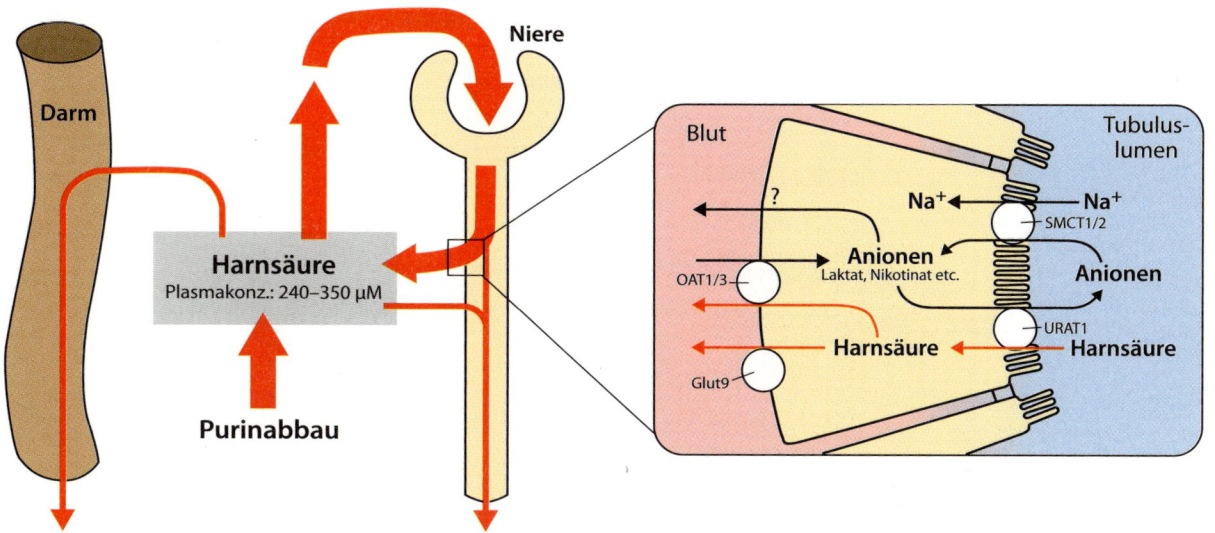

Abb. 56.2 Ausscheidungswege der Harnsäure. Harnsäure wird vor allem in Leber, Muskeln und Dünndarm gebildet. Etwa 2 Drittel der täglichen Ausscheidung von Harnsäure erfolgt über die Nieren, ein Drittel wird über den Darm ausgeschieden. In der Niere wird der überwiegende Teil der glomerulär filtrierten Harnsäure im proximalen Tubulus über den Harnsäuretransporter URAT1 rückresorbiert. In sehr kleinem Ausmaß wird Harnsäure auch ins Tubuluslumen sezerniert. Der Transporter URAT1 vermittelt die Aufnahme von Harnsäure über die apikale Membran im Austausch gegen verschiedene Anionen, die durch Vermittlung eines Na⁺-gekoppelten Transporters über die apikale Membran oder alternativ über einen organischen Anionentransporter (OAT) durch die basolaterale Membran in die Zelle gelangen. Die mittels URAT1 in die Tubuluszelle aufgenommene Harnsäure verlässt die Zelle wieder mithilfe der Transporter OAT und Glut9

Therapie von Tumoren mit Zytostatika oder Strahlen. Die Harnsäureausscheidung kann vermindert sein bei Laktat- oder Ketoazidosen und unter dem Einfluss verschiedener Pharmaka wie Thiaziden, Schleifendiuretika, Salicylsäure oder Nikotinsäure.

Der **akute Gichtanfall** tritt in der Regel aus voller Gesundheit meist nachts auf und manifestiert sich typischerweise in **stark schmerzhafter Monarthritis,** sehr häufig des Großzehengrundgelenks. Begleitet wird der akute Gichtanfall von **allgemeinen Entzündungszeichen.**

Pathogenetisch liegt dem akuten Gichtanfall eine Ablagerung von Harnsäurekristallen im Synovialraum und periartikulär zugrunde. Das Vorliegen kristalliner Harnsäure stellt einen außerordentlich starken Entzündungsreiz dar, der zur massiven Aktivierung von Makrophagen, neutrophilen Granulozyten sowie zur Freisetzung diverser entzündlicher Mediatoren führt.

Einige der Mechanismen der **proinflammatorischen Wirkung von Harnsäurekristallen** sind in den letzten Jahren entschlüsselt worden. Insbesondere das angeborene Immunsystem wird durch Harnsäurekristalle aktiviert: Diese sind in der Lage, Toll-like-Rezeptoren zu aktivieren und nach Aufnahme in Makrophagen die Ausbildung sog. Inflammasomen zu fördern, die die Bildung von Interleukin IL-1β vermitteln (Abb. 56.3). Die starke entzündungsfördernde Wirkung der Harnsäurekristalle löst die hochakuten lokalen und systemischen Symptome eines Gichtanfalls inklusive starker Schmerzen aus.

Eine länger bestehende Hyperurikämie mit rezidivierenden Symptomen führt zum Bild der **chronischen Gicht,** die

durch Harnsäureablagerungen (Tophi) in diversen Weichteilen geprägt ist und zur Nierenschädigung führt. Die chronische Gicht wird zunehmend seltener gesehen, da die meisten Formen der Hyperurikämie ausreichend gut behandelt werden können.

56.2 Pharmaka zur Behandlung von Gicht

Lernziele

Gichtmittel
- **Urikostatika:** Pharmaka, die die Bildung von Harnsäure reduzieren (Xanthinoxidasehemmer, rekombinante Uratoxidase)
- **Urikosurika:** Pharmaka, die die renale Ausscheidung von Harnsäure steigern (Benzbromaron, Probenecid)
- **Colchicin**

Bei der Behandlung der Gicht muss zwischen den Maßnahmen zur Behandlung des akuten Anfalls sowie der Dauerbehandlung zur Senkung erhöhter Harnsäurespiegel unterschieden werden:

- Für die Dauerbehandlung stehen Mittel zur Senkung der Harnsäurebildung (**Urikostatika**) sowie Mittel zur Steigerung der Harnsäureausscheidung (**Urikosurika**) zur Verfügung.
- Die Behandlung des akuten Gichtanfalls erfolgt durch antientzündliche Pharmaka.

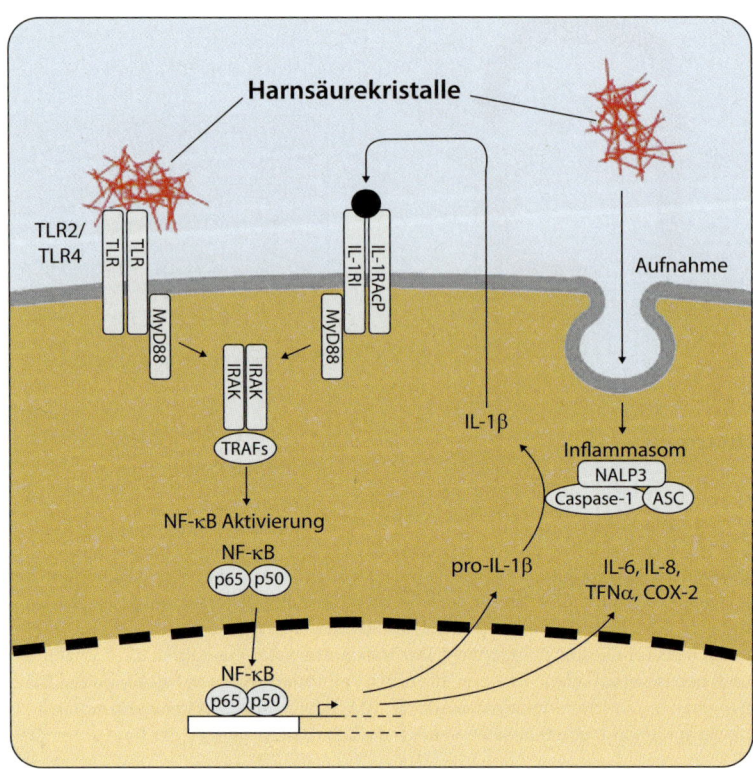

Abb. 56.3 Auslösung einer akuten Entzündung durch Harnsäurekristalle in Monozyten bzw. Synoviozyten des Gelenks. Harnsäurekristalle können durch die Toll-like-Rezeptoren TLR2 und TLR4 erkannt werden, die normalerweise eine angeborene Immunantwort durch infektiöse Pathogene auslösen helfen. Die Aktivierung von TLR2 und TLR4 stellt wahrscheinlich einen wesentlichen Auslöser der inflammatorischen Gewebereaktionen im Rahmen einer akuten Gichtarthritis dar. Nach dieser Aktivierung kommt es durch Vermittlung des Adaptorproteins MyD88 zur verstärkten Aufnahme von Harnsäurekristallen durch Phagozytose, zur Aktivierung des Transkriptionsfaktors NFκB sowie zur Expression einiger proinflammatorischer Mediatoren. Die Aufnahme von Harnsäurekristallen fördert die Assemblierung eines zytosolischen Proteinkomplexes, des sog. Inflammasoms, die durch das Gichtmittel Colchicin gehemmt werden kann. Das Inflammasom enthält unter anderem Caspase-1, die pro-IL1β in biologisch aktives IL-1β umsetzt. IL-1β steigert über die Aktivierung seines Rezeptors auto- und parakrin die NF-κB-Aktivierung weiter und verstärkt somit das inflammatorische Geschehen

56.2.1 Urikostatika

Xanthinoxidasehemmer

Als Xanthinoxidasehemmer wird seit geraumer Zeit **Allopurinol** eingesetzt. Als Strukturanalogon von Hypoxanthin (◻ Abb. 56.4) hemmt Allopurinol kompetitiv die Xanthinoxidase und damit die Bildung von Xanthin und Harnsäure. Ein Teil des Allopurinols wird durch die Xanthinoxidase zum ebenfalls inhibitorisch wirksamen **Oxipurinol** umgesetzt.

Seit kurzem steht mit **Febuxostat** ein weiterer Xanthinoxidasehemmer zur Verfügung. Febuxostat ist im Gegensatz zu Allopurinol kein Purinderivat (◻ Abb. 56.4) und hat möglicherweise eine stärkere maximale Wirkung. Durch Hemmung der Xanthinoxidase kommt es zum vermehrten Anfall von Hypoxanthin und Xanthin, die besser wasserlöslich sind als Harnsäure und renal ausgeschieden werden können.

Die Behandlung mit Allopurinol führt zur Auflösung von Harnsäureablagerungen (Tophi) und die Bildung von Harnsäuresteinen in der Niere wird gehemmt. Zu Beginn einer Behandlung mit Allopurinol ist durch die Mobilisation von Harnsäure aus dem Gewebe die Gefahr des Auftretens eines akuten Gichtanfalls erhöht.

- **Pharmakokinetik**

Allopurinol und Febuxostat werden nach oraler Gabe gut resorbiert, die Bioverfügbarkeit liegt bei 70–90%. Allopurinol wird zu 10–30% unverändert mit dem Urin ausgeschieden, während etwa 70% nach Umwandlung zu Oxipurinol renal eliminiert werden. Febuxostat wird weitgehend über UDP-Glucuronyltransferasen und verschiedene CYP-Enzyme verstoffwechselt und im Anschluss hepatisch und renal ausgeschieden.

Obwohl die Plasmahalbwertszeit von Allopurinol lediglich 1–2 Stunden beträgt, muss die Substanz nur 1-mal täglich verabreicht werden, da der aktive Metabolit Oxipurinol eine deutlich längere Plasmahalbwertszeit (18–30 h) besitzt. Febuxostat besitzt eine Plasmahalbwertszeit von 5–8 Stunden.

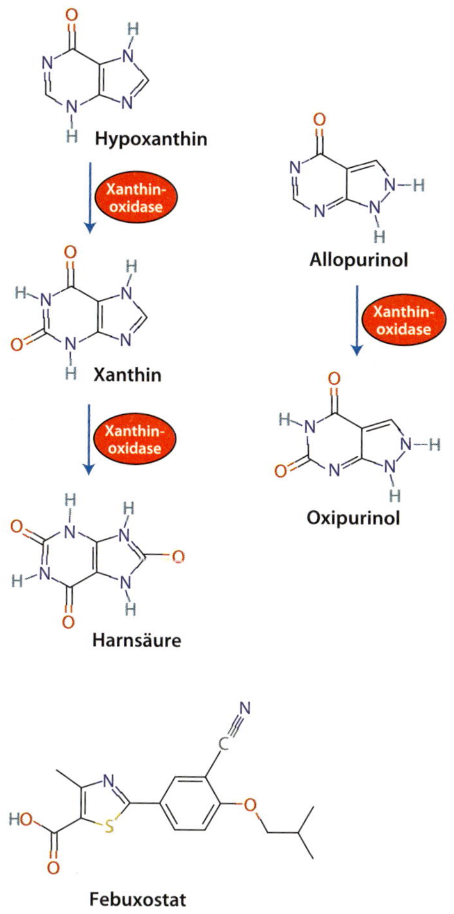

Abb. 56.4 Strukturformeln der Xanthinoxidasehemmer Febuxostat und Allopurinol sowie des aktiven Allopurinolmetaboliten Oxipurinol

■ **Unerwünschte Wirkungen**

Allopurinol und Febuxostat werden im Allgemeinen gut vertragen, nicht selten kommt es jedoch zu **Hypersensitivitätsreaktionen,** auch Monate oder Jahre nach Beginn einer Therapie mit Allopurinol. Am häufigsten sind dabei allergische Hautreaktionen.

Vereinzelt ist über das Auftreten eines Steven-Johnson-Syndroms oder einer toxischen epidermalen Nekrolyse unter Allopurinolgabe berichtet worden. Gelegentlich kommt es zu **gastrointestinalen Störungen.** Seltener wurden generalisierte Beschwerden mit **vaskulitisähnlichen Symptomen** und **Myalgien** unter der Therapie mit Allopurinol beobachtet.

> **Zu Beginn einer Therapie kann es zur Auslösung eines akuten Gichtanfalls kommen.**

Ursache dafür ist die Mobilisation von Harnsäure aus dem Gewebe sowie die Hemmung der Harnsäuresekretion. In der ersten Zeit einer Therapie mit Allopurinol ist daher auf ausreichende Diurese zu achten. Gegebenenfalls kann prophylaktisch Colchicin verabreicht werden.

■ **Interaktionen**

Allopurinol **hemmt die Inaktivierung von Mercaptopurin und seines Derivats Azathioprin** durch die Xanthinoxidase. Bei Verabreichung von Mercaptopurin oder Azathioprin bei Patienten, die unter Allopurinoltherapie stehen, muss daher die Dosis dieser Antineoplastika auf die Hälfte bis ein Viertel reduziert werden.

Der **Abbau oraler Antikoagulanzien** wie **Warfarin** oder **Phenprocoumon kann** durch gleichzeitige Gabe von Allopurinol **reduziert sein.** Allopurinol vermindert den Abbau von **Theophyllin. Urikosurika** wie Probenecid und Benzbromaron steigern die Ausscheidung von Oxipurinol und **vermindern** dadurch **die Wirkung von Allopurinol.**

■ **Klinischer Einsatz**

Allopurinol ist **Mittel der Wahl** zur Behandlung einer Hyperurikämie sowie zur Prophylaxe einer Hyperurikämie z. B. bei Tumoren und Zytostatikatherapie. Bei Unverträglichkeit gegenüber Allopurinol oder unzureichender Wirkung von Allopurinol kann Febuxostat gegeben werden.

■ **Kontraindikationen**

Allopurinol sollte bei **eingeschränkter Nierenfunktion** sowie in der **Schwangerschaft** nur mit Vorsicht verabreicht werden.

Steckbrief Xanthinoxidasehemmer
Wirkstoffe: Allopurinol, Febuxostat
Wirkmechanismus: Hemmung des Schlüsselenzyms der Harnsäurebildung
Pharmakokinetik: Gute Bioverfügbarkeit, Metabolisation (Allopurinol in aktiven Metaboliten Oxipurinol), Plasmahalbwertszeit: Allopurinol 1–2 h, Oxipurinol 18–30 h, Febuxostat 5–8 h
Unerwünschte Wirkungen: Hypersensitivitätsreaktionen, gastrointestinale Störungen, vaskulitisähnliche Symptome/ Myalgien; cave: Auslösung eines akuten Gichtanfalls zu Beginn der Therapie
Interaktionen:
— Hemmung der Inaktivierung von Mercaptopurin und Azathioprin
— Reduktion des Abbaus von Vitamin-K-Reduktase-Hemmern und von Theophyllin
— Urikosurika verringern die Wirkung von Allopurinol

Klinische Anwendung: Mittel der Wahl zur Behandlung und Prophylaxe einer Hyperurikämie

---

Rasburicase

Rasburicase ist ein rekombinantes Uratoxidaseenzym, das die Oxidation von Harnsäure zum gut wasserlöslichen Allantoin katalysiert. Das Enzym kann zur Prophylaxe und Therapie einer Hyperurikämie beim sog. Tumorlysesyndrom eingesetzt werden, wenn es bei einem hämatologischen Malignom im Rahmen einer Zytostatikatherapie zur massiven Tumorzellzerstörung mit der Gefahr eines raschen und starken Anstiegs der Plasma-Harnsäurespiegel kommt. Das Enzym wird dazu z. B. unmittelbar vor Einleitung einer Chemotherapie 5–7 Tage lang täglich infundiert. Im Allgemeinen wird es gut vertragen, gelegentlich kommt es zu allergischen Reaktionen.

56.2.2 Urikosurika

Pharmaka, die die renale Harnsäureausscheidung steigern, werden als Urikosurika bezeichnet. Es handelt sich um eine chemisch heterogene Gruppe von Pharmaka, die, in ausreichend hoher Dosierung gegeben, die tubuläre Rückresorption von Harnsäure aus dem Tubuluslumen durch den Harnsäuretransporter URAT1 blockieren. Urikosurika konkurrieren dabei mit Harnsäure um die Bindung an das Transportprotein. Während in deutschsprachigen Ländern **Benzbromaron** das am häufigsten eingesetzte Urikosurikum ist, wird in angelsächsischen Ländern **Probenecid** bevorzugt (◘ Abb. 56.5).

▪ Pharmakokinetik

Benzbromaron wird nach oraler Gabe nur unvollständig resorbiert, allerdings wird die Resorptionsquote der mikronisierten Zubereitung deutlich verbessert. Probenecid wird nahezu vollständig resorbiert.

Beide Urikosurika werden zum überwiegenden Teil hepatisch metabolisiert, Benzbromaron hat eine Plasmahalbwertszeit von 3–4 Stunden, Probenecid von 5–8 Stunden. Die Wirkdauer von Probenecid ist aufgrund aktiver Metaboliten deutlich länger. Die Ausscheidung von Benzbromaron erfolgt primär biliär, die von Probenecid primär renal.

▪ Unerwünschte Wirkungen

Der Einsatz von Urikosurika kann die Harnsäurekonzentration zu Beginn im Urin so weit erhöhen, dass die **Gefahr der Auskristallisation von Harnsäure in den Tubuli** und einer Anurie besteht. Diese Gefahr kann durch ausreichende Flüssigkeitszufuhr und Alkalisierung des Urins verringert werden.

Zu den häufigsten unerwünschten Effekten einer Behandlung mit Urikosurika gehören **gastrointestinale Störungen** wie Übelkeit, Erbrechen oder Diarrhö. Selten kommt es zu **allergischen Reaktionen.** Für beide Pharmaka sind **Leberschädigungen** beschrieben worden.

▪ Interaktionen

Urikosurika weisen diverse Interaktionen mit anderen Pharmaka auf. Benzbromaron und Probenecid **schwächen die Allopurinolwirkung ab,** indem sie die Ausscheidung des aktiven Allopurinolmetaboliten Oxipurinol erhöhen. Beide Pharmaka **hemmen die tubuläre Sekretion diverser organischer Säuren.** Probenecid wirkt dabei deutlich stärker und hemmt insbesondere die Ausscheidung von **Penicillin** sowie verschiedener nichtsteroidaler Antiphlogistika wie **Indometacin, Ketoprofen, Ketorolac** oder **Naproxen.**

Die Wirkung von Benzbromaron und Probenecid wird durch **Salicylate, Pyrazinamid** sowie **Sulfinpyrazon** abgeschwächt.

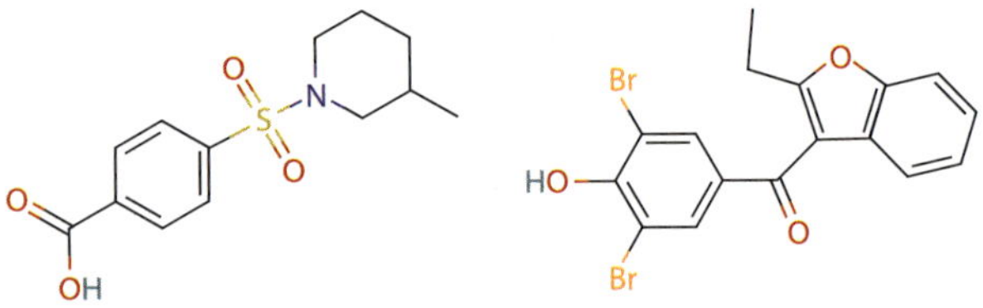

◘ Abb. 56.5 Strukturformeln der Urikosurika Benzbromaron und Probenecid

▪ Klinischer Einsatz

Mittel der Reserve zur raschen Senkung erhöhter Harnsäurespiegel bei Patienten mit normaler Nierenfunktion.

▪ Kontraindikationen

Urikosurika sollten nicht im **akuten Gichtanfall** verabreicht werden. Patienten mit **Niereninsuffizienz, Harnsäuresteinen** oder Hyperurikämie aufgrund hämatologischer Erkrankungen oder Niereninsuffizienz sollten Urikosurika nicht gegeben werden, da die Gefahr eines Ausfallens von Harnsäure im Tubuluslumen bzw. in den ableitenden Harnwegen besteht. Eine strenge Indikationsstellung sollte in **Schwangerschaft** und **Stillzeit** erfolgen.

> **Steckbrief Urikosurika**
> **Wirkstoffe:** Benzbromaron und Probenecid
> **Wirkmechanismus:** Hemmung der tubulären Resorption von Harnsäure durch den Harnsäuretransporter URAT1
> **Unerwünschte Wirkungen:** Gefahr der Auskristallisation von Harnsäure in den Tubuli, gastrointestinale Störungen, allergische Reaktionen, Leberschädigungen
> **Interaktionen:**
> – Abschwächung der Wirkung von Allopurinol
> – Verringerung der Ausscheidung von Penicillin, Indometacin, Ketoprofen, Ketorolac, Naproxen unter anderem nichtsteroidaler Antiphlogistika
> – Salicylate, Pyrazinamid und Sulfinpyrazon schwächen die Wirkung von Urikosurika ab
>
> **Klinische Anwendung:** Reservemittel zur Behandlung der Hyperurikämie bei Patienten mit normaler Nierenfunktion
> **Kontraindikationen:**
> – akuter Gichtanfall
> – Niereninsuffizienz, Harnsäuresteine
> – Hyperurikämie aufgrund hämatologischer Erkrankungen
> – Schwangerschaft und Stillzeit

56.2.3 Colchicin

Colchicin ist das älteste Pharmakon zur Behandlung des akuten Gichtanfalls. Es ist ein Alkaloid aus der Herbstzeitlosen *Colchicum autumnale*, das sich zur symptomatischen Therapie der akuten Gichtarthritis eignet und in niedrigeren Dosen auch prophylaktisch eingesetzt werden kann.

Der genaue Wirkmechanismus ist nur ansatzweise bekannt. Colchicin **wirkt inhibitorisch auf das Mikrotubulisystem** und **hemmt** dadurch die **Einwanderung von Leukozyten** in den entzündeten Gelenkbereich und die **phagozytotische Aktivität** von Leukozyten. Es ist zudem **antimitotisch** wirksam. Außerdem wird durch Colchicin die Bildung von IL-1β gehemmt, indem Colchicin die durch Harnsäurekristalle ausgelöste **Bildung und Aktivierung von Inflammasomen blockiert** (◨ Abb. 56.3).

- **Pharmakokinetik**

Colchicin wird nach oraler Gabe rasch resorbiert und reichert sich in den Zellen des Blutes und Knochenmarks an. Der überwiegende Teil von Colchicin wird in der Leber durch Metabolisation unter anderem via CYP3A4 eliminiert. Ein Teil der oralen Dosis wird unverändert biliär und renal ausgeschieden. Es besteht ein enterohepatischer Kreislauf. Die Plasmahalbwertszeit beträgt mehrere Stunden, die Wirkung hält jedoch länger an.

- **Unerwünschte Wirkungen**

❯ Die therapeutische Breite von Colchicin ist sehr gering. Mit unerwünschten Wirkungen ist in den üblichen Dosen stets zu rechnen.

Am häufigsten kommt es dabei zu **Störungen im Bereich des Gastrointestinaltrakts,** wobei insbesondere Durchfälle, aber auch Bauchschmerzen, Übelkeit und Erbrechen zu beobachten sind.

Daneben kommt es zu **Störungen der Blutbildung** mit Leukopenien, seltener Anämie. In Einzelfällen sind Agranulozytosen und aplastische Anämien beschrieben worden. Häufig kommt es zur **Spermatogenesehemmung** mit Azoospermie sowie zur **Muskelschwäche,** selten **Myopathie** oder gar **Rhabdomyolyse.**

- **Interaktionen**

Andere **Pharmaka, die über CYP3A4 metabolisiert werden** oder dieses Enzym hemmen, sollten nur mit Vorsicht zeitgleich mit Colchicin verabreicht werden, ebenso Pharmaka, die Myopathien auslösen können wie **Fibrate** oder **Statine** und andere Pharmaka.

- **Klinische Anwendung**

Mittel der Reserve zur symptomatischen Behandlung von akuten Gichtanfällen bei ansonsten nicht zufriedenstellend behandelbarem Krankheitsverlauf.

- **Kontraindikationen**

Colchicin sollte bei **Frauen in konzeptionsfähigem Alter** nur unter durchgreifendem Konzeptionsschutz eingesetzt werden. Colchicin ist in **Schwangerschaft** und **Stillzeit** kontraindiziert.

❯ Männer sollten bis 6 Monate nach Absetzen von Colchicin keine Kinder zeugen.

Bei **Blutbildungsstörungen, Herz-Kreislauf-, Leber-** und **Nierenerkrankungen** sollte der Einsatz von Colchicin nur unter größter Vorsicht erfolgen.

Steckbrief Colchicin

Wirkmechanismus: Hemmung der phagozytotischen Aktivität und Migration von Leukozyten durch Beeinflussung des Mikrotubulisystems, Hemmung der Bildung von Inflammasomen und Interleukin-Produktion

Pharmakokinetik: Gute Resorption, überwiegend hepatisch (u. a. durch CYP3A4) metabolisiert, enterohepatischer Kreislauf; Plasmahalbwertszeit mehrere Stunden, Wirkung hält jedoch länger an

Unerwünschte Wirkungen:
- Häufig: Durchfälle, Bauchschmerzen, Übelkeit, Erbrechen
- Störung der Blutbildung
- Störung der Spermatogenese
- Muskelschwäche, Myopathie, selten Rhabdomyolyse

Klinische Anwendung: Mittel der Reserve zur symptomatischen Behandlung akuter Gichtanfälle

Kontraindikationen: Frauen im gebärfähigem Alter, Schwangerschaft, Stillzeit, Blutbildungsstörungen, Herz-Kreislauf-, Leber- und Nierenerkrankungen

---

56.3 Pharmakotherapie

Fallbeispiel

Ein 52-jähriger Mann wacht in den frühen Morgenstunden mit heftigen Schmerzen im Großzehengrundgelenk auf. Diese nehmen in den darauffolgenden Stunden weiter zu; der Patient stellt sich am Morgen seinem Hausarzt vor. Lokal fällt ein gerötetes, geschwollenes und extrem schmerzhaftes Großzehengrundgelenk auf. Der Patient ist subfebril. Die Laboruntersuchung zeigt eine Leukozytose, einen Anstieg der Blutsenkungsgeschwindigkeit und eine Harnsäurekonzentration von 10 mg/dl (600 μM). Der Patient ist übergewichtig (105 kg bei 185 cm Körpergröße).

Die körperliche Untersuchung zeigt außer kleinen knotigen Veränderungen im Bereich der Ohrmuschel keine Auffälligkeiten. Auf Nachfrage gibt der Patient an, am Vorabend im Rahmen eines Betriebsfestes ausgiebig gegessen und Alkohol konsumiert zu haben. Es besteht eine leichte arterielle Hypertonie, die mit Hydrochlorothiazid (25 mg/d) gut eingestellt ist.

56.3.1 Akuter Gichtanfall

Primäres Ziel der Akuttherapie des Gichtanfalls ist die Verminderung der entzündungsbedingten Schmerzen. Auch wenn bisher keine aussagekräftigen klinischen Studien zur Pharmakotherapie des akuten Gichtanfalls vorliegen, hat sich die Gabe **nichtsteroidaler Antirheumatika als Mittel der**

1. Wahl durchgesetzt. Empfohlen wird die Gabe über einen Zeitraum von 7 Tagen von

- Diclofenac (3×50 mg/d) oder
- Naproxen (2×250–500 mg/d) oder
- Ibuprofen (3×800 mg/d).

COX-2-Inhibitoren sind wahrscheinlich ebenso wirksam. Indometacin wird traditionell häufig eingesetzt, gilt aber aufgrund der zentralnervösen unerwünschten Wirkungen (Kopfschmerzen, Schwindel etc.) als Reservemittel. Auf mögliche unerwünschte Nebenwirkungen bzw. Kontraindikationen sollte beim Einsatz von Cyclooxygenasehemmern geachtet werden. Insbesondere Patienten mit Magen- oder Darmulzera in der Vorgeschichte sollten parallel mit Protonenpumpenhemmern behandelt werden.

Sind nichtsteroidale Antirheumatika nicht wirksam oder kontraindiziert, können **orale Glucocorticoide** gegeben werden, z. B. Prednisolon 20–40 mg/d für 3 Tage, danach stufenweise Reduktion über mehrere Tage. Der Einsatz von Glucocorticoiden setzt eine gesicherte Diagnose inklusive des Ausschlusses einer infektiösen Ursache für die akute Arthritis voraus.

Colchicin wirkt in den meisten Fällen bei akutem Gichtanfall gut, stellt jedoch aufgrund der unerwünschten Wirkungen ein **Reservemittel** dar, das zum Einsatz kommt, wenn nichtsteroidale Antirheumatika kontraindiziert oder unzureichend wirksam sind. Üblicherweise wird die Therapie mit 1 mg Colchicin oral begonnen, gefolgt von 0,5–1 mg alle 2 Stunden. Die Maximaldosis pro Tag liegt bei 8 mg. Durchfall und Erbrechen treten in den meisten Fällen auf und schränken den Einsatz von Colchicin ein.

56.3.2 Langzeitprophylaxe

Um weitere Gichtanfälle zu vermeiden und die Langzeitfolgen einer Hyperurikämie zu vermeiden, sollten prophylaktische Maßnahmen eingeleitet werden. Am wichtigsten sind dabei **nichtmedikamentöse Maßnahmen:**

- Gewichtsreduktion, falls erforderlich
- Umstellen auf purinarme Nahrung
- ggf. Vermeiden von Pharmaka, die die Harnsäureausscheidung hemmen (z. B. Thiaziddiuretika oder Acetylsalicylsäure)
- Reduktion des Alkoholkonsums

Medikamentöse Maßnahmen zur Prophylaxe können erforderlich sein, setzen aber unbedingt eine gesicherte Diagnose voraus. In jedem Fall muss die Entscheidung zur Langzeitbehandlung mit Urikostatika oder Urikosurika sorgfältig getroffen und gegen eventuell auftretende Wechselwirkungen und unerwünschte Effekte abgewogen werden.

Mittel der Wahl zur medikamentösen Senkung der Plasmaharnsäurespiegel ist die Gabe des Xanthinoxidasehemmers **Allopurinol.** Dieses wird 1-mal täglich am Morgen gegeben. Als Standarddosis gelten 300 mg/d, zur Erreichung der gewünschten Serum-Harnsäurewerte können jedoch geringere oder höhere Dosen (bis zu 800 mg) erforderlich sein. **Zielwert bei symptomatischen Patienten** ist eine Serum-Harnsäurekonzentration < 6 mg/dl (360 μM).

Eine **asymptomatische Hyperurikämie** stellt in der Regel keine Indikation für eine Pharmakotherapie dar. Erst bei Harnsäurekonzentrationen > 9 mg/dl (> 540 μM) ist auch ohne Vorliegen von Symptomen eine Behandlung vertretbar. Um das Risiko des Auftretens von Harnsäuresteinen zu Beginn der Therapie zu reduzieren, sollte auf ausreichende Flüssigkeitszufuhr geachtet werden; eventuell einschleichend dosieren mit anfangs 50–100 mg/d. Bei Niereninsuffizienz muss die Allopurinoldosis reduziert werden. Mögliche Arzneimittelinteraktionen, z. B. mit Azathioprin, Mercaptopurin oder Cumarinderivaten, müssen bedacht werden.

Bei **Unverträglichkeit** oder **unzureichender Wirkung von Allopurinol** kann alternativ der Xanthinoxidasehemmer **Febuxostat** gegeben werden. Die Standarddosis beträgt 1×80 mg, bei unzureichender Wirkung kann auf 120 mg täglich erhöht werden.

Urikosurika sind Mittel der Reserve und können nur bei normaler Nierenfunktion eingesetzt werden. Benzbromaron wird 1-mal täglich in ansteigenden Dosen von 50–200 mg gegeben. Auf ausreichende Flüssigkeitszufuhr (≥ 2 l/d) und Harnneutralisierung ist zu achten, um die Bildung von Harnsäuresteinen zu vermeiden. Alternativ steht Probenecid zur Verfügung, das aufgrund seiner kurzen Halbwertszeit jedoch 2-mal täglich (Gesamtdosis 500–1000 mg) gegeben werden muss.

Gelegentlich wird die prophylaktische Gabe von nichtsteroidalen Antirheumatika oder Colchicin (0,5–1,5 mg/d) in den ersten Monaten einer harnsäuresenkenden Therapie empfohlen, um das Auftreten akuter Gichtanfälle zu vermeiden. Da unerwünschte Wirkungen auch unter niedriger Colchicindosierung recht häufig sind, wird man in den meisten Fällen nichtsteroidale Antirheumatika bevorzugen.

Weiterführende Literatur

Becker MD et al. (2007) Febuxostat compared with Allopurinol in patients with hyperuricemia and gout. N Engl J Med 353 (23): 2450–2461

Burns CM, Wortmann RL (2011) Gout therapeutics: new drugs for an old disease. Lancet 377: 165–177

Crittenden DB, Pillinger MH (2013) New therapies for gout. Annu Rev Med 64: 325–337

Feig DI, Kang D-H, Johnson RJ (2008) Uric acid and cardiovascular risk. N Engl J Med 359: 1811–1821

Neogi T (2011) Clinical practice. Gout. N Engl J Med 364: 443–452

Richette P, Bardin T (2010) Gout. Lancet 375: 318–328

Roddy E, Mallen CD, Doherty M (2013) Gout. BMJ 347: f5648

So A, Thorens B (2010) Uric acid transport and disease. J Clin Invest 120: 1791–1799

Taniguchi A, Kamatani N (2008) Control of renal uric acid excretion and gout. Curr Opin Rheumatol 20: 192–197

Tausche AK, Lansen TL, Schröder HE, Bornstein SR, Aringer M, Müller-Ladner U (2009) Gout – current diagnosis and treatment. Dtsch Arztebl Int 106: 549–555

Antiinfektiva

Antibakterielle Chemotherapie

M. Freissmuth

M. Freissmuth et al., *Pharmakologie und Toxikologie*,
DOI 10.1007/978-3-662-46689-6_57, © Springer-Verlag Berlin Heidelberg 2016

Bis in die 1950er Jahre waren bakterielle Infektionskrankheiten schlecht behandelbare, oft tödlich verlaufende Erkrankungen. Mittlerweile steht eine große Zahl von Antibiotika und antibakteriellen Chemotherapeutika zur Verfügung, sodass praktisch alle humanrelevanten Keime erfasst werden. Für den Umgang mit Antibiotika ist entscheidend, dass die Pharmaka ihren Angriffspunkt in den Bakterien haben. Angriffspunkte im menschlichen Organismus lösen die unerwünschten Wirkungen aus. Für ihren rationalen Einsatz müssen daher zu jeder Substanzgruppe folgende Parameter berücksichtigt werden: Angriffspunkt und Wirkungsmechanismus, Wirkungstyp, Wirkungsspektrum, Pharmakokinetik und Verträglichkeit. Mit dem verbreiteten Antibiotikaeinsatz haben sich Resistenzen ausgebreitet, daher muss die Resistenzlage berücksichtigt werden. Diese ändert sich laufend und variiert auch innerhalb von Europa.

57.1 Mikrobiologische Grundlagen

Lernziele
- Antibiose
- Aufbau eines Bakteriums
- Resistenzmechanismen
- Wirkungsweise von Chemotherapeutika
- Die Wirksamkeit von Chemotherapeutika begrenzende Resistenzmechanismen

57.1.1 Antibiose

Antibiose ist das Gegenteil von Symbiose und ein in der Natur weit verbreitetes Phänomen. Bakterien konkurrieren mit anderen Mikroorganismen um Nährstoffe. Die meisten Bakterien haben den Vorteil, dass sie eine kurze Generationszeit haben. (Bei günstiger Nährstofflage und ausreichender Wärme können sich viele Bakterien innerhalb von 20–30 Minuten zahlenmäßig verdoppeln.)

Pilze teilen sich wesentlich langsamer. Sie haben sich aber auf die Synthese ungewöhnlicher chemischer Verbindungen spezialisiert, mit denen sie ihre Feinde und Konkurrenten, vor allem die Bakterien, vergiften. Antibiose wurde erstmals 1928 im Labor von Sir Alexander Fleming beobachtet: Er stellte fest, dass der Pilz *Penicillium notatum* ein Gift (Penicillin) abgibt, das *Staphylococcus aureus* abtötet.

Antibiose existiert seit dem Beginn des Lebens. Bakterien haben »gelernt«, sich gegen die Gifte zu wehren. Da Bakterien sich rasch teilen, treten immer wieder Mutationen auf, die es den Bakterien erlauben, gegen die Pilzgifte über unterschiedliche Mechanismen unempfindlich zu werden. Es finden sich in diesem evolutionären Wettlauf alle Elemente der Darwin'schen Evolution: Variation (innerhalb der Bakterienpopulation), evolutionärer Druck und Selektion (durch das Antibiotikum) und Vererbung an die bakteriellen Tochterzellen.

Durch den Einsatz von Antibiotika beim Menschen werden naturgemäß Auftreten und Verbreitung von **Resistenzen** begünstigt. Dies trifft nicht nur für die antibakterielle Therapie zu, sondern auch für die Therapie anderer Parasiten zu

(z. B. Infektionen mit Protozoen wie Malaria). Konzeptionell besteht auch kein Unterschied zwischen der Ausbildung von Resistenzen unter antibiotischer Therapie bei Infektionserkrankungen und einer zytostatischen Therapie bei einer Krebserkrankung (▶ Kap. 61).

Da wir mit der antibiotischen Therapie am evolutionären Wettlauf aktiv teilnehmen, ergeben sich Konsequenzen:
- Das klinisch relevante Spektrum an Keimen, die mit einem Antibiotikum tatsächlich bekämpft werden können, ändert sich mit der Zeit.
- Der unkritische Umgang mit Antibiotika erhöht den Selektionsdruck und fördert die Ausbreitung resistenter Bakterien.
- Selbst bei optimal gestalteter antibakterieller Therapie sind die Entwicklung und Ausbreitung von Resistenzen unvermeidlich.

Der Begriff **Antibiotika** beschreibt streng genommen Substanzen, die von Mikroorganismen synthetisiert werden (z. B. Penicilline, Cephalosporine, Aminoglykoside, aber auch zytotoxische wie Bleomycin, ▶ Kap. 61). Oft werden diese semisynthetisch hergestellt, d. h., die Vorläufersubstanz wird durch den Mikroorganismus synthetisiert und weitere Modifikationen werden durch chemische Synthesereaktion in das Molekül eingeführt.

Im Gegensatz dazu umfasst der Begriff **antibakterielle Chemotherapeutika** auch Substanzen, die ausschließlich chemisch (von Menschenhand) synthetisiert worden sind (z. B. Sulfonamide, Metronidazol, Chinolone).

57.1.2 Aufbau eines Bakteriums

Im Gegensatz zu Eukaryonten haben Bakterien kein kompartimentalisiertes Zellinneres, d. h. weder Zellkern noch endoplasmatisches Retikulum, Golgi-Apparat, Mitochondrien etc. Die DNA liegt als ringförmiges Chromosomenäquivalent im Zellinneren vor (◘ Abb. 57.1). Da sie länger als das Bakterium ist, muss sie durch Gyrasen (DNA-Topoisomerasen) verdrillt werden. Daneben kann Erbinformation auch in kleineren DNA-Stücken vorliegen. Diese ringförmigen extrachromosomale DNA-Stücke werden als Plasmide bezeichnet. Sie übertragen oft Gene, die eine Antibiotikaresistenz vermitteln.

Das Zellinnere ist von einer Lipidmembran umschlossen (◘ Abb. 57.1). Um diese innere Membran liegt bei vielen Bakterien eine Zellwand; sie besteht aus einem quer vernetzten Peptidoglykan, das als Murein bezeichnet wird (◘ Abb. 57.1). Die Zellwand verleiht Bakterien Festigkeit und ermöglicht ihnen, eine charakteristische Form anzunehmen (rund, stäbchen-, keulen-, schraubenförmig).

57.1.3 Resistenzmechanismen

Die Entwicklung von Resistenz ist Ausdruck des evolutionären Wettlaufs, dem die Antibiose zugrunde liegt. Zu unterscheiden ist zwischen natürlicher und erworbener Resistenz.

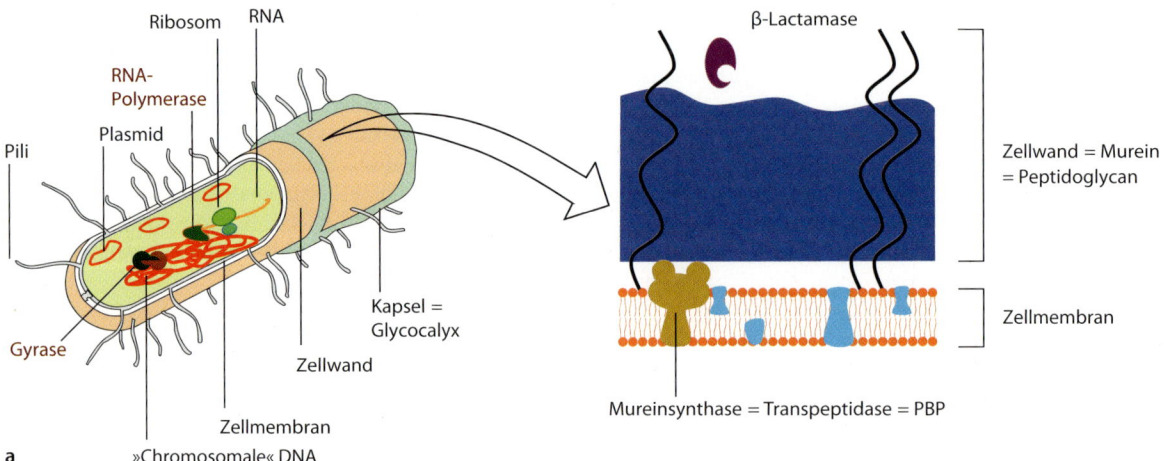

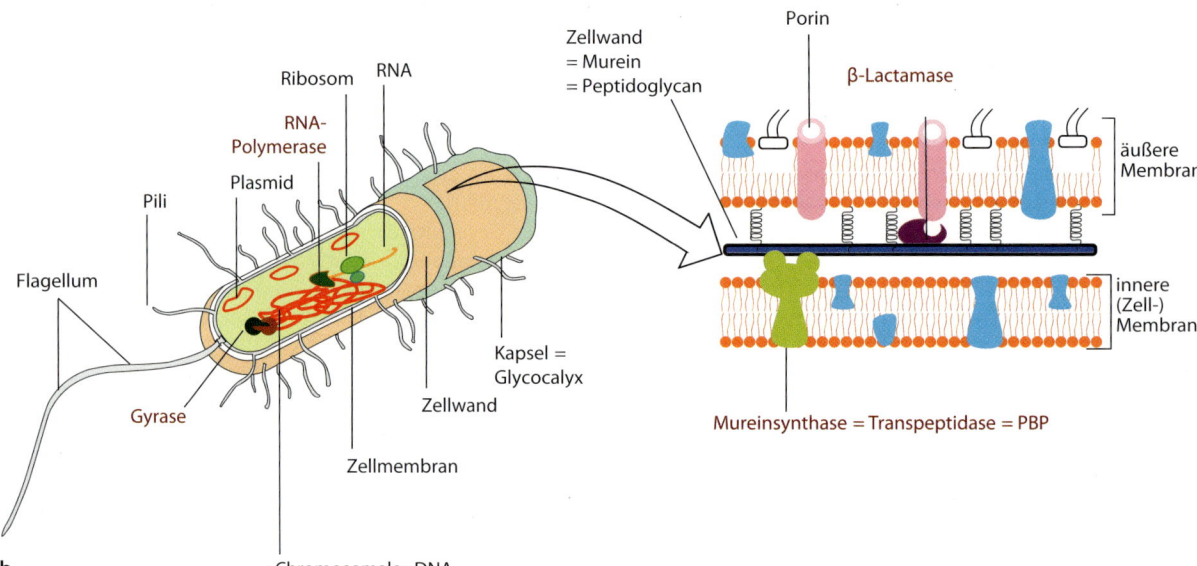

☐ Abb. 57.1a, b Aufbau eines gramnegativen (a) und eines grampositiven Bakteriums (b).
a Grampositive Bakterien haben eine dicke Mureinschicht (Peptidoglykanschicht), die die Zellmembran umhüllt. Auf dieser Zellwand aus Murein liegt eine Glykokalyx aus Polysacchariden. Diese kann schleimigen oder festen Charakter haben und ermöglicht dem Bakterium unter anderem das Anheften an Oberflächen (Zellen, Kunststoff). Die Glykokalyx kann auch mehrere Bakterien umfassen, sodass sich einen Biofilm bildet. Wenn grampositive Bakterien sog. β-Lactamasen (Penicillinasen; ▶ Abschn. 57.2) bilden, werden sie über die Zellmembran transloziert und ins Medium abgegeben.
b Bei gramnegativen Bakterien ist die Mureinschicht dünn und wird durch eine äußere Lipidschicht (die äußere Membran) umhüllt, die Lipopolysaccharide (LPS) enthält. Zwischen innerer und äußerer Membran liegt der periplasmatische Raum. Um die Penetration (hydrophiler) Nährstoffe zu gewährleisten, haben gramnegative Bakterien in der äußeren Membran Porine. Wenn gramnegative Bakterien β-Lactamasen bilden, werden diese über die innere Membran transloziert und verbleiben im periplasmatischen Raum, wo sie Mureinsynthasen besonders effizient vor einer Hemmung durch β-Lactame schützen

Natürliche Resistenz

Bakterien sind von vornherein gegen ein Antibiotikum resistent, wenn

- der Angriffspunkt fehlt, z. B. haben Mykoplasmen keine Zellwand (Murein) und sind daher resistent gegen β-Lactam-Antibiotika (und alle Hemmer der Zellwandbiosynthese inkl. Fosfomycin),

- das Antibiotikum nicht gut eindringen kann, z. B. stellt die äußere Lipidmembran bei vielen gramnegativen Bakterien eine Barriere dar,
- das Bakterium über Pumpen verfügt, die das Antibiotikum sofort herauspumpen.

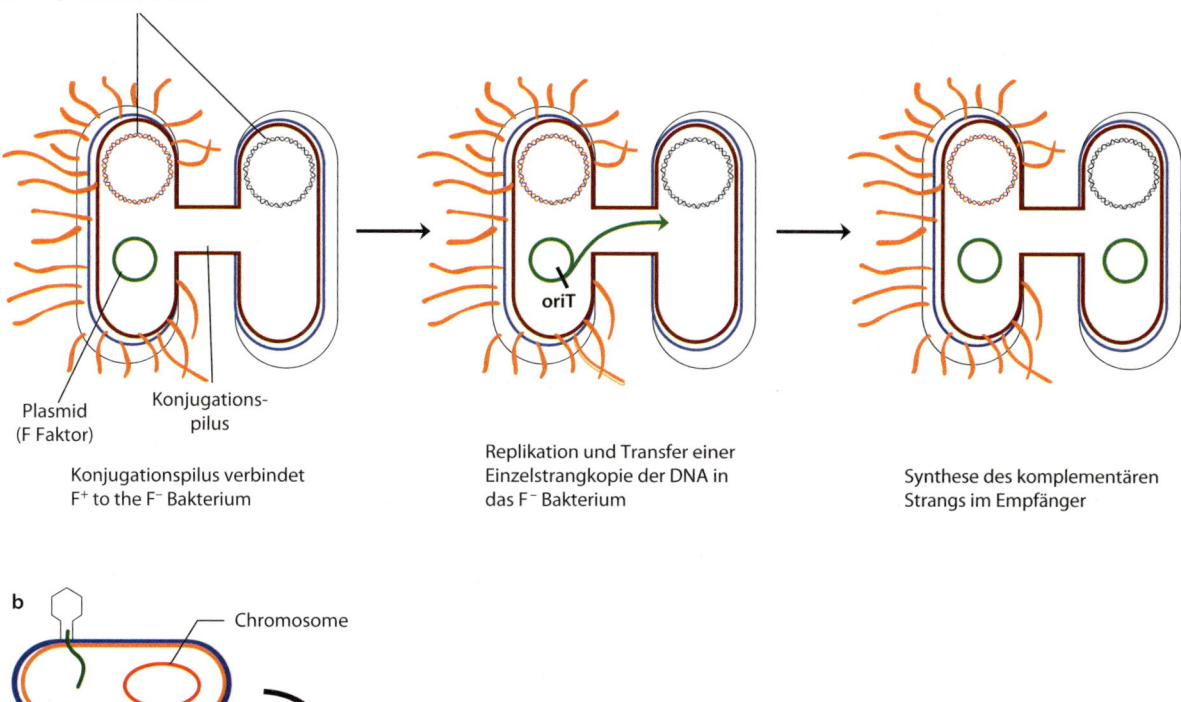

a »Chromosomale DNA«

Plasmid
(F Faktor)

Konjugations-
pilus

Konjugationspilus verbindet
F⁺ to the F⁻ Bakterium

oriT

Replikation und Transfer einer
Einzelstrangkopie der DNA in
das F⁻ Bakterium

Synthese des komplementären
Strangs im Empfänger

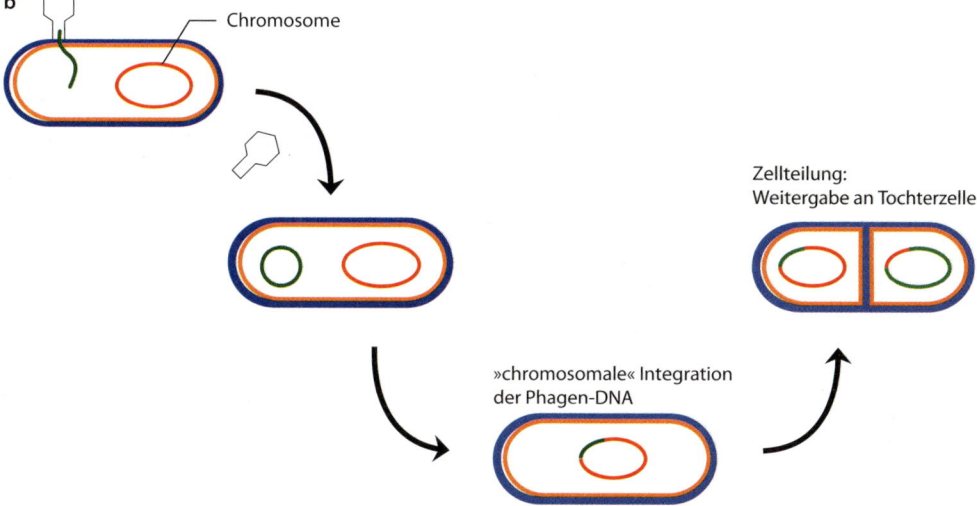

b

Chromosome

Zellteilung:
Weitergabe an Tochterzelle

»chromosomale« Integration
der Phagen-DNA

🔲 **Abb. 57.2a, b Mechanismen, die zur Entwicklung einer erworbenen Resistenz gegenüber Antibiotika führen.**
a Plasmidtransfer durch Konjugation zwischen 2 gramnegativen Stäbchen.
b Phagentransduktion: Bakteriophagen heften sich spezifisch an eine Bakterienspezies (hier ein grampositives Bakterium) und injizieren ihre DNA in das Bakterium. Die Phagen-DNA kann extrachromosomal (als Plasmid, ringförmig dargestellt) vermehrt werden oder in das bakterielle Genom integriert werden. Diese DNA kann ein Resistenzgen codieren aber auch Pathogenitätsfaktoren (toxische Proteine)

Ein Problemkeim ist z. B. *Pseudomonas aeruginosa:* Er besitzt sowohl enge Porine, die viele β-Lactam-Antibiotika nicht hindurchlassen, als auch viele Effluxpumpen.

Bakterien können passager unter Bedingungen leben, die einen Einstrom des Antibiotikums verhindern, z. B. gelangen Aminoglykoside nicht in anaerob wachsende Keime, weil unter anaeroben Bedingungen kein ausreichender Transmembrangradient aufgebaut wird. Das Innere des Bakteriums ist nicht ausreichend negativ, sodass die treibende Kraft für die Aufnahme des Aminoglykosids in die Zelle fehlt.

Erworbene Resistenz

Bakterien können genetische Information über verschiedene Mechanismen austauschen (🔲 Abb. 57.2). Dies wurde bei einer Shigellenepidemie erstmals in den 1960er Jahren beobachtet. Die Keimisolate waren gegen mehrere Antibiotika resistent, unter anderem auch gegen solche, die gar nicht zum Einsatz gekommen waren. In diesem Fall wurde die Resistenz über Plasmide vermittelt.

Plasmidvermittelte Resistenz Bakterien können Plasmide durch Konjugation austauschen. Die Plasmid-DNA codiert auch Pilusproteine. Diese erlauben das Anheften der Bakterien aneinander, die Plasmide werden durch Pili in die andere Bakterienzelle verschoben (◘ Abb. 57.2a). Beispiele inaktivierender Enzyme sind β-Lactamasen, die den β-Lactam-Ring hydrolytisch spalten und damit Penicilline (Penicillinasen) und/oder Cephalosporine inaktivieren (Cephalosporinasen) bzw. Aminoglykosid-Phosphotransferasen: Die Phosphorylierung von Aminoglykosiden hebt deren Bindung an ribosomale RNA auf bzw. erleichtert ihre Entfernung aus den Bakterienzellen.

Phagenvermittelte Transduktion (Bakterio-)Phagen sind Viren, die Bakterien befallen. Sie können auch DNA-Abschnitte tragen, die inaktivierende Enzyme etc. codieren. Phagen sind spezifisch für eine Bakterienart (oft für einen Bakterienstamm). Die Phagen-DNA kann in die chromosomale DNA integriert werden (◘ Abb. 57.2b). Klassisches Beispiel für eine phagenvermittelte Resistenz sind die penicillinasebildenden Stämme von *Staphylococcus aureus*, bei denen die Penicillinase durch Phagentransduktion übertragen worden ist.

Horizontaler Gentransfer durch Transformation Transformation beschreibt den Vorgang, bei dem DNA durch experimentelle Manipulation in ein Bakterium eingebracht wird und durch den sich die Bakterien äußerlich voneinander unterscheiden (ursprünglich raue und glatte Kolonien von *Streptococcus pneumoniae*).

Punktmutationen Diese können schlagartig zur Resistenz führen, wenn sie das Zielenzym bzw. die Zielstruktur verändern, z. B. verhindert eine Mutation von ribosomaler RNA die Bindung von Streptomycin oder die Mutation der Gyrase (einer bakterielle Topoisomerase) verhindert die Bindung von Chinolonen.

57.1.4 Pharmakologische Grundlagen einer antibakteriellen Therapie

Bei der Auswahl eines Antibiotikums für eine Pharmakotherapie sind diverse Faktoren abzuwägen:

Der **Wirkungsmechanismus** bestimmt in der Regel das **Wirkungsspektrum**. Antibiotika können **bakterizide Effekte** auslösen, d. h. sie töten die Bakterien ab. Alternativ können Antibiotika **bakteriostatisch** wirken, d. h., sie unterdrücken das Keimwachstum reversibel. Wenn das Antibiotikum entfernt wird, können die Bakterien wieder wachsen. In vivo muss das Immunsystem die Bakterien beseitigen. Bei bakteriziden Antibiotika unterscheidet man 2 Gruppen:

- **Konzentrationsabhängige Bakterizide:** Bei Aminoglykosiden und Gyrasehemmern ist das passagere Erzielen einer hohen Konzentration entscheidend. Diese Antibiotika sind auch in der Lage, nichtproliferierende Keime zu töten, wenn eine ausreichende Konzentration im Bakterium erzielt wird. Hier ist es klinisch interessant zu wissen, um das Wievielfache die Spitzenkonzentration c_{max} oder das Integral der Konzentrations-Zeit-

Kurve (AUC, Area Under the Curve) über der minimalen Hemmkonzentration (MHK) liegt (C_{max}/MHK oder AUC/MHK).
- **Zeitabhängige Bakterizide:** β-Lactame töten primär proliferierende Keime; ruhende Keime werden schlecht erfasst. Eine Steigerung der Spitzenkonzentration ist weniger entscheidend als ein beständiger Spiegel; als Index wird die Zeit betrachtet, in der die Konzentration über der MHK liegt ($T_{> MHK}$).

Die **antibiotische Wirksamkeit** wird in der Regel mit der **minimalen Hemmkonzentration (MHK**; Minimal Inhibitory Concentration, MIC) quantifiziert; das ist diejenige Konzentration, bei der die Keimvermehrung unterdrückt wird. In der klinischen Routinediagnostik wird ein **Antibiogramm** mittels Plattendiffusionstests erstellt.

Antibiotika sollen die Bakterien beseitigen. Effekte auf den menschlichen Organismus sind daher praktisch immer unerwünschte Arzneimittelwirkungen (UAW).

Die pharmakokinetischen Parameter sind oft entscheidend für die Auswahl des Antibiotikums. Das betrifft nicht nur das Dosierungsintervall (das in der Regel durch die Halbwertszeit bestimmt wird), sondern vor allem Verteilung und Permeationsverhalten der Substanzen. Es ist sinnlos, eine Infektion durch einen intrazellulär lebenden Keim mit einem Antibiotikum (z. B. Aminoglykosid) zu behandeln, das kaum in Zellen eindringt. Ebenso kann eine Meningitis nicht mit Substanzen behandelt werden, die die Blut-Hirn-Schranke schlecht überwinden, weil sie durch das P-Glykoprotein aus dem Endothel sofort wieder ins Blut zurückgepumpt werden, und/oder bei höheren Konzentrationen im Gehirn neurotoxisch wirken (z. B. Fluorchinolone, die Halluzinationen auslösen).

Arzneimittelinteraktionen auf pharmakokinetischer Basis treten auch bei Antibiotika auf; diese betreffen die Hemmung der CYP-Enzyme in der Leber (z. B. Makrolide) oder die Induktion von CYP-Enzymen (z. B. Rifampicin).

Werden **Antibiotikakombinationen** verwendet, stellt sich die Frage, sie sich in ihrer Wirkung verstärken (synergistisch wirken) oder in ihrer Wirkung behindern.

57.1.5 Angriffspunkte von Antibiotika

Der Angriffspunkt der Substanzen ist die Grundlage der Klassifikation:

- **Oberfläche der Bakterienzelle:** Diese Antibiotika und antibakterielle Chemotherapeutika wirken im Wesentlichen (direkt oder indirekt) auf die Oberfläche der bakteriellen Zelle, vor allem auf die Synthese der Zellwand (◘ Abb. 57.3). Die Zelloberfläche von Mikroorganismen unterscheidet sich zum Teil deutlich von Säugetierzellen.
  - Bei Bakterien ist der wichtigste Angriffspunkt die Hemmung der Mureinsynthese. Mureinsynthesehemmer sind: alle β-Lactam-Antibiotika (Penicilline, Cephalosporine, Carbapeneme, Monobactame), die

Ribosom: Aminoglykoside, Tetrazykline, Makrolide, Clindamycin, Chloramphenicol, Streptogramine, Fusidinsäure, Oxazoldinone

β-Lactamase: Clavulansäure, Sulbactam, Tazobactam, Avibactam

Zellwand:
- Wachsschicht: Isoniazid, [Protionamid], Pyrazinamid, Ethambutol, Delamanid

Folsäuresynthese: Sulfonamide, Trimethoprim, Dapson

PABA→DHF→THF

- Murein (=Peptidoglycan): frühe Vorstufe: Fosfomycin späte Vorstufe (Transglycolase): (Lipo-)Glykopeptide [Alanin-Racemase/D-Alaninligase: D-Cycloserin]

Gyrase: Fluorchinolone

Zellmembran: Daptomycin [Colistin, Polymyxin B]

RNA-Polymerase: Rifampicin, Rifaximin, Fidaxomicin

Mureinsynthase = Transpeptidase = PBP: β-Lactame: Penicilline, Cephalosporine, Carbapeneme, Monobaktame

»Chromosomale« DNA: Nitroimidazole

🔲 **Abb. 57.3 Angriffspunkte von Antibiotika und antibakteriellen Chemotherapeutika.** Hemmstoffe in roter Schrift; die Substanzen in hellbrauner Schrift und eckigen Klammern sind Reservemittel, die zum Teil in Europa nicht zugelassen sind. Nitroimidazole erzeugen DNA-Strangbrüche

Glykopeptidantibiotika, das Reserve-Antituberkulotikum D-Cycloserin bzw. sein Derivat Terizidon.
— Indirekt wirken Fosfomycin und die Antituberkulotika (Tuberkulostatika) Isoniazid, Pyrazinamid, Prothionamid und Ethambutol. Diese werden auch als Antimetaboliten bezeichnet.
— Daneben gibt es noch Antibiotika, die die Permeabilität der bakteriellen Zellmembran steigern. Dazu zählt z. B. Daptomycin.
— **Bakterielles Ribosom:** Aminoglykoside, Tetracycline, Makrolide, Clindamycin, Streptogramine, Oxazolidinone, Chloramphenicol, Fusidinsäure
— **Enzyme der Nukleinsäuresynthese** bzw. der **Nukleinsäurepackung:** Rifampicin und die Gyrasehemmer

57.2 β-Lactam-Antibiotika

Lernziele

Einteilung der β-Lactam-Antibiotika
— Penicilline
— Cephalosporine
— Monobactame
— Carbapeneme

Kontraindikationen

Die Bezeichnung **Lactam** leitet sich vom 4-gliedrigen β-Lactam-Ring ab (🔲 Abb. 57.4). **Laktone** sind intramolekulare zyklische Ester, also Produkte der Reaktion einer Carboxylgruppe (-COOH) mit einer Hydroxylgruppe (-OH) desselben

Moleküls. Als die Struktur von Penicillin geklärt war, wurde aus Lakton und Amid das Kunstwort »Lactam« geprägt.

Murein ist ein Peptidoglykan, das dem Bakterium mechanische Stabilität verleiht. Im Rahmen der Mureinsynthese wird die lineare Polypeptidkette über ein endständiges D-Alanin-D-Alanin-Dipeptid mit einem Glycin quer vernetzt. (🔲 Abb. 57.5). Diese Reaktion katalysieren **Transpeptidasen**. Der β-Lactam-Ring sieht räumlich betrachtet dem D-Alanin-D-Alanin-Dipeptid sehr ähnlich, er wirkt daher als **Substratanalogon**.

Transpeptidasen und andere Mureinsynthetasen binden Penicilline (und andere β-Lactame); sie werden daher auch kollektiv als **Penicillin-bindende Proteine (PBP)** bezeichnet und in unterschiedliche Gruppen klassifiziert.

Der 4-gliedrige β-Lactam-Ring ist energetisch ungünstig und daher instabil. Deshalb gehen β-Lactame leicht kovalente Bindungen ein. Das trifft auch für die Transpeptidase zu. Die **Hemmung der Transpeptidase ist irreversibel** und daraus resultiert ein **bakterizider Effekt**. Dieser ist aber auf proliferierende Bakterien beschränkt, denn **nur in wachsenden Keimen** findet aktive Mureinsynthese statt. Unter entsprechenden Bedingungen können ruhende oder langsam wachsende Bakterien (»Persister«) dem bakteriziden Effekt entgehen (vgl. Depotpenicilline).

57.2.1 Penicilline

Penicilline gehören zu den ältesten verwendeten Antibiotika. Wirkstoffe der Penicilline sind in 🔲 Tab. 57.1 aufgeführt.

β-Laktamring

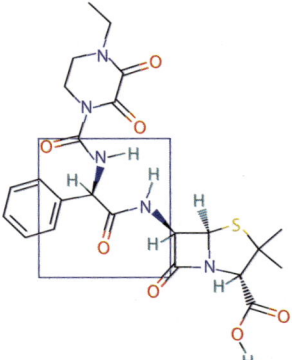

Benzylpenicillin = Penicillin G i.v., i.m.

Phenoxymethylpenicillin = Penicillin V, p.o.

Dicloxacillin, p.o., i.v.

Amoxicillin, p.o.
[ohne OH-Gruppe]: Ampicillin, i.v.

Pivmecillinam, p.o.

Piperacillin, i.v.

▣ Abb. 57.4 Strukturformeln repräsentativer Penicilline. *V.l.n.r.:* Benzylpenicillin (*oben*) ist die Ausgangssubstanz. Der *blaue Rahmen* markiert die Modifikation der Säureamidverknüpfung bei den einzelnen Vertretern, nämlich die Einführung 1) einer Etherbindung im Phenoxymethylpenicillin (die die Säurefestigkeit verbessert), 2) einer Isoxazoylgruppe, die die Penicillinasefestigkeit erhöht (Dicloxacillin; Oxacillin = ohne Chlor; Flucloxacillin, ein Chloratom durch ein Fluoratom ersetzt), 3) einer Aminogruppe (Amoxicillin und Ampicillin) bzw. 4) einer Amidinogruppe (Pivmecillinam) und 5) einer Acylureidogruppe (Piperacillin). Diese stickstoffhaltigen Substitutionen (3–5) erleichtern das Eindringen in gramnegative Bakterien. Bei Pivmecillinam ist die Carboxylgruppe mit einem Pivaoylrest verestert. Dieser wird nach Resorption hydrolysiert und damit der aktive Metabolit Mecillinam freigesetzt. Substanzen in *roter* Schrift eignen sich für die intravenöse Gabe, Substanzen in *grüner* Schrift für die orale Gabe

▣ Tab. 57.1 Penicilline

Gruppe	Vertreter
Penicillin G (Depotpenicillin)	Benzylpenicillin
Penicillin V	Phenoxymethylpenicillin
Isoxazolylpenicilline	Oxacillin, Dicloxacillin, Flucloxacillin
Aminopenicilline	Ampicillin, Amoxicillin
Carboxypenicilline	Carbenicillin, Ticarcillin
Acylureidopenicilline	Piperacillin, Azlocillin, Mezlocillin

Benzylpenicillin, das prototypische β-Lactam-Antibiotikum, war das erste therapeutisch genutzte Penicillin. Da Benzylpenicillin ursprünglich nicht in reiner Form zur Verfügung stand, wurde es in internationalen Einheiten standardisiert: 1 Mega IE entspricht 0,6 g.

❯ **Vorteil von Benzylpenicillin ist seine ausgezeichnete Verträglichkeit und hohe Wirksamkeit, sodass es in seinem Indikationsgebiet nach wie vor das Mittel der Wahl ist.**

Steckbrief Benzylpenicillin als Referenz für andere β-Lactame
Wirkungsmechanismus: Hemmung der Mureinsynthese (Transpeptidasen – PBP1)
Wirkungstyp: Bakterizid auf proliferierende Keime
Wirkungsspektrum: Schmal (Schwerpunkt im grampositivem Bereich) z. B.
— Grampositiv:
  – *Streptococcus pyogenes* und andere Streptokokken
  – *Streptococcus pneumoniae* (Pneumokokken)
  – *Enterococcus*-Spezies
  – *Corynebacterium diphtheriae*
  – *Listeria monocytogenes*

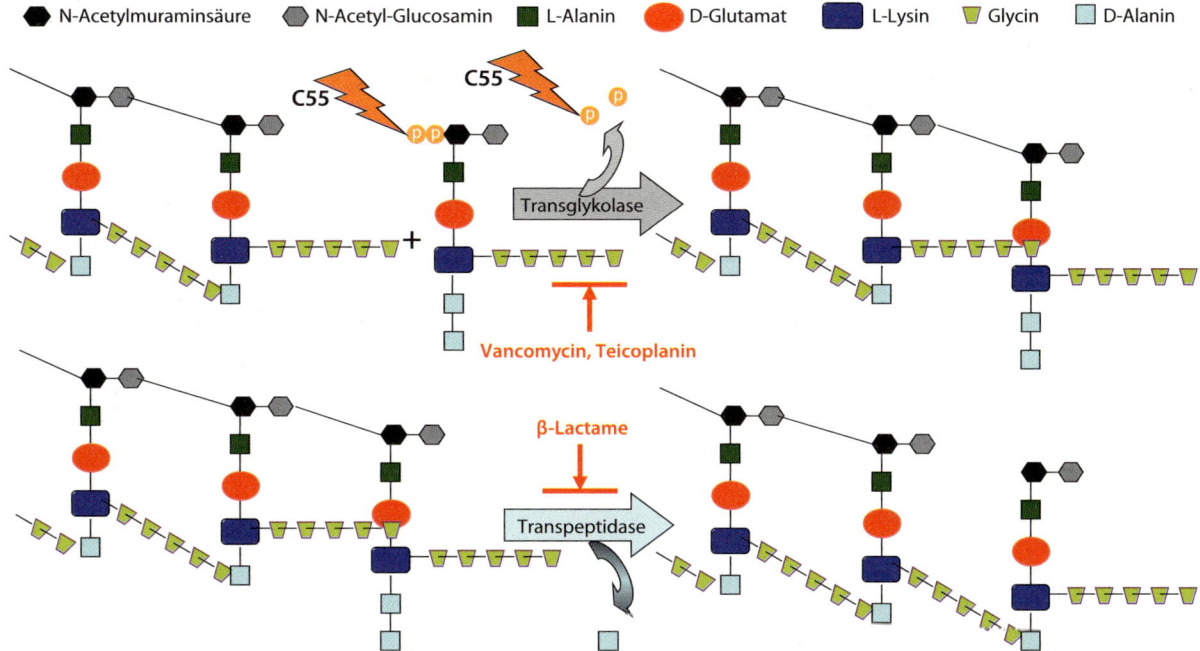

● N-Acetylmuraminsäure ◆ N-Acetyl-Glucosamin ■ L-Alanin ● D-Glutamat ■ L-Lysin ▼ Glycin □ D-Alanin

C55 C55

Transglykolase

Vancomycin, Teicoplanin

β-Lactame

Transpeptidase

□ Abb. 57.5 Letzte Schritte der Mureinsynthese – Angriffspunkt von Glykopeptiden (Vancomycin und Teicoplanin) und β-Lactamen.
Auf der zytoplasmatischen Seite der Membran wird die Peptidvorstufe synthetisiert und mit den Zuckern (N-Acetyl-Muraminsäure und N-Acetyl-Glucosamin) verküpft. Diese werden an einen Lipidcarrier (C55-Isoprenoid-Pyrophosphat = Bactoprenol) gekoppelt – das Produkt dieser Kopplungsreaktion wird auch als Lipid II bezeichnet. Lipid II kann in der Membran seine Orientierung ändern (»flipping«), wodurch das glykosylierte Peptid auf die Außenseite gelangt. Hier wird es zunächst unter Elimination des C55-Pyrophosphats an die bereits bestehenden Zuckerketten des Mureins gekoppelt. Diese »Transglykolasereaktion« kann durch Glykopeptide gehemmt werden, weil Vancomycin und Teicoplanin an den Lipid-Carrier-Komplex (= Lipid II) binden. In einer zweiten Reaktion wird unter Elimination des endständigen D-Alanins das Glycinpentapetid ans vorletzte D-Alanin gekoppelt. In der Natur kommen gewöhnlich nur L-Aminosäuren vor; D-Glutamat und D-Alanin muss durch bakterielle Isomerasen hergestellt werden. Die Isomerisierung von D-Alanin wird durch das Tuberkulostatikum D-Cycloserin gehemmt (Reservemittel bei multiresistenten Mykobakterien). Der Einbau von D-Aminosäuren macht Murein gegen den Angriff von Proteasen resistenter, weil D-Aminosäuren nicht gut ins katalytische Zentrum typischer Proteasen passen

━ Gramnegativ:
  – *Neisseria meningitidis* (»Meningokokken«)
  – *Neisseria gonorrhoeae* (Gonokokken)

Pharmakokinetik: Ausschließlich parenterale Gabe (i. v., i. m.); kleines Verteilungsvolumen (0,33 l/kg); hohe renale Clearance (0,6 l/min); kurze Verweildauer (Halbwertszeit: ca. 30 min); kaum Wechselwirkungen; Inkompatibilität bei Mischung mit Aminoglykosiden in der Infusion
Verträglichkeit: Ausgezeichnet
Unerwünschte Wirkungen: Bei hohen Dosen Neurotoxizität (generalisierte Krampfanfälle); häufig Allergie (wegen möglicher Sensibilisierung daher keine topische Anwendung)
Dosierung: 0,6 g (= 1 Mega IE) bis 4 g (und mehr) 3- bis 4-mal/Tag

Nachteile von Benzylpenicillin:

━ **Geringe orale Bioverfügbarkeit:** Benzylpenicillin ist nicht säurestabil, daher ist die orale Bioverfügbarkeit gering und die Resorption unzuverlässig. Dieser Nachteil wurde durch die Entwicklung von »Oralpenicillinen« **(Penicillin V = Phenoxymethylpenicillin, □** Abb. 57.4) behoben. Penicillin V hat eine orale Bioverfügbarkeit von ca. 60%. Sein Spektrum entspricht demjenigen von Benzylpenicillin (mit Ausnahme von Neisserien).

━ **Sehr kurze Halbwertszeit:** Dieser Nachteil trifft für alle Penicilline zu (Halbwertszeiten in der Regel ca. 30–60 min). **Depotpenicilline** (Suspension von Penicillinsalzen zur i. m. Injektion) unterscheiden sich in ihrer Freisetzungskinetik:

  ━ **Procainpenicillin und Clemizolpenicillin** werden relativ rasch freigesetzt, die Spiegel sind ca. 1 Tag lang im therapeutisch adäquaten Bereich; daher erfolgt die Injektion 1-mal pro Tag.

  ━ **Benzathinpenicillin** wird nur sehr langsam freigesetzt; entsprechend sind die Spiegel sehr niedrig, aber für die für Rezidivprophylaxe des rheumatischen Fiebers für 3–4 Wochen ausreichend hoch (> 0,01 mg/l).

— **Dosierung Depotpenicilline:**
  – Procainpenicillin-Benzathinpenicillin-Gemisch: 1,2 Mega IE i. m. alle 3–14 Tage
  – Benzathinpenicillin: i. m. 1–2×2,4 Mega IE/Woche

— **Leichte Spaltbarkeit durch *Staphylococcus*-Penicillinase:** Die meisten Isolate von *S. aureus* (und fast alle Isolate von *S. epidermidis* und *S. saprophyticus*) sind gegen Benzylpenicillin unempfindlich.

Die **Isoxazoylpenicilline Oxacillin, Dicloxacillin und Flucloxacillin** (◘ Abb. 57.4) sind jedoch resistent gegen die Spaltung durch die Penicillinase. Diese sog. **penicillinasefesten** oder **Staphylokokken-Penicilline** haben eine höhere Plasmaproteinbindung (90%) als Benzylpenicillin und daher eine geringere Clearance (ca. 120 ml/min). Oxacillin hat eine geringere orale Bioverfügbarkeit als die beiden anderen.

Dosierung:
  — Dicloxacillin (p. o.): Kinder 30–100 mg/kg KG/d; Erwachsene 2–4 g/d oral (in 3 Einzeldosen)
  — Oxacillin/Flucloxacillin (i. v.): Kinder 40–100 mg/kg KG/d; Erwachsene 3–6 (max. 8) g in 3(–4) Einzeldosen

— **Unwirksamkeit gegen gramnegative Stäbchen.**

Eine Erweiterung des Spektrums in dem gramnegativen Bereich wurde durch Einführung einer Aminogruppe plus einer phenolischen Hydroxylgruppe erzielt (**Aminopenicilline und Amidinopenicilline**):

— **Ampicillin** und **Amoxicillin** (◘ Abb. 57.4) dringen leichter durch die Porine in der äußeren Membran gramnegativer Bakterien. Sie erfassen *Escherichia coli, Proteus mirabilis, Haemophilus influenzae,* Salmonellen, Shigellen. Ampicillin hat eine geringe orale Bioverfügbarkeit (30%). Es erzeugt daher häufig Durchfall. Daher ist Amoxicillin für die orale Gabe sinnvoller (Bioverfügbarkeit 90%). Die Alternative sind Ampicillinester z. B. mit Sulbactam (Sultamicillin, s. u.). Durch Einführung einer Amidinogruppe (◘ Abb. 57.4) und Veresterung zur Stei-

gerung der Resorption gelangt man zu **Pivmecillinam,** dessen Wirkspektrum ebenfalls im gramnegativen Bereich liegt.
Dosierung: Kinder 20–60 mg/kg KG/d; Jugendliche und Erwachsene 0,6–3,2 g/d in 3 Dosen

— **Acylureidopenicilline (und Carboxypenicilline):** Typische gramnegative Problemkeime, die durch Aminopenicilline nicht erfasst werden, sind *Pseudomonas aeruginosa* und andere *Pseudomonas*-Species. Die Carboxypenicilline (Carbenicillin und dessen Nachfolger Ticarcillin) waren die ersten Penicilline, die *Pseudomonas aeruginosa* erfassten. Heute sind sie durch die **Acylureidopenicilline Piperacillin** (◘ Abb. 57.4) und **Mezlocillin** verdrängt worden, die gegen *Pseudomonas*- und *Proteus*-Spezies wirksamer sind. Acylureidopenicilline (Mezlocillin > Piperacillin) unterliegen einer quantitativ bedeutsamen biliären Clearance.

Dosierung:
  — Mezlocillin: Säuglinge 80–200 mg/kg KG/d; Kinder 80–300 mg/kg KG/d; Erwachsene 6–12 (max. 20) g/d in 3(–4) Dosen
  — Piperacillin: Kinder 300 mg/kg KG/d; Erwachsene 12–16 g in 3–4 Dosen

Alle Penicilline werden durch β-Lactamasen gespalten, von denen es viele verschiedene gibt; sie werden je nach Substratpräferenz und katalytischem Mechanismus (Serin im aktiven Zentrum = Gruppen A, C, D; Zn^{2+}-basierte Hydrolyse = Gruppe B) in Penicillinasen und Cephalosporinasen eingeteilt.

Clavulansäure, Tazobactam und Sulbactam werden als **β-Lactamase-Hemmer** bezeichnet (◘ Abb. 57.6). Sie hemmen aber nur plasmidcodierte β-Lactamasen, die primär als Penicillinasen fungieren. Gegen chromosomal codierte (durch Cephalosporine induzierte) β-Lactamasen mit breiter Spezifität und gegen Cephalosporinasen sind sie wenig effektiv. Entsprechend werden sie nur in Kombination mit Penicillinen verwendet. Sie besitzen ebenfalls einen β-Lactam-Ring und hemmen Penicillinasen irreversibel.

β-Laktamring

Clavulansäure (p.o.)   Sulbactam (i.v.)   Tazobactam (i.v.)   Avibactam (i.v.)

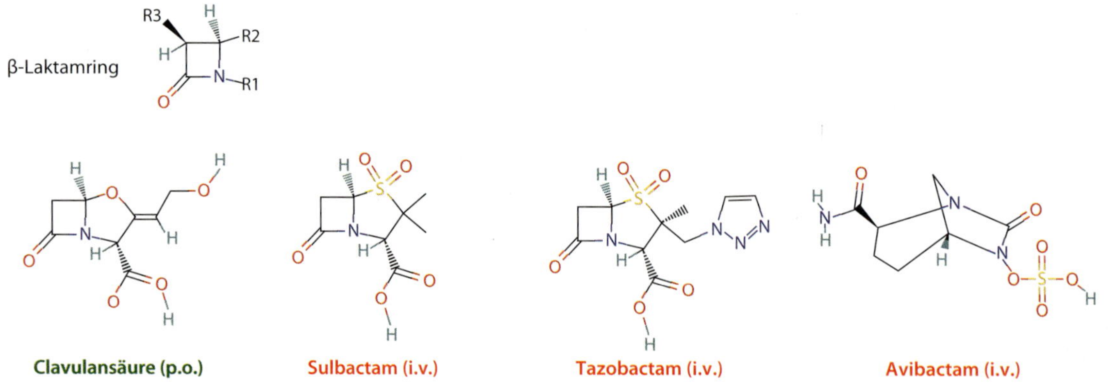

◘ **Abb. 57.6 Strukturformeln von β-Lactamase-Hemmern.** Durch die fehlende Seitenkette in Position R3 haben diese Verbindung keine Affinität zu Transpeptidasen (PBP); sie hemmen aber die β-Lactamasen/Pencillinasen irreversibel. Avibactam ist kein β-Lactam, die sterische Ähnlichkeit des Ringsystems zum β-Lactam-Ring ist aber erkennbar. Es hemmt auch β-Lactamasen mit erweitertem Substratspektrum (Extended-Spectrum-β-Lactamasen, ESBL) und Carbapenemasen

Avibactam (◘ Abb. 57.6) erfasst viele dieser sog. Extended-Spectrum-β-Lactamasen (ESBL) und auch Carbapenemasen (z. B. *Klebsiella-pneumoniae*-Carbapenemase, KPC), aber nicht sog. Gruppe-B-Metallo-β-Lactamasen. Avibactam wird mit Ceftazidim im Verhältnis 1:4 kombiniert (ähnliche Halbwertszeit von ca. 2 h, ähnliche Gewebepenetration). In den USA ist es für komplizierte Harnwegsinfekte (bei fehlenden Alternativen) und in Kombination mit Metronidazol bei komplizierten intraabdominellen Infektionen zugelassen. Eine Zulassung in Europa wird erwartet.

Clavulansäure, Tazobactam und Sulbactam haben ähnliche Halbwertszeiten wie die Penicilline, mit denen sie kombiniert werden. Clavulansäure hat eine gute orale Bioverfügbarkeit; daher wird es mit Amoxicillin kombiniert. In **Sultamicillin** ist Sulbactam mit Ampicillin über eine Esterbrücke gekoppelt, wodurch das Spektrum erweitert und die orale Bioverfügbarkeit wechselseitig gesteigert wird. Tazobactam existiert in einer fixen Kombination mit Piperacillin; diese Kombination steigert die Wirksamkeit und erweitert das Spektrum. Allerdings gilt das nicht für *Pseudomonas aeruginosa*.

Dosierung:

- Clavulansäure: Säuglinge und Kinder 7,5–15 mg/kg KG/d; 375 (max. 500) mg/d in 3(–4) Dosen
- Sulbactam: Säuglinge und Kinder 50 mg/kg KG/d; Erwachsene 1,5–12 g/d in 3(–4) Einzeldosen
- Tazobactam: Kinder 37,5 mg/kg; Erwachsene 1,5–2 g/d in 3–4 Einzeldosen

Die pharmakokinetischen Unterschiede der Penicilline sind gering. Charakteristisch sind rasche Elimination (Halbwertszeit 30–70 min), geringe Permeation in tiefe Kompartimente wie Knochen und das ZNS sowie geringe intrazelluläre Konzentration.

57.2.2 Cephalosporine

Cephalosporine (◘ Abb. 57.7) haben denselben Wirkungsmechanismus wie Penicilline; sie werden üblicherweise in Generationen (5) oder in Gruppen (4) eingeteilt. In jeder Generation existieren zahlreiche Vertreter, die sich nur gering unter-

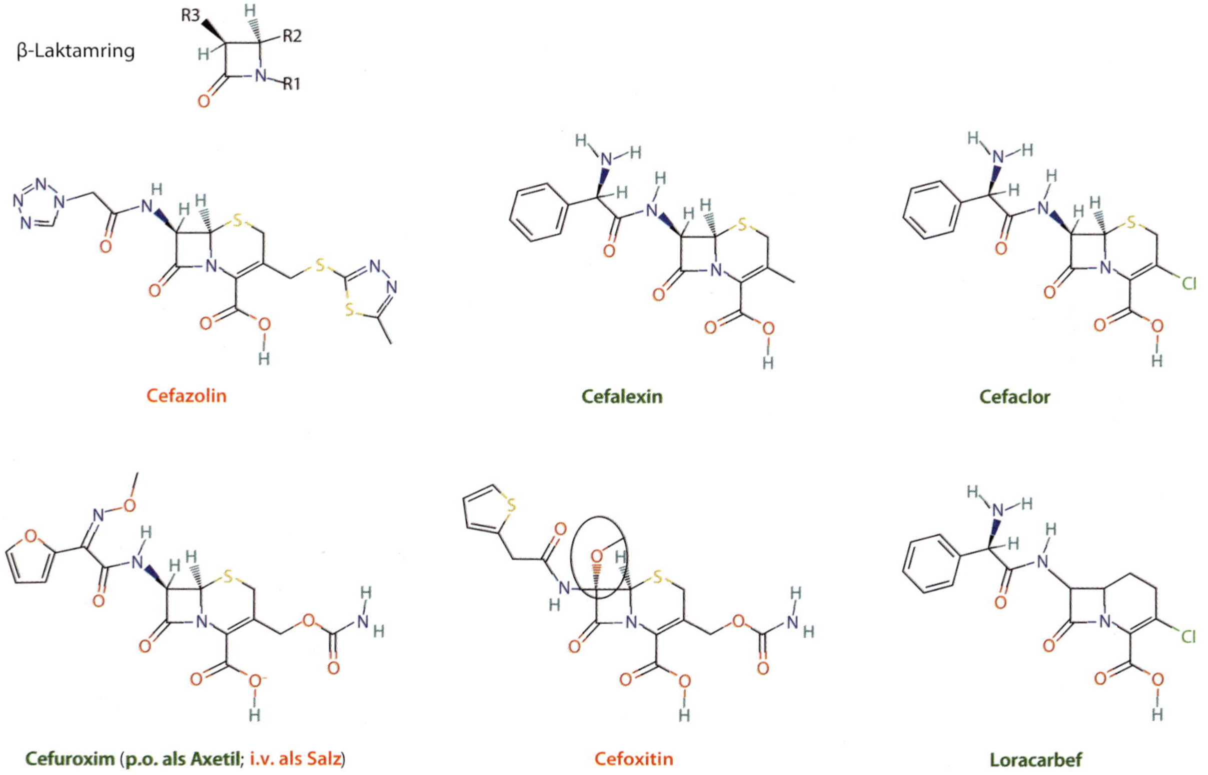

◘ **Abb. 57.7 Strukturformeln ausgewählter Cephalosporine.** Im Gegensatz zu Penicillinen haben Cephalosporine einen 6-gliedrigen schwefelhaltigen Ring. Bei Loracarbef ist das Schwefelatom im Ringsystem durch Kohlenstoff ersetzt, sonst ist es mit Cefaclor identisch. Daher ist es chemisch kein Cephalosporin, sondern ein Carbacephem. Cefoxitin und Cefotetan (◘ Abb. 57.6) haben eine Methoxygruppe am β-Lactam-Ring (*schwarz eingekreist*). Sie werden auch als Cephamycine bezeichnet, um ihrem unterschiedlichen Ursprung Rechnung zu tragen, d. h. aus *Streptomyces lactamdurans* statt aus *Cephalosporium acremonium*. Cefamandol, Cefoperazon und Cefotetan haben eine Thiatetrazol-Seitenkette (*blau eingekreist*), die zur Alkoholunverträglichkeit führt. Die Cephalosporine in *roter* Schrift eignen sich für die intravenöse Gabe, Substanzen in *grüner* Schrift für die orale Gabe

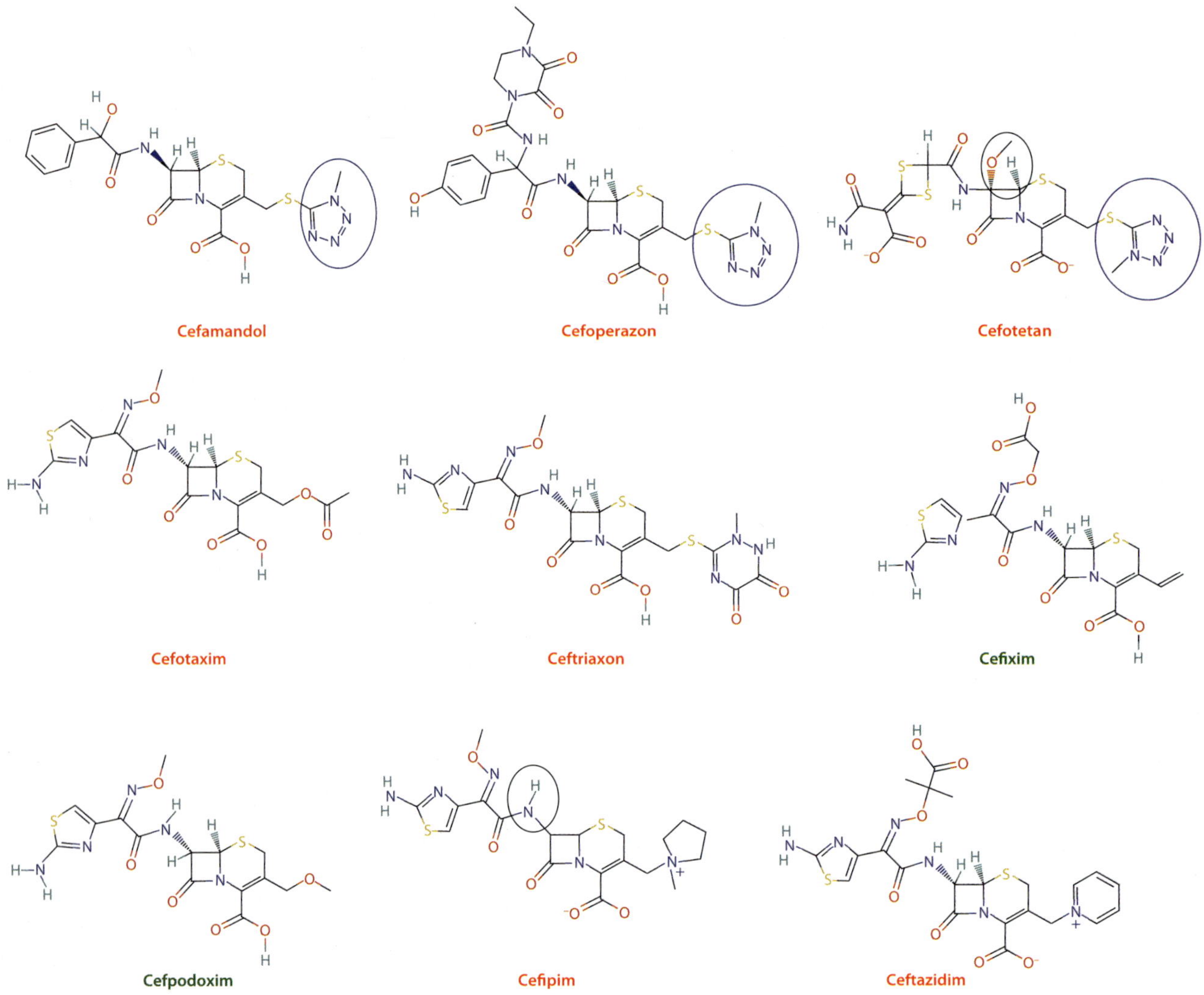

Cefamandol   Cefoperazon   Cefotetan

Cefotaxim   Ceftriaxon   Cefixim

Cefpodoxim   Cefipim   Ceftazidim

■ **Abb. 57.7** *(Fortsetzung)*

scheiden. Es genügt daher, auf prototypische Vertreter jeder Gruppe zu verweisen. Ein weiteres Unterscheidungskriterium ist die orale Bioverfügbarkeit; in den Gruppen 1–3 gibt es Vertreter, die sich für die orale Gabe eignen.

Cephalosporine der 1. Generation

Im Gegensatz zu Benzylpenicillin sind bereits die ersten Vertreter der Cephalosporine nicht nur im grampositiven, sondern auch im gramnegativen Bereich aktiv. Prototypische Vertreter sind heute **Cefazolin** für die intravenöse Therapie sowie **Cefalexin** und **Cefaclor** für die orale Therapie (■ Abb. 57.7). Das Keimspektrum umfasst Strepto- und Staphylokokken (inklusive Penicillinasebildner). Im gramnegativen Bereich erfassen sie *E. coli* und *Klebsiella* spp. sowie bis zum gewissen Grad – vor allem Cefaclor – *Haemophilus influenzae*, *Moraxella catarrhalis* und *Proteus mirabilis*.

Dosierung:

- Cefaclor: Säuglinge/Kinder 30 mg/kg KG/d; Erwachsene 1,5 g/d in 3 Einzeldosen
- Cefalexin: Kinder 25–100 mg/kg KG/d; Erwachsene 1–4 g/d in 3 Einzeldosen
- Cefazolin: Säuglinge/Kinder 25–50 mg/kg KG/d; Erwachsene 1,5–6 g/d in 3 Einzeldosen

Cephalosporine der 2. Generation

Vertreter für die **intravenöse Gabe** sind **Cefuroxim, Cefotiam, Cefamandol, Cefoperazon** (■ Abb. 57.7). Vertreter für die **orale Darreichung** sind **Cefuroxim-Axetil, Loracarbef** (■ Abb. 57.7, chemisch kein Cephalosporin, sondern ein Carbacephen). Das Spektrum ist im gramnegativen Bereich auf *E. coli, Klebsiella, Haemophilus influenzae, Proteus, Moraxella catarrhalis* erweitert. Diese Erweiterung mit sicherer Wirkung auf *Haemophilus influenzae* und *Moraxella catarrhalis* ist

z. B. für Infektionen im HNO-Bereich von Interesse (Otitis media, Sinusitis = Alternative zu Amoxicillin).

Cefoxitin und **Cefotetan** (◘ Abb. 57.7, chemisch Cephamycine; nur für die i. v. Gabe) wird eine Sonderstellung eingeräumt, weil sie besonders gut wirksam bei *Bacteroides fragilis* und anderen Anaerobier sind (gut wirksam bei Infektionen mit Beteiligung gramnegativer Anaerobier, z. B. Infektionen im kleinen Becken, Lungenabszesse).

Cefamandol, Cefoperazon und **Cefotetan** sind Beispiele für Vertreter, die eine N-Methyl-Thiotetrazol-Seitenkette tragen (◘ Abb. 57.7). Diese Substanzen lösen eine Alkoholunverträglichkeit aus. Dafür reichen auch kleine Mengen Alkohol, z. B. in Hustensäften und Tinkturen.

Dosierung:
- Cefotiam, Cefoperazon, Cefamandol, Cefoxitin, Cefotetan: Säuglinge und Kinder 50 mg/kg KG/d; Jugendliche/Erwachsene 2–4 (max. 8) g/d in 3 Einzelgaben
- Cefuroxim: Säuglinge 100 mg/kg KG/d; Kinder 200 mg/kg KG/d; Erwachsene 3 g/d in 3 Einzeldosen

Cephalosporine der 3. Generation (Gruppe 3a)

Vertreter für die **intravenöse Gabe** sind **Ceftriaxon** und **Cefotaxim** (◘ Abb. 57.7). Im Vergleich zu Vertretern der 2. Generation werden zusätzlich weitere Enterobacteriaceae gut erfasst, z. B. Proteus, Serratia, Enterobacter, Providencia. Cephalosporine der 3. Generation wirken gut im grampositiven Bereich bei Streptokokken, sind variabel wirksam bei *Staphylococcus aureus* und gut wirksam bei *Neisseria gonorrhoeae* inklusive Penicillinasebildnern. Cefotaxim und Ceftriaxon dringen relativ gut ins ZNS ein und sind daher auch z. B. für die Therapie der durch *Haemophilus influenzae* ausgelösten Meningitis sinnvoll.

Vertreter für die **orale Gabe** sind **Cefpodoxim-Proxetil** und **Cefixim** (◘ Abb. 57.7).

Dosierung:
- Ceftriaxon: Säuglinge und Kinder 20–80 mg/kg KG/d; Jugendliche und Erwachsene 1–2 g/d (Einmalgabe)
- Cefotaxim: Säuglinge und Kinder 50–100 mg/kg KG/d; Jugendliche und Erwachsene 3–9 g/d in 3 Dosen
- Cefixim: Säuglinge und Kinder 8 mg/kg KG/d; Jugendliche und Erwachsene 0,4 g/d in 2 Dosen
- Cefpodoxim-Proxetil: Kinder 8–12 mg/kg KG/d; Jugendliche und Erwachsene 0,4–0,8 g/d in 2 Dosen

Cephalosporine der 4. Generation (Gruppe 3b)

Ein Vertreter für die **intravenöse Gabe** ist **Cefepim** (◘ Abb. 57.7). Cefepim verhält sich wie Vertreter der 3. Generation, zeigt aber eine stärkere β-Lactamase-Resistenz. Es ist gut wirksam gegen *Pseudomonas aeruginosa*. Bei anderen *Pseudomonas*-Spezies ist **Ceftazidim** (◘ Abb. 57.7) besser wirksam.

Dosierung:
- Cefepim: Säuglinge (bis zum 2. Lebensmonat) 60 mg/kg KG/d; Kinder 100 mg/kg KG/d; Jugendliche und Erwachsene 1–4 g/d in 2 Dosen
- Ceftazidim: Säuglinge (bis zum 2. Lebensmonat) 25–60 mg/kg KG/d; Kinder 30–100 mg/kg KG/d; Jugendliche und Erwachsene 1–6 g/d in 2 Dosen

Cephalosporine der 5. Generation (Gruppe 4)

Ceftobiprol und **Ceftarolin** wirken auch bei Bakterien, die hochmolekulare PBP mit niedriger Affinität für alle sonstigen β-Lactame exprimieren (MRSA [Methicillin-Resistenter bzw. Multi-drug Resistant *Staphylococcus aureus*] sowie MDRSP bzw. PNSP [Multi-Drug Resistant- bzw. Penicillin-Non-Susceptible *Streptococcus pneumoniae*]), weil sie auch an deren PBP mit hoher Affinität binden. Sie erfassen auch viele andere Erreger (z. B. *E. coli, Klebsiella pneumoniae, Haemophilus influenzae* und das typische grampositive Spektrum), werden aber durch ESBL (Extended-Spectrum-β-Lactamasen) gespalten.

Ceftobiprol ist zugelassen zur Behandlung nosokomial oder ambulant erworbener Pneumonien (nicht jedoch für bei Beatmung mit Respiratoren erworbene Pneumonien!), Ceftarolin für komplizierte Haut- und Weichteilinfektionen sowie ambulant erworbene Pneumonien. Beide Substanzen werden als Vorstufen (Ceftarolin-Medocaril = Carbamat; Ceftarolin-Fosamil als Phosphoramidat) appliziert, was ihre Wasserlöslichkeit erhöht. Im Plasma wird das aktive Prinzip durch Hydrolyse freigesetzt. Die Halbwertszeit der Elimination (unverändert renal) beträgt 3–4 Stunden für Ceftobiprol und 2,5 Stunden für Ceftarolin.

Dosierung (Zulassung derzeit nur bei Erwachsenen):
- Ceftobiprol: 500 mg als 2-stündige intravenöse Infusion alle 8 Stunden (12-h-Intervall bei Kreatinin-Clearance 30–50; < 30 ml/min 250 mg/12 h)
- Ceftarolin: 600 mg als 1-stündige i. v. Infusion alle 12 Stunden (400, 300 und 200 mg bei Kreatinin-Clearance 30–50, 15–30 und < 15 ml/min)

57.2.3 Monobactame (Aztreonam)

Aztreonam (◘ Abb. 57.8) hat nur den 4-gliedrigen β-Lactam-Ring und ist ausschließlich gegen aerob wachsende gramnegative Erreger wirksam (Prototyp: *Pseudomonas aeruginosa*; andere Enterobacteriaceae, *Haemophilus influenzae*). Es steht nur zur parenteralen Applikation zur Verfügung. Seine Plasmahalbwertszeit liegt im Bereich von 1,5–2 Stunden. Es gibt keinen Hinweis für eine Kreuzallergie zwischen den anderen β-Lactamen und Aztreonam.

Dosierung: Säuglinge 100 mg/kg KG/d; Kinder 150 mg/kg KG/d; Jugendliche/Erwachsene 1,5–6 g in 3 Einzeldosen

57.2.4 Carbapeneme (Imipenem, Meropenem, Ertapenem, Doripenem)

Carbapeneme (◘ Abb. 57.8) sind auch gegen Hydrolyse durch ESBL sehr stabil. Entsprechend haben sie ein sehr breites Wirkspektrum, das alle zellwandbildenden Bakterien im grampositiven und -negativen Bereich umfasst.

Imipenem wird durch eine Dipeptidase (Dehydropeptidase I) hydrolysiert, die im renalen Bürstensaum der proximalen Tubulusepithelzellen sitzt. Durch Zugabe des Inhibitors **Cilastatin** wird diese gehemmt, sodass auch im Harn ein aus-

🔵 **Abb. 57.8 Strukturformeln von Aztreonam und Carbapenemen.** Aztreonam fehlt der 2. Ring, daher die Bezeichnung als Monobactam. Im Gegensatz zu Penicillinen haben Carbapeneme in ihrem 5-gliedrigen Aufbau keinen Schwefel, aber eine ungesättigte Doppelbindung (daher der Name Carbapeneme). Alle Substanzen eignen sich nur für die parenterale (intravenöse) Gabe

57

reichender Imipenem-Spiegel erzielt werden kann. Cilastatin schützt auch vor der Nephrotoxizität, die aus dem Metabolismus resultiert.

Meropenem, Doripenem und **Ertapenem** sind stabiler und werden daher ohne Cilastatin verabreicht. Die Halbwertszeit von Imipenem (und von Cilastatin) sowie Meropenem und Doripenem liegt bei 1 Stunde. Ertapenem hat eine längere Halbwertszeit (4 Stunden).

Grundsätzlich resistent sind *Enterococcus faecium* sowie *Stenotrophomonas maltophilia* und viele Stämme von *Burkholderia cepacia* (Problemkeime bei Patienten mit zystischer Fibrose) sowie MRSA.

❯ **Carbapeneme sind für lebensbedrohliche Infektionen reserviert sowie für Infektionen, deren Erreger gegen andere β-Lactame resistent sind.**

Dosierung (Anpassung an Kreatinin-Clearance):
- Imipenem: Säuglinge/Kinder: 60 mg/kg KG/d in 4 Einzeldosen; Erwachsene 1,5–2 g/d in 3–4 Einzeldosen
- Meropenem: Säuglinge/Kinder: 30–120 mg/kg KG/d; Erwachsene 1,5–6 g in 3 Einzeldosen
- Ertapenem: Säuglinge (ab 3 Monaten)/Kinder: 30 mg/ kg KG/d in 2 Einzeldosen; Erwachsene 1 g/d in 1 Einzeldosis

- Doripenem: 1,5 g/d in 3 Einzeldosen (nicht für Kinder geeignet)

57.2.5 Kontraindikationen für und unerwünschte Wirkungen von β-Lactam-Antibiotika

Die bedeutendste Kontraindikation ist eine **Allergie** (wichtig ist die anamnestische Frage danach). Die häufigste Allergie ist die Penicillinallergie. Kreuzallergien sind relativ selten (z. B. besteht bei ca. 5% der Patienten mit Penicillinallergie eine Kreuzallergie zu Cephalosporinen).

Bei hoher Dosierung von β-Lactam-Antibiotika besteht eine **Neurotoxizität** und es können generalisierte Krampfanfälle ausgelöst werden. Dies wird auf eine Blockade von GABA$_A$-Rezeptoren zurückgeführt. Da alle β-Lactame primär renal eliminiert werden, prädisponiert eine eingeschränkte Nierenfunktion zu Krämpfen.

Werden β-Lactame in hoher Dosierung infundiert, kann es zur **Serumelektrolytverschiebung** kommen. Es erscheinen hohe Konzentrationen als Natriumsalze im spätdistalen Tubulus, die zur Stimulation der Kaliumsekretion führen (▶ Kap. 38). Die Konzentration des Serumkaliums muss daher über-

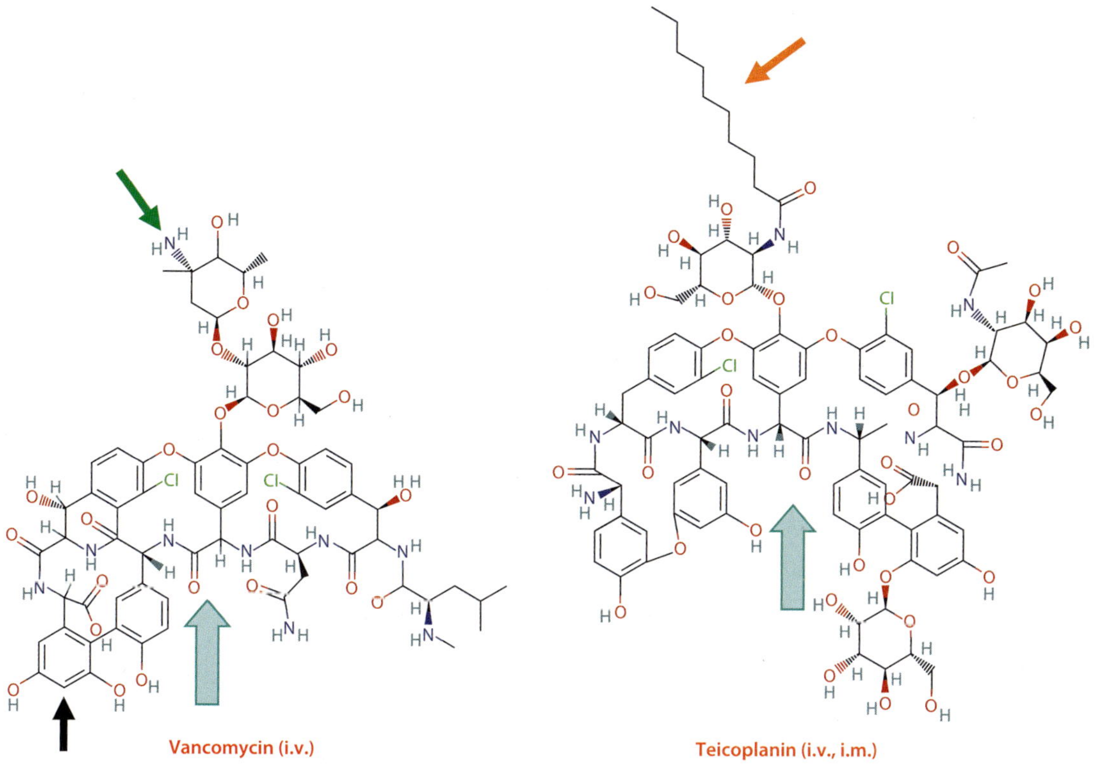

Abb. 57.9 Strukturformeln von Vancomycin und Teicoplanin.
In die Tasche, die von der zentralen Peptidkette gebildet wird (blauer Pfeil), bindet das D-Alanyl-D-Alanin-Dipeptid der Mureinvorstufe. D-Alanyl-D-Serin oder D-Alanyl-D-Laktat bindet hier mit ~1000-fach niedrigerer Affinität. Aufgrund der Fettsäure (oranger Pfeil) wird Teicoplanin stärker an Albumin gebunden, woraus eine längere Halbwertszeit resultiert. Bei Telavancin hängt am Vancosaminzucker (grüner Pfeil) eine zusätzliche lipophile Decylaminoethyl-Seitenkette, die die Verankerung in der Membran und damit die Bindung erhöht. Eine Methyl-aminophosphoamidat-Gruppe wurde eingeführt (schwarzer Pfeil: Position der Substitution), um die Wasserlöslichkeit zu erhöhen

wacht werden, weil eine ausgeprägte Hypokaliämie eintreten kann.

Bei β-Lactamen mit erweiterten Wirkungsspektrum (im gramnegativen Bereich), die auch einer ausreichenden biliären Clearance unterliegen, wird gelegentlich ein **Abfall der Vitamin-K-abhängigen Gerinnungsfaktoren** (II, VII, IX, X; ▶ Abschn. 41.1.3) beobachtet. Ursache für diesen und die resultierende Gerinnungsstörung ist vermutlich, dass jene Darmbakterien eliminiert werden, die an der Synthese von Vitamin K beteiligt sind (E. coli, Bacteroides fragilis).

Cephalosporine mit N-Methyl-Thiatetrazol-Seitenkette (Cefoperazon, Cefotetan, Cefamandol, Latamoxef) haben zusätzlich eine hemmende Wirkung auf die Vitamin-K-Epoxid-Reduktase (▶ Abschn. 41.1.3). Diese Cephalosporine erzeugen zusätzlich eine Alkoholunverträglichkeit (»Antabus-Syndrom«, ▶ Abschn. 32.2.3).

Bei Carboxypenicillinen wurde eine erhöhte Blutungsneigung aufgrund einer Hemmung der Plättchenaggregation beobachtet. Bei hoher Dosierung können Aminopenicilline, Cephalosporine der 2.–4. Gruppe und Carbapeneme gelegentlich eine antibiotikaassoziierte Enterokolitis auslösen.

57.3 Glykopeptidantibiotika: Vancomycin und Teicoplanin

Glykopeptide sind große hydrophile Moleküle, die die Zellwandsynthese hemmen (◘ Abb. 57.5). Sie binden an den Komplex aus Isopren-Lipidcarrier (Bactoprenol) und der glykosilierten Peptidvorstufe, wobei das D-Alanin-D-Alanin-Dipeptid direkt kontaktiert wird (◘ Abb. 57.9). Sie hemmen den 1. Schritt der Peptidoglykan-Quervernetzung (◘ Abb. 57.5).

Von Vancomycin und Teicoplanin existieren mehrere Derivate: **Oritavacin** (in USA zugelassen), **Dalavancin** und **Telavancin** (bereits in der EU zugelassen). Telavancin trägt eine zusätzliche zusätzliche lipophile Decylaminoethyl-Seitenkette (◘ Abb. 57.9) und wird daher als Lipoglykopeptid bezeichnet. Eine Methylaminophosphoamidat-Gruppe wurde eingeführt, um eine gewisse Wasserlöslichkeit zu gewährleisten (◘ Abb. 57.9).

▪ Wirkungsmechanismus

Aufgrund ihrer Größe und ihrer hydrophilen Eigenschaften können (Lipo-)Glykopeptide nicht durch die Porine in der äußeren Membran gramnegativer Bakterien eindringen. Das Spektrum ist daher auf grampositive Bakterien beschränkt, umfasst aber wichtige Keime bei nosokomialen Infektionen: Staphylokokken (inklusive MRSA) und (penicillinresistente) Enterokokken.

Resistenzen entstehen durch Modifikation der Peptidquervernetzung im Murein. Wird das terminale Alanin durch Serin (D-Alanin-D-Serin-Dipeptid) oder Laktat ersetzt, können Glykopeptide aufgrund der zusätzlichen Hydroxylgruppe nicht mehr binden (◘ Abb. 57.9). Typische Problemkeime sind VRE (vancomycinresistente Enterokokken). Die Resistenz kann durch Vancomycin induziert werden. Telavancin bindet auch über seine lipophile Seitenkette an Lipid II und wird daher stark in der Membran angereichert: Das Membranpotenzial der Bakterien bricht zusammen. Die Depolarisation trägt zur Bakterizidie und zum postantibiotischen Effekt bei, der deutlich länger anhält als bei Vancomycin.

■ Pharmakokinetik

(Lipo-)Glykopeptide können aufgrund ihrer chemischen Eigenschaften nicht oral resorbiert werden und dringen nur langsam ins Gewebe ein, erreichen aber für extrazellulär residierende Keime ausreichende Konzentrationen. Die Ausscheidung erfolgt durch glomeruläre Filtration. Daher gilt: bei eingeschränkter Nierenfunktion Anpassung der Dosis.

Die Plasmahalbwertszeit von Vancomycin liegt bei ca. 6 Stunden, die von Telavancin liegt bei ca. 8 Stunden. Bei Teicoplanin ist die Plasmaproteinbindung wesentlich höher (etwa 90%), daher ist die Elimination verzögert, die Plasmahalbwertszeit beträgt 30–100 Stunden.

■ Unerwünschte Wirkungen

Vancomycin und Teicoplanin:
- Nephrotoxizität; daher besondere Vorsicht bei Kombination mit Aminoglykosiden und anderen nephrotoxischen Verbindungen inkl. Schleifendiuretika; Kontrolle des Trogspiegels, Dosierung nach Kreatinin-Clearance
- Ototoxizität (oft irreversibel; Beginn mit Tinnitus)
- Bei rascher intravenöser Injektion Auslösung eines Red-Man-Syndroms: Rötung vor allem im Kopf-Hals-Schulter-Bereich (Flushzone; »red neck«), Urtikaria, Blutdruckabfall und Kollaps (nicht allergisch bedingt, möglicherweise durch Mastzelldegranulation)
- An der Injektionsstelle kann eine Phlebitis auftreten; allergische Exantheme sind selten.

Telavancin kann Standardgerinnungstests (Prothrombinzeit, aPTT) verfälschen (daher Bestimmung vor der nächsten Administration).

■ Klinische Anwendung

Glykopeptide sind Reservemittel für (nosokomiale) Infektionen bei β-Lactam-Resistenz (z. B. MRSA) oder bei Allergie gegen β-Lactame. Vancomycin und Telavancin werden ausschließlich als intravenöse Infusion (> 1 Stunde) verabreicht. Teicoplanin kann intramuskulär gegeben werden. Telavancin ist (nur) für nosokomiale Pneumonien einschließlich beatmungsassoziierter Pneumonien mit bekannter oder vermu-

Fosfomycin   **Phosphoenolpyruvat**

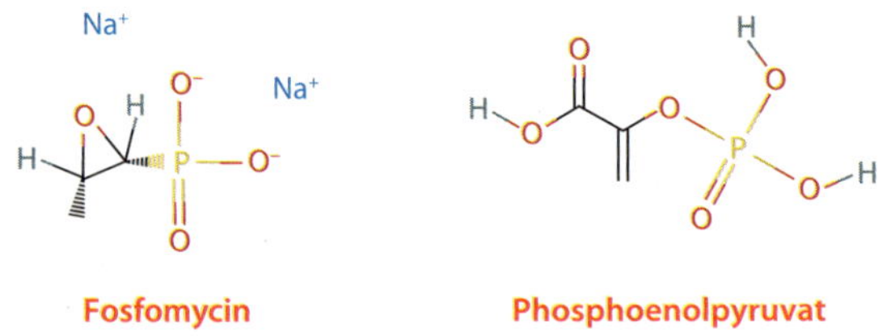

◘ **Abb. 57.10** Strukturformeln von Fosfomycin und Phosphoenolpyruvat

teter Infektion durch methicillinresistenten *Staphylococcus aureus* (MRSA).

■ Dosierung (Anpassung an die Kreatinin-Clearance)
- Teicoplanin: Loading-Dose 6 mg/kg Tag 1, Fortsetzung mit 3–6 mg/kg KG ab Tag 2; Einmalgabe
- Vancomycin: Säuglinge 15 mg/kg KG/d; Kinder 40 mg/ kg KG/d; Jugendliche/Erwachsene 2 g/d in 4 Einzeldosen
- Telavancin: 10 mg/kg KG/d; Einmalgabe (für Personen < 18 Jahre nicht zugelassen)

57.4 Fosfomycin

■ Wirkungsmechanismus

Fosfomycin ist ein Phosphoenolpyruvat-Analogon (◘ Abb. 57.10). Es hemmt die Pyruvyltransferase. Dieses Enzym katalysiert einen frühen Schritt der Mureinsynthese. Da diese Reaktion in der Bakterienzelle stattfindet, muss Phosphoenolpyruvat ins Bakterium gelangen. Dies erfolgt durch einen Transporter, eine »Permease«, die aber nur gebildet wird, wenn Glucose-6-Phosphat im (extrazellulären Milieu) vorliegt. Das ist nur der Fall, wenn Zellen im Rahmen der Infektion untergegangen sind.

Gleichzeitig begrenzt dieses Phänomen auch die Nützlichkeit von Fosfomycin, weil leicht Resistenzen auftreten können: Ist Glucose-6-Phosphat nicht vorhanden, weil die Infektion sich bessert, sind die verbliebenen Keime automatisch resistent. Einige Bakterien erhalten in diesem Szenario die Gelegenheit, andere Resistenzmechanismen zu erwerben. Daher ist es auch nur für die 1-malige orale Gabe bei Harnwegsinfekt zugelassen (Fortsetzung der Therapie mit anderem Wirkstoff).

■ Wirkungsspektrum

Fosfomycin wirkt bakterizid auf proliferierende Keime. Das Wirkungsspektrum ist breit und schließt die meisten Erreger von Harnwegsinfekten (z. B. *E. coli, Proteus mirabilis,* Enterokokken) ein, ist aber unwirksam gegen *Pseudomonas* und Zellwandlose.

■ Pharmakokinetik

Nach oraler Gabe liegt die Bioverfügbarkeit bei 30–50%. Fosfomycin ist kaum (< 5%) an Plasmaproteine gebunden. Das Verteilungsvolumen beträgt 1,5–2,5 l/kg. Die Eliminationshalbwertszeit variiert zwischen 3–4 Stunden. Fosfomycin

Daptomycin (i.v.)

◻ **Abb. 57.11 Strukturformel von Daptomycin, einem zyklischen Lipopeptid**

wird nicht metabolisiert und unverändert durch glomeruläre Filtration über den Urin ausgeschieden.

■ **Unerwünschte Wirkungen**

Fosfomycin ist ein gut verträgliches Antibiotikum, unerwünschte Wirkungen sind in der Regel banal (z. B. Kopfschmerzen oder Übelkeit). Selten treten Exantheme oder ein Transaminasenanstieg auf.

■ **Klinische Anwendung**

Fosfomycin ist ein Reservemittel bei Infektionen mit *Staphylococcus aureus*, wenn eine gute Gewebegängigkeit notwendig ist (Osteomyelitis, Abszess, Weichteilinfektion, Infektion eines zerebroventrikulären Shunts). Es ist auch für die einmalige orale Einnahme bei unkomplizierten Harnwegsinfekten zugelassen.

Dosierung:

- Intravenös: Säuglinge 100–200 (max. 400) mg/kg KG/d; Kinder 4–8 g/d; Erwachsene 8–16 g/d in 2–3 Einzeldosen
- Oral: 3 g Einmalgabe (gefolgt von Wechsel auf anderes Antibiotikum)

57.5 Lipopeptidantibiotika: Daptomycin

■ **Wirkungsmechanismus**

Das Lipopeptid Daptomycin (◻ Abb. 57.11) bindet in Abhängigkeit von Calcium an die Membran von grampositiven Bakterien und erzeugt Poren. Dadurch bricht das Membranpotenzial der Bakterien zusammen. Infolgedessen sistiert mit zeitlicher Verzögerung die Protein- und Nukleinsäuresyn-

these, sodass die Bakterien sterben. Es ist unklar, wie diese Effekte zusammenhängen. Daptomycin hat eine ausgeprägten postantibiotischen Effekt.

■ **Wirkungsspektrum**

Daptomycin wirkt auch bakterizid auf nichtproliferierende Keime. Das Wirkungsspektrum sind grampositive Keime (*Staphylococcus aureus* inkl. MRSA; *Streptococcus pyogenes*; *Streptococcus agalactiae*).

■ **Pharmakokinetik**

Daptomycin muss intravenös verabreicht werden, weil es nach oraler Gabe nicht resorbiert wird. Es unterliegt keinem nennenswerten Metabolismus, ist sehr stark (zu 90%) an Plasmaprotein gebunden und hat ein Verteilungsvolumen von 0,1 l/kg. Die Clearance liegt bei 0,5–07 l/h, woraus 7–10 Stunden Halbwertszeit resultieren. Der überwiegende Teil wird unverändert renal ausgeschieden.

■ **Unerwünschte Wirkungen**

Die bedeutendste Nebenwirkung ist die Myopathie mit Rhabdomyolyse. Gefährdet sind Patienten mit eingeschränkter Nierenfunktion und Patienten mit einer Co-Medikation (Statine, Fibrate, Ciclosporin A), die ebenfalls eine Rhabdomyolyse auslösen kann. Außerdem treten abgesehen von unspezifischen Symptomen (Kopfschmerz, Übelkeit etc.) auch Pilzinfektionen gehäuft auf. Oft wird ein Anstieg der Transaminasen (Leberenzyme GOT/AST, GPT/ALT) beobachtet.

■ **Klinische Anwendung**

Komplizierte Weichteilinfektionen mit grampositiven Keimen (die auf andere Antibiotika nicht ansprechen), rechtsseitige Endokarditis mit Beteiligung von *Staphyloccus aureus*. Derzeit liegt kein Nachweis durch eine klinische Studie vor, dass Daptomycin bei Infektionen durch Enterokokken wirksam ist.

Dosierung: Erwachsene 4–6 mg/kg 1-mal pro Tag (für Kinder nicht zugelassen)

57.6 Aminoglykosid- und Makrolid-antibiotika sowie ähnliche Wirkstoffe

Lernziele
Aminoglykoside:
— Tobramycin, Streptomycin, Gentamicin, Amikacin, Dibekacin, Netilmicin, Kanamycin

Tetracycline:
— Doxycyclin und Minocyclin

Makrolide:
— Erythromycin, Clarithromycin, Azithromycin und Spiramycin

Ketolide:
— Telithromycin

Clindamycin
Chloramphenicol

Streptogramine:
— Quinupristin, Dalfopristin

Linezolid
Fusidinsäure
Mupirocin

Das bakterielle Ribosom ist Angriffspunkt vieler Antibiotika, die an unterschiedliche Stellen binden und damit unterschiedliche Reaktionen hemmen: Bildung des Initiationskomplexes (Streptomycin, Linezolid), Anheftung der tRNA (Tetracycline), Ablesen der tRNA durch 16S-rRNA (Aminoglykoside), Knüpfung der Peptidbindung, Translokation von der A-Stelle (Aminoacyl-tRNA-Anheftungsstelle) auf die P-Stelle (Peptidylstelle), Elongation, d. h. Vorwachsen der Peptidylkette durch den ribosomalen Peptidkanal (Makrolide, Clindamycin, Chloramphenicol, Streptogramine).

57.6.1 Aminoglykoside

Vertreter sind **Tobramycin, Streptomycin, Gentamicin, Amikacin** (◻ Abb. 57.12), **Dibekacin, Netilmicin, Kanamycin.**

▪ Wirkungsmechanismus
Aminoglykoside binden direkt an die ribosomale RNA (in der 30S-Untereinheit des Ribosoms). Diese decodiert die tRNA; durch die Bindung der Aminoglykoside kommt es nicht nur zur Hemmung der Translation, sondern auch zu

einer Fehlsteuerung (»misreading«); es werden die falschen Aminosäuren eingebaut, das entstehende Protein ist für die Zelle toxisch.

Unter anderem steigt die Permeabilität der Bakterienmembran. Aminoglykoside lösen daher eine Bakterizidie aus. Streptomycin hemmt auch die Bildung des Initiationskomplexes; Streptomycin wird nur noch für die Therapie der Tuberkulose (bei resistenten Mykobakterien verwendet). Auch hier ist es weitgehend durch andere Aminoglykoside (z. B. Amikacin) ersetzt worden.

▪ Wirkungsspektrum und Resistenz
Aminoglykoside dringen bei gramnegativen Bakterien durch die Porine der äußeren Membran in den periplasmatischen Raum ein (◻ Abb. 57.13). Es muss aber noch einen 2. Weg geben, weil auch Keime, deren Porine (experimentell) inaktiviert worden sind, aminoglykosidempfindlich bleiben. Dieser 2. Transportweg kann durch Mg^{2+} blockiert werden, sodass eine direkte Bindung an und eine Permeation durch die Lipopolysaccharidschicht vermutet werden kann.

In den periplasmatischen Raum eingedrungene Aminoglykoside nehmen ein Proton auf und werden durch das hohe Membranpotenzial (bis zu –200 mV) an der inneren Membran ins Zellinnere der Bakterien gerissen. Dieser Gradient setzt eine Translokation von H^+ über die innere Membran und daher einen aeroben Stoffwechsel voraus.

Sowohl die Bildung fehlerhafter Proteine als auch die Akkumulation von Aminoglykosiden in den Bakterien tragen zum **postantibiotischen Effekt** bei. Der bakterizide Effekt bleibt bestehen, auch wenn keine wirksamen Aminoglykosidspiegel mehr vorhanden sind. Daher werden Aminoglykoside trotz ihrer kurzen Halbwertszeit nur 1-mal täglich verabreicht.

Der Transport von Aminoglykosiden ins Bakterium versagt in anaerobem und saurem Milieu (z. B. im Harn oder im entzündeten Gewebe). Das **Spektrum** umfasst daher **aerobe, gramnegative Keime.** Im grampositiven Bereich sind manche Streptokokken wie *S. aureus* und Enterokokken empfindlich.

Aminoglykoside erhöhen in vitro die Empfindlichkeit für β-Lactame und Glykopeptide (und umgekehrt). Daher werden sie auch traditionell in Kombination angewandt; in vielen Fällen steht der Beweis durch klinische Studien jedoch aus, dass diese Kombination effektiver ist als z. B. die alleinige Gabe des β-Lactams. Aminoglykoside und β-Lactame (oder Glykopeptide) sind aber wechselseitig inkompatibel, bei Mischung in derselben Infusionslösung kommt es zur Inaktivierung.

Weil Aminoglykoside schlecht in menschliche Zellen eindringen, sind sie bei intrazellulär wachsenden Keimen unwirksam.

Es gibt zahlreiche Enzyme, die Aminoglykoside modifizieren: Aminoglykosid-Phosphotransferasen, Aminoglykosid-Acetyltransferase und Aminoglykosid-Adenyltransferasen (die sich zum überwiegenden Teil im periplasmatischen Raum befinden). Durch diese Modifikationen werden die Aminoglykoside inaktiviert.

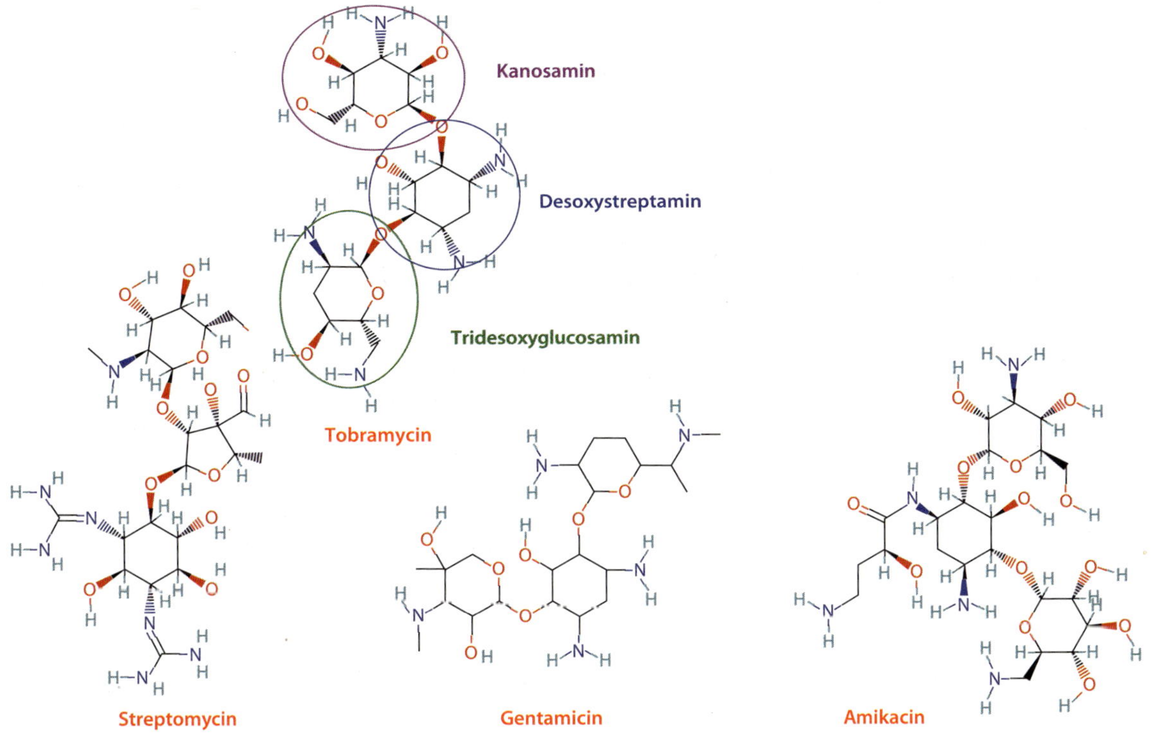

Abb. 57.12 Strukturformeln der Aminoglykoside Tobramycin, Streptomycin, Gentamicin und Amikacin. Aminoglykoside bestehen aus einer Kombination von 3 verschiedenen Zuckern (bei Tobramycin illustriert). Diese Zucker tragen Aminogruppen, sodass die Aminoglykoside im sauren pH ein oder mehrere Protonen aufnehmen können. Die vielen Hydroxyl- und Aminogruppen ermöglichen auch die Modifikation durch inaktivierende Enzyme wie Aminoglykosid-Acetyltransferasen (die die Aminogruppen acetylieren), Aminoglykosid-Adenyltransferasen (Übertragung von AMP/Adenylierung von OH-Gruppen) und Aminoglykosid-Phosphotransferasen (die die OH-Gruppen phosphorylieren). Weil sich die Strukturen deutlich unterscheiden, wird nicht jedes Aminoglykosid von den gleichen Enzymen inaktiviert – d. h., es besteht nur eine partielle Kreuzresistenz

Amikacin wird von vielen dieser Enzyme nicht erkannt. Es ist daher weniger empfindlich und kann als Reservemittel eingesetzt werden. Daneben gibt es Punktmutationen in der ribosomalen S16-RNA und in assoziierten Proteinen, die die Bindung von Aminoglykosiden ans bakterielle Ribosom verhindern.

■ **Pharmakokinetik**

Aminoglykoside werden i. v. oder i. m. verabreicht. Sie haben ein kleines Verteilungsvolumen (ca. 0,25 l/kg) und nur eine kurze Verweildauer. Die Ausscheidung erfolgt nahezu vollständig unverändert renal ($Q_0 = 0,02$) durch glomeruläre Filtration: Ihre Clearance entspricht mit ca. 0,12 l/min größenordnungsmäßig der glomerulären Filtrationsrate.

Aminoglykoside permeieren schlecht ins Gewebe, sie dringen aber mit der Zeit in tiefe Kompartimente ein und reichern sich in manchen Zellen auch intrazellulär an. Bedeutsam ist dies vor allem bei den Tubulusepithelzellen der Niere und den Haarzellen des Innenohres (die ebenfalls ein sehr negatives Ruhemembranpotenzial haben).

Die Tagesdosis erfolgt als Einmalgabe, weil bei 1-maliger Gabe die Nephrotoxizität weniger ausgeprägt ist und

der postantibiotische Effekt für eine lang dauernde Wirkung sorgt.

Gefährlich für die intrazelluläre Akkumulation sind persistierende Spiegel: Aminoglykoside werden an der Bürstensaummembran mittels rezeptorvermittelter Endozytose durch Megalin aufgenommen. Die rezeptorvermittelte Endozytose ist rasch abgesättigt, die kurzzeitige Anwesenheit hoher Spiegel erhöht daher die Toxizität nicht. Ist aber beständig ein niedriger Spiegel vorhanden, kann das proximale Tubulusepithel große Mengen über Endozytose akkumulieren.

■ **Unerwünschte Wirkungen**

Die wichtigsten unerwünschten Wirkungen betreffen Ototoxizität und Nephrotoxizität.

▬ **Ototoxizität:** Wenn die Haarzellen im Innenohr Aminoglykoside akkumulieren, kann es zu deren progressiven Untergang kommen, d. h. (meist irreversibler) Hörverlust (Beginn mit Tinnitus und Hochtonschaden) und Störung des Gleichgewichtsapparats (Beginn mit Kopfschmerz, Übelkeit; Schwindelgefühl vor allem bei geschlossenen Augen; Gefühl einer nicht aufhörenden Bewegung – Kinetosen durch Adaptation eher reversibel).

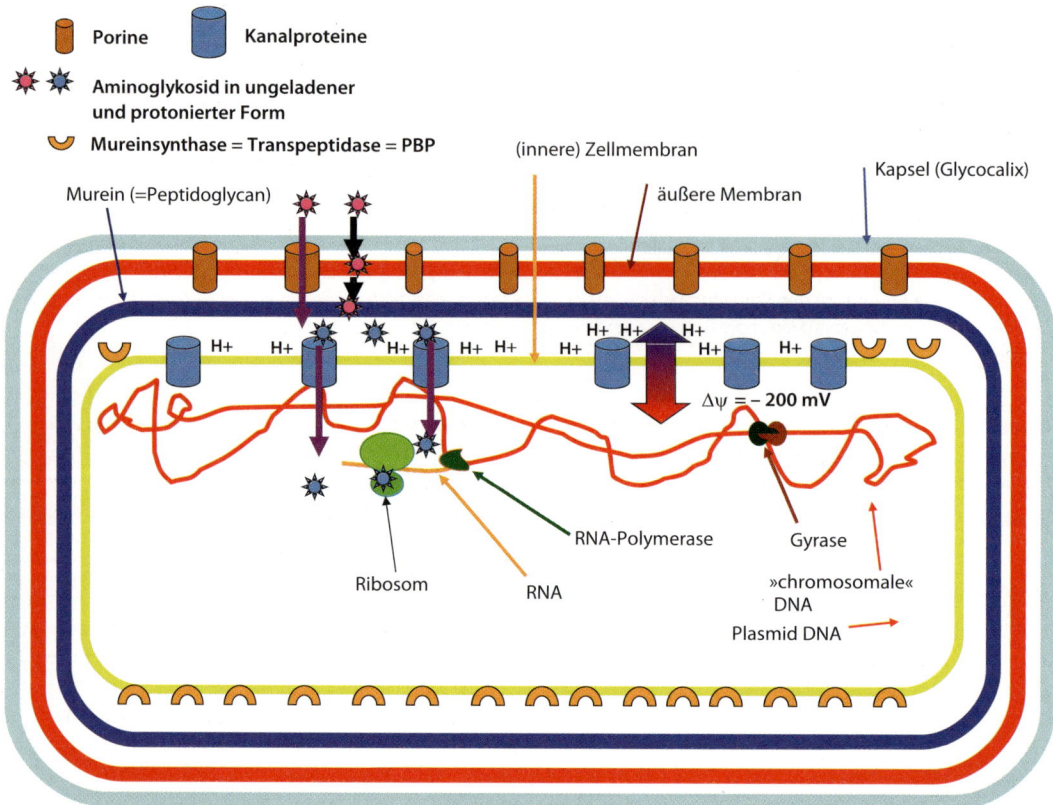

Abb. 57.13 Eindringen eines Aminoglykosids in ein gramnegatives Bakterium. Aminoglykoside (*rote Sterne*) permeieren durch die Porine der äußeren Membran in den periplasmatischen Raum (*lila Pfeil*). Ein zweiter (durch Mg^{2+} blockierbarer) Transportweg ist wahrscheinlich die Bindung an und die Permeation durch die Lipoylpolysaccharidschicht (*rosa Pfeil*). Im periplasmatischen Raum gelangen Aminoglykoside (*blaue Sterne*) nach Aufnahme eines Protons durch das hohe Transmembranpotenzial (Potenzialdifferenz bis zu −200 mV) vermutlich über Kanäle der inneren Membran ins Innere des Bakteriums. Dort binden sie an die 30S-Untereinheit der Ribosomen. Aminoglykoside können das Bakterium aufgrund der Potenzialverhältnisse nicht verlassen; dies trägt zum postantibiotischen Effekt bei

57

— **Nephrotoxizität:** 10–20% der Patienten entwickeln reversible Nierenschäden (Proteinurie, Verlust des Konzentrationsvermögens); ein massiver Nierenschaden ist bei insuffizienter Therapie möglich. Die Nephrotoxizität wird durch **andere potenziell nephrotoxische Pharmaka** verstärkt (Furosemid und andere Schleifendiuretika; Glykopeptide wie Vancomycin, ▶ Abschn. 57.3; Amphotericin B; Ciclosporin etc.).

Von untergeordneter Bedeutung ist, dass eine neuromuskuläre Blockade durch Hemmung der Transmitterfreisetzung (durch Ca^{2+}-Infusion antagonisierbar) ausgelöst wird, vor allem bei lokaler Instillation von Aminoglykosiden (z. B. in die Pleura). Naturgemäß sind Patienten mit Myasthenia gravis empfindlicher für die neuromuskuläre Blockade. Allergien sind selten.

■ **Klinische Anwendung**

Aminoglykoside haben eine geringe therapeutische Breite. Ihr Indikationsgebiete sind lebensbedrohliche Infektionen, insbesondere Sepsis und Endokarditis (jeweils meist in Kom-

bination mit β-Lactamen). Sie sind Reservemittel bei Infektionen mit *Pseudomonas*, Enterobacteriaceae, Entero- und Staphylokokken. Streptomycin (und Kanamycin) werden auch zur Therapie atypischer Mykobakteriosen verwendet (▶ Abschn. 57.12).

In manchen Fällen ist es erwünscht, die (aerobe) Keimzahl im Darm zu reduzieren (präoperativ bei elektiver Chirurgie, beim Coma hepaticum). Hier werden die Aminoglykoside Neomycin und Paromomycin verwendet.

Die **Dosierung** richtet sich nach Körpergewicht und Nierenfunktion (Kreatinin-Clearance). Bei normaler Nierenfunktion:

— Gentamicin (Tobramycin, Netilmicin): 5 mg/kg KG
— Amikacin: 15 mg/kg KG

Die Dosisanpassung erfolgt linear mit der Kreatinin-Clearance (Rückgang auf die Hälfte = Dosisreduktion um 50%). Da das Serumkreatinin aus dem Normalbereich erst verlässlich steigt, wenn GFR und daher Kreatinin-Clearance um 50% gefallen sind, ist die Bestimmung der Kreatinin-Clearance geboten; bei stark eingeschränkter Nierenfunktion (Kreati-

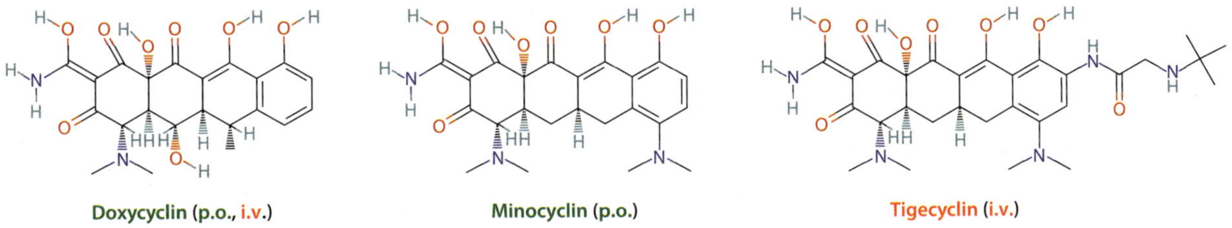

Doxycyclin (p.o., i.v.)   **Minocyclin (p.o.)**   **Tigecyclin (i.v.)**

◘ Abb. 57.14 Strukturformeln der Tetracycline Doxycyclin und Minocyclin sowie des Glycylcyclins Tigecyclin. Tigecyclin ist ein mit einer Seitenkette (tertiäres butylsubstituiertes Glycin amidisch an Aminogruppe verknüpft – daher der Name) modifiziertes Minocyclin. Diese Modifikation reduziert die Affinität zu den Effluxpumpen der meisten Bakterien (aber nicht zu denen von *Pseudomonas* und *Proteus* spp.). Die konjugierten Doppelbindungen erklären die fluoreszierenden Eigenschaften

nin-Clearance < 25%) wird das Dosierungsintervall verlängert. Eine Bestimmung der Talspiegel (»trough level«) ist in dieser Situation sinnvoll, insbesondere bei längerer Therapie (> 4 Tage).

57.6.2 Tetracycline

Die wichtigsten Vertreter sind **Doxycyclin** und **Minocyclin**. Ein Derivat von Minocyclin ist das Glycylcyclin **Tigecyclin** (◘ Abb. 57.14).

■ Wirkungsprinzip

Tetracycline binden an die 30S-Untereinheit des Ribosoms und behindern die Bindung von tRNA an die A-Stelle. Sie wirken bakteriostatisch.

Tetracycline waren ursprünglich Breitbandantibiotika; es gab kaum eine Keimgruppe, die nicht in ihr Spektrum fiel. Bei den meisten grampositiven und gramnegativen Erregerstämmen sind jedoch Resistenzen weit verbreitet. Tetracycline sind nach wie vor aktiv gegen

- (relativ) seltene Erreger, etwa Borrelien, *Vibrio cholerae*, Yersinien, *Campylobacter*,
- *Actinomyces* und *Propionibacterium acnes*, *Treponema*, Plasmodien (Reservemittel bei Malaria)
- zellwandlose und intrazelluläre Keime wie Rickettsien, Chlamydien, Mykoplasmen, *Legionella*- und *Brucella*-Spezies

Tigecyclin wurde mit dem Ziel entwickelt, ein Derivat zu finden, das nicht durch die bakteriellen Effluxpumpen aus dem Bakterium transportiert wird. Tigecyclin hat auch »das Spektrum der Tetracycline zurückerobert«, es ist z. B. gegen MRSA, vancomycinresistente Enterokokken, ESBL-bildende Enterobacteriaceae etc. aktiv. Tigecyclin ist aber unwirksam gegen *Pseudomonas* spp. oder *Proteus* spp.

■ Pharmakokinetik

Die älteren Analoga (Tetracyclin, Chlortetracyclin, Demeclocyclin) haben eine orale Bioverfügbarkeit von 30–60%; sie erzeugen oft Durchfall (breites Spektrum). Sie sind praktisch vollkommen durch **Doxycyclin** und **Minocyclin** verdrängt worden, deren orale Bioverfügbarkeit bei 90–100% liegt.

Tetracycline dringen gut ins Gewebe ein (Verteilungsvolumen von Doxycyclin und Minocyclin 0,7 und 1,3 l/kg). Sie akkumulieren in Knochen und Zahnschmelz und penetrieren gut in Synovia, Sinusmukosa, zerebrospinalen Liquor, Plazenta und Haut.

Minocyclin wird extensiv hepatisch metabolisiert (Hauptkomponente seiner Clearance). **Doxycyclin** wird unabhängig von der Nierenfunktion in inaktiver Form (Konjugat, Chelat) mit den Fäzes ausgeschieden, daher hat es von allen Tetracyclinen den geringsten Einfluss auf die Darmflora.

Bei Enzyminduktion, z. B. durch Phenytoin oder Phenobarbital/Primidon ist die Halbwertszeit von Doxycyclin auf die Hälfte verkürzt. Die Halbwertszeit der Elimination beträgt für Minocyclin und Doxycyclin 16–18 Stunden, für die älteren Substanzen 6–12 Stunden. Die älteren Tetracycline werden sowohl renal als auch biliär ausgeschieden und unterliegen einem enterohepatischen Kreislauf.

Tigecyclin hat eine Halbwertszeit von 42 Stunden; es steht ausschließlich für die **parenterale Therapie** zur Verfügung. Sein Verteilungsvolumen liegt bei 7–9 l/kg. Es wird primär unverändert biliär über die Galle ausgeschieden (Q_o = 0,78). Eine Dosisanpassung ist daher bei Niereninsuffizienz nicht notwendig. Bei stark eingeschränkter Leberfunktion (Child-Pugh-Stadium C) muss die Dosis erniedrigt werden.

■ Unerwünschte Wirkungen

Tetracycline sind **lokal reizend.** Sie erzeugen bei oraler Gabe Übelkeit, Erbrechen, Sodbrennen und Magenschmerzen (die häufigste Nebenwirkung), deshalb sollten sie zu den Mahlzeiten eingenommen werden. Sie erzeugen aufgrund ihres breiten Spektrums und der daraus resultierenden Hemmung der physiologischen Darmflora Diarrhö bis hin zu pseudomembranöser Enterokolitis.

Tetracycline sind **fototoxisch,** sie fluoreszieren im UV-Licht (man kann ihre Ablagerung in den Zähnen visualisieren). Da sie gut in die Haut eindringen, können sie (vor allem Doxycyclin!) eine Fototoxizität (Rötung, Blasenbildung) vermitteln. Ambulante Patienten müssen daher auf die Gefahr hingewiesen werden, z. B. bei Therapie einer Akne (Sonnenstudio!).

Tetracycline **chelieren Calcium** und andere divalente (oder trivalente) Kationen. Bei Verabreichung **vor Abschluss der Dentition lösen sie Zahnschäden aus** (Schmelzverfärbung und hohe Kariesanfälligkeit). Außerdem lagern sie sich im Knochen ab und können dadurch das Knochenwachstum hemmen.

> ❗ **Cave**
> **Tetracycline sind in der Schwangerschaft und bei Kindern bis zum Abschluss der Dentition (d. h. bis zum 10. Lebensjahr) kontraindiziert.**

In hohen Dosen sind Tetracycline **hepatotoxisch.** Sie können Kopfschmerzen, Ataxie (besonders Minocyclin, da ein höheres Verteilungsvolumen besteht) und einen Pseudotumor cerebri auslösen. In Kombination mit Vitamin-A-Säure (z. B. bei Aknetherapie) ist die Häufigkeit höher, weil Vitamin-A-Säure diesen Effekt auch auslösen kann.

■ Interaktionen

Tetracycline sollen nicht gemeinsam mit Calcium- und Eisensalzen appliziert werden. Die Chelierung führt zur wechselseitigen Inaktivierung. Das gilt auch für Joghurt, *Acidophilus*-Milch sowie andere Milchprodukte. Der Effekt ist bei Doxycyclin und Minocyclin allerdings gering.

Tetracycline können die Wirkung von Vitamin-K-Antagonisten (Phenprocoumon etc.) verstärken, weil sie Bakterien im Darm hemmen, die Vitamin K synthetisieren.

Die östrogene Komponente der oralen Kontrazeptiva unterliegt einem enterohepatischen Kreislauf. Dieser kann durch Unterdrückung der Keimflora im Dickdarm unterbrochen sein, sodass die Verlässlichkeit der Kontrazeption abnimmt. Dies ist auch bei vielen anderen breit wirksamen Antibiotika möglich (z. B. Ampicillin).

■ Klinische Anwendung

Die (in Mitteleuropa) wichtigste Indikation für **Doxycyclin** und **Minocyclin** ist die Behandlung von Infektionen mit Mykoplasmen und Chlamydien, z. B. Infektion der Atemwege mit *Mycoplasma pneumoniae* oder *Chlamydia pneumoniae* (Bronchitis, atypische Pneumonie); Urogenitalinfektionen mit *Chlamydia trachomatis, Ureaplasma uealyticum* oder *Mycoplasma hominis* etc. Wegen ihrer Wirksamkeit auf *Propionibacterium acnes* sind sie auch indiziert bei der Behandlung der Akne vulgaris. Weitere Indikationen sind Borreliose, Milzbrand, Rickettsiosen, Q-Fieber, Brucellose, Tularämie, Pest, Cholera etc.

Tigecyclin ist für schwere Haut- und Weichteilinfektionen (z. B. diabetischer Fuß) und intraabdominelle Infektionen zugelassen. Es ist ein Reservemittel, das nicht für banale Infekte verwendet werden darf.
Dosierung:
- Doxycyclin und Minocyclin: Kinder (> 8 Jahre) 4 mg/ kg KG/d; Jugendliche/Erwachsene < 70 kg Tag 1 200 mg; ab Tag 2, 100 mg/d; 200 mg/1-mal pro Tag p. o. (es existieren auch i. v. Applikationsformen)
- Minocyclin bei Akne: 50 mg/2-mal pro Tag
- Tigecyclin: 1. Dosis (Loading-Dose) bei Erwachsenen 100 mg, danach 50 mg alle 12 Stunden (für Kinder noch nicht zugelassen)

57.6.3 Makrolid- und Ketolidantibiotika

Makrolide (Erythromycin, Roxythromycin, Clarithromycin, Azithromycin, Spiramycin) sind mit Zuckerresten substituierte makrozyklische Laktone (intramolekulare Ester), deren Ring aus 14–16 Atomen bestehen (◘ Abb. 57.15).

■ Wirkungsmechanismus

Makrolide binden an die 50S-Untereinheit des Ribosoms und behindern die Bindung, d. h. die Rücktranslokation, der wachsenden Peptidkette von der Akzeptor- (A-Stelle) auf die Peptidylstelle (P- oder Donorstelle). Dieser Effekt kommt wahrscheinlich indirekt zustande, weil Makrolide im ribosomalen Kanal binden, wo die wachsende Peptidkette durchgeschoben werden muss, um das Ribosom zu verlassen. Sie wirken bakteriostatisch.

Das **Ketolid Telithromycin** hat den gleichen Wirkungsmechanismus, bei manchen grampositiven Kokken (Pneumokokken) wird ein bakterizider Effekt beobachtet.

■ Wirkungsspektrum

Makrolide sind ursprünglich als Penicillinersatzmittel klassifiziert worden. Sie wirken z. B. gegen *Neisseria gonorrhoeae* (nicht *Neisseria meningitidis*), *Pasteurella multocida, Bordetella pertussis, Campylobacter jejuni, Legionella pneumophila, Helicobacter pylori*, Borrelien und Treponemen. Bei *Haemophilus influenzae* und *Moraxella catarrhalis* (Infekte der oberen Atemwege, Sinusitis, Otitis media) ist die Rangordnung der Potenz Azithromycin > Clarithromycin > Erythromycin. Gut wirksam sind Makrolide gegen zellwandlose Bakterien (Chlamydien, Mykoplasmen, Rickettsien).

Azithromycin und **Clarithromycin** sind auch wirksam gegen *Mycobacterium avium* (atypische Mykobakteriose), Clarithromycin erfasst auch *Mycobacterium leprae*. Einige Protozoen werden ebenfalls gehemmt (*Toxoplasma gondii*, Plasmodien). Die Wirksamkeit gegen Toxoplasmose wird klinisch genutzt.

> **Spiramycin ist das Mittel der Wahl zur Behandlung der akuten Toxoplasmose in der Schwangerschaft.**

Das Spektrum von **Telithromycin** ist dem von Erythromycin vergleichbar. Telithromycin ist besonders im grampositiven Bereich aktiv und wirkt auch gegen clarithromycinresistente Keime.

■ Pharmakokinetik

Erythromycin ist säureempfindlich; es wird daher als Ester oder in säureresistenter Galenik zugeführt. Seine Bioverfügbarkeit liegt dann bei ca. 20–30%. Clarithromycin und Roxithromycin haben eine orale Bioverfügbarkeit von 50–60%, Azithromycin von 30–40% und Telithromycin von 60%.

Für die parenterale Therapie stehen intravenöse Zubereitungen von Erythromycin, Clarithromycin und Azithromycin zur Verfügung. Das Verteilungsvolumen liegt bei 0,8 l/kg für Erythromycin, 2,8 l/kg für Clarithromycin, 3,0 l/kg für Telithromycin und 30 l/kg für Azithromycin.

Die **Halbwertszeiten** betragen für Erythromycin 1,5 Stunden, Clarithromycin 3,5 Stunden, Spiramycin 5 Stunden,

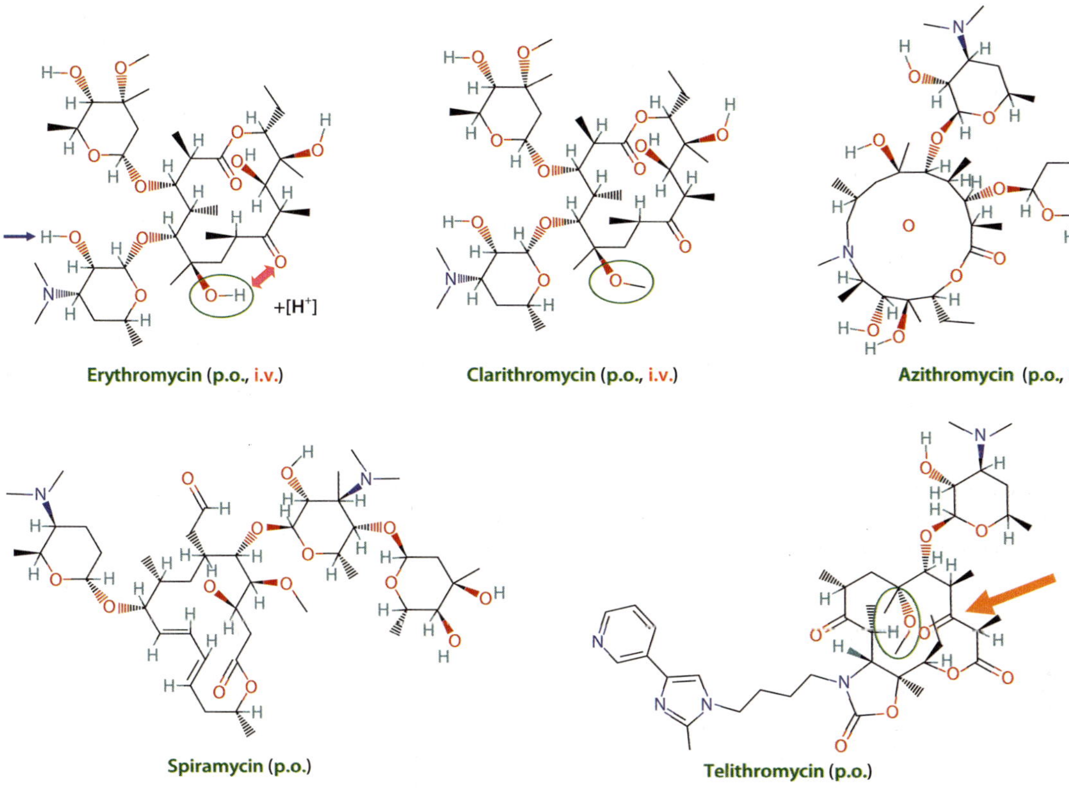

Abb. 57.15 Strukturformeln der Makrolide Erythromycin, Clarithromycin, Azithromycin und Spiramycin sowie des Ketolids Telithromycin. Bei Erythromycin und Clarithromycin besteht der Laktonring aus 14 Atomen. Sie unterscheiden sich nur dadurch, dass die OH-Gruppe an Stelle 6 von Erythromycin (*grüner Kreis*) bei Clarithromycin als Methoxygruppe vorliegt. Dadurch wird die Säurelabilität herabgesetzt, weil die Umlagerung zwischen OH- und Ketogruppe in Position 9 (*rosa Doppelpfeil*) verhindert wird. Die Resorption von Erythromycin kann durch Veresterung der Position 2′ des Aminozuckers Desosamin (*blauer Pfeil*) verbessert werden. Azithromycin hat einen Makrolidring aus 15 Atomen (aber die gleichen Zuckerreste wie Erythromycin und Clarithromycin). Bei Spiramycin ist der makrozyklische Laktonring 16-gliedrig, an ihm hängen 3 Zuckerreste. Bei Telithromycin (14-gliedriger Ring wie Clarithromycin) ist wie bei Clarithromycin Position 6 von einer Methoxygruppe besetzt (*grüner Ring*); an Stelle 3 ist die Hydroxylgruppe zur Ketogruppe (*oranger Pfeil*) oxidiert (= Ketolid), sodass keine Verknüpfung mit dem Desosaminzucker möglich ist

Roxithromycin 12 Stunden und für Azithromycin 40 Stunden. Die lange Halbwertszeit und das große Verteilungsvolumen erlauben es bei Azithromycin, die Dauer der Therapie auf 3 Tage zu beschränken.

Makrolide werden in der Leber metabolisiert (zum Teil oxidativ demethyliert): Etwa die Hälfte erscheint unverändert in der Galle, nur ein kleiner Teil (ca. 10%) unverändert im Urin.

■ **Interaktionen**

Erythromycin und Clarithromycin bewirken eine ausgeprägte Hemmung von CYP3A4. Gefährlich sind daher z. B. Kombinationen mit Statinen, Ciclosporin und Ergotamin. Bei Roxithromycin ist eine Hemmung von CYP3A4 klinisch nachweisbar, aber nicht sehr ausgeprägt. Bei Azithromycin ist die CYP-Hemmung nicht nachweisbar. Telithromycin hemmt neben CYP3A4 auch CYP2D6. Telithromycin wird extensiv metabolisiert, die gleichzeitige Gabe eines CYP-Induktors (Rifampicin, Carbamazepin; Johanniskraut) führt zu subtherapeutischen Spiegeln und gilt als kontraindiziert.

■ **Unerwünschte Wirkungen**

Häufigste unerwünschte Wirkungen sind Bauchschmerzen und Blähungen. Dies ist in der Regel nicht auf eine Änderung der Darmflora zurückzuführen, sondern auf einen Agonismus am Motilinrezeptor, einem G-Protein-gekoppelten Rezeptor, der mit relativ hoher Affinität Makrolide bindet.

Selten wird vor allem bei intravenöser Injektion eine Verlängerung des QT-Intervalls beobachtet. Diese kann zu Arrhythmien (Torsades de pointes) führen. Ebenso wird selten nach Erythromycininjektion eine reversible Hörstörung beobachtet.

Telithromycin kann nicht mehr als gut verträglich eingestuft werden, da es außer den makrolidtypischen gastrointestinalen Beschwerden häufig (d. h. in bis zu 10%) einen Transaminasenanstieg auslöst. Gelegentlich (< 1%) kommt es zu Schläfrigkeit und selten zu vorübergehendem Bewusstseinsverlust. Daher wird die Einnahme am Abend empfohlen. Da Telithromycin die Symptome der Myasthenia gravis verschärfen kann, ist seine Anwendung bei dieser Erkrankung kontraindiziert.

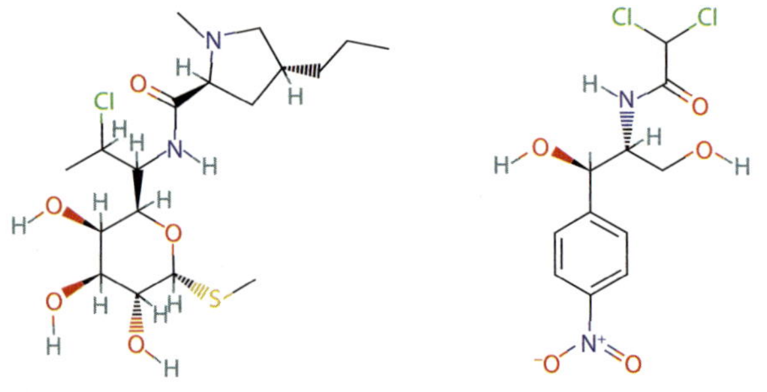

■ **Klinische Anwendung**

Eine Alternative sind Makrolide bei Allergie oder Unverträglichkeit zu:

— Benzylpenicillin/Phenoxymethylpenicillin bei Angina tonsillaris, Erysipel, Scharlach, Prophylaxe des rheumatischen Fiebers; Syphilis; Gonorrhö

— Amoxicillin/Cefalexin bei Otitis media und Sinusitis

Mittel der 1. Wahl sind die Makrolide bei:

— Pneumonien durch *Legionella pneumophila* (in Kombination mit Rifampicin)

— interstitieller Pneumonie durch Mykoplasmen, Chlamydien (Rickettsien) und unspezifischer Urethritis durch Mykoplasmen, Chlamydien bzw. bei Trachom (Konjunktivitis durch *Chlamydia trachomatis*) als gleichwertige Alternative zu Tetracyclinen

— Enteritis durch *Campylobacter jejuni*

— *Helicobacter-pylori*-Infektion: Clarithromycin (in Kombination mit Amoxicillin und/oder Metronidazol etc.)

Azithromycin und **Clarithromycin** sind Mittel der Wahl bei Infektion mit *Mycobacterium avium* (bei Patienten mit AIDS), **Spiramycin** bei akuter Toxoplasmose in der Schwangerschaft (statt des Dihydrofolatreduktase-Hemmers Pyrimethamin).

Telithromycin ist Reservemittel bei ambulant erworbenen (»community-acquired«) Pneumonien, Sinusitis, Rachenentzündung (Angina tonsillaris, Pharyngitis) und Exazerbation einer chronischen Bronchitis, die durch makrolidresistente Erreger hervorgerufen worden sind, wenn gleichzeitig eine Kontraindikation für die Anwendung eines Penicillins besteht. Dieses Indikationsgebiet ist relativ klein.

Dosierung:

— Azithromycin: Kinder 10 mg/kg KG/d; Erwachsene 500 mg/d (Gesamtbehandlungsdauer 3 Tage)

— Erythromycin: Kinder 40 mg/kg KG/d; Erwachsene 1,5–4 g in 3–4 Einzeldosen

— Clarithromycin: Neugeborene 30 mg/kg KG/d; Säuglinge 15 mg/kg KG/d; Kinder 12,5 mg/kg KG/d; Erwachsene: 0,5–1 g/d in 2 Einzeldosen

— Roxithromycin: Kinder 5–8 mg/kg KG/d; Erwachsene 0,3 g/d in 2 Einzeldosen

— Spiramycin: Kinder 25–50 mg/kg KG/d; Erwachsene 1,5–2,5 g/d in 2 Einzeldosen

— Telithromycin: Jugendliche ab 12 Jahren und Erwachsene: 800 mg/d (1-mal pro Tag)

57.6.4 Clindamycin

Clindamycin ist der einzige klinisch relevante Vertreter der Lincosamide (■ Abb. 57.16).

■ **Wirkungsmechanismus**

Die Bindungsstellen von Clindamycin und Makroliden sind überlappend, der Wirkungsmechanismus ist daher ähnlich. Der **Wirkungstyp** ist primär **bakteriostatisch.** (Bei sehr emp-

Clindamycin   **Chloramphenicol**

■ **Abb. 57.16** Strukturformeln von Clindamycin und Chloramphenicol

findlichen Spezies gibt es eine Bakterizidie.) Es besteht auch eine Kreuzresistenz mit Makroliden.

■ **Wirkungsspektrum**

Clindamycin erfasst viele **grampositive Kokken** (*Staphylococcus aureus, Streptococcus viridans, Streptococcus pyogenes, Streptococcus pneumoniae*, Peptostreptokokken, Peptokokken). **Grampositive Stäbchen,** z. B. *Propionibacterium acnes* oder *Clostridium perfringens* werden ebenfalls erfasst.

Im **gramnegativen Bereich** wirkt Clindamycin jedoch ausschließlich auf **Anaerobier** (z. B. *Bacteroides fragilis,* Fusobakterien). Clindamycin kann in Kombination mit Primaquin verwendet werden bei *Pneumocystis-jiroveci*-Lungenentzündung bzw. in Kombination mit Pyrimethamin bei *Toxoplasma-gondii*-Enzephalitis (bei AIDS-Patienten). MRSA sind meist resistent gegen Clindamycin; es ist unwirksam gegen Enterokokken und gegen alle Clostridien (außer *Clostridium perfringens*).

■ **Pharmakokinetik**

Die orale Bioverfügbarkeit liegt bei 80%, die Halbwertszeit der Elimination bei 3 Stunden. Clindamycin unterliegt einem extensiven hepatischen Metabolismus (mit dem aktiven Metaboliten N-Demethyl-Clindamycin). Das Verteilungsvolumen liegt bei 1,1 l/kg; Clindamycin permeiert sehr gut in die meisten Gewebe. Die Konzentration in der Zerebrospinalflüssigkeit ist allerdings niedrig und reicht nur für die Therapie einer Toxoplasmose-Enzephalitis aus. Für die intravenöse Gabe liegt ein Phosphatester vor.

■ **Wechselwirkungen**

Durch einen unbekannten Mechanismus verstärkt Clindamycin die neuromuskuläre Blockade von Muskelrelaxanzien (z. B. Mivacurium, Atracurium, Suxamethonum). Das muss bei der Dosisfindung berücksichtigt werden. Die Gabe eines Makrolids kann die Resistenz gegen Clindamycin induzieren.

■ **Unerwünschte Wirkungen**

Die Verträglichkeit von Clindamycin ist schlecht. Bei 2–20% der Behandelten tritt Durchfall auf, der relativ häufig in eine pseudomembranöse Enterokolitis übergehen kann, weil Clindamycin die meisten grampositiven und -negativen Anaerobier im Darm sehr gut erfasst, aber *Clostridium difficile* nicht beeinflusst.

Allergien, Hautausschläge, Anstieg der hepatischen Transaminasen treten sehr selten auf.

■ Klinische Anwendung

Clindamycin ist indiziert
- bei bestehender Penicillinallergie bei Weichteilinfektionen (inkl. Erysipel) und Tonsillitis, Pneumonie, Lungenabszess,
- zur Prophylaxe einer Endokarditis bei zahnchirurgischen Eingriffen oder Parodontitis bzw. Parodontalabszessen,
- bei Osteomyelitis,
- bei Infektionen mit Anaerobierbeteiligung: Adnexitis/Infektionen des kleinen Beckens, Peritonitis, Aspirationspneumonie,
- in Kombination mit Primaquin bei *Pneumocystisjiroveci*-Lungenentzündung bzw. in Kombination mit Pyrimethamin bei *Toxoplasma-gondii*-Enzephalitis (bei AIDS-Patienten).

Dosierung: 8–40 mg/kg KG/d in 3–4 Einzeldosen.

Topisch ist Clindamycin als Lotion zur Therapie der Akne zugelassen, ebenso als Vaginalcreme zur Behandlung bakterieller Scheidenentzündungen.

57.6.5 Chloramphenicol

Chloramphenicol ist eine einfache Verbindung (◘ Abb. 57.16), chemisch stabil und gut haltbar. Es hat günstige pharmakokinetische Eigenschaften. Der gravierende Nachteil besteht in dem Risiko einer aplastischen Anämie.

■ Wirkungsmechanismus

Der Wirkungsmechanismus von Clindamycin und Chloramphenicol ist ähnlich, weil die Bindungsstellen von Chloramphenicol mit derjenigen von Clindamycin überlappt. Die Bindungsstelle überlappt aber nicht mehr mit derjenigen von Makroliden, daher gibt es keine Kreuzresistenz zwischen Chloramphenicol und Makroliden (▶ Abschn. 57.6.3).

Der Wirkungstyp ist primär bakteriostatisch, bei sehr empfindlichen Spezies wie *Haemophilus influenzae*, *Neisseria meningitidis* und *Streptococcus pneumoniae* erzielt Chloramphenicol einen bakteriziden Effekt.

■ Wirkungsspektrum und Resistenz

Chloramphenicol erfasst sowohl die meisten grampositiven als auch gramnegativen Keime; es ist auch gut gegen gramnegative Anaerobier wirksam. Darüber hinaus wirkt es gut gegen zellwandlose Bakterien und gilt daher als Reservemittel für Rickettsiosen.

Pseudomonas aeruginosa ist gegen Chloramphenicol resistent. Erworbene Resistenzen sind mittlerweile häufig bei (außereuropäisch erworbenen) *Salmonella typhi* und *Shigella*

spp. Die Resistenz wird durch eine plasmidcodierte N-Acetyl-Transferase vermittelt.

■ Pharmakokinetik

Chloramphenicol wird bei oraler Zufuhr rasch resorbiert. Die orale Bioverfügbarkeit liegt bei 80%, nach intravenöser Gabe des Chloramphenicol-Succinatesters beträgt sie 70% (ein Teil des Succinats wird vor Hydrolyse über die Niere ausgeschieden). Die Plasmaproteinbindung liegt bei 60%. Chloramphenicol verteilt sich in alle Körperräume. Das Verteilungsvolumen liegt bei 0,6–1,0 l/kg.

Chloramphenicol wird überwiegend hepatisch metabolisiert, der quantitativ wichtigste Metabolit ist das Glucuronid. Nur 5–15% der zugeführten Dosis erscheinen unverändert im Urin. Beim Erwachsenen liegt die Halbwertszeit der Elimination bei 4 Stunden. Die Konzentration in der zerebrospinalen Flüssigkeit erreicht 50% der Plasmaspiegel, bei entzündeten Meningen werden Werte bis zu 100% der Plasmakonzentration beobachtet.

Bei Neugeborenen beträgt die Halbwertszeit > 24 Stunden, bei Säuglingen im 1. Lebensmonat ca. 10 Stunden. Eine Dosisanpassung ist essenziell, weil sonst ein Grey-Baby-Syndrom ausgelöst wird.

■ Wechselwirkungen

Chloramphenicol kann den Abbau anderer Pharmaka durch CYP2C19 und CYP3A4 hemmen.

■ Unerwünschte Wirkungen

Die Verträglichkeit von Chloramphenicol gilt wegen Knochenmarksuppression als schlecht. Es gibt 2 Formen:
- Die seltene aplastische Anämie, die ohne Knochenmarktransplantation fatal verläuft
- Die reversible Knochenmarktoxizität, d. h. eine Unterdrückung der Hämatopoese (bei Plasmakonzentrationen > 25 µg/ml); nach Absetzen von Chloramphenicol erholt sich das Blutbild innerhalb von 2–3 Wochen.

Bei Neugeborenen und Säuglingen kann es wegen eingeschränkter Metabolisierung leicht zur Überdosierung kommen (Grey-Baby-Syndrom).

Selten kommen eine Einschränkung des Visus und/oder zentrale Skotome vor (Ausdruck einer chloramphenicolinduzierten Optikusneuritis, die in sehr seltenen Fällen zur Erblindung fortschreiten kann). Daher muss Chloramphenicol abgesetzt werden, wenn Symptome einer Optikusneuritis oder einer peripheren Neuritis auftreten.

Wie alle Breitspektrumantibiotika kann Chloramphenicol Durchfall erzeugen.

■ Klinische Anwendung

Chloramphenicol ist in vielen europäischen Ländern nur für die topische Therapie zugelassen (Augensalbe; Ohrentropfen).

Es wird nur als Reservemittel verwendet, wenn andere Antibiotika versagen oder kontraindiziert sind, z. B. bei Meningitis durch *Haemophilus influenzae*, *Streptococcus pneumo-*

Quinupristin (i.v.)   **Dalfopristin (i.v.)**

◻ **Abb. 57.17** Strukturformeln von Quinupristin und Dalfopristin

niae oder *Neisseria meningitidis* (statt z. B. Cefotaxim bzw. Benzylpenicillin), bei Gehirnabszessen durch *Bacteroides fragilis* (statt z. B. Cefoxitin), *Salmonella typhi* (statt z. B. Amoxicillin, Ciprofloxacin), bei Rickettsieninfektionen (Flecktyphus, statt z. B. Doxycyclin).

Dosierung: 50 (max. 100) mg/kg KG/d (aufgeteilt auf 3–4 Dosen), Säuglinge bis zur 2. Lebenswoche 25 mg/kg KG/d (auf 4 Dosen aufgeteilt)

57.6.6 Streptogramine: Quinupristin und Dalfopristin

Streptogramine sind makrozyklische Laktone (◻ Abb. 57.17), die semisynthetische Derivate von **Pristinamycinen** sind.

▪ Wirkungsmechanismus

Quinupristin (ein Streptogramin B) besetzt die gleiche Bindungsstelle wie Makrolide und Clindamycin (daher gibt es eine Kreuzresistenz). **Dalfopristin** (ein Streptogramin A) bindet an die Peptidyl-tRNA (P- oder Donorstelle). Allein sind sie relativ schwach wirksam. In Kombination werden Bindung und Hemmung der Proteinsynthese deutlich gesteigert (100-fache Affinitätssteigerung). Daher liegen beide Stoffe in **fixer Kombination** (Verhältnis Quinupristin:Dalfopristin = 30:70) vor. Diese erzeugt einen **bakteriziden Effekt.**

▪ Wirkungsspektrum und Resistenz

Quinupristin und Dalfopristin erfassen viele grampositive Keime. Klinisch relevant ist die Hemmung von *Staphylococcus aureus* (inkl. MRSA), *Enterococcus faecium* und *Streptococcus pneumoniae*. Primär resistent sind die meisten *Enterobacteriaceae*, *Pseudomonas* spp. und *Enterococcus faecalis*.

▪ Pharmakokinetik

Quinupristin und Dalfopristin sind nicht oral bioverfügbar und werden daher über Kurzinfusion (> 1 h, sonst Thrombo-

phlebitis) intravenös appliziert. Sie sind gut gewebegängig. Das Verteilungsvolumen beträgt 0,9 l/kg für Quinupristin und 0,7 l/kg für Dalfopristin. Die Halbwertszeit für beide Substanzen liegt bei ca. 1 Stunde. Die Elimination erfolgt durch hepatischen Metabolismus und Ausscheidung über die Galle.

▪ Wechselwirkungen

Quinupristin und Dalfopristin hemmen den Abbau anderer Pharmaka durch CYP3A4.

▪ Unerwünschte Wirkungen

Am häufigsten treten Schmerzen und eine Thrombophlebitis an der Injektionsstelle auf. Häufig sind auch Gelenk- und Muskelschmerzen, Übelkeit, Erbrechen und Durchfall. Selten kommt es zu Juckreiz und Hautausschlägen.

▪ Klinische Anwendung

Die Kombination von Quinupristin und Dalfopristin ist für die Behandlung von nosokomialen Pneumonien durch MRSA, Infektionen durch vancomycinresistente Stämme von *Enterococcus faecium* sowie von Weichteil- und Hautinfektionen durch *Staphylococcus aureus* oder *Streptococcus pyogenes* indiziert.

Dosierung: 3-mal 5–7,5 mg/kg KG/d als Kurzinfusion

57.6.7 Oxazolidinone: Linezolid und Tedizolid

Linezolid und Tedizolid werden synthetisch hergestellt und sind daher antibakterielle Chemotherapeutika (◻ Abb. 57.18).

▪ Wirkungsmechanismus

Linezolid und Tedizolid binden an die Peptidyl-tRNA-Stelle (Akzeptorstelle) der 50S-Untereinheit und blockieren die Translation. Gegen sehr empfindliche Keime (Streptokokken)

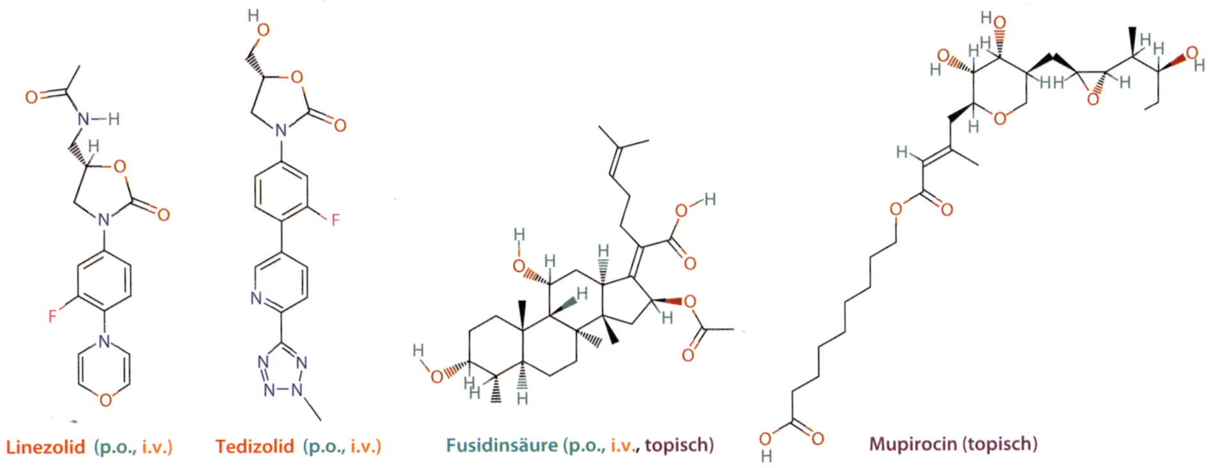

◘ Abb. 57.18 Strukturformeln der Oxazolidinone Linezolid und Telizolid, des Steroids Fusidinsäure und von Mupirocin

Linezolid (p.o., i.v.)   Tedizolid (p.o., i.v.)   Fusidinsäure (p.o., i.v., topisch)   Mupirocin (topisch)

sind Oxazolidinone bakterizid, bei Enterokokken und Staphylokokken sind sie bakteriostatisch.

Resistenzen werden durch Mutation der Bindungstelle (23S-RNA, ribosomale Proteine L3 und L4) erworben. Ein zweites Resistenzgen (*cfr*, Chloramphenicol-Florfenicol-Resistenz) codiert eine RNA-Methyltransferase, die die Bindungstelle modifiziert und Resistenz gegen Clindamycin, Streptogamin A/Dalfopristin, Chloramphenicol und Linezolid vermittelt. Tedizolid ist hier aufgrund seiner höheren Affinität noch wirksam.

▪ Wirkungsspektrum und Resistenzen

Linezolid und Tedizolid wirken praktisch ausschließlich im grampositiven Bereich: Staphylo-, Strepto- und Enterokokken (inkl. grampositive anaerobe Kokken); *Corynebacterium* spp. und *Listeria monocytogenes*. In vitro erfasst Linezolid auch *Mycobacterium tuberculosis*. Neuere Analoga werden derzeit speziell für diese Indikation entwickelt. Im gramnegativen Bereich ist Linezolid inaktiv. Da sich der Wirkungsmechanismus von Oxazolidinonen von dem aller anderen Antibiotika und antibakteriellen Substanzen unterscheidet, gibt es keine klinisch relevanten Kreuzresistenzen (*cfr*, s. o.). Sie wirken auch bei MRSA, penicillinresistenten Streptokokken und vancomycinresistenten Enterokokken (VRE).

▪ Pharmakokinetik

Linezolid wird nahrungsunabhängig gut resorbiert (orale Bioverfügbarkeit 100%). Die Proteinbindung ist gering und die Gewebegängigkeit gut (Verteilungsvolumen 0,6–0,7 l/kg). Der Abbau erfolgt durch Oxidation und Öffnung des endständigen Morpholinrings; diese Reaktion erfolgt nichtenzymatisch. Die Halbwertszeit liegt bei 5–7 Stunden.

Tedizolid wird als Prodrug (Phosphatester, durch Phosphatasen rasch gespalten) zugeführt, die orale Bioverfügbarkeit beträgt über 90%, die Gewebepenetration ist hoch. Verteilungsvolumen 1,6–2 l/kg). Tedizolid wird hepatisch sulfatiert (SULT1A1, SULT1A2 und SULT2A1), das Sulfonat

biliär eliminiert. Die Halbwertszeit von Tedizolid liegt bei 12 Stunden.

▪ Wechselwirkungen

Linezolid ist ein niederaffiner unselektiver MAO-Hemmer (MAO-A- und -B). Bei therapeutischen Dosen ist dieser Effekt unbedeutend, solange nicht exzessive Mengen tyraminhaltiger Nahrung gegessen werden. Patienten sollten angehalten werden, diese zu meiden (▶ Kap. 31). Eine Kombination mit MAO-Hemmern sollte vermieden werden.

Bei bestehender Therapie mit einem Serotonin-Rückaufnahme-Inhibitor (SSRI) und anderen Substanzen, die den Serotonintransporter hemmen (trizyklischen Antidepressiva; Venalafaxin, Trazodon, Tramadol) oder Serotonin im synaptischen Spalt erhöhen (Mirtazapin), sollten Patienten auf die frühen Symptome hingewiesen werden bzw. dahingehend überwacht werden.

Bei **Tedizolid** ist eine klinisch relevante MAO-Hemmung nicht zu erwarten.

▪ Unerwünschte Wirkungen

Am häufigsten treten Kopfschmerzen, Durchfall, Übelkeit und Erbrechen auf. Das Blutbild der Patienten muss kontrolliert werden, weil es unter Linezolid und Tedizolid zur Myelosuppression (Anämie, Leukopenie, Thrombopenie) kommen kann. Eine Thrombozytopenie tritt insbesondere bei langer Therapiedauer unter Linezolid häufig (2,5%) auf.

Selten werden (reversible) Parästhesien und Visuseinschränkungen beobachtet (Neuropathie im PNS bzw. N. opticus). Möglicherweise ist diese sowie die Anämie und die selten auftretende Laktatazidose auf eine Hemmung der mitochondrialen Proteinsynthese zurückzuführen.

▪ Klinische Anwendung

Linezolid sollte nur als Reservemittel verwendet werden, wenn resistente Keime vorliegen. Das gilt vor allem für die ambulant erworbene Pneumonie, auch wenn es für diese Indikation zugelassen ist. Linezolid ist besonders wertvoll für die Behandlung nosokomialer Pneumonien und für Weichteilinfektionen durch *Staphylococcus aureus* (inklusive MRSA) oder penicillinresistente Streptokokken und für Infektionen durch Enterokokken.

Tedizolid ist für akute bakterielle Haut- und Weichgewebeinfektionen zugelassen.

Dosierung:
- Linezolid: Erwachsene 600 mg 2-mal/Tag
- Tedizolid: 200 mg/d in einer Einzeldosis (keine Daten für Kinder vorhanden)

57.6.8 Fusidinsäure

Fusidinsäure ist ein von diversen Pilzen gebildetes antibiotisch wirksames Steroid (Abb. 57.18).

Wirkungsmechanismus Fusidinsäure hemmt die Proteinsynthese, indem sie an den Elongationsfaktor G (EF-G) bindet. EF-G ist für die Rückführung der an der t-RNA hängenden Peptidkette von der Akzeptorstelle auf die Peptidyl-tRNA-Bindungsstelle (Donorstelle) verantwortlich. Fusidinsäure verhindert die Freisetzung von EF-G und friert die Ribosomen damit in einem inaktiven Zustand ein. Sie wirkt bakteriostatisch.

Wirkungsspektrum und Resistenz Das Wirkungsspektrum ist schmal. Im grampositiven Bereich beschränkt es sich auf Staphylokokken, Corynebakterien und Clostridien (wirkt nicht auf Entero- und Streptokokken). Bei Staphylokokken sind Resistenzen überwiegend auf Mutationen in EF-G zurückzuführen.

Pharmakokinetik Fusidinsäure wird vollständig (aber langsam) resorbiert (orale Bioverfügbarkeit 90%). Die Proteinbindung ist hoch (95%) und die Gewebegängigkeit ausgezeichnet (inklusive Knochen, Sekret von Abszessen). Der Abbau erfolgt in der Leber, die Ausscheidung primär über die Galle. Die Halbwertszeit liegt bei 5–7 Stunden.

Wechselwirkungen Interaktionen über CYP3A4 (z. B. Erhöhung der Statinspiegel, HIV-Protease-Inhibitoren, Ciclosporin).

Unerwünschte Wirkungen Die Verträglichkeit von Fusidinsäure ist gut. Die wichtigste unerwünschte Wirkung ist die Hepatotoxizität (reversibler Anstieg von Transaminasen und Bilirubin).

Klinische Anwendung Fusidinsäure ist für Infektionen durch *Staphylococcus aureus* (inkl. MRSA) indiziert. Es ist auch für die Therapie der durch *Clostridium difficile* ausgelösten pseudomembranösen Enterokolitis zugelassen.

Dosierung:
- Kinder: 35 mg/kg KG in 3 Einzeldosen
- Jugendliche ab 12 Jahren/Erwachsene: 3-mal 500 mg/Tag
- Erwachsene > 70 kg: 4-mal 500 mg

57.6.9 Mupirocin

Mupirocin (Abb. 57.18) wird ausschließlich topisch in Salben verwendet.

Wirkungsmechanismus Mupirocin hemmt die Proteinsynthese, indem es die Isoleucyl-tRNA-Synthase hemmt. Es wirkt bakterizid.

Wirkungsspektrum und Resistenzen Mupirocin ist gegen viele grampositive (insbesondere Staphylo- und Streptokokken, *Enterococcus faecium;* nicht *Enterococcus faecalis*) und einige gramnegative Bakterien (Neisserien, *Bordetella pertussis, Moraxella catarrhalis, Haemophilus influenzae*) wirksam.

Resistenzen entstehen durch Mutationen der IsoleucyltRNA-Synthase bzw. Erwerb eines Plasmids, das eine modifizierte Version des Enzyms codiert. Dieses bindet Mupirocin nicht oder nur mit sehr niedriger Affinität.

Pharmakokinetik Die Aufnahme durch die Haut oder die Schleimhäute ist gering. Nach Resorption wird Mupirocin rasch durch Hydrolyse inaktiviert.

Unerwünschte Wirkungen Juckreiz an der Applikationsstelle. Ein Kontakt mit den Augenschleimhäuten sollte vermieden werden, da Mupirocin zu heftigem Brennen führt.

Klinische Anwendung Mupirocin-Hautcreme (2%) ist zur Behandlung oberflächlicher mit *Staphylococcus aureus* oder *Streptococcus pyogenes* infizierter Hautwunden indiziert. Die Mupirocin-haltige Nasensalbe (2%) ist für die Eradikation von MRSA aus dem Nasenraum vorgesehen. Diese Indikation ist umstritten.

57.7   Sulfonamide, Trimethoprim und Dapson

57.7.1 Sulfonamide

Die Entdeckung der Sulfonamide (chemisch genauer: Sulfanilamide) geht auf die Leistungsfähigkeit der deutschen chemischen Industrie zurück: Gerhard Domagk (Nobelpreis 1938) erkannte, dass der Farbstoff Prontosil rubrum Bakterien nicht nur selektiv anfärbte, sondern auch deren Wachstum hemmte. Sulfonamide waren die ersten antibakteriell wirksamen Substanzen, die in die klinische Therapie eingeführt wurden (1933, eine Dekade vor Benzylpenicillin). Von den antibakteriell wirksamen Sulfonamiden leiten sich auch die antidiabetisch wirksamen Sulfonylharnstoffe ab (▶ Kap. 54).

Die antibakteriell wirksamen Sulfonamide leiten sich von *para*-Aminobenzolsulfon(säure)amid (PABA, Sulfanilamid) ab (Abb. 57.19). Aus der großen Zahl der Sulfonamide sind derzeit für die Therapie beim Menschen **Sulfadiazin** (für die topische Therapie), **Sulfamethoxazol** und **Sulfametrol** verfügbar. Sulfadoxin wird (wieder) für die Therapie und Prophylaxe der Malaria verwendet (▶ Abschn. 60.1.2). Zahlreiche Sulfonamide werden in der Veterinärmedizin eingesetzt.

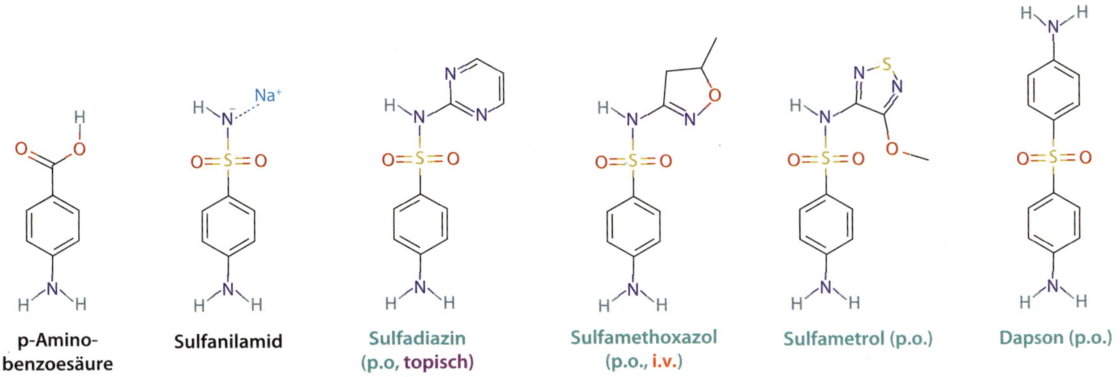

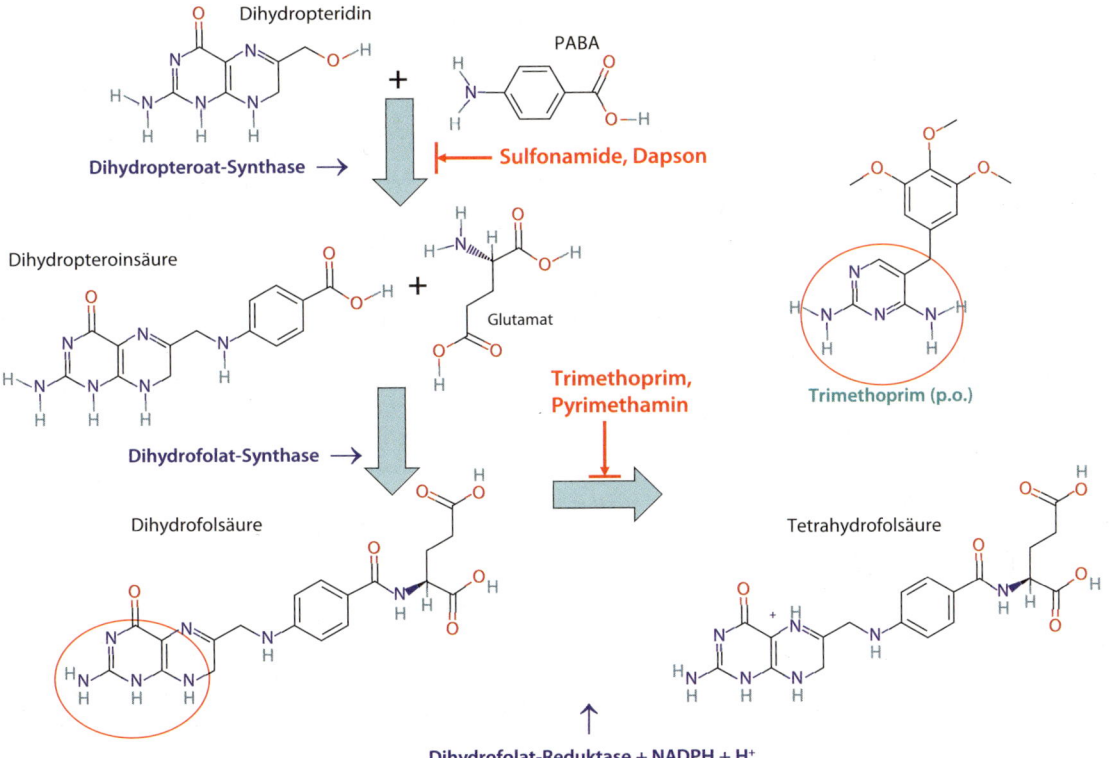

Abb. 57.19 Strukturformeln von para-Aminobenzoesäure (PABA), Sulfonamiden und Dapson. Sulfanilamid stellt die minimale antibakteriell wirksame Struktur dar, wird heute nicht mehr verwendet. Die Ähnlichkeit zur *p*-Aminobenzoesäure ist offensichtlich

Abb. 57.20 Syntheseweg der Folsäure und Angriffspunkte für Sulfonamide, Trimethoprim und Dapson. Aus Dihydropteridin + *para*-Aminobenzoesäure (PABA) wird zunächst Dihydropteroinsäure synthetisiert. Diese Reaktion wird durch Sulfonamide gehemmt. Nach Kopplung an Glutamat entsteht Dihydrofolsäure. Sie wird durch Tetrahydrofolsäure (unter NAPDH$_2$-Verbrauch) reduziert. Dieser Schritt wird durch Trimethoprim (und andere Diaminopyrimidine) gehemmt. Die Ähnlichkeit zwischen dem Diaminopyrimidinring von Trimethoprim und dem Pteridinring der Folsäure (*rote Kreise*) ist offensichtlich

■ Wirkungsmechanismus

Im Gegensatz zum Menschen und anderen mehrzelligen Tieren können Bakterien, manche Pilze und Protozoen Folsäure aus *p*-Aminobenzoesäure, Dihydropterin und Glutamat synthetisieren (■ Abb. 57.20). Sulfonamide wirken als Substrataloga und besetzen kompetitiv die PABA-Bindungsstelle des Enzyms Dihydropteroinsäure-Synthase.

Manche Bakterien können auch Folsäure verwerten. Diese werden durch Sulfonamide nicht gehemmt. Aus der Hemmung der Folsäuresynthese resultiert eine Bakteriostase.

■ Wirkungsspektrum und Resistenzen

Sulfonamide hatten ein sehr breites Wirkungsspektrum, das grampositive und -negative Leitkeime erfasste und sich auf

Zellwandlose sowie einige Protozoen (*Toxoplasma gondii*) und das derzeit als Pilz klassifizierte *Pneumocystis jiroveci* (früher *P. carinii*) erstreckte. Jedoch sind **Resistenzen** weit verbreitet, sodass der Einsatz stark eingeschränkt wurde: Gut wirksam sind sie bei den meisten Isolaten von *Streptococcus pyogenes*, *Streptococcus pneumoniae*, *Haemophilus influenzae* sowie *Haemophilus ducreyi*, *Nocardia*, *Actinomyces*, Yersinien, atypischen Mykobakterien (*M. kansasii* und *M. scrofulaceum*) und *Chlamydia trachomatis*.

Bei Meningokokken, Shigellen und *E. coli* sind **erworbene Resistenzen** weit verbreitet. Viele Anaerobier haben eine natürliche Resistenz. Die erworbene Resistenz kann entweder auf eine Mutation des Zielenzyms oder plasmidvermittelt durch Expression eines unempfindlichen Enzyms bzw. von Effluxpumpen oder eine erhöhte Synthese von PABA zurückgeführt werden.

■ **Pharmakokinetik**

Sulfadiazin, Sulfametrol und Sulfamethoxazol haben eine orale Bioverfügbarkeit von ca. 100%. Die Plasmaproteinbindung liegt bei 50–70%. Der ungebundene Teil verteilt sich frei. Das apparente Verteilungsvolumen liegt bei ca. 0,3 l/kg. Beide Substanzen dringen gut in Zerebrospinalflüssigkeit ein, wobei die Spiegel zwischen 15% (Sulfamethoxazol) und 80% (ältere Sulfonamide) der Plasmaspiegel betragen können. Dieser Umstand hat an Bedeutung verloren, weil *Neisseria meningitidis* in vielen Fällen resistent ist. Die Halbwertszeit der Elimination für Sulfamethoxazol liegt bei 10–12 Stunden, für Sulfametrol (und Sulfadiazin) bei 8 Stunden.

Der **wichtigste Metabolisierungsweg** ist die **N-Acetylierung** in der **Leber**. Diese Modifikation senkt die Wasserlöslichkeit. Sulfonamide und ihre Metaboliten werden in der Niere im Tubuluslumen konzentriert und ausgeschieden. Sie neigen daher dazu auszukristallisieren. Diese Reaktion wird bei saurem pH begünstigt. Es ist daher notwendig, Patienten anzuweisen, 2 Liter Flüssigkeit pro Tag zu sich zu nehmen.

■ **Wechselwirkungen**

Die wichtigste Interaktion ist die Hemmung von CYP2C8 und CYP2C9. Die Folge kann eine Wirkungsverstärkung von z. B. Phenytoin, Rosiglitazon (CYP2C8) und Glimepirid (CYP2C9) sein.

■ **Unerwünschte Wirkungen**

Bei 1–2% der Behandelten treten **Übelkeit, Erbrechen** und **Anorexie** auf, die möglicherweise zentral ausgelöst sind. Seltener sind Kopfschmerzen und Verwirrtheitszustände. Bei zu geringer Volumenzufuhr besteht Nephrotoxizität.

Überempfindlichkeitsreaktionen treten bei bis zu 2% der Patienten auf, die sich in vielgestaltigen Exanthemen mit Juckreiz manifestieren und auch innere Organe betreffen (Stevens-Johnson-Syndrom) oder zum Ablösen der Haut (toxische Epidermonekrolyse = Lyell-Syndrom) führen. Relativ häufig lösen Sulfonamide auch **Arzneimittelfieber** aus. Es besteht eine **Fototoxizität** mit **Erythemen**, daher Hinweis auf die Vermeidung von Sonnen-/UV-Exposition.

Selten sind toxische Effekte auf das Blutbild. Bei Glucose-6-Phosphat-Dehydrogenase-(G6PD[H]-)Mangel (► Abschn. 5.6.3) kann es zur hämolytischen Anämie kommen. (Sulfonamide sind primäre aromatische Amine und daher potenzielle Methämoglobinbildner, ► Kap. 64).

Bei **Neugeborenen** können Sulfonamide Bilirubin aus der Albuminbindung verdrängen und einen **Kernikterus** (mit Enzephalopathie) auslösen. Daher ist ihre Verabreichung an Frauen kurz vor bzw. unmittelbar nach der Geburt kontraindiziert.

■ **Klinische Anwendung**

In den meisten Fällen ist eine Monotherapie mit Sulfonamide nicht mehr indiziert, sondern es wird eine Kombinationstherapie mit Trimethoprim durchgeführt (s. u.). Eine **Monotherapie** kann als Therapie bei bestehender Penicillinallergie zur Prophylaxe des rheumatischen Fiebers erwogen werden. Es ist offensichtlich, dass diese Therapie nicht die 1. Wahl darstellt, weil im Rahmen der Langzeittherapie auch mit Überempfindlichkeitsreaktionen gegen das Sulfonamid zu rechnen ist. Diese treten typischer Weise innerhalb der ersten 8 Wochen auf.

Ein **Sulfadiazin-Silber-Komplex** ist für die Behandlung von Brandwunden zugelassen. In (freier) Kombination mit Pyrimethamin wird Sulfadiazin für die Therapie der Toxoplasmose verwendet (nicht in der Schwangerschaft).

Dosierung: Pyrimethamin-Erstdosis (Loading-Dose) 75 mg; danach 25 mg/d; Sulfadiazin 1 g/4-mal pro Tag

57.7.2 Trimethoprim

■ **Wirkungsmechanismus**

Das Diaminopyrimidin Trimethoprim hemmt die bakterielle Dihydrofolatsynthase (◘ Abb. 57.20) und wirkt bakteriostatisch. In Kombination mit einem Sulfonamid (Sulfamethoxazol oder Sulfametrol) ergibt sich ein synergistischer Effekt, weil die beiden Substanzen konsekutive Schritte im Syntheseweg der Tetrahydrofolsäure hemmen.

Der Synergismus ist maximal, wenn das Konzentrationsverhältnis Trimethoprim zu Sulfamethoxazol 1:20 beträgt. Aufgrund der unterschiedlichen Pharmakokinetik (das Verteilungsvolumen von Trimethoprim ist ca. 6-mal größer als das von Sulfamethoxazol) wird das am ehesten bei einem Dosisverhältnis 1:5 erreicht. Diese fixe Kombination wird als **Cotrimoxazol** bezeichnet.

■ **Wirkungsspektrum und Resistenz**

Das Spektrum von Trimethoprim (grampositive und -negative Leitkeime, zellwandlose Bakterien) entspricht im Wesentlichen dem von Sulfonamiden. Enterokokken, *Pseudomonas aeruginosa* und *Bacteroides fragilis* sind resistent. Wegen der relativ schlechten Verträglichkeit der Sulfonamidkomponente wird Trimethoprim auch als Monotherapie verwendet, z. B. zur Therapie eines unkomplizierten Harnweginfekts. Allerdings sind mittlerweile Resistenzen sehr häufig.

Zu den empfindlichen Keinem zählen Chlamydien, Neisserien, Strepto- und Staphylokokken, *E. coli*, *Proteus* und

Enterobacter spp., Salmonellen, Shigellen, Klebsiellen (*Pseudomonas pseudomallei, Serratia, Brucella abortus, Pasteurella haemolytica,* Yersinien) und *Nocardia asteroides.*

Resistenz gegen Trimethoprim wird unter anderem durch ein Plasmid vermittelt, das eine veränderte Dihydrofolatreduktase codiert. Bei Patienten, die hochdosiert Cotrimoxazol zur Prophylaxe einer Infektion mit *Pneumocystis jiroveci* erhalten, ist mit Ausbreitung dieser Resistenzen zu rechnen.

■ Pharmakokinetik

Die orale Bioverfügbarkeit von Trimethoprim ist hoch (ca. 70–100%) die Plasmaproteinbindung liegt bei 30–40%, das Verteilungsvolumen bei 1,6 l/kg, die Halbwertszeit bei 11 Stunden. Trimethoprim wird nur zum Teil hepatisch metabolisiert; seine Ausscheidung ist im sauren Urin beschleunigt. Bei eingeschränkter Nierenfunktion muss die Dosis reduziert werden.

■ Wechselwirkungen

Trimethoprim kann wie Sulfamethoxazol auch CYP2C8 und CYP2C9 hemmen. Unter Therapie mit ACE-Hemmern kann Trimethoprim die Neigung zur Hyperkaliämie verstärken (Mechanismus unbekannt). Substanzen, die Folsäuremangel erzeugen (Phenytoin, Ethanolabusus), begünstigen bei länger dauernder Therapie mit Trimethoprim das Auftreten einer makrozytären Anämie.

■ Unerwünschte Wirkungen

Abgesehen von banalen gastrointestinalen Beschwerden kann es zu Hautausschlägen kommen. Bei lang dauernder Therapie in hoher Dosierung kann als Folge ein Folsäuremangel (megaloblastäre Anämie) auftreten. In der Kombination (Cotrimoxazol) ist die Inzidenz von Hautausschlägen 3-mal höher (ca. 6%) als bei alleiniger Gabe eines Sulfonamids (2%).

■ Klinische Anwendung

Indikationen:
- **Harnwegsinfekte:** Die alleinige Gabe von Trimethoprim galt einige Jahre als Therapie der Wahl bei unkomplizierten Harnwegsinfekten. Dies trifft aufgrund verschlechterter Resistenzlage nicht mehr zu. Cotrimoxazol ist eine Alternative, wenn andere Mittel nicht vertragen werden bzw. nicht wirken.
- **Atemwegsinfekte:** Cotrimoxazol ist eine der Alternativen bei akuter Exazerbation einer chronischen Bronchitis und bei kindlicher Mittelohrentzündung bzw. Nebenhöhlenentzündung im Erwachsenenalter.
- **Darminfektionen:** Cotrimoxazol kann als Alternative zu Fluorchinolonen und Ampicillin für die Behandlung der bakteriellen Ruhr (Shigellen) oder eines Typhus abdominalis (*Salmonella typhi*) als Alternative zu Ceftriaxon, Amoxicillin oder Fluorchinolonen eingesetzt werden.
- *Pneumocystis-jiroveci*-**Infektion:** Die bestehende Pneumonie erfordert eine hohe Dosis (Trimethoprim 15 mg/kg KG/d und Sulfamethoxazol 100 mg/kg KG/d 3–4 Einzeldosen). Für die Prophylaxe (bei AIDS bzw. neutro-

penischen Patienten) reichen niedrigere Dosen (Trimethoprim 320–400 mg/d und Sulfamethoxazol 1,6–2 g/d).
- **Nocardiose:** Die Therapie kann entweder mit hochdosierter Sulfonamidmonotherapie (6–8 g/d Sulfadiazin) oder mit Cotrimoxazol in Dosen erfolgen, die therapeutisch gegen *Pneumocystis jiroveci* eingesetzt werden.

Dosierung:
- Trimethoprim: Kinder (6–12 Jahre) 200 mg/d; Jugendliche/Erwachsene 400 mg/d in 2 Einzeldosen
- Cotrimoxazol: Kinder Trimethoprim 8 mg/kg KG/d und Sulfamethoxazol 40 mg/kg KG/d in 2 Einzeldosen; Jugendliche/Erwachsene: Trimethoprim 320 mg/d und Sulfamethoxazol 800 mg/kg in 2 Einzeldosen

57.7.3 Dapson

Wirkungsmechanismus Dapson (4,4'-Diaminodiphenylsulfon) steht chemisch den Sulfonamiden nahe (◘ Abb. 57.19). Es hat auch den gleichen Wirkungsmechanismus (Hemmung der Dihydropteroatsynthase, ◘ Abb. 57.20). Dapson ist (myko) bakteriostatisch.

Wirkungsspektrum Dapson erfasst vor allem *Mycobacterium leprae;* gegen *Mycobacterium tuberculosis* (und atypische Mykobakterien) ist es beschränkt wirksam, weil es nur im alkalischen Milieu wirkt. Bei Monotherapie im Rahmen der lepromatösen Lepra entwickelt sich rasch eine Resistenz.

Pharmakokinetik Dapson wird rasch und vollständig resorbiert. Die Plasmaproteinbindung liegt bei ca. 70%, das Verteilungsvolumen bei etwa 1 l/kg und die Halbwertszeit bei 15–30 Stunden. Die Elimination erfolgt durch Glucuronidierung und Acetylierung in der Leber durch N-Acetyltransferase II. Bei einer täglichen Dosierung von 100 mg liegt auch bei Schnellacetylierern die Plasmakonzentration über 24 Stunden über der MHK.

Unerwünschte Wirkungen Die Verträglichkeit ist gut, sodass Dapson über Jahre verabreicht werden kann. Am Anfang der Therapie können Appetitlosigkeit, Erbrechen und Kopfschmerzen auftreten. Neurotoxische Effekte (Visusverlust, Parästhesien) sind selten. Innerhalb der ersten 5 Therapiewochen kann eine »Sulfonreaktion« auftreten mit Schwellung der Leprome (analog zur Herxheimer-Jarisch-Reaktion bei Syphilis). Bei zu hoher Dosis (> 200 mg/d) tritt eine Methämoglobinämie auf. Bei Glucose-6-Phosphat-Dehydrogenase-Mangel muss die Dosis auf 50 mg/d beschränkt bleiben.

Klinische Anwendung Infektionen mit *Mycobacterium leprae* (in Kombination mit Rifampicin, Clofazimin und Thalidomid); Reservemittel bei Tuberkulosen.

Dosierung: 50–100 mg/d (Beginn mit niedriger Dosierung zur Vermeidung der »Sulfonreaktion«)

57.8 Rifamycine (Rifampicin, Rifabutin, Rifaximin) und Fidaxomicin

Rifamycine sind makrozyklische Antibiotika (◘ Abb. 57.21). Die Leitsubstanz Rifampicin (engl. Rifampin) ist ein semisynthetisches Derivat von Rifamycin B. Fidaxomicin ist ein Makrolid (zentraler 18-gliedriger Laktonring) und ist als 1. Vertreter der Makrocycline zugelassen worden.

■ Wirkungsmechanismus

Rifampicin, die anderen Rifamycine und Fidaxomicin hemmen die DNA-abhängige RNA-Polymerase vieler Bakterien (inklusive Mykobakterien). Die eukaryontische RNA-Polymerase wird von Rifampicin erst in sehr hohen Konzentrationen gehemmt. Rifamycine und Makrocycline sind bakterizid. Rifampicin und Rifabutin erreichen auch intrazelluläre Keime.

■ Wirkungsspektrum und Resistenzen

Rifampicin erfasst die meisten grampositiven Bakterien (z. B. Staphylokokken, Enterokokken), viele gramnegative Bakterien (z. B. *Neisseria meningitidis, Haemophilus influenzae, Legionella pneumophila, Helicobacter pylori, E. coli, Pseudomonas, Proteus* und *Klebsiella* spp.) sowie die wichtigsten Mykobakterien (*M. tuberculosis, M. leprae, M. scrofulaceum, M. avium*) mit Ausnahme von *Mycobacterium fortuitum.*

Rifabutin hat ein ähnliches Spektrum, wird aber ausschließlich für die Therapie der Mykobakteriosen verwendet. **Rifaximin** verbleibt im Darmlumen und erfasst die meisten pathogenen Darmbakterien (inkl. *Clostridium difficile; Campylobacter jejuni, E. coli,* Salmonellen, Shigellen; Enterokokken, Streptokokken, Peptokokken, *Bacillus cereus*).

Die **Resistenz gegen Rifampicin** wird durch eine Punktmutation in der RNA-Polymerase erworben. Bei Mykobakterien entwickelt sich die Resistenz in vitro rasch. **Fidaxomicin** wirkt primär gegen *Clostridium difficile;* andere Darmbakterien werden erst bei 20-fach höheren Konzentrationen erfasst.

■ Pharmakokinetik

Rifampicin wird oral gut und vollständig resorbiert. Es unterliegt einem First-Pass-Metabolismus, der den deacetylierten Metaboliten liefert. Dieser ist auch aktiv. Rifampicin und sein deacetylierter Metabolit unterliegen einem enterohepatischen Kreislauf. Der deacetylierte Metabolit wird aber schlechter rückresorbiert.

Die Plasmaproteinbindung von Rifampicin liegt bei 60–90%. Trotz des hohen Wertes verteilt sich Rifampicin in alle Gewebe und die Körperflüssigkeiten; diese werden orangerot verfärbt, ein Umstand, auf den Patienten hingewiesen werden müssen, weil sie sonst glauben, dass sie Blut im Urin haben, Blut schwitzen und weinen etc.

Das Verteilungsvolumen von Rifampicin liegt bei 1 l/kg, die Halbwertszeit bei 3–5 Stunden. Durch Enzyminduktion über PXR (▸ Abschn. 2.1.4, ◘ Abb. 2.17) wird die Halbwertszeit innerhalb 1 Woche ca. halbiert (1,5–2,5 h).

Rifabutin wird wesentlich schlechter resorbiert, die Bioverfügbarkeit liegt bei ca. 15% mit hoher interindividueller Variabilität. Von Vorteil ist, dass Rifabutin ein wesentlich schwächerer Enzyminduktor ist. **Rifaximin** wird praktisch nicht resorbiert (≤ 1%). Analoges gilt für **Fidaxomicin**.

■ Wechselwirkungen

Rifampicin ist ein sehr potenter CYP-Induktor (vor allem CYP3A4, aber auch CYP2-Isoformen) und induziert auch MDR-1/P-Glykoprotein (ABCB1). Die Halbwertszeit zahlreicher Pharmaka wird verkürzt. Klinisch wichtig ist unter anderem der Umstand, dass die orale Kontrazeption mit Ethinylestradiol nicht mehr sicher wirkt. Rifampicin beschleunigt den Abbau der HIV-Protease-Inhibitoren (Indinavir, Saquinavir etc., ▸ Kap. 59).

Der Vorteil von **Rifabutin** liegt in einer geringeren Enzyminduktion. Das ist ein Argument, weshalb ihm bei der Therapie von HIV-Erkrankten der Vorzug gegeben wird.

■ Unerwünschte Wirkungen

Selten treten Hautausschlag, Erbrechen und Übelkeit sowie ein grippeähnliches Syndrom (»flu-like syndrome«) mit Fieber und Gliederschmerzen auf. Bei Gabe hoher intermittierender Dosen können diese häufiger auftreten. Ähnliches gilt für die Hepatotoxizität. Ein Anstieg der Transaminasen ist bei niedrigen therapeutischen Dosen selten.

Rifabutin löst zusätzlich eine reversible Entzündung der Aderhaut im Auge (Uveitis mit Rötung, Fremdkörpergefühl, Schmerzen, Verschwommensehen) aus. **Rifaximin** löst kaum

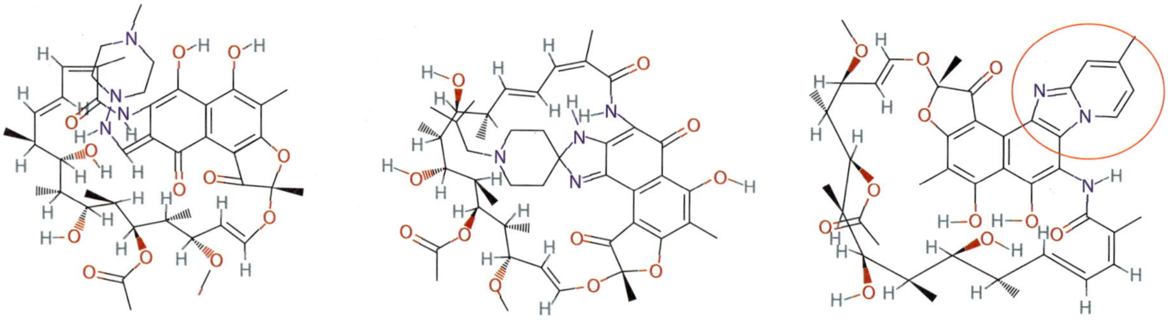

Rifampicin (p.o., i.v.)   Rifabutin (p.o.)   Rifaximin (p.o.)

◘ **Abb. 57.21 Strukturformeln von Rifampicin, Rifabutin und Rifaximin.** Die Pyridoimidazolstruktur (*roter Kreis*) verhindert die Resorption

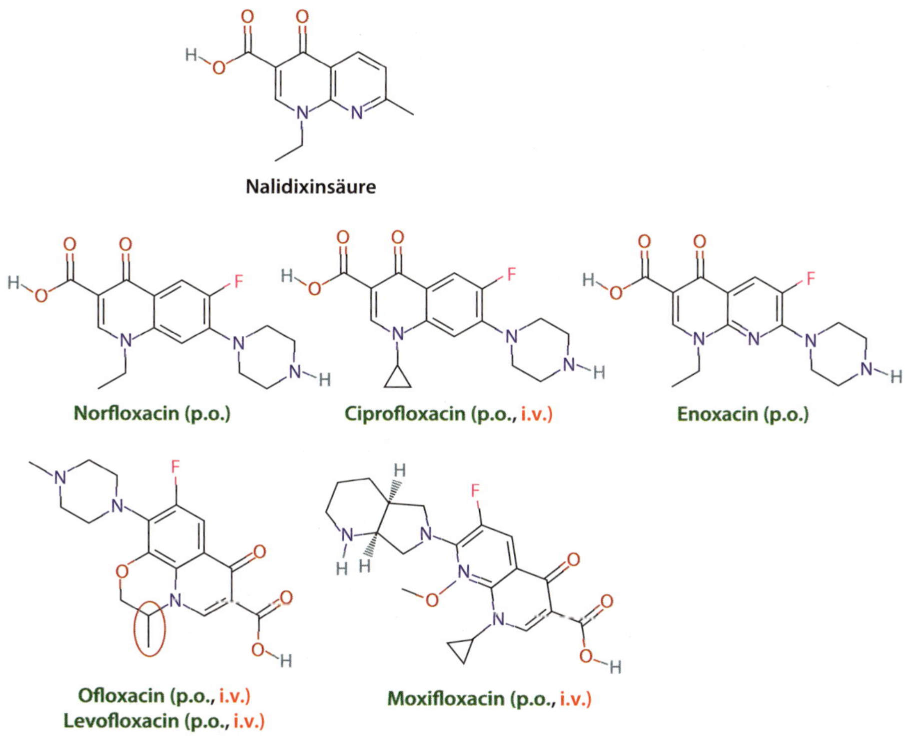

Abb. 57.22 Strukturformeln der Fluorchinolone und Vergleich mit der Vorläufersubstanz Nalidixinsäure. Der *rote Kreis* markiert die Methylgruppe am asymmetrischen C-Atom von Ofloxacin. Levofloxacin ist das linksdrehende Enantiomer von Ofloxacin

unerwünschte Wirkungen (Blähungen) aus. Bei Fidaxomicin sind die häufigsten unerwünschten Wirkungen Übelkeit (2,5%), Erbrechen und Obstipation.

■ Klinische Anwendung

Rifampicin ist gemeinsam mit Isoniazid die Säule der Therapie der Tuberkulose bzw. mit Dapson der Lepratherapie (▶ Abschn. 57.7.3). Es kann auch für die Expositionsprophylaxe bei Kontakt mit Meningokokken verwendet werden, ist jedoch weitgehend durch Ciprofloxacin oder Ceftriaxon verdrängt worden. Seine Anwendung geht mit Selektion resistenter Stämme einher.

Gemeinsam mit Erythromycin ist die Gabe von Rifampicin Therapie der Wahl bei *Legionella pneumophila*. Es ist Reservemittel bei Staphylokokken- und Enterokokkeninfektionen und für die Eradikation von *Helicobacter pylori*.

Rifaximin ist für die Behandlung der (*E.-coli*-induzierten) Reisediarrhö zugelassen, daneben für die pseudomembranöse Enterokolitis, zur Reduktion der Keimzahl bei hepatischer Enzephalopathie bzw. präoperativ bei elektiver Darmchirurgie, Divertikulose und bakterieller Überwucherung bei »blind loop-syndrome«. (Diese Zulassungen sind nicht in allen Ländern erteilt worden.)

Fidaxomicin ist für die *Clostridium-difficile*-assoziierte Diarrhö zugelassen.

Dosierung:
- Rifampicin: Kinder 10 mg/kg KG/d, Erwachsene 600 mg/d in 1 Einzeldosis
- Rifabutin: Kinder 20–30 mg/kg KG/d in 3 Einzeldosen; Erwachsene 300–600 mg/d in 1 Einzeldosis
- Rifaximin: Kinder (2–12 Jahre) 10–40 mg/kg KG; Erwachsene 0,8–1,2 g in 2–3 Einzeldosen
- Fidaxomicin: 400 mg/d in 2 Einzeldosen über 10 Tage (nur für Erwachsene zugelassen)

57.9 Fluorchinolone

Die Entdeckung der Gyrasehemmung geht auf **Nalidixinsäure** zurück, die als Nebenprodukt der Chloroquinsynthese gefunden wurde. Nalidixinsäure war mäßig wirksam als Mittel gegen Harnwegsinfekte. Durch konsequente Modifikation des Ringsystems wurde eine Reihe potenter Fluorchinolone entwickelt. Therapeutisch relevant sind derzeit **Norfloxacin, Ciprofloxacin, Ofloxacin** und sein links drehendes Isomer **Levofloxacin** sowie **Moxifloxacin** (■ Abb. 57.22).

■ Wirkungsmechanismus

Die DNA-Doppelhelix muss bei Replikation und RNA-Synthese geöffnet werden, um Platz für die Enzyme und den neu synthetisierten Strang zu schaffen. Dabei kommt es zur positiven Hyperspiralisierung. Zum Auseinanderweichen der 2 Stränge wird das Enzym **Topoisomerase II** – bei Bakterien auch als **Gyrase** bezeichnet – benötigt. Sie induziert eine Hyperspiralisierung der bakteriellen DNA und ermöglicht damit das Weiterwandern der DNA- und RNA-Polymerasen.

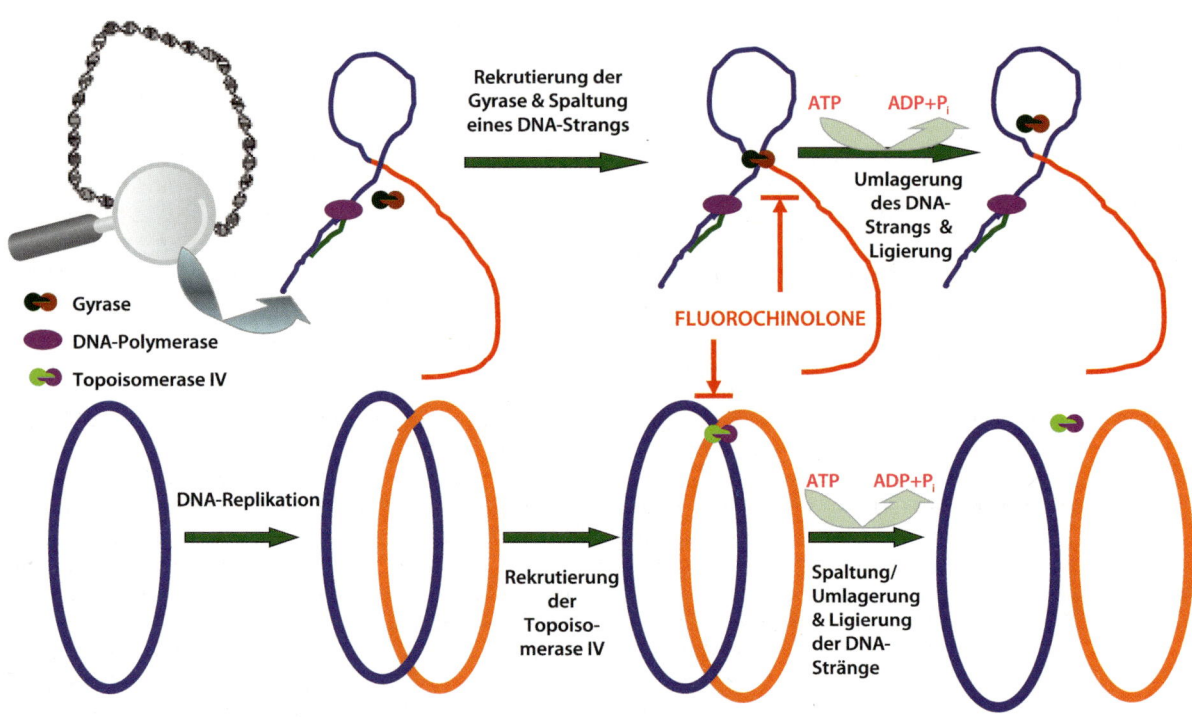

■ Abb. 57.23 Rolle von Topoisomerase II (Gyrase) und Topoisomerase IV bei der DNA-Replikation.
Oben: Wenn die ringförmige bakterielle DNA repliziert werden soll, müssen die beiden Stränge vor der Replikationsblase zurückweichen und auseinandergehen. Dies erzeugt eine positive Hyperspiralisierung und führt zum Sistieren der Replikation. Die Topoisomerase II (Gyrase) wird rekrutiert, öffnet einen DNA-Strang, lässt den intakten durch die Lücke gleiten und schließt unter ATP-Verbrauch mit ihrer Ligaseaktivität die Lücke.
Unten: Bei der Replikation der ringförmigen bakteriellen DNA entstehen 2 ineinander verkettete Ringe. Um die DNA gleichmäßig auf die Tochterzellen aufzuteilen, öffnet die Topoisomerase IV einen Ring, zieht den intakten DNA-Doppelstrang durch die Lücke und schließt sie unter ATP-Verbrauch. Fluorchinolone hemmen beide Enzyme je nach Spezies in unterschiedlichem Ausmaß. Dieses Schema ist stark vereinfacht

57

Gyrasehemmer verhindern diese Hyperspiralisierung der DNA und blockieren damit die DNA-Replikation und -Transkription (■ Abb. 57.23). Chinolone hemmen in gramnegativen Bakterien vor allem die Gyrase (Topoisomerase II). Die menschliche Topoisomerase II wird erst in Konzentrationen gehemmt, die 1000-fach höher liegt als die Hemmkonstante für bakterielle Enzyme. Fluorchinolone hemmen – vor allem bei grampositiven Keimen – auch die **Topoisomerase IV**, die gebraucht wird, um nach abgeschlossener Replikation die ringförmigen bakteriellen Chromosomen zu trennen (■ Abb. 57.23).

Gyrasehemmer wirken bakterizid (auch auf ruhende Keime), wobei die erzielte Konzentration wichtiger als die Dauer der Einwirkung ist. Als Richtwert gilt, dass das Verhältnis von AUC (der ungebundenen Fraktion) zu MHK 25 betragen sollte.

■ Wirkungsspektrum und Resistenzen

Die Fluorchinolone werden entsprechend ihrem Wirkungsspektrum in die **Gruppen** I–IV eingeteilt:

I. **Norfloxacin** wirkt primär auf gramnegative aerobe Keime: Neisserien, *Haemophilus influenzae*, Enterobacteriaceae (*E. coli, Klebsiella, Proteus,* Shigellen, Salmonellen, *Campylobacter jejuni*). Im grampositiven Bereich ist es wirksam gegen Staphylokokken. Unwirksam ist es gegen Mykoplasmen (Ureaplasma), Chlamydien, *Pseudomonas aeruginosa,* Anaerobier und Mykobakterien.

II. **Ciprofloxacin, Ofloxacin, Enoxacin** wirken erweitert im gramnegativen auch auf *Pseudomonas aeruginosa, Enterobacter, Legionella pneumophila,* die Zellwandlosen *Mycoplasma pneumoniae* (nicht *Ureaplasma urealyticum*) und Chlamydien. Im grampositiven Bereich ist die Aktivität gegen Staphylokokken höher, ebenfalls erfasst wird *Bacillus anthracis*.

III. **Levofloxacin** kann doppelt so hoch wie racemisches Ofloxacin dosiert werden und hat damit eine höhere Aktivität gegen Anaerobier und Zellwandlose (erfasst auch *Ureaplasma*).

IV. **Moxifloxacin** schließt die Lücke im grampositiven Bereich durch gute Aktivität gegen *Streptococcus pyogenes, pneumoniae* und *Enterococcus faecalis;* ist auch gegen Anaerobier wirksamer (z. B. *Bacteroides fragilis*). Seine Aktivität gegen *Pseudomonas* ist geringer als die von Ciprofloxacin.

Eine Lücke von Fluorchinolonen bildet z. B. *Treponema pallidum*.

Die Fluorchinolone erfassen auch Mykobakterien (*Mycobacterium tuberculosis, M. fortuitum, M. kansasii, und M. leprae*). Wie Phase-II- und Phase-III-Studien zeigen, ist Moxifloxacin ähnlich wirksam wie Standardmittel (Isoniazid und Ethambutol bei Tuberkulose; Rifampicin bei Lepra).

Resistenzen entstehen durch Mutationen von Gyrase (A-Untereinheit) oder Topoisomerase IV oder durch Expression von Effluxpumpen. Resistenzen bilden sich sowohl im grampositiven Bereich (Staphylokokken, *Streptococcus pneumoniae*) als auch im gramnegativen Bereich (vor allem *Pseudomonas*). Beispielsweise war Norfloxacin Mittel der 1. Wahl für die Therapie des (unkomplizierten) Harnwegsinfekts. Im Jahr 2009 waren 30% der bakteriellen Isolate aus Harnkulturen in Österreich gegen Norfloxacin resistent.

■ **Pharmakokinetik**

Norfloxacin hat eine orale Bioverfügbarkeit von ca. 30% und eine Halbwertszeit von etwa 3 Stunden. Es erreicht bei therapeutischen Dosen nur im Harn (und im Darm) ausreichende Spiegel.

Die orale Bioverfügbarkeit der anderen Fluorchinolone ist ausreichend bis hoch: Ciprofloxacin (60%), Ofloxacin (> 90%), Levofloxacin (> 90%), Enoxacin (> 90%) und Moxifloxacin (90%). Die Plasmaproteinbindung liegt bei allen Fluorchinolonen zwischen 30 und 40%, das Verteilungsvolumen liegt bei etwa 2 l/kg.

Die Halbwertszeiten betragen zwischen 3 Stunden (Ciprofloxacin), 5–7 Stunden (Enoxacin, Ofloxacin, Levofloxacin) und 12 Stunden (Moxifloxacin). Ciprofloxacin und Enoxacin werden etwa zur Hälfte hepatisch metabolisiert. Ofloxacin und Levofloxacin werden nahezu vollständig unverändert renal ausgeschieden. Moxifloxacin wird primär hepatisch zu Sulfonsäure und zum Glucuronid metabolisiert, die biliär ausgeschieden werden. Nur ein kleiner Teil gelangt von Moxifloxacin in den Harn. Dieser ist für die Therapie von Harnwegsinfekten in der Regel nicht ausreichend.

Fluorchinolone permeieren gut in die meisten Organe. Eine Ausnahme stellt das Gehirn dar: Die Konzentration der Fluorchinolone in der Zerebrospinalflüssigkeit erreicht ca. 10% der Plasmakonzentration; zudem können Fluorchinolone eine ausgeprägte Neurotoxizität zeigen. Daher werden sie nicht standardmäßig für die Therapie von Meningitiden verwendet. Im sauren pH nimmt die Wirkung von Fluorchinolonen ab und sie sind bei Abszessbildung nicht mehr wirksam.

■ **Wechselwirkungen**

Fluorchinolone bilden Komplexe mit 2-wertigen (Ca^{2+}, Mg^{2+}, Fe^{2+}, Zn^{2+}) und 3-wertigen (Al^{3+}, Fe^{3+}) Metallionen, die die Resorption verhindern. Daher sollte deren Einnahme anamnestisch erhoben werden bzw. auf einen zeitlichen Abstand von 2 Stunden zwischen den Einnahme hingewiesen werden.

Enoxacin > Ciprofloxacin hemmen CYP1A2, wodurch die Wirkung von Theophyllin (und Coffein) verstärkt wird. Das Risiko neurotoxischer Reaktionen wird durch COX-Hemmer (NSAR) erhöht.

■ **Unerwünschte Wirkungen**

Bis zu 15% der Patienten haben Bauchschmerzen und Übelkeit. Durchfall ist selten. **Neurotoxische Effekte** sind häufig (bis zu 10%). Sie manifestieren sich meist als Kopfschmerz und Schwindel. Bei älteren Patienten können Verwirrtheitszustände und Halluzinationen auftreten, NSAR und Theophyllin wirken begünstigend. Auch Krampfanfälle können ausgelöst werden. Die neurotoxischen Effekte entstehen, weil die Fluorchinolone die GABA-Bindungsstelle an den $GABA_A$-Rezeptoren besetzen. Durch NSAR (z. B. Diclofenac) wird diese Bindung verstärkt.

> **Epilepsie ist eine Kontraindikation.**

Fluorchinolone begünstigen **eine Fototoxizität bei UV-Exposition.** Darauf sollten Patienten hingewiesen werden.

Im Tierversuch wurde ein toxischer Effekt auf den Gelenkknorpel beobachtet, der vor allem bei heranwachsenden Tieren ausgeprägt war und auch die Wachstumsfuge betraf. Daraus wurde eine absolute Kontraindikation für die Anwendung bei Kindern und Jugendlichen (sowie in der Schwangerschaft) abgeleitet.

Mittlerweile sind viele Kinder behandelt worden, unter anderem Kinder mit zystischer Fibrose, bei denen **Ciprofloxacin** wegen seiner Wirksamkeit gegen *Pseudomonas aeruginosa* wertvoll ist. Bei Verabreichung von Fluorchinolonen in therapeutischen Dosen gab es keine Hinweise für eine Toxizität am Knorpel, daher ist das Kindes- und Jugendalter nur noch eine relative Kontraindikation.

Moxifloxacin führt zur Verlängerung des QTc-Intervalls (frequenzkorrigierte QT-Zeit) und sollte daher nicht mit Arzneimitteln kombiniert werden, die die QT-Zeit verlängern. Liegt beim Patienten ein Long-QT-Syndrom vor, sollte es nicht eingesetzt werden (▶ Kap. 39).

■ **Klinische Anwendung**

Norfloxacin kann angewendet werden bei:
— Unkompliziertem Harnwegsinfekt (Resistenzsituation beachten)
— Prostatitis
— Darminfektionen

Einsatzgebiete von **Ciprofloxacin, Ofloxacin/Levofloxacin** sind:
— Harnwegsinfekt, Prostatitis, *Neisseria gonorrhoeae* (Alternative: Ceftriaxon) und andere sexuell übertragbare Erkrankungen (Ausnahme: Syphilis); bakterielle Durchfallerkrankungen inkl. Shigellose (bakterielle Ruhr); Typhus abdominalis
— Otitis media und Atemwegserkrankungen durch *Haemophilus influenzae, Moraxella catarrhalis, S. aureus, M. pneumoniae, Chlamydia pneumoniae, Legionella pneumophila* (Alternative: Erythromycin + Rifampicin; Azithromycin)
— Infektionen mit *Pseudomonas aeruginosa* (Ciprofloxacin)
— Osteomyelitis/diabetischer Fuß bei Mischinfektion mit *Staphylococcus aureus* und gramnegativen Stäbchen

= Seltene Infektionserkrankungen wie Anthrax und Hasenpest (Tularämie)

Moxifloxacin/(Levofloxacin) kann angewendet werden bei:
= Atemwegsinfektionen durch *Streptococcus pneumoniae*
= Infektionen des kleinen Beckens (ohne Abszedierung)
= Atypischen Mykobakteriosen/*Mycobacterium avium*

Dosierung:
= Norfloxacin: 0,8–1,2 g/d in 2–3 Einzeldosen
= Ciprofloxacin: 0,2–1,5 g/d in 2 Einzeldosen (Kinder ab 5 Jahre 40 mg/kg KG/d)
= Ofloxacin: 0,1–0,6 g/d in 2 Einzeldosen
= Levofloxacin: 0,5–1 g/d in 2 Einzeldosen
= Moxifloxacin: 0,4 g/d 1-mal pro Tag

57.10 Metronidazol

Metronidazol ist ein synthetisch hergestelltes antibakterielles Chemotherapeutikum (◘ Abb. 57.24), das sich vom Antibiotikum Azomycin (2-Nitroimidazol) ableitet.

▪ Wirkungsmechanismus

Metronidazol wird in anaerob wachsenden Bakterien und Protozoen durch Elektronentransfer zu einem Nitroradikalanion umgewandelt und in weiterer Folge zu einer Nitrosoverbindung reduziert (◘ Abb. 57.24). Diese Verbindungen sind bakterizid, weil sie mit der DNA (und möglicherweise mit Proteinen) reagieren. In Gegenwart von Sauerstoff wird dieser Reaktionsweg unterdrückt bzw. das Nitrosoderivat reoxidiert. Daher ist auch in menschlichen Zellen nicht mit einem DNA-Schaden zu rechnen. Dies gilt auch für die Embryonal-/Fetalperiode.

▪ Wirkungsspektrum und Resistenzen

Metronidazol erfasst die Protozoen *Trichomonas vaginalis*, *Giardia lamblia* und *Entamoeba histolytica* sowie Anaerobier im grampositiven (Clostridien, Peptostreptokokken, Peptokokken) und gramnegativen Bereich (*Bacteroides* spp., *Fusobacterium* spp.), fakultative gramnegative Anaerobier (*Gardnerella vaginalis*) und mikroaerophile Keime (*Helicobacter pylori*) sowie *Campylobacter* spp.

Im grampositiven Bereich sind nichtsporulierende Anaerobier (*Actinomyces* spp., Propionibakterien), fakultative Anaerobier (Streptokokken, Enterokokken) resistent. Alle aerob wachsenden Keime sind resistent (weil die toxischen Metaboliten in Gegenwart von Sauerstoff nicht akkumulieren).

Erworbene Resistenzen gegen Metronidazol kommen sowohl bei Protozoen (*Giardia lamblia*, *Trichomonas vaginalis*) als auch bei Bakterien (inkl. *Helicobacter pylori*) vor. Sie können vermittelt werden durch:
= Änderungen in der Expression der (bioaktivierenden) Enzyme (PFOR, Pyruvat-Ferredoxin-Oxidoreduktase; NADPH-abhängige Nitroreduktase)
= Änderungen im intrazellulären Redoxpuffer mit Zunahme des pO_2
= Zunahme inaktivierender Reduktasen (die das Nitrosoderivat zum Hydroxylamin reduzieren)

▪ Pharmakokinetik

Metronidazol kann oral, intravenös und topisch (Vaginalglobuli etc.) appliziert werden. Die orale Bioverfügbarkeit liegt bei 100%, die Proteinbindung ist vernachlässigbar, das Verteilungsvolumen beträgt 0,75 l/kg. Metronidazol permeiert gut in Zerebrospinalflüssigkeit, Knochen, Gelenke und alle Körperflüssigkeiten. Die Halbwertszeit der Elimination beträgt 6–10 Stunden.

Metronidazol wird extensiv hepatisch metabolisiert (Hydroxylierung der Methylgruppe, Oxidation der Alkoholgruppe zur Säure; Konjugation dieser Metaboliten an Glucuronsäure), nur ein kleiner Teil (10%) wird unverändert renal ausgeschieden.

> **Bei deutlich eingeschränkter Leberfunktion muss die Dosis reduziert werden.**

▪ Wechselwirkungen

Die Oxidation von Metronidazol wird durch Enzyminduktoren (z. B. Rifampicin) beschleunigt und durch Enzymhemmung (Cimetidin) verzögert. Metronidazol hemmt die Aldehyddehydrogenasen und erzeugt bei Einnahme von Alkohol ein Antabus-Syndrom (▶ Kap. 32); Patienten müssen explizit auf diese Gefahr hingewiesen werden.

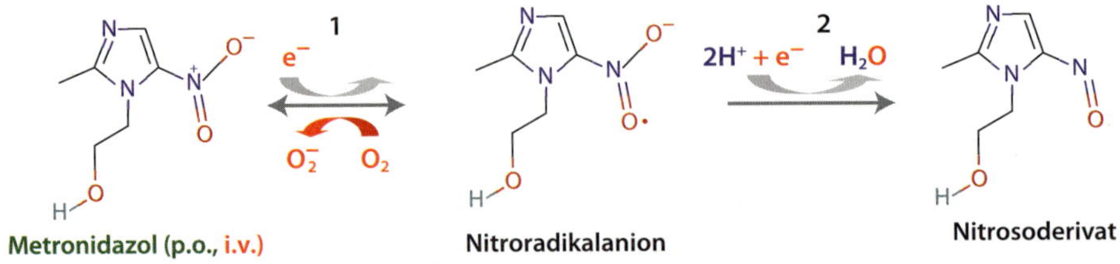

◘ **Abb. 57.24 Reaktion von Metronidazol** (*links*) **zu seinen aktivierten Metaboliten, Nitroradikalanion** (*Mitte*) **und Nitrosoderivat** (*rechts*). Die Bildung des Nitroradikalanions durch die Pyruvat-Ferredoxin-Oxidoreduktase (PFOR; Reaktion 1) liefert Elektronen. Unter aeroben Bedingungen (in Säugerzellen) ist diese Reaktion nicht begünstigt, sondern die Rückreaktion mit der Produktion des Superoxidanions (O_2^-) bevorzugt, das durch die Superoxiddismutase beseitigt wird. Reduktionsäquivalente für die Bildung des Nitrosoderivats liefert eine NADPH-abhängige Nitroreduktase (Produkt des rdxA-Gens; Reaktion 2)

■ Unerwünschte Wirkungen

Am häufigsten treten **Kopfschmerzen, Übelkeit** und ein **metallischer Geschmack im Mund** auf. Der Mund fühlt sich trocken an und die Papillen auf der Zunge können sich schwarz verfärben (schwarze Haarzunge). Der Urin kann sich rotbraun bis dunkel verfärben. Beides ist ungefährlich; Patienten müssen aber darüber aufgeklärt werden.

Eine **Neurotoxizität** in ZNS (Krampfanfälle und Ataxie) oder PNS (Parästhesien) ist selten. In diesen Fällen muss Metronidazol sofort abgesetzt werden. Die einmal eingetretene Neuropathie ist nur langsam reversibel. **Überempfindlichkeitsreaktionen** (Ausschläge, Urtikaria, Stevens-Johnson-Syndrom, Leukopenien) sind ebenfalls selten.

■ Kontraindikationen

Das 1. Trimenon einer Schwangerschaft ist eine relative Kontraindikation.

■ Klinische Anwendung

- **Trichomonas-vaginalis-Infektion:** Dosierung: 2 g in einer Einzeldosis oder 0,75 g/d in 3 Einzeldosen über 7 Tage (Behandlung aller Sexualpartner erforderlich)
- **Intestinale Amöbiasis/Leberabszess:** Dosierung: Kinder 35–50 mg/kg KG/d; Erwachsene 1,5–2,5 g/d in 3 Einzeldosen über 7–10 Tage
- **Giardia-lamblia-Infektion:** Kinder 15 mg/kg KG/d; Erwachsene 0,75 g/d in 3 Einzeldosen über 3–5 Tage
- **Helicobacter-pylori-Infektion:** Dosierung: in Kombination mit Amoxicillin und/oder Clarithromycin 1 g/d in 2 Einzeldosen
- **Bakterielle Infektionen** mit empfindlichen Keimen (Weichteile, Knochen, kleines Becken, Bauchraum): Dosierung: Kinder 30,9 mg/kg KG/d; Erwachsene 1,5–2 g/d in 3–4 Einzeldosen
- **Pseudomembranöse Enterokolitis** durch *Clostridium difficile:* Dosierung: 0,75–1 g/d in 3 Einzeldosen über 1–2 Wochen

57.11 Auswahl einer antibakteriellen Therapie

In der klinischen Situation ist die entscheidende Frage: **Welches Antibiotikum wähle ich aus?** Für deren Beantwortung braucht man nicht nur die Informationen über die Antibiotika, sondern muss eine Verdachtsdiagnose stellen. In der Regel wird die Therapie begonnen, bevor Keimnachweis und Antibiogramm vorliegen. Die Auswahl der Therapie berücksichtigt die empirisch wahrscheinlichsten Keime (◘ Tab. 57.2), den Schweregrad des Zustandsbildes und den erwarteten Verlauf.

Einen Überblick über das Wirkspektrum der wichtigsten Antibiotika bzw. antibakteriellen Chemotherapeutika gibt ◘ Tab. 57.3. Die Zusammenstellung ist eine Vereinfachung, weil z. B. *Enterococcus faecium* und *Enterococcus faecalis* sich in ihrer Empfindlichkeit deutlich unterscheiden können.

Bei vorliegendem Antibiogramm wird die Therapie festgelegt. In der Praxis werden bei banalen Infekten nicht immer Antibiogramme erstellt. Dennoch muss man sich davon überzeugen, dass die Therapie wirkt. Als Faustregel kann gelten, dass eine antibiotische Therapie nach spätestens 2 Tagen zur deutlichen Verbesserung der klinischen Symptomatik (z. B. Abfiebern, Rückgang der Halsschmerzen bei Angina tonsillaris, der Dysurie beim Harnwegsinfekt etc.) führen muss. Ist dies nicht der Fall, muss die Therapie reevaluiert und zumindest das Antibiotikum bzw. antibakterielle Chemotherapeutikum gewechselt werden.

◘ **Tab. 57.2 Beispiele ambulant erworbener bakterieller Infektionserkrankungen in Mitteleuropa**

Erkrankung	Häufigste Keime
Angina tonsillaris, Tonsillitis, Pharyngitis	*Streptococcus pyogenes, Staphylococcus aureus*
Sinusitis, Otitis media	*Streptococcus pyogenes et pneumoniae*, anaerobe Streptokokken, *Moraxella catarrhalis, Haemophilus influenzae, Staphylococcus aureus, Chlamydia pneumoniae*
Akute Bronchitis	*Haemophilus influenzae, Moraxella catarrhalis, Streptococcus pneumoniae*, Staphylokokken, *Mycoplasma pneumoniae, Chlamydia pneumoniae*
Pneumonie	*Streptococcus pneumoniae, Haemophilus influenzae, Mycoplasma pneumoniae/hominis*, Chlamydien
Meningitis	*Neisseria meningitidis* (Meningokokken) – Kinder und Jugendliche *Streptococcus pneumoniae* (Pneumokokken) – präferenziell ältere Personen Listerien (bei Immunsupprimierten, in der Schwangerschaft) *Haemophilus influenzae* (Kinder ohne Impfung) *Escherichia coli, Streptococcus agalactiae, Listeria-, Pseudomonas*-Spezies (Neugeborene)
Harnwegsinfekt (Zystitis, Pyelonephritis, Prostatitis)	unkomplizierter Harnwegsinfekt: *E. coli, Staphylococcus saprophyticus* komplizierter Harnweginfekt (Obstruktion; Auslassstörung): Klebsiellen, *Proteus mirabilis, Enterococcus, Pseudomonas, Enterobacter*
Urethritis	*Neisseria gonorrhoeae* (Gonokokken), Chlamydien, Mykoplasmen (seltener: *Trichomonas vaginalis*)

▣ Tab. 57.3 Überblick über das Wirkungsspektrum der wichtigsten Antibiotikagruppen

	Strept/ Pneum	S. aureus	Entero- kokken	Gono- kokken	H. influenzae	E. coli	Proteus	P. aerug.	B. fragilis	Chlamy/ Mykop	Spiro/ Borr
Penicillin G	+++	–	–	++	–	–	–	–	–	–	+++
Flucloxacillin	++	+++	–	++	–	–	–	–	–	–	
Amoxicillin/βLH	+++	–/+++	++	++	+++	++	~	–	+++	–	
Piperacillin/βLH	+++	–/+++	+		+++	+++	++	+	+++	–	
Cefazolin	+++	+++	–	~	–	+	–	–	–	–	
Cefuroxim	+++	+++	–	++	+++	+++	~	–	–	–	
Cefotaxim	+++	+	–	++	+++	+++	+++	–	–		
Cefepime	+++	+	–	++	+++	+++	+++	+++	–	~	
Aztreonam	–	–	–	+++	+++	+++	+++	+++	–	–	
Carbapeneme	+++	+++	–	+++	+++	+++	+++	++	+++	–	
Glykopeptide	+++	+++	+++	–	–	–	–	–	–		
Norfloxacin	~	+	–	+++	+++	++	++	–	–	–	+++
Ciprofloxacin	+	++	+	+++	+++	+++	+++	++	–	+	+++
Levofloxacin	+	++	+	+++	+++	+++	+++	+	+	+	+++
Moxifloxacin	++	+++	++	+++	+++	+++	+++	–	++	+++	+++
Aminoglykosid	+	++	–		+++	+++	+++	+++	–		
Makrolide	+++	++	–	++	~	–	–	–	~	+++	+++
Clindamycin	+++	+++	–			–	–	–	++		
Tetracycline	++	+	–	+	+	–	–	–	–	+++	+++
Metronidazol									+++		

Strept = Streptokokken; Pneum = Pneumokokken; Chlamy = Chlamydien; Mykop = Mykoplasmen; Spiro = Spirochäten; Borr = Borrelien
Aktivität: +++ sehr gut; ++ gut; + mittel; ~ Wirksamkeit unsicher

57

57.12 Mittel gegen Mykobakterien: Antituberkulotika (Tuberkulostatika)

57.12.1 Von Mykobakterien verursachte Erkrankungen

Mykobakterien erzeugen beim Menschen Tuberkulose (*Mycobacterium tuberculosis*), Lepra (*M. leprae*) und sog. atypische Mykobakteriosen (z. B. *M. avium, M. fortuitium, M. kansasii, M. marinum* etc.). Gesunde Personen erkranken nicht an atypischen Mykobakterien; diese sind vor allem bei Patienten mit AIDS ein Problem.

Mykobakterien sind aus verschiedenen Gründen eine pharmakologische Herausforderung:
— Sie **teilen sich relativ langsam** (nur 1-mal in > 15 Stunden statt in 20–30 min) und entziehen sich damit der Wirkung vieler Antibiotika, die keine beständigen Spiegel haben und nur auf proliferierende Keime wirken.
— Sie haben eine **wächserne Hülle** und leben **intrazellulär in Phagosomen** der Makrophagen, die sie umprogrammiert haben, um sich eine Nische zu schaffen. Damit existieren mehrere Permeationsbarrieren.

— Im verkästen/nekrotischen Gewebe (z. B. Tuberkulom) liegen ebenfalls **ungünstige Permeationsverhältnisse** vor; zudem teilen sich die Keime darin noch langsamer und wachsen unter **anaeroben Bedingungen**, wo z. B. Aminoglykoside nicht wirken (▶ Abschn. 57.6).
— Sie entwickeln sehr rasch **Resistenzen** (▶ Abschn. 57.1.3).

Bei Mykobakterien ist deshalb eine **Kombinationstherapie** (mind. 2 Substanzen, initial 3–4) erforderlich, die über lange Zeit (Monate bis Jahre) durchgeführt werden muss. Diese **Langzeittherapie** birgt Probleme der Compliance und Therapieadhärenz, die auch das betreuende medizinische Personal herausfordert. Mangelnde Adhärenz begünstigt das Auftreten resistenter Keime.

57.12.2 Mittel 1. und 2. Wahl für die Therapie der Tuberkulose

Mittel der 1. Wahl

Die Strategie besteht in einer kurzen Behandlungsdauer, in der die Compliance gesichert wird (**DOTS**: Directly Observed Treatment, Short course). Sie beruht auf folgenden Prinzipien:

- **Erregernachweis:** Die Empfindlichkeit der Keime muss geprüft und die empirisch begonnene Therapie entsprechend angepasst werden.
- **Initialphase:** Die Standardkombination ist **Isoniazid (INH)**, **Rifampicin**, **Ethambutol** und **Pyrazinamid**. Alternativ sind bei einer Unverträglichkeit Amikacin/Streptomycin verfügbar. Diese Therapie wird 2–3 Monate durchgeführt. Die Gesamtdosis wird am besten 1-mal pro Tag, z. B. früh unter Aufsicht, eingenommen. Aminoglykoside müssen i. m. oder i. v. appliziert werden. Bei Kindern kann auf Ethambutol verzichtet werden.
- **Stabilisierungsphase:** Ist die Erkrankung rückläufig und die Keimausscheidung (Sputum, Harn) negativ, wird die Behandlung weitere 4 Monate mit **Isoniazid** und **Rifampicin** fortgesetzt.

Rifampicin (▶ Abschn. 57.8) und die Aminoglykoside Streptomycin und Amikacin sind in ▶ Abschn. 57.6.1 bereits erörtert. Hier werden nur ihre Vorteile/Nachteile im Rahmen der Tuberkulosetherapie hervorgehoben:

- **Amikacin/Streptomycin** ist vor allem in der Initialphase der Therapie sinnvoll, weil das Gewebe noch nicht verkäst ist und die Keime aerob wachsen. Dies ist eine Voraussetzung für das Eindringen der Aminoglykoside. Diese haben den Vorteil, im Gegensatz zu Isoniazid, Rifampicin und Pyrazinamid nicht hepatotoxisch zu sein. Nachteil: Risiko der Nephro- und Ototoxizität.
- **Rifampicin** ist hochaktiv gegen die meisten Mykobakterien und gut verträglich, aber ein sehr starker Enzyminduktor. Das kann bei der Therapie multimorbider Patienten (z. B. mit AIDS) ein Nachteil sein; in dieser Situation wird Rifampicin durch Rifabutin ersetzt. Außerdem weist es eine rasche Resistenzentwicklung auf und darf daher nie als Monotherapie verabreicht werden.
- **Isoniazid, Pyrazinamid und Ethambutol:** ▶ Abschn. 57.12.3, ▶ Abschn. 57.12.4 und ▶ Abschn. 57.12.5

Mittel der 2. Wahl

Bei resistenten Mykobakterien stehen Mittel der 2. Wahl zu Verfügung:

- **Dapson,** ursprünglich ein Lepramittel, ▶ Abschn. 57.7.3; weitere Aminoglykoside wie **Kanamycin** und **Capreomycin** (▶ Abschn. 57.6.1); **Moxifloxacin,** dessen Wirksamkeit bereits in klinischen Phase-III-Studien dokumentiert ist (▶ Abschn. 57.9) und **Linezolid** (▶ Abschn. 57.6.7), **Meropenem mit Clavulansäure** (▶ Abschn. 57.2.4)
- **Delamanid** ▶ Abschn. 57.12.6
- **Bedaquilin** ▶ Abschn. 57.12.6
- **Prothionamid** hat eine ähnliche Wirkung und ein nahezu identes Spektrum unerwünschter Wirkungen wie Isoniazid, ist aber schlechter verträglich
- **Terizidon,** aus dem in vivo aktives D-Cycloserin freigesetzt wird. Als Analogon zu D-Alanin hemmt D-Cycloserin die Alaninracemase und damit die Zellwandsynthese. Als partieller NMDA-Agonist löst es aber schwere neurotoxische Störungen (Krämpfe, Tremor, psychotische Reaktionen) aus

- **PAS (*p*-Aminosalicylsäure):** Wirkt nur bakteriostatisch und muss in sehr hohen Dosen (10–15 g/d) verabreicht werden; führt häufig zu massiver Übelkeit und Bauchschmerzen

Behandlung atypischer Mykobakteriosen

Zur Behandlung werden eingesetzt bei:

- *Mycobacterium avium* (und ähnliche): Clarithromycin/ Azithromycin, Ethambutol, Rifabutin
- *Mycobacterium kansasii:* Isoniazid/Clarithromycin, Ethambutol, Rifabutin
- *Mycobacterium fortuitum:* Doxycyclin und Amikacin
- *Mycobacterium marinum* (Schwimmbadgranulom): Rifampicin und Ethambutol

Behandlung der Lepra

Je nach Abwehrlage nimmt die Krankheit einen unterschiedlichen Verlauf. Dieser reicht von einer Situation mit wenigen Keimen (pauzibazillär) und einigen wenigen gut abgegrenzten Schwellungen (tuberkuloide Lepra) bis zur Erkrankung mit multiplen, diffusen, schlecht abgegrenzten Schwellungen und massiver Infiltration der Nervenscheiden (lepromatöse Lepra). Dazwischen liegen intermediäre Formen (Borderline, indeterminiert).

- **Lepromatöse Lepra** (hohe Zahl an Mykobakterien, schlechte Abwehrlage), **Borderline-lepromatöse Lepra, Borderline-Lepra:** Dapson (▶ Abschn. 57.7.3), Rifampicin, Clofazimin; (Glucocorticoide gegen Leprareaktion Typ 1/akute Verschlechterung der Symptome bei Therapiebeginn bei Borderline-Lepra; Thalidomid gegen Typ-2-Leprareaktion/Verschlechterung bei lepromatöser Lepra – **cave:** Teratogenität)
- **Tuberkuloide Lepra** (pauzibazilläre Erkrankung), **indeterminierte Lepra:** Dapson und Rifampicin

57.12.3 Isoniazid (INH)

Isoniazid, das Isonicotinsäurehydrazid ist auch 60 Jahre nach seiner Einführung in die Therapie das Mittel der Wahl für die Therapie der Tuberkulose (◘ Abb. 57.25).

Wirkungsmechanismus Isoniazid wird in Mykobakterien durch die Katalaseperoxidase (KatG) zu einem Radikal umgesetzt und inaktiviert die Reduktase, die die ungesättigten Fettsäuren (Enoyle) reduziert (◘ Abb. 57.26). Diese werden für die Herstellung der (sehr langen und verzweigtkettigen) Mycolsäuren gebraucht. Außerdem hemmt Isoniazid die Katalase. Isoniazid wirkt auf ruhende Keime bakteriostatisch. Wenn Mykobakterien rasch proliferieren, ist es hingegen tuberkulozid.

Wirkungsspektrum und Resistenzen Mycolsäuren kommen nur in Mykobakterien vor. Die Wirkung von Isoniazid ist auf *Mycobacterium tuberculosis* (und *bovis*) beschränkt. Bei den atypischen Mykobakterien sind einige Stämme von *Mycobacterium kansasii* empfindlich. **Resistenzen** werden durch Mu-

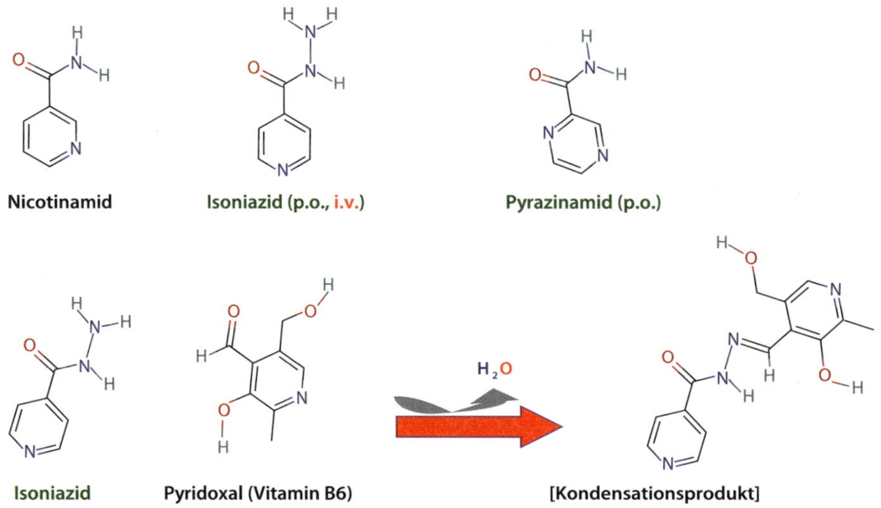

Nicotinamid   **Isoniazid (p.o., i.v.)**   **Pyrazinamid (p.o.)**

Isoniazid   **Pyridoxal (Vitamin B6)** H_2O **[Kondensationsprodukt]**

◘ **Abb. 57.25 Strukturformeln von Nicotinamid, Isoniazid und Pyrazinamid.** Strukturformel von Nicotinamid zum Vergleich. Isoniazid kann mit der Aldehydgruppe von Pyridoxal (Vitamin B_6) zur Schiff'schen Base reagieren. Dabei wird Vitamin B_6 verbraucht und damit werden pyridoxalphosphatabhängige Enzyme gehemmt, insbesondere Glutamatdecarboxylase (GAD)

KatG: Katalase-Peroxidase;
InhA: NADH-abhängige Enoyl-CoA-Acyl-Carrier Protein-Reduktase
pncA: Pyrazinamidase;
FASI: Fettsäuresynthase I (fatty acid synthase I)

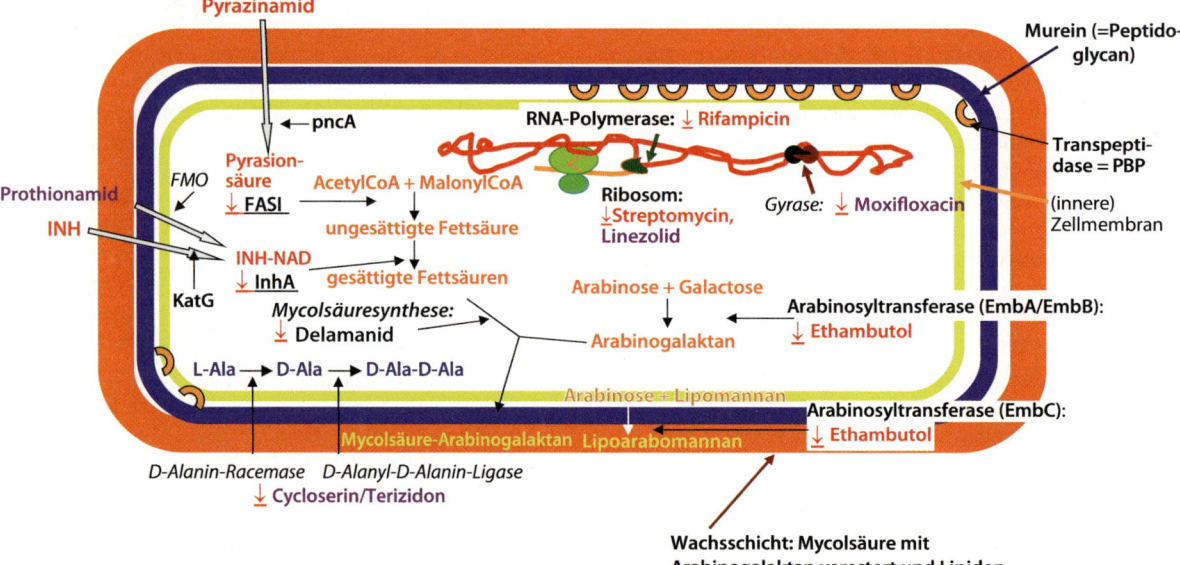

57

◘ **Abb. 57.26 Angriffspunkte von Antituberkulotika (Tuberkulostatika).** Während die Angriffspunkte der Antituberkulotika Rifampicin, Streptomycin (bzw. Amikacin), Moxifloxacin und Dapson (zur Folsäuresynthese: ◘ Abb. 57.20) die gleichen sind wie in anderen Bakterien, beruht die Wirkung von Isoniazid, Pyrazinamid, Ethambutol und Delamanid auf der Hemmung der Mycolsäuresynthese. Dieses Glykolipid ist ein wichtiger Bestandteil der (schützenden) äußeren Wachsschicht: *Links:* Isoniazid (*INH*) wird durch die Katalaseperoxidase (*KatG*) zu einem Radikal umgesetzt, das mit NADH in der Fettsäurereduktase (NADH-abhängige Enoyl-Acyl-Carrier-Protein-[ACP-]CoA-Reduktase = Produkt des InhA-Gens) reagiert und diese irreversibel hemmt. Prothionamid wird durch eine Flavin-Monooxygenase (*FMO*) umgesetzt und wirkt ebenso. *Oben:* Pyrazinamid hemmt den Schritt davor: Es wird durch eine Amidase (Produkt des pncA-Gens) zur Pyrasionsäure desamidiert und hemmt die Fettsäuresynthase I (*FASI*). *Unten rechts:* Ethambutol hemmt 3 membranständige Arabinosyltransferasen EmbA, EmbB und EmbC. Durch EmBA- und EmbB-Hemmung wird die Synthese von Arabinogalaktan verhindert, an das die Mycolsäuren gekoppelt wird. EmbC synthetisiert Lipoarabomannan in der Zellwand. *Unten links:* Delamanid wird in Bakterien zu reaktiven Metaboliten reduziert, die die Synthese von Mycolsäuren hemmen. Das Reservemittel D-Cycloserin bzw. sein Prodrug Terizidon hemmt die Bildung von D-Alanin (*D-Ala*) aus L-Alanin (*L-Ala*) und beider Verknüpfung. *Rot:* Mittel der 1. Wahl; *violett:* Mittel der 2. Wahl

tationen erworben. Sie entwickeln sich unter Monotherapie schnell. Primär resistente Mykobakterien sind in Mitteleuropa selten. Meist sind diese nicht nur gegen Isoniazid resistent, sondern auch gegen Rifampicin.

Pharmakokinetik Isoniazid wird gut resorbiert, präzise Daten zur oralen Bioverfügbarkeit fehlen. Die Plasmaproteinbindung ist vernachlässigbar gering, das Verteilungsvolumen beträgt ca. 0,6 l/kg. Isoniazid verteilt sich in alle Gewebe und Flüssigkeiten (inkl. Zerebrospinalflüssigkeit) und dringt auch gut in verkästes Gewebe ein. Es wird durch die N-Acetyltransferase II metabolisiert. Phänotypisch gibt es in der Bevölkerung 50% Schnell- und 50% Langsamacetylierer (▶ Abschn. 2.1.4, ◘ Abb. 2.20). Die Halbwertszeit schwankt daher zwischen 0,5 und 5 Stunden.

Wechselwirkungen Antazida und andere aluminiumhaltigen Salze beeinträchtigen die Resorption. Isoniazid hemmt die Hydroxylierung von Phenytoin und begünstigt damit die Toxizität. Die Dosis von Phenytoin muss deshalb reduziert werden.

Unerwünschte Wirkungen Hautausschlag tritt bei 2% der Patienten auf und passageres Fieber bei 1%. Andere Überempfindlichkeitsreaktionen sind deutlich seltener. Bei Langsamacetylierern kann ein arzneimittelinduzierter Lupus erythematodes auftreten. Hepatotoxizität tritt bei < 1% auf; ältere Patienten sind gefährdeter. Patienten müssen auf das Warnsymptom Subikterus/Ikterus hingewiesen werden. Bestehende (virale oder alkoholische) Hepatitis prädisponiert zur Toxizität und erfordert eine vorsichtige Dosierung sowie engmaschige Kontrolle. Unter Isoniazid kann es auch zu Krampfanfällen und psychotischen Reaktionen kommen.

Wechselwirkungen Isoniazid inaktiviert Pyridoxal (die Co-Enzymform von Vitamin B_6), die Konzentration an GABA, Dopamin und Serotonin sinken. Wird Vitamin B_6 nicht substituiert, kann sich eine Polyneuropathie entwickeln.

Kontraindikationen Epilepsie und Schizophrenie.

Klinische Anwendung Isoniazid ist Mittel der Wahl für die Therapie der Tuberkulose.
Dosierung:
- Beginn mit 2–5 mg/kg KG/d
- Unter Kontrolle der Transaminasen Steigerung auf 5–10 mg/kg KG/d in 1 oder 2 Einzeldosen; die Maximaldosis sollte 300 mg/d nicht überschreiten

57.12.4 Pyrazinamid (PZA)

Pyrazinamid ist das Pyrazinanalogon von Nicotinamid (◘ Abb. 57.25).

Wirkungsmechanismus Pyrazinamid wird zur Pyrasionsäure desamidiert und hemmt die Fettsäuresynthese (◘ Abb. 57.26). Es ist bakterizid.

Wirkungsspektrum und Resistenzen Pyrazinamid wirkt nur bei *Mycobacterium tuberculosis* (*hominis*); die meisten Stämme von *Mycobacterium bovis* sind resistent. Ebenfalls unempfindlich sind alle atypischen Mykobakterien. Erworbene Resistenzen, die rasch unter Monotherapie erscheinen, sind Folge von Mutationen.

Pharmakokinetik Pyrazinamid wird gut resorbiert, verteilt sich gut und permeiert in alle Gewebe und in die Zerebrospinalflüssigkeit. Präzise quantitative Angaben zur oralen Bioverfügbarkeit und Verteilungsvolumen fehlen. Die Halbwertszeit beträgt ca. 10 Stunden. Pyrazinamid wird in der Leber CYP-abhängig oxidativ zur Pyrasionsäure desamidiert. Diese kann durch die Xanthinoxidase zur 5-Hydroxy-Pyrasionsäure hydroxyliert werden. Diese und Pyrasionsäure werden glomerulär filtriert und tubulär sezerniert. Tubulär gelangen sie über basolaterale organische Anionentransporter in die Tubuluszelle. Luminal verlassen sie die Zelle im Antiport mit Harnsäure durch den Harnsäuretransporter (UraT1). Daher steigern sie die Rückresorption von Harnsäure und können Gichtanfälle auslösen.

Unerwünschte Wirkungen Pyrazinamid ist das Tuberkulostatikum mit dem höchsten hepatotoxischen Potenzial. Es löst einen **Anstieg der Harnsäure** aus, was zu Gichtanfällen führen kann. Eine Kontrolle des Uratspiegels ist daher notwendig. Relativ häufig kommt es zur **Fotosensibilisierung.** Außerdem können noch banale unerwünschte Wirkungen auftreten wie Kopfschmerzen, Übelkeit, Appetitlosigkeit.

Kontraindikationen Ein bestehender Leberschaden ist eine Kontraindikation.

Klinische Anwendung Pyrazinamid wird als Tuberkulostatikum verwendet.
Dosierung:
- Kinder bis 14 Jahre: 30 mg/kg KG/d (maximale Tagesdosis 1,5 g)
- Jugendliche/Erwachsene: 20–30 mg/kg KG/d (Minimaldosis 1,5 g; Maximaldosis 2,5 g) in einer Einzeldosis

57.12.5 Ethambutol (EMB)

▪ Wirkungsmechanismus

Ethambutol (◘ Abb. 57.27) hemmt die Arabinosyltransferase, die Arabinose an Galactose koppelt und damit die Polysaccharidkomponente in der Zellwand synthetisiert, an die die Mycolsäure gekoppelt wird. Zusätzlich wird auch diejenige Arabinosyltransferase gehemmt, die das polymere Lipoarabinomannan in der Zellwand synthetisiert (◘ Abb. 57.26 unten). Ethambutol wirkt bakteriostatisch.

▪ Wirkungsspektrum und Resistenzen

Empfindlich sind *Mycobacterium tuberculosis*, *M. kansasii* und viele Mykobakterien, die zum *Mycobacterium-avis*-Komplex gezählt werden. *Mycobacterium fortuitum* ist resistent. Resistenzen gegen Ethambutol entwickeln sich nur langsam.

▪ Pharmakokinetik

Die orale Bioverfügbarkeit liegt bei ca. 80%. Die Elimination ist biphasisch. Die Halbwertszeit der raschen Komponente beträgt 3–4 Stunden, diejenige der langsamen Komponente 10 Stunden. Der unverändert renal ausgeschiedene Anteil liegt bei etwa 50–70%. Der Rest wird in der Leber über Alkohol- und Aldehyddehydrogenasen zur Dicarbonsäure oxidiert. Dieser Metabolit scheint ähnlich wie Pyrasionsäure die Rückresorption von Harnsäure aus dem Tubuluslumen zu steigern, indem er im Gegentransport zur Harnsäure die Tubuluszelle apikal verlässt. Bei der Hälfte der Patienten kommt es unter Ethambutol zum Harnsäureanstieg im Serum. Dies führt aber nur selten zu Gichtanfällen.

▪ Unerwünschte Wirkungen

Ethambutol wird gut vertragen. Abgesehen von banalen unerwünschten Wirkungen (Kopfschmerz, Übelkeit, Erbrechen) ist die wichtigste unerwünschte Wirkung die meist retrobulbäre Neuritis n. optici. Diese äußert sich zunächst in einer Abnahme der Sehschärfe sowie in einem Verlust des Rot-Grün-Sehens und kann in einen völligen Sehverlust übergehen. Dieser ist in der Regel reversibel und dosisabhängig. Liegt die Dosis bei 15 mg/kg KG/d, ist er selten (< 1%).

> ❯ **Visus und Farbsehen müssen vor (Rot-grün-Schwäche ist bei Männern häufig) und während der Therapie laufend kontrolliert werden.**

Die Harnsäurespiegel können steigen. Sie müssen daher kontrolliert werden, vor allem wenn eine Kombination mit Pyrazinamid durchgeführt wird.

▪ Klinische Anwendung

In Kombination mit anderen Tuberkulostatika ist Ethambutol Mittel der 1. Wahl für die Therapie der Tuberkulose. Es eignet sich auch für atypische Mykobakterien (außer *Mycobacterium fortuitum*).

Dosierung:

- 15–25 mg/kg KG/d
- bei Kindern unter 5 Jahren wird Ethambutol nicht verwendet
- Kinder von 6–12 Jahren erhalten 10–15 mg/kg KG/d in einer Einzeldosis

57.12.6 Neue Antituberkulotika für multiresistentes Mycobacterium tuberculosis: Delamanid und Bedaquilin

Bei mangelnder Therapieadhärenz können resistente Mykobakterien sich im Organismus vermehren und in der Population ausbreiten. Multiresistente Tuberkelbakterien (MDR-TB, Multi-Drug-Resistant Tuberculosis) sind als Isolate von *Mycobacterium tuberculosis* definiert, die gegen Isoniazid und Rifampicin resistent sind. Sie sind sind mittlerweile ein weit verbreitetes Problem: 2013 erkrankten 500.000 Menschen an MDR-TB!

Die wesentlichen Antituberkulotika sind über 60 Jahre alt. Abgesehen von der Reprofilierung antibakterieller Chemotherapeutika (Linezolid und andere Oxazolidinone, Moxifloxacin und Gatifloxacin) gab es keine Neueinführungen. Delamanid und Bedaquilin sind die ersten neuen Substanzen seit mehr als einem halben Jahrhundert. XDR-TB (Extensively Drug-Resistant Tuberculosis) weist auch noch eine Resistenz gegen Fluorchinolone und ein Aminoglykosid (Amikacin, Kanamycin oder Capreomycin) auf.

Delamanid

Delamanid (▯ Abb. 57.27) ist wie Metronidazol (▶ Abschn. 57.10) eine Nitroimidazolderivat. Es muss von Mykobakterien reduziert werden: Mykobakterien, denen Enzyme fehlen, die die Reduktion katalysieren, sind delamanid-unempfindlich. Die entstehenden reaktiven Produkte der Reduktion hemmen die Bildung der Methoxy- und Ketomycolsäure (▯ Abb. 57.26).

Die molekularen Angriffspunkte sind nicht identifiziert. Andere Mechanismen werden ebenfalls postuliert. Unter anderem entsteht in den Mykobakterien aus Delamid auch NO, das in ausreichender Menge sehr giftig ist. Die Wirkung von Delamanid ist auf Mykobakterien beschränkt, es wirkt tuberkulozid; Resistenzen entstehen durch Mutationen in den (5 bekannten) Genen, deren Genprodukte an der Reduktion von Delamanid beteiligt sind. Es besteht keine Kreuzresistenz zu anderen Antituberkulotika. Resistenzen können unter der Therapie auftreten, die Geschwindigkeit des Auftretens lässt sich noch nicht abschätzen.

▯ **Abb. 57.27** Strukturformeln von Ethambutol, Delamanid und Bedaqualin

Ethambutol (p.o., i.v.)   Delamanid (p.o.)   Bedaquilin (p.o.)

Delamanid ist relativ gut verträglich; die häufigsten unerwünschten Wirkungen sind Übelkeit, Erbrechen und Schwindel. Diese sind aber zum Teil auf die Grunderkrankung bzw. die Co-Medikation zurückzuführen. Wichtigste unerwünschte Wirkung ist die Verlängerung des QT-Intervalls bei 5–10% der Behandelten (EKG-Kontrolle, **cave:** Arzneimittelkombinationen und Elektrolytstörungen; Kontraindikation bei QTc > 500 ms).

■ **Pharmakokinetik und Indikation**

Die absolute orale Bioverfügbarkeit von Delamanid ist nicht bekannt. In Anbetracht seiner geringen Wasserlöslichkeit ist es nicht verwunderlich, dass die Bioverfügbarkeit durch fette Nahrung verdoppelt bis verdreifacht wird. Die Plasmaproteinbindung ist hoch (> 99%).

Der Metabolismus findet vorwiegend im Plasma statt. Hauptabbauweg ist überraschenderweise die Spaltung von Delamanid durch Albumin (Hypoalbuminämie erhöht daher die Toxizität; Kontraindikation: Albumin > 2,8 g/dl). CYP3A4 trägt ebenfalls zum Metabolismus bei.

Rifampicin (CYP3A4-Induktor) senkt die AUC von Delamanid um die Hälfte. Delamanid selbst beeinflusst die Pharmakokinetik anderer Antituberkulotika nicht. Es wird mit 30–38 Stunden Halbwertszeit eliminiert.

Delamanid ist für die Behandlung der Lungentuberkulose mit multiresistenten Tuberkelbakterien zugelassen. Die WHO-Empfehlung 2014 sieht bei MDR-TB eine Kombinationstherapie mit Pyrazinamid, einem Fluorchinolon, einem Aminoglykosid, Prothionamid/Ethionamid, D-Cycloserin oder PAS vor. Delamanid kann bei Resistenz oder Unverträglichkeit Fluorchinolon und/oder das Aminoglykosid ersetzen.

Dosierung: 100 mg 2-mal täglich, 24 Wochen lang (keine Zulassung bei Kindern)

Bedaquilin

Bedaquilin (□ Abb. 57.27) ist ein Diarylchinolin. Es bindet an die ATP-Synthase, d. h. beim letzten Schritt der Atmungskette. Die ATP-Synthase verwendet den H^+-Gradienten, um auf der zytoplasmatischen Seite ADP mit Phosphat zu ATP zu rephosphorylieren (□ Abb. 63.5). Bedaquilin bindet innerhalb der Ionenpore und blockiert damit die H^+-Translokation. Resistenzen treten durch Mutationen in der Bindungsstelle auf.

Die Wirkung von Bedaquilin ist auf einige Mykobakterien-Spezies beschränkt (z. B. *Mycobacterium avium*, *M. leprae*), die MHK-Werte bei gramnegativen und -positiven Leitkeimen sind 100- bis 1000-fach höher. Die humane ATP-Synthase wird erst bei > 20.000-fach höheren Konzentration gehemmt.

Bedaquilin ist tuberkulozid, auch gegen intrazellulär ruhende Keime. Das Abtöten der Bakterien setzt in vivo mit zeitlicher Verzögerung ein. Bedaquilin hat einen protonierbaren Stickstoff und kann daher intrazellulär als amphiphiles Kation an Phospholipide gebunden akkumulieren. Dies löst eine (reversible) Phospholipidose aus, deren Bedutung noch unklar ist.

Häufige unerwünschte Wirkungen, die Bedaquilin im Rahmen der Kombinationstherapie zugeordnet werden können, sind Übelkeit, Kopf- und Gelenkschmerzen, Hyperurikämie (Mechanismus unklar) und Transaminasenanstieg (Kontrolle!). Bedaquilin kann das QT-Intervall verlängern (Vorsichtsmaßnahmen und Kontraindikationen, s. o. unter Delamanid). Im Bedaquilin-Studienarm der Phase-2b-Studie traten unter Bedaquilin häufiger ursächlich ungeklärte Todesfälle auf als im Kontrollarm.

■ **Pharmakokinetik und Indikation**

Die absolute orale Bioverfügbarkeit von Bedaquilin ist nicht bekannt, sie wird durch Nahrung mehr als verdoppelt (Einnahme zu den Mahlzeiten). Die Plasmaproteinbindung ist hoch (> 99%). Bedaquilin wird hepatisch über CYP3A4 metabolisiert und biliär eliminiert. Die Elimination ist triexponentiell. Die terminale Halbwertszeit der Elimination beträgt 5–6 Monate. Diese sehr lange Halbwertszeit wird auf die langsame Freisetzung aus der intrazellulären Phospholipidbindung zurückgeführt (s. o.).

Rifampicin (CYP3A4-Induktor) senkt die AUC von Bedaquilin um die Hälfte. Bedaquilin selbst beeinflusst die Pharmakokinetik anderer Antituberkulotika nicht. Bedaquilin ist für die Behandlung der Lungentuberkulose mit multiresistenten Tuberkelbakterien zugelassen (s. o. Delamanid).

Dosierung: Woche 1–2: 400 mg/d in einer Einzeldosis; Woche 3–24: 200 mg/d 3-mal pro Woche, ≥ 48 Stunden Abstand zwischen Einnahmen (keine Zulassung bei Kindern)

Weiterführende Literatur

Barger A, Fuhst C, Wiedemann B (2003) Pharmacological indices in antibiotic therapy. J Antimicrob Chemother 52: 893–898

Conde MB, Efron A, Loredo C, De Souza GR, Graça NP, Cezar MC, Ram M, Chaudhary MA, Bishai WR, Kritski AL, Chaisson RE (2009) Moxifloxacin versus ethambutol in the initial treatment of tuberculosis: a double-blind, randomised, controlled phase II trial. Lancet 373: 1183–1189

Diacon AH, Pym A, Grobusch MP, de los Rios JM, Gotuzzo E, Vasilyeva I, Leimane V, Andries K, Bakare N, De Marez T, Haxaire-Theeuwes M, Lounis N, Meyvisch P, De Paepe E, van Heeswijk RP, Dannemann B; TMC207-C208 Study Group (2014) Multidrug-resistant tuberculosis and culture conversion with bedaquiline. N Engl J Med 371: 723–732

Dorman SE, Johnson JL, Goldberg S, Muzanye G, Padayatchi N, Bozeman L, Heilig CM, Bernardo J, Choudhri S, Grosset JH, Guy E, Guyadeen P, Leus MC, Maltas G, Menzies D, Nuermberger EL, Villarino M, Vernon A, Chaisson RE; Tuberculosis Trials Consortium (2009) Substitution of moxifloxacin for isoniazid during intensive phase treatment of pulmonary tuberculosis. Am J Respir Crit Care Med 180: 273–280

Farrell DJ, Flamm RK, Sader HS, Jones RN (2014) Ceftobiprole activity against over 60,000 clinical bacterial pathogens isolated in Europe, Turkey, and Israel from 2005 to 2010. Antimicrob Agents Chemother 58: 3882–3888

Makino Y, Sugiura T, Ito T, Sugiyama N, Koyama N (2007) Carnitine-associated encephalopathy caused by long-term treatment with an antibiotic containing pivalic acid. Pediatrics 120: e739–741

Mouton JW, Touzw DJ, Horrevorts AM, Vinks AA (2000) Comparative pharmacokinetics of the carbapenems: clinical implications. Clin Pharmacokinet 39:185–201

Muthaiyan A, Silverman JA, Jayaswal RK, Wilkinson BJ (2008) Transcriptional profiling reveals that daptomycin induces the *Staphylococcus aureus* cell wall stress stimulon and genes responsive to membrane depolarization. Antimicrob Agents Chemother 52: 980–990

Pardillo FE, Burgos J, Fajardo TT, Dela Cruz E, Abalos RM, Paredes RM, Andaya CE, Gelber RH (2008) Powerful bactericidal activity of moxifloxacin in human leprosy. Antimicrob Agents Chemother. 52: 3113–3117

Zhanel GG, Love R, Adam H, Golden A, Zelenitsky S, Schweizer F, Gorityala B, Lagacé-Wiens PR, Rubinstein E, Walkty A, Gin AS, Gilmour M, Hoban DJ, Lynch JP 3rd, Karlowsky JA (2015) Tedizolid: a novel oxazolidinone with potent activity against multidrug-resistant gram-positive pathogens. Drugs 75: 253–270

Zumla A, Nahid P, Cole ST (2013) Advances in the development of new tuberculosis drugs and treatment regimens. Nat Rev Drug Discov 12: 388–404

Antivirale Pharmaka

M. Freissmuth

M. Freissmuth et al., *Pharmakologie und Toxikologie*,
DOI 10.1007/978-3-662-46689-6_58, © Springer-Verlag Berlin Heidelberg 2016

Viren haben keinen eigenen Stoffwechsel. Sie müssen in Wirtszellen eindringen und die zelluläre Maschinerie für die Replikation der eigenen genetischen Information (virale DNA oder RNA), die Synthese der viralen Proteine sowie die Assemblierung und den Export des infektiösen Viruspartikels nutzen. Die selektive pharmakologische Hemmung der viralen Vermehrung ist daher ein Problem. Dennoch sind mittlerweile einige Angriffspunkte erkannt worden, die bei einzelnen Viren eine spezifische Intervention erlauben.

58.1 Einleitung

Lernziele

Virustatika
- Wirkung gegen spezifische Viren
- Angriffspunkte

Viren sind hervorragend an ihre Wirtszellen adaptiert. Im Laufe der Evolution haben sie die Wege perfektioniert, mit einem Minimum an Erbinformation optimal die zellbiologischen Prozesse für ihren Zweck auszunutzen, d. h. in die Zelle einzudringen, den Zellkern und die Replikationsmaschinerie zu erreichen und unter Nutzung des sekretorischen Weges die Zelle wieder zu verlassen.

Virustatika mit gezielten Wirkstoffkombinationen gibt es heute gegen folgende Viren:
- Herpes-CMV-Gruppe
- Hepatitis-B-Virus
- Influenzaviren
- Hepatitis-C-Virus
- HI-Viren

Die einzelnen Schritte der Virusvermehrung sind in ◘ Abb. 58.1 dargestellt, allerdings ist nicht jeder Schritt für jedes Virus gleich:
- **HI-Viren** binden an Zelloberflächenrezeptoren (CD4 und CCR5), sind aber nicht auf die endozytotische Aufnahme angewiesen. Sie können die Fusion zwischen viraler Lipidhülle und Zellmembran an der Zelloberfläche induzieren (Schritt 2).
- **Pockenviren** brauchen nicht in den Zellkern zu gelangen, weil sie ihre eigene mRNA-Polymerase mitbringen. Ihr Replikationszyklus läuft daher im Zytoplasma ab (Schritt 4 und 5). Das gilt auch für Hepatitis-C-Viren.
- **Viren ohne Lipidhülle** (z. B. Adenoviren) assemblieren im Nukleus (Schritt 8): Die Virionen (infektiöse reife Viruspartikel) werden durch Zelllyse freigesetzt. Es gibt **kein** »Budding« (Schritt 9).
- **Viren mit Lipidhülle** werden im ER assembliert (Herpesviren, Hepatitis-C-Viren; in ◘ Abb. 58.1 nicht dargestellt) oder an der Plasmamembran (Influenzaviren, Schritt 9).
- Manche Viren (z. B. Herpesviren) bringen ihre eigene DNA-Polymerase mit. Diese brauchen daher keine »frühen« Proteine (»early antigens«), die durch Bindung an regulatorische Proteine (z. B. Retinoblastoma-[Rb-] Protein, p53) die Kontrolle des Zellzyklus aufheben und

die Expression der S-Phasen-spezifischen Proteine ermöglichen (z. B. Thymidylatkinase, Untereinheiten der DNA-Polymerase etc.).
- **Retroviren** integrieren ihre DNA ins Wirtsgenom.

In ◘ Abb. 58.1 lassen sich auch diejenigen Schritte erkennen, deren Hemmung derzeit als pharmakotherapeutisches Prinzip genutzt wird. **Angriffspunkte von Virustatika** sind:
- Hemmung der Bindung an Zelloberflächenrezeptoren
- Hemmung des Uncoating, d. h. der Freisetzung der Virusnukleinsäure in der Zelle
- Hemmung der Replikation (durch Kettenabbruch)
- Hemmung der ribosomalen Proteinsynthese bzw. deren Prozessierung durch Hemmung der HIV-Protease bzw. Hepatitis-C-Virus-NS3-Protease
- Hemmung im sekretorischen Weg durch Blockade des Influenza-M2-Protonenkanals
- Hemmung der Abschnürung von der Zelloberfläche (Budding) durch Neuraminidasehemmer

> **Alle antiviralen Pharmaka wirken nur virustatisch.**

Es ist nicht möglich, ein Virus abzutöten – man kann es nur durch ein Desinfektionsmittel denaturieren. Für die Elimination eines Virus ist das Immunsystem zuständig, das die Viren neutralisieren und die infizierten Zellen eliminieren muss. Ist das Immunsystem dazu nicht in der Lage, besteht eine persistierende Infektion. Die Virusproduktion muss durch eine Dauertherapie supprimiert werden.

Darüber hinaus kann bei schlechter Abwehrlage ein Antikörper von außen zugeführt werden. Der humanisierte monoklonale Antikörper Palivizumab ist für die Prophylaxe der Infektion mit Respiratory-Syncytial-Virus (RSV) bei Frühgeborenen zugelassen. Daneben existieren Gammaglobuline (aus Hyperimmunseren) gegen Zytomegalievirus (CMV), Hepatitis A und B, Masern, Mumps, Tollwut etc.

58.2 Virustatika gegen Herpesviren

Lernziele
- **α-Herpesviren:** Herpes-simplex-Virus-1 (HSV1, oral), HSV2 (genital), Varicella-Zoster-Virus (Herpesvirus-3)
  - **Virustatika:** Aciclovir/Valaciclovir; Penciclovir/Famciclovir; Brivudin
- **β-Herpesviren:** Zytomegalievirus (CMV)
  - **Virustatika:** Ganciclovir/Valganciclovir; Cidofovir; Foscarnet

58.2.1 Aciclovir und Valciclovir

- **Wirkungsmechanismus, Wirkungsspektrum und Resistenz**

Die pharmakotherapeutische Strategie beruht auf der Hemmung der Nukleinsäuresynthese. Aciclovir ist ein Guanosinanalogon (◘ Abb. 58.2). Valciclovir ist der Valinester von Aciclovir. Die Veresterung steigert die Bioverfügbarkeit (s. u.).

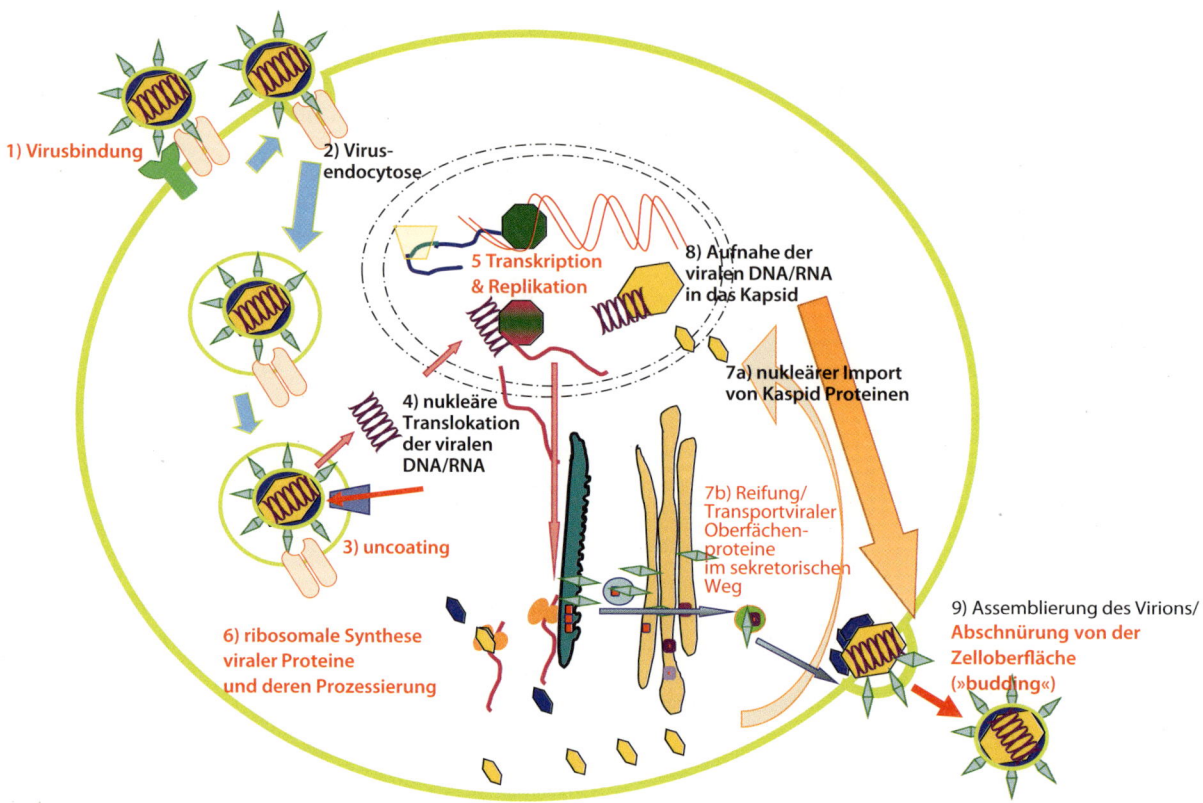

Abb. 58.1 Virusvermehrung (in 9 Schritten).
1: Viren binden spezifisch an Oberflächenmoleküle (ihre Rezeptoren und Co-Rezeptoren). **2:** Sie werden in der Regel durch clathrinvermittelte Endozytose aufgenommen. **3:** Im Endosom initiieren sie Veränderungen, die die Freisetzung der viralen DNA/RNA aus dem Kapsid und aus dem Endosom ermöglichen (z. B. im Fall von Influenzaviren durch Insertion eines Ionenkanals, des M2-Proteins). **4:** Die virale DNA/RNA wird (fast immer) in den Zellkern transloziert. **5:** Dort wird sie von zellulären oder viralen Polymerasen transkribiert und repliziert. **6:** Die viralen mRNA-Moleküle gelangen zum Ribosom. Frühe Gene dienen vor allem der Reprogrammierung der Zelle und der Regulation des geordneten Ablaufs der Translation. Späte Gene sind strukturelle Gene des Virus (Kapsidproteine). **7a:** Die Kapsidproteine werden in den Kern importiert. **8:** Sie assemblieren um die replizierte virale DNA/RNA zum Nukleokapsid, das aus dem Kern exportiert wird. **7b:** Proteine der äußeren Virushülle werden als Membranproteine synthetisiert, d. h., sie werden ins endoplasmatische Retikulum (ER) inseriert und gelangen vom Golgi-Apparat über sekretorische Vesikel zur Plasmamembran. **9:** Dort ermöglichen sie die Assemblierung des vollständigen infektiösen Virions, das von der Zelloberfläche abgeschnürt wird (Budding). Pharmakotherapeutisch genutzte Angriffspunkte sind im Text erläutert

58

Aciclovir wird in viral infizierten Zellen durch die virale Thymidinkinase von Herpes-simplex- und Varicella-Zoster-Viren zum Monophosphat phosphoryliert (◻ Abb. 58.3). Die virale Thymidinkinase hat eine 200-fach höhere Affinität als das menschliche Enzym. Zelluläre Kinasen phosphorylieren es zum Aciclovir-Triphosphat (◻ Abb. 58.3), das die virale DNA-Polymerase hemmt.

Zusätzlich inkorporiert die DNA-Polymerase Aciclovir-Triphosphat unter Abspaltung von Pyrophosphat statt Desoxy-GTP in den DNA-Strang. Weil keine 3'-OH-Gruppe zur Verfügung steht, kommt es zum Kettenabbruch (◻ Abb. 58.4). Die DNA wird nicht mehr repliziert, die virale DNA-Polymerase bleibt auf dem Strang hängen (Sackgassenhemmung, »dead-end inhibition«).

Aciclovir hemmt primär die Vermehrung von Herpes-simplex-Virus-1 (HSV1) gefolgt von HSV2. Zytomegalievirus (CMV) und andere Herpes-Viren werden nur bei sehr hoher Dosierung gehemmt. Die geringere Empfindlichkeit von Varicella-Zoster-Virus (VZV) lässt sich daran ablesen, dass für die Therapie eines Zoster eine deutlich höhere Dosis gebraucht wird als für Herpes genitalis (s. u.).

Resistenzen entstehen meist durch Änderung der Thymidinkinase (seltener der DNA-Polymerase), die Aciclovir nicht mehr bindet. Erworbene Resistenzen sind bei chronischer Suppressionstherapie häufig (bis zu 15%).

■ Pharmakokinetik

Die orale Bioverfügbarkeit von Aciclovir ist niedrig (10–20%), bei Valaciclovir ist sie auf ca. 50–70% erhöht. Valaciclovir wird durch Peptidtransporter der Darmschleimhaut aufgenommen und rasch im Rahmen seines First-Pass-Metabolismus vollständig in Aciclovir umgewandelt. Die Proteinbindung von Aciclovir ist vernachlässigbar (< 20%).

Das Verteilungsvolumen liegt bei 0,7 l/kg, in der Zerebrospinalflüssigkeit erreicht Aciclovir etwa 50% der Plasmakonzentration. Aciclovir wird überwiegend (> 80%) unverändert

Aciclovir (i.v., p.o., topisch) Ganciclovir (i.v., p.o.)

Oxidasen

Esterasen

Famciclovir (p.o.; Prodrug) Penciclovir (i.v., topisch)

◻ Abb. 58.2 Strukturformeln für Aciclovir, Ganciclovir, Famciclovir und Penciclovir. Famciclovir ist ein Prodrug, das nach oraler Gabe durch Esterasen (unter Abspaltung von 2 Molekülen Essigsäure) und Oxidation in Penciclovir überführt wird

renal ausgeschieden. Die Halbwertszeit liegt zwischen 2 und 6 Stunden, bei Anurie ist die Halbwertszeit auf 22 Stunden verlängert.

■ **Unerwünschte Wirkungen**

Aciclovir wird gut vertragen. Unerwünschte Wirkungen betreffen am häufigsten den Gastrointestinaltrakt mit Übelkeit, Erbrechen, Durchfall und die Niere. Aciclovir kann im Harn ausfallen. Eine ausreichende Volumenzufuhr bzw. Hydrierung ist entscheidend, um die (reversible) Nephrotoxizität zu verhindern. Seltener sind unerwünschte Wirkungen auf das ZNS mit Somnolenz, Lethargie, Verwirrtheit/Agitation und Halluzinationen.

Aciclovir kann lokal reizend wirken, d. h. ein Brennen beim Auftragen auf die Genitalschleimhaut oder bei intravenöser Gabe an der Injektionsstelle auslösen. Die Infusion muss daher langsam über 1 Stunde erfolgen.

■ **Klinische Anwendung**

Aciclovir und Valciclovir sind für die Prophylaxe und Therapie von Infektionen mit HSV und VZV zu gelassen; Valciclovir auch für die Prophylaxe der CMV-Infektion bei immunsupprimierten Patienten. Für die Therapie des Herpes Zoster ist der frühzeitige Beginn entscheidend. Die therapeutischen Ziele sind die Verhinderung der postherpetischen Neuralgie und Verkürzung des Erkrankungsverlaufs.

Bei rezidivierenden Herpes genitalis kann eine Suppressionstherapie sinnvoll sein. Eine HSV-Prophylaxe ist im Rahmen der Knochenmarktransplantation oder bei anderen Formen der (iatrogenen) Immunsuppression sinnvoll.

HSV/VSV-Thymidin-kinase zelluläre Kinasen

Aciclovir Aciclovir-Monophosphat Aciclovir-Triphosphat

dGTP

◻ Abb. 58.3 Phosphorylierung von Aciclovir zum Triphosphat durch die Herpes-simplex- oder Varicella-Zoster-Virus-Thymidinkinase zum Monophosphat und weite Phosphorylierung durch zelluläre Kinasen zum Triphosphat. Zum Vergleich ist die Struktur von dGTP gezeigt. Weil die 3'-OH-Gruppe fehlt (rot bei dGTP), führt die Inkorporation von Aciclovir-Monophosphat in die DNA-Kette zum Kettenabbruch (◻ Abb. 58.4)

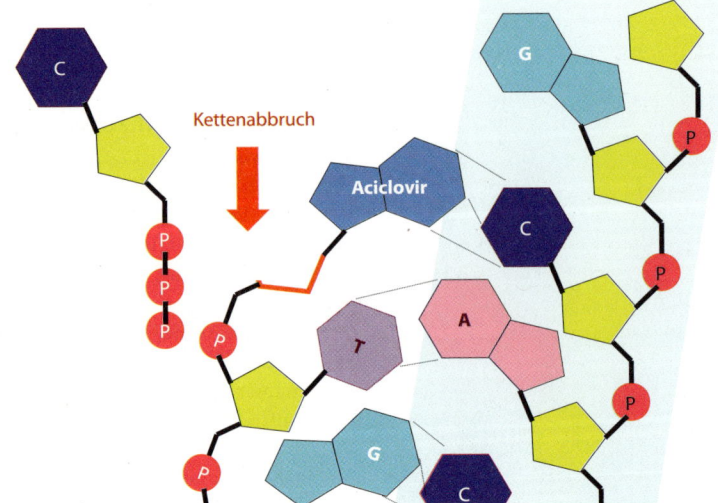

◨ Abb. 58.4 Inkorporation von Aciclovir in den DNA-Strang führt zum Kettenabbruch und damit zum Replikationsstopp. DNA-Polyme-rasen können Aciclovir-Triphosphat verwerten und unter Abspaltung von Pyrophosphat in den neu zu synthetisierten DNA-Strang einbauen, wobei Aciclovir als Guanosinanalogon mit Cytosin die Basenpaarung eingeht. Weil die 3' OH-Gruppe fehlt, kann das nächste hereinkommen-de Trinukleotid (in diesem Fall Desoxy-GTP) nicht mehr mit dem wachsenden DNA-Strang verknüpft werden. Es kommt zum Kettenabbruch. Dieser Mechanismus ist für alle therapeutisch eingesetzten Nukleosid- und Nukleotidanaloga identisch, denen die 3'-OH-Gruppe fehlt. Der als Vorlage dienende DNA-Strang (»template strand«) ist *hellblau unterlegt*. A = Adenin, C = Cytosin, G = Guanin, T = Thymin

---

Aciclovir und Valciclovir

Dosierung bei oraler Therapie:

— Infektion mit Herpes simplex genitalis bei Erwachsenen:
  – Aciclovir: 1 g/d in 5 Einzeldosen
  – Valciclovir: 1 g/d in 2 Einzeldosen
— Infektion mit Herpes simplex bei Kindern < 2 Jahre:
  – Aciclovir: 0,5 g/d
— Infektion mit Herpes simplex bei Kindern > 2 Jahre:
  – Aciclovir: 1 g/d in 5 Einzeldosen
— Rezidivierender Herpes simplex zur Unterdrückung des Rezidivs:
  – Aciclovir: 0,8 g/d in 4 Einzeldosen
  – Valciclovir: 0,5 g/d 1-mal pro Tag
— HSV-Prophylaxe bei Immunsupprimierten:
  – Aciclovir: 0,8 g/d in 4 Einzeldosen; Kinder < 2 Jahre 0,4 g/d
— Herpes Zoster/Varicella Zoster:
  – Aciclovir: Kinder < 2 Jahre 0,8 g/d; 2–6 Jahre: 1,6 g/d; > 6 Jahre 3,2 g/d; Erwachsene 4 g/d in 4 Einzeldosen
  – Valciclovir (nur bei Erwachsenen zugelassen): 3 g/d in 3 Einzeldosen
— Prophylaxe der CMV-Infektion bei Immunsupprimier-ten: Valciclovir 8 g/d in 4 Einzeldosen

Dosierung bei intravenöser Gabe:

— HSV-Enzephalitis, HSV-Pneumonie, systemische Infek-tion bei Neugeborenen:
  – Aciclovir: 45–60 mg/kg KG/d in 3 Einzeldosen über 21 Tage

---

58.2.2 Penciclovir und Famciclovir

■ **Wirkungsmechanismus, Wirkungsspektrum und Resistenz**

Penciclovir ist ein azyklisches Guanosinanalogon. Famci-clovir ist das oral bioverfügbare Prodrug (◨ Abb. 58.2). Penci-clovir wird wie Aciclovir durch die virale Thymidinkinase phosphoryliert und danach zum Triphosphat konvertiert. Penciclovir-Triphosphat hemmt die virale DNA-Polymerase weniger potent als Aciclovir-Triphosphat, akkumuliert aber zu höheren Spiegeln und persistiert länger in den Zellen. Pen-ciclovir erfasst HSV und VZV.

Erworbene Resistenzen sind wie bei Aciclovir durch Mu-tationen der Thymidinkinase (und selten der DNA-Poly-merase) bedingt. Es besteht Kreuzresistenz zu Aciclovir.

■ **Pharmakokinetik**

Penciclovir ist oral nicht bioverfügbar – es wird daher topisch (»Fieberblasencreme«) oder intravenös angewandt. Wird Famciclovir als Prodrug oral zugeführt, liegt die systemische Bioverfügbarkeit von Penciclovir bei 65–80%. Das Vertei-lungsvolumen beträgt 1,3 l/kg. Penciclovir wird überwiegend unverändert (90%) renal eliminiert. Die Halbwertszeit liegt bei 2 Stunden und steigt bei Niereninsuffizienz auf 10 Stun-den (→ Dosisanpassung/Verlängerung des Dosierungsinter-valls).

■ **Unerwünschte Wirkungen**

Famciclovir und Penciclovir werden gut vertragen. Die uner-wünschten Wirkungen entsprechen denen von Aciclovir.

58

■ Klinische Anwendung

Famciclovir und Penciclovir sind für die Prophylaxe und Therapie von Infektionen mit HSV und VZV zugelassen.

> **Famciclovir und Penciclovir**
>
> **Dosierungen bei oraler Therapie:**
> - Infektionen mit Herpes simplex genitalis (Erwachsene):
>   - Famciclovir: 0,75 g/d in 3 Einzeldosen
> - Rezidivierender Herpes simplex genitalis zur Unterdrückung des Rezidivs:
>   - Famciclovir: 0,25 g/d in 2 Einzeldosen
> - HSV-Prophylaxe bei Immunsupprimierten:
>   - Famciclovir: 1 g/d in 2 Einzeldosen
> - Herpes Zoster/Varicella Zoster:
>   - Famciclovir: 1,5 g/d in 3 Einzeldosen
>
> **Dosierung bei intravenöser Gabe:**
> - Bei mukokutanen Infektionen mit HSV bei Immunsupprimierten:
>   - Penciclovir 10–15 mg/kg KG/d in 3 Einzeldosen

58.2.3 Brivudin

■ Wirkungsmechanismus und Wirkungsspektrum

Brivudin ist ein 2'-Desoxy-Uridin mit einer Bromvinyl-(Bromethenyl-)Seitenkette (■ Abb. 58.5). Es wird wie Aciclovir durch die virale Thymidinkinase phosphoryliert und zum Triphosphat konvertiert. In dieser Form hemmt es die virale DNA-Polymerase. Brivudin erzeugt keinen Kettenabbruch. Es erfasst HSV1, VZV und weniger gut HSV2. Therapeutisch wird aufgrund der Studienlage nur die Wirkung gegen VZV genutzt.

■ Pharmakokinetik

Brivudin wird gut resorbiert, unterliegt aber einer ausgeprägten präsystemischen Elimination. Die orale Bioverfügbarkeit liegt daher nur bei 30%. Brivudin ist zu > 95% an Plasmaproteine gebunden, hat eine Verteilungsvolumen von etwa 1 l/kg und eine Halbwertszeit von 16 Stunden.

Sowohl im Rahmen des First-Pass-Metabolismus in der Leber als auch im anschließenden Metabolismus im gesamten Organismus entsteht durch Zuckerabspaltung Bromethenyl-Uracil. Dieses ist nicht antiviral wirksam, hemmt aber die Dihydropyrimidindehydrogenase (► Wechselwirkungen).

Die Ausscheidung des Metaboliten erfolgt überwiegend renal. Weil die Spaltung von Brivudin im gesamten Organismus erfolgt, ist eine Dosisanpassung weder bei Niereninsuffizienz noch bei eingeschränkter Leberfunktion notwendig.

■ Wechselwirkung

Die Hemmung der Dihydropyrimidindehydrogenase durch Bromethenyl-Uracil (Bromvinyluracil) ist bei Patienten sehr gefährlich, die eine Therapie mit 5-Fluoruracil oder dessen Prodrugs (Capecitabin, Tegafur; ► Kap. 61) oder Flucytosin (► Kap. 59) erhalten. Die Toxizität von 5-Fluoruracil wird

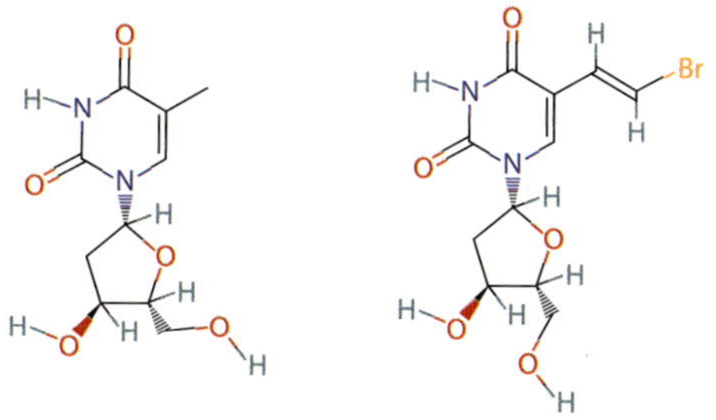

2'-Deoxy-Thymidin   Brivudin (p.o.)

■ Abb. 58.5 Vergleich der Strukturformeln von Brivudin mit der von 2'-Desoxy-Thymidinmonophosphat

durch Hemmung der Dihydropyrimidindehydrogenase drastisch gesteigert. Die Kombination von Brivudin mit 5-Fluoruracil hat zu Tosdesfällen geführt.

Nach Therapie mit Brivudin dauert es fast 3 Wochen, bis die Hemmung der Dihydropyrimidindehydrogenase nicht mehr nachweisbar ist. Daher muss ein Intervall von 4 Wochen zwischen Brivudingabe und anschließender Gabe von 5-Fluoruracil eingehalten werden.

■ Unerwünschte Wirkungen

Häufig tritt Übelkeit auf. Alle anderen unerwünschten Wirkungen (Kopfschmerz, Schwindel, Schlaflosigkeit; Hautausschläge, Blutbildveränderungen) sind selten (< 1%).

■ Klinische Anwendung

Behandlung des Herpes Zoster bei immunkompetenten Erwachsenen (vgl. Aciclovir).

Dosierung: 125 mg/d 1-mal pro Tag.

58.2.4 Ganciclovir und Valganciclovir

■ Wirkungsmechanismus, Wirkungsspektrum und Resistenz

Ganciclovir (■ Abb. 58.2) unterscheidet sich von Aciclovir nur durch eine zusätzliche Methanolgruppe in der Seitenkette bzw. von Penciclovir durch die Etherbrücke. Valganciclovir ist das Prodrug (Valylester von Ganciclovir).

Ganciclovir hemmt hochpotent die Vermehrung von CMV, wirkt aber auch gegen alle anderen Herpesviren inklusive HSV und VZV. Ganciclovir wird durch die HSV- oder die VZV-Thymidinkinase bzw. die multifunktionelle UL97-Kinase von CMV zum Monophosphat phosphoryliert. Ganciclovir-Diphosphate und -Triphosphate werden durch zelluläre Kinasen gebildet (vgl. Aciclovir, ■ Abb. 58.3).

Ganciclovir-Triphosphat hemmt die virale DNA-Polymerase. Ganciclovir-Triphosphat akkumuliert intrazellulär zu höheren Konzentrationen als Aciclovir-Triphosphat und persistiert intrazellulär über 24 Stunden. Dies erklärt, dass Ganciclovir nur 1-mal pro Tag verabreicht werden muss.

Resistenzen sind vor allem auf Mutationen zurückzuführen. Bei HSV besteht eine Kreuzresistenz zwischen Aciclovir und Ganciclovir.

■ **Pharmakokinetik**

Die orale Bioverfügbarkeit von Ganciclovir ist gering (< 10%). Das Prodrug Valganciclovir führt zur oralen Bioverfügbarkeit von 60% bzw. bei Einnahme mit der Nahrung von ca. 80%. Die Plasmaproteinbindung von Ganciclovir ist vernachlässigbar, das Verteilungsvolumen beträgt 1,1 l/kg. Die Halbwertszeit im Plasma liegt bei 2–4 Stunden.

Die Ausscheidung erfolgt überwiegend (> 90%) in unveränderter Form renal. Die Halbwertszeit steigt mit sinkender Kreatinin-Clearance auf Werte von 30–40 Stunden.

■ **Unerwünschte Wirkungen**

Die therapeutische Breite von Ganciclovir ist gering. Bei 30% der Patienten muss die Therapie wegen Myelo- und/oder Neurotoxizität abgebrochen werden:

━ **Myelosuppression:** Die Proliferation von Knochenmarkzellen wird im gleichen Konzentrationsbereich gehemmt wie die Vermehrung von CMV. Die Knochenmarksuppression ist deshalb dosislimitierend. Sie setzt meist nach 1 Woche ein und ist in der Regel reversibel.

━ **Neurotoxizität:** Kopfschmerzen, Schlaflosigkeit Geschmacksstörungen treten bei bis zu 15% der Patienten auf, seltener sind Krampfanfälle und periphere Neuropathien. Außerdem können Depressionen, Angstzustände, Verwirrtheit und Denkstörungen häufig auftreten.

Gastrointestinale unerwünschte Wirkungen sind häufig Übelkeit und Brechreiz, sehr häufig auch Durchfall.

❯ **Ganciclovir gilt als teratogen.**

■ **Klinische Anwendung**

Therapie und Prophylaxe einer lebens- oder augenlichtbedrohlichen CMV-Infektion bei Immunsupprimierten sowie Prophylaxe der CMV-Infektion bei Transplantierten.

Dosierung:

━ Intravenös: 10 mg/kg KG/d in 2 Einzeldosen über eine **langsame i. v. Infusion** wegen basischem pH, vgl. Aciclovir)

━ Oral: Valganciclovir 1,8 g/d in 2 Einzeldosen für 3 Wochen; ab 3 Wochen 0,9 g/d in 1 Einzeldosis

━ Prophylaxe bei Transplantation: 0,9 g/d 1-mal pro Tag bis 100 Tage nach Transplantation

58.2.5 Cidofovir

■ **Wirkungsmechanismus**

Cidofovir (◘ Abb. 58.6) ist ein Nukleotidanalogon des Cytidin-Monophosphats. Weil Cidofovir schon phosphoryliert ist, bedarf es keiner viralen Thymidinkinase oder UL97-Kinase, um antivirale Aktivität zu entfalten. Daher wirkt Cidofovir auch bei Resistenz gegen Aciclovir, Penciclovir und Ganciclovir.

Cidofovir wird langsam in Zellen aufgenommen. Der Transportmechanismus ist nicht genau bekannt, er wird der Endozytose aus der flüssigen Phase (»fluid phase endocytosis«) zugerechnet. Nierenepithelzellen nehmen Cidofovir in

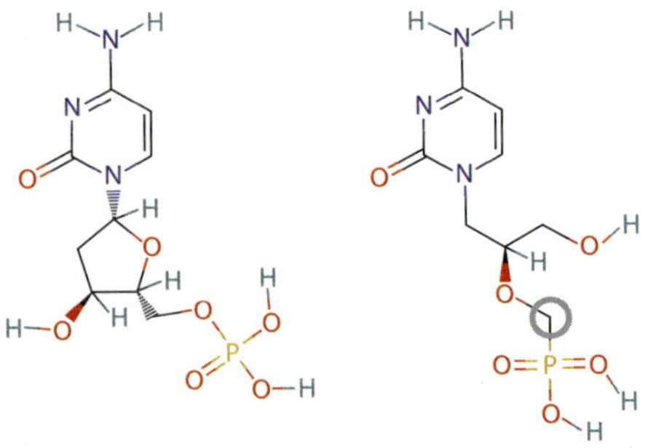

◘ **Abb. 58.6 Vergleich der Strukturformeln von Cidofovir mit der von 2′-Desoxy-Cytidin-Monophosphat.** Bei Cidofovir hängt die Phosphorsäure an einem C-Atom (*grauer Kreis*), wodurch die Substanz sehr stabil wird und lange in Zellen persistiert

großen Mengen durch den organischen Aniontransporter-1 (OAT1, SLC22A6, ► Abschn. 2.1.5, ◘ Abb. 2.28) auf. Dies erklärt die Nephrotoxizität von Cidofovir und den Umstand, dass diese durch Hemmung von OAT1 mit Probenecid abgeschwächt werden kann (s. u.).

Intrazellulär wird das entsprechende Triphosphat (Cidofovir-Diphosphat) durch endogene Kinasen gebildet und hemmt die viralen DNA-Polymerasen mit deutlich (um 1–2 Zehnerpotenzen) höherer Affinität als zelluläre DNA-Polymerasen. Cidofovir wird auch mit Phosphocholin verestert und persistiert in dieser Form mehr als 7 Tage in Zellen. Dieser Ester ist möglicherweise ein Reservoir für das antivirale Cidofovir-Diphosphat und erklärt die Beobachtung, dass 1 Dosierung im 1- bis 2-wöchigen Intervall ausreicht.

■ **Wirkungsspektrum und Resistenz**

Cidofovir erfasst Herpes-, Papova-, Pocken- und Adenoviren. Therapeutisch wird nur die Hemmung von CMV genutzt. Klinische Studien liegen auch für die lokale Therapie von Condylomata acumininata vor.

Resistenzen gegen Cidofovir sind auf Mutationen der viralen DNA-Polymerase zurückzuführen. Die mutierte Polymerase ist dann auch resistent gegen Ganciclovir. Gegen Foscarnet (► Abschn. 58.2.6) besteht keine Kreuzresistenz.

■ **Pharmakokinetik**

Cidofovir wird oral nicht resorbiert und muss daher intravenös infundiert werden. Die Proteinbindung ist vernachlässigbar (≤ 10%), das Verteilungsvolumen liegt bei 0,4 l/kg. Cidofovir gelangt nicht in nennenswertem Ausmaß in die Zerebrospinalflüssigkeit. Es wird unverändert renal ausgeschieden, die Halbwertszeit der Elimination beträgt 2–3 Stunden. Bei Nierenversagen steigt sie auf 30–35 Stunden.

Wegen der Nierentoxizität ist eine Gabe von Cidofovir bei eingeschränkter Nierenfunktion (Kreatinin-Clearance ≤ 55 ml/min) aber kontraindiziert. Tubulusepithelzellen reichern Cidofovir durch OAT1 an. Daher erfolgt die Therapie mit Probenecid (oral: 2 g 2 Stunden vor und je 1 g nach 2 und 8 Stunden).

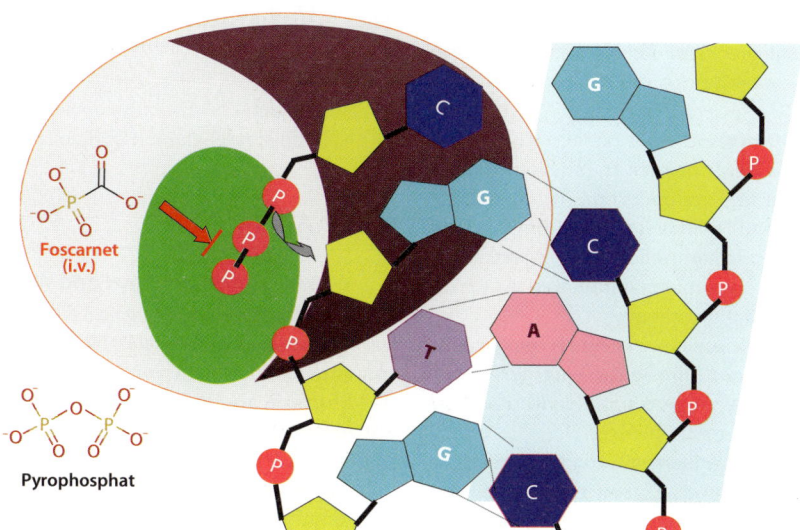

Abb. 58.7 Wirkungsmechanismus von Foscarnet. Foscarnet (Phosphonoformiat) ist ein Pyrophosphatanalogon. Es bindet an die DNA-Polymerase innerhalb ihrer Handflächendomäne (»palm domain«, *graue Ellipse* mit halbmondförmiger *dunkler* Basen- und *grüner* Pyrophosphat-Bindungsstelle). Die DNA-Polymerase würde hier unter Elimination von Pyrophosphat den Phosphodiester (*grauer, geschwungener Pfeil*) zwischen Guanin auf dem zu synthetisierenden DNA-Strang und dem Cytidin-Triphosphat (in der Handflächendomäne) knüpfen. Besetzt Foscarnet die Pyrophosphat-Bindungsstelle, kann diese Reaktion nicht ablaufen: Die DNA-Replikation ist gehemmt. Der als Matrize dienende DNA-Strang (»template strand«) ist hellblau unterlegt. A = Adenin, C = Cytidin, G = Guanin, T = Thymin

Unerwünschte Wirkungen

Cidofovir ist schlecht verträglich. Abgesehen von den üblichen unspezifischen Symptomen (Übelkeit, Hautausschläge) ist die wichtigste unerwünschte Wirkung die **Nephrotoxizität.** Diese wird durch Administration von Probenecid (s. o.) und Volumenzufuhr (1 l 0,9% NaCl-Lösung vor der Cidofovir-Infusion) hintangehalten. Dennoch entwickeln > 40% der Patienten eine Proteinurie und 15% einen Anstieg der Serumkreatininkonzentration.

Häufig (10–20% der Patienten) kommt es auch zur **Neutropenie.** Die Patienten müssen regelmäßig augenärztlich untersucht werden. Es können sich eine Uveitis/Iridozyklitis und eine Akkomodationslähmung entwickeln.

Wechselwirkungen

Die gleichzeitige Gabe anderer nephrotoxischer Substanzen (Aminoglykoside, Amphotericin B, Foscarnet, Ciclosporin, Cisplatin) ist kontraindiziert. Ein Intervall von 7 Tagen sollte zwischen der letzten Gabe von Cidofovir und deren Applikation eingehalten werden. Probenecid verhindert die Ausscheidung vieler Säuren (β-Lactam-Antibiotika, nichtsteroidaler Antiphlogistika).

Klinische Anwendung

Cidofovir wird bei CMV-Retinitis bei Patienten mit AIDS eingesetzt, die auf Ganciclovir und Foscarnet nicht ansprechen.

Dosierung: Intravenöse Infusion von 5 mg/kg KG 1-mal pro Woche; nach 14 Tagen 1-mal alle 2 Wochen 5 mg/kg KG.

58.2.6 Foscarnet

Wirkungsmechanismus, Wirkungsspektrum und Resistenz

Foscarnet ist ein Pyrophosphatanalogon und besetzt die Pyrophosphat-Bindungsstelle viraler DNA-Polymerasen, insbesondere von Herpesviren, Hepatitis-B-Viren und der reversen Transkriptase von HIV (**Abb. 58.7**). DNA-Polymerasen von Säugerzellen werden bei 10- bis 100-fach höherer Konzentration ebenfalls gehemmt.

Foscarnet wird unter anderem auch durch Natrium-/Phosphat-Transporter in die Zellen aufgenommen; andere Mechanismen spielen ebenfalls eine Rolle, sind aber nicht definiert. Foscarnet hemmt aber auch den Natrium-Phosphat-Transport in der Niere.

Die **Resistenz** gegen Foscarnet ist auf Mutationen in der viralen DNA-Polymerase zurückzuführen.

Pharmakokinetik

Die orale Bioverfügbarkeit von Foscarnet liegt bei nur 10–20%. Es wird daher intravenös appliziert. Die Proteinbindung ist vernachlässigbar (< 20%), das Verteilungsvolumen liegt etwas unter dem Gesamtkörperwasser (0,4–0,6 l/kg). Foscarnet erreicht im Auge (hintere Augenkammer) die gleichen und in der Zerebrospinalflüssigkeit etwas niedrigere Konzentrationen (ca. 60%) als im Plasma.

Die Ausscheidung erfolgt renal in unveränderter Form. Die dominante Halbwertszeit im Plasma beträgt 2–4 Stunden; es gibt aber eine späte Phase mit mehreren Tagen Halbwertszeit, was vermutlich auf einen verzögerten Rückstrom aus Knochengewebe zurückzuführen ist, in dem Foscarnet akkumuliert. Die Ausscheidung ist von der Nierenfunktion abhängig. Die Dosis muss entsprechend der Kreatinin-Clearance angepasst werden.

■ **Unerwünschte Wirkungen**

Im Vordergrund steht die **Nephrotoxizität.** Infusion von 0,9% NaCl (1 l) schützt vor ihr und verhindert das Auskristallisieren von Foscarnet. In jedem Fall müssen Nierenfunktion und Serumelektrolyte engmaschig kontrolliert werden, weil Hypokaliämie, Hypokalzämie, Hypomagnesiämie und Änderungen der Phosphatspiegel häufig vorkommen.

Die **Chelierung von Calcium** bewirkt eine Hypokalzämie, Symptome sind Parästhesien, Pfötchenstellung der Hände, Risus sardonicus und Tetanie. Außerdem treten Kopfschmerzen auf sowie Leuko- und Thrombopenien.

Im Urin sind hohe Foscarnetkonzentrationen vorhanden. Dies wirkt lokal reizend und kann zu ulzerierenden Nekrosen führen. Deshalb ist nach jeder Miktion sorgfältige Hygiene wichtig.

■ **Klinische Anwendung**

CMV-Retinitis und andere CMV-Infektionen sowie (mukokutane) aciclovirresistente HSV-Infektion bei immunsupprimierten Patienten.

> **Dosierung von Foscarnet**
> — **CMV-Infektionen:** Intravenös 180 mg/kg KG/d in 2 Einzeldosen über 2–3 Wochen, gefolgt von einer Erhaltungsdosis (90–120 mg/kg KG/d 1-mal pro Tag)
> — **HSV-Infektionen:** 1200 mg/kg KG/d in 3 Einzeldosen 7–10 Tage

58.3   Virustatika gegen Influenzaviren

Lernziele
— Amantadin
— Neuraminidasehemmer: Oseltamivir und Zanamivir

58.3.1 Amantadin

■ **Wirkungsmechanismus und Wirkungsspektrum**

Amantadin (◘ Abb. 58.8) hemmt das M2-Protein von Influenza-A-Viren. Dieser H^+-selektive Ionenkanal befindet sich in der äußeren Lipidhülle von Influenzaviren und erzeugt einen H^+-Einstrom aus dem Endosom in die virale Hülle. Die Azidifizierung des Virusinneren ist Voraussetzung für die Dissoziation des Virus, weil das Kapsid durch die Ansäuerung zerfällt (Uncoating). Amantadin blockiert die Pore und verhindert damit die Freisetzung des Virus aus dem Endosom.

Das M2-Protein spielt auch eine Rolle bei der Assemblierung des Virions: Es wird im ER synthetisiert und reift entlang des sekretorischen Weges (◘ Abb. 58.1, Schritte 6 und 7b). Im Golgi-Apparat verhindert M2 als Protonenkanal die Azidifizierung der Vesikel, die zur Inaktivierung des Hämagglutinins führen würde. Daher hemmt Amantadin auch die Reifung von Virionen.

Die Wirkung ist auf Influenza-A-Viren beschränkt. Nicht alle Influenza-A-Stämme sind empfindlich, z. B. sind H5N1 (»Vogelgrippe«) oder H1N1 (»Schweinegrippe«) überwiegend resistent. Amantadin hemmt auch NMDA-Rezeptoren und wird deshalb auch als Antiparkinsonmittel eingesetzt (► Kap. 34).

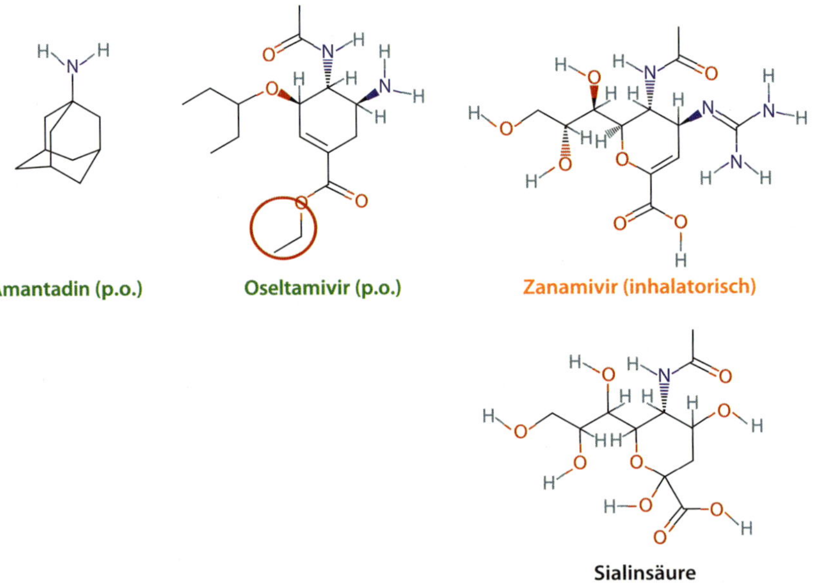

Amantadin (p.o.)   Oseltamivir (p.o.)   Zanamivir (inhalatorisch)

Sialinsäure

◘ **Abb. 58.8 Strukturformeln von Virustatika gegen Influenza: Porenblocker Amantadin und Neuraminidasehemmer Oseltamivir und Zanamivir.** Oseltamivir ist ein Prodrug, der Ethylester (*roter Kreis*) wird abgespalten. Es entsteht die Carbonsäure, die das aktive Prinzip darstellt. Sialinsäure (N-Acetyl-Neuraminsäure) ist zum Vergleich dargestellt

▪ Pharmakokinetik

Amantadin wird gut resorbiert (orale Bioverfügbarkeit > 90%), zirkuliert zu 60–70% an Plasmaprotein gebunden, verteilt sich gut (Verteilungsvolumen ca. 4 l/kg) und kommt auch im Nasen- und Bronchialsekret in Konzentrationen vor, die der Plasmakonzentration annähernd entsprechen.

Amantadin wird überwiegend (90%) unverändert renal ausgeschieden mit 7–23 Stunden Halbwertszeit. Bei eingeschränkter Kreatinin-Clearance (Anstieg der Halbwertszeit bis auf 70 Stunden) müssen die Dosierungsintervalle verlängert bzw. die Dosis reduziert werden.

▪ Wechselwirkungen

Amantadin löst Effekte aus, die einer muskarinischen Blockade entsprechen und verstärkt daher die antimuskarinische Wirkung von trizyklischen Antidepressiva, Neuroleptika, H_1-Antihistaminika etc. Es kann auch das QT-Intervall verlängern. Kombinationen mit Klasse-I- und Klasse-III-Antiarrhythmika, Neuroleptika, Makroliden etc. bedürfen der Überwachung.

▪ Unerwünschte Wirkungen

Amantadin ist gut verträglich. Dosislimitierende unerwünschte Wirkungen betreffen vor allem das ZNS: Unruhe, Abnahme der Konzentration, Schlafstörungen; bei hohen Dosen Halluzinationen, Delirien und generalisierte Krämpfe. Ältere Patienten sind empfindlicher; sie sollten nur die Hälfte der Dosis erhalten.

Durch die antimuskarinische Wirkung treten Mundtrockenheit, Bauchschmerzen und Obstipation auf. Selten sind Hautreaktionen wie Ekzeme oder Fotosensibilisierung zu beobachten.

▪ Klinische Anwendung

Amantadin kann zur Behandlung und Prophylaxe der Influenza A verwendet werden.

Dosierung: 200 mg/d in 1–2 Dosen (ältere Patienten sind empfindlicher und sollten nur die Hälfte der Dosis erhalten).

58.3.2 Neuraminidasehemmer Oseltamivir und Zanamivir

▪ Wirkungsmechanismus, Wirkungsspektrum und Resistenz

Oseltamivir ist ein Prodrug, das oral zugeführt werden kann und durch Esterhydrolyse die aktive Säure liefert (◘ Abb. 58.8). Zanamivir ist eine Säure und wird inhalatorisch zugeführt (◘ Abb. 58.8). Beide Substanzen hemmen die Neuraminidase von Influenzaviren.

Sialinsäure (N-Acetyl-Neuraminsäure) ist ein endständiges Zuckerderivat komplex glykosilierter Glykoproteine. Virale Hämagglutine binden an Sialinsäure und ermöglichen damit die Anheftung der Viren bei der Invasion. Bei der Freisetzung der Influenzaviren wäre diese Interaktion hinderlich, weil die Viren an der Zellmembran und aneinander kleben. Daher produzieren Influenzaviren eine Neuramini-

dase, die die endständigen Sialinsäuren (Neuraminsäure) abspalten.

Oseltamivir und Zanamivir stehen strukturell der Sialinsäure sehr nahe (◘ Abb. 58.8) und hemmen die Neuraminidase. Infektiöse Influenzaviren können nicht mehr freigesetzt werden. Oseltamivir und Zanamivir hemmen die Neuraminidasen von Influenza A und B und erfassen damit die humanpathogenen Viren.

Resistente Viren haben Mutationen in der Neuraminidase, sind meist aber weniger infektiös und virulent.

▪ Pharmakokinetik

Oseltamivir wird rasch resorbiert und hat eine orale Bioverfügbarkeit von 80%. Das Verteilungsvolumen liegt bei ca. 0,3 l/kg, die Halbwertszeit beträgt 6–10 Stunden. Oseltamivir wird unverändert durch glomeruläre Filtration und tubuläre Sekretion ausgeschieden.

Zanamivir wird bei oraler Gabe kaum resorbiert (< 5%) und deshalb inhalatorisch zugeführt. Die Plasmahalbwertszeit liegt bei 2–5 Stunden.

▪ Unerwünschte Wirkungen

Oseltamivir wird gut vertragen. Nebenwirkungen sind meist banaler Natur (Übelkeit und eventuell Erbrechen). Zanamivir kann bei Inhalation zu Hustenanfällen führen, insbesondere bei bestehendem Asthma bronchiale.

▪ Klinische Anwendung

Behandlung und Prävention der Infektionen mit Influenza-A-und Influenza-B-Viren. Die Behandlung ist umso effektiver, je früher sie begonnen wird.

Dosierung von Oseltamivir und Zanamivir

Oseltamivir:
- **Therapie:**
  - Kinder: Bis 15 kg 60 mg/d; 15–23 kg 90 mg/d; 23–40 kg 120 mg/d; ab 40 kg 150 mg/d in 2 Einzeldosen
  - Erwachsene: 150 mg/d in 2 Einzeldosen über 5 Tage
- **Prophylaxe:** Halbe Dosierung (1-mal/Tag)

Zanamivir:
- **Therapie:** Erwachsene und Kinder > 5 Jahre 20 mg/Tag in 2 Einzeldosen
- **Prophylaxe:** Halbe Dosierung (1-mal/Tag)

58.4   Mittel zur Behandlung der Hepatitis C

Lernziele

- Ribavirin
- Interferon-α
- Protease-/NS3-Inhibitoren: Boceprevir, Paritaprevir, Simeprevir, Telaprevir
- NS5A-Inhibitoren: Daclatasvir, Ledispavir, Ombitasvir
- Polymerase-/NS5B-Inhibitoren: Sofosbuvir, Dasabuvir

Das Hepatitis-C-Virus (HCV) ist ein sehr kleines RNA-Virus (Genomgröße 9,6 kB) aus der Familie der Flaviviridae. Die RNA codiert ein Polyprotein aus ca. 3000 Aminosäuren, das co-translationell in die ER-Membran inseriert und durch 3 Proteasen prozessiert wird (◘ Abb. 58.9):

- Signalpeptidase (zelleigen)
- NS2-NS3-Protease (die sich autokatalytisch dank der Cysteinprotease von NS2 abspaltet; NS für »non-structural«)
- NS4A/NS3-Protease (Komplex aus katalytischer Untereinheit NS3 und Co-Faktor NS4A

Die Hüllproteine E1 und E2 (E für »envelope«) sind für den Zelltropismus verantwortlich: Sie ermöglichen die Bindung des Viruspartikels an CD81 und SR-B1 (»scavenger receptor B1«, ► Kap. 43); das Viruspartikel wird dann an Claudin und Occludin gebunden, sodass die clathrinvermittelte Internalisierung an den Zell-Zell-Kontakten stattfindet.

Die Infektiosität der Viruspartikel wird durch Adsorption von Apolipoproteinen bzw. VLDL (► Kap. 43) erhöht. Das **Zusammenspiel von Virus und Lipoproteinen** erklärt möglicherweise auch, weshalb der Verlauf einer Hepatitis-C-Infektion bei Obesitas und Diabetes mellitus Typ 2 ungünstiger ist.

Es gibt **7 Genotypen** (und 67 Subtypen) des Hepatitis-C-Virus:

- Mit > 45% ist Genotyp 1 weltweit der häufigste (Genotyp 1a häufiger in Mitteleuropa, Genotyp 1b in den USA).
- Es folgt Genotyp 3 (30%; in Europa ist dieser vor allem mit intravenösem Drogenkonsum assoziiert).
- Genotyp 2 ist in Nigeria und Nachbarstaaten prävalent, Genotyp 3 auf dem indischen Subkontinent, Genotyp 4 in Ägypten, Sudan, Äthiopien und Zentralafrika, Genotyp 5 in Südafrika und Genotyp 6 in China und Indochina.

Nicht alle Genotypen sprechen gleichermaßen auf die verfügbaren Therapien an. Genotyp 7 ist erst kürzlich entdeckt worden. Daher gibt es für ihn keine Therapieempfehlungen. Da

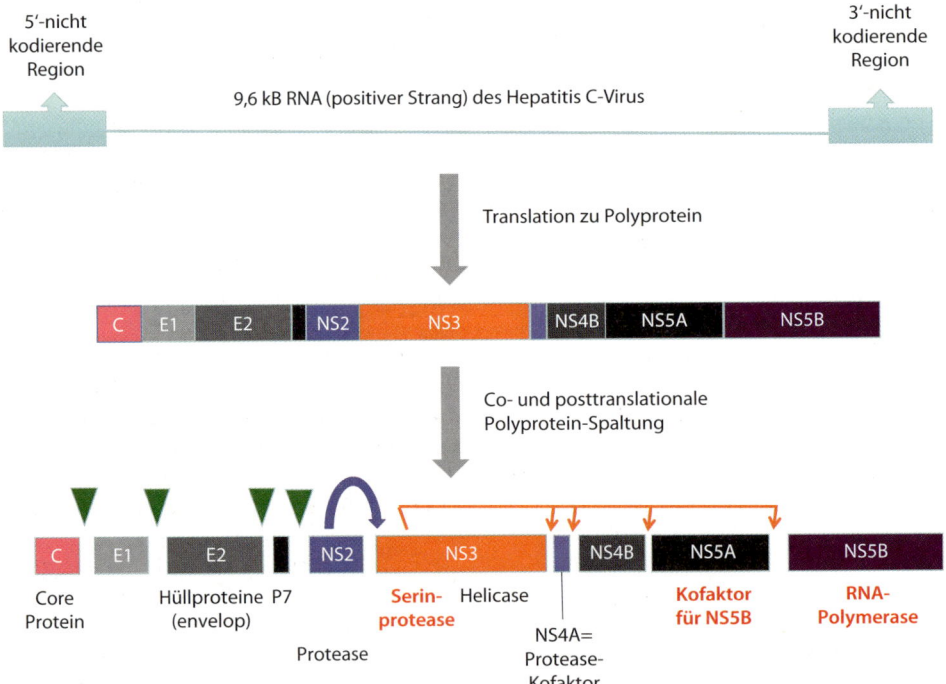

◘ **Abb. 58.9 Organisation des Hepatitis-C-Genoms und Prozessierung des Polyproteins.** Das Virus enthält eine (positive) Einzelstrang-RNA, die an ihren beiden Enden eine Sekundärstruktur entfaltet. Die 5'-nichtcodierende Region ermöglicht das Einfädeln am Ribosom (über eine Internal Ribosomal Entry Sequence, IRES). Das Ribosom wird durch die zelleigene Maschinerie zum ER transloziert, wo das Polyprotein co-translational in die ER-Membran inseriert wird. Die ersten 4 Proteine werden durch die ER-residente Signalpeptidase gespalten (*grüne Dreiecke*); NS2 ist eine Cysteinprotease, die NS3 abspaltet. NS3 enthält im N-terminalen Teil eine Serinprotease- und in seiner C-terminalen Domäne eine Helicaseaktivität. Die Serinprotease spaltet die restlichen Proteine. NS4A ist Co-Faktor für NS3. NS4B organisiert die ER-Membranen in eine netz- bzw. wabenförmige Struktur, die die Assemblierung der Viren erleichtert. NS5A hat mehrere Domänen: An die N-terminale Domäne binden die derzeit verwendeten Inhibitoren. NS5B ist die RNA-Polymerase, die an die 3'-nichtcodierende Region der RNA binden kann und diese in 2 Schritten repliziert. Derzeit therapeutisch genutzte Angriffspunkte sind rot markiert

Ribavirin (p.o.)

◙ **Abb. 58.10** Strukturformel für Ribavirin, ein Virustatikum gegen Hepatitits C

derzeit eine große Zahl klinischer Studien für zahlreiche Substanzen läuft, werden die Therapien ständig optimiert. Der hier beschriebene Stand spiegelt die Situation Anfang 2015 wider.

58.4.1 Ribavirin

▪ Wirkungsmechanismus, Wirkungsspektrum und Resistenz

Ribavirin ist ein Carboxamidotriazol, das an eine Ribose gekoppelt ist und damit an eine unvollständige Purinbase erinnert (◙ Abb. 58.10). Es hat mehrere Angriffspunkte; unklar ist, welche für die antivirale Wirkung entscheidend sind. Ribavirin wird über Nukleosidtransporter aufgenommen und intrazellulär durch endogene Kinasen zum Triphosphat phosphoryliert. Dieses wird von der viralen NS5B-Polymerase verwertet und in die virale (m)RNA eingebaut.

Weil aber die Hälfte des Purinrings fehlt, ist eine korrekte Paarung mit tRNA bzw. bei der Replikation der viralen RNA nicht möglich. Dadurch wird das Virus in einem Maße mutiert, dass es defekt wird (letale Mutagenese).

Ribavirin hemmt auch die Bildung der guaninreichen Cap-Struktur am 5'-Ende viraler mRNA (z. B. bei Influenzaviren). Dieser Mechanismus ist für die Hemmung des Hepatitis-C-Virus irrelevant, weil dieses keine Cap-Struktur bildet, sondern seine »non-coding regions« zum Einfädeln der viralen mRNA am Ribosom nutzt (◙ Abb. 58.9).

Ribavirinmonophosphat hemmt auch die IMP-Dehydrogenase. Dieses Enzym spielt eine Schlüsselrolle bei der Rezirkulation von Purinen (Purin-Salvage-Pathway) und der Kontrolle der Purin-de-novo-Synthese. Es wird durch Immunsuppressiva (Mycophenolsäure, ► Kap. 25) und zytotoxische Purinanaloga (6-Mercaptopurin etc., ► Kap. 61) gehemmt. Die Zellen verarmen an GTP. Noch ist unklar, welche Bedeutung dies für die Hemmung der Virusvermehrung hat.

Jedenfalls erklärt dieser Effekt eine Abnahme der Lymphozytenreaktivität unter Ribavirin. Ribavirin hemmt die Replikation vieler Viren (z. B. Influenzaviren, Respiratory-Syncytial-Virus [RSV], Adenoviren, Masernvirus, Lassavirus). Zugelassen ist es nur für die Therapie der Hepatitis C

und in den USA zusätzlich für die Therapie des RSV. Ribavirin erfasst nur einen Teil der Hepatitis-C-Viren (s. u.).

Erworbene **Resistenzen** sind bei Hepatitis C zum Teil auf Mutationen der viralen RNA-Polymerase zurückzuführen.

▪ Pharmakokinetik

Ribavirin wird über Nukleosidtransporter im Darm aufgenommen. Seine orale Bioverfügbarkeit liegt bei 50%. Die Plasmaproteinbindung ist vernachlässigbar. Das Verteilungsvolumen liegt bei 10 l/kg. Die Kinetik ist komplex, weil Ribavirin von Zellen aufgenommen wird. Erythrozyten akkumulieren Ribavirin und setzen es langsam frei. Im Gleichgewicht steigt die Plasmahalbwertszeit daher auf 10–14 Tage. Ribavirin wird in der Leber metabolisiert und renal eliminiert.

▪ Unerwünschte Wirkungen

Dosislimitierend sind die auf Hämolyse und Knochenmarksuppression zurückzuführende Anämie (20%) und die Neutropenie. Häufig sind Lymphknotenschwellungen und Thrombozytopenie. Da Ribavirin immer zusammen mit Interferon-α angewandt wird, geht ein Teil der Nebenwirkungen auf Interferon-α zurück.

Die Schilddrüsenfunktion muss überwacht werden, weil sehr häufig eine Hypothyreose auftritt (manchmal auch eine Hyperthyreose) (► Abschn. 58.4.2). Häufige Nebenwirkungen sind neben Schilddrüsenfunktionsstörungen Kopfschmerz, Schwindel, Somnolenz, Tremor; Übelkeit, Erbrechen, Durchfall; Haarausfall, Hautausschläge; Gliederschmerzen.

Ribavirin unterdrückt die Spermatogenese und kann zu Hodenschmerzen führen. Es ist ein etabliertes Teratogen, kontrazeptive Maßnahmen sollten deshalb bis 4 Monate nach der Therapie durchgeführt werden.

▪ Klinische Anwendung

Ribavirin muss mit pegyliertem Interferon-α2a oder direkt wirkenden antiviralen Substanzen (DAA, »direct-acting antiviral agents«) verabreicht werden. Nicht alle Hepatitis-C-Viren sprechen auf die Therapie gleich gut an, die Gesamtansprechraten betragen 50–80%:

- Genotyp 2 und Genotyp 3 sprechen am besten an: Therapiedauer von 24 Wochen
- Genotyp 1 und Genotyp 4 (und 6?): Therapiedauer 48 Wochen
- bei Co-Infektion mit HIV: Therapiedauer unabhängig vom Genotyp 48 Wochen

Dosierung:
- Kinder 15 mg/kg KG/d
- Erwachsene 800–1200 mg/d in 2 Einzeldosen

58.4.2 Interferon-α

Interferone sind ursprünglich als antivirales Prinzip entdeckt worden. Der Zellkulturüberstand (konditioniertes Medium) einer viral infizierten Zellkultur wurde einer anderen Zellkultur zugesetzt, bevor diese mit dem Virus inkubiert wurde. Das konditionierte Medium schützte die zweite Zellkultur vor der Virusinfektion. Es enthielt eine Substanz, die mit der Virusinfektion interferierte, daher der Name Interferone (IFN).

Interferone hemmen auch Proliferation vieler Zellen, verstärken die Expression von MHC-Komplexen und modulieren die Funktion von Lymphozyten und Makrophagen durch Änderung der Expression ihrer Oberflächenmoleküle. Von den 3 Interferon-Gruppen IFN-α, IFN-β und IFN-γ werden α-Interferone therapeutisch als antivirales Prinzip genutzt.

■ Wirkungsmechanismus und Wirkungsspektrum

Die antivirale Wirkung von Interferon-α kommt über mehrere Effekte zustande:

- Die verstärkte Expression von MHC-Klasse-I-Molekülen steigert die immunologische Überwachung durch zytotoxische T-Zellen.
- Interferon-α induziert über den JAK/STAT-Signalweg (▶ Kap. 22) die Produktion von etwa 25 Proteinen, die die Virusproduktion unterdrücken. Dazu gehört z. B. die Induktion einer Proteinkinase, die durch Doppelstrang-RNA aktiviert wird. Diese unterdrückt die ribosomale Proteinsynthese durch Phosphorylierung des eukaryontischen Initationsfaktors 2 (eIF2).
- Eine latente RNAse (RNAse L) wird aktiviert, die virale Einzelstrang- und Doppelstrang-RNA spaltet.
- Interferone induzieren auch Proteine, die die Glykosilierung viraler Hüllproteine verhindern (◘ Abb. 58.1, Schritt 7b).

Im evolutionären Wettlauf haben Viren Gegenmechanismen entwickelt, mit denen sie die Effekte von Interferonen unterdrücken:

- CMV kann den Export von MHC-I-Molekülen aus dem ER an die Zelloberfläche unterdrücken.
- Hepatitis C verhindert die Aktivierung der interferoninduzierten RNA-abhängigen Proteinkinase etc.

Interferone hemmen in vitro die Vermehrung zahlreicher Viren. Therapeutisch durch klinische Studien gesichert ist nur die Anwendung von Interferon-α2b (mit oder ohne Pegylierung) bei Hepatitis C und B.

■ Pharmakokinetik

Die Bioverfügbarkeit nach subkutaner Gabe liegt bei 80%, die Plasmahalbwertszeit beträgt ca. 6 Stunden. Der Effekt hält länger an, weil Proteine induziert worden sind (s. o.). Isoliert man Makrophagen aus dem Blut, lässt sich nachweisen, dass Surrogatmarker der antiviralen Antwort über 1 Woche aktiviert sind.

Interferon-α2a wird mit Polyethylenglykol modifiziert, das die Resorption verzögert und dadurch die Halbwertszeit verlängert. Damit hält die Wirkdauer länger an. Zur Verfügung stehen Peginterferon-α2a und -α2b (Halbwertszeit ca. 50 bzw. 80 Stunden).

■ Unerwünschte Wirkungen

Die Injektion von Interferon erzeugt häufig grippeähnliche Symptome: Fieber, Frösteln, Glieder- und Kopfschmerzen, Übelkeit. Das Fieber fällt innerhalb von 6–12 Stunden. Es kann auch durch Vorbehandlung mit einem COX-Hemmer (Paracetamol, Acetylsalicylsäure, Ibuprofen) beseitigt werden. Dosislimitierend sind Neutro- und Thrombopenie.

Bei länger dauernder Therapie kann es zu Depressionen und Angstzuständen mit suizidaler Ideation kommen; dies ist auch nach Absetzten der Therapie möglich. Überwachung und Hilfestellung für die Patienten sind ebenso notwendig wie eine gründliche anamnestische Exploration (bestehende psychiatrische Erkrankung, Neigung zur Depression?) und eine rechtzeitige Intervention. Daneben können auch Zustände von Verwirrtheit und Verhaltensstörungen auftreten.

Autoimmunerkrankungen können auftreten, insbesondere Thyreoiditis (mit Hyper- oder Hypothyreose).

■ Klinische Anwendung

Interferone werden bei einer Infektion mit Hepatitis C (als Monotherapie oder in Kombination mit Ribavirin) und bei Hepatitis B eingesetzt. Die Therapiedauer richtet sich nach der Viruslast.

Dosierung von Interferon-α

- **Pegyliertes Interferon-α2a/-α2b:**
  - Hepatitis-C-Virus: 4,5 Mio. IE 3-mal/Woche für bis zu 12 Monaten (vgl. Ribavirin)
  - Hepatitis-B-Virus: 2,5–5 Mio. IE/m² Körperoberfläche 3-mal/Woche für bis zu 4–6 Monaten
- **Pegintron-α2a:**
  - Hepatitis-B- und Hepatitis-C-Virus: 180 μg/Woche
- **Pegintron-α2b:** Nur für Hepatitis C zugelassen:
  - Monotherapie: 0,5–1 μg/kg KG/Woche, 1-mal wöchentlich
  - Gemeinsam mit Ribavirin: 1,5 μg/kg KG/Woche

58.4.3 Protease-/NS3-Inhibitoren: Boceprevir, Paritaprevir, Simeprevir, Telaprevir

NS3-Protein enthält an seinem N-terminalen Ende eine Domäne, die eine Serinproteaseaktivität entfaltet, NS4A als Co-Faktor braucht und den C-terminalen Teil des Polyproteins prozessiert (NS4A, NS4B, NS5A, NS5B) (◘ Abb. 58.9). **Boceprevir** und **Telaprevir** sind die ersten Hemmer, die 2011 zur Therapie zugelassen wurden. Sie gehen mit ihrer α-Ketoamid-Funktion (◘ Abb. 58.11) eine kovalente Bindung mit dem katalytischen Serin der NS-Protease ein.

Die NS3-Protease hat eine flache Substratbindungsstelle; dies begünstigt die Resistenzentwicklung: Es gibt mehrere Punktmutationen, die die Affinität für Boceprevir oder Telaprevir dramatisch senken. Diese treten sehr rasch auf, weil die RNA-Polymerase von HCV eine relative hohe Fehlerneigung hat.

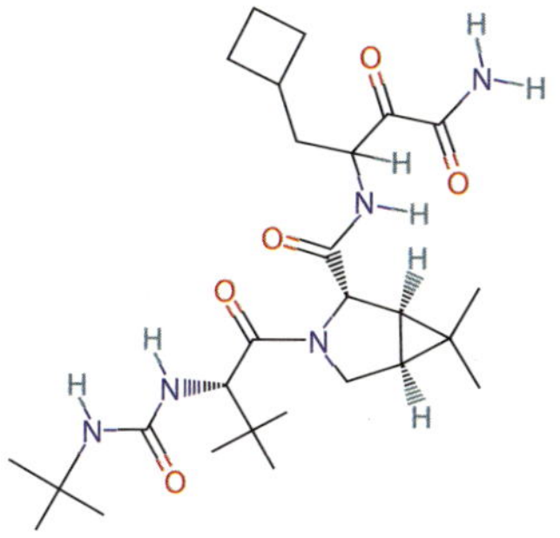

Boceprevir (p.o.)

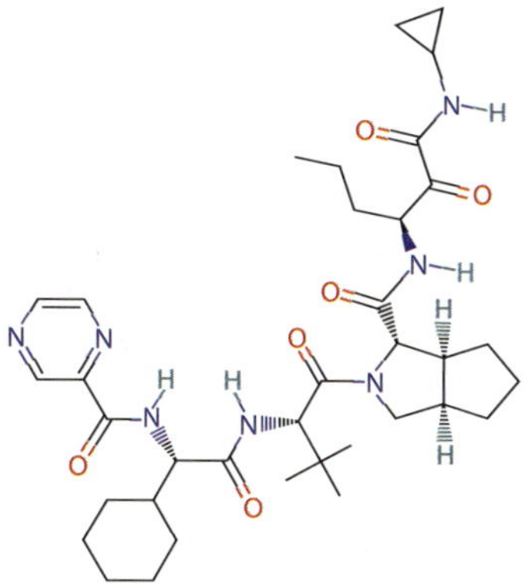

Telaprevir (p.o.)

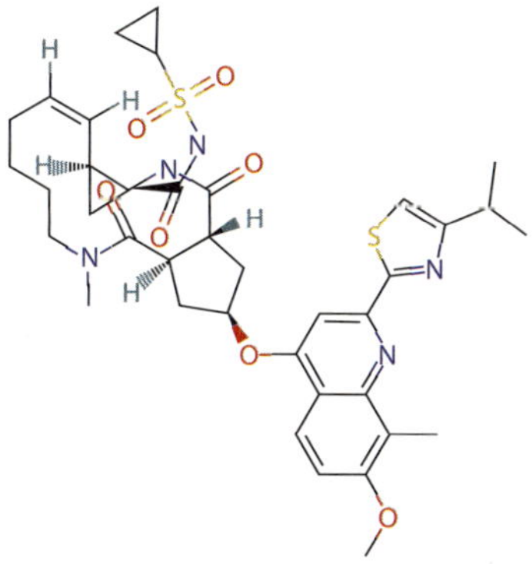

Simeprevir (p.o.)

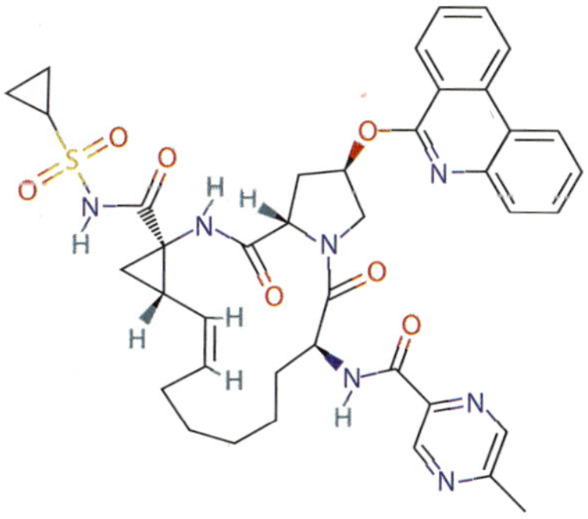

Paritaprevir (p.o.)

◘ **Abb. 58.11** Struktur der Hemmer Boceprevir, Telaprevir, Simeprevir und Paritaprevir der NS3-Protease des Hepatitis-C-Virus

Boceprevir und Telaprevir können daher nur in Kombination mit Interferon-α und Ribavirin appliziert werden. In dieser Kombination verbessern sie die Elimination von Hepatitis-C-Viren deutlich: Bei Genotyp 1 werden Eliminationsraten (Sustained Virological Response, SVR) von ca. 70% erreicht.

Boceprevir und Telaprevir sind starke Induktoren von CYP3A4, es gibt deshalb Interaktionen mit der Anti-HIV-Medikation (▶ Abschn. 58.6). Daher sind diese Substanzen in der Therapie der Hepatitis C bereits wieder weitgehend verlassen worden.

Ein ähnliches Schicksal ist möglicherweise für **Simeprevir** zu erwarten, weil die (fixe) Kombination aus **Paritaprevir**, **Ritonavir** und **Ombitasvir** (▶ Abschn. 58.4.4) gemeinsam mit **Dasabuvir** (▶ Abschn. 58.4.5) überlegen ist. Die Attraktivität dieser Fixkombination liegt darüber hinaus darin begründet, dass die Therapiedauer kurz ist und ohne Interferon auskommt (und daher dessen typische Nebenwirkungen vermeidet).

Zahlreiche weitere Proteaseinhibitoren sind derzeit in Entwicklung (z. B. Asunaprevir, Faldaprevir, Sovaprevir).

Simeprevir

Simeprevir ist wie Paritaprevir ein makrozyklischer peptidomimetischer NS3-Protease-Inhibitor der nächsten Generation (◘ Abb. 58.11). Die große Fläche, die der Makrozyklus besetzt, führt zu einer sehr hohen Affinität für die Substratbindungsstelle (IC_{50} im nanomolaren Bereich).

Allerdings zeigt **Genotyp 1a** einen (Q80K-)**Polymorphismus**, der die Empfindlichkeit gegenüber Simeprevir herabsetzt. Daher wird eine vorherige Virusbestimmung empfohlen, wenn Simeprevir mit Interferon-α und Ribavirin als Therapie erwogen wird. In dieser Kombination werden Eliminationsraten von 80% erzielt (gegenüber ca. 50% mit Interferon-α und Ribavirin bzw. bei bestehendem Q80K-Polymorphismus). Ähnliche Eliminationsraten werden auch beim Genotyp 4 erreicht.

Die Alternative ist eine **Kombination von Simeprevir mit Sofosbuvir**: Sie erzielt beim Genotyp 1 Eliminationsraten von 93–100% (bei 12- bzw. 24-wöchiger Therapie). In der Kombination mit Sofosbuvir spielt der Q80K-Polymorphismus keine Rolle.

▪ Pharmakokinetik

Simeprevir muss oral mit Nahrung zugeführt werden, weil das seine Bioverfügbarkeit (auf ca. 60%) steigert. Die Proteinbindung ist hoch (> 99%), der Metabolismus erfolgt vor allem über CYP3A4, die Ausscheidung ist ausschließlich biliär. Bei milder bis mäßiger Leberfuntionseinschränkung

(Child-Pugh-Score A und B) ist eine Dosisanpassung nicht erforderlich. Die Halbwertszeit bei HCV-Erkrankten beträgt ca. 40 Stunden.

Interaktionen sind für CYP3A4-Inhibitoren und -Induktoren nachgewiesen bzw. anzunehmen. Kombinationen mit Ritonavir- bzw. Cobicistat-geboosterten HIV-Protease-Inhibitoren (► Abschn. 58.6.5) sind daher z. B. kontraindiziert. Ebenso ist unter anderem besondere Vorsicht bei der Anwendung mit Statinen geboten (Ausnahme Fluvastatin, ► Kap. 43).

■ Unerwünschte Wirkungen

Simeprevir erzeugt häufig ausgedehnte Hautausschläge (inkl. Fotosensibilisierung) und Juckreiz, ein Sonnenschutz ist erforderlich. Häufig tritt auch Übelkeit und Verstopfung sowie Atemnot und ein Anstieg des Serumbilirubins auf.

■ Klinische Anwendung und Dosierung

Die Anwendung von Simeprevir ist auf die Genotypen 1 und 4 beschränkt. Die empfohlene Dosierung ist 150 mg/d als Einzeldosis über 12 Wochen in Kombination mit pegyliertem Interferon-α2a und Ribavirin oder mit Sofosbuvir.

Paritaprevir

Der **NS3-Protease-Inhibitor** Paritaprevir (■ Abb. 58.11) wird in fixer Kombination mit Ombitasvir und Ritonavir angeboten. Seine Wirksamkeit wird nicht durch den Q80K-Polymorphismus begrenzt. In der Viererkombination mit Ritonavir, Ombitasvir und Dasabuvir werden bei Genotyp 1b mit einer 12-wöchigen Therapie Eliminationsraten von 99–100% erreicht; die zusätzliche Gabe von Ribavirin bringt keinen Vorteil. Bei Genotyp 1a liegt die Eliminationsrate bei ca. 90% und wird durch Kombination mit Ribavirin auf 97% gesteigert.

■ Pharmakokinetik

Paritaprevir ist ein ausgezeichnetes Substrat für CYP3A4, ein geringerer Anteil wird auch durch CYP3A5 metabolisiert. Die Bioverfügbarkeit wird daher durch Zugabe von Ritonavir gesteigert (»boostern«, ► Abschn. 58.6.5). In der Fixkombination erreicht Paritaprevir bei (der empfohlenen) Ingestion mit Nahrung eine Bioverfügbarkeit von 50%, die maximale Plasmakonzentration wird nach 4–5 Stunden erreicht (gilt auch für die anderen Kombinationspartner). Die Proteinbindung von Paritaprevir liegt bei ca. 98%. Paritaprevir wird überwiegend (ca. 90%) biliär ausgeschieden.

Die Halbwertszeit von Paritaprevir (in der Fixkombination) liegt bei 5–6 Stunden. Aufgrund der ritonavirinduzierten CYP3A4- (und CYP3A5-)Blockade sind zahlreiche Interaktionen zu erwarten, wenn die Fixkombination Paritaprevir, Ombitasvir und Ritonavir administriert wird. Diese reichen von Alfuzosin (dessen blutdrucksenkende Wirkung verstärkt wird), Azolantimykotika über Statine bis Sildenafil (dessen vasodilatierende Wirkung über Abbauhemmung gesteigert wird).

Auch eine konkomitante Therapie mit Fluvastatin, Rosuvastatin oder Pitavastin kann gefährlich sein: Paritaprevir hemmt OATP1B1 (SLCO1B1, ► Abschn. 2.1.5) und damit die Aufnahme der Statine in die Leber; dadurch steigen die sys-

temische Exposition und das Risiko einer Rhabdomyolyse (► Kap. 43).

■ Unerwünschte Wirkungen

Da Paritaprevir in den klinischen Studien in Fixkombination administriert wurde, ist es nicht möglich, die Nebenwirkungen individuellen Substanzen zuzuordnen. Häufigste Nebenwirkungen sind Müdigkeit/Schwäche/Abgeschlagenheit (»fatigue« – ca. 40%), Kopfschmerz, Übelkeit, Durchfall, Schlaflosigkeit und Juckreiz.

■ Klinische Anwendung und Dosierung

Die fixe Kombination enthält 12,5 mg Ombitasvir, 75 mg Paritaprevir und 50 mg Ritonavir und wird in einer Einzeldosis pro Tag über 12 Wochen mit Dasabuvir (2-mal/d 250 mg bei den Genotypen 1a oder 1b administriert. Bei Genotyp 1b wird zusätzlich Ribavirin gegeben. Bei Genotyp 4 erfolgt die Therapie mit Ombitasvir, Paritaprevir und Ritonavir mit Ribavirin. Bei Zirrhose wird die Therapiedauer auf 24 Wochen ausgedehnt.

58.4.4 NS5A-Inhibitoren: Daclatasvir, Ledispavir, Ombitasvir

Das NS5A-Protein enthält **3 Domänen**, die an unterschiedlichen Prozessen teilnehmen:

- NS5A wird durch mehrere Kinasen der Wirtszelle extensiv phosphoryliert.
- Es bindet an ca. 130 Proteine der Wirtszelle (z. B. an Cyclophiline, daher werden unter anderem diese auch als antivirale Angriffspunkte derzeit experimentell geprüft).
- Es reorganisiert die ER-Membranen und ermöglicht die Assemblierung von Viruspartikeln.
- NS5A ist ein RNA-bindendes Protein und assistiert mit dieser Aktivität der NS5B-Polymerase.

NS5A ist ein Dimer. Es ist daher nicht überraschend, dass der erste Inhibitor **Daclatasvir** (■ Abb. 58.12) aus einer Serie symmetrischer Doppelmoleküle hervorging. Daclatasvir bindet an die erste Domäne mit nanomolarer Affinität und hemmt die Virusreplikation in subnanomolaren Konzentrationen ($IC_{50} \cong 100$ pM).

Ledipasvir und **Ombitasvir** (■ Abb. 58.12) sind noch potentere Inhibitoren der Virusreplikation ($IC_{50} \cong 5$–15 pM). Es gibt eine Diskrepanz zwischen der nanomolaren Bindungsaffinität für NS5A und der picomolaren Hemmung der Replikation. Daraus kann geschlossen werden, dass die Substanzen vor allem mit der replikationskompetenten Konformation von NS5A interagieren. Weitere Substanzen sind in Entwicklung (z. B. Samatasvir).

Daclatasvir
■ Pharmakokinetik

Daclatasvir (■ Abb. 58.12) hat eine orale Bioverfügbarkeit von 67%; eine fettreiche Mahlzeit reduziert diese um ca. ein Vier-

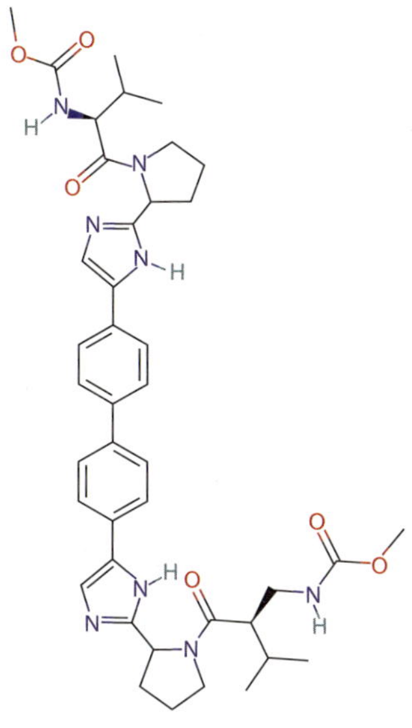

Daclatasvir (p.o.)

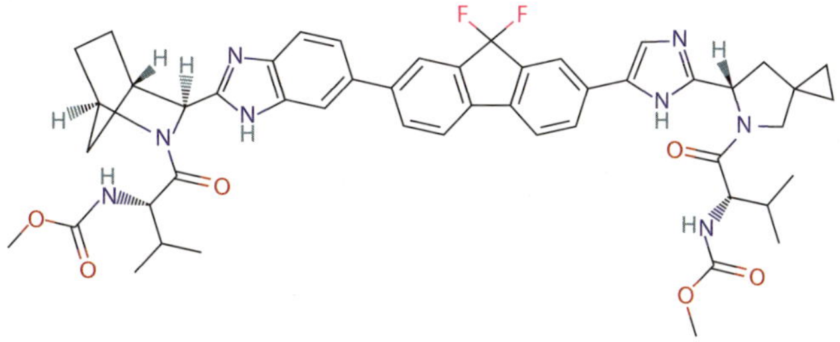

Ledipasvir (p.o.)

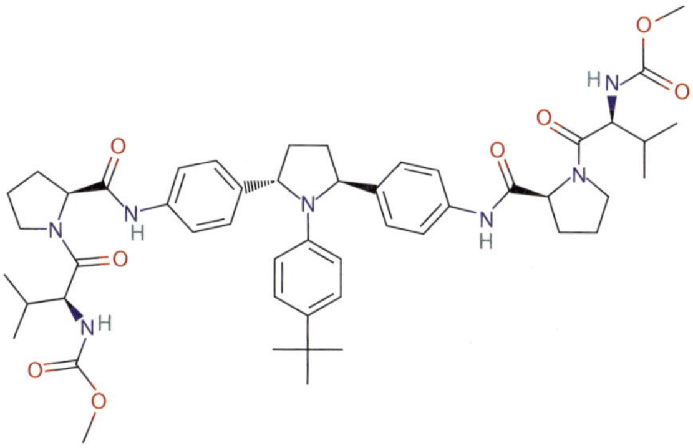

Ombitasvir (p.o.)

Abb. 58.12 Strukturformeln für die Hemmer des NS5A-Proteins des Hepatitis-C-Virus, Daclatasvir, Ledipasvir und Ombitasvir. Der (annähernd) symmetrische Aufbau der 3 Moleküle ist offensichtlich

tel. Daclatasvir ist zu 99% an Plasmaproteine gebunden, es wird über CYP3A4 metabolisiert und überwiegend (ca. 90%) biliär eliminiert. Die Halbwertszeit der Elimination liegt bei 12–15 Stunden.

Daclatasvir ist ein Inhibitor von ABCB1/P-Glykoprotein, ABCG2/BCRP und OATP1B1 (SLCO-1B1). Daraus resultieren Interaktionen mit CYP3A4-Induktoren und -Inhibitoren sowie mit Statinen (vgl. Paritaprevir). Bei notwendiger Co-Medikation mit starken CYP3A4-Induktoren (z. B. Efavirenz, ► Abschn. 58.6) oder CYP3A4-Hemmern (z. B. Ritonavir, Atazanavir, Cobicistat) muss die Dosis von Daclastavir auf 90 mg/d erhöht bzw. auf 30 mg/d gesenkt werden.

Wegen der Hemmung von ABCB1/P-Glykoprotein ist zu erwarten, dass die Bioverfügbarkeit von Dabigatran (► Kap. 41) und damit das Blutungsrisiko steigt. Interessanterweise kommt es bei Kombination mit Ciclosporin A (oder Tacrilomus; ► Kap. 25) nicht zur wechselseitigen Beeinflussung der Pharmakokinetik.

■ **Unerwünschte Wirkungen**

Sehr häufig sind unter Daclatasvir Müdigkeit und Abgeschlagenheit (Fatigue), Übelkeit, Reizbarkeit und Kopfschmerzen; häufig treten Atemnot bzw. Atemnot unter Belastung und Hustenreiz, GI-Beschwerden (Appetitlosigkeit, Durchfall und Obstipation, Blähungen), Depressionen und Angstzustände, Migräne, Juckreiz, Hautausschläge, Haarausfall, Gelenk- und Muskelschmerzen auf.

■ **Klinische Anwendung und Dosierung**

Daclatasvir wird in einer Einzeldosis von 60 mg/d bei Genotyp 1 und Genotyp 4 in Kombination mit Sofosbuvir über 12 Wochen (bei kompensierter Zirrhose über 24 Wochen) administriert. Bei Genotyp 3 wird Daclatasvir mit Sofosbuvir und Ribavirin kombiniert und über 24 Wochen administriert. Bei Genotyp 4 kann alternativ Daclatasvir mit Interferon-α und Ribavirin über 24 Wochen administriert werden. In diesen Schemata werden Eliminationsraten von 98–100% erzielt.

Dacaltasvir ist auch gegen Genotyp 2 wirksam; eine Zulassung dafür besteht in Europa nicht.

Ledipasvir

▪ Pharmakokinetik

Ledipasvir (◘ Abb. 58.12) wird nahrungsunabhängig resorbiert, die absolute Bioverfügbarkeit ist nicht bekannt. Ledipasvir ist bei niedrigem pH-Wert im Magen besser löslich. Arzneimittel, die die Säuresekretion hemmen (Protonenpumpenhemmer, H_2-Rezeptor-Antagonisten, ▶ Kap. 45, sollten daher **nicht vor** Ledipasvir eingenommen werden. Antazida sollten 4 Stunden **nach** Ledipasvir eingenommen werden.

Ledipasvir ist zu > 99% an Plasmaproteine gebunden. Der überwiegende Teil wird unverändert biliär ausgeschieden; die renale Elimination ist vernachlässigbar. Ein kleiner Teil von Ledispavir wird in der Leber oxidiert. Das daran beteiligte Enzymsystem ist nicht bekannt; Ledispavir ist jedenfalls weder ein Substrat der wesentlichen CYP-Isoformen noch der wesentlichen Transporter.

Die Halbwertszeit der Elimination liegt bei ca. 2 Tagen. Die Pharmakokinetik von Ledispavir wird durch eingeschränkte Nieren- oder Leberfunktion nicht in relevantem Ausmaß beeinflusst. Ledispavir wird in einer fixen Kombination mit Sofosbuvir administriert. Arzneimittelinteraktionen sind in der Regel auf Sofosbuvir zurückzuführen (▶ Abschn. 58.4.5).

▪ Unerwünschte Wirkungen

Sehr häufig traten in der Kombination Ledispavir und Sofosbuvir Kopfschmerz, Müdigkeit und Abgeschlagenheit (Fatigue) auf.

▪ Klinische Anwendung und Dosierung

Ledipasvir wird in einer Einzeldosis von 90 mg/d bei Genotyp 1 und Genotyp 4 in Kombination mit Sofosbuvir über 8 Wochen (Gentotyp 1, keine Vorbehandlung) bis 12 Wochen (alle anderen Situationen außer bei kompensierter Zirrhose, Therapiedauer über 24 Wochen) administriert. Bei Genotyp 3 wird Ledipasvir mit Sofosbuvir und Ribavirin kombiniert und über 24 Wochen administriert. In diesen Schemata werden Eliminationsraten von 94–100% erzielt.

Ombitasvir

▪ Pharmakokinetik

Ombitasvir (◘ Abb. 58.12) wird nahrungsabhängig resorbiert. Bei der empfohlenen Einnahme mit einer Mahlzeit beträgt die Bioverfügbarkeit ca. 50% (vgl. Paritaprevir). Ombitasvir ist zu > 99% an Plasmaproteine gebunden. Es ist ein Substrat von OATP1B1 and OATP1B3. Daraus resultieren Arzneimittelinteraktionen (vgl. Paritaprevir, ▶ Abschn. 58.4.3).

Der überwiegende Teil von Ombitasvir wird unverändert biliär eliminiert; ein kleiner Teil unterliegt einer Amidhydrolyse und nachfolgender Oxidation. Die Halbwertszeit der Elimination von Ombitasvir liegt bei ca. 24 Stunden.

▪ Unerwünschte Wirkungen, klinische Anwendung und Dosierung

Vgl. Paritaprevir, ▶ Abschn. 58.4.3.

58.4.5 Polymerase-/NS5B-Inhibitoren: Sofosbuvir, Dasabuvir

NS5B befindet sich am C-terminalen Ende des Hepatitis-C-Polyproteins: Es ist eine an der ER-Membran verankerte RNA-abhängige RNA-Polymerase, die zunächst die vorhandene Einzelstrang-RNA als Vorlage verwendet, um einen negativen RNA-Strang zu synthetisieren. Diesen verwendet NS5B in der Folge als Vorlage für die Synthese positiver RNA-Stränge, die in die neuen Virionen verpackt werden.

NS5B ist fehleranfällig, woraus die hohe Mutationsrate bei Hepatitis-C-Viren resultiert. Es kann durch nukleotidische (Sofosbuvir) und nichtnukleotidische Inhibitoren (Dasabuvir, Deleobuvir) gehemmt werden. Die Entwicklung von Deleobuvir wurde abgebrochen; es werden aber noch zahlreiche weitere Substanzen klinisch geprüft.

Sofosbuvir

Sofosbuvir ist ein Prodrug für 2'-Fluor-2'-Methyl-Uridinmonophosphat (◘ Abb. 58.13). Die aromatische Seitenkette und der als Phosphoramidat verknüpfte Alanin-Isopropylester schützen das Monophosphat vor extrazellulärem Abbau.

Nach Aufnahme in die Hepatozyten wird Sofosbuvir sequenziell enzymatisch (durch die hepatische Carboxylesterase 1, Cathepsin A [CatA] und Histidintriade-Nukleotidbindendes Protein-1 [HINT1]) umgesetzt: Das entstandene 2'-Fluor-2'-Methyl-Uridinmonophosphat wird (durch UMP/CMP-Kinase und Nukleosiddiphosphatkinase) zum Triphosphat phosphoryliert.

Durch Einschleusung von Sofosbuvir als Monophosphat wird der 1. Schritt umgangen, die Umwandlung des Nukleosids (2'-Fluor-2'-Methyl-Uridin = GS-331007) in das entsprechende Monophosphat. Dieser Schritt ist sehr ineffizient, weil ruhende Zellen das zuständige Enzym Thymidinkinase nicht exprimieren (▶ Kap. 61).

2'-Fluor-2'-Methyl-Uridintriphosphat (GS-461203) hemmt die RNA-Polymerase NS5B aller HCV-Genotypen mit submikromolarer Affinität ($IC_{50} < 0,1 \mu M$). Diese hochaffinen Bindung im katalytischen Zentrum erklärt auch die relativ hohe Barriere gegen eine Resistenzentwicklung.

Hingegen wird GS-461203 bis zu einer Konzentration von 100 μM weder von zellulären noch mitochondrialen RNA- und DNA-Polymerasen erkannt:

- Die fehlende Bindung an DNA-Polymerasen ist nachvollziehbar: Uracil kommt in der DNA nicht vor, daher binden DNA-Polymerasen keine Uridintrinukleotide.
- Ebenso ist nachvollziehbar, dass zelluläre RNA-Polymerasen keine Nukleotide als Substrat verwenden, denen an Position 2' in β-Stellung (unterhalb der Ringebene der Ribose) eine OH-Gruppe fehlt. Dort ist bei Sofobuvir ein Fluoratom, das den gleichen Van-der-Waals-Radius wie Wasserstoff hat (F ist isoster zu H).

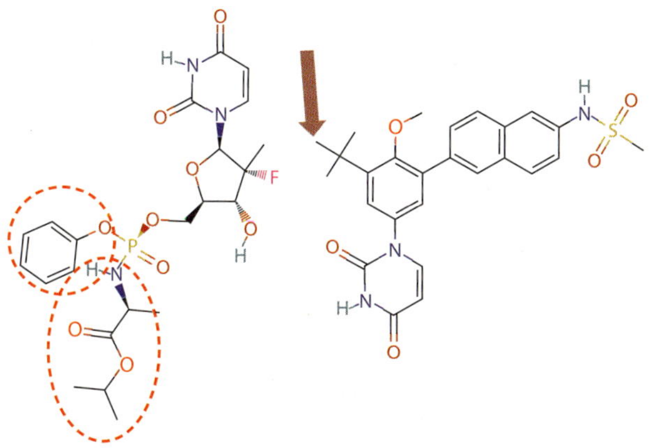

Sofosbuvir (p.o.) **Dasabuvir (p.o.)**

Abb. 58.13 Strukturformeln der Hemmer der NS5B-Polymerase des Hepatitis-C-Virus, Sofosbuvir und Dasabuvir. *Rote Kreise* markieren die Schutzgruppen (mit Phosphat veresterter Phenolrest bzw. als Phosphoamidat verknüpfter Alanin-Isopropylester), die die Abspaltung des Phosphats hintanhalten. *Der braune Pfeil* zeigt die Position, an der CYP2C8 eine Hydroxygruppe einführt, wodurch der aktive Hauptmetabolit M1 von Dasabuvir generiert wird

Aus dieser Selektivität resultiert die überraschend gute Verträglichkeit von Sofosbuvir.

■ **Pharmakokinetik**

Sofosbuvir wird rasch resorbiert (t_{max} = 0,5–2 h). Nahrungsaufnahme verzögert und erhöht die Aufnahme. Die Proteinbindung von Sofosbuvir liegt bei 85%. Sofosbuvir wird in Hepatozyten aufgenommen und umgesetzt (s. o.); der Aufnahmemechanismus ist nicht bekannt.

Sofosbuvir hat im Plasma eine Halbwertszeit von ca. 30 min, der inaktive Metabolit GS-331007 von ca. 1 Tag. Dieser wird renal durch tubuläre Sekretion ausgeschieden (ohne mit einem der für Arzneistoffe relevanten Transportsysteme zu interagieren) und stellt die überwiegende Menge (ca. 80%) des zugeführten Sofosbuvirs dar.

Sofosbuvir ist ein Substrat für ABCB1/P-Glykoprotein und BCRP/ABCG2. Daher können starke Induktoren von ABCB1 (z. B. Rifampicin, Johanniskraut/Hypericin, Tipranavir, Carbamazepin und Phenytoin) die Aufnahme von Sofosbuvir im Darm herabsetzen. Deren gleichzeitige Anwendung ist kontraindiziert.

Zunächst wurde vermutet, Sofosbuvir (Spitzenkonzentration im Plasma nur ca. 1 μM) könne ABCB1 und ABCG2 nicht in klinisch relevantem Ausmaß hemmen. Dennoch kam es bei gleichzeitiger Administration von Amiodaron zu lebensbedrohlichen Bradykardien. Daher wird vor dieser Kombination gewarnt.

■ **Unerwünschte Wirkungen**

Sofosbuvir wird von Probanden selbst in hohen Dosen sehr gut vertragen. In den klinischen Studien wurden immer Kombinationen geprüft. Daher ist es schwer, Nebenwirkungen spezifisch Sofosbuvir zuzuordnen (vgl. Ledispavir, ▶ Abschn. 58.4.4).

■ **Klinische Anwendung und Dosierung**

Sofosbuvir wird in einer Einzeldosis von 400 mg/d administriert. Bei den Genotypen 1, 4, 5 oder 6 erfolgt die Therapie gemeinsam mit pegyliertem Interferon-α2a und Ribavirin über 12 Wochen bzw. in Kombination nur mit Ribavirin über 24 Wochen. Dies führt je nach Genotyp zu Eliminationsraten von 90–100%.

Alternative Kombinationspartner bei Genotyp 1 sind Ledipasvir und Simeprevir (▶ Abschn. 58.4.4). Bei Genotyp 3 erzielt eine Kombination mit pegyliertem Interferon-α2a und Ribavirin über 12 Wochen bzw. nur mit Ribavirin über 24 Wochen Eliminationsraten von 80–97%. Hier ist die Kombination mit Ledipasvir offensichtlich überlegen.

Dasabuvir

NS5B hat außerhalb des katalytischen Zentrums noch 4 allosterische Bindungsstellen. Dasabuvir ist ein Dihydrouracilderivat (■ Abb. 58.13), das eine dieser Stellen besetzt; es zeigt nur für NS5B von Genotyp 1 eine hohe Affinität (IC_{50} = 2–10 nM). Sein Hauptmetabolit (M1 = Hydroxy-t-Butyl-Dasabuvir) hat eine etwas niedrigere Affinität (IC_{50} = 8–40 nM). Die Affinität von Dasabuvir für NS5B-Polymerasen anderer Genotypen ist – soweit untersucht – bescheiden.

■ **Pharmakokinetik**

Dasabuvir wird nach oraler Gabe langsam resorbiert (t_{max} = 4–5 h), Nahrungsaufnahme erhöht die Bioverfügbarkeit um ein Drittel. Daher sollte Dasabuvir mit Nahrung eingenommen werden. Dasabuvir ist zu > 99% an Plasmaproteine gebunden, der Hauptmetabolit zu ca. 97%.

Dasabuvir wird hepatisch vor allem durch CYP2C8 und zum kleineren Anteil durch CYP3A4 und CYP2D6 metabolisiert. Der aktive Hauptmetabolit erreicht ca. 20% der zirkulierenden Spiegel, er wird durch Glucuronidierung und Sulfatierung biliär ausgeschieden. Die renale Elimination ist vernachlässigbar; daher kann Dasabuvir auch bei eingeschränkter Nierenfunktion verabreicht werden. Hingegen darf Dasabuvir bei deutlich eingeschränkter Leberfunktion (Child-Pugh-Score C) nicht verabreicht werden.

Der Hauptmetabolit ist Substrat für ABCG2/BCRP, OATP1B1/SLCO1B1 und OCT1/SLC22A1. Gemfibrozil (▶ Kap. 43) hemmt den Abbau von Dasabuvir, Enzyminduktoren (z. B. Carbamazepin, Efavirenz, Nevirapin, Etravirin, Rifamipicin, Enzalutamid) beschleunigen ihn.

Da Dasabuvir in Kombination mit Paritaprevir/Ritonavir und Ombitasvir verabreicht wird, werden Arzneimittelinteraktionen auch durch die Kombinationspartner bestimmt (vgl. Paritaprevir). Dasabuvir kann eine Erhöhung der Transaminasen (ALT = GPT > 5-fach über der Norm) auslösen; dies wird durch Ethinylestradiol begünstigt. Daher darf Dasabuvir nicht mit ethinylestradiolhaltigen Kontrazeptiva kombiniert werden.

■ **Unerwünschte Wirkungen, Klinische Anwendung und Dosierung**

Vgl. Paritaprevir, ▶ Abschn. 58.4.3.

58.5 Antivirale Substanzen zur Therapie von Hepatitis B

Lernziele
- Nukleotidanaloga: Adefovir und Tenofovir
- Nukleosidanaloga: Entecavir, Lamivudin und Telbivudin

58.5.1 Replikationsmechanismus und Auswahl antiviraler Substanzen

Hepatitis-B-Viren (HBV) haben einen besonderen Replikationsmechanismus: Die sehr kleine virale DNA wird zwar in den Kern transloziert und dient als Vorlage für die Produktion der mRNA, die Replikation der DNA erfolgt aber im Zytosol, und zwar unter Verwendung der mRNA, die ins naszierende Kapsid aufgenommen wird, dort als Vorlage dient und von der viruseigenen Polymerase (mit Reverse-Transkriptase und RNase-H-Aktivität) in DNA umgeschrieben und dann zerstört wird. Die reverse Transkriptase (RT) von Hepatitis-B-Viren kann daher von Nukleosiden und Nukleotiden ebenso gehemmt werden wie die reverse Transkriptase von HI-Viren (▶ Abschn. 58.6).

Tenofovir und **Entecavir** gelten derzeit (WHO 2015) als Mittel der 1. Wahl, weil sich eine Resistenz bei diesen Substanzen in der derzeit verwendeten Dosierung nur langsam einstellt. Die Alternative besteht darin, die Therapie mit **Interferonen** (▶ Abschn. 58.4.2) zu beginnen:
- Für Interferone spricht, dass Viren aufgrund der multiplen Angriffspunkte schwer Resistenzen erwerben können.
- Gegen sie sprechen die schlechtere Verträglichkeit, die subkutane Administration und die relativ geringe Effizienz bei der Unterdrückung der viralen Kopienzahl.

Interferone sind bei bestehenden Autoimmunerkrankungen und bei bestehenden psychiatrisch relevanten Erkrankungen kontraindiziert.

Bei **Lamivudin** und **Telbivudin** entwickeln sich Resistenzen rasch. Sie werden daher nicht mehr als Mittel der 1. Wahl eingestuft. Sie stehen als Kombinationspartner (für Tenofovir und Entecavir) bzw. als Rescue-Medikation beim Auftreten resistenter Viren (»viral breakthrough«) zur Verfügung.

Die Kombination von Lamivudin mit Interferonen hat keine Verbesserung der Langzeitansprechrate gebracht, aber zur Zunahme der Toxizität geführt, daher wird sie nicht empfohlen. Für andere Kombinationen mit Interferonen ist die Datenlage nicht ausreichend.

Ziel der Therapie ist, die mittels Polymerasekettenreaktion (PCR) bestimmte Anzahl der infektiösen Virionen unter die Nachweisbarkeitsgrenze (< 300 Kopien/ml Blut) bzw. die Zahl der Oberflächenantigene (HBs-Antigen, HbsAg, s für »surface«) im Plasma zu senken und den Leberzellzerfall zu hemmen (Normalisierung der GPT/ALT). Diese Parameter korrelieren mit einer Besserung der histologischen Veränderungen.

Die Viruslast kann am Anfang bei 10 Mio. Kopien pro ml Blut liegen. Im Laufe der Erkrankung akkumuliert HBV Mutationen und entwickelt sich von einem HBe-Antigen-positi-

ven zu einem HBe-Antigen-negativen Virion (Präcore-Mutationen). Bei HBe-Antigen-positiver Form ist die Bildung von Antikörpern gegen HBe (e für »envelope«) ein prognostisch günstiges Zeichen.

Eine Therapie sollte initiiert werden, wenn GPT/ALT-Werte dauerhaft erhöht sind, die Viruslast über 100.000 Kopien/ml (20.000 IU/ml) liegt oder Hinweise für eine Zirrhose bestehen. A priori ist die Therapie einer chronischen Hepatitis B eine lebenslange Behandlung.

58.5.2 Nukleotidanaloga: Adefovir und Tenofovir

■ Wirkungsmechanismus und Resistenz
Adefovir und Tenofovir sind azyklische Nukleotidanaloga (☐ Abb. 58.14). Tenofovir ist das R-Isomer von Adefovir. Beide Substanzen werden als Ester oral zugeführt. Der Ester wird nach Resorption rasch gespalten. Es ist nicht klar, ob Hepatozyten den Ester oder die bei der Esterspaltung (Deesterifizierung) freigesetzten Anionen aufnehmen. Hepatozyten sind mit organischen Anionentransportern gut ausgestattet (▶ Abschn. 2.1.5, ☐ Abb. 2.29), sodass sie auch die gespaltene Form von Adefovir und Tenofovir gut aufnehmen können.

Intrazellulär werden die deesterifizierten Moleküle Tenofovir und Adenofvir zu Triphosphaten (= Adefovir-/Tenofovir-Diphosphat) phosphoryliert. Beide Nukleotidanaloga hemmen die virale Polymerase mit einer Affinität, die 1–2 Zehnerpotenzen über der zellulärer Polymerasen liegen. Außerdem lösen sie einen Kettenabbruch aus.

Intrazellulär persistieren Adefovir-Diphosphat bzw. Tenofovir-Triphosphat im Mittel mit 14 Stunden Halbwertszeit. In vitro werden viele Viren (inkl. HI-Viren) gehemmt. In vivo ist der Nachweis der Wirksamkeit in Phase-III-Studien bei Adefovir nur für Hepatitis B erbracht; Tenofovir ist auch für die Behandlung von AIDS zugelassen.

Resistenzen treten unter Langzeittherapie relativ langsam und selten auf. Sie sind auf Mutationen der Hepatitis-B-Polymerase zurückzuführen.

■ Pharmakokinetik
Die Bioverfügbarkeit der jeweiligen Ester liegt bei 60% für 20 mg Adefovir und bei 30% für 245 mg Tenofovir. Die Proteinbindung ist vernachlässigbar (< 1%), das Verteilungsvolumen liegt für Adefovir bei 0,4 l/kg und für Tenofovir bei 0,8 l/kg. Beide Nukleotidanaloga werden überwiegend unverändert renal eliminiert. Die Halbwertszeit der Elimination liegt für Adefovir bei 5–10 Stunden und für Tenofovir bei 12–18 Stunden.

■ Unerwünschte Wirkungen
Adefovir und Tenofovir werden relativ gut vertragen. Beide Nukleotidanaloga werden über die Niere ausgeschieden (basolateral durch OAT1 aufgenommen, luminal durch MRP4 sezerniert, ▶ Abschn. 2.1.5, ☐ Abb. 2.28). Es besteht daher das Risiko einer Nierenschädigung (Kreatininanstieg, Proteinu-

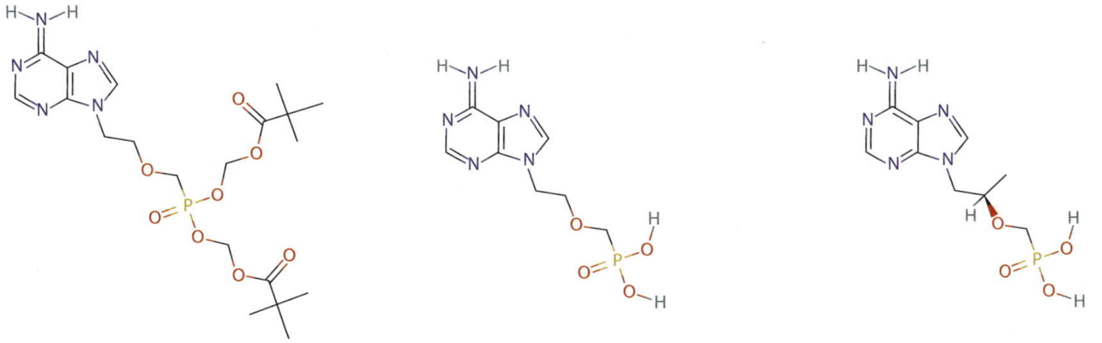

Abb. 58.14 Strukturformeln für die Nukleotidanaloga Adefovir und Tenofovir. Tenofovir ist das R-Isomer. Beide Substanzen werden als Disoproxil-Ester zugeführt

rie, renale Azidose etc.). Deshalb muss die Nierenfunktion regelmäßig kontrolliert werden.

Adefovir-/Tenofovir-Diphosphat hemmen wahrscheinlich die parathormoninduzierte cAMP-Akkumulation im proximalen Tubulus. Dies begünstigt das Auftreten einer Osteomalazie (Mangel an aktivem Vitamin D$_3$).

Am Anfang der Therapie kann es zur Exazerbation der Erkrankung kommen (Anstieg der Leberenzyme um das 10-Fache), ebenso nach Absetzen bzw. Abbruch der Therapie.

Häufig treten Kopfschmerzen, Bauchschmerzen und allgemeines Schwächegefühl auf.

■ **Klinische Anwendung**

Adefovir-Dipivoxil ist für die Therapie der chronischen Hepatitis B zugelassen. Die Therapiedauer (≥ 1 Jahr) richtet sich nach dem Abfall des HBsAg-Wertes, der Ausbildung von Antikörpern gegen HBe und dem Abfall der Viruskopien unter die Nachweisbarkeitsgrenze.

Dosierung: 10 mg/d in einer Einzeldosis

Tenofovir-Dipivoxil ist für die Therapie von Infektionen mit Hepatitis-B-Viren (Monotherapie) und HI-Viren (Kombinationstherapie, ▶ Abschn. 58.6) zugelassen.

Dosierung: 245 mg/d in einer Einzeldosis. Bei Co-Infektion mit HIV wird Tenofovir mit Emtricitabin (200 mg/d) und Efavirenz (600 mg/d) empfohlen, weil das Risiko einer Hepatoxizität in dieser Kombination gering ist und beide Viren supprimiert werden.

58.5.3 Nukleosidanaloga: Entecavir, Lamivudin und Telbivudin

■ **Wirkungsmechanismus, Wirkungsspektrum und Resistenz**

Entecavir ist ein Guanosinanalogon, bei dem der Zucker durch einen Cyclopentylring ersetzt ist, Lamivudin ist ein Cytosinanalogon, bei dem der Ribosering einen Schwefel enthält; Telbivudin ist L-Thymidin (Abb. 58.15). Alle 3 Analoga werden nach zellulärer Aufnahme zu Triphosphaten konver-

tiert. Die zelluläre Halbwertszeit der Triphosphate liegt bei 15–20 Stunden.

Entecavir-Triphosphat hemmt die HBV-Polymerase mit extrem hoher (nanomolarer) Affinität. Die Hemmkonstanten für zelluläre DNA-Polymerasen liegen ≥ 4 Zehnerpotenzen höher (Dosierung deshalb in mg). **Lamivudin-Triphosphat** hemmt die reverse Transkriptase von HI-Viren und die HBV-Polymerase. Lamivudin erzeugt einen Kettenabbruch. Die Wirkung von **Telbivudin-Triphosphat** ist auf HBV-Polymerase beschränkt.

Unter Lamivudin kommt es rasch zur Entwicklung einer Resistenz durch Mutation der HBV-Polymerase. Es besteht eine Kreuzresistenz mit Telbivudin und eine partielle Kreuzresistenz mit Entecavir. Die Empfindlichkeit gegen Adefovir und Tenofovir bleibt erhalten.

■ **Pharmakokinetik**

Entecavir wird rasch resorbiert, die orale Bioverfügbarkeit wird auf 70% geschätzt, die Proteinbindung ist niedrig (13%). Die globale Halbwertszeit der Elimination liegt bei 24 Stunden. Die Elimination ist aber biphasisch mit sehr langsamer terminaler Elimination von ca. 130–150 Stunden. Entecavir wird überwiegend unverändert renal eliminiert.

Die orale Bioverfügbarkeit von **Lamivudin** ist hoch (85%), die Plasmaproteinbindung liegt bei 30%, das Verteilungsvolumen bei 1,3 l/kg. Die Halbwertszeit der Elimination beträgt etwa 9 Stunden, wobei der überwiegende Teil unverändert im Harn ausgeschieden wird.

Angaben zur oralen Bioverfügbarkeit von **Telbivudin** liegen nicht vor. Es ist nicht an Plasmaproteine gebunden und verteilt sich im ganzen Organismus. Das Verteilungsvolumen wird auf 8 l/kg geschätzt. Die globale Halbwertszeit liegt bei 15 Stunden, die Elimination ist biphasisch mit langer terminaler Halbwertszeit (42 Stunden). Die Ausscheidung erfolgt überwiegend in unveränderter Form über die Niere. Die renale Clearance entspricht der glomerulären Filtrationsrate.

Da alle 3 Substanzen vorwiegend renal eliminiert werden, muss die Dosis der Kreatinin-Clearance angepasst werden.

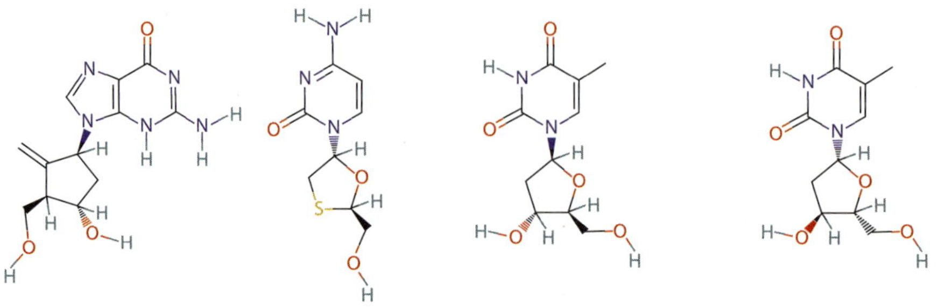

■ **Abb. 58.15 Strukturformel für die Nukleosidanaloga Entecavir (ein Guanosinanalogon), Lamivudin (ein Cytosinanalogon) und Telbivudin (L-Thymidin); D-Thymidin ist zum Vergleich gezeigt, in dem die räumliche Konfiguration spiegelbildlich ist (Position über und unter der Ringebene des Zuckers durch fett gedruckte und schraffierte Bindungen symolisiert)**

■ **Wechselwirkung**

Trimethoprim (gegen *Pneumocystis jiroveci* bei AIDS) verzögert die Ausscheidung von Lamivudin (vermutlich durch Konkurrenz um organische Kationentransporter). Der Plasmaspiegel liegt ca. 1,5-mal höher.

■ **Unerwünschte Wirkungen**

Nukleosidanaloga werden gut vertragen. Abgesehen von häufigen (1–10%) banalen Symptomen (Kopfschmerz, Müdigkeit, Schwindel, Übelkeit etc.) können folgende unerwünschte Wirkungen auftreten:

— Zu Beginn der Therapie kann es zu Exazerbationen (Transaminasenanstieg) kommen.

— Telbivudin kann eine Myopathie (Kreatinkinase überwachen!) erzeugen, die bis zur Rhabdomyolyse fortschreiten kann. Bei Kombination mit Statinen, Ciclosporin und Fibraten ist daher besondere Vorsicht geboten!

— Unter Therapie mit Nukleosid- und Nukleotidanaloga kann eine Laktatazidose (ohne Hypoxie) auftreten. Frauen haben ein höheres Risiko. Übergewicht ist ein weiterer Risikofaktor. Übelkeit, Erbrechen und Bauchschmerzen (durch die Leberschwellung) können auf eine Laktatazidose hinweisen. Die Patienten müssen auf die Symptome hingewiesen und engmaschig kontrolliert werden.

■ **Klinische Anwendung**

Entecavir ist für die Therapie von Hepatitis B bei Erwachsenen und Kindern zugelassen.
Dosierung:

— Erwachsene (> 16 Jahren): 0,5 mg/d, bei Lamivudinresistenz 1 mg/d 1-mal pro Tag

— Kinder (2–16 Jahren): 0,015 mg/kg KG/d (> 30 kg: 0,5 mg/d), bei Lamivudinresistenz 0,03 mg/kg KG/d (> 30 kg: 1 mg/d)

Lamivudin ist für die Therapie von HIV und HBV bei Erwachsenen und Kindern zugelassen.
Dosierung:

— HBV: Kinder 3 mg/kg KG/d (max.100 mg/d); Erwachsene 100 mg/d in 1 Einzeldosis

— HIV: Kinder 8 mg/kg KG/d (max. 300 mg/d); Erwachsene 300 mg/d in 1–2 Einzeldosen

Telbivudin ist für die Therapie von Hepatitis B zugelassen.
Dosierung: 600 mg/d

58.6   Antivirale Substanzen für die Therapie von HIV

Lernziele
Angriffspunkte bei HIV
Mittel
— Hemmer der Co-Rezeptor-Bindung
— Fusionshemmer
— Reverse-Transkriptase-(RT-)Hemmer:
  – Nukleosidische/nukleotidische Inhibitoren (NRTI)
  – Nichtnukleosidische/Nichtnukleotidische Inhibitoren (NNRTI)
— Integrasehemmer (INSTI = Integrase-Strang-Transfer-Inhibitor)
— HIV-Protease-Hemmer (PI)

Humane Immundefizienzviren (HIV-1 in Europa prävalent, HIV-2 in Westafrika) sind Lentiviren, d. h. ein besonderer Retrovirentyp, dessen DNA-Kopie auch in ruhenden Zellen in den Zellkern gelangen und genomisch integriert werden kann. Der HIV-Replikationszyklus ist in ■ Abb. 58.16 dargestellt. Einziger pharmakotherapeutisch relevanter Unterschied zwischen HIV-1 und HIV-2 ist die Unwirksamkeit der nichtnukleosidischen Hemmer der reversen Transkriptase (NNRTI) bei HIV-2.

58.6.1 Verlauf der Infektion mit HI-Viren

Initial dringen HI-Viren primär in Makrophagen (CD4- und CCR5-positiv) ein. Sie vermehren sich in diesen und gelangen mit ihnen in alle Organe (inkl. Gehirn, wo sie auch Mikroglia infizieren). Der T-Zell-Befall ist in dieser Zeit relativ gering und der Verlust wird durch Produktion neuer T-Zellen aufgefangen.

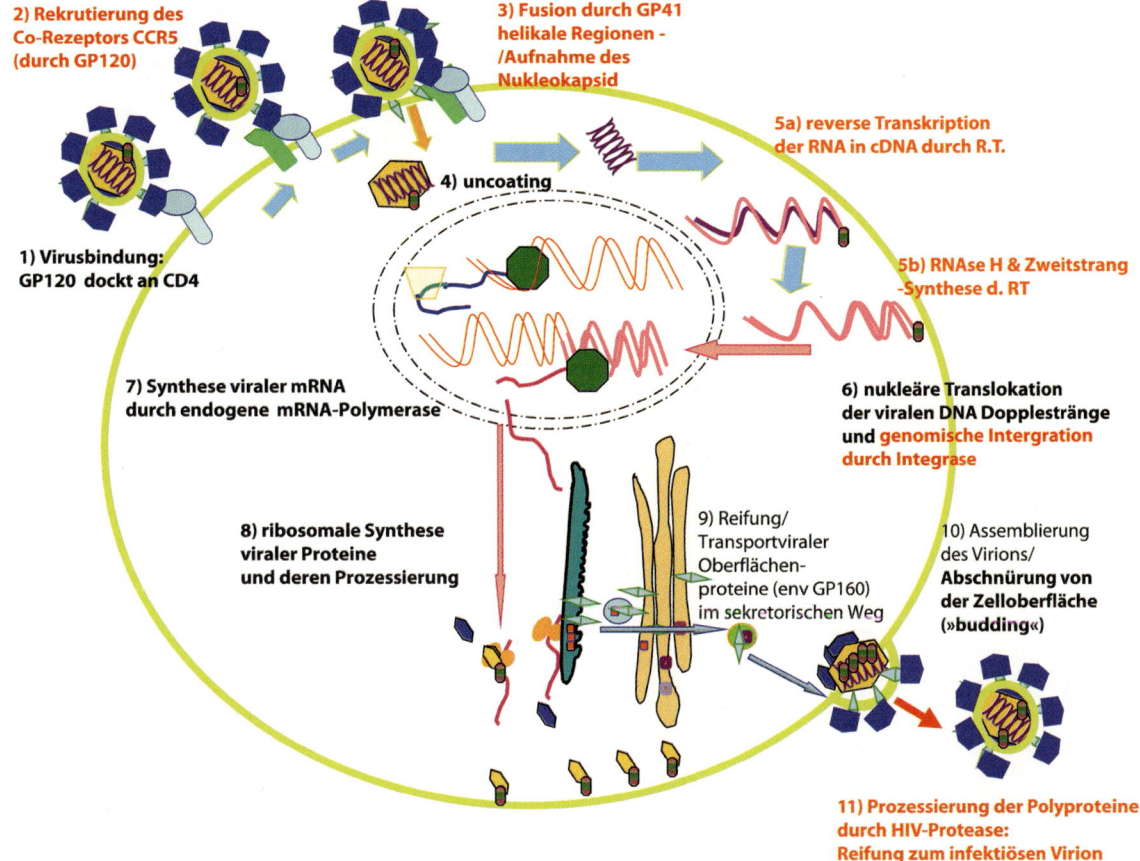

2) Rekrutierung des Co-Rezeptors CCR5 (durch GP120)

3) Fusion durch GP41 helikale Regionen - /Aufnahme des Nukleokapsid

5a) reverse Transkription der RNA in cDNA durch R.T.

4) uncoating

1) Virusbindung: GP120 dockt an CD4

5b) RNAse H & Zweitstrang -Synthese d. RT

7) Synthese viraler mRNA durch endogene mRNA-Polymerase

6) nukleäre Translokation der viralen DNA Doppelstränge und genomische Intergration durch Integrase

8) ribosomale Synthese viraler Proteine und deren Prozessierung

9) Reifung/ Transportviraler Oberflächen- proteine (env GP160) im sekretorischen Weg

10) Assemblierung des Virions/ **Abschnürung von der Zelloberfläche (»budding«)**

11) Prozessierung der Polyproteine durch HIV-Protease: Reifung zum infektiösen Virion

▶ Abb. 58.16 Vermehrung des HI-Virus (in 11 Schritten).
1: Das HI-Virus bindet mit dem Glykoprotein 120 (GP120) an CD4. GP120 wird vom env-Gen (»envelope«) codiert, das resultierende GP160 wird zu GP120 und GP41 prozessiert. **2:** Die Virusbindung induziert in GP120 eine Konformationsänderung und ermöglicht die Bindung an den Co-Rezeptor. Am Anfang der Infektion ist das der Chemokinrezeptor CCR5 (primär auf Makrophagen), bei fortgeschrittener Infektion der Chemokin-rezeptor CXCR4 auf T-Helferzellen. **3:** Diese Bindung exponiert von GP41 seine helikalen Abschnitte HR1 (Heptad-Repeat) und HR2, die eine Fusion der Virushülle (dem Membranabschnitt der Zelle, aus der das Virus hervorging) mit der Wirtszellmembran ermöglichen. Damit kann das Nukleokapsid in die Zelle gelangen. **4:** Dort wird die virale RNA freigesetzt (Uncoating). **5a:** Die virale Einzelstrang-RNA dient als Vorlage für die Synthese der komplementären oder cDNA durch das Enzym reverse Transkriptase (RT). **5b:** Nach der cDNA-Synthese verdaut die virale RNAse H den RNA-Strang. Die RT synthetisiert mit ihrer DNA-Polymerase-Aktivität den 2. DNA-Strang. **6:** Die Doppelstrang-DNA wird in den Zellkern aufgenommen und von der Integrase genomisch integriert. **7:** Die mRNA-Polymerase der Wirtszelle synthetisiert die viralen mRNA-Moleküle. **8:** Diese steuern die ribosomale Synthese viraler Proteine (einige als Polyproteine). **9:** Das Transmembranprotein (Produkt des env-Gens) wird im ER synthetisiert und reift auf dem sekretorischen Weg. **10:** An der Zelloberfläche Assemblierung von Virionen, in die die virale RNA aufgenom-men wird. Die Virionen knospen aus der Membran hervor (Budding). **11:** Damit das freigesetzte Virion infektiös ist, muss das vom Gen gag-pol codierte Polyprotein durch die HIV-Protease gespalten werden. Derzeit pharmakotherapeutisch genutzte Angriffspunkte sind im Text erläutert

Mit der Zeit ändert sich der Zelltropismus des Virus: Das Glykoprotein-120 (GP120) kann auch vermehrt an den Che-mokinrezeptor CXCR4 binden. Dies ermöglicht es dem Virus, mehr und mehr CD4+-zu befallen und sich in dieser Nische einzunisten. Initial wird der Verlust an T-Zellen durch die Toxizität des Virus, hier vor allem vermittelt durch vom nef-Gen codierte Protein, und die Immunantwort durch Prolife-ration der T-Zellen kompensiert.

Im Mittel vergehen 8 Jahre, bis die Zahl der CD4+-T-Zel-len (von 1000/µl) auf 200–300/µl gefallen ist und sich klini-sche Symptome zeigen (opportunistische Infektion = AIDS-Syndrom der erworbenen Immundefizienz). Therapeutisches

Ziel ist, die opportunistischen Infektionen zu verhindern, weil diese die Patienten töten.

Im Spätstadium kann eine Demenz auftreten, weil HI-Viren auch Neurone befallen. Auch dies wird durch die The-rapie verhindert. Als verlässlicher Marker bzw. **Prädiktor eines Therapieerfolgs** gilt das Senken der Viruslast (von bis zu 10^9 Virionen/ml Plasma) unter die Nachweisbarkeitsgren-ze (mit PCR: 50 Kopien/ml) und die Stabilisierung der Zahl der CD4+-T-Zellen auf möglichst hohem Niveau.

Bei der DNA-Synthese können DNA-Polymerasen Nuk-leotide falsch einbauen. Diese werden aber prompt entfernt, weil DNA-Polymerasen schlecht gepaarte Basen erkennen und mit ihrer Exonukleaseaktivität (Korrekturlesen, »proofreading«) entfernen. Die HIV-Reverse-Transkriptase hat keine Proofreading-Aktivität, daher werden häufig falsche Basen eingebaut. Mit anderen Worten: Das Virus mutiert sehr rasch. Deshalb können HI-Viren leicht Resistenzen gegen Hemmstoffe erwerben.

Nach Erkennen dieser Zusammenhänge wurde eine **Kombinationstherapie** aus 3–4 Substanzen als **HAART** (Highly Active Antiretroviral Therapy) eingeführt.

Pharmakotherapeutisch genutzte Angriffspunkte bei HIV

- Hemmung der Co-Rezeptor-Bindung (Schritt 2 in
  🄓 Abb. 58.16): CCR5 – **Maraviroc**
- Hemmung der Fusion durch GP41-Bindung (Schritt 3):
  Enfuvirtid
- Hemmung der reversen Transkriptase (RT, Schritte
  5a+b) durch:
  – Nukleoside (NRTI): Zidovudin (AZT), Lamivudin
    (3CT), Didanosin, Stavudin, Abacavir, Emtricitabin
  – Nukleotide (NRTI): Tenofovir
  – Nichtnukleosidische Inhibitoren (NNRTI): Nevirapin,
    Efavirenz, (Delavirdin in USA), Etravirin, Rilpivirin
- Hemmung der Integrase (Schritt 6) durch (INSTI):
  Raltegravir, Elvitegravir, Dolutegravir
- Hemmung der HIV-Protease (Schritt 10) durch (PI):
  Saquinavir, Ritonavir, Indinavir, Nelfinavir; Lopinavir,
  Amprenavir, Fosamprenavir, Atazanavir, Tipranavir,
  Darunavir

Mögliche Kombinationen der Initialtherapie:

- 2 Nukleoside/Nukleotide + 1 nichtnukleosidischer
  Inhibitor
- 2 Nukleoside/Nukleotide + 1 Proteaseinhibitor
- 2 Nukleoside/Nukleotide + Integraseinhibitor

1. Wahl für die Initialbehandlung (Evidenzlage 2015):

- Dolutegravir, Lamivudin und Abacavir (nur für
  HLA-B*5701 negative Patienten)
- Dolutegravir, Tenofovir und Emtricitabin
- Elvitegravir (mit Cobicistat), Tenofovir und Emtricitabin
  (nur bei Kreatinin-Clearance > 70 ml/min)
- Raltegravir, Tenofovir und Emtricitabin (nur bei
  Kreatinin-Clearance > 70 ml/min)
- Darunavir (mit Ritonavir), Tenofovir und Emtricitabin

Alternative Schemata:

- Atazanavir statt Darunavir
- Efavirenz statt INSTI
- Rilpivrin statt INSTI (nur wenn HIV-Kopien < 100.000/ml
  und CD4+-T-Zellen > 200/µl) Nevirapin

58.6.2 Therapeutische Überlegungen

Bei Therapieversagen (Wiederanstieg der Virus-RNA-Kopienzahl bei nachgewiesener Therapieadhärenz) müssen die Kombinationen in den Folgetherapien umgestellt werden.

Derzeit wird empfohlen, die Therapie bei nachgewiesener Infektion zu beginnen; **Therapiebeginn** in jedem Fall dann, wenn

- eine symptomatische Immundefizienz besteht
  (AIDS = opportunistische Infektionen),
- die Zahl der CD4+-T-Zellen < 350/µl abgesunken
  ist (auch wenn keine Infektionen bestehen),
- die Zahl der CD4+-T-Zellen < 500/µl und eine
  Schwangerschaft oder Hepatitis B/C besteht oder
  der Patient über 50 Jahre alt ist (auch ohne weitere
  Infektionen).

Liegt die **Zahl der CD4+-T-Zellen** > 500/µl (und bestehen keine weiteren Risikofaktoren), kann mit der Therapie abgewartet werden. Aktuelle Studien sprechen dafür, dass ein möglichst früher Therapiebeginn eher vorteilhaft ist.

Die **Prognose** korreliert invers mit der Zahl der CD4+-T-Zellen, sodass ein Schwellenwert (500/µl) naturgemäß eine arbiträre Grenze ist. In jedem Fall sollte der Patient über die Abwägung zwischen dem potenziellen Schaden durch die Therapie und dem Risiko der Immundefizienz umfassend aufgeklärt werden.

Die **Viruslast** spielt für den Zeitpunkt des Therapiebeginns eine untergeordnete Rolle, ist aber für die Verlaufskontrolle des Therapieerfolgs wichtig. Darüber hinaus steigt mit der Viruslast auch das Risiko einer (sexuellen) Transmission. Eine frühzeitige Therapie kann dieses herabsetzen.

Präexpositionsprophylaxe, Postexpositionsprophylaxe und maternale Transmission
Bei ungeschütztem Sexualverkehr mit einer HIV-positiven Person bzw. bei einer Verletzung mit einer kontaminierten Nadel, einem chirurgischem Besteck etc. besteht ein Infektionsrisiko, das aus epidemiologischen Studien unterschiedlich hoch eingeschätzt wird: Analverkehr 1:100 für; Vaginalverkehr 1:1000; Nadelstich 1:300). Das individuelle Risiko hängt von vielen weiteren Faktoren ab, insbesondere von der Viruslast der HIV-positiven Person und dem Ausmaß ihrer Vorbehandlung. Bei Kontakt von intakter Haut mit HIV-kontaminiertem Blut, Körperflüssigkeiten (Urin, Speichel, Schweiß) besteht kein Infektionsrisiko.
Als **Postexpositionsprophylaxe** wird eine 4-wöchige Behandlung mit der Kombination aus Lopinavir/Ritonavir (bzw. Atazanavir/Ritonavir, Darunavir/Ritonavir, Raltregravir oder Efavirenz) mit Tenofovir und Emtricitabin (bei Tenofivir-Unverträglichkeit Lamivudin mit Zidovudin) empfohlen. Im Idealfall wird die Therapie innerhalb der ersten 72 Stunden begonnen. Als **Präexpositionsprophylaxe** (z. B. bei HIV-negativem Sexualpartner eines HIV-diskordanten Paares) wird die Kombination von Tenofovir und Emtricitabin empfohlen.
Das Risiko einer maternofetalen Übertragung (von HIV1) beträgt 20–40%. **Antitretrovirale Therapie HIV-infizierter Schwangerer** kann die Transmissionsrate auf 0,1–0,5% senken. Das Risiko der Transmission nimmt mit fortschreitender Schwangerschaft zu.
Für einige Substanzen sind die erhobenen Daten ausreichend, um die Änderungen der Pharmakokinetik (und damit der Dosierung) in

der Schwangerschaft und das **Fehlbildungsrisiko** zu beurteilen. Für Mittel der 1. Wahl gilt, dass sie zu keiner statistisch nachweisbaren Erhöhung der Fehlbildungsrate führen. Ein solcher statistischer Nachweis hängt von der Größe der Stichprobe ab: Die Zahl der beobachteten Schwangerschaften ist ausreichend groß, um die Effektgröße für jede Substanz auf eine maximal 1,5- bis 2-fache Erhöhung der Fehlbildungen einzuschränken.

Mittel der Wahl ist derzeit eine Kombination eines Proteaseinhibitors – Lopinavir (+ Ritonavir) oder Atazanavir (+ Ritonavir) mit 2 NRTI (Zidovudin mit Lamivudin; bzw. Tenofovir und Emtractabin oder Lamivudin; Lamivudin und Abacavir, nicht bei HLA-B*5701 positiven Patientinnen). Die Erfahrung mit Integrasehemmern ist geringer, daher gelten sie derzeit nur als Alternativen bei Unverträglichkeit bzw. Resistenz. Zu vermeiden ist Efavirenz (teratogenes Risiko), zumindest während des 1. Trimenons.

Ein **primäres Therapieversagen** liegt dann vor, wenn die Viruslast innerhalb 4 Wochen nicht um mindestens 2 Zehnerpotenzen sinkt. Wenn man mangelnde Compliance ausschließen kann, ist das Versagen auf eine Infektion mit resistenten Viren zurückzuführen. Aktuelle Studien legen nahe, dass in ca. 6% damit zu rechnen ist. Daher wird die genotypische Resistenzbestimmung (Sequenzierung der relevanten Abschnitte im der codierenden Sequenz der reversen Transkriptase, Protease etc.) des Virus empfohlen.

Erworbene Resistenz bzw. **sekundäres Therapieversagen** liegt dann vor, wenn unter laufender Therapie die Viruslast wieder ansteigt. Die Bedeutung der Adhärenz muss den Patienten eindringlich klar gemacht werden: Werden die vorgeschriebenen Dosen zu ≥ 95% über einen 6-monatigen Zeitraum eingenommen, versagt die Therapie bei ca. jeder fünften Person. Ist die Adhärenz schlecht, d. h., lediglich < 95% der vorgeschriebenen Dosen wurden eingenommen, versagt die Therapie bei mehr als der Hälfte der Behandelten!

Um die Therapieadhärenz zu erhöhen, wurden Fixkombinationen entwickelt, weil sich damit die Anzahl der notwendigen Tabletten (»pill burden«) dramatisch reduzieren lässt. Das setzt aber voraus, dass die Substanzen sich galenisch gemeinsam verarbeiten lassen. Dies ist gerade bei hydrophoben Molekülen oft nicht der Fall.

58.6.3 Nukleosidische und nukleotidische Reverse-Transkriptase-Inhibitoren (NRTI)

Zidovudin (Azidothymidin: AZT) war die 1. in der Therapie verwendete Substanz. ◻ Abb. 58.17 zeigt die Formeln von Zidovudin (AZT), Stavudin, Didanosin, Abacavir und Emtricitabin. Tenofovir und Lamivudin sind in ▶ Abschn. 58.5.1 und ▶ Abschn. 58.5.2 beschrieben.

▪ Wirkungsmechanismus und Resistenz

Der Wirkungsmechanismus ist die Hemmung der reversen Transkriptase und der Kettenabbruch. **Resistenzen** treten durch Mutationen der reversen Transkriptase auf. Sie betreffen die einzelnen Nukleoside und Tenofovir unterschiedlich. Tenofovir ist mit einer Ausnahme (K65R, Lysin[65] zu Arginin) bei allen Mutationen wirksam, bei denen Nukleoside versagen.

▪ Pharmakokinetik

Zidovudin hat eine orale Bioverfügbarkeit von 65% (die durch Einnahme einer fettreichen Mahlzeit um ein Viertel herabgesetzt wird), eine geringe Proteinbindung (20–30%), ein Verteilungsvolumen von 1,4 l/kg und eine Halbwertszeit von 1 Stunde. Es wird durch Glucuronidierung eliminiert. Die intrazelluläre Halbwertszeit des Zidovudin-Triphosphats ist relativ kurz (4 Stunden).

Stavudin hat eine orale Bioverfügbarkeit von 80%, eine vernachlässigbare Proteinbindung (< 5%), ein Verteilungsvolumen von 0,6 l/kg und eine Halbwertszeit von 1,4 Stunden. Unverändert werden 50% der Dosis renal ausgeschieden, eine Dosisanpassung ist daher bei eingeschränkter Nierenfunktion (Halbierung bei Kreatinin-Clearance < 50 ml/min; Vierteln bei < 25 ml/min) notwendig. Die intrazelluläre Halbwertszeit des Stavudin-Triphosphats ist relativ kurz (4 Stunden).

Didanosin hat eine orale Bioverfügbarkeit von 42% (die durch Einnahme mit der Nahrung halbiert wird), eine vernachlässigbare Proteinbindung (< 5%), ein Verteilungsvolumen von 0,7 l/kg und eine Halbwertszeit von 1 Stunde. Der Metabolismus erfolgt durch die Xanthinoxidase (Oxidation zur Harnsäure); 30% der Dosis wird unverändert renal ausgeschieden. Die intrazelluläre Halbwertszeit des Didanosin-Triphosphats ist lang (24 Stunden).

Zidovudin (p.o., i.v.)   **Stavudin (p.o.)**   **Didanosin (p.o.)**   **Abacavir (p.o.)**   **Emtricitabin (p.o.)**

◻ **Abb. 58.17** Strukturen der Thymidinanaloga Zidovudin und Stavudin, des Adenosinanalogons Didanosin, von Abacavir, einem Cyclopropylaminoderivat von Guanosin, und des Cytosinanalogons Emtricitabin

Abacavir hat eine orale Bioverfügbarkeit von 90%, eine Proteinbindung von 50%, ein Verteilungsvolumen von 0,8 l/kg und eine Halbwertszeit von 1,5 Stunden. Der Metabolismus erfolgt durch die Alkoholdehydrogenase, gefolgt von Konjugation an Glucuronsäure. Nur 2% der Dosis werden unverändert renal ausgeschieden. Die intrazelluläre Halbwertszeit des Abacavir-Triphosphats ist lang (21 Stunden).

Emtricitabin hat eine orale Bioverfügbarkeit > 90%, eine vernachlässigbare Proteinbindung (< 5%), ein Verteilungsvolumen von 1,4 l/kg und eine Halbwertszeit von 10 Stunden. 85% der Dosis werden unverändert renal ausgeschieden. Eine Dosisanpassung ist daher bei eingeschränkter Nierenfunktion notwendig (Halbierung der Dosis bzw. Verdoppelung des Dosierungsintervalls bei Kreatinin-Clearance < 50 ml/min; Dritteln bei < 30 ml/min, Vierteln bei < 15 ml/min). Die intrazelluläre Halbwertszeit des Abacavir-Triphosphats ist lang (39 Stunden).

- **Unerwünschte Wirkungen**

Emtricitabin und **Lamivudin** werden gut vertragen. Die Verträglichkeit der anderen Substanzen ist mäßig. Häufig werden Übelkeit, Brechreiz, Erbrechen und Durchfall beobachtet (Compliance!). Bei den einzelnen Substanzen sind Kopfschmerzen und Schlaflosigkeit unterschiedlich häufige unerwünschte Wirkungen.

Bei allen Vertretern kann selten eine Laktatazidose mit Leberschwellung auftreten und eine Hepatotoxizität (Transaminasenkontrolle, Hinweis auf Subikterus als Warnsymptom). Die Laktatazidose wird auf eine mitochondriale Toxizität (durch Hemmung der mitochondrialen DNA-Polymerase-γ) zurückgeführt. Das höchste Risiko liegt bei **Stavudin** und **Didanosin** vor.

Im Rahmen der HIV-Therapie tritt eine Lipodystrophie auf, die aber vor allem auf die Proteaseinhibition zurückzuführen ist (s. u.). Ebenfalls selten ist die Myopathie, die vor allem bei **Zidovudin** vorkommt und zum Therapieabbruch zwingt. Bei **Stavudin** und **Didanosin** besteht ein hohes Risiko für die Auslösung einer peripheren Neuropathie (20%, Frühsymptome sind Kribbeln, Ameisenlaufen) und einer Pankreatitis (1–10%, Übelkeit, Erbrechen, starke Bauchschmerzen; bei Verdacht Bestimmung von Amylase und Lipase).

Zidovudin löst eine ausgeprägte Myelosuppression aus, daher ist Vorsicht bei der Kombination mit anderen myelosuppressiv wirksamen Pharmaka (z. B. Ganciclovir, Trimethoprim) geboten. Zunächst tritt eine makrozytäre Anämie auf. Die Neutropenie folgt mit einer Latenz (6 Wochen nach Therapiebeginn).

Bei **Abacavir** treten häufig (5%) innerhalb der ersten 4 Wochen zum Teil lebensbedrohliche Überempfindlichkeitsreaktionen auf. Symptome sind Fieber, Exanthem, Übelkeit, Erbrechen, Durchfall, Lymphknotenschwellung und Multiorganversagen. Das Risiko ist bei HLA-B*5701 sehr deutlich erhöht. Daher ist eine Typisierung notwendig, um betroffene Patienten von der Therapie auszuschließen (▶ Abschn. 5.6.3).

- **Klinische Anwendung**

Dosierung von Zidovudin, Stavudin, Didanosin, Abacavir und Emtricitabin

Zidovudin:
- Neugeborene 6 (i. v.) bis 8 (oral) mg/kg KG/d in 4 Einzeldosen
- Kinder (4–9 kg) 24 mg/kg KG/d; Kinder (9–30 kg) 18 mg/kg KG/d
- Kinder > 30 kg und Erwachsene 500–600 mg/d in 2 Einzeldosen

Stavudin:
- Kinder ab 3 Monaten bis 30 kg: 2 mg/kg KG/d
- Kinder ab 30–60 kg: 60 mg/d
- Kinder und Jugendliche > 60 kg: 80 mg/d in 2 Einzeldosen

Didanosin:
- Kinder (ab 6 Jahre): 180 (+ Zidovudin) bis 240 mg/m^2
- Erwachsene < 60 kg 250 mg/d; > 60 kg 400 mg/d in 1 oder 2 Einzeldosen

Abacavir:
- Kinder: 14–21 kg KG 300 mg/d, 21–30 kg KG 450 mg/d in 2 Einzeldosen
- Erwachsene < 600 mg/d in 1 oder 2 Einzeldosen

Emtricitabin:
- Ab 33 kg 200 mg/d 1-mal pro Tag

58.6.4 Nichtnukleosidische Reverse-Transkriptase-Inhibitoren (NNRTI)

- **Wirkungsmechanismus und Resistenz**

Nevirapin, **Efavirenz**, **Etravirin** und **Rilpivirin** (⬛ Abb. 58.18) binden an eine allosterische (hydrophobe) Bindungsstelle der reversen Transkriptase und hemmen damit die Katalyse. Diese Bindungsstelle existiert nur bei der reversen Transkriptase von HIV-1. HIV-2 ist unempfindlich.

Die Änderung einer einzigen Aminosäure in der allosterischen Bindungstasche genügt, um eine ausgeprägte Resistenz gegen Nevirapin und Efavirenz zu erhalten. Bei Monotherapie treten rasch Resistenzen auf. Diese ist deshalb nicht sinnvoll. In einer Kombinationstherapie sind NNRTI aber sehr effektiv. Etravirin und Rilpivirin sind flexibler, sie können daher einige Mutationen der Bindungstasche ohne Wirkungsverlust tolerieren. Eine Monotherapie ist dennoch nicht sinnvoll.

- **Pharmakokinetik**

Nevirapin hat eine orale Bioverfügbarkeit ≥ 90%, eine Proteinbindung von 60%, ein geschätztes Verteilungsvolumen von 1,2 l/kg und eine initiale Halbwertszeit von 45 Stunden. Durch Autoinduktion sinkt sie auf 25–35 Stunden. Nevirapin wird durch CYP3A4 und CYP2B6 metabolisiert.

Efavirenz (p.o.) Nevirapin (p.o.) Etravirin (p.o.) Rilpivirin (p.o.)

▣ Abb. 58.18 **Strukturen der nichtnukleosidischen Reverse-Transkriptase-Inhibitoren (NNRTI) Efavirenz, Etravirin, Nevirapin und Rilpivirin**

Die absolute Bioverfügbarkeit von **Efavirenz** ist nicht bekannt. Die Resorption läuft langsam und wird durch (fettreiche) Nahrung etwas (1,2-fach) gesteigert. Die Plasmaproteinbindung ist sehr hoch (99%). Die Konzentration in der Zerebrospinalflüssigkeit liegt bei 1/100 derjenigen im Plasma; sie reicht aber aus, um Nebenwirkungen zu erzeugen. Die Halbwertszeit der Elimination beträgt initial ca. 60 Stunden und sinkt im Gleichgewicht auf ca. 50 Stunden. Efavirenz wird praktisch vollständig vor allem über CYP2B6 metabolisiert.

Die absolute Bioverfügbarkeit von **Etravirin** und **Rilpivirin** ist ebenfalls nicht bekannt. Die Resorption von Etravirin wird durch Nahrungseinnahme erhöht; daher sollte Etravirin ca. 30 min nach dem Essen zugeführt werden. Die Resorption von Rilpivirin wird auch durch Nahrung erhöht, allerdings ist eine hoher Proteingehalt kontraproduktiv (Absinken um 50%).

Die Proteinbindung von Etravirin und Rilpivirin liegt bei > 99%. Etravirin wird durch CYP3A4, CYP2C9 und CYP2C19 metabolisiert, Rilpivirin ausschließlich durch CYP3A4. Die glucuronidierten Metaboliten von Etravirin und Rilpivirin werden biliär ausgeschieden, die renale Ausscheidung ist quantitativ unbedeutend. Die Halbwertszeit der Elimination beträgt für Etravirin 30–40 Stunden, für Rilpivirin 34–55 Stunden.

■ Wechselwirkungen

Nevirapin ist ein Induktor von CYP3A4 und CYP2B6 (> Efavirenz), **Etravirin** von CYP3A4, CYP2C9, CYP2C19 und P-Glykoprotein; unter anderem muss bedacht werden, dass die hormonale Kontrazeption nicht sicher funktioniert. Bei an Substitutionsprogrammen teilnehmenden Patienten ist zu beachten, dass Halbwertszeit von **Methadon** verkürzt wird (Nevirapin > Efavirenz); dies kann gelegentlich zu Entzugserscheinungen führen.

Rifampicin (und andere Induktoren) verkürzt die Halbwertszeit von Efavirenz, Nevirapin, Etravirin und Rilpivirin. Die Konzentration der meisten HIV-Protease-Hemmer (Indinavir, Saquinavir, Lopinavir, Atazanavir) werden durch Nevirapin und Efavirenz gesenkt. Klinisch relevant ist der sehr deutliche Abfall von **Atazanavir**; die Kombination ist kontraindiziert. Ebenso ist relevant, dass alle NNRTI den Spiegel von **Elvitegravir** senken. Diese Kombination ist daher ebenfalls kontraindiziert.

Rilpivirin wird ohne Magensäure schlecht resorbiert, die Kombination mit Protonenpumpenhemmern ist kontraindiziert, H$_2$-Rezeptor-Agonisten müssen zeitlich versetzt (4 Stunden später) eingenommen werden. Abgesehen davon gibt es wenig klinisch relevante Interaktionen bei Rilpivirin. Daher gilt es auch als Substanz 1. Wahl (s. o.).

■ Unerwünschte Wirkungen

NNRTI werden gut vertragen: Abgesehen von Kopfschmerz, Übelkeit, Fieber und Schläfrigkeit führen Nevirapin (15%), Efavirenz (25%) und Etravirin (10%) sehr häufig zu meist juckendem, makulopapulösen Hautausschlag; in der Regel ist Absetzen nicht erforderlich. Nur bei einem sehr kleinem Teil der Patienten (1:300) sind innere Organe beteiligt, und es tritt Fieber auf (Stevens-Johnson Syndrom).

Unter **Nevirapin** sind Transaminasenanstiege sehr häufig, die aber sehr selten klinisch symptomatisch werden. **Efavirenz** ist neurotoxisch, jeder zweite Patient ist schwindlig, reizbar (dysphorisch), hat Schlafstörungen mit sehr lebhaften Träumen. Innerhalb des 1. Monats nehmen diese Effekte ab. Halluzinationen, depressive und manische Episoden kommen selten vor.

Patienten mit schlechter Ausgangslage (Viruslast > 100,000 Kopien/ml, CD4$^+$-T-Zellen < 200/µl) haben unter **Rilpivirin** ein hohes Risiko für ein virologisches Versagen (18,2% im Vergleich zu 7,9% unter Efavirenz). Daher sollte Rilpivirin bei diesen Patienten nicht zum Einsatz kommen.

Efavirenz ist ein etabliertes Teratogen (Neuralrohrdefekte bei Primaten) und sollte daher nicht in der Schwangerschaft verabreicht werden. Bei Frauen im gebärfähigen Alter muss vor Therapiebeginn eine Schwangerschaft ausgeschlossen werden, während der Therapie ist eine effektive Kontrazeption erforderlich.

■   **Klinische Anwendung**

> **Dosierung von NNRTI**
> **Nevirapin:**
> - Kinder (ab 6 Jahre): 150 mg/m² 1-mal pro Tag, ab 3. Woche 300 mg/m2 in 2 Einzeldosen
> - Erwachsene: 200 mg/d 1-mal pro Tag, ab 3. Woche 400 mg/d in 2 Einzeldosen
>
> **Efavirenz:**
> - Kinder (ab 13 kg): 200–400 mg/d
> - Erwachsene: 600 mg/d 1-mal pro Tag
>
> **Etravirin:**
> - Kinder (ab 6 Jahre): 2-mal pro Tag 100 mg (16–20 kg), 125 mg (20–25 kg), 150 mg (25–30 kg) bzw. 200 mg (≥ 30 kg)
> - Erwachsene: 200 mg/d 2-mal pro Tag
>
> **Rilpivirin:**
> - Erwachsene: 25 mg/d 1-mal pro Tag (50 mg/d bei gleichzeitiger Gabe von Rifampicin)

58.6.5 HIV-Protease-Hemmer

■   **Wirkungsmechanismus und Resistenz**

HI-Viren synthetisieren eine langes Polyprotein, das Produkt der Gag-Pol-mRNA (Gag = gruppenspezifische Antigene = Matrix- und Kapsidproteine; Pol = Polymerase, die Protease selbst, reverse Transkriptase, RNAse H und Integrase). Dieses Polyprotein wird von der **HIV-Protease** gespalten. Erfolgt keine Spaltung, ist das Virion nicht infektiös.

Die HIV-Protease spaltet die Bindung zwischen Phenylalanin und Prolin. HIV-Protease-Hemmer haben daher eine peptidähnliche Struktur (Ausnahme Tipranavir) und sind reich an aromatischen Ringen (◯ Abb. 58.19). Sie besetzen kompetitiv die Substratbindungsstelle der HIV-Protease. Weil die humanen Enzyme eine andere Spezifität der Schnittstelle haben, werden sie durch HIV-Protease-Hemmer (Proteaseinhibitoren, PI) nicht blockiert.

Resistenzen entwickeln sich deutlich langsamer als unter nichtnukleosidischen Inhibitoren (NNRTI). Im Gegensatz zu NNRTI reicht eine einzige Punktmutation nicht aus, um die Sensitivität aufzuheben. Vielmehr verringert sich die Affinität bei einer Mutation nur leicht, sodass mehrere Mutationen in der Bindungsstelle akkumulieren müssen, bevor eine ausgeprägte Resistenz manifest wird.

Weil die Strukturen der Proteasehemmer ausreichend divergent sind, gibt es nur partielle Kreuzresistenzen. Neuere Vertreter wie Darunavir und Tipranavir wirken auch dann noch, wenn andere wirkungslos geworden sind.

■   **Pharmakokinetik**

HIV-Protease-Hemmer haben viele Gemeinsamkeiten: Sie sind hydrophob und werden deshalb gut resorbiert. Fosam-

prenivir nimmt eine Sonderstellung ein: Es ist ein Prodrug: der Phosphatester von Amprenavir. Dieser dient dazu, die Wasserlöslichkeit zu erhöhen. Er wird im Darm hydrolysiert. Die **orale Bioverfügbarkeit** (fast) aller HIV-Protease-Hemmer wird durch den **First-Pass-Metabolismus** begrenzt. Alle Proteaseinhibitoren werden in relativ hohem Ausmaß an Plasmaproteine gebunden und **hepatisch durch CYP3A4 metabolisiert.**

»**Boostern**« Bis auf Indinavir (dessen Bioverfügbarkeit bei 60% liegt) und Nelfinavir (dessen Bioverfügbarkeit bis zu 80% erreichen kann und das primär über CYP2C19 abgebaut wird), werden alle anderen HIV-Protease-Hemmer mit einer niedrigen Dosis von **Ritonavir** (100–200 mg/d) gemeinsam verabreicht. Ritonavir hat eine gute orale Bioverfügbarkeit (60%) und hemmt sehr potent CYP3A4. Damit steigt die orale Bioverfügbarkeit (und in geringerem Maß die Halbwertszeit) des co-administrierten 2. Proteaseinhibitors deutlich.

Seit kurzem steht **Cobicistat** zur Verfügung:
- Seine Vorteile sind die höhere Selektivität für CYP3A4, die geringere Neigung zur Enzyminduktion und die fehlende Wirkung auf Adipozyten (Ritonavir trägt zur Lipodystrophie, Hyperlipidämie und Insulinresistenz bei). Cobicistat 150 mg/d entsprechen Ritonavir 100 mg/d.
- Nachteilig ist der Umstand, dass Cobicistat mit dem renalen Transporter MATE1 (▶ Abschn. 2.1.5) interagiert. Dadurch steigt die Kreatininkonzentration im Serum.
- Cobicistat hemmt auch OCT1, ABCB1/P-Glykoprotein und ABCB2/BCRP. Die Bedeutung dieser Interaktionen ist noch nicht ausgelotet. Jedenfalls erhöht Cobicistat die Digoxinspiegel.

■   **Wechselwirkungen**

Alle HIV-Protease-Hemmer blockieren CYP3A4 in wechselndem Ausmaß. Besonders ausgeprägt ist der Effekt bei Ritonavir, schwächer bei Saquinavir, alle anderen liegen dazwischen. Sie geben damit Anlass zu Arzneimittelinteraktionen. Dies ist deshalb wichtig, weil
- HIV-Protease-Hemmer ein metabolisches Syndrom mit Anstieg der Serumlipide auslösen,
- Therapien mit Azolantimykotika wegen opportunistischer Pilzinfekte oft notwendig werden und
- ein Bedarf an Makrolidantibiotika bestehen kann.

Eine Therapie mit lipidsenkenden Statinen wird durch die Gefahr der Interaktion erschwert. Die Kombination mit CYP-Induktoren (z. B. Rifampicin) beschleunigt die Elimination aller HIV-Protease-Hemmer. Ritonavir induziert CYP2C19. Damit wird die Bioverfügbarkeit von Omeprazol (und vermutlich auch Esomeprazol und Lansoprazol) etwa halbiert. Tipranavir induziert ABCB1/P-Glykoprotein; damit kann die intestinale Aufnahme von Darbigatran oder Sofosbuvir herabgesetzt werden.

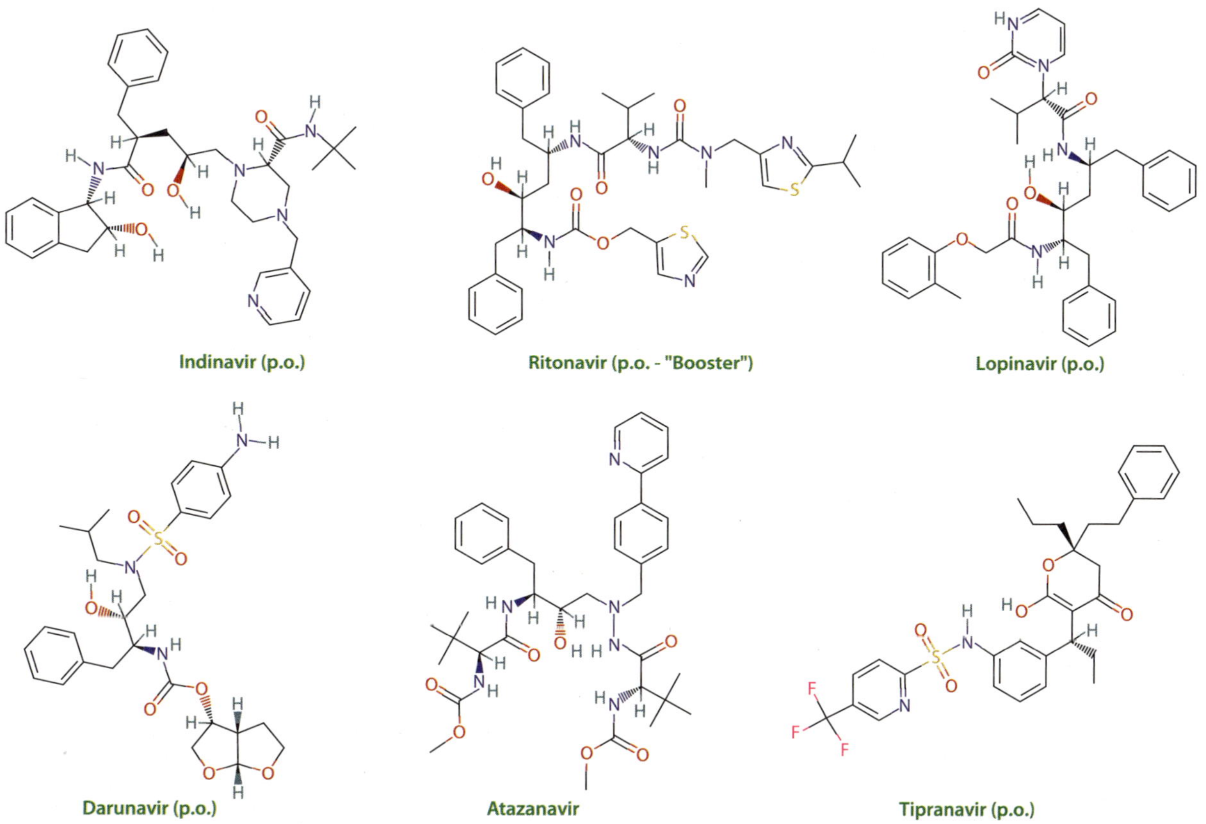

Abb. 58.19 Strukturen ausgewählter HIV-Protease-Hemmer: Indinavir, Ritonavir, Lopinavir, Darunavir, Atazanavir, Tipranavir

▪ Unerwünschte Wirkungen

Proteaseinhibitoren werden gut vertragen. Abgesehen von banalen Beschwerden wie Übelkeit, Erbrechen und Durchfall sind folgende unerwünschte Wirkungen von Bedeutung:

▬ **Störung des Lipidstoffwechsels:** Das Risiko atherosklerotischer Folgeerkrankungen (Herzinfarkt, Schlaganfall) ist deutlich erhöht. Daher werden heute bei der Initialtherapie Integrasehemmer bevorzugt.

▬ **Hyperlipidämie** mit Fettumverteilung: **Stammfettsucht** bei gleichzeitigem Fettverlust an den Extremitäten (**peripherer Lipodystrophie**) ohne erhöhte Cortisolspiegel. Der zugrunde liegende Mechanismus ist unbekannt.

▬ **Transaminasenanstieg:** Tritt häufig auf, ausgeprägte hepatische Toxizität ist hingegen selten; die Kontrolle der Leberfunktion ist notwendig. Unter Tipranavir ist das Risiko einer Hepatotoxizität erhöht. Indinavir und Atazanavir erzeugen häufig eine unkonjugierte Hyperbilirubinämie (durch UGT1A1-Hemmung, ▶ Abschn. 2.1.4) ohne Transaminasenerhöhung. Diese ist nur differenzialdiagnostisch wichtig und kein Ausdruck einer Toxizität.

▬ **Hautauschläge** können auftreten, besonders unter Amprenavir (29%)/Fosamprenivir (19%). Das Risiko ist auch höher bei Tipranavir und Darunavir (▪ Abb. 58.15), die ebenso wie Amprenavir eine Sulfonamidstruktur haben.

▬ **Geschmackstörungen** können bei Ritonavir und Indinavir vorkommen.

▬ **Nephrolithiasis:** Indinavir kann in Nierentubuli und ableitenden Harnwegen ausfallen, weil es zu einem relativ hohen Anteil (10%) unverändert renal ausgeschieden wird, aber schlecht löslich ist (ca. 3% der Patienten); zur Vermeidung reichliche Flüssigkeitszufuhr (2 Liter pro Tag).

▬ **Verlängerung des QT-Intervalls** durch Saquinavir, deshalb keine Kombination mit Substanzen, die das QT-Intervall verlängern.

▪ Klinische Anwendung

Dosierung von Indinavir, Nelfinavir, Saquinavir/Ritonavir, Lopinavir/Ritonavir, Darunavir/Ritonavir und Atazanavir/Ritonar

Indinavir:
▬ Kinder: 1,5 g/m^2/d
▬ Erwachsene: 2,4 g/d in 3 Einzeldosen

Nelfinavir:
▬ Kinder ab 3 Jahre: 100 mg/kg KG/d in 2–3 Einzeldosen
▬ Erwachsene/Jugendliche > 13 Jahre: 2,5 g/d in 2–3 Einzeldosen

Saquinavir/Ritonavir:
- 2 g/0,2 g in 2 Einzeldosen

Lopinavir/Ritonavir:
- Kinder ab 2 Jahre: 460/115 bis 800/200 mg/m²/d
- Erwachsene/Kinder > 40 kg: 800/200 mg/d in 2 Einzeldosen

Fosamprenivir/Ritonavir:
- 1,4/0,2 g/d in 2 Einzeldosen

Darunavir/Ritonavir:
- Kinder ab 6 Jahre (20–30 kg): 0,75/0,2 g/d
- Kinder (30–40 kg): 0,9/0,2 g/d
- Kinder ab 40 kg/Erwachsene: 1,2/0,2 g/d in 2 Einzeldosen

Atazanavir/Ritonavir:
- 0,3/0,1 g/d in 1 Einzeldosis

58.6.6 Integrasehemmer: Raltegravir, Elvitegravir, Dolutegravir

▪ Wirkungsmechanismus und Resistenz

Die HIV-Integrase sorgt dafür, dass die virale cDNA stabil ins Wirtszellgenom integriert wird (Schritt 6 in ◘ Abb. 58.16). Dieser Schritt ist im Replikationszyklus obligatorisch: Ohne genomische Integration dieser DNA (des Provirus) ist eine Replikation des Virus unmöglich. Nur das Provirus kann als Vorlage für die Produktion viraler Proteine und RNA dienen.

Die Integrase bindet im Zytoplasma an die LTR (Long Terminal Repeats), die die virale Doppelstrang-DNA an beiden Enden flankiert. Sie prozessiert dort jeweils das 3'-Ende durch Abspaltung eines Dinukleotids und transloziert als Präintegrationskomplex mit der DNA (und anderen viralen und zellulären Proteinen) in den Kern. Dort inseriert sie den Strang durch eine Transesterifikation in die genomische DNA. Dieser Strangtransfer wird durch Raltegravir, Dolutegravir und Elvitegravir (INSTI = Integrase-Strang-Transfer-Inhibitoren; ◘ Abb. 58.20) gehemmt.

Resistenzen werden durch Mutationen der Integrase erworben. Meist wird sequenziell eine Mutation nach der anderen erworben, die die Affinität für die Inhibitoren jeweils etwa um eine Zehnerpotenz senken.

▪ Pharmakokinetik

Raltegravir wird rasch und nahrungsunabhängig resorbiert. Die absolute Bioverfügbarkeit liegt bei 30%, das Verteilungsvolumen bei 6–7 l/kg. Die Plasmaproteinbindung beträgt etwa 80% und die terminale Halbwertszeit liegt bei 9 Stunden. Raltegravir wird durch die UDP-Glucuronosyl-Transferase UGT1A1 glucuronidiert und präferenziell biliär eliminiert. Eine Dosisanpassung ist weder bei (moderater) Niereninsuffizienz noch eingeschränkter Leberfunktion notwendig.

Die absolute Bioverfügbarkeit von **Elvitegravir** von **Dolutegravir** ist nicht bekannt; die Resorption wird durch Nahrung deutlich erhöht, daher erfolgt die Einnahme mit einer Mahlzeit. Elvitegravir und Dolutegravir sind zu > 99% an Plasmaproteine gebunden. Elvitegravir wird primär durch CYP3A4/5 (und zum geringeren Teil durch UGT1A1/3) metabolisiert und primär biliär (Halbwertszeit 3–4 h) eliminiert. Elvitegravir wird in fixer Kombination mit Cobicistat, Emtricitabin und Tenofovir administriert, seine Halbwertszeit ist dann auf 13 Stunden verlängert.

Dolutegravir wird in erster Linie über UGT1A1 und zum geringen Teil über CYP3A4 in der Leber metabolisiert und biliär ausgeschieden. Es hat eine terminale Halbwertszeit von ca. 14 Stunden. Die renale Elimination von Elvitegravir und Dolutegravir ist quantitativ unbedeutend.

▪ Wechselwirkungen

Rifamipicin, Efavirenz, Nevirapin und andere starke Induktoren beschleunigen die Elimination von Elvitegravir. Diese Kombinationen gelten daher als kontraindiziert. Rifampicin induziert auch UGT1A1 und beschleunigt die Elimination von Raltegravir und Dolutegravir, die AUC nimmt um 40 bzw. 55% ab. Eine Verdopplung der Dosis von Raltegravir und Dolutegravir wird empfohlen.

Efavirenz und **Nevirapin** erhöhen auch den Abbau von Dolutegravir, sodass dessen Dosis (auf 50 mg 2-mal/d) verdoppelt werden muss. Die gleichzeitige Gabe von **Atazanavir** erhöht – durch Hemmung von UGT1A1 – die Konzentration von Raltegravir, Dolutegravir und Elvitegravir; dies ist kli-

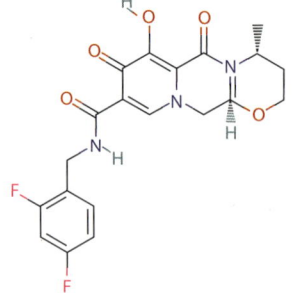

Raltegravir (p.o.)   Elvitegravir (p.o.)   Dolutegravir (p.o.)

◘ **Abb. 58.20 Strukturen der Hemmer der HIV-Integrase Raltegravir, Dolutegravir, Elvitegravir**

58

nisch unbedeutend (weil die unerwünschten Wirkungen von Raltegravir und Dolutegravir nicht zunehmen bzw. Elvitegravir nur in fixer Kombination verfügbar ist).

Die Einnahme von Elvitegravir verdoppelt die Spiegel von **Maraviroc** (▶ Abschn. 58.6.8) im Blut. Raltegravir, Elvitegravir und Dolutegravir können mit divalenten und trivalenten Kationen Komplexe bilden: Die gleichzeitige Administration von Al^{3+}-/Mg^{2+}-haltigen Antazida, Calcium- und Eisensalzen senkt die Bioverfügbarkeit auf die Hälfte. Ein 4-stündiges Intervall muss eingehalten werden.

Dolutegravir hemmt OCT2 und kann damit die tubuläre Ausscheidung von **Metformin** herabsetzen. Dessen Dosis sollte daher halbiert werden.

■ Unerwünschte Wirkungen

Raltegravir, Elvitegravir und Dolutegravir werden gut vertragen, Therapieabbrüche sind selten. Die häufigsten unerwünschten Wirkungen sind Diarrhö, Übelkeit, Kopfschmerzen und Fieber. Unter Raltegravir und Dolutegravir ist auch Schlaflosigkeit häufig. Bei Raltegravir und Dolutegravir sind schwere – potenziell letale – Überempfindlichkeitsreaktion (Hautausschläge mit Multiorganbeteiligung, Stevens-Johnson-Syndrome; toxische Epidermonekrolyse) beobachtet worden (< 1%).

■ Klinische Anwendung

INSTI sind derzeit aufgrund ihrer guten Verträglichkeit (keine Lipodystrophie, keine Hyperlipidämie, keine Erhöhung der kardiovaskulären Mortalität), der relativ geringen Neigung zu Interaktionen (s. o.) und der relativ hohen Resistenzbarriere (geringe Rate von Therapieversagen mit nachweisbarer HIV-1-Replikation) Mittel der 1. Wahl. Die Therapie mit INSTI darf nur als Kombinationstherapie erfolgen.

> **Dosierung von Raltegravir, Elvitegravir/Cobicistat, Dolutegravir**
> **Raltegravir:**
> — Erwachsene/Jugendliche: 400 mg 2-mal pro Tag;
> — Kinder (2–11 Jahre): 75 mg (10–14 kg), 100 mg (14–20 kg), 150 mg (20–28 kg), 200 mg (28–40 kg), 300 mg (> 40 kg) jeweils 2-mal pro Tag
>
> **Elvitegravir** (nur für Erwachsene):
> — 150 mg (fix kombiniert mit 150 mg Cobicistat, 200 mg Emtricitabin und 245 mg Tenofovirdisoproxil) 1-mal pro Tag
>
> **Dolutegravir** (ab 12 Jahren/40 kg):
> — 50 mg 1-mal pro Tag (bei INSTI-Resistenz 2-mal pro Tag)

58.6.7 Fusionshemmer: Enfuvirtid

■ Wirkungsmechanismus und Resistenz

Enfuvirtid ist ein langes Peptid mit 36 Aminosäuren und leitet sich vom GP41 von HIV1 ab. Ursprünglich wurde es als Anti-HIV1-Impfstoff getestet. Wie beobachtet wurde, verhindert Enfuvirtid mit hoher Potenz das Eindringen des Virus in Zellen. Das Peptid bindet an das 1. Heptad-Repeat (HR1) von GP41, verhindert die Ausbildung des Helixbündels (»6-helix bundle«), mit dem GP41 die Membranfusion initiiert. Damit verhindert Enfuvirtid die Fusion der viralen Hülle mit der Zellmembran (Schritt 3 in ◘ Abb. 58.16).

Resistenzen gegen Enfuvirtid treten durch Mutationen in der HR1-Region auf. Eine Punktmutation genügt, um die Affinität um mehr als 100-fach zu senken.

■ Pharmakokinetik

Enfuvirtid wird subkutan appliziert (Bioverfügbarkeit 84%). Es ist sehr stark an Plasmaproteine gebunden (98%). Das Verteilungsvolumen ist klein (ca. 0,08 l/kg). Die Halbwertszeit beträgt ca. 4 Stunden.

■ Unerwünschte Wirkungen

Enfuvirtid wird gut vertragen. Limitierend ist die oft an der Injektionsstelle auftretende Entzündung. Daneben kommen Übelkeit und Kopfschmerzen vor.

■ Klinische Anwendung

Enfuvirtid ist für eine Second-Line-Therapie zugelassen, d. h. für die Therapie nach Versagen der Standardkombinationen (nachgewiesene HIV-1-Replikation). Die Therapie muss als Kombinationstherapie durchgeführt werden.

> **Dosierung von Enfuvirtid**
> — Kinder ab 6 Jahre: 4 mg/kg KG/d
> — Erwachsene: 180 mg/d s. c. in 2 Einzeldosen

58.6.8 Hemmer des Eindringens: Co-Rezeptor-Antagonist Maraviroc

■ Wirkungsmechanismus und Resistenz

Maraviroc blockiert den Chemokinrezeptor CCR5: GP120 kann nicht an seinen Co-Rezeptor binden (Schritt 2 in ◘ Abb. 58.16). Nanomolare Konzentrationen reichen aus, um CCR5-trope Viren zu unterdrücken.

Eine **natürliche Resistenz** liegt dann vor, wenn der Patient bereits eine hohe Viruslast CXCR4-troper Viren hat. Daher muss vor Einleitung der Therapie eine Sensitivitätstestung durchgeführt und das Vorliegen CXCR4-troper Viren ausgeschlossen werden. Der Test ist teuer.

Das Virus kann eine **Resistenz erwerben**, indem die variable Region von GP120 durch Mutationen so verändert wird, dass es auch an den mit Maraviroc besetzten Rezeptor bindet. Die 2. Möglichkeit ist, GP120 in Richtung CXCR4-Tropismus zu mutieren. Dies ist ungünstig, weil sich das Virus dann rascher in der CD4$^+$-T-Zellpopulation ausbreitet.

- **Pharmakokinetik**

Die Bioverfügbarkeit von Maraviroc liegt (nahrungsunabhängig) bei 23–33%, die Plasmaproteinbindung bei 75%, das Verteilungsvolumen bei 3 l/kg, die Eliminationshalbwertszeit bei 13 Stunden. Maraviroc wird über CYP3A4 metabolisiert (oxidativ desalkyliert), ca. 10% erscheinen unverändert im Harn.

Maraviroc selbst hemmt weder den Abbau anderer Substanzen durch CYP, noch induziert es diesen. Es ist ein Substrat für P-Glykoprotein/ABCB1; die klinische Implikation dieser Eigenschaft ist derzeit unklar.

- **Wechselwirkungen**

Eine Dosisanpassung von Maraviroc ist bei Induktoren (Rifampicin, Efavirenz) notwendig – hier wird die Dosis von 600 mg/d auf 1200 mg/d verdoppelt. Eine Senkung der Dosis ist bei CYP3A4-Inhibitoren notwendig (Azolantimykotika; alle mit HIV-Ritonavir geboosterten HIV-Protease-Inhibitoren bis auf Tipranavir und Fosamprenivir). Hier muss die Dosis halbiert werden (300 mg/d).

Mit nukleosidischen/nukleotidischen HIV-Reverse-Transkriptase-Hemmern (NRTI) gibt es keine Interaktionen. Dies gilt auch für Sulfamethoxazol/Trimethoprim.

- **Unerwünschte Wirkungen**

Maraviroc wird relativ gut vertragen. Bauchschmerzen, Durchfall, Hautausschläge mit Juckreiz, Transaminasenanstieg, Fieber und Gliederschmerzen, Infektionen des oberen Respirationstrakts kommen unter Maraviroc gehäuft vor. Orthostatische Hypotonie kann vor allem bei Patienten mit Niereninsuffizienz auftreten.

- **Klinische Anwendung**

Maraviroc ist derzeit nur als Second-Line-Therapie zugelassen, d. h. für die Behandlung einer HIV-Infektion bei bereits vorbehandelten erwachsenen Patienten zugelassen, bei denen ausschließlich CCR5-trope HIV-1 nachgewiesen wurden. Die Therapie muss immer in Kombination mit anderen antiretroviralen Pharmaka durchgeführt werden.

Aufgrund der Studienlage wird sein Einsatz bei Patienten (»switching«) diskutiert, bei denen der Virustiter durch eine vorangegangene Therapie unter die Nachweisbarkeitsgrenze gefallen ist.

Dosierung: 300–1200 mg/d in 2 Einzeldosen (je nach Co-Medikation). Bei Niereninsuffizienz und Therapie mit CYP3A4-Hemmern muss die Dosis reduziert und das Dosisintervall verändert werden (vgl. Normogramme des Herstellers).

Weiterführende Literatur

Brown KC, Paul S, Kashuba AD (2009) Drug interactions with new and investigational antiretrovirals. Clin Pharmacokinet 48: 211–241

EASL Clinical Practice Guidelines (2009) Management of chronic hepatitis B. J Hepatol 50: 227–242

Fransen S, Gupta S, Danovich R, Hazuda D, Miller M, Witmer M, Petropoulos CJ, Huang W (2009) Loss of raltegravir susceptibility by human immunodeficiency virus type 1 is conferred via multiple nonoverlapping genetic pathways. J Virol 83: 11440–11446

Hütter G, Nowak D, Mossner M, Ganepola S, Müssig A, Allers K, Schneider T, Hofmann J, Kücherer C, Blau O, Blau IW, Hofmann WK, Thiel E (2009) Long-term control of HIV by CCR5 Delta32/Delta32 stem-cell transplantation N Engl J Med 360: 692–698

Manosuthi W, Sungkanuparph S, Tantanathip P, Lueangniyomkul A, Mankatitham W, Prasithsirskul W, Burapatarawong S, Thongyen S, Likanonsakul S, Thaworwna U, Prommool V, Ruxrungtham K; N2R Study Team (2009) A randomized trial comparing plasma drug concentrations and efficacies between 2 nonnucleoside reverse-transcriptase inhibitor-based regimens in HIV-infected patients receiving rifampicin: the N2R Study. Clin Infect Dis 48: 1752–1759

Smith DB, Bukh J, Kuiken C, Muerhoff AS, Rice CM, Stapleton JT, Simmonds P (2014) Expanded classification of hepatitis C virus into 7 genotypes and 67 subtypes: updated criteria and genotype assignment web resource. Hepatology 59: 318–327

Burlone ME, Budkowska A (2009) Hepatitis C virus cell entry: role of lipoproteins and cellular receptors. J Gen Virol 90: 1055–1070

Romano KP, Ali A, Aydin C, Soumana D, Ozen A, Deveau LM, Silver C, Cao H, Newton A, Petropoulos CJ, Huang W, Schiffer CA (2012) The molecular basis of drug resistance against hepatitis C virus NS3/4A protease inhibitors. PLoS Pathog 8(7): e1002832

Antimykotika

M. Freissmuth

M. Freissmuth et al., *Pharmakologie und Toxikologie*,
DOI 10.1007/978-3-662-46689-6_59, © Springer-Verlag Berlin Heidelberg 2016

Pilze leben saprophytär auf der Haut und auf manchen Schleimhäuten. Sie geben Anlass zu Infektionen, die von banalen, aber lästigen lokalen Dermatomykosen bis zu lebensbedrohlichen systemischen bzw. Organmykosen reichen. Wesentliche Angriffspunkte der Polyenantibiotika sind Ergosterol der Pilzmembran, die Hemmung der Ergosterolsynthese durch Azolantimykotika und Allylamine, die Hemmung der Zellwandsynthese durch Echinocandine und die Hemmung der Nukleinsäuresynthese durch Flucytosin. Antimykotika erfassen humanpathogene Pilze und erreichen die Infektionsorte in unterschiedlichem Ausmaß. Daher sind Wirkungsspektrum, Pharmakokinetik und Verträglichkeit entscheidend für die Auswahl eines Antimykotikums.

Lernziele

Gruppen von Antimykotika für die systemische und die lokale Therapie
- Polyenantibiotika (Amphotericin B)
- Azolantimykotika:
- Imidazole und Triazole (Clotrimazol)
- Allylamine (Terinafin, Naftifin)
- Echinocandine
- Flucytosin

Angriffspunkt und Wirkmechanismus
- Bindung an Ergosterol
- Hemmung der Ergosterolsynthese
- Hemmung der Zellwandsynthese
- Hemmung der Nukleinsäuresynthese

Wirkung
- Fungizid
- Fungistatisch

Nebenwirkungen und Resistenzmechanismen
- Grenzen der Wirksamkeit

59.1   Einleitung

Im Gegensatz zu Bakterien sind Pilze Eukaryonten. Sie haben die gleichen Organellen wie tierische Zellen. Der Zellstoffwechsel von Pilzen unterscheidet sich nur wenig von dem tierischer Zellen. Die Unterschiede werden als Angriffspunkte von Pharmaka genutzt (◘ Abb. 59.1):
- Pilze enthalten Ergosterol in ihrer Zellmembran. Es ersetzt das Cholesterin tierischer Zellen. **Polyenantibiotika** (Amphotericin B) binden an Ergosterol und führen zur Porenbildung in der Lipidmembran.
- **Azole** und **Allylamine** hemmen die Ergosterolsynthese im endoplasmatischen Retikulum.
- Manche Pilze nehmen **Flucytosin** spezifisch durch einen Transporter (Cytosinpermease) auf und desaminieren es zu 5-Fluoruracil; dieses hemmt die Thymidylatsynthase. Damit steht kein Desoxy-TTP für die DNA-Synthese zur Verfügung.
- **Echinocandine** hemmen die Synthese der Zellwand, die die Pilze umschließt.

59.2   Polyenantibiotika

Das Polyenantibiotikum **Amphotericin B** ist ein makrozyklischer Ester (Makrolid) mit Heptaenstruktur (◘ Abb. 59.2). Amphotericin ist instabil, der Ester kann hydrolysiert werden. Die konjugierten Doppelbindungen machen Polyene lichtempfindlich.

Zur lokalen Anwendung stehen die Polyene Nystatin und Natamycin zur Verfügung. Diese sind noch schlechter verträglich als Amphotericin B und werden daher nur topisch verwendet.

Amphotericin B ist bei physiologischem pH wasserunlöslich. Es kann als gemischte Mizelle mit Desoxycholsäure administriert werden. Salze können die Mizellengröße ändern, deshalb darf die Infusionslösung nicht mit anderen Lösungen gemischt werden. Die Alternative ist die Formulierung mit Lipidvesikeln (liposomales Amphotericin B) bzw. als kolloidaler Komplex mit Cholesterinsulfat oder Phosphatidylcholin. Diese Zubereitungen sind zwar weniger nephrotoxisch, aber auch viel teurer.

■ Wirkungsmechanismus und Wirkungstyp

Amphotericin B lagert sich in die Lipidmembran ein und bildet Poren. In Abwesenheit von Ergosterol sind diese Poren klein. In der Pilzmembran bildet Amphotericin B mit Ergosterol Aggregate, die die Pore erweitern. Amphotericin B hat eine geringere Affinität zu Cholesterin, sodass daraus eine (nicht absolute) Selektivität für die Zellmembran der Pilze resultiert. Amphotericin B wirkt fungizid.

■ Wirkungsspektrum und Resistenz

Amphotericin B wirkt gegen alle humanpathogenen Pilze. Aufgrund seiner schlechten Verträglichkeit ist es aber nicht immer Mittel der 1. Wahl. Dermatophyten sind weniger empfindlich als die Erreger von subkutanen und Organmykosen. Resistenzen sind sehr selten. Ohne Ergosterol können Pilze ihre Membran bei 37 °C nicht ausreichend stabilisieren; diese wäre zu flüssig. Amphotericin B wirkt auch gegen Protozoen (Leishmanien, Naegleria).

■ Pharmakokinetik

Die orale Bioverfügbarkeit von Amphotericin B ist vernachlässigbar; das gilt auch für die topische Applikation (inklusive der von Nystatin und Natamycin). Nach intravenöser Zufuhr wird Amphotericin B zunächst vor allem an Plasmalipoproteine gebunden. Es dringt langsam ins Gewebe ein (Plasmahalbwertszeit 18 h) und wird dort an Zellmembranen gebunden. Nur ein geringer Teil (< 5%) der zugeführten Dosis wird über die Niere ausgeschieden. Die Halbwertszeit für die terminale Phase der Elimination liegt bei ca. 15 Tagen.

Amphotericin B dringt nicht ins Gehirn ein. Es muss bei Meningitis intrathekal administriert werden (mit einem Glucocorticoid).

■ Unerwünschte Wirkungen

Amphotericin B ist sehr **toxisch**:
- Nach intravenöser Gabe kann es zu Fieber, Schüttelfrost, ziehenden Rückenschmerzen sowie Bauch- und

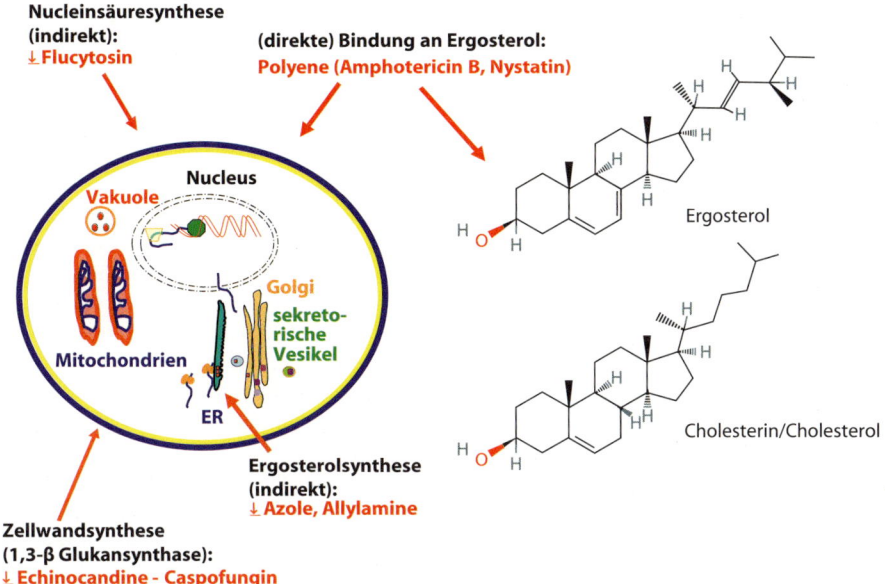

Abb. 59.1 Angriffspunkte von Antimykotika

Brustschmerzen kommen (Verhinderung durch Glucocorticoidgabe).

– Verschlechterung der Nierenfunktion mit Anstieg des Serumkreatinins und Abfall des Serumkaliums; Ursache ist wahrscheinlich eine renale Vasokonstriktion; Abschwächung durch Infusion von 1 Liter Kochsalzlösung. Die **Nephrotoxizität** wird durch gleichzeitige Gabe anderer nephrotoxischer Pharmaka (Aminoglykoside, Glykopeptide, Ciclosporin, Cisplatin, Flucytosin) verstärkt. Amphotericin B ist daher bei drohendem Nierenversagen kontraindiziert. Die Kaliumkonzentration im Plasma sinkt bei 20–30% der Patienten unter länger dauernder Therapie mit Amphotericin B auf gefährlich niedrige Werte (≤ 2,5 mM). Der Nierenschaden ist in der Regel reversibel, solange die kumulative Dosis 5 g (beim Erwachsenen) nicht überschreitet.

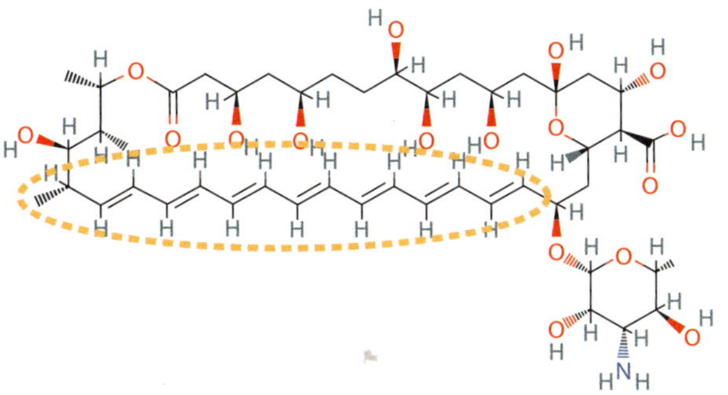

Die verschiedenen lipidformulierten Varianten von Amphotericin B sind wesentlich weniger nephrotoxisch.

– Auslösung einer Anämie (normochrom und normozytär), die vermutlich auch auf den Nierenschaden zurückzuführen ist (Erythropoetinabfall).

– **Neurotoxische** Wirkung vor allem bei intrathekaler Administration; Symptome sind Parästhesien, Lähmungen, Tinnitus, Krampfanfälle.

– Transaminasenanstieg (selten) mit Auftreten eines Ikterus.

■ **Klinische Anwendung**

Amphotericin B wird bei allen lebensbedrohlichen Pilzinfektionen eingesetzt. Durch die Verfügbarkeit hochwirksamer Azole (Voriconazol, ▶ Abschn. 59.3.1) ist die Bedeutung von Amphotericin B zurückgegangen.

> Für Zygomyzeten (*Mucor*) ist Amphotericin B nach wie vor das einzige Mittel.

Liposomales Amphotericin B ist auch für die empirische Behandlung des neutropenischen Fiebers (Vermutungsdiagnose ohne gesicherten Pilznachweis bei fehlendem Ansprechen auf antibakterielle Therapie) indiziert.

Dosierung:

– Initiale Testdosis: 0,1 mg/kg (Beobachtung über 30 min); Steigerung auf 0,3 mg/kg KG/d

– Intrathekal: Testdosis 0,05–0,1 mg; danach 0,5 mg alle 2 Tage (Zusatz von 10 mg Cortisol)

– Lipidformuliertes Amphotericin B:
  – Liposomales Cholesterolsulfat: Testdosis 1 mg/kg; Steigerung auf 3 mg/kg KG/d
  – Posphatidylcholin-Phosphatidylglycerin-Komplex: Testdosis 1 mg i. v.; dann 5 mg/kg KG/d

Abb. 59.2 Struktur von Amphotericin B. Die konjugierten Doppelbindungen (markiert von *gelber Strichellinie*) erklären die Lichtempfindlichkeit der Substanz

59.3 Azolantimykotika

59.3.1 Imidazole und Triazole

Azolantimykotika werden chemisch in 2 Gruppen eingeteilt: Imidazole und Triazole (⬛ Abb. 59.3):

- **Imidazole** (Clotrimazol, Ketoconazol, Esoconazol, Miconazol etc.) sind nur noch für die topische Anwendung zugelassen. Sie sind weniger selektiv als Triazole, hemmen daher z. B. auch die CYP-abhängige Synthese von Steroidhormonen im menschlichen Organismus. Sie haben weniger günstige pharmakokinetische Eigenschaften.
- Für die systemische Therapie werden **Triazole** (Fluconazol, Itraconazol, Voriconazol, Posaconazol) verwendet.

▪ Wirkungsmechanismus und Wirkungstyp

Azolantimykotika hemmen die Ergosterolsynthese auf der Stufe der Lanosterol-14α-Demethylase (⬛ Abb. 59.4). Azole binden an Hämeisen und blockieren damit die Katalyse. Azole wirken fungistatisch und gegen manche Pilze fungizid.

▪ Wirkungsspektrum und Resistenz

Azole wirken gegen fast alle *Candida*-Spezies, *Cryptococcus neoformans*, *Blastomyces dermatitidis*, *Histoplasma capsulatum*, *Coccidioides immitis* und Dermatophyten. *Aspergillus*-Spezies, Fusarien und *Sporothrix schenckii* sind weniger empfindlich.

Erworbene Resistenzen werden durch Mutationen im Erg11-Gen für die Lanosterol-Demethylase und durch Überexpression von ABC-Transportern vermittelt.

▪ Pharmakokinetik

Fluconazol ist gut wasserlöslich und kann daher auch intravenös appliziert werden. Es wird oral nahezu vollständig resorbiert, liegt zu 90% an Plasmaproteine gebunden vor und hat ein Verteilungsvolumen von 0,6 l/kg. Die Halbwertszeit liegt bei 25–35 Stunden. Die Konzentration in der Zerebrospinalflüssigkeit ist ähnlich hoch wie im Plasma. Fluconazol wird überwiegend unverändert renal (70–80%) ausgeschieden. Bei Niereninsuffizienz ist eine Verlängerung des Dosierungsintervalls notwendig.

Itraconazol steht nur für die orale Gabe zur Verfügung, seine Bioverfügbarkeit liegt bei 50–60% und wird durch Nahrung gesteigert. Es wird in der Leber durch CYP3A4 zum aktiven Hydroxy-Itraconazol metabolisiert. Beide Substanzen sind sehr stark (> 99%) an Plasmaproteine gebunden. Das Verteilungsvolumen liegt bei 14 l/kg; allerdings wird die Zerebrospinalflüssigkeit nicht erreicht. Die Halbwertszeit liegt bei 20–30 Stunden, die des Metaboliten bei 30–40 Stunden. Die renale Ausscheidung spielt keine Rolle.

⬛ Abb. 59.3 Strukturen von Azolantimykotika

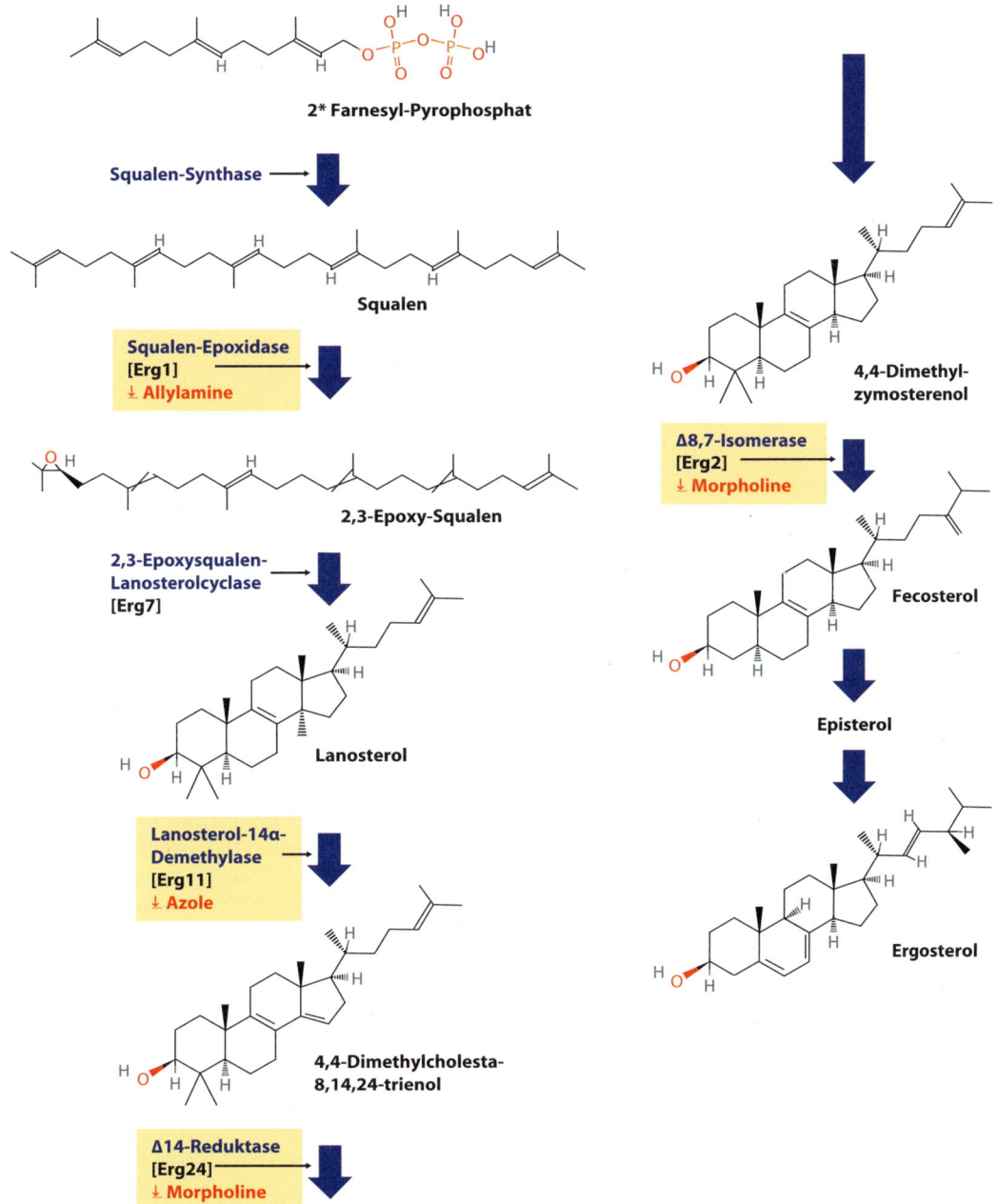

■ Abb. 59.4 Angriffspunkte von Antimykotika in der Ergosterolbiosynthese

Voriconazol wird fast vollständig resorbiert, seine orale Bioverfügbarkeit beträgt > 95%, die durch Nahrungsaufnahme gesenkt wird. Die Plasmaproteinbindung liegt bei 60% und das Verteilungsvolumen bei 4,6 l/kg. Voriconazol kann auch intravenös mit einem Lösungsvermittler (auf Cyclodextrinbasis) verabreicht werden. Es dringt ins Gehirn ein und erreicht dort Spiegel in der Größenordnung wie im Plasma.

Voriconazol wird vollständig hepatisch vor allem durch CYP2C19, und zum geringeren Grad durch CYP3A4 und CYP2C9 metabolisiert (nur < 2% werden unverändert renal

ausgeschieden). Die Halbwertszeit bei niedrigen therapeutischen Dosen liegt bei 5–7 Stunden. Bei Dosierungen ≥ 600 mg/d nimmt die Halbwertszeit durch progressive Sättigung der metabolisierenden Enzyme zu. Bei Patienten mit eingeschränkter Leberfunktion (Child-Pugh A und B) muss die Dosis halbiert werden. Bei schweren Leberfunktionsstörungen besteht eine relative Kontraindikation.

Posaconazol wird langsam und unvollständig resorbiert. Die Resorption kann verbessert werden, wenn man die Dosis auf 2–4 Einzeldosen verteilt. Posaconazol ist extensiv (98%)

an Plasmaprotein gebunden, das Verteilungsvolumen liegt bei 25 l/kg, die Halbwertszeit der Elimination bei 35 (20–65) Stunden. Posaconazol wird als P-Glykoprotein-Substrat primär über den Stuhl eliminiert. Etwa ein Viertel der zugeführten Dosis wird glucuronidiert, das Glucuronid wird überwiegend biliär eliminiert. Posaconazol ist kein CYP-Substrat, aber ein CYP3A4-Inhibitor.

■ Wechselwirkungen

Am wichtigsten ist die Hemmung des hepatischen Metabolismus anderer Substanzen durch CYP2- und CYP3-Isoformen:

- Itraconazol und Posaconazol hemmen vor allem den Metabolismus von Substanzen, die über CYP3A4 metabolisiert werden,
- Fluconazol von Substanzen, die über CYP2C9 und CYP3A4 und
- Voriconazol von Substanzen, die über CYP2C9, CYP3A4 und CYP2C19 metabolisiert werden.

Von Bedeutung sind vor allem:
- Statine, Immunsuppressiva (Ciclosporin, Tacrolimus, Sirolimus, ▶ Kap. 25)
- Antiepileptika (Phenytoin, ▶ Kap. 33)
- Orale Antikoagulanzien (Phenprocoumon, Rivaroxaban, Dabigatran, ▶ Kap. 41)
- Spindelgifte (*Vinca*-Alkaloide, Docetaxel, ▶ Abschn. 61.2)
- Antivirale Substanzen für die Therapie der Hepatitis C:
  - NS3-Protease Hemmer Paritaprevir ▶ Abschn. 58.4.3
  - NS5A-Hemmer Daclatasvir ▶Abschn. 58.4.4
  - NS5B-Polymerase-Hemmer Dasabuvir ▶Abschn. 58.4.5
- HIV-Protease-Hemmer (▶ Abschn. 58.6.5)

Als Enzyminduktoren wirkende Substanzen wie Rifampicin und Carbamazepin können den Spiegel von Itraconazol und Voriconazol senken, Enzymhemmer können ihn erhöhen, z. B. Erythromycin, Clarithromycin oder HIV-Protease-Hemmer, aber auch Protonenpumpenhemmer wie Omeprazol etc.

Voriconazol und Posaconazol können das QT-Intervall verlängern; eine Kombination mit Substanzen, die diesen Effekt ebenfalls auslösen, erhöht das Arrhythmierisiko (▶ Kap. 39).

■ Unerwünschte Wirkungen

Fluconazol und **Itraconazol** sind gut verträglich. Abgesehen von banalen Beschwerden (Kopfschmerz, Schwindel, Übelkeit, Bauchschmerz etc.) ist die wichtigste unerwünschte Wirkung die Hepatotoxizität: Transaminasenanstiege sind häufig, eine gefährliche Hepatotoxizität ist selten (< 0,1%). Bei 1–2% der Patienten kann ein Hautausschlag mit Juckreiz auftreten.

Unter **Voriconazol** und **Posaconazol** sind Hautausschläge häufiger (5%). Hepatotoxizität tritt bei Voriconazol sehr häufig auf, gelegentlich auch unter Posaconazol. Außerdem kommen passagere Visuseinschränkungen (verschwommenes Sehen, Farbsehstörungen) vor, die meist innerhalb weniger Stunden nach Einnahme verschwinden.

Das **teratogene Potenzial** von Fluconazol, Itraconazol und Voriconazol wird als hoch eingestuft (für Itraconazol ist nachgewiesen, dass es den SMO-Rezeptor blockiert; das er-

klärt die Teratogenität, vgl. Vismodegib ▶ Abschn. 61.2.11, ◘ Abb. 61.33).

■ Klinische Anwendung

Itraconazol ist das Mittel der 1. Wahl bei allen systemischen Mykosen ohne ZNS-Beteiligung sowie für die Behandlung von Mykosen der Haut und Schleimhäute, von Onychomykosen, da es sich in den Nägeln anreichert, sowie als Reservemittel zur Therapie des Soor, wenn eine Resistenz gegen Fluconazol besteht.

Dosierung: 200–600 mg/d in 2–3 Einzeldosen (trotz langer Halbwertszeit!); Kinder (bei vitaler Indikation): 5 mg/kg KG/d

Fluconazol ist Mittel der Wahl bei oralen/ösophagealen *Candida*-Mykosen und vulvovaginaler Candidiasis, bei Meningitis durch *Cryptococcus neoformans* (und *Coccidioides immitis*). Bei Aspergillosen ist Fluconazol unwirksam.

Dosierung: 100–200 bis 400 (800) mg/d in einer Einzeldosis; Kinder 3–6 mg/kg KG/d in 1 Einzeldosis

Voriconazol ist Mittel der Wahl bei Aspergillosen (inkl. Hirnabszess) und Fusariosen. Es ist für gravierende Pilzinfektionen reserviert (inkl. fluconazolresistente systemische Candidiasis).

Dosierung:
- Intravenös:
  - Erwachsene: Tag 1: 12 mg/kg KG/d; ab Tag 2: 8 mg/kg KG/d)
  - Kinder: (2–12 Jahre) 14 mg/kg KG/d in 2 Einzeldosen
- Oral:
  - Erwachsene Tag 1: 800 mg/d, Tag 2: 400 mg/d
  - Kinder: 200 mg/d in 2 Einzeldosen

Posaconazol ist zur Prophylaxe invasiver Pilzinfektionen bei Patienten (> 13 Jahre) zugelassen, die sich einer Knochenmarktransplantation unterziehen bzw. bei denen eine längere Neutropenie (durch zytotoxische Chemotherapie bei Leukämie) zu erwarten ist. Therapeutisch ist es indiziert bei therapieresistenter Fusariose, Chromoblastomykose, Kokzidioidomykose oder Unverträglichkeit von Amphotericin B, Itraconazol oder Fluconazol.

Dosierung: 600 mg/d Loading-Dose (Tag 1) in 2 Einzeldosen; ab Tag 2: 300 mg/d als Einzeldosis

59.3.2 Allylamine

■ Wirkungsmechanismus und Wirkungstyp

Naftifin und Terbinafin (◘ Abb. 59.5) hemmen die Squalenepoxidase (Erg1, ◘ Abb. 59.4). Sie wirken fungistatisch bis fungizid. Naftifin wird nur topisch angewandt. Terbinafin kann peroral und topisch verabreicht werden.

■ Wirkungsspektrum und Resistenz

Terbinafin erfasst Dermatophyten (wie *Trichophyton mentagrophytes, T. rubrum, T. verrucosum, T. violaceum*), *Microsporum*-Arten, *Pityrosporum orbiculare* (*Malassezia furfur*) und *Candida* spp.

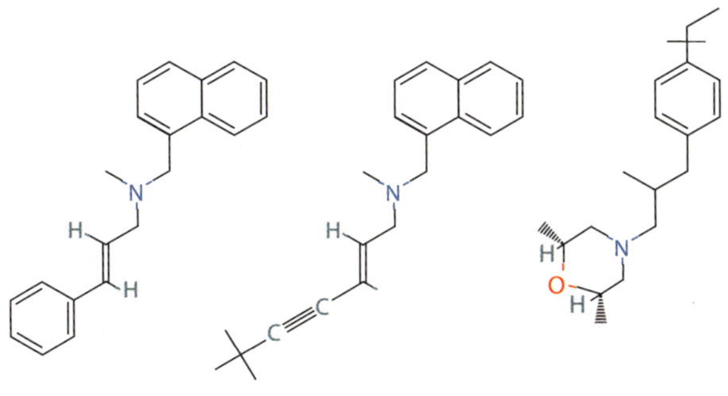

Abb. 59.5 Struktur der Allylamine Naftifin und Terbinafin sowie des Morpholinoderivats Amorolfin

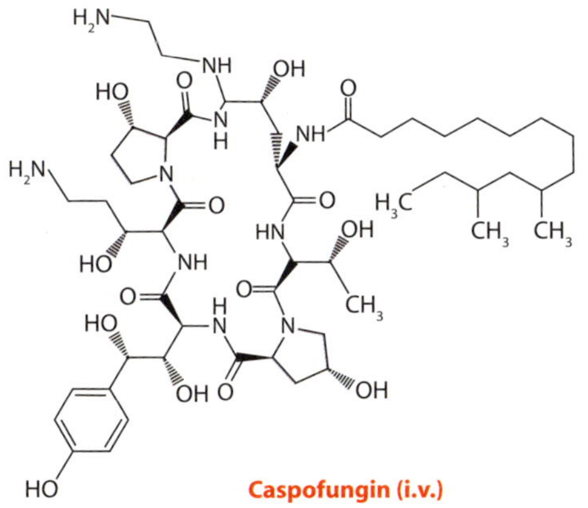

Abb. 59.6 Struktur von Caspofungin

Resistenzen kommen bei *Candida* und Dermatophyten vor.

■ Pharmakokinetik

Terbinafin unterliegt einem hohen First-Pass-Effekt und hat deshalb eine orale Bioverfügbarkeit von 40%. Es ist zu 99% an Plasmaproteine gebunden. Mit einer Verteilungshalbwertszeit von 4–5 Stunden strömt Terbinafin ins Gewebe aus (Verteilungsvolumen > 30 l/kg) und reichert sich im Stratum corneum der Haut, in Haaren und Nägeln an.

Die Halbwertszeit der Elimination beträgt 17 Stunden. Terbinafin wird in der Leber durch verschiedene CYP-Isoformen extensiv metabolisiert. Die Metaboliten werden renal ausgeschieden. Bei eingeschränkter Leber- oder Nierenfunktion sollte die Dosis halbiert werden. Die terminale Elimination liegt bei 200–400 Stunden, weil Terbinafin aus dem Gewebe zurückdiffundiert.

■ Wechselwirkungen

Beschleunigung des Metabolismus durch Induktoren (Rifampicin, Carbamazepin, Johanniskraut), Verzögerung durch Hemmer wie z. B. Cimetidin.

■ Unerwünschte Wirkungen

Terbinafin ist sehr gut verträglich. Banale Nebenwirkungen sind Bauch-, Kopf- und Gliederschmerzen. Hautausschläge mit Juckreiz können vorkommen. Die Transaminasen steigen häufig an, eine klinisch relevante Hepatotoxizität ist aber selten.

■ Klinische Anwendung

Kutane Mykosen an Fuß und Körper (Therapiedauer 2 Wochen), Unterschenkel und Kopf (Therapiedauer 4 Wochen) sowie Onychomykosen (Therapiedauer 3 Monate).
Dosierung:

- Kinder ab 2 Jahre: < 20 kg: 62,5 mg/d; 20–40 kg: 125 mg/d
- Erwachsene und Kinder > 40 kg: 250 mg/d in 1 Einzeldosis

59.4 Echinocandine

Echinocandine sind zyklische Hexapeptide mit einer lipophilen Seitenkette. Das erste Echinocandin war **Caspofungin** (Abb. 59.6). Es wird durch chemische Modifikation einer natürlich vorkommenden Substanz (Pneumocandin B_0) hergestellt, ein Stoffwechselprodukt des Pilzes *Glarea lozoyensis*. Mittlerweile gibt es 2 weitere Vertreter: **Anidulafungin** und **Micafungin**.

■ Wirkungsmechanismus und Wirkungstyp

Echinocandine hemmen die Synthese des für die Stabilität der Pilzwand essenziellen β(1,3)-D-Glucan. Der Wirkungstyp ist fungizid gegen Candida spp. und fungistatisch gegen Aspergillus spp.

■ Wirkungsspektrum und Resistenz

Caspofungin wirkt gegen diverse *Candida*- und *Aspergillus*-Spezies. Erworbene **Resistenzen** sind bei *Candida albicans* beobachtet worden und betreffen Mutationen der Gene für β(1,3)D-Glucan-Synthase.

■ Pharmakokinetik

Echinocandine werden nicht resorbiert, sondern müssen intravenös zugeführt werden. Sie sind extensiv an Plasmaproteine (93–97% Caspofungin; > 99% Micafungin und Anidulafungin) gebunden.

Die Verteilungsvolumina liegen bei 0,15 l/kg (Caspofungin), 0,3 l/kg (Micafungin) und 0,6 l/kg (Anidulafungin). Die Verteilungsvolumina von Caspofungin und Micafungin werden unterschätzt: Denn die Substanzen verteilen sich so langsam, dass die Elimination einsetzt, bevor die Verteilung abgeschlossen ist. Die Halbwertszeiten der dominanten Phase der Elimination betragen bei Caspofungin 9–11, bei Micafungin 10–17, bei Anidulafungin 24 Stunden.

Caspofungin zerfällt spontan (Ringöffnung), die Peptidbindungen werden in der Folge hydrolysiert und es wird hepatisch acetyliert. Micafungin wird desulfatiert. Bei Anilidafungin ist der primäre Abbauweg die Ringöffnung mit nachfolgender Spaltung der Peptidbidung. Die Ausscheidung der

Metaboliten erfolgt biliär, im Urin werden keine nennenswerten Mengen an aktiver Substanz ausgeschieden.

▪ Wechselwirkungen

Cyclosporin steigert die AUC von **Caspofungin**, Rifampicin erhöht sie anfangs und senkt sie nach einigen Tagen; diese Interaktion ist auf eine Hemmung bzw. Induktion von Transportproteinen zurückzuführen. Caspofungin senkt den Tacrolimusspiegel (Mechanismus unklar), eine Spiegelkontrolle und Dosisanpassung ist erforderlich.

Micafungin ist ein schwacher CYP3A4-Hemmer (Spiegelkontrolle bei Ciclosporin, Sirolimus etc.) und steigert den Spiegel von Amphotericin B/Desoxycholsäure (Mechanismus und klinische Relevanz sind unklar).

Das Interaktionspotenzial von **Aniludafungin** wird als sehr niedrig eingestuft (keine Hemmung relevanter CYP-Enzyme messbar).

▪ Unerwünschte Wirkungen

Caspofungin und die anderen Echinocandine werden gut vertragen. Abgesehen von Übelkeit, Kopfschmerz und Bauchschmerzen können folgende Symptome auftreten:

- Venenentzündungen an der Injektionsstelle
- Juckreiz, Schwellungen/Urtikaria (evtl. durch Histaminfreisetzung)
- Fieber und Schüttelfrost bei 5–7% der Patienten (seltener bei Anidulafungin), Gelenkschmerzen
- Anstieg der Leberenzyme (Micafungin > Caspofungin > Anidulafungin)
- Durchfall
- Hypokaliämie

▪ Klinische Anwendung

Caspofungin ist zugelassen für:

- Invasive Candidose
- Invasive Aspergillose, die auf Voriconazol und Amphotericin B nicht anspricht
- Fiebernde neutropenische Patienten, bei denen der Verdacht auf Pilzinfektion (*Candida, Aspergillus*) begründet ist

Micafungin ist zugelassen für:

- Invasive Candidose und deren Prophylaxe (nach Knochenmarkstransplantation bzw. bei voraussichtlicher Neutropenie ≥ 10 Tage)
- Ösophageale Candidiasis (bei Fluconazolversagen)

Anidulafungin ist für derzeit nur für die invasive Candidose zugelassen.

Dosierung:

- **Caspofungin:** Kurzinfusion (über 1 Stunde):
  - Erwachsene: 70 mg/d an Tag 1 und 50 mg/d an Folgetagen in 1 Einzeldosis
  - Kinder (1–17 Jahre): 70 mg/m^2 an Tag 1 und an Folgetagen 50 mg/m^2 in 1 Einzeldosis
  - Säuglinge bis 3 Monate: 25 mg/m^2/d; 3–12 Monate: 50 mg/m^2/d (begrenzte Daten verfügbar)

- **Micafungin:** Kurzinfusion (über 1 Stunde):
  - 50 mg/d (Prophylaxe)
  - 100 mg/d (invasive Candidose)
  - 150 mg/d (ösophageale Candidiasis)
  - Bei Kindern (0–16 Jahre) ≤ 40 kg: 1, 2 oder 3 mg/kg KG (zur Prophylaxe, bei invasiver Candidose bzw. ösophagealer Candidiasis)
- **Anidulafungin:** Langsame (< 1,1 mg/min) Infusion 200 mg an Tag 1 und 100 mg/d an Folgetagen in 1 Einzeldosis

59.5   Flucytosin

▪ Wirkungsmechanismus und Wirkungstyp

Flucytosin (5-Fluorcytosin) (◘ Abb. 59.7) wird von empfindlichen Pilzen über einen Transporter (Cytosinpermease) aufgenommen und durch die Cytosindesaminase zu 5-Fluoruracil (5-FU) desaminiert. Die weitere Wirkung entspricht derjenigen wie in tierischen Zellen: Fluoruracil wird zu 5-Fluoruracil-Ribosemonophosphat und in weiterer Folge zum entsprechenden 5-Fluoruracil-2'-Desoxyribose-Monophosphat (5-FdUMP) umgewandelt. Dieses hemmt die Thymidylatsynthase, sodass kein Desoxy-TTP für die DNA-Synthese zur Verfügung steht. 5-FU kann auch in RNA inkorporiert werden.

▪ Wirkungsspektrum und Resistenz

Flucytosin erfasst in klinisch erreichbaren Konzentrationen *Cryptococcus neoformans*, *Candida* spp. und die Erreger der Chromoblastomykose (*Fonsacaea* spp., *Cladosporium carrionii*, *Phialophora verrucosa*).

Primäre Resistenzen sind selten. Unter der Therapie kann sich eine beachtliche Resistenz entwickeln.

▪ Pharmakokinetik

Flucytosin wird oral rasch und gut resorbiert (Bioverfügbarkeit 90%; Verteilungsvolumen ca. 0,8 l/kg) und dringt gut in die Zerebrospinalflüssigkeit ein. Es wird zum überwiegenden Teil (80%) unverändert renal ausgeschieden.

Die Halbwertszeit liegt bei 3–6 Stunden und ist bei Niereninsuffizienz enorm (bis zu 200 Stunden) verlängert. Daher muss die Dosierung streng nach Kreatinin-Clearance erfolgen. Wegen der Gefahr, durch Darmbakterien zu Fluoruracil metabolisiert zu werden, wird Flucytosin intravenös zugeführt.

▪ Wechselwirkungen

Cytarabin (Cytosinarabinosid) hebt die Wirkung von Flucytosin auf.

▪ Unerwünschte Wirkungen

Flucytosin ist selbst sehr gut verträglich. Wird es zu Fluoruracil umgewandelt, zirkuliert ein effektives Zytostatikum (▶ Kap. 61). Diese Umwandlung wird durch hohe Dosen (> 200 mg/kg KG/d) begünstigt.

Flucytosin wird bei hohen Dosen vermehrt biliär ausgeschieden, gelangt in den Dickdarm und wird von Bakterien zu

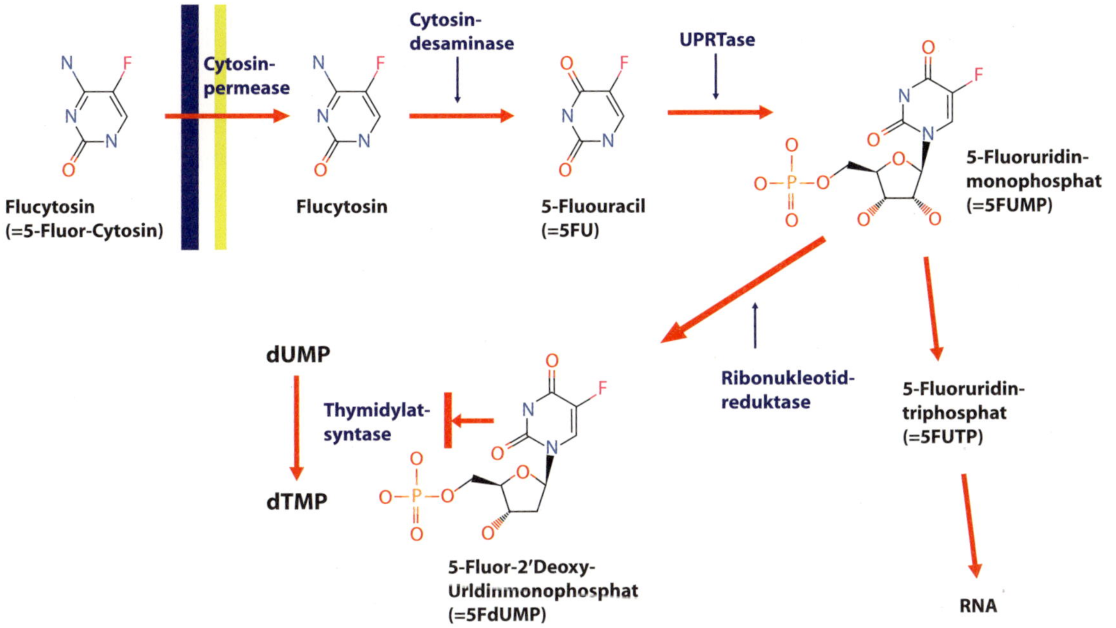

○ **Abb. 59.7** Strukturformel und Wirkungsmechanismus von Flucytosin

5-FU metabolisiert. Begünstigend ist auch eine herabgesetzte Nierenfunktion. Ist viel Flucytosin zu 5-FU umgesetzt worden, kommt es zu Durchfällen, Leuko- und Thrombopenie, Übelkeit, Erbrechen und Erhöhung der Transaminasen (Ausdruck der Hepatotoxizität).

■ Klinische Anwendung

Flucytosin ist zur Therapie der generalisierten Candidiasis, der Kryptokokkose und der Chromoblastomykose zugelassen. Meist wird es in Kombination mit Amphotericin B verwendet.

Dosierung: 150–200 mg/kg KG/d in 4 Einzeldosen. Bei Niereninsuffizienz Dosisanpassung durch Verlängerung des Intervalls je nach Kreatinin-Clearance entsprechend dem Normogramm des Herstellers.

Weiterführende Literatur

Kuse ER, Chetchotisakd P, da Cunha CA, Ruhnke M, Barrios C, Raghunadharao D, Sekhon JS, Freire A, Ramasubramanian V, Demeyer I, Nucci M, Leelarasamee A, Jacobs F, Decruyenaere J, Pittet D, Ullmann AJ, Ostrosky-Zeichner L, Lortholary O, Koblinger S, Diekmann-Berndt H, Cornely OA; Micafungin Invasive Candidiasis Working Group (2007) Micafungin versus liposomal amphotericin B for candidaemia and invasive candidosis: a phase III randomised double-blind trial. Lancet 369: 1519–1527

Reboli AC, Rotstein C, Pappas PG, Chapman SW, Kett DH, Kumar D, Betts R, Wible M, Goldstein BP, Schranz J, Krause DS, Walsh TJ; Anidulafungin Study Group. (2007) Anidulafungin versus fluconazole for invasive candidiasis. N Engl J Med 356: 2472–2482

Antiprotozoenmittel und Anthelminthika

M. Freissmuth

M. Freissmuth et al., *Pharmakologie und Toxikologie*,
DOI 10.1007/978-3-662-46689-6_60, © Springer-Verlag Berlin Heidelberg 2016

Protozoen und Würmer (Helminthen) spielen in den gemäßigten Breiten nur eine untergeordnete Rolle. In Mitteleuropa vorkommende Protozoen werden durch antibakterielle Chemotherapeutika und Pilzmittel erfasst. Die weltweit wichtigste Protozoenerkrankung ist die Malaria. Sie kann bei Fernreisen erworben werden. Andere tropische Protozoenerkrankungen, z. B. durch Leishmanien und Trypanosomen hervorgerufen, treten aufgrund militärischer und humanitärer Einsätze vermehrt auch in Europa auf. Wurminfestationen rufen vor allem in den Tropen gravierende, chronische Erkrankungen hervor, die unbehandelt die Lebenserwartung deutlich verkürzen. In unseren Breiten sind sie von untergeordneter Bedeutung.

60.1 Protozoenerkrankungen

Lernziele

Protozoenerkrankungen
- Malaria:
  - Entwicklungszyklus pathogener Malariaplasmodien
  - Angriffspunkte von Malariamitteln
  - Malariaprophylaxe
  - Malariatherapie
  - Malariamittel
- Leishmaniasen
- Trypanosomenerkrankungen

Die bedeutendsten Protozoenerkrankungen kommen in den tropischen und subtropischen Ländern vor: Malaria, Leishmaniose und Trypanosomiasis. In Mitteleuropa beschränken sich Protozoenerkrankungen auf Erkrankungen, die hervorgerufen werden durch *Trichomonas vaginalis* (Trichomoniasis), *Toxoplasma gondii* (Toxoplasmose) und *Giardia lamblia* (Lambliasis oder Lamblienruhr).

Tropische Protozoenerkrankungen werden durch Insekten übertragen. Der Mensch ist hier ein obligater Wirt im parasitären Lebenszyklus (◘ Tab. 60.1).

60.1.1 Malaria

An Malaria erkranken etwa 500 Mio. Menschen jährlich, von denen ca. 2 Mio. pro Jahr sterben. Diese Zahlen zeigen die Dimensionen des Problems.

Malaria ist deshalb so schwierig zu kontrollieren, weil die Plasmodien unter dem Selektionsdruck der Therapie Resistenzen entwickeln und unter dem Selektionsdruck des menschlichen Immunsystems laufend ihre Oberflächenproteine so variieren, dass die Immunität nur partiell ist. Versuche, einen Impfstoff zu entwickeln, waren daher bisher nicht erfolgreich.

Entwicklungszyklus pathogener Malariaplasmodien

Fünf Plasmodienspezies verursachen Malaria (◘ Tab. 60.1). Durch den Stich einer **weiblichen** *Anopheles*-Mücke werden **Sporozoiten** übertragen. Diese dringen in **Leberzellen** ein,

wo sie sich zu **Gewebeschizonten** entwickeln. Diese **präerythrozytäre Phase** ist asymptomatisch und entspricht der **Inkubationszeit** (5–23 Tage und mehr je nach Plasmodium-Spezies). Am Ende der präerythrozytären Phase platzen die befallenen Leberzellen und setzen die Plasmodien, die **Merozoiten,** in großer Zahl frei (Malariaanfall). Die Merozoiten befallen die Erythrozyten und entwickeln sich zu Blutschizonten.

Fakultativ entstehen bei der Malaria tertiana (*P. vivax* und *P. ovale*) in den infizierten Hepatozyten sog. **Hypnozoiten** (ein lange persistierendes Ruhestadium des Erregers, Phase ist klinisch symptomlos). Wochen bis Jahre nach Erstinfektion starten diese aufgrund bisher unbekannter Signale die Vermehrung und es kommt zu einem Malariarückfall.

Ein Teil der Merozoiten entwickeln sich im Erythrozyten zu weiblichen **Makro-** und männlichen **Mikrogametoyzten**. Wenn diese bei der Blutmahlzeit in den Darm der *Anopheles*-Mücke gelangen, entwickelt der Mikrogametozyt eine Geißel (Exflagellation) und vereinigt sich mit dem weiblichen Makrogametozyten zur Zygote, die ins Darmepithel der Mücke dringt und sich zur **Oozyste** (Sporozoitenvorstufe) entwickelt. Diese setzt die **Sporozoiten** frei, die die Speicheldrüse der Mücke besiedeln. Damit schließt sich der Kreis.

Angriffspunkte von Malariamitteln

Aufgrund des Lebenszyklus der Plasmodien gibt es kein Medikament, das in allen Stadien wirkt. Die Malariamittel werden daher nach dem Stadium eingeteilt, in dem sie wirken. Erfasst werden:
- **Gewebeschizonten** von Pyrimethamin (± Sulfadoxin), Proguanil/Atovaquon, Primaquin
- **Blutschizonten** von Chloroquin, Mefloquin, Proguanil/Atovaquon, Artemether/Lumefantrin, Pyrimethamin (± Sulfadoxin), Chinin, Doxycyclin
- **Gametozyten** von Primaquin, Artemether/Lumefantrin
- **Oozysten** von Pyrimethamin und Proguanil

Pyrimethamin und **Proguanil** (Folsäureantagonisten) hemmen die rasche Proliferation, weil sie ungeachtet des Stadiums die DNA-Synthese begrenzen. Daher wirken sie dort, wo eine rasche Teilung passiert, d. h. auf Merozoiten aus Leberzellen und Erythrozyten sowie auf Sporozoiten aus Oozysten.

Primaquin und **Atovaquon** hemmen die mitochondriale Atmung der Plasmodien an unterschiedlichen Stellen und haben daher ein eigenes Wirkprofil.

Für die **Prophylaxe** würde ein selektives Abtöten der eingedrungenen Sporozoiten ausreichen. Da das nicht möglich ist, kann nur eine **Suppressionsprophylaxe** erfolgen, die die Ausbildung der Gewebe- und/oder Blutschizonten verhindert.

Die Prophylaxe muss unbedingt auch **nach Rückkehr** aus dem Malariagebiet weitergeführt werden. Ihre Dauer nach Rückkehr richtet sich danach, ob die verwendeten Pharmaka auch die Gewebeschizonten erfassen, und nach der daraus resultierenden Inkubationszeit:
- Bei gewebeschizontoziden Mitteln wie z. B. Atovaquon/Proguanil reicht 1 Woche.

— Werden nur die Blutschizonten supprimiert (z. B. mit Doxycyclin oder Mefloquin), muss die Medikation noch 4 Wochen nach Rückkehr fortgeführt werden.

Auswahl der Mittel und Art der Prophylaxe richten sich nach der epidemiologischen Situation. Aktuelle Informationen sind im Internet (www.dtg.org/malaria.html) abrufbar.

Malariaprophylaxe

Für die **prophylaktische Einnahme** eignen sich primär Atovaquon/Proguanil, Doxycyclin und Mefloquin. Diese Reihenfolge entspricht auch der allgemeinen Verträglichkeit. (Individuelle Unterschiede sind möglich.) Chloroquin wäre geeignet, wird aber derzeit nicht empfohlen.

Für die **Standby-/Notfalltherapie** eignen sich Atovaquon/Proguanil, Artemether/Lumefantrin, Mefloquin und Chloroquin.

Therapie einer bestehenden Malaria

Für die Therapie einer bestehenden Malaria ist die Aktivität gegen Blutschizonten wichtig. Bei der Malaria tertiana (*P. vivax* und *P. ovale*) kann eine Eradikationstherapie mit Primaquin notwendig werden, um die in der Leber persistierenden Hypnozoiten (Ruhestadium, s. o.) zu eliminieren. Diese können nach Monaten bis Jahren Anlass zu einem **Relaps** geben.

Aus **epidemiologischer Sicht** sind Substanzen interessant, die die Infektionskette unterbrechen, weil sie Gametogonie oder Sporogonie unterdrücken, z. B. Primaquin, Artemether/Lumefantrin und die Folsäureantagonisten Pyrimethamin und Proguanil. Sie können dazu beitragen, die Malaria zu eradizieren.

60.1.2 Malariamittel

Chinin, Chloroquin, Mefloquin, Piperaquin, Amodiaquin, Pyronaridin

- **Wirkungsmechanismus und Resistenzen**

Blutschizonten dringen in die Erythrozyten ein. Deren Proteinkonzentration im Zytoplasma ist hoch und entsprechend der onkotische Druck. Daher muss der Trophozoit Hämoglobin abbauen, um wachsen zu können. Bei der raschen Aufnahme und Proteolyse von Hämoglobin werden große Mengen an Häm frei.

Häm ist für Plasmodien nicht ungefährlich, weil es Sauerstoffradikale erzeugen kann. Daher polymerisieren sie es zu Hämozoin, einem unlöslichen eisenhaltigen Pigment. Chloroquin (◘ Abb. 60.1) reichert sich als schwache Base in der sauren Vakuole der Plasmodien an, bindet an Häm und verhindert die Polymerisation. Die Häm-Toxizität und/oder die des Häm-Chloroquin-Komplexes ist schizontozid. Der Wirkungsmechanismus von Chinin, Mefloquin, Amodiaquin, Piperaquin, Pyronaridin (◘ Abb. 60.1) und Lumefantrin (◘ Abb. 60.4) ist analog.

Resistenzen gegen Chloroquin sind bei *Plasmodium falciparum* weit verbreitet, gelegentlich kommen sie auch bei *Plasmodium vivax* vor. Amodiaquin, Mefloquin, Piperaquin und Pyronaridin sind bei chloroquinresistenten Plasmodien noch wirksam, Kreuzresistenzen bestehen aber in unterschiedlichem Ausmaß.

- **Pharmakokinetik**

Chloroquin (◘ Abb. 60.1) wird gut resorbiert (80% orale Bioverfügbarkeit), ist zu ca. 55% an Plasmaproteine gebunden und verteilt sich langsam aus dem zentralen Kompartiment in ein sehr großes Verteilungsvolumen (130–260 l/kg). Wegen des langsamen Ausströmens kann eine intravenöse Gabe zu gefährlich hohen initialen Konzentrationen führen. Bei oraler Administration kann die Sättigungsdosis auf einmal gegeben werden.

Chloroquin hat eine initiale Halbwertszeit von 10–24 Tagen, die bei Dauertherapie auf 30–60 Tage steigt. Es wird zur Hälfte hepatisch (durch CYP) metabolisiert und zur anderen Hälfte unverändert über die Niere ausgeschieden. Chloroquin hemmt CYP2D6, daher keine Kombination mit Mefloquin.

Chinin (◘ Abb. 60.1) hat eine orale Bioverfügbarkeit von 75%, die Proteinbindung liegt bei 90%, das Verteilungsvolumen bei 1–1,7 l/kg und die Halbwertszeit bei 11–18 Stunden. Chinin wird primär hepatisch durch CYP3A4 metabolisiert. Es ist ein Hemmer des P-Glykoproteins (ABCB1) und kann die Ausscheidung von Digoxin erheblich verzögern.

Mefloquin (◘ Abb. 60.1) wird gut, aber langsam oral resorbiert. (Die orale Bioverfügbarkeit ist nicht direkt bestimmt und wird auf 85% geschätzt.) Mefloquin ist zu 98% an Plasmaproteine gebunden, hat ein Verteilungsvolumen von 19 l/kg und wird mit 20 Tagen terminaler Halbwertszeit eliminiert.

Lumefantrin (◘ Abb. 60.4) wird nahrungsabhängig resorbiert. Bei fettreicher Nahrung ist die resorbierte Menge um mehr als das 10-Fache höher als auf nüchternen Magen. Es hat eine Proteinbindung von 99% und wird durch CYP3A4 in das N-Desbutylderivat umgesetzt, das aktiver ist als Lumefantrin selbst. Die Halbwertszeit beträgt 2–4 Tage.

Piperaquin (◘ Abb. 60.1) ist extrem lipophil und wird langsam (t_{max} = 5 h) und unvollständig resorbiert; fettreiche Nahrung verdreifacht die Bioverfügbarkeit. Wegen des Arrhythmierisikos darf Piperaquin daher nicht zu den Mahlzeiten eingenommen werden (3 h Abstand). Es ist zu > 99% an Plasmaproteine gebunden und wird sehr langsam (Halbwertszeit 22 Tage) hepatisch primär über CYP3A4 (und zum geringen Anteil über CYP2C9 und CYP2C19) eliminiert.

Pyronaridin (◘ Abb. 60.1) wird mit variabler Geschwindigkeit resorbiert (t_{max} = 2–8 h). Der Effekt von Nahrung ist klinisch unbedeutend. Die Plasmaproteinbindung beträgt ca. 95%; der Metabolismus erfolgt über CYP1A2, CYP2D6 and CYP3A4, die Halbwertszeit beträgt 14–18 Tage.

Amodiaquin (◘ Abb. 60.1) wird rasch resorbiert (orale Bioverfügbarkeit unbekannt) und durch CYP2C8 in den aktiven Metaboliten N-Desethyl-Amodiaquin umgewandelt, der zwar 3-fach weniger potent ist, aber wesentlich konzentrierter vorliegt. Die Plasmaproteinbindung von Amodiaquin und Desethylamodiaquin liegt bei ca. 90%. Letzteres wird durch durch weitere CYP-vermittelte Oxidation und anschließende Konjugation an Glucuronsäure langsam und vorwiegend biliär mit 9–18 Tagen Halbwertszeit eliminiert.

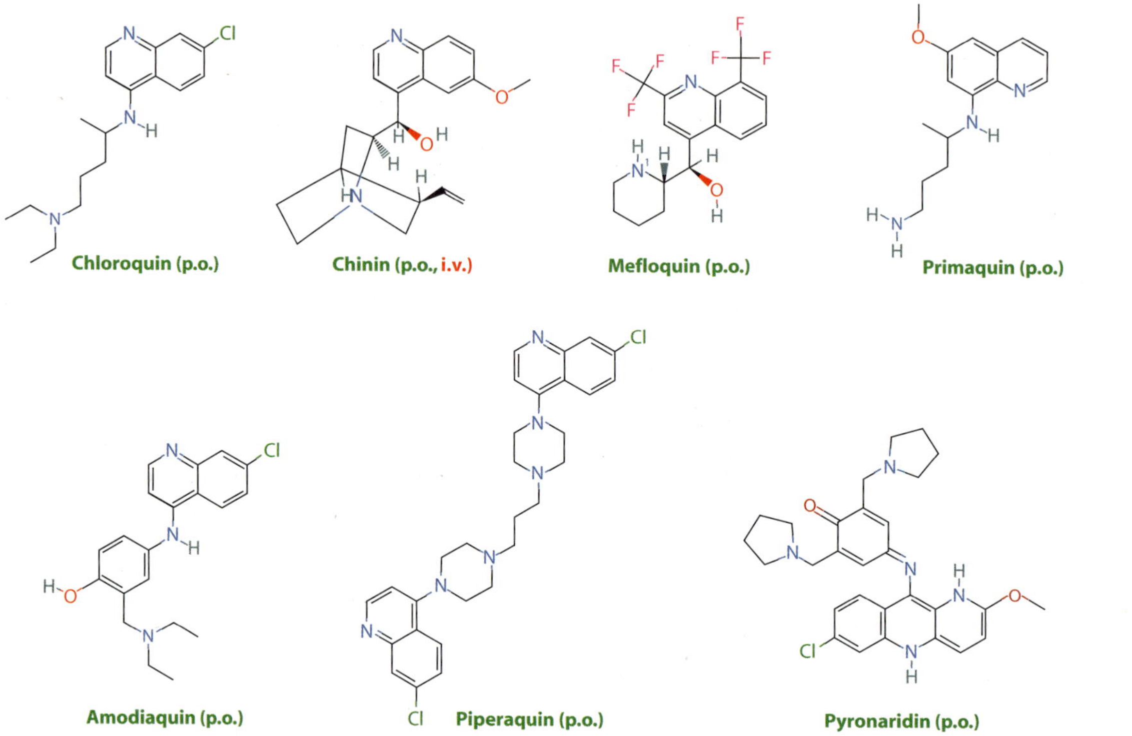

Chloroquin (p.o.)   Chinin (p.o., i.v.)   Mefloquin (p.o.)   Primaquin (p.o.)

Amodiaquin (p.o.)   Piperaquin (p.o.)   Pyronaridin (p.o.)

Abb. 60.1 Strukturformeln der Malariamittel mit Chinolinstruktur. Chloroquin ist ein 4-Amino-Chinolin; seine Grundstruktur findet sich in Amodiaquin, Piperaquin (verdoppelt) und Pyronaridin wieder. Die strukturelle Ähnlichkeit zwischen Chinin (engl. »quinine«) und Mefloquin (»methyl-fluoro-quinine«) ist offensichtlich. Primaquin ist ein 8-Amino-Chinolin, das durch die Abwandlung des Grundkörpers generiert wurde. Es hat eine anderen Wirkungsmechanismus

Amodiaquin hemmt die Umwandlung von Artesunat zu Dihydrartemisinin. (Daher wird dieses in der Kombination höher dosiert, s. u. ▶ Artemether, Dihydroartemisinin und Artesunat.)

■ **Unerwünschte Wirkungen**

Chloroquin Die Substanz wird in niedrigen Dosen gut vertragen; sie eignet sich daher auch für die Prophylaxe. Bei oraler Gabe kann es zu Bauchschmerzen, Kopfschmerzen (manchmal sehr heftig, mit Benommenheit und Verwirrtheit) und unscharfem Sehen kommen.

Bei Dauermedikation treten Hornhauttrübungen und eine Retinadegeneration (Retinitis pigmentosa) auf. Eine regelmäßige Visuskontrolle ist bei Dauertherapie unumgänglich. Bei Dauertherapie und Prophylaxe treten auch gehäuft Hautausschläge mit Juckreiz (bei schwarzer Hautfarbe häufiger), Haarverfärbungen und QT-Verlängerungen auf. Hämatologische Reaktionen (Agranulozytose, Thrombopenie) sind selten.

Kontraindikationen sind Glucose-6-Phosphat-Dehydrogenase-(G6PD[H]-)Mangel, bestehende Augenerkrankungen mit Retinopathien, Myasthenia gravis, Porphyrie, Psoriasis (Verstärkung der Hautausschläge) und unbehandelte Epilepsie. (Chloroquin senkt die Krampfschwelle.)

Chinin Die Substanz löst Cinchonismus, Blutdruckabfall und Hypoglykämie aus:

▬ Cinchonismus ist durch (heftiges) Ohrensausen, Hochtonschwerhörigkeit mit Drehschwindel, Übelkeit und Erbrechen, Sehstörungen (Farbsehen, Doppelbilder, Skotome) und Kopfschmerzen charakterisiert.
▬ Die Hypoglykämie ist durch Insulinfreisetzung bedingt, weil Chinin den ATP-abhängigen Kaliumkanal (Kir6.2/SUR1, ▶ Kap. 54) in Pankreas-B-Zellen blockiert. Sie kann lebensbedrohlich sein und ist umso gefährlicher, als bei Malaria tropica per se eine Hypoglykämie bestehen kann.

Durchfall ist durch Blockade von Ionenkanälen im Darm bedingt. Rhythmusstörungen und QT-Verlängerung sind möglich. (Chinidin ist ebenfalls gegen Malaria wirksam, aber toxischer als Chinin.) Kontrollen von EKG, Blutdruck und Blutzucker sind während der Therapie notwendig. Chinin kann bei G6PD-Mangel eine Hämolyse auslösen.

Mefloquin Die Substanz ist relativ gut verträglich. Eine therapeutische Dosis kann Erbrechen auslösen. Bei Erbrechen muss die Dosis innerhalb der 1. Stunde erneut zugeführt werden. Wichtigste unerwünschte Wirkung sind Kopfschmerzen. Es können Krampfanfälle und/oder psychotische Reaktionen auftreten. Mefloquin ist bei Patienten

60

mit Epilepsie oder Psychosen in der Anamnese kontraindiziert.

Lumefantrin, Piperaquin und Pyronaridin Kopfschmerzen und gastrointestinale Nebenwirkungen sind häufig. Piperaquin löst besonders häufig Erbrechen aus (Gesamtdosis bei Erbrechen innerhalb der 1. Stunde wiederholen, bei Erbrechen nach der 1. Stunde halbe Dosis). Lumefantrin und vor allem Piperaquin verlängern das QT-Intervall; EKG-Kontrolle 5 Stunden nach Einnahme (vgl. t_{max}) empfehlenswert.

Kontraindikationen sind bekannte QT-Verlängerungen, Elektrolytstörungen (Hypokaliämie, Hypokalzämie, Hypomagnesiämie) und konkomitante Therapie mit QT-verlängernden Substanzen. Pyronaridin führt häufig zu einem Transaminasenanstieg (Kontrolle notwendig).

Amodiaquin Die Substanz löste bei ihrem Einsatz zur Langzeitprophylaxe Agranulozytose and Hepatitis aus; daher ist sie in dieser Indikation verlassen worden. Wie unter Chloroquin sind Störungen des Visus (Hornhauttrübungen, Retinopathien) und Hautverfärbungen aufgetreten.

■ Klinische Anwendung

Chloroquin ist Mittel der Wahl bei Malaria, wenn keine Resistenz vorliegt (die allerdings bei *Plasmodium falciparum* sehr weit verbreitet ist):

- Prophylaxe: 300 mg (Kinder 2,5 mg/kg KG) 1-mal pro Woche 1–2 Wochen vor der Reise und bis 4 Wochen nach Rückkehr aus dem Malariagebiet
- Therapie (inkl. Standby): Gesamtdosis 25 mg/kg KG auf 3 Tage verteilt, z. B. Tag 1: 2×600 mg, Tage 2+3 je 300 mg

Mefloquin zur Prophylaxe und Therapie von Malaria durch chloroquinresistente *Plasmodium-falciparum*-Stämme:

- Prophylaxe: 250 mg (Kinder 5 mg/kg KG) 1-mal pro Woche 1–2 Wochen vor der Reise und bis 4 Wochen nach Rückkehr aus dem Malariagebiet
- Therapie: 750 mg (Kinder 15 mg/kg KG), 6–12 Stunden später 500 mg (Kinder 10 mg/kg KG)

Chinin ist für die Malariatherapie bei multiresistenten Plasmodien reserviert:

- Therapie (oral): 1,8 g/d (Kinder 10 mg/kg KG) in 3 Einzeldosen (8-h-Intervalle) über 7 Tage gemeinsam mit 0,2 g/d Doxycyclin in 2 Einzeldosen

Ist keine orale Therapie möglich, kann Chinin **intravenös** appliziert werden (WHO-Schema):

- Initiale Sättigungsdosis (entfällt, wenn innerhalb der letzten 24 Stunden Chinin, Mefloquin oder Halofantrin administriert wurde): i. v. Infusion von 20 mg/kg KG (max. 1,4 g) über 4 Stunden unter EKG-Kontrolle
- Nach 8 Stunden Erhaltungsdosis: Dauerinfusion 10 mg/kg KG (maximal 0,7 g) über 4 Stunden (alle 8 Stunden)

Lumefantrin, Piperaquin und **Pyronaridin** werden auschließlich in Kombination mit Artemisininen verabreicht (s. u. ► Artemether, Dihydroartemisinin und Artesunat).

Amodiaquin ist in Europa nicht zugelassen, eine fixe Kombination mit Artesunat existiert außerhalb Europas (s. u. ► Artemether, Dihydroartemisinin und Artesunat).

Primaquin

Primaquin ist ein 8-Amino-Chinolin (◘ Abb. 60.1). Es wirkt auf Merozoiten in der Leber und Gametozyten, aber nicht auf Blutschizonten. Sein Vorzug: Es kann Hypnozoiten eliminieren. Es ist für die Therapie der akuten Malaria ungeeignet, ebenso für die Prophylaxe (kurze Halbwertszeit). Der Wirkungsmechanismus ist nicht bekannt. Der Angriffspunkt von Primaquin liegt in den Mitochondrien der Plasmodien.

Primaquin wird nach oraler Gabe gut resorbiert, sein Verteilungsvolumen liegt bei 4–5 l/kg. Die Halbwertszeit liegt im Mittel bei 5–6 Stunden. Primaquin wird sehr rasch hepatisch über CYP-Enzyme metabolisiert; die renale Clearance ist vernachlässigbar.

Primaquin ist selbst kein Methämoglobinbildner. Diverse CYP-Isoformen (CYP2E1, CYP2B6, CYP1A2, CYP2D6, CYP3A4) liefern oxidative Metaboliten, die als Methämoglobinbildner wirken (► Kap. 64). Die Rolle des G6PD-Mangels als Ursache der arzneimittelinduzierten Methämoglobinbildung wurde bei Primaquin entdeckt (► Abschn. 5.1.6).

Primaquin wird gut vertragen und ruft gelegentlich Bauchschmerzen hervor (Einnahme zu den Mahlzeiten). Bei höheren Dosen (≥ 60 mg) erzeugt es eine Methämoglobinämie; Personen mit G6PD-Mangel sind besonders gefährdet. Auch bei ihnen variiert das Ausmaß der Empfindlichkeit (mehrere hundert genetische Varianten!). G6PD-Mangel ist a priori eine (bei manchen genetischen Varianten relative) Kontraindikation.

Indikation ist die Beseitigung der Hypnozoiten bei Malaria tertiana (*Plasmodium vivax/ovale*). Bei bis zu 25% der Betroffenen kann ein solcher hypnozoitenvermittelter Relaps auftreten.

Dosierung: 30 mg/d (Kinder 0,6 mg/d) für 14 Tage nach initialer Chloroquintherapie. Keine Behandlung Schwangerer (suppressive Therapie mit Chloroquin bis zur Geburt).

Atovaquon

Atovaquon ist ein Hydroxynaphthochinon, das als Analogon von Ubichinon-10 (Q10, engl. »ubiquinon«; früher: Co-Enzym Q[10]) wirkt. Es besetzt kompetitiv die Bindungsstelle für Ubihydrochinon (engl. »ubiquinol«) des Cytochrom-bc1-Komplexes von Plasmodien. Dieses Enzym katalysiert den Elektronentransfer von Ubihydrochinon auf Cytochrom c und produziert 2-wertiges Cytochrom c (Ferrocytochrom c), Ubichinon und 2 Protonen (◘ Abb. 60.2). Die beiden Protonen werden dabei über die Membran transloziert.

Atovaquon bindet mit nanomolarer Affinität an diesen Komplex von Plasmodien (und Babesien), *Toxoplasma gondii* und *Pneumocystis jiroveci*. Dadurch brechen Elektronentransport und Protonengradient zusammen, die vom Protonen-

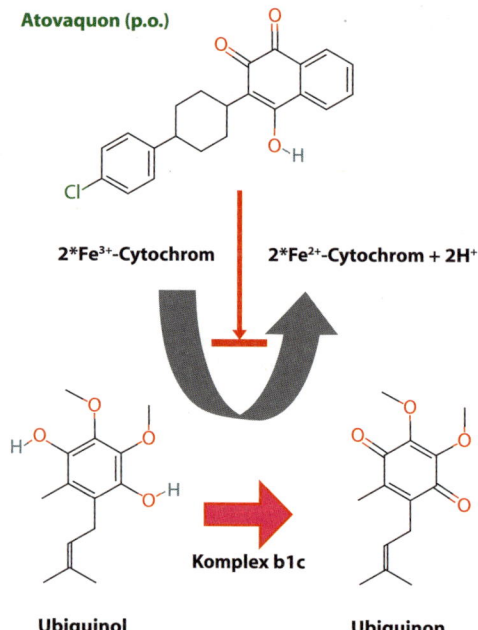

Atovaquon (p.o.)

2*Fe³⁺-Cytochrom   2*Fe²⁺-Cytochrom + 2H⁺

Komplex b1c

Ubiquinol   **Ubiquinon**

◻ **Abb. 60.2 Strukturformel und Wirkungsmechanismus von Atovaquon.** Atovaquon ist ein Hydroxynaphthalen-dion (Hydroxynaphthochinon) und Analogon von Ubichinon (»Ubiquinon«). Es besetzt kompetitiv die Bindungstelle für Ubihydrochinon (»Ubiquinol«) der mitochondrialen Ubichinon:Ferricytochrom-c-Oxidoreduktase (Komplex bc_1 = Komplex III). Damit bricht in den Parasiten die mitochondriale ATP-Synthese zusammen

gradienten getriebene ATP-Synthese sistiert. Nanomolare Konzentrationen reichen deshalb aus, um Plasmodien zu töten.

Resistenzen treten rasch auf und betreffen das Gen für mitochondriales Cytochrom b. Die Mutationen sind in der Ubihydrochinonbindungsstelle lokalisiert. Analoge Mutationen treten auch bei *Toxoplasma gondii* und *Pneumocystis jiroveci* auf. Die rasche Resistenzentwicklung kann durch Kombination mit Proguanil verzögert werden.

Atovaquon wird oral variabel resorbiert (mittlere Bioverfügbarkeit 23% mit Nahrung; mit fettreicher Nahrung ca. 2- bis 3-facher Anstieg). Die Plasmaproteinbindung beträgt > 99%, das Verteilungsvolumen 9 l/kg, die Halbwertszeit 2–3 Tage beim Erwachsenen, 1–2 Tage bei Kindern.

Atovaquon unterliegt einem enterohepatischen Kreislauf und wird überwiegend (> 95%) unverändert biliär ausgeschieden. Es ist gut verträglich. Bauchschmerzen, Kopfschmerzen, Erbrechen und Durchfall können auftreten. Bei Erbrechen innerhalb der 1. Stunde sollte die Applikation wiederholt werden. Gelegentlich gibt es einen transienten Transaminasenanstieg.

Dosierung (immer in Kombination mit Proguanil):
- Prophylaxe (ab > 40 kg):
  - 2 Tage vor Abreise bis 7 Tage nach Rückkehr 250 mg/d Atovaquon
  - **und** 100 mg/d Proguanil bis 7 Tage nach Rückkehr

- Therapie:
  - Erwachsene: 1 g/d Atovaquon und 400 mg/d Proguanil über 3 Tage
  - Kinder (bis 40 kg): 25 mg/kg KG/d Atovaquon und 10 mg/kg KG/d Proguanil

Proguanil und Pyrimethamin (+ Sulfadoxin)

Im Gegensatz zum Menschen haben Plasmodien ein Enzym, das sowohl eine Dihydrofolatreduktase-Domäne als auch eine Thymidylatsynthase-Domäne enthält. Proguanil wird im Organismus zu Cycloguanil umgesetzt (◻ Abb. 60.3); dieses hemmt die bifunktionale Dihydrofolatreduktase-Thymidylatsynthase von Plasmodien. Pyrimethamin-Resistenzen sind weit verbreitet, da die Kombination aus Sulfadoxin und Pyrimethamin über Jahrzehnte verwendet wurde. Proguanil eignet sich gut für die Kombination mit Atovaquon.

Proguanil wird langsam aber vollständig resorbiert, es ist zu 75% an Plasmaproteine gebunden, sein Verteilungsvolumen ist 20–40 l/kg, die Halbwertszeit liegt bei 12–15 Stunden. Proguanil wird über CYP3A4 und CYP2C9 metabolisiert, dabei entsteht Cycloguanil und ein inaktiver Metabolit. Proguanil ist sehr gut verträglich. Abgesehen von gelegentlicher Übelkeit, Erbrechen und Durchfall können selten passager eine Mikrohämaturie sowie epitheliale Zylinder im Harnsediment auftreten. **Dosierung** siehe Atovaquon.

Pyrimethamin (◻ Abb. 60.3) wird ebenfalls langsam aber vollständig resorbiert, es ist zu 80–90% an Plasmaproteine gebunden, sein Verteilungsvolumen beträgt 2,3 l/kg, die Halbwertszeit liegt bei 4 Tagen. Es wird hepatisch metabolisiert und renal eliminiert. Pyrimethamin ist ebenfalls sehr gut verträglich. Es erzeugt gelegentlich Hautauschläge und bei hoher Dosierung eine makrozytäre (Folsäuremangel-)Anämie. Pyrimethamin ist in hohen Dosen teratogen.

Dosierung: 0,5–1,0 mg/kg KG/d (vgl. ▶ Abschn. 57.6.4 und ▶ Abschn. 7.1).

Trotz des teratogenen Potenzials von Pyrimethamin empfiehlt die WHO derzeit (Stand 2015; www.who.int/malaria/publications/en/) in der Schwangerschaft die präventive Anwendung der Kombination von Sulfadoxin und Pyrimethamin (»SP«) als IPTp (Intermittent Preventive Treatment during pregnancy). Die Empfehlung gilt für Malariagebieten mit mittlerer bis hoher Malariatransmission (Prävalenz bei Kindern von 2–9 Jahren: 11–50% bzw. > 50% für mittlere bzw. hohe Transmission) in Subsahara-Afrika.

In der Schwangerschaft ist das Risiko, an Malaria tropica zu sterben, ca. 3-mal höher. Möglichst früh ab dem 2. Trimenon sollen Schwangere im Abstand von 4 Wochen 1500 mg Sulfadoxin + 75 mg Pyrimethamin als Einzeldosis unter Aufsicht (DOT – Directly Observed Treatment) erhalten. Begleitend muss täglich 0,4 mg Folsäure verabreicht werden.

Eine bestehende oder auftretenden (»breakthrough«) Malaria muss mit einer anderen Kombination behandelt werden.

Sulfadoxin ist ein Sulfonamid mit sehr langer Halbwertszeit (7 d) und hat alle sulfonamidtypischen Nebenwirkungen (▶ Abschn. 57.7.1, inkl. Met-Hb-Bildung bei G6PD-Mangel; ▶ Abschn. 5.6.3, ▶ Abschn. 64.4.2). Dennoch überwiegt der Nutzen die präventive Gabe an Schwangere in entsprechenden

60

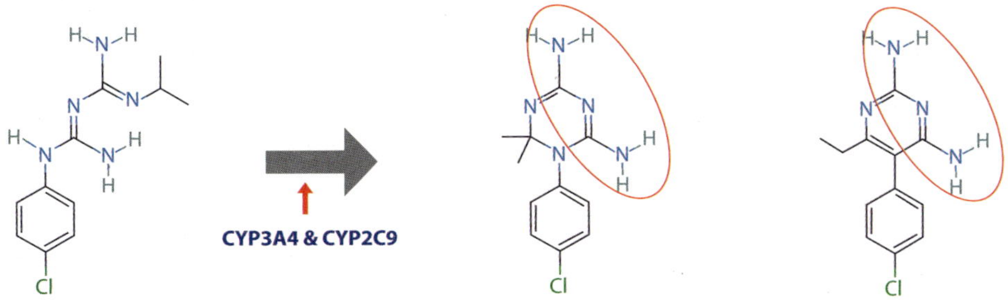

Abb. 60.3 Strukturen von Proguanil, Cycloguanil und Pyrimethamin. Proguanil ist ein Biguanid, das als Progrug im Organismus durch CYP3A4 und CYP2C9 zu Cycloguanil umgesetzt wird. Dieses ist strukturell dem Diaminopyrimidinring von Pyrimethamin (und Trimethoprim, **Abb. 57.18) ähnlich (entscheidende Gruppen *rot umkreist*)

Risikogebieten (höheres Geburtsgewicht der Kinder) das Risiko. Die gleichzeitige Anwendung von Sulfadoxin/Pyrimethamin (SP) und Trimethoprim/Sulfamethoxazol ist kontraindiziert.

Postnatal sieht die WHO cin »Intermittent Preventive Treatment in infancy with SP« (SP-IPTi): Säuglingen wird zum Zeitpunkt der Impfungen (10 bzw. 14 Wochen sowie nach 9 Monaten) Sulfadoxin/Pyrimethamin verabreicht. Dies reduziert die Klinikeinweisungen mit Parasitämie um ca. 40%. Alternativ wird die monatliche SP-Gabe zur saisonalen Malariakontrolle (SMC) während der Regenzeit in Kombination mit Amodiaquin bei Kindern (von 3 Monaten bis 6 Jahren) empfohlen.

Artemether, Dihydroartemisinin und Artesunat

Artemether (**Abb. 60.4) ist ein semisynthetisches Derivat des Artemisinins (aus dem Einjährigem Beifuß, *Artemisia annua*). Die Pflanze ist in China als Grundlage für fiebersenkenden Tee lange bekannt. Nach Reindarstellung und Kristallisation des Artemisinins wurden Artemether (der Methylether von Dihydroartemisinin), Dihydroartemisinin und Artesunat (der wasserlösliche Hemisuccinatester von Dihydroartemisinin) als wirksamere bzw. pharmakokinetisch günstigere Derivate hergestellt.

Artemisininderivate töten Blutschizonten rasch mit hoher Potenz und wirken auch gametozid; sie wirken nicht auf das Leberstadium. Es gibt keine Kreuzresistenzen mit anderen Substanzen. Allein können sie nicht angewandt werden, weil sie häufig zu Rekrudeszenz führen. **Resistenzen** sind bereits beobachtet worden. Die Resistenzmechanismen sind nicht bekannt.

Der Wirkungsmechanismus von Artemisininderivaten ist ebenfalls unklar. Für einen Angriffspunkt an der sarkoplamatischen Ca^{2+}-ATPAse spricht der Umstand, dass Mutationen im codierenden Gen (PfATP6) mit einer Resistenz verbunden sind. Für die Wirkung ist die Endoperoxidfunktion entscheidend (**Abb. 60.4). Lumefantrin (**Abb. 60.4), Piperaquin und Pyronaridin hemmen wie Chloroquin die Hämpolymerisation.

Die orale Bioverfügbarkeit von **Artemether** wird auf 30% geschätzt und wird durch fettreiche Nahrung verdoppelt. Ar-

temether und (das auch intravenös applizierbare) **Artesunat** werden rasch durch CYP3A4 zum ebenfalls wirksamen **Dihydroartemisinin** umgesetzt. Dieses ist mittlerweile auch als Malariamittel zugelassen (rasche Resorption mit $t_{max} = 1$ h, orale Bioverfügbarkeit 45–50%). Die Plasmaproteinbindung

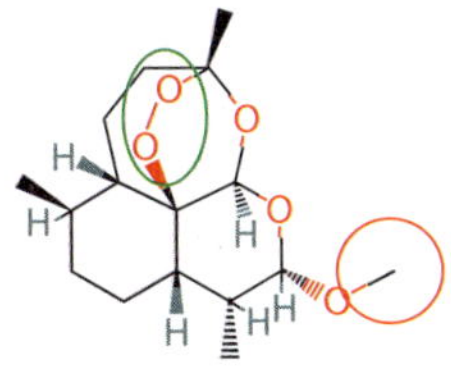

Artemether (p.o.)

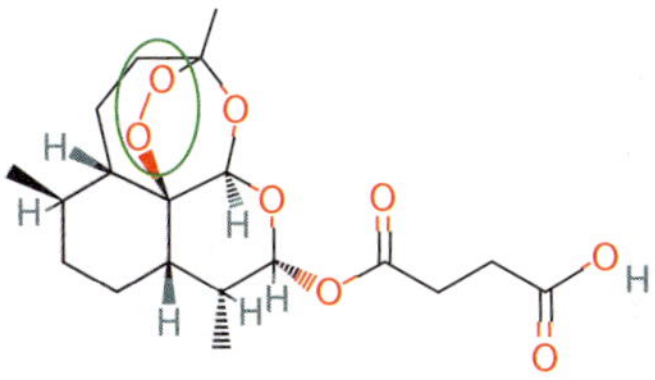

Artesunat (i.v., p.o.)

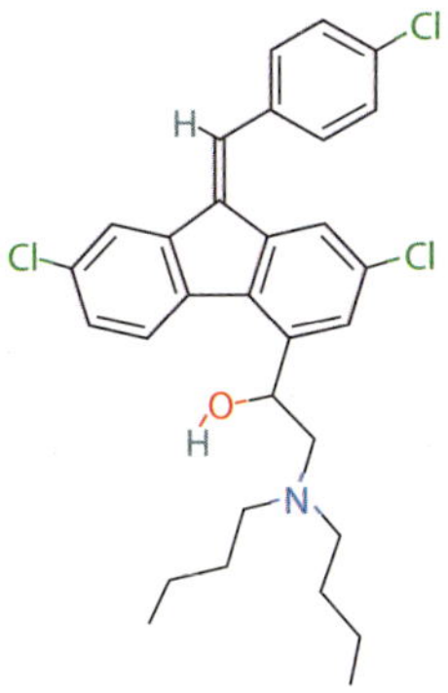

Lumefantrin (p.o.)

Abb. 60.4 Strukturformeln für Artemether, Artesunat und Lumefantrin. Das für die Wirkung notwendige Endoperoxid ist *grün* umkreist, die durch CYP3A4 entfernte Methylgruppe *rot;* durch Demethylierung entsteht Dihydroartemisinin

von Artemether liegt bei > 90% die von Dihydroartemisinin bei 50–70%. Dihydroartemisinin wird als Glucuronid mit 2 Stunden Halbwertszeit ausgeschieden.

Die Verträglichkeit der Artemisinine ist sehr gut. Beobachtet werden (auch der Malaria zurechenbare) Symptome wie Übelkeit, Erbrechen, Schwindel. Artemisinine sind im Tierversuch teratogen.

Die Kombination von Artemether/Lumefantrin und Dihydroartemisinin/Piperaquin sowie Artesunat/Amodiaquin und Artesunat/Pyronaridin sind für die Therapie der unkomplizierten Malaria tropica durch *Plasmodium falciparum* (nicht aber der schweren Verlaufsform!) zugelassen mit folgenden **Dosierungen**:

- **Artemether/Lumefantrin** bei Personen > 12 Jahre (> 35 kg):
  Erstdosis 80 mg/480 mg; Wiederholung nach 8, 24, 36, 48 und 60 Stunden
- **Dihydroartemisinin/Piperaquin** bei Personen > 6 Monate (> 5 kg):
  2–4 mg/kg KG / 15–30 mg/kg in einer Einzeldosis an 3 aufeinanderfolgenden Tagen (wegen langer Halbwertszeit von Piperaquin keine Wiederholung innerhalb 2 Monaten, nicht mehr als 2 Therapien pro Jahr)
- **Artesunat/Pyronaridin** (auch für *Plasmodium vivax* zugelassen):
  3 mg/kg KG / 9 mg/kg KG in einer Einzeldosis an 3 aufeinanderfolgenden Tagen
- **Artesunat/Amodiaquin** (in EU nicht verfügbar) bei Personen ≥ 4,5 kg:
  6 mg/kg KG / 12 mg/kg KG in einer Einzeldosis an 3 aufeinanderfolgenden Tagen.

Doxycyclin

Doxycyclin (und andere Tetracycline sowie Clindamycin) sind schizontozid. Sie wirken relativ langsam und ihre Wirkung reicht per se nicht für die Therapie aus. Doxycyclin kann aber mit Chinin kombiniert werden. Für die Reiseprophylaxe reicht die schizontozide Wirkung aus.

Dosierung: 100 mg/d. Beginn 1 Tag vor Reisebeginn, bis 4 Wochen nach Rückkehr; nicht bei Kindern unter 8 Jahren und Schwangeren. Hinweis auf mögliche Fototoxizität.

60.1.3 Leishmaniosen

Leishmaniosen werden von Leishmanien verursacht, die von Sandmücken übertragen werden (◘ Tab. 60.1). Zur Therapie stehen neben den bisher verwendeten bewährten Antimonpräparaten auch neuere Pharmaka wie Miltefosin zur Verfügung. Weiterhin werden Stibogluconat und Amphotericin B eingesetzt.

Miltefosin ist ein ursprünglich für die Krebstherapie entwickeltes Phosphocholinderivat. Nach der Entdeckung der Wirkung auf Leishmanien wurde die klinische Entwicklung für die Therapie der viszeralen Leishmaniase in Indien (Bihar) vorangetrieben, weil dort Resistenzen gegen Stibogluconat weit verbreitet sind.

Stibogluconat ist eine 5-wertige Verbindung des Antimons (lat. Stibium); Leishmanien nehmen sie auf und reduzieren sie zur 3-wertigen Verbindung, die oxidativen Stress erzeugt. Stibogluconat wird oral nicht resorbiert und daher i. v. oder i. m. appliziert.

Amphotericin B ist gegen Leishmaniase wirksam, der Wirkungsmechanismus ist die Bindung an Ergosterol (▶ Kap. 58).

60.1.4 Trypanosomenerkrankungen

Trypanosomenerkrankungen sind die nur in Afrika vorkommende Schlafkrankheit, die durch die Tsetsefliege übertragen wird, und die nur in Süd- und Mittelamerika vorkommende Chagas-Erkrankung (◘ Tab. 60.1).

Schlafkrankheit

Die Erkrankung verläuft in mehreren Stadien (◘ Tab. 60.1). Zur Behandlung stehen folgende Pharmaka zur Verfügung: Elfornithin, Pentamidin, Suramin und Melarsoprol.

Elfornithin Die Substanz wirkt trypanostatisch, indem es die elongierte, bewegliche, teilungsfähige trypanomastigote Form als runde amastigote Form arretiert. *Trypanosoma brucei rhodesiense* (Tbr) ist hingegen wenig empfindlich. Elfornithin muss intravenös appliziert werden. Die häufigen unerwünschten Wirkungen sind Erbrechen und Durchfall, Knochenmarksuppression und Haarausfall. Elfornithin ist teratogen.

Dosierung: 400 mg/kg i. v. in 2–4 Einzeldosen in Kombination mit 15 mg/kg KG/d Nifurtimox in 3 Einzeldosen.

Pentamidin Die Substanz erfasst *Trypanosoma brucei gambiense* (Tbg), nicht jedoch *T. brucei rhodesiense* oder *T. brucei cruzi*, *Leishmania* spp. und einige Pilze. Sie muss intravenös oder intramuskulär appliziert werden. Pentamidin gelangt nicht über die Blut-Hirn-Schranke und ist daher im zerebralen Stadium der Schlafkrankheit wirkungslos.

Dosierung: 4 mg/kg KG/d i. v. 1-mal/Tag für 7 Tage.

Suramin Die Substanz ist ein polysulfatierter Aromat, der sich vom Farbstoff Trypanblau ableitet und schon seit 1921 therapeutischer Standard für die Behandlung des hämatolymphatischen Stadiums der Schlafkrankheit ist. Sie muss intravenös appliziert werden. Häufigste unerwünschte Wirkungen sind die Einschränkung der Nierenfunktion mit Albuminurie und die verzögert einsetzende Neurotoxizität (periphere Neuropathie mit Parästhesien). Suramin wird derzeit primär für die Behandlung der ostafrikanischen Schlafkrankheit verwendet.

Dosierung: 1 g/d langsam i. v.; Kinder 20 mg/kg KG/d; 4 Dosen in der 1. Woche gefolgt von 2 Dosen im Abstand von je 1 Woche.

Melarsoprol Die Substanz ist 1948 als der letzte Vertreter in die Therapie eingeführt worden und nach wie vor die einzige Substanz, die im zerebralen Stadium der ostafrikanischen Schlafkrankheit wirkt. Sie wird intravenös verabreicht. Ihre

◘ **Tab. 60.1 Protozoenerkrankungen**

Erreger	Übertragungsweg geografische Lokalisation	Erkrankung Symptome	Therapie
Trichomonas vaginalis (Flagellat)	Sex Mitteleuropa	**Trichomoniasis** Frauen: Aminkolpitis; Männer: meist asymptomatisch, gelegentlich Urethritis/Prostatitis	Metronidazol (▶ Kap. 57)
Toxoplosma gondii (Sporozoon)	rohes Fleisch, Katzenfäzes Mitteleuropa	**Toxoplasmose** meist asymptomatisch; selten generalisierte Lymphknotenschwellung, Fieber; kongenital: Hydrozephalus, Mikrozephalus, Blindheit; AIDS: Enzephalitis	Sulfadiazin + Pyrimethamin (▶ Kap. 57) Schwangerschaft: Spiramycin (▶ Kap. 57) AIDS: Clindamycin + Pyrimethamin
Entamoeba histolytica (Amöbe)	fäkooral (Mensch als einziges Reservoir)	**Intestinale Amöbiasis** Durchfall mit himbeergeleeartigen Auflagerungen Leberabszess	Metronidazol (▶ Kap. 57) + Paromomycin
Giardia lamblia (Flagellat)	kontaminiertes Wasser (Reservoir Wildtiere z. B. Bisamratte); ungewaschenes Gemüse; fäkooral; bestimmte Sexualpraktiken Mitteleuropa	**Giardiasis** wässriger Durchfall mit Meteorismus und Bauchschmerzen (»backpacker's diarrhoea«)	Metronidazol (▶ Kap. 57)
Plasmodium malariae	*Anopheles*-Mücken (60 Arten) Tropen	**Malaria quartana**	Artemether/Lumefantrin Artesunat/Pyronaridin Dihydroartemisinin/Piperaquin Atovaquon/Proguanil Doxycyclin, Mefloquin, Chloroquin, Primaquin, Chinin, Pyrimethamin, Sulfadoxin
P. vivax		**Malaria tertiana**	
P. ovale		**Malaria tertiana**	
P. falciparum		**Malaria tropica**	
P. knowlesi (Sporozoen)		**Zoonotische Malaria** Südostasien, Makakken als Reservoir; 24-h-Zyklus	
Leishmania donovani (Flagellat)	*Phlebotomus*-Sandmücken Afrika, Indien, Lateinamerika, Mittelmeer	**Viszerale Leishmaniase**	1× Amphotericin B i. v. + Miltefosin (14 d) Amphotericin B Stibogluconat
Leishmania tropica, L. ethiopica (Flagellat)	*Phlebotomus*-Sandmücken Afrika, vorderer Orient, Asien (inkl. Zentralasien), Mittelmeer	**Kutane Leishmaniase** »Aleppo-Beule« (Ulkus an Einstichstelle)	Miltefosin, Stibogluconat, mphotericin B Wärmeapplikation (*L. tropica* kann sich nur in kühlerer Haut vermehren)
Trypanosoma brucei gambiense (Tbg) *T. brucei rhodesiense* (Tbr) (Flagellat)	Tsetse-Fliege: *Glossina palpalis* (W), *G. morsitans* (O) Tbg: West- und Zentralafrika Tbr: Ostafrika	**Schlafkrankheit** (W, westafrikanische; O, ostafrikanische Form)	Frühstadium: − Tbg: Nifurtimox + Eflornithin (Difluormethylornithin), Pentamidin − Tbr: Suramin Spätstadium: Melarsoprol
Trypanosoma cruzei	meist nachtaktive blutsaugende Raubwanzen (Gattung *Triatoma* etc.) Mittel- und Südamerika	**Chagas-Krankheit** (Südamerikanische Trypanosomiasis)	Frühstadium: Nifurtimox, Benznidazol Chronische Infektion: Itraconazol, Allopurinol

◘ Tab. 60.2 Wirkstoffe gegen parasitäre Würmer

Wurmart	Verbreitung	Erkrankung/Symptome	Behandlung	Dosierung
Zestoden (Bandwürmer)				
Taenia solium saginatta (Rinderbandwurm)	weltweit	Mensch = Endwirt: Taeniasis/ Bauchschmerzen	Praziquantel	1×10 mg/kg KG
Taenia solium (Schweinebandwurm)	weltweit	Mensch als Endwirt: Bauchschmerzen Mensch als Fehlwirt: Zystizerkose (Larven im Gehirn: Epilepsie, Menigitis; Hydrozephalus	Praziquantel Albendazol	1×10 mg/kg KG 800 mg/d in 2 Einzeldosen über 8–28 Tage
Diphyllobotrium latum (Fischbandwurm)	weltweit (Süßwasser)	Bauchschmerzen, selten Vitamin-B$_{12}$-Mangel	Praziquantel	1×10 mg/kg KG
Echinococcus granulosus (Hundebandwurm)	weltweit	Mensch als Fehlwirt: hydatide Leber- bzw. Lungenzysten	Albendazol chirurgische Resektion	800 mg/d in 2 Einzeldosen über 3–6 Monate
Echinococcus multilocularis (Fuchsbandwurm)	nördliche Hemisphäre	(Mensch als Fehlwirt) multilokular aggressiv einwachsende Leberzysten; Metastasierung in Lunge und Gehirn	chirurgische Resektion Albendazol	800 mg/d in 2 Einzeldosen über ≥ 2 Jahre Prophylaxe lebenslang
Trematoden (Saugwürmer)				
Schistosoma-Arten (z. B. *S. haematobium* oder *S. mansoni*)	Afrika, vorderer Orient, Ostasien	Bilharziose (in Gefäßen der Harnblase, Ureter); intestinale Schistomiasis (in Mesenterialgefäßen)	Praziquantel	40–60 mg/kg KG in 1–3 Einzeldosen
Intestinale Nematoden				
Ascaris lumbricoides (Spulwurm)	weltweit	Larven: eosinophiles Lungeninfiltrat; adult: Bauchschmerzen; intestinale Perforation/Obstruktion; Gallengangobstruktion	Albendazol	1×400 mg
Enterobius (Oxyuris) vermicularis (Madenwurm)	weltweit	analer Juckreiz, Bauchschmerzen (selten Vulvovaginitis durch Migration)	Albendazol	1×400 mg, Wiederholung nach 2 Wochen
Trichuris trichiura (Peitschenwurm)	weltweit	Bauchschmerzen, blutiger Durchfall	Albendazol	1×400 mg
Nematoden im Gewebe				
Trichinella spiralis (Trichine)	weltweit	Trichinose (zystische Larven in Muskulatur; Gehirn und Herz)	Albendazol	800 mg/d über 14 Tage (+ Glucocorticoide)
Toxocara canis / T. mystax (Hundespulwurm/Katzenspulwurm)	weltweit	Mensch als Fehlwirt: eosinophile Granulome in Leber, Niere Lunge, Herz, Gehirn	Albendazol	800 mg/d über 3 Tage

Verträglichkeit ist schlecht, daher wird sie nur für das zerebrale Stadium verwendet, obwohl es auch Trypanosomen im hämatolymphoiden Stadium erfasst. Weitere toxische Reaktionen sind ein Nierenschaden mit Albuminurie und eine periphere Neuropathie.

Dosierung: 2,2 mg/kg KG/d über 10 Tage.

Chagas-Erkrankung

Die Chagas-Krankheit (◘ Tab. 60.1) ist im süd- und mittelamerikanischen Raum verbreitet. Die Krankheit durchläuft verschiedene Stadien: Schwellung an der Eintrittsstelle der Erreger, akute Phase, freies Intervall ohne Symptome und chronische Phase. Betroffen sind dann verschiedene innere Organe wie Herz, Magen-Darm-Trakt oder Nervensystem.

Pharmaka zur Behandlung der Chagas-Erkrankung sind **Nifurtimox** und **Benznidazol.** Sie wirken analog zu Metroni-

CYP3A4 (CYP1A2) & FMO3

Albendazol (p.o.)   **Albendazol-Sulfoxid (aktiver Metabolit)**   **Mebendazol (p.o.)**

Ivermectin (p.o.)   **Praziquantel (p.o.)**

◪ **Abb. 60.5 Strukturen der Anthelminthika Albendazol, Ivermectin (makrozyklisches Laktonantibiotikum) und des Piperazin-Isochinolins Praziquantel.** Der Metabolismus von Albendazol ist stereoselektiv [FMO3 produziert präferenziell das (+)-Enantiomer, CYP-Enzyme bilden das (–)-Enantiomer]

dazol (► Abschn. 57.10). Beide sind im Frühstadium der Chagas-Erkrankung wirksam und eliminieren bei einem großen Teil der Betroffenen die (amastigoten) Parasiten im Gewebe. Sie verhindern damit die Erkrankungen des Spätstadiums. Gegen die Organmanifestationen des Spätstadiums sind sie deutlich weniger wirksam.

Klinischen Studien zufolge führen **Itraconazol** (6 mg/kg KG/d über 4 Monate) und **Allopurinol** (8,5 mg/kg KG/d über 2 Monate) bei etwa der Hälfte der Patienten mit chronischer Chagas-Erkrankung zur Eradikation der Parasiten und zur Verbesserung der kardialen Symptomatik.

60.2 Anthelminthika

Lernziele

Anthelminthika gegen parasitäre Würmer (Helminthen)

— Zestoden (Bandwürmer)
— Trematoden (Saugwürmer)
— Nematoden (Fadenwürmer)

Gefährliche Wurminfestationen spielen in Mitteleuropa eine untergeordnete Rolle. Sie sind dort ein Problem, wo aufgrund schlechter hygienischer Verhältnisse der Zyklus bestehend aus Zwischenwirt und Endwirt immer wieder geschlossen wird. Naturnahe Anbaumethoden (Düngung der Wiesen und Felder mit menschlichen Fäzes) tragen zur Aufrechterhaltung des Zyklus bei.

In Mitteleuropa ist der Fuchsbandwurm gefährlich, weil er eine Erkrankung mit malignem Verlauf auslösen kann.

Würmer werden in **Zestoden** (Bandwürmer), **Nematoden** (Fadenwürmer) und **Trematoden** (Saugwürmer) eingeteilt (◪ Tab 60.2).

Für die Therapie intestinaler Bandwurminfestationen (Mensch als Endwirt) steht **Praziquantel,** ein Pyrazin-Isochinolin (◪ Abb. 60.5) zur Verfügung. Für die Therapie des Befalls mit Nematoden und Zestodenerkrankungen, bei denen der Mensch ein Fehlwirt ist, ist **Albendazol** Mittel der Wahl. Albendazol ist ein Benzimidazol (◪ Abb. 60.5).

Bei manchen Nematoden ist **Ivermectin** überlegen, ein makrozyklisches Laktonantibiotikum, das als semisynthetisches Derivat von Avermectin (*Streptomyces avermectinius*) gewonnen wird (◪ Abb. 60.5). Ivermectin eignet sich auch als Alternative zur topischen Therapie mit Permethrin (einem Pyrethroid) für die Behandlung von Scabies (Krätzmilbe) und Läusen (Körperlaus, *Pediculus humanus*; Kopflaus, *Pediculus capitis*; Filzlaus, *Phthirus pubis*).

Weiterführende Literatur

Andrade AL, Martelli CM, Oliveira RM, Silva SA, Aires AI, Soussumi LM, Covas DT, Silva LS, Andrade JG, Travassos LR, Almeida IC (2004) Short report: benznidazole efficacy among *Trypanosoma cruzi*-infected adolescents after a six-year follow-up. Am J Trop Med Hyg 71: 594–597

Burri C, Brun R (2003) Eflornithine for the treatment of human African trypanosomiasis. Parasitol Res 90 Suppl 1: S49–52

Cardi D, Pozza A, Arnou B, Marchal E, Clausen JD, Andersen JP, Krishna S, Moller JV, le Maire M, Jaxel C (2010) Purified E255L mutant SERCA1a and purified PFATP6 are sensitive to SERCA-type inhibitors but insensitive to artemisinins. J Biol Chem 285 (34): 26406–26416

Dondorp AM, Nosten F, Yi P, Das D, Phyo AP, Tarning J, Lwin KM, Ariey F, Hanpithakpong W, Lee SJ, Ringwald P, Silamut K, Imwong M, Chotivanich K, Lim P, Herdman T, An SS, Yeung S, Singhasivanon P, Day NP, Lindegardh N, Socheat D, White NJ (2009) Artemisinin resistance in *Plasmodium falciparum* malaria. N Engl J Med 361: 455–467

Dorlo TP, van Thiel PP, Huitema AD, Keizer RJ, de Vries HJ, Beijnen JH, de Vries PJ (2008) Pharmacokinetics of miltefosine in Old World cutaneous leishmaniasis patients. Antimicrob Agents Chemother 52(8): 2855–2860

Duparc S, Borghini-Fuhrer I, Craft CJ, Arbe-Barnes S, Miller RM, Shin CS, Fleckenstein L (2013) Safety and efficacy of pyronaridine-artesunate in uncomplicated acute malaria: an integrated analysis of individual patient data from six randomized clinical trials. Malar J 12: 70

Moore EM, Lockwood DN (2010) Treatment of visceral leishmaniasis. J Glob Infect Dis 2: 151–158

Priotto G, Kasparian S, Mutombo W, Ngouama D, Ghorashian S, Arnold U, Ghabri S, Baudin E, Buard V, Kazadi-Kyanza S, Ilunga M, Mutangala W, Pohlig G, Schmid C, Karunakara U, Torreele E, Kande V (2009) Nifurtimox-eflornithine combination therapy for second-stage African *Trypanosoma brucei gambiense* trypanosomiasis: a multicentre, randomised, phase III, non-inferiority trial. Lancet 374(9683): 5664

Singh UK, Prasad R, Mishra OP, Jayswal BP (2006) Miltefosine in children with visceral leishmaniasis: a prospective, multicentric, cross-sectional study. Indian J Pediatr 73: 1077–1080

Sundar S, Rai M, Chakravarty J, Agarwal D, Agrawal N, Vaillant M, Olliaro P, Murray HW (2008) New treatment approach in Indian visceral leishmaniasis: single-dose liposomal amphotericin B followed by short-course oral miltefosine. Clin Infect Dis 47: 1000–1007

Supali T, Djuardi Y, Pfarr KM, Wibowo H, Taylor MJ, Hoerauf A, Houwing-Duistermaat JJ, Yazdanbakhsh M, Sartono E (2008) Doxycycline treatment of *Brugia malayi*-infected persons reduces microfilaremia and adverse reactions after diethylcarbamazine and albendazole treatment. Clin Infect Dis 46: 1385–1393

Wolstenholme AJ, Rogers AT (2005) Glutamate-gated chloride channels and the mode of action of the avermectin/milbemycin anthelmintics. Parasitology 131(Suppl): S85–S95

60

Antineoplastika

Chemotherapie von Tumorerkrankungen

M. Freissmuth

M. Freissmuth et al., *Pharmakologie und Toxikologie*,
DOI 10.1007/978-3-662-46689-6_61, © Springer-Verlag Berlin Heidelberg 2016

Tumorerkrankungen sind häufig. Durch Fortschritte in Diagnostik und Therapie nehmen mittlerweile viele Krebserkrankungen einen chronischen Verlauf und die Prognose ist besser als bei vielen anderen Erkrankungen wie z. B. chronischer Herzinsuffizienz oder Suchterkrankung mit Heroinabusus. Patienten, die mit zytotoxischer Chemotherapie behandelt werden, sind zusätzlich auch bei Ärzten anderer Disziplinen in Behandlung. Diese müssen erkennen können, welche Symptome auch aus der zytotoxischen Therapie resultieren. Deshalb sind Kenntnisse über Tumorchemotherapie besonders wichtig, um die Patienten kompetent beraten und versorgen zu können.

61.1   Therapeutische Zielsetzungen der Chemotherapie

Lernziele
Chemotherapie
- Grundlagen der therapeutischen Zielsetzung
- Prozess der malignen Entartung
- Therapeutische Ziele
- Kombinationstherapie und Therapieschemata
- Fortschritte in der Therapie
- Angriffspunkte der Chemotherapie bei Tumoren

In Mitteleuropa erkranken 30–40% der Menschen an einem malignen Tumor, etwa 25–30% sterben daran. Diese Zahlen unterstreichen die Bedeutung der Krebserkrankungen. Für die Therapie stehen verschiedene Modalitäten zur Verfügung wie die chirurgische Entfernung des Tumors, die Bestrahlung und die zytotoxische Chemotherapie.

Charakteristisch für eine gute Versorgung von Patienten ist ein multimodaler (interdisziplinärer) Ansatz, in dem die optimale Therapie geplant wird. Eine wesentliche Voraussetzung für eine solche Versorgung ist das ärztliche Umfeld, in dem eine adäquate Beratung stattfindet. Viele Tumorerkrankungen sind heute heilbar bzw. gut behandelbar, wenn eine entsprechende Diagnostik, insbesondere eine präzise Erhebung der Dignität (histologisches, zytogenetisches und molekularbiologisches Grading) und des Stadiums (Staging, lokale Tumorausbreitung, Lymphknoten- und Fernmetastasen) sowie eine davon gesteuerte sinnvolle Therapie stattfinden.

Präventive Maßnahmen sind die Vermeidung von Rauchen (Konsum von Tabak und Cannabis) und die Elimination von Karzinogenen aus dem Arbeitsprozess. Hingegen gibt es keine Evidenz für häufig propagierte esoterische Vorstellungen (Stärkung des Immunsystems durch die richtige innere Haltung, Beeinflussung von Erdstrahlen etc.) und die sog. richtige Ernährung, die je nach Modeströmung über die Jahre erstaunlich variieren kann.

Die Diagnose »Krebs« wird von praktisch allen Patienten als einschneidende existenzielle Bedrohung wahrgenommen. Ärztliche Kompetenz äußert sich darin, die Betroffenen beraten zu können: Patienten müssen unter anderem davor geschützt werden, dass sie sich in kostspielige Abenteuer stürzen, mit denen (alternative) Wunderheiler ihre Angst ausnut-

zen. Pflanzliche Säfte etc. sind vertretbar, wenn sie nicht mit der Pharmakokinetik der Therapie interferieren.

Dubiose Geschäftspraktiken mit Wundermitteln gegen Krebs
Ein instruktives Beispiel ist die Geschichte von »Ukrain«. Ukrain sollte das Reaktionsprodukt von Thiotepa (einem Zytostatikum) mit Alkaloiden aus dem Schöllkraut (*Chelidonium majus*) sein. Es wurde als Wundermittel gegen Krebs propagiert und als Solches patentiert. Mehr als 20 Jahre lang wurde es als nichtzugelassene Alternative an Krebskranke verkauft.
Die nicht erteilte Zulassung wurde gegenüber der Öffentlichkeit mit einer Verschwörung der Behörden gemeinsam mit der Pharmalobby und Ähnlichem erklärt. Verschwiegen wurde, dass es keine korrekt durchgeführten präklinischen und klinischen Studien gab und die Dokumentation der pharmazeutischen Qualität nicht den Standards entsprach. Vor einigen Jahren wies eine Arbeitsgruppe in Tübingen nach, dass das behauptete Kondensationsprodukt Ukrain gar nicht existiert. Aktives Prinzip sind stattdessen die (bekannten) Schöllkrautalkaloide (Chelidonin etc.).

Dieses Kapitel stellt die pharmakologischen Grundlagen der zytotoxischen Chemotherapie dar. Für die konkrete Anwendung (z. B. Zusammenstellen von Chemotherapiezyklen, Zweitlinientherapien bei Progredienz etc.) wird auf onkologische Standardwerke und weiterführende Literatur verwiesen.

61.1.1 Prozess der malignen Entartung

Die maligne Entartung ist ein Prozess aus vielen Schritten. Forschungen, die in den 1950er Jahren begannen, kulminierten in der 1971 von Knudson formulierten Two-Hit-Hypothese. Ihr zufolge seien mindestens 2 Veränderungen notwendig sind, um Tumorwachstum auszulösen. Eine onkogene Mutation allein reiche nicht aus, um Zellen maligne zu transformieren. Tatsächlich müssen gleich mehrere Veränderungen akkumulieren, bis ein bösartiger Tumor sich klinisch manifestieren kann:

- Damit eine Zelle zur Krebszelle wird und autonom wächst, muss sie zunächst Mutationen akkumulieren, die ihr erlauben, den Zellzyklus (◘ Abb. 61.1) zu durchlaufen; dies erfordert Mutationen, die einen (unphysiologischen) Wachstumstimulus setzen, in dem sie die Zelle dazu befähigen, z. B. einen Wachstumsfaktor (z. B. PDGF) autokrin zu sezernieren, einen konstitutiv aktiven Wachstumsfaktorrezeptor (z. B. EGF-Rezeptor) oder ein konstitutiv aktives Signalmolekül (z. B. ein mutiertes RAS-Protein) zu exprimieren (▸ Kap. 23). Hier reicht die Mutation *eines* Allels aus, weil die ständige Anwesenheit eines aktivierten Proteins automatisch einen dominanten Effekt hat.
- Zusätzlich müssen Deletionen oder inaktivierende Mutationen in sog. Tumorsuppressorgenen auftreten. Beispiele für häufig mutierte/deletierte Tumorsuppressoren sind p53 (»Hüterin des Genoms«) und das Retinoblastomprotein pRb (»Hüter des Zellzyklus«, ◘ Abb. 61.1). Hier muss es zum Funktionsverlust *beider* Allele kommen.

61

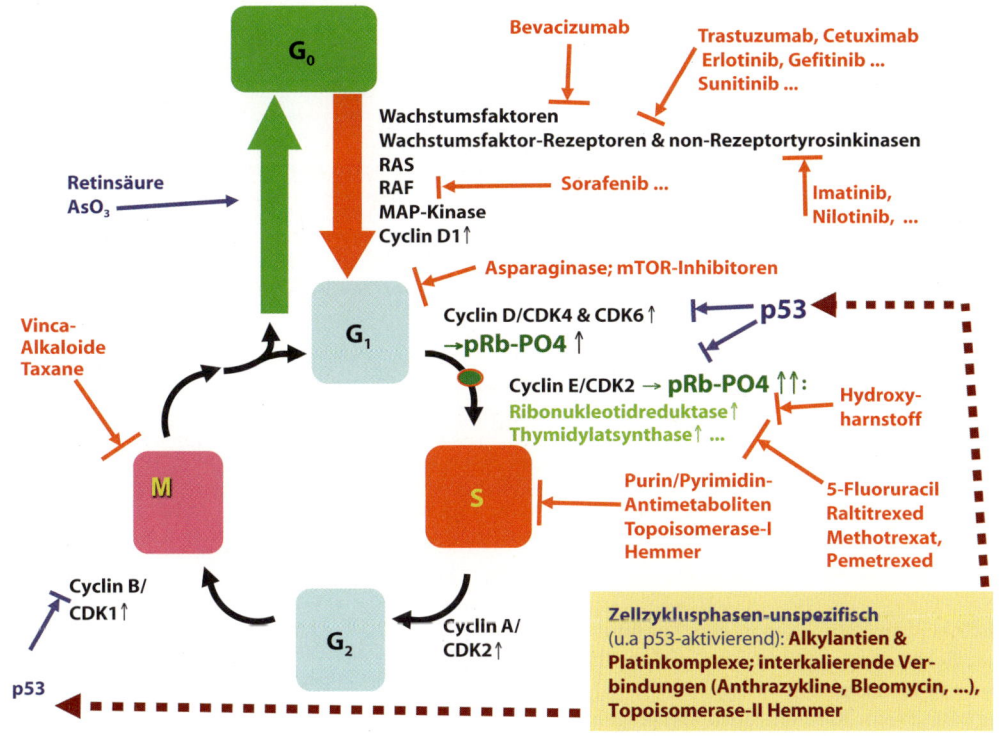

◻ Abb. 61.1 Zellzyklus und Angriffspunkte von Pharmaka in der Tumorchemotherapie

- Aus diesen beiden »Hits« resultiert ein dereguliertes Wachstum und die Neigung, weitere Mutationen zu akkumulieren. Im Verlauf der malignen Transformation müssen die Zellen zusätzliche Fähigkeiten erlangen:
  - Bei soliden Tumoren müssen die Zellen die **Gefäßneubildung** (Angiogenese) auslösen. Der Tumor kann nur dann eine gewisses Volumen (ca. 7 Zelllagen) überschreiten, wenn neue Gefäße einsprossen, daher müssen die Zellen angiogenetische Faktoren (z. B. VEGF) bilden können, die das Aussprossen der Endothelzellen stimulieren (▶ Kap. 23).
  - Die Zellen müssen **invasiv wachsen**. Dazu müssen epitheliale Tumorzellen z. B. die Basalmembran durchbrechen. Das erfordert die Expression proteolytischer Enzyme, wie Matrixmetalloproteasen und/oder des Urokinase/Plasminogen-Aktivator-Rezeptors (uPAR = CD87). Urokinase wird an uPAR gebunden und aktiviert lokal Plasminogen zu Plasmin (▶ Kap. 42). Die Matrixmetalloproteasen und/oder Plasmin verdauen die extrazelluläre Matrix und ermöglichen damit das Vorwachsen der Zellen.
- Zumindest ein Teil der Krebszellen muss unsterblich werden (**Immortalisierung**): Mit jeder Zellteilung werden die Chromosomenenden (Telomere) verkürzt, sodass normale Zellen sich nicht unendlich teilen können. Diese Beschränkung beseitigen die Tumorzellen, indem sie die das Enzym Telomerase

reexprimieren. Die Telomerase ist eine (humane) reverse Transkriptase, die an das jeweilige 3'-Ende der Chromosomen bindet und die chromosomale DNA mithilfe einer an das Enzym gebundenen RNA-Vorlage wieder verlängert.
- Das Immunsystem überwacht ständig die Oberfläche (fast) aller Zellen des Organismus. Tumorzellen müssen daher **Mechanismen der Immunevasion und -suppression** entwickeln.

Die Ausbildung eines Tumors ist ein Paradebeispiel für eine darwinistische Evolution (Variation und Selektion der Nachkommen führt zur optimalen Anpassung an die ökologische Nische): Die Tumorzellen sind genetisch instabil und teilen sich rasch. Der Organismus (und die zytotoxische Chemotherapie) üben Selektionsdruck aus. Zellen, die sich durch Mutationen einen Wachstumsvorteil verschaffen, erfahren eine positive Selektion und setzen sich durch. Man kann diesen Vorgang auch als Produkt eines »intelligenten Designs« auffassen. Wenn man daran stirbt, wirkt diese Bezeichnung ziemlich zynisch.

61.1.2 Therapeutische Ziele

Die **therapeutische Breite** zytotoxischer Chemotherapeutika ist **sehr schmal**, das Abwägen von Risiko und Nutzen daher sehr wichtig. Soll die Indikation zu einer zytotoxischen Chemotherapie gestellt werden, muss man sich im Klaren sein, welches Ziel erreicht werden soll bzw. kann (■ Abb. 61.2).

Kurative Therapie

Der Idealfall ist eine kurative Therapie. Therapeutisches Ziel ist, die Lebenszeit des Patienten zu verlängern, indem die Tumorzellen eliminiert werden. Im Idealfall sollte sich die Lebenserwartung an diejenige der Nichterkrankten angleichen.

Eine kurative Therapie setzt aber einen entsprechenden guten Allgemeinzustand des Patienten voraus und die entsprechenden Organreserven. Salopp formuliert: Man sollte niemandem, der nicht aufrecht gehend in eine Klinik gehen kann, eine kurative Chemotherapie anbieten. Wie in der Folge ersichtlich sein wird, muss das Herz des Patienten während der Chemotherapie mit großen Infusionsvolumina fertig werden. Eine intakte Nieren- und Leberfunktion ist entscheidend, um die zugeführten Substanzen zu metabolisieren, mit wiederholten Chemotherapiezyklen nimmt die Knochenmarkreserve ab.

Einige Substanzen sind für bestimmte Organe spezifisch toxisch:

- Eine eingeschränkte Lungenfunktion ist eine Kontraindikation für die Behandlung mit Bleomycin, weil es eine Lungenfibrose auslösen kann.
- Anthracycline können eine Kardiomyopathie erzeugen.
- Cisplatin ist für Personen, deren Erwerb von ihren akustischen Fähigkeiten abhängen (Musik, Tontechnik etc.) suboptimal, weil es zum Hochtonhörschaden führen kann etc.

Formalisiert wird die Einschätzung des Patienten durch die ECOG-Kriterien (■ Tab. 61.1).

Palliative Therapie

Therapeutische Ziele einer palliativen Therapie sind die Linderung tumorbedingter Symptome und eine begrenzte Lebenszeitverlängerung. Auch wenn es intuitiv schwer vorstellbar ist, werden manche Symptome (z. B. Schmerzen, tumorassoziiertes Fieber) effektiver durch Chemotherapie oder Bestrahlung gelindert als durch andere Maßnahmen.

Adjuvante Therapie

Bei einer adjuvanten Therapie besteht die Therapie primär in der chirurgischen Entfernung des Tumors. In der Nachbehandlung erfolgt eine zytostatische Chemotherapie: Durch korrekt durchgeführte klinische Studien ist nachgewiesen, dass sie bei bestimmten Tumoren (z. B. Mammakarzinom) die Relapsraten senkt.

Neoadjuvante Therapie

Bei einer neoadjuvanten Therapie wird der Tumor zuerst durch Chemotherapie verkleinert, bevor eine chirurgische Resektion möglich ist.

Chemoprophylaxe

Für einen einzigen Tumor, das Mammakarzinom, wurde der Nachweis erbracht, dass eine Chemoprophylaxe gerechtfertigt

■ Tab. 61.1 ECOG-Skala (Eastern Conference Oncology Group) zur Bewertung des Leistungsstatus von Patienten

Grad	Leistungsstatus
1	Uneingeschränkt aktiv; nimmt alle Aktivitäten so wahr wie vor Eintritt der Erkrankung
2	Ambulant; bei starker physischer Belastung eingeschränkt; ist zu leichter Arbeit (leichter Haus-, Büroarbeit) imstande
3	Zur Selbstversorgung in der Lage, aber arbeitsunfähig; mehr als 50% des Wachzustands ambulant (nicht bettlägerig/im Rollstuhl)
4	Vollkommen eingeschränkt; keine selbstständige Versorgung möglich; nur bettlägerig bzw. sitzend an Rollstuhl gebunden
5	Tot

Dieser Leistungsstatus wird nach dem US-Onkologen Gordon Zubrod auch als Zubrod- oder WHO-Score bezeichnet. Für Kinder wird der Lansky-Score verwendet, der auf kindliche Aktivitäten (vor allem diverse Formen des Spielens) zugeschnitten ist. Dieser dient auch dazu, die Lebensqualität zu erfassen. Grad 5 ist logischerweise für therapeutische Entscheidungen entbehrlich, er ermöglicht den quantitativen Vergleich in Outcome-Studien (in denen Ergebnisse therapeutischer Interventionen quantifiziert und verglichen werden)

sein kann. Bei Patientinnen mit sehr hohem Risiko, an Brustkrebs zu erkranken, ist die prophylaktische Gabe von Tamoxifen von Vorteil.

61.1.3 Kombinationstherapie und Therapieschemata

Die meisten Tumoren werden mit einer **Kombination** von zytotoxischen Substanzen behandelt, die in fixen Schemata (mit blumigen Abkürzungen wie FOLFIRI, CHOP etc.) administriert werden. **Vorteile** einer Kombinationstherapie sind:

- Unerwünschte Wirkungen können auf unterschiedliche Organe verteilt werden. Fast alle zytotoxischen Substanzen schädigen das Knochenmark: Gesucht sind daher Kombinationspartner, die eine eher geringe Myelosuppression auslösen (z. B. Vincristin, Cisplatin, Bleomycin).
- Kombinationstherapien reduzieren das Risiko der Resistenzentwicklung (► Kap. 57, ► Kap. 58).
- Kombinationen können synergistisch wirken (z. B. 5-Fluorouracil + Folinsäure [= Leucovorin] oder 5-Fluorouracil + Methotrexat; Paclitaxel und Trastuzumab).

Da ein klinisch manifester Tumor aus einem Selektionsprozess entsteht, ist jeder Krebs theoretisch eine individuelle Er-

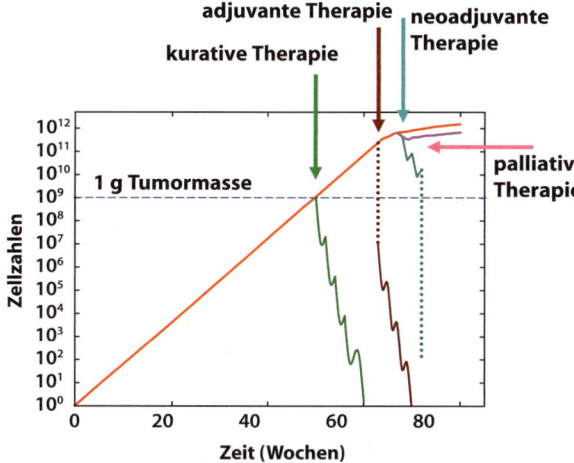

Abb. 61.2 Tumorwachstum und diverse therapeutische Strategien und Zielsetzungen

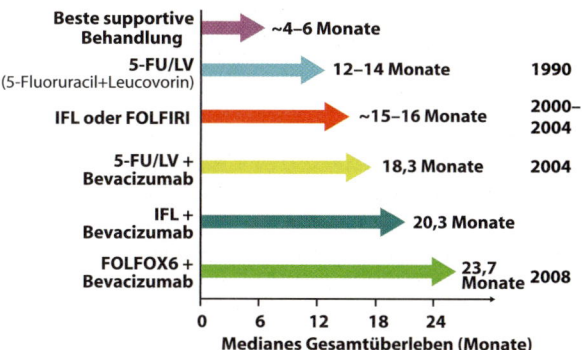

Abb. 61.3 Therapeutischer Fortschritt beim metastasierten kolorektalen Karzinom. In den letzten Jahrzehnten hat das mediane Überleben ab dem Zeitpunkt der Diagnose sich fast verdoppelt. Die Daten beruhen auf kontrollierten Studien. FOLFIRI: Folinsäure, Fluorouracil, Irinotecan (Fluorouracil als 48-h-Infusion); IFL = Irinotecan, 5-Fluorouracil und Leucovorin, 5-Fluorouracil als Bolusinjektion; FOLFOX6 = Bolus und Infusion von 5-Fluorouracil und Leucovorin mit Oxaliplatin

krankung. Es ist daher vielen Außenstehenden (inklusive Patienten und Angehörigen) nicht verständlich, weshalb die Therapie nicht stärker individualisiert wird.

Die **therapeutische Breite zytotoxischer Chemotherapeutika** ist **sehr schmal.** Man muss sich daher sicher sein, dem Patienten mit der Chemotherapie tatsächlich mehr zu nutzen als zu schaden. Diesen Beweis kann man nur in kontrollierten klinischen Studien erbringen.

Chemotherapieschemata schreiben – vor allem in der Induktionsphase – eine **zyklische Verabreichung** der Substanzen vor. Es hat sich empirisch gezeigt und lässt sich auch theoretisch begründen, dass es sinnvoller ist, mit hoher Dosisintensität gegen den Tumor vorzugehen, um einen möglichst großen Teil der Tumorzellen zu töten.

Naturgemäß werden damit auch die rasch proliferierenden Gewebe massiv gehemmt: Es kommt zur Suppression des Knochenmarks, zu Durchfällen wegen der Hemmung der Proliferation der Kolonmukosa und in wechselndem Ausmaß zu oraler Mukositis. Im Intervall zwischen 2 Zyklen sollten sich diese rasch proliferierenden Gewebe wieder erholen. Die Tumorzellen werden ebenfalls wieder nachwachsen, allerdings werden im nächsten Zyklus bei gleicher Dosisintensität anteilig gleich viele Zellen eliminiert (»**constant fractional killing**«).

Ziel ist, durch sukzessive Zyklen die Tumorzellen zu eliminieren. ◻ Abb. 61.2 illustriert die quantitativen Verhältnisse. Ein Tumor kann in der Regel frühestens diagnostiziert werden, wenn er 1 ml Volumen hat. Diese Gewebemasse (ca. 1 g) entspricht ca. 1 Mrd. Zellen. Gelingt es, 99% der Zellen mit 1 Chemotherapiezyklus zu töten (eine unrealistisch optimistische Einschätzung), verbleiben noch immer 10 Mio. Zellen im Körper. Daher muss die Therapie wiederholt werden.

Wenn sich die Zellen im Intervall verdoppeln und dann wieder zu 99% eliminiert werden, verbleiben noch 200.000 Zellen im Körper. Aus dieser Betrachtung wird klar, dass eine Chemotherapie nicht dann abgebrochen wird, wenn kein Tumor mehr nachweisbar ist, sondern wenn

— das gewählte (und empirisch bewiesene) Schema es vorschreibt bzw.
— der Behandelte durch die Therapie in hohem Ausmaß gefährdet wird (z. B. verzögerte Erholung des Knochenmarks) oder
— er oder sie es nach sachgemäßer Aufklärung wünscht.

61.1.4 Fortschritte in der Therapie

Wenn Patienten mit der existenziell bedrohenden Diagnose »Krebserkrankung« konfrontiert sind, besteht bei ihnen der verständliche Wunsch nach einem therapeutischen Wunder. Diese übertriebenen Erwartungen werden unter anderem auch in einer unseligen Allianz aus journalistisch verkürzter Darstellung und wissenschaftlicher Eitelkeit erzeugt, weil sog. wissenschaftliche Durchbrüche gern als revolutionäre Innovationen der Krebstherapie dargestellt werden.

Tatsächlich gibt es bei empirischer Untersuchung des therapeutischen Fortschritts keine Hinweise für Wundersubstanzen. Therapeutischer Fortschritt ist bei seriöser wissenschaftlicher Vorgehensweise langsam, aber beständig. Das lässt sich über Betrachtung langer Zeiträume leicht verfolgen: So betrug 1970 die mediane Lebenserwartung bei Patientinnen mit Mammakarzinom ab dem Zeitpunkt der Diagnose weniger als 2 Jahre. Vierzig Jahre später ist die mediane Lebenserwartung ab Zeitpunkt der Diagnose auf derzeit mehr als 10 Jahre gestiegen.

Bei Brustkrebs kann argumentiert werden, der therapeutische Fortschritt sei auch auf die Verbesserung der bildgebenden Diagnostik und der chirurgischen Technik zurückzuführen, sodass mehr Tumoren in früheren Stadien entfernt werden. Allerdings lässt sich auch dann ein therapeutischer Fortschritt erkennen, wenn kürzere Intervalle und ein weit fortgeschrittenes Tumorstadium betrachtet werden, sodass die Chemotherapie der entscheidende Faktor ist. Dies zeigt ◨ Abb. 61.3 für die Therapie des metastasierten Dickdarmkrebses (kolorektales Karzinom).

61.1.5 Angriffspunkte der Chemotherapie bei Tumoren

Klassische Antineoplastika **zytotoxische Substanzen** greifen in die Nukleinsäuresynthese ein oder modifizieren die DNA durch Quervernetzung der Stränge oder durch Induktion von DNA-Strangbrüchen (◨ Abb. 60.2). Diese Substanzen werden traditionell – aber nicht ganz korrekt – als **Zytostatika** im engeren Sinne bezeichnet. Sie sind in den 1940er Jahren in die Therapie eingeführt worden.

Seit mehr als 60 Jahren beruht die Therapie hormonabhängiger Tumoren (Brustkrebs, Endometrium-; Prostatakarzinom) auf dem Einsatz von **Hormonen** bzw. **Hormonantagonisten.**

Neuer ist der Einsatz von Zytokinen, die wachstumshemmend wirken und die Immunantwort modulieren können. Diese werden als »**Biological Response Modifiers**« bezeichnet. Ihre Bedeutung ist deutlich geringer als die Erwartungen, die vor 20 Jahren in sie gesetzt wurden. Die antitumorale Immunantwort lässt sich aber mittlerweile auch durch niedermolekulare Pharmaka und monoklonale Antikörper manipulieren.

Aufgrund der Erkenntnisse über die molekularen Vorgänge der Karzinogenese werden in den letzten Jahrzehnten vermehrt Substanzen in die Therapie eingeführt, die gezielt
- als **Signalinterzeptoren** in Signalkaskaden eingreifen, die Wachstumsfaktorrezeptoren mit dem Zellkern verbinden (◨ Abb. 60.2, ◨ Abb. 23.2a) oder
- die »Achillesferse« bestimmter Tumorzelltypen ausnutzen, z. B. Hemmung des Proteasoms durch Bortezomib-induziert Apoptose in Myelomzellen.

Die Möglichkeit einer präziseren Diagnostik (»precision medicine«) und gezielten Therapie (»targeted therapy«) durch Signalinterzeptoren erzeugt die Erwartungshaltung, dass die klassischen zytotoxischen Substanzen entbehrlich werden. Tatsächlich ist dies nicht der Fall:

> ❯ **Zytotoxische Substanzen (Zytostatika) sind nach wie vor Säule und Goldstandard der Therapie der meisten Tumorarten.**

Mit wenigen Ausnahmen werden Signalinterzeptoren in Kombination mit zytotoxischen Therapieschemata verwendet.

61.2   Mittel zur Tumorbehandlung

Lernziele

Einteilung der Substanzen nach dem Angriffspunkt
Alkylierende Verbindungen und andere Quervernetzer
- Derivate des Stickstoff-Lost
- Nitrosoharnstoffverbindungen
- Triazene und Triazine
- Platinkomplexverbindungen

Antimetaboliten
- Folsäureantagonisten
- Pyrimidinanaloga
- Purinanaloga

Spindelgifte – Tubulinhemmer
- *Vinca*-Alkaloide: Vincristin, Vinblastin, Vindesin, Vinorelbin
- Taxane: Docetaxel, Paclitaxel
- Estramustin
- Eribulin

Interkalierende Verbindungen
- Actinomycin D (Dactinomycin)
- Anthracycline und Anthrachinone: Daunorubicin, Doxorubicin, Epirubicin, Idarubicin, Mitoxantron, Pixantron
- Bleomycin
- Trabectedin

Topoisomerasehemmer
- Topoisomerase-I-Hemmer
- Topoisomerase-II-Hemmer

Zytotoxische Wirkstoffe mit eingeschränktem Wirkspektrum
- Hydroxyharnstoff
- Enzym Asparaginase
- Bortezomib, Carfilzomib (Proteasominhibitoren)
- Anagrelid
- Olaparib
- Arsentrioxid
- Ingenolmebutat
- Miltefosin

Hormonale Therapie
- Hemmung der Glucocorticoidsynthese

Zytokine – Biological Response Modifiers bzw. Immuntherapeutika
- Interferon-α
- Interleukin-2 (+ Histamin)
- TNFα
- Niedermolekulare Immunmodulatoren: Thalidomid, Lenalidomid, Pomalidomid; Imiquimod; Ingenol; Mifamurtid
- Monoklonale Antikörper: Nivolumab, Lambrolizumab, Ipilimumab

61

Signalinterzeptoren

- Monoklonale Antikörper gegen Oberflächenmoleküle und Wachstumsfaktoren bzw. deren Rezeptoren: Bevacizumab, Ramucirumab; Cetuximab, Panitumumab; Trastuzumab, Trastuzumab-Emtansin, Pertuzumab; Rituximab, Ofatumumab, Obinutuzumab; Brentuximab-Vedotin
- Niedermolekulare Inhibitoren von Kinasen und nachgeschalteten Signalwegen

Zur Darstellung im Text Wirkungsmechanismus und Pharmakokinetik der einzelnen Substanzklassen werden zuerst besprochen. Dosierungen werden als »**typische Dosierungen**« angegeben, um Dosisbereich und Potenz der einzelnen Pharmaka einschätzen zu können. In den **jeweiligen Schemata** kann eine **andere Dosis** vorgeschrieben sein. Weil bei vielen Substanzklassen Resistenzmechanismen gleich sind und sich die unerwünschten Wirkungen nur graduell unterscheiden, werden sie gemeinsam besprochen.

61.2.1 Alkylierende Verbindungen und andere Quervernetzer

Stickstoff-Lost

Das erste in die Therapie eingeführte Alkylans war **Mechlorethamin**. Dieses war im 1. Weltkrieg als Giftgas eingesetzt worden unter den Namen

- Stickstoff-Lost (abgeleitet von den Initialen der Chemiker Lommel und Steinkopf)
- Senfgas (»nitrogen mustard«, wegen seines Geruchs)
- Gelbkreuz oder Yperit (1. Einsatzort)

Mechlorethamin ist extrem reaktiv und erzeugt bei Kontakt mit Haut, Schleimhaut etc. sofort Nekrosen mit Blasenbildung und heftigen Schmerzen. Weil später tierexperimentell festgestellt wurde, dass die intravenöse Gabe von Mechlorethamin Mäuse von einem Lymphosarkom (malignen Lymphom) heilen konnte, initiierten Alfred Gilman, Louis Goodman und Thomas Dougherty 1942 klinische Studien mit Mechlorethamin beim malignen Lymphom. Diese waren aus mehreren Gründen ein Meilenstein:

- Erstmals konnten rasch proliferierende Tumoren, die bis zu diesem Zeitpunkt innerhalb kurzer Zeit zum Tod führten, in eine Remission gebracht werden.
- Die Studien waren gut geplant und setzten einen neuen Standard auf dem Weg zu modernen kontrollierten klinischen Studien.

Mechlorethamin ist heute verlassen und durch leichter zu handhabende weniger reaktive Verbindungen ersetzt worden. Es ist lohnend, den Reaktionsmechanismus zu betrachten (Abb. 61.4). Dieser ist für alle bifunktionellen Alkylanzien analog.

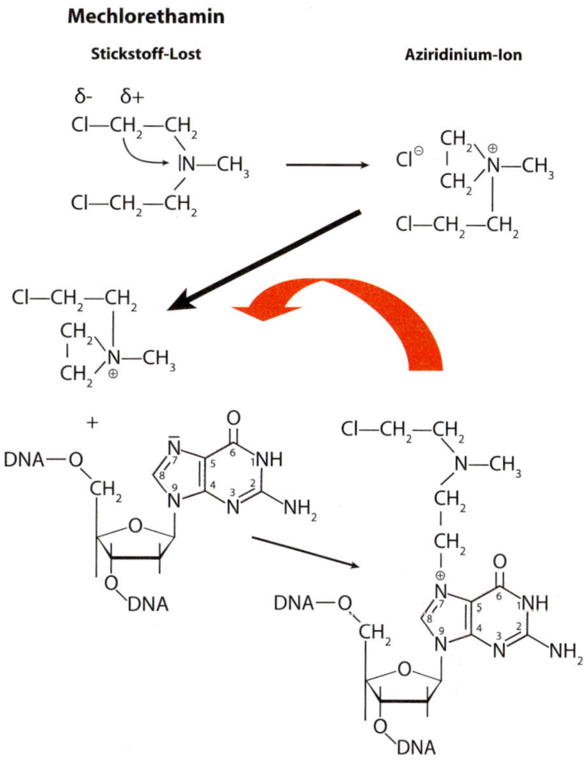

Mechlorethamin

 Abb. 61.4 DNA-Alkylierung durch Stickstoff-Lost (Mechlorethamin)

Derivate von Stickstoff-Lost

Alle Derivate des Mechlorethamins haben 2 oder mehr Chlorethylgruppen, die an einem N-Atom hängen (Abb. 61.4). Bei **Thiotepa** ist der Aziridin-Ring in 3-facher Ausführung bereits vorhanden (Abb. 61.5). Gemeinsamer Wirkungsmechanismus dieser Verbindungen ist die Alkylierung vor allem der Purin- und weniger der Pyrimidinbasen der DNA.

Bei **Busulfan** (Abb. 61.5) können die randständigen Methylsulfonsäuregruppen durch nukleophilen Angriff eines N-Atoms freigesetzt werden. Durch symmetrische Substitution ist Busulfan ebenfalls bifunktionell. Bi- und trifunktionelle Reagenzien erzeugen Quervernetzungen, weil ein 2-maliger Einbau möglich ist. Dieser kann am selben DNA-Strang (»intrastrand«) als auch zwischen den beiden Strängen passieren (»interstrand«). Die effizienteste Form der Quervernetzung ist der Einbau zwischen den beiden DNA-Strängen, weil das die Reparaturmöglichkeiten deutlich einschränkt.

Um die DNA zu reparieren, muss Platz geschaffen werden. Die DNA-Stränge können aber nicht auseinanderweichen, wenn sie »interstrand« kovalent quer vernetzt sind. »Interstrand« quer vernetzte DNA-Stränge behindern auch DNA-Replikation und Transkription. Quer vernetzende Verbindungen sollten unabhängig vom Zellzyklus wirken (weil die DNA immer vorhanden ist). Tatsächlich sind aber Zellen, die den Zellzyklus durchlaufen wesentlich empfindlicher. Das lässt sich durch folgende Überlegung erklären: Die DNA ist besser zugänglich, wenn sie aktiv abgelesen wird. Finden

Cyclophosphamid   Ifosfamid   Trofosfamid   Melphalan   Chlorambucil   Thiotepa

Carmustin   Lomustin   Busulfan   Mitomycin C

◻ Abb. 61.5 Strukturformeln von Alkylanzien

Transkription und Replikation in großem Maß statt, liegen große Teile der DNA frei. In ruhenden (G$_0$-)Zellen wird nur ein kleiner Teil der DNA abgelesen, der Rest liegt um Histone gewickelt, hyperspiralisiert und deshalb wesentlich weniger zugänglich.

A priori ist die Modifikation der DNA für die Zelle nicht letal. Durch den DNA-Schaden kommt es zur Aktivierung einer konzertierten Antwort (»DNA-damage response«), in der p53 eine prominente Rolle spielt. Die Zellen unterliegen einem Zellzyklusarrest. Kann der DNA-Schaden nicht beseitigt werden, gehen sie in den programmierten Zelltod, die Apoptose (◻ Abb. 61.6).

Cyclophosphamid, Ifosfamid und Trofosfamid

▪ Pharmakokinetik und Indikationen

Cyclophosphamid kann oral zugeführt werden. Die Bioverfügbarkeit liegt bei 75%. Die Halbwertszeit beträgt bei Erwachsenen ca. 7 Stunden und bei Kindern ca. 4 Stunden. Es besteht eine große Variabilität und die Halbwertszeit hängt auch von der Dosis ab. Da Cyclophosphamid durch den Metabolismus sowohl aktiviert als auch inaktiviert wird (zu Ketocyclophosphamid und Carboxyphosphamid) muss die Dosierung bei eingeschränkter Nierenfunktion nicht angepasst werden.

Cyclophosphamid muss erst in der Leber durch CYP2B6 metabolisch aktiviert werden (◻ Abb. 61.7). Die Betrachtung des Metabolismus zeigt, dass detaillierte mechanistische Untersuchungen für Patienten nützlich sind: CYP2B6 hydroxyliert Cyclophosphamid zum 4-Hydroxyphosphamid, das im tautomeren Gleichgewicht mit Aldophosphamid steht. Aldophosphamid gelangt über die Blutbahn zum Tumor.

Durch Abspaltung von Acrolein entsteht das aktive Prinzip, der Phosphorsäureamid-Lost. Acrolein erscheint rasch in der Harnblase und erzeugt dort eine sehr schmerzhafte hämorrhagische Zystitis. Acrolein reagiert mit SH-Gruppen, was sich aber durch gleichzeitige Gabe von **Mesna** (Mercaptoethansulfonat als Natriumsalz) verhindern lässt. Mesna hat eine Halbwertszeit von 1 Stunde; es wird ausschließlich renal eliminiert. Seine Bioverfügbarkeit liegt bei 50%.

Die Dosierung von Mesna orientiert sich an der Dosis von Cyclophosphamid (Ifosfamid, Trofosfamid). Bei intravenöser Dauerinfusion (Ifosfamid) wird Mesna im Verhältnis 1:5 administriert (Mesna-Dosis = 20% der Ifosfamiddosis). Bei einer Bolusgabe von Cyclophosphamid wird Mesna jeweils in einer Dosierung appliziert, die 40% bei oraler bzw. 20% bei intravenöser Gabe der Dosis von Cyclophosphamid (Ifosfamid, Trofosfamid) entspricht, und wie folgt verabreicht wird: 2 Stunden vor sowie 2 und 6 Stunden nach Gabe des Alkylans.

> **Cyclophosphamid ist eine der Säulen der zytotoxischen Chemotherapie.**

Die Liste der **Indikationen** ist lang:
- Remissionsinduktion und Konsolidierungstherapie bei:
  - akuter lymphatischer Leukämie (ALL)
  - Morbus Hodgkin und Non-Hodgkin-Lymphom (Kombination mit Doxorubicin, Vincristin und Prednison: CHOP-Protokoll)
  - chronisch-lymphatischer Leukämie (CLL) nach Versagen der Standardtherapie (Chlorambucil/Prednison)
- Remissionsinduktion bei Plasmozytom (auch in Kombination mit Prednison)

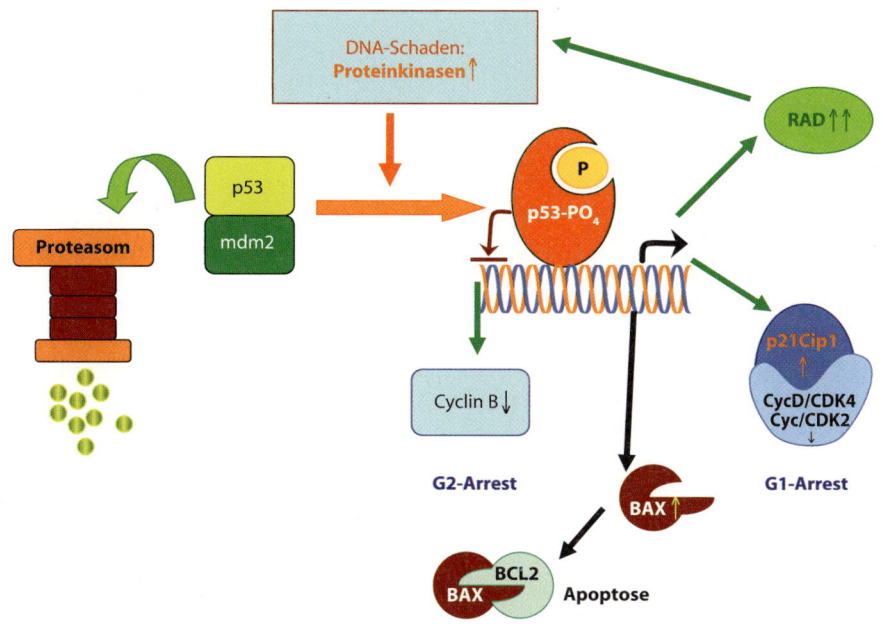

□ **Abb. 61.6 p53-induzierte Apoptose, ausgelöst nach DNA-Schaden.** Unter basalen Bedingungen wird p53 durch seinen negativen Regulator MDM2 gebunden. MDM2 (dessen Bildung durch p53 selbst induziert wird) ubiquitiniert p53, sodass es durch das Proteasom zerstört wird. DNA-Schaden (z. B. durch Alkylanzien, Strangbrüche nach Topoisomeraseaktivierung, Bestrahlung, Radikalbildung durch interkalierende Substanzen etc.) aktiviert mehrere Proteinkinasen. Diese phosphorylieren p53 N-terminal. Die Phosphorylierungen stabilisieren p53, begünstigen die Freisetzung aus der Bindung an MDM2 und aktivieren die transkriptionelle Aktivität von p53. p53 reguliert viele Gene. Hier beschränkt sich die Darstellung auf die konzertierte Antwort, die zunächst zum Zellzyklusarrest führt: Durch Hemmung der Cyclin-B-Bildung bleiben die Zellen am G_2/M-Übergang stehen (G_2-Arrest). Durch Induktion von p21cip1 (CIP1 = CDK-inhibiting/interacting protein-1) werden die cyclinabhängigen Kinasen CDK2, CDK4 und CDK6 (□ Abb. 64.1) in der G_1-Phase gehemmt. Die Zellen bleiben in der G_1-Phase stehen (G_1-Arrest). Gleichzeitig aktiviert p53 die Transkription von Genen der DNA-Reparatur (RAD-Gene, »Radiation Damage«). Ist der DNA-Schaden beseitigt, sinken die Aktivitäten der Proteinkinasen, die p53-Phosphorylierung nimmt ab, p53 bildet wieder einen Komplex mit MDM2 und die erhöhten p53-Spiegel werden durch proteasomalen Abbau beseitigt. Kann der DNA-Schaden nicht repariert werden, bleibt p53 weiterhin aktiv, proaptotische Proteine wie BAX akkumulieren, die mit antiapoptotischen Proteinen wie BCL-2 einen Komplex bilden: Die mitochondriale Transitionspore öffnet sich, Cytochrom C wird freigesetzt und die Apoptose in Gang gesetzt

CYP2B6

Cyclophosphamid

4-Hydroxy-Cyclophosphamid

Aldophosphamid

Acrolein:
→**hämorrhagische Cystitis**
daher:
MESNA
(Mercaptoethansulfonat.Natrium)

Na⁺

Phosphoramid-Lost

□ **Abb. 61.7 Metabolische Aktivierung von Cyclophosphamid**

- adjuvante/palliative Therapie des:
  - Mammakarzinoms
  - fortgeschrittenen Ovarialkarzinoms
  - kleinzelligen Bronchialkarzinoms
  - Ewing-Sarkoms
  - Neuroblastoms
  - Rhabdomyosarkoms bei Kindern
  - Osteosarkoms
- Konditionierung vor allogener Knochenmarktransplantation und zur Immunsuppression

Typische Dosierung (je nach Schema): 0,6–1 g/m²

Ifosfamid wird oral gut resorbiert. Derzeit stehen aber nur intravenöse Galeniken zur Verfügung. Ifosfamid wird präferenziell über CYP3A4 aktiviert (zum 4-Hydroxy-Ifosfamid, analog zu Cyclophosphamid, ☐ Abb. 61.7). Die Reaktion verläuft langsamer als bei Cyclophosphamid, sodass Ifosfamid typischerweise ca. 3-mal höher dosiert werden muss, um äquieffektiv zu sein. Daher wird eine relativ große Menge an Chloracetaldehyd (ein organisches Lösungsmittel) freigesetzt. Dies ist wohl der Grund, warum unter Ifosfamid ZNS-Nebenwirkungen wie Sedierung, Benommenheit, Verwirrtheit und Halluzinationen auftreten können.

Der unterschiedliche Metabolismus von Ifosfamid und Cyclophosphamid erklärt auch, dass nur eine partielle Kreuzresistenz besteht: Cyclophosphamidresistente Tumoren können noch auf Ifosfamid ansprechen.

Ifosfamid hat bei der Hochdosistherapie (> 3,5 g/m²) eine Halbwertszeit von ca. 15 Stunden. Bei niedrigeren Dosen liegt die Halbwertszeit eher im Bereich von 4–8 Stunden.

Ifosfamid wird vor allem für die Therapie von Weichteilsarkomen eingesetzt, darüber hinaus bei Hodentumoren, Bronchial-, Ovarial-, Mamma-, Pankreas-, Nierenzell- und Endometriumkarzinomen sowie malignen Lymphomen.

Typische Dosierungen (je nach Schema): 1,2–2,4 g/m² Körperoberfläche an 5 aufeinanderfolgenden Tagen bzw. 5 bis max. 8 g/m² als Einzeldosis.

Trofosfamid wird ebenfalls oral gut resorbiert. Es steht derzeit primär als orale Galenik zur Verfügung und liefert nach Metabolismus (Halbwertszeit ca. 1 Stunde) sowohl Ifosfamid (überwiegend) als auch Cyclophosphamid.

Trofosfamid ist zur Erhaltungstherapie zugelassen bei lymphoretikulären Tumoren und Hämoblastosen, chronisch-lymphatischer (CLL) und chronisch-myeloischer Leukämie (CML), Non-Hodgkin-Lymphomen, Plasmozytom, Ovarial-, Mamma-, kleinzelligem Bronchialkarzinom, Seminom.

Typische Dosierung: 100–200 mg

Melphalan, Chlorambucil, Busulfan und Bendamustin

Diese Substanzen zeichnen sich durch ihren starken Effekt auf hämatopoetische Neoplasien aus.

■ Pharmakokinetik und Indikationen

Melphalan ist ein modifiziertes Phenylalanin. Die Resorption ist variabel, d. h. die Bioverfügbarkeit liegt im Mittel zwischen 50 und 60% mit großer Streuung. Dies hängt unter anderem damit zusammen, dass Nahrungsaminosäuren um die Aufnahme konkurrieren. Die Halbwertszeit von Melphalan ist kurz (ca. 1 Stunde).

Melphalan wird in der Erhaltungstherapie des multiplen Myeloms (in Kombination mit Prednisolon) angewandt. Weitere Indikationen sind Remissionsinduktion und Erhaltungstherapie bei Polycythaemia vera, palliative Therapie bei fortgeschrittenem Adenokarzinom des Ovars bzw. fortgeschrittenes Mammakarzinom und Polycythaemia vera.

Typische Dosierung: 0,15 mg/kg KG/d über 4–5 Tage (alle 6 Wochen)

Chlorambucil ist (in Kombination mit Prednisolon) eine der Standardtherapien für die Behandlung der chronisch-lymphatischen Leukämie. Weitere zugelassene Indikationen sind Morbus Hodgkin, Non-Hodgkin-Lymphom und Morbus Waldenström sowie fortgeschrittenes Adenokarzinom des Ovars.

Die orale Bioverfügbarkeit unterliegt starken interindividuellen Schwankungen. Die Halbwertszeit beträt 1,5 Stunden. Chlorambucil wird in der Leber durch β-Oxidation der Butylseitenkette zum aktiven Metaboliten Phenylessigsäure-Lost umgewandelt, das eine etwas längere Halbwertszeit (1,8 Stunden) hat und durch spontanen Zerfall in DNA und Proteine eingebaut oder eliminiert wird. Chlorambucil kann in der Erhaltungsdosis über Jahre zugeführt werden, ohne eine stark ausgeprägte Suppression des Knochenmarks auszulösen.

Typische Dosierung: 0,2 mg/kg KG/d

Busulfan war die Säule der Therapie der chronisch-myeloischen Leukämie (CML). Heute ist es hier weitgehend durch Imatinib ersetzt. Weitere Indikationen sind Polycythaemia vera, Myelofibrose und essenzielle Thrombozytose (nach Anagrelid und Hydroxyharnstoff). Der Effekt von Busulfan auf die Knochenmarkstammzellen ist sehr ausgeprägt und lang anhaltend. Wie diese Wirkung zustande kommt, ist nicht bekannt. Die anhaltende Suppression des Knochenmarks durch Busulfan wird auch zu dessen Ablation (bei Vorbereitung auf Knochenmarktransplantation) genutzt. Sehr empfindlich sind auch die Spermatogonien: Nach Busulfantherapie darf ein Mann 6 Monate lang kein Kind zeugen.

Die orale Bioverfügbarkeit liegt bei 70–80% (mit großen intraindividuellen Schwankungen). Busulfan dringt gut in die Zerebrospinalflüssigkeit ein, seine Konzentration liegt dort ca. 30% über der Plasmakonzentration. Es ist daher nicht überraschend, dass Busulfan neurotoxisch sein kann. Bei Hochdosistherapie (im Rahmen der Konditionierung für eine Knochenmarktransplantation) kann Busulfan auch Krampfanfälle auslösen. Es wird vollständig durch Metabolismus eliminiert ($Q_0 = 1,0$); die Metaboliten sind inaktiv. Die Halbwertszeit liegt bei 2–3 Stunden.

Typische Dosierung: 2–6 (max. 12) mg/d

Bendamustin unterscheidet sich von Chlorambucil durch einen zentralen Methylbenzimidazolring (statt des Benzolrings). Es wird ausschließlich als intravenöse Kurzinfusion appliziert und hat eine kurze terminale Halbwertszeit (ca. 30 min). Der Metabolismus findet in der Leber über CYP1A1 bzw. durch spontanen Zerfall statt. Indikationsgebiet sind chronisch lymphatische Leukämie (CLL), multiples Myelom und follikuläres Non-Hodgkin-Lymphom als Monotherapie bzw. in Kombination mit Antikörpern gegen CD20 (Rituximab, Ofatumumab, Obinutuzumab).

Typische Dosierung: 100 mg/m^2 (CLL) bzw. 120 mg/m^2 (folliküläres Non-Hodkin Lymphom) an Tagen 1 und 2 eines 21-tägigen Zyklus; 120–150 mg/m^2 (multiples Myelom) an Tagen 1 und 2 eines 28-tägigen Zyklus.

Thiotepa
▪ Pharmakokinetik und Indikation

Thiotepa ist bei alkalischem pH stabil, bei saurem pH zerfällt es rasch. Es wird primär intravenös und lokal angewandt (inklusive Instillationen in Körperhöhlen und Harnblase bzw. direkte Injektion in oberflächliche Tumoren). Thiotepa hat 1–2 Stunden Halbwertszeit und wird rasch zu TEPA (Tri-Ethylenphosphamid) oxidiert, dessen Halbwertszeit variiert (3–24 Stunden).

Thiotepa ist schon vor über 50 Jahren in die Therapie eingeführt worden. Die damaligen Standards können nicht mit den heutigen verglichen werden, sodass eine Beurteilung, welche Indikationen tatsächlich gesichert sind, schwierig ist. Am ehesten ist dies die palliative Gabe bei oberflächlichen papillären Harnblasenkarzinomen (präferierte Alternative Mitomycin C) und zur Kontrolle von durch Pleura- oder Peritonealkarzinose bedingten Pleura- und Peritonealeffusionen.

Seit 2007 ist Thiotepa als Orphan Drug für die konditionierende Behandlung vor Knochenmarktransplantation (Knochenmarkablation) designiert.

Typische Dosis: 300 mg/m^2 Körperoberfläche

Mitomycin C

Mitomycin C ist ein Naturstoff (Antibiotikum aus *Streptomyces caespitosus*). Es trägt wie Thiotepa einen Azidinring, der nach reduktiver Aktivierung eine Quervernetzung der DNA ermöglicht. Die Inkorporation erfolgt spezifisch in Guaninbasen, die im Sequenzkontext 5'-CpG-3' stehen.

▪ Pharmakokinetik und Indikation

Mitomycin wird intravenös oder lokal instilliert. Seine Plasmahalbwertszeit ist sehr kurz (< 30 min). Es wird extensiv hepatisch metabolisiert. Mitomycin ist für die palliative Therapie solider Tumoren (kolorektal, Lunge, Cervix uteri, Mamma, Kopf-Hals-Bereich) und der chronisch-myeloischen Leukämie zugelassen. Seine Domäne ist die lokale Therapie des Blasenkarzinoms (intravesikale Instillation). Daneben wird es auch intraoperativ bei der Glaukomtherapie appliziert.

Typische Dosierung: in Kombinationstherapie 10–20 mg/m^2 als intravenöse Kurzinfusion (in 6- bis 9-wöchigen Intervallen); intravesikal 20–40 mg pro Behandlung

Nitrosoharnstoffderivate
Carmustin und Lomustin

Nitrosoharnstoffe zeichnen sich durch eine hohe Lipophilie aus und erreichen dadurch auch Tumorzellen (Primärtumoren und Metastasen) im Gehirn. Sie enthalten die Chlorethylseitenkette des Stickstoff-Losts (▪ Abb. 61.4). Carmustin wird deshalb trivial auch als BCNU (Bis-Chloroethyl-Nitroso-

Urea) bezeichnet, Lomustin als CCNU (Chlorethyl-Cyclohexyl-Nitroso-Urea).

Die reaktivere Gruppe ist die Nitrosoharnstoffgruppe. Diese zerfällt spontan und liefert ein Chlorethyldiazoniumion, das mit OH-Gruppen von DNA-Basen reagieren kann (*roter Pfeil* in ▪ Abb. 61.5). Im wesentlich langsameren 2. Schritt wird die Chlorethylgruppe aktiviert, sodass eine Quervernetzung mit einem N-Atom entsteht (*blauer Pfeil*).

▪ Pharmakokinetik und Indikationen

Carmustin wird intravenös appliziert, dringt gut ins Gehirn ein (50% der Plasmaspiegel) und hat eine kurze Halbwertszeit von 20–30 Minuten.

Die Domäne von Carmustin sind Hirntumoren (Gliome, Glioblastome), dieses ist aber auch als Reservemittel (»second/third line«) bei (Hodgkin- und Non-Hodgkin-)Lymphomen, Tumoren des Gastrointestinaltrakts und malignem Melanom zugelassen.

Typische Dosierung: 100 mg/m^2 an Tag 1 und 2 (nächste Therapie in 6 Wochen)

Lomustin kann oral appliziert werden. Es wird rasch und vollständig resorbiert und im Rahmen seines First-Pass-Metabolismus in der Leber vollständig zu den aktiven Metaboliten (*cis-* und *trans-*)4-Hydroxy-Lomustin umgesetzt. Diese haben eine Halbwertszeit von 2 Stunden. In der Zerebrospinalflüssigkeit werden ca. 15–30% der Plasmakonzentration erreicht.

Lomustin ist für die palliative Behandlung von Hirntumoren und -metastasen, Morbus Hodgkin, Bronchialkarzinomen (metastasierend und/oder inoperabel), malignen Melanomen, Nierenkarzinomen und gastrointestinalen Tumoren zugelassen.

Typische Dosierung: 100–130 mg/m^2 als orale Einmalgabe alle 6–8 Wochen (Gesamtdosis 1 g/m^2)

Triazene und Triazine

Triazene und Triazine sind primär monofunktionell alkylierende Substanzen, z. B. Dacarbazin, Temozolomid und Procarbazin. **Dacarbazin (DTIC)** und **Temozolomid** sind Triazene. **Procarbazin** ist ein Methylhydrazin (▪ Abb. 61.8). Diese Substanzen sind nicht bifunktionell, sondern liefern nach (spontaner oder enzymatischer) Aktivierung eine reaktive Methylgruppe. Diese methyliert DNA (sowie RNA und Proteine). Die DNA-Methylierung kann einerseits Apoptose auslösen, andererseits ist sie mutagen.

Procarbazin war ursprünglich im Standardprotokoll der Lymphomtherapie (COPP, Cyclophosphamid, Vincristin = Oncovin, Procarbazin und Prednisolon). Wegen der hohen Rate an Sekundärtumoren ist es durch Doxorubicin (siehe weiter unten) ersetzt worden.

▪ Pharmakokinetik und Indikationen

Dacarbazin wird in Leber bzw. Tumor durch CYP1A1 und CYP1A2 zum aktiven Prinzip **MTIC** (Methyl-Triazeno-Imidazol-Carboxamid) demethyliert (▪ Abb. 61.8). Dieses liefert spontan ein Methyldiazoniumion, das die DNA methyliert. Die terminale Halbwertszeit der Elimination liegt bei 3 Stunden. Das Reaktionsprodukt AICA (5-Aminoimidazol-4-Car-

◻ Abb. 61.8 Dacarbazin, Temozolomid und Procarbazin liefern spontan (*grüne Pfeile*) bzw. CYP-vermittelt (*rote Pfeile*) die methylierenden Abbauprodukte Methyldiazoniumion (Dacarbazin und Temozolomid) und Diazomethan (Procarbazin)

boxamid) ist eine Vorstufe in der De-novo-Purin-Synthese (◻ Abb. 61.11) und entsprechend harmlos.

Dacarbazin war das Mittel der Wahl zur Therapie des (metastasierten) malignen Melanoms. Als Reservemittel (»second line«) wird es auch in Kombinationstherapie bei Hodgkin-Lymphomen (zusammen mit Doxorubicin und Adriblastin, Bleomycin und Vinblastin = ABVD-Schema) und bei Weichteilsarkomen (mit Doxorubicin) appliziert.

Typische Dosierung: Malignes Melanom 200–250 mg/m^2/d über 5 Tage in 3-wöchigen Intervallen

Temozolomid hat eine orale Bioverfügbarkeit von 100% und liefert nach spontaner Umlagerung zu MTIC ein Methyldiazoniumion (◻ Abb. 61.8). Seine Plasmahalbwertszeit und die von MTIC liegen bei ca. 2 Stunden. In der Zerebrospinalflüssigkeit erreicht Temozolomid Werte, die bei 30% der Plasmakonzentration liegen.

Temozolomid ist für die Therapie von Gliomen (Glioblastoma multiforme, anaplastisches Astrozytom) in Kombination mit Radiotherapie bzw. als palliative Therapie zugelassen.

Die **typische Dosierung** liegt bei 75 mg/m^2 über 42 Tage, gefolgt von 6 Zyklen (5 Tage 150 mg/m^2; 23 Tage Pause; Steigerung auf 200 mg/m^2 ab dem 2. Zyklus)

Procarbazin wird vollständig resorbiert und in der Leber zu einer Reihe von Azoverbindungen oxidiert. Unter anderem entstehen Methylazoxyprocarbazin (◻ Abb. 61.8) und eine Reihe weiterer reaktiver Verbindungen. Methylazoxyprocarbazin liefert wahrscheinlich das Methylierungsreagens Diazomethan.

Procarbazin hemmt darüber hinaus die Proteinsynthese und führt zu DNA-Strangbrüchen. Es kann auch Monoaminoxidasen (MAO) hemmen. Das muss bei einer antidepressiven Therapie berücksichtigt werden (Gefahr des Serotoninsyndroms, ▶ Kap. 31). Procarbazin hat eine kurze Halbwertszeit von 10 Minuten, die Halbwertszeit der Azoverbindungen liegt bei 3 Stunden.

Der Einsatz von Procarbazin ist sehr zurückgegangen (s. o.); es ist noch für die Therapie von (Hodgkin- und Non-Hodgkin-)Lymphomen zugelassen.

Typische Dosierung: Im Kombinationsschema 100 mg/m^2/d über 14 Tage

Platinkomplexverbindungen

Die zytostatische Wirkung von Platinkomplexverbindungen (sprachlich ungenau: »Platinsalze«) wurde 1965 in Versuchen entdeckt, in denen Barnett Rosenberg und seine Mitarbeiter den Effekt von elektrischem Strom auf das Wachstum von Bakterien prüften. Eine Hemmwirkung wurde nur beobachtet, wenn der Strom über Platindrähte ins Kulturmedium floss. Das aktive Prinzip wurde isoliert und als Platinkomplexverbindung identifiziert.

Cisplatin, Carboplatin, Oxaliplatin (◻ Abb. 61.9) sind die derzeit in der Therapie verwendeten Verbindungen. Den Wirkungsmechanismus für **Cisplatin** zeigt ◻ Abb. 61.9. Entscheidend ist, dass intermediär ein Di-Aquo-Platin-Komplex entsteht. Bei **Carboplatin** und **Oxaliplatin** geschieht dies durch hydrolytische Abspaltung der bidentaten Liganden Cyclobutanodi*carbo*xylat (Carboplatin) bzw. *Oxal*at (Oxaliplatin). Diese Abspaltung läuft langsamer als der Ersatz von Chlorid durch Wasser bei Cisplatin. Oxaliplatin unterscheidet sich von Cisplatin und Carboplatin auch dadurch, dass die Ammoniakgruppen im Komplex durch (das bidentate) Diaminocyclohexan ersetzt sind.

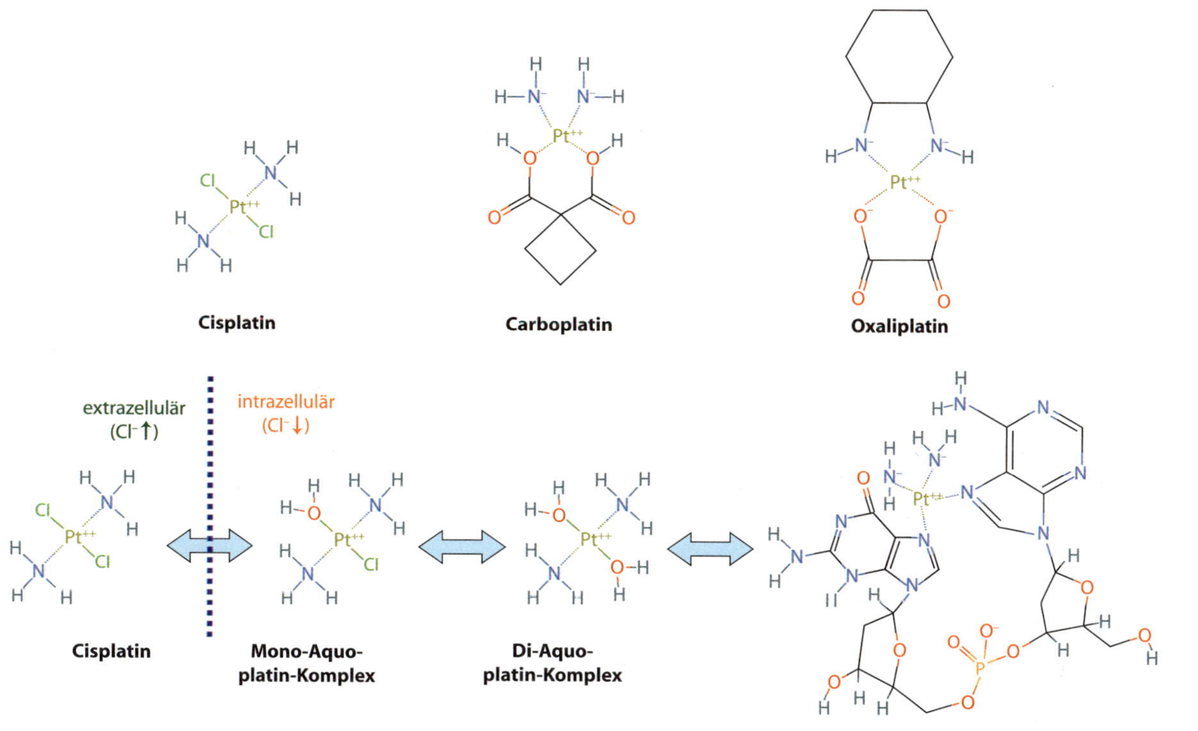

Abb. 61.9 Strukturformeln von Platinkomplexverbindungen

An der DNA bilden sich quer vernetzende Platinkomplexe (meist »intrastrand«, 5'-ApG-3', ▫ Abb. 61.9, selten »interstrand«). Gegenüber Cisplatin und Carboplatin resistente Tumoren können gegenüber Oxaliplatin empfindlich sind. Der Grund dafür ist nicht bekannt. Im Platinkomplex ist die DNA verbogen, sie kann nicht abgelesen werden bzw. wird falsch abgelesen. Daher sind Platinkomplexverbindungen auch mutagen. Der Zelltod wird durch analoge Mechanismen ausgelöst, wie bei alkylierenden Quervernetzern.

■ Pharmakokinetik und Indikationen

Platinkomplexverbindungen werden intravenös verabreicht.

Cisplatin hat eine multiphasische Kinetik: Initial fällt die Konzentration rasch mit einer Halbwertszeit von 25–50 Minuten ab. Die 2. Komponente hat eine Halbwertszeit von 60–80 Stunden. Im Blut zirkuliert Platin meist kovalent an Proteine gebunden. Im Gewebe ist Platin noch nach Monaten nachzuweisen. Es wird in der Niere angereichert, weil es basolateral über OCT2 aufgenommen wird, apikal aber nur schlecht über MATE-2K (Multidrug And Toxin Extrusion-type transporter-2 Kidney; ▫ Abb. 2.20, ▶ Abschn. 2.5) die Zelle verlässt.

Um die Entstehung des **toxischen Di-Aquo-Platin-Komplexes in der Niere** zu verhindern, wird eine hoher Durchtritt von Chloridionen duch das Tubulusepithel und eine damit verbundene **Chlorurese** erzeugt. Dem Patienten wird physiologische NaCl-Lösung oder eine analoge Elektrolytlösung infundiert (Richtwert: 200 ml/h über 8–12 h; wenn Harnfluss < 100 ml/h: forcierte Diurese mit Mannit). Die Nephrotoxizi-

tät kann auch durch **Amifostin** herabgesetzt werden. Dieses Thiophosphatanalogon wirkt »**zytoprotektiv**«, indem es durch die alkalische Phosphatase gespalten wird und intrazellulär als freies Thiol mit Platin reagiert.

Cisplatin ist für die kurative und palliative Therapie zahlreicher Tumoren zugelassen: von Hoden-, kleinzelligen und nichtkleinzelligen Bronchial-, Ovarial-, Endometrium-, Prostata-, Blasen- und Plattenepithelkarzinomen, Lymphomen, Melanomen sowie neoadjuvant und adjuvant bei Karzinomen im Kopf-Hals-Bereich und Osteosarkomen.

Typische Dosierung: 20 mg/m^2/d über 5 Tage oder 1-malig 100 mg/m^2 alle 4 Wochen

Carboplatin ist weniger reaktiv als Cisplatin und zirkuliert daher in einem deutlich geringeren Ausmaß kovalent an Plasmaproteine gebunden. Carboplatin (und das daraus freigesetzte Platin) wird mit 1,5–2 Stunden Halbwertszeit initial renal eliminiert. Die 2. Phase der Elimination beträgt 6 Stunden für freies Platin und 24–40 Stunden für Carboplatin.

Carboplatin wird nicht im renalen Tubulus angereichert (weil es auch ein gutes Substrat für MATE2-K ist, ▫ Abb. 2.20). Carboplatin ist deutlich weniger neurotoxisch, ototoxisch und emetogen als Cisplatin. Dafür ist es deutlich stärker myelosuppressiv. Es hat denselben Indikationsbereich wie Cisplatin.

Typische Dosierung: 400 mg/m^2 alle 4 Wochen

Oxaliplatin zerfällt nichtenzymatisch nach intravenöser Injektion rasch. Die entstehenden Platinverbindungen werden multiphasisch renal eliminiert. Auf einen raschen 1. Abfall der Plasmakonzentration (Halbwertszeit 0,5 h) folgt eine

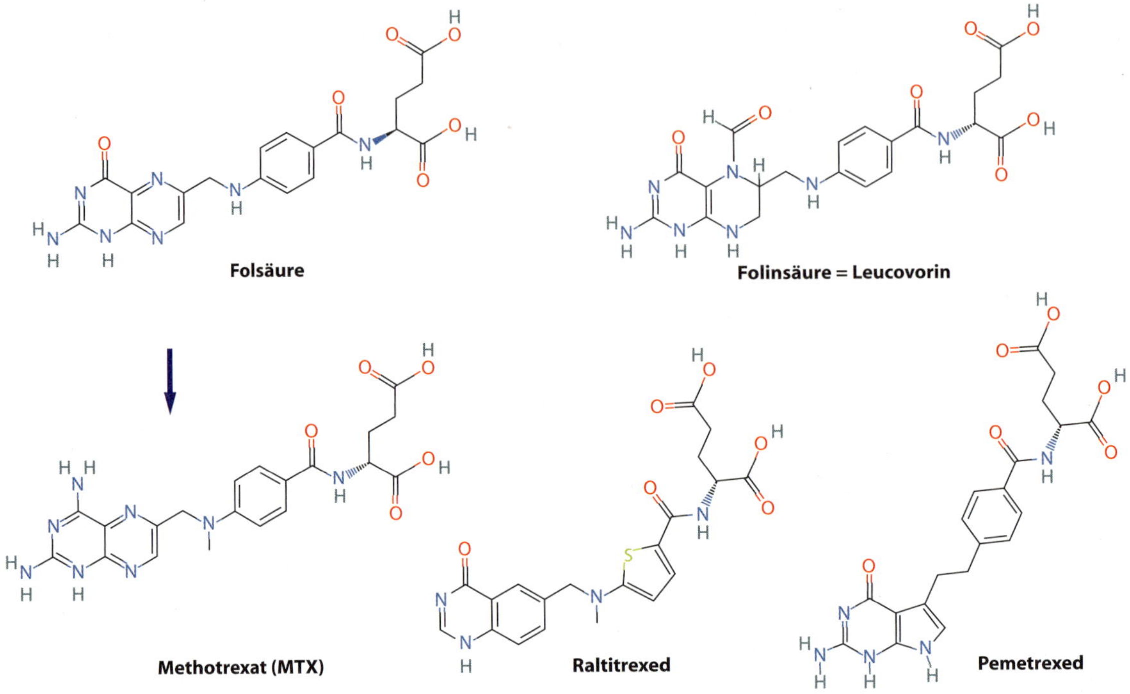

Abb. 61.10 Strukturformeln von Folsäure, Folinsäure, Methotrexat, Raltitrexed und Pemetrexed

2. Phase der Elimination mit einer Halbwertszeit von 17 Stunden. Die 3. Phase ist sehr variabel, die Halbwertszeit beträgt ca. 17 Tage. Der überwiegende Teil des nachgewiesenen Platins liegt nicht mehr im Komplex vor.

Oxaliplatin ist in Kombination mit 5-Fluorouracil (5-FU, siehe weiter unten) und Folinsäure (Leucovorin) zugelassen zur **adjuvanten Behandlung** eines kolorektalen Karzinoms des Stadiums III/Dukes C nach vollständiger Entfernung des primären Tumors und zur **palliativen Behandlung** des metastasierenden kolorektalen Karzinoms. Die Schemata werden als FOLFOX4 oder FOLFOX6 (Unterschied = Dosis von 5-FU) bezeichnet (◘ Abb. 61.3).

Typische Dosierung: 85–100 mg/m²/d alle 14 Tage (12 Zyklen)

61.2.2 Antimetaboliten

Der 1. Antimetabolit war Methotrexat, der 1948 von Sidney Farber in die Therapie der Leukämie eingeführt wurde. In den 1940er und 1950er Jahren hatte man sich an die Vorstellung gewöhnt, dass man Lymphome und Leukämien mit Chemotherapie in eine Remission bringen konnte. Solide Tumoren galten aber als unbehandelbar. Das änderte sich, als 1963 der Nachweis erbracht wurde, dass Methotrexat beim metastasierten Chorionkarzinom eine Remission induzieren konnte.

In der Gruppe der Antimetaboliten werden alle jene zytotoxischen Substanzen zusammengefasst, deren Wirkung auf die Hemmung der DNA- oder RNA-Synthese zurückgeführt wird, weil die Pharmaka die De-novo-Synthese von Nukleo-

tiden unterdrücken oder diese als falsche Nukleotide in die DNA eingebaut werden. Ein Einbau in die RNA ist auch möglich, dieser kann Effekte auf das Spleißen haben. Die meisten Antimetaboliten wirken präferenziell in der S-Phase (◘ Abb. 61.1).

Folsäureantagonisten
Methotrexat, Raltitrexed, Pemetrexed

Methotrexat unterscheidet sich von Folsäure nur durch eine Methylgruppe an N^{10} und eine Aminogruppe (statt einer Keto- bzw. Enolgruppe) am 1. Ring. Bei **Raltitrexed** und **Pemetrexed** sind die strukturellen Unterschiede größer (◘ Abb. 61.10). Leucovorin (Folinsäure, Folinat) ist eine vollständige reduzierte, an N^5 mit einem Formylrest beladene Version der Folsäure. Die bakterielle Synthese der Folsäure ist in ► Abschn. 57.7.1 (◘ Abb. 57.20) dargestellt. Folsäure spielt eine zentrale Rolle bei der Übertragung von C1-Bruchstücken (► Abschn. 42.2.1).

Methotrexat, Raltitrexed und Pemetrexed werden ebenso wie Leucovorin durch den Transporter für reduziertes Folat (RFT/RFC, ► Abschn. 42.2.2) in Zellen aufgenommen. Pemetrexed kann auch sehr effizient über den protonengekoppelten Folattransporter (PCFT, ► Abschn. 42.2.2) aufgenommen werden. Intrazellulär werden sie mit mehreren Glutamatresten konjugiert (polyglutamyliert).

Vier Reaktionen sind in Zusammenhang mit der **Synthese von Purinen und Pyrimidinen** relevant:
1. Die Reduktion von Dihydrofolsäure zur Tetrahydrofolsäure (THF) erfolgt durch die Dihydrofolatreduktase (DHFR). (Diese kann dann wieder beladen werden zu Formyl-, Methylen-THF, ◘ Abb. 42.6b). DHFR wird

durch Methotrexat mit picomolarer Affinität gehemmt. Pemetrexed hemmt diese Reaktion ebenfalls, sie ist aber wahrscheinlich für seine klinische Wirkung unerheblich. Raltitrexed ist hingegen **kein** DHFR-Hemmer.

2. **und**

3. Zwei Schritte in der Purin-de-novo-Synthese, vermittelt durch die Glycinamid-Ribonukleotid-Transformylase (GART) und die 5-Aminoimidazol-4-Carboxamid-Ribonukleotid-Transformylase (AICART) (Abb. 61.11). Beide Reaktionen werden von polyglutamyliertem Methotrexat und vor allem polyglutamoyliertem Pemetrexed gehemmt, aber **nicht** von Raltitrexed.

4. Umwandlung von Desoxy- oder dUMP zu dTMP durch die Thymidylatsynthase (Abb. 42.6a). Auch diese Reaktion wird von Methotrexat- und Pemetrexed-Polyglutamat gehemmt. **Raltitrexed** hemmt diese Reaktion **selektiv.**

Aus dieser Betrachtung ergibt sich daher, dass Raltitrexed ein anderes Spektrum an Indikationen haben muss als Methotrexat. Raltitrexed hat den Vorteil, dass es deutlich weniger Mukositis (Nekrose der Mundschleimhaut) auslöst als Methotrexat. Pemetrexed hat den Vorteil, dass es auch dann noch in Zellen aufgenommen wird, wenn die Tumorzellen im Rahmen der Resistenzentwicklung den Transporter für reduziertes Folat (RFT/RFC) nicht mehr exprimieren.

In der **Hochdosistherapie** werden sehr große Mengen Methotrexat injiziert und Konzentrationen bis 1 mM erreicht. Ziel ist, dass die Tumorzellen, von denen ein großer Teil proliferiert, Methotrexat aufnehmen. Bei diesen Konzentrationen dringt Methotrexat auch durch Diffusion in die Zellen ein. Dieses Methotrexat wird polyglutamyliert und in den Tumorzellen gefangen.

Bei der Hochdosistherapie erfolgt ein sog. **Leucovorin-Rescue**: Zeitlich versetzt, je nach Protokoll unterschiedlich, aber meist beginnend 24 Stunden nach Methotrexatgabe, wird Folinsäure appliziert, z. B. 5 mg/m^2 alle 6 Stunden – 10 Dosen oder so lange, bis der Methotrexatspiegel im Plasma unter 0,1 µM gefallen ist. Folinsäure soll die gesunden Zellen retten. Zwei Effekte tragen dazu bei:

- In gesunden Zellen ist noch nicht so viel polyglutamyliertes Methotrexat vorhanden und die Hemmung der DHFR noch nicht so ausgeprägt. In den Tumorzellen dagegen liegt bereits so viel polyglutamyliertes Methotrexat vor, dass nicht nur die DHFR, sondern auch die anderen Enzyme (Thymidylatsynthase, GAR- und AICAR-Transformylase) gehemmt sind. Folinsäure kann daher nicht als Co-Faktor der Thymidin- und De-novo-Purinsynthese dienen.

- Folinsäure verhindert auch in gesunden Zellen die weitere Aufnahme von Methotrexat durch den Transporter für reduzierte Folate (RFT/RFC). Tatsächlich kann sie die durch Methotrexat ausgelöste Mukositis und Knochenmarkdepression verhindern. Die Selektivität für das normale Gewebe ist aber gering. Wird zu viel Leucovorin gegeben, nimmt auch die Wirkung von Methotrexat auf das Tumorgewebe ab.

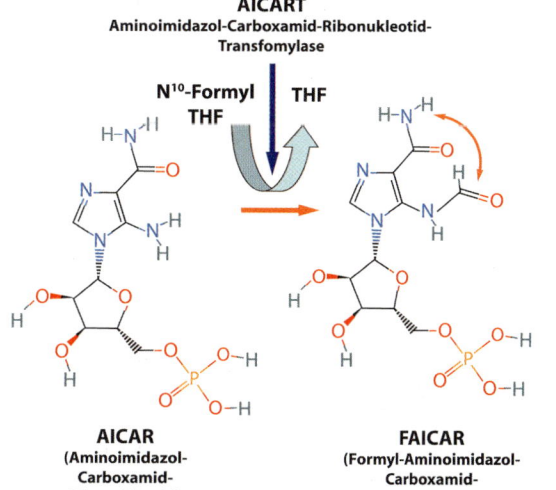

 Abb. 61.11 Zwei Schritte der Purin-de-novo-Synthese, für die N^{10}-Formyl-Tetrahydrofolsäure (N^{10}-Formyl-THF) gebraucht wird und die durch Methotrexat- und Pemetrexed-Polyglutamat gehemmt werden

■ Pharmakokinetik und Indikationen

Methotrexat hat bei niedrigen Dosen (< 50 mg) eine orale Bioverfügbarkeit von ca. 60 %. In diesem Dosisbereich liegt die Halbwertszeit bei 3–10 Stunden. Die Ausscheidung erfolgt renal. Höhere Dosen werden daher intravenös appliziert. Das Verteilungsvolumen liegt bei 0,76 l/kg, die Penetration ins Gehirn ist aber nicht ausreichend.

Bei der Hochdosistherapie wird eine mehrphasige Kinetik beobachtet: Nach raschem initialem Abfall (Verteilungskinetik, $t_{1/2}$ ca. 1 h) setzt eine 1. Phase der Elimination ($t_{1/2}$ 3–4 h) ein, gefolgt von einer langsamen Phase ($t_{1/2}$ im Mittel 1 Tag bei hoher Variabilität 7–70 h).

Die Ausscheidung erfolgt renal. Überwachung der Nierenfunktion und entsprechende Dosisanpassung sind daher essenziell. Pharmaka, die die Nierendurchblutung herabsetzen, wie z. B. nichtsteroidale Antirheumatika, oder die um die tubuläre Sekretion konkurrieren, wie NSAR, β-Lactame und

Sulfonamide, können die Halbwertszeit verlängern und die Toxizität erhöhen.

Methotrexat präzipiert im sauren Harn. Bei Hochdosistherapie müssen Patienten angewiesen werden, 3 l/d zu trinken. Außerdem muss der pH-Wert des Harns alkalisch sein (> 7), d. h., er muss durch pH-Streifen überprüft werden. Sinkt der pH-Wert < 7, ist die Zufuhr von NaHCO$_3$ erforderlich.

> **Methotrexat ist eine der Säulen der Tumortherapie und bei einer langen Liste von Indikationen zugelassen.**

Beispiele für Indikationen: Kindliche akute lymphatische Leukämie (ALL), intrathekale Applikation auch bei ALL im Erwachsenenalter, Chorionkarzinom, kleinzelliges Bronchialkarzinom, Hodentumor, Magen-, Ovarial-, Endometrium- und Blasentumor, Plattenepithelkarzinom des Kopf-Hals-Bereichs, Non-Hodgkin-Lymphom sowie Osteosarkom. Niedrigdosiertes Methotrexat ist der Goldstandard in der Therapie der rheumatoiden Arthritis (▶ Kap. 25).

Typische Dosierungen:

- Konventionelle Dosierung: 50–150 mg/m^2 alle 2–3 Wochen (kein Leucovorin-Rescue)
- Mittlere bis hohe Dosierung: 0,2–1 (max. 10) g/m^2 (Leucovorin-Rescue notwendig)
- Niedrige Dosierung: 10–25 mg/Woche als Basistherapie bei rheumatoider Arthritis und schwerer Psoriasis

Pemetrexed wird intravenös administriert, es ist zu 80% an Plasmaproteine gebunden, hat ein relativ geringes Verteilungsvolumen (ca. 0,2 l/kg) und wird überwiegend unverändert renal ausgeschieden (t$_{1/2}$ 3–4 h).

Pemetrexed ist derzeit für die (palliative) Therapie des (inoperablen) Pleuramesothelioms (in Kombination mit Cisplatin) und des nichtkleinzelligen Bronchialkarzinoms zugelassen. Für weitere Indikationen (z. B. Mammakarzinom, solide Tumoren bei Kindern) laufen derzeit klinische Studien.

Typische Dosierung: 500 mg/m^2 (Wiederholung in 3 Wochen)

Raltitrexed wird ebenfalls nur intravenös verabreicht. Es hat ein großes Verteilungsvolumen (ca. 8 l/kg) und wird biphasisch eliminiert. Die 1. Phase hat eine Halbwertszeit von ca. 2 Stunden, die 2. von 200 Stunden. Erhebliche Mengen polyglutamylierten Raltitrexeds werden im Gewebe retiniert. Die Ausscheidung hängt von der Nierenfunktion ab.

Raltitrexed ist für die palliative Therapie des kolorektalen Karzinoms zugelassen.

Typische Dosierung: 3 mg/m^2 (Wiederholung in 3 Wochen)

Pyrimidinanaloga
5-Fluorouracil (Capecitabin, Tegafur)

Für Uracil ist ein separater natriumabhängiger Transporter (SLC23A4) entdeckt worden, der auch 5-**Fluorouracil** (5-FU; auch »Fluoruracil«; ▶ Abb. 61.12) transportiert. Intrazellulär wird 5-Fluorouracil zunächst durch die Uracil-Phosphoribosyl-Transferase (UPRTase) zu 5-Fluor-Uridinmonophosphat (5-F-UMP) und dieses durch die Ribonukleotidreduktase zum entsprechenden 2'-Desoxy-Derivat (5-F-dUMP) konvertiert. Dieses ist die Wirkform.

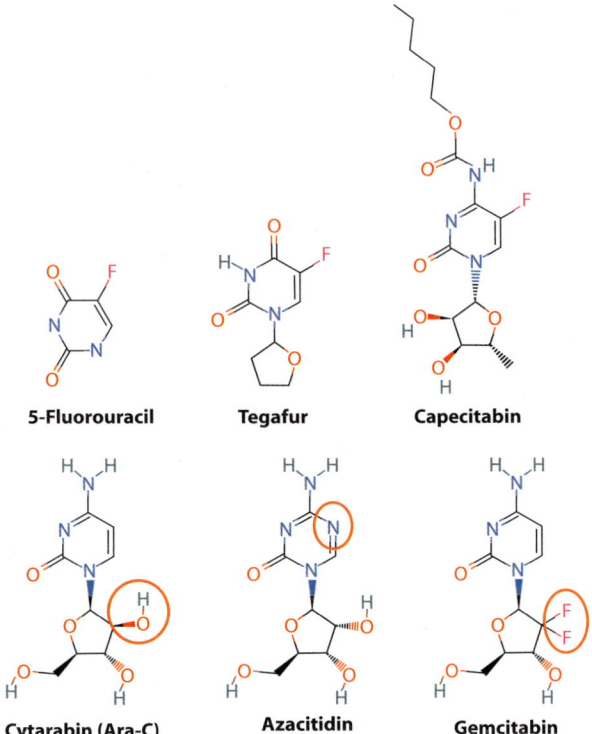

Abb. 61.12 Strukturformeln der Pyrimidinanaloga 5-Fluorouracil (5-FU), seiner beiden Prodrugs Tegafur und Capecitabin sowie von Cytarabin, Azacitidin und Gemcitabin

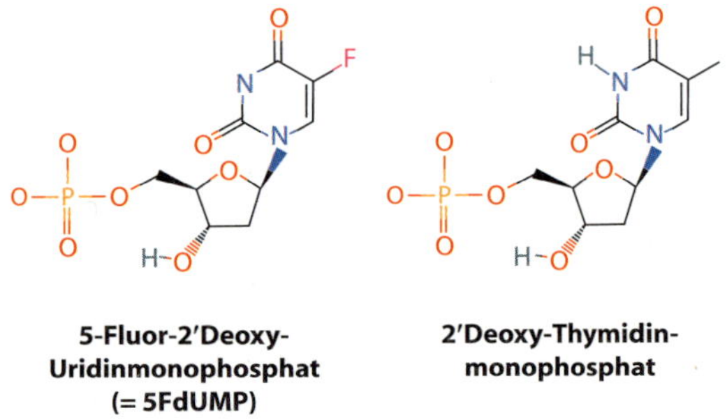

Abb. 61.13 Vergleich der Strukturformeln von 5-Fluor-2'-Desoxy-Uridinmonophosphat (5-F-dUMP) und 2'-Desoxy-Thymidinmonophosphat

Daneben können 5-F-UMP und 5-F-dUMP auch in Triphosphate konvertiert und in DNA und RNA eingebaut werden. Wird 5-F-UMP in die RNA eingebaut, kann es mit dem RNA-Spleißen interferieren. Es ist nicht klar, wie viel diese Effekte zur antiproliferativen Wirkung beitragen. Wesentlich ist die **Hemmung der Thymidylatsynthase (TS) durch 5-F-dUMP.**

Vergleicht man die Formeln von 5-F-dUMP und dTMP, ist der Mechanismus nachvollziehbar (▶ Abb. 61.13): Die Thymidylatsynthase muss von N^5,N^{10}-Methylen-Tetrahydrofolat eine Methylgruppe auf dUMP übertragen, um dTMP zu synthetisieren (◘ Abb. 42.6a). Fluor ist sehr klein, sodass 5FdUMP ebenso gut in die Bindungstasche des Enzyms passt wie das natürliche Substrat dUMP. Die Bindung zwischen C- und F-Atom ist aber sehr stabil.

Die Thymidylatsynthase, die normalerweise das H-Atom von dUMP entfernen würde, bevor sie die Methylgruppe addiert, kann daher in ihrer Reaktion nicht voranschreiten. Es kommt zur »dead-end inhibition« (»Sackgassenhemmung«).

Die Thymidylatsynthase hat 2 Bindungstaschen: eine für das Substrat (dUMP bzw. 5-F-dUMP) und eine für das Co-Substrat, die N^5,N^{10}-Methylen-THF (im polyglutamylierter Form). Diese 2. Bindungstasche kann auch durch Folsäureanaloga (Raltitrexed, Methotrexat, Pemetrexed) besetzt werden.

Aus kinetischen Gründen sind Enzyme evolutionär so optimiert, dass die Bindung des Substrats und das Co-Substrat sich wechselseitig verstärken (damit die Enzymreaktion effizient abläuft). Das gilt auch für 5-F-dUMP und N^5,N^{10}-Methylen-THF oder deren Analoga. Daher wird die **Effektivität von 5-FU** (und seine Toxizität) durch **Methotrexat und Raltitrexed gesteigert**. Doch dies gilt auch für **Leucovorin**!

> **Leucovorin antagonisiert die Wirkung von Methotrexat (Pemetrexed und Raltitrexed), wirkt aber synergistisch mit 5-Fluorouracil.**

■ **Pharmakokinetik und Indikationen**

Die orale Bioverfügbarkeit von **5-Fluorouracil** ist sehr variabel (0–80%). Es unterliegt einem im therapeutischen Bereich sättigbaren First-Pass-Metabolismus durch die Dihydropyrimidin-Dehydrogenase (▶ Abschn. 2.2.2). Es wird daher intravenös als Bolusinjektion bzw. Bolusinjektion mit Dauerinfusion (Oxaliplatin enthaltende FOLFOX-Schemata) verabreicht.

5-Fluorouracil hat eine sehr kurze initiale Halbwertszeit (10–20 min), die auch durch die Aufnahme in vor allem rasch proliferierende Gewebe bedingt ist. Die 2. Eliminationsphase ist deutlich langsamer ($t_{1/2}$ 20 h). Nur ein sehr geringer Teil wird unverändert renal ausgeschieden. 5-Fluorouracil dringt ins ZNS (Konzentration in der Zerebrospinalflüssigkeit = 50% der Plasmakonzentration) und erzeugt auch dort Nebenwirkungen (meist zerebelläre Ataxie und Tremor).

Die Dihydropyrimidin-Dehydrogenase zeigt einen Polymorphismus. Die homozygote Defizienz ist sehr selten (< 1:1000, ▶ Abschn. 5.1.6, ◘ Tab. 5.1), macht die Betroffenen aber sehr empfindlich für die Toxizität von 5-Fluorouracil.

Oral bioverfügbar sind 2 Prodrugs von 5-Fluorouracil: Capecitabin und Tegafur (◘ Abb. 61.12):

- **Capecitabin** wird in mehreren Schritten (Abspaltung der Seitenkette durch die Carboxyesterase zu 5-Fluor-Desoxycytidin, Desaminierung zu 5-Fluor-Desoxyuridin – $t_{1/2}$ ca. 1 h; Entfernung des Zuckers durch die Thymidinphosphorylase) zu 5-Fluorouracil umgesetzt.
- **Tegafur** ist ein furansubstituiertes 5-Fluorouracil (◘ Abb. 61.12). Der Furanring wird nach Resorption in der Leber (durch CYP2A6) oxidiert und durch Hydrolyse gespalten. Tegafur wird **fix kombiniert mit**:
  - entweder 4-fachem (molarem) Überschuss an Uracil (um die Pyrimidindehydrogenase zu hemmen)

- oder Gimeracil (1:0,4) und Oteracil (1:0,8):
  - **Gimeracil** hemmt wie Uracil den hepatischen Abbau von Tegafur über die Pyrimidindehydrogenase;
  - **Oteracil** hemmt die Orotat-Phosphoribosyltransferase im gastrointestinalen Epithel. Damit wird der alternative Weg zur Bildung von 5-F-dUMP verhindert und die gastrointestinale Toxizität von Tegafur (Übelkeit, Durchfall) herabgesetzt.

> **5-Fluorouracil ist eine der Säulen der Therapie epithelialer Tumoren.**

Unter anderem ist 5-Fluorouracil zugelassen für die Therapie des kolorektalen Karzinoms, Mamma-, Magen-, Ovarial-, Endometrium-, Blasen-, Pankreas- und Plattenepithelkarzinom des Kopf-Hals-Bereichs sowie das maligne Hepatom.

Typische Dosierung: 600 mg/m^2

Capecitabin ist für die adjuvante Therapie nach Operation eines Kolonkarzinoms (Dukes C) zugelassen, kombiniert mit Platinkomplexen bei fortgeschrittenem Magenkarzinom (»first line«) und mit Docetaxel bei fortgeschrittenem Mammakarzinom (nach Versagen eines Taxan/Anthracyclin basierten Schemas).

Typische Dosierung:

- Capecitabin: 2–2,5 g/m^2/d über 14 Tage (+ 7 Tage Pause)
- Tegafur (+ Uracil) + Leucovorin: metastasiertes kolorektales Karzinom: 300 mg/m^2/d in 3 Einzeldosen (+ 90 mg Leucovorin) über 28 Tage (+ 7 Tage Pause)
- Tegafur (+ Gimeracil + Oteracil): fortgeschrittenes (inoperables) Magenkarzinom 25 mg/m^2/d in 2 Einzeldosen über 21 Tage (+ 7 Tage Pause) in Kombination mit 75 mg/m^2 Cisplatin (1-mal/28 Tage)

Cytarabin, Azacitidin und Gemcitabin

Die Cytidinanaloga **Cytarabin**, **Azacitidin** und **Gemcitabin** (◘ Abb. 61.12) sind Nukleoside und werden durch Transporter (vor allem ENT1, equilibrierender Nucleosidtransporter-1/SLC29A1, daneben ENT2–4/SLC29A2–4) aufgenommen. Intrazellulär werden sie durch die Desoxycytidinkinase zu den entsprechenden Monophosphaten phosphoryliert und in weiterer Folge zu ihrer Wirkform, den jeweiligen Triphosphaten, konvertiert. Der Wirkmechanismus ist für alle 3 Substanzen nicht im Detail geklärt.

Cytarabin trägt statt Ribose eine Arabinose, daher befindet sich an Stelle 2' im Zucker eine OH-Gruppe in α-Stellung, die quasi in die »falsche« Richtung zeigt (rot umkreist in ◘ Abb. 61.12, oberhalb der Ringebene). Die DNA-Polymerase, die nur 2'-Desoxyribonukleotide verwerten kann, ist für diese OH-Gruppe der Arabinose »blind« und baut sie in die DNA ein. Aus sterischen Gründen kann die so modifizierte DNA weniger dicht gepackt werden und die DNA-Polymerase wird gehemmt. Die so entstehenden freien DNA-Enden sind das Signal zur Apoptose.

Azacitidin (chemisch: 5-Azacytidin) und sein Analogon **Decitabin** (2'-Desoxyribose statt Ribose) haben ein zusätzliches N-Atom im Pyrimidinring (rot umkreist in ◘ Abb. 61.12). An dieser Stelle kann die Base Cytosin normalerweise methyliert werden. Dies führt zur Stilllegung von Genen (»gene silencing«) und damit zur epigenetischen Informationsübertragung. Der Einbau von Azacitidin bzw. seiner Wirkform Decitabin hemmt die DNA-Methyltransferase. Diese bleibt an der Stelle hängen: »dead end inhibition« (analog zu 5-FU und der Thymidylatsynthase; s. o.).

Die Änderung der DNA-Methylierung ermöglicht die Reexpression von Genen und ändert das Differenzierungsmuster. Dies erklärt, weshalb Azacitidin/Decitabin bei Myelodysplasie wirksam ist. Zudem treibt Azacitidin/Decitabin myeloische leukämische Zellen in die Apoptose; mechanistisch soll die Reexpression von Tumorsuppressorgenen entscheidend sein.

Gemcitabin trägt 2 Fluoratome an 2'-Position der Ribose (rot umkreist in ◘ Abb. 61.12). Nach Einbau in die DNA können nur ein oder wenige weitere Nukleotide inkorporiert werden. Es kommt zur Hemmung der DNA-Polymerase (vgl. Cytarabin). Im Unterschied zu Cytarabin wirkt Gemcitabin auch bei Zellen, die nicht proliferieren. Wahrscheinlich spielt die Hemmung der DNA-Reparatur durch die DNA-Polymerase-ε eine Rolle. Zusätzlich hemmt Gemcitabin (in phosphorylierter Form) die Ribonukleotid-Reduktase (RNR).

■ **Pharmakokinetik und Indikationen**

Cytarabin wird wegen seines sehr hohen First-Pass-Metabolismus (80% bereits in der Darmwand desaminiert) intravenös appliziert. Die Plasmakonzentration sinkt mit 2–2,5 Stunden Halbwertszeit (durch Desaminierung zu Uracilarabinosid). In der Zerebrospinalflüssigkeit liegen die Werte bei 40% der Plasmakonzentration. Bei intrathekaler Applikation persistiert Cytarabin länger als im Plasma, weil die Cytidindesaminase-Aktivität im ZNS niedrig ist. Da Cytarabin nur Zellen in der S-Phase töten kann, wird es durch kontinuierliche intravenöse Applikation über 7 Tage appliziert.

Cytarabin ist die Standardtherapie für akute Leukämien, d. h. für akute myeloische Leukämie (AML; Induktion) und akute lymphatische Leukämie (ALL; Konsolidierung nach Induktion mit Cyclophosphamid, Vincristin, Doxorubicin, Prednisolon, L-Asparaginase) sowie für die chronisch-myeloische Leukämie (CML) im Blastenschub.

Typische Dosierung: Cytarabin 100 mg/m²/d über 7 Tage infundiert (+ Daunorubicin 45–60 mg/m²/d an Tagen 1–3); bei Promyelozytenleukämie mit All-*trans*-Retinsäure; bei AML-Relaps Kombination mit Cladribin etc. Bei Hochdosisschemata 4–6 g/m²/d in 2 Infusionen (2–3 Stunden) an 2–6 aufeinanderfolgenden Tagen.

Azacitidin unterliegt einem ausgedehnten hepatischen First-Pass-Metabolismus und wird daher subkutan verabreicht (absolute Bioverfügbarkeit ca. 90%). Sein Verteilungsvolumen liegt bei etwa 1 l/kg. Unklar ist, ob es ins ZNS eindringt. Azacitidin wird hepatisch rasch (zu Azauracil nach hydrolytischer Abspaltung der Ribose und Desaminierung) metabolisiert. Die Halbwertszeit liegt bei ca. 45 Minuten.

Azacitidin ist zugelassen für die Behandlung
– myelodysplastischer Syndrome (mit refraktärer Anämie oder Ringsideroblasten)
– myelodysplastisch-myeloproliferative Syndrome (chronisch-myelomonozytäre Leukämie und AML).

Typische Dosierung: 75 mg/m²/d über 7 Tage + 21 Tage Pause (6 Zyklen)

Decitabin wird derzeit intravenös (1 Stunde lang) infundiert; seine Kinetik divergiert etwas von derjenigen von Azacitidin, weil beide Substanzen unterschiedliche Nukleosidtransporter benutzen, um in Zellen zu gelangen. Intrazellulär wird es entweder sequenziell durch Kinasen zum aktiven Triphosphat phosphoryliert oder durch die Cytidindesaminase deaminiert (vgl. Azacitidin). Das Verteilungsvolumen von Decitabin liegt bei 1,66 l/kg, die Halbwertszeit bei 68 Minuten.

Decitabin ist (in Europa) für die Behandlung akuter myeloischer Leukämien bei über 65-Jährigen zugelassen, die für eine Erstbehandlung mit einer Standard-Chemotherapie nicht infrage kommen.

Typische Dosierung: 20 mg/m²/d über 5 Tage + 23 Tage Pause (≥ 4 Zyklen)

Gemcitabin ist ebenfalls Substrat für die Cytidindesaminase (Umsetzung zum inaktiven 2'-Desoxy-Difluoruridin) und wird daher nur intravenös appliziert. Seine Plasmahalbwertszeit liegt bei 0,5–1,5 Stunden. Intrazellulär persistiert Gemcitabin-Triphosphat mit bis zu 12 Stunden Halbwertszeit.

Gemcitabin ist zugelassen für die Therapie des fortgeschrittenen nichtkleinzelligen Bronchialkarzinoms (in Kombination mit Cisplatin), des fortgeschrittenen rezidivierenden Brustkrebses (in Kombination mit Paclitaxel), des fortgeschrittenen Blasenkrebses (mit Cisplatin), des Ovarialkarzinoms (in Kombination mit Carboplatin, »second line« statt Carboplatin/Paclitaxel) und des Pankreaskarzinoms.

Typische Dosierung: 1–1,25 g/m² an Tagen 1, 8 (und 15), Wiederholung an Tag 21 (oder 28)

Purinanaloga
6-Mercaptopurin und Thioguanin

6-Mercaptopurin und 6-Thioguanine sind die Analoga von Hypoxanthin und Guanin (◘ Abb. 61.14). Sie werden über mehrere Transporter (einen nicht genauer definierten purinselektiven Nukleobasentransporter in Zellen, den konzentrativen Nukleosid-Transporter 3 [CNT3] und ENT2) aufgenommen und dort durch die Hypoxanthin-Guanin-Phosphoribosyl-Transferase (HPRT) in 6-Thioinosin-5'-Monophosphat (T-IMP) bzw. in 6-Thioguanosin-5'-Monophosphat (T-GMP) konvertiert.

Die Guanylatkinase (katalysiert die Reaktion GMP + ATP → GDP + ADP) kann Thioanaloga aber nur schlecht verwerten, sodass die Konzentrationen von T-IMP oder T-GMP intrazellulär ansteigen. Beide Substanzen hemmen
– die IMP-Dehydrogenase (IMP-DH); diese nimmt eine Schlüsselstellung ein, weil sie IMP aus dem De-novo-Pathway erhält (◘ Abb. 61.15); sie verwertet auch IMP aus dem Purin-Salvage-Pathway (► Abschn. 58.4.1), das die Hypoxanthin-Guanin-Phosphoribosyltransferase (HGPRT) aus Hypoxanthin konvertiert (◘ Abb. 61.15)
– den 1. Schritt der Purin-de-novo-Synthese, die Konversion von Phosphoribosylpyrophosphat in Phosphoribosylamin

T-IMP hemmt zudem die AMP-Synthese.

61

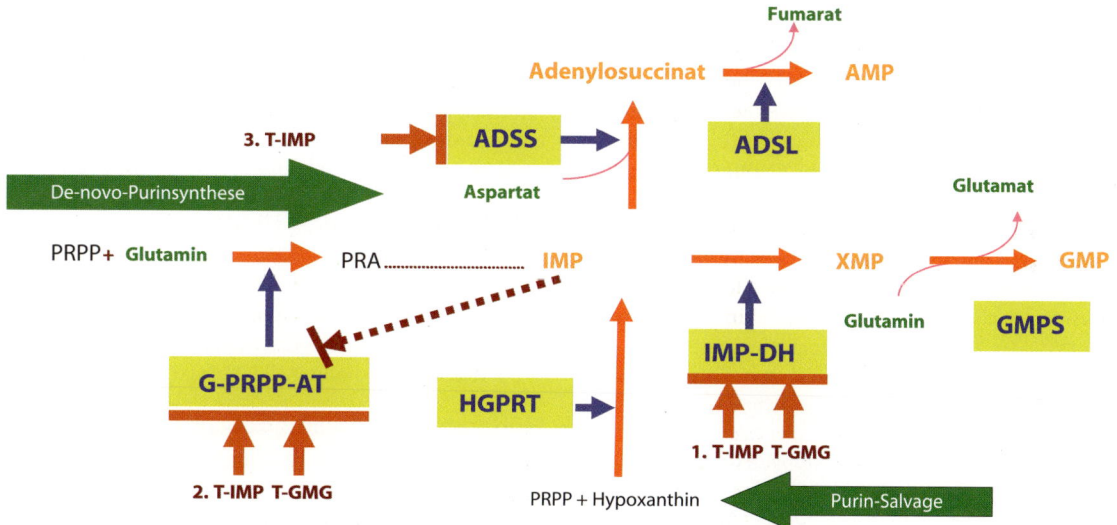

Azathioprin   **6-Mercaptopurin**   **Hypoxanthin**   **Thioguanin**   **Guanin**

Pentostatin   **Cladribin**   **Fludarabin**

◨ **Abb. 61.14** Strukturformeln der Nukleobasenanaloga 6-Mercaptopurin und Thioguanin sowie der Nukleosidanaloga Pentostatin, Cladribin und Fludarabin

◨ **Abb. 61.15 Zentrale Rolle von IMP (Inosinmonophosphat) bei der Koordination der Purin-de-novo-Synthese, Purin-Salvage-Pathway und Angriffspunkte von 6-Mercaptopurin und Thioguanin.** Die Purin-de-novo-Synthese beginnt mit der Synthese von Phosphoribosylamin (PRA): Die Aminogruppe von Glutamin wird durch die Glutamin-Phosphoribosylpyrophosphat-Amidotransferase (G-PRPP-AT) auf Phosphoribosylpyrophosphat (PRPP) übertragen (und das Pyrophosphat wird abgespalten). Über mehrere Schritte (◨ Abb. 61.11) entsteht IMP. Dieses kann durch die Adenylsuccinat-Synth(et)ase (ADSS) mit Asparat zu Adenyl(o)succinat gekoppelt werden, aus dem die Adenyl(o)succinat-Lyase (ADSL) AMP freisetzt. IMP kann auch durch die IMP-Dehydrogenase (IMP-DH) zu Xanthosin-Monophosphat (XMP) oxidiert werden. Die GMP-Synth(et)ase (GMPS = eine Glutamin-Amidotransferase) überträgt die endständige NH₂-Gruppe von Glutamin auf XMP und erzeugt so GMP. Das aus dem Purinabbau entstehende Hypoxanthin kann durch die HGPRT (Hypoxanthin-Guanin-Phosphoribosyltransferase) wieder zu IMP konvertiert und so für den Intermediärstoffwechsel gerettet werden (»Purin-Salvage-Pathway«). Hohe IMP- und GMP-Konzentrationen bewirken eine Feedback-Hemmung auf den 1. Schritt der De-novo-Synthese (*unterbrochener dunkelroter Pfeil*). Das aus 6-Mercaptopurin entstehende Thio-IMP (T-IMP) und das aus Thioguanin entstehende Thio-GMP (T-GMP) hemmen die IMP-Dehydrogenase (**1.**). Sie binden auch an die Glutamin-Phosphoribosylpyrophosphat-Amidotransferase (G-PRPP-AT) und ahmen dort die Feedback-Hemmung durch IMP oder GMP nach (**2.**). T-IMP bindet als IMP-Analogon an Adenylsuccinat-Synthase (ADSS), kann aber nicht als Substrat verwertet werden, sodass die AMP-Produktion gehemmt wird (**3.**).

Darüber hinaus entstehen auch die Desoxyformen dT-ITP und dT-GTP, die in die DNA eingebaut werden. Deren Thiogruppe ist jeweils ein gutes Methylierungssubstrat, das eine Fehlpaarung mit Cytosin erzeugt. Der Korrekturversuch durch »mismatch repair« kann nicht gelingen, da es keine Base gibt, die sich mit Methyl-T-GMP korrekt paaren kann.

Dieser genotoxische Stress induziert die Apoptose und/oder Mutationen. Im Gegensatz zu Methotrexat oder 5-Fluorouracil **sind Thiopurine** also **mutagen.** Bei der Therapie mit Mercaptopurin sind auch Sekundärtumoren beobachtet worden. Mercaptopurin hat einen ausgesprochen starken Effekt auf die Spermatogenese.

- **Pharmakokinetik und Indikationen**

6-Mercaptopurin hat aufgrund des First-Pass-Metabolismus durch die hepatische Xanthinoxidase eine variable Bioverfügbarkeit (10–50%). Nach intravenöser Gabe ist die Halbwertszeit kurz (ca. 1 h). Der Abbau erfolgt durch die Xanthinoxidase und die Thiopurin-S-Methyltransferase. Diese wird durch polymorphe Allele codiert (▶ Abschn. 5.6.2).

Azathioprin (◻ Abb. 61.14) ist das Prodrug von 6-Mercaptopurin. Diverse Glutathiontransferasen (GST A1-1, A2-2 und M1-1), die in der Leber, aber auch von Lymphozyten exprimiert werden, metabolisieren es rasch ($t_{1/2}$ ~10 min) zu 6-Mercaptopurin. Azathioprin dient nur als Immunsuppressivum (▶ Kap. 25).

Allopurinol hemmt den Abbau von 6-Mercaptopurin und Azathioprin. Wird die gemeinsame Anwendung notwendig, muss die Mercaptopurindosis auf ≤ 25% reduziert werden.

Thioguanin hat eine variable orale Bioverfügbarkeit (im Mittel 30%) und eine längere Halbwertszeit (biphasische Elimination mit $t_{1/2}$ = 3 und 7 Stunden). Die Elimination erfolgt ebenfalls durch S-Methylierung. Wesentlicher Unterschied zu 6-Mercaptopurin ist der Umstand, dass es durch die Guanase desamidiert und inaktiviert wird. Der weitere Metabolismus erfolgt zwar ebenfalls durch die Xanthinoxidase, die Gabe von Allopurinol ist aber unerheblich, weil der inaktivierende 1. Schritt von der Xanthinoxidase unabhängig ist.

Mercaptopurin, Thioguanin sind zur Therapie akuter (lymphatischer und myeloischer) Leukämien und chronisch-myeloischer Leukämien zugelassen.

Typische Dosierung: 50–200 mg/m²/d in 2 Einzeldosen über 5–20 Tage

Pentostatin

Pentostatin (2'-Desoxycoformycin) ist ein Antibiotikum, das als Analogon des chemischen Übergangszustands (»transition state analogue«) in der durch die Adenosindesaminase katalysierten Desaminierungsreaktion wirkt. Es hemmt die Adenosindesaminase mit sehr hoher Affinität.

Der angeborene Mangel an Adenosindesaminase führt zum schweren kombinierten Immundefekt (SCID), weil Desoxyadenosin und S-Adenosylhomocystein (sowie möglicherweise andere Metaboliten) akkumulieren. Diese sind vor allem für T-Zellen, aber auch für unreife B-Zellen toxisch. Pentostatin kann auch in die DNA inkorporiert werden, wo es Strangbrüche auslöst.

- **Pharmakokinetik und Indikation**

Pentostatin wird intravenös administriert. Die Halbwertszeit liegt bei etwa 6 Stunden, 90% wird unverändert renal ausgeschieden (Dosisanpassung bei eingeschränkter Nierenfunktion). Pentostatin ist für die Therapie der Haarzellleukämie zugelassen.

Typische Dosierung: 4 mg/m² in 14-tägigem Abstand

Cladribin

Cladribin (2-Chlordesoxyadenosin, ◻ Abb. 61.14) wird nach intrazellulärer Aufnahme durch die Desoxycytidinkinase zu Cladribin-Monophosphat und in weiterer Folge zu Cladribin-Triphosphat phosphoryliert. In dieser Form kann es in DNA eingebaut werden. DNA-Strangbrüche akkumulieren in cladribinbehandelten Zellen, wahrscheinlich weil die DNA-Reparatur gehemmt wird. Die Mechanismen sind unklar.

Besonders an Cladribin ist der Umstand, dass Zellen nicht proliferieren müssen, um durch Cladribin getötet zu werden. Cladribin aktiviert den mitochondrialen (Cytochrom-c-abhängigen) Weg der Apoptose, auch hier sind die Mechanismen unklar. Es hemmt auch die Ribonukleotidreduktase.

- **Pharmakokinetik und Indikationen**

Cladribin ist oral bioverfügbar (50%), wird aber nur intravenös als Dauerinfusion (7 Tage bei Haarzellleukämie) bzw. Kurzinfusion (chronisch-lymphatische Leukämie, CLL) angewandt. Der Metabolismus ist nicht gut charakterisiert. Die Halbwertszeit liegt bei 7 Stunden. In der Zerebrospinalflüssigkeit werden 25% der Plasmakonzentrationen erreicht.

Cladribin ist derzeit für die Therapie der Haarzellleukämie und der CLL zu gelassen, in Russland auch für die Therapie der multiplen Sklerose. Weitere Anwendungen sind Histiozytose, Mycosis fungoides und andere kutane T-Zell-Lymphome.

Typische Dosierung:
- Haarzellleukämie: 0,09 mg/kg KG/d über 7 Tage als Dauerinfusion (nur 1 Zyklus)
- CLL: 0,12 mg/kg KG/d als 2-stündige Infusion über 5 Tage (Wiederholung alle 28 Tage; 6 Zyklen)

Fludarabin (Fludarabinphosphat)

Fludarabin wird als Fludarabinphosphat (2-Fluor-Adenin-Arabinosyl-Monophosphat) intravenös zugeführt (bessere Löslichkeit) und rasch extrazellulär durch die 5'-Nukleotidase zu Fludarabin dephosphoryliert, das über Nucleosidtransporter in Zellen aufgenommen wird. Fludarabin besitzt statt einer Ribose eine Arabinose (◻ Abb. 61.14) und ist durch die Fluorsubstitution kein Substrat für die Adenosindesaminase.

Intrazellulär wird Fludarabin durch die Desoxycytidinkinase rephosphoryliert und danach zum Triphosphat konvertiert. Sein Wirkungsmechanismus ist eine Kombination der Wirkung von Cytarabin und Cladribin: Nach Einbau in die DNA führt es zum Kettenabbruch (vgl. Cytarabin weiter oben). Zusätzlich löst es wie Cladribin eine Apoptose auch bei nichtproliferierenden Zellen aus. Daher ist es auch bei CLL wirksam, wo die Zellen überwiegend in der G_0-Phase vorliegen und nur ein verschwindend kleiner Teil in der S-Phase.

61

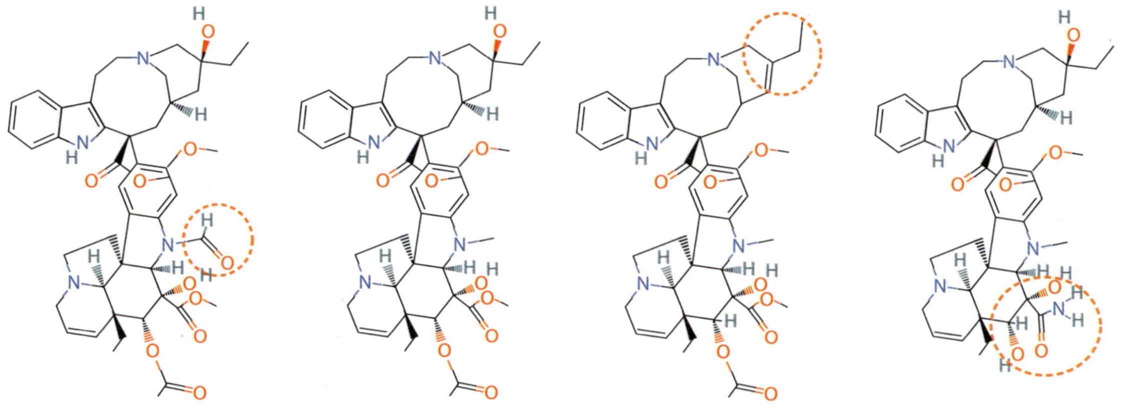

Vincristin   **Vinblastin**   **Vinorelbin**   **Vindesin**

□ **Abb. 61.16** Strukturformeln der Vinca-Alkaloide Vincristin, Vinblastin, Vinorelbin und Vindesin

■ Pharmakokinetik und Indikation

Fludarabinphosphat muss intravenös zugeführt werden. Das freigesetzte Fludarabin strömt mit initialen Verteilungshalbwertszeiten von 5 Minuten und 1–2 Stunden in die Zellen. Die Halbwertszeit der Elimination liegt bei 20 Stunden; die Ausscheidung erfolgt renal (ca. 50 % unverändert, Dosisanpassung bei Nierenfunktionsstörung). Das intrazellulär akkumulierende Fludarabin-Triphosphat hat eine Halbwertszeit von ca. 20 Stunden.

Fludarabinphosphat ist für die Behandlung der fortgeschrittenen CLL zugelassen.

Typische Dosierung: 25 mg/m²/d als 30-minütige Kurzinfusion über 5 Tage (Wiederholung alle 28 Tage; 6 Zyklen)

61.2.3 Spindelgifte (Tubulinhemmer)

Vinca-Alkaloide (Vincristin, Vinblastin, Vindesin, Vinorelbin)

Vincristin und Vinblastin wurden aus dem Madagaskar-Immergrün isoliert. Die Pflanze wird jetzt als *Catharanthus roseus* klassifiziert (früher *Vinca rosea*). Die Substanzgruppe wird als *Vinca*-Alkaloide bezeichnet. Die strukturellen Unterschiede zwischen den einzelnen Vertretern sind gering (□ Abb. 61.16). Dennoch unterscheiden sie sich in ihrem Wirkprofil.

Zahlreiche pflanzliche Gifte, z. B. Colchicin, Maytansin und Taxane, binden an Tubulin. Tubulinkabel bestehen aus α- und β-Tubulin, die einem GTP-abhängigen Zyklus aus Polymerisation und Depolymerisation unterliegen (□ Abb. 61.17). *Vinca*-Alkaloide binden an β-Tubulin und unterdrücken die Tubulinpolymerisation (□ Abb. 61.17). Es kommt zum Metaphasenarrest in der Mitose, weil die Chromosomen durch die Mitosespindel nicht zurückgezogen werden können. Verharren Zellen länger in einer Phase des Zellzyklus, löst dies Apoptose aus. Das trifft auch für *Vinca*-Alkaloide zu.

Durch Hemmung der Tubulinpolymerisation wird auch der axoplasmatische Transport gehemmt: Kinesinmotormoleküle können die Vesikel nicht mehr zur Synapse transportieren. Am stärksten trifft dieser Effekt die längsten Neurone.

Daher beginnt die Neuropathie typischerweise an Händen und Füßen (handschuh- und sockenförmig) und zunächst mit sensorischen Symptomen (Ameisenlaufen, Kribbeln).

Besonders **neurotoxisch** ist **Vincristin**, das auch eine sehr starke **motorische Neuropathie** auslösen kann. Die Patienten benötigen einen Stock, um sich beim Gehen aufzustützen. Die Neuropathie kann auch das autonome Nervensystem betreffen (Leitsymptom: Obstipation).

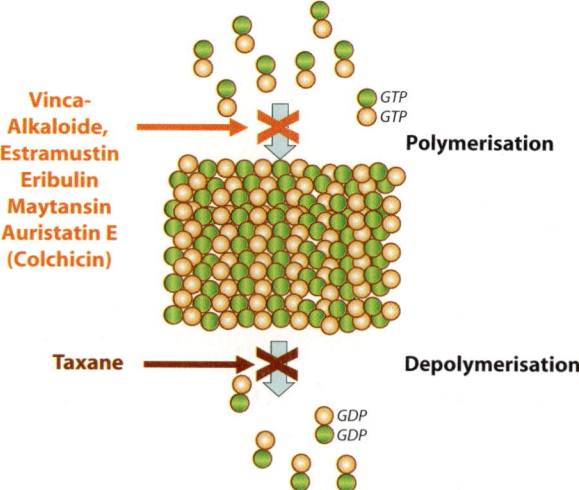

□ **Abb. 61.17 Unterschiedliche Effekte von Vinca-Alkaloiden und Taxanen auf Tubulin.** Tubulinflamente bestehen aus α- und β-Tubulin, die in einem Gleichgewicht zwischen löslicher heterodimerer Form und filamentöser Form vorliegen. In GTP-gebundener Form verknüpfen sich die Tubulindimere (= Protofilamente) und bilden einen Ring aus 13 Protomeren pro Ebene, der sich in (+)-Richtung durch laufende Inkorporation weiterer Dimere zu einer Art Hohlkabel verlängert. GTP-Hydrolyse begünstigt die Dissoziation. Tubulinkabel wachsen und zerfallen ständig dynamisch. *Vinca*-Alkaloide, Estramustin, Eribulin, Maytansin, Auristatin E und Colchicin hemmen die Polymerisation. Tubulin akkumuliert in löslicher Form. Taxane hemmen die Depolymerisation. Tubulin akkumuliert daraufhin in unlöslicher filamentöser Form

Vincristin hat aber den Vorteil, **wenig myelosuppressiv** zu sein, während **Vinblastin** sehr **stark myelosuppressiv** wirkt. Worauf diese Unterschiede zurückzuführen sind, ist nicht bekannt.

■ **Pharmakokinetik und Indikationen**

Vincristin, Vinblastin und **Vindesin** werden sehr variabel resorbiert und nur parenteral angewandt. **Vinorelbin** hat eine orale Bioverfügbarkeit von 40%. Es steht auch in Kapseln zur Verfügung. Nach intravenöser Injektion erfolgt ein rascher Ausstrom (biphasischer Abfall, $t_{1/2}$ = ca. 5 min und 1 h) ins Gewebe (Verteilungsvolumen 10–20 l/kg). Die Elimination erfolgt primär durch hepatischen Metabolismus und biliäre Sekretion (Dosisanpassung bei Leberinsuffizienz). Die terminale Halbwertszeit von Vincristin, Vinblastin und Vindesin liegt bei 20–25 Stunden, die von Vinorelbin bei 28–44 Stunden.

Vincristin ist (wegen seiner geringen Myelosuppression) ein Standardkombinationspartner, insbesondere bei Lymphomen, akuten lymphatischen Leukämien, Neuroblastomen, Rhabdomyosarkomen, Ewing-Sarkomen, Wilms-Tumoren, Osteosarkomen, malignen Melanomen, kleinzelligen Bronchialkarzinomen und Plattenepithelkarzinomen.

Typische Dosierung: 1–2 mg/m² 1-mal/Woche (bei Kombination 12–24 Stunden vor Asparaginase)

Vinblastin ist in der palliativen Therapie zugelassen für fortgeschrittene Hodgkin- und Non-Hodgkin-Lymphome, Histiozytome, Hodentumoren, Chorion- und Mammakarzinome

Typische Dosierung: 3–7 mg/m² 1-mal/Woche (Steigerung wöchentlich bis 11 mg/m² in der 5. Woche)

Vindesin ist zugelassen für die Behandlung von akuter lymphatischer Leukämie, Blastenschub bei chronisch-myeloischer Leukämie, malignem Melanom, nichtkleinzelligem und kleinzelligem Bronchialkarzinom, Mammakarzinom, Plattenepithelkarzinomen des Ösophagus.

Typische Dosierung: 4 mg/m² 1-mal/Woche (Wiederholung alle 7–10 Tage)

Vinorelbin ist für die Therapie des nichtkleinzelligen Bronchialkarzinoms, des fortgeschrittenen Mamma- und des hormonrefraktären Prostatakarzinoms zugelassen.

Typische Dosierung: Intravenös 25–30 mg/m² Tage 1 und 5 alle 3 Wochen; oral 60 mg/m²/Woche

Taxane (Paclitaxel, Docetaxel, Cabazitaxel)

Paclitaxel wurde ursprünglich als Taxol aus der Rinde der pazifischen Eibe (*Taxus brevifolia*) isoliert. **Docetaxel** ist ein semisynthetisches Derivat (◨ Abb. 61.18). Paclitaxel wird mittlerweile auch semisynthetisch aus einer Vorstufe aus den Blättern anderer Eiben hergestellt. (Andernfalls wäre die sehr langsam wachsende pazifische Eibe schon ausgerottet.)

Taxane binden ebenfalls an β-Tubulin, allerdings an anderer Stelle als *Vinca*-Alkaloide. Sie hemmen die Tubulindepolymerisation (◨ Abb. 61.17). Der Effekt ist derselbe wie bei *Vinca*-Alkaloiden: Metaphasenarrest in der Mitose, gefolgt von Apoptose. Die Neurotoxizität ist ebenfalls vorhersehbar, sie ist präferenziell sensorisch.

Tumorzellen können gegen Paclitaxel und Docetaxel **resistent** werden, wenn sie ABCB1/P-Glykoprotein, ABCG2/BCRP und/oder ABCC1/MRP1 überexprimieren.

◨ **Abb. 61.18** Strukturformeln der Taxane Paclitaxel und Docetaxel, die sich durch Substitution des N-Atoms unterscheiden

Cabazitaxel ist ein dimethoxyliertes Derivat von Docetaxel, das von ABCB1 und ABCG2 in klinisch relevanten Konzentrationen nicht erkannt wird.

■ **Pharmakokinetik und Indikationen**

Paclitaxel wird intravenös verabreicht. Der Abfall der Plasmakonzentration ist biphasisch. Im therapeutischen Bereich ist die Eliminationskinetik nichtlinear; d. h., AUC und Halbwertszeit steigen mit steigenden Dosen überproportional (► Abschn. 2.2.2). Die mittlere Halbwertszeit ist daher sehr variabel und liegt zwischen 3 und 53 Stunden. Paclitaxel wird primär hepatisch abgebaut, vor allem durch CYP2C8 (weniger durch CYP3A4).

Aufgrund seiner geringen Wasserlöslichkeit muss Paclitaxel mit einem Lösungsvermittler (50% Ethanol, 50% polyethoxyliertes Rizinusöl) appliziert werden.

❗ **Cave**

Paclitaxel selbst und/oder der Lösungsvermittler können eine massive (z. T. lebensgefährliche) Überempfindlichkeitsreaktion auslösen.

Daher müssen alle Patienten mit einem Glucocorticoid (z. B. 20 mg Dexamethason), einem H_1-Antihistaminikum (z. B. Diphenhydramin, 50 mg) und einem H_2-Blocker (z. B. 50 mg Ranitidin) vorbehandelt werden. Die Alkoholmenge muss unter anderem berücksichtigt werden, wenn gleichzeitig Metronidazol, Cefoperazon oder andere Stoffe appliziert werden, die ein Antabus-Syndrom auslösen.

Als teurere, aber besser verträgliche Alternative wurde **nab-Paclitaxel** eingeführt; »nab« steht für »nanoparticle albumin bound«; Komplexe aus Paclitaxel und Albumin sind unter Bedingungen lyophilisiert, die winzige Nanopartikel erzeugen. Nach Rekonstitution des Lyophilisats in Kochsalzlösung lässt sich diese Suspension infundieren, ohne dass Überempfindlichkeitsreaktionen auftreten. Die Pharmakokinetik zeigt dann Dosislinearität.

Paclitaxel ist Mittel der 1. Wahl bei fortgeschrittenem Ovarialkarzinom (mit Cisplatin), Mammakarzinom (mit Do-

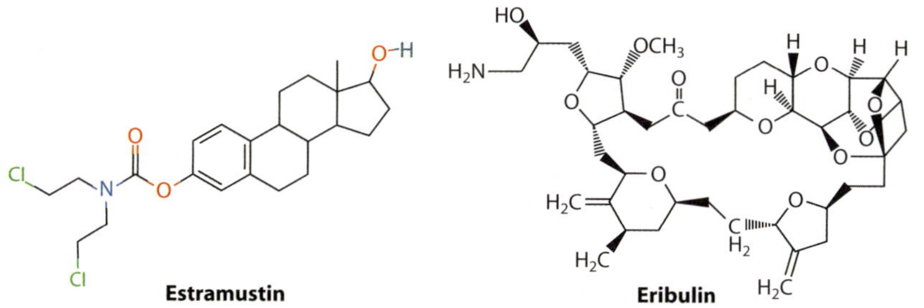

Abb. 61.19 Strukturformeln von Estramustin und Eribulin. Die beiden Chlorethylgruppen am N-Atom (von Stickstoff-Lost bzw. »nitrogen-mustard«) sind über eine Carbaminsäure mit Östradiol verestert – daher der Name Estramustin

xorubicin oder Trastuzumab) und nichtkleinzelligem Bronchialkarzinom (mit Carboplatin). Adjuvant ist es indiziert bei lymphknotenpositivem Mammakarzinom nach Anthracyclin/Cyclophosphamid-Therapie.

Typische Dosierung: 135–175 (max. 220) mg/m^2 in einer 3-stündigen Infusion; alle 3 Wochen

Docetaxel hat gegenüber Paclitaxel 2 Vorteile, die möglicherweise auf die bessere Löslichkeit zurückzuführen sind:

- Im therapeutischen Bereich besteht Dosislinearität.
- Überempfindlichkeitsreaktionen kommen in geringem Ausmaß vor, sodass nur eine Vorbehandlung mit Dexamethason notwendig ist.

Docetaxel wird intravenös appliziert. Nach seiner initialen Verteilungskinetik wird es mit 10–12 Stunden Halbwertszeit eliminiert. Der Metabolismus erfolgt in der Leber durch CYP3A4.

Docetaxel ist zugelassen für die adjuvante Therapie des lymphknotenpositiven Mammakarzinoms (mit Doxorubicin und Cyclophosphamid), für die palliative Therapie des fortgeschrittenen Mammakarzinoms, bei hormonrefraktärem (kastrationsresistentem) Prostatakarzinom, nichtkleinzelligem Bronchialkarzinom (mit Cisplatin) und beim Magenkarzinom (mit 5-Fluorouracil und Cisplatin).

Typische Dosierung: 75 mg/m^2 in einer 1-stündigen Infusion alle 3 Wochen

Cabazitaxel wird als 1-stündige Infusion intravenös appliziert; nach einer Verteilungskinetik wird es mit sehr langer terminaler Halbwertszeit (95 h) hepatisch (90% über CYP3A4, 10% über CYP2C8) eliminiert. Die derzeitige Zulassung beschränkt sich auf das fortgeschrittene kastrationsresistente Prostatakarzinom nach Versagen der Therapie mit Docetaxel.

Typische Dosierung: 25 mg/m^2 (+ 10 mg Prednisolon p. o.) in einer 1-stündigen Infusion alle 3 Wochen

Estramustin

Estramustin ist mit einem Carbaminsäurederivat von Stickstoff-Lost verestertes Estradiol (Östradiol) (■ Abb. 61.19). Die Synthese war von der Vorstellung geprägt, dass die Östradiolkomponente der Verbindung die Alkylankomponente in östrogenresponsiven Geweben zur DNA schleppen würde, um dort eine spezifische Wirkung auszulösen.

Tatsächlich wirkt Estramustin aber primär als Hemmer der Tubulinpolymerisation (durch Bindung an β-Tubulin, ■ Abb.

61.17). Daneben ist es auch als Östrogen wirksam. Abgesehen von der Myelosuppression bestimmt die östrogene Aktivität auch sein Spektrum an unerwünschten Wirkungen (Gynäkomastie, Impotenz, Thrombose, Flüssigkeitsretention).

■ Pharmakokinetik und Indikation

Estramustin wird als Estramustinphosphat administriert. Es wird rasch durch die alkalische Phosphatase dephosphoryliert und ist oral zu 75% bioverfügbar. 10% der zugeführten Menge wird durch Esterase hydrolysiert und liefert Estradiol, das die hypophysäre Sekretion von Gonadotropinen unterdrückt. Estramustin (Halbwertszeit 10–20 Stunden) wird in der Leber zum (aktiven) 17-Keto-Analogon Estromustin oxidiert; dieses akkumuliert (Halbwertszeit 80 Stunden).

Estramustin ist für die palliative Therapie des fortgeschrittenen (auch kastrationsresistenten) Prostatakarzinoms zugelassen.

Typische Dosierung: 300–400 mg/d parenteral oder 840 mg/d oral (in 3 Einzeldosen)

Eribulin

Abgesehen von Pflanzen synthetisieren auch zahlreiche andere Organismen Substanzen, die als Tubulingifte wirken, z. B. Meeresschwämme wie *Halichondria okadai*. Eribulin ist ein synthetisches Analogon des Schwammgifts Halichodrin B. Die komplexe Struktur (■ Abb. 61.19) zeugt von der chemisch-synthetischen Leistungsfähigkeit sog. niedriger Organismen.

Eribulin ist ebenfalls ein Hemmer der Tubulinpolymerisation, seine Bindungstelle unterscheidet sich von jener der *Vinca*-Alkaloide und des Colchicins. Eribulin löst im Gegensatz zu *Vinca*-Alkaloiden häufig Erbrechen aus, daher sollte eine antiemetische Therapie (inkl. Glucocorticoide gegen spätes Erbrechen) verabreicht werden. Dosis- und therapielimitierende unerwünschten Wirkungen sind Myelosuppression bzw. sensorische Neuropathien.

■ Pharmakokinetik und Indikation

Eribulin wird über intravenöse Kurzinfusion administriert, seine Plasmaproteinbindung beträgt 50–60%. Nach einer Verteilungskinetik wird es mit ca. 40 Stunden terminaler Halbwertszeit überwiegend unverändert biliär ausgeschieden. Die beteiligten Transporter sind nicht bekannt. Möglicherweise trägt ABCB1 dazu bei, daher sollten Hemmer von ABCB1 (wie Ciclosporin) nicht co-administriert werden.

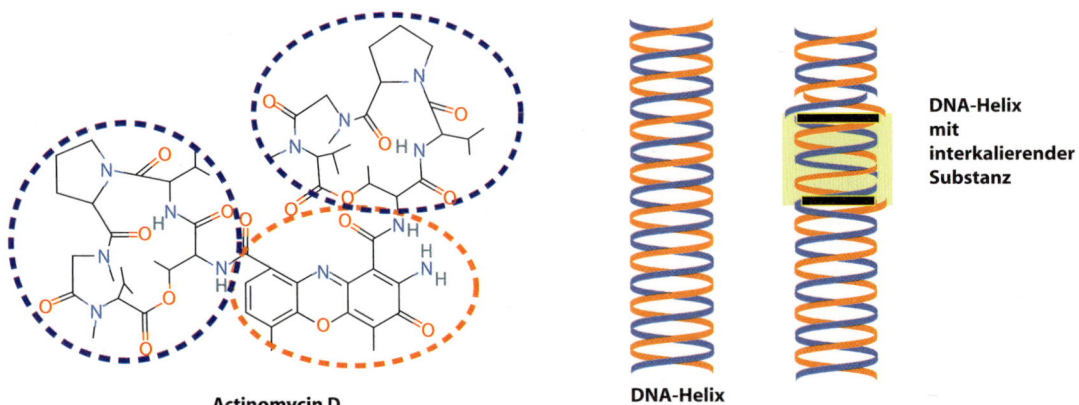

Actinomycin D

DNA-Helix

DNA-Helix
mit
interkalierender
Substanz

◼ **Abb. 61.20 Strukturformel von Actinomycin D und Schema der DNA-Interkalation.** Das planare Phenoxazon-Ringsystem (*roter Ring*) interkaliert zwischen den Basen. Die beiden zyklischen (symmetrischen) Pentapeptide (*dunkelblaue Ringe*) binden in der »minor groove« der DNA. Der Effekt einer Interkalation ist schematisch am Helixmodell gezeigt. Durch Interkalation (*schwarze Balken*) kommt es zur lokalen Entwindung der Helix. Diese Entwindung kann – je nach Substanz – sehr variable Ausmaße annehmen und eher Transkription oder Replikation hemmen. Sie kann auch ein Signal für die Aktivierung von Topoisomerasen sein. Bei Actinomycin D steht die Hemmung der RNA-Polymerasen im Vordergrund

Eribulin ist auch ein Substrat für CYP3A4, Interaktionen durch Konkurrenz um den Metabolismus (oder durch Enzyminduktion) sind aber bisher nicht beobachtet worden. Eribulin ist derzeit zugelassen zur Monotherapie des lokal fortgeschrittenen oder metastasierten Brustkrebs, bei dem unter (taxan- und anthracyclinhaltigen) Chemotherapie eine Progression eingetreten ist.

Typische Dosierung: 1,23 mg/m^2 in 2- bis 5-minütigen Kurzinfusion an Tagen 1 und 8 (21-Tage-Zyklus)

61.2.4 Interkalierende Verbindungen

Actinomycin D (Dactinomycin)

Actinomycin D ist ein Antibiotikum (aus *Streptomyces parvulus*). Es wirkt als interkalierende Verbindung, wobei der planare Phenoxazonring sich zwischen Guanin- und Cytosinbasen (5'-GpC-3') schieben kann (◼ Abb. 61.20). Die Bindung von Actinomycin D hemmt vor allem die Transkription der DNA durch RNA-Polymerasen. Actinomycin D erzeugt auch DNA-Strangbrüche, entweder durch Radikalbildung oder Effekte auf Topoisomerasen. In niedrigen Konzentrationen werden Topoisomerase I und II aktiviert, in hohen Topoisomerase II gehemmt.

■ Pharmakokinetik und Indikationen

Actinomycin D wird intravenös injiziert. Die Verteilung erfolgt mit 2 Stunden Halbwertszeit, die (renale und biliäre) Elimination mit 36 Stunden Halbwertszeit. Actinomycin D wird kaum metabolisiert. Es ist ein gutes P-Glykoprotein-Substrat und dringt daher nicht ins ZNS ein.

Actinomycin D ist für die Therapie kindlicher Sarkome (Wilms-Tumor, Ewing-Sarkom mit Cyclophosphamid und Vincristin) und des Chorionkarzinoms (mit Methotrexat) zugelassen.

Typische Dosierung: 10–15 μg/kg KG/d, Tage 1–5. Wiederholung nach 2–4 Wochen

Anthracycline und Anthrachinone (Daunorubicin, Doxorubicin, Epirubicin, Idarubicin; Mitoxantron und Pixantron)

Die Anthracycline **Daunorubicin** und **Doxorubicin** sind Antibiotika (aus *Streptomyces peucetius*). **Epirubicin** und **Idarubicin** sind semisynthetische Analoga, die sich chemisch kaum unterscheiden (◼ Abb. 61.21). Dennoch ist ihr klinisches Wirkprofil unterschiedlich. **Mitoxantron** ist ein synthetisch hergestelltes trizyklisches Anthrachinon (Anthracendion). **Pitoxantron** ist ein Aza-Anthracendion, dem 2 Hydroxyethylreste in den Seitenketten von Mitoxantron fehlen.

Anthracycline und Anthracendione interkalieren als planare Moleküle – ähnlich wie Actinomycin D – zwischen DNA-Basen (◼ Abb. 61.20). Das löst mehrere Effekte aus:

— Sie hemmen die Replikation.
— Sie bilden – abgesehen von Pixantron, das nur eine geringe Affinität zur Topoisomerase II hat – einen ternären Komplex mit DNA und Topoisomerase II. In diesem Zustand kann das Enzym zwar den DNA-Strang öffnen, ihn aber anschließend nicht wieder verknüpfen (◼ Abb. 61.23). Die Folge sind DNA-Strangbrüche, die Apoptose auslösen (◼ Abb. 61.6).
— Das Redoxpotenzial der Chinongruppe ermöglicht die Generierung freier Radikale, vor allem in Anwesenheit von freiem Eisen, was zur Oxidation von Basen in der DNA führen kann.
— Pixantron kann in Gegenwart von Formaldehyd DNA alkylieren; in vivo ist die Bedeutung dieser Addukte allerdings fraglich, weil sie die Anwesenheit (beachtlicher Konzentrationen) von Formaldehyd voraussetzen.

Die Bildung freier Radikaler wird auch mit der spezifischen unerwünschten Wirkung von Anthracyclinen in Zusammenhang gebracht: **Anthracycline** erzeugen eine **kumulative Kardiomyopathie:**

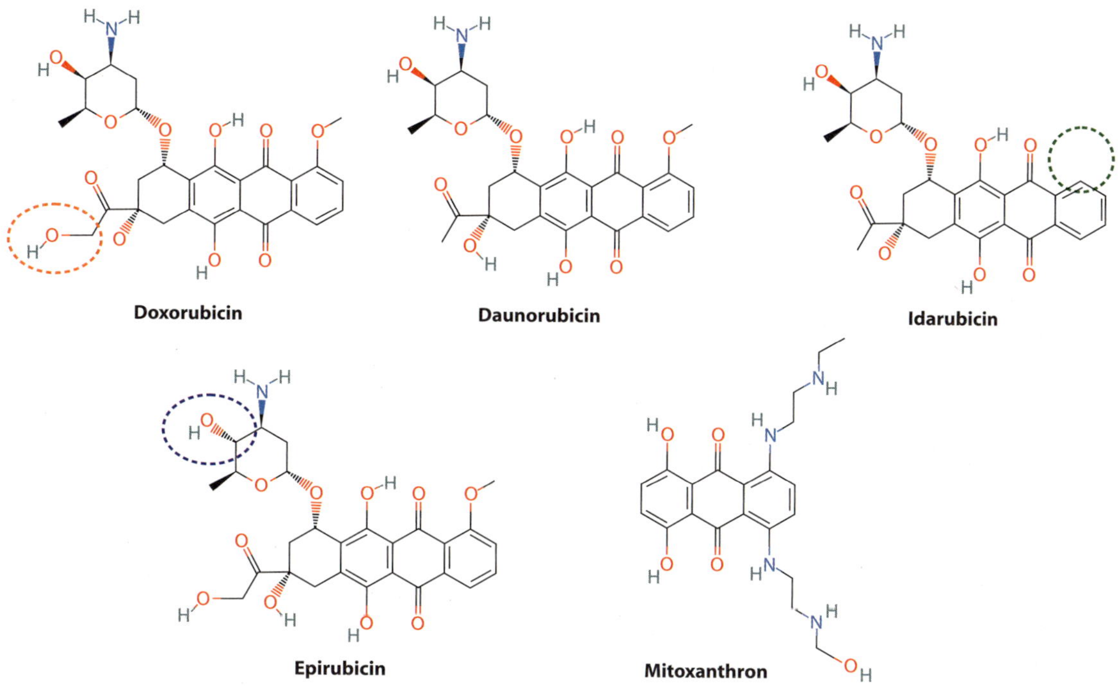

Abb. 61.21 Strukturformeln der Anthracycline Doxorubicin, Daunorubicin, Idarubicin, Epirubicin sowie des Anthracendions Mitoxantron

— Bis zur Gesamtlebensdosis von 250 mg/m^2 Doxorubicin ist das Risiko klein (< 1%), ab 300 mg/m^2 erhöht es sich auf 1–2% und steigt ab 550 mg/m^2 exponentiell (> 20%) an.

— Die kumulative Grenzdosis für Daunorubicin liegt bei 550 mg/m^2, für Epirubicin bei 700–900 mg/m^2; für Idarubicin, Mitoxantron und Pixantron sind sie nicht definiert.

Die kumulative Kardiomyopathie ist eine dilatative Kardiomyopathie, die mit Atemnot, Schwäche und Ödemen einhergeht. Der Mechanismus ist unbekannt, aber die Bildung von Radikalen im Herzmuskel soll beteiligt sein.

Der **Eisenchelator Dexrazoxan** wirkt **vorbeugend** (zytoprotektiv). Vor allem bei Kindern wurde Doxorubicin (empfohlene kumulative Grenzdosis 300 mg/m^2) und Epirubicin gemeinsam mit Dexrazoxan verwendet, um die schwer behandelbare Kardiomyopathie zu verhindern. Allerdings zeigen kürzlich ausgewertete Daten, dass die Dexrazoxangabe die Wahrscheinlichkeit verdreifacht, dass Kinder mit ALL im Anschluss an die Chemotherapie ein Sekundärmalignom erleiden (Inzidenz 4,2 vs. 1,3% innerhalb 10 Jahren). Dies wird auf den Umstand zurückgeführt, dass Dexrazoxan ein Topoisomerase-II-Hemmer ist.

Neben der kumulativen Kardiotoxizität gibt es eine akute Form, in der Arrhythmien auftreten. Im Vollbild besteht ein Myokarditis-Perikarditis-Syndrom mit Perikarderguss (Niedervoltage in allen EKG-Ableitungen, Atemnot und Arrhythmien).

Pharmakokinetik und Indikationen

Doxorubicin, Daunorubicin, Idarubicin, Epirubicin, Mitoxantron und Pixantron werden intravenös appliziert. Der Abfall der Plasmakonzentration ist bi- oder triphasisch; die initiale Phase (Halbwertszeiten ca. 12–45 Minuten) entsprechen der Aufnahme ins Gewebe. Die terminale Halbwertszeit der Elimination betragen für Doxorubicin ca. 30 Stunden, für Daunorubicin 55 Stunden, für Idarubicin 11–25 Stunden, für Epirubicin 24–52 Stunden, für Mitoxantron 5–18 Tage und für Pixantron 15–45 Stunden.

Alle Anthracycline werden in unterschiedlichem Ausmaß zu Alkoholen (Doxorubicinol, Daunorubicinol etc.) reduziert, die noch aktiv sind. Die Ausscheidung der Anthracycline und Anthracendione erfolgt primär über die Galle (ca. 90%); der Flux durch die Leberzellen erfolgt über verschiedene OCT/SLC22A-Isoformen (Aufnahme über die sinusoidale Membran) und ABCB1 (Transport über die kanalikuläre Membran). Dies kann zu Arzneimittelinteraktionen führen.

Im Urin erscheinen ≤ 10% der Metaboliten, sodass er rot (Anthracycline) bzw. dunkel (blaugrün; Mitoxantron, Pixantron) verfärbt ist. Diese Chromaturie ist harmlos; der Patient muss aber darüber aufgeklärt werden.

Von Doxo- und Daunorubicin gibt es auch liposomale Formulierungen (pegyliert und nichtpegyliert). Diese haben eine längere Halbwertszeit (55–75 h) und sind für die Therapie des Kaposi-Sarkoms, von fortgeschrittenen Stadien des Mamma- und Ovarialkarzinoms sowie des multiplen Myeloms vorgesehen.

> **Doxorubicin ist nach wie vor eine der wichtigsten zytotoxischen Substanzen.**

Doxorubicin ist zugelassen für akute Leukämien (lymphatische, myeloische), Lymphome (Hodgkin-/Non-Hodgkin), Mamma-, Ovarial-, Bronchial-, Blasen-, Schilddrüsenkarzinome, Neuroblastome, Ewing-Sarkome, Wilms-Tumoren, Weichteil- und Osteosarkome.

Typische Dosierung: 60–90 mg/m^2/Zyklus (verteilt auf Tage 1–3 oder Tage 1 und 8); Wiederholung nach 3–4 Wochen

Daunorubicin ist für die Therapie der akuten lymphatischen Leukämie und akuten myeloischen Leukämie zugelassen.

Typische Dosierung: 20 mg/m^2 (Tage 1–3) bis 120 mg/m^2 (1-mal pro 1–2 Wochen) in Kombination mit Cytarabin

Idarubicin ist die Alternative zu Daunorubicin bei akuter nichtlymphozytärer Leukämie.

Typische Dosierung: 8 mg/m^2 (Tage 1–5) oder 12 mg/m^2 (Tage 1–3) in Kombination mit Cytarabin

Epirubicin ist zugelassen für die Behandlung des (frühen und fortgeschrittenen) Mamma-, Ovarial-, (kleinzelligen und nichtkleinzelligen) Bronchial-, Magen- und des hormonrefraktären Prostatakarzinoms, des kolorektalen Karzinoms und von Weichteilsarkomen. Für das Blasenkarzinom kann Epirubicin intravesikal instilliert werden (alternativ zu Mitomycin C).

Typische Dosierung: 120 mg/m^2/Zyklus (verteilt auf Tage 1–3 oder Tag 1); Wiederholung nach 3–4 Wochen

Mitoxantron ist zugelassen für die Therapie der akuten myeloischen Leukämie (Blastenschub bei chronisch myeloischer Leukämie), von Lymphomen (Hodgkin-/Non-Hodgkin), Mamma- und Ovarialkarzinomen, malignen Hepatomen, hormonrefraktären Prostatakarzinomen und multipler Sklerose (sekundär progredient bzw. progressiv schubförmig).

Typische Dosierung: 2–4 (max. 12) mg/m^2/ (Tage 1–3); Wiederholung nach 3–4 Wochen

Pixantron ist derzeit als Monotherapie bei mehrfach rezidivierten oder therapierefraktären aggressiven Non-Hodgkin-B-Zell-Lymphomen (NHL) zugelassen.

Typische Dosierung: 50 mg/m^2 (intravenöse Infusion über 1 h, Tage 1, 8 und 15 eines 28-Tage-Zyklus; maximal 6 Zyklen)

Bleomycin

Bleomycin ist ein Glykopeptidantibiotikum (bzw. ein Gemisch von Antibiotika, die sich jeweils durch nur eine Aminosäure unterscheiden) aus *Streptomyces verticillus*. Bleomycine haben eine Seitenkette mit 2 Thiazolringen, die an die DNA bindet (■ Abb. 61.22). Sie binden Kupfer oder Eisen. Bleomycin funktioniert in diesem Komplex als Oxidase, die Sauerstoffradikale generiert und DNA-Strangbrüche durch Oxidation der Desoxyribose im Zucker-Phosphat-Rückgrat der DNA erzeugt (■ Abb. 61.22).

61

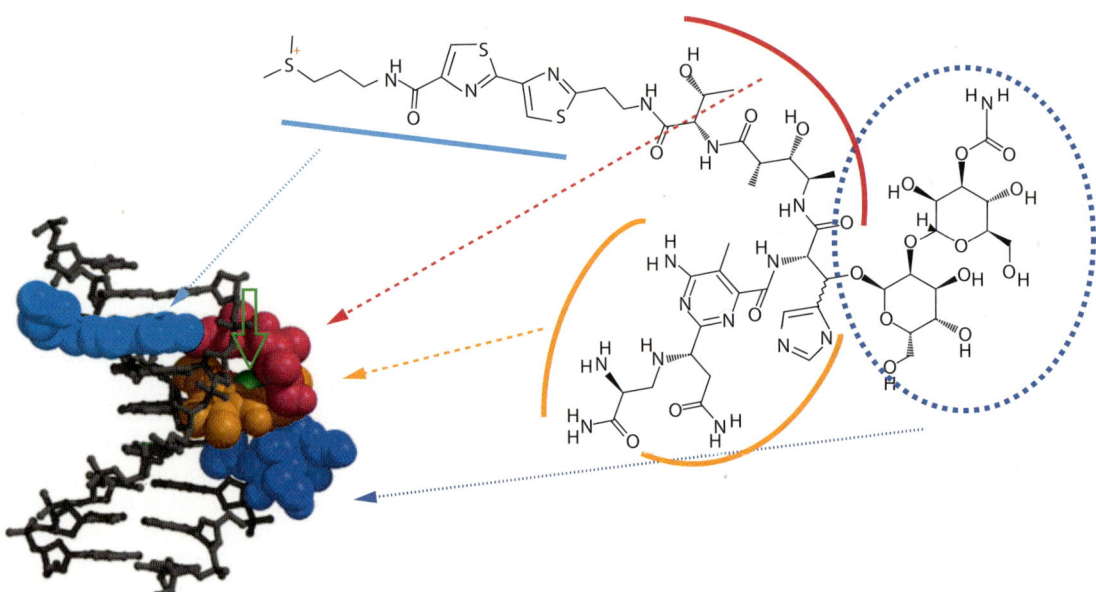

■ **Abb. 61.22 Strukturformel von Bleomycin A2 (rechts) und 3D-Kalottenmodell eines Bleomycin-DNA-Komplexes auf der Basis von Röntgenstrukturanalysen nach Kristallisation (links).** Die DNA-interkalierende Domäne ist die lineare Kette mit 2 planaren Thiazolringen (*hellblauer, gerader Strich* bzw. *blau* im Kalottenmodell), darauf folgt ein Tripeptid-Linker (*roter, gebogener Strich* bzw. *rot* im Kalottenmodell), auf den die metallbindende Domäne mit dem zentralen Pyrimidinring folgt, an dem ein Propionamid mit 3-Aminoalaninamid-Seitenkette hängt (*orange umrahmt* bzw. *orange* im Kalottenmodell). Die N-Atome bilden die Koordinationssphäre für Metallionen (Fe^{2+}, Cu^{2+}). Die Zucker (*blau umkreist*, *blau* im Kalottenmodell) schmiegen sich an die Metallbindungsdomäne und stabilisieren deren Bindung an die DNA. Im Kugel-Stab-Modell der Kristallstruktur ist die DNA-Kette *schwarzgrau* dargestellt (Atome als Kugeln, Bindungen als Stäbe). Im Kristall ist die Metallbindungsstelle aus experimentell-technischen Gründen mit Kobalt besetzt (*grüne Kalotte*, *grüner Pfeil*). Die Kette aus den beiden planaren Thiazolringen drängt sich parallel zwischen die Basen. Das Metallion (*grün*) liegt nahe am Zucker-Phosphat-Rückgrat der DNA

Pharmakokinetik und Indikationen

Bleomycin wird oral nicht resorbiert und muss daher i. v. (oder i. m.) injiziert werden. Bleomycin verteilt sich mit 20–30 Minuten Halbwertszeit ins Gewebe (Anreicherung in Haut, Lunge und lymphatischem Gewebe) und wird mit 2–4 Stunden terminaler Halbwertszeit sowohl renal (> 50%) als auch durch Hydrolasen eliminiert. Haut und Lunge haben nur geringe Hydrolaseaktivität. Dies ist wahrscheinlich auch der Grund, weshalb sich dort die Toxizität (Lungenfibrose; Erythem, Hyperpigmentierungen, Hyperkeratose, Ulzeration) von Bleomycin manifestiert.

Bleomycin ist ein beliebter Kombinationspartner, weil es
- kaum myelosuppressiv wirkt und
- gut gegen epitheliale Tumoren wirkt.

Die Lungenfibrose ist aber gefährlich (bei 5–10% der Patienten). Die zugelassenen Indikationen sind Plattenepithelkarzinome (Kopf-Hals-Bereich, Larynx, Ösophagus, Haut, Cervix uteri, Vulva, Penis), Lymphome, Hodentumore und die Instillation in Körperhöhlen und Hohlorgane (maligne Ergüsse, Lokaltherapie des Blasenkarzinoms).

Typische Dosierung: 10–15 IE/m^2/d Tage 1–4 (max. 7), Wiederholung nach 3–4 Wochen; Gesamtlebensdosis darf nicht > 400 IE steigen (15 IE = 1 mg)

Trabectedin

Trabectedin ist ein komplexer Naturstoff mit 8 Ringen, der in den 1960er Jahren unter dem Namen Ecteinascidin 743 aus einem Meerestier (Seescheide *Ecteinascidia turbinata*) isoliert und charakterisiert wurde. Eine klinische Prüfung war erst möglich, als die Totalsynthese gelang, weil es nicht möglich ist, Seescheiden im Tonnenmaßstab zu ernten.

Trabectedin bindet in der kleinen Furche (»minor groove«) der DNA, präferenziell an Nukleotidtriplets mit 2 Guaninbasen nebeneinander und reagiert kovalent mit dem exozyklischen Stickstoff der NH$_2$-Gruppe von Guanin. Mit einigen seiner Ringe interagiert es mit Basen des anderen DNA-Einzelstrangs, sodass es sehr fest interkaliert: Seine Wirkung ähnelt der eines Quervernetzers (»interstrand-crosslinker«).

Bevorzugter Weg, Trabectedin aus der DNA zu entfernen, ist ein Reparaturmechanismus, der die homologe Rekombination nutzt (»homology-directed repair«). Daher sind Zellen, denen BRCA1 und/oder BRCA2 fehlt, besonders vulnerabel (vgl. Olaparib, ▶ Abschn. 61.2.6).

Trabectedin löst zusätzlich zu den typischen unerwünschten Wirkungen, wie sie für eine zytotoxische Chemotherapie zu erwarten sind, häufig eine Hepatotoxizität und eine sensorische Neuropathie aus. Die Kreatinkinase muss vor und während der Therapie kontrolliert werden, weil Trabectedin eine Rhabdomyolyse auslösen kann. Eine Vorbehandlung mit Glucocorticoiden reduziert nicht nur das späte Erbrechen, sondern senkt das Risiko einer Hepatotoxizität. Der zugrunde liegende Mechanismus ist nicht bekannt.

Pharmakokinetik und Indikationen

Trabectedin wird ausschließlich durch Infusion appliziert. Die Plasmaproteinbindung ist hoch (94–98%), das Verteilungsvolumen riesig (≥ 70 l/kg). Trabectedin wird hepatisch primär über CYP3A4 metabolisiert und präferenziell biliär ausgeschieden (Verhältnis Stuhl zu Harn = 10:1). Die Halbwertszeit der Elimination beträgt 7–8 Tage.

Der gleichzeitige Einsatz starker Induktoren (Rifampicin, Johanniskraut etc.) oder Hemmer (Clarithromycin, Itraconazol etc.) von CYP3A4 sollte daher vermieden werden. Trabectedin ist zugelassen für die Zweitlinientherapie von
- Weichteilsarkomen (Leiomyosarkom, Liposarkom etc.; nach Versagen einer ifosamid- + anthracyclinbasierten Kombinationstherapie) und
- Ovarialkarzinomen in Kombination mit pegyliertem liposomalem Doxorubicin (bei Rezidiv eines platinkomplexsensitiven Tumors).

Typische Dosierung:
- Weichteilsarkom: 1,5 mg/m^2 intravenös über 24 Stunden infundiert alle 4 Wochen
- Ovarialkarzinom: 1,1 mg/m^2 über 3 Stunden alle 3 Wochen (unmittelbar nach Applikation von 30 mg/m^2 pegyliertem liposomalem Doxorubicin); 30 Minuten vor Applikation Vorbehandlung mit 20 mg i. v. Dexamethason (s. o.)

61.2.5 Topoisomerasehemmer

Topoisomerasen entlasten die positive Hyperspiralisierung, die bei Öffnung des DNA-Doppelstrangs im Rahmen der Replikation, Transkription oder der DNA-Reparatur entsteht. Es gibt 2 **Klassen**:
- **Topoisomerase I** öffnet nur einen Einzelstrang und bildet mit diesem ein kovalent am katalytischen Tyrosin gebundenes Intermediat. Diese Reaktion erlaubt die Entlastung einer Torsion des DNA-Doppelstrangs. Lässt die Spannung nach, schließt die Topoisomerase den Strang mit ihrer DNA-Ligase-Aktivität unter ATP-Verbrauch wieder.
- **Topoisomerase II** öffnet beide Einzelstränge und erlaubt das Durchgleiten eines Strangs durch die Lücke (▫ Abb. 61.23). Danach schließt auch sie die Lücke wieder mit ihrer ATP-abhängigen Ligase-Aktivität.

Hemmer der Topoisomerase I und II hemmen nicht die Endonukleaseaktivität (DNA-Spaltung), d. h., der »cleavable complex« wird ausgebildet. Sie verhindern jedoch die ATP-abhängige Ligation. Dies führt zu Strangbrüchen. Allerdings erfordert die Entstehung von Strangbrüchen bei Topoisomerase-I-Hemmung die Replikation der DNA (▫ Abb. 61.23). Daher wirken Topoisomerase-I-Hemmer S-Phasen-spezifisch (▫ Abb. 61.1).

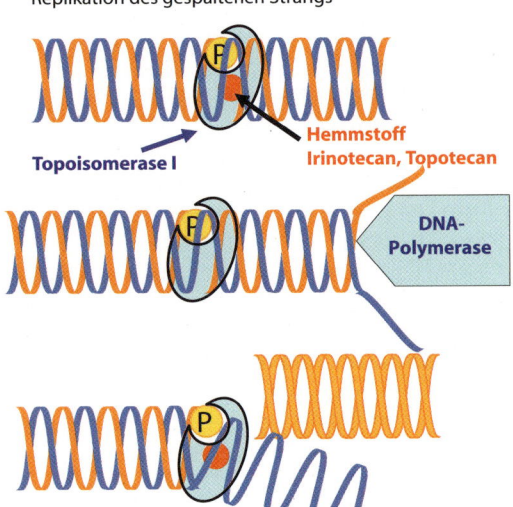

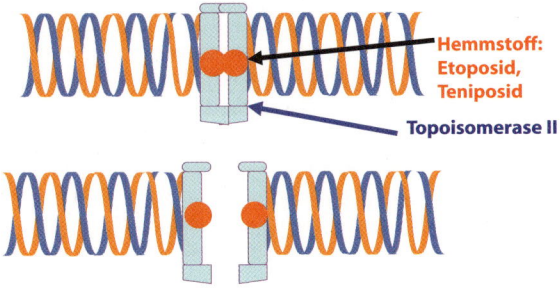

Topoisomerase-I-Hemmung
= Strangbruch durch
Replikation des gespaltenen Strangs

Topoisomerase-II-Hemmung
= Strangbruch durch
Auseinanderweichen der Stränge

Topoisomerase I

**Hemmstoff
Irinotecan, Topotecan**

DNA-
Polymerase

**Hemmstoff:
Etoposid,
Teniposid**

Topoisomerase II

⬛ **Abb. 61.23 Auswirkungen einer Hemmung der Topoisomerase I oder II.**
Links: Topoisomerase I bildet einen »cleavable complex«, in dem sie mit dem 3'-Phosphat (»P«) verestert ist. Sie spaltet nur einen der beiden DNA-Einzelstränge. Bindung eines Hemmstoffs verhindert die Ligation der DNA. Wenn die Replikationsgabel die beiden Stränge auseinanderweichen lässt, kann die DNA-Polymerase den Strang nur bis zur Bruchstelle komplettieren. Daher wird S-Phasen-abhängig ein DNA-Strangbruch erzeugt.
Rechts: Topoisomerase II spaltet beide DNA-Einzelstränge. Ein Hemmstoff, der die Ligation unterdrückt, erzeugt einen Doppelstrangbruch, weil der »cleavable complex« irgendwann zerfällt (auf der DNA lasten Zug- und Scherkräfte)

Topoisomerase-I-Hemmer (Irinotecan, Topotecan)

Irinotecan und Topotecan leiten sich von **Camptothecin** (⬛ Abb. 61.24) ab, einem Naturstoff aus der Rinde des chinesischen Baumes *Campotheca accuminata*. Irinotecan ist das wasserlösliche Prodrug von **SN38** (⬛ Abb. 61.24).

▪ Pharmakokinetik und Indikationen

Topotecan hat eine orale Bioverfügbarkeit von 30–40%. Es ist sowohl für die orale als auch die intravenöse Applikation zugelassen. Es hat eine kurze Halbwertszeit (ca. 4 h) und wird durch Hydrolyse des Laktonrings inaktiviert und renal ausgeschieden (Dosisanpassung bei eingeschränkter Nierenfunktion). Topotecan (aber nicht SN38) ist ein Substrat für P-Glykoprotein.

Topotecan ist zugelassen für die Therapie des metastasierten Ovarial- und des kleinzelligen Bronchialkarzinoms sowie des rezidivierten Karzinoms der Cervix uteri (in Kombination mit Cisplatin). Die orale Formulierung ist für die palliative Monotherapie des kleinzelligen Bronchialkarzinoms zugelassen.

Typische Dosierung: 0,75–1,5 mg/m^2/d (oral 2,3 mg/m^2/d) Tage 1–5; Wiederholung nach 3 Wochen

Irinotecan hat eine orale Bioverfügbarkeit < 10% und wird daher nur intravenös zugeführt. Es wird in der Leber durch die Carboxylesterase-1 zum aktiven Metaboliten SN38 (⬛ Abb. 61.24) umgewandelt. Da im Mittel nur 4% umgewandelt wird, liegt die Dosis von Irinotecan viel höher als die von Topotecan.

Die terminale Halbwertszeit von Irinotecan und SN38 beträgt ca. 14 Stunden. Die längere Halbwertszeit im Vergleich zu Topotecan ist unter anderem darauf zurückzuführen, dass SN38 zu > 90% an Plasmaproteine gebunden ist (Topotecan < 10%). Irinotecan (durch CYP3A4) und SN38 (durch UGT1A1) werden hepatisch metabolisiert. Glucuronidiertes SN38 wird primär biliär ausgeschieden und unterliegt einem enterohepatischen Kreislauf. Die Abspaltung des Glucuronids im Dickdarm regeneriert das zytotoxisch wirksame SN38 und erzeugt Durchfälle (⬛ Abb. 2.10). Der Mangel an UGT1A1 ist häufig (15%, Gilbert-Meulengraacht-Syndrom, ▶ Abschn. 2.1.4, ⬛ Tab. 5.1) und erhöht die Toxizität von Irinotecan (⬛ Abb. 2.10).

Irinotecan ist für die Therapie des fortgeschrittenen kolorektalen Karzinoms zugelassen (in Kombination mit 5-Fluorouracil und Leucovorin: FOLFIRI. IFL (⬛ Abb. 61.3) oder – wenn der Tumor EGF-Rezeptor/ErbB1-positiv ist – in Kombination mit Cetuximab).

Typische Dosierung: 180 mg/m^2 alle 2 Wochen (Kombination) oder 350 mg/m^2 alle 3 Wochen.

Topoisomerase-II-Hemmer (Etoposid, Teniposid)

Podophyllotoxin stammt aus einem nordamerikanischen Kraut (*Podophyllum peltatum*, Schildförmiges Fußblatt oder »Maiapfel«). Es ist ein Tubulingift.

61

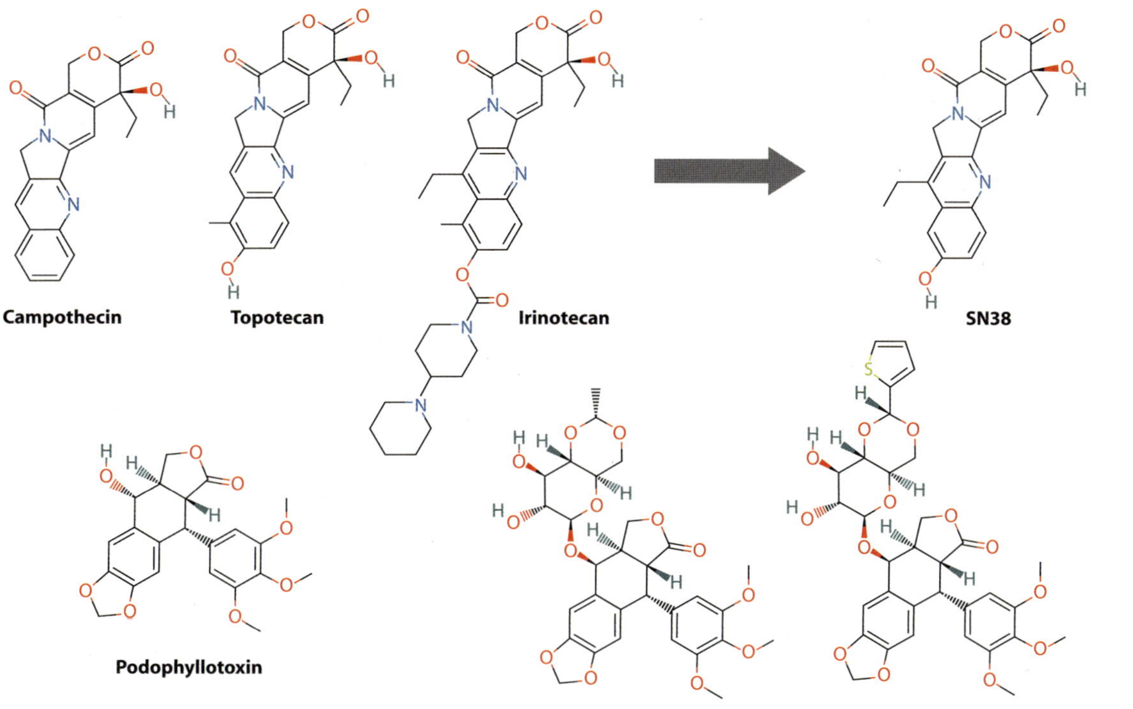

Abb. 61.24 Strukturformeln von Topoisomerasehemmern. Irinotecan ist ein wasserlösliches Prodrug, aus dem die Carboxylesterase-2 SN38 freisetzt (*Reaktionspfeil*)

Die Derivate **Etoposid** und **Teniposid** (■ Abb. 61.24) sind Topoisomerase-II-Hemmer und ohne Effekt auf Tubulin. Sie bilden (wie Anthracycline und Mitoxantron) mit der Topoisomerase II einen ternären Komplex, wenn diese im »cleavable complex« an die DNA gebunden ist, und verhindern die Ligation der DNA (■ Abb. 61.23).

Die Strangbrüche prädisponieren zum raschen Auftreten von Sekundärtumoren (akute nichtlymphatische Leukämien mit typischer Chromosomentranslokation 11q23 innerhalb 2–3 Jahren).

■ **Pharmakokinetik und Indikationen**

Die orale Bioverfügbarkeit von **Etoposid** liegt bei ca. 55%, sie ist aber variabel. Die terminale Halbwertszeit der Elimination liegt zwischen 4 und 11 Stunden. Etoposid ist ein gutes P-Glykoprotein-(ABCB1-)Substrat und wird (zu gleichen Teilen) unverändert renal und biliär ausgeschieden (Dosisanpassung bei eingeschränkter Nierenfunktion und Hyperbilirubinämie). Nur ein kleiner Teil wird metabolisiert.

Etoposid ist zugelassen für die Therapie von Bronchialkarzinomen, Lymphomen (Hodgkin-/Non-Hodgkin), akuter myeloischer Leukämie, Hodentumoren, Chorionkarzinom.

Typische Dosierung: 50–100 mg/m²/d Tage 1–5; Wiederholung nach 3 Wochen (oral doppelte Dosierung)

Teniposid ist oral kaum bioverfügbar und steht daher nur für die intravenöse Gabe zur Verfügung. Es wird biphasisch eliminiert (Halbwertszeit 10–40 h) und extensiv hepa-

tisch metabolisiert. Enzyminduktoren verkürzen die Halbwertszeit.

Teniposid ist zugelassen für die Therapie von Lymphomen (Hodgkin/Non-Hodgkin), akute myeloische Leukämien, Hirntumoren, Blasenkarzinomen und kindlichen soliden Tumoren (Neuroblastomen etc.).

Typische Dosierung: 100 mg/m²/d an Tagen 1–3 (40–60 mg/m²/d an Tagen 1–5); Wiederholung nach 2–3 Wochen

61.2.6 Zytotoxische Wirkstoffe mit eingeschränktem Tumorspektrum

Hydroxyharnstoff (Ribonukleotidreduktase-Hemmer)

Hydroxyharnstoff (Hydroxycarbamid, Hydroxyurea, ■ Abb. 61.25) hemmt die Ribonukleotidreduktase, verhindert dadurch die Bereitstellung von Desoxyribonukleotiden und arretiert die Zellen am G_1/S-Übergang. In dieser Phase sind die Zellen besonders für Bestrahlung vulnerabel. (Die entknäuelte DNA ist für Radikale besonders gut zugänglich.) Hydroxyharnstoff erzeugt auch eine Reexpression von fetalem Hämoglobin und ist daher für die Therapie der Sichelzellenanämie zugelassen. Der Mechanismus ist nicht klar.

■ **Pharmakokinetik und Indikationen**

Hydroxyharnstoff wird sehr gut resorbiert (orale Bioverfügbarkeit 80–100%). Die Plasmahalbwertszeit liegt bei 4 Stunden. Bis zu 50% werden hepatisch zu nicht bekannten Metaboliten umgesetzt. Die Ausscheidung der Metaboliten und der restlichen Menge von Hydroxyharnstoff erfolgt renal.

Hydroxyharnstoff ist zugelassen für die Therapie der chronisch-myeloischen Leukämie (hier weitgehend durch Imatinib verdrängt). Es wird angewandt bei der Behandlung der Polycythaemia vera und von Plattenepithelkarzinomen in Kombination mit Bestrahlung, bei der essenziellen Thrombozytose (Alternative zu Anagrelid, siehe weiter unten) und der Sichelzellenanämie (US-Zulassung, da in afroamerikanischer Bevölkerung häufig).

Typische Dosierung: 20–30 mg/kg KG/d (bei Dosen > 1g/Tag in 2 Einzeldosen).

Enzym Asparaginase

L-Asparaginase desamidiert Asparagin zu Aspartat und Glutamin zu Glutamat. Die Entdeckung ihrer zytotoxischen Wirkung geht auf die Beobachtung aus dem Jahr 1953 zurück, dass Meerschweinchenserum Lymphome bei Mäusen in Remission bringt. Als aktives Prinzip dieses Tierversuchs wurde die Asparaginase entdeckt.

Beim Menschen sind Tumorzellen der akuten lymphatischen Leukämie, manche Lymphomzellen und leukämische Mastzellen auf die Aufnahme von Asparagin angewiesen. Die Depletion von Asparagin arretiert die Zellen in der G_1-Phase (◘ Abb. 61.1). Glutaminmangel trägt möglicherweise ebenfalls dazu bei, weil die Zellen ohne Glutamin Purine nicht de novo synthetisieren können und die GMP-Salvage nicht funktioniert (◘ Abb. 61.15). Der G_1-Block schwächt die Wirkung von Methotrexat ab, daher muss Methotrexat vor L-Asparaginase appliziert werden.

▪ Pharmakokinetik und Indikationen

L-Asparaginase kann aus *E. coli* oder *Erwinia chrysanthemi* (einem gramnegativen Stäbchen) gewonnen werden. Antikörper gegen das eine Enzym neutralisieren in der Regel nicht das andere.

– L-Asparaginase aus *E. coli* hat eine Halbwertszeit von 14–24 Stunden.
– Das *Erwinia*-Enzym wird bei Personen verwendet, die eine Immunantwort gegen das *E.-coli*-Enzym ausgebildet haben. Es hat eine kürzer Halbwertszeit von 10–16 Stunden.

Pegaspargase ist die pegylierte Version des *E.-coli*-Enzyms (PEG: Polyethylenglykol). Seine Halbwertszeit liegt bei 6 Tagen; es ist weniger immunogen als das native Enzym.

Typische Dosierung: 6000–10.000 IE i. v. jeden 3. Tag über 3–4 Wochen; Pegaspargase 2500 IE/m² 1-mal pro Woche i. m.

▪ Unerwünschte Wirkungen

Asparaginase hat keine für zytotoxische Substanzen typische unerwünschte Wirkungen, aber

– löst aus nachvollziehbaren Gründen sehr häufig Überempfindlichkeitsreaktionen wie Fieber, Hautausschläge, Bronchospasmus aus,

– beeinträchtigt die Leberfunktion (durch den Mangel an Aspartat nimmt die Proteinsynthese ab) und löst Gerinnungsstörungen aus, weil die Konzentration von Gerinnungsfaktoren im Blut abnimmt (meist Thrombosen durch Abfall von Protein C, Protein S und Antithrombin; manchmal Hirnmassenblutungen, vermutlich wegen Fibrinogenabfall),

– kann eine akute Pankreatitis auslösen (Mechanismus unbekannt).

Bortezomib, Carfilzomib (Proteasominhibitoren)

Das **Proteasom** ist ein großer Multiproteinkomplex mit trichterförmigem Eingangsring zentralem Rohr (◘ Abb. 61.6). Polyubiquinierte Proteine werden vom äußeren Ring erkannt, in den zentralen Hohlraum aufgenommen, wo sie entfaltet und proteolysiert werden. Die Protease spaltet wie Chymotrypsin meistens nach aromatischen oder hydrophoben Aminosäuren.

Bortezomib (◘ Abb. 61.25) ahmt als Pseudosubstrat diese Struktur nach und hemmt das Proteasom. Die Hemmung des Proteasoms hemmt viele Signalkaskaden (z. B. NF-κB, ▶ Kap. 22) und verlängert unter anderem die Lebensdauer von p53 und p21Cip1 (◘ Abb. 61.6).

In der derzeit zugelassenen Indikation (multiples Myelom) spielt auch der Umstand eine Rolle, dass die (malignen) Plasmazellen in ihrem endoplasmatischen Retikulum (ER) große Mengen Immunglobulin synthetisieren. Ein Teil des fehlgefalteten Proteins wird gewöhnlich aus dem ER entfernt und durch das Proteasom degradiert. Ist dies nicht gewährleistet, tritt ER-Stress auf und löst eine ER-Stressantwort aus mit 2 Schenkeln: Induktion von Genen zur ER-Stress-Korrektur und, wenn die Korrektur nicht gelingt, Auslösung von Apoptose.

Bortezomib löst sehr häufig (schmerzhafte) periphere sensorische und häufig motorische Neuropathien aus. Diese werden auf eine Hemmung neuronaler Proteasen zurückgeführt.

Carfilzomib (◘ Abb. 61.25) ist ein selektiverer Proteasominhibitor (US-Zulassung erteilt, EU-Zulassung Ende 2015), der mit geringerer Inzidenz Neuropathien auslöst.

▪ Pharmakokinetik und Indikation

Bortezomib wird intravenös zugeführt. Nach initialer Verteilung ($t_{1/2}$ < 10 min) wird es durch hepatischen Metabolismus mit 5–15 Stunden Halbwertszeit – wahrscheinlich durch CYP3A4 und CYP2C19 – inaktiviert und eliminiert. Die Proteasomhemmung hält länger an ($t_{1/2}$ ca. 24 h).

Bortezomib ist zugelassen für die Therapie des multiplen Myeloms (in Kombination mit Prednisolon + Thalidomid; alternativ: Melphalan + Dexamethason bzw. pegyliertes liposomales Doxorubicin + Dexamethason) und des Mantelzelllymphoms (in Kombination mit Rituximab, Cyclophosphamid, Doxorubicin und Prednison).

Typische Dosierung: 1,3 mg/m² i. v. an Tagen 1, 4, 8, und 11 alle 3 Wochen

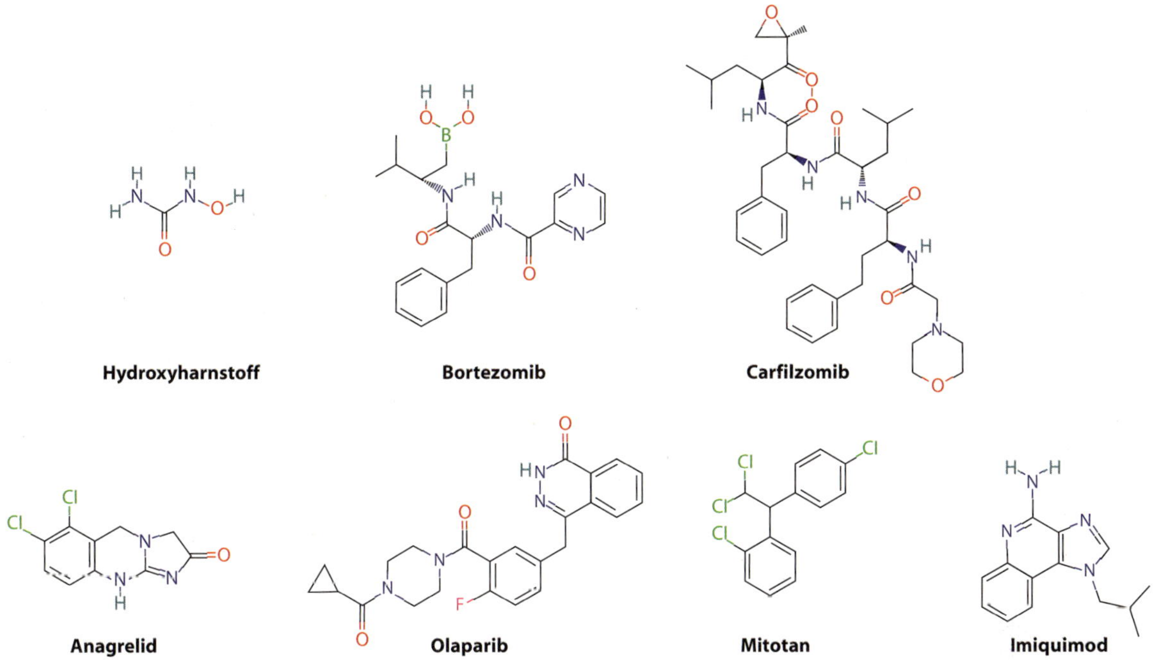

Abb. 61.25 Strukturformeln von Hydroxyharnstoff, Bortezomib, Carfilzomib, Anagrelid, Olaparib, Mitotan und Imiquimod

■ Unerwünschte Wirkungen

Bortezomib hat für zytotoxische Substanzen typische Nebenwirkungen (Neutro-, Thrombopenie, Übelkeit); darüber hinaus kommt es durch die gestörte Prozessierung häufig zur Reaktivierung latenter Virusinfektionen (z. B. Herpes Zoster) sowie zu Infektionen der Lunge (inkl. Pilzinfektionen). Schwer erklärbar ist das gehäufte Auftreten von Kreislaufstörungen (Hypo-/Hypertonie).

Anagrelid

Anagrelid (◘ Abb. 61.25) wurde ursprünglich als cAMP-Phosphodiesterase-Hemmer entwickelt. Im Rahmen der klinischen Entwicklung fiel auf, dass Anagrelid einen Abfall der Thrombozyten auslöst. In weiterer Folge wurde es daher für die Behandlung der essenziellen/myeloproliferativen Thrombozythämie entwickelt. Der molekulare Wirkungsmechanismus ist unbekannt. Anagrelid hemmt die Differenzierung von Megakaryozyten im Knochenmark.

■ Pharmakokinetik und Indikation

Die orale Bioverfügbarkeit wird auf 70% geschätzt, die Halbwertszeit ist kurz (2 h). Anagrelid wird extensiv metabolisiert; einer der Metaboliten ist möglicherweise das aktive Prinzip.

Anagrelid ist für die Behandlung der essenziellen Thrombozythämie zugelassen.

Typische Dosierung: 0,5 mg/d, wöchentl. Steigerung um 0,5 mg/d, bis therapeutisches Ziel erreicht (Tagesmaximaldosis = 5 mg/d)

■ Unerwünschte Wirkungen

Anagrelid hat keine für zytotoxische Substanzen typischen Nebenwirkungen. Typisch sind Kopfschmerzen, Herzklopfen und Durchfall (Effekte, die sich auf den cAMP-Anstieg in den jeweiligen Geweben zurückführen lassen).

Olaparib

Olaparib hemmt mehrere Mitglieder der Poly-ADP-Ribose-Polymerase-(PARP-)Familie, vor allem PARP1 und PARP2 mit nanomolarer Affinität, indem es die Bindungsstelle des Substrats (NAD, Nicotinamidadenindinukleotid) besetzt. Eine strukturelle Ähnlichkeit lässt sich aus der Formel ableiten (◘ Abb. 61.25).

Säugerzellen stehen 6 DNA-Reparaturmechanismen zur Verfügung (4 für Einzelstrang- und 2 für Doppelstrangbrüche); diese Redundanz ist eine nützliche Absicherung, weil DNA-Schäden laufend entstehen können.

PARP1 und PARP2 erkennen Einzelstrangbrüche in der DNA, werden dort aktiviert und übertragen ADP-Ribose aus NAD auf sich selbst und auf Histone. Damit markieren sie geschädigte DNA und rekrutieren andere Proteine, die die DNA durch Entfernen der veränderten Base reparieren (Basenexzisionsreparatur).

PARP-Hemmung führt dazu, dass bei der DNA-Replikation Doppelstrangbrüche entstehen. Diese werden durch einen Reparaturmechanismus korrigiert, der die homologe Rekombination nützt (»homology-directed repair«) und daher sehr präzise ist. Er benötigt für die Korrektur des lädierten Strangs durch Einfädeln der intakten Vorlage mehrere Komponenten. Die Organisation des Komplexes übernehmen die Proteine BRCA1 und BRCA2 (Breast Cancer 1+2, »early onset«).

Die Gene brca1 und bcra2 sind Tumorsuppressorgene, die bei Patientinnen mit Mamma- und Ovarialkarzinomen häufig mutiert sind. Keimbahnmutationen in einem Allel erhöhen das Risiko, weil das 2. Allel im Laufe des Lebens verloren gehen kann.

Olaparib ist für normale Zellen und solche, die von brca1 und bcra2 jeweils noch 1 Allel enthalten, nicht besonders toxisch, weil sie die Hemmung der Basenexzisionsreparatur durch »homology directed repair« kompensieren können.

Enthalten Zellen aber kein BRCA1 oder BRCA2, sind sie besonders empfindlich und sterben rasch ab: sog. **synthetische Letalität** auf der Grundlage zweier kombinierter Bedingungen. Verluste von brca1 und bcra2 treten auch bei anderen Tumoren auf (z. B. Prostata-, Pankreaskarzinom). Daher werden Olaparib und seine Congenere (Substanzen ähnlichen Ursprungs) in diesen Indikationen geprüft.

■ **Pharmakokinetik und Indikation**

Olaparib wird oral rasch resorbiert, die absolute Bioverfügbarkeit ist nicht bekannt. Die Plasmaproteinbindung liegt bei 82%, die Halbwertszeit zwischen 5 und 7 Stunden. Der Metabolismus erfolgt über CYP3A4, gefolgt von Glucuronidierung und Sulfatierung. Die Metaboliten werden zu annähernd gleichen Teilen biliär und renal eliminiert. Interaktionen über Induktion bzw. Hemmung von CYP3A4 und ABCB1/P-Glykoprotein (Olaparib ist ein Substrat) sind zu erwarten; ihr Ausmaß lässt sich derzeit nicht abschätzen.

Olaparib ist zugelassen zur Erhaltungstherapie erwachsener Patientinnen mit platinsensitivem Rezidiv eines brca-mutierten »high-grade« serösen epithelialen Ovarialkarzinoms (HSOC) oder Eileiterkarzinoms oder primären Peritonealkarzinoms, das auf platinbasierte Chemotherapie (partiell/komplett) angesprochen hat.

Typische Dosierung: 800 mg/d in 2 Einzeldosen (Beginn der Therapie < 8 Wochen nach letzter platinbasierter Chemotherapie

■ **Unerwünschte Wirkungen**

Olaparib wird gut vertragen, am häufigsten sind gastrintestinale Symptome (Übelkeit, Erbrechen, Durchfall), Allgemeinsymptome (Appetitlosigkeit, Abgeschlagenheit/Fatigue, Kopfschmerz, Schwindel), Geschmacksstörungen, Anämie, Neutropenie, und Lymphopenie.

Arsentrioxid

Arsentrioxid (As_2O_3) ist Arsenik, das Parademordgift (▶ Kap. 69). Ihm wurden in verschiedenen Kulturkreisen medizinische Wirkungen zugeschrieben. Bei chronischer Gabe, die auch zur Vergiftung führen kann, induziert Arsenik morphologische Veränderungen im Knochenmark.

Diese Beobachtung war der Ausgangspunkt für die Prüfung der Wirkung bei akuten myeloischen Leukämien, insbesondere der akuten Promyelozytenleukämie (APL). In niedrigen Konzentrationen erzeugt Arsentrioxid eine Differenzierung von APL-Zellen, in hohen Konzentrationen eine Apoptose.

Mittlerweile ist geklärt, wie Arsentrioxid die Differenzierung induziert: Bei der APL (10% der adulten akuten nicht-lymphatischen Leukämien) ist das entscheidende Onkogen ein Fusionsprotein, das durch Fusion des Retinsäurerezeptors RAR-α mit dem Transkriptionsfaktor PML (»Promyelozytenleukämie«) aufgrund einer chromosomalen Translokation t(15;17) entsteht: Chromosom 15 erhält das endständige Fragment von Chromosom 17; PML ist auf 15q24 lokalisiert, das Gen für RAR-α auf 17q21.

RARα ist normalerweise in Abwesenheit von Retinsäure ein transkriptioneller Repressor. In Gegenwart von Retinsäure bildet RAR-α ein Heterodimer mir RXR (dem Rezeptor für 9-*cis*-Retinsäure) und aktiviert das Differenzierungsprogramm. Das Fusionsprotein PML-RARα hat eine niedrige Affinität für Retinsäure und blockiert die Differenzierung (weil es unter anderem auch nicht mit RXR heterodimerisieren kann).

As_2O_3 bindet an einen Cysteinrest im Zinkfinger von PML und PML-RARα, induziert damit die Bindung von Oligomeren, die von UBC9 (einer SUMOyl-Transferase) erkannt werden. Die SUMOylierung (SUMO = Small Ubiquitin-like Modifier) führt zum Abbau von PML. Damit hat As_2O_3 einen ähnlichen Effekt wie all-*trans*-Retinsäure (▶ Abschn. 53.2; ◗ Abb. 53.2).

Die **typische Dosierung** von As_2O_3 ist 0,15 mg/kg KG/d (ca. 10 mg) als intravenöse Infusion administriert; Dauer 60 Tage, Konsolidierungszyklus nach 3-wöchiger Pause. Die Dosis liegt deutlich unter der akut toxischen Dosis. Symptome einer milden chronischen Arsenvergiftung können auftreten, insbesondere Müdigkeit, Transaminasenanstieg, Sensibilitätsstörungen. Es kommt häufig zur Verlängerung des QT-Intervalls, weil die Expression von HERG (»human ether-a-gogo-related channel«, der Pore des verzögerten Gleichrichters: »Delayed-Rectifier«-Kaliumkanals) an der Oberfläche von Herzmuskelzellen herabgesetzt wird.

Ingenolmebutat

Ingenolmebutat ist ein Naturstoff aus der Gartenwolfsmilch *Euphorbia pelus*. Chemisch ist es ein Diterpenester mit struktureller Verwandtschaft zu Phorbolestern (▶ Kap. 62). Wie diese aktiviert auch Ingenolmebutat die Proteinkinase C. Allerdings ist es selektiv für einige Isoformen (δ, ε, θ). Unklar ist, wie diese Wirkung zur ingenolinduzierten Nekrose von Tumorzellen führt. Zusätzlich setzt Ingenolmebutat einen entzündlichen Reiz; die vermehrte Einwanderung von Leukozyten trägt zur antitumoralen Wirkung bei.

Ingenolmebutat ist ausschließlich für die lokale Therapie der aktinischen Keratose vorgesehen, einer UV-Licht-induzierten Präkanzerose. Die Läsionen dürfen nicht mehr als 25 cm² Fläche bedecken und müssen ein Frühstadium darstellen, d. h. nichthyperkeratotisch und nichthypertroph sein. Diese Einschränkungen ergeben sich aus den Einschlusskriterien der Zulassungsstudien (bei fortgeschrittenen Stadien und großen Flächen ist Ingenolmebutat nicht geprüft). Die systemische Exposition ist bei topischer Applikation von Ingenolmebutat vernachlässigbar.

Typische Dosierung: je 1 g Gel 0,15 mg/g (Kopf) bzw. 0,5 mg/g (Rumpf) wird an 3 aufeinanderfolgenden Tagen aufgetragen. Innerhalb der folgenden 2 Monaten kommt es bei 30–40% der Behandelten zur kompletten Involution der

Läsionen. Lokal kommt es innerhalb der ersten 4 Wochen zu entzündlichen Hautreaktionen (Rötung bis zur Blasen- und Wundbildung; Schuppen etc.).

Miltefosin

Miltefosin ist ein Phospholipidderivat, das auch für die Therapie der Leishmaniasen verwendet wird (▶ Abschn. 60.1.3). Es ist als 6%ige Lösung für die topische (palliative) Therapie von Hautmetastasen bei Mammakarzinom zugelassen.

Typische Dosierung: 2 Tropfen/10 cm² Haut, 2-mal täglich aufgetragen (1 Tropfen = 1,5 mg)

61.2.7 Hormonale Therapie

Einige Tumoren sind hormonabhängig, z. B.:
- **Mammakarzinom:** Hormonbehandlungsoptionen:
  - SERM (selektive Östrogenrezeptor-Modulatoren)
  - prämenopausal mit GnRH-Agonisten
  - postmenopausal mit Aromatasehemmern
  - Second-Line-Therapie mit SERD (dem selektiven Östrogenrezeptor-Down-Regulator Fulvestrant)
- **Endometriumkarzinom,** behandelbar mit Gestagenen (allein oder alternierend mit Tamoxifen)
- **Ovarialkarzinom:** Therapie mit Tamoxifen (sehr untergeordnete Rolle)
- **Prostatakarzinom:** Behandlung mit GnRH-Agonisten, dem GnRH-Antagonisten Degarelix (▶ Abschn. 48.2.3), Androgenantagonisten (Flutamid, Bicalutamid, Cyproteron, Enzalutamid; ▶ Abschn. 50.4.3) und dem CYP17A-/Androgensynthese-Hemmer Abirateron (▶ Abschn. 50.4.5). Im Behandlungskonzept findet ein Paradigmenwechsel statt:
  - Das kastrationsresistente Prostatakarzimon (das auch unter Hormonentzug durch GnRH-Agonisten und Flutamid bzw. Bicalutamid oder Degarelix fortschreitet) erweist sich in vielen Fällen als weiterhin androgenabhängig. Allerdings erfolgt die Androgenproduktion lokal im Tumorgewebe; andere Escape-Mechanismen sind die Überexpression des Androgenrezeptors etc. Die lokale Produktion kann durch Abirateron unterdrückt werden. **Enzalutamid** hat eine höhere Affinität als Androgenrezeptorantagonisten der 1. Generation (Flutamid, Bicalutamid) und keine intrinsische Aktivität, sodass es nicht zur aberranten Rekrutierung von Co-Aktivatoren (analog zu SERM ▶ Abschn. 50.2.4) kommen kann. Daher wirken **Abirateron** und Enzalutamid auch dann, wenn GnRH-Agonisten, Degarelix oder Androgenantagonisten versagen.
  - Enzalutamid ist auch beim metastasierten kastrationsresistenten Prostatakarzinom in Kombination mit GnRH-Agonisten zugelassen, wenn eine Chemotherapie aufgrund des asymptomatischem bzw. mild symptomatischem Verlaufs (z. B. Schmerzen ≤ 3 auf Skala von 0 bis 10) noch nicht klinisch indiziert ist.

Außerdem sind **Lymphome** glucocorticoidempfindlich, weil Glucocorticoide unreife Lymphozyten in die Apoptose treiben.

Akute Promyelozytenleukämiezellen sind empfindlich für **all-*trans*-Retinsäure (Tretinoin)**, weil diese sowohl an das pathogenetisch relevante Fusionsprotein RAR-α/PML als auch an den Retinsäurerezeptor RAR-α bindet, der mit RXR heterodimerisiert (▶ Abschn. 53.1.2). Damit wird einerseits das Fusionsprotein RAR-α/PML von der DNA verdrängt und andererseits die Degradation von RAR-α/PML beschleunigt (vgl. Arsentrioxid, ▶ Abschn. 61.2.6).

Das Retinoidanalogon **Bexaroten** ist selektiv für RXR-Rezeptoren (▶ Abschn. 53.1.2), es kann bei vielen Tumorzellen Apoptose auslösen. In einer Dosis von 300 mg/m²/d (in 1 Einzeldosis mit einer Mahlzeit) ist es für die Zweitlinientherapie kutaner T-Zell-Lymphome zugelassen. Sein Nebenwirkungsprofil weicht etwas von dem unselektiver Retinoide ab.

Zusätzlich zu den für Retinoide typischen **unerwünschten Wirkungen** (Dermatitis, Hepatotoxizität, Hyperlipidämie, Kopfschmerzen, Übelkeit, Erbrechen, Muskel- und Knochenschmerzen; teratogenes Risiko; ▶ Abschn. 53.2), kommt es häufig zu Anämie, Leukopenie, Tinnitus, Taubheit, Hypothyreose (▶ Abschn. 51.2.4) und zur Sensitisierung gegen Insulin (**cave:** Hypoglykämierisiko auch bei Kombination mit Sulfonylharnstoffen, DPP4-Hemmer, GLP1-Agonisten und Glitazonen).

Bexaroten ist ein CYP3A4-Substrat (**cave:** CYP3A4-Hemmer und Induktoren) und wird primär biliär eliminiert (Halbwertszeit 1–3 Stunden). Gemfibrozil erhöht die Spiegel von Bexaroten (Mechanismus unklar).

Die weite Beschreibung der hormonalen Therapie erfolgt in den jeweiligen Kapiteln:

Substanz(klasse)	Indikation(en); Wirkstoffe	Verweis
Glucocorticoide	Lymphome, lymphatische Leukämien	▶ Kap. 51
GnRH-Agonisten	Goserelin, Histrelin, Leuprolid	▶ Abschn. 50.2.3
GnRH-Antagonisten	Degarelix	▶ Abschn. 50.2.3
Selektive Östrogenrezeptor-Modulatoren (SERM)	Tamoxifen, Raloxifen, Toremifen	▶ Abschn. 52.2.3
Östrogenrezeptor-Antagonisten (SERD: selektive Östrogenrezeptor-Down-Regulatoren)	Fulvestrant	▶ Abschn. 52.2.4
Aromatasehemmer Anastrozol, Letrozol, Formestan, Exemestan		▶ Abschn. 52.2.5
Gestagene	Medroxyprogesteronacetat; Megestrol	▶ Abschn. 2.3
Androgenantagonisten	Bicalutamid, Flutamid, Cyproteron, Enzalutamid und CYP17A-/Androgensynthese-Hemmer	▶ Abschn. 52.4.3
all-*trans*-Retinsäure	akute Promyelozytenleukämie	▶ Abschn. 53.1.2, ▶ Abschn. 53.2

Hemmung der Glucocorticoidsynthese: Mitotan (o,p'-DDD)

Mitotan (🔲 Abb. 61.25) ist *ortho,para*-Dichlor-Diphenyl-Dichlorethan, es steht chemisch dem Insektizid DDT (*p*-Dichlor-Diphenyl-Trichlorethan) nahe. Seine Wirkung wurde im Rahmen toxikologischer Prüfung an Hunden entdeckt, bei denen es die Nebennierenrindenfunktion unterdrückte. Es ist nicht bekannt, weshalb Mitotan selektiv Nebennierenrindenzellen schädigt. Seine Verabreichung führt zum raschen Abfall der Nebennierenrindenhormone, präferenziell der Glucocorticoide.

▪ Pharmakokinetik und Indikation

Die orale Bioverfügbarkeit liegt bei 40% und wird durch Nahrung gesteigert. Mitotan wird an Albumin, HDL und VLDL gebunden transportiert und reichert sich im Fettgewebe sehr stark an. Seine terminale Halbwertszeit im Plasma liegt zwischen 18 und 159 Tagen. Hauptmetabolit ist **o,p-DDD** (*ortho,para*-Dichlor-Diphenyl-Dichloracetat).

▪ Klinische Anwendung

Mitotan ist für die palliative Behandlung des inoperablen Nebennierenrindenkarzinoms vorgesehen. Bei Unverträglichkeit wird das Imidazol Ketoconazol als Alternative vorgeschlagen. (Ketoconazol wird als Antimykotikum nur noch lokal eingesetzt, weil es die Steroidsynthese hemmt; ▸ Abschn. 60.3.1).

Typische Dosierung: 2–3 g/d, über 2–3 Monate, Dosisreduktion auf 1–2 g/d bei Erreichen der Gesamtdosis von 200 g

Keine Kombination mit Spironolacton, das die Wirkung von Mitotan aufheben soll (1 publizierter Fallbericht, Mechanismus unbekannt).

Die überwiegende Zahl der Patienten zeigt Appetitverlust und Übelkeit, bei 40% treten ZNS-Symptome auf wie Verwirrung, Desorientiertheit (plus Aggression), Schläfrigkeit, Parästhesien, Dysarthrie (vgl. DDT-Intoxikation, ▸ Kap. 71). 5–25% der Patienten bekommen Hautausschläge.

61.2.8 Zytokine – Biological Response Modifiers / Immuntherapie

Interferon-α

Die pharmakologischen Eigenschaften von Interferon-α sind in ▸ Abschn. 22.4.2 beschrieben.

Interferon-α2b ist zugelassen für die Therapie
- der Haarzellleukämie,
- der chronisch-myeloischen Leukämie,
- des multiplen Myeloms (Erhaltungstherapie nach Induktion),
- follikulärer Lymphome (bei großer Tumormasse in Kombination mit Induktionstherapie [CHOP oder ähnliche Schemata, siehe Cyclophosphamid in ▸ Abschn. 61.2.1]),
- des metastasierten Karzinoids und
- als adjuvante Therapie bei Melanom mit Lymphknotenbefall nach operativer Entfernung.

Interferon-α2a ist für die gleichen Indikationen (ausgenommen Karzinoid, dafür Nierenzellkarzinom) zugelassen wie Interferon-α2b.

Typische Dosierungen: 2–5 Mio. IE/m² jeden 2. Tag; Melanom 20 Mio. IE/m²/d 5 Tage/Woche über 4 Wochen, danach Erhaltungstherapie 10 Mio. IE/m²/d jeden 2. Tag

Interleukin-2 (plus Histamin)

Interleukin-2 (IL-2) ist ein Peptid mit 133 Aminosäuren, das T-Zellen aktiviert (ursprünglich identifiziert als T-Zell-Wachstumsfaktor). Werden T-Zellen in vitro mit IL-2 inkubiert, nimmt ihre zytolytische Aktivität (»Killer-Aktivität«) sehr stark zu. Analoges gilt auch für NK-Zellen (natürliche Killerzellen). B-Zellen werden ebenfalls aktiviert.

Die Wirkung gegen Tumoren wird auf die Aktivierung von T-Zellen zurückgeführt. Rekombinant hergestelltes IL-2 (▸ Kap. 8) hat den internationalen Freinamen **Aldesleukin.** Daneben existieren pegylierte Varianten (Pegaldesleukin) bzw. das Fusionsprotein Tucotuzumab-Celmoleukin. Diese Varianten sind (noch) nicht zugelassen.

▪ Pharmakokinetik und Indikation

IL-2 muss subkutan oder als Infusion zugeführt werden. Die Halbwertszeit ist kurz (biphasischer Abfall mit $t_{1/2}$ = 13 und 85 min); die proteolytische Inaktivierung erfolgt hauptsächlich in der Niere. Die subkutane Bioverfügbarkeit ist mit 35–47% gering und in Anbetracht der sehr hohen Toxizität zu variabel. Daher wird Aldesleukin bei Nierenzellkarzinom intravenös infundiert.

Derzeit ist Aldesleukin für die Therapie des metastasierten Nierenzellkarzinoms und in Kombination mit Histamin für die Erhaltungstherapie der akuten myeloischen Leukämie (AML) (d. h. nach Konsolidierung einer Remission) zugelassen. **Histamin** unterdrückt die Aktivierung der NADPH-Oxidase in Phagozyten, die zur Bildung von reaktiven Sauerstoffspezies führt. Diese begrenzen möglicherweise die Wirkung von IL-2 auf T- und NK-Zellen. Damit wird der günstige Effekt der Kombination erklärt.

Typische Dosierung:
- Induktion: 18 Mio. Einheiten/m²/24 h als Dauerinfusion über 5 Tage; Wiederholung nach 2–6 Tagen Pause
- Erhaltungsdosis: 3,6 Mio. Einheiten/m²/24 h als Dauerinfusion über 5 Tage; Wiederholung alle 4 Wochen (4 Zyklen)
- Bei AML 10 Zyklen zu 21 Tagen mit 2 s. c. Applikationen/Tag von jeweils 16.000 Einheiten (1 µg/kg KG) Aldesleukin gefolgt von 0,5 mg Histamin: Dieses in 2–5 Minuten Abstand langsam (d. h. über 5 Minuten) ebenfalls s. c. applizieren

IL-2 löst einen **Zytokinsturm** aus: Die stimulierten Zellen setzen zahlreich Zytokine frei. Es kann zum tödlich verlaufenden »capillary leak syndrome« (Extravasation von Flüssigkeit in sämtlichen Organen, Blutdruckabfall, Multiorganversagen) kommen und Autoimmunphänomene können auftreten.

Unter anderem setzen die stimulierten Zellen auch Interferone frei, die gleichzeitige Gabe von Interferon-α ist daher gefährlich. Die gleichzeitige Gabe einer zytotoxischen Chemotherapie kann ein Tumorlysesyndrom auslösen und ist daher verboten. Die Gabe von Glucocorticoiden kann den Zytokinsturm abmildern, hebt aber die Wirkung gegen den Tumor auf.

Bei der Erhaltungstherapie der AML sind die Dosen von IL-2 um mehr als 1 Zehnerpotenz niedriger als beim Nierenzellkarzinom. Gravierende Nebenwirkungen treten daher selten auf.

Histamin kann Flush, Kopfschmerz, Blutdruckabfälle und Tachykardie, Urtikaria, Husten- und Asthmaanfälle auslösen (▶ Kap. 16). Die gleichzeitige Gabe von H_1-Antihistaminika ist offensichtlich nicht sinnvoll. Das gilt auch für viele Neuroleptika/Antipsychotika und Antidepressiva, die H_1-Rezeptoren blockieren (▶ Kap. 30, ▶ Kap. 31).

> IL-2 ist ein Beispiel dafür, dass physiologische Substanzen nicht »sanft« und »natürlich« wirken, sondern extrem wirksam und giftig sind. Patienten dürfen nur in gutem Allgemeinzustand damit behandelt werden.

Tumornekrosefaktor TNFα

Die Eigenschaften von TNFα sind in ▶ Abschn. 22.3 beschrieben. Rekombinant hergestelltes TNFα (▶ Kap. 8) hat den internationalen Freinamen **Tasonermin.** Es ist für die palliative Behandlung von Weichteilsarkomen der Extremitäten (in Kombination mit Melphalan) zugelassen.

Die Administration erfolgt durch isolierte Perfusion der betroffenen Extremität: In Allgemeinanästhesie wird die zuführende Arterie und Vene kanüliert und die proximal liegenden Gefäße darüber werden abgeklemmt. Über einen Zeitraum von 90 Minuten wird TNFα/Tasonermin durch das Gefäßgebiet perfundiert. Das venöse Blut wird extrakorporal oxygeniert und zurückgeführt.

Werden > 10% der zugeführten Menge von TNFα/Tasonermin systemisch verfügbar, kommt es zu massiven Nebenwirkungen (Fieber, Erbrechen, Hepatotoxizität, Arrhythmien, Blutdruckabfall).

Typische Dosierung: 3 mg (obere Extremität) bis 4 mg (untere Extremität)

Thalidomid, Lenalidomid, Pomalidomid

Thalidomid (◧ Abb. 61.26) ist unter dem Handelsnamen Contergan und wegen seiner Teratogenität (Dysmeliesyndrom: Fehlanlage der langen Röhrenknochen) seit Ende der 1950er Jahre bekannt geworden. In den 1990er Jahren wurde seine Wirkung bei der Lepra erkannt (▶ Abschn. 57.12.2).

Nach Erkennen seines Potenzials als immunmodulatorische und antiangiogenetische Substanz wurden auch sog. immunmodulatorische Derivate (**IMID**) synthetisiert: **Lenalidomid** und **Pomalidomid** sind ca. 10- bzw. 100-mal potentere zugelassene Analoga (◧ Abb. 61.26a).

Der molekulare Angriffspunkt ist 2010 identifiziert worden: Cereblon bindet Thalidomid und seine Derivate mit nanomolarer Affinität. Cereblon (CRBN; ◧ Abb. 61.26c) ist die substratbindende Untereinheit einer E3-Ligase. Seine Hemmung führt zur Akkumulation eines unbekannten Regulator-

proteins, das die FGF8-vermittelte Signalübertragung (▶ Kap. 23) und damit das Aussprossen der Gliedmaßenknospe hemmt. Dieser Mechanismus erklärt den teratogenen Effekt.

IMID wirken aber nicht durchgehend als Hemmer, sondern als Modulatoren von Cereblon. Dies ist für die Wirkung in Myelomzellen relevant (◧ Abb. 61.26b, c): In Gegenwart von IMID-Vertretern bindet Cereblon 2 Transkriptionsfaktoren: Ikaros (IKZF1, Ikaros-Familie-Zinkfinger-Protein 1) und Aiolos (IKZF3) in T- und B-Zellen und ermöglicht damit deren proteasomalen Abbau nach Ubiquitinierung.

In Myelomzellen führt der Abfall von Ikaros/Aiolos zur verminderten Expression des Transkriptionsfaktors IRF4 (Interferon Regulatory Factor 4), der die Expression des wachstumsstimulierenden Transkriptionsfaktors c-MYC steigert. Der Abfall von Ikaros und Aiolos vermindert daher den Gehalt an c-MYC und unterdrückt Wachstum und Überleben der Myelomzellen.

Darüber hinaus reprimieren Ikaros und Aiolos in T-Zellen die Transkription von IL-2. In Gegenwart von IMID wird vermehrt IL-2 gebildet. Das erklärt z. B. die höhere Aktivität von NK-Zellen. IMID-Vertreter lösen in Myelomzellen bzw. in der Interaktion zwischen Tumorzellen und Stroma noch weitere Effekte aus, die vermutlich auf die Änderung der zellulären Konzentrationen anderer Cereblon-Substrate zurückzuführen sind:

- Es unterdrückt die Aktivierung von NF-κB und damit die Expression NF-κB-regulierter antiapoptotischer Proteine (z. B. BCL-2, cIAP-2 = cellular Inhibitor of Apoptosis-2).
- Es hemmt die Produktion von Zytokinen (z. B. IL-6) und damit die Expression von Adhäsionsmolekülen (mit denen Tumorzellen und Stroma interagieren).
- Es hemmt die Angiogenese.

Weil Ikaros/IKZF1 für die Erythro- und Granulopoese notwendig ist, ist nicht überraschend, dass es unter potenteren Analoga Lenalidomid und Pomalidomid zur Leukopenie und Anämie kommt.

Pharmakokinetik und Indikation

Thalidomid wird langsam resorbiert. Die orale Bioverfügbarkeit ist aber nicht genau bestimmt. Thalidomid hat ein geschätztes Verteilungsvolumen von 1,2 l/kg, ist nicht an Plasmaproteine gebunden und zerfällt spontan durch Hydrolyse (das R-Enantiomer schneller als das S-Enantiomer). Die mittlere Halbwertszeit beträgt 5–7 Stunden.

Thalidomid ist für die Therapie des multiplen Myeloms in Kombination mit Melphalan und Prednisolon bei über 65-jährigen Patienten zugelassen.

Typische Dosierung: 200 mg/d in 1 Einzeldosis (12 Zyklen à 6 Wochen)

Lenalidomid wird schnell resorbiert, hat eine orale Bioverfügbarkeit von 70%, wird wenig an Plasmaproteine gebunden (< 30%) und hat ein Verteilungsvolumen von ca. 1,2 l/kg. Es wird überwiegend (70%) unverändert renal ausgeschieden (Clearance 300 ml/min). Die Dosis muss bei eingeschränkter Nierenfunktion angepasst werden. Die Halbwertszeit der Eli-

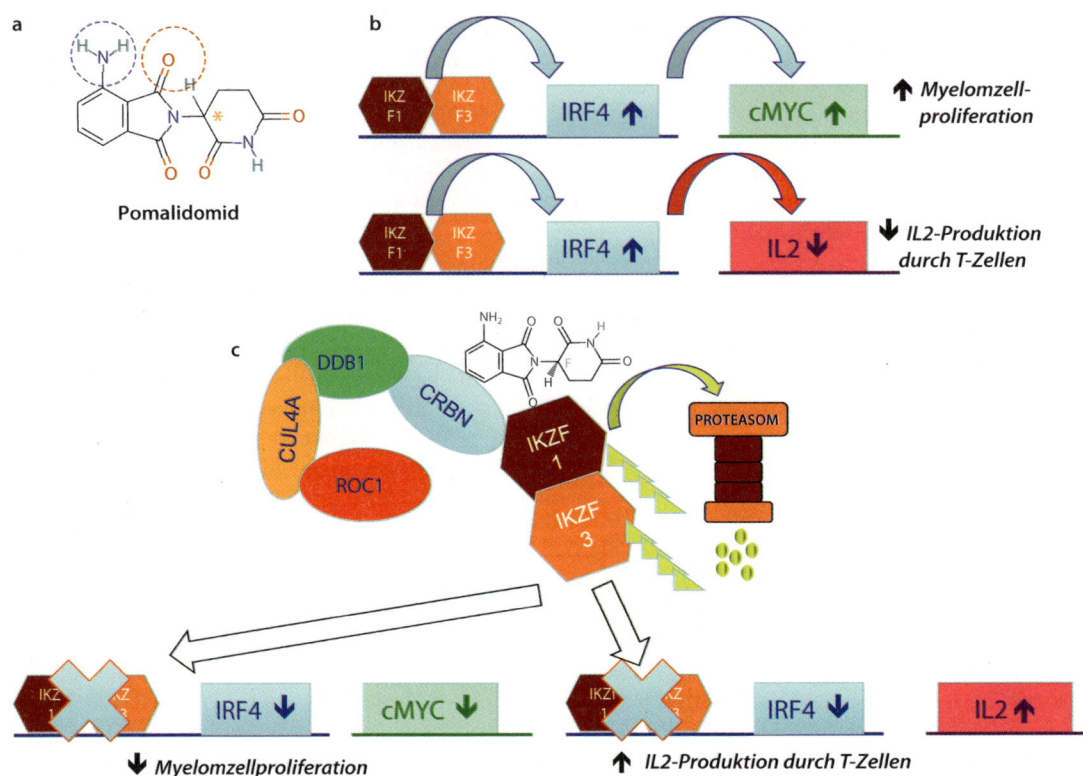

Abb. 61.26a–c Struktur und Wirkung von IMID.

a Strukturformel von Pomalidomid. Bei Thalidomid fehlt die (*blau umkreiste*) Aminogruppe, bei Lenalidomid eine (*rot umkreiste*) Ketogruppe; das asymmetrische C-Atom ist markiert (*).

b Ikaros (IKZF1, Ikaros family Zinc Finger protein 1) und Aiolos (IKZF3) regulieren in B- und T-Zellen die Expression von IRF4 (Interferon Regulatory Factor 4). In B-Zellen und daher in Myelomzellen führt der Anstieg von IRF4 zur Expression des wachstumsstimulierenden Transkriptionsfaktors c-MYC. In T-Zellen reprimiert IRF4 die Bildung von IL-2.

c Cereblon (CRBN) bildet einen E3-Ubiquitinligase-Komplex mit DDB1 (Damaged DNA Binding protein 1), CUL4A (Cullin-4A) und ROC1 (Regulator Of Cullins 1). In Gegenwart von Pomalidomid bindet Cereblon IKZF1 und IKZF3 und ermöglicht damit deren proteasomalen Abbau nach Ubiquitinierung. In Myelomzellen führt der Abfall von Ikaros/Aiolos zum Abfall von c-MYC und damit zur Proliferationshemmung. T-Zellen produzieren hingegen mehr IL-2

mination liegt zwischen 3 Stunden (1. Dosis) und 8 Stunden (Mehrfachdosierung).

Lenalidomid ist in Kombination mit Dexamethason zur Behandlung von Patienten mit multiplem Myelom zugelassen, die wenigstens eine vorangegangene medikamentöse Therapie erhalten haben; als Monotherapie ist es auch bei myelodysplastischem Syndrom (MDS) zugelassen.

Typische Dosierung: 25 mg/d oral in 1 Einzeldosis an Tagen 1–21, 7 Tage Pause, danach nächster Zyklus

Pomalidomid wird ebenfalls schnell resorbiert, hat eine orale Bioverfügbarkeit von ca. 75%, eine geringe Plasmaproteinbindung (< 45%) und ein Verteilungsvolumen von ca. 0,9–1,8 l/kg. Es wird extensiv (vor allem über CYP1A2 und nachfolgende Glucuronidierung) metabolisiert, die Metaboliten werden renal ausgeschieden. Seine Halbwertszeit liegt bei ca. 8 Stunden. Eine CYP1A1-Induktion (z. B. durch Rauchen!) beschleunigt die Elimination, eine CYP1A2-Hemmung (durch Ciprofloxacin, Fluvoxamin) verzögert sie. Diese Interaktionen können den Therapieerfolg gefährden bzw. die Toxizität erhöhen.

Pomalidomid ist in Kombination mit Dexamethason als Drittlinientherapie des multiplen Myeloms (nach Versagen zweier vorangegangener Therapien inkl. Lenalidomid und Bortezomib) zugelassen.

Typische Dosierung: 4 mg/d oral in 1 Einzeldosis an Tagen 1–21, 7 Tage Pause, danach nächster Zyklus

Unerwünschte Wirkungen und Vorsichtsmaßnahmen

Thalidomid ruft keine der für zytotoxische Substanzen typischen Nebenwirkungen hervor. Typisch für Thalidomid ist Sedation und Obstipation. Dosislimitierende Nebenwirkung ist eine sensorische Neuropathie (erhöhtes Risiko bei vorangegangener Gabe von Bortezomib und *Vinca*-Alkaloiden).

Dosislimitierende Nebenwirkungen von **Lenalidomid und Pomalidomid** sind venöse Thromboembolien (tiefe Venenthrombose, Lungenembolie) sowie Neutropenie, Thrombopenie und Anämie. Periphere Neuropathien treten auch häufig auf.

Frauen im gebärfähigen Alter und Männer müssen unter der Therapie eine Kontrazeption durchführen. Bei Frauen muss vor Therapiebeginn eine Schwangerschaft ausgeschlossen werden. Die Kontrazeption (**cave:** Kombinationspräparate wegen Erhöhung des Thromboserisikos) sollte 4 Wochen vor der Therapie beginnen und erst 4 Wochen nach deren Ende aufhören. Bei Männern sollte sie bis 1 Woche nach Therapieende fortgesetzt werden.

Imiquimod

Das Imidazochinolinderivat Imiquimod wurde ursprünglich für die Behandlung von durch humane Papillomviren ausgelösten Genitalwarzen (Feigwarzen, Condylomata acuminata) zugelassen. Es hat eine gewisse strukturelle Ähnlichkeit mit Adenin (◻ Abb. 61.25).

Imiquimod bindet an und stimuliert die Toll-Like-Rezeptoren TLR7 und TLR8 (▸ Kap. 23), die virale RNA in Endosomen erkennen und die Immunantwort steuern. Über diesen Angriffspunkt kann Imiquimod eine inflammatorische Antwort auslösen und dendritische Zellen zu einer gegen Tumorzellen gerichteten Antwort stimulieren.

Daneben hat Imiquimod auch einen schlecht definierten direkten Effekt auf Tumorzellen und blockiert Adenosinrezeptoren; die Hemmung von A2A-Rezeptoren auf Immunzellen trägt zur proinflammatorischen Wirkung bei.

Imiquimod ist mittlerweile auch zur topischen Behandlung oberflächlicher Basalzellkarzinome und zur Behandlung der aktinischen Keratose (vgl. Ingenolmebutat, ▸ Abschn. 61.2.6) zugelassen. In den verwendeten Dosen ist die Resorption von Imiquimod vernachlässigbar gering. Die lokale Entzündung ist Teil der Wirkung; sie kann mit Allgemeinreaktionen einhergehen (Muskel-/Gliederschmerzen).

Typische Dosierung: Die Creme enthält 5% Imiquimod und wird 3-mal (Genitalwarzen, aktinische Keratose) oder 5-mal pro Woche (Basalzellkarzinom) über 4 Wochen (aktinische Keratose), 6 Wochen (Basalzellkarzinom) oder bis zu 16 Wochen (Genitalwarzen) dünn aufgetragen und jeweils 8 Stunden belassen.

Mifamurtid

Das abgeschwächte Tuberkulosebakterium Bacille Calmette-Guérin (BCG) wurde lange Zeit als Immunstimulans genützt und auch im Rahmen der Krebstherapie geprüft. Mifamurtid ist ein synthetisches Derivat des Muramyldipeptids, das die für die Immunstimulation minimal notwendige Komponente der mykobakteriellen Zellwand darstellt. Der zugrunde liegende Mechanismus wird zunehmend aufgeklärt:

Das Peptidoglykan der bakteriellen Zellwand wird vom Toll-Like Rezeptor TLR2 (▸ Kap. 23) von Monozyten und Makrophagen erkannt. Nach Endozytose gelangen Bruchstücke des Peptidoglykans ins Zytosol und binden an das intrazellulär vorliegende Protein NOD2 (Nucleotide-binding Oligomerization-Domain protein 2): Muramylpeptid- oder Mifamurtid-NOD2 aktiviert NF-κB und andere Signalwege, die eine inflammatorische Antwort induzieren. Zahlreiche Zytokine werden freigesetzt und die aktivierten Monozyten/Makrophagen töten Tumorzellen auch direkt.

Derzeit ist Mifamurtid für die (adjuvante) postoperative Therapie nichtmetastasierter, resezierbarer hochgradig maligner (»high-grade«) Osteosarkome bei Kindern, Jugendlichen und jungen Erwachsenen im Anschluss an eine makroskopisch vollständige Tumorresektion zugelassen. Die Applikation erfolgt in Kombination mit einer zytotoxischen Chemotherapie (Doxorubicin, Cisplatin, Methotrexat, Ifosfamid). Damit wird die Relapsrate gesenkt. Nach Injektion wird Mifamurtid mit ca. 2 Stunden Halbwertszeit aus dem Blutkreislauf entfernt. Der Metabolismus ist nicht charakterisiert.

Typische Dosierung: 2 mg/m^2 Körperoberfläche als liposomale Zubereitung i. v. über 1 Stunde infundiert (2-mal pro Woche über 12 Wochen)

Typische unerwünschte Wirkungen sind Fieber, Gliederschmerzen, Abgeschlagenheit, Übelkeit, Kopfschmerzen. NSAR beseitigen zwar einen Teil der Symptome, reduzieren aber wahrscheinlich die Effektivität der Therapie.

Nivolumab, Pembrolizumab, Ipilimumab

Mit ihrem T-Zell-Rezeptor kontrollieren CD8-positive zytotoxische T-Zellen, welche Peptide Zellen im MHC-Komplex I auf ihrer Oberfläche präsentieren; Zellen, die fremde Peptide (»non-self peptides«) exponieren, werden eliminiert (▸ Kap. 25, ◻ Abb. 25.1).

Diese immunologische Überwachung übt evolutionären Druck auf Tumorzellen aus. Daher entkommen jene Tumorzellen, die z. B. durch Expression von Oberflächenproteinen die Aktivierung zytotoxischer T-Zellen dämpfen. Ein solches Molekül ist PD-L1 (Programmed cell Death ligand 1 = CD274). Dieses bindet an PD1 (Programmed cell Death protein-1 = CD279) auf CD8-positiven zytotoxischen T-Zellen.

PD1 gehört zur selben Familie wie CD28 (▸ Kap. 25, ◻ Abb. 25.2). Nach Bindung von PD-L1 hemmt PD1 das Signal, das durch den MHC-Komplex I in die T-Zelle weitergeleitet wird und verhindert damit die Expansion der reaktiven CD8-positiven zytotoxischen T-Zellen. Wird hingegen PD1 durch monoklonale Antikörper blockiert, wird die zellabhängige Immunantwort verstärkt.

Seit Kurzem stehen Nivolumab und Pembrolizumab (früher: Lambrolizumab) zur Verfügung: **Nivolumab** ist ein humaner monoklonaler Antikörper, **Pembrolizumab** ein humanisierter (▸ Kap. 8, ◻ Abb. 8.1). Beide wurden 2015 in Europa für die Therapie des metastasierten, nichtresezierbaren malignen Melanoms zugelassen:

- Nivolumab (Dosierung 3 mg/kg KG alle 2 Wochen als i. v. Infusion) als Monotherapie
- Pembrolizumab (Dosierung 2 mg/kg KG alle 3 Wochen als i. v. Infusion) als Zweitlinientherapie nach Therapieversagen/Progression unter Ipilimumab bzw. bei BRAF-V600-Mutation unter Vemurafenib oder Dabrafenib

Weitere Zulassungen sind zu erwarten: In den USA ist Nivolumab z. B. auch für das metastasierte nichtkleinzellige Lungenkarzinom (NSCLC = Non-Small Cell Lung Cancer) zugelassen.

Die häufigsten (d. h. > 10%) **unerwünschten Wirkungen** sind Hautausschläge und Juckreiz, Transaminasenanstieg, Husten und Infektionen des oberen Respirationstrakts, Hyperkaliämie und Hyponatriämie. Überschießende Immunantworten manifestieren sich auch in Vitiligo, Iridozyklitis, entzündlichen Darmerkrankungen mit Durchfall, Guillain-Barré-Syndrom (stammbetonte Autoimmunpolyneuritis/-radikulitis), Pankreatitis, Hepatitis, Thyreoiditis mit Hypothyreose etc. Gefährlich ist vor allem eine Pneumonitis bzw. interstitielle Lungenerkrankung.

Professionelle antigenpräsentierende Zellen wie dendritische Zellen bieten dem T-Zell-Rezeptor von T-Helferzellen über den MHC II Peptide an, die aus aufgenommenen Proteinen prozessiert wurden. Sie tragen auch die co-stimulatorischen Moleküle CD80 und CD86, deren Bindung an CD28 der T-Helferzellen eine gesteigerte Immunantwort auslöst (▶ Kap. 25, ◻ Abb. 25.2). CTLA-4 (Cytotoxic T-Lymphocyte Antigen-4 = CD152) ist ebenfalls ein Protein, das mit CD28 verwandt ist: Wenn CD80 und CD86 aber an CTLA-4 binden, wird die Immunantwort gedämpft.

Ipilimumab ist ein humaner monoklonaler Antikörper (▶ Kap. 8, ◻ Abb. 8.1), der CTLA-4 blockiert und damit die Immunantwort durch Elimination der Hemmung verstärkt. Er ist derzeit als Erstlinientherapie bei fortgeschrittenem (nichtresezierbarem oder metastasiertem) Melanom zugelassen (insgesamt 4 i .v. Infusionen von 3 mg/kg KG im Abstand von 3 Wochen).

Abgesehen von Juckreiz und Hautauschlägen dominieren Symptome des Gastrointestinaltrakts die häufigen Nebenwirkungen (Durchfall, Übelkeit und Erbrechen, verminderter Appetit und Bauchschmerzen). Das lymphatische Gewebe im Darm spielt eine wichtige Rolle in der Immunantwort. Daher lassen sich diese Nebenwirkungen nachvollziehen. Die Blockade von CTLA-4 führt zu gehäuftem Auftreten von Autoimmunphänomenen, wie sie oben für Nivolumab und Pembrolizumab aufgezählt sind. Die routinemäßige Kontrolle der Transaminasen und der Schilddrüsenfunktion ist empfehlenswert.

> ❯ Die gleichzeitige Gabe von Nivolumab, Pembrozulimab und Ipilimumab mit einem Glucocorticoid oder einem Immunsuppressivum ist kontraproduktiv.

61.2.9   Signalinterzeptoren

> ❯ Signalinterzeptoren sind Substanzen, die die Weiterleitung von Wachstumssignalen hemmen.

Dabei handelt es sich entweder um monoklonale Antikörper oder um niedermolekulare Inhibitoren, die in ▶ Abschn. 61.2.11 besprochen werden. Das Konzept ist bereits in ▶ Kap. 23 (◻ Abb. 23.2) erläutert. Entlang der Signalkaskade sind viele **Angriffspunkte** möglich: Ein monoklonaler Antikörper bzw. ein kleines Molekül kann

 — gegen einen Wachstumsfaktor gerichtet sein: Bevacizumab und Aflibercept, die an VEGF, den Vascular-Endothelial Growth Factor, binden;
 — gegen einen Wachstumsfaktorrezeptor oder ein Oberflächenmolekül gerichtet sein und die Weiterleitung des

Signals blockieren oder die Down-Regulation des Rezeptors bewirken:
 — Cetuximab und Panitumumab – ErbB1,
 — Trastuzumab und Pertuzumab – ErbB2,
 — Ramucirumab – VEGF-R2,
 — Rituximab, Ofatumumab und Obinutuzumab – CD20,
 — Brentuximab-Vedotin – CD30,
 — Vismodegib blockiert SMO/Smoothened;
 — die Tyrosinkinasedomäne eines oder mehrerer Wachstumsfaktorrezeptoren besetzen:
 — Erlotinib und Gefitinib – ErbB1,
 — Lapatinib – ErbB1 und ErbB2,
 — Afatinib – ErbB1, ErbB2, ErbB4,
 — Axitinib – VEGF-R1–3,
 — Crizotinib und Ceritinib – ALK (anaplastische Lymphomkinase),
 — Sunitinib, Sorafenib, Regorafenib, Pazopanib, Nintedanib, Vandetanib, Cabozantinib sind Multikinaseinhibitoren;
 — eine nachgeschaltete Kinase blockieren:
 — Sorafenib – die RAF-Kinasen,
 — Ibrutinib – Bruton-Tyrosinkinase,
 — Idelalisib – Phosphatidylinositol-3-Kinase p110δ,
 — Temsirolimus und Everolimus – mTOR;
 — die pathogenetisch relevante Kinase hemmen:
 — Imatinib, Dasatinib, Nilotinib, Bosutinib und Ponatinib – BCR-ABL,
 — Vemurafenib, Dabrafenib – eine mutierte Version von B-RAF in Kombination mit den Mek-Inhibitoren Trametinib oder Cobimitinib.

Wie jede Klassifikation ist auch diese arbiträr: Beispielsweise könnten Tretinoin (ATRA) und Arsentrioxid (Arsenik) ebenso hier als Signaltransduktionstherapeutika klassifiziert werden. Gleiches gilt für Anagrelid, wenn dessen Wirkungsmechanismus bekannt wird (vgl. jeweils ▶ Abschn. 61.2.6). Bei manchen monoklonalen Antikörpern ist der molekulare Wirkungsmechanismus nicht genau bekannt bzw. ist es nicht eindeutig gesichert, dass sie als Signalinterzeptoren wirken, nämlich Rituximab, Ofatumumab, Obinutuzumab und Alemtuzumab.

Bei **Antikörper-Toxin-Konjugaten** ist der Antikörper primär das Vehikel und der Konjugationspartner das zytotoxische Prinzip (Trastuzumab-Emtansin, Brentuximab-Vedotin). Dennoch werden diese Antikörper aus Gründen der Übersichtlichkeit hier angeführt.

61.2.10   Monoklonale Antikörper als Signalinterzeptoren

Monoklonale Antikörper sind konzeptionell die Zauberkugel, mit der man einen Tumor treffen sollte. Überexprimiert ein Tumor ein Oberflächenmolekül, müsste es ein Leichtes sein, ihn sehr spezifisch zu treffen. Die Methode zur Erzeugung monoklonaler Antikörper wurde durch Cesar Milstein und Georges Köhler in den 1970er Jahren ausgearbeitet. Tatsächlich dauerte es noch weitere 25 Jahre, bis die ersten monoklonalen Antikörper (Rituximab, Trastuzumab) in die Tumortherapie eingeführt wurden. Denn mit der Anwendung monoklonaler Antikörper sind mehrere **grundsätzliche Probleme** verbunden:

- **Immunogenität:** Murine Antikörper sind antigen, induzieren die Bildung neutralisierender Antikörper. Damit geht die Wirkung verloren. Die Lösung dieses Problems ist die Chimärisierung und Humanisierung der Antikörper bzw. die Produktion humaner Antikörper. Dies ist in ▶ Abschn. 8.2 beschrieben und in ◘ Abb. 8.2 illustriert. Doch auch humanisierte bzw. humane rekombinante Antikörper können eine Antikörperbildung induzieren (▶ Abschn. 8.2). Dies spielt jedoch in der Tumortherapie bisher keine Rolle.
- **Pharmakokinetik/Effektorfunktionen:** Für eine lange Halbwertszeit muss der Antikörper einen humanen Fc-Teil tragen, damit er durch den neonatalen Fc-Rezeptor (FcRn, ▶ Abschn. 8.2) erkannt wird. Analoges gilt für die Rekrutierung von Effektorfunktionen (Komplementaktivierung und FcγR, ▶ Abschn. 8.2). Dieses Problem ist durch Chimärisierung, Humanisierung etc. beseitigt.
- **Angriffspunkt des Antikörpers und antigenetische Vielfalt der Tumoren:** Das ausgewählte Antigen muss ein Leitantigen des Tumors sein, d. h., es muss auf allen Tumorzellen exprimiert sein, weil sonst die Wirkung rasch verloren geht und es sofort zur Selektion kommt.
- **Angriffspunkt des Antikörpers und Abgabe löslicher Domänen** (»shedding«)**:** Das Leitantigen muss auf der Zelloberfläche exprimiert sein. Viele Oberflächenproteine werden durch Matrixmetalloproteasen gespalten und ins extrazelluläre Milieu abgegeben (»shedding«). Passiert dies mit der Zielstruktur des Antikörpers, ist das sehr ungünstig. Die lösliche Domäne zirkuliert im Plasma bzw. liegt im Interstitium vor und besetzt den Antikörper, bevor er die Tumorzelle erreicht. Durch diese Abpufferung wird der Antikörper wirkungslos.
- **Penetration bei soliden Tumoren:** Antikörper haben im zentralen Kompartiment (dem intravasalen Raum) eine hohe Konzentration, im extrazellulären Raum ist ihre Konzentration deutlich niedriger. Solide Tumoren werden daher schlechter erreicht als hämatologische Neoplasien.
- **Nebenwirkungen:** Trotz sehr hoher Spezifität erzeugen manche monoklonale Antikörper erstaunlich hohe Raten an zum Teil gravierenden Nebenwirkungen.

Monoklonale Antikörper können über 3 **Wirkmechanismen** Tumorzellen hemmen oder töten:

- Blockade von Wachstumsfaktoren und ihren Rezeptoren / Downregulation von Rezeptoren / Modifikation von Signalen: Bevacizumab, Aflibercept und Ramucirumab; Cetuximab, Panitumumab; Trastuzumab und Pertuzumab; Rituximab, Ofatumumab, Obinutuzumab
- Vermittlung zytotoxischer Antworten: Das Wirtsimmunsystem erkennt den humanisierten Fc-Teil und tötet die Tumorzellen durch ADCC (Antibody-Dependent Cellular Cytotoxicity) und CDC (Complement-Dependent Cytotoxicity: Rituximab, Ofatumumab, Obinutuzumab; Alemtuzumab)
- Kopplung an Toxine oder Radionuklide, z. B. Trastuzumab-Emtansin, Brentuximab-Vedotin

Monoklonale Antikörper haben alle annähernd **vergleichbare pharmakokinetische Eigenschaften**, wenn sie eine humane schwere Kette von IgG$_1$ haben, nämlich eine mittlere Halbwertszeit von 20–30 Tagen. Alle bisher in der Tumortherapie zugelassenen Antikörper sind IgG$_1$. Das ist nachvollziehbar, weil IgG$_1$ sowohl gut Komplement aktiviert als auch eine hohe Affinität zu Fcγ-Rezeptoren hat. (IgG$_3$ aktiviert die Komplementkaskade stärker, hat aber eine kurze Halbwertszeit von 7 Tagen; IgG$_2$ bindet nur niederaffin an Fcγ-Rezeptoren, IgG$_4$ kann Komplement nicht aktivieren.)

Zwischen verschiedenen monoklonalen IgG$_1$-Antikörpern bestehen **Unterschiede in der Löslichkeit**. Dies erklärt, weshalb manche subkutan appliziert werden können, andere intravenös als Bolus (gut löslich, hochkonzentriert) oder als intravenöse Infusion (schlecht löslich) appliziert werden müssen (vgl. ▶ Abschn. 8.2).

Alle monoklonalen Antikörper können während der Infusion zu **anaphylaktoiden Reaktionen** führen, z. B. Fieber, Atemnot, Stridor, Blutdruckabfall, Herzklopfen. Das Risiko ist unterschiedlich hoch (sehr ausgeprägt bei Antikörpern gegen Lymphoyztenproteine: Rituximab, Ofatumumab, Obinutuzumab und Alemtuzumab).

Bevacizumab

Bevacizumab ist ein humanisierter monoklonaler Antikörper gegen VEGF. Er hemmt daher die Aktivierung von VEGF-Rezeptoren. Für die Tumorangiogenese sind das vor allem VEGFR-1 (Flt-1 = Fms-like tyrosine kinase) und VEGFR-2 (KDR/Flk-1) (▶ Abschn. 23.2).

■ Unerwünschte Wirkungen

Die Infusion von Bevacizumab wird gut vertragen. Unter der Therapie mit Bevacizumab können sich Nebenwirkungen entwickeln, die engmaschige Untersuchungen, ausreichende Information der Behandelten und entsprechende weitere Behandlungen notwendig machen:

- Hypertonie (bei bis zu 30%)
- Proteinurie (ca. 25%)
- Neutropenie mit Infektionen (1–10%)
- Wundheilungsstörungen
- Intestinale Perforationen (ca. 1–2%)
- Blutungen und thromboembolische Ereignisse: von Nasenbluten (häufig) bis zu Hirnmassenblutungen (selten); das Risiko für Thrombosen wird von 2 auf 4% verdoppelt
- Herzinsuffizienz (ca. 2%)
- Reversible posteriore Leukoenzephalopathie: ein seltenes Syndrom, das durch Kopfschmerzen, Verwirrtheit und Bewusstseinstrübung, Krampfanfälle, Gesichtsfeldeinschränkung bis zur Blindheit und Hypertonie charakterisiert ist; in CT bzw. MRT sieht man ein subkortikales Ödem im okzipitalen und parietalen Lappen

Mechanistisch lassen sich viele dieser Effekte wahrscheinlich darauf zurückführen, dass eine Hemmung von VEGF die Physiologie des Endothels stört. Experimentell wird beobachtet, dass in allen Organen mit fenestriertem Endothel die Zahl der Kapillaren zurückgeht und die Fenestrierung morphologisch verändert ist. Der Effekt ist reversibel.

In der Niere sezernieren die Podozyten VEGF, um die Kapillarzellen zu instruieren. Das ist für die Aufrechterhaltung des glomerulären Filters wichtig. Diese Beobachtungen erklären die Hypertonie, die Neigung zu intestinalen Perforationen und die Proteinurie. Die Blutgerinnungsstörungen ergeben sich einerseits aus der Fragilität der Kapillaren (Blutungen) und der Abnahme der Expression antiaggregatorischer Oberflächenmoleküle und Signalmoleküle bzw. der Zunahme proaggregatorischer Moleküle. In Gegenwart von VEGF ist z. B. die Produktion von (antiaggregatorischem) Prostacyclin und NO erhöht. Die Abwesenheit von VEGF begünstigt die endotheliale Apoptose mit Expression von proaggregatorischen Phospholipiden (Phosphatidylserin) und endotheldenudierten Oberflächen.

Bevacizumab ist derzeit zugelassen für die Therapie des
- metastasierten kolorektalen Karzinoms (in Kombination mit einer 5-Fluorouracil-basierten Therapie, ◘ Abb. 61.3),
- metastasierten Mammakarzinoms (in Kombination mit paclitaxelbasiertem Schema),
- nichtkleinzelligen Bronchialkarzinoms (in Kombination mit auf Platinverbindungen basiertem Schema),
- metastasierten Nierenzellkarzinoms (in Kombination mit Interferon-α2a).

Für den Einsatz beim fortgeschrittenen Zervixkarzinom liegt eine Empfehlung der Europäischen Arzneimittelbehörde (EMA) vor.

Typische Dosierung: 2,5–5 mg/kg KG/Woche über 90 Minuten infundiert

Aflibercept

Aflibercept ist ein Fusionsprotein der extrazellulären Ligandenbindungsdomäne des VEGFR-2 (KDR/Flk-1) mit dem Fc-Fragment humaner IgG_1. Ursprünglich war es für die Therapie der feuchten Makuladegeneration zugelassen. Seine Nebenwirkungen entsprechen denjenigen unter Bevacizumab.

Aflibercept ist für die Zweitlinientherapie (nach Versagen einer Chemotherapie mit Oxaliplatin) in Kombination mit Folinsäure (Leucovorin), 5-Fluorouracil und Irinotecan (FOLFIRI) beim fortgeschrittenem metastasierten kolorektalen Karzinom zugelassen.

Typische Dosierung: 4 mg/kg KG intravenös infundiert alle 2 Wochen (gefolgt von FOLFIRI)

Ramucirumab

Ramucirumab ist ein humaner Antikörper gegen VEGFR-2 (KDR/Flk-1), der die Tumorangiogenese unterdrückt (► Abschn. 23.2). Seine Nebenwirkungen entsprechen den unter Bevacizumab beobachteten.

Ramucirumab ist für die Zweitlinientherapie (nach Versagen einer Chemotherapie mit Platinkomplexen und 5-Fluor-

uracil) sowie als Monotherapie (bei Taxan-Unverträglichkeit/-Kontraindikation) und in Kombination mit Paclitaxel beim fortgeschrittenem Adenokarzinom des Magens oder des gastroösophagealen Übergangs zugelassen.

Typische Dosierung: 8 mg/kg KG intravenös infundiert alle 2 Wochen (+ Paclitaxel 80 mg/m² an den Tagen 1, 8 und 15 eines 28-Tage Zyklus)

Trastuzumab, Trastuzumab-Emtansin und Pertuzumab

Trastuzumab und Pertuzumab sind humanisierte Antikörper gegen ErbB2 (= HER2). ErbB2 gehört zur Familie der EGF-Rezeptoren. Es hat keinen physiologischen Liganden, seine Funktion besteht darin, als heteromerer Partner das durch ErbB1, ErbB3 und ErbB4 ausgelöste Signal zu verlängern, weil es auch die Rezirkulation der Rezeptoren an die Zelloberfläche (Recycling) begünstigt (► Kap. 23). ErbB2 ist bei ca. 30% der Mammakarzinome exprimiert. Diese haben eine schlechte Prognose und sind meist östrogenrezeptornegativ.

Trastuzumab führt zur Down-Regulation von ErbB2; die genauen Schritte sind unbekannt. Der Synergismus mit Taxan kann zellbiologisch nachvollzogen werden, weil die Reinsertion von internalisierten Rezeptoren in die Zellmembran tubulinabhängig ist. Trastuzumab kann auch ADCC auslösen. **Pertuzumab** bindet an ein anderes Epitop und verhindert die Dimerisierung von ErbB2 z. B. mit ErbB3 effizienter als Trastuzumab. Daher erzielt eine Kombination beider Antikörper eine bessere Wirkung. ErbB2 ist auch in anderen Tumoren überexprimiert (z. B. NSCLC). Entsprechende Studien wurden initiiert.

ErbB2 ist in der Embryonal- und Fetalphase für die Entwicklung von Herz und Gehirn wichtig. Im adulten Herzen kommt sehr wenig ErbB2 vor, dennoch ist ErbB2 auch für die Aufrechterhaltung der Herzmuskelfunktion beim Erwachsenen wichtig. Die **wichtigste unerwünschte Wirkung** ist eine **Herzinsuffizienz,** die NYHA-Stadium IV erreichen kann (► Kap. 36). Eine Kombination mit Anthracyclinen erhöht erwartungsgemäß die Inzidenz von Herzinsuffizienz deutlich (4- bis 6-fach), verbessert aber das Gesamtüberleben.

Trastuzumab ist für die Therapie des ErbB2-positiven metastasierten Mammakarzinoms als Monotherapie (nach vorangegangener Chemotherapie) zugelassen, in Kombination mit Taxanen oder mit Aromatasehemmern.

Typische Dosierung: 2 mg/kg KG/Woche oder 6 mg/kg KG alle 3 Wochen als intravenöse Infusion über 90 Minuten

Pertuzumab ist in Kombination mit Trastuzumab und Docetaxel für die Erstlinientherapie des metastasierten ErbB2-positiven Mammakarzinoms zugelassen.

Typische Dosierung: Erstdosis – 840 mg als intravenöse Infusion, Erhaltungsdosis 420 mg alle 3 Wochen

In **Trastuzumab-Emtansin** ist der Antikörper über einen Linker mit dem makrozyklischem Lactam Maytansin konjugiert; die Verknüpfung enthält eine sehr stabile Thioetherbindung, die verhindert, dass Maytansin in der Zirkulation freigesetzt wird. Der Naturstoff Maytansin stammt urprünglich aus einem äthiopischen Strauch (*Maytenus serrata*) und hemmt (ähnlich wie *Vinca*-Alkaloide) die Tubulinpolymerisation mit sehr hoher Affinität (◘ Abb. 61.17).

An der Zelloberfläche wirkt Trastuzumab-Emtansin wie Trastuzumab durch Bindung an ErbB2. Nach rezeptorvermittelter Endozytose gelangt ein Teil des Konjugats mit ErbB2 in die Lysosomen, wo Trastuzumab proteolytisch abgebaut und das aktive Prinzip (Maytansin mit dem Linker) freigesetzt wird. Trastuzumab-Emtansin wirkt auch dann noch, wenn ErbB2-positive Tumorzellen eine Resistenz gegen Trasuzumab erworben haben.

Maytansin wird über CYP3A4 metabolisiert, eine Zunahme der Toxizität ist bei Gabe von CYP3A4-Hemmern bzw. eine Abschwächung der Wirkung bei Gabe von Induktoren zu erwarten. Die häufigen Nebenwirkungen von Trastuzumab-Emtansin, nämlich Durchfall, Übelkeit, Appetitlosigkeit, Erschöpfung/Fatigue, Myelosuppression (Thrombopenie > Anämie > Neutropenie) und Transaminasenanstieg, lassen sich durch die zytotoxische Wirkung von Maytansin erklären. (Dieses wird naturgemäß auch in ErbB2-exprimierenden Zellen freigesetzt.)

Trastuzumab-Emtansin ist als Monotherapie beim HER2-positiven, inoperablen, lokal fortgeschrittenen oder metastasiertem Brustkrebs nach Progression bzw. Rezidiv unter Trastuzumab-Taxan-Kombination zugelassen.

Typische Dosierung: 3,6 mg/kg KG als intravenöse Infusion alle 3 Wochen

Cetuximab und Panitumumab

Cetuximab ist ein chimärischer monoklonaler Antikörper gegen ErbB1 (EGF-Rezeptor). **Panitumumab** ist der entsprechende humane monoklonale Antikörper. ErbB1 ist bei ca. 70% der kolorektalen Karzinome exprimiert. Cetuximab und Panitumumab hemmen den EGF-Rezeptor. Derzeit ist unklar, ob ADCC eine Rolle spielt.

Eine Überexpression und pathogenetische Rolle kommt auch bei vielen anderen Tumoren vor (Mamma-, Bronchial-, Blasen-, Prostatakarzinome etc.). Die Wirksamkeit von Cetuximab in diesen Indikationen kann aber nicht vorausgesetzt werden. Eine Studie bei Patienten mit Bronchialkarzinomen ergab z. B. ernüchternde Ergebnisse, nämlich eine mediane Verlängerung des Überlebens durch Cetuximab < 1 Monat, sodass die Europäische Arzneimittelbehörde (EMA) die Zulassung für diese Indikation nicht gewährte.

■ **Unerwünschte Wirkungen**

Unter **Cetuximab** und **Panitumumab** treten **sehr häufig akneiforme Läsionen** (seltener schuppende, trockene juckende Haut) auf. Ebenfalls häufig ist ein Transaminasenanstieg. Unabhängig von der Infusion kann unter wiederholter Gabe von Cetuximab bei 25% **Atemnot** auftreten. Das Auftreten einer progressiven Lungenerkrankung wird möglicherweise begünstigt, der Mechanismus und der Kausalzusammenhang sind unklar. Etwa 5% der Patienten bekommen (durch trockene Augen) eine Konjunktivitis.

■ **Klinische Anwendung**

Cetuximab ist derzeit zugelassen für die Therapie
- des EGRF-positiven metastasierten kolorektalen Karzinoms in Kombination mit Irinotecan (Second-Line-Therapie nach Versagen einer Chemotherapie) und
- von lokal fortgeschrittenen Plattenepithelkarzinomen des Kopf-Hals-Bereichs in Kombination mit einer Strahlenbehandlung.

Typische Dosierung: Erstdosis 400 mg/m^2, danach 250 mg/m^2/Woche als intravenöse Infusion über 2 Stunden

Panitumumab ist für die Second-Line-Therapie eines EGRF-positiven metastasierten kolorektalen Karzinoms (ohne K-RAS-Mutation) zugelassen.

Typische Dosierung: 6 mg/kg KG/Woche als intravenöse Infusion über 1–1,5 Stunden

Rituximab, Ofatumumab und Obinutuzumab

Rituximab, Ofatumumab und Obinutuzumab sind monoklonale Antikörper gegen CD20. CD20 ist ein Oberflächenmolekül mit 4 Transmembransegmenten, das auf allen B-Zellen vorhanden ist (vom Prä-B-Zell-Stadium bis zur terminalen Differenzierung). Es reguliert den Calciumeinstrom in B-Zellen.

Besetzung von CD20 durch Rituximab hemmt die Signalübertragung durch den B-Zell-Rezeptor (BCR). Unklar ist, inwieweit dieser Effekt für die therapeutische Wirkung im Rahmen der Tumortherapie relevant ist. Nachvollziehbar ist hingegen, dass dieser Effekt zur immunsuppressiven Wirkung (z. B. bei rheumatoider Arthritis, Unterdrückung der Transplantatabstoßung) beiträgt.

Rituximab (chimärischer Antikörper) und Obinutuzumab (humanisierter Antikörper) binden an ein überlappendes lineares Epitop, Ofatumumab (humaner Antikörper) bindet an ein diskontinuierliches anderes Epitop. Dennoch sind die zellulären Wirkungen von Rituximab jenen von Ofatumumab ähnlicher als denen von Obinutuzumab. Obinutuzumab löst z. B. mehr Apoptose aus.

■ **Unerwünschte Wirkungen**

Bei der Infusion von **Rituximab, Ofatumumab und Obinutuzumab** haben die Hälfte der Patienten Fieber sowie mehr oder weniger zusätzliche Symptome (infusionsabhängige Reaktionen, IRR). Bei Patienten mit großer Tumormasse kann Rituximab ein Zytokinfreisetzungssyndrom mit Fieber, Bronchospasmus, Urtikaria, Angioödem und Blutdruckabfall auslösen. Bei länger dauernder Therapie kommt es zu Hautausschlägen und Infektionen. Der Effekt von Impfungen ist abgeschwächt. Unter Ofatumumab ist das Spektrum unerwünschter Wirkungen ähnlich. Prämedikation mit Paracetamol und/oder Glucocorticoiden kann sinnvoll sein.

■ **Klinische Anwendung**

Rituximab ist zugelassen für die Therapie von (CD20-positiven) B-Zell-Lymphomen (follikuläres Lymphom, Second-Line nach Chemotherapie, großzelliges B-Zell-Lymphom in Kombination mit CHOP) und als Second-Line-Therapie der rheumatoiden Arthritis (in Kombination mit Methotrexat nach Versagen von TNF-Inhibitoren). Weitere Indikationen sind in klinischer Prüfung (z. B. Transplantatabstoßung).

Typische Dosierung: 375 mg/m²/Woche bei Monotherapie über 4 Wochen bzw. 375 mg/m² pro Zyklus (alle 1–3 Monate); bei Kombinationstherapie mit CHOP langsame (100 mg/h) intravenöse Infusion

Ofatumumab ist zur Erstlinientherapie der chronischen lymphatischen Leukämie (CLL) in Kombination mit Chlorambucil oder Bendamustin von CLL-Patienten, die für eine fludarabinbasierte Therapie nicht geeignet sind. Die andere Indikation (nach Versagen von Fludarabin und Alemtuzumab) ist durch die Marktrücknahme von Alemtuzumab obsolet (s. u.).

Typische (eskalierende) Dosierung: 300 mg bei der 1. Dosis, dann 2 g/Woche über 7 Wochen, danach 2 g alle 4 Wochen (insgesamt 12 Dosen)

Obinutuzumab ist ebenfalls zur Erstlinientherapie der chronischen lymphatischen Leukämie (CLL) in Kombination mit Chlorambucil oder Bendamustin von CLL-Patienten, die für eine fludarabinbasierte Therapie nicht geeignet sind.

Typische Dosierung: 6 Zyklen im Abstand von 28 Tagen; 1. Zyklus: Testdosis 100 mg an Tag 1 (900 mg an Tag 1 oder 2); 1000 mg an Tagen 8 und 15; 2.–6. Zyklus: 1000 mg an Tag 1

Brentuximab-Vedotin

Brentuximab-Vedotin ist ein chimärischer monoklonaler Antikörper gegen CD30, der mit Monomethyl-Auristatin E konjugiert ist. CD30 (= TNFRSF8, TNF-Rezeptor-Superfamilie Mitglied 8; ► Kap. 22) wird auf der Oberfläche aktivierter – aber nicht ruhender – T- und B-Zellen sowie auf Lymphomzellen (ALCL, Anaplastic Large Cell Lymphoma; Hodgkin-Lymphom) exprimiert.

Auristatin E ist ein Peptid, das sich vom Gift des Philippinischen Seehasen (*Dolabella auricularia*, einer marinen Molluske) ableitet und die Tubulinpolymerisation mit hoher Potenz hemmt (◘ Abb. 61.17). Die Kopplung an den Antikörper erfolgt über einen Linker, der eine Cathepsinschnittstelle enthält. Nach rezeptorvermittelter Endozytose gelangt ein Teil des CD30-Brentuximab-Vedotin-Komplexes ins Lysosom, wo die aktive zytotoxische Substanz freigesetzt wird (s. o. Trastuzumab-Emtansin).

Monomethyl-Auristatin E ist ein Substrat für CYP3A4, woraus sich ein (nicht überprüftes) Potenzial für Interaktionen ergeben kann. Trotz der gezielten Therapie ist Brentuximab-Vedotin sehr toxisch: Häufig treten die zu erwartenden **Symptome eines zytotoxischen Spindelgiftes** auf: periphere Neuropathien (inklusive autonome Neuropathie mit Obstipation), Neutro- und Thrombopenie, Durchfall – sowie Allgemeinsymptome (Übelkeit und Erbrechen, Müdigkeit/Fatigue).

Beim Hodgkin-Lymphom enthält das ABVD-Therapieschema die Kombination von Adriamycin (= Doxorubicin), Bleomycin, Vinblastin und Dacarbazin. Zusätzliche Gabe von Brentuximab-Vedotin erzeugte eine exzessive pulmonale Toxizität. Der Mechanismus ist unbekannt. Jedenfalls ist die Kombination mit Bleomycin kontraindiziert.

Derzeit hat Brentuximab-Vedotin 2 zugelassene **Indikationen:**

— Rezidiviertes oder therapierefraktäres CD30-positives Hodgkin-Lymphom (nach autologer Stammzelltransplantation oder mindestens 2 anderen Therapien)
— Rezidiviertes oder refraktäres systemisches anaplastisches großzelliges Lymphom (sALCL)
  Typische Dosierung: 1,8 mg/kg KG alle 3 Wochen

Alemtuzumab

Alemtuzumab ist ein humanisierter monoklonaler Antikörper gegen CD52, ein glykolipidverankertes Oberflächenprotein, das keine Transmembrandomäne hat. Seine Funktion ist unbekannt; man vermutet eine co-stimulatorische Rolle bei der Induktion regulatorischer T-Zellen. CD52 kommt auf Neutrophilen, B- und T-Zellen vor.

Alemtuzumab löst wahrscheinlich den Zelltod durch ADCC und CDC aus. Aufgrund der Depletion der Lymphozyten und Neutrophilen sind Patienten durch opportunistische Infektionen gefährdet, inklusive Reaktivierung einer CMV-Infektion. Unverträglichkeitsreaktionen sind während der Infusion häufig, ähnlich wie bei Rituximab und Ofatumumab, aber im Schweregrad meist weniger ausgeprägt.

Alemtuzumab ist für die Third-Line-Therapie der chronisch-lymphatischen Leukämie zugelassen (nach Alkylanzien und nach Fludarabin), wurde aber vom Hersteller vom Markt genommen, weil es auf dem lukrativeren Markt der schubförmig remittierenden multiplen Sklerose positioniert wurde.

61.2.11 Niedermolekulare Inhibitoren als Signalinterzeptoren

Kinaseinhibitoren

Kinasen haben eine konservierte Struktur und einen konservierten katalytischen Mechanismus (◘ Abb. 61.27). Intuitiv ist es nicht leicht verständlich, dass ein so stark konserviertes Element wie die ATP-Bindungsstelle eine hohe Spezifität ermöglicht. Dies ist aber der Fall.

◘ Abb. 61.27a lässt erkennen, warum eine Spezifität möglich ist: Inhibitoren binden zwar in der ATP-Bindungsstelle, ihre Position unterscheidet sich aber deutlich von der des ATP. Daher können sie auch mit Aminosäuren interagieren, die für die ATP-Bindung irrelevant sind und deshalb mit hoher Selektivität nur an eine oder wenige Kinasen binden.

Dieser Umstand erklärt aber auch, dass es relativ leicht ist, der Hemmung durch die Inhibitoren zu entgehen: Aus ◘ Abb. 61.27a lassen sich Positionen identifizieren, die im Falle einer Mutation die ATP-Bindung nicht beeinflussen, aber zum Verlust der Inhibitorbindung führen. Solche Mutationen werden tatsächlich beobachtet. Sie führen zum Wirkungsverlust.

Ursprünglich war es das Ziel, möglichst selektive Inhibitoren zu finden (z. B. Erlotinib und Gefitinib für ErbB1). Weil aber offensichtlich mehrere Kinasen das Wachstum einer Tumorzelle stimulieren können, ist die Entwicklung solcher Multikinaseinhibitoren (vgl. Sorafenib, Sunitinib, Pazopanib; ◘ Abb. 61.30) bevorzugt worden, die gleich mehrere Kinasen

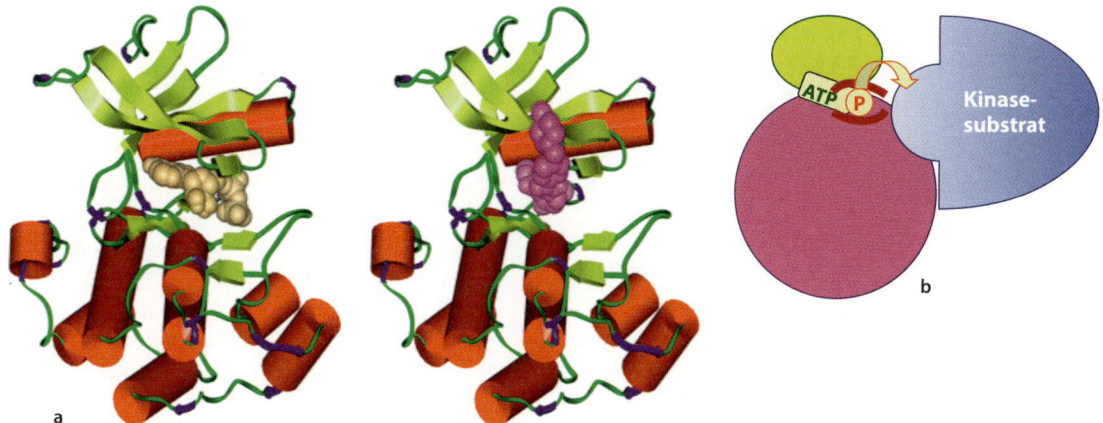

Abb. 61.27a, b Struktur der ABL-Kinase.
a 3D-Modell der Kinasedomäne in der ATP-beladenen Form (*links*) und mit Imatinib in der Bindungstasche (*rechts*). β-Faltblätter sind als *hellgrüne, flache Pfeile* dargestellt, helikale Segmente als *rote Zylinder*. Die ATP-Bindungsstelle liegt zwischen dem β-Faltblatt-reichen »Kopf« und dem helikalen »Bauch« (schematisch in **h** dargestellt). ATP und Imatinib sind als Kalottenmodell raumfüllend dargestellt. Das Substrat bindet an Schleifen, die wie Lippen das γ-Phosphat des ATP umrahmen und dessen Übertragung auf das Substrat ermöglichen. Imatinib und ATP besetzen dieselbe Stelle, allerdings nimmt Imatinib eine deutlich andere Position ein, d. h., es kontaktiert andere Aminosäuren als ATP [nach Schindler et al. (2000) Structural mechanism for STI-571 inhibition of abelson tyrosine kinase. Science 289: 1938–1942].
b Vereinfachtes Modell der Kinase bestehend aus helikaler Domäne (*rot*) und β-Faltblatt-reicher Domäne (*grün*). Zwischen beiden liegt die ATP-Bindungstasche, in der das γ-Phosphat (*P*) des gebundenen ATP auf Kinasesubstrate (*blau*) übertragen wird

hemmen. Dies hat auch den Vorteil, dass weniger Resistenzen auftreten, weil mehrere Kinasen in derselben Zelle mutieren müssen, um der Wirkung des Inhibitors zu entgehen.

ErbB-Inhibitoren
Erlotinib und Gefitinib (ErbB1)

Erlotinib und Gefitinib (■ Abb. 61.28) binden an die ATP-Bindungsstelle des EGF-Rezeptors ErbB1 und verhindern damit die Signalübertragung (■ Abb. 23.1a). Gefitinib hat eine höhere Affinität zur mutierten Form von ErbB1, die bei ca. 15% der nichtkleinzelligen Bronchialkarzinome vorkommt.

Die unerwünschten Wirkungen sind denen unter Cetuximab ähnlich (inkl. interstitielle Lungenerkrankung). Das Auftreten eines akneiformen Hautausschlags ist bei Erlotinib mit einem therapeutischen Erfolg korreliert. Bei Patienten, die innerhalb von 4–8 Wochen keine Akne bekommen, ist ein Absetzen der Therapie in Erwägung zu ziehen. Anders als bei Cetuximab (intravenöse Gabe) bekommen 50% der Patienten unter Erlotinib und Gefitinib Durchfall.

▪ Pharmakokinetik und Indikationen

Erlotinib hat eine orale Bioverfügbarkeit von 60%, die durch Nahrung erhöht wird, weshalb die Einnahme mit Abstand zu Mahlzeiten erfolgen sollte, weil sonst eine große Variabilität in der Exposition des Patienten gegenüber dem Arzneimittel entsteht. Das Verteilungsvolumen liegt bei 3 l/kg.

Erlotinib wird durch einen hepatischen Metabolismus eliminiert (> 90% wird als Metaboliten biliär ausgeschieden). Die beteiligten Enzyme sind CYP3A4 und zum geringeren Anteil CYP1A2. Die Metaboliten sind zum Teil aktiv und werden erst durch Konjugation inaktiviert. Bei Tabakrauchern sind AUC und C_{max} (wahrscheinlich durch Induktion von CYP1A2) herabgesetzt. Sie sollten daher darüber informiert werden, dass das weitere Rauchen den Therapieerfolg gefährdet. CYP3A4-Induktoren (Rifampicin, Hypericin/Johanniskraut) senken die AUC, CYP3A4-Inhibitoren (Azolantimykotika) erhöhen sie.

Erlotinib ist zugelassen als Second-Line-Therapie, d. h. nach Versagen einer Chemotherapie des nichtkleinzelligen Bronchialkarzinoms (NSCLC = Non-Small Cell Lung Cancer) und in Kombination mit Gemcitabin für die Therapie des metastasierten Pankreaskarzinoms.

Typische Dosierung: 100–150 mg/d in 1 Einzeldosis

Gefitinib hat eine nahrungsunabhängige orale Bioverfügbarkeit von 60%, ein Verteilungsvolumen von 20 l/kg und eine Halbwertszeit von 40 Stunden. Es wird hepatisch über CYP3A4 und CYP2D6 metabolisiert und biliär eliminiert. Der CYP2D6-Polymorphismus beeinflusst die AUC und daher die Exposition des Behandelten deutlich. Enzyminduktoren und Hemmer haben den vorhersehbaren Effekt.

Gefitinib ist zugelassen für die First-Line-Therapie des inoperablen (lokal fortgeschrittenen oder metastasierten) nichtkleinzelligen Bronchialkarzinoms (NSCLC) mit nachgewiesener Mutation der EGF-Rezeptor-Tyrosinkinase (häufig in Asien, in Europa nur bei 10–15%; am häufigsten Deletion von 4 Aminosäuren in Exon 19 bzw. Punktmutation mit Ersatz von Leucin[855] durch Arginin: L855R). Hier ist Gefitinib der Standardtherapie (Carboplatin + Paclitaxel) deutlich überlegen. Die Therapie setzt daher den molekularbiologischen Nachweis der Punktmutation im Biopsiematerial voraus (▶ Abschn. 5.1.7).

Typische Dosierung: 250 mg/d in 1 Einzeldosis

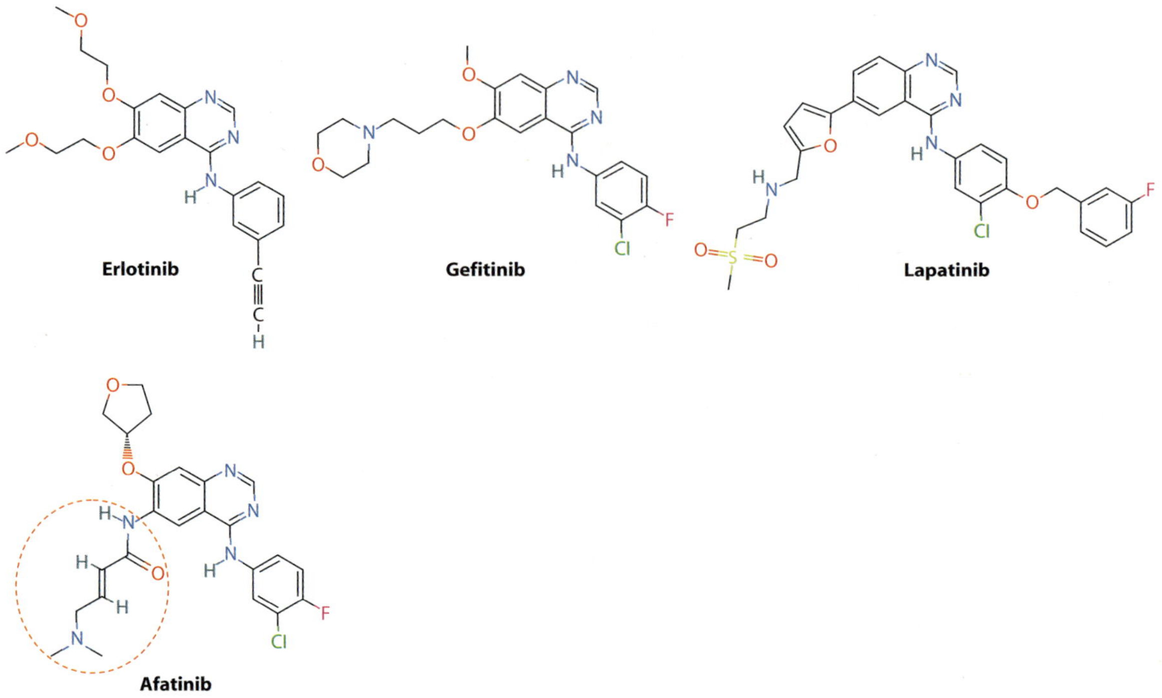

Abb. 61.28 Strukturformeln der ErbB-Inhibitoren Erlotinib, Gefitinib, Lapatinib und Afatinib. Alle Inhibitoren haben als Grundbaustein eine anilinsubstituiertes Chinazolin. Der gestrichelte Kreis markiert die Dimethylaminocrotongruppe, die die kovalente Inkorporation von Afatinib in die ATP-Bindungstasche von ErbB-Rezeptoren ermöglicht

Lapatinib

Lapatinib (Abb. 61.28) hemmt ErbB1 und ErbB2. Die Nebenwirkungen lassen sich daher als kombinierte ErB2- (Herzinsuffizienz) und ErbB1-Hemmung (Durchfall, Transaminasenerhöhung, Akne, interstitielle Lungenerkrankung etc.) ableiten. 5-Fluorouracil erzeugt häufig ein Erythrodysästhesiesyndrom (Hand-Fuß-Syndrom, brennende Rötung palmar und plantar). Lapatinib wird mit Capecitabin (Prodrug von 5-Fluorouracil) verabreicht. In dieser Kombination tritt das Erythrodysästhesiesyndrom sehr häufig ($\geq 50\%$) auf.

▪ Pharmakokinetik und Indikation

Die orale Bioverfügbarkeit von Lapatinib liegt (nahrungsabhängig) zwischen 50 und 100%, das Verteilungsvolumen ist nicht bekannt. Lapatinib wird hepatisch primär über CYP3A4 metabolisiert und biliär eliminiert. Die Halbwertszeit wird auf 24 Stunden geschätzt. Enzyminduktoren beschleunigen die Elimination, Inhibitoren setzen sie herab (vgl. Erlotinib und Gefitinib).

Lapatinib ist zugelassen
- als Second-Line-Therapie (d. h. nach Versagen von Trastuzumab) in Kombination mit Capecitabin,
- in Kombination mit Trastuzumab bei fortgeschrittenem oder metastasiertem Brustkrebs mit Überexpression von ErbB2 (HER2),
- als Erstlinientherapie bei metastasiertem Brustkrebs nach der Menopause in Kombination mit einem Aromatasehemmer.

Typische Dosierung: 1,25 g/d in 1 Einzeldosis (mit 2 g/m² Capecitabin an Tagen 1–14; 7 Tage Pause für Capecitabin; danach neuer Zyklus); 1 g/d (+ Erstdosis: 4 mg/kg KG Trastuzumab i. v. gefolgt von 2 mg/kg KG alle 14 Tage), 1,5 g/d + Aromatasehemmer

Afatinib

Afatinib wird als pan-HER-Inhibitor bezeichnet, weil es ErbB1, ErbB2 und ErbB4 blockiert. Damit ist auch die Aktivität von ErbB3 eliminiert: Da dessen Kinasedomäne inaktiv ist, muss es das Signal über ErbB2 oder ErbB4 weiterleiten (▶ Kap. 28). Die Doppelbindung in der Crotonamidseitenkette von Afatinib (Abb. 61.28) reagiert kovalent mit konservierten Cysteinresten am Rand der ATP-Bindungsstelle der ErbB-Rezeptoren, woraus eine irreversile Hmmung resultiert.

Afatinib erfasst zahlreiche Mutationen von ErbB1, die beim nichtkleinzelligen Bronchialkarzinom (NSCLC) vorkommen (s. o.), inklusive der gefitinib-und erlotinibresistenten Mutation T790M (Threonin[790] durch Methionin ersetzt). Diese kann unter der Therapie eines ursprünglich gefitinibempfindlichen Tumors auch als Doppelmutation L858R/T790M auftreten.

Die **unerwünschten Wirkungen** von Afatinib entsprechen denjenigen, die sich bei aus dem Spektrum einer Hemmung von ErbB1 und ErbB2 erwarten lassen; Unterschiede in der Ausprägung im Vergleich zu Erlotinib, Lapatinib und Cetuximab sind möglicherweise auf die irreversible Natur der Hemmung durch Afatinib zurückzuführen: Der Durchfall ist

61

bei Afatinib ausgeprägt und kann zur Dehydratation und Elektrolytverschiebungen führen, ebenso sind Erosionen und Aphthen der Mundschleimhaut, Nasenbluten, Akne, Nagelbettentzündung, trockene, rissige Haut mit Juckreiz häufig. Interstitielle Lungenerkrankungen treten in 0,7% auf und sind gefährlich. Ein Risiko für eine Herzinsffizienz ist zu erwarten, sie wurde aber bisher nur bei kombinierter Therapie mit Trastuzumab beobachtet.

■ Pharmakokinetik und Indikation

Die orale Bioverfügbarkeit von Afatinib wird durch Nahrung deutlich herabgesetzt; die absolute Bioverfügbarkeit ist nicht bekannt, die Plasmaproteinbindung beträgt 95%, ein Teil davon ist kovalent gebunden. Der Metabolismus ist vernachlässigbar: Afatinib wird primär unverändert biliär (85%) ausgeschieden, die Halbwertszeit der Elimination liegt bei 34–40 Stunden.

Afatinib ist ein Substrat für ABCB1/P-Glykoprotein. Starke ABCB1-Inhibitoren (z. B. Ritonavir, Verapamil, Ciclosporin A, Amiodaron etc.) können den Plasmaspiegel von Afatinib erhöhen – daher sollte ein zeitlicher Abstand von 6 bis 12 Stunden eingehalten werden. Das gilt auch für Induktoren (Rifampicin, Johanniskraut etc.), die den Spiegel senken können.

Afatinib erreicht auch das ZNS. Dieser Umstand ist beim Bronchialkarzinom von Interesse, das häufig ins Gehirn metastasiert. Afatinib ist als Monotherapie eines lokal fortgeschrittenen und/oder metastasiertem nichtkleinzelligen Bronchialkarzinoms (NSCLC) mit aktivierenden EGFR-Mutationen zugelassen (vgl. Gefitinib).

Typische Dosierung: 40 mg/d in 1 Einzeldosis (auf nüchternen Magen)

ABL-Kinase-Hemmer: Imatinib, Dasatinib, Nilotinib, Bosutinib und Ponatinib

Imatinib bindet an die Tyrosinkinase ABL (in mutierter onkogener Form im Abelson-Virus entdeckt, daher der Name). ABL hat keine Transmembrandomäne, das Protein ist eine lösliche Tyrosinkinase (»non-receptor tyrosine kinase«; ◘ Abb. 61.27).

Bei der überwiegenden Zahl (> 95%) der **chronisch-myeloischen Leukämien** (CML) liegt eine Translokation t(9;22) vor, bei der das distale Ende des langen Arms von Chromosom 9 auf den langen Arm von Chromosom 22 transferiert wird (»Philadelphia-Chromosom«). Dadurch entsteht das Fusionsprotein BCR-ABL.

BCR ist das Protein, an dessen Genlocus die Translokation stattfindet, sodass es den Namen BCR (»Breakpoint Cluster Region«) erhielt. Seine physiologische Funktion ist nicht bekannt. Im Fusionsprotein liegt BCR am N-Terminus und verhindert die Autoinhibition der ABL-Kinase, die dadurch permanent (»konstitutiv«) aktiv ist. Das treibt das Wachstum der myeloischen Zellen. Bei ca. 25% der Erwachsenen und 6% der Kindern mit **akuter lymphatischer Leukämie** (ALL) wird ebenfalls ein BCR-ABL-Fusionsprotein exprimiert.

Imatinib ist aber auch bei anderen Indikationen wirksam: Es hemmt PDGF-Rezeptoren (α- und β-Form) und c-KIT, den Rezeptor für den sog. Stammzellfaktor (»stem-cell factor« oder CD117; ▶ Abschn. 23.1):

- Mutationen im c-kit-Gen finden sich bei der überwiegenden Zahl (> 80%) der **gastrointestinalen Stromatumoren** (GIST). Diese seltenen Tumoren (≤ 3% der gastrointestinalen Malignome) gehen von den interstitiellen Cajal-Zellen aus, die als Schrittmacher der glatten Muskulatur des Darms fungieren. Die Tumoren haben daher ein sarkomähnliches Erscheinungsbild. Bei vielen GIST ohne c-KIT-Mutationen finden sich Mutationen im Gen von PDGF-Rezeptor-α (5%). Diese lösen bei den jeweiligen Rezeptoren eine konstitutive Aktivität aus. (Die Rezeptoren sind also in Abwesenheit des Agonisten aktiv.) Imatinib hemmt sowohl c-KIT als auch PDGF-Rezeptor-α und ist daher wirksam. Bei Imatinibresistenz bietet sich Sunitinib an (s. u.). Bei Mastozytose liegt ebenfalls häufig eine aktivierende Mutation in c-KIT vor (Aspartat[816] zu Valin). Diese Rezeptorvariante bindet Imatinib nicht. Daher ist eine Therapie mit Imatinib sinnlos.
- Eine Aktivierung des PDGF-Rezeptors-α erfolgt auch durch eine intrachromosomale Deletion (im langen Arm von Chromosom 4). Das Gen für FIP1L1 (Factor Interacting with PAP-Like-1; PAP = Poly-A-Polymerase) wird an das Gen des PDGF-Rezeptors-α fusioniert. Dies erzeugt ebenfalls einen konstitutiv aktiven Rezeptor. Das Fusionsprotein kommt beim **Hypereosinophiliesyndrom** (HES), das als **chronische Eosinophilenleukämie** reklassifiziert (CEL) wird (daher HES/CEL). Diese Erkrankung kann durch Imatinib behandelt werden.
- Beim **Dermatofibrosarcoma protuberans** (DFSP) liegt eine Translokation zwischen den Chromosomen 17 und 22 vor, sodass Platelet-Derived Growth Factor-B (PDGFB) massiv überexprimiert wird, weil es unter die Kontrolle des Kollagen-1A1-Promotors gelangt.
- Bei **myelodysplastischem Syndrom / myeloproliferativer Erkrankung** (MDS/MPD) kommen Translokationen [t(5;12)] vor, bei denen PDGF-Rezeptor-β auf Chromosom 5 an einen Transkriptionsfaktor (Tel) auf Chromosom 12 fusioniert ist. Der Rezeptor ist ebenfalls konstitutiv aktiv.

Imatinib hat die Therapie der CML revolutioniert, weil es zu lang anhaltenden Remissionen führt. Allerdings kommt es zwangsläufig zum Auswachsen resistenter Zellen, die in den meisten Fällen eine Mutation tragen, welche die Bindung von **Imatinib** an BCR-ABL verhindert (◘ Abb. 61.27).

Um die Resistenzen zu überwinden, wurden **Dasatinib, Nilotinib** und **Bosutinib** (Inhibitoren der 2. Generation) und in weiterer Folge **Ponatinib** (◘ Abb. 61.29) entwickelt. Mehr als 90 Mutationen sind bei BCR-ABL erfasst worden; 85% der beobachteten Resistenzen gegen Imatinib lassen sich auf 9 Mutationen zurückführen.

- Dasatinib, Nilotinib wirken bei vielen dieser Mutationen (nicht aber bei Threonin[315] zu Isoleucin: T315I).
- Bosutinib ist bei manchen Mutationen aktiver als Nilotinib und/oder Dasatinib; es gibt aber auch den umgekehrten Fall.

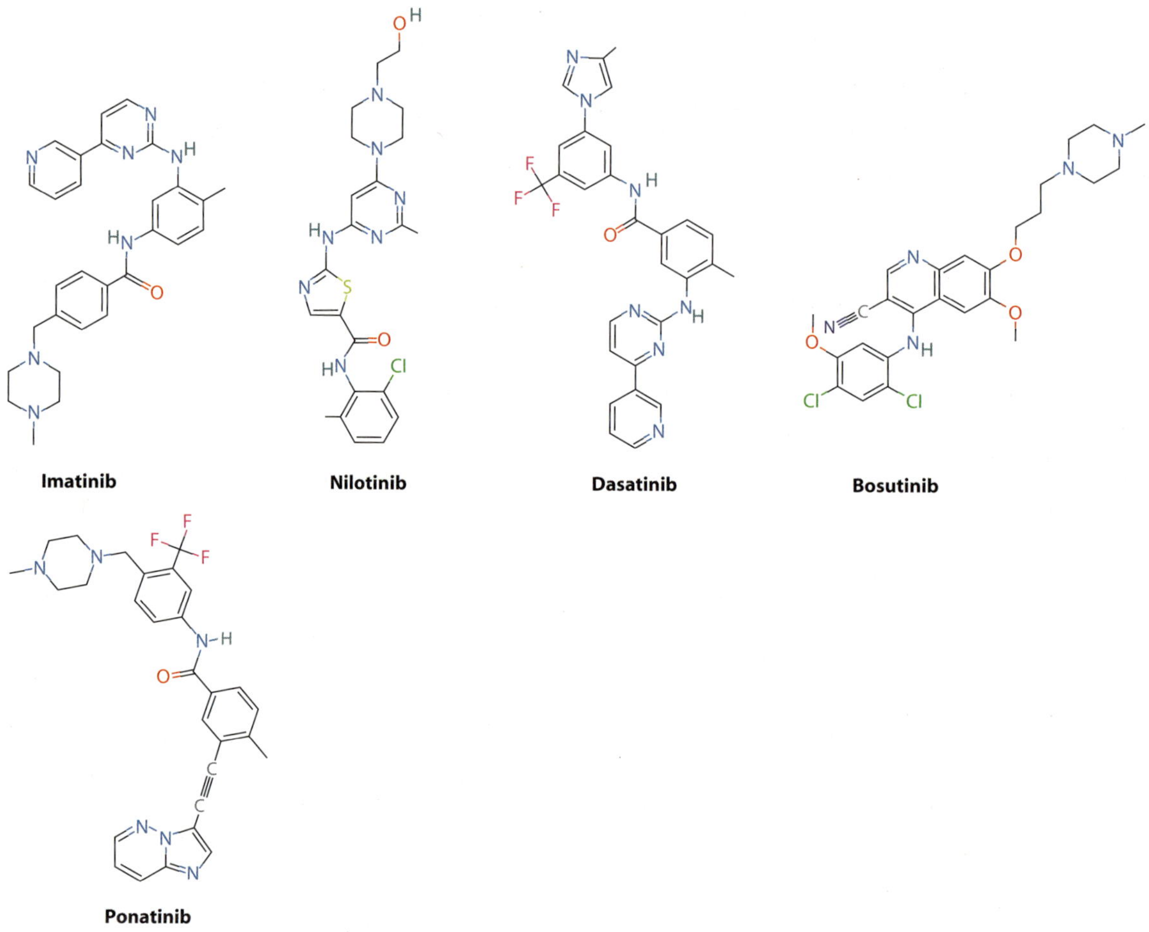

Imatinib   **Nilotinib**   **Dasatinib**   **Bosutinib**

Ponatinib

◘ **Abb. 61.29 Strukturformeln von Imatinib, Nilotinib, Dasatinib, Bosutinib, Ponatinib**

- Ponatinib ist die einzige Substanz, die BCR-ABL mit der T315I-Mutation hemmt.
- Dasatinib hemmt auch andere Kinasen: c-KIT, Ephrin-(EPH-)Rezeptor-Kinasen, PDGF-Rezeptoren und die löslichen Kinasen der SRC-Familie).
- Analoges gilt für Nilotinib (c-KIT, CSF-1-Rezeptor/CD115, PDGF-Rezeptoren, DDR-Kinasen/CD167, ▶ Abschn. 23.1).
- Bosutinib hemmt c-KIT und PDGF-Rezeptoren nicht, dafür aber neben ABL mit gleicher (nanomolarer) Affinität viele Non-Rezeptor-Tyrosinkinasen der SRC-Familie und (in höheren Konzentrationen) auch Serin-/Threoninkinasen (die z.B. an der Osmoregulation beteiligt sind).
- Ponatinib hemmt auch c-KIT, STK1/CD135, RET und Mitglieder der FGF-, PDGF- und VEGF-Rezeptoren.

Die unterschiedliche Hemmung von Kinasen erklärt auch das unterschiedliche Profil an Nebenwirkungen.

▪ Unerwünschte Wirkungen

Imatinib, Dasatinib und Nilotinib haben ein ähnliches Spektrum an Nebenwirkungen:

Häufig treten Übelkeit, Erbrechen, Muskelschmerzen, Muskelkrämpfe und Schlaflosigkeit auf. Diese sind lästig, zwingen aber in der Regel nicht zum Therapieabbruch. Dosislimitierend ist die Knochenmarksuppression (Panzytopenie durch Hemmung von c-KIT, daher auch bei Ponatinib): Die ausgeprägte Neutropenie führt zu Infektionen, die Thrombopenie zu Blutungen.

Alle Inhibitoren (inkl. Bosutinib und Ponatinib) lösen eine Flüssigkeitsretention aus; vermutlich resultiert dies aus der Hemmung der ABL-Kinase: Daher kommen häufig kommen Ödeme (Beine, orbital), gelegentlich Pleuraergüsse (besonders Dasatinib) und selten Perikardergüsse vor. Bei allen Substanzen können die Transaminasen im Serum als Ausdruck einer Hepatotoxizität ansteigen. Bei 25–30% der Patienten treten Hautausschläge auf, die zum Teil (< 1%) gravierend sein können. Herzinsuffizienz und Nierenversagen sind ebenfalls beobachtet worden (< 1%).

Dasatinib, Nilotinib und Bosutinib können das QT-Intervall verlängern. Nilotinib verschlechtert einen präexistenten

Diabetes mellitus bzw. eine periphere arterielle Verschlusskrankheit (PAVK), Dasatinib ein Asthma bronchiale.

Bei Bosutinib dominieren gastrointestinale Symptome (Erbrechen, Übelkeit und Durchfall). Eine Kombination mit Domperidon (wegen des Erbrechens) ist nicht sinnvoll, weil das Risiko der QT-Verlängerung noch weiter steigt. Bosutinib löst auch eine Myelosuppression (Neutropenie, Anämie und Thrombopenie) aus, obwohl es weder c-Kit noch STK1 hemmt. Dies ist wahrscheinlich auf die Hemmung zahlreicher Non-Rezeptor-Tyrosinkinasen der SRC-Familie zurückzuführen. Bosutinib kann auch zur Abnahme der Nierenfunktion führen.

Bei Ponatinib kommen zusätzlich häufig arterielle (Myokard- und Hirninfarkt, PAVK) und venöse thromboembolische Ereignisse vor; dies kann ebenso wie die häufig auftretende Hypertonie auf die Hemmung von VEGF-Rezeptoren zurückgeführt werden (vgl. Bevacizumab). Vor allem Bosutinib und Ponatinib können gelegentlich eine Pankreatitis auslösen, daher ist eine Kontrolle von Serumlipase und -amylase sinnvoll.

■ **Pharmakokinetik und Indikationen**

Imatinib hat eine hohe orale Bioverfügbarkeit (> 95%), das Verteilungsvolumen liegt bei 5 l/kg, die Halbwertszeit der Elimination bei 18 Stunden; Imatinib wir hepatisch über CYP3A4 metabolisiert und biliär eliminiert. Der aktive Metabolit (N-Desmethyl-Imatinib) hat eine Halbwertszeit von 40 Stunden. Imatinib konkurriert um den Abbau mit anderen CYP3A4-Substraten (Statinen) bzw. der Abbau wird durch Azole gehemmt und durch Induktoren beschleunigt. CYP2D6, CYP2C9 und CYP2C19 werden ebenfalls gehemmt.

Imatinib ist zur Behandlung zugelassen:

- als Monotherapie bei der Philadelphia-Chromosompositiven chronisch-myeloischen Leukämie (CML)
- in Kombination mit einer Standardchemotherapie bei der Philadelphia-Chromosom-positiven akuten lymphatischen Leukämie (Ph⁺-ALL)
- des Hypereosinophilie-Syndroms / der chronischen Eosinophilenleukämie (HES/CEL), bei atypischen myelodysplastischen/myeloproliferativen Erkrankungen (MDS/MPD) mit PDGF-Rezeptor-α- oder PDGF-Rezeptor-β-Mutation oder einem FIP1L1-PDGFR-α-Fusionsprotein
- von unresezierbaren und/oder metastasierten malignen gastrointestinalen Stromatumoren (GIST) bzw. adjuvant nach GIST-Resektion
- beim unresezierbaren/metastasiertem Dermatofibrosarcoma protuberans (DFSP)

Typische Dosierung: 100 mg/d (HES/CEL) bis 400–600 mg/d in 1 Einzeldosis (800 mg/d in 2 Dosen)

Dasatinib wird nach oraler Anwendung rasch und nahrungsunabhängig resorbiert, die orale Bioverfügbarkeit ist nicht bekannt. Das Verteilungsvolumen wird auf 30–40 l/kg geschätzt. Die Halbwertszeit liegt bei 5–6 Stunden, der Metabolismus erfolgt über CYP3A4 und FMO3 mit biliärer Ausscheidung.

Dasatinib ist für die Therapie der CML und der Ph⁺-ALL nach Versagen einer Imatinibtherapie zugelassen.

Typische Dosierung: 140 mg/d oral in 2 Einzeldosen

Die absolute Bioverfügbarkeit von **Nilotinib** wird auf 30% geschätzt. Nahrungseinnahme verdoppelt die Resorption. Das Verteilungsvolumen liegt bei 2–3 l/kg. Nilotinib wird durch hepatischen Metabolismus über CYP3A4 und biliäre Sekretion eliminiert, seine Halbwertszeit liegt bei 17 Stunden. Es ist ein Substrat von P-Glykoprotein/ABCB1. Dies und der Metabolismus über CYP3A4 geben Anlass zu Interaktionen (Azole, Clarithromycin, Ritonavir und HIV-Protease-Hemmer; Rifampicin, Carbamazepin, Erlotinib, Gefitinib, Imatinib und Dasatinib)

Nilotinib ist für die Erstlinientherapie der CML und deren Zweitlinientherapie nach Versagen einer Imatinibtherapie zugelassen.

Typische Dosierung: 600 mg/d (Erstlinientherapie) bzw. 800 mg/d in 2 Einzeldosen (2 Stunden vor oder 1 Stunde nach einer Mahlzeit)

Bosutinib wird oral langsam resorbiert. In Abwesenheit von Magensäure nehmen Löslichkeit und entsprechend die Resorption deutlich ab. Eine Kombination mit Protonenpumpenhemmern ist nicht sinnvoll, bei Antazida muss ein mehrstündiger zeitlicher Abstand eingehalten werden. Die absolute Bioverfügbarkeit ist nicht bekannt, die Proteinbindung liegt bei ca. 95%. Der Metabolismus erfolgt in der Leber über CYP3A4 gefolgt von biliärer Exkretion der Metaboliten. Die Ausscheidung über den Harn ist vernachlässigbar. Die Halbwertszeit der Elimination beträgt 34 Stunden. Interaktionen ergeben sich über CYP3A4-Hemmung bzw. -Induktion und über ABCB1/P-Glykoprotein (vgl. Nilotinib).

Bosutinib ist für die Therapie der CML nach Versagen eines anderen BCR-ABL-Inhibitors zugelassen, wenn Imatinib, Nilotinib oder Dasatinib nicht infrage kommen.

Typische Dosierung: 500 mg/d in 1 Einzeldosis

Ponatinib wird nahrungsunabhängig langsam (T_{max} = 4–6 h) resorbiert, es ist zu > 99% an Plasmaproteine gebunden und wird in der Leber vor allem durch CYP3A4 metabolisiert. Ein Teil wird auch hydrolytisch durch Amidhydrolasen und Esterasen gespalten. Die Ausscheidung der Metaboliten (und von unverändertem Ponatinib) erfolgt primär (> 85%) biliär. Die Halbwertszeit ist sehr variabel (12–66 h, im Mittel 24 h). Pharmakokinetische Interaktionen beschränken sich auf CYP3A4-Hemmer und -Induktoren; Konkurrenz um Transporter ist nicht zu erwarten, weil Ponatinib weder mit typischen ABC- noch SLC-Transportern interagiert.

Ponatinib ist zugelassen als

- Erstlinientherapie der CML und Ph⁺-ALL bei Vorliegen einer T315I-Mutation,
- Drittlinientherapie der CML bei Versagen oder Unverträglichkeit von Dasatinib oder Nilotinib
- Zweitlinientherapie einer Ph⁺-ALL nach Versagen von Dasatinib

Typische Dosierung: 45 mg/d in 1 Einzeldosis

ALK-Inhibitoren: Crizotinib und Ceritinib

Bei etwa 5% der nichtkleinzelligen Bronchialkarzinome (NSCLC) liegt eine Inversion am kurzen Arm von Chromosom 2 vor. Diese führt zur Fusion des N-Terminus von EML4 (Echinoderm Microtubule-associated protein-Like 4) mit der intrazellulären Tyrosinkinasedomäne der ALK (Anaplastischen Lymphomkinase). Das resultierende Fusionsprotein EML4-ALK ist konstitutiv aktiv, weil der EML4-Anteil die Di- bzw. Oligomerisierung von EML4-ALK ermöglicht.

Crizotinib (◘ Abb. 61.30) hemmt ALK, das Fusionsproteine EML4-ALK und NPM-ALK (► Abschn. 23.1) sowie die Rezeptor-Tyrosinkinase c-Met von HGF (Hepatocyte Growth Factor) (► Abschn. 23.1). Andere Kinasen werden nur in wesentlich höherer Konzentration erfasst. **Ceritinib** erfasst zusätzlich den mit c-Met verwandten MST1R (Macrophage Stimulating-1-Receptor = RON, Récepteur d'Origine Nantais) und ROS (eine Rezeptor-Tyrosinkinase mit unbekanntem Liganden, ► Abschn. 23.1).

Unter Therapie mit Crizotinib entwickeln sich relativ rasch (d. h. innerhalb 12 Monaten) Resistenzen durch ALK-Mutationen, ALK-Überexpression oder durch Rekrutierung alternativer Wachstumsfaktoren. Ceritinib ist 20-mal potenter als Crizotinib und daher auch wirksam bei (erworbener) Resistenz von EML4-ALK gegenüber Crizotinib, die auf eine Punktmutationen (z. B. Austausch Leucin[1196] gegen Methionin: L1196M) oder die Amplifikation von EML4-ALK zurückzuführen ist.

Crizotinib ist nicht harmlos: Es erzeugt sehr häufig gastrointestinale Nebenwirkungen (Geschmacksverlust/Dysgeusie, Appetitlosigkeit, Erbrechen, Durchfall), eine Myelosuppression (Anämie und Neutropenie), orthostatische Hypotonie mit Schwindel und Bradykardie; Sehstörungen (Diplopie, Fotophobie, Fotopsie, verschwommenes Sehen, Glaskörpertrübungen), periphere sensorische und motorische Polyneuropathie sowie Hepatotoxizität.

Gefährlich ist eine Kombination mit bludrucksenkenden Mitteln und Pharmaka, die eine Bradykardie auslösen, sowie mit solchen, die das QT-Intervall verlängern (weil Crizotinib ebenfalls QT-verlängern wirkt). Häufig treten auch Hautausschläge und eine (potenziell lebensbedrohliche) interstitielle Lungenerkrankung auf. Tödlich verlaufende gastrointestinale Perforationen sind beobachtet worden.

Die Mechanismen, die diesen Nebenwirkungen zugrunde liegen, sind unklar. **Ceritinib** hat, so weit es sich bisher aus den verfügbaren Studiendaten ablesen lässt, ein sehr ähnliches Profil an unerwünschten Wirkungen, hinzu kommen häufig Perikarderguss, Hyperglykämie und Nierenversagen).

■ Pharmakokinetik und Indikation

Die orale Bioverfügbarkeit von **Crizotinib** liegt bei 43%, Einfluss von Nahrung ist vernachlässigbar. Crizotinib hat eine Plasmaproteinbindung von ca. 90% und ein Verteilungsvolumen von 20–30 l/kg. Es wird hepatisch über CYP3A4 metabolisiert und als Glucuronid vor allem biliär (ca. 75%) und zum geringeren Teil renal (ca. 25%) ausgeschieden. Die Halbwertszeit liegt bei 42 Stunden.

Crizotinib hemmt selbst CYP3A4 und CYP2B6, ABC-B1, OCT1 und OCT2. Dies gibt Anlass zu Interaktionen. Crizotinib ist für die Zweitlinientherapie von ELM4-ALK-positiven NSCLC zugelassen.

Typische Dosierung: 500 mg/d in 2 Einzeldosen

Ceritinib (◘ Abb. 61.30) wird langsam und unvollständig resorbiert. Nahrungsaufnahme steigert die Resorption deutlich. Absolute Bioverfügbarkeit und Verteilungsvolumen sind nicht bekannt. Die Plasmaproteinbindung ist hoch (ca. 97%). Der Metabolismus erfolgt über CYP3A4, die Ausscheidung primär über die Galle (jene über die Niere ist vernachlässigbar). Die Halbwertszeit liegt zwischen 30 und 40 Stunden.

Interaktionen sind mit CYP3A4-Inhibitoren und -Induktoren nachgewiesen. Ceritinib ist ein Substrat von ABCB1, dessen Induktion trägt zu herabgesetzter Bioverfügbarkeit bzw. beschleunigter Exkretion bei. Ceritinib ist derzeit für die Drittlinientherapie von ELM4-ALK-positiven NSCLC (nach Progression unter Crizotinib) zugelassen.

Typische Dosierung: 750 mg/d in 1 Einzeldosis (auf nüchternen Magen)

VEGFR-Inhibitor: Axitinib

Axitinib (◘ Abb. 61.30) hemmt selektiv VEGF-Rezeptoren (VEGR1, VEGR2, VEGFR3). Beim Nierenzellkarzinom liegen in 85–98% sporadische (inaktivierende) Mutationen des Von-Hippel-Lindau-(VHL-)Gens kombiniert mit dem Verlust des 2. Allels vor. Das Protein reguliert die Stabilität von HIF1-α (Hypoxia-Inducible Factor-1α) und damit die Expression von Erythropoetin (► Abschn. 42.3), VEGF, TGFα, PDGFβ etc. Diese vermehrte Freisetzung von Wachstumsfaktoren, insbesondere von VEGF, fördert das Wachstum des metastasierten Nierenzellkarzinoms. Das ist die pharmakologische Grundlage für den Einsatz von VEGFR-Inhibitoren (Sunitinib, Sorafenib, Pazopanib und Axitinib).

Die unerwünschten Wirkungen von Axitinib entsprechen erwartungsgemäß denen, wie sie bei Bevacizumab beschrieben sind (Hypertonie, Proteinurie, venöse thromboembolische Ereignisse, Herz- und Hirninfarkte, Darmperforationen, posterior reversible Enzephalopathie etc.; ► Abschn. 61.2.10). Dazu kommt das Risiko einer Hepatotoxizität (Transaminasenkontrolle!) und bei ca. 20% der Patienten eine Hypothyreose (= Kontrolle von TSH notwendig).

Der zugrunde liegende Mechanismus ist unklar; eine Hypothyreose wird unter der Gabe vieler Tyrosinkinasehemmer beobachtet. Postuliert wird, dass sie auf eine Abnahme der Vaskularisation der Schilddrüse zurückzuführen ist. Hypothyreosen treten aber auch bei thyreoidektomierten, mit exogenem Thyroxin (T4) substituierten Patienten auf, sodass auch eine Hemmung der 5'-Dejodi(na)sen relevant sein könnte, die Thyroxin in Trijodthyronin (T3) umwandeln (► Abschn. 51.1.3).

■ Pharmakokinetik und Indikationen

Die orale Bioverfügbarkeit von Axitinib liegt bei 58%, der Einfluss der Nahrung ist vernachlässigbar; die Plasmaproteinbindung liegt bei > 99%, das Verteilungsvolumen bei 2–3 l/kg. Der Metabolismus erfolgt präferenziell durch CYP3A4, ge-

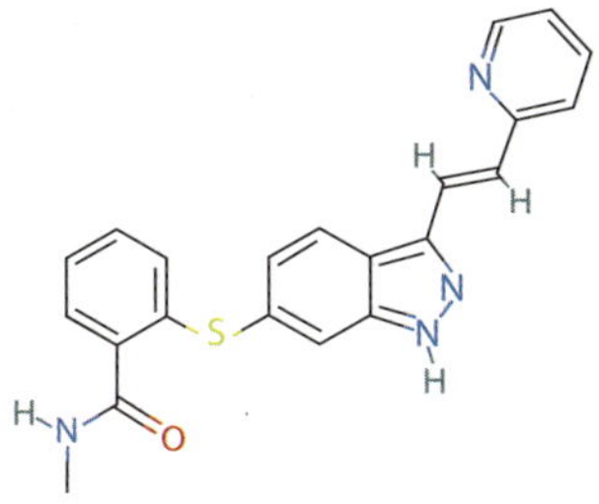

Axitinib

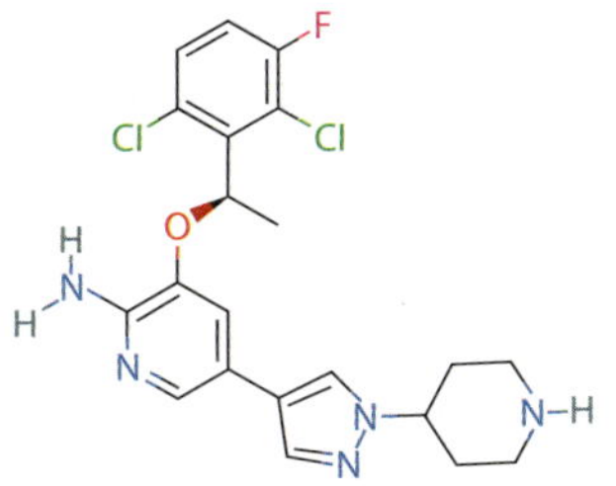

Crizotinib

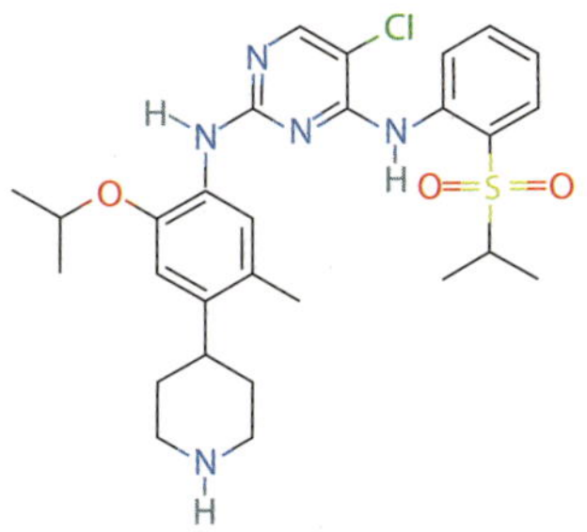

Ceritinib

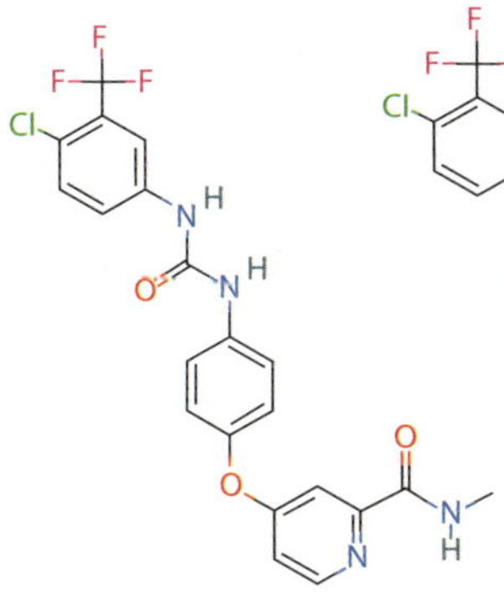

Sorafenib

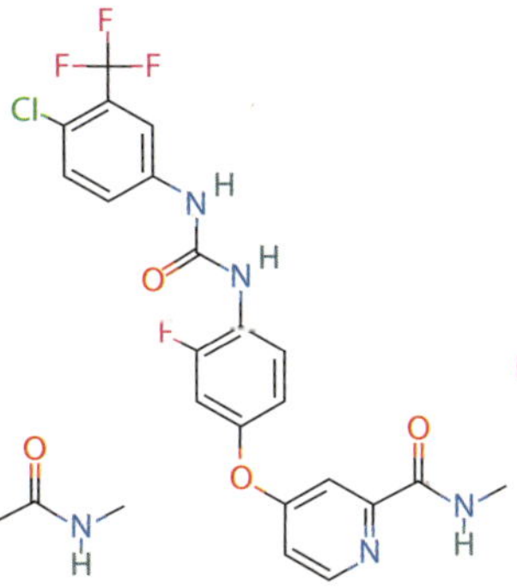

Regorafenib

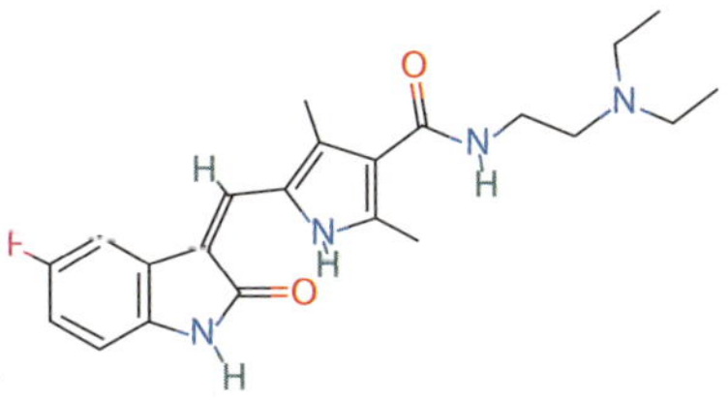

Sunitinib

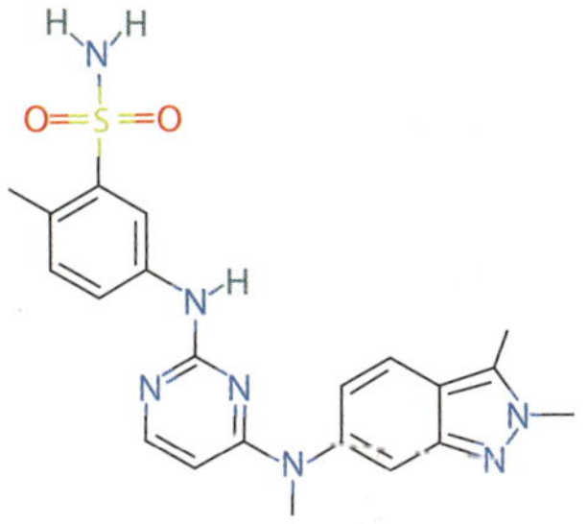

Pazopanib

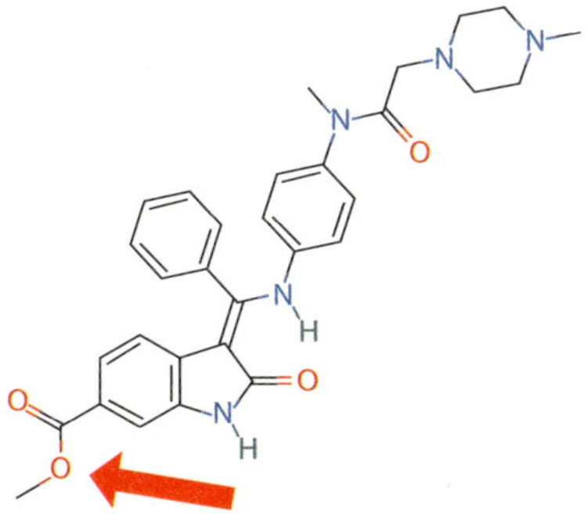

Nintedanib

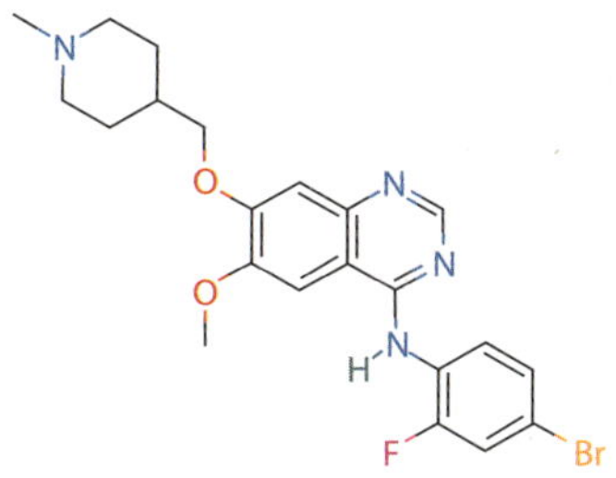

Vandetanib

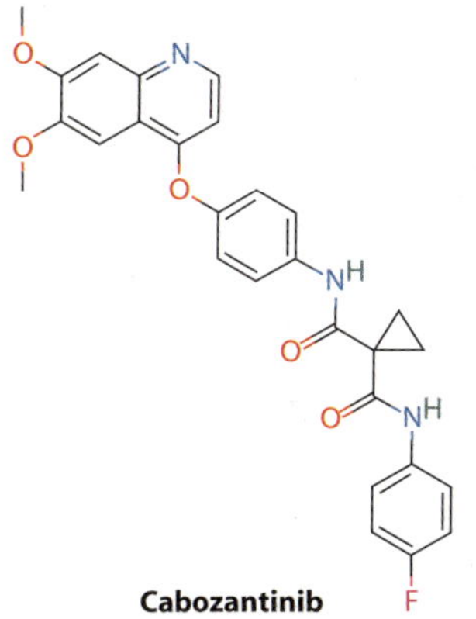

Cabozantinib

Abb. 61.30 Strukturformeln von Axitinib, Crizotinib, Ceritinib, Sorafenib, Regorafenib, Sunitinib, Pazopanib, Nintedanib, Vandetanib und Cabozantinib. Der *rote Pfeil* markiert den Carboxymethylester von Nintedanib, der durch Esterasen hydrolysiert wird

folgt von Konjungation durch UGT1A1, die Ausscheidung über Galle und Harn (im Verhältnis von ca. 2:1). Interaktionen sind bei starken Hemmern (Halbierung der Dosis empfohlen) und Induktoren von CYP3A4 zu erwarten. Eine Interaktion über ABC-B1/P-Glykoprotein ist im therapeutischen Bereich nicht zu erwarten.

Axitinib ist derzeit für die Zweitlinientherapie des fortgeschrittenen Nierenzellkarzinoms (nach Versagen einer vorangegangenen Therapie mit Sunitinib oder IL-2 bzw. IFN-α) zugelassen.

Multikinaseinhibitor mit Schwerpunkt RAF/VEGFR: Sorafenib und Regorafenib

Sorafenib und Regorafenib sind multimodale Kinasehemmer. Ihre Angriffspunkte sind zahlreiche Rezeptor-Tyrosinkinasen (VEGF-Rezeptor-2 und -3, c-KIT, RET, STK1/FLT3/CD135 und PDGF-Rezeptoren; ▶ Abschn. 23.1) und die RAF-Kinasen (daher ihre Freinamen). Beide Substanzen erfassen auch die aktivierte Punktmutante B-RAF-V600E (B-RAF mit durch Glutamat ersetztem Valin^{600}), die bei malignen Melanomen (vgl. Vemurafenib, Dabrafenib) und papillären Schilddrüsenkarzinomen vorkommen.

Regorafenib unterscheidet sich strukturell von Sorafenib nur durch ein Fluoratom am mittleren aromatischen Ring

(◘ Abb. 61.30), woraus eine Erhöhung der Affinität resultiert. Die Unterschiede im pharmakologischen Profil (d. h. bei den erfassten Kinasen) sind bescheiden.

Häufigste **unerwünschte Wirkungen** sind ein Hand-Fuß-Syndrom (palmare und plantare Rötung und Brennen), Durchfall, akneiformer Hautausschlag und juckende trockene Haut sowie Myelosuppression (Lymphopenie > Neutropenie = Anämie = Thrombopenie). Die Hemmung der VEGF-Wirkung erklärt die häufig auftretende Hypertonie, das gesteigerte Risiko für Blutungen, Myokardinfarkte und Darmperforationen. Sie ist möglicherweise auch an der Hypothyreose ursächlich beteiligt (vgl. Axitinib).

■ **Pharmakokinetik und Indikationen**

Die orale Bioverfügbarkeit von **Sorafenib** ist nicht bekannt, seine Resorption wird durch fettreiche Nahrung um 30% herabgesetzt. Sorafenib wird hepatisch über CYP3A4 metabolisiert und als Glucuronid (UGT1A9) vor allem biliär ausgeschieden. Die Halbwertszeit liegt bei 25–48 Stunden.

Sorafenib ist zugelassen für die Therapie von

— hepatozellulären Karzinomen (beruht primär auf Hemmung der RAF-Kinasen),
— Nierenzellkarzinomen (beruht wahrscheinlich auf VEGFR2-Hemmung; Second-Line nach IL-2 und Interferon-α2a) und von
— fortgeschrittenen differenzierten Schilddrüsenkarzinomen (beruht wahrscheinlich primär auf Hemmung von B-RAF und/oder RET; Second-Line nach Versagen einer Radiojodtherapie).

Typische Dosierung: 800 mg/d in 2 Einzeldosen (mit leichter Mahlzeit oder 2 h vor oder 1 h nach fettreicher Mahlzeit).

Die orale Bioverfügbarkeit von **Regorafenib** ist nicht bekannt, die Resorption wird durch fettreiche Nahrung um 50% gesteigert. Regorafenib hat eine hohe Plasmaproteinbindung (> 95%) und wird hepatisch über CYP3A4 metabolisiert und als Glucuronid (UGT1A9) vor allem biliär ausgeschieden. CYP3A4 erzeugt 2 aktive Metaboliten (M2 = Pyrimidin-N-Oxid und M5 = Desmethyl-N-Oxid), die in vergleichbaren Konzentrationen wie die Muttersubstanz vorliegen. Die Halbwertszeit von Regorafenib und vom M2-Metaboliten liegt bei 20–30 Stunden, die des M5-Metaboliten bei 60 (40–100) Stunden. M5 hemmt UGT1A1. **Cave:** Gilbert-Syndrom bzw. konkomitante Irinotecangabe!

Regorafenib ist zugelassen für die Zweit- bzw. Drittlinientherapie

— metastasierter kolorektaler Karzinome nach Versagen einer 5-Fluorouracil- und Anti-VEGF- bzw. Anti-EGF-basierten Therapie und
— bei gastrointestinalen Stromatumoren (GIST) nach Versagen von Imatinib und Sunitinib.

Typische Dosierung: 160 mg/d in 1 Einzeldosis über 3 Wochen, dann 1 Woche Pause

Multikinaseinhibitor mit Schwerpunkt VEGFR/PDGFR: Sunitinib und Pazopanib

Sunitinib (◘ Abb. 61.30) hemmt unter anderem die VEGF-Rezeptoren 1–3, RET, c-KIT, die PDGF-Rezeptoren und den CSF1-Rezeptor (= CD115) (► Abschn. 23.1).

Die häufigsten **unerwünschten Wirkungen** sind Durchfall, Übelkeit, Erbrechen, Appetitverlust und Stomatitis. Veränderungen des Geschmackssinns (Dysgeusie) treten bei 20% der Behandelten auf, ebenso häufig Verfärbungen der Haut, ein Hand-Fuß-Syndrom und Hautausschläge. Die wichtigsten schweren unerwünschten Wirkungen, die dosislimitierend sein können, sind Thromboembolien (1% Lungenembolie durch VEGF-Antagonismus, vgl. Bevacizumab), Thrombozytopenie, Neutropenie (durch Hemmung von c-KIT und CSF1-Rezeptor) sowie Hypertonie. Unter Sunitinib kann es auch häufig (25%) zu einer Hypothyreose kommen. Der Mechanismus ist unklar. Postuliert wird eine Hemmung der thyreoidalen Peroxidase.

Pazopanib (◘ Abb. 61.30) hemmt die VEGF-Rezeptoren 1–3, PDGF-Rezeptoren und c-KIT. Die Nebenwirkungen ähneln zum Teil denen von Sunitinib: Häufig sind Durchfälle, Blutdrucksteigerungen, Übelkeit, Anorexie und Erbrechen, Dysgeusie, farbliche Veränderungen der Haare. Gravierende Nebenwirkungen waren Schlaganfälle und ausgeprägte Hepatotoxizität (Therapieabbruch bei Transaminasenwerten mehr als 8-fach über der Norm).

■ **Pharmakokinetik und Indikationen**

Die orale Bioverfügbarkeit von **Sunitinib** ist nicht bekannt, die Resorption ist nahrungsunabhängig. Sunitinib hat ein großes Verteilungsvolumen (30 l/kg) und wird hepatisch über CYP3A4 metabolisiert, es entsteht ein aktiver Metabolit (Desethyl-Sunitinib). Die weiteren Metaboliten werden vor allem biliär ausgeschieden. Die Halbwertszeit von Sunitinib liegt bei 40–60 Stunden, die von Desethyl-Sunitinib bei ca. 100 Stunden. Die Interaktionen durch CYP3A4-Hemmer und -Induktoren sind vorhersehbar (vgl. Erlotinib, Dasatinib).

Sunitinib ist zugelassen für

— die Erstlinientherapie metastasierter Nierenzellkarzinome (beruht auf Hemmung VEGFR 1–3) und pankreatischer neuroendokriner Tumoren (beruht auf RET-Hemmung) sowie
— die Zweitlinientherapie gastrointestinaler Stromatumoren (GIST, nach Imatinibversagen; beruht auf c-Kit-Hemmung).

Typische Dosierung: 50 mg/d in 1 Einzeldosis über 4 Wochen, danach 2 Wochen Pause; 37,5 mg/d bei pankreatischen neuroendokrinen Tumoren

Die orale Bioverfügbarkeit und das Verteilungsvolumen von **Pazopanib** sind nicht bekannt, die Resorption wird durch Nahrung verdoppelt (zeitlicher Abstand notwendig, um Variationen zu vermeiden). Pazopanib wird hepatisch vor allem über CYP3A4 (und eventuell zu geringem Teil über CYP1A2 und CYP2C8) metabolisiert und biliär ausgeschieden.

Interaktionen durch CYP3A4-Hemmer/-Induktoren sind ausgeprägt. Pazopanib ist auch Substrat für ABCB1/P-

Glykoprotein. Die Halbwertszeit der Elimination liegt bei 31 Stunden. Bei eingeschränkter Leberfunktion muss die Dosis reduziert werden (**cave** Hepatotoxizität!). Pazopanib hemmt UGT1A1 und kann bei Patienten mit Gilbert-Meulengracht-Syndrom (⬛ Tab. 5.1) die Hyperbilirubinämie verstärken.

Pazopanib ist zugelassen für die (First-Line-)Therapie bei fortgeschrittenem Nierenzellkarzinom, auch nach Zytokinvorbehandlung (IL-2, Interferon-α2a), sowie als Zweitlinientherapie bei Weichteilsarkomen (nach Chemotherapie).

Typische Dosierung: 800 mg/d in 1 Einzeldosis

Multikinaseinhibitor mit Schwerpunkt VEGF/FGFR: Nintedanib

Nintedanib (⬛ Abb. 61.30) hemmt

- die VEGF-Rezeptoren 1–3, PDGF-Rezeptoren und FGF-Rezeptoren 1–3 und damit für die Angiogenese wichtige Rezeptoren (sowohl auf Endothelzellen als auch auf glatten Muskelzellen bzw. Perizyten),
- die für die Hämatopoese wichtige Rezeptor-Tyrosinkinase STK1/FLT3/CD135 (▶ Abschn. 23.1) und
- Non-Rezeptor-Tyrosinkinasen (SRC und LCK).

Die am häufigsten beobachtete **unerwünschte Wirkung** ist Durchfall. Nintedanib löst sehr häufig (bei > 40%) eine (reversible und dosisabhängige) Hepatotozität aus. In Kombination mit Docetaxel wird die Neutropenie durch die Hemmung der Tyrosinkinasen (vor allem durch die VEGF-Rezeptor-Hemmung) verstärkt. Unerwünschte Wirkungen aufgrund der Hemmung von VEGF-Rezeptoren (Blutungen; thromboembolische Ereignisse, Darmperforation etc.; vgl. Bevacizumab und Axitinib) sind bisher nicht beobachtet worden; Myokardinfarkte traten hingegen bei der Behandlung der idiopathischen Fibrose vermehrt auf.

Nintedanib ist erst 2015 zugelassen worden, die Zahl der Beobachtungen ist folglich begrenzt. Daher gelten die gleichen Vorsichtsmaßnahmen wie für andere VEGF-Hemmer.

▪ Pharmakokinetik und Indikation

Nintedanib ist ein Carboxymethylester (⬛ Abb. 61.30), der rasch gespalten wird; daraus resultiert eine hohe präsystemische Elimination: Die orale Bioverfügbarkeit beträgt nur ca. 5%, das Verteilungsvolumen liegt bei 15 l/kg, die Plasmaproteinbindung bei 98%.

Die freie Säure wird (über UGT1A1, UGT1A7, UGT 1A8 und UGT1A10) an Glucoronsäure konjugiert und fast ausschließlich biliär eliminiert. Nintedanib ist ein Substrat für ABCB1/P-Glykoprotein. Andere Interaktionen über CYP-Isoformen bzw. Transporter) sind unwahrscheinlich, weil die Affinität zu den relevanten Transportern gering ist.

Nintedanib ist zugelassen

- zur Zweitlinientherapie (nach platin- und taxanbasierter Chemotherapie) eines fortgeschrittenen nichtkleinzelligen Bronchialkarzinoms (NSCLC) mit Adenokarzinomhistologie in Kombination mit Docetaxel und
- zur Erstlinientherapie der idiopathischen Lungenfibrose.

Typische Dosierung: 400 mg/d in 2 Einzeldosen (an Tagen 2–21 eines 21-tägige Zyklus; Tag 1 = Docetaxel 75 mg/m^2) bzw. 300 mg/d in 2 Einzeldosen bei idiopathischer Lungenfibrose

Multikinaseinhibitoren mit Schwerpunkt RET: Vandetanib und Cabozantinib

Vandetanib hemmt die Rezeptor-Tyrosinkinasen RET, ErbB1/EGF-Rezeptor und VEGF-Rezeptoren (VEGFR-2 und -3), **Cabozantinib** hemmt VEGR-2, RET, c-MET/HGF-Rezeptor, AXL, C-KIT, Tie-3 und STK1/FLT3/CD135. ⬛ Abb. 61.30 zeigt die Struktur beider Substanzen.

Somatische Mutationen der Tyrosinkinase RET sind bei bei medullären Schilddrüsenkarzinomen häufig (ca. 65%); Mutationen treten auch bei hereditären Formen – multiplen neuroendokrinen Neoplasien-2A, -2B (MEN2A, MEN2B) und familiärem medullärem Schilddrüsenkrebs – auf.

Das medulläre Schilddrüsenkarzinom geht von den Calcitonin produzierenden C-Zellen der Schilddrüse aus. Die derzeitige Datenlage deutet darauf hin, dass betroffene Patienten von einer Therapie mit Vandetanib oder Cabozantinib dann profitieren, wenn eine Mutation in RET vorliegt.

Die **unerwünschten Wirkungen** von Vandetanib und Cabozantinib ähneln denen unter Sorafenib, Axitinib und anderen VEGF-Blockern: Hand-Fuß-Syndrom (palmoplantare Erythrodysästhesie), Durchfall, Hypertonie, Proteinurie, Blutungen (**cave:** Hirnmetastasen mit der Gefahr intrakranieller Blutungen), Myelosuppression mit Infektionen, Darmperforationen und Thromboembolien (Cabozantinib ≫ Vantedanib).

Vandetanib (> Cabozantinib) kann eine interstitielle Lungenerkrankung auslösen (ErbB1-Hemmung?); außerdem treten Fototoxizität (UV-Schutz bei Sonnenexposition) und Sehstörungen (verschwommenes Sehen) durch Kornealablagerungen (lange Halbwertszeit!) auf.

Vandetanib hat eine sehr lange Halbwertszeit (s. u.) und verlängert das QT-Intervall sehr deutlich. Daher sind Elektrolytverschiebungen wie Hypokaliämie und Hypomagnesiämie, die Torsades-de-pointes-Arrhythmien begünstigen, und Kombinationen mit anderen Pharmaka gefährlich, die die QT-Zeit verlängern. Elektrolytverschiebungen werden durch die sehr häufig auftretenden Durchfälle begünstigt: Diese können durch Vandetanib bedingt sein, aber auch Symptom der Grunderkrankung (MEN2A, MEN2B).

Cabozantinib kann ebenfalls das QT-Intervall verlängern, allerdings deutlich schwächer als Vandetanib. Es löst sehr häufig Hypothyreosen (T3-Abfall durch 5'-Dejodinase-Hemmung mit konsekutivem TSH-Anstieg), Haarverfärbungen und Geschmacksverlust bzw. Dysgeusie, Entzündungen in Mund und Halsbereich mit Stimmveränderung (Dysphonie) aus. Sehr häufig kommt es auch zu Transaminasenanstieg (Cabozantinib > Vandetanib) und Allgemeinsymptomen wie Kopfschmerz, Appetitverlust und Erschöpfung (Fatigue).

▪ Pharmakokinetik und Indikation

Vandetanib wird langsam resorbiert, die orale Bioverfügbarkeit ist nicht bekannt, die Plasmaproteinbindung liegt bei

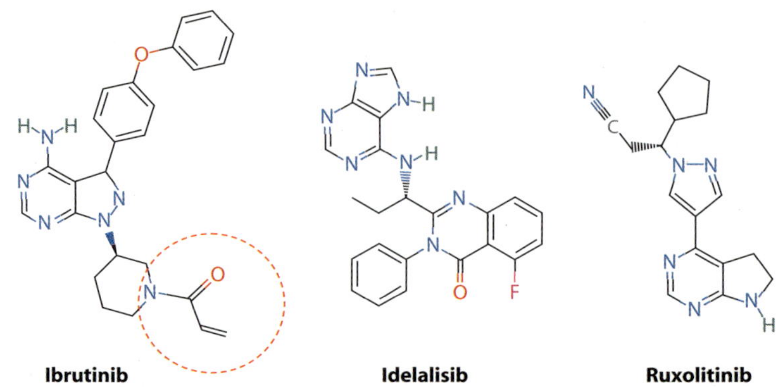

Abb. 61.31 Strukturformeln von Ibrutinib, Idelalisib und Ruxolitinib. Der *gestrichelte rote Kreis* markiert die Seitenkette (Acrylamid) mit der Doppelbindung, die eine kovalente Inkorporation von Ibrutinib in die ATP-Bindungstasche der Bruton-Tyrosinkinase (BTK) ermöglicht

95 %. Es wird durch CYP3A4 oxidativ demethyliert und durch FMO1 und FMO3 zum N-Oxid metabolisiert. Phase-II-Reaktionen (Glucuronidierung) sind quantitativ von untergeordneter Bedeutung. Die Ausscheidung erfolgt biliär und über die Niere (ca. 2:1). Die Halbwertszeit ist mit 19 Tagen sehr lang.

Vandetanib hemmt OCT2 und damit die Ausscheidung von Metformin. Rifampicin und andere starke CYP3A4-Induktoren beschleunigen seinen Metabolismus. Der Effekt von CYP3A4-Hemmern ist hingegen (aufgrund der langen Halbwertszeit bzw. des langsamen Umsatzes) vernachlässigbar.

Cabozantinib wird nach oraler Aufnahme mittelrasch resorbiert (t_{max}= 2–5 h), auch seine orale Bioverfügbarkeit ist nicht bekannt. Die Plasmaproteinbindung liegt über 99 %. Cabozantinib ist ein Substrat für CYP3A4; dies führt zu Interaktionen durch CYP3A4-Induktoren und -Hemmer. Phase-II-Reaktionen (Sulfatierung) sind quantitativ von untergeordneter Bedeutung. Die Halbwertszeit der Elimination liegt bei 5 Tagen.

Vandetanib und Cabozantinib sind für die Therapie eines fortgeschrittenen (nichtresezierbaren bzw. metastasierten) medullären Schilddrüsenkarzinoms zugelassen.

Typische Dosierung:
- Vandetanib: 300 mg/d in 1 Einzeldosis
- Cabozantinib: 140 mg/d in 1 Einzeldosis

BTK-Inhibitor: Ibrutinib

Ibrutinib hemmt BTK (Bruton-Tyrosinkinase), eine Non-Rezeptor-Tyrosinkinase, die in B-Zellen exprimiert wird und das Signal des B-Zell-Rezeptors weiterleitet (▶ Abschn. 25.1.2). Die Hemmung ist irreversibel, weil die Doppelbindung in der acrylamidähnlichen Seitenkette kovalent mit einem Cysteinrest in BTK reagiert (◻ Abb. 61.31).

Die BTK-Hemmung hemmt die gerichtete Migration und Adhäsion von B-Zellen. Daher kann es bei der Behandlung der chronisch-lymphatischen Leukämie (CLL) und des Mantelzelllymphoms in den ersten Wochen zur massiven Lymphozytose (bis 500 G/l) kommen. In weiterer Folge fehlen Signale, die das Überleben und die Proliferation der maligne entarte-

ten Zellen ermöglichen, sodass sie absterben. Das kann ein Tumorlysesyndrom mit Hyperurikämie hervorrufen.

Ibrutinib hemmt noch einige andere **Non-Rezeptor-Tyrosinkinasen** mit ähnlicher Affinität, z. B.:
- BLK = B-Lymphozyten-Kinase
- HCK = Hämatopoietische-Zell-Kinase
- FGR = »Gardner-Rasheed feline sarcoma viral oncogene homologue«
- BMX/ETK = »bone marrow tyrosine kinase on chromosome X/endothelial/epithelial tyrosine kinase«
- BRK = »breast tumor kinase«
- CSK = »C-terminal SRC kinase«

Diese Kinasen werden vor allem im hämatopoetischen Zellkompartiment exprimiert. Das erklärt die Knochenmarksuppression (Anämie, Leuko- und Thrombopenie), die Neigung zu Infektionen (sehr häufig in den oberen Atemwegen bis hin zur Pneumonie) und möglicherweise Arthralgie und muskuloskelettale Schmerzen (durch veränderte Zytokinfreisetzung). Die Blutungen (inkl. Blutergüsse, Hirnblutungen) lassen sich nur zum Teil auf die Thrombopenie zurückführen.

Die Blutungsneigung ist ein Problem, weil Ibrutinib häufig auch Vorhofflimmern auslöst. Bei vorbestehendem Vorhofflimmern (und daraus resultierender Nowendigkeit der Antikoagulation) sollte Ibrutinib nicht verwendet werden. Sehr häufig treten auch Diarrhö – aber auch Obstipation – und Übelkeit auf (durch Hemmung epithelialer Kinasen wie BMX/ETK und BRK?).

Pharmakokinetik und Indikation

Ibrutinib wird rasch resorbiert (t_{max}= 1–2 Stunden); die orale Bioverfügbarkeit ist niedrig (ca. 3 % nüchtern, 7–8 % mit Nahrung). Die Plasmaproteinbindung liegt bei 97 %. Ibrutinib wird durch CYP3A4 an mehreren Positionen hydroxyliert und in der Folge zum Teil an aktivierte Sulfonsäure konjugiert. Die Ausscheidung erfolgt primär biliär (> 80 %). Seine Halbwertszeit liegt bei 4–6 Stunden.

Aufgrund der niedrigen Bioverfügbarkeit haben eine (mäßige bis starke) Hemmung bzw. Induktion von CYP3A4 sehr ausgeprägte Effekte auf die Pharmakokinetik von Ibrutinib. Diese Interaktion müssen vermieden werden.

Ibrutinib ist zugelassen für die

- Zweitlinientherapie des Mantelzelllymphoms (nach Versagen einer kombinierten Chemo-/Immuntherapie mit CHOP + Rituximab)
- Zweitlinientherapie der CLL (nach Versagen von z. B. Fludarabin, Cyclophosphamid + Rituximab)
- Erstlinientherapie der CLL bei nachgewiesener 17p-Deletion oder TP53-Mutation

Einige CLL-Formen (ca. 7%) weisen eine p53-Mutation auf bzw. eine Deletion des kurzen Arms von Chromosom 17 (17p, auf dem das Gen für p53 liegt). Diese sprechen schlecht auf Chemotherapie an. Daher ist Ibrutinib (oder Idelalisib) vorzuziehen.

Typische Dosierung:

- Mantelzelllymphom: 540 mg/d in 1 Einzeldosis
- CLL: 420 mg/d in 1 Einzeldosis

PI3-Kinase-Inhibitor: Idelalisib

Idelalisib (■ Abb. 61.31) bindet an die ATP-Bindungsstelle der Phosphatidylinositol-3-Kinase-δ (PI3Kδ); die Isoformen der PI3-Kinasen sind an zahlreichen Signalwegen beteiligt, über die membranständige Rezeptoren (Rezeptor-Tyrosinkinasen, G-Protein-gekoppelte Rezeptoren, Zytokinrezeptoren etc.) unter anderem die Proteinkinase B/AKT aktivieren (■ Abb. 22.1, ■ Abb. 23.1). An die anderen Isoformen (PI3Kα, PI3Kβ, and PI3Kγ) bindet Idelalisib mit 100- bis 400-fach niedrigere Affinität.

PI3Kδ wird vor allem im hämatopoetischen Zellkompartiment exprimiert, insbesondere in B- und T-Zellen. Sie spielt eine zentrale Rolle im Signalweg des B-Zell- und des T-Zell-Rezeptors. In B-Zellen ist PI3Kδ auch für die Aktivierung von BTK notwendig. Daher ist die Wirkung von Idelalisib bei CLL konzeptionell ähnlich derjenigen von Ibrutinib (s. o.).

Das **Nebenwirkungsprofil** ist allerdings unterschiedlich: Idelalisib führt sehr häufig zu Durchfall und inflammatorischer Kolitis (Hemmung der Darmabwehr?). Lebensbedrohliche und fatale Darmperforationen wurden berichtet. Sehr häufig treten auch ausgeprägte Hautausschläge, Pneumonitis und gravierende Hepatotoxizität auf. Das Blutbild muss kontrolliert werden (Neutro- und Thrombopenie).

■ Pharmakokinetik und Indikation

Idelalisib wird rasch resorbiert (t_{max} = 0,5–2 h); die orale Bioverfügbarkeit liegt bei ca. 75%; der Einfluss von Nahung ist vernachlässigbar. Die Plasmaproteinbindung liegt bei 94%. Idelalisib wird primär durch die Aldehydoxidase und zum geringeren Teil durch CYP3A4 metabolisiert. CYP3A4-Induktion senkt den Spiegel. Der inaktive Hauptmetabolit (GS-563117) ist ein starker (irreversibler) CYP3A-Hemmer; daraus resultieren zahlreiche Interaktionen, die berücksichtigt werden müssen. Die Ausscheidung erfolgt primär biliär (ca. 80%). Die Halbwertszeit von Idelalisib liegt bei 8 Stunden.

Idelalisib ist zugelassen zur

- Drittlinientherapie (Monotherapie) des follikulären Lymphoms (nach Versagen zweier Chemo-/Immuntherapien mit z. B. CHOP + Rituximab bzw. Bendamustin + Rituximab)
- Zweitlinientherapie der CLL (nach Versagen von z. B. Fludarabin, Cyclophosphamid + Rituximab) in Kombination mit Rituximab
- Erstlinientherapie der CLL mit 17p-Deletion oder TP53-Mutation (vgl. Ibrutinib)

Typische Dosierung: 300 mg/d in 2 Einzeldosen

JAK-Inhibitor: Ruxolitinib

Ruxolotinib (■ Abb. 61.31) bindet an die ATP-Bindungsstelle der Januskinase-1 und -2 (JAK1 und JAK2); die 4 Isoformen der Januskinasen (JAK1–3, Tyk2) sind essenziell für Signalwege von Zytokinrezeptoren (■ Abb. 22.1). Dazu gehören unter anderem die Rezeptoren für Erythropoetin, Thrombopoetin, G-CSF, Wachstumshormon, Prolactin und Leptin, die JAK2 brauchen.

Ruxolitinib hemmt JAK1 und JAK2 äquipotent mit 10- bis 100-fach höherer Affinität als Tyk2 und JAK3. JAK2 ist bei mehr als 90% der Fälle von Polycythaemia vera und bei je ca. 50% der Fälle von essenzieller Thrombozytose und idiopathischer Myelofibrose mutiert. (Meist ist Valin[617] durch Phenylalanin ersetzt: JAK2-V617F.)

Das Nebenwirkungsprofil spiegelt die Rolle von JAK1 und JAK2 im Immunsystem, bei der Hämatopoese und im Metabolismus wieder: Unter Therapie mit Ruxolitinib kommt es sehr häufig zu einer Myelosuppression (Anämie, Neutro- und Thrombopenie). Das Risiko für bakterielle (z. B. Harnwegsinfekte), virale und Pilzinfektionen steigt. Eine (latente) Tuberkulose muss ausgeschlossen werden. Herpes Zoster (Gürtelrose) tritt gehäuft auf.

Durch Reaktivierung des Polyoma-2-Virus (beim Gesunden harmlos, auch als JC-Virus benannt nach dem Patienten, aus dem das Erstisolat stammte) kann eine progressive multifokale Leukenzephalopathie auftreten. Blutungen (Hämatome, Nasenbluten, intrakranielle und Darmblutungen) sind häufig. Ebenso kommt es häufig zum Anstieg der Transaminasen, zur Hypercholesterinämie und zur Gewichtszunahme. Dies lässt sich wahrscheinlich auf die Rolle von JAK2 im Signalweg von Wachstumshormon und/oder Leptin zurückführen.

■ Pharmakokinetik und Indikation

Ruxolitinib wird rasch resorbiert (t_{max}= 1 h); die orale Bioverfügbarkeit ist nicht bekannt; der Einfluss von Nahrung ist vernachlässigbar. Die Plasmaproteinbindung liegt bei > 95%. Ruxolotinib wird primär (> 50%) durch CYP3A4 sowie zu einem relevanten Anteil über CYP2C9 metabolisiert und über die Niere ausgeschieden (ca. 75%). Zwei Metaboliten sind aktiv.

Starke CYP3A4-Hemmung bzw. kombinierte CYP3A4- und CYP2C9-Hemmung steigert den Ruxolitinibspiegel (Gefahr der Neutropenie). Bei Kombination mit Fluconazol (Pilzinfektionen, s. o.) muss z. B. die Dosis halbiert werden.

CYP3A4-Induktion ist weniger kritisch, weil der Ruxolitinib-spiegel gesenkt, jener der aktiven Metaboliten aber erhöht wird. Die Halbwertszeit von Ruxolitinib liegt bei 3 Stunden.

Ruxolotinib ist zugelassen für die

– Therapie der symptomatischen Myelofibrose (primäre Myelofibrose sowie Post-Polycythaemia-vera- und Post-essenzielle-Thrombozythämie),
– Zweitlinientherapie der Polycythaemia vera (nach Versagen von Hydroxyharnstoff).

Typische Dosierung: 50 mg/d in 2 Einzeldosen

B-RAF- und MEK-Inhibitoren: Vemurafenib, Dabrafenib, Trametinib

Das humane Genom codiert 3 Isoformen der **RAF-Kinasen** (A-, B- und C-RAF). RAF-Kinasen wurden ursprünglich als virales Onkogen namens »Rapidly Accelerated Fibrosarcoma« eines Mäusesarkomvirus identifiziert. Sie übertragen Signale von Rezeptor-Tyrosinkinasen in die mitogenaktivierte Proteinkinasekaskade (▶ Kap. 23, ◘ Abb. 23.1a).

RAF-Kinasen stellen einen Knotenpunkt im intrazellulären Signalnetzwerk dar, weil sie auch Input von anderen Rezeptoren integrieren, z. B. über Proteinkinase C (C-RAF) oder cAMP (B-RAF). Bei 50–60% der malignen Melanome ist B-RAF durch eine Mutation konstitutiv aktiviert; in der überwiegenden Zahl der Fälle ist Valin^{600} durch Glutamat (B-RAF-V600E) ersetzt. Der Name des ersten Inhibitors, Vemurafenib, bildet diese Mutation ab.

Vemurafenib und **Dabrafenib** (◘ Abb. 61.32) binden an die **ATP-Bindungsstelle** und hemmen mit einer gewissen Selektivität (Faktor 7–10) mutiertes B-RAF.

Die **unerwünschten Wirkungen** beider Substanzen sind sehr ähnlich. Daraus lässt sich schließen, dass sie mit der Hemmung von RAF-Kinasen zusammenhängen. Sehr häufig sind gastrointestinale Symptome (Übelkeit, Erbrechen, Durchfall), Hautreaktionen (Hand-Fuß-Syndrom / palmoplantare Erythrodysästhesie; Exantheme/Erytheme, Juckreiz, Hyperkeratosen; Fototoxizität) sowie ein massiver Anstieg der Körpertemperatur (Pyrexie), Arthralgien und Muskel-/Gliederschmerzen sowie weitere Begleitsymptome (Erschöpfung/ Fatigue, Kopfschmerzen etc.). Die Pyrexie kann sekundär zum Nierenversagen führen.

Die Transaminasen steigen unter Vemurafenib häufig an, eine ausgeprägte Hepatotoxizität ist selten. Vemurafenib und – in geringerem Ausmaß – Dabrafenib verlängern gelegentlich das QT-Intervall. Die Herzfunktion muss auch deshalb überwacht werden, weil ein Abfall der linksventrikulären Auswurffraktion eintreten kann (vgl. zur Erklärung Trastuzumab in ▶ Abschn. 61.2.10; Lapatinib etc.).

Die Behandlungserfolge mit Vemurafenib und Dabrafenib beim fortgeschrittenen Melanom sind spektakulär. Allerdings kommt es bereits innerhalb von 7 Monaten (Medianwert) zur **Resistenzentwicklung** (durch Mutationen in N-RAS, Überexpression des PDFG-Rezeptors-β etc.) Außerdem treten gehäuft (d. h. bei bis zu 20% der Patienten) Keratoakanthome und Plattenepithelkarzinome (sowie möglicherweise andere Tumoren) auf.

Der Mechanismus, der dieser Wachstumsstimulation zugrunde liegt, ist geklärt: Die Hemmung von B-RAF verstärkt paradoxerweise die Aktivierung von C-RAF (◘ Abb. 61.32). Folgerichtig wurden Inhibitoren entwickelt, die die nachgeschaltete MAP-Kinase-Kinase MEK1 und MEK2 hemmen. Dazu gehören Trametinib und Cometinib (Ende 2015 zugelassen).

Häufige **unerwünschte Wirkungen** betreffen Haut (Ausschläge und akneähnliche Läsionen, vgl. Cetuximab, Erlotinib etc.; Juckreiz, palmoplantares Erythrodysästhesie) und Gastrointestinaltrakt (Durchfall, Übelkeit). Allgemeinsymptome (Müdigkeit, Fatigue), Pyrexie, Transaminasenanstieg, Hypertonie und periphere Ödeme sind ebenfalls häufig. Gefährlich sind eine Abnahme der myokardialen Kontraktilität bis hin zur Herzinsuffizienz (vgl. Trastuzumab etc.), eine Pneumonitis (vgl. Cetuximab und Rezeptor-Tyrosinkinase-Hemmer) sowie Sehstörungen bis hin zum Sehverlust (Ablösung des retinalen Pigmentepithels und Thrombose der Retinalvenen).

Trametinib (◘ Abb. 61.32) ist als Monotherapie bei B-RAF-Mutationen wirksam; Patienten, die eine Resistenz gegen Dabrafenib oder Vemurafenib entwickelt haben, profitieren von der nachfolgenden Therapie mit Trametinib nicht. Die Kombinationstherapie mit Dabrafenib ist (noch) nicht zugelassen, obwohl unter ihr das Auftreten von Hauttumoren deutlich sank.

▪ Pharmakokinetik und Indikation

Vemurafenib wird langsam (t_{max} = 4 h) und variabel resorbiert; Nahrungsaufnahme steigert die Resorption deutlich; die orale Bioverfügbarkeit ist nicht bekannt. Die Plasmaproteinbindung ist sehr hoch (> 99%). Vemurafenib wird primär durch CYP3A4 metabolisiert und biliär ausgeschieden (≫ 90%). Seine Halbwertszeit liegt im Mittel bei 60 Stunden (30–120 h).

Vemurafenib ist ein Induktor von CYP3A4 sowie ein Hemmer von CYP1A2, CYP2C8, CYP2C9, ABCB1/P-Glykoprotein und ABCG2/BCRP. Aus dieser Konstellation ergeben sich potenzielle Interaktionen, die bisher kaum charakterisiert sind. Daher müssen konkomitante Arzneimitteltherapien überwacht werden.

Vemurafenib ist zugelassen für die Therapie fortgeschrittener (nichtresezierbarer und metastasierter) maligner Melanome mit nachgewiesenen B-RAF-Mutationen.

Typische Dosierung: 1920 mg/d in 2 Einzeldosen (bevorzugt mit Nahrung)

Dabrafenib wir mittelschnell resorbiert (t_{max} = 2 h); die orale Bioverfügbarkeit liegt bei 95%, wenn Magensäure vorhanden ist. Nahrungsaufnahme und Hemmung der Protonenpumpe, H_2-Antagonisten bzw. Antazida senken die Resorption. Deren Anwendung ist daher zu vermeiden. Die Plasmaproteinbindung ist sehr hoch (> 99%). Das Verteilungsvolumen liegt bei ca. 0,6 l/kg; Dabrafenib erreicht auch das Gehirn und verzögert das Wachstum von Hirnmetastasen.

Dabrafenib wird sequenziell über CYP2C8 und CYP3A4 zu Hydroxy- (aktiv) und Carboxy-Dabrafenib (inaktiv) oxidiert (◘ Abb. 61.32). Die Carboxylgruppe kann nichtenzymatisch eliminiert werden; das resultierende Desmethyl-Dabra-

61

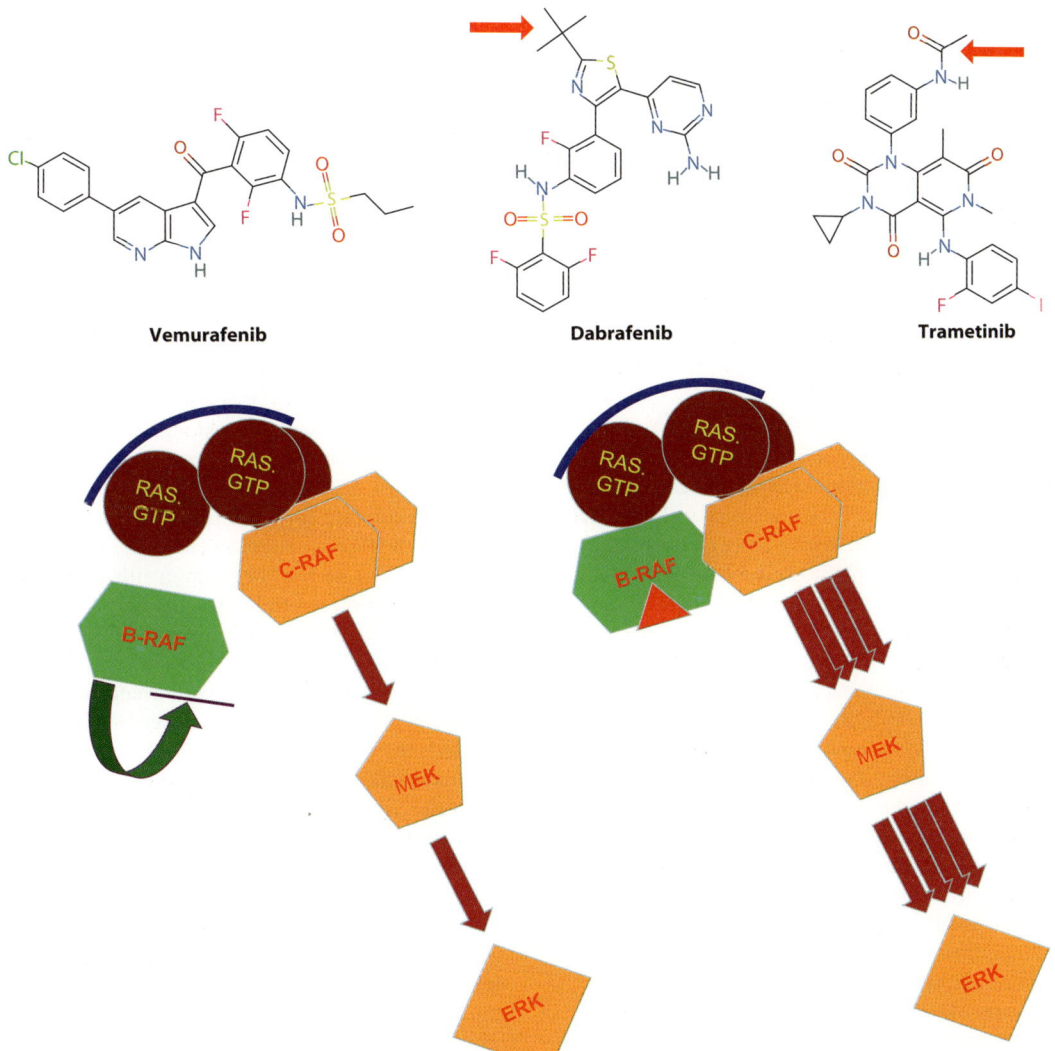

Vemurafenib

Dabrafenib

Trametinib

Abb. 61.32 Strukturformeln und Wirkungsweise der B-RAF-Inhibitoren Vemurafenib und Dabrafenib sowie des MEK-Inhibitors Trametinib.
Oben: Der *linke rote Pfeil* markiert die Stelle, an der CYP2C8 und CYP3A4 die sequenzielle Oxidation zu Hydroxy-Dabrafenib und Carboxy-Dabrafenib vornehmen. Der *rechte rote Pfeil* zeigt, wo die hydrolytische Spaltung (Deacetylierung) von Trametinib erfolgt.
Unten: Eine Hemmung von B-RAF kann paradoxerweise die Signalweiterleitung und damit die Wachstumsstimulation über C-RAF steigern: RAF-Kinasen werden an der Zellmembran über GTP-beladenes RAS aktiviert. Sie können Homo- und Heterodimere bilden. Aktiviertes B-RAF unterliegt einer Autoinhibition und verbleibt im Zytosol (*unten links*). Wird die ATP-Bindungsstelle von B-RAF durch Inhibitoren (*rotes Dreieck*) besetzt und B-RAF dadurch inaktiviert, fällt diese Autoinhibition weg. B-RAF kann an die Membran rekrutiert werden, es ist dort zwar selbst inaktiv, steht aber als sehr effiziente Andockstelle für C-RAF zur Verfügung und verstärkt dessen Aktivierung, sodass die MAP-Kinase-Kinase (*MEK*) und die mitogenaktivierte Protein-(MAP-)Kinase (= *ERK*, Extracellular signal Regulated Kinase) verstärkt aktiviert werden (*unten rechts*)

fenib ist ebenfalls aktiv und trägt wahrscheinlich ebenso wie Hydroxy-Dabrafenib zur Wirkung bei. Die Ausscheidung erfolgt biliär und über den Harn im Verhältnis va ca. 3:1).

Nach oraler Gabe liegt die Halbwertszeit bei ca. 8 Stunden, die aktiven Metaboliten haben eine längere Halbwertszeit (ca. 20 Stunden). Hemmung von CYP2C8 (z. B. durch Gemfibrozil) oder CYP3A4 (z. B. durch Itraconazol) erhöht die Dabrafenibspiegel. Dabrafenib ist selbst ein Enzyminduktor (CYP3A4, CYP2-Isoformen, ABCB1/P-Glykoprotein, ABCG2/ BCRP, OATP1B1/SLCO1B1, ▶ Abschn. 2.1.5). Aufgrund dieser Konstellation sind viele Interaktionen zu erwarten und zu berücksichtigen.

Dabrafenib ist zugelassen für die Therapie fortgeschrittener maligner Melanome mit nachgewiesenen B-RAF-Mutationen.

Typische Dosierung: 300 mg/d in 2 Einzeldosen (1 h vor oder 2 h nach einer Mahlzeit)

Trametinib wir schnell resorbiert (t_{max} = 1,5 h); seine orale Bioverfügbarkeit liegt bei 70%; der Einfluss von Nahrung ist klinisch vernachlässigbar. Die Plasmaproteinbindung liegt bei 97%. Das Verteilungsvolumen ist riesig (15–20 l/kg). Trametinib wird primär über Desacetylierung metabolisiert (◘ Abb. 61.32) und bevorzugt biliär eliminiert (Verhältnis Stuhl zu Urin = 4:1). Die Halbwertszeit liegt bei ca. 5 Tagen.

Trametinib hat keine nennenswerte Affinität zu CYP-Isoformen oder Transportern; Arzneimittelinteraktionen sind daher nicht zu erwarten.

Trametinib ist zugelassen für die Therapie fortgeschrittener maligner Melanome mit nachgewiesenen B-RAF-Mutationen.

Typische Dosierung: 2 mg/d in 1 Einzeldosis

mTOR-Inhibitoren: Everolimus und Temsirolimus

Im Signalnetzwerk, das bei proliferierenden Zellen die Progression durch die G_1-Phase des Zellzyklus organisiert, spielt die Serin-/Threoninkinase mTOR (mammalian Target Of Rapamycin) eine wichtige Rolle, weil sie unter anderem die ribosomale Translation und damit die vor der Zellteilung notwendige Verdoppelung der Proteinmasse kontrolliert.

▪ Pharmakokinetik und Indikation

mTOR-Inhibitoren wurden ursprünglich als Immunsuppressiva entwickelt (► Abschn. 25.2.3, ◘ Abb. 25.2). Für die Tumortherapie sind Everolimus und Temsirolimus, das Prodrug von Sirolimus, zugelassen. Deren Pharmakodynamik, Pharmakokinetik, Nebenwirkungs- und Interaktionsprofil sind in ► Abschn. 25.2.3 beschrieben.

Everolimus ist zugelassen als
- Erstlinientherapie bei fortgeschrittenem (inoperablem oder metastasiertem) neuroendokrinem Pankreastumor
- Zweitlinientherapie in Kombination mit Exemestan bei hormonrezeptorpositivem, ErbB2-negativem fortgeschrittenem Mammakarzinom nach der Menopause (nach Progression/Rezidiv unter einem nichtsteroidalen Aromataseinhibitor)
- Zweit- bzw. Drittlinientherapie bei fortgeschrittenem Nierenzellkarzinom (nach Versagen einer gegen VEGF gerichteten Therapie, vgl. Sunitinib; Axitinib, Pazopanib, Sorafenib)

Typische Dosierung: 10 mg/d in 1 Einzeldosis

Temsirolimus ist ein verestertes Sirolimus. Die zusätzliche 3-Hydroxy-2-(Hydroxymethyl)-2-methylpropansäure ermöglicht die Darreichung als intravenöse Injektion. Dazu ist ein Lösungsvermittler (das nichtionische Detergens Polysorbat 80 = Tween 80) notwendig; Temsirolimus darf daher nicht mit anderen Substanzen gemischt und nicht in Plastikbehältern infundiert werden (Gefahr des Herauslösens von Weichmachern).

Polysorbat 80 setzt Histamin frei. Deshalb müssen Patienten ein H_1-Antihistaminikum (z. B. 50 mg Diphenhydramin) eine halbe Stunde vor der Temsirolimusinfusion erhalten. Temsirolimus ist selbst aktiv und wird mit ca. 18 Stunden Halbwertszeit in Sirolimus umgewandelt, dessen Halbwertszeit bei ca. 3 Tagen liegt. Daher trägt Sirolimus/Rapamycin in vivo die Wirkung.

Temsirolimus ist zugelassen für die
- Erstlinientherapie des fortgeschrittenen Nierenzellkarzinoms
- Drittlinientherapie des (refraktären) Mantelzelllymphoms (vgl. Ibrutinib, Idelalisib)

Typische Dosierung:
- Nierenzellkarzinom: 25 mg als intravenöse Kurzinfusion 1-mal pro Woche
- Mantelzelllymphom: 175 mg 1-mal pro Woche während der ersten 3 Wochen, gefolgt von 75 mg pro Woche

Hedgehog-Inhibitor: Vismodegib

Bei Larven der Fruchtfliege *Drosophila melanogaster* werden während der Embryonalentwicklung Segmente angelegt. Diese sieht man auch an Maden. Die anteroposteriore Polarität in den einzelnen Segmenten legt Hedgehog, ein sezerniertes Signalmolekül, fest: Im Vorderteil des Segments findet man ventral stachelförmige Härchen (aktingestüzte Protrusionen), der hintere Teil ist frei. Bei Larven mit einer Mutation in Hedgehog sind die ventralen Stacheln gleichmäßig über das Segment verteilt, die Larven sind rundlich (daher der Bezug zum Igel = Hedgehog, HH).

Im Säugerorganismus gibt es 3 Hedgehog-Proteine namens Sonic, Indian, Desert: Diese werden als Vorläufer synthetisiert, ins endoplasmatische Retikulum transloziert, wo die C-terminale Domäne ein N-terminales Fragment freisetzt, und an der Spaltungsstelle mit Cholesterin modifiziert. Diese Modifikation ist für die Aktivität notwendig und erklärt auch, weshalb eine Hemmung der Cholesterinsynthese während der Schwangerschaft zu Neuralrohrdefekten führen kann.

Das freigesetzte N-terminale Fragment des jeweiligen Hedgehog-Proteins wird extrazellulär sezerniert und wirkt als Morphogen: Sein Konzentrationsgradient bestimmt z. B. das Schicksal von neuronalen Vorläuferzellen. Die zugehörigen membranständigen Rezeptoren gehören zur Patched-Familie. (Dieser Name bezieht sich auf den phänotypischen Effekt der Mutation, nämlich die fleckige Anordnung der Härchen.)

Patched-Proteine (PTCH-1 und -2) haben 12 Transmembrandomänen und regulieren Smoothened (SMO; gleichmäßig verteilte ventrale Härchen, s. o.). SMO gehört strukturell zur Familie der G-Protein-gekoppelten Rezeptoren. Ein Teil des Signals läuft über Gi (► Abschn. 3.2.5, ◘ Abb. 22.1). Darüber hinaus wird SMO internalisiert und organisiert mit seinem C-Terminus einen Multiproteinkomplex für die Proteolyse von GLI-1, -2 und -3 (»glioma-associated oncogene homologue«, zinkfingerhaltige Transkriptionsfaktoren).

Unter basalen Bedingungen wird SMO durch PTCH-1 gehemmt, im Kern akkumulieren GLI-Varianten, die als transkriptionelle Repressoren fungieren (◘ Abb. 61.33 *links*). In Gegenwart von sonic Hedgehog (sHH) ist PTCH-1 gehemmt und SMO infolgedessen dereprimiert, sodass es zu einer gesteigerten Transkription kommt (◘ Abb. 61.33 *links*).

PTCH-1 ist ein Tumorsuppressorgen: Inaktivierende somatische Mutationen von PTCH1 kommen bei 90% der Basalzellkarzinome (= Basaliome, »weißer Hautkrebs«) und bei 30% der Medulloblastome vor. Der SMO-Inhibitor **Vismode-**

61

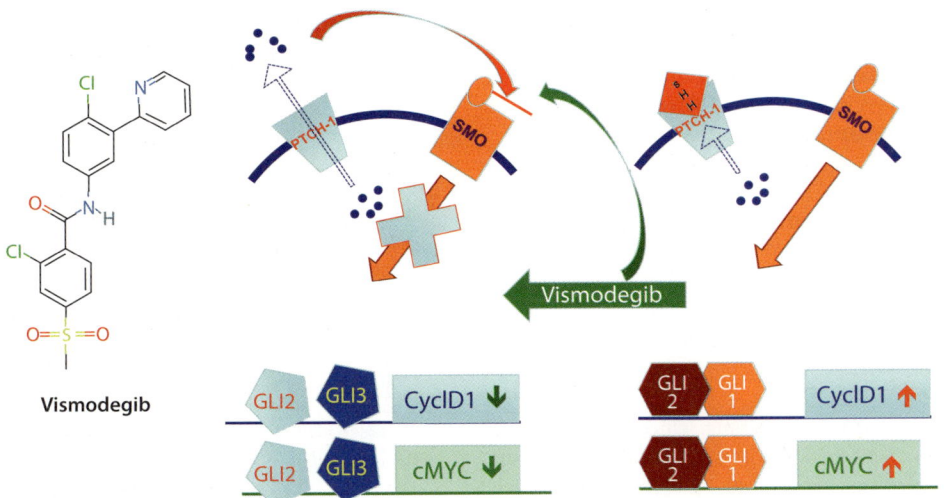

Abb. 61.33 Strukturformel des SMO-Inhibitors Vismodegib (links) und Schema des Signalwegs von sHH (sonic Hedgehog), PTCH-1 (Patched-1), SMO (Smoothened) zu GLI1-3 (Glioma-associated oncogene homologue 1–3). In Abwesenheit von sHH (*rotes Quadrat*) übt PTCH-1 eine tonische Hemmung auf SMO aus, wahrscheinlich deshalb, weil PTCH-1 einen diffusiblen Inhibitor aus der Zelle transportiert. Damit wird kein Signal von SMO in die Zelle geleitet, sodass inhibitorische (C-terminal prozessierte) GLI2-Varianten und das primär inhibitorische GLI3 akkumulieren und die Promotoren von Zielgenen besetzen. Die Transkription wachstumsstimulierender Gene (z. B. Cyclin D1 [*CyclD1*]oder cMyc) wird unterdrückt (*linker* Teil des Schemas). Wird sHH sezerniert (oder falls PTCH-1 mutiert ist), wird SMO dereprimiert: Es aktiviert seine intrazelluläre Signalkaskade, die darin mündet, dass aktivierende Versionen von GLI2 und GLI1 die Promotoren von Zielgenen besetzen (*rechter* Teil des Schema). Vismodegib bindet an SMO und blockiert dessen Aktivität. Damit eliminiert es die in Tumoren vorliegende hohe Teilungsaktivität und überführt Tumorzellen in den reprimierten Zustand. Zwischen SMO und der nukleären Translokation von GLI1–3 liegen mehrere Schritte, an denen zahlreiche Proteine beteiligt sind. Diese sind aus Gründen der Übersichtlichkeit weggelassen worden

gib hemmt SMO und eliminiert daher den von SMO ausgehenden Wachstums- und Überlebensstimulus (■ Abb. 61.33).

Unter Vismodegib treten sehr häufig **unerwünschte Wirkungen** wie Muskelspasmen und Gelenkschmerzen, Haarausfall und Juckreiz (häufig auch Hautausschläge), Dys- bzw. Ageusie, Übelkeit, Durchfall oder Obstipation, Gewichtsverlust und Müdigkeit auf. Die Transaminasen müssen kontrolliert werden. Vismodegib ist definitionsgemäß teratogen. (Cyclopamin, ein pflanzliches Steroid, das SMO blockiert, erzeugt Zyklopie und Holoprosenzephalie: Feten mit zentralem Stirnauge und fehlender Teilung des Vorderhirns.)

Bei Frauen muss eine Schwangerschaft vor Beginn der Therapie mit einem empfindlichen Test auf β-HCG ausgeschlossen werden, die Verhütung (hormonal + Barrieremethode) muss bis 24 Monate nach Beendigung der Therapie durchgeführt werden. Männer müssen beim Sex Kondome bis 2 Monate nach Therapieende verwenden, da Vismodegib in der Samenflüssigkeit erscheint.

■ **Pharmakokinetik und Indikation**

Nahrungsaufnahme hat keinen klinisch relevanten Einfluss. Die Kinetik ist nichtlinear, weil die Resorption eine sättigbare Komponente hat. Die Plasmaproteinbindung ist hoch (> 99%). Das Verteilungsvolumen liegt im Mittel bei 0,3 l/kg. Die terminale Halbwertszeit beträgt 12 Tage, im Steady-state beträgt die apparente Halbwertszeit 4 Tage.

Vismodegib wird zum Teil über CYP2C9 metabolisiert, die unveränderte Substanz und die oxidierten und konjugier-

ten Metaboliten werden vornehmlich biliär ausgeschieden (Verhältnis Stuhl zu Urin = 20:1). Arzneimittelinteraktionen durch Inhibitoren von CYP-Enzymen und Transportern sind nicht zu erwarten. Starke Induktoren (Rifampicin, Phenytoin, Johanniskraut) sollen vermieden weden, da sie den Spiegel senken.

Vismodegib ist für die Behandlung metastasierter oder lokal fortgeschrittener (inoperabler) Basalzellkarzinome zugelassen.

Typische Dosierung: 150 mg/d in 1 Einzeldosis

61.3 Nebenwirkungen einer zytotoxischen Therapie

Lernziele

Frühreaktionen
— Übelkeit und Erbrechen
— Fieber, Schüttelfrost und anaphylaktoide Reaktionen

Spätreaktionen
— Knochenmarkdepression
— Schleimhautatrophie
— Haarausfall
— Hemmung und Schädigung der Reproduktion
— Sekundärtumoren

Organtoxizität

Bei der Betreuung von Patienten, die eine zytotoxische Chemotherapie bekommen sollen, ist eine adäquate Information wichtig, insbesondere über die unerwünschten Wirkungen. Diese lassen einteilen in **Früh-** und **Spätreaktionen** und die **organspezifische Toxizität.**

61.3.1 Frühreaktionen

Als Frühreaktionen werden diejenigen Effekte bezeichnet, die unmittelbar unter der Therapie bzw. bis zum nächsten Tag auftreten: Erbrechen, Fieber, anaphylaktoide Reaktionen.

Übelkeit und Erbrechen

Übelkeit und Erbrechen treten in unterschiedlichem Ausmaß auf (◘ Abb. 61.34). Sehr emetogen ist z. B. Cisplatin. (Fast) jeder Patient erbricht. Bleomycin, Etoposid, *Vinca*-Alkaloide, 6-Mercaptopurin lösen hingegen seltener (in < 10%) Erbrechen aus.

Erbrechen hat oft 2 Komponenten, eine frühe Phase (am Tag der Therapie) und eine späte Phase (an den Folgetagen):

- Die **frühe Phase** lässt sich gut durch 5-HT$_3$-Rezeptor-Antagonisten (z. B. Ondansetron, Granisetron, Tropisetron, ▶ Kap. 14) verhindern,
- das **späte Erbrechen** durch Gabe von Glucocorticoiden und Aprepitant (ein Antagonist des Rezeptors für Substanz P/Neurokinin-1).

Eine gute antiemetische Therapie ist wichtig, weil sich sonst ein konditionierter Reflex einstellt.

Fieber, Schüttelfrost und anaphylaktoide Reaktionen

Die Injektion von Interferon-α2a, Interleukin-2 (oder TNFα) erzeugt Fieber. Analoges gilt für Antikörper gegen Lymphozytenoberflächenproteine (z. B. Alemtuzumab, Rituximab, Ofatumumab).

Zahlreiche zytotoxische Substanzen können ebenfalls Zytokine freisetzen und damit einen Anstieg der Körpertemperatur bzw. eine anaphylaktoide Reaktion auslösen. Dazu gehören z. B. Bleomycin, Dacarbazin, Etoposid, bei denen in der Regel nur die Körpertemperatur steigt.

Im Falle von Bleomycin kann die anaphylaktoide Reaktion bei Patienten mit Lymphomen besonders ausgeprägt sein und mit einem lebensgefährlichen Blutdruckabfall einhergehen, sodass in dieser Situation das Spritzen eine Testdosis (1–2 IE) empfohlen wird.

Die Infusion von Trabectedin kann ebenfalls (bei ca. 10%) mit einem Anstieg der Körpertemperatur verbunden sein. Ein hoher und über die Dauer der Therapie peristitierender Anstieg der Körpertemperatur (**Pyrexie**) tritt unter Vemuranib, Dabrafenib und Trametinib häufig auf.

Taxane lösen durch den Lösungsvermittler eine ausgeprägte anaphylaktoide Reaktion aus, die bei Paclitaxel die Vorbehandlung mit Glucocorticoiden sowie einem H$_1$- und H$_2$-Antagonist notwendig macht. Auch bei Infusion von Temsirolimus kann es zur Histaminfreisetzung kommen, sodass die Gabe eines H$_1$-Antagonisten notwendig ist.

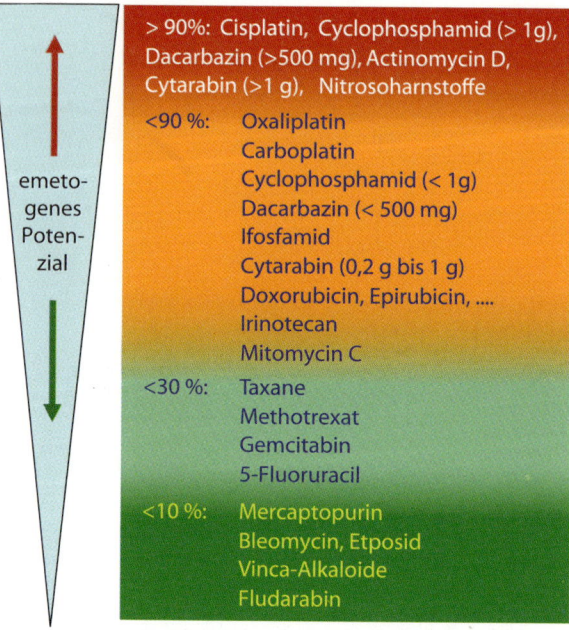

◘ **Abb. 61.34 Unterschiedliches emetogenes Potenzial zytotoxischer Chemotherapeutika**

Anaphylaktische Reaktionen sind bei wiederholter Applikation von Asparaginase zu erwarten und bei monoklonalen Antikörpern möglich.

61.3.2 Spätreaktionen

Als Spätreaktionen treten neben einer Proliferationshemmung ein Zellzerfall und Sekundärtumoren auf. Die Proliferationshemmung betrifft die rasch wachsenden Gewebe: blutbildendes Knochenmark, Dickdarm-, Mund-, Anal- und Rektalschleimhaut, Spermatogonien und Haare.

Knochenmarkdepression

Fast alle zytotoxischen Chemotherapeutika lösen eine Knochenmarkdepression aus. Das gilt auch für alle Kinasehemmer, die c-KIT oder STK1/FLT3/CD135 hemmen (z. B. Imatinib, Dasatinib, Nilotinib, Sorafenib, Regorafenib, Sunitinib, Pazopanib). Besonders gefährlich sind die Neutropenie, die mit einem hohen Infektionsrisiko einhergeht, und die Thrombopenie, bei der ein Blutungsrisiko besteht. In der Regel setzt die Neutropenie vor der Thrombopenie ein. Die Anämie bildet sich erst mit Verzögerung aus, weil die Lebensdauer der Neutrophilen am kürzesten und die der Erythrozyten am längsten ist. Interessant sind in diesem Zusammenhang:

- Zytotoxische Chemotherapeutika, die nur eine **geringe Knochenmarkdepression** auslösen und für Kombinationsschemata zugelassen sind: Bleomycin, Vincristin (**nicht** Vinblastin und die anderen *Vinca*-Alkaloide!), Cisplatin (**nicht** Carboplatin und Oxaliplatin!) und Dacarbazin.

Der **unterschiedliche Nadir** (Tiefpunkt):

- Bei den meisten zytotoxischen Chemotherapeutika ist der Nadir der Leukozytenzahl zwischen den Tagen 8 und 12 nach Therapiebeginn erreicht. Bei adäquater Knochenmarkreserve werden um die Tage 15–21 im peripheren Blut wieder die ursprünglichen Leukozytenzahlen gemessen.
- Dies gilt nicht für Busulfan, Nitrosoharnstoffe und Mitomycin C. Sie können eine zum Teil verzögert einsetzende, lang anhaltende Knochenmarksuppression (Nadir nach > 40 Tagen, Erholung erst nach > 60–100 Tagen) auslösen.
- Bei 6-Mercaptopurin setzt die Knochenmarksuppression ebenfalls langsam ein, ist aber rasch reversibel.
- Das **Ausmaß der Knochenmarkerholung** bestimmt, ob
  - der Patient im **nächsten Zyklus** die volle Dosis bekommen kann,
  - die Dosis halbiert werden muss oder
  - der Zyklus verschoben werden soll.

Hämatopoetische Wachstumsfaktoren wie Erythropoetin (▶ Abschn. 42.3) und Filgrastim (▶ Abschn. 42.4):

- Bei thrombopenischer Blutung muss ein Thrombozytenkonzentrat zugeführt werden. Die Anämie begünstigt das Auftreten eines chronischen Erschöpfungszustands (Chronic-Fatigue-Syndrom). Daher wäre die Gabe von **Erythropoetin** sinnvoll. Allerdings kann dieses das Tumorwachstum fördern (wahrscheinlich durch illegitime Rezeptorexpression, ▶ Abschn. 42.4).
- Die Gabe von **Filgrastim** (rekombinantem G-CSF) ermöglicht eine rasche Erholung der Neutrophilenzahl im peripheren Blut nach Hochdosisprotokollen. Allerdings muss man sich auch hier vor Augen halten, dass diese Therapie möglicherweise das Auftreten von Zweittumoren begünstigt.

Schleimhautatrophie und Diarrhö

Bevor eine Chemotherapie begonnen wird, müssen Mund und Rachen der Patienten zum Ausschluss von Infektionsquellen (z. B. eitrigen Zahntaschen) untersucht werden. Das Auftreten einer Mukositis ist besonders bei Antimetaboliten ausgeprägt, z. B. löst Methotrexat regelmäßig eine starke Mukositis der Mundschleimhaut aus.

Einen gewissen Schutz kann die Gabe von Leucovorin vermitteln. Unter Methotrexat können auch eine Mukositis der Analschleimhaut bzw. vulvovaginale Geschwüre auftreten. Die Darmschleimhaut wird besonders durch 5-Fluorouracil und Irinotecan gefährdet. Außerdem treten profuse Durchfälle auf. Für die Therapie der Mukositis (rascheres Abheilen) ist Palifermin (FGF-7) zugelassen (▶ Abschn. 23.3).

Haarausfall

Der Haarausfall beginnt nach 2–4 Wochen; er ist in der Regel reversibel. Ausgeprägt ist die Alopezie bei Anthracyclinen, Taxanen, *Vinca*-Alkaloiden, Ifosfamid und Etoposid. Für Frauen lässt sich rechtzeitig eine Perücke planen, deren Kosten in der Regel von den Krankenkassen übernommen wird.

Reproduktion

Die Spermatogenese wird durch die zytotoxische Chemotherapie gehemmt. Die Hemmung kann irreversibel sein. Es empfiehlt sich daher bei Männern, vor der Therapie Sperma einzufrieren. Unter zytotoxischer Chemotherapie kommt es zwar in der Regel zur Ovulationshemmung, eine Kontrazeption ist jedoch dringend anzuraten, weil die zytotoxische Chemotherapie teratogen wirkt.

Sekundärtumoren

Nach zytotoxischer Therapie können Zweittumoren auftreten. Das höchste Risiko bringen Procarbazin, Nitrosoharnstoffe und die Topoisomerase-II-Hemmer Etoposid sowie Teniposid mit sich. Bei anderen Alkylanzien ist die Latenz länger und das Risiko geringer.

Sekundärtumoren sind häufig myelodysplastische Syndrome und myeloische Leukämien. Es kommen aber auch Lymphome, Sarkome und andere solide Tumoren vor.

61.3.3 Organtoxizität

Niere und ableitende Harnwege

Bei Hochdosistherapie mit **Methotrexat** kann dieses im sauren Harn ausfallen. Daher muss der pH-Wert des Harns alkalisch gehalten und ausreichend Flüssigkeit (3 l/d) zugeführt werden. Die Gabe von **Cisplatin** erfordert eine Chlorurese, um den Tubulusschaden zu verhindern. **Mitomycin C** kann bei systemischer Therapie einen glomerulären Schaden mit hämolytisch-urämischem Syndrom auslösen.

Vincristin und **Vinblastin** können ein Syndrom der unverhältnismäßigen ADH-Sekretion auslösen (SIADH-S: Syndrome of Inappropriate ADH-Secretion). Durch Freisetzung von Vasopressin/ADH aus der Neurohypophyse kommt es zur hypotonen Hyperhydratation, deren Leitsymptom das Hirnödem mit den Symptomen Benommenheit, Übelkeit, langsamer Puls ist (Labor: Hyponatriämie).

Cyclophosphamid, Ifosfamid und **Trofosfamid** erzeugen eine hämorrhagische Zystitis, daher Begleittherapie mit MESNA.

Herz

Anthracycline (Doxo-, Daunorubicin, Epirubicin, Idarubicin; selten Mitoxantron) lösen eine kumulative Kardiotoxizität mit dilatativer Kardiomyopathie und ein akutes Syndrom (Perikarderguss, Arrhythmien) aus.

Eine Herzinsuffizienz wird auch unter **Trastuzumab, Bevacizumab, Lapatinib, Sorafenib, Sunitinib** und den anderen Kinaseinhibitoren beobachtet.

Unter Hochdosistherapie mit **Cyclophosphamid** oder **Ifosfamid** kann es zur Myokarditis kommen.

Lunge

Bleomycin kann eine Lungenfibrose auslösen; dies erfolgt durch Freisetzung von TGF-β (▶ Abschn. 23.4). Das gilt auch für **Busulfan** (selten unter Melphalan, Chlorambucil und Mitomycin C), **Carmustin,** das vor allem bei Kindern eine verzögert einsetzende Pulmonalfibrose induzieren kann, und **Rituximab.**

Methotrexat löst eine reversible Pneumonitis aus. Pulmonale Infiltrate werden unter **Bortezomib, Cetuximab** und den niedermolekularen Kinasehemmern beobachtet. Diese lösen häufig auch Pleuraergüsse und Lungenödeme aus.

Leber

Transaminasenanstiege werden häufig beobachtet. Eine spezifische Hepatotoxizität (Häufung unter Therapie) gilt als nachgewiesen für **Methotrexat** (vor allem bei chronischer, niedrig dosierter Gabe – Leberfibrose), Procarbazin, Mercaptopurin, Trabectedin, Asparaginase, Pazopanib, Idelalisib, Ruxolitinib, Cytarabin und Carmustin.

Unter Hochdosistherapie mit Alkylanzien (Cyclophosphamid, Ifosfamid, Thiotepa, Busulfan, Melphalan, Carmustin) und Carboplatin kann es zur Thrombose der Lebervenen kommen (VOD = Veno-Occlusive Disease).

Nervensystem

Vincristin und andere *Vinca*-Alkaloide lösen eine periphere und autonome Neuropathie aus. Bei **Taxanen** dominiert die sensorische Neuropathie, eine Neuropathie ist auch bei **Bortezomib, Lenalidomid und Pomalidomid** häufig. Bei **Cisplatin, Carboplatin** und vor allem **Oxaliplatin** (dosislimitierend) kann eine periphere (sensorisch betonte) Neuropathie auftreten. Unter Trabectidin ist ebenfalls eine sensorische Neuropathie häufig.

Cisplatin erzeugt zudem einen Hochtonschaden. **5-Fluorouracil** kann eine zerebelläre Ataxie auslösen.

Unter **Procarbazin** können Depressionen und Psychosen auftreten. Nach einer Chemotherapie können intellektuelle Leistung, Gedächtnis, Konzentrationsvermögen und sprachliche Leistungen generell abnehmen. Der Mechanismus ist unklar.

Haut

Hyperpigmentierungen und eventuell eine **juckende Dermatitis** finden sich vor allem nach Busulfan, 5-Fluorouracil, Procarbazin und Cytarabin. Dactinomycin löst ebenfalls eine **Dermatitis** aus, die durch Bestrahlung verstärkt wird. Unter Bleomycin werden gehäuft **juckende Erytheme, Hyperpigmentierung, Bläschen** und **Ulzera** beobachtet.

EGF-Rezeptor-Inhibitoren und B-RAF-Inhibitoren lösen einen **akneähnlichen Hautausschlag** aus. 5-Fluorouracil, Pemetrexed, Lapatinib, Sorafenib, Regorafenib, Sunitinib, Vandetanib, Cabozantinib und B-RAF-Inhibitoren + Trametinib können ein Hand-Fuß-Syndrom (Erythrodysästhesiesyndrom) verursachen.

61.4   Resistenzmechanismen

Erstaunlich an der zytotoxischen Chemotherapie ist der Umstand, dass sie in vielen Fällen versagt bzw. dass ihr Ergebnis sehr variabel ist. Mechanismen, die dazu beitragen, sind die Folgenden:

Pharmakokinetische Gründe Das Chemotherapeutikum erreicht die Tumorzellen nicht. Ein Beispiel ist der Relaps der akuten lymphatischen Leukämie aus Zellen, die jenseits der Blut-Hirn-Schranke liegen. Methotrexat wird deshalb heute intrathekal appliziert bzw. eine Bestrahlung des Kopfes wird durchgeführt. Ein anderes Beispiel ist die fehlende Aktivierung von Ifosfamid oder Cyclophosphamid durch die entsprechenden CYP-Enzyme.

Zellkinetische Gründe Der therapeutische Erfolg ist nach wie vor eng mit dem Anteil an Zellen verknüpft, die den Zellzyklus durchlaufen. Ist der Anteil an ruhenden G_0-Zellen hoch, ist die therapeutische Antwort meistens geringer.

Verlust responsiver Elemente im Zellzyklus bzw. Überexpression antiapoptotischer Proteine Die zytotoxische Chemotherapie löst in der Regel den Zelltod durch Aktivierung apoptotischer Mechanismen aus. Mutieren proapoptotische Gene oder geht ihre Expression verloren, kann der Zelltod nicht ausgelöst werden. Das Paradebeispiel ist der Verlust bzw. die inaktivierenden Mutationen von p53, mit dem Ergebnis, dass nach DNA-Schaden keine oder nur eine stark herabgesetzte Apoptoseinduktion beobachtet wird (◘ Abb. 61.6). Ebenso können Tumorzellen antiapoptotisches Proteine überexprimieren, wie z. B. BCL-2, das die Apoptose verhindert, weil ein proapoptotisches Signal den Schwellenwert nicht erreicht, um die Wirkung von BCL-2 aufzuheben (◘ Abb. 61.6).

Herabgesetzte Aufnahme Methotrexat muss über den Transporter für reduziertes Folat (RFT/RFC) aufgenommen werden. Unter Selektionsdruck können Zellen sich vermehren, die diesen Transporter nicht mehr exprimieren, sondern nur noch den protonengekoppelten Folattransporter.

Erhöhte Ausscheidung aus der Zelle Das MDR-1-Gen, das P-Glykoprotein/ABCB1 codiert, kann massiv amplifiziert sein. Dieser ABC-Transporter pumpt viele zytotoxische Substanzen aus der Zelle, z. B. *Vinca*-Alkaloide, Epipodophyllotoxine, Anthracycline, Dactinomycin. Analoge Mechanismen gelten für andere ABC-Transporter, z. B. MRP4 (ABCC4) und MRP5 (ABCC5), die Nukleotide (Gemcitabin-Monophosphat, Thio-IMP) und Methotrexat entfernen können.

Fehlende metabolische Aktivierung bzw. beschleunigter Abbau Cytarabin und andere Pyrimidinbasen müssen mit der Desoxycytidinkinase zum Ribonukleotid-Monophosphat phosphoryliert werden. Eine verringerte Expression des Enzyms schützt vor der Toxizität von Cytarabin, Gemcitabin etc. Cytarabin kann auch durch Überexpression der Cytidindesaminase rascher in der Zelle inaktiviert werden.

Mutation/Amplifikation des Zielenzyms Das 1. Beispiel, das beobachtet wurde, war die massive Amplifikation der Dihydrofolatreduktase (DHFR). Auf Minichromosomen fanden sich bis zu 1000 Kopien des DHFR-Gens. Wenn statt 10 DHFR-Molekülen in einer Zelle 10.000 vorliegen, reicht selbst eine Methotrexatkonzentration nicht aus, die zur Hemmung von 99,9% führt (also eine Konzentration ca. 1000-fach über der K_D). Denn noch immer sind 10 aktive Enzyme in der Zelle. Die Alternative ist eine Mutation, die die Bindung von Methotrexat verhindert.

Eine Amplifikation und/oder Mutation findet sich auch bei der Thymidylatsynthase, die damit der Hemmung durch 5-Fluorouracil entkommt. Bei BCR-ABL gibt es 32 Mutationen, die zum Verlust der Imatinibbindung führen.

Hormonale Therapie Bei hormonabhängigen Tumoren sind die Zellen nicht (mehr) gegenüber einer hormonalen Kastrationstherapie (durch SERM, Androgenrezeptorantagonisten, GnRH-Agonisten/-Antagonisten, Aromatasehemmung) empfindlich, wenn die Östrogen- oder Androgenrezeptoren nicht (mehr) exprimiert werden.

Amplifikation der DNA-Reparatur Zellen werden gegen alkylierende Verbindungen und interkalierende Antibiotika auch dadurch resistent, dass sie die verschiedenen Enzyme der DNA-Reparatur überexprimieren.

Weiterführende Literatur

Drobits B, Holcmann M, Amberg N, Swiecki M, Grundtner R, Hammer M, Colonna M, Sibilia M (2012) Imiquimod clears tumors in mice independent of adaptive immunity by converting pDCs into tumor-killing effector cells. J Clin Invest 122: 575–585

Gupta E, Guthrie T, Tan W (2014) Changing paradigms in management of metastatic Castration Resistant Prostate Cancer (mCRPC). BMC Urol 14: 55

O'Neil BH, Goldberg RM (2008) Innovations in chemotherapy for metastatic colorectal cancer: an update of recent clinical trials. Oncologist 13: 1074–1083

Kheirallah S, Caron P, Gross E, Quillet-Mary A, Bertrand-Michel J, Fournié JJ, Laurent G, Bezombes C (2010) Rituximab inhibits B-cell receptor signaling. Blood 115: 985–994

Lebwohl M, Swanson N, Anderson LL, Melgaard A, Xu Z, Berman B (2012). Ingenol mebutate gel for actinic keratosis. N Engl J Med 336: 1010–1019

Lee JM, Ledermann JA, Kohn EC (2014) PARP Inhibitors for BRCA1/2 mutation-associated and BRCA-like malignancies. Ann Oncol 25: 32-40

Lu G, Middleton RE, Sun H, Naniong M, Ott CJ, Mitsiades CS, Wong KK, Bradner JE, Kaelin WG,Jr (2014) The myeloma drug lenalidomide promotes the cereblon-dependent destruction of Ikaros proteins. Science 343: 305–309

Yamamoto S, Inoue K, Murata T, Kamigaso S, Yasujima T, Maeda JY, Yoshida Y, Ohta KY, Yuasa H (2010) Identification and functional characterization of the first nucleobase transporter in mammals: implication in the species difference in the intestinal absorption mechanism of nucleobases and their analogs between higher primates and other mammals. J Biol Chem 285: 6522–6531

Zhao R, Qiu A, Tsai E, Jansen M, Akabas MH, Goldman ID (2008) The proton-coupled folate transporter: impact on pemetrexed transport and on antifolates activities compared with the reduced folate carrier. Mol Pharmacol 74: 854–862

Zhang XW, Yan XJ, Zhou ZR, Yang FF, Wu ZY, Sun HB, Liang WX, Song AX, Lallemand-Breitenbach V, Jeanne M, Zhang QY, Yang HY, Huang QH, Zhou GB, Tong JH, Zhang Y, Wu JH, Hu HY, de Thé H, Chen SJ, Chen Z (2010) Arsenic trioxide controls the fate of the PML-RARalpha oncoprotein by directly binding PML. Science 328: 240–243

Toxikologie

Allgemeine Toxikologie

M. Freissmuth

M. Freissmuth et al., *Pharmakologie und Toxikologie*,
DOI 10.1007/978-3-662-46689-6_62, © Springer-Verlag Berlin Heidelberg 2016

Die medizinische Toxikologie beschäftigt sich mit der schädlichen Wirkung von Fremdstoffen auf den Menschen. Das Forschungsfeld lässt sich auf Pflanzen, Tiere etc. in der Umwelt ausdehnen (Ökotoxikologie). Die Toxikologie verfolgt 2 Ziele: Intoxikationen zu behandeln und zu verhindern. Das Erkennen und Behandeln akuter Intoxikationen ist Aufgabe der klinischen Toxikologie. Die forensische Toxikologie sichert die Diagnose mit Methoden der Gerichtsmedizin und der analytischen Chemie ab und trägt zur Verbrechensbekämpfung bei, wirkt also präventiv im juristischen Sinn. Die regulatorische Toxikologie verwendet Einsichten aus der deskriptiven und mechanistischen Betrachtung toxischer Wirkungen, um gesetzliche Grenzwerte festzulegen, die Intoxikationen verhindern, insbesondere durch Nahrungs- und Arzneimittel sowie industrielle und gewerbliche Chemikalien (Lebensmittel-, Arzneimittel- und Gewerbetoxikologie). Dies gelingt nur, wenn sich das Risiko vernünftig abschätzen lässt. Von besonderem Interesse sind irreversible toxische Veränderungen wie ein chemisch induzierter Krebs. Dieses Kapitel bietet einen Überblick über die Behandlung akuter Vergiftungen und beschreibt die Probleme der Risikoabschätzung am Beispiel der Kanzerogenese.

62.1 Einleitung

Lernziele

Begriffserklärungen
- Gift
- Klassifizierung: Toxikodynamik und Toxikokinetik
- Akute Vergiftung
- Chronische Vergiftung

Gifte faszinieren und Giftmorde beflügeln die Phantasie. Intuitiv werden sie in die Nähe des perfekten Mordes gerückt. Homizidale Vergiftungen (Giftmorde) sind allerdings heute deutlich seltener als früher. Bei näherer Betrachtung ist es nämlich gar nicht so leicht, jemanden zu vergiften.

Das ideale Gift ist geruchlos, geschmacklos und farblos. Es wirkt in kleinen Dosen (damit man es leicht und unauffällig einbringen kann) und verlässlich, aber mit einer Latenzphase von einigen Stunden. Eine Sofortwirkung ist ungünstig, weil sich der Kreis der Verdächtigen einschränkt bzw. weil sich beim Vorkoster Symptome einstellen.

Ein Gift, das alle diese Kriterien erfüllt und daher über Jahrhunderte als das ideale Gift galt, ist Arsen (▶ Abschn. 69.3). Seit es sich durch die Marsh'sche Probe nachweisen lässt (Einführung im 19. Jahrhundert), ist sein Gebrauch aber zurückgegangen.

Wie in ▶ Kap. 1 ausgeführt, hat Paracelsus schon vor mehr als einem halben Jahrtausend erkannt, dass prinzipiell jeder Stoff giftig sein kann. Auch wenn der Spruch »Die Dosis macht das Gift« allgemein bekannt ist, ist es für Laien schwer nachvollziehbar, dass man sich z. B. sogar mit Wasser vergiften kann. Tatsächlich wurde die rasche Zufuhr von Wasser zumindest seit dem Mittelalter als Foltermethode verwendet.

> ❯ **Stoffe werden als Gifte oder Schadstoffe klassifiziert, wenn der Umgang mit ihnen oder ihre Aufnahme mit einem hohen Risiko einer Schädigung des menschlichen Körpers bzw. von Tieren oder Ökosystemen verbunden ist.**

Gifte werden wie Pharmaka charakterisiert (▶ Kap. 1):
- **Toxikodynamik:** Beschreibt die Wirkungen des Giftstoffs auf unterschiedlichen Ebenen, z. B. molekular, zellulär oder mit Blick auf den Gesamtorganismus
- **Toxikokinetik:** Verfolgt das Schicksal des Giftstoffs im Organismus

Die öffentliche Wahrnehmung über Gifte ist verzerrt. Das hat mehrere Gründe. Es beginnt damit, dass das Wort **Vergiftung** im Deutschen 2 Bedeutungen hat: den Akt der Giftbeibringung und das daraus resultierende Krankheitsbild. Man kann diese Ambiguität auch daran erkennen, dass eine Arzneimittelvergiftung meist dann nur als solche aufgefasst und statistisch erfasst wird, wenn die Beibringung nicht in Zusammenhang mit der Therapie stand bzw. in der Absicht erfolgte, sich selbst oder jemanden anderen zu vergiften.

Klinikeinweisungen wegen unerwünschter Arzneimittelwirkungen sind in den Industrienationen sehr häufig, nämlich 3–6% aller Klinikeinweisungen. Auch akute Todesfälle, die im Rahmen von Drogenkonsum auftreten (z. B. »goldener Schuss« bei Heroin oder epileptischer Anfall bei Crack etc.) sind Vergiftungen. Sie werden aber meist in separaten Statistiken erfasst. Bei chronischen Vergiftungen ist die Situation noch schwieriger zu überblicken. Ein Bronchialkarzinom wird in der Regel nicht als das Produkt einer chronischen Vergiftung mit Tabakrauch betrachtet.

In dieser Gemengelage, in der es wenig brauchbare Zahlen gibt, blüht die unsachliche Diskussion und gedeihen Gruppenegoismus und Verschwörungstheorien. Vermeidbare Gifte (Tabak) werden von diversen Lobbys oft banalisiert. Proponenten des freien Konsums von Cannabiszigaretten blenden gern die kanzerogenen Teerstoffe im Rauch dieser angeblich so gesunden Droge aus.

Doping im Sport ist auch eine Form der chronischen Vergiftung, die nachweislich wiederholt zu Todesfällen, Kardiomyopathien etc. führt. Andere Lobbys bevorzugen den hysterischen Diskurs, um das Bild von der drohenden permanenten Vergiftung durch die zahlreichen chemischen Stoffe in unserer Umwelt zu projizieren. Die durch die Medien geschürte Aufregung oszilliert zwischen Dioxin, Pestizidrückständen im importierten Obst und Gemüse (die inkriminierte Produkte sind fast immer Produkte aus dem Ausland), Amalgam in Zahnfüllungen, Feinstaub und der Gefahr, die von genetisch modifizierter Nahrung ausgeht.

Das ganzheitliche Bild, das alle diese Gefahren in eine erfundene Erkrankung destilliert, ist die sog. Chemikalienüberempfindlichkeit (»**multiple chemical sensitivity**«), bei der unspezifische Symptome (chronische Erschöpfung, Kopfschmerz, andere Befindlichkeitsstörungen) als Resultat der Aufnahme kleiner Giftmengen betrachtet werden.

Tatsächlich waren chronische Intoxikationen in Europa früher viel häufiger als heute, weil z. B. die Belastung unserer Nahrung mit Giftstoffen aus Pilzen drastisch abgenommen hat. Hepatozelluläre Karzinome sind z. B. in Ostafrika häufig (wegen des Befalls mit Schimmelpilzen, die Aflatoxine produzieren) und nicht in Europa.

Diese Betrachtung sollte nicht den Eindruck erwecken, dass eine Senkung von Schadstoffen nicht erstrebenswert wäre. Wünschenswert wäre es aber, wenn beschränkte Ressourcen unaufgeregt darauf fokussiert werden, diejenigen Giftquellen zu eliminieren, die tatsächlich eine nachweisbare Gefahr darstellen. Dazu gehören z. B. viele Kohlenmonoxidquellen, die regelmäßig zu Todesfällen führen, und der präzisere Umgang mit Arzneimitteln, da Einnahme- oder Dosierungsfehler nachweislich häufig zu Vergiftungen und Klinikeinweisungen führen.

Akute Vergiftungen sind typischerweise die Folge einer einmaligen Giftaufnahme, die nach einer kurzen Latenz (Stunden bis Tage) zu bedrohlichen Situation führen. Diese können einen tödlichen Ausgang nehmen oder zu einer raschen **Restitutio ad integrum** führt. Die Giftzufuhr ist in der Regel peroral (80%). Inhalatorische Vergiftungen (15%) und perkutane Vergiftungen (5%) sind deutlich seltener. Die Injektion von Giften in homizidaler Absicht ist eher selten (medizinisches Umfeld > Geheimdienste; ▶ Kap. 1).

Bei **chronische Vergiftungen** beginnen die Symptome schleichend. In der Regel erfolgt die Exposition über lange Zeit, das Gift akkumuliert im Organismus, bis es Schwellenwerte erreicht, um die einzelnen Symptome auszulösen. Allerdings ist eine chronische Intoxikation auch möglich, wenn ein Giftstoff in hoher Dosierung zugeführt wird und dann lange im Organismus persistiert. Für einige Gifte gilt, dass eine kurze Einwirkungsdauer mit hoher Giftstoffmenge denselben Effekt auslöst wie eine lange Einwirkungsdauer bei niedriger Konzentration. Dies lässt sich auch mathematisch formulieren als **Haber'sche Regel:** $C \cdot t = k$.

Das Produkt aus Konzentration C und Einwirkungsdauer t ergibt einen konstanten biologischen Effekt k.

Die Haber'sche Regel gilt für **Summationsgifte.** Klassische Summationsgifte sind Kanzerogene. Die Haber'sche Regel gilt aber auch für **Kumulationsgifte.** Das sind Gifte, die eine sehr lange Halbwertszeit im Körper haben, weil sie in einem Depot akkumulieren. Dazu gehören z. B. Quecksilber, Blei, Cadmium und Dioxin.

Die Haber'sche Regel ist natürlich nur eine Daumenregel und der mathematische Zusammenhang ist nicht so streng, dass diese Beziehung immer gilt. Zunächst gibt es auch bei Kumulationsgiften und Summationsgiften einen Schwellenwert, unter dem kein Effekt auftritt, weil z. B. die Reparaturmechanismen ausreichen, um den DNA-Schaden wieder zu beseitigen bzw. weil das Schwermetall durch Bindung an Speicherproteine wie Metallothionin unschädlich gemacht wird.

Bei kurz wirksamen Giften, die rasch wieder ausgeschieden werden und keinen permanenten Defekt setzen, den **Konzentrationsgiften**, ist die Haber'sche Regel unbrauchbar, denn sie trifft nicht zu. Das gilt für die meisten Gifte, die akute Vergiftungen auslösen.

Ökotoxikologisch sind nur solche Gifte relevant, die **3 Kriterien** erfüllen. Sie müssen

- auf Lebewesen giftig wirken,
- chemisch stabil sein und
- sich in Lebewesen anreichern.

Die chemische Stabilität führt dazu, dass die Substanzen weder in der Umwelt (z. B. durch UV-Strahlung: Fotooxidation) noch in Organismen durch Enzyme metabolisiert werden können. Chemische Stabilität allein reicht allerdings nicht aus. (Gold oder Granit sind auch chemisch stabil.) Sie und die Akkumulation in Organismen führen dazu, dass sich die Giftstoffe in der Nahrungskette anreichern.

Es ist zwar politisch korrekt von einem »food web« – Nahrungsnetz – zu sprechen, weil dann keinem Tier eine privilegierte Position zugewiesen wird. Für die toxikologische Betrachtung ist das aber unbrauchbar, wie sich anhand von 2 Beispielen illustrieren lässt:

- Alkyl-Quecksilberverbindungen wurden früher als Saatbeizmittel verwendet. Die Zugvögel fraßen das Saatgut auf ihrem Weg in den Norden und akkumulierten die organischen Quecksilberverbindungen in ihrem Körper. Besonders hohe Konzentrationen wurden im Gewebe der Greifvögel in Skandinavien gemessen, die diese Zugvögel fraßen und damit am Ende der Nahrungskette standen. Entsprechend ging ihre Population stärker zurück. (Ataxie ist für Greifvogel ungünstig; ▶ Kap. 69.)
- Starke Anreicherungen ergeben sich in aquatischen Nahrungsketten, weil diese so lang sind. Berühmt sind die Untersuchungen in Flussmündungsgebieten des Long Island Sound, wo die Konzentration von DDT im Wasser bei 3×10^{-6} ppm (parts per million), im Plankton bei 0,04 ppm, in Elritzen 0,5 ppm, in großen Fischen bei 2 ppm und im Gewebe von Fischadlern bei 25 ppm lag. Je nachdem welche Spezies man betrachtet, wurde DDT entlang der Nahrungskette um etwa den Faktor 1 Million (große Fische, als menschlich Nahrung relevant) oder 10 Millionen (Seeadler) angereichert.

62.2   Akute Intoxikation

Lernziele
- Häufigkeit akuter Vergiftungen
- Diagnostische Fragestellungen
- Therapeutische Prinzipien
- Primäre und sekundäre Detoxifikation
- Spezifische Antidote und Komplexbildner

62.2.1 Häufigkeit akuter Vergiftungen

Vergiftungen sind häufige Ursachen für akute (potenziell lebensbedrohliche) Situationen. Betrachtet man Patienten, die im komatösen Zustand (bewusstlos) in einer Klinik (typischerweise in der Notfallaufnahme) aufgenommen werden, liegt im mitteleuropäischen Raum in ca. 30% eine Vergiftung vor.

Häufige **Vergiftungsursachen** bei akuten Intoxikationen sind:

- Pharmaka (inklusive Drogen) (> 50%): Dies umfasst vor allem die Analgetika Acetylsalicylsäure und Paracetamol, weil diese leicht verfügbar sind (rezeptfreie Abgabe); Schlafmittel; Antidepressiva, »mood stabilizer« (Stimmungsstabilisatoren«, z. B. Carbamazepin, Valproinsäure, Lithium) und Neuroleptika/Antipsychotika, weil die vorliegenden psychiatrischen Grunderkrankungen zum Suizid prädisponieren
- CO (> 20%)
- Alkohol
- Haushaltschemikalien

Andere Ursachen sind selten, nämlich landwirtschaftliche (Pestizide) und gewerbliche Chemikalien, Pilze, Pflanzen, Tiere.

62.2.2 Diagnostische Fragestellungen

Es ist notwendig, den **Vergiftungshergang** zu rekonstruieren, um Ausmaß und voraussichtliche Gefährlichkeit der Vergiftung abzuschätzen. Man kann sich dabei an einer abgewandelten Version der »7 Fragen des Kriminalisten« orientieren: Wer, was, wo, womit/wie, warum, wann, wie viel? (Im Original: Quis, quid, ubi, quibus auxiliis, cur, quomodo, quando. In der Medizin interessiert aber auch die Frage »wie viel«, die in der Kriminalistik so nicht gestellt wird.) In der allgemeinen Aufregung ist es notwendig, gezielt folgende **Fragen zu stellen,** auch schon bei telefonischen Auskünften:

- **Was bzw. womit?** Bei Intoxikationen ist nicht nur die gezielte Anamnese (inklusive Fremdanamnese) zu erheben, sondern auch Material für die nachträgliche (gerichtsmedizinisch-chemische) Untersuchung zu gewinnen. Dieses Material wird als Asservat bezeichnet. **Asservat** inkludiert **Erbrochenes, Material aus der Magenspülung, Stuhl, Urin, Tablettenreste, Medikamentenpackungen.** Gerade nach Letzteren muss man suchen bzw. die Angehörigen danach fragen, weil diese solche Packungen oft mitbringen oder dem Personal des Rettungs-/Notarztwagens übergeben. Sie werden aber bei der Übergabe des Patienten häufig vergessen. Unbedingt notwendig ist die Sicherung eines Asservats bei schweren Vergiftungen oder Verdacht auf eine kriminelle Handlung zur Bestätigung der klinischen Diagnose durch den Giftnachweis.
- **Wann?** Viele Vergiftungen haben eine ausgesprochen lange Latenzphase, z. B. bis zu mehr als 24 Stunden, bevor der Leberschaden nach Vergiftung mit Paracetamol, Knollenblätterpilzen und anderen »Lebergiften« klinisch und laborchemisch fassbar wird.
- **Wie viel?** Typischerweise werden Angabe mit Trivialmaßen gemacht, aus denen die Menge geschätzt werden muss (◘ Tab. 62.1).
- **Warum?** Vergiftungen können wie folgt eingeteilt werden:

◘ **Tab. 62.1** Trivialmaße und Mengenschätzung

Trivialmaß	Volumen/Menge
1 Tropfen	– **Wässrige Lösung:** ca. 0,05 ml = 50 μl (20 Tropfen = 1 ml) – **Alkoholische Lösung, Seifenlösung:** < 0,05 ml (Tropfen kleiner, weil geringere Oberflächenspannung)
1 Kaffee-/Teelöffel	Ca. 2–5 ml
1 Kinderlöffel	Ca. 10 ml
1 Esslöffel	15–20 ml
1 Tasse	100–150 ml
1 (Wasser-)Glas	200 ml
1 Schluck	0,2–1 ml/kg KG

- **Akzidentell:** Typisch ist die Verwechslung durch Aufbewahrung von Flüssigkeiten in falschen Behältern, z. B. Nitroverdünnung etc. in Bierflaschen.
- **Suizidal:** Bei Verdacht auf Suizid lässt sich durch anamnestisches Befragen des Betroffenen und/oder der Angehörigen nach typischen Verhaltensauffälligkeiten suchen (präsuizidales Syndrom: situative Einengung, Ausweglosigkeit etc.). Alle Patienten, die ein Suizid versucht haben, müssen adäquat psychiatrisch versorgt werden. Gefährlich und tragisch ist die Sequenz: Der Patient übersteht die Vergiftung, die nicht als Suizidversuch erkannt wird. Es erfolgt keine psychiatrische Therapie und er unternimmt einen 2. Versuch (der dann meist »erfolgreich« ist).
- **Homizidal:** Viele typische Mordgifte, z. B. Kaliumcyanid (KCN, Zyankali) oder Blausäure (HCN) sind nicht leicht erhältlich. Wichtig ist der Umstand, dass potenziell tauglichen Giften (Arzneimitteln; Rodentiziden = Rattengift) eine Warnfarbe zugesetzt wird. Zugänglich sind z. B. Rodentizide (Ratten-/Mäusegift, rote Körner), die Cumarine als Vitamin-K-Antagonisten enthalten. Diese erschwert die Beimengung ins Essen etc. Bei Vergiftungen mit Metallsalzen (z. B. Chromat, Kupfersalze) kann das Erbrochene verfärbt sein. Allerdings sollte man als Alternative erwägen, dass das Erbrochene durch eine Warnfarbe (rot, grün, blau) verfärbt ist, und die Farbe nicht als Hinweis für eine Vergiftung mit Chromat, Kupfer etc. werten.

Bei **Kindern** wird das **Ausmaß der Giftaufnahme** meist überschätzt. Deshalb ist die Rekonstruktion wichtig. Dank der Aufklärung und Kindersicherung bei Arzneimittelpackungen sind Vergiftungen mit Pharmaka bei Kindern zurückgegangen. Dennoch sind sie nach wie vor eine häufige Todesursache bei Kleinkindern.

62

◻ Tab. 62.2 Klassifikation von Vergiftungen nach ihrem Schweregrad

Grad	Bewertung der Symptomatik	Prognose	Weiteres Prozedere
1	Leichte Vergiftung: milde, selbstlimitierende Symptome	Vorübergehend	Abwarten, Beobachtung
2	Mittelschwere Vergiftung: ausgeprägte Symptome	Keine Lebensgefahr	Primäre/sekundäre Detoxifikation
3	Schwere Vergiftung: lebensbedrohliche Symptome	Es besteht Lebensgefahr	Intensivmedizin
4	Tödliche Vergiftung		

Kleinere Kinder (1–3 Jahre, die die Wohnung erkunden) vergiften sich meist mit **Haushaltschemikalien, größere Kinder** (> 3 Jahre, die bereits Erwachsene nachahmen) mit **Arzneimitteln**. Bei **Jugendlichen** dominieren **Drogen, Drogenersatzstoffe** und **Alkohol**.

62.2.3 Therapeutische Prinzipien

Ziel der Anamnese und klinischen Untersuchung ist die Abschätzung des Schweregrades der Vergiftung, um die weitere Vorgangsweise festzulegen (◻ Tab. 62.2).

Die **Soforttherapie bei akuter Vergiftung** stützt sich auf:
- Aufrechterhaltung der Vitalfunktionen
- Maßnahmen zur Verhütung weiterer Resorption (primäre Detoxifikation)
- Maßnahmen zur Beschleunigung der Giftelimination (sekundäre Detoxifikation)

- Antidottherapie
- Allgemeine Intensivtherapie

Ein Vorschlag für eine strukturierte Vorgehensweise zeigt der diagnostisch-therapeutische Algorithmus von ◻ Abb. 62.1.

Zur **Aufrechterhaltung der Vitalfunktionen** empfiehlt es sich, nach dem (erweiterten) **ABC(D)-Schema** vorzugehen:
- **A: Atemwege frei?** Atmet der Patient? Wie hoch ist die Atemfrequenz? Welcher Atemtyp liegt vor? Sind die Lippen/Schleimhäute blau (Sauerstoffsättigung mit Pulsoxymetrie)? Hat sie/er aspiriert (= Entfernen, Absaugen)? Sind die Atemwege frei (Überstrecken des Kopfes, Vorziehen des Unterkiefers – Esmarch-Handgriff); stabile Seitenlage. Bei **Krämpfen** Applikation von Diazepam 10 mg langsam i. v. – falls venöser Zugang unmöglich, auch i. m.; maximal 2-mal wiederholen (insgesamt 30 mg innerhalb 1 Stunde); bei Kindern 2 mg/10 kg KG

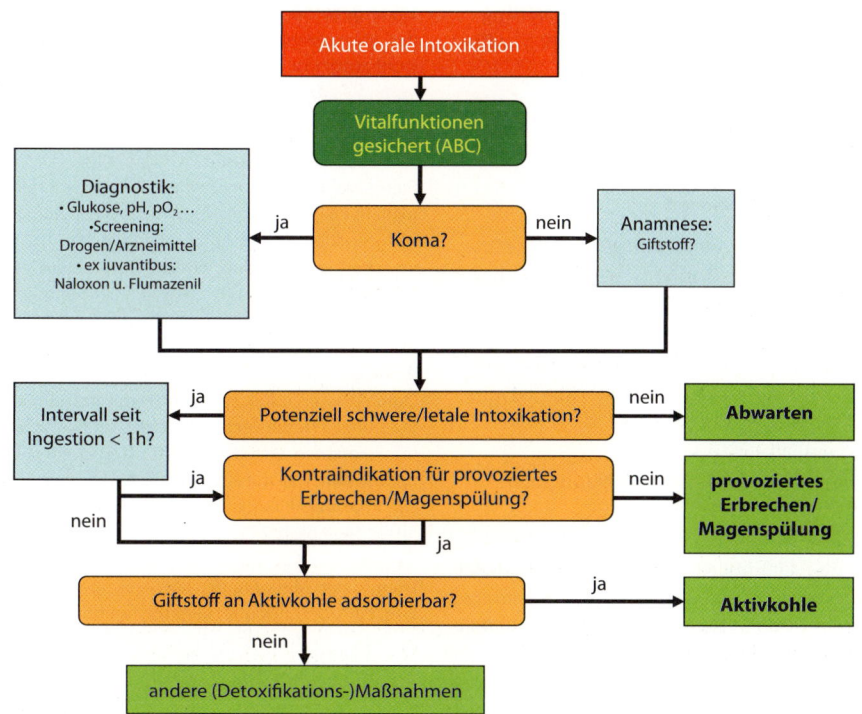

◻ **Abb. 62.1 Entscheidungsalgorithmus bei Verdacht auf akute Intoxikation**

- **B: Beatmung:** Mund-zu-Mund, Ambubeutel oder maschinell. Liegt ein Gift vor, das zu einem toxischen Lungenödem führen kann → prophylaktische Glucocorticoidgabe (▶ Kap. 63)
- **C: Zirkulation:** Hat der Patient einen tastbaren Puls? Wie hoch ist der Blutdruck? Gibt es im EKG Hinweise auf kurzes PQ-Intervall (Atropin, Trizyklika, [typische] Neuroleptika/Antipsychotika), Verbreiterung des QRS-Komplexes und langes QT-Intervall (Trizyklika, Neuroleptika/Antipsychotika, Carbamazepin).
- Bei **Kreislaufstillstand** steht die (mechanische) Reanimation im Vordergrund (»Herzdruckmassage«, Beatmung). Adrenalin kann appliziert werden. (Der Nachweis, dass die Verabreichung von Adrenalin das Ergebnis verbessert, ist nicht erbracht.) Die **Suprarenin®-Ampulle** enthält 1 mg Adrenalin in 1 ml. Diese Menge darf **nicht im Bolus intravenös** appliziert werden, sondern dient ausschließlich zur s. c. Injektion; die i. m. Gabe ist schmerzhaft.

> ❯ Ist bei einem kardiozirkulatorischem Stillstand und kontinuierlicher Reanimation eine intravenöse Gabe notwendig, muss die Ampulle 1:10 in 0,9% NaCl-Lösung verdünnt werden (1 ml Adrenalin/Suprarenin® + 9 ml Kochsalzlösung).

- Die Plasmahalbwertszeit von Adrenalin beträgt 3 Minuten. Deshalb ist eine wiederholte Injektion von Adrenalin in kurzen Abständen möglich. Wird kein intravenöser Zugang gefunden, kann diese Menge intraossär appliziert werden oder endotracheal, allerdings in 2- bis 3-facher Dosierung (d. h. 2–3 ml = 2–3 mg Adrenalin in 10 ml NaCl-Lösung). Bei Kindern liegt die Dosierung bei 0,1 mg Adrenalin/10 kg KG (= 1 ml der 1:10 Verdünnung pro 10 kg KG).

> ❯ Am wichtigsten ist die Erhaltung der Vitalfunktionen, d. h. von Atmung und Kreislauf. Solange dies nicht gesichert werden kann (personeller Aufwand), sind weitere Maßnahmen nicht sinnvoll.

- **D: Diagnostik** (**D**raw blood; Schnell**d**iagnostik für Gifte im Urin) gefolgt von **D**etoxifikation (s. u.): Einen Überblick über die Situation bieten folgende Parameter im Blut:
  - Glucose, BUN (»blood urea-nitrogen«: Harnstoffstickstoff im Blut), Kreatinin, Natrium, Chlorid, Calcium
  - Blutgasanalyse: pO_2, pCO_2, pH
  - Laktat, Anionenlücke
  - Methämoglobin (Met-Hb), Carboxyhämoglobin (HbCO)

Bewusstseinslage und Orientiertheit müssen zur Einschätzung des Vergiftungsverlaufs beurteilt werden: Somnolenz (schläfrig, weckbar, normale Reaktion), Sopor (schläfrig, durch starke Schmerzreize weckbar, inadäquate Reaktion); Koma (auch durch starke Schmerzreize nicht weckbar). Agitiertheit mit oder ohne Halluzinationen ist typisch bei Alkoholen, organischen Lösungsmitteln, Blockade muskarinischer Rezeptoren (Atropin, Trizyklika, Neuroleptika), klassischen Halluzinogenen (LSD, Psilocybin, Meskalin etc.), Amphetamin (Metamphetamin, Cocain), MDMA/Ecstasy und deren zahlreichen Derivaten.

Diagnostische Hinweise liefert auch die körperliche Patientenuntersuchung, z. B. Leitsymptome wie:

- »Kirschrote Hautfarbe« bei CO-Vergiftung (trifft nicht immer zu)
- »Alkoholgeruch« (eigentlich Ketonkörpergeruch) bei Ethanol (außer Wodka; Differenzialdiagnose diabetisches Koma)
- Knoblauchgeruch der Atemluft bei Arsenintoxikation (durch AsH_3: Arsin) oder Vergiftung mit Alkylphosphaten (Phosphin, Tellurium)

Charakteristische Symptomenkonstellationen werden als **Toxidrome** bezeichnet (▣ Tab. 62.3).

Vergiftung mit Acetylsalicylsäure – eine häufige Intoxikation

Leichte Vergiftung – Stadium 1: Respiratorische Alkalose – normale Körpertemperatur

Ab einer als Einzeldosis eingenommenen ASS-Menge von 6 g bzw. ca. 100 mg/kg KG muss mit einer Vergiftung gerechnet werden. Abgesehen von Ohrensausen und Schwindel (wahrscheinlich aufgrund von Durchblutungsstörungen im Innenohr) besteht durch lokale Reizwirkung im Magen Übelkeit, Brechreiz und eventuell blutiges Erbrechen. Die Wirkung auf Chemorezeptoren in der Area postrema trägt wahrscheinlich zur Übelkeit und zum Brechreiz/Erbrechen bei.

Modellvorstellungen zur Pathophysiologie: ASS entkoppelt die oxidative Phosphorylierung in den Mitochondrien. In niedrigen Dosierungen sind vor allem die Chemorezeptoren im Glomus caroticum dafür empfindlich. Diese registrieren bereits einen geringen ATP-Abfall, der mit leichter Entkopplung der oxidativen Phosphorylierung einhergeht. Sie deuten diesen als Sauerstoffmangel und stimulieren das Atemzentrum. Daneben erfolgt eine zentrale Atemstimulation, wohl ausgelöst durch einen analogen Mechanismus. Die Atemstimulation führt zur **respiratorischen Alkalose.**

Schwere Vergiftung – Stadium 2: Metabolische und respiratorische Azidose – Hyperthermie

Steigt die Salicylatkonzentration weiter, schreitet die Hemmung der oxidativen Phosphorylierung fort: In allen Körperzellen wird zu wenig ATP gebildet, die chemische Energie, die nicht in die ATP-Synthese investiert werden kann, wird als Wärme frei. Der Abfall der intrazellulären ATP-Konzentration hemmt auch die medullären Atemzentren. In diesem Zustand besteht daher **Hyperthermie,** eine **metabolische** und in der Folge eine kombinierte **metabolische und respiratorische Azidose.**

Durch Wasserverlust kann eine **Hypernatriämie** entstehen. In diesem Stadium kann die Vergiftung einen letalen Verlauf nehmen. Tödliche Intoxikationen erfordern bei sonst gesunden Erwachsenen die Einnahme von > 13 g (bis 30 g) ASS.

Die Pharmakokinetik von Salicylsäure ist in toxischen Dosen nichtlinear (▶ Abschn. 2.2): Die Halbwertszeit, die bei therapeutischen Dosen bei 2–4 Stunden liegt, kann auf ≥ 30 Stunden steigen.

Diagnostik: Messung der Körpertemperatur, arteriellen Blutgasanalyse, ein Überblick über Elektrolyte und die Nierenfunktion sind notwendig, um die weitere Vorgehensweise festzulegen. **Therapie** der Wahl ist Aktivkohle, bei Alkalose und normaler Körpertemperatur eine Volumenzufuhr (Wasserverlust durch Hyperventilation), bei Azidose Zufuhr von Natriumbicarbonat bzw. Dialyse zur Korrektur der Entgleisung des Säure-Basen- und Elektrolythaushalts.

62

Tab. 62.3 Beispiele für Toxidrome

Toxidrom	Blutdruck	Herz-frequenz	Temperatur	Pupille	Schwitzen	Darm-motorik	Toxinbeispiele
Anticholinerges (antimuskarinisches) »heiß und trocken«	↑↓	↑	↑	weit	↓↓	↓↓ (Wind-stille)	Atropin (Tollkirsche, Stechapfel); H_1-Antihistaminika; Antidepressiva (TCA); Antipsychotika
Cholinerges »Killer B's«: Bronchospasmen (bronchiale Hypersekretion führt oft zum Tod)	↑↓→	(↑)↓	→	eng	↑↑	↑↑	Alkylphosphate, muskarinhaltige Pilze, z. B. Risspilze (*Inocybe* spp.), Trichterlinge (*Cliocybe* spp.)
Opioid Atemlähmung	↓	↓	↓	eng*	→	↓↓	Morphin, Heroin, Fentanyl, Methadon
Sympathomimetisch »heiß und feucht« verwirrt, psychisch auffällig	↑	↑	↑	weit	↑↑	↑	(Met-)Amphetamin, Ecstasy, Cocain
Sedativ-hypnotisch »zerebral und kardiopulmonal reduziert«, Atemlähmung	↓	↓	↓	normal (terminal hypoxisch bedingte Dilatation)	→	↓	Benzodiazepine, (Meprobamat, Barbiturate etc.), Alkohol, γ-Hydroxybuttersäure (GHB)

* Ausnahme: Pethidin

Diagnostische Hinweise können auch aus der prompten Wirkung von **Antidoten** gewonnen werden. Diese Diagnose **ex juvantibus** ist **nur bei 2 Substanzen** vertretbar, und zwar bei:
- **Flumazenil,** das die Wirkung von Benzodiazepinen und benzodiazepinähnlichen Agonisten am $GABA_A$-Rezeptor antagonisiert (▶ Kap. 29),
- **Naloxon,** einem (μ-selektiven) Antagonisten an Opoidrezeptoren (▶ Kap. 28).

Beide Substanzen entfalten beim Gesunden praktisch keine Wirkungen, heben aber Koma und Atemdepression durch Benzodiazepine bzw. Opioide auf. Die **Injektion** der beiden Substanzen erfolgt jeweils **fraktioniert**:
- Bei **Flumazenil** werden typischerweise 0,3 mg alle 60 Sekunden bis zur **Gesamtdosis von 2 mg** zugeführt. Stellt sich keine Besserung ein, ist die Atemdepression nicht allein auf Benzodiazepine oder benzodiazepinähnliche Agonisten zurückzuführen.
- **Naloxon** wird intravenös in Dosen von 1 mg bis zur **Gesamtdosis von 10 mg** titriert. Die sofortige Injektion großer Mengen ist nicht sinnvoll, weil ein perakutes Entzugssyndrom ausgelöst werden kann. Ziel ist, die Atemfrequenz zu erhöhen, die Zyanose zu beseitigen und die Sauerstoffsättigung zu verbessern.

Für toxikologisch wichtige Substanzgruppen gibt es **Schnelltests** (▶ Abb. 62.2), die die Giftstoffe bzw. ihre Metaboliten **im Harn** nachweisen (z. B. »Multiscreen« von diversen Herstellern). Die Tests beruhen auf gruppenspezifischen Immunassays für Amphetamin, Barbiturate, Benzodiazepine, Cocain, Methadon, Metamphetamin, Opioide, Phencyclidin/PCP, Ketamin, Tetrahydrocannabinol und trizyklische Antidepressiva. Sie erlauben es, einen Verdacht zu bestätigen. Eine Sicherung der Diagnose erfolgt durch chemisch-analytischen Nachweis der Substanz.

62.2.4 Primäre Detoxifikation

Die primäre Detoxifikation umfasst die Maßnahmen zur Verhinderung der weiteren Resorption. Dazu gehören:
- Magenentleerung durch provoziertes Erbrechen und Magenspülung
- Entgiftung durch Resorptionshemmung
- Darmentleerung mit Laxanzien
- Verdünnungstherapie

Magenentleerung durch provoziertes Erbrechen

Provoziertes Erbrechen ist indiziert, wenn
- die Gifteinnahme nicht lange (< 1 h) zurückliegt und
- eine potenziell lebensgefährliche Dosis aufgenommen wurde.

Keinesfalls ist es sinnvoll, bei Verdacht auf eine Intoxikation routinemäßig Erbrechen auszulösen. Es gibt derzeit **keinen**

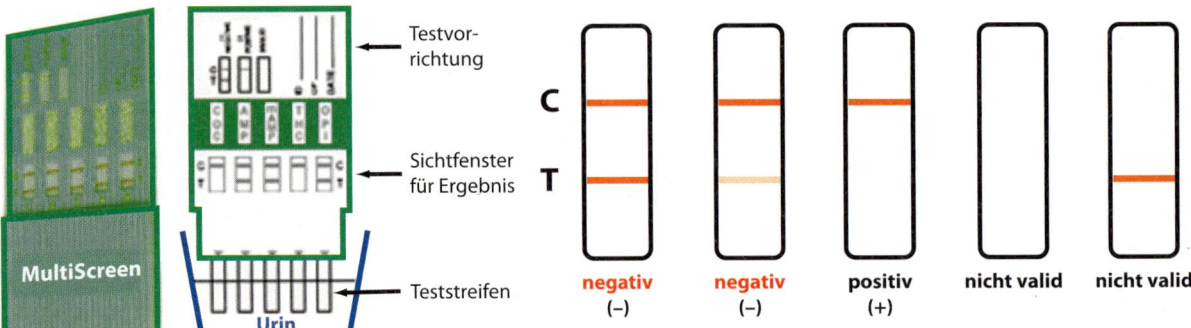

■ **Abb. 62.2** Beispiel eines Schnelltests zum Nachweis mehrerer Giftstoffe im Urin

Hinweis, dass provoziertes Erbrechen der Anwendung von Aktivkohle überlegen ist.

Oft erbricht der Patient nach oraler Einnahme eines Giftes. Dies kann die Problematik verschärfen, z. B. durch

- Aspiration von Schaum bei Seifenlösungen,
- Aspiration organischer Lösungsmittel, die aufgrund ihrer niedrigen Oberflächenspannung besonders gut über den Larynx in die Trachea rinnen,
- Wiederverätzung der Ösophagus-, Rachen- und Mundschleimhaut bei Säuren und Lösungen von Metallsalzen,
- weitere Verseifung dieser Gewebe bei Laugen.

Voraussetzungen für induziertes Erbrechen:
- Ansprechbarer Patient
- Flüssigkeitsgefüllter Magen für produktives Erbrechen (daher vorher lauwarmes Wasser trinken lassen)

Vorteile des induzierten Erbrechens:
- Sofortmaßnahme, die auch von Laien vorgenommen werden kann (**cave:** Kontraindikationen, s. u.)
- Erbrechen entleert nicht nur den Magen, sondern auch den Zwölffingerdarm
- Auch größere Brocken wie Pflanzenteile, Tablettenklumpen oder Minibatterien werden entfernt, die sich aufgrund ihrer Größe nicht mit dem Magenschlauch entfernen lassen

Kontraindikationen für induziertes Erbrechen:
- Bewusstseinstrübung oder Bewusstlosigkeit
- Kreislaufversagen (Schock)
- Krämpfe
- Vergiftungen mit besonderer Aspirationsgefahr (Schaum, organische Lösungsmittel), ätzende Substanzen

Erbrechen lässt sich durch Reizung der Rachenhinterwand auslösen. Dies können auch Laien ausführen. Der Nachteil liegt darin, dass es eine relativ unverlässliche Methode ist.

Als Alternative kann **Ipecacuanhasirup** verwendet werden. Bei entsprechender Dosierung erzeugt der Sirup bei 90% der Betroffenen in 20–30 Minuten Erbrechen. Ipecacuanha hat 3 **Nachteile:**

- Relativ lange Latenzzeit bis zum Erbrechen: Das hängt mit der langsamen Resorption der beiden wirksamen Alkaloide Emetin und Cephalin und deren verzögertem Anfluten im Brechzentrum zusammen.
- Emetin kann auch kardiotoxisch wirken (durch Hemmung unter anderem von Na^+-Kanälen im Herzen, im EKG erkennbar an einer QRS-Verbreiterung und einer Verlängerung des QT-Intervalls; T-Wellen invertiert).
- Bei Überdosierung kommt es zu Lethargie und fortgesetztem Erbrechen. Ipecacuanhasirup ist bei Kindern unter 9 Monaten kontraindiziert.

Dosierungen:
- Bis 1,5 Jahren: 30 mg
- Bis 5 Jahre: 45 mg
- Ab 6 Jahren: 90 mg

Ipecacuanhasirup war früher frei verkäuflich. Da es auch missbräuchlich bei Essstörungen (Bulimie) verwendet wurde und chronischer Missbrauch zu Kardiomyopathien geführt hat, ist es als Hustenmittel nicht mehr frei erhältlich.

Heute obsolete Substanzen für induziertes Erbrechen
Apomorphin: 0,1 mg/kg KG (+ 0,1 mg/kg KG Norfenefrin) i. m. Nach 3–5 Minuten setzt bei 80–90% der Patienten Erbrechen ein.
- **Vorteil:** Wirkt rasch und zuverlässig, auch bei Kindern ab 2 Jahren
- Nachteile:
  - Blutdruckabfall und Tachykardie durch Vasodilatation (daher Zugabe des α-Rezeptor-Agonisten Norfenefrin)
  - unstillbares Erbrechen (minutenlanges Erbrechen; gehemmt durch den Opiatantagonisten Naloxon oder D_1-/D_2-Rezeptor-Antagonisten Haloperidol)

Gabe warmer Kochsalzlösung (1–2 Gläser mit 1–2 Esslöffel Salz):
- **Nachteil:** Gefahr der Kochsalzintoxikation (Hyperpyrexie, Hyperventilation, Alkalose, Blutdruckanstieg, Krämpfe); wurde Kochsalz zugeführt und setzt kein Erbrechen ein, ist auf jeden Fall sehr bald eine Magenspülung notwendig.

🛑 **Cave**
Bei Kindern ist Kochsalz in jedem Fall kontraindiziert.

62

Magenentleerung durch Magenspülung

Eine Magenspülung ist indiziert, wenn

- eine potenziell lebensbedrohliche Vergiftung vorliegt,
- der Zeitpunkt der Gifteinnahme nicht lange zurückliegt (< 1 Stunde) oder
- die Resorption nicht abgeschlossen ist, z. B. bei den klassischen (trizyklischen) Antidepressiva und Neuroleptika/Antipsychotika. Diese blockieren die muskarinischen Acetylcholinrezeptoren und es kommt rasch zur Darmatonie und Abnahme der Sekretion (◘ Tab. 62.2). Auch viele Stunden nach der Einnahme finden sich unaufgelöste Tablettenklumpen im Magen; außerdem sinkt die Darmdurchblutung bei einem Koma.

Der Stellenwert der Magenentleerung wird überbewertet. In kontrollierten klinischen Studien ist die **Magenentleerung** in der Regel **nicht** der **Instillation von Aktivkohle überlegen,** weil meist nur ein kleiner Teil der im Magen vorhandenen Giftmenge entfernt wird.

Entgiftung durch Resorptionshemmung

Zur Entgiftung durch Resorptionshemmung werden Aktivkohle und Cholestyramin verwendet.

Aktivkohle (Carbo medicinalis)

> **Die Gabe von Aktivkohle ist die wichtigste Maßnahme zur primären Detoxifikation.**

Aktivkohle ist ein amorpher Kohlenstoff mit großer Oberfläche, an der Toxine gebunden werden. Weil die Bindung reversibel ist, sollte die Aktivkohle im Überschuss über dem Gift gegeben werden.

Aktivkohle
Indikation: Praktisch alle Vergiftungen
Ausnahmen: Säuren, Laugen, Schwermetalle, Ethanol, Methanol, Benzin und andere organische Lösungsmittel
Dosierung: 30–50 g (Kinder 15–25 g) in Wasser suspendiert, meist in **Kombination** mit einem **Laxans** (Abführmittel, bei wiederholter Gabe zwingend): Na_2SO_4 (Glaubersalz) 20 g, das sind 2 gehäufte Esslöffel, bei Kindern ½–1 Esslöffel
Cave: Kontraindikation gegen Laxanziengabe (s. u.)

Cholestyramin

Cholestyramin ist ein in Wasser unlöslicher Anionenaustauscher, der Gallensäuren (► Kap. 43) und manche lipophilen Pharmaka/Gifte bindet. Cholestyramin bindet z. B. orale Antikoagulanzien (Vitamin-K-Antagonisten), Digitalisglykoside (Digoxin, Digitoxin).
Dosierung: 12–16 g

Darmentleerung mit Laxanzien

Diese Maßnahme ist vor allem bei der Aufnahme von Gegenständen (Minibatterien) indiziert. Es existiert allerdings keine

gesicherte Information darüber, dass Laxanzien tatsächlich die Prognose bei akuten oralen Vergiftungen beeinflussen.
Dosierung: 10–20 g Glaubersalz (Na_2SO_4); bei Kindern 0,5 g/kg KG
Kontraindikation gegen Laxanziengabe:

- Fehlende Darmgeräusche
- Intestinale Obstruktion, Perforation (Vergiftung mit ätzenden Substanzen!)
- Elektrolytverschiebungen
- Volumenmangel
- Blutdruckabfall

Verdünnungstherapie

Bei Verätzung mit Säuren bzw. Verseifungen mit Lauge ist die wichtigste Maßnahme die ausgiebige Zufuhr von Wasser (2–3 l), um die Säure oder Lauge zu verdünnen. Milch kann auch verwendet werden, ihre Pufferwirkung wird aber überschätzt. Dies gilt analog für die Dekontamination der Haut bzw. der Augen bei Kontakt mit Giftstoffen.

Mittel zur primären Detoxifikation mit geringer praktischer Relevanz

Dimethylpolysiloxan (DMPS, Mittel zur Entschäumung)
DMPS ist ein Silikonöl und findet bei Aspirationsgefahr nach **Einnahme von Detergenzien** Anwendung. Im Allgemeinen sind Detergenzien in Haushaltsseifen, Shampoos, Geschirrspülmitteln etc. nicht sehr gefährlich, und die Betroffenen erbrechen nach Aufnahme meistens sofort.

Mittel zur Bildung unlöslicher Salze
Calcium (bzw. Milch oder eine Kreideaufschwemmung) bildet mit Fluorid unlösliche Komplexe und kann daher bei **Fluoridintoxikation** verwendet werden. Tabletten zur Kariesprophylaxe enthalten zwar Fluorid, eine Fluoridintoxikation ist aber erst bei beim Verschlucken sehr vieler Tabletten zu erwarten und kommt praktisch nicht vor.

Berliner Blau
Berliner Blau ist kolloidales Eisen(III)-hexacyanoferrat(II): Es wirkt als Kationenaustauscher, der nicht resorbiert wird und Thallium im Darm bindet. Thallium wurde früher als Rattengift verwendet. Die **Thalliumvergiftung** kommt in Mitteleuropa praktisch nicht vor. Als Antidot kann Antidotum Thallii-Heyl® eingesetzt werden (Dosierung: 3 g/d).

Fuller-Erde und Bentonit
Fuller-Erde (»Fuller's earth«) und Bentonit sind kolloidale wasserhaltige Aluminiumsilikate. Sie wurden als Antidot bei Bispyridiniumvergiftung (Paraquat, Diquat = Herbizide) vorgeschlagen. Diese Vergiftung kommt in Mitteleuropa fast nie vor. Wenn doch, ist Fuller-Erde nicht bei der Hand. Aktivkohle ist im kontrollierten Tierexperiment ebenso effektiv. Dosierung: 500 ml 7%iges Bentonit (oder 30%ige Fuller-Erde).

Paraffinum subliquidum
Paraffinum subliquidum diente früher zur Resorptionsminderung lipidlöslicher Stoffe, z. B. von Benzin, Benzol, Petroleum, die sich in die Paraffinphase verteilen, in Kombination mit salinischem Laxans. Es gibt keine gesicherten Beweise für die klinische Wirksamkeit. Bei Aspiration ist Paraffinum subliquidum gefährlich für die Lunge. Unwirksam bei halogenierten Kohlenwasserstoffen wie z. B. Dichlorethan, Trichlorethylen. Dosierung: 200 ml (Kinder 3–5 ml/kg KG).

62.2.5 Sekundäre Detoxifikation

Als sekundäre Detoxifikation dienen folgende Maßnahmen zur Beschleunigung der Giftelimination:

- Unterbrechung des enterohepatischen Kreislaufs/forcierte Diarrhö
- Forcierte Diurese (weitgehend obsolet)
- Hämodialyse (und Hämofiltration)
- Hämoperfusion
- Austauschtransfusion/Plasmapherese
- Forcierte Abatmung (in der Praxis unbedeutend)

Unterbrechung des enterohepatischen Kreislaufs – forcierte Diarrhö

Durch wiederholte Verabreichung von Aktivkohle (4–6×50 g/d), Cholestyramin (oder Berliner Blau) kann der biliär sezernierte Teil adsorbiert werden. Die Aktivkohle muss unter anderem deshalb wiederholt appliziert werden, weil die Gallensekretion kontinuierlich erfolgt. Laxanzien müssen ebenfalls appliziert werden (forcierte Diarrhö), weil Aktivkohle obstipierend wirkt. Ein mechanischer oder paralytischer Ileus muss ausgeschlossen sein (**cave:** Kontraindikationen für Laxanziengabe).

Forcierte Diurese

Ziel der forcierten Diurese ist die Steigerung des Harnflusses auf 0,5–1,0 l/h mit

- Furosemid (30 mg/h) oder einem anderen Schleifendiuretikum und darauf abgestimmten Elektrolytlösungen (z. B. NaCl 90 mmol/l; KCl 30 mmol/l) sowie bei Bedarf
- Alkalisierung des Harns durch Zufuhr von HCO_3^- statt Cl^- (z. B. Acetylsalicylsäure, Phenobarbital) oder
- Ansäuerung des Harns durch NH_4Cl (z. B. Amphetamin).

Durch Schleifendiuretika lässt sich der Harnfluss auf ca. 20% der glomerulären Filtrationsrate steigern und die tubuläre Reabsorption glomerulär filtrierter und tubulär sezernierter Substanzen verringern. Dem steht die Gefahr einer Überwässerung und einer Entgleisung des Elektrolyt- und Säure-Basen-Haushalts gegenüber.

> ❯ Eine forcierte Diurese als Eliminationsverfahren ist nur in sehr wenigen Situationen und nur unter einigen Voraussetzungen tatsächlich indiziert.

1. **Voraussetzung** für eine forcierte Diurese ist, dass man eine Vorstellung über die **Natur des Giftes** hat. Es muss überwiegend **im Plasma frei vorliegen** (d. h. nicht proteingebunden) und primär renal eliminiert werden. Eine **gesicherte Indikation** ist die forcierte Diurese mit Alkalisierung des Harns für die **Salicylsäurevergiftung** und für die eher seltenen Vergiftungen mit Phenobarbital oder Lithium.

    2. **Voraussetzung** ist das **Fehlen von Kontraindikationen** für die forcierte Diurese, das sind:

- Herzinsuffizienz
- Peripheres Kreislaufversagen
- Niereninsuffizienz (> 2 mg/100 ml Serumkreatinin)
- Hirnödem (und andere manifeste Ödeme)

Die forcierte Diurese sollte abgebrochen werden, wenn keine Diurese (Furosemid 50 mg/h) eintritt, bzw. Hinweise für ein Lungen- und/oder ein Hirnödem auftreten. Die **Effizienz** der forcierten Diurese ist **geringer als** die von **Hämodialyse und Hämoperfusion**.

Hämodialyse

Bei der Hämodialyse wird Patientenblut durch Kapillaren gepumpt, die aufgrund der Porengröße den Durchtritt niedermolekularer Substanzen erlauben. Das Patientenblut wird gegen eine Elektrolytlösung dialysiert, die auf der anderen Seite der semipermeablen Membran vorbeiströmt.

Da Blut mit einer unphysiologischen Oberfläche in Kontakt kommt, muss die Blutgerinnung durch Gabe von Heparin gehemmt werden. Daher besteht Blutungsgefahr. Da auch die körpereigenen vasopressorischen Hormone entfernt werden und dem Patienten durch die Dialyse Volumen und Elektrolyte entzogen werden, kann es zu Blutdruckabfall und Muskelkrämpfen kommen. Bei der Akutdialyse benötigt man einen zentralvenösen Zugang.

Da eine Hämodialyse für den Patienten nicht ohne Risiko ist, kommt diese Methode nur bei schweren Vergiftungen in Betracht. Außerdem muss das Gift identifiziert und **dialysabel** sein, d. h., es darf **keine hohe Proteinbindung** und **kein hohes Verteilungsvolumen** haben, was zu einem niedrigen Plasmaspiegel und hohen Gewebespiegel führt (z. B. Digoxin, trizyklische Antidepressiva).

Hämodialyse als Detoxifikationsmaßnahme

Indikationen

- Schwere Vergiftung: lebensbedrohliche Vergiftung (letaler Blutspiegel des Giftes)
- Vergiftung, bei der ein bleibender Schaden als Folge absehbar ist

Typische dialysierbare Giftstoffe

- Methanol* – V_D = 0,6 l/kg (und andere Alkohole)
- Salicylate* (Acetylsalicylsäure, Salicylsäure) – V_D = 0,2 l/kg (im therapeutischen Bereich 90% Proteinbindung, bei Intoxikationen 50%)
- Lithium – V_D = 0,6–0,9 l/kg
- Ethylenglykol* (Frostschutzmittel) V_D = 0,6 l/kg
- Metformin* – V_D = 0,5 l/kg
- Valproinsäure – V_D = 0,2 l/kg (im therapeutischen Bereich 90% Proteinbindung, bei Intoxikationen niedriger)

* Vorteil der Hämodialyse ist auch und vor allem die rasche Korrektur der bei diesen Vergiftungen bestehenden Azidose. Daher ist eine Hämodialyse z. B. bei einer Salicylatvergiftung sinnvoller als eine Hämoperfusion. Darüber hinaus werden Salicylate nicht gut an das Trägermaterial der Hämoperfusionspatronen gebunden (s. u.).

Bei vielen Intoxikationen tritt Nierenversagen auf (direkte toxische Wirkung des Giftes, Folge des Kreislaufschocks etc.). Dann muss dialysiert werden bzw. müssen andere Verfahren der intermittierenden kontinuierlichen renalen Ersatztherapie (Intermittent/Continuous Renal Replacement Therapy, IRRT/CRRT) eingesetzt werden, auch wenn das Gift selbst nicht dialysabel ist. Dazu gehören verschiedene Verfahren der Hämofiltration (arteriovenöse/venovenöse Hämofiltration) Es gibt aber bisher keinen Nachweis, dass ein Hämofiltrationsverfahren sich für die Therapie von Intoxikationen eignet.

Hämoperfusion

Das Blut wird über eine Patrone gepumpt (Fluss: 100–200 ml/min), die mit einem Trägermaterial befüllt ist. Das Trägermaterial ist durch ein Polymer beschichtet, das es vom Blut trennt; kleine Moleküle gelangen durch das Polymer und werden an das Trägermaterial adsorbiert. Heute wird beschichtete Aktivkohle verwendet.

Heparinisierung ist notwendig, um die plasmatische Gerinnung zu hemmen (▶ Kap. 41). Hämoperfusion kann auch mit der Hämodialyse kombiniert werden. Sie ist mit zahlreichen Komplikationen verbunden, insbesondere Thrombozytenabfall (um 30%; daher Kontraindikation bei Werten < 50.000 Thrombozyten/μl), Schleimhautblutungen, Blutdruckabfall, Septikämie, Adsorption bereits verabreichter Medikamente.

Limitierend sind die hohe Proteinbindung eines Giftstoffs, ein großes Verteilungsvolumen (hohe Gewebespiegel/niedrige Blutspiegel) und der Umstand, dass die Effizienz (das Ausmaß der Extraktion) bei längerer Dauer abnimmt (durch die Fibrinablagerung steigt der Druck im System).

Die Effizienz der Hämoperfusion ist zweifelhaft bei Substanzen mit Verteilungsvolumina > 3 l/kg (z. B. trizyklische Antidepressiva: Imipramin V_D = 20 l/kg; Amitriptylin: V_D = 15 l/kg).

Indikationen für die Hämoperfusion:
- Schwere Vergiftung z. B. mit Theophyllin (V_D ~ 0,5 l/kg), Carbamazepin (V_D ~ 1,5 l/kg), Paracetamol (V_D ~ 1 l/kg)
- Weitere Beispiele: Vergiftungen mit Paraquat, Digoxin, Insektiziden (Alkylphosphaten), Amanita phalloides (Knollenblätterpilz), Schlafmitteln (Hypnotika/Sedativa)

In vielen Fällen ist der tatsächliche Nutzen der Hämoperfusion nicht adäquat dokumentiert. Der Umstand, dass Dialysemembranen in den letzten Jahren verbessert worden sind, einen hohen Fluss sowie eine effiziente Permeation höhermolekularer Substanzen ermöglichen, hat dazu geführt, dass der **Einsatz der Hämoperfusion stark rückläufig** ist.

Austauschtransfusion und Plasmapherese

Das Prinzip der **Austauschtransfusion** besteht darin, Patientenblut von einem venösen Zugang zu entnehmen und Donorerythrozyten sowie -plasma (meist) über einen 2. Zugang rückzuinfundieren. Die Austauschtransfusion wird angewendet
- bei lebensbedrohlichen Vergiftungen, wenn eine forcierte Elimination nicht möglich ist (z. B. hohe Proteinbindung) oder

- wenn die Erythrozyten selbst das Ziel des Giftes sind, z. B. massiver Hämolyse durch Arsin (Arsenwasserstoff) oder massive Vergiftung mit Methämoglobinbildnern.

Bei der **Plasmapherese** werden Plasma und korpuskulare Bestandteile (Erythrozyten, Blutplättchen, Leukozyten) durch Zentrifugation oder großporige Membranen voneinander getrennt. Die korpuskularen Bestandteile werden gemeinsam mit einem Plasmaersatz oder Fremdplasma reinfundiert. Die Plasmapherese kann bei lebensbedrohlicher Intoxikation indiziert sein, wenn eine Hämoperfusion nicht möglich ist.

Forcierte Abatmung

Flüchtige Gifte werden über die Lunge eliminiert (▶ Kap. 28). Bei Intoxikation mit flüchtigen Lösungsmitteln (z. B. Halogenkohlenwasserstoffen wie Tetrachlorkohlenstoff, Dichlormethan, Chloroform, Trichlorethylen) ist die forcierte Abatmung das Mittel der Wahl. Das Atemminutenvolumen beträgt in Ruhe 6–8 l/min und wird unter Zusatz von 8% CO_2 auf den 2- bis 3-fachen Wert eingestellt (25 l/min; Dauer bis zu 60 h).

Derartige Intoxikationen sind sehr selten geworden, daher spielt dieses Verfahren in der Praxis kaum eine Rolle.

62.2.6 Therapie mit spezifischen Antidoten

Die Vorstellung, dass es für jedes Gift ein Gegengift gibt, ist verlockend. In vielen Fällen ist aber deren Einsatz nicht zielführend, weil das Antidot selbst nicht harmlos ist. Das lässt sich an einem historischen Beispiel illustrieren: Bis in die 1950er/1960er Jahre wurden Vergiftungen durch (die damals vorherrschenden) Barbiturate und andere Schlafmittel behandelt, indem man dem Patienten Analeptika (z. B. Pentetrazol) zur Atemstimulation verabreichte. Pentetrazol stimuliert zwar das Atemzentrum, löst aber auch leicht generalisierte Krampfanfälle aus, die wieder mit Barbituraten behandelt werden müssen.

Antidote können
- Rezeptoren besetzen und damit die Wirkung des Giftstoffs aufheben: Flumazenil am $GABA_A$-Rezeptor und Naloxon am μ-Opiatrezeptor; Atropin an muskarinischen Rezeptoren bei der Vergiftung mit Alkylphosphaten und Carbamaten;
- Enzyme hemmen (Fomepizol die Alkoholdehydrogenase; Physostigmin die Acetylcholinesterase);
- Enzyme von einer Hemmung befreien (Obidoxim die Acetylcholinesterase nach Alkylphosphaten; Vitamin K die Vitamin-K-Epoxidreduktase von cumarininduzierter Hemmung);
- das Co-Substrat nachliefern (Acetylcystein bei Paracetamol; Folsäure bei Methanolvergiftung);
- das Redoxpotenzial puffern und die Giftwirkung am Hämoglobin bei Methämoglobinbildnern (Methylenblau = Methylthioninium, Toluidinblau = Tolonium bei Methämoglobin; ▶ Kap. 64) aufheben bzw. bei Cyanid die Giftwirkung am mitochondrialen Cytochrom c

durch Erzeugung relativ großer Mengen Methämoglobins (4-Dimethylaminophenol) aufheben;
- spezifische Komplexe mit dem Gift bilden (Berliner Blau mit Thallium, s. o. ; Hydroxocobalamin mit Cyanid; DMPS, Penicillamin, Deferoxamin mit diversen Metallen; ▶ Kap. 69).

Das **ideale Antidot** ruft selbst keine Wirkung und daher auch keine unerwünschten Wirkungen hervor.

Antidote

Ideale spezifische Antidote
- **Flumazenil** bei Intoxikationen mit Benzodiazepinen und Benzodiazepinagonisten (◘ Tab. 62.3, ▶ Kap. 29)
- **Naloxon** bei Intoxikation mit Opioiden (◘ Tab. 62.3, ▶ Kap. 27)
- **Hydroxycobalamin**, bei einer Cyanidintoxikation (▶ Kap. 63)
- **Acetylcystein** bei der Paracetamolvergiftung (▶ Abschn. 2.1.4)

Relativ gut verträgliche spezifische Antidote – Komplexbildner
- **Deferoxamin** bei der Eisenintoxikation (▶ Kap. 42, ▶ Kap. 69)
- **Dimercaptopropansulfonat** bei Intoxikation mit Blei, Arsen, Quecksilber und manchen Chromsalzen (▶ Kap. 69)
- **Calcium-Natrium-EDTA** oder **Calcium-Trinatrium-Pentetat** bei Intoxikationen mit Blei (Plutonium, Americium und anderen radioaktiven Metallen; ▶ Kap. 69)
- **D-Penicillamin** bei Intoxikation mit Kupfer (Blei, Quecksilber; ▶ Kap. 69)
- **Fomepizol** und **Ethanol** (Hemmer der Alkoholdehydrogenase) bei Intoxikation mit Ethylenglykol bzw. Methanol (▶ Kap. 65); Fomepizol ist in den USA für die Behandlung von Ethylenglykol- und Methanolvergiftungen zugelassen, in Europa nur für die Therapie der Ethylenglykolvergiftung
- **Atropin** bei der Alkylphosphatintoxikation (▶ Abschn. 68.2.2)
- **Methylenblau** und Toluidinblau bei akuter Intoxikation mit Methämoglobinbildnern

Schlecht verträgliche und eher gefährliche Antidote
- **Obidoxim** und **Pralidoxim** bei Alkylphosphatintoxikation (▶ Abschn. 68.2.2)
- **Dimethylaminophenol** bei der Cyanidvergiftung
- **Physostigmin** bei der Intoxikation mit trizyklischen Antidepressiva; Physostigmin wird derzeit als entbehrlich bis obsolet eingestuft

---

62.3   Toxikologisches Prüfprogramm und Risikoabschätzung

Lernziele

Risikoabschätzung
- NOEL, ADI
- VSD, MTD

Grenzwerte
- AGW, BGW, MAK, TRK

62.3.1 Risikoabschätzung

In unserer Umwelt sind wir mit vielen Tausenden unterschiedlichen chemischen Substanzen konfrontiert, die alle potenziell toxisch sind. Zur Abschätzung des **tatsächliche Risikos** sind 2 Informationen erforderlich:
- **Quantitative und qualitative Informationen zur Toxizität:** Akute, subakute und chronische Toxizität (welche Symptome, welche Organsysteme, über welche Mechanismen, welche Dosis-Wirkungs-Beziehungen?)
- **Information zur Exposition:** Dauer und Intensität sowie Aufnahmeweg

Das experimentell-toxikologische Prüfprogramm ist für die Arzneimittelentwicklung am besten ausgearbeitet (▶ Abschn. 6.1.2). Daher ist es sowohl im Hinblick auf seine hierarchische Organisation als auch hinsichtlich der Dokumentationsqualität Vorbild für die toxikologische Charakterisierung von Chemikalien. Diese ist auch gesetzlich vorgeschrieben und durch die EU-Verträge international harmonisiert (vgl. konsolidierte EU-Direktive: http://ec.europa.eu/environment/archives/dansub/home_en.htm). Die toxikologische Bewertung unterscheidet sich aber von der Arzneimittelentwicklung dadurch, dass in die Bewertung nicht nur Tierversuche einfließen können, sondern auch **Daten aus epidemiologischen Studien**.

NOAEL (No Observed Adverse Effect Level) und ADI (Accepted Daily Intake)

Wenn ein Gift konzentrationsabhängig und reversibel wirkt (»Konzentrationsgift«, ▶ Abschn. 62.1), gelten Dosis-Wirkungs-Beziehung und Massenwirkungsgesetz (▶ Abschn. 3.1). Daher gibt es eine Konzentration bzw. Dosis, die unter dem Schwellenwert liegt, d. h. bei der kein Effekt auftritt.Das ist auch beruhigend, denn sonst käme es ständig zu Vergiftungen durch homöopathische Effekte, wenn wir Wasser trinken.

Der Schwellenwert, bei dem auch bei lang dauernder (bis zu lebenslanger Gabe) kein negativer Effekt beobachten wird, lässt sich tierexperimentell bestimmen und wird als »no observed adverse effect level« (NOAEL) bezeichnet (manchmal auch nur als NOEL: No Observed Effect Level). Gegebenenfalls lässt sich der NOAEL durch epidemiologische Daten absichern. In der Regel werden die Daten aus Tierversuchen mit der empfindlichsten Spezies verwendet.

Da bei Extrapolation der Daten naturgemäß Unsicherheiten bestehen, wird für die Umrechnung der Daten auf den

Menschen in der Regel ein **Sicherheitsfaktor 10** verwendet. Weil in der humanen Population auch besonders empfindliche Individuen (z. B. Kranke, Kinder, Schwangere, Menschen mit genetischer Variabilität) exponiert werden können, wird in der Regel ein **weiterer Sicherheitsfaktor 10** eingerechnet. Dieser Wert wird als »**accepted daily intake**« (ADI = erlaubte Tagesdosis) definiert.

> **ADI ist derjenige Wert, der auch bei lebenslanger täglicher Einnahme nach derzeitigem Kenntnisstand keine Gesundheitsgefährdung darstellt.**

Ursprünglich wurde dieses Konzept 1961 vom Europarat festgelegt. Mittlerweile werden diese Richtwerte von der WHO ermittelt.

> **Viele Gifte in unserer Umwelt, wie z. B. Quecksilber, Blei, Dioxin oder Kohlenmonoxid, sind immer vorhanden und ihre tägliche Aufnahme ist daher unvermeidbar.**

Virtually Safe Dose (VSD) und maximal tolerierte Dosis (MTD)

Wirkt ein Gift als Summationsgift, setzt es also einen potenziell irreversiblen Schaden, ist es nicht möglich, eine ADI zu definieren. Paradebeispiel ist die chemische Karzinogenese (▶ Abschn. 62.4). Hier wird ein akzeptables Risiko in Kauf genommen. Dieses wird durch lineare Extrapolation entweder aus Tierversuchen oder epidemiologischen Daten errechnet.

Ein instruktives Beispiel ist Benzol, wo die epidemiologische Situation gut bekannt ist: Eine chronische **Benzolexposition** führt zu akuten myeloischen Leukämien und myelodysplastischen Syndromen. Rechnet man aus den vorhandenen Daten (Inzidenz in belasteten Berufsgruppen wie Erdölarbeitern) linear herunter, ergibt sich bei lebenslanger Exposition mit Konzentrationen von $0{,}17\ \mu g/m^3$, $1{,}7\ \mu g/m^3$ oder $17\ \mu g/m^3$ 1, 10 oder 100 zusätzliche Leukämien pro Million Personen (◘ Abb. 62.4).

Nach der Air Quality Directive 2000/69/EC der Europäischen Kommission sollte der Grenzwert von 1,5 ppb (parts per billion, entspricht $5\ \mu g$ pro m^3 Luft, Mittelwert über das Jahr gerechnet) bis zum 01.01.2010 erreicht werden. Es darf bezweifelt werden, dass dies in vielen europäischen Städten mit starkem Autoverkehr und wenig Wind gelungen ist. Selbst bei Einhaltung dieser Grenzwerte wird die »**virtually safe dose**« (VSD; »**so gut wie sichere Dosis**«) nicht erreicht. Dies wäre erst dann der Fall, wenn nur mit einem zusätzlichen Krebsfall pro 1 Million Personen gerechnet werden kann. Es ist also offensichtlich, dass die maximal tolerierte Dosis (MTD) sich auch am Stand der Technik bzw. an der Realität orientieren muss.

62.3.2 Grenzwerte

Man unterscheidet:

- Arbeitsplatzgrenzwerte (AGW)
- Biologische Grenzwerte (BGW)

- Maximale Arbeitsplatzkonzentration (MAK)
- Technische Richtkonzentration (TRK)

Seit 01.01.2005 gelten in Deutschland **Arbeitsplatzgrenzwerte** (AGW). Das sind die Grenzwerte für die durchschnittliche Konzentration eines Stoffs (als Gas, Dampf oder Schwebstoff) in der Luft am Arbeitsplatz, bei dessen Einhaltung eine akute oder chronische Schädigung der Gesundheit der Beschäftigten nicht zu erwarten ist; bezogen auf eine täglich 8-stündige Exposition an 5 Tagen in der Woche während der Lebensarbeitszeit (unter der Annahme einer 40-jährigen Exposition). Arbeitsplatzgrenzwerte werden in mg/m^3 oder ml/m^3 angegeben.

Arbeitsplatzgrenzwerte ersetzen in Deutschland die früher und in Österreich und der Schweiz nach wie vor verwendeten **MAK-Werte (Maximale Arbeitsplatz-Konzentration)** und **TRK-Werte (Technische Richtkonzentration)**. Die Definition des MAK-Wertes ist identisch mit derjenigen des Arbeitsplatzgrenzwertes.

Der **TRK-Wert** ist der in einem bestimmten Beurteilungszeitraum gemessene Mittelwert einer Konzentration eines gefährlichen Arbeitsstoffs (als Gas, Dampf oder Schwebstoff in der Luft), die nach dem Stand der Technik erreicht werden kann und die als Anhaltspunkt für die zu treffenden Schutzmaßnahmen und die messtechnische Überwachung am Arbeitsplatz heranzuziehen ist. TRK-Werte werden nur für solche gefährlichen (z. B. karzinogenen) Arbeitsstoffe festgesetzt, für die nach dem jeweiligen Stand der Wissenschaft keine toxikologisch-arbeitsmedizinisch begründeten MAK-Werte aufgestellt werden können.

Das Ziel gesetzlicher Maßnahmen liegt nicht darin, Namen auszutauschen, sondern die Konzepte dem Stand der Technik und der Wissenschaft anzupassen. Daher trägt die Gefahrenstoffverordnung dem Umstand Rechnung, dass die tatsächliche Exposition sich vermehrt durch **humanes Biomonitoring** erfassen lässt, indem man in Blut oder Harn die Menge oder Konzentration der Schadstoffe oder ihrer Metaboliten misst und überprüft, ob diese über dem jeweiligen **biologischen Grenzwert (BGW)** liegt. Dieser ersetzt den **BAT (biologischer Arbeitsstoff-Toleranzwert).**

62.4 Chemische Kanzerogene – ein Beispiel für Probleme bei der Risikoabschätzung

Lernziele
- Grundlagen der Krebsentstehung
- Risikoabschätzung

62.4.1 Grundlagen der Krebsentstehung

Krebserkrankungen sind in Industrieländern nach den Erkrankungen des Herz-Kreislauf-Systems die zweithäufigste Todesursache. In der öffentlichen Wahrnehmung sind sie aber mehr gefürchtet. Entsprechend besteht großes Interesse an Substanzen, die krebserregend sind, und deren Risiken.

Vereinfacht kann für die Krebsentstehung zusammengefasst werden:

> **Ohne Mutation kein Krebs.**

Mutation ist hier jede Änderung der DNA-Sequenz: Punktmutation, Insertion, Deletion, Genamplifikation, Chromosomenaberrationen. Doch nicht jede Mutation führt zu Krebs und nicht jede krebserregende Substanz muss Mutationen auslösen:

Für das Verständnis ist es notwendig, zwischen **Initiation** und **Promotion** zu unterscheiden. Ein instruktives Beispiel liefert der mehr als 60 Jahre alte Versuch, bei dem die Haut von Mäusen mit Teerstoffen (Dimethylbenzanthracen) und Crotonöl aus den Samen eines Wolfsmilchgewächses gepinselt wurde. Diese Substanzen enthalten Phorbolester, die viele Proteinkinase-C-Isoformen stimulieren (◘ Abb. 62.3).

Dimethylbenzanthracen löst nur dann Tumoren aus, wenn es wiederholt appliziert wird (◘ Abb. 62.3b), während der Phorbolester selbst keinen Tumor auslöst (◘ Abb. 62.3c) und nur dann wirkt, wenn er nach Dimethylbenzanthracen angewandt wird (◘ Abb. 62.3d) und das Intervall zwischen den Applikationen nicht zu groß ist (◘ Abb. 62.3f).

Wie können wir diesen Versuch interpretieren? Dimethylbenzanthracen setzt den DNA-Schaden, d. h. die Mutation. Es reicht allein aus, um Tumoren auszulösen, weil es ein **komplettes Kanzerogen** ist. Offensichtlich existieren aber Dosen, die unterschwellig sind, weil die Reparaturmechanismen (DNA-Reparatur; immunologische Überwachung) ausreichen, um Krebszellen zu beseitigen.

Phorbolester sind allein unwirksam, sie setzen keinen DNA-Schaden. Wenn Dimethylbenzanthracen den initialen DNA-Schaden setzen konnte, d. h. als **Initiator** wirken konnte, wird die Tumorentstehung durch Phorbolester gefördert, diese wirken als **Promotoren**. Im konkreten Fall setzen die Phorbolester einen Wachstumsstimulus, der die Vermehrung mutierter Zellen und damit die Tumorexpansion (und die Akkumulation weiterer Mutationen) begünstigt.

Dieses klassische **Initiations-Promotions-Protokoll** lässt sich in vielen Varianten finden, z. B. wenn ein chronischer Wachstumsreiz die Tumorentstehung begünstigt. Es gibt zahlreiche **Substanzen**, die **beim Menschen promovierende Eigenschaften** haben, weil sie die **Proliferation** von Zellen **begünstigen.** Dazu gehören z. B. **Östrogene** und **Xenoöstrogene** (synthetische oder pflanzliche Fremdstoffe mit östrogener Wirkung).

Sehr viele Substanzen sind Xenoöstrogene, weil Östrogenrezeptor-α (und bis zum gewissen Grad Östrogenrezeptor-β) erstaunlich viele verschiedene Strukturen in der Bindungstasche tolerieren, etwa das Herbizid Atrazin, einen Metaboliten des Insektizids DDT oder Genistein (ein Flavonoid aus der Sojabohne). Nicht alle Promotoren wirken aber nur deshalb, weil sie das Wachstum stimulieren.

Andere **Mechanismen der Promotion**:

– Substanzen, die die **Apoptose** (den programmierten Zelltod) oder die **immunologische Überwachung unterdrücken,** wirken auch promovierend. Tatsächlich führt chronische Suppression des Immunsystems durch Ciclosporin A oder andere Immunsuppressiva (Tacrolimus, Pimecrolimus etc.) zu erhöter Lymphominzidenz.

– Substanzen, die **Enzyme der Biotransformation induzieren,** können ebenfalls promovierend wirken.

Tatsächlich sind viele Mutagene selbst chemisch ausgesprochen reaktionsträge, d. h., können selbst nicht mit der DNA reagieren. Sie werden aber von Enzymen der Zelle in reaktionsfreudige Intermediate umgesetzt und diese reagieren mit der DNA (ultimate Kanzerogene).

> **Die enzymatische Herstellung einer reaktionsfreudigen Substanz wird als Giftung (Biotoxifikation) bezeichnet. Bei der Giftung spielen die Cytochrom-P450-abhängigen Monooxygenasen die zentrale Rolle.**

Werden im Rahmen der Enzyminduktion mehr Enzyme der Biotransformation synthetisiert, können auch vermehrt ultimate Kanzerogene produziert werden (▶ Abschn. 2.1.4). Unterschiede in Giftung und Inaktivierungsmechanismen erklären zum Teil große Speziesunterschiede in der Empfindlichkeit und im Organtropismus, d. h. in der Organpräferenz der Tumorentstehung.

Dioxin (TCDD = 2,3,7,8-Tetrachlordibenzo-*p*-dioxin) und analoge Verbindungen (polychlorierte oder polybromierte Dibenzodioxine und Dibenzofurane etc.) sind sehr potente Tumorpromotoren, weil sie unter anderem als Enzyminduktoren wirken.

Chemische Kanzerogene als Initiatoren
Polyzyklische aromatische Kohlenwasserstoffe
Vorkommen: Bei unvollständiger Verbrennung von organischem Material bzw. beim Erhitzen (Pyrolyse = erhitzenden Zersetzung, z. B. Braten in Öl) von Fett, Aminosäuren und Kohlenhydraten – daher enthalten in Zigarettenrauch, Autoabgasen, geräucherten Nahrungsmitteln, gebratenem Essen, Ruß
Vertreter: Benzo[a]pyren, Benzanthracen, Dimethylbenzanthracen, Methylcholanthren
Wirkungsweise: Alle genannten Substanzen sind chemisch extrem träge. Sie müssen durch Cytochrom-P450-abhängige Monooxygenasen (CYP) zu den ultimaten Kanzerogenen umgesetzt werden, die mit Purin- und Pyrimidinbasen reagieren und Addukte bilden.

Aromatische Amine
Vorkommen: Grundstoffe in der Farbenindustrie (chemischen Industrie)
Vertreter: Klassisches Beispiel ist β-Naphthylamin (Blasenkrebs bei Anilinarbeitern; technisches Anilin ist mit β-Naphthylamin und anderen kanzerogenen aromatischen Aminen verunreinigt). Heterozyklische aromatische Amine kommen auch in gebratenem Fleisch und Fisch vor.
Wirkungsweise: Durch oxidative Giftung Umsetzung zu ultimaten Kanzerogenen (Nitreniumion)

Nitrosamine

Vorkommen: In Tabakrauch und vielen (gepökelten) Nahrungsmitteln

Wirkungsweise: Nitrit reagiert mit sekundären Aminen zu Nitrosaminen; dies findet auch im Magen statt. Nitrat, das über die Düngung ins Grundwasser (Brunnenwasser) gelangt, wird durch Bakterien zu Nitrit reduziert. Nitrit reagiert bei saurem pH gut mit sekundären Nahrungsaminen. Durch CYP-abhängige Giftung zu ultimaten Kanzerogenen werden Nitrosamine mutagen, weil sie die DNA methylieren. Auch Naturstoffe wie z. B. Cycasin (aus Palmfarnen), das Methyldiazonium liefert, lösen ähnliche Reaktionen aus.

Alkylierende Verbindungen

Industrielle Zwischenprodukte für chemische Synthesen bedürfen (meistens) keiner Giftung, sondern reagieren direkt mit Basen der DNA (Zytostatika, ▶ Kap. 61).

Metalle

Vertreter: Epidemiologisch ist beim Menschen ein kanzerogener Effekt gesichert für Nickel, Chrom, Arsen (Beryllium, Cadmium).

Wirkungsweise: Als zugrunde liegender Mechanismus wird angenommen, dass die metallkatalysierte Bildung freier Sauerstoffradikale zu DNA-Strangbrüchen führt. Daneben ist aber auch nachgewiesen, dass Metall- oder Metalloxidionen mit Signalkaskaden interferieren, die das Zellwachstum stimulieren (z. B. wird die Deaktivierung der mitogenaktivierten Proteinkinase durch Chromationen und Arsenoxide verhindert). Wahrscheinlich trägt bei einigen Metallen ein Partikeleffekt zur karzinogenen Wirkung bei (s. u.).

Alkene (Olefine)

Vertreter: Beim Menschen ist Vinylchlorid als Karzinogen gesichert.

Wirkungsweise: Über eine CYP-vermittelte Reaktion wird Vinylchlorid zum Epoxid gegiftet, das DNA-Addukte bildet; chronische Vinylchloridexposition führt zu Hämangiosarkomen in der Leber.

Naturstoffe

Vertreter: Zahlreiche Naturstoffe wirken karzinogen, z. B.

- **Aflatoxin:** Wird von Schimmelpilzen gebildet; durch CYP1A1 zum Epoxid gegiftet, löst es beim Menschen ein hepatozelluläres Karzinom aus
- **Aristolochiasäure:** Kommt in der Pflanzenfamilie der Aristolochiaceae (z. B. Wurzeln der Osterluzei) vor, früher in homöopathischen Arzneien (auch in traditionellen chinesischen Arzneimitteln); erzeugt Urothelkarzinom im Nierenbecken
- **Safrol:** Geschmacksstoff, der in Spuren in vielen Gewürzen vorkommt etc.

Partikeleffekte

Der Mechanismus der kanzerogenen Wirkung ist unklar. Beim Menschen gesicherte Vertreter sind:

- **Asbest** (faserförmiges Calcium-Aluminium-Silikat): Bei Exposition kommt es nach langer Latenz (bis ≥ 50 Jahren) zu Pleuramesotheliomen (Lungenfibrosen); Faserlänge (> 5 µm) und Durchmesser (3 µm) sind entscheidend für den karzinogenen Effekt
- **Holzstaub:** Bei beruflicher Exposition Krebs im Nasen-Rachen-Raum

62.4.2 Risikoabschätzung

Aus medizinischer Sicht ist es wichtig, das tatsächliche Risiko für den Menschen abzuschätzen und für entsprechende Vorsichtsmaßnahmen (Minimierung der Exposition, gesetzliches Verbot etc.) zu sorgen. Wo liegen die Probleme bei der Risikoeinschätzung?

> ❯ **Theoretisch betrachtet hat ein komplettes Kanzerogen keinen Schwellenwert – jede Mutation kann potenziell zur Krebsentstehung führen.**

- Offensichtlich gibt es aber unterschwellige Dosen und modifizierende Faktoren:
  - Einmalige Pinselung mit Dimethylbenzanthracen löst keinen Tumor aus (◘ Abb. 62.3).
  - Fast jeder hatte schon einen Sonnenbrand: UV-Licht hat dabei massive DNA-Schäden gesetzt. Dies lässt sich daran erkennen, dass sich die Haut innerhalb kurzer Zeit schält, weil p53 in denjenigen Zellen Apoptose induziert, in denen der DNA-Schaden nicht repariert werden konnte. Die meisten von uns werden dennoch nicht an Hautkrebs erkranken.
  - Zahlreiche Nahrungsmittel (Gemüse, Obst) enthalten Naturstoffe, die potenzielle Kanzerogene sind, weil sie im Ames-Test mutagen sind. Wir wissen aber aus epidemiologischen Untersuchungen, dass der Konsum von Obst und Gemüse eher einer Krebsentstehung entgegenwirkt.
- Es ist schwierig, unterschwellige Dosen festzulegen. Im Gegensatz zu häufig in der Öffentlichkeit propagierten Meinungen lässt sich die karzinogene Wirkung einer Substanz noch am ehesten im Tierversuch beurteilen und nicht durch alleinige Betrachtung von Daten aus Zellkultur etc. In diesem Zusammenhang müssen aber vor allem folgende Einschränkungen berücksichtigt werden:
  - **Metabolismus/Giftung:** Viele Kanzerogene sind selbst chemisch relativ träge. Das ultimate Kanzerogen entsteht erst durch enzymatische Giftung im Organismus. Die ausgewählten Versuchstiere müssen die fragliche Substanz daher ähnlich metabolisieren wie der Mensch. Ob dies zutrifft, ist in vielen Fällen nicht klar.

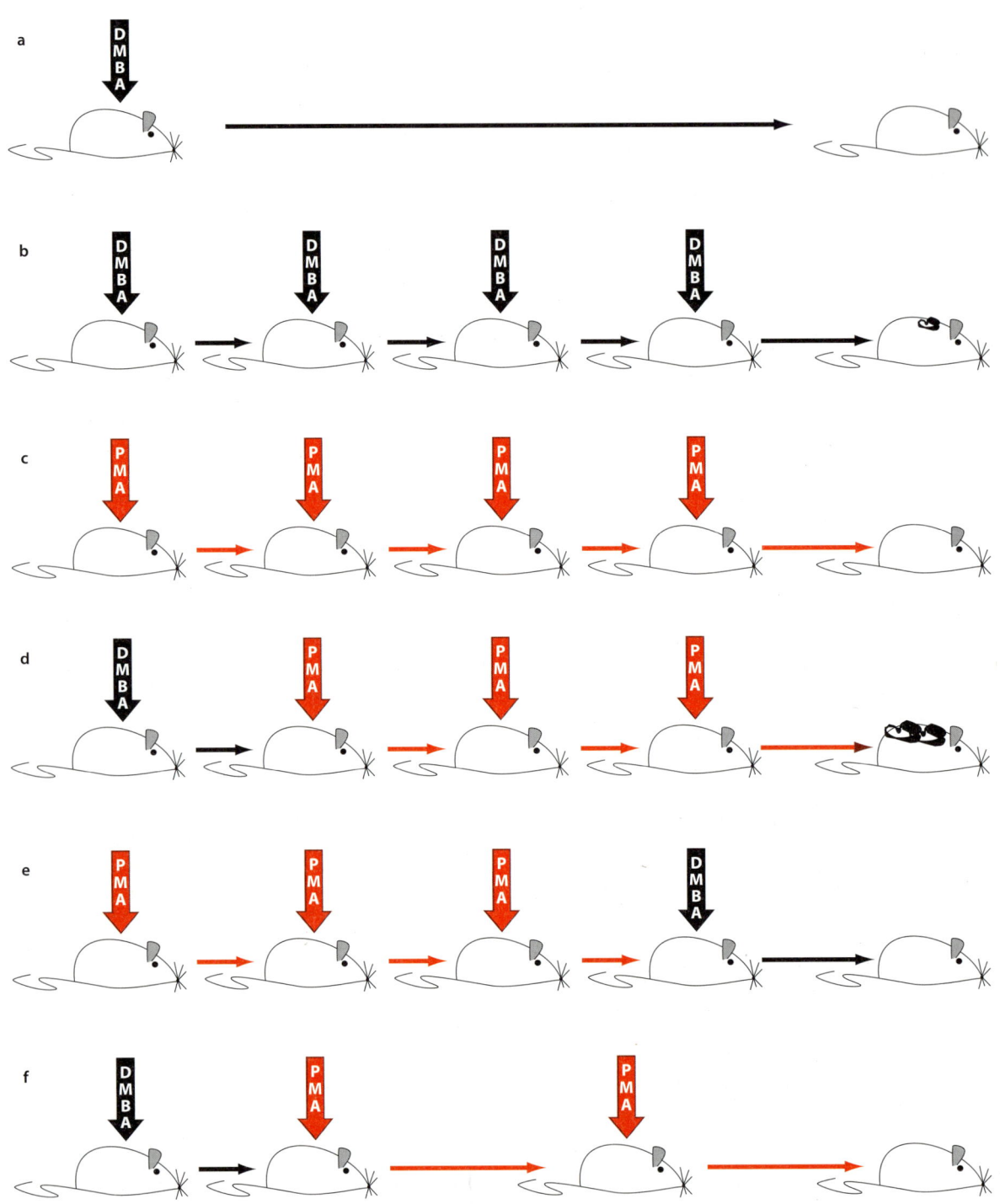

□ Abb. 62.3 a–f Initiations-Promotions-Protokoll zur Induktion eines Hautkrebses bei der Maus durch Pinseln mit Teerstoffen.
a Einmalige Applikation von Dimethylbenzanthracen führt nicht zur Tumorentstehung.
b Wird nur Dimethylbenzanthracen aufgebracht, entsteht nur bei wiederholter Applikation ein Tumor.
c Alleinige Administration von Phorbolestern führt nicht zur Tumorentstehung, gleichgültig ob einmal oder wiederholt.
d Wird zunächst 1-mal Dimethylbenzanthracen und werden danach wiederholt Phorbolester aufgetragen, treten Tumoren auf.
e Kehrt man die Reihenfolge um (zuerst wiederholt Phorbolester, dann 1-mal Dimethylbenzanthracen), entsteht kein Tumor.
f Ebenso entsteht kein Tumor, wenn das Intervall zwischen den einzelnen Phorbolestergaben zu groß ist.
Schwarze Pfeile: Dimethylbenzanthracen = DMBA; *rote Pfeile:* Crotonöl mit dem Phorbolester Phorbol-Myristat-Acetat = PMA

- Die **Versuchstiere** müssen über mehrere Monate mit relativ hohen Dosen behandelt werden, d. h. bis zur MTD, der Dosis, welche die Versuchstiere ohne offensichtliche Vergiftungszeichen vertragen. Sonst ist es aus statistischen Gründen gar nicht möglich, die Inzidenz von Tumoren zu beurteilen. Auch Versuchstiere erkranken spontan an Krebs und gutartigen Tumoren. Diese Spontanerkrankungen bilden den Hintergrund, über den der Effekt der Prüfsubstanz hinausragen muss. Sollen nicht unsinnig viele Versuchstiere verwendet werden, müssen daher große Substanzmengen verwendet werden.

Das Problem im Hinblick auf die Sicherheit beim Menschen liegt in der **Extrapolation in den niedrigen Bereich.** Traditionell geht man davon aus, dass komplette Kanzerogene Summationsgifte sind. Jede gesetzte Mutation hat theoretisch dasselbe Risiko, einen Tumor auszulösen. Daher kann man linear extrapolieren. Bei hoher Dosierung (10 mg/kg KG/d) entwickeln z. B. 10% der Versuchstiere einen Tumor. Typischerweise werden Sicherheitsbereiche so gewählt, dass man das Risiko für den Menschen auf 1 in 1 Mio. (zusätzliche Krebsinzidenz) limitiert. Wollte man also das Risiko in diesem Rechenbeispiel beim Menschen auf 1 in 1 Mio. limitieren, ergäbe sich bei linearer Extrapolation eine tolerierbare Menge von 0,1 µg/kg KG/d.

Tatsächlich könnte die Dosis-Wirkungs-Beziehung aber anders aussehen:

- Bei hoher Dosierung könnte bereits ein gewisser Sättigungseffekt auftreten, sodass bei niedriger Dosierung das Risiko höher liegt (◘ Abb. 62.4).
- Bei niedriger Dosierung tritt überhaupt kein Effekt auf, weil die Substanz unterhalb eines Schwellenwertes kein kanzerogenes Potenzial hat.
- Werden nur hohe Dosen (MTD) verwendet, können Mechanismen der Toxizität zur Tumorentstehung in Gang gesetzt werden, die bei niedrigen Dosen gar nicht auftreten (z. B. wiederholter Zelluntergang mit Reparatur durch Proliferation). Dies führt zur Fehleinschätzung des Krebsrisikos. (Bei Ratten löste z. B. die chronische Gabe sehr hoher Dosen des Süßstoffs Saccharin Blasentumoren aus, weil aufgrund der großen Menge von Saccharin die Saccharinkristalle im Harn in der Blase ausfielen. Die Kristalle bewirkten einen chronischen Reiz, der das Auftreten von Blasentumoren begünstigte.)

Ob eine Substanz beim Menschen kanzerogen wirken kann, lässt sich meist erst aus der Abwägung aller Daten (In-vitro-Experimente, Tierexperimente) beurteilen. Der tatsächliche Nachweis einer krebsauslösenden Wirkung beruht aber auf epidemiologischen Untersuchungen. Diese sind sehr wichtig, weil sie Risiken erfassen, die oft nicht geprüft wurden (z. B. die kanzerogene Wirkung von Metallen). Naturgemäß sind dann aber bereits Menschen an Krebs erkrankt und gestorben (◘ Abb. 62.4).

Bei der Beurteilung neuer chemischer Substanzen und insbesondere – aus medizinischer Sicht – bei der Beurteilung

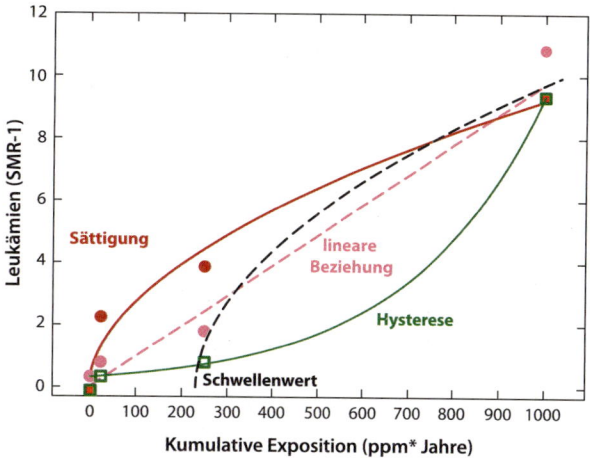

◘ **Abb. 62.4 Abschätzung des Risikos, nach Benzolexposition an Leukämie zu sterben.** Die Daten beruhen auf der Statistik über Todesfälle durch Leukämien bei benzolexponierten Arbeitern und Schätzungen über deren Benzolexposition. Die beobachteten Todesfälle wurden durch den Erwartungswert dividiert (SMR = Standardized Mortality Ratio: standardisiertes Mortalitätsverhältnis) und die Zahl 1 wurde abgezogen. Damit errechnet sich ein Wert 0, wenn die Exposition zu keinem zusätzlichen Leukämiefall führt. Die *roten Punkte* und die daran angepasste *rote Kurve* zeigen ein rasch ansteigendes Leukämierisiko bei niedriger Exposition und einen gewissen Sättigungseffekt bei hoher Exposition. Die *rosa Punkte* sind am ehesten mit einem linearen Modell vereinbar; die *gestrichelte rosa Linie* zeigt die Korrelationsgerade. Die Daten der *offenen grünen Quadrate* sind mit einem Modell vereinbar, bei dem der Effekt zunächst nur gering ist und das Risiko erst nach stärkerer Expositionen deutlich zunimmt (»Hysterese«). Man kann die Daten auch so interpretieren, dass diejenigen Daten, bei denen es zu keiner signifikanten Zunahme des Risikos kommt, nicht in die Berechnung einbezogen sind. Dann besteht ein Schwellenwert (bei ca. 230 ppm×Jahren kumulativer Exposition), ab dem erst mit einem Leukämierisiko zur rechnen ist (*unterbrochene schwarze Kurve*). Die Unsicherheiten entstehen auch deshalb, weil es nicht leicht ist, die tatsächliche Exposition nachträglich zu berechnen, und weil die Annahmen zur erwarteten Leukämieeinzidenz/-prävalenz variieren. In Anbetracht dieser Unsicherheiten ist es nachvollziehbar, dass dem linearen Modell in der Regel der Vorzug gegeben wird [Daten für die Berechnung entnommen aus Paxton (1997) Environmental Health Perspectives 104 (Suppl. 6):1431–1436]

von Arzneimitteln ist daher ein robuster Schnelltest wichtig, mit dem das mutagene Potenzial der Substanz geprüft werden kann. Heute wird dazu unter anderem der Ames-Test (benannt nach Bruce Ames) verwendet.

Die **Mutagenitätsprüfung** beruht **beim Ames-Test** (◘ Abb. 62.5) auf folgendem Prinzip: Ein Stamm von *Salmonella typhi murium* wird verwendet, der aufgrund einer Mutation im His-Operon (in den Genen, welche die bakterielle Histidinsynthese kontrollieren) nicht in der Lage ist, in Abwesenheit der Aminosäure Histidin zu wachsen. In der Bakteriensuspension schwimmen Milliarden Keime. Daher sind ausreichend viele Zellen vorhanden, dass statistisch betrachtet jede Base im gesamten Genom dieses Salmonellenstammes mehrmals mutiert werden kann.

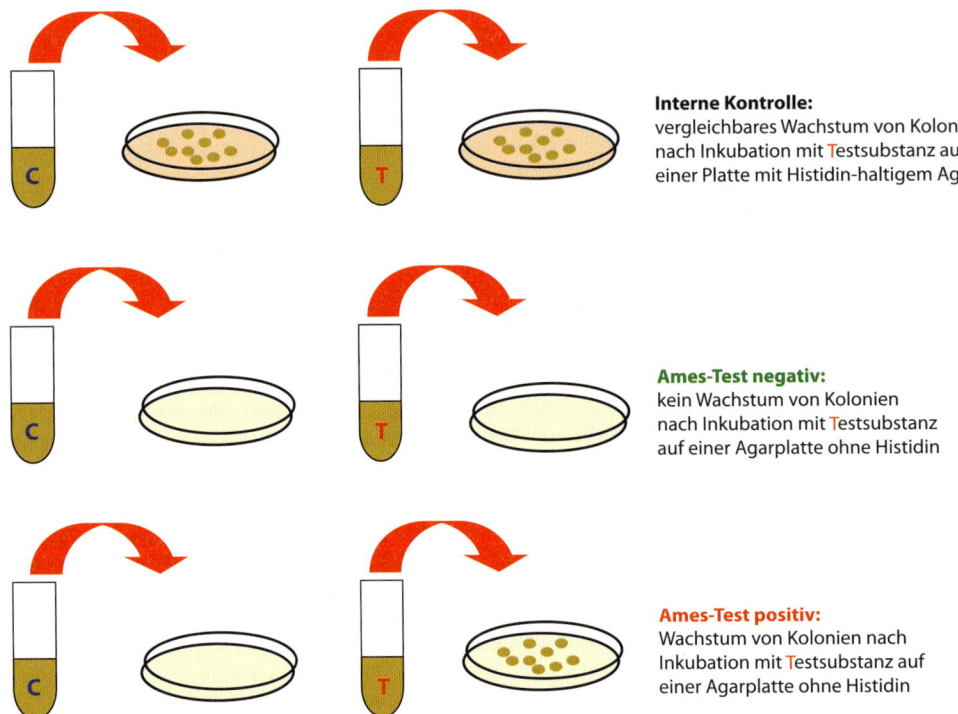

Interne Kontrolle:
vergleichbares Wachstum von Kolonien nach Inkubation mit Testsubstanz auf einer Platte mit Histidin-haltigem Agar

Ames-Test negativ:
kein Wachstum von Kolonien nach Inkubation mit Testsubstanz auf einer Agarplatte ohne Histidin

Ames-Test positiv:
Wachstum von Kolonien nach Inkubation mit Testsubstanz auf einer Agarplatte ohne Histidin

◘ Abb. 62.5 Prinzip der Mutagenitätsprüfung mit dem Ames-Test

Trifft eine Mutation zufällig das His-Operon, kommt es zur Reversion. Die Bakterien können dadurch in Abwesenheit von Histidin wachsen (◘ Abb. 62.5). Der Test lässt sich modifizieren, indem die Testsubstanz und die Bakterien in Gegenwart eines Homogenats von Leberzellen inkubiert werden, um auch die enzymatische Giftung zum ultimaten Kanzerogen zu ermöglichen.

Der Ames-Test hat den Nachteil, dass er nur mutagene Substanzen, d. h. Initiatoren, erfasst, aber keine Promotoren. Dioxin erzeugt z. B. im Ames-Test kein positives Resultat. Neben dem Ames-Test gibt es zahlreiche weitere Tests, die von Behörden als valide Mutagenitätstests akzeptiert werden (z. B. Mikronukleustest). Auch diese erfassen nur das mutagene/genotoxische Potenzial.

Bateman DN (2005) Tricyclic antidepressant poisoning: central nervous system effects and management. Toxicol Rev 24: 181–186

Frascogna N (2007) Physostigmine: is there a role for this antidote in pediatric poisonings? Curr Opin Pediatr 19: 201–205

Holubek WJ, Hoffman RS, Goldfarb DS, Nelson LS (2008) Use of hemodialysis and hemoperfusion in poisoned patients. Kidney Int 74: 1327–1334

Patel N, Bayliss GP (2015) Developments in extracorporeal therapy for the poisoned patient. Adv Drug Deliv Rev 90: 1–2

Pond SM, Lewis-Driver DJ, Williams GM, Green AC, Stevenson NW. (1995) Gastric emptying in acute overdose: a prospective randomised controlled trial. Med J Aust 163: 345–349

Thanacoody RH (2009) Extracorporeal elimination in acute valproic acid poisoning. Clin Toxicol 47: 609–616

Weiterführende Literatur

American Academy of Clinical Toxicology; European Association of Poison Centres and Clinical Toxicologists (1997) Position statement: Gastric lavage. J Toxicol Clin Toxicol 35: 711–719

American Academy of Clinical Toxicology; European Association of Poisons Centres and Clinical Toxicologists (1999) Position statement and practice guidelines on the use of multi-dose activated charcoal in the treatment of acute poisoning. J Toxicol Clin Toxicol 37: 731–751

American Academy of Clinical Toxicology; European Association of Poisons Centres and Clinical Toxicologists (2004) Position paper: Ipecac syrup. J Toxicol Clin Toxicol 42: 133–143

Toxische Gase

M. Freissmuth

M. Freissmuth et al., *Pharmakologie und Toxikologie*,
DOI 10.1007/978-3-662-46689-6_63, © Springer-Verlag Berlin Heidelberg 2016

Viele Substanzen sind als Gase, Dämpfe und Aerosole giftig. Dazu gehören unter anderem Metalldämpfe (z. B. Quecksilber), Kampfgase (z. B. Sarin), narkotisch wirksame Gase und Dämpfe (organische Lösungsmittel, Propan, Butan) oder Metalloidhydride (Arsin, ASH_3; Phosphin, PH_3). Im vorliegenden Kapitel werden giftige Gase im engeren Sinn besprochen. Das sind Reizgase, die sich im Flüssigkeitsfilm der Atemwege lösen und damit eine chemische Entzündung setzen (vom Tränen der Augen bis zum toxischen Lungenödem), Gase, die als systemische Atemgifte wirken, weil sie den Sauerstofftransport durch Hämoglobin (CO) unterdrücken oder die zelluläre O_2-Verwertung durch die Mitochondrien, und Stickgase, die in ausreichender Konzentration durch Senkung des Sauerstoffpartialdrucks zur Hypoxie führen. Eine Sonderstellung nimmt Kohlendioxid (CO_2) ein, weil es auch eine narkotische Wirkung hat. In vielen Fällen finden Vergiftungen durch Gasgemische statt, akut als Rauchgasvergiftung bzw. subakut/chronisch durch SO_2- und stickoxidreichen Wintersmog oder ozonreichen Sommersmog.

63.1   Vergiftung durch Reizgase

Lernziele

Reizgase
- Tränengase (Chloracetophenon, 2-Chlorbenzylidenmalonsäuredinitril)
- Capsaicin (Pfefferspray)
- NH_3, HCl, Cl_2, SO_2, O_3, Cl_2CO
- CdO (Cadmiumoxid)

Subakute Vergiftung (Smog)

63.1.1 Mechanismus und Symptomatik

Alle Reizgase verursachen eine chemische Entzündung. Die zugrunde liegenden Mechanismen sind unterschiedlich:
- Einige Substanzen denaturieren Proteine bzw. modifizieren diese (Säuren wie Cl_2/HCl; CdO),
- andere lösen sich in Membranen und führen zur Lipidperoxidation (z. B. Ozon und nitrose Gase);
- Capsaicin, der wirksame Inhaltsstoff von »Pfefferspray«, setzt eine neurogene Entzündung.

Je nach Wasserlöslichkeit wird der Schaden an unterschiedlichen Stellen mit unterschiedlicher Geschwindigkeit ausgelöst (◘ Tab. 63.1). Entsprechend äußern sich die **Symptome** mit **unterschiedlicher Geschwindigkeit** und **Lokalisation** (◘ Tab. 63.1):
- **Wasserlösliche Substanzen** lösen sich bereits in der **Tränenflüssigkeit** und bewirken eine heftige Reizung der Augen (Lakrimatoren). Diese Substanzen werden auch als Tränengas eingesetzt. Die Reizwirkung in den Augen hat eine **Warnwirkung.** Exponierte Personen verlassen die Zone mit hoher Konzentration und sind damit vor weiteren Folgen geschützt.
  Die massive Tränensekretion erinnert daran, dass bei **jeder chemischen Inflammation** auch eine **neurogene**

Komponente der Inflammation aktiviert wird: Das gereizte Konjunktivalepithel setzt Mediatoren frei, die die freien Nervenendigungen depolarisieren und damit zur vagalen Aktivierung der Tränensekretion führen. Dieser Mechanismus funktioniert analog in den unteren Atemwegen.
- Können die Substanzen **tiefer** eindringen, lösen sie zunächst eine Entzündung in **Larynx** (bis hin zum **Glottisödem**), **Trachea** und dann in den **Bronchien** aus. Werden stark und mäßig hydrophile Verbindungen in hohen Konzentrationen eingeatmet, lösen sie oft einen heftigen Schmerz in der Brust aus, den Betroffene als reißend beschreiben.
- **Hydrophobe Substanzen** lösen sich schlecht in der wässrigen Schleimschicht der oberen und mittleren Atemwege, daher erreichen sie die Zellmembran zeitlich verzögert. Eine ausgeprägte Warnwirkung fehlt. Die Giftstoffe werden mit den Atemzügen über längere Zeit in die Lunge transportiert, dringen in die Alveolen ein und erreichen das Kapillarendothel. Sowohl dieses als auch die Typ-I-Alveolarepithelzellen werden geschädigt:
  - Vor allem das Kapillarendothel ist vulnerabel. Aufgrund des chemischen Reizes, der durch die Proteindenaturierung oder Lipidperoxidation ausgelöst wird, kommt es zur Expression und Freisetzung von Zytokinen und anderen Mediatoren. Diese induzieren unter anderem eine Permeabilitätssteigerung im Kapillarendothel: Ein **interstitielles Lungenödem** setzt ein (◘ Abb. 63.1). Dieses ist auskultatorisch nicht fassbar, eventuell wird ein verschärftes Atemgeräusch gehört. Im Thoraxröntgen wird eine symmetrische, schmetterlingsförmige perihiläre Verschattung sichtbar. Die interstitielle Flüssigkeit wird über die Lymphgefäße abtransportiert. Sind diese gefüllt, wird die Lymphstauung radiologisch als Kerley-B-Linien in den peripheren Lungenfeldern sichtbar. Das interstitielle Lungenödem verlängert die Diffusionsstrecke für Sauerstoff und Kohlendioxid. Weil Sauerstoff schlechter über Zellmembranen permeiert als CO_2, sinkt zunächst der arterielle pO_2. Die Hypoxämie führt auch bei geringer Belastung zur Atemnot.
  - Schreitet das Ödem fort, ist außerdem die Diffusion von CO_2 beeinträchtigt. Der venöse und arterielle pCO_2 steigt und verschärft das Gefühl der Atemnot. Die Atmung wird gesteigert. Der dadurch erhöhte inspiratorische Sog verstärkt den bereits bestehenden Druckgradienten zwischen Alveole und der im Interstitium gestauten Flüssigkeit. Es kommt zum **intraalveolären Ödem** (◘ Abb. 63.1), das sich als feuchte Rasselgeräusche auskultieren lässt. Im Lungenröntgen wird eine diffuse, schmetterlingsförmige Verschattung sichtbar. Bei den Betroffenen tritt dann auch Zyanose, Unruhe und (Todes-)Angst auf. Schmerzen können ebenfalls bestehen. Terminal kommt es zur Bildung von Schaum, der exspiratorisch hochsteigt, in der Atemluft erscheint und blutig tingiert sein kann (Zusammenbruch der Barrieren, Eindringen von Erythrozyten in die Alveole).

Tab. 63.1 Beispiele für Reizgase

Giftstoff	Wasser- löslichkeit	Primärer Angriffspunkt	Symptome
Chloracetophenon, CS-Gas = 2-Chlorbenzyliden- malonsäuredinitril (Tränengas) Capsaicin (Pfefferspray)** Methylthioisocyanat ($CH_3N=C=S$) HCl (Salzsäure) NH_3 (Ammoniak) Formaldehyd ($H_2C=O$) F_2 (Fluor)	Hoch*	Augen	Tränenfluss, Konjunktivitis, Korneaschaden/ -trübung (→ Erblindung, Katastrophe von Bhopal 1984)
		Nase	Rhinitis
		Larynx	Glottisödem, Heiserkeit
		Trachea	Hustenreiz, (reißende) Schmerzen unter dem Brustbein
Isothiocyanate, Isocyanate SO_2 (Schwefeldioxid → H_2SO_3) Cl_2 (Chlorgas → HCl)	Mittel	Bronchien Bronchiolen	Reißende Schmerzen, Husten, Broncho- spasmus Hypersekretion bakterielle Superinfektion
NO_x (nitrose Gase) O_3 (Ozon) Cl_2CO (= Phosgen) CdO (Cadmiumoxid)**	Niedrig	Alveolen	Toxisches Lungenödem; bakterielle Superinfektion; Bronchiolitis obliterans

* Je höher die Wasserlöslichkeit, desto höher die Reizwirkung in Nase und Auge (»Lakrimatoren«); diese warnt vor weiterer Exposition und verringert so die Wahrscheinlichkeit weiterer Exposition, die zu Schäden an tiefer liegenden Organen führen würde
** Cadmiumoxid ist ein Aerosol (mit winzigen Partikeln); ebenso das capsaicinhaltige Spray (je nach Fabrikat unterschiedlicher Tröpf- chengröße); aufgrund der Partikelgröße ist die Wirkung (trotz der Lipophilie von Capsaicin) in der Regel auf die oberen Atemwege beschränkt

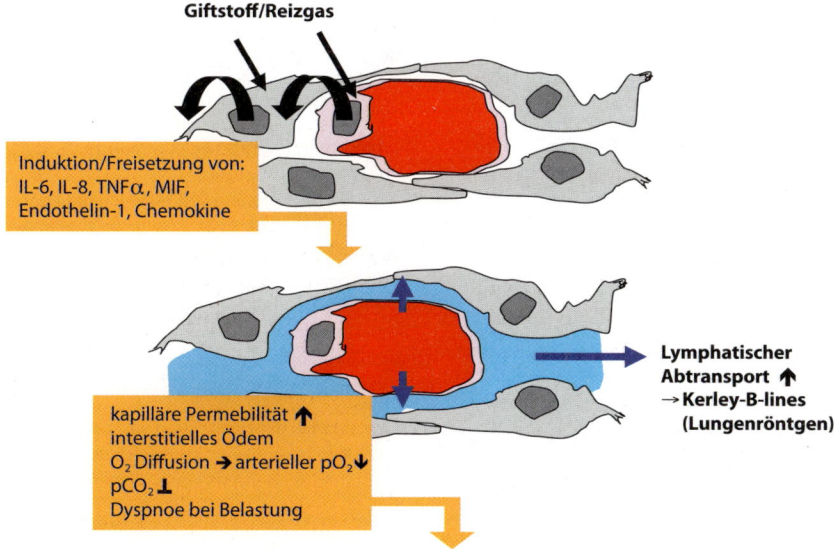

Abb. 63.1 Pathophysiologische Vorgänge beim toxischen Lungenödem

— Hydrophobe Substanzen lösen leicht ein Lungen- ödem aus. Es muss aber betont werden, dass selbst **sehr hydrophile Reizgase** bei längerer Exposition und entsprechender Konzentration (Haber'sche Regel, ▶ Abschn. 62.1) in die unteren Atemwege ein- dringen und ein toxisches Lungenödem auslösen können. Daher ist z. B. die Anwendung von Tränen- gas in geschlossenen Räumen lebensgefährlich, wenn die Menschen nicht flüchten können!

63.1.2 Diagnostik und Therapie

Die Induktion und Expression der Zytokine und Chemokine (◻ Abb. 63.1) sowie das resultierende interstitielle Ödem brauchen eine gewisse Zeit. Daher besteht eine **Latenzphase.** Diese dauert je nach Substanz, Substanzkonzentration und Einwirkungsdauer **mehrere Stunden bis Tage.**

Personen, die an einem toxischen Lungenödem erkranken werden, suchen in der Regel nur dann ärztliche Hilfe, wenn sie über ihr Risiko Bescheid wissen (z. B. Feuerwehrleute, die Rauchgas ausgesetzt waren) oder wenn initiale Symptome bestanden, z. B. reißender Schmerz in der Brust etc. (◻ Tab. 63.1). Anamnestisch muss daher rekonstruiert werden,

- welche riskante Tätigkeit in den letzten Stunden bis Tagen durchgeführt wurde,
- welches potenzielle Gift dafür infrage kam,
- ob andere Personen auch exponiert waren (diese müssen einberufen werden).

Für die Anamnese ist es daher nützlich zu wissen, dass manche Reizgase an der **Farbe** und/oder an ihrem **Geruch** erkannt werden: Nitrose Gase sind z. B. braun und riechen stechend, Phosgen riecht nach faulem Heu, Cadmiumoxid ist rot (◻ Tab. 63.2).

In der Latenzphase und schon bei Verdacht auf Exposition ist das Mittel der Wahl die Verabreichung inhalativer Glucocorticoide (z. B. Budesonid, Beclometason, Flunisolid, ▶ Kap. 49). Glucocorticoide hemmen die Synthese und Freisetzung proinflammatorischer Mediatoren und verhindern damit die Ausbildung des Ödems (◻ Abb. 63.1).

Bei bestehendem Lungenödem ist die Prognose schlecht: > 40% der Patienten versterben. Zur Behandlung wird empfohlen:

- Lungenödem: intravenöse Gabe hochdosierter Glucocorticoide (100 mg Prednisolon)
- Gegen Unruhe, Todesangst und Schmerzen: Morphin (5–10 mg i. v.), alternativ Benzodiazepine (10 mg Diazepam i. v.)
- Zur Senkung des Druckes im Lungenkreislauf: Nitroglycerin (0,1–0,2 µg/kg KG/min i. v.)
- Zur Reduktion des Volumens: ein Schleifendiuretikum (z. B. 40 mg Furosemid i. v.).

63

◻ **Tab. 63.2** Quellen und wahrnehmbare Merkmale von Reizgasen

Reizgas	Merkmal	Entstehung/Vorkommen
Ozon (O_3)	Stechend scharfer Geruch	– entsteht beim Wolfram-Inertgas-Schweißen – bei UV-Licht: fotochemische Reaktionen im Sommersmog (Luftverschmutzung)
Phosgen	Farblos, Geruch nach faulem Heu	Entsteht beim Kontakt chlorierter Halogenkohlenwasserstoffe (Chloroform etc.) mit offener Flamme und heißen Metalloberflächen (Entfetten/Reinigen → Schweißen) – Verwendung in der chemischen Industrie und Labors (chemische Synthesen)
Nitrose Gase – NO_x (giftig = NO_2)	Gelb- bis rotbraunes Gas mit stechendem Geruch	– beim Schweißen im Lichtbogen/mit Acetylenschweißgerät (Luftstickstoff umgesetzt) – bei der Behandlung von Metallen mit konzentrierter Salpetersäure (HNO_3, z. B. Messingreinigung, Kupferstechen, Scheideanstalten) – beim Kontakt von Holz, Zellulose, Stoff mit konzentrierter Salpetersäure (HNO_3) – bei der Herstellung von Sprengstoffen (Nitroverbindungen) und Zelluloid – beim Sprengen – auch CO, HCN freigesetzt
Schwefeldioxid (SO_2)	Farblos, stechender Geruch	– Einsatz bei der Herstellung von Zellulose – zur Herstellung von Schwefelsäure – Entstehung bei Verbrennung schwefelhaltiger Brennstoffe (Heizöl, Kohle)
Formaldehyd	Farblos, stechender Geruch	– Ausgangsstoff für chemische (industrielle) Synthese (in Klebstoffen, Pressspanplatten etc. → Quelle für Innenraumkontamination) – Fixierungsmittel für Histologie etc.
Chlorgas (Cl_2)	Hellgrün, stechender Geruch	– chemische Industrie – Müllverbrennung (Reaktion zu Salzsäure und unterchloriger Säure [HClO] in der wässrigen Phase der Schleimhäute)
Isothiocyanate	Stechender Geruch, starker Augen-/Tränenreiz	Chemische Industrie: Synthese von Klebstoffen, Polyurethanschaum, Waschmitteln

Bei Abfall der Sauerstoffsättigung kann eine extrakorporale Membranoxygenierung (ECMO) notwendig werden.

63.1.3 Subakute Intoxikationen (Smog)

Reizgase lösen bei längerer Exposition auch weit unterhalb der Konzentration, die ein akutes toxisches Lungenödem erzeugen, **subakute Effekte** aus.

Der Begriff **Smog** wurde ursprünglich für die Kombination aus Rauch und Nebel (»smoke and fog«) geprägt, die typisch für London in den Wintermonaten der 1950er Jahren waren. Durch die Verbrennung von Kohle (oder Erdöl) entstanden große Mengen an Schwefeldioxid. Dieser **Wintersmog** (»London-Smog«) führte zum dramatischen Anstieg der Sterblichkeit (auf das bis zu 2,5-Fache). Die Problematik des Wintersmogs ist durch die Reduktion des Schwefelgehalts im Heizöl entschärft worden.

Nach wie vor besteht aber in vielen europäischen Städten mit Inversionswetterlage im Winter ein SO_2-Problem. Der AGW-/MAK-Wert liegt bei 1,3 mg/m³ (= 0,5 ppm). Der Abstand zur Konzentration, die subakute toxische Effekte auslösen kann, ist gering: Bei empfindlichen und normal reagierenden Individuen ist bereits bei 2,5 mg/m³ bzw. 12,5 mg/m³ mit einer Bronchokonstriktion zu rechnen. In diesem Bereich kommt es auch zur Zunahme der Puls- und Atemfrequenz. Akut tritt hingegen eine Reizung der Atemwege erst ab 50 mg/m³ auf. Die subakuten Effekte führen jedoch zu einer deutlichen Zunahme der Sterblichkeit vor allem bei alten Menschen!

Der Wintersmog hat eine reduzierende Komponente (SO_2 kann zu SO_3 oxidiert werden). Im Gegensatz dazu ist der **Sommersmog** oxidierend. Bei ausreichender Sonneneinstrahlung (»Los-Angeles-Smog«) entsteht in Gegenwart nitroser Gase aus Auto- und Industrieabgasen Ozon (O_3).

> ❯ Ozon führt schon in sehr geringen Konzentrationen (0,2 ppm = 400 μg/m³) zur Zunahme des Atemwegwiderstands.

Der von der Directive 2008/50/EC der EU-Kommission festgelegte Zielwert beruht auf der Annahme, dass ein 8-Stunden-Mittelwert von 120 μg/m³ an ≤ 25 Tagen/Jahr über 3 Jahre gerechnet überschritten werden darf. Die Informationsstufe ist bei Überschreiten von 180 μg/m³ im 1-Stunden-Mittelwert erreicht, die Warnstufe bei Überschreiten von 240 μg/m³ im 1-Stunden-Mittelwert.

Durch das im Jahr 2013 vorgelegte »Clean Air Policy Package« der EU-Kommission soll die Durchsetzung von Maßnahmen zur Erhöhung der Luftqualität bis 2020 verbessert werden. Sommersmog führt ebenfalls zu gesteigerter Mortalität. Der Effekt ist aber geringer als derjenige von Wintersmog. Das hängt möglicherweise damit zusammen, dass O_3 sehr kurzlebig ist.

63.2 Systemische Atemgifte

Lernziele
— Kohlenmonoxid
— Blausäure
— Schwefelwasserstoff
— Phosphin
— Arsin

63.2.1 Kohlenmonoxid (CO)

Die Kohlenmonoxidvergiftung ist eine der häufigsten akzidentellen Vergiftungen, die durch präventive Maßnahmen zwar rückläufig ist, aber häufig unerkannt bleibt, weil die klinischen Symptome oft nicht charakteristisch sind.

▪ Eigenschaften und Quellen
Kohlenmonoxid ist ein farb-, geruch- und geschmackloses Gas, das nicht reizend wirkt, geringgradig weniger dicht ist (relative Dichte 0,967) als Luft und gut diffundiert. Das hohe Diffusionsvermögen erklärt, dass bei CO-Vergiftungen z. B. auch Personen in Nachbarwohnungen betroffen sein können. Kohlenmonoxid entsteht bei unvollständiger Verbrennung von Kohlenstoff und kohlenstoffhaltigen Verbindungen; es verbrennt mit blauer Flamme zu CO_2.

Der überwiegende Teil (ca. 90%) des CO in der Atmosphäre ist natürlichen Ursprungs, in der Regel sind aber nur die anthropogenen Quellen für die Vergiftungen relevant (❐ Tab. 63.3).

Die **gefährdeten Berufsgruppen** sind daher z. B. Hochofenarbeiter, Heizer, Schmiede, Feuerwehrleute, Bergleute/Arbeiter bei Tunnelbauten, Automechaniker. Die Vergiftungen sind meist akzidentell oder suizidal (Auspuffgase ins Auto einleiten bzw. Automotor in geschlossener Garage laufen lassen). Morde mit Kohlenmonoxid sind hingegen selten.

❐ Tab. 63.3 Entstehung und Quellen von Kohlenmonoxid

Ursprung	Quellen
Anthropogen AGW/MAK 30 ppm (= 0,003%)	– Schwelbrände, schlecht ziehende Öfen/Durchlauferhitzer – Autoverkehr: Motorabgase (Katalysator senkt CO-Ausstoß von ca. 50 g auf 1,8 g pro km) – Zigarettenrauch – Hochofengas (Gichtgas): ca. 30% CO-Gehalt – Wassergas oder Synthesegas im engeren Sinne (Kohle mit Wasserdampf zu CO und Wasserstoff vergast: $C + H_2O \rightarrow CO + H_2$) – Explosionsgase (Explosion = unvollständige Verbrennung) – Bergwerke: Grubengas
Natürlich (0,1 ppm)	– Methanoxidation – Waldbrände – Mikroorganismen in Ozeanen

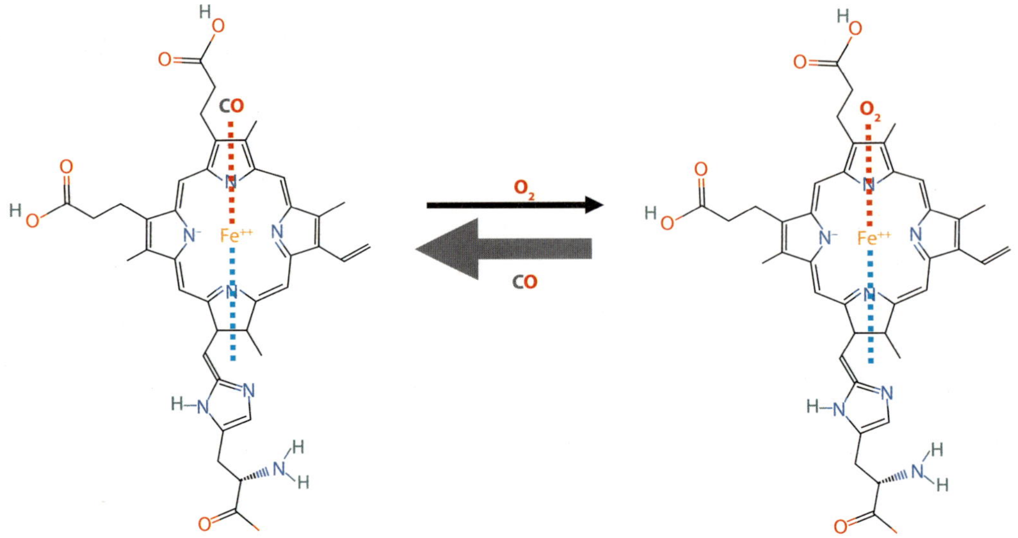

□ **Abb. 63.2a, b Besetzung der Bindungsstelle des Hämoglobins.** Kohlenmonoxid (CO) besetzt diese mit deutlich (200- bis 300-facher) höherer Affinität als O_2 (**a**; Gleichgewicht der Reaktion liegt weit auf der linken Seite) und beeinträchtigt die Kooperativität der Bindung (**b**)

Die größte Gefahr geht von schlecht installierten Öfen, Durchlauferhitzern, Thermen etc. aus. Unter anderem sind auch Vergiftungen dadurch ausgelöst worden, dass Tauben in den Kaminschacht fielen und diesen verlegten.

■ **Wirkungsmechanismus**

CO hat eine hohe Affinität zu 2-wertigem Hämeisen. Diese ist 200- bis 300-mal höher als die von O_2. (Der genaue Wert hängt vom pH-Wert, Gehalt an Diphosphoglycerat, pCO_2 etc. ab.) Geht man zum leichteren Rechnen davon aus, dass die Affinität 210-mal höher ist, lässt sich nachvollziehen, dass bei 21% O_2 in der Atmosphäre 0,1% CO genügen, um die Hälfte des Hämoglobins zu HbCO zu konvertieren. (Bei 300-fach höherer Affinität resultieren 0,07% CO.)

Die Bildung von HbCO schränkt die O_2-Transportkapazität des Blutes ein. Zusätzlich hebt die Besetzung der O_2-Bindungsstelle mit CO (□ Abb. 63.2a *links*) die Kooperativität der Bindungsstellen im Tetramer auf. Der verbleibende Sauerstoff wird schwerer abgegeben (□ Abb. 63.2b). Das HbCO/HbO$_2$-besetzte Tetramer ist daher ein schlechter Sauerstofflieferant. Dies verschärft die Gewebehypoxie und erklärt, weshalb bereits bei Besetzung von 50% der Hämoglobins mit CO (□ Abb. 63.3) und normaler Hb-Konzentration (15 g/100 ml) eine lebensgefährliche Vergiftung vorliegt, während eine gravierende Anämie mit 7,5 g/100 ml Hämoglobin toleriert wird.

CO blockiert auch andere hämhaltige Proteine, die 2-wertiges Eisen enthalten (z. B. Myoglobin). Diese sind für den Vergiftungsverlauf irrelevant. Die Bezeichnung »Cytochrom P450« leitet sich übrigens von der charakteristischen Absorptionsbande bei 450 nm Wellenlänge ab, die beobachtet wird, wenn diese Enzyme mit CO blockiert werden (▸ Abschn. 2.1.4).

CO wird auch endogen produziert (über die Hämoxygenasen) und wie NO und H_2S als Gasotransmitter eingestuft (▸ Kap. 20). CO soll z. B. als physiologischer Stimulus die

Aktivität von Ca^{2+}-aktivierten Kaliumkanälen mit hoher Leitfähigkeit (»BK channels« oder »Maxi K-channels«) regulieren. Es ist unklar, inwieweit solche Effekte zur Symptomatik der Vergiftung beitragen. Die Symptome der gravierenden Vergiftung sind jedenfalls durch die Hypoxie erklärbar.

■ **Vergiftungsbild**

Unter einem HbCO-Anteil im Blut von 10% (< 10% der Hämoglobinmoleküle mit CO besetzt) sind die Effekte gering (□ Abb. 63.3). Sie lassen sich bei Gesunden nur unter körperlicher Belastung oder bei Aufgaben nachweisen, die eine hohe Leistungsfähigkeit des Gehirns benötigen.

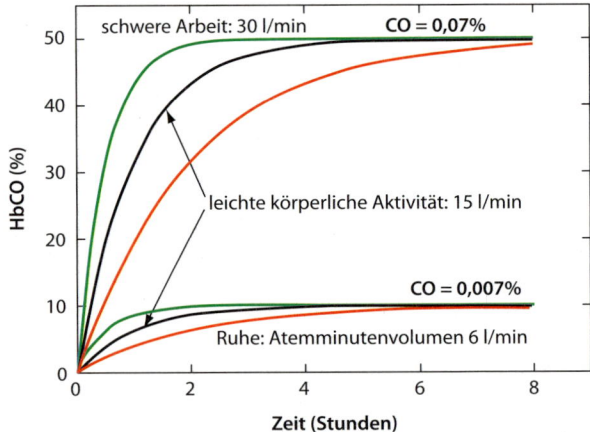

□ **Abb. 63.3 Kinetik der CO-Vergiftung und ihre Abhängigkeit vom CO-Gehalt der Umgebungsluft.** Die Dauer, bis sich das Gleichgewicht der HbCO-Bildung eingestellt hat, hängt vom Atemminutenvolumen ab, die Lage des Gleichgewichts dagegen von der CO-Konzentration der Umgebungsluft

63

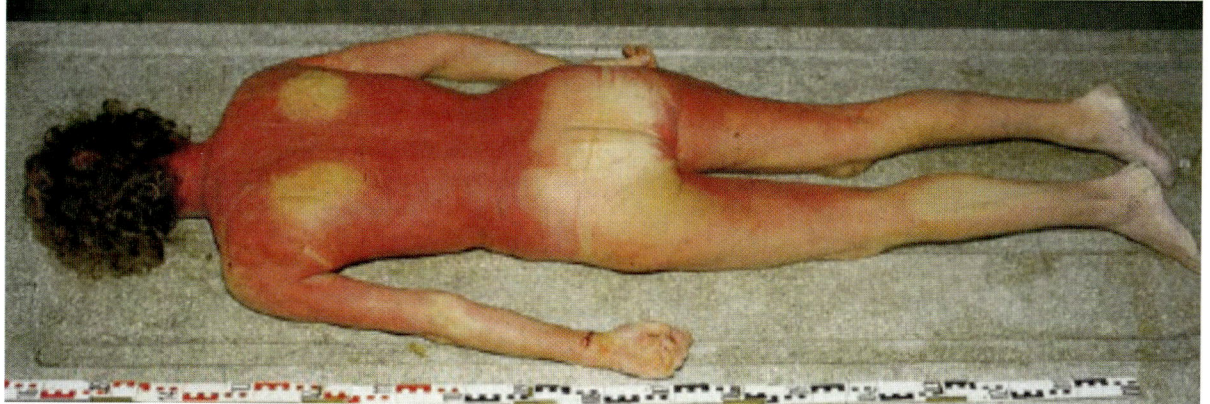

■ **Abb. 63.4** Massive Kohlenmonoxidvergiftung, die rasch zum Tod geführt hat

Akute leichte Vergiftung und Initialstadium einer schweren Vergiftung Häufig sind leichter bis pochender Kopfschmerz an Stirn und/oder Schläfe (HbCO ca. 10%), Übelkeit und Erbrechen, Ohrensausen, Flimmern vor den Augen, Tachykardie, Dyspnoe bei Bewegung (HbCO ca. 20%) und eventuell ein Rauschzustand mit manischem Charakter (HbCO ca. 30%). Das **Vergiftungsbild** ist also **nicht charakteristisch**. Bei unklaren Zustandsbildern, die mehrere Personen in derselben Wohnung bzw. im selben Lokal (Raum etc.) aufweisen, ist an eine CO-Vergiftung als mögliche Ursache zu denken. Die CO-Empfindlichkeit ist sehr individuell, weil variable Faktoren wie Grundumsatz, Hämoglobinbestand, Körpertemperatur, Durchblutungssituation etc. die Vulnerabilität bestimmen.

Bergleute fuhren früher mit einem Kanarienvogel unter Tage, um sich vor der Gefahr von CO (»giftigem Wetter«) im Stollen zu schützen. Kanarienvögel sind für CO deutlich empfindlicher, weil sie bei relativ großer Körperoberfläche einen höheren Grundumsatz und eine höhere Körpertemperatur aufweisen.

Schwere Vergiftung Liegt die CO-Konzentration über 1%, kommt es rasch zur schweren Vergiftung. Beim Verbleiben in dieser Atmosphäre tritt innerhalb weniger Minuten eine tödliche Hypoxie mit massivem Hirnödem und charakteristischer kirschroter Hautfarbe auf (■ Abb. 63.4).

Subakute Vergiftung Zu ihr kommt es bei längerer Exposition (für 2–10 h) in CO-Atmosphäre (0,05–0,2%), die nicht akut zum Tod führt. Die Hypoxie führt zum **progredienten Kreislaufversagen** (Blutdruckabfall durch Azidose) mit Tachykardie, später zu Linksherzinsuffizienz und Lungenödem. Im EKG können Rhythmusstörungen und/oder Zeichen der Endokardhypoxie (ST-Senkung), unspezifische Repolarisationsstörungen (T-Abflachung bzw. -Inversion) oder ST-Hebung als Infarktzeichen auftreten.

Die **Bewusstseinslage** kann von Bewusstseinstrübung bis zu tiefer Bewusstlosigkeit reichen. Gesteigerte Dehnungsreflexe und pathologische Reflexe (Babinski) können auftreten, die Pupillenreaktion ist meist erhalten. Die Hypoxie im Ge-

hirn kann in der Folge zu hypoxischen Krämpfen und Dezerebrationsstarre führen.

Die **Atmung** ist anfangs normal, in Ruhe besteht keine Atemnot. Bei Azidose ist die Atmung gesteigert, bei zerebraler Hypoxie tritt terminal Schnappatmung auf. Die **Haut** ist meist nicht mehr eindeutig kirschrot, weil Blässe und Zyanose durch den Kreislaufschock diesen Farbeindruck überlagern. Bei längerer Exposition kommt es zu Erythem- und Blasenbildung an Händen und Füßen. Die Skelettmuskulatur kann untergehen. Die Rhabdomyolyse mit **Myoglobinurie** erhöht die Gefahr eines akuten **Nierenversagens,** das auch aufgrund des Kreislaufversagens auftreten kann.

Komplikationen einer CO-Intoxikation betreffen daher zum einen die typischen **Schockkomplikationen Anurie und Schocklunge** (und andere Schockorgane). Andererseits kann die überstandene Vergiftung mit **neurologischen Spätfolgen** (15–40% der Betroffenen) einhergehen:

- **Parkinsonismus** bei Nekrosen im Bereich der Basalganglien
- Bei Ausfall im Bereich des Cortex: Amnesie und Merkfähigkeitsstörungen, **Demenz** bis zum **apallischen Syndrom**
- **Ataxie** und Schwindel bei Kleinhirnläsionen
- **Fokale Epilepsie** bei fokalen Ausfällen

Durch die Herzmuskelnekrose sind **kardiovaskuläre Folgen** häufig.

Toxizitätsbestimmende Faktoren von Kohlenmonoxid
- CO-Konzentration/Expositionsdauer (■ Abb. 63.3)
- Atemminutenvolumen (■ Abb. 63.3)
- O_2-Bedarf:
  - körperliche Arbeit
  - Höhe des Grundumsatzes: Einfluss von Hyperthyreose, Fieber, Alter (Kinder)
- O_2-Versorgung der Gewebe: Durchblutungsstörungen führen zu Organnekrosen
- Hämoglobinbestand: Anämien erhöhen die Toxizität

■ Diagnostik

In der **Blutgasanalyse** findet sich eine **Laktatazidose** (pH↓, Laktat↑, HCO_3^-↓ = Azidose mit großer Anionenlücke; pCO_2 zuerst ↓ bis normal, später↑); die HbO_2-Sättigung wird fälschlich als normal angegeben, weil die Spektren von HbO_2 und HBCO einander sehr ähnlich sind. Der Nachweis erfolgt spektrofotometrisch im Hämolysat unter Anwendung diverser Methoden, z. B. wird das Blut in Wasser lysiert, das Hämolysat wird geteilt, ein Teil wird mit einem Oxidationsmittel zu Methämoglobin oxidiert oder mit einem Reduktionsmittel zu Hb reduziert; HbCO ist gegen beide Reaktionen resistent und bleibt bestehen, sein Anteil lässt sich fotometrisch durch Vergleich der beiden Proben bestimmen.

Weiterhin können durch den Stress eine Hyperglykämie und eine neutrophile Leukozytose entstehen; dies ist nur differenzialdiagnostisch für die Interpretation der Befunde relevant. Der Gewebeuntergang führt zum Anstieg von Laktatdehydrogenase (LDH), Kreatinkinase und Glutamat-Oxalat-Transaminase (GOT).

■ Therapie

Als **Sofortmaßnahme** ist der Patient in eine CO-freie Atmosphäre zu bringen. Da die Bindung reversibel ist und Sauerstoff CO aus der Bindung verdrängt, ist die **Zufuhr** von möglichst viel **Sauerstoff** sinnvoll. Insufflation von reinem Sauerstoff, Sauerstoff mit Carbogen (95% O_2 + 5% CO_2 als Atemstimulus; hier besteht allerdings die Gefahr, dass die Azidose durch das eingeatmete CO_2 verstärkt wird) oder maschinelle Hyperventilation.

Die Dissoziation von HbCO erfolgt langsam – bei Atmung gegen Luft beträgt die Halbwertszeit von HbCO 320 Minuten. Bei Zufuhr von reinem Sauerstoff ist sie auf 80 Minuten verkürzt. Bei hyperbarer Beatmung in einer Druckkammer ist bei 3 Bar ausreichend viel Sauerstoff im Blut physikalisch gelöst (ca. 4%), um alle Organe zu versorgen.

Die weitere Therapie orientiert sich an der Azidose, der Therapie des bestehenden Kreislaufversagens und des eventuell bestehenden Hirnödems.

63.2.2 Blausäure (HCN) und Cyanid (CN⁻)

■ Eigenschaften und Quellen

Wird Berliner Blau mit starken Säuren versetzt, entweicht ein Gas. Dieses wurde daher Blausäure (HCN) bzw. Cyanwasserstoff genannt (► Kap. 62). Cyanid ist von gr. κυανεος (schwarzblau) abgeleitet. Im Gegensatz zu Berliner Blau ist Blausäure farblos, sie hat einen charakteristischen Geruch (ähnlich wie Marzipan), der aber nur von ca. der Hälfte der Bevölkerung wahrgenommen wird (genetische Variation). HCN ist eine sehr schwache Säure (pKa = 9,2), die leicht flüchtig ist (Siedepunkt 25,7 °C) und durch stärkere Säuren ausgetrieben wird.

HCN wird als universelles Entwesungsmittel verwendet, da es fast jede Form von tierischem Leben tötet. Bei der Entwesung von Räumen besteht vor allem in der kalten Jahreszeit die Gefahr, dass HCN auch nach dem Lüften noch an Matratzen, Zement etc. adsorbiert ist und beim Erwärmen der Räume freigesetzt wird.

Blausäure ist auch ein Lösungsmittel für Metalle. Sie bildet mit (Alkali-)Metallen Salze (Cyanide). Blausäure bzw. Cyanide werden in der Metallurgie verwendet, z. B. zum Galvanisieren mit Nickel oder beim Vergolden, sowie im Bergbau zur Gewinnung von Gold. Blausäure fällt bei vielen Verbrennungsvorgängen an, z. B. von Wolle, Seide, Polyurethan (► Abschn. 63.3.2).

Über 2500 Pflanzen produzieren glykosidisch verknüpfte Cyanide, um sich vor Pflanzenfressern zu schützen. Am bekanntesten ist **Amygdalin**, das z. B. in Mandel-, Pfirsich-, Aprikosen-/Marillenkernen vorkommt (Gehalt ca. 0,2% CN⁻). Die Wildform der Mandel (»Bittermandel«) ist giftig, die domestizierte Form hat eine Mutation im Amygdalin-Syntheseweg.

Die giftige Wirkung von Amygdalin ist schon lange bekannt: Im antiken Ägypten wurde die Todesstrafe für Priester durch Gabe eines wässrigen Extrakts aus Pfirsichkernen vollstreckt. Es kommen auch heute immer wieder Vergiftungen mit Marillenkernen vor. Dazu trägt auch der Umstand bei, dass Amygdalin bzw. sein (monodeglukosyliertes Glucuronosyl-)Derivat Laetril immer wieder als alternatives Krebsmittel und sogar als Vitamin B_{17} propagiert wird.

Krebszellen sollen angeblich mehr β-Glucosidase exprimieren, die CN⁻ aus Amygdalin freisetzt, sodass sich eine selektive Wirkung auf Krebszellen ergibt. Eine klinische Studie sollte diese Hypothese in den 1980er Jahren prüfen. Tatsächlich fand sich kein Hinweis auf eine Wirksamkeit, sondern nur Zeichen der Cyanidtoxizität. Dennoch wird Amygdalin (bzw. Laetril) weiterhin als sog. Alternativmedizin propagiert und vermarktet.

Andere Vergiftungsquellen sind **Nitrile**, z. B. Acrylnitril (ein Syntheseausgangsstoff) oder Acetonitril (ein Lösungsmittel), die akzidentell auch über die Haut resorbiert werden können. Dabei wird CN⁻ durch Metabolisierung freigesetzt. Die Giftwirkung setzt entsprechend verzögert ein.

Früher diente Natrium-Nitroprussid als Blutdrucksenker. Bei längerer Infusion muss Natriumthiosulfat (NaS_2O_3, 125 mg/d) zur Prophylaxe einer CN⁻-Intoxikation co-administriert werden.

■ Wirkungsmechanismus

Cyanid bindet mit hoher Affinität an 3-wertiges Eisen und blockiert damit den Valenzwechsel im Cytochrom C und in der Cytochrom-C-Oxidase (Komplex IV) der Mitochondrien. Damit bricht der für die Aktivierung des Sauerstoffs notwendige Elektronenfluss zusammen. Die aerobe Energiegewinnung (durch die in den Mitochondrien katalysierte Knallgasreaktion: $4 H + O_2 = 2 H_2O$) sistiert, ATP kann nicht mehr aerob synthetisiert werden (◘ Abb. 63.5).

Die letale Dosis wird beim Menschen auf ca. 0,6–1,5 mg/kg KG HCN geschätzt. Der AGW (MAK-Wert) liegt bei 1,9 ml/m³. Konzentrationen von 500 ml/m³ sind nur wenige Minuten mit dem Leben vereinbar. HCN-Gas ist als Gas (Zyklon B) im nationalsozialistischen Massenmord in großem Maßstab eingesetzt worden.

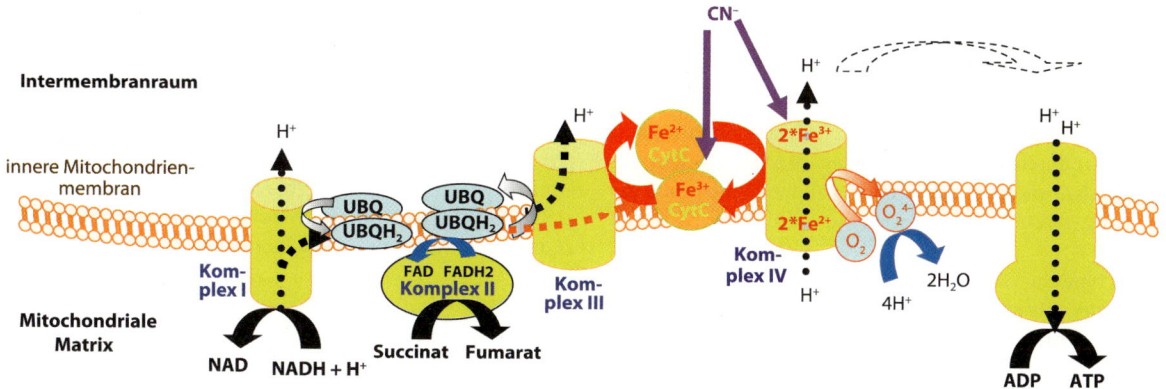

Abb. 63.5 Angriffspunkt von Cyanid (CN⁻) in der mitochondrialen Atmungskette

Die Salze wie KCN (Zyankali) eignen sich hervorragend als Mordgift. Weil HCN eine sehr schwache Säure ist, wird im Magen sofort aus KCN HCN, das in dieser undissoziierten Form über alle Membranen permeieren kann. Da der pKa-Wert bei 9,2 liegt, ist auch bei pH 7,4 im Blut der überwiegende Teil (> 98%) das undissoziierte HCN, das in gut durchbluteten Organen rasch die Mitochondrien erreicht und die ATP-Synthese blockiert. Die Aussicht des raschen Todes wurde unter anderem auch von einigen nationalsozialistischen Verbrechern (z. B. Herman Göring) geschätzt, die Kaliumcyanid als Selbstmordgift nahmen.

▪ Toxikokinetik

Cyanid wird durch das Enzym Rhodanase (Thiosulfat-Cyanid-Schwefeltransferase) abgebaut. Dieses mitochondriale Enzym generiert unter Thiosulfatverbrauch Rhodanid (Thiocyanat): $S_2O_3^{2-} + CN^- \rightarrow SO_3^{2-} + SCN^-$

Die Rhodanase arbeitet relativ schnell (0,1–1,0 mg/kg KG/h). Eine letale toxische Dosis von Cyanid ist innerhalb eines Intervalls von 1 Stunde bis zu einem halben Tag umgesetzt. Zufuhr von Natriumthiosulfat beschleunigt die Reaktion.

▪ Vergiftungsbild

Am Anfang kann ein leichter Rachenreiz und ein bitterer brennender Geschmack gespürt werden. Bei subletalen Dosen werden dosisabhängig die Symptome des Sauerstoffmangels beobachtet (vgl. CO-Vergiftung, ▶ Abschn. 63.2.1): Übelkeit, Brechreiz, Kopfschmerz, Angst, Konfusion, Schwindel, Zittrigkeit, Bewusstseinstrübung (präterminal Krämpfe, Opisthotonus).

Bei massiver Vergiftung tritt sehr rasch eine initiale Hyperpnoe auf. Die Zellen des Glomus caroticum registrieren die sofortige Blockade der Atmungskette und den daraus resultierenden raschen ATP-Abfall. Die Depolarisation der Zellen führt zur massiven Stimulation des Atemzentrums. Die Inspiration kann so stark sein, dass ein inspiratorischer Schrei (»cri cyanique«: Cyanidschrei) zu hören ist. Der Vergiftete verliert sehr rasch das Bewusstsein. Die Haut bleibt rosig (da O_2 nicht konsumiert wird). Das Herz schlägt noch, während bereits Atemlähmung besteht.

▪ Diagnostik

Die Laborbefunde entsprechen den bei massiver Laktatazidose zu erwartenden (vgl. CO-Vergiftung, ▶ Abschn. 63.2.1).

▪ Therapie

Die **optimale Therapie** ist die Zufuhr von **Hydroxycobalamin** (5 g in 200 ml i. v.). Es entsteht Cyanocobalamin (die stabile Form von Vitamin B_{12}, ▶ Abschn. 42.2). Abgesehen von der Rotfärbung der Haut, die bis zu 30 Tagen bestehen kann, und des Urins sind keine nennenswerten unerwünschten Wirkungen zu erwarten. Der stolze Preis (ca. 1500 Euro) hat zu Diskussionen über die Kosten der Bevorratung und der Kosteneffizienz geführt.

Die **Alternative** ist die Induktion einer Methämoglobinämie durch Injektion von **Dimethylaminophenol** (DMAP, 3 mg/kg KG i. v.). Bei dieser Dosis wird eine transiente Methämoglobinämie von ca. 30% induziert. Mehr als 75% des Eisens liegt im Hämoglobin (ca. 3 g) vor. Daher besteht bei einer Methämoglobinämie von 30% ein gewaltiger Überschuss an 3-wertigem Eisen im Blut, sodass CN^- an Methämoglobin bindet, wenn es von Cytochrom C bzw. der Cytochromoxidase dissoziiert.

In den USA wird statt DMAP Natriumnitrit (300 mg = 10 ml einer 3% $NaNO_2$-Lösung) eingesetzt und als Sofortmaßnahme Amylnitrit (inhalatorisch) verwendet. Diese Therapie ist durchaus problematisch, weil es zu einer (weiteren) Gefäßdilatation kommen kann und damit der Kreislaufkollaps gefördert wird.

In jedem Fall kann Natriumthiosulfat ($Na_2S_2O_3$, unterschiedliche Dosierungsschemata: 1–2 g bzw. bis 12,5 g i. v.) verabreicht werden, um die Umwandlung zu Rhodanid zu beschleunigen. Natriumthiosulfat wird gut vertragen.

63.2.3 Schwefelwasserstoff (H₂S)

▪ Eigenschaften und Quelle

Schwefelwasserstoff ist schwerer als Luft. Es sammelt sich daher als Fäulnisgas in Jauchegruben, Abwassersystemen, Bergwerken bzw. bei der Erdgasgewinnung etc. an. Es wird auch in der chemischen Industrie verwendet. H_2S wird im Organismus ausgehend von Cystein endogen durch Cystathionin-γ-Lyase und Cystathionin-β-Synthase produziert.

H_2S wird als »Gasotransmitter« (wie NO und CO) eingestuft. Es beeinflusst die Aktivität von Neuronen und die glatte Muskulatur durch Modulation von Ionenkanälen (► Kap. 20). Es nicht klar, wie stark diese Effekte zu den Symptomen der Vergiftung (rascher Bewusstseinverlust, Blutdruckabfall) beitragen.

Der typische Geruch von H_2S nach faulen Eiern wird in einem Konzentrationsbereich wahrgenommen, in dem H_2S nicht giftig ist. Bei höheren Werten (> 0,005%) kommt es rasch zur Desensitivierung. Wegen des Geruchverlusts fehlt die Warnwirkung. Bei Konzentrationen von 0,1–0,2% ist H_2S innerhalb von Minuten tödlich.

■ **Vergiftungsbild**

Die akute Vergiftung mit Schwefelwasserstoff ähnelt der Cyanidvergiftung. Der genaue Angriffspunkt in der Atmungskette ist nicht bekannt. Das akute Vergiftungsbild wird ebenfalls von rasch einsetzender Atemlähmung und Bewusstseinsverlust dominiert.

Bei länger dauernder Exposition mit Konzentrationen, die nicht akut tödlich sind, ist H_2S ein Reizgas, das zu Bronchitis und Lungenödem führen kann. Bei chronischer Exposition mit niedrigen Konzentrationen führt H_2S zu schwerer Keratokonjunktivitis, die zur Hornhauttrübung führt. Dies wurde früher bei Arbeitern in der Kunstfaserindustrie als sog. Spinnerkeratitis bezeichnet. Gleichzeitig kann eine chronische Bronchitis mit Reizhusten bestehen.

Basilisken

Die Geschichte vom Basilisken ist möglicherweise auf H_2S-Intoxikationen zurückzuführen: Dieses Fabelwesen (zur Hälfte Hahn, zur Hälfte Kröte) saß in vielen mittelalterlichen Städten am Boden des Brunnens. Wer es erblickte, musste sterben. Es ist unwahrscheinlich, dass Basilisken tatsächlich und real existierten. Viel wahrscheinlicher ist, dass Latrinen und Senkgruben unzureichend von Brunnen abgetrennt waren, sodass H_2S entwich und in Brunnenschächte gelangte. Der Basilisk war das Produkt der daraus resultierenden Halluzination (durch die Hypoxie bzw. seine Wirkung als Gasotransmitter). Viele Leute, die solch toxischen H_2S-Konzentrationen ausgesetzt waren, starben in der Folge.

■ **Therapie**

Die Therapie der akuten Intoxikation besteht darin, Vergiftete aus der giftigen Atmosphäre zu entfernen und Sauerstoff zuzuführen. Die Gabe von Natriumnitrit (vgl. Cyanidvergiftung, ► Abschn. 63.2.2) wurde vorgeschlagen, weil Methämoglobin auch das Sulfidion bindet. Allerdings fehlt der Nachweis, dass diese Maßnahme den Verlauf der Vergiftung günstig beeinflusst.

63.2.4 Phosphin (PH₃)

■ **Eigenschaften und Quelle**

Aluminium- und Zinkphosphid dienen als Rodentizide. Bei Kontakt mit Mineralsäuren wird gasförmiges Phosphin (PH_3)

frei. Das geschieht auch im Magen (HCl) der Nager bei der gezielte Vergiftung bzw. des Menschen beim akzidentellen oder suizidalen Verschlucken.

Phosphin ist geruchlos, die Kontamination mit Diphosphin (P_2H_4) erzeugt einen knoblauchartigen Geruch. Phosphin blockiert die mitochondriale Atmung und wirkt daher ähnlich wie Cyanid. Wird Phosphin als Gas inhaliert (weil z. B. Zinkphosphid irrtümlich mit Säure überschüttet wurde), erzeugt es ein toxisches Lungenödem.

■ **Therapie**

Es gibt keine spezifische Behandlung.

63.2.5 Arsin (AsH₃)

■ **Eigenschaften und Quelle**

Arsin (Arsenwasserstoff, AsH_3) ist ein Gas, das in der chemischen Synthese und heute vor allem in der Halbleiterindustrie verwendet wird. Es ist geruchlos, wird aber rasch oxidiert und die Oxidationsprodukte riechen nach Knoblauch.

Arsin ist sehr toxisch, eine Konzentration von 30 mg/m³ ist bei 30 Minuten Expositionsdauer letal. Arsin wurde als Giftgas im 1. Weltkrieg eingesetzt.

■ **Vergiftungsbild**

Die Inhalation von Arsin führt mit mehreren Stunden Latenz zu heftigen Kopfschmerzen, Übelkeit und Schwindel. In der Folge tritt eine massive Hämolyse mit Hämoglobinurie auf.

■ **Therapie**

Sie orientiert sich an der Hämolyse (Austauschtransfusion).

63.3 Stickgase

Lernziele
— Sonderfall Kohlendioxid
— Rauchgasvergiftung (Vergiftung mit Gasgemischen)

Jedes Gas kann als Stickgas wirken, wenn es in einem geschlossenen Raum in großen Mengen freigesetzt wird und dadurch die Konzentration von Sauerstoff im Raum herabsetzt. Ein Sonderfall ist Kohlendioxid.

63.3.1 Kohlendioxid (CO₂)

■ **Eigenschaften und Quelle**

CO_2 ist ein Gas, das schwerer als Luft ist und sich in Gärkellern, Jauchegruben, Silos, Schiffsräumen, Kohlegruben etc. anreichert. Gefährlich ist CO_2 ab einer Konzentration von 8–10%. Das ist auch die Konzentration, bei der eine Kerze erlischt. Im Weinkeller ist eine reine Intoxikation mit CO_2 zu erwarten, sonst liegt meist eine Mischintoxikation mit anderen Gasen wie CO, NH_3 oder H_2S vor.

■ **Vergiftungsbild**

Die Konzentration von CO_2 in der Alveolarluft liegt bei ca. 5%, in der Umgebungsluft bei ca. 0,04%. Raumluft sollte unter ≤ 0,1% enthalten; ab 0,2% wird das Raumklima als unbehaglich erlebt. Das hat aber mehr mit den Ausdünstungen der anderen Anwesenden zu tun als mit einer beginnenden Toxizität von CO_2.

Das Vergiftungsbild bei der reinen **Kohlendioxidvergiftung** ist ab einer Konzentration von 5% durch Hyperventilation, Schwindel und Ohrensausen geprägt. Übersteigt die Konzentration 10%, tritt Atemnot auf und sehr rasch setzt Bewusstlosigkeit (»CO_2-Narkose«) ein, deren Mechanismus unbekannt ist. Ab einer Konzentration > 20% ist mit sehr raschem Eintritt des Todes durch Atemlähmung zu rechnen.

■ **Therapie**

Sie besteht darin, Vergiftete möglichst rasch aus der Atmosphäre zu entfernen und mit Sauerstoff zu versorgen/zu beatmen. Bei CO_2-Vergiftungen herrschen (sehr) hohe Konzentrationen des Gases vor (in manchen Gärkellern bis zu 50%). Die Wirkung setzt sehr rasch ein. Gefährlich sind daher serielle Vergiftungen, bei der eine Person nach der anderen »hinuntersteigt«, um den Verunglückten zu helfen und dort bewusstlos liegen bleibt. Für die Hilfeleistung werden 2 Personen benötigt: Eine Person muss »draußen« bleiben, die zweite steigt angeseilt hinab.

63.3.2 Rauchgasvergiftung

Vergiftungen mit Rauch- oder Brandgasen kommen häufig vor. Rauch ist ein Aerosol, ein Gemisch aus Partikeln und Brandgasen. Die Brandgase sind je nach Brandgut unterschiedlich (◘ Tab. 63.4).

Ein Teil dieser Gase sind Reizgase (► Abschn. 63.1), daher besteht die Gefahr eines toxischen Lungenödems. Vor einigen dieser Gase kann man sich schützen, indem Mund und Nase mit einem nassen Handtuch bedeckt wird (Tuch um das Gesicht wickeln). Gase wie HCl, SO_2, Isothiocyanate oder Formaldehyd werden sich in der wässrigen Phase des Handtuchs lösen. Das nasse Handtuch bietet jedoch keinen Schutz bei CO und HCN. Dies sind die beiden wichtigsten Gase, die das unmittelbare Schicksal von Brandgasopfern bestimmen.

Weiterführende Literatur

Adhikari N, Burns KE, Meade MO (2004) Pharmacologic therapies for adults with acute lung injury and acute respiratory distress syndrome. Cochrane Database Syst Rev 4: CD004477

Daldal H, Beder B, Serin S, Sungurtekin H (2010) Hydrogen sulfide toxicity in a thermal spring: a fatal outcome. Clin Toxicol (Phila) 48: 755–756

Proudfoot AT.Aluminium and zinc phosphide poisoning. (2009) Clin Toxicol (Phila) 47: 89–100

Tang BM, Craig JC, Eslick GD, Seppelt I, McLean AS (2009) Use of corticosteroids in acute lung injury and acute respiratory distress syndrome: a systematic review and meta-analysis. Crit Care Med 37: 1594–1603

◘ **Tab. 63.4 Entstehungsprodukte bei Bränden**

Material	Freigesetzte Brandgase
Bei jedem Brandgut	CO
Wolle, Seide, Polyacryl-Kunstfasern, Klebstoff	HCN (Blausäure), NH_3 (Ammoniak)
Polyvinylchlorid (PVC)	HCl (Salzsäure)
Cellulose, Papier	Formaldehyd
Nitrocellulose, Polyamide	NO_x (nitrose Gase)
Natur- und Kunstfasern	SO_2 (Schwefeldioxid)
Polyurethanschaum	Isocyanate
Teflon	HF (Fluorwasserstoff)
Chlorierte Kohlenwasserstoffe*	Phosgen

* Nur bei Industriebränden relevant, kein typisches Haushaltsgut

Methämoglobinbildner

M. Freissmuth

M. Freissmuth et al., *Pharmakologie und Toxikologie*,
DOI 10.1007/978-3-662-46689-6_64, © Springer-Verlag Berlin Heidelberg 2016

Hämoglobin kann Sauerstoff nur transportieren, wenn das Eisen in 2-wertiger (Ferro-)Form vorliegt. Sauerstoff ist ein hervorragendes Oxidationsmittel. Daher ist Hämoglobin gefährdet, weil 2-wertiges Eisen leicht in die 3-wertige (Ferri-)Form überführt werden kann. Es entsteht Methämoglobin (Hämiglobin). Die Erythrozyten enthalten deshalb ein Redoxpuffersystem, das Reduktionsäquivalente für die Methämoglobinreduktase liefert. Eine erhöhte Konzentration von Methämoglobin (Met-Hb) im Blut führt zur Methämoglobinämie: akut zur Gewebehypoxie und chronisch zur hämolytischen Anämie (Blausucht).

64.1   Einleitung

Lernziele
- Reduktionsäquivalente für die Methämoglobinreduktase
- Typen von Methämoglobinbildnern
- Symptome und Therapie der Methämoglobinämie

Die **Reduktionsäquivalente** für die Methämoglobinreduktase, die erythrozytäre Cytochrom-B5-Reduktase-3 (CyB5R3 = Diaphorase I), entstammen
- als NADH + H$^+$ aus der Glykolyse
- als NAPDPH + H$^+$ aus dem Pentosephosphat-Shunt, durch Umwandlung von
  - Glucose-6-Phosphat zu 6-Phosphogluconolacton durch die Glucose-6-Phosphat-Dehydrogenase (◘ Abb. 64.1)
  - 6-Phosphogluconat zu Ribulose-5-Phosphat durch die Gluconolacton-Dehydrogenase.

NADPH + H$^+$ wird gebraucht, um die reduzierte Form von Glutathion zu regenerieren (◘ Abb. 64.1).

Entsprechend sind durch Methämoglobinbildner Personen besonders gefährdet, wenn sie eine niedrige Aktivität an Methämoglobinreduktase haben (z. B. Säuglinge) oder wenn niedrige Spiegel an NADPH + H$^+$ vorliegen (genetische Varianten der G6P-Dehydrogenase, ▶ Abschn. 5.1.6).

Typen von Methämoglobinbildnern:
- **Direkte Oxidationsmittel** (▶ Abschn. 64.2): Natriumperchlorat (NaClO$_4$), Natriumhypochlorit (NaClO, Bleichwasser, Bleichlauge, »Eau de Javel« = eigentlich KClO), Wasserstoffperoxid (H$_2$O$_2$)
- **Gekoppelte Oxidation** (▶ Abschn. 64.3): Nitrite (z. B. NaNO$_2$) zu Nitraten (NaNO$_3$)
- **Aromatische Amino- und Nitroverbindungen** (▶ Abschn. 64.4)

64.1.1 Symptome und Therapie der Methämoglobinämie

Die Symptomatik der **akuten Methämoglobinämie** ähnelt der CO-Vergiftung (◘ Tab. 64.1, ▶ Abschn. 63.2.1), ein Unterschied besteht jedoch in der Hautverfärbung: Bei einer Methämoglobinämie ist diese bläulich-grau. Methämoglobin ist schokoladenbraun, ab einem Methämoglobingehalt von 15%

ist es für den Geübten bereits im Blut erkennbar, ab 30% erkennt es jeder. Zusätzlich besteht die Gefahr der Hämolyse und daraus resultierend des akuten Nierenversagens.

Bei **chronischer Methämoglobinämie** besteht eine Hyperbilirubinämie, die zumindest die Skleren verfärbt.

Unabhängig von der Genese besteht die **Therapie** einer Methämoglobinämie in:
- **Gabe von Sauerstoff**
- **Gabe von Redoxfarbstoffen:**
  - Methylenblau und Toluidinblau sind im oxidierten Zustand blau, im reduzierten Zustand farblos (◘ Abb. 64.2). In Abwesenheit anderer Methämoglobinbildner oxidieren sie Hämoglobin und erzeugen eine Methämoglobinämie. In Gegenwart großer Mengen von Methämoglobin reduzieren sie dieses bzw. wirken der weiteren Oxidation entgegen. Bei lang wirkenden Methämoglobinbildnern (Naphthalin; Dapson, ▶ Abschn. 57.7.3) müssen sie wiederholt injiziert werden.
  - **Dosierung:** 1–2 mg/kg KG Methylenblau (Methylthioniumchlorid) oder 2–4 mg/kg KG Toluidinblau (Toloniumchlorid) i. v.
  - **Cave:** Bei Glucose-6-Phosphat-Dehydrogenase-Mangel kann die Gabe von Redoxfarbstoffen gefährlich sein (s. u.).
- **Austauschtransfusion** bei massiver Hämolyse

64.2   Direkte Oxidationsmittel

Direkte Oxidationsmittel setzen reaktiven Sauerstoff frei; sie sind typischerweise Bleichmittel, die als Reinigungsmittel, in der chemischen Industrie etc. eingesetzt werden. Vergiftungen mit diesen Substanzen sind selten.

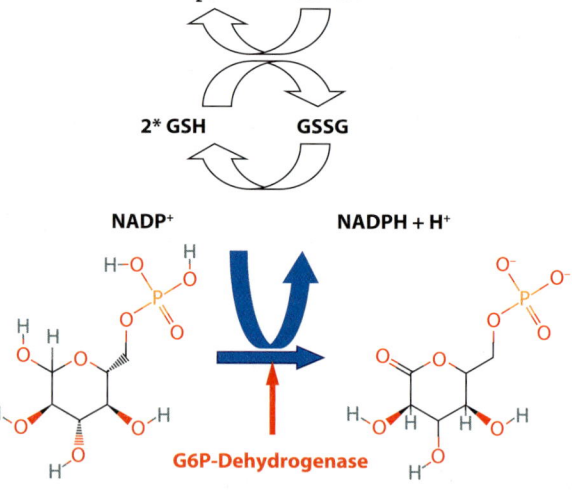

◘ **Abb. 64.1** Die Glucose-6-Phosphat-Dehydrogenase (G6PD[H]) liefert Reduktionsäquivalente zur Regeneration des erythrozytären Redoxpuffers

64

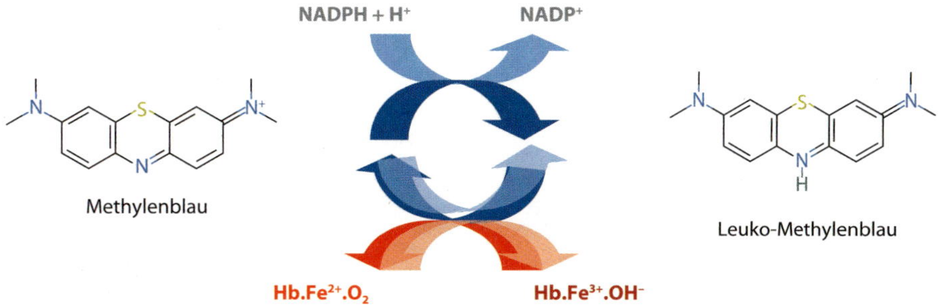

◘ Abb. 64.2 Reduktion von Methämoglobin durch Methylenblau

Bei oraler Ingestion kommt es zu Verätzungen (direkte Ätzwirkungen auf die Schleimhaut) bzw. bei alkalischen Lösungen (Bleichlauge mit Natriumhypochlorit) zur Verseifung. Die resorptive Vergiftung führt zur rasch einsetzenden Methämoglobinbildung mit Hämolyse.

Wird Perchlorat für die Therapie der Hyperthyreose eingesetzt (► Kap. 51), ist eine Methämoglobinämie nicht zu erwarten, da therapeutische Dosen zu niedrig sind.

64.3 Gekoppelte Oxidation von Nitriten zu Nitraten

Natriumnitrit ($NaNO_2$) ist Pökelsalz. Früher gaben Verwechslungen Anlass zu (Massen-)Vergiftungen. Heute wird kaum mehr gepökelt, daher ist diese Art der Vergiftung heute selten geworden. Bei letal verlaufenden Vergiftungen von Menschen lagen rekonstruierte Dosen im Bereich von 1–30 g Pökelsalz.

Heute sind die wichtigsten **Nitritquellen** Brunnenwasser in landwirtschaftlichen Gebieten und einige Gemüsesorten:
- Für das Pflanzenwachstum ist Stickstoff limitierend. Daher enthalten Düngemittel Nitrate. Diese gelangen ins Grundwasser und damit in die Hausbrunnen. Der Grenzwert liegt bei 50 mg/l. Eine Intoxikation Erwachsener ist bei Zufuhr von 0,5 g Nitrat zu erwarten. Das entspricht 10 l **Brunnenwasser**.
- Manche **Gemüsesorten** akkumulieren Nitrat (Spinat, Zucchini, Salat, Radieschen). Diese sind beim Erwachsenen jedoch kein Grund für eine Vergiftung, weil sie nicht in solchen Mengen konsumiert werden wie Wasser.
- Für die Nitrit-/Nitratvergiftung sind **Säuglinge besonders empfindlich**, weil sie nur wenig Methämoglobinreduktase exprimieren. Intoxikationen sind bereits bei Werten über 100 mg/l im Brunnenwasser beobachtet worden oder bei stark nitratgedüngtem Spinat oder Zucchini.

❯ Bakterien können Nitrat zu Nitrit reduzieren. Das geschieht entweder bei der Zubereitung von Speisen (z. B. Gemüse) oder im Gastrointestinaltrakt.

Nach Resorption reagiert Nitrit (NO_2^-) im wässrigen Milieu (H_2O) mit $Hb.Fe^{2+}.O_2$: Sowohl das Nitrit als auch HbO_2 werden oxidiert (gekoppelte Oxidation) und es entstehen Nitrat (NO_3^-), $Hb.Fe^{3+}.OH$ und OH^-.

Die Methämoglobinämie setzt rasch ein. Ihr Maximum erreicht sie meist innerhalb 1 Stunde. Nach einigen Stunden ist sie aber überstanden, weil pro Stunde bis zu 10% des Methämoglobins wieder zu Hämoglobin reduziert werden.

Das Problem ist die Gefahr der **Hämolyse**. Erythrozyten sind im rasch strömenden Blut großem mechanischem Stress ausgesetzt. Sie werden durch ein submembranäres Proteinnetzwerk mechanisch stabilisiert (z. B. aus Spectrin). Wird Methämoglobin in großen Mengen generiert, aggregiert es und bildet auch Aggregate mit diesen Proteinen, die die Erythrozyten stabilisieren. Es kommt zur Hämolyse. Diese kann nur mit einer Austauschtransfusion behandelt werden. Die Hämoglobinurie kann zum akuten Nierenversagen führen.

Nitrite führen ebenfalls zum Blutdruckabfall, weil sie als Donatoren für NO (Stickstoffmonoxid, ► Kap. 20) dienen. Der Blutdruckabfall verschärft die Gewebehypoxie. Der Nitritgehalt einer zubereiteten Nahrung lässt sich mit Blut leicht prüfen: Liegt er über 0,2% (200 mg/l), verfärbt sich der zugesetzte Blutstropfen innerhalb weniger Sekunden braun.

64.4 Aromatische Amino- und Nitroverbindungen

Anilin, bizyklische Arylamine und Nitrobenzol sind Ausgangsstoffe für die Synthese von Farben, Klebstoffen, Pharmaka, Pestiziden, Sprengstoff (Trinitrotuluol, TNT) und Schuhcreme. Anilin, eine ölige Flüssigkeit, ist das wichtigste Ausgangsprodukt in der organischen Synthese. Technisches Anilin ist mit β-Naphthylamin verunreinigt, das kanzerogen wirkt (► Abschn. 62.4.1). Nitrobenzol ist ebenfalls eine ölige Flüssigkeit mit charakteristischem Geruch (»falsches Bittermandelöl«). Andere Aminobenzolderivate sind ähnlich giftig wie Anilin.

64.4.1 Akute Vergiftung

Anilin und Nitrobenzol
- **Wirkungsmechanismus**

Aromatische Amino- und Nitroverbindungen müssen erst gegiftet werden. ◘ Abb. 64.3 zeigt den Mechanismus für Anilin und Nitrobenzol.

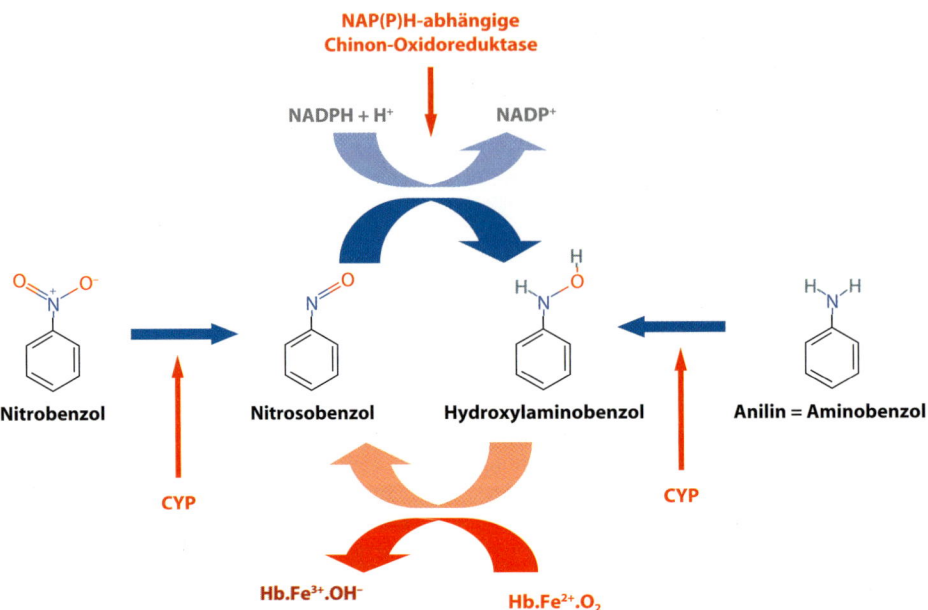

□ Abb. 64.3 Methämoglobinbildung durch Anilin (Aminobenzol) und Nitrobenzol

Weil es lange dauert, bis eine ausreichende Menge des jeweiligen Amins zum Hydroxylamin oxidiert bzw. der Nitroverbindung zum Nitrosoderivat reduziert ist, setzt die Vergiftung langsam ein. Da ein Molekül des jeweiligen aromatischen Amins oder der jeweiligen Nitroverbindung im Reaktionszyklus viele Moleküle Hämoglobin umsetzen kann, nimmt die Vergiftung einen protrahierten Verlauf.

Die aromatischen Amine sind meist stärkere Methämoglobinbildner als die entsprechende Nitroverbindung, weil CYP-Enzyme in der Regel nur einen Teil der Nitroverbindung reduktiv zur Nitrosoverbindung umsetzen können (▶ Abschn. 2.1.4, □ Abb. 64.3).

■ Vergiftungsbild

Die Vergiftungssymptome sind einerseits durch das Ausmaß der Methämoglobinämie dominiert (□ Tab. 64.1). Ihr Gipfel wird nach 4–6 Stunden erreicht.

Andererseits können manche Verbindungen zusätzliche Effekte auslösen, weil sie lipophil sind und daher Vergiftungszeichen auslösen, wie sie typisch für organische Lösungsmittel sind (▶ Kap. 66):

— Anilin erzeugt z. B. zusätzlich akut euphorisierende ZNS-Symptome (»Anilinpips«).
— Bei Inhalation hoher Konzentrationen kommt es zur bronchialen Reizung,
— bei oraler Ingestion zur Verätzung durch Delipidierung (Erbrechen, blutiger Durchfall).
— Eine Aufnahme über die Haut ist auch möglich.
— Die akute letale Dosis von Anilin wird beim Menschen auf 50–500 mg/kg KG geschätzt.

Naphthalin

Ein weiterer typischer Methämoglobinbildner ist Naphthalin (Dibenzol). Naphthalin selbst ist vollkommen unbeteiligt. Sein Metabolit 1,4-Naphthol kann zu **Naphthochinon** umgesetzt werden und dies erzeugt eine Methämoglobinämie.

Der Verlauf der Vergiftung entspricht derjenigen mit Anilin. Die Symptome der Methämoglobinämie setzen sehr verzögert ein (bis zu 24–48 Stunden nach Ingestion) und persistieren über mehrere Tage.

Naphthalin wird in Mottenkugeln verwendet und ist vor allem für Kinder gefährlich. Die letale Dosis liegt bei 2 g. Personen mit Glucose-6-Phosphat-Dehydrogenase-Defekt sind wesentlich empfindlicher (siehe Folgeabschnitt).

□ Tab. 64.1 Symptome der Methämoglobinämie in Abhängigkeit vom Methämoglobinanteil

Gehalt an Met-Hb (in %)	Symptome
1	Normalbereich
1–10	Meist symptomlos, Zyanose der Schleimhäute für den Geübten erkennbar
10–20	Zyanose, Kopfschmerzen, Benommenheit, Atemnot unter Belastung
20–45	Zusätzlich: Übelkeit, Atemnot, Herzfrequenzanstieg/Palpitationen
45–70	Schwere Zyanose, Erbrechen, Verwirrtheit, Bewusstlosigkeit, Blutdruckabfall, peripheres Kreislaufversagen
> 70	Tod

64

64.4.2 Chronische Vergiftung bei Glucose-6-Phosphat-Dehydrogenase-Mangel

Bei chronischer Exposition gegenüber aromatischen Amino- und Nitroverbindungen entwickelt sich eine chronische Methämoglobinämie mit unspezifischen Schwächesymptome (Müdigkeit, Schwindel, Appetitlosigkeit) und erhöhten Methämoglobinspiegeln (▶ Abschn. 64.1.1). Das aggregierte Methämoglobin lässt sich als sog. Heinz-Innenkörper nachweisen (◻ Abb. 64.4). Labordiagnostisch bestehen eine Hyperbilirubinämie und ein Haptoglobinabfall.

Etwa 400 Mio. Menschen haben einen mehr oder minder stark ausgeprägten Defekt der Glucose-6-Phosphat-Dehydrogenase (G6PD[H]). Die 140 Varianten des Allels, die defekte Enzyme codieren, haben sich wahrscheinlich deshalb durchgesetzt, weil sie eine gewisse Schutzwirkung bei Malaria bieten (▶ Abschn. 5.1.6).

Das G6PD-Gen ist X-chromosomal codiert, daher haben Männer in allen Erythrozyten denselben Defekt. Bei Frauen ist es aufgrund der frühembryonalen X-chromosomalen Inaktivierung ungefähr die Hälfte der Erythrozyten. Personen mit G6PD-Defizienz sind für Methämoglobinbildner empfänglicher. Das umfasst eine lange Liste von Arzneimitteln.

Da es viele Enzymvarianten gibt mit jeweils unterschiedlicher Restaktivität, sind nicht alle Pharmaka für alle Betroffenen gleich gefährlich. Deshalb gibt es unterschiedliche Wahrscheinlichkeiten, mit denen ein Arzneistoff tatsächlich eine Methämoglobinämie auslösen kann.

Ein hohes Risiko, als Methämoglobinbildner zu wirken, haben **antibakterielle Sulfonamide** (Sulfamethoxazol, Sulfametrol, Sulfadiazin), **Dapson, Chloroquin und Chinin**. Methämoglobinämien sind auch unter **Paracetamol** und **Acetylsalicylsäure** beobachtet worden. Der Kausalzusammenhang ist aber nicht immer klar, weil auch Nahrungsinhaltsstoffe bei diesen Personen eine Methämoglobinämie erzeugen können.

Die Gabe von Redoxfarbstoffen wie Methylenblau kann bei G6PD-Mangel gefährlich sein (◻ Abb. 64.2) und ist daher zu vermeiden, wenn das Ausmaß der Restaktivität unklar ist. In jedem Fall sollte unter Therapie laufend das Niveau an Methämoglobin und Hämoglobin verfolgt werden, um sicherzustellen, dass die Gabe von Methylblau nicht zur Verschlechterung der Situation führt.

Weiterführende Literatur

Bradberry SM (2003) Occupational methaemoglobinaemia. Mechanisms of production, features, diagnosis and management including the use of methylene blue. Toxicol Rev 22: 13–27

El-Husseini A, Azarov N (2010) Is threshold for treatment of methemoglobinemia the same for all? A case report and literature review. Am J Emerg Med 28: 748.e5–748.e10

Savino F, Maccario S, Guidi C, Castagno E, Farinasso D, Cresi F, Silvestro L, Mussa GC (2006) Methemoglobinemia caused by the ingestion of courgette soup given in order to resolve constipation in two formula-fed infants. Ann Nutr Metab 50: 368–371

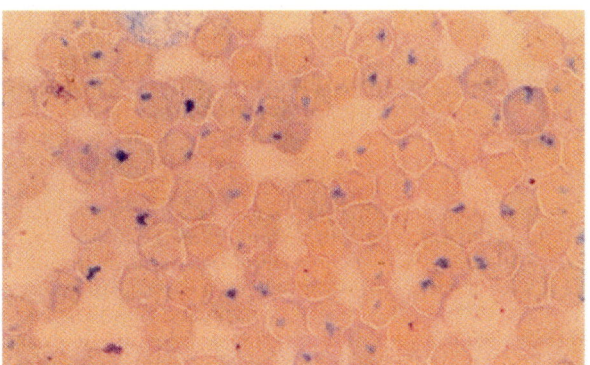

◻ **Abb. 64.4** Präzipitation von Methämoglobin als Heinz-Innenkörper bei chronischer Methämoglobinämie

Alkohole

S. Böhm

M. Freissmuth et al., *Pharmakologie und Toxikologie*,
DOI 10.1007/978-3-662-46689-6_65, © Springer-Verlag Berlin Heidelberg 2016

In diesem Kapitel werden die toxikologischen Charakteristika der Alkohole anhand von Methanol und Ethanol besprochen sowie die Therapie der Intoxikation behandelt. Als Vertreter höherer Alkohole werden Isopropanol und Ethylenglykol erwähnt.

Lernziele
Methanol
Ethanol
Höhere aliphatische Alkohole
- Isopropanol (2-Propanol)
- Ethylenglykol

65.1   Einleitung

Aliphatische Alkohole (Alkanole) sind Hydroxyderivate der aliphatischen Kohlenwasserstoffe (Alkane). Diese bilden auch eine homologe Reihe mit den ersten 4 Gliedern:

Methanol	Methylalkohol	CH_3-OH
Ethanol	Ethylalkohol	CH_3-CH_2-OH
1-Propanol	Propylalkohol	CH_3-CH_2-CH_2-OH
1-Butanol	Butylalkohol	CH_3-CH_2-CH_2-CH_2-OH

Der Substitutionsgrad des Kohlenstoffatoms, an dem sich die OH-Gruppe befindet, determiniert die Einteilung in primäre (2 H-Atome), sekundäre (1 H-Atom) und tertiäre Alkohole (kein H-Atom). Die Anzahl der OH-Gruppen in den Molekülen bestimmt die Einteilung in Alkanole, -diole (z. B. Ethylenglykol) oder Polyole.

Alle aliphatischen Alkohole wirken **sedativ-narkotisch**, wobei diese Wirkung entsprechend der Meyer-Overton-Hypothese mit deren **Lipophilie** und entsprechend mit der Kettenlänge korreliert (► Kap. 28). Mit der Kettenlänge nimmt auch die akute Toxizität zu, die unter anderem auf der Interaktion der Alkohole mit der **Lipidphase zellulärer Membranen** beruht, woraus z. B. eine zytolytische Wirkung resultiert.

Daneben gibt es spezifische Angriffspunkte für Alkohole (z. B. Ethanol) und die (»aktiven«) **Metaboliten** der Alkohole (z. B. Methanol und Isopropanol) können die Toxizität determinieren.

65.2   Methanol

■   Exposition

Synthetisch hergestellt findet sich Methanol unter anderem in Lacken, Extraktions- und Lösungsmitteln sowie eventuell als Verunreinigung in Ethanolzubereitungen. Zur Vergiftung kommt es zumeist irrtümlich durch Verschlucken entsprechender Lösungen oder Konsum methanolhaltiger alkoholischer Getränke.

■   Toxikokinetik

Methanol wird nach oraler Aufnahme wegen geringerer Lipidlöslichkeit langsamer als Ethanol, aber vollständig resorbiert und verteilt sich im Körperwasser. Der Metabolismus verläuft analog zu dem des Ethanol (► Abschn. 65.3) über

Formaldehyd zu Ameisensäure (◘ Abb. 65.1). Die Halbwertszeit des Methanol beträgt konzentrationsabhängig 3–30 Stunden, die des Formaldehyd eine Minute. Sowohl die renale Elimination als auch die Oxidation der Ameisensäure verläuft langsam (Halbwertszeit über 24 h), sodass diese akkumuliert (Azidose!). Je nach zugeführter Menge werden bis zu 60% des Methanol unverändert abgeatmet.

■   Akute Intoxikation

Methanol selbst verursacht ähnliche zentrale Wirkungen wie Ethanol, aber mit geringerer Wirkstärke, d. h., es sind größere Mengen erforderlich, um vergleichbare zentral dämpfende Effekte zu erzielen. Infolge des langsamen Abbaus von Methanol ergibt sich ein protrahierter Rauschzustand (1–2 Tage nach Methanolaufnahme; **narkotische Phase**), der langsam durch eine symptomfreie Phase und danach durch eine metabolische Azidose abgelöst wird (2–4 Tage nach Methanolaufnahme; Blut-pH < 7,0). Während dieser **azidotischen Phase** tritt eine zunächst reversible Sehstörung (2–4 Tage nach Methanolaufnahme; Retinaödem) ein. Bei schwerer Intoxikation folgt danach (ab dem 5. Tag) eine irreversible Sehstörung (toxische Optikusneuropathie).

■   Therapie bei Intoxikation

Da sowohl die Sehstörungen, als auch die Azidose auf die Ameisensäure zurückzuführen sind, konzentriert sich die Therapie auf eine Vermeidung der Akkumulation von Ameisensäure sowie auf einen Ausgleich der Azidose:
- **Verabreichung von Ethanol:** Ethanol hat eine höhere Affinität zur Alkoholdehydrogenase, verdrängt Methanol, verhindert dadurch dessen Metabolisierung zu Ameisensäure, und Methanol wird abgeatmet. Ethanol kann entweder per Infusion oder mittels eines alkoholi-

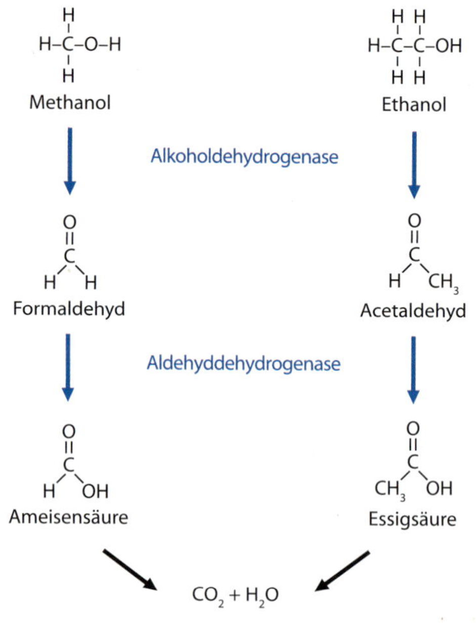

◘ **Abb. 65.1 Metabolismus von Methanol und Ethanol**

65

schen Getränks (hochprozentig!) peroral zugeführt werden; die zu erzielenden Blutkonzentrationen liegen bei 1‰. Alternativ kann **Fomepizol** verabreicht werden, das die Alkoholdehydrogenase blockiert.

- **Kompensation der Azidose** mittels Pufferlösungen mit Bicarbonat ($NaHCO_3$) oder Trometamol (THAM: Trishydroxymethylaminomethan). Dies muss unter Überwachung des Blut-pH über mehrere Tage durchgeführt werden.
- **Hämodialyse** (▶ Kap. 62) zur Elimination der Ameisensäure, aber auch des Methanols.

Korrektur einer Azidose

Der physiologische pH-Wert im Blut liegt bei 7,4 ± 0,05. Eine Abweichung davon kann mittels des **Basenüberschusses** (»base excess«) berechnet werden. Der Base Excess beschreibt die Menge an Pufferbase oder -säure, die einer Blutprobe zugeführt werden muss, um einen pH-Wert von 7,4 zu erreichen. Eine gängige Berechnungsmethode ist die folgende:

Standard-Base-Excess (SBE)

$= 0,9287 \times \{[HCO_3^-] - 24,4 + 14,83 \times (pH - 7,4)]\}$

Negative Werte geben eine Azidose an, positive Werte eine Alkalose. Die zuzuführende Menge an Bicarbonat oder THAM berechnet sich dann so:

- $NaHCO_3$ [mmol] = SBE × 0,2 × KG [kg]
- THAM [mmol] = SBE × 0,3 × KG [kg]

65.3 Ethanol

■ Exposition

Alkoholische Getränke sind weltweit verfügbar. Der jährliche Konsum pro Kopf in Deutschland und Österreich liegt im Bereich von 11–15 l Ethanol. Gewonnen wird Ethanol durch Vergärung von Sacchariden, die bei bestimmten Alkoholkonzentrationen endet. Getränke mit höheren Ethanolanteilen werden durch Destillation hergestellt.

■ Toxikokinetik

Ethanol wird nach oraler Aufnahme nahezu komplett resorbiert, und zwar zu 20% im Magen, der Rest im Dünndarm. Die Resorptionsgeschwindigkeit hängt vom Mageninhalt ab: ≤ 2 Stunden bei leerem Magen, ≤ 6 Stunden bei gefülltem Magen (je fettreicher die Mahlzeit, umso stärker die Verzögerung).

Ethanol verteilt sich frei im Körperwasser und zeigt ein Verteilungsvolumen von 0,6 (Frauen) bis 0,7 l/kg KG (Männer). Die Elimination des Ethanols verläuft nach einer Kinetik 0. Ordnung, da die metabolisierenden Enzyme gesättigt sind; pro Stunde werden ca. 1,5‰ Blutalkohol eliminiert.

Die Elimination erfolgt zu < 10% unverändert renal oder pulmonal. Der Hauptteil wird über die Alkoholdehydrogenase (◙ Abb. 65.1) verstoffwechselt. (Nur bei sehr hohen Alkoholspiegeln trägt CYP2E1 zum Abbau bei.)

■ Akute Intoxikation

Die Symptome der akuten Ethanolwirkung sind in ▶ Kap. 32 beschrieben.

◙ Tab. 65.1 Organschäden als Folge chronischer Ethanolzufuhr

Organ	Erkrankung
Leber	Fettleber, Hepatitis, Leberzirrhose, Tumore
ZNS	Wernicke-Enzephalopathie, Korsakow-Psychose
Peripheres Nervensystem	Polyneuropathien
Herz	Kardiomyopathie
Kopf-Hals-Bereich	Tumore
Gefäßsystem	Hypertonie
Reproduktionssystem	Verminderte Fertilität, Alkoholembryopathie

■ Chronische Intoxikation

Nach länger dauernder Zufuhr größerer Ethanolmengen zeigen sich toxische Wirkungen in einer beträchtlichen Zahl von Geweben/Organen (◙ Tab. 65.1); diese Effekte sind oft irreversibel.

■ Therapie der Intoxikation

Die Therapie der Alkoholkrankheit und des Alkoholentzugs sind in ▶ Kap. 32 beschrieben; hier wird nur die Therapie der Intoxikation besprochen.

Akute Intoxikation Ärztliche Versorgung ist nur in Fällen schwerer Intoxikation erforderlich; im Zentrum steht die drohende Atemlähmung, sodass die Vitalfunktionen unbedingt überwacht werden müssen. Bedacht werden sollte die entstehende Hypoglykämie, die beträchtliche Ausmaße erreichen kann (Blutzuckerkontrolle!), sodass die Infusion von Glucoselösungen ratsam ist. Bei starker Erregung können sedativ wirksame Substanzen verabreicht werden, aber nur solche, die selbst die Atmung nicht beeinträchtigen (z. B. Antipsychotika, aber keine Benzodiazepine). Als Ultima ratio kann Ethanol mittels Hämodialyse eliminiert werden.

Chronische Intoxikation Die Schäden durch chronischen Alkoholkonsum bedürfen jeweils organspezifischer Therapien, wobei die Chancen auf signifikante Besserung aber gering sind.

65.4 Höhere aliphatische Alkohole

Mit zunehmender Kettenlänge steigt sowohl die narkotische Wirkung aliphatischer Alkohole als auch die akute Toxizität (Abnahme der LD_{50}). Die toxikologischen Charakteristika sind mit jenen anderer organischer Lösungsmittel (▶ Kap. 66) vergleichbar. Als Beispiel sei hier **Isopropanol** erwähnt, das als **Desinfektionsmittel,** aber auch in Kosmetika, Reinigungs- und Enteisungsmitteln oft zum Einsatz kommt.

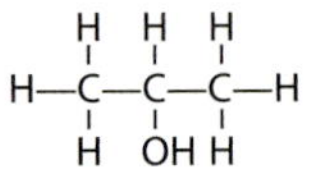

○ Abb. 65.2 Strukturformeln von Isopropanol, Aceton, Ethylenglykol, Glyoxylsäure und Oxalsäure

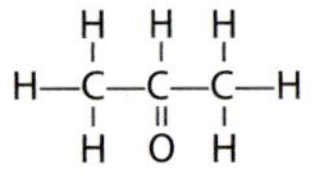

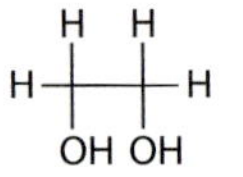

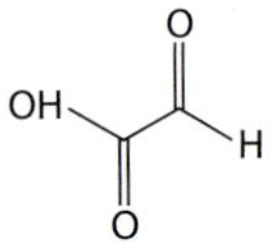

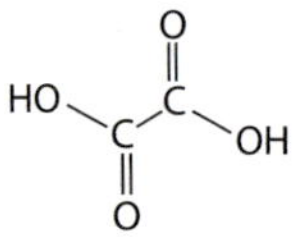

Isopropanol (2-Propanol)

Isopropanol wird innerhalb von 2 Stunden komplett aus dem Gastrointestinaltrakt resorbiert, die Plasmahalbwertszeit liegt bei 3–6 Stunden. Es wird über Alkoholdehydrogenase zu Aceton umgewandelt (○ Abb. 65.2); die Affinität zum Enzym ist ca. 10-fach niedriger als jene des Ethanols.

Die Halbwertszeit des Aceton liegt bei 22 Stunden, sodass bei chronischer Isopropanolzufuhr **Aceton** kumuliert. Isopropanol selbst und Aceton werden zu beträchtlichen Teilen abgeatmet und in geringerem Ausmaß mit Urin und Fäzes ausgeschieden.

■ Intoxikation

Symptome einer akuten Intoxikation:
- Alkoholische Vergiftungszeichen in Richtung Narkose (Isopropanol ist deutlich potenter als Ethanol)
- Gastritis
- Hypothermie
- Atemdepression
- Hypotension, Schock, Kreislaufstillstand

Ab etwa 0,5 l kann die Aufnahme letal sein.

Symptome einer chronischen Intoxikation:
- Irritation im Respirationstrakt (bei Inhalation)
- Hämatologische Veränderungen
- Degeneration von Leber und Milz

■ Therapie bei Intoxikation

Therapeutisch steht die Aufrechterhaltung der Vitalfunktionen im Vordergrund.

Ethylenglykol

■ Exposition

Ethylenglykol (= Monoethylenglykol) entspricht Ethan-1,2-diol und ist der einfachste 2-wertige Alkohol; es wird oft einfacher als Glykol bezeichnet. Der Begriff Glykole bezeichnet aber vom Ethylenglykol abgeleitete 1,2-Diole. Ethylenglykol wird in Kühlflüssigkeiten, Frostschutzmitteln und zur Polyestererzeugung verwendet.

■ Toxikokinetik

Ethylenglykol wird mit einer Plasmahalbwertszeit von 4 Stunden zu **Glykolaldehyd** umgewandelt, aus dem dann Oxalsäure entsteht. Dadurch kommt es auch nach Ethylenglykolaufnahme zur metabolischen Azidose. Außerdem fällt **Oxalsäure** mit Ca^{2+}-Ionen zum schwerlöslichen Ca^{2+}-Oxalat aus, das Nierentubuli versperren kann und zu Nierenversagen führt. Zur **Schädigung der Niere** trägt auch die entstehende Glyoxylsäure bei. (○ Abb. 65.2 zeigt alle entsprechenden Strukturen.)

■ Akute Intoxikation

Ethylenglykol kann durch Inhalation oder über die Haut aufgenommen werden; es wirkt reizend auf Haut und Schleimhäute in Augen und Atemwegen. Nach inhalativer Aufnahme kommt es zu Kopfschmerzen, Schwindel und Husten. Nach oraler Aufnahme zeigen sich folgende Symptome:
- Übelkeit, Erbrechen
- Abdominellen Schmerzen
- Apathie, Bewusstseinsstörungen
- Bewusstlosigkeit

Ab 100 ml kann die orale Aufnahme von Ethylenglykol letal sein.

Diethylenglykol (Glykol)

Diethylenglykol hat auch unter der einfacheren Bezeichnung Glykol Bekanntheit erlangt, da es im Jahr 1985 von mehreren Weinbauern in Österreich dem Wein zugesetzt wurde, um dessen Geschmack süßer und intensiver werden zu lassen. Dieser »Weinskandal« erreichte auch Deutschland, da dort Wein aus Österreich mit dem Eigenbau verschnitten wurde. Diethylenglykol ist deutlich weniger toxisch als Monoethylenglykol, verursacht aber in entsprechenden Mengen ähnliche Symptomatik. Die Konsequenz des Weinskandals war die Einführung des weltweit strengsten Weingesetzes in Österreich.

■ Therapie bei Intoxikation

Zur Therapie der akuten Ethylenglykolintoxikation steht **Fomepizol** zur Verfügung. Dieses hemmt die Alkoholdehydrogenase und verlängert die Halbwertszeit des Ethylenglykol auf das 4-Fache. Somit wird das Entstehen der toxischen Metaboliten weitgehend verhindert.

Weiterführende Literatur

Berend K, de Vries AP, Gans RO (2014) Physiological approach to assessment of acid-base disturbances. N Engl J Med 371(15): 1434–1445

Brent J (2001) Current management of ethylene glycol poisoning. Drugs 61: 979–988

Oh MS, Carroll HJ (1977) The anion gap. N Engl J Med 297: 814–817

Organische Lösungsmittel

S. Böhm

M. Freissmuth et al., *Pharmakologie und Toxikologie*,
DOI 10.1007/978-3-662-46689-6_66, © Springer-Verlag Berlin Heidelberg 2016

In diesem Kapitel werden die toxikologischen Charakteristika diverser Lösungsmittel besprochen. Diese finden weit verbreiteten Einsatz, wirken infolge ausgeprägter Lipophilie akut narkotisch und verursachen über entstehende Metaboliten chronische toxische Schäden. Die hier behandelten Vertreter sind in 3 Gruppen unterteilt: aromatische, aliphatische und halogenierte aliphatische Kohlenwasserstoffe.

Lernziele

Toxikologie von Kohlenwasserstoffen (KW)
- **Aromatische** KW (Toluol, Xylol)
- **Aliphatische** KW (flüssige Alkane = Benzine; n-Hexan)
- **Halogenierte aliphatische** KW (Di-, Tri-, Tetrachlormethan, Trichlorethen, Tetrachlorethen, 1,1,1- bzw. 1,1,2-Trichlorethan und Fluorchlorkohlenwasserstoffe [FCKW])

66.1   Einleitung

Alle organischen Lösungsmittel lösen z. B. Fette, Wachse, Öle, Lacke, Farben, Klebstoffe, Kunststoffe, aber auch pflanzliche Inhaltsstoffe ohne dabei mit den gelösten Stoffen eine Reaktion einzugehen. Einsatzgebiete von Lösungsmitteln sind daher Reinigung bzw. Extraktion. Voraussetzungen dafür sind:
- Ausgeprägte Lipophilie
- Geringe chemische Reaktivität
- Hoher Dampfdruck

Infolge dieser Eigenschaften kommen für Lösungsmittel **3 Wege der Aufnahme** infrage:
- Inhalation
- Ingestion
- Dermale Resorption

Infolge der hohen Lipophilie steht bei schweren systemischen Vergiftungen wie bei den Alkoholen (▶ Kap. 65) die **narkotische Wirkung** im Vordergrund. Bei lokaler Einwirkung organischer Lösungsmittel auf der **Haut** kommt es zur **Entfettung,** an **Schleimhäuten** zu **Reizungen.** Bei chronischer Exposition treten **organspezifische Wirkungen** in den Vordergrund. Diese sind bei den einzelnen Lösungsmitteln unterschiedlich und werden primär **durch Metaboliten** der Lösungsmittel verursacht.

Die **Therapie der akuten Vergiftungen** mit Lösungsmitteln **nach oraler Aufnahme** ist für alle Vertreter gleich und beruht auf der Verhinderung der Resorption. Hierbei muss aber wegen der **Gefahr der Aspiration** (z. B. Benzinpneumonie) auf induziertes Erbrechen und Magenspülung verzichtet werden.

Verabreichung von **Paraffinum subliquidum** (5 ml/kg KG), das nicht resorbiert wird, kann durch Bindung die Resorption anderer Lösungsmittel reduzieren; gleichzeitige Gabe von **Glauber-Salz** kann die Darmpassage beschleunigen und die Wahrscheinlichkeit der Resorption weiter senken. Öle, Fette und Milch sollten vermieden werden, da diese die Resorption erleichtern. Sympathomimetika (z. B. Adrenalin) sind kontraindiziert, da Lösungsmittel (ähnlich den Inhala-

tionsnarkotika, ▶ Kap. 28) den Organismus hierfür sensibilisieren können.

Nach Inhalation bzw. chronischer Intoxikation kommen lediglich symptomatische Maßnahmen infrage; spezifische Antidote gibt es nicht.

66.2   Aromatische Kohlenwasserstoffe

Als Vertreter der aromatischen Kohlenwasserstoffe werden hier die monozyklischen Verbindungen **Benzol, Toluol** und **Xylol** besprochen, deren Toxizität in dieser Reihenfolge deutlich abnimmt. Aus diesem Grund ist der Einsatz von Benzol heute weitgehend verboten. Xylol, Toluol sowie andere Alkylbenzole werden heute weit verbreitet als Benzolersatz angewandt.

66.2.1 Benzol

▪ Exposition

Kraftstoff für Ottomotoren enthält auch heute noch 1% Benzol, sodass der größte Teil der Benzolexposition auf den Kraftfahrzeugverkehr zurückzuführen ist. Die Luft in verkehrsreichen Gebieten enthält bis zu 30 µg/m3 Benzol. Der Mensch nimmt pro Tag ca. 250 µg Benzol auf; eine zusätzliche Belastung stellen **Zigaretten** dar, die bis zu 500 µg Benzol freisetzen.

▪ Toxikokinetik

Der wichtigste Aufnahmeweg ist der pulmonale; bei Inhalation wird Benzol zu ca. 50% aus der Inspirationsluft resorbiert. Benzol wird nach oraler Aufnahme rasch und vollständig resorbiert, ebenso bei Anwendung an der Haut. Die Verteilung im Körper ist von der Lipophilie bestimmt: nach chronischer Exposition ist die Konzentration im Fettgewebe ca. 10-fach höher als im Blut.

Die **Elimination** erfolgt auf 2 Wegen (jeweils zu ca. 50%):
- **Abatmung** in unveränderter Form infolge des hohen Dampfdrucks.
- **Metabolisierung:** Über CYP2E1 entsteht hauptsächlich ein kurzlebiges Epoxid, das dann in Phenol, Catechol, Hydrochinon und Benzochinon umgewandelt wird (◘ Abb. 66.1). Alternativ entsteht über Konjugation Phenylmercaptursäure, die renal ausgeschieden wird.

Die Eliminationshalbwertszeiten betragen bei Benzol zwischen 0,5 und 1,5 Stunden, bei Phenol ca. 1 Stunde; bei Catechol und Hydrochinon sind sie deutlich länger.

▪ Akute Intoxikation

Eine akute Vergiftung, meist durch Inhalation, zeigt sich an folgender **Symptomatik**:
- Rausch (ähnlich Alkohol)
- Schwindel, Benommenheit
- Euphorie (Suchtgefahr)
- Kopfschmerzen

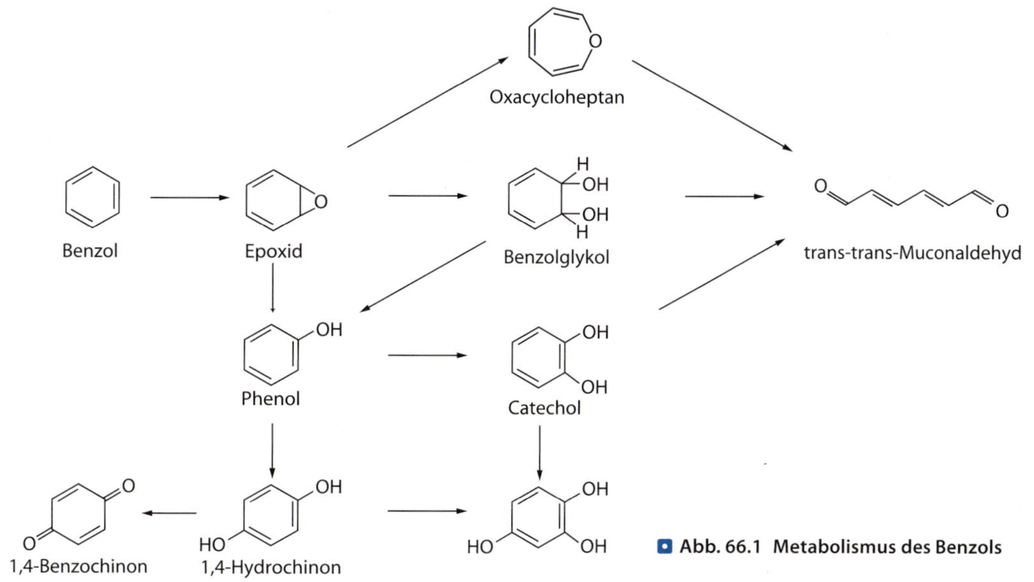

Abb. 66.1 Metabolismus des Benzols

- Übelkeit mit Erbrechen
- Krämpfe
- Bewusstlosigkeit
- Herzrhythmusstörungen
- Pupillenstarre
- Lähmungserscheinungen
- Tod durch Atemlähmung oder Kreislaufversagen

Die letale Dosis liegt bei 20–40 µg Benzol.

■ Chronische Intoxikation

Nach chronischer Exposition ist Benzol ein **Blutgift** mit Effekten im erythro-, leuko- und thrombopoetischen System. Für diese Effekte werden die Metaboliten (**Abb. 66.1**) und nicht Benzol selbst verantwortlich gemacht. Es kommt zur **Anämie, Leuko-** und **Thrombozytopenie** sowie letztendlich zu **Leukämien.** Infolge mutagener und kanzerogener Wirkungen können Tumore auch in anderen Geweben entstehen.

Wie lange der Organismus gegenüber Benzol exponiert werden muss, um solche Effekte zu ermöglichen, ist nicht geklärt. Eine Schwellenkonzentration, unterhalb der keinerlei Toxizität auftritt, ist nicht definiert.

66.2.2 Toluol

■ Exposition

Die wesentliche Bedeutung von Toluol liegt im Benzolersatz; es kommt in Farben und Klebstoffen sowie in Kraftstoffen vor.

■ Toxikokinetik

Der wichtigste Aufnahmeweg ist auch bei Toluol die Inhalation. Toluol wird zu ca. 50% aus der Inspirationsluft resorbiert. Es wird außerdem nach Ingestion sowie über die Haut aufgenommen, aber diese Aufnahmewege sind von untergeordneter Bedeutung. Die Verteilung im Körper ist ähnlich der des Benzols. Etwa 20% des aufgenommenen Toluols werden abgeatmet, der Rest wird metabolisiert. Nach Konjugation erfolgt die Ausscheidung hauptsächlich renal.

■ Akute Intoxikation

Eine akute Vergiftung ergibt vor allem **zentralnervöse Symptomatik** sowie Zeichen der **Schleimhautreizung**:
- Müdigkeit, Erschöpfung
- Schwindel, Benommenheit
- Rausch (ähnlich Alkohol)
- Euphorisierende Wirkung (Suchtgefahr)
- Kopfschmerzen
- Rachen- und Augenreizung
- Schlaflosigkeit
- Tod durch Atemlähmung

Die tödliche Aufnahmemenge liegt für Motorenbenzin zwischen 0,25 und 1,0 l.

■ Chronische Intoxikation

Nach chronischer Exposition infolge von »Schnüffeln« finden sich uncharakteristische Symptome von Seiten des ZNS wie Kopfschmerzen, Tremor, motorische Schwäche und Schwindel. Für Toluol fanden sich keinerlei direkte Hinweise auf Mutagenität oder Kanzerogenität.

Lösungsmittelschnüffeln

Die Inhalation von Lösungsmitteln kann einen rauschähnlichen Zustand mit euphorisierender Komponente hervorrufen; das akute Bild ähnelt der Akutwirkung von Ethanol. Zu den in dieser Art missbräuchlich verwendeten Lösungsmitteln zählen aromatische, aliphatische und halogenierte Kohlenwasserstoffe. Relativ weit verbreitet ist dieser Missbrauch in Form des Klebstoffschnüffelns.

Insbesondere durch die euphorisierende Wirkung entsteht eine **psychische Abhängigkeit.** Es gibt aber auch Zeichen einer physischen Abhängigkeit, insbesondere das Auftreten einer ausgeprägten **Toleranz.** Bei akuter Überdosierung kann der Tod infolge von Atemlähmung und/oder Herz-Kreislauf-Versagen eintreten. Nach chronischem Missbrauch können neben **zentralen Störungen** (wie Schwindel, motorische Störungen, Konzentrationsdefizite, Persönlichkeitsveränderung, Depression) auch Zeichen einer **peripheren Neuropathie** auftreten.

66.2.3 **Xylol**

Xylol kommt als Gemisch der 3 Isomere (*ortho-*, *meta-* und *para*-Xylol) z. B. in Farben und Klebstoffen vor. Es wird überwiegend inhalativ aufgenommen, wird aber auch gastrointestinal und dermal sehr gut resorbiert. Die Verteilung im Organismus ähnelt jener des Toluols. Xylol wird hauptsächlich in der Leber metabolisiert und nach Konjugation renal eliminiert, daneben wird unverändertes Xylol abgeatmet.

Die akute Vergiftung ist durch Müdigkeit, Schwindel, Benommenheit, Rauschzustand, Konzentrationsschwäche und Kopfschmerzen gekennzeichnet. Mögliche Zeichen einer chronischen Vergiftung sind zentralnervöse Symptome ähnlich jenen durch Toluol.

66.3 **Aliphatische Kohlenwasserstoffe**

Benzine sind Gemische flüssiger Alkane (= aliphatische Kohlenwasserstoffe), die als Treibstoffe sowie als Lösungs- und Reinigungsmittel eingesetzt werden; deren toxikologischen Merkmale werden hier beschrieben. Wegen seiner ausgeprägten Toxizität wird *n*-Hexan separat besprochen.

66.3.1 **Alkane**

■ Exposition

Gesättigte aliphatische Kohlenwasserstoffe (Alkane) fallen bei der Verarbeitung des Erdöls an. Methan, Ethan, Propan und n-Butan sind flüchtig, *n*-Pentan bis *n*-Heptadecan sind flüssig, alle höheren Alkane fest. Flüssige Vertreter liegen als Gemische in verschiedenen Formen von **Benzinen** vor, die vor allem als Treibstoffe, aber auch als Lösungsmittel (z. B. Testbenzin oder Terpentinersatz) dienen. Akute Vergiftungen ergeben sich meist durch versehentliches Trinken benzinhaltiger Reinigungsmittel oder durch Einatmen von Benzindämpfen.

■ Toxikokinetik

Bei Kettenlängen bis zu 12 C-Atomen werden Alkane relativ gut resorbiert, bei steigender Anzahl immer schlechter, und **ab 16 C-Atomen gibt es keine nennenswerte Resorption** mehr. Flüssiges Paraffin wird daher sogar als Laxans und zur Detoxifikation bei Ingestion von Lösungsmitteln verwendet. Wie die zyklischen Kohlenwasserstoffe werden Alkane vor allem in fettreichen Geweben verteilt, je nach Dampfdruck kann ein Teil unverändert abgeatmet werden. Der Rest wird metabolisiert und danach vorwiegend renal eliminiert.

■ Akute Intoxikation

Für Lösungsmittel typisch stehen die **zentralnervösen Wirkungen** im Vordergrund der akuten Vergiftungssymptomatik:
- Rauschzustand
- Exzitation
- Tonisch-klonische Krämpfe
- Brechreiz nach oraler Aufnahme
- Benzinpneumonie (nach Aspiration bei Erbrechen)
- Lungenödem (nach Inhalation größerer Mengen)
- Eventuell Nierenschäden

■ Chronische Intoxikation

Auch Benzingemische werden missbräuchlich »geschnüffelt«. Bei chronischer Zufuhr können sich die Langzeitfolgen des Lösungsmittelschnüffelns ergeben.

66.3.2 *n*-Hexan

■ Exposition

Unter den Alkanen hat *n*-Hexan die größte toxische Wirkung. Sie beruht auf einem Metaboliten. *n*-Hexan wird häufig als Lösungs- und Extraktionsmittel, aber auch in Klebstoffen (z. B. Styroporkleber) eingesetzt. Auch Hexan wird missbräuchlich zum »Schnüffeln« verwendet.

■ Toxikokinetik

Hexan wird in der Leber zu primären bzw. sekundären Alkoholen hydroxyliert. Während 1-Hexanol nach Transformation zu Hexansäure durch β-Oxidation verstoffwechselt wird, entsteht aus 2-Hexanol das toxische **2,5-Hexandion** (◘ Abb. 66.2).

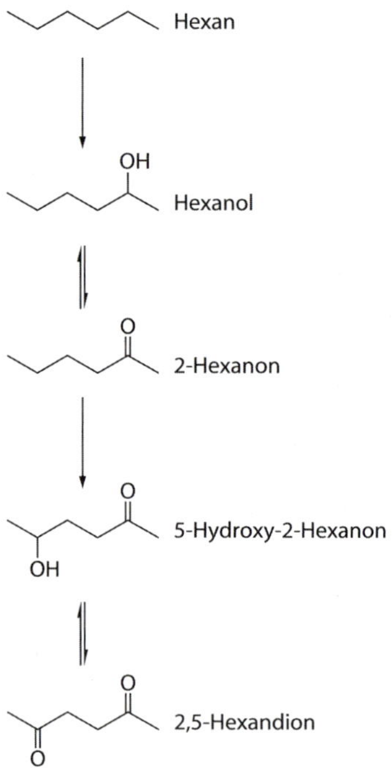

◘ Abb. 66.2 **Metabolisierung von n-Hexan zu 2,5-Hexandion**

▪ Chronische Intoxikation

2,5-Hexandion reagiert mit den freien Aminogruppen in Lysinresten, wodurch es letztendlich zur **Proteinvernetzung** kommen kann. In Nervenzellen führt die Vernetzung von Neurofilamenten zur Degeneration der Fortsätze, sodass die Nervenleitung beeinträchtigt ist. Es finden sich daher nach längerer Exposition Symptome **peripherer Neuropathien** (Parästhesien und Schwäche) in den Extremitäten, die sich nach längerer Expositionsvermeidung zurückbilden können.

66.4 Halogenierte aliphatische Kohlenwasserstoffe

Halogenierte aliphatische Kohlenwasserstoffe sind durch starke narkotische Wirkung charakterisiert. Außerdem führt deren Metabolisierung zu reaktiven Intermediärprodukten, die die chronische Toxizität determinieren. Hier werden folgende Vertreter einzeln behandelt: Di-, Tri- und Tetrachlormethan, Trichlorethen, Tetrachlorethen, 1,1,1- bzw. 1,1,2-Trichlorethan und Fluorchlorkohlenwasserstoffe (FCKW).

Durch Einbau von Halogenen (zumeist Chlorid und Fluorid) nimmt die Lipophilie der Alkane zu. Es sinkt aber deren Brennbarkeit, sodass sie häufig als Lösungsmittel eingesetzt werden. Mit der Lipophilie steigt auch die **narkotisierende** Wirkung, sodass einige halogenierte Alkane auch als Narkosemittel (z. B. Di- und Trichlormethan) Anwendung fanden. Die Metabolisierung der halogenierten Kohlenwasserstoffe, zumeist über CYP2E1, führt typischerweise zu biologisch aktiven Zwischenprodukten, die zur chronischen Toxizität beitragen.

Die halogenierten aliphatischen Kohlenwasserstoffe werden aufgrund des hohen Dampfdrucks zumeist pulmonal aufgenommen. Ihre Verteilung im Organismus erfolgt ähnlich jener der Inhalationsnarkotika.

▪ Dichlormethan

Dichlormethan (Methylenchlorid) wurde wegen der ausgeprägten Flüchtigkeit und der starken narkotischen Wirkung früher auch für Narkosen eingesetzt. Die **Metabolisierung** verläuft einerseits oxidativ in Richtung **Kohlenmonoxid,** sodass Vergiftungserscheinungen von dieser Seite auftreten (▶ Kap. 63). Ist nach Aufnahme größerer Mengen dieser Abbauweg gesättigt, so kommt es vermehrt zur Konjugation zu **Chlormethylgluthathion,** das die für Dichlormethan beschriebenen **mutagenen** und **kanzerogenen** Wirkungen vermitteln soll.

▪ Trichlormethan

Trichlormethan (Chloroform) wurde für die ersten in der Medizingeschichte dokumentierten Narkosen eingesetzt. Von Nachteil war hierbei die geringe therapeutische Breite infolge der ausgeprägten depressiven Wirkungen auf Herz und Atmung, sowie die **Nephro- und Hepatotoxizität.** An der **Leber** bewirkt Chloroform eine **fettige Degeneration,** die durch das entstehende Carbonylchlorid (Phosgen) vermittelt wird. Außerdem wirkt Chloroform terato- und kanzerogen.

▪ Tetrachlormethan

Tetrachlormethan (Tetrachlorkohlenstoff) wird hepatisch metabolisiert. Dabei entsteht ein **Trichlormethylradikal,** das durch Interaktion mit ungesättigten Fettsäuren zur **Lipidperoxidation** und Zerfall dieser Fettsäuren führt. Dies trägt zur ausgeprägten **Hepato- und Nephrotoxizität** bei.

▪ Trichlorethen

Trichlorethen (**Trichlorethylen,** Chlorylen, Trilene, TRI) ist ein in Gewerbe und Industrie weit verbreitetes Lösungsmittel. Der größte Anteil von Trichlorethen wird hepatisch metabolisiert. Dabei entsteht Trichloracetaldehyd und aus diesem **Trichlorethanol,** das stark narkotisch wirkt. Weiterhin entsteht **Trichloressigsäure,** die für die **Lebertoxizität** von Trichlorethen verantwortlich ist. Weitere toxische Metaboliten sind **Dichloressigsäure, Oxalsäure, Glyoxylsäure und N-(Hydroxyacetyl)-aminoethanol.** Wieder andere Metaboliten bewirken Nephrotoxizität mit der möglichen Entstehung von Nierenzelltumoren. In Gegenwart von Alkalien entsteht **Dichloracetylen,** das neurotoxische Effekte insbesondere an **Hirnnerven** verursachen kann und kanzerogen wirkt.

▪ Tetrachlorethen

Tetrachlorethen (**Tetrachlorethylen, Perchlorethylen**) wird ähnlich metabolisiert wie Trichlorethen; es entstehen ebenfalls Trichloressigsäure und nephrotoxische Metaboliten. Tetrachlorethen wirkt stärker narkotisch als Chloroform. Nach langer Exposition kann es zu organischen Psychosyndromen mit Persönlichkeitsveränderungen kommen. Zudem können sich Tumore in Leber und Niere entwickeln.

▪ 1,1,1-Trichlorethan und 1,1,2-Trichlorethan

Diese beiden halogenierten Kohlenwasserstoffe wirken etwas schwächer narkotisch als Chloroform, unterscheiden sich aber toxikologisch deutlich voneinander:

- 1,1,1-Trichlorethan wird zu 98% unverändert abgeatmet.
- 1,1,2-Trichlorethan wird zu **ca. 80% metabolisiert,** unter anderem zu **Chloressigsäure,** die **hepato-** und **nephrotoxisch** ist.

▪ Fluorchlorkohlenwasserstoffe (FCKW)

Fluorchlorkohlenwasserstoffe werden vorwiegend als Treibgase oder Kühlmittel eingesetzt. Sie sind wesentlich weniger toxisch als die zuvor genannten halogenierten aliphatischen Kohlenwasserstoffen, da sie weitgehend chemisch träge sind. Das bedingt aber auch ihre Persistenz in der Umwelt. Wegen der resultierenden Ozondepletion wurde ihre Anwendung stark eingeschränkt.

Weiterführende Literatur

Tormoehlen LM, Tekulve KJ, Nañagas KA. Hydrocarbon toxicity: A review. Clin Toxicol (Phila) 52(5): 479–489

Polyhalogenierte polyzyklische Kohlenwasserstoffe

S. Böhm

M. Freissmuth et al., *Pharmakologie und Toxikologie*,
DOI 10.1007/978-3-662-46689-6_67, © Springer-Verlag Berlin Heidelberg 2016

67

Die hier besprochenen polyhalogenierten polyzyklischen Kohlenwasserstoffe sind polychlorierte Dibenzodioxine (PCDD) und polychlorierte Dibenzofurane (PCDF) bzw. polychlorierte (und polybromierte) Biphenyle (PCB), die alle in biologischen Systemen akkumulieren. Bekanntheit erlangten diese eher mindergiftigen Stoffe durch Unfälle wie z. B. 1976 in Seveso, wo bei der Synthese des Herbizids 2,4,5-Trichlorphenoxyessigsäure TCDD freigesetzt wurde, oder 1968 in Japan, wo Reisöl mit PCB kontaminiert wurde (Reisölkrankheit = Yusho).

Lernziele
— Polychlorierte Dibenzodioxine (PCDD)
— Polychlorierte Dibenzofurane (PCDF)
— Polychlorierte (und polybromierte) Biphenyle (PCB)

Der Begriff polyhalogenierte polyzyklische Kohlenwasserstoffe umfasst zahlreiche Gifte – wie z. B. DDT oder chlorierte Cyclodiene –, die als Pestizide Einsatz finden. Diese werden im Kapitel (▶ Kap. 68) besprochen.

67.1 Polychlorierte Dibenzodioxine und polychlorierte Dibenzofurane

Polychlorierte Dibenzodioxine (kurz Dioxine) und polychlorierte Dibenzofurane umfassen über 200 Einzelverbindungen (◻ Abb. 67.1) mit unterschiedlicher Toxizität. Diese Substanzen sind deshalb von toxikologischem Interesse, da sie in der Umwelt hohe Persistenz zeigen und im menschlichen Organismus nur sehr langsam eliminiert werden, sodass sie akkumulieren.

▪ Exposition

Hauptquellen für PCDD und PCDF sind die **metallverarbeitende Industrie, KFZ, Verkehr** und jegliche **Verbrennungsprozesse.** Höchste chemische Stabilität weisen die an den Positionen 2, 3, 7 und 8 chlorierten Vertreter auf, die besonders gut in der Umwelt akkumulieren und im menschlichen Organismus nur sehr langsam metabolisiert werden. Die Halbwertszeit in der Umwelt liegt bei ca.10 Jahren. 2,3,7,8-Tetrachlordibenzodioxin (TCDD) wird z. B. im Boden, aber nicht im Wasser gefunden und reichert sich in Eiern, Milchprodukten und Fleisch an. Die daraus resultierende menschliche Aufnahme mit der Nahrung beträgt ca. 2 pg/kg KG pro Tag.

▪ Toxikokinetik

Die **Resorption** nach Ingestion liegt bei **50–90%** und nimmt mit zunehmender Chlorierung ab. Im Blut sind PCDD und PCDF an Lipoproteine gebunden, sie **akkumulieren in Leber, in Haut, Fettgewebe** und Muttermilch, aber nicht in Feten. Die Halbwertszeit von TCDD im menschlichen Organismus liegt im Bereich von 5–10 Jahren. Die Elimination erfolgt hauptsächlich über die Fäzes.

▪ Akute Intoxikation

Die toxischen Wirkungen von PCDD und PCDF werden über **Arylhydrocarbon-Rezeptoren (AhR)** vermittelt. Diese steuern die Expression zahlreicher Gene. PCDD und PCDF wirken deshalb als starke Enzyminduktoren (▶ Kap. 2), die Metabolismus und Wirkung nicht nur vieler Arzneimittel verändern, sondern auch z. B. von Steroidhormonen. Die toxische Wirkung variiert zwischen einzelnen Spezies stark. (Die letale Dosis beträgt z. B. 1 µg/kg KG bei Meerschweinchen und > 1 mg/kg KG bei Hamstern.) Der Mensch ist relativ unempfindlich.

Die **Zeichen einer akuten Intoxikation** treten meist erst mit einiger Zeitverzögerung (transkriptionelle Aktivität des AhR) auf:
— Übelkeit, Erbrechen
— Reizung der oberen Luftwege
— Gewichtsverlust (nach großer Mengen durch subakut einsetzende Stoffwechselentgleisung; dies kann auch Todesursache sein)
— Thymusatrophie und Immunsuppression
— Chlorakne und Hyperpigmentierung
— Leberschädigung (Enzyminduktion)
— Porphyrien (Induktion der δ-Aminolävulinsäure-Synthetase)
— Polyneuropathien

▪ Chronische Intoxikation

Die Daten zur chronischen Toxizität von PCDD und PCDF sind nicht gut abgesichert. Es finden sich **Störungen** in **Porphyrin-** und **Fettstoffwechsel** sowie im **Glucosehaushalt.** Es gibt Hinweise auf ein gesteigertes **Krebsrisiko,** Mutagenität ist nicht nachgewiesen.

67.2 Polychlorierte Biphenyle (PCB)

Polychlorierte Biphenyle umfassen ebenfalls über 200 Vertreter mit unterschiedlicher Toxizität (◻ Abb. 67.1). Diese Substanzen akkumulieren ebenfalls in Umwelt, Nahrungskette und menschlichem Fettgewebe, sind aber nur eher schwach toxisch wirksam.

◻ **Abb. 67.1 Grundgerüst der jeweils polychlorierten Dibenzodioxine (PCDD), Dibenzofurane (PCDF) und Biphenyle (PCB).** Nahezu alle der mit Ziffern markierten Positionen können mit Chloridionen (bzw. Bromidionen) substituiert sein. Die variable Zahl an Chlorierungen in beiden Ringen wird durch (Cl)$_x$ bzw. (Cl)$_y$ dargestellt

■ Exposition

PCB sind durch öligen Charakter und hohe chemische und thermische Stabilität gekennzeichnet. Sie werden industriell als Schmiermittel, Hydraulik- und Kühlflüssigkeiten, Weichmacher und in Feuerlöschmitteln eingesetzt. Infolge der Stabilität akkumulieren auch PCB in der Umwelt und reichern sich in der Nahrungskette an. Die menschliche Aufnahme erfolgt überwiegend durch fettreiche Nahrung und liegt im Bereich von 2 µg pro Tag.

■ Toxikokinetik

Die intestinale **Resorption** liegt bei **75–95%;** sie nimmt mit steigendem Chlorierungsgrad ab. Im Organismus gelangen PCB in fettreiche Gewebe, wo sie **akkumulieren.** Die Halbwertszeiten der einzelnen Vertreter im menschlichen Organismus variieren stark und liegen bei 2–10 Jahren.

■ Akute Intoxikation

Die toxischen Wirkungen von PCB werden einerseits wiederum über den **Ah-Rezeptor** vermittelt, daher ist die Symptomatik ähnlich jener von PCDD und PCDF. Andererseits sollen PCB auch direkt Östrogenrezeptoren aktivieren. Zwischen einzelnen Spezies variiert die Sensitivität auch gegenüber PCB stark, die letale Dosis beginnt bei ca. 1 mg/kg KG. Der Mensch ist relativ unempfindlich.

Die **Zeichen** einer **akuten Intoxikation** treten verzögert auf:

- Schwindel, Erbrechen
- Chlorakne
- Hyperpigmentierung
- Nervenschäden
- Leberschädigung (Enzyminduktion)
- Immunsuppression

■ Chronische Intoxikation

Daten zur chronischen Intoxikation mit PCB stammen unter anderem aus Japan, wo 1968 mit PCB und PCDF kontaminiertes Reisöl (Yusho = Reisölkrankheit) in Umlauf kam. Es wurde ein »**fetales PCB-Syndrom**« mit unterschiedlichen Hautstörungen beschrieben, daneben fanden sich vermehrt **Totgeburten,** Krebsfälle und Hinweise auf **Störungen des Immunsystems.** Es gibt Hinweise auf **Kanzerogenität**, aber keine auf Mutagenität.

Weiterführende Literatur

Sorg O (2014) AhR signalling and dioxin toxicity. Toxicol Lett 230(2): 225–233

Yoshioka W, Peterson RE, Tohyama C (2011) Molecular targets that link dioxin exposure to toxicity phenotypes. J Steroid Biochem Mol Biol 127(1–2): 96–101

Pestizide

S. Böhm

M. Freissmuth et al., *Pharmakologie und Toxikologie*,
DOI 10.1007/978-3-662-46689-6_68, © Springer-Verlag Berlin Heidelberg 2016

68

Die in diesem Kapitel besprochenen Pestizide (Biozide) sind Insektizide, Herbizide, Fungizide und Rodentizide. Während Insektizide als Nervengifte an spezifischen Angriffspunkten ihre Wirkung entfalten, wirken Herbizide und Fungizide zumeist durch Entkopplung der oxidativen Phosphorylierung. Die meisten Rodentizide sind Gerinnungshemmer aus der Gruppe der Cumarine.

Lernziele

Insektizide

- Chlorierte zyklische Kohlenwasserstoffe: DDT, Hexachlorcyclohexan (HCH), Cyclodiene (Aldrin, Dieldrin)
- Cholinesterasehemmer: organische Phosphorsäureester (Parathion, Malathion, Bromovos, Dichlorovos) und Carbamate (Carbaryl, Propoxur)
- Pyrethroide (Permethrin, Fenvalerat, Fluvalinat)

Herbizide und Fungizide

- Dinitrophenole
- Bispyridiniumderivate (Paraquat, Diquat)
- Pentachlorphenol
- Chlorphenoxycarbonsäuren (2,4-Dichlor- und 2,4,5-Trichlorphenoxyessigsäure)

Rodentizide

- Cumarine

68.1   Einleitung

Pestizide sind **Biozide,** also Gifte zur Bekämpfung schädlicher Lebewesen (Tiere oder Pflanzen). Je nach Lebewesen, gegen die die Vertreter gerichtet sind, unterscheidet man:

- Insektizide (gegen Insekten)
- Herbizide (gegen Pflanzen, z. B. Unkräuter)
- Fungizide (gegen Pilze)
- Rodentizide (gegen Nagetiere)
- Akarizide (gegen Milben)
- Nematizide (gegen Würmer)
- Molluskizide (gegen Weichtiere, z. B. Schnecken)

Einerseits stellen verschiedene Schädlinge eine Gefahr für die Ernte dar, andererseits sind durch Insekten übertragene Erkrankungen (z. B. Malaria) weltweit immer noch eine der größten Bedrohungen für den Menschen. Daher erscheint der Einsatz von Pestiziden gerechtfertigt.

Um die dadurch entstehende Gefährdung gering zu halten, sollten Pestizide **selektiv** auf einzelne Spezies wirken. Dies gelingt umso eher, je weiter die Biologie dieser Lebewesen von jener des Menschen entfernt ist. Daher sind Rodentizide allgemein toxischer als z. B. Herbizide. Hier werden im Detail Insektizide, Herbizide und Fungizide besprochen, Rodentizide nur am Rande erwähnt.

Eine Gefahr für Menschen durch Pestizide ergibt sich

- beim **Mischen** und **Abfüllen** konzentrierter Lösungen (meist durch Hautkontakt, seltener durch Inhalation eines entstehenden Aerosols),

- beim **Aufbringen** verdünnter Lösungen (auch Hautkontakt oder Inhalation),
- bei **Pflücken** und **Handhabung** behandelter Produkte (nur Restmengen),
- durch **Ingestion** behandelter Produkte (z. B. durch Anwendung an reifen Früchten, zu häufiges Applizieren oder frühzeitiges Abernten).

Vergiftungen erfolgen daher **gewerblichen** oder **akzidentell** im privaten Bereich, aber mindestens ebenso häufig auch in **suizidaler** Absicht; etwa 8% verlaufen letal.

Ein Gefährdung stellen Pestizide nicht nur wegen der akuten Toxizität für den Menschen dar, sondern auch für Fauna und Flora wegen der **Persistenz** in der Umwelt; daher können Pestizide auch nach Persistenz unterteilt werden:

- **Hochpersistent:** Organochlorverbindungen (z. B. DDT; Cyclodiene; HCH, Lindan) und kationische Herbizide (z. B. Paraquat, Diquat)
- **Mäßig persistent:** Triazine (z. B. Atrazin), Phenylharnstoffherbizide (Monuron), substituierte Dinitroaniline (allerdings relativ ungiftig)
- **Nicht persistent:** organische Phosphorsäureester, Chlorphenoxyessigsäure, synthetische Pyrethroide

68.2   Insektizide

Alle Insektizide sind Nervengifte mit allerdings unterschiedlichen Grundstrukturen und molekularen Angriffspunkten. Man unterscheidet anhand der Strukturen:

- Chlorierte zyklische Kohlenwasserstoffe: DDT, Hexachlorcyclohexan (HCH), Cyclodiene (Aldrin, Dieldrin)
- Cholinesterasehemmer: organische Phosphorsäureester (Parathion, Malathion, Bromovos, Dichlorovos) und Carbamate (Carbaryl, Propoxur)
- Pyrethroide (Permethrin, Fenvalerat, Fluvalinat)
- Neonicotinoide (Acetamiprid, Clothianidin, Imidacloprid, Thiacloprid, Thiamethoxam)

Molekulare Angriffspunkte:

- Spannungsaktivierte Na^+-Kanäle (DDT, Pyrethroide)
- Ionotrope GABA-Rezeptoren (Cyclodiene, Hexachlorcyclohexan)
- Cholinesterasen (organische Phosphorsäureester und Carbamate)
- Nikotinische Acetylcholinrezeptoren (Neonicotinoide)

68.2.1 Chlorierte zyklische Kohlenwasserstoffe

Wichtigste Vertreter (◘ Abb. 68.1):

- Dichlordiphenyltrichlorethan (DDT)
- Chlorierte Cyclodiene (z. B. Aldrin; Endrin; Chlordecon, Mirex)
- Hexachlorcyclohexan (HCH)
- Hexachlorbenzol (wirkt fungizid)
- Pentachlorphenol (wirkt fungizid)

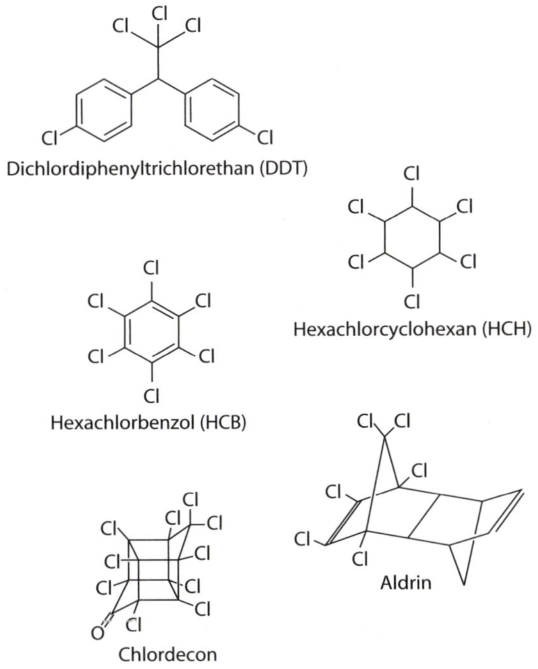

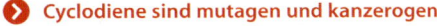

Abb. 68.1 Strukturformeln typischer chlorierter zyklischer Kohlenwasserstoffe

Dichlordiphenyltrichlorethan (DDT)

DDT ist ein **Gemisch** und besteht hauptsächlich aus 4,4'-Dichlorphenyltrichlorethan (4,4'-DDT), daneben ist 2,4'-Dichlorphenyltrichlorethan (2,4'-DDT) und 4,4'-Dichlorphenyldichlorethan (4,4'-DDD) enthalten. DDT wird seit 1940 als Insektizid verwendet, z. B. zur **Malariabekämpfung** und in der **Landwirtschaft**. Bis 1970 gelangten ca. 2 Mio. Tonnen DDT in die Umwelt, wo es mit > 10 Jahren Halbwertszeit abgebaut wird. In den letzten Jahren wurde die Verwendung stark eingeschränkt und der Gehalt in der Umwelt sinkt kontinuierlich.

DDT wird **enteral** besonders mit fettreicher Nahrung **resorbiert,** akkumuliert im Fettgewebe und wird mit einer **Halbwertszeit** von **ca. 1 Jahr** eliminiert. DDT wird hepatisch in mehrere Metaboliten umgewandelt, von denen 4,4'-Dichlorphenylessigsäure (4,4'-DDA) eine kurze Eliminationshalbwertszeit aufweist, der Nachweis im Urin ist ein Hinweis auf kürzliche DDT-Aufnahme.

DDT besitzt für Insekten hohe, für Säugetiere niedrige akute Toxizität. Die orale Letaldosis beim Menschen beträgt 10–30 g.

> **DDT behindert das Schließen spannungsaktivierter Na⁺-Kanäle, dadurch kommt es zunächst zu Übererregbarkeit und danach zur Hemmung neuronaler Aktivität.**

Außerdem zeigt 2,4'-DDT Wirkungen an Östrogenrezeptoren.

▪ Intoxikation

Symptomatik der **akuten Intoxikation:**
- Zungentaubheit
- Parästhesien an Rumpf und Extremitäten
- Tremor
- Unruhe, Reizbarkeit
- Schwindel
- Krampfanfälle
- Lähmungen

Symptomatik einer **chronischen Intoxikation:**
- Leberschäden
- Enzyminduktion
- Eventuell Störung der Spermatogenese und Reproduktionsstörung

DDT ist weder mutagen noch kanzerogen.

▪ Therapie bei Intoxikation

Mit Paraffinöl p. o. kann die Resorption reduziert und die Elimination beschleunigt werden.

Chlorierte Cyclodiene

Hierzu zählen **Aldrin, Dieldrin, Chlordan, Heptachlor, Chlordecon** und **Mirex**, die zur Bekämpfung von z. B. Ameisen, Heuschrecken oder Termiten eingesetzt werden. Cyclodiene werden **dermal** ebenso gut resorbiert wie **oral**. Die akute Toxizität ist höher als bei DDT, die letale Dosis liegt im Bereich von 1 g und beruht auf der **Hemmung der GABAergen Neurotransmission** durch Blockade von GABA$_A$-Rezeptoren.

> **Cyclodiene sind mutagen und kanzerogen.**

▪ Intoxikation

Symptomatik der **akuten Intoxikation:**
- Krampfanfälle
- Eventuell Kopfschmerzen
- Eventuell Übelkeit

▪ Therapie bei Intoxikation

Mit Paraffinöl bzw. Cholestyramin peroral kann die Resorption reduziert werden. Gegen die Krämpfe werden Benzodiazepine verabreicht.

Hexachlorcyclohexan (HCH, Lindan)

Von Hexachlorcyclohexan (HCH) gibt es 8 Isomere, von denen nur γ-Hexachlorcyclohexan (Lindan®) insektizid wirkt. Es wird **gegen Kopfläuse, Filzläuse und Krätzmilben** eingesetzt.

▪ Intoxikation

Die akute Toxizität ist ähnlich jener der Cyclodiene, der wesentliche Mechanismus ist ebenfalls die Blockade von GABA$_A$-**Rezeptoren**.

Symptomatik der akuten Intoxikation:
- Kopfschmerzen
- Übelkeit und Erbrechen

68

- Koliken
- Schwindel
- Tremor
- Gesteigerte Atmung
- Krampfanfälle
- Lähmungen

HCH ist nicht mutagen, aber kanzerogen.

- **Therapie bei Intoxikation**

Therapeutisches Vorgehen wie bei Cyclodienintoxikation.

Hexachlorbenzol

Hexachlorbenzol (HCB) wirkt **fungizid** und wurde als Saatbeizmittel verwendet. Es ist in der Umwelt hochpersistent mit > 5 Jahren Halbwertszeit.

- **Intoxikation**

Die akute Toxizität ist gering (letale Dosis ca. 100 g). Eine epidemische Vergiftung in der Türkei zwischen 1955 und 1959 brachte Hinweise auf Symptome einer **chronischen Intoxikation:**

- Porphyria cutanea tarda (Blasenbildung, Epidermolyse, pigmentierte Narben, Hypertrichose, Hyperpigmentierung, Fotosensibilität, Alopezie)
- Hepatomegalie
- Struma

Weitere Symptome zeigten sich besonders bei **Kindern:**
- Fieber
- Erbrechen
- Durchfall
- Destruktive Arthritis
- Wachstumsretardation
- Hohe Säuglingsletalität (durch HCB in der Muttermilch)

68.2.2 Cholinesterasehemmer

Im Unterschied zu den chlorierten zyklischen Kohlenwasserstoffen sind diese Insektizide biologisch gut abbaubar (also nicht persistent), zeigen aber **hohe akute Toxizität.** Man unterscheidet 2 Gruppen:
- Phosphorsäure- und Thiophosphorsäureester
- Carbaminsäureester

Vertreter beider Gruppen hemmen Cholinesterasen, wobei aber ein wesentlicher Unterschied besteht:

❯ **Die Enzymhemmung durch Phosphorsäureester ist tendenziell irreversibel, jene durch Carbamate ist langsam reversibel.**

Außerdem wirken Phosphorsäureester auf das ZNS, Carbamate aber nicht.

Phosphorsäure- und Thiophosphorsäureester

Es gibt ca. 200 verschiedene Phosphorsäureester in unzähligen Produkten. Die Toxizität der Wirkstoffe variiert stark (letale Dosis des Parathion ca 100 mg, diejenige von Malathion ca. 100 g). Die Strukturen einiger Vertreter sind in ◘ Abb. 68.2 dargestellt.

Die Toxizität korreliert mit der **Hemmung der Acetylcholinesterase:** Die Phosphorsäureester reagieren mit der Hydroxygruppe eines Serinrests im esteratischen Zentrum des Enzyms wie ein Acetylcholinmolekül, es entsteht ein **Phosphorsäure-Acetylcholinesterase-Komplex** (◘ Abb. 68.3). Dieser ist zunächst instabil und reaktiviert sich spontan. Alternativ können **Oxime** den Komplex reaktivieren, indem sie den Phosphorsäureester binden (◘ Abb. 68.3).

Kommt es jedoch vor Reaktivierung zur Abspaltung eines weiteren Substituenten vom Phosphorsäureester, entsteht ein stabiler Komplex und das Enzym ist irreversibel gehemmt. Auch Oxime können es nicht mehr reaktivieren. Dieser Prozess wird **Alterung des Enzymkomplexes** genannt. In Abhängigkeit vom Phosphorsäureester kann er Stunden oder auch Tage dauern.

Meist werden Thiophosphatverbindungen eingesetzt, die zu aktiveren Cholinesterasehemmern metabolisiert werden (z. B. Parathion durch Oxidation zu Paraoxon; ◘ Abb. 68.2). Sie werden oft speziesspezifisch metabolisiert, z. B. Malathion zu Malathionsäure bei Warmblütern, und die Metaboliten werden dann rasch eliminiert.

Die Phosphorsäureester werden oral, inhalativ und dermal gut resorbiert und danach gleichmäßig im Organismus verteilt. Die Esterbindungen werden durch Esterasen gespalten, weitere Metabolisierung erfolgt hepatisch. Der größte Teil wird innerhalb von 48 Stunden primär renal ausgeschieden.

- **Akute Intoxikation**

Symptomatik:
- **Durch Stimulation muskarinischer Rezeptoren:** Drüsensekretion, Bronchokonstriktion, Miosis, Koliken, Diarrhö, Emesis, Tränenfluss, Pollakisurie, Bradykardie, Blutdruckabfall
- **Durch Stimulation nikotinischer Rezeptoren an vegetativen Ganglien und in der Muskulatur:** Tachykardie, Blutdruckschwankungen, Muskelfaszikulationen, Muskelschwäche, Myoklonien

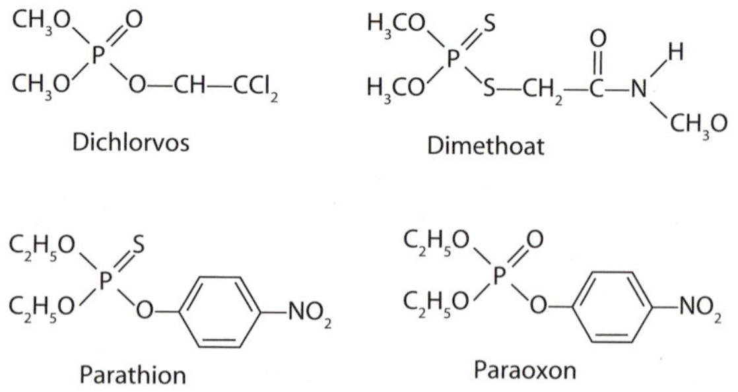

◘ **Abb. 68.2 Strukturformeln typischer Phosphorsäure- bzw. Thiophosphorsäureester**

a

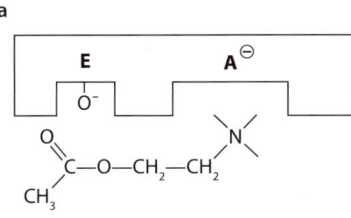 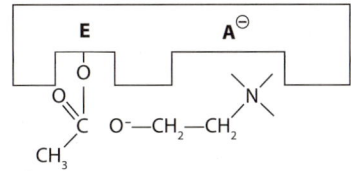

b

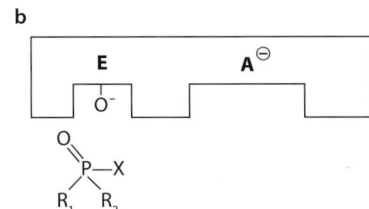 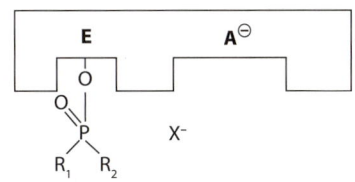

c

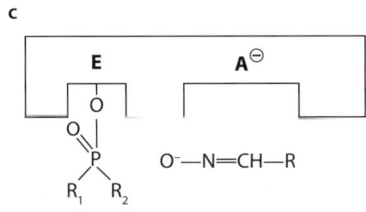 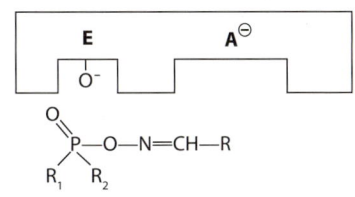

⬛ **Abb. 68.3a–c Reaktionen der Acetylcholinesterase mit Acetylcholin bzw. Phosphorsäureestern.** Das Enzym besitzt ein esteratisches (*E*) und ein anionisches Zentrum (*A*) mit negativer Ladung.
a Acetylcholin bindet mit der Aminogruppe am anionischen Zentrum und der Essigsäurerest wird durch das esteratische Zentrum vom Aminrest abgespalten. Die Bindung des Acetats ist labil und das Enzym wird spontan wieder reaktiviert.
b Binden Phosphorsäureester am esteratischen Zentrum, wird der Substituent *X* abgespalten und das Enzym phosphoryliert. Der entstandene Phosphorsäure-Acetylcholinesterase-Komplex ist labil und das Enzym kann langsam wieder reaktiviert werden. Wird vom Phosphorsäurerest ein weiterer Substituent (*R*) abgespalten, so wird der Phosphorsäure-Acetylcholinesterase-Komplex stabil und kann nicht mehr reaktiviert werden (Alterung des Enzymkomplexes).
c Oxime werden über das anionische Zentrum an die Acetylcholinesterase angelagert und können den Phosphorsäurerest vom Enzym abspalten, sodass dieses wieder reaktiviert ist

— **Im ZNS:** Unruhe, emotionale Labilität, Lethargie, Ataxie, Verwirrtheit, Schwäche, Zyanose, Koma
— Todesfolge durch Asphyxie oder Arrhythmien noch einige Tage nach akuter Intoxikation möglich

Die einzelnen Vertreter wirken unterschiedlich auf Acetylcholinesterasen bzw. auf unspezifische Cholinesterasen. In Erythrozyten lässt sich die Hemmung der Acetylcholinesterasen nachweisen (bei schwerer Vergiftung > 80% Hemmung), im Serum die der Serumcholinesterasen.

■ Chronische Intoxikation
Symptome:
— 24–96 Stunden nach der akuten Symptomatik: Muskelparese im Bereich Hirnnerven, proximale Gliedmaßen und Atemmuskulatur
— Eventuell psychoorganische, kognitive und neuromuskuläre Erscheinungen nach gewerblichem Umgang oder akuten Vergiftungen: Antriebsstörung, Kopfschmerzen, Potenz- und Libidostörungen, Alkohol-, Nikotin- und Medikamentenintoleranz; Kausalität ist nicht geklärt

— »Späte Neurotoxizität« (OPIDN: Organophosphate-Induced Delayed Neurotoxicity) 1–4 Wochen nach Intoxikation – auch ohne vorausgegangene akute Vergiftungssymptome: Parästhesien, Muskelschwäche, Ataxie. Diese Symptomatik ist meist nach mehreren Monaten reversibel.

■ Therapie bei Intoxikation
Einsatz von Aktivkohle, eventuell Magenspülung (giftkontaminierte Kleidung entfernen); Atropinsulfat (2–5 mg i. v.), Dosierung entsprechend der Symptomatik (Mydriasis ist aber unzuverlässiges Zeichen); Oximtherapie zur Enzymregeneration (⬛ Abb. 68.3), z. B. Pralidoxim oder Obidoxim. Nach Alterung der Enzymblockade sind Oxime unwirksam.

Carbamate
Typische Vertreter sind Carbaryl, Propoxur (herbizid) und Carbendazim (fungizid). Der wichtigste Unterschied zu den Phosphorsäureestern besteht in der raschen und vollständigen **Reversibilität von Cholinesterasehemmung** und **Symptomatik.**

Zur **Therapie** wird ebenfalls **Atropin** entsprechend der Symptomatik eingesetzt.

> **❯ Oxime sind kontraindiziert.**

68.2.3 Pyrethroide

Pyrethrum ist ein Gemisch von Estern der Chrysanthemum- und Pyrethrinsäure (z. B. Pyrethrin I und II); es enthält auch das allergisierende Sesquiterpenlacton Pyrethrosin. Neben dem natürlich vorkommenden Chrysanthemenextrakt gibt es zahlreiche synthetische Vertreter, z. B. Permethrin, Cypermethrin, Fenvalerat, Fluvalinat. Alle Vertreter sind in Warmblütern kaum toxisch und wirken spezifisch an fliegenden Insekten; sie verzögern das Schließen spannungsaktivierter Na^+-Kanäle und verlängern so die Depolarisation nach Aktionspotenzialen.

Pyrethroide werden oral und dermal resorbiert, können im Fett akkumulieren (Halbwertszeit bis zu 30 Tage), werden sonst aber relativ schnell eliminiert, meist innerhalb von 24 Stunden.

■ Akute Intoxikation
Sie zeigt folgende **Symptomatik**:
- Kontaktdermatitis, allergische Reaktionen (bei natürlichen Pyrethroiden)
- Lokal: Juckreiz, Brennen, »Nadelstiche«
- Milde Neurotoxizität: Parästhesien, Taubheit, verschwindet nach 12–18 Stunden
- Rhinitis und Hustenreiz (insbesondere bei Sensibilisierten)
- Übelkeit, Erbrechen (nach Ingestion)

> **❯ Bei schwerer Vergiftung Schwindel, Kopfschmerz, Tremor, Bewusstseinsstörung, Krampfanfälle; eventuell Tod durch Atemlähmung.**

■ Therapie bei Intoxikation
Symptomatisch, eventuell Magenspülung.

68.2.4 Neonicotinoide

Diese neueren Biozide weisen strukturelle Ähnlichkeit zu Nikotin auf, das früher selbst als Pflanzenschutzmittel diente. Neonicotinoide binden als partielle Agonisten an nikotinische Acetylcholinrezeptoren, weisen aber eine sehr viel hohe Affinität für Rezeptoren von Insekten als für jene von Säugern auf.

Eine Vergiftung ist bei Insekten und Säugern durch Krämpfe charakterisiert. Einsatz finden Neonicotinoide als:
- Pflanzenschutzmittel (Acetamiprid, Clothianidin, Imidacloprid, Thiacloprid, Thiamethoxam)
- Saatgutbeizmittel (Clothianidin, Imidacloprid)
- Laus- und Flohmittel in der Veterinärmedizin (Imidacloprid)
- Holzschutzmittel (Thiamethoxam)

68.3 Herbizide und Fungizide

Die bedeutendsten Herbizide und Fungizide sind:
- Dinitrophenole
- Bispyridiniumderivate (Paraquat, Diquat)
- Pentachlorphenol
- Chlorphenoxycarbonsäuren (2,4-Dichlor- und 2,4,5-Trichlorphenoxyessigsäure)

Deren akute Toxizität ist gering, gemeinsames Toxizitätsprinzip ist die Entkopplung der oxidativen Phosphorylierung.

68.3.1 Dinitrophenole

Dinitrophenol und Dinitrokresol wurden ursprünglich als Insektizide eingesetzt und werden heute als Herbi- bzw. Fungizide zur Unkrautvernichtung oder zum Holzschutz verwendet. Eine Gefährdung ergibt sich beim Ausbringen der Substanzen (in Form von Staub oder Tröpfchen).

> **❯ Die Aufnahme von wenigen Gramm Dinitrokresol kann tödlich sein.**

■ Intoxikation
Akute Vergiftungssymptomatik:
- Hyperpyrexie
- Metabolische Azidose
- Tachykardie
- Dyspnoe
- Blutdruckabfall
- Myokardschäden
- Leber- und Nierenschäden
- Katarakt

Nach **chronischer Vergiftung** treten folgende Symptome auf:
- Abgeschlagenheit
- Wärmegefühl
- Gewichtsverlust (ehemals Einsatz als Abmagerungsmittel)
- Neuritiden
- Methämoglobinämie

68.3.2 Bispyridiniumderivate

Die wichtigsten Vertreter sind die Kontaktherbizide Paraquat und Diquat, die beide die Fotosynthese hemmen.

Paraquat
Paraquat wird oral und dermal nur beschränkt aufgenommen, sehr wohl aber inhalativ. Unabhängig vom Aufnahmeweg akkumuliert es in der **Lunge**, wo es in Epithelzellen verbleibt und zur Bildung von Sauerstoffradikalen führt. Die Beeinträchtigung der Lungenfunktion zeigt sich erst nach mehreren Tagen: Zunächst entsteht ein Alveolarödem, danach entwickelt sich eine bindegewebige Organisation, die in **Fibrosierung**

und Schrumpfung der Lunge übergeht. Der Tod durch Ersticken kann nach Aufnahme von 1 g eintreten, oft erst nach mehreren Wochen.

▪ Intoxikation

Symptome nach Ingestion:

- Nekrose der Mundschleimhaut
- Schwere Gastroenteritis
- Blutige Stühle
- Tenesmen
- Nieren-, Leberschäden,
- Hämorrhagien

Nach **Hautkontakt** entstehen schmerzlose vesikuläre Läsionen mit nachfolgenden Ulzerationen.

▪ Therapie bei Intoxikation

Aktivkohle und Magenspülung zur primären Detoxifikation.

Diquat

Im Gegensatz zu Paraquat akkumuliert Diquat nicht in der Lunge und verursacht dort auch keine Schäden; die größten Mengen finden sich in Leber und Niere. Resorption und akute Toxizität sind deutlich geringer als bei Paraquat. Die für den Menschen tödliche Menge liegt jeweils bei ca. 20 g.

68.3.3 Pentachlorphenol

Pentachlorphenol (PCP) wird wegen seiner fungiziden Wirkung zum Holzschutz eingesetzt. Aufgenommen wird es inhalativ, dermal und oral. Durch große Mengen (tödliche Dosis > 1 g) kommt es zur Entkopplung der oxidativen Phosphorylierung (▶ Abschn. 68.3.1).

▪ Intoxikation

Symptome einer **akuten Vergiftung** mit PCP sind Hyperthermie, Schweißausbruch, Gewichtsverlust, Belastungsdyspnoe und Tachykardie.

Zeichen einer **chronischen Intoxikation** sind Ekzeme, Gewichtsverlust, Hepato- und Neurotoxizität. Ursache kann eventuell das Atmen von Raumluft in Räumen mit PCP-imprägnierten Hölzern sein; die Kausalität ist aber nicht gesichert.

68.3.4 Chlorphenoxycarbonsäuren

2,4-Dichlorphenoxyessigsäure und 2,4,5-Trichlorphenoxyessigsäure hemmen die Wirkung des pflanzlichen Wachstumshormons Auxin und damit das Pflanzenwachstum.

▪ Intoxikation

Nach Ingestion oder Hautkontakt zeigen sich am Menschen unspezifische akute Vergiftungssymptome (Kopfschmerz, Übelkeit, Durchfall), die längere Zeit andauern können.

> ❯ **Nach hohen Dosen treten Bewusstseinstrübung, Muskelzucken, Hyperventilation, Blutdruckabfall, Tachykardie, Schweißausbruch, Temperaturanstieg und Azidose als Folge einer Entkopplung der oxidativen Phosphorylierung auf.**

Als Spätfolge können periphere Neuropathien und Starre von Stamm- und Extremitätenmuskulatur entstehen. Die akute Toxizität ist gering, tödliche Dosen liegen deutlich über 10 g. Infolge subakuter oder chronischer Vergiftungen fanden sich Fälle von Chlorakne, die vermutlich auf Kontamination mit polychlorierten Biphenylen (▶ Abschn. 67.2) zurückzuführen waren.

68.4   Rodentizide

Die am weitesten verbreiteten Rodentizide sind Gerinnungshemmer aus der Klasse der Cumarine. Da diese Vitamin-K-Antagonisten sind, steht Vitamin K als Antidot zur Verfügung. Daneben werden Phosphide und eventuell Thalliumsalze als Rodentizide eingesetzt.

Die **Vitamin-K-Antagonisten** (z. B. Bromadiolon, Brodifacoum, Difenacoum, Difethialon) verhindern die Synthese funktionstüchtiger Blutgerinnungsfaktoren II, VII, IX und X sowie von Protein C und Protein S (▶ Kap. 41).

Zu den Phosphiden zählen **Aluminiumphosphid, Calciumphosphid** und **Zinkphosphid.** Diese Rodentizide bilden mit Feuchtigkeit Phosphorwasserstoff; sie können verwendet werden, um Nager in ihren unterirdischen Gängen »zu vergasen«.

▪ Intoxikation

Nach oraler Aufnahme treten Symptome im Magen-Darm-Trakt wie Erbrechen und schmerzhafte Durchfälle auf. Danach kommt es zur Leberschädigung mit Blutungen und Ikterus.

▪ Therapie bei Intoxikation

Der toxische Effekt der Cumarinderivate tritt nach Ingestion mit einiger Verzögerung ein und kann durch Detoxifikation mit Aktivkohle und durch die Gabe von **Vitamin K als Antidot** verhindert werden. Nagetiere sind wesentlich empfindlicher als Menschen; 1-maliges Verschlucken von Tierködern kann beim Menschen symptomlos bleiben. Werden größere Mengen aufgenommen, so müssen die funktionslosen Gerinnungsfaktoren substituiert werden.

Weiterführende Literatur

Raymond-Delpech V, Matsuda K, Sattelle BM, Rauh JJ, Sattelle DB (2005) Ion channels: molecular targets of neuroactive insecticides. Invert Neurosci 5: 119–133

Duke SO (1990) Overview of herbicide mechanisms of action. Environ Health Perspect 87: 263–271

Metalle

S. Offermanns

M. Freissmuth et al., *Pharmakologie und Toxikologie*,
DOI 10.1007/978-3-662-46689-6_69, © Springer-Verlag Berlin Heidelberg 2016

69

Diverse Metalle wie Quecksilber, Arsen oder Gold wurden früher zu therapeutischen Zwecken eingesetzt. Heute spielt nur noch die Substitutionstherapie mit Eisen bei Eisenmangelerkrankungen eine nennenswerte Rolle. Viele Metalle, darunter auch lebenswichtige wie Kupfer oder Eisen, können bei Übersteigen bestimmter Konzentrationen im Körper toxisch sein. Meist basieren die toxischen Effekte auf der Fähigkeit von Metallionen, Komplexe mit Proteinen zu bilden. Dabei reagieren sie insbesondere mit funktionellen Gruppen, z. B. Sulfhydryl-(SH-) Gruppen. In einigen Fällen verdrängen sie andere Metalle aus metallbindenden Proteinen. Die Bedeutung von Metallintoxikationen ist bei uns rückläufig, da die Prävention durch verbesserte Kenntnisse und Analysemethoden in den letzten Jahrzehnten wirkungsvoller geworden ist.

Lernziele

Metalle
- Blei
- Quecksilber:
  - metallisches Quecksilber und Quecksilbersalze
  - organisches Quecksilber
- Arsen
- Cadmium

Chelatbildner als Antidota bei Metallvergiftung
- Dimercaptopropansulfonsäure (DMPS)
- Natriumcalciumedetat
- Deferoxamin
- D-Penicillamin

69.1 Blei

Die umfangreiche gewerbliche Nutzung von Blei und Bleiverbindungen führte in der Vergangenheit nicht selten zu akuten oder chronischen Bleivergiftungen. Das Verbot von Bleifarben, bleihaltigen Wasserrohren und Bleialkylen als Antiklopfmittel in Kraftstoffen hat dazu geführt, dass die Belastung der Bevölkerung in den letzten Jahrzehnten stark rückläufig ist.

Die Belastung mit Blei erfolgt heutzutage durch Nahrungsmittel, Trinkwasser aus bleihaltigen Leitungen oder die Aufnahme bleihaltiger Stäube, wobei insbesondere Kinder wegen ihrer höheren Resorptionsrate für Blei gefährdet sind. Seltenere Quellen einer erhöhten Aufnahme stellen z. B. Töpferwaren meist exotischer Länder mit bleihaltiger Glasur dar, aus denen saure Speisen relevante Bleimengen freisetzen können.

Wirkmechanismus

Intoxikationen mit Blei manifestieren sich vor allem an **erythrozytärem System, glatter Muskulatur**, **Nervensystem** und **Nieren.** Am besten untersucht ist die **Hemmung der Hämoglobinsynthese** durch Blei, wobei insbesondere das Enzym **δ-Aminolävulinsäuredehydratase (δ-ALAD)**, ein Schlüsselenzym der Porphyrinsynthese, durch Blei gehemmt wird.

δ-ALAD ist ein zinkhaltiges Enzym, in dem Zink durch Blei verdrängt werden kann, was einen Funktionsverlust des Enzyms zur Folge hat. Andere toxische Wirkungen gehen auf die Ähnlichkeit von Blei und Calcium zurück. Diese führt dazu, dass verschiedene calciumabhängige Prozesse durch Blei beeinflusst werden.

Pharmakokinetik

Nach **oraler Aufnahme** wird Blei **schlecht resorbiert,** wobei Kinder eine deutlich höhere Resorptionsquote (bis zu 50%) zeigen. Blei kann in Form von Bleisalzen und -oxiden **über die Lunge zu 50–80%** resorbiert werden. Der überwiegende Teil des im Blut zirkulierenden Bleis wird an Erythrozyten gebunden, die **Plasmahalbwertszeit beträgt 20 Tage,** die Elimination erfolgt durch renale Ausscheidung. Ein erheblicher Teil der aufgenommenen Bleimenge kann im Knochen in Form schwerlöslicher Bleiphosphate für Jahre und Jahrzehnte (Halbwertszeit 25 Jahre) gebunden werden.

Intoxikation

Bei der eher seltenen **akuten Bleiintoxikation** stehen Koliken und neurologische Störungen im Vordergrund.

Die **chronische Bleivergiftung** verläuft typischerweise schleichend und äußert sich durch eine **Anämie,** leicht gelbliche Verfärbung von Haut und Bindehaut sowie durch **Störungen des motorischen Nervensystems** (z. B. Lähmung des N. radialis; Fallhand). Bei Kindern fallen Lernstörungen als Ausdruck zentralnervöser toxischer Effekte auf.

Organische Bleiverbindungen Die Vergiftung mit Bleitetraethyl, das hochlipophil ist und z. B. Flugzeugtreibstoffen zugesetzt wird, besitzt ein völlig anderes Vergiftungsbild als das von anorganischen Bleiverbindungen. Die Intoxikation kann auch über die Haut erfolgen. Eine **psychoorganische Symptomatik** mit Bewegungsstörungen, Erregungszuständen, Krämpfen, Delir und Lähmungen steht hier im Vordergrund.

Therapie bei Intoxikation

Die akute Vergiftung wird präferenziell mit **Na$_2$-Ca-Edetat** behandelt. Bei der Behandlung der chronischen Vergiftung kommt **DMPS** zur Anwendung. Bei Vergiftungen mit organischen Bleiverbindungen (z. B. Bleitetraethyl) sind Chelatbildner wirkungslos.

69.2 Quecksilber

Bei der Vergiftung mit Quecksilber unterscheidet man
- Vergiftungen durch metallisches Quecksilber und Quecksilbersalze
- Vergiftungen mit organischen Quecksilberverbindungen

Die Vergiftungsbilder sind unterschiedlich.

69.2.1 Metallisches Quecksilber und Quecksilbersalze

Quecksilber zeichnet sich durch einen sehr hohen Dampfdruck aus, sodass auch kleine Mengen metallischen Quecksilbers in der Lage sind, bei geringem Luftaustausch zu potenziell toxischen Konzentrationen in der Luft zu führen. Dabei sind insbesondere Menschen gefährdet, die in Räumen arbeiten, in denen metallisches Quecksilber unverschlossen vorkommt.

In erheblichen Mengen wird Quecksilber durch menschliche Aktivitäten in die Umwelt freigesetzt, z. B. durch weltweite Verbrennung von Stein- und Braunkohle in Kohlekraftwerken. Auch bei der kleingewerblichen Goldgewinnung mittels Quecksilber entstehen große Mengen Quecksilberdämpfe, da nach Gewinnung und Reinigung von Gold mittels Quecksilber Quecksilberreste durch Erhitzen entfernt werden.

Die Bedeutung von Amalgamfüllungen als mögliche Quelle von Quecksilbervergiftungen wird immer wieder diskutiert. Umfangreichen Untersuchungen zufolge kann das im Amalgam enthaltene metallische Quecksilber bei Menschen mit vielen Amalgamfüllungen in messbaren Mengen freigesetzt werden. Dabei ist insbesondere die inhalative Aufnahme von Bedeutung.

Allerdings ist die täglich aus Amalgamfüllungen freigesetzte Menge verschwindend gering und liegt deutlich unter den zulässigen Höchstwerten. Ein unvertretbares gesundheitliches Risiko liegt also für Patienten mit Amalgamfüllungen nicht vor. Dennoch wird vor umfangreichen Amalgamfüllungen während der Schwangerschaft, bei schweren Nierenfunktionsstörungen sowie bei Kleinkindern gewarnt.

Ein nennenswertes Risiko besteht wohl am ehesten für Zahnärzte bzw. Fachpersonal bei regelmäßigem unsachgemäßem Umgang mit Amalgam.

▪ Wirkmechanismus
Quecksilberionen reagieren sehr leicht mit Sulfhydrylgruppen von Proteinen und können dadurch zu Störungen der Funktionen diverser Proteine führen.

▪ Pharmakokinetik
Die Resorption von metallischem Quecksilber aus dem Magen-Darm-Trakt ist gering, während Quecksilberdampf über die Lungen gut resorbiert wird. Metallisches Quecksilber wird im Körper zu Hg^{2+} oxidiert, das dann wiederum reduziert werden kann. Quecksilber reichert sich in Gehirn, Nieren und Leber an. Die Ausscheidung erfolgt mit 4–12 Wochen Halbwertszeit renal und enteral.

▪ Intoxikation
Akute Quecksilbervergiftung Diese eher seltene Vergiftung zeichnet sich durch **rasche Initialsymptome** je nach Aufnahmeart und -verbindung aus. Nach inhalativer Vergiftung kommt es zu **Verätzungen der Atemwege** mit einer Lungenentzündung, während die orale Aufnahme von Hg^{2+} zu **Verätzungen in Mund, Rachen und Speiseröhre** führt.

Oft werden diese akuten Symptome von einer starken **Gastroenteritis,** die über Stunden anhalten kann, von **Koliken** sowie **Erbrechen** begleitet. Die starken Eiweiß- und Elektrolytverluste können lebensbedrohlich sein. Kurz darauf entwickelt sich typischerweise eine **schwere Nierenschädigung,** die mit Polyurie beginnt und in eine Anurie mit Urämie übergeht. Nach wenigen Tagen kommt es darüber hinaus zu einer **Kolitis** und **Stomatitis.**

Chronische Quecksilbervergiftung Sie zeichnet sich vor allem durch **ZNS-Störungen** wie motorische Störungen, Schlaflosigkeit, Angstgefühl, Sprachstörungen und diverse andere psychische Symptome aus.

▪ Therapie bei Vergiftung
Antidot der Wahl ist **DMPS.** Zusätzlich werden je nach den im Vordergrund stehenden Symptomen Analgetika, Spasmolytika oder Glucocorticoide (bei Kolitis) eingesetzt. Nierenversagen wird durch Hämodialyse behandelt.

69.2.2 Organische Quecksilberverbindungen

Die Aufnahme organischer Quecksilberverbindungen stellt den wesentlichen Teil der Quecksilberbelastung der Bevölkerung dar. Hauptquelle ist das in Fischen und Schalentieren enthaltene **Methylquecksilber.** Dieses wird natürlicherweise von Mikroorganismen des Meeres durch Methylierung von Hg^{2+} gebildet und von Fischen und anderen Meerestieren aufgenommen. Die natürliche Bildung und Aufnahme kann durch zusätzliche Verunreinigung des Meerwassers durch Quecksilber gesteigert werden (vgl. z. B. die Minamata-Krankheit in Japan in den 1950er Jahren).

▪ Wirkmechanismus
Aus Methylquecksilber wird im Körper Hg^{2+} freigesetzt, das eine hohe Affinität zu Sulfhydrylgruppen von Proteinen besitzt.

▪ Pharmakokinetik
Organische Quecksilberverbindungen werden nach **oraler Gabe** fast **vollständig aufgenommen** und nach Konjugation an Glutathion oder Cystein im Organismus verteilt. Nach Aufnahme ins ZNS wird aus den Methylquecksilberkonjugaten Hg^{2+} freigesetzt, das sich dann **im ZNS anreichert.**

▪ Intoxikation
Eine Vergiftung mit organischen Quecksilberverbindungen ist primär durch Symptome im Bereich des ZNS gekennzeichnet.

Bei einer **akuten Vergiftung** kommt es zu **diversen psychischen und neurologischen Symptomen** bis hin zu Krämpfen und Lähmungszuständen.

Im Verlauf einer **chronischen Intoxikation** entwickelt sich eine **Enzephalopathie,** die der bei chronischer Intoxikation mit metallischem Quecksilber ähnelt. Besonders gefährdet sind Feten, bei denen es zu schwersten irreversiblen, das

69

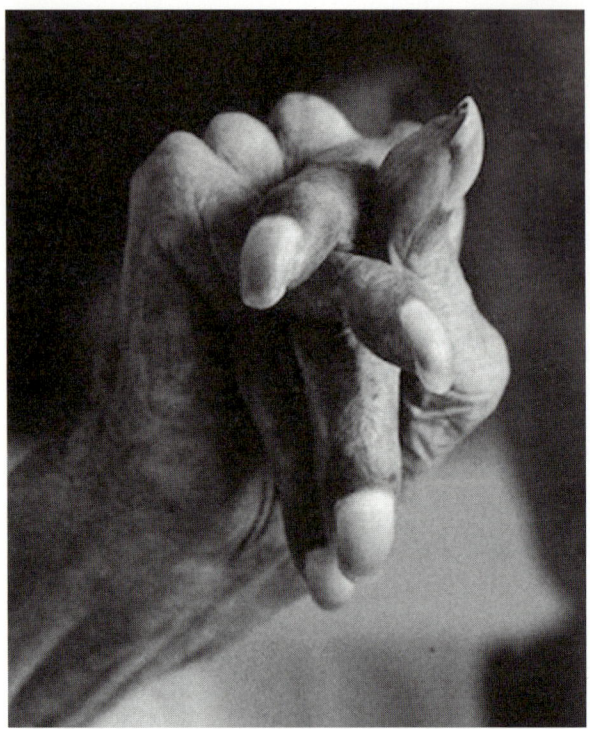

◘ Abb. 69.1 Versteifte Anomalien im Bereich der Hände bei einem an der Minamata-Erkrankung (chronischen Methylquecksilberintoxikation) leidenden Fischer

ganze Gehirn umfassenden Schädigungen kommen kann. Bei Erwachsenen treten Lähmungserscheinungen in Beinen und Händen (◘ Abb. 69.1), Seh- und Hörstörungen, sensorische Störungen sowie psychische Veränderungen auf.

■ **Therapie bei Intoxikation**
Bei Vergiftung mit Methylquecksilber wird eine Kombination aus **DMPS** und **Hämodialyse in Anwesenheit von Cystein** empfohlen.

69.3 Arsen

Arsenverbindungen spielten früher in der Medizin eine therapeutische Rolle. Bekanntestes Beispiel ist das von Paul Ehrlich entwickelte **Salvarsan**, das jahrzehntelang zur Behandlung der Syphilis diente. **Arsenik** (As_2O_3) war über Jahrhunderte aufgrund seiner Geruch- und Geschmacklosigkeit ein beliebtes Mordgift. Bei der Verarbeitung arsenhaltiger Erze und Metalle können chronische Arsenvergiftungen auftreten. In Bangladesch und benachbarten Teilen Indiens sind viele Menschen aufgrund des hohen Arsengehalts des Trinkwassers durch chronische Arsenvergiftung bedroht.

■ **Wirkmechanismus**
Arsen interagiert besonders mit Sulfhydrylgruppen von Proteinen. Außerdem ist eine Hemmung des Zellzyklus beschrieben.

■ **Pharmakokinetik**
Arsenverbindungen werden **nach oraler Gabe rasch resorbiert** und auch über die Haut in nennenswerten Mengen aufgenommen. Die Ausscheidung erfolgt renal mit 1–6 Wochen Halbwertszeit. Arsen lagert sich in der Keratinschicht der Haut ein und kann noch lange nach einer Intoxikation in den Haaren nachgewiesen werden.

■ **Intoxikation**
Akute Vergiftung Sie ist eher selten und führt z. B. im Fall von As_2O_3 (letale Dosis 100 mg) innerhalb von Stunden zur **schweren Kapillarschädigung** mit Ödemen, Übelkeit und Erbrechen, gefolgt von sehr schwerer **Gastroenteritis** mit ausgeprägten Durchfällen und schwersten Elektrolyt- und Wasserverlusten, die zum tödlichen Schock führen können. Begleitet wird die Gastroenteritis von einer **schweren Nierenschädigung** mit Oligurie und Anurie.

Chronische Vergiftung
Ihr Bild ist vielgestaltig mit Symptomen in diversen Organsystemen. Die Kapillarschädigung im Bereich der Schleim-

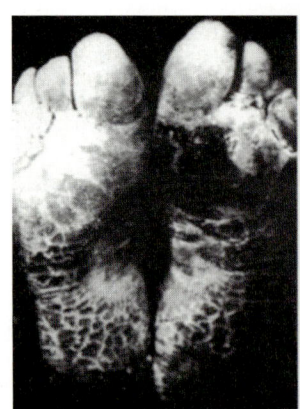
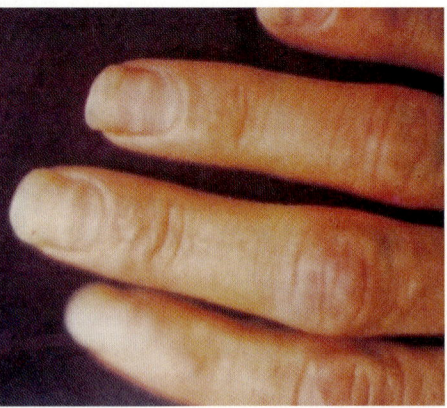

◘ Abb. 69.2 Zeichen der systemischen Arsenintoxikation: Schwerste Hyperkeratosen (*links*) und transversal verlaufende Streifen im Bereich der Fingernägel (Mees-Nagelbänder) (*rechts*)

häute führt zu Diarrhö und vermehrtem Sekretfluss in Atem- und Speisewegen. Typische Wirkungen an der Haut sind eine Hyperkeratose mit Hyperpigmentierung und Veränderungen der Nägel (◘ Abb. 69.2). Gelegentlich kommen Schädigungen von Leber und Knochenmark vor. Meistens besteht ein allgemeines Schwächegefühl mit Apathie, seltener treten Polyneuropathien auf.

Mit 10–20 Jahren Latenz kann die chronische Arsenvergiftung **krebserzeugend** sein: Nach inhalativer Aufnahme werden Bronchialkarzinome beobachtet, nach oraler chronischer Aufnahme Tumore der Haut, Niere und ableitenden Harnwege.

▪ Therapie bei Intoxikation

Mittel der Wahl bei akuter und chronischer Arsenvergiftung ist **DMPS**. Die bei akuter Vergiftung auftretenden schweren Wasser- und Elektrolytverluste müssen symptomatisch behandelt werden.

69.4 Cadmium

Cadmium findet Verwendung in der metallverarbeitenden Industrie und in Farbstoffen. Große Mengen kommen in Phosphatdünger und Klärschlamm vor. Die Cadmiumaufnahme erfolgt im Wesentlichen über die Nahrung, bei Rauchern auch über den Tabakrauch. Die auf diesem Wege aufgenommenen Cadmiummengen stellen in der Regel keine Intoxikationsgefahr dar. Selten werden Intoxikationen, z. B. in der metallverarbeitenden Industrie, beobachtet.

▪ Wirkmechanismus

Verschiedene Wechselwirkungen können mit Proteinen auftreten.

▪ Pharmakokinetik

Nach inhalativer Cadmiumaufnahme werden bis zu 50% resorbiert, nach oraler Gabe etwa 5%. Ein Großteil des aufgenommenen Cadmiums wird **in Niere oder Leber als Metallothioneinkomplex gespeichert**. Die Ausscheidung des nichtgespeicherten Cadmiums erfolgt überwiegend renal. Aufgrund der Komplexbildung kommt es zur Kumulation.

▪ Intoxikation

Akute Vergiftung Sie tritt insbesondere nach Inhalation von Cadmiumoxid, z. B. beim Schweißen cadmiumhaltiger Legierungen, auf. Typischerweise kommt es binnen weniger Stunden zu **Reizerscheinungen im Bereich der Atemwege und der Lunge** und mit 1–2 Tagen Latenz zur Ausbildung eines **toxischen Lungenödems**. Bei akuten oralen Cadmiumintoxikationen stehen **Erbrechen und Durchfall** im Vordergrund der Symptomatik.

Chronische Vergiftung Sie ist z. B. in Japan durch lokale Umweltverschmutzung (Itai-Itai-Krankheit) hervorgerufen worden. Dabei kommt es zu **Nierenfunktionsstörungen** mit Proteinurie, **allgemeiner Schwäche** und **Knochendefekten** durch Störungen des Ca^{2+}-Stoffwechsels. Außerdem werden **Störungen des Riechepithels und der Atemwegschleimhäute** beobachtet. Bei Frauen führt die chronische Cadmiumintoxikation zu **östrogenartigen Effekten**.

▪ Therapie bei Intoxikation

Eine effektive Therapie der Cadmiumvergiftung ist bisher nicht bekannt. Symptomatische Maßnahmen und die Verringerung der Cadmiumaufnahme stehen im Vordergrund. Die Gabe von Chelatoren wird wegen der ausgelösten Verstärkung der Nierenbelastung nicht empfohlen.

69.5 Weitere Metalle

Diverse andere Metalle sind potenziell toxisch. Da Intoxikationen mit ihnen extrem selten sind, werden sie hier inklusive Therapie kurz zusammengefasst (◘ Tab. 69.1).

◘ Tab. 69.1 Weitere potenziell toxische Metalle

Metall	Vergiftungsbild/betroffene Organe	Therapie
Chrom	Schädigung diverser Schleimhäute	DMPS
Thallium	Gastrointestinale und psychische Störungen, Polyneuropathie, Enzephalopathie, Blutdruckanstieg, Haarausfall	Berliner Blau – Eisen(III)hexa-cyanoferrat(II/III)
Aluminium	Obstipation, Osteopathie, Dialyseenzephalopathie	Deferoxamin
Kupfer	Lethargie, Erbrechen, Ikterus, gastrointestinale Störungen; Morbus Wilson	D-Penicillamin
Zinn	ZNS-Störungen	Symptomatisch
Nickel	Dermatitis, Schleimhaut- und Lungenschäden, Asthma	Calciumcyclamat, Natrium-Diethyldithiocarbamat

69

69.6   Chelatbildner als Antidota bei Metallvergiftung

Mit den Chelatbildnern sind für die Vergiftungen mit den meisten Metallen recht spezifische Antidota verfügbar. Es handelt sich bei ihnen um organische Verbindungen, die feste Komplexe mit Metallen eingehen und dadurch Metalle mit hoher Affinität binden können. Die entstehenden Chelate sollten selbst ungiftig und gut, vorzugsweise über die Niere, ausscheidbar sein.

In der Regel existiert keine absolute Spezifität des Chelatbildners für bestimmte Metalle. Allerdings liegen deutliche Unterschiede in der Affinität von Chelatbildnern für verschiedene Metalle vor. Die maximal einsetzbare Dosis ist dadurch begrenzt, dass der Chelatbildner selbst toxisch wirken kann, indem er körpereigene Metalle wie Ca^{2+} bindet. Besonders bei langfristiger Anwendung zur Behandlung chronischer Intoxikationen muss die Einhaltung der jeweiligen Höchstdosis berücksichtigt und das Auftreten möglicher unerwünschter Wirkungen beachtet werden.

69.6.1 Dimercaptopropansulfonsäure (DMPS)

Das Natriumsalz der DMPS ist das am weitesten verbreitete Antidot bei Metallvergiftungen. Es besitzt 2 Sulfhydrylgruppen, die mit verschiedenen Metallen stabile Komplexe bilden (◘ Abb. 69.3). Der entstehende Komplex kann dann über die Niere ausgeschieden werden.

▪ Pharmakokinetik

DMPS ist gut wasserlöslich und daher sowohl oral als auch intravenös einsetzbar. Die Bioverfügbarkeit nach oraler Gabe beträgt etwa 45%. Die Elimination von DMPS erfolgt zu 90% durch renale Ausscheidung. Die Plasmahalbwertszeit beträgt etwa 10 Stunden.

▪ Unerwünschte Wirkungen

Unter der Therapie mit DMPS kann es zu allergischen Hautreaktionen, Fieber und selten zu Erhöhungen der Transaminasen kommen. Nach rascher intravenöser Injektion treten gelegentlich Übelkeit und Blutdruckabfall auf.

▪ Klinische Anwendung

Antidot zur Behandlung von Vergiftungen mit Quecksilber und Quecksilberverbindungen, Blei, Arsen, Chrom und anderen Metallen.

> **Dosierung**
> — **Akute Vergiftungen:** 1200–2400 mg pro Tag oral (100 mg Einzeldosen alle 1–2 Stunden), bis ausreichende Entgiftung erreicht ist
> — **Chronische Vergiftungen:** 3×100 mg pro Tag oral

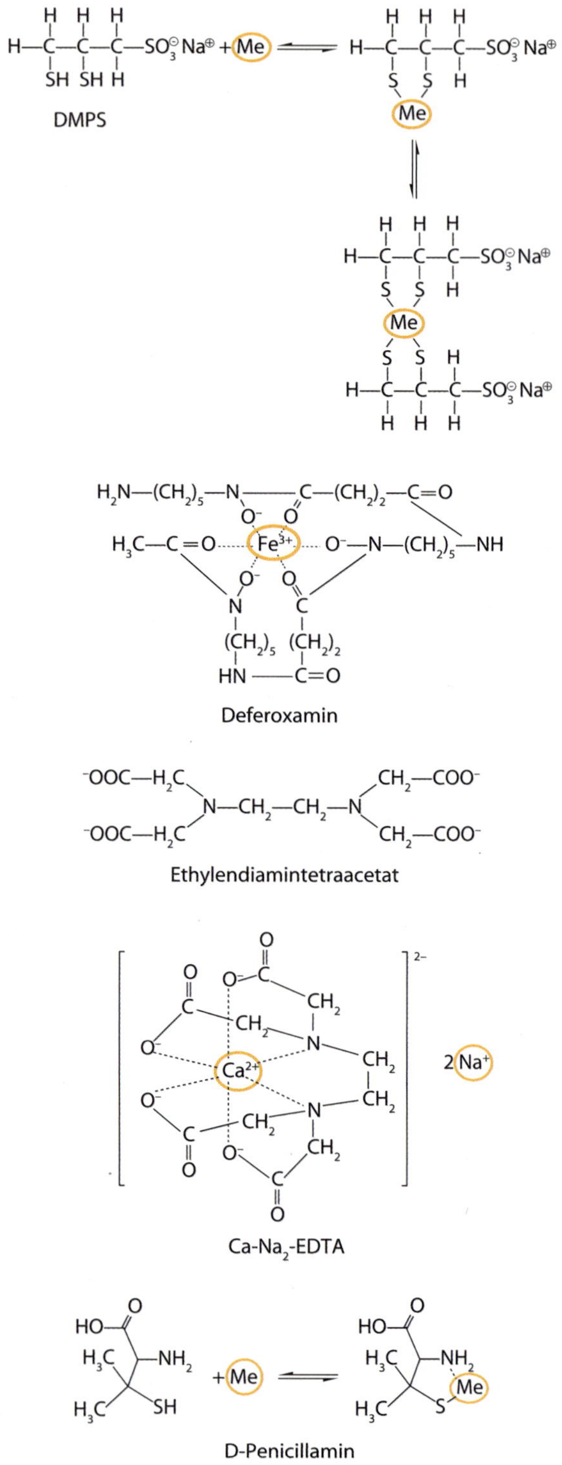

◘ Abb. 69.3 Strukturformeln diverser als Antidota bei Metallvergiftungen eingesetzter Chelatbildner

69.6.2 Natriumcalciumedetat (Na$_2$-Ca-Edetat)

Edetat bindet mit hoher Affinität Ca^{2+} und würde nach i. v. Gabe eine gefährliche Senkung der Ca^{2+}-Konzentration im Organismus bewirken. Dies wird durch Gabe eines Na$_2$-Ca-Komplexes (◘ Abb. 69.3) vermieden, aus dem dann Calcium gegen die zu eliminierenden Metalle ausgetauscht wird.

▪ Pharmakokinetik

Da Na$_2$-Ca-Edetat nach oraler Gabe kaum resorbiert wird, erfolgt die Gabe i. v. Die Verteilung erfolgt extrazellulär, sodass intrazelluläre Metalle nicht erreicht werden. Die Plasmahalbwertszeit beträgt 1 Stunde, das Metallchelat von Edetat wird renal ausgeschieden.

▪ Unerwünschte Wirkungen

Selten kommt es zu Kopfschmerzen, Fieber und Irritationen an der Applikationsstelle. Bei Gabe sehr hoher Dosen können tubuläre Nierenschäden auftreten. Eine Kontrolle der Nierenfunktion sollte daher immer erfolgen.

▪ Klinische Anwendung

Antidot bei Vergiftung mit Blei und anderen Metallen.
   Dosierung bei akuten Vergiftungen: i. v. Gabe von 10–20 mg/kg pro Tag in 200 ml 5%iger Glucoselösung über 2 Stunden an 3 aufeinanderfolgenden Tagen. Eventuell Wiederholung der Behandlung nach 3-tägiger Pause
   Bei schweren Vergiftungen kann die Behandlung bis zu 10-mal wiederholt werden.

69.6.3 Deferoxamin

Deferoxamin ist eine Substanz, die aus Pilzen der Gattung *Actinomyces* gewonnen wird und sich durch ihre sehr hohe Affinität für Fe^{3+} auszeichnet (◘ Abb. 69.3). Die Affinität für andere Metalle ist deutlich geringer.

▪ Unerwünschte Wirkungen

Deferoxamin wird in der Regel gut vertragen. Es kann gelegentlich zu Magen-Darm-Reizungen, Fieber, Schmerzen an der Injektionsstelle, Urtikaria oder Exanthemen kommen. Häufig kommt es durch den ausgeschiedenen Komplex zu einer rötlich-braunen Verfärbung des Urins.

▪ Klinische Anwendung

Antidot bei Intoxikation mit Eisen und zur Behandlung der Hämochromatose.

Dosierung
- **Eisenvergiftung:** 5–10 g oral und parallel 1–2 g i. m.
- **Hämochromatose:** 0,5–1 g pro Tag i. v. oder i. m.

69.6.4 D-Penicillamin

Bei D-Penicillamin handelt es sich um eine nicht natürlich vorkommende Aminosäure, die verschiedene Metalle binden kann (◘ Abb. 69.3). Die Ausscheidung erfolgt renal.

▪ Unerwünschte Wirkungen

Bei der Gabe von D-Penicillamin kann es zu gastrointestinalen Beschwerden, Exanthemen kommen, seltener zu Haarausfall. Sehr selten sind ernsthafte Nebenwirkungen wie Agranulozytose und Nierenschädigungen. Blutbild und Nierenfunktionen sollten während der Therapie kontrolliert werden.

▪ Klinische Anwendung

Mittel der 1. Wahl bei der Behandlung von Morbus Wilson, Zystinurie und Intoxikationen mit Kupfer.
   Dosierung: 0,9–1,8 g pro Tag oral in mehreren Dosen

Tiergifte

S. Offermanns

M. Freissmuth et al., *Pharmakologie und Toxikologie*,
DOI 10.1007/978-3-662-46689-6_70, © Springer-Verlag Berlin Heidelberg 2016

70

Für den Menschen gefährliche Gifte werden von diversen Tierspezies gebildet und dienen diesen zur Verteidigung und zum Erlegen von Beute. Schlangengifte besitzen dabei weltweit die größte Bedeutung, gefolgt von Skorpiongiften und den Giften diverser Insekten, Spinnen und Meerestiere. In Mitteleuropa werden Vergiftungen durch Tiere am häufigsten durch Bienen- und Wespengift verursacht. Durch vermehrte Reisetätigkeit und Haltung ortsfremder Tierspezies kommt es jedoch zunehmend zu Intoxikationen durch Gifte exotischer Tiere. Den tierischen Giften ist gemeinsam, dass es sich in der Regel um ein Gemisch verschiedener toxischer Substanzen handelt, die sich zum Teil in ihrer Wirkung gegenseitig verstärken. Antidota im klassischen Sinne sind daher meist nicht verfügbar. Für die Behandlung von Intoxikationen durch Gifttiere sind in einigen Fällen jedoch spezifische Antiseren vorhanden, ansonsten erfolgt eine symptomatische Behandlung.

70.1   Schlangengifte

Schätzungen gehen davon aus, dass es weltweit jährlich zu etwa 1 Mio. Vergiftungen durch Schlangenbisse kommt, von denen etwa 5% tödlich enden. Die meisten dieser Fälle ereignen sich in Südasien, Südostasien sowie in Afrika. In Mitteleuropa sind Intoxikationen mit Schlangengiften hingegen sehr selten und beruhen am ehesten auf Bissen eingeführter, in Terrarien gehaltener Giftschlangen. Die einzigen einheimischen Giftschlangen, Kreuzottern und Aspisvipern, verursachen nur sehr vereinzelt Vergiftungen.

Es gibt 4 **Familien von Giftschlangen:**
- **Giftnattern** (Elapidae), zu denen z. B. die Mambas, Kobras oder einige Seeschlangen gehören
- **Vipern** (Viperidae), die in mehrere Unterfamilien unterteilt werden, unter anderem die echten Vipern, wie z. B. die in Mitteleuropa vorkommenden Kreuzottern (◘ Abb. 70.1) und Aspisvipern, oder die Grubenottern, zu denen auch die Klapperschlangen gehören
- **Erdvipern** (Atractaspididae)
- **Nattern** (Colubridae), von denen nur wenige Formen für den Menschen giftig sind

70.1.1 Wirkungen von Schlangengiften

Die Zusammensetzung der Schlangengifte ist äußerst variabel. In der Regel handelt es sich um ein Gemisch toxischer Peptide, Proteine und Enzyme. Beobachtet werden typische Intoxikationsbilder, die meist kombiniert auftreten:

Gewebenekrosen mit Ödem und Hämorrhagie
Typischerweise kommt es bei Bissen von Giftschlangen im Bereich der Bissstelle zu ausgeprägten lokalen Effekten bis hin zu schwersten Gewebenekrosen, die insbesondere bei Intoxikationen mit Giften verschiedener Vipern besonders stark ausgeprägt sind. Die Gewebenekrosen werden durch die Wirkung verschiedener **Proteasen** im Zusammenspiel mit **Phospholipasen A2** verursacht. Bei vielen Schlangenbissen rei-

chen die Gewebezerstörungen bis in die Skelettmuskulatur, die von einer Gruppe besonders myotoxischer Phospholipasen A_2 angegriffen wird. Infolge der teilweise massiven Ödembildung sowie der Flüssigkeits- und Elektrolytverluste kann es sekundär zu Blutdruckabfällen bis hin zur Schocksymptomatik kommen.

Neurotoxische Effekte
Die Gifte der meisten Giftnattern aber auch einiger Vipern wie der Klapperschlange enthalten spezifische neurotoxische Peptide. Viele dieser Neurotoxine wirken als kompetitive Antagonisten am nikotinischen Acetylcholinrezeptor (z. B. **α-Cobratoxin, α-Bungarotoxin**). Andere, wie die **Dendrotoxine,** blockieren spannungsabhängige K^+-Kanäle oder bauen den Transmitter Acetylcholin ab. Einige neurotoxische Phospholipasen A_2 (z. B. **Taipoxin, Crotoxin** oder **Notexin**) führen zur Zerstörung präsynaptischer Nervenendigungen.

Blutgerinnungsstörungen
Insbesondere Gifte von Vipern sind in der Lage, die Blutgerinnung auszulösen und dadurch zu einer Verbrauchskoagulopathie zu führen. Die dafür verantwortlichen toxischen Faktoren und Enzyme greifen in vielfältiger Weise ins Gerinnungssystem ein und führen zur direkten Bildung von Thrombin, Faktor Xa oder von Fibrin aus Fibrinogen.

70.1.2 Behandlung von Schlangenbissen

Die wichtigsten Maßnahmen im Rahmen der Erstbehandlung bestehen in einer **Beruhigung** des Patienten, der **Ruhigstellung** des betroffenen Körperteils und der möglichst **raschen ärztlichen Behandlung.** Wenn möglich, sollte die Schlangenspezies identifiziert werden.

> ◗ **Manipulationen an der Bissstelle und Abbinden der betroffenen Extremitäten sind zu unterlassen.**

Besteht der begründete Verdacht auf das Vorliegen einer Intoxikation durch eine Giftschlange, so sollte ein entsprechendes **Antiserum** verabreicht werden. Da Antiseren selbst zu Kom-

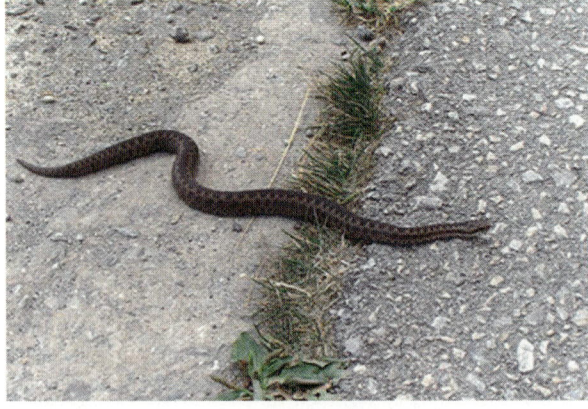

◘ Abb. 70.1 Junge Kreuzotter als Beispiel für eine Giftschlange

plikationen wie anaphylaktischen Reaktionen führen können, sollte die Verabreichung unter ärztlicher Aufsicht erfolgen, ansonsten erfolgt eine **symptomatische Behandlung.**

70.2 Bienen- und Wespengifte

Bienen und Wespen gehören zur Ordnung der Hautflügler (Hymenoptera) und sind in Mitteleuropa die wichtigsten Gifttiere. Stiche von Bienen und vor allem von Wespen sind die häufigste Ursache für anaphylaktische Reaktionen bei Erwachsenen. Die lokalen Effekte eines Bienen- oder Wespenstichs sind in der Regel ungefährlich.

Aufgrund der Widerhaken am Bienenstachel verliert die Biene nach dem Stich den Stachel zusammen mit dem Giftsack, aus dem insgesamt etwa 100 µg Gift freigesetzt werden können. Der Stachel von Wespen besitzt keine Widerhaken, sodass Wespen mehrfach stechen können, wobei vergleichsweise geringe Giftmengen appliziert werden.

Wirkungen von Bienen- und Wespengiften

Das Gift von Bienen und Wespen stellt eine komplexe Mischung aus Peptiden, Enzymen und niedermolekularen Wirkstoffen wie z. B. **Histamin** dar. Das mengenmäßig bedeutsame amphiphile Peptid **Melittin** verursacht durch Einlagerung in Lipidmembranen Zell- und Gefäßschädigungen sowie eine Degranulation von Mastzellen. Diverse Enzyme wie **Hyaluronidasen** und verschiedene **Phospholipasen** sind ebenfalls an der Auslösung der typischen lokalen Symptome eines Bienen- oder Wespenstichs beteiligt.

> ❯ Die Hauptgefahr eines Bienen- oder Wespenstichs besteht in der Auslösung einer anaphylaktischen Reaktion, die bis zum tödlich verlaufenden anaphylaktischen Schock führen kann.

Behandlung

Bei schmerzhaften lokalen Symptomen sind häufig **kühlende Maßnahmen** lindernd. Eine drohende anaphylaktische Reaktion muss durch Gabe von **Adrenalin, Antihistaminika** und **Glucocorticoiden** behandelt werden. Gefährdeten Patienten ist zu empfehlen, ein **Notfallbesteck** zur Verabreichung von Adrenalin mit sich zu führen. Bei schwer allergischen Patienten ist eine **Desensibilisierungsbehandlung** zu erwägen.

70.3 Skorpiongifte

Skorpione besitzen am Ende ihres Körpers einen Stachel, mit dem sie das in 2 paarigen Drüsen gebildete Skorpiongift injizieren können. Nur ein kleiner Teil der weltweit vorkommenden Skorpionarten (vor allem in Mittel- und Südamerika, Nordafrika und Indien) kann für den Menschen lebensbedrohlich sein. Skorpiongift enthält eine Mischung neurotoxischer Polypeptide, die überwiegend durch Beeinflussung von Ionenkanälen ihre Wirkung ausüben und zu Erbrechen, Tachykardie, Hypertonie und Herz-Rhythmus-Störungen führen.

In Ländern mit häufigem Auftreten von Skorpiongiftintoxikationen sind spezifische Antiseren verfügbar, ansonsten ist die Therapie symptomatisch und konzentriert sich in der Regel auf die Behandlung schwerer kardiovaskulärer Störungen.

70.4 Nesselgifte

Als Nesselgifte im engeren Sinne werden Toxine aus den Nesselzellen der Nesseltiere (Cnidaria) bezeichnet. Zu diesen gehören unter anderem **Quallen, Polypen** und **Seeanemonen.** Gemeinsam ist diesen Meerestieren das Vorkommen sog. **Nesselkapseln** (Nematozysten). Nesselkapseln enthalten einen spiralig aufgewickelten Nesselfaden, der nach Berührung explosionsartig ausgestoßen wird und dadurch ein sehr wirksames Toxingemisch ins Opfer injiziert. Dieses Prinzip dient Nesseltieren zum Fangen von Beute sowie zur Verteidigung.

Wirkungen von Nesselgiften

Nesselgift besteht aus einer Mischung von Proteinen, die **zytolytisch** und **neurotoxisch** wirken. Intoxikationen kommen typischerweise durch Kontakt mit Quallen wie Portugiesischer Galeere, Feuerqualle oder der besonders giftigen Würfelqualle vor.

In der Regel stehen lokale Symptome wie Schmerzen und zum Teil schwere entzündliche Hautreaktionen im Vordergrund (◘ Abb. 70.2); allergische Reaktionen können auftreten. Besonders toxische Quallen wie die unter anderem in Australien vorkommenden Würfelquallen können sehr schwere Herz-Kreislauf-Reaktionen mit tödlichem Ausgang hervorrufen.

Behandlung

Um noch auf der Haut vorhandene Nematozysten zu inaktivieren, empfiehlt sich **Einreiben mit 5%iger Essigsäure** oder zumindest **mechanisches Entfernen.** Die Therapie ist ansonsten **symptomatisch.** Bei Vergiftungen durch die Würfelqualle stehen Antiseren zur Verfügung.

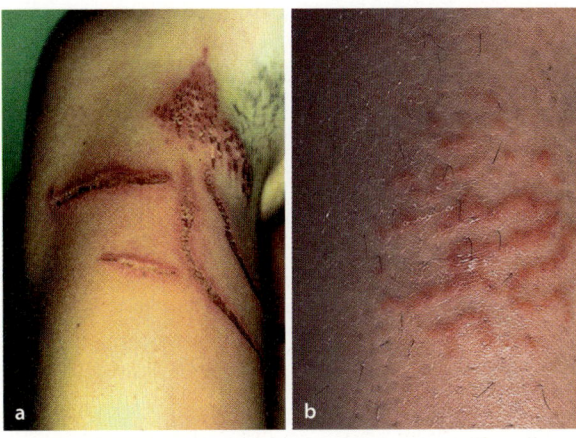

◘ Abb. 70.2a, b Hautreaktionen nach Kontakt mit dem Nesselgift von Quallen

70.5   Fisch- und Muschelgifte

Vergiftungen durch Muscheln und Fische ereignen sich typischerweise nach dem Verzehr von Muschel- oder Fischgerichten.

70.5.1 Muschelgifte

Muschelvergiftungen werden meist durch Gifte hervorgerufen, die von giftigen Algen gebildet worden sind und von Muscheln aufgenommen wurden. Die **Algentoxine** reichern sich dabei in den Muscheln an. Je nach vorherrschendem Toxintyp stellt sich die Symptomatik einer Muschelvergiftung unterschiedlich dar:

- Gastrointestinale Symptome wie Diarrhö treten durch Vergiftungen mit dem Proteinphosphatasehemmer **Okadasäure** auf.
- Parästhesien und Lähmungen werden z. B. durch **Saxitoxin** hervorgerufen, das spannungsabhängige Na⁺-Kanäle blockiert.
- Neurotoxische Effekte werden durch **Domosäure**, die auf Glutamatrezeptoren wirkt, oder durch **Ciguatoxin**, das Na⁺-Kanäle öffnet, ausgelöst.

Die Behandlung von Muschelvergiftungen erfolgt rein symptomatisch. Antidota existieren nicht.

70.5.2 Fischgifte

Auch Fischvergiftungen können durch **Algentoxine**, die über die Nahrungskette in Fische gelangt sind, verursacht werden. Neben dem gerade erwähnten **Ciguatoxin** kann z. B. **Maitotoxin**, das spannungsabhängige Ca²⁺-Kanäle aktiviert, zu Vergiftungen führen. Weitere häufige Ursache für Fischvergiftung ist die **bakterielle oder virale Überbesiedlung** fischhaltiger Lebensmittel. Folgen sind meist blande verlaufende Magen- und Darmbeschwerden.

Auch das in Kugelfischen (Fugu) vorkommende **Tetrodotoxin (TTX)** wird nicht von den Fischen selbst gebildet, sondern wahrscheinlich im Darm der Fische. Von dort aus reichert sich das Toxin vor allem in der Leber und Haut der Fische an. TTX blockiert sehr selektiv den spannungsabhängigen Na⁺-Kanal. Das Fleisch des Kugelfisches gilt in Japan als Delikatesse und darf nur von speziell ausgebildeten Köchen zubereitet werden. Maßvoller Verzehr führt zu leichten Vergiftungssymptomen wie Parästhesien im Mundbereich. Bei zu hohen Dosen können Übelkeit, Muskelkrämpfe, Atembeschwerden bis hin zu tödlichen Atemlähmungen auftreten. Die Behandlung ist symptomatisch.

Weiterführende Literatur

Bodio M, Junghanss T (2009) Accidents with venomous and poisonous animals in central europe. Ther Umsch 65(5): 349–355

Chippaux JP (2008) Estimating the global burden of snakebite can help to improve management. PLoS Med 5(11): 1538–1539, 1593–1604

Isbister GK, Bawaskar HS (2014) Scorpion envenomation. N Engl J Med 371: 457–463

Przybilla B, Ruëff F (2009) Hymenoptera venom allergy. J Dtsch Dermatol Ges 8: 114–129

Przybilla B, Ruëff F (2012) Insektenstiche: Klinisches Bild und Management. Deutsches Ärzteblatt 109: 238–247

Schaper A, Ebbecke M, Rosenbusch J, Desel H (2002) Fischvergiftung. Deutsches Ärzteblatt 99(17): A1151–1158

Suput D (2009) In vivo effects of cnidarian toxins and venoms. Toxicon 54: 1190–1200

Warrel DA (2010) Snake bite. Lancet 275: 77–88

Pflanzen- und Pilzgifte

S. Offermanns

M. Freissmuth et al., *Pharmakologie und Toxikologie*,
DOI 10.1007/978-3-662-46689-6_71, © Springer-Verlag Berlin Heidelberg 2016

Pflanzen und Pilze produzieren häufig toxische Substanzen, um sich gegen Fressfeinde zu schützen. Einige dieser Gifte werden von Menschen in niedrigen Dosen als Heil- oder Rauschmittel verwendet. Intoxikationen mit Pflanzengiften sind bei Erwachsenen relativ selten, gehören jedoch zu den häufigsten Vergiftungen bei Kindern. Pilzvergiftungen sind hingegen häufiger bei Erwachsenen und beruhen in der Regel auf Verwechslung von giftigen und essbaren Pilzspezies.

Lernziele

Pflanzengifte

Aconitin, Aristolochiasäure, Atropin, Cicutoxin, Colchicin, Coniin, Cytisin, Euphorbol, Paclitaxel, Protoanemonin, Ricin, Hyoscyamin, Scopolamin, Solanin, Spartein, Strychnin, Veratrumalkaloide

Pilzgifte

- Pilzvergiftungen mit kurzer Latenz (15 min bis 3 h)
  - Gastrointestinales Pilzsyndrom
  - *Pantherina*-Typ
  - Muskarintyp
- Pilzvergiftungen mit langer Latenz (6–24 h)
  - Psilocybintyp
  - *Gyromitra*-Typ
  - *Phalloides*-Typ

71.1   Pflanzengifte

Sehr viele Pflanzen sind giftig, wobei lebensbedrohliche Vergiftungen durch Pflanzen verhältnismäßig selten vorkommen. Die dosisabhängige Toxizität pflanzlicher Gifte zeigt sich auch an vielen in der Klinik eingesetzten Pharmaka, die aus Pflanzen gewonnen werden, wie z. B. Digitalisglykosiden, Colchicin, Taxol oder Atropin. In zu hohen Dosen gegeben, können diese pflanzlichen Pharmaka lebensbedrohliche Effekte auslösen und damit als Gifte wirken. ◘ Tab. 71.1 führt wichtige Pflanzengifte alphabetisch geordnet mit Vorkommen, Wirkungen und Behandlungsmöglichkeiten auf.

71.2   Pilzgifte

Meist durch Verwechslung von Giftpilzen mit Speisepilzen kommt es immer wieder zu Intoxikationen durch Pilze. In Mitteleuropa machen Pilzvergiftungen etwa 1–3% aller Intoxikationen aus. Davon werden die meisten Vergiftungen durch den Knollenblätterpilz verursacht, der zu tödlich endenden Intoxikationen führen kann.

Eine Einteilung der Pilzvergiftungen erfolgt sinnvollerweise nach ihrer Symptomatik. Dabei wird unterschieden zwi-

---

◘ **Tab. 71.1 Pflanzengifte (Auswahl)**

Pflanzengift	Vorkommen	Wirkmechanismus	Vergiftungsbild	Behandlung
Aconitin	Blauer Eisenhut (*Aconitum napellus*)	Aktivierung und Öffnung spannungsabhängiger Na^+-Kanäle	Zunächst gesteigerte Erregbarkeit, später Lähmungen, Parästhesien, Taubheitsgefühl, Übelkeit, Erbrechen, Diarrhö, Schmerzen, Herzrhythmusstörungen, Atemlähmung letale Dosis: 3–6 mg	Magenspülung, symptomatische Behandlung
Aristolochiasäure	Pfeifenblumen (*Aristolochia*), Haselwurz (*Asarum*), Osterluzei (*Aristolochia clematitis*)	Umwandlung in aktiven Metaboliten, der mit DNA Addukte bilden kann	Nierenschädigungen (»Balkannephropathie«), kanzerogen	–
Atropin (Racemat aus [S]- und [R]-Hyoscyamin; siehe weiter unten)	Wie [S]-Hyoscyamin	Wie [S]-Hyoscyamin	Wie [S]-Hyoscyamin	Wie [S]-Hyoscyamin
Cicutoxin	Wasserschierling (*Cicuta virosa*)	Blockade von $GABA_A$-Rezeptoren, Beeinflussung von K^+-Kanälen	Brennen im Mundbereich, Mydriasis, Übelkeit, Erbrechen, Krampfanfälle, Atemlähmung	Magenspülung, Benzodiazepine, Barbiturate
Colchicin	Herbstzeitlose (*Colchicum autumnale*)	Hemmung der Bildung von Mikrotubuli durch Bindung an Tubulin, Hemmung der Zellteilung	Erbrechen, Durchfall, abdominale Schmerzen, Knochenmarksuppression, Leberinsuffizienz, Multiorganversagen	Magenspülung, Gabe von Aktivkohle, symptomatische Maßnahmen
Coniin	Gefleckter Schierling (*Conium maculatum*)	Aktivierung nikotinischer Acetylcholinrezeptoren	Übelkeit, Erbrechen, Brennen im Mund, Krämpfe, Lähmungen letale Dosis: 500 mg	Magenspülung, Gabe von Aktivkohle, symptomatische Behandlung

Tabelle 71.1 (Fortsetzung)

Pflanzengift	Vorkommen	Wirkmechanismus	Vergiftungsbild	Behandlung
Cytisin	Goldregen (Laburnum anagyroides)	Aktivierung nikotinischer Acetylcholin-Rezeptoren	Übelkeit, Erbrechen, Tachykardie, Halluzinationen, Atemlähmung	Magenspülung, Gabe von Aktivkohle, symptomatische Maßnahmen
Euphorbol	Wolfsmilchgewächse (Euphorbiaceae)	Aktivierung der Proteinkinase C	Reizung von Haut und Schleimhäuten, bei oraler Aufnahme: Diarrhö, Herzrhythmusstörungen, Lähmungen	Magenspülung, Gabe von Aktivkohle, symptomatische Maßnahmen
Paclitaxel	Eibe (Taxus brevifolia)	Unphysiologische Mikrotubulibildung durch Stimulation der Polymerisation nach Bindung an β-Tubulin	Diarrhö, Schwindel, Arrhythmien, Kreislauf- und Atemlähmung	Magenspülung, Gabe von Aktivkohle, symptomatische Maßnahmen
Protoanemonin	Diverse Hahnenfußgewächse (Ranunculus), Küchenschelle (Pulsatilla), Anemone (Anemone), Waldrebe (Clematis)	Reaktion mit SH-Gruppen von Proteinen	Starke Haut- und Schleimhautreizung (»Wiesendermatitis«), nach oraler Aufnahme: Gastritis, Nephritis, Koma, Krämpfe, Atemlähmung	Magenspülung, Gabe von Aktivkohle, symptomatische Maßnahmen
Ricin	Wunderbaum (Ricinus communis)	Hemmung der Proteinbiosynthese durch Adeninrestabspaltung von ribosomaler 28S-RNA	Hochpotent! Übelkeit, Diarrhö, Magen-Darmnekrosen, massive Blutungen, Leber- und Nierenschädigung letale Dosis: 5 µg/kg KG	Magenspülung, Gabe von Aktivkohle, symptomatische Maßnahmen
[S]-Hyoscyamin (aktives Enantiomer)	Tollkirsche (Atropa belladonna); Weißer Stechapfel (Datura stramonium); Engelstrompete (Datura suaveolens); Bilsenkraut (Hyoscyamus niger); Alraune (Mandragora officinarum)	Kompetitiver Antagonist an muskarinischen Acetylcholinrezeptoren	Mundtrockenheit, Mydriasis, Sehstörungen, Tachykardie, Schluckbeschwerden, Sprechstörungen, Erregungszustände, Halluzinationen, Bewusstseinseintrübung, Koma, Atemlähmung	Magenspülung, Physostigmin, ggf. Benzodiazepine
Scopolamin	Wie [S]-Hyoscyamin	Wie [S]-Hyoscyamin	Wie [S]-Hyoscyamin, im Vordergrund stehen eher zentral dämpfende Wirkungen	Wie [S]-Hyoscyamin
Solanin	Kartoffel (Solanum tuberosum), in reifen Knollen nur geringe Mengen	Hemmung von Cholinesterasen	Übelkeit, Diarrhö, Schwindel, Fieber, Krämpfe, Atemlähmung über 400 mg können letal sein	Magenspülung, Gabe von Aktivkohle, symptomatische Maßnahmen
Spartein	Besenginster (Sarothamnus scoparius), Samen der Lupine (Lupinus polyphyllus)	Hemmung spannungsabhängiger Na$^+$-Kanäle, Aktivierung peripherer nikotinischer Acetylcholinrezeptoren	Müdigkeit, Schwindel, Kopfschmerzen, Mydriasis, Bradykardie, Herzstillstand, Atemlähmung	Magenspülung, Gabe von Aktivkohle, bei Herzrhythmusstörungen antiarrhythmische Maßnahmen
Strychnin	Brechnussbaum (Strychnos nux-vomica)	Blockade von Glycinrezeptoren	Steifheit, Hyperreflexie, Muskelspasmen, Tetanus, Atemlähmung letale Dosis: 100-300 mg	Benzodiazepine, periphere Muskelrelaxanzien
Veratrum-Alkaloide	Weißer Germer (Veratrum album)	Aktivierung spannungsabhängiger Na$^+$-Kanäle	Schmerzen, vermehrter Tränenfluss, Taubheitsgefühl, Erbrechen, Durchfälle, Arrhythmien, Atemstörungen	Magenspülung, symptomatische Behandlung

schen Pilzvergiftungen mit kurzer Latenz (15 min bis 3 h; gastrointestinales Pilzsyndrom, *Pantherina*-Syndrom, Muskarinsyndrom) und solchen mit langer Latenz (6–24 h; Psilocybintyp, *Gyromitra*-Typ, *Phalloides*-Syndrom) sowie nach der vorherrschenden Symptomatik.

71.2.1 Gastrointestinales Pilzsyndrom

Pilzvergiftungen mit vorwiegend gastrointestinaler Symptomatik und relativ kurzer Vergiftungslatenz von 15 Minuten bis 3 Stunden können durch eine Fülle von Pilzen ausgelöst werden, darunter **Satanspilz** (*Boletus satanas*), **Schönfuß-Röhrling** (*Boletus calopus*), **Karbol-Egerling** (*Agaricus xanthoderma*), **Riesen-Rötling** (*Entoloma sinuatum*), **Milchlinge** (*Lactarius*) oder **Tiger-Ritterling** (*Tricholoma tigrinum*). In den meisten Fällen ist das auslösende Pilzgift nicht näher identifiziert.

Typischerweise kommt es nach 15 Minuten bis 3 Stunden zu Erbrechen und Durchfall, eventuell mit sekundären Symptomen aufgrund von Flüssigkeits- und Elektrolytverlusten.

Behandelt wird wie bei unspezifischer Gastroenteritis, eventuell mit Flüssigkeits- und Elektrolytersatz.

71.2.2 Pilzvergiftung mit *Pantherina*-Syndrom

Diese durch ZNS-Symptome bis hin zu Rauschzuständen und Halluzination gekennzeichneten Vergiftungen werden typischerweise durch diverse Arten von **Fliegen-** und **Pantherpilzen** (*Amanita*) verursacht. Wesentliche Toxine in Fliegen- und Pantherpilzen sind **Ibotensäure** und das aus dieser entstehende **Muscimol**. Das stärker wirksame Muscimol wirkt agonistisch an GABA-Rezeptoren.

Typischerweise kommt es binnen 15 bis 30 Minuten nach Verzehr zu Magen-Darm-Beschwerden, Mydriasis, Tachykardie, Schwindel und Gleichgewichtsstörungen. Parallel entwickeln sich rauschähnliche Zustände mit Synästhesien oder Halluzinationen. Diese werden häufig gefolgt von Sedation, die in tiefen Schlaf mündet. Bei starker Intoxikation besteht die Gefahr von Koma und Krämpfen.

Gegenmaßnahmen sind Magenspülung, Gabe von Aktivkohle und eine symptomatische Behandlung.

71.2.3 Pilzvergiftungen mit Muskarinsyndrom

Dieses durch cholinerge Effekte ausgezeichnete Pilzvergiftungssyndrom wird typischerweise durch Pilze aus der Gruppe der **Risspilze** (*Inocybe*) und **Trichterlinge** (*Clitocybe*) ausgelöst. Das bei diesen Vergiftungen wichtigste Toxin ist **Muskarin**, das agonistisch an muskarinergen Acetylcholinrezeptoren wirkt.

Symptome treten üblicherweise nach 15–30 Minuten auf und zeichnen sich durch starke **cholinerge Effekte** wie Übelkeit, Erbrechen, Schweißausbrüche, Miosis, Hypersekretion (Tränen- und Speichelfluss, Bronchialsekret), Asthmaanfälle, Blutdruckabfall und Bradykardie aus. Zentralnervöse Symptome treten nicht auf, da Muskarin die Blut-Hirn-Schranke nicht passieren kann.

Eine effiziente Therapie besteht in der Behandlung mit dem Antidot **Atropin**, ansonsten erfolgt eine symptomatische Behandlung.

71.2.4 Pilzvergiftung von Psilocybintyp

Pilzvergiftungen vom Psilocybintyp, die sich vor allem durch optische und akustische Halluzinationen auszeichnen, werden durch »magic mushrooms« ausgelöst, zu denen **Kahlkopf** (*Psilocybe*), **Düngerling** (*Panaeolus*), **Samthäubchen** (*Conocybe*) oder **Täuschling** (*Stropharia*) gehören.

Das Vergiftungsbild lösen im Wesentlichen **Psilocybin** und das daraus durch Phosphorylierung entstehende **Psilocin** aus. Psilocybin ist ein Agonist an Serotoninrezeptoren vom Typ 5-HT$_{2A}$ und 5-HT$_{1A}$. Nach Intoxikation kommt es innerhalb von etwa 30 Minuten zu Benommenheit, Mydriasis, Taubheitsgefühl, visuellen und auditorischen Halluzinationen, Euphorie oder Angstzuständen, selten auch zu Panikattacken, Bewusstlosigkeit und Blutdruckabfall.

Eine Behandlung ist meist nicht nötig; die Symptome klingen innerhalb mehrerer Stunden ab. Bei schweren Angst- und Panikzuständen können Tranquillanzien verabreicht werden.

71.2.5 Pilzvergiftungen vom *Gyromitra*-Typ

Verantwortlich für diesen Intoxikationstyp ist der Verzehr von **Frühjahrslorchel** (*Gyromitra esculenta*). Das verantwortliche Pilzgift **Gyromitrin** wird nach oraler Aufnahme in die toxischen Hydrazinderivate metabolisiert, die durch Methylierung DNA und Proteine modifizieren können.

Typischerweise kommt es zunächst mit 6–24 Stunden Latenz nach der Pilzmahlzeit zu gastrointestinalen Beschwerden mit heftigem Erbrechen und Durchfällen. Daraufhin schließt sich eine Phase mit Zeichen der Leber- und Nierenintoxikation bis hin zu völligem Organausfall sowie zentralen Symptomen mit Bewusstseinsverlust und eventuellen Krampfanfällen an.

Die Behandlung besteht in Magenspülung, Gabe von Aktivkohle, gegebenenfalls Korrektur von Wasser- und Elektrolytstörungen und i. v. Gabe von Vitamin B$_6$ (Pyridoxin). Außerdem sind häufig symptomatische Maßnahmen erforderlich.

71.2.6 Vergiftungen mit *Phalloides*-Syndrom

Pilzvergiftungen mit *Phalloides*-Syndrom werden typischerweise durch **Knollenblätterpilze** (*Amanita*) verursacht. Unter diesen sehr gefährlichen Giftpilzen ist der **Grüne Knollenblätterpilz** (*Amanita phalloides*) der wichtigste. Auch **Häuptlinge** (*Galerina*) und **Giftschirmlinge** (*Lepiota*) können Vergiftungen vom *Phalloides*-Typ auslösen.

Verursacht wird das *Phalloides*-Syndrom durch die in Knollenblätterpilzen und verwandten Pilzen enthaltenen **Amanitine.** Dabei handelt es sich um zyklische Octapeptide, von denen α-Amanitin und β-Amanitin die wichtigsten sind. Amanitine hemmen die RNA-Polymerase II. Am stärksten geschädigt werden besonders stoffwechselaktive Gewebe wie Darmschleimhaut und Leberzellen sowie die Tubuluszellen der Niere, die Amanitine aus dem Primärharn wiederaufnehmen.

In Mitteleuropa beruhen die meisten aller schweren und tödlich verlaufenden Pilzvergiftungen auf Intoxikation mit Knollenblätterpilzen. Mit 6–24 Stunden Latenz kommt es zunächst zu gastrointestinalen Beschwerden mit Erbrechen und massiver Diarrhö. Daran schließt sich eine symptomarme Phase an, in der man jedoch bereits laborchemisch eine Leberschädigung nachweisen kann. Nach 2–3 Tagen stellen sich zunehmend Symptome einer Leber- und Nierenschädigung mit Krämpfen, Ikterus, Blutungen, Coma hepaticum und Oligurie ein. Die Letalität beträgt etwa 5% bei Erwachsenen und etwa 50% bei Kindern.

Bei jedem Verdacht auf Vergiftung mit Knollenblätterpilzen ist eine sofortige Notfallbehandlung und -diagnostik angezeigt. Magenspülung, Gabe von Aktivkohle und Abführmitteln sowie die Testung auf α-Amanitin in Mageninhalt, Urin oder Blut sind die ersten zu ergreifenden Maßnahmen.

Als Antidot steht **Silibinin** zur Verfügung, das die Aufnahme von Amanitin in die Leberzellen verhindert. Ist dieses nicht verfügbar, kann alternativ Penicillin G eingesetzt werden. Bei schweren Vergiftungen ist die Notwendigkeit einer Lebertransplantation zu bedenken und sind entsprechende Maßnahmen in die Wege zu leiten.

Weiterführende Literatur

Grollmann AP, Shibutani S, Moriya M, Miller F, Wu L, Moll U, Suzuki N, Fernandes A, Rosenquist T, Medverec Z, Jakovina K, Brdar B, Slade N, Tursky RJ, Goodenough AK, Rieger R, Vukelić M, Jelavocić B (2007) Aristolochic acid and the etiology of endemic (Balkan) nephropathy. PNAS 104: 12129–12134

Poppenga RH (2010) Poisonous plants. EXS 100: 123–175

Riethmüller J, Tomaske M, Bosk A, Gerhardt E, Amon O, Niethammer D (2004) Therapie der häufigsten Pilzvergiftungen. Monatsschrift Kinderheilkunde 152: 892–901

Rietjens IMCM, Martena MJ, Boersma MG, Spiegelenberg W, Alink GM (2005) Molecular mechanisms of toxicity of important food-borne phytotoxins. Mol Nutr Food Res 49: 131–158

Tabakrauch

S. Offermanns

M. Freissmuth et al., *Pharmakologie und Toxikologie*,
DOI 10.1007/978-3-662-46689-6_72, © Springer-Verlag Berlin Heidelberg 2016

Die wohl mit Abstand häufigste Intoxikation, der Menschen in den meisten Ländern ausgesetzt sind, erfolgt durch das Rauchen der getrockneten und fermentierten Blätter der Tabakpflanze *Nicotiana*. Dabei spielt insbesondere das Rauchen in Form von Zigaretten, weniger in Form von Zigarren oder Pfeifen, eine enorme gesundheitspolitische Rolle. Etwa ein Drittel der erwachsenen Bevölkerung in den europäischen Ländern raucht regelmäßig Zigaretten. Zigarettenrauchen führt nachweislich zu einer erheblichen Reduktion der Lebenserwartung. Dafür sind im Wesentlichen 3 Folgen des Tabakrauchens verantwortlich: ein mit dem Zigarettenrauchen einhergehendes erhöhtes Risiko, an Herz-Kreislauf-Erkrankungen zu sterben, ein erhöhtes Auftreten von Tumoren, insbesondere Bronchialtumoren, sowie das sehr häufige Auftreten chronisch obstruktiver Lungenerkrankungen bei langjährigen Zigarettenrauchern. Da die Intoxikation durch Tabakrauchen vermeidbar ist, kann die langfristige Strategie zur Reduktion der erheblichen Schädigung durch Zigarettenrauchen nur in einer Vermeidung dieser Unsitte liegen.

72.1 Tabak und die Inhaltsstoffe des Tabakrauchs

Lernziele

Inhaltsstoffe
- Nikotin
- Kohlenmonoxid
- Reizgase
- Kanzerogene Substanzen

Die **Tabakpflanze** aus der Familie der Nachtschattengewächse wurde bereits kurze Zeit nach der Entdeckung Amerikas in Europa eingeführt und durch den Gesandten des französischen Hofes in Lissabon, Jean Nicot (1530–1604), zunächst als Heilmittel, das geschnupft oder aufgegossen wurde, in Europa eingeführt.

Während das Tabakrauchen in Form von Zigarren oder mittels Pfeifen kurz darauf in verschiedenen Ländern in Mode kam, ist das inhalative Rauchen von Tabak in Form von Zigaretten in Europa erst seit Mitte des 19. Jahrhunderts bekannt. Erst in der 1. Hälfte des 20. Jahrhunderts entwickelte es sich zum weltweiten Massenphänomen.

Zur **Herstellung von Tabak** werden die Blätter der Tabakpflanze *Nicotiana tabacum* getrocknet und einem Fermentierungsprozess unterworfen. Dabei entwickeln sich Aromastoffe und der Proteingehalt der Blätter nimmt ab. Der Tabakgeschmack wird zudem durch Behandlung mit Zuckerstoffen, Gewürzen und anderen Substanzen veredelt. Das im Rahmen der Tabakherstellung sich einstellende Verhältnis von Kohlenhydraten zu Proteinen beeinflusst den pH-Wert des Tabakrauchs.

Zigarrentabak wird aus Blättern gewonnen, die im nicht ganz reifen Zustand geerntet werden. Dies hat zur Folge, dass während Trocknung und Fermentation die Kohlenhydrate im Blatt weitgehend abgebaut werden, sodass im Rauch vornehmlich basische Proteinspaltprodukte vorliegen.

Der Rauch von Zigarren hat daher meistens einen pH-Wert von 8,0–8,6.

Aus deutlich reifer geernteten Blättern werden **Orient- und Virginia-Tabake** hergestellt, die zur **Herstellung von Zigaretten** dienen. Sie enthalten noch deutliche Mengen an Kohlenhydraten (z. B. Cellulose). Aus diesen werden beim Rauchen saure Schwelprodukte freigesetzt, die zum eher sauren Zigarettenrauch führen. Das hat Einfluss auf die Inhalierbarkeit und die Resorption von Nikotin (s. u.).

Tabakrauch stellt ein Gemisch aus festen und gasförmigen Stoffen dar. Weit über 1000 Substanzen wurden identifiziert. Für die toxikologische Betrachtung sind Nikotin, Kohlenmonoxid, diverse Reizgase (▶ Abschn. 63.1) und eine Fülle kanzerogener Substanzen von Bedeutung.

72.1.1 Nikotin

Nikotin ist das Hauptalkaloid der Tabakpflanze (◘ Abb. 72.3) und spielt eine wesentliche Rolle bei der suchtauslösenden Wirkung des Tabakrauchens.

▪ Wirkmechanismen

Nikotin ist ein starkes Nervengift, das als **Agonist** an **neuronalen nikotinischen Acetylcholinrezeptoren** wirkt (▶ Kap. 26, ▶ Kap. 32). Als letale Dosis galten 50 mg, neuere Arbeiten gehen von höheren Werten aus.

Die im Rahmen des Tabakrauchens üblicherweise aufgenommenen Mengen aktivieren vegetative Ganglien und das Nierenmark. Infolgedessen kommt es zu einer Fülle vegetativer Symptome und zur Freisetzung von Adrenalin. Nikotin hat darüber hinaus zentral erregende Wirkungen, die entscheidend zum Suchtpotenzial des Zigarettenrauchens beitragen. Als wesentlicher Mediator der Nikotinabhängigkeit gilt der zentralnervöse α4β2-Rezeptorsubtyp.

▪ Pharmakokinetik

Die Aufnahmequote von Nikotin ist abhängig von der Art des Tabakrauchens und der -zubereitung. Eine partielle Aufnahme kann bei einfachem Paffen von Pfeifen- oder Zigarrenrauch über die Schleimhaut von Mund und Nase erfolgen. Dies ermöglicht die Lipophilie des basischen Nikotins in Zigarren- und Pfeifentabak.

> Obwohl Zigarettentabak eher sauer ist und Nikotin dadurch in der weniger lipophilen protonierten Form vorliegt, wird fast das gesamte Nikotin nach Inhalation aus Zigarettenrauch über die Alveolen der Lunge resorbiert.

Durch Umgehung der Leber kommt es nach inhalativer Aufnahme von Nikotin zum recht schnellen Anstieg der Nikotinkonzentration im systemischen Blut und im Gehirn (◘ Abb. 72.1). Die **Plasmahalbwertszeit** von Nikotin beträgt **1–2 Stunden**. 10% des Nikotins werden unverändert über die Nieren ausgeschieden. Der Rest wird überwiegend **durch CYP2A6 zu Cotinin metabolisiert,** das mit deutlich längerer Plasmahalbwertszeit teils ausgeschieden, teils weiter metabolisiert wird.

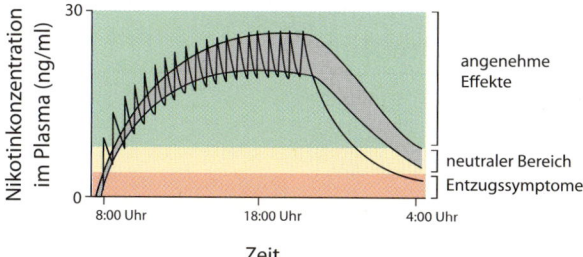

Abb. 72.1 Tagesverlauf der Nikotinplasmakonzentration bei mittelstarkem Zigarettenraucher. Mit dem Rauchen der 1. Zigarette am Morgen kommt es zum raschen Anstieg der Plasmakonzentration von Nikotin. Mit dem Abfall der Nikotinplasmakonzentration und Toleranzentwicklung entsteht erneutes Verlangen nach Zigarettenkonsum. Nachfolgende Zigaretten führen zu weiteren transienten Anstiegen der Spiegel, wobei sich die durchschnittliche Plasmakonzentration von Nikotin kaum weiter erhöht. Durch Rauchabstinenz während der Nachtruhe nimmt die Toleranz ab, sodass bereits die 1. Zigarette am Morgen, die aufgrund von Entzugssymptomen geraucht wird, zur erwünschten Linderung führt

72.1.2 Kohlenmonoxid

Der inhalierte Zigarettenrauch enthält bis zu 3% Kohlenmonoxid, das bei starken Rauchern bis zu 10% des Hämoglobins blockieren kann (▶ Abschn. 63.2.1). Bei Patienten mit Lungen- oder Herz-Kreislauf-Erkrankungen sowie bei Aufenthalt in großer Höhe kann dies von Bedeutung sein.

72.1.3 Reizgase

Tabakrauch enthält diverse Aldehyde, die zu einer chronischen Reizung der Atemwege führen (▶ Abschn. 63.1). Bei alkalischen Tabaken kommt der hohe Ammoniakanteil zusätzlich als Reizstoff zum Tragen.

72.1.4 Kanzerogene Substanzen

Der Tabakrauch enthält eine Fülle bekannter Kanzerogene, die vornehmlich in den partikulären Anteilen des Rauchs (Teer) enthalten sind. Zu diesen gehören **polyzyklische aromatische Kohlenwasserstoffe** wie **Benzpyren**, diverse **aromatische Amine** und diverse teils tabakspezifische **Nitrosamine**.

Zu den im Tabakrauch identifizierten gasförmigen kanzerogenen Substanzen gehören **Acetaldehyd, Formaldehyd, Benzol** oder **Butadien**. Schließlich finden sich im Zigarettenrauch verschiedene kanzerogene Metalle wie **Cadmium, Chrom** oder **Nickel.**

72.2 Folgen chronischer Intoxikation mit Tabakrauch

Lernziele

Chronische Intoxikation mit Tabakrauch
Folgen:
- Herz-Kreislauf-Erkrankungen
- Chronisch-obstruktive Lungenerkrankung (COPD)
- Tumorerkrankungen

Tabakrauch in der Schwangerschaft

Passivrauchen

Eine Fülle epidemiologischer Untersuchungen zeigt eindeutig, dass regelmäßiges Zigarettenrauchen mit erheblichen Langzeitschädigungen sowie einer deutlich reduzierten Lebenserwartung einhergeht. Zu den wichtigsten Langzeitfolgen gehört ein erhöhtes Risiko für das Auftreten von **Herz-Kreislauf-Erkrankungen** und für **chronisch obstruktive Lungenerkrankungen.**

Außerdem stellt chronisches Zigarettenrauchen einen der wesentlichen Faktoren für das Auftreten diverser **Tumore** (Respirationstrakt, aber auch Harnblase, Pankreas und Niere) dar. Das Risiko steigt mit der Dauer und Intensität des Zigarettenrauchens. Nach Einstellen des Zigarettenrauchens sinkt das Risiko je nach Dauer der Rauchentwöhnung.

72.2.1 Herz-Kreislauf-Erkrankungen

Zigarettenrauchen stellt einen der wesentlichen Risikofaktoren für das Auftreten von Herz-Kreislauf-Erkrankungen wie koronare Herzkrankheit, Myokardinfarkt, Schlaganfall, periphere Gefäßerkrankungen oder Aortenaneurysmen dar. Die Erhöhung des Mortalitätsrisikos bei Zigarettenrauchern aufgrund kardiovaskulärer Erkrankungen liegt allerdings unter der relativen Erhöhung des Mortalitätsrisikos aufgrund diverser Krebserkrankungen und chronisch obstruktiver Lungenerkrankungen.

Zusammen mit anderen Risikofaktoren führt das Zigarettenrauchen zur verstärkten Progression der Atherosklerose. Welche Inhaltsstoffe des Zigarettenrauchs dafür verantwortlich sind, ist noch unklar.

72.2.2 Chronisch-obstruktive Lungenerkrankung (COPD)

Zigarettenrauchen ist mit Abstand der wichtigste Risikofaktor für das Auftreten einer chronisch-obstruktiven Lungenerkrankung (▶ Kap. 44). Die meisten COPD-Fälle beruhen auf chronischem Zigarettenrauchen. Ständige Zufuhr von Reizgasen und Teerpartikeln führt zu chronischer Bronchitis, die schließlich in eine chronisch obstruktive Lungenerkrankung mit Lungenemphysem und hoher Letalität übergeht.

72.2.3 Tumorerkrankungen

Die chronische Zufuhr von Kanzerogenen mit Zigaretten-
rauch führt zum deutlich erhöhten Auftreten verschiedener
Tumortypen. Besonders ausgeprägt ist die Risikoerhöhung für
Tumore des Respirationstrakts und des Ösophagus:

- Mengenmäßig im Vordergrund stehen die **Bronchialkarzinome,** deren Auftreten mit einer Latenz von 20 Jahren
  sehr deutlich mit den Rauchgewohnheiten in der Gesellschaft korreliert.
- Bei chronischen Zigarettenrauchern finden sich mit
  deutlich erhöhter Inzidenz und Mortalität **Tumore der
  Mundhöhle,** des **Pharynx, Larynx und Ösophagus.**
- Bei chronischen Pfeifen- und Zigarrenrauchern ist das
  Tumorrisiko deutlich geringer; es kommt jedoch auch
  zum erhöhten Auftreten von Tumoren im Bereich der
  Lippen und der Mundhöhle.

Die Resorption von Kanzerogenen des Zigarettenrauchs führt
auch in Organen, die dem Tabakrauch nicht direkt ausgesetzt
sind, zur erhöhten Inzidenz von Tumoren. Nachweisbar ist
dies für **Tumore der Harnblase,** des **Pankreas** sowie der **Niere.**
Das vermehrte Auftreten von Harnblasentumoren beruht
möglicherweise auf dem Vorkommen kanzerogener aromatischer Amine im Tabakrauch.

72.2.4 Tabakrauch in der Schwangerschaft

Zigarettenrauchen in der Schwangerschaft ist verbunden mit
dem erhöhten Auftreten von **Frühgeburten** sowie mit einer
erhöhten perinatalen Sterblichkeit. Die Geburtsgewichte
von Kindern rauchender Schwangerer sind im Durchschnitt
geringer, und die körperliche und geistige Entwicklung ist im
Vergleich zu Nichtrauchern reduziert.

72.2.5 Passivrauchen

Da auch der ausgeatmete Tabakrauch, sowie der zwischen den
Inhalationsphasen freiwerdende Zigarettenrauch Schadstoffe
enthält, ist es nicht verwunderlich, dass auch das passive Rauchen Gesundheitsrisiken besitzt. Diese sind natürlich von der
Dauer und Intensität der Exposition abhängig. Studien zufolge besitzen langjährige Passivraucher ebenfalls ein erhöhtes
Risiko für Bronchialkarzinome. Kinder von Zigaretten rauchenden Eltern zeigen ein erhöhtes Auftreten von respiratorischen Erkrankungen wie Bronchitis oder Asthma.

72.3   Abhängigkeitspotenzial und Entwöhnung

Lernziele
Abhängigkeit und Entwöhnung
- Abhängigkeitspotenzial
- Behandlung
    - Nikotinersatztherapie
    - Vareniclin
    - Bupropion

72.3.1 Abhängigkeitspotenzial

Zigarettenrauchen geht nach einer gewissen Zeit mit erheblicher Abhängigkeit einher, die vornehmlich auf der Wirkung
von Nikotin beruht. Die **psychische Abhängigkeit** überwiegt
dabei in den meisten Fällen die **physische Abhängigkeit.**
Der Aktivierung zentraler nikotinischer Acetylcholinrezeptoren vom α4β2-Subtyp wird eine wesentliche Rolle bei der
Auslösung einer psychischen Abhängigkeit zugeschrieben
(☐ Abb. 72.2).

Neben dieser pharmakologischen Abhängigkeitsbildung
führen diverse psychologische und soziale Phänomene zu
starker Gewohnheitsbildung. So führt über **assoziative Lernprozesse** das Vorhandensein bestimmter positiver Stimuli
(z. B. andere Raucher oder Rauchutensilien), negativer Stimuli
(z. B. Angst oder Unruhe) sowie bestimmter Situationen (z. B.
das Beenden einer Mahlzeit oder eine Arbeitspause) dazu,
dass die Abhängigkeit vom Zigarettenrauchen verstärkt wird
(☐ Abb. 72.2).

Aufgrund der Anpassung des Körpers an die Intoxikationen im Rahmen des chronischen Zigarettenrauchens kommt

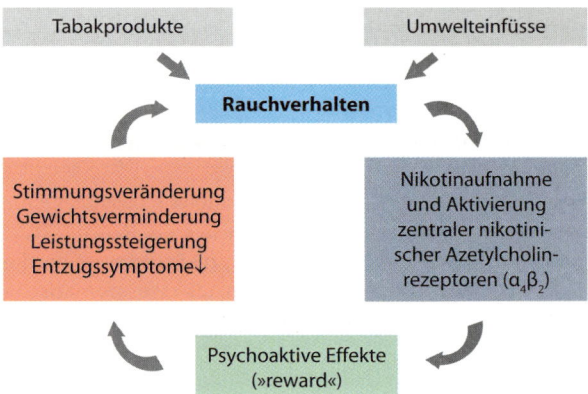

☐ **Abb. 72.2 Mechanismen der Herausbildung von Nikotinabhängigkeit.** Nikotin bewirkt über die Aktivierung zentraler nikotinischer Acetylcholin-Rezeptoren verschiedene psychoaktive Effekte
sowie eine Aktivierung des »Reward-Systems« (▶ Kap. 32). Das
Rauchverhalten wird durch pharmakologische Effekte wie das Auftreten angenehmer Empfindungen sowie das Lindern von Entzugssymptomen nach Nikotinaufnahme beeinflusst. Hinzu kommen
Umweltfaktoren, die durch assoziative Lernprozesse das Rauchverhalten positiv beeinflussen

es bei Abstinenz zu **zahlreichen Entzugssymptomen:** negative Empfindungen wie erhöhte Irritabilität, Frustrationen, Angstgefühle, Missstimmungen bis hin zu depressiver Verstimmung, Rastlosigkeit, Konzentrationsschwäche, Schlaflosigkeit und vermehrter Appetit. Auch Obstipationen und eine Verringerung der Herzschlagfrequenz können auftreten.

Diese Entzugssymptomatik nach chronischem Zigarettenrauchen erreicht ein Maximum während der 1. Woche einer Abstinenz und bildet sich dann in den meisten Fällen über mehrere Wochen zurück. Ausmaß und Dauer der Entzugssymptomatik zeigen deutliche interindividuelle Unterschiede. Aufgrund des appetitzügelnden Effekts des Zigarettenrauchens wird in vielen Fällen nach Entzug eine **Gewichtszunahme** über mehrere Monate beobachtet.

72.3.2 Behandlung

Die Entwöhnung eines chronischen Zigarettenrauchers erfolgt wohl in den meisten Fällen durch eigene Willensanstrengung. Die sehr hohe Rückfallquote (> 80%) zeigt jedoch, dass dies nicht allen Abhängigen ohne Weiteres gelingt. Von ärztlicher Seite kann die Entwöhnung vom Zigarettenrauchen unterstützt werden. Objektive Aufklärung über Gefahren des Rauchens spielt eine wichtige Rolle, gegebenenfalls können auch psychotherapeutische Verfahren zur Anwendung kommen.

Nicht unumstritten ist der Einsatz von Pharmaka zur Unterstützung einer Entwöhnung vom Zigarettenrauchen. Bei hartnäckigen Fällen und ausreichender Motivation kann jedoch auch daran im Sinne einer unterstützenden Maßnahme gedacht werden.

> **Die Erfolgsquote einer pharmakologisch unterstützten Entwöhnungstherapie ist mit maximal 20% gering.**

Zum Einsatz kommen eine Nikotinersatztherapie, Vareniclin oder die Gabe des Antidepressivums Bupropion.

Nikotinersatztherapie

Hierunter fallen die **Dauerzufuhr von Nikotin** in Form von Nikotinkaugummi, Nikotinpflaster oder Nikotinspray. Die jeweilige Dosis richtet sich nach dem individuellen Bedarf und sollte im Extremfall nicht höher als 4 mg pro Stunde liegen. Das Rauchen sollte während der Gabe komplett aufgegeben werden. Die Nikotindosis sollte in Abständen von wenigen Wochen schrittweise reduziert werden.

Vareniclin

Alternativ zur Gabe von Nikotin kann auch **Vareniclin** gegeben werden. Hierbei handelt es sich um einen synthetischen partiellen Agonisten am neuronalen nikotinischen Acetylcholinrezeptor-Subtypen α4β2, der von dem pflanzlichen Rezeptoragonisten **Cytisin** (◻ Tab. 71.1) abgeleitet ist (◻ Abb. 72.3). Vermutlich verringert der Agonismus dieser Substanz die Entzugssymptome, während gleichzeitig der partielle Agonismus und die Rezeptorsubtypspezifität die abhängigkeitsfördernden Effekte reduzieren.

◻ **Abb. 72.3** Strukturformeln von Vareniclin, Cytisin und Nikotin

Vareniclin wird in der Regel in einer Dosis von 0,5–1 mg ein- bis 2-mal täglich verabreicht. Unter der Gabe von Vareniclin kann es zu Übelkeit, Erbrechen, Schlafstörungen sowie kardiovaskulären und neuropsychiatrischen Störungen kommen. Der Einsatz von Nikotinersatzverfahren ist während der Schwangerschaft und Stillzeit kontraindiziert. Wegen der unerwünschten Wirkungen wird in der Regel vom Einsatz abgeraten.

Bupropion

Der selektive Dopamin- und Noradrenalin-Wiederaufnahmehemmer **Bupropion** wurde ursprünglich als Antidepressivum entwickelt. Die Substanz ist für die unterstützende Therapie im Rahmen eines Entzugs vom Zigarettenrauchen zugelassen. Die Behandlung beginnt üblicherweise mit 2×150 mg am Tag und wird dann über Wochen und Monate ausgeschlichen. Typische unerwünschte Wirkungen sind Mundtrockenheit und Schlaflosigkeit. Es ist bestenfalls ein Reservemittel.

Weiterführende Literatur

Benowitz NL (2010) Nicotine addiction. N Engl J Med 362(24): 2295–2303

Changeux JP (2010) Nicotine addiction and nicotinic receptors: lessons from genetically modified mice. Nat Rev Neurosci 11(6): 389–401

Hukkanen J, Jacob P, 3rd, Benowitz NL (2005) Metabolism and disposition kinetics of nicotine. Pharmacol Rev 57(1): 79-115

Jha P, Peto R (2014) Global effects of smoking, of quitting, and of taxing tobacco. N Engl J Med 370: 60–68

Jha P, Ramasundarahettige C, Landsman V et al. (2013) 21st-century hazards of smoking and benefits of cessation in the United States. N Engl J Med 368: 341–350

Mayer B (2014) How much nicotine kills a human? Tracing back the generally accepted lethal dose to dubious self-experiments in the nineteenth century. Arch Toxicol 88: 5–7

Polosa R, Benowitz NL (2011) Treatment of nicotine addiction: present therapeutic options and pipeline developments. Trends Pharmacol Sci 32: 281–289

Thun MJ, Carter BD, Feskanich D et al. (2013) 50-year trends in smoking-related mortality in the United States. N Engl J Med 368: 351–364

Wonnacott S, Sidhpura N, Balfour DJ (2005) Nicotine: from molecular mechanisms to behaviour. Curr Opin Pharmacol 5(1): 53–59

Zwar NA, Mendelsohn CP, Richmond RL (2014) Supporting smoking cessation. BMJ 348: f7535

Bakterielle Gifte

S. Offermanns

M. Freissmuth et al., *Pharmakologie und Toxikologie*,
DOI 10.1007/978-3-662-46689-6_73, © Springer-Verlag Berlin Heidelberg 2016

Viele Bakterien bilden Gifte, die für den Menschen toxisch sein können. Man unterscheidet hierbei Endo- und Exotoxine: Endotoxine sind überwiegend Bestandteile bakterieller Zellwände, wie z. B. Lipopolysaccharide (LPS). Sie führen durch Aktivierung von Toll-Like-Rezeptoren (TLR) zur Aktivierung diverser Immunzellen und lösen dadurch Entzündungsreaktionen aus, die bei Überschießen zu schwerwiegenden Krankheitszuständen bis hin zum septischen Schock führen können. Bei bakteriellen Exotoxinen handelt es sich hingegen um plasmidcodierte Proteine, die Bakterien zur Ausübung ihrer schädigenden Wirkungen freisetzen. Für den Menschen sind in der Vielfalt bakterieller Exotoxine einige porenbildende Toxine sowie Toxine aus der Gruppe der ADP-Ribosyltransferasen, Glykosidasen und der neurotoxischen Proteasen besonders bedeutsam.

Lernziele

Exotoxine von Bakterien
- Porenbildende Toxine
- ADP-Ribosyltransferasen
- Neurotoxische Proteasen

73.1   Porenbildende Toxine

Typische Vertreter sind das von Streptokokken gebildete **Streptolysin O** und das von *Staphylococcus aureus* gebildete **α-Toxin**. Diese Toxine binden spezifisch an Bestandteile der Plasmamembranen von eukaryonten Zellen wie z. B. Erythrozyten und bilden in der Membran eine Pore, durch die dann niedermolekulare Substanzen in die Zelle gelangen oder die Zelle verlassen können. Aufgrund des Verbleibs höhermolekularer Proteine in der Zelle kommt es zur osmotisch bedingten Zellschwellung und Zelllyse.

73.2   ADP-Ribosyltransferasen

ADP-Ribosyltransferasen sind in der Lage, einen ADP-Ribose-Rest von NAD auf Proteine zu übertragen und dadurch deren Funktion zu beeinflussen.

Das Haupttoxin von *Vibrio cholerae*, **Choleratoxin**, transferiert ADP-Ribose auf die α-Untereinheit des G-Proteins Gs, das stimulatorisch die Adenylylzyklase reguliert. Die ADP-Ribosylierung von Gαs führt zur konstitutiven Aktivierung des Enzyms und damit zur ungezügelten Bildung von cAMP durch die Adenylylzyklase. In den Zellen der Darmschleimhaut kommt es dadurch zu einer starken sekretorischen Diarrhö, dem Kardinalsymptom der Choleraerkrankung.

Ähnlich wie das Choleratoxin führt das **Pertussistoxin**, das von *Bordetella pertussis*, dem Erreger des Keuchhustens, produziert wird, zur ADP-Ribosylierung von G-Protein-α-Untereinheiten. Dabei sind G-Proteine der Gi/Go-Familie betroffen, wobei die ADP-Ribosylierung in diesem Falle eine Entkopplung des die G-Proteine aktivierenden Rezeptors bewirkt. Dadurch kommt es zur verminderten Aktivierung von Immunzellen durch Chemokine und chemotaktische Substanzen, was wiederum der Infektion mit dem Keuchhustenerreger weiter Vorschub leistet.

Das Toxin des Diphtherieerregers *Corynebacterium diphtheriae*, **Diphtherietoxin**, führt zur ADP-Ribosylierung des Elongationsfaktors 2, der die Translokation der mRNA am Ribosom im Rahmen der Proteinbiosynthese steuert. Nach Modifikation durch das Diphtherietoxin kommt es daher zur Hemmung der Proteinbiosynthese und zum Absterben der toxingeschädigten Zellen.

73.3   Glykosidasen

Der Erreger der bakteriellen Ruhr, *Shigella dysenteriae*, und diverse Stämme von *E. coli* produzieren Toxine, wie **Shigatoxin** oder **shigaähnliche Toxine,** die nach Aufnahme in die Zelle als N-Glykosidasen wirken und einen Adeninrest der 28S-rRNA des Ribosoms abspalten. Hemmung der Proteinbiosynthese und bei Wirkung im Darm eine massive Enteritis sind die Folgen. Interessanterweise ist der Wirkmechanismus des Pflanzengiftes Ricin (▶ Kap. 71) identisch.

73.4   Neurotoxische Proteasen

Zu diesen Toxinen gehört das **Tetanustoxin** von *Clostridium tetani* und diverse **Botulinumtoxine** von *Clostridium botulinum*. Diese sehr potenten Toxine sind in der Lage, nach Aufnahme in Nervenzellen durch ihre proteolytische Aktivität spezifisch Komponenten des synaptischen Exozytoseapparats zu spalten und dadurch die synaptische Neurotransmitterfreisetzung zu hemmen.

Da Tetanustoxin vornehmlich auf inhibitorische Interneurone im Rückenmark wirkt, kommt es zur Dauerkontraktion und zu Dauerkrämpfen. Botulinumtoxine hemmen präferenziell die Freisetzung von Acetylcholin an neuromuskulären Endplatten und führen daher zu Skelettmuskellähmungen.

Gegen beide Toxine existieren Immunseren (Antitoxine). Die skelettmuskellähmende Wirkung von Botulinumtoxin wird therapeutisch und in zunehmendem Ausmaß auch kosmetisch ausgenutzt. Nach Injektion sehr geringer Dosen in Muskeln bleibt die Wirkung lokal und besteht in einer nach einigen Tagen einsetzenden und mehrere Monate anhaltenden Lähmung.

Weiterführende Literatur

Aktories K, Barbieri JT (2005). Bacterial cytotoxins: targeting eukaryotic switches. Nat Rev Microbiol 3(5): 397–410

Bhakdi S, Bayley H, Valeva A, Walev I, Walker B, Kehoe M, Palmer M (1996) Staphylococcal alpha-toxin, streptolysin-O, and *Escherichia coli* hemolysin: prototypes of pore-forming bacterial cytolysins. Arch Microbiol 165: 73–79

Deng Q, Barbieri JT (2008). Molecular mechanisms of the cytotoxicity of ADP-ribosylating toxins. Annu Rev Microbiol 62: 271–288

Humeau Y, Soussau F, Grant NJ, Poulain B (2000). How botulinum and tetanus neurotoxins block neurotransmitter release. Biochemie 82: 427–446

Johannes L, Römer W (2010) Shiga toxins – from cell biology to biomedical applications. Nat Rev Microbiol 8: 105–116